科学出版社普通高等教育案例版医学规划教材

案例版

供临床、预防、基础、口腔、麻醉、影像、药学、检验、护理、法医等专业使用

外 科 学

第 2 版

主 编 白 波

科 学 出 版 社

北 京

郑 重 声 明

图书在版编目（CIP）数据

外科学 / 白波主编. —2 版. —北京：科学出版社，2024.6
科学出版社普通高等教育案例版医学规划教材
ISBN 978-7-03-059676-5

Ⅰ．①外…　Ⅱ．①白…　Ⅲ．①外科学–高等学校–教材　Ⅳ．①R6

中国版本图书馆 CIP 数据核字（2018）第 273188 号

责任编辑：胡治国　李　植 / 责任校对：宁辉彩
责任印制：张　伟 / 封面设计：陈　敬

科学出版社 出版
北京东黄城根北街 16 号
邮政编码：100717
http://www.sciencep.com
三河市骏杰印刷有限公司印刷
科学出版社发行　各地新华书店经销

*

2010 年 4 月第　一　版　开本：850×1168　1/16
2024 年 6 月第　二　版　印张：49 1/2
2024 年 6 月第四次印刷　字数：1 598 000
定价：**198.00 元**
（如有印装质量问题，我社负责调换）

《外科学》编委会名单

序

新版《外科学》终于和大家见面了。

新版《外科学》坚持以习近平新时代中国特色社会主义思想为指引，贯彻党的二十大精神，坚持科技是第一生产力、人才是第一资源、创新是第一动力，深入实施科教兴国战略、人才强国战略、创新驱动发展战略，开辟发展新领域新赛道，不断塑造发展新动能新优势。新版《外科学》更加突出医德教育、人文素质教育和师德师风建设，同时秉持严谨治学的精神，坚持精益求精的品质，总结应用多年积累的经验，借鉴吸收国内外现阶段外科学专业的新现象、新知识、新技术、新方法和新动向，在原版的基础上进行了修改和完善，力求使读者深刻理解外科学专业理论精髓。

新版《外科学》保留原版采用临床案例引导教学方法，在教材中增加临床真实病例，并着重补充典型原始图片，以图文并茂的展现形式，使教材更完整、更科学，更具个性化、更加通俗易懂。

新版《外科学》知识性、规范性、实用性与现阶段医学院校教学要求和课时保持一致，可作为医学专业五年制本科学生的教材，也可作为医师资格考试和硕士研究生入学考试以及住院医师规范化培训的参考书。

新版《外科学》对编写人员作了调整和补充，吸收了新鲜血液，编写队伍不断壮大和年轻化，以顺应新时期外科临床的发展和要求。

新版《外科学》再编过程中得到有关专家、审稿人员的大力支持和热心帮助，在此表示诚挚的谢意。书中若有不足或错漏之处，敬请同行和广大读者批评指正，以便在今后加以完善。

白　波

2023 年 11 月

前　言

新版的《外科学》终于与读者见面了，谨在此感谢同仁的辛勤劳动，感谢同行专家们的大力支持和不吝指教。

新版的《外科学》的编写，秉承精益求精的宗旨，坚持严谨的治学精神，以与时俱进的科学态度，总结应用本教材几年来的经验，借鉴吸收了国内外现阶段外科学专业的新现象、新知识、新技术、新方法和新动向，在第一版的基础上进行了修改和完善，力求达到让读者深刻理解外科学专业理论精髓，在外科学上有突破性实践意义的目的。

新版的《外科学》，保留了第一版采用临床案例引导教学方法，在教材中增加临床真实病例，并着重补充了一些典型原始图片，使教材更完整、更科学、更具个性化、更加通俗易懂，图文并茂，对于医学生能熟练掌握外科学的理论知识和临床技巧有着重大的实用意义。

本书作为教材，其内容和深度配合医学院校教学要求并和课时保持一致。可作为医学专业五年制本科学生的教材，也可作为毕业后医师资格考试和硕士研究生入学考试以及住院医师规范性培训的参考书。

此次对编写人员进行了调整和补充，编写队伍有所壮大，并趋于年轻化，力求适应当代外科临床的发展和进步。

新版的《外科学》尚有很多不足之处，望同行们和广大读者批评指正，以便在今后加以完善。

白　波

2023 年 10 月

目 录

外　科　学

第一章　绪　论

第一节　外科学简史

一、古代外科学

外科学（surgery）是在漫长的历史中逐渐形成的，是随着不同历史时期的生产和科学技术的发展而不断进步的。古代医学主要是在埃及、印度、希腊、罗马和中国等文明古国发源、发展的，古代外科学也是如此。

远古人通过冷水缓解发热，通过休息让断骨得到愈合，这是最原始的本能医学。其后在生产活动中发现很多外部的疾病如创伤、体表损害和皮肤寄生病等，可以通过去除棘刺、石刺或寄生物后逐渐痊愈，由此形成了经验的原始外科。在远古时代的骨骼中，常可见到曾行断肢术的证据。新石器时代的石锯和骨锯能于几分钟内完成断肢术。青铜器时代已能使用刀、锯、锉和其他许多外科器械。

埃及人在公元前 1600 年已会用铁，他们用刀剃毛、切开脓肿、切除肿瘤。古代印度的外科已很发达，那时已有齐备的各种外科器械，包括刀、锯、剪、钩、镊、缝针、探子、导管等，并能行痔瘘的手术、扁桃体切除术、骨折和膀胱结石的手术等。希腊人吸取了埃及和亚洲的文化，将其发展为欧洲医学的发展基础，这期间由于希波克拉底的杰出成就，希腊医学达到了黄金时代。《希波克拉底文集》包括 72 书、53 题，内容涉及解剖、创伤、溃疡、瘘、骨折、脱白等。关于医德方面的论著也有数篇，其中最著名的是《希波克拉底誓言》。在古罗马的医学著作中，最具权威的是公元 1 世纪罗马百科全书撰写人 Celsus 所著的《论医学》，其中对炎症做出了最经典的描述"炎症有四个特点：红、肿、热、痛"；此外，书中对许多外科疾病的治疗进行了细致的描述，并记述了当时一百多种外科器械。

中国的外科开始得很早，早在周代（公元前1066～公元前249 年）已有独立的外科，外科医生被称为"疡医"。扁鹊生活于公元前 5 世纪，是我国史书上第一位有记载的医生，他精通内、外、妇、儿各科，发明了用切脉诊断生死，同时也有其用酒作麻醉进行外科手术的记载。另一位古代的杰出医学家华佗（141～203 年），擅长外科，创造性使用麻沸散作为麻醉剂，为患者进行死骨剔除和剖腹术等。南北朝龚庆宣所著《刘涓子鬼遗方》（483 年）则是中国最早的外科学专著。晋隋唐五代时期（265～960 年）是我国医学包括外科学的辉煌时期，朝鲜、越南、日本、阿拉伯等国都派留学生到中国学习。此后数千年我国外科学不断完善，逐渐成为一个成熟的学科。

从以上简短的叙述可以看到，古代外科学的发展过程是漫长而曲折的，而中医也对古代外科学的发展做出了卓越贡献。始于 15 世纪的欧洲文艺复兴时期，随着物理学、化学、生物学、天文学和工业的全面发展，医学也逐渐转向科学化，医学基础研究和临床工作启动，现代外科学也随之而来。

二、现代外科学

19 世纪是医学包括外科学的重要发展时期。随着伦敦皇家外科医师协会和美国外科协会的成立，欧美外科医师的地位得到提高。与此同时，随着对人体器官结构解剖认识的加深，麻醉、术后感染和止血输血等问题也相应得到解决。

1. 麻醉　手术疼痛直到 19 世纪 40 年代才得以解决。1800 年，Davy 发现了笑气的麻醉作用。1842年，美国佐治亚州乡村医生 Long 用乙醚麻醉切除颈部小的脂肪瘤，但并未报道；1846 年 10 月 16 日，Morton 在麻省总医院成功为一位咽喉肿瘤患者施行乙醚全身麻醉。1847 年 11 月 4 日，英国爱丁堡的 Simpson 和他的一名助手当众用氯仿作自身试验，获得成功。1848 年，中国第一次试用氯仿麻醉法。1884 年 9 月 11 日，维也纳医生 Koller 为一位白内障患者进行了可卡因黏膜局部麻醉。1890 年，德国 31 岁的 Schleich 首倡可卡因局部浸润麻醉，1898 年，基尔的 Bier 用可卡因作椎管内麻醉，但由于其毒性大，很快被德国化学家 Einhorn 制作的普鲁卡因替代。迄今，普鲁卡因仍是一种安全有效的局部麻醉剂。此后，气管内插管吸入麻醉、静脉麻醉，以及多种药物、多种技术设备复合应用的麻醉技术相继进入临床应用。

2. 术后感染　在 19 世纪前半叶，术后感染曾夺去无数人的生命，是当时的一大难题。外科医生用"住院病"来描述常见的术后感染，包括丹毒（erysipelas）、脓血症（pyemia）、败血症（sepsis）、坏疽（gangrene）。1847 年，匈牙利 28 岁的产科医生 Semmelweis 提出检查产妇前用漂白粉水消毒双手和医疗器械，采用这种方法后，产妇死亡率由 10% 降至 1%，这是抗菌术（antisepsis）的开端。

1867 年，抗菌外科创始人英国的 Lister，采用苯酚洗手、喷洒手术室、清洗手术器械，并使用苯酚浸泡过的丝线和绷带，使他所施行的截肢死亡率由 46% 降至 15%。1877 年，德国柏林大学外科医院院长 Bergmann 创用蒸汽灭菌法，他的助手 Schimmelbusch 设计的敷料灭菌筒至今仍在使用，这样使抗菌法演进至无菌法（asepsis）。

1888 年，德国柏林皮肤病学家、内科医生 Furbringer 提出了手臂消毒法。1890 年，美国巴尔的摩大学医院 32 岁的外科教授 Halsted 创用灭菌橡皮手套。这源于他的女友——在同一医院工作的手术护士 Hampton，她用苯酚消毒手，结果双手起满湿疹，于是 Halsted 为她设计出一双极薄的橡皮手套，经煮沸灭菌后戴上，不但保护双手、无碍工作，而且还有效地防止了细菌感染。随后这种"爱情手套"迅速得到广泛应用，使无菌术臻于完善。

3. 止血和输血 手术出血也曾严重影响手术安全。1901 年，美国 Landsteiner 发现人类血型，并因此获得了诺贝尔生理学或医学奖，从此输血的安全性得到保证。初期采用直接输血法，操作复杂，不易控制，1915 年德国 Lewisohn 向所输血中加入枸橼酸钠，最终解决了血液凝固问题，建立了间接输血法。此后血库的建立，使得输血更加方便易行。

在 20 世纪初，外科学的整体水平仍然较低，直到 20 世纪中期，由于科学技术迅猛发展，医学包括外科学真正进入高速发展阶段。在促使外科学进步的因素中，麻醉学、临床病理学、X 线诊断、内镜检查、活检和快速冷冻切片病理检查等起到了重要作用。像肾脏、肝胆、胃肠等手术在 19 世纪属相当危险，此时已成为常规手术，其他如脑、肺、食管及腹部所有器官的手术均大有进步。20 世纪 50 年代初期，低温麻醉和体外循环研究成功，为心脏直视手术打开了大门。60 年代，创伤、整形和器官移植随着显微外科技术的发展而前进（表 1-1）。特别是近 30 年，外科疾病的诊断和治疗水平得到了很大提高。免疫学和分子生物学的发展，使基因诊断方法在临床中得到应用，提高了血液学的诊断水平。超声、核素扫描、磁共振成像（MRI）、数字减影血管造影（DSA）、电子计算机 X 射线断层扫描（CT）等检查的应用，为外科疾病的精细诊断和治疗奠定了基础。同时外科材料也随着科学的发展而不断更新，比如心脏瓣膜、人工关节及人造血管的材料，从而提高了治疗效果。

进入 21 世纪后，外科学与其他学科的关系越来越紧密，外科学的发展也越来越依赖于其他学科的发展。例如电子工程和计算机技术的进步使磁共振成像

表 1-1 20 世纪外科学重大贡献年表

1925 年 Mandl 切除甲状腺
1938 年 Gross 第一次成功地关闭 PDA
1944 年 Crafoord 第一次关闭主动脉狭窄
Blalock 为法洛四联症病人做 B-T 引流术
1945 年 Whipple 施行门腔分流术
1951 年 Dubost 第一次切除腹主动脉瘤
Gibbon 在体外循环下关闭房间隔缺损
1954 年 Murray 第一次进行成功的肾脏移植（患者长期存活）
1958 年 Elmquist 和 Senning 第一次做心脏起搏器植入手术
1960 年 Starr 第一次做人工二尖瓣置换手术
1962 年 Sabiston 第一次用大隐静脉做冠状动脉搭桥术
1963 年 Starzl 做第一例成功的肝移植
1964 年 Hardy 做第一例肺移植
1966 年 Najarian 做第一例胰腺移植
1967 年 Barrard 做第一例心脏移植
1982 年 Reitz 做第一例心肺移植
1987 年 Mouret 做第一例腹腔镜下胆囊切除术

（MRI）、数字减影血管造影（DSA）、单光子发射计算机断层显像（SPECT）、正电子发射断层显像（PET）等检查和影像的三维重建技术得到了更广泛的应用。生物工程技术正为临床提供更多的医用辅助材料、人工组织器官，使外科手术的范围和质量都有较大改观。机器人外科手术和远程微创外科手术也已取得成功，是手术者眼和手的极大延伸，或将影响未来外科手术的形态。随着人类基因组蛋白组计划、干细胞技术、纳米技术、基因工程和组织细胞工程等高新技术的进一步发展，21 世纪的外科学将会发生巨大的、多方面的改变，这将是外科学发展的又一次机遇。

4. 我国外科学的发展 现代外科学传入我国已有一百多年历史，新中国成立后，我国建立了比较完善的外科体系，也取得了优异的成绩。1958 年，上海瑞金医院成功抢救了一位大面积烧伤患者，此后又有许多Ⅲ度烧伤面积超过 90% 的治愈报道。1963 年，上海第六人民医院成功地接活已完全断离 6 小时的右前臂，推动了显微外科在骨科、整形外科、神经外科、心血管外科等各专科的广泛应用，全国各地陆续接活的断指、断掌、断肢已达数千例。我国外科工作者还为数万名旧社会遗留下来的晚期血吸虫患者进行了巨脾切除术。20 世纪 70 年代末，我国已开始器官移植工作，且发展十分迅速。目前国际上所有类型的器官移植我国都能施行，并在例数和疗效上都已进入国际先进行列。90 年代以后，腹腔镜手术在我国相继开展，由于其切口小、术后恢复快等特点，迅速应用于腹部外科和泌尿外科。近十年来，外科微创化浪潮已遍及外科各领域，将成为 21 世纪外科发展的主要方向之一。

由于贯彻了中医政策，中西医结合在外科领域也取得不少成绩。例如，骨折的治疗，应用中医动静结合原则，采用小夹板局部外固定，既缩短了骨折愈合时间，又能早期进行功能锻炼，同时经济实惠，深受患者的欢迎。

第二节 外科学的范畴

外科学的历史和医学史一样漫长。在很长的历史时期内并无"外科"这一名词；即便如此，古代的很多医疗处理或行为应属于外科治疗。例如，原始人利用石头制成锐利的器械，用以取出各种异物、放血和切开脓肿等。古希腊外科医生的许多工作和外伤包扎有关，外科书籍也多涉及骨折、脱臼等。在我国，早在周代已有"疡科"，主治属于外部的疾病。可见在古代，外科学的范畴仅限于体表疾病和外伤，而外科治疗的方法是靠手的技艺。

随着现代医学的发展，外科学的范畴早已超出体表，已涉及身体的各部位、各系统、各组织。外科学的研究范围也不仅仅限于手术本身，还包括疾病的病因、发病机制、病理、诊断、手术材料和器械，甚至包括社会、心理、人文等研究。虽然直至今天仍然无法给外科学下一个准确的定义，但现代外科学的范畴按病因大致可分为五类，即①肿瘤；②感染；③损伤；④畸形；⑤其他疾病，如肠梗阻、尿路结石和甲状腺功能亢进等。上述分类依然符合久远以来的疾病的基本形式，但是在治疗理念和方法上已发生了巨大变化。

外科学作为一门科学和技术，自 20 世纪以来发展迅速；其中基础研究的深入、外科技术的进步和现代手术器材的临床应用，不断地推动外科各专业的形成和发展。现在，外科学已有许多专科，如按身体的部位或器官系统分为脑外科、胸心外科、泌尿外科、骨科、手外科等；按疾病的性质分为肿瘤外科、创伤外科、整形外科、内分泌外科等；按患者年龄分为小儿外科、老年外科等；按手术特征分为显微外科、微创外科、移植外科等；其余未被包括在上述各专科范围内的即称为普通外科。近年，在一些大型医院或医学中心，普通外科又被进一步分为若干亚专科，包括肝胆胰脾外科、胃肠外科、肛肠外科、甲状腺外科、乳腺外科等。

外科学的专科化极大地推动了外科学的发展，但同时也易于产生狭隘思维，反过来阻碍外科学的发展。因此，应该强调专科之间、医学各学科之间的相互联系、彼此交叉和密切合作。事实上，任何外科疾病都会或多或少地涉及其他专科或学科。很难想象会有与其他学科完全无关的所谓"纯粹的外科疾病"，也很难想象无需其他学科知识的所谓"纯粹的外科医生"。例如，在做出急性阑尾炎的诊断时，应考虑到右侧输尿管结石或卵巢囊肿扭转等的可能性；在处理绞窄性肠梗阻时，应考虑到全身的病理生理变化；在面对肿瘤患者时，应有综合治疗的理念，并充分权衡包括手术在内的各种疗法的利弊。

现代外科仍以手术治疗为重要特征，但已不是单纯手的工作。现代外科致力于通过以手术为主的方法，去除病因病灶、纠正结构异常、恢复功能平衡，从而促进或维持人体正常的生理功能。

第三节 如何学习外科学

一、注重医德修养

医学的根本是为人的健康服务，是一种高尚的职业。但是外科的主要治疗手段是手术，在治疗的同时必然带来一定的损伤，这一特点要求外科医生首先要有高度的责任心和同情心，要有全心全意为人民服务的思想。现代医学已从生物医学模式转向生物-心理-社会医学的模式，我们要时刻提醒自己，我们面对的不仅是疾病，更重要的是生了病的人。因此，外科医生一定要站在患者的立场考虑问题，一切为了患者，绝不可做损害患者利益的事情，一个好的外科医生应同时兼备好的医德和技术。

医德或敬业的精神体现在外科工作中的各个环节。外科医生应当保持良好的仪表和精神面貌，在询问病史时，态度应温和、诚实、镇静、耐心；在体格检查时，动作应轻柔、有爱伤观念；在作诊断时，尤其是门诊患者，一定要注重病史和体格检查，不可过度依赖昂贵的高新设备检查。例如，一个右下腹部隐痛的患者，如果病史中有脓血便，体检时发现有右下腹部包块，则强烈提示回盲部癌，此时辅助以大便常规检查和 B 超检查即可建立初步诊断。手术是外科治疗的关键步骤，一定要反复权衡，选择对患者最有利的方案。术中应操作仔细、动作轻柔、步骤规范，同时注意保护正常组织，最大限度地减少手术对患者的损伤。此外，还应充分重视术前、术后的处理，以保证手术的安全和成功，坚决摒弃为手术而手术、或为练手术而手术的错误行为。病人出院时，应详细告知出院后的注意事项，并留给日后随访的联系方式，应该记住，医生应该永远尊重和保护患者的隐私。最后，外科医疗活动是一个团队的工作，外科医生尤其需要敬业与合作精神，在诊治中如遇到任何疑问或困难，都应向有经验的医生请教，或按制度提出讨论和会诊，使患者获得最合理有效的治疗。

二、注重临床实践

外科学是一门实践性很强的学科。它起源于生产、生活，并在医学实践中不断发展和完善。所谓理论知识，实质上是数千年来千千万万外科工作者临床和实践经验的总结，其中有些甚至是经历了很多惨痛教训才得来的。作为医学生，首先应该努力学习这些宝贵的理论知识，这是成为合格外科医生的基础。理论知识的学习应该包括课堂学习和自学两个方面，尤其应该更加重视自学，因为医学包括外科学是需要终身学习的。

然而，要真正把书本上的理论知识变成自己的知识和经验，就需要一个过渡和桥梁，这就是临床实践。在古代，医学知识的传授多是师徒式的口手相授，即学生从一开始就接触临床。至 20 世纪初，世界各国的医学教学模式基本相同，医学生在大学学习 5~6 年甚至更长时间，其中包括两年的临床实习，刚工作的外科医生也要经过至少 3 年的外科住院医师训练。临床实习制度和住院医师规范化培训制度都是为了尽快提高医生临床实际工作能力，应珍惜和充分利用这些宝贵的实践机会。以下几点需要注意：

第一，摒弃"单纯手术"的观念。诚然，手术是外科治疗的重要手段，但手术不是外科学的全部。还应重视巡视病房、观察病情变化，经常对病情和预后进行分析，学习如何确定正确的手术方案及术后并发症的防治等。不要单纯依靠仪器检查来决定诊断和手术方式，不要轻视拆线换药、台上拉钩等所谓的"小事"，不会手术的医生不是好的外科医生，仅会手术的医生也不是好的外科医生。

第二，摒弃"重病轻人"的观念。既要医病，也要医人。医学模式已由传统的"生物医学模式"转变为"生物-心理-社会医学模式"，要有整体观念和全局观念。不能只看见具体的病而忽视患者的心理、家庭和相关的社会因素。外科医生要学会与患者沟通，帮助患者消除不利的心理和社会因素的影响，这将有助于患者康复。

第三，在条件许可时，还应参加一些临床研究或与临床相关的基础实验研究，这将有利于培养和提高研究能力，对外科医生未来的进一步发展大有裨益。

三、重视基础，善于总结

要学习好外科学，成为合格的外科医生，要打

好良好的理论基础，同时要勤于思考，善于在实践中总结提高。大量的临床实践机会，尤其是手术机会，对临床经验的积累无疑是重要和必需的。然而，这并不等于鼓励单纯地追求手术次数，认为手术次数越多越好，这是片面的。我们可以从以下两个方面来提高自己：

首先，重视基础，掌握扎实的基本知识（basic knowledge）、基本技能（basic skills）和基础理论（basic theory）。这对理解外科疾病、理解手术方法、做好术前术后的处理都是十分重要的，如果一个外科医生，只会手术，而不知道为什么要实施该手术，可能参加了很多手术仍然是"知其然而不知其所以然"。

基本知识方面，例如，要做好腹股沟疝的修补术，就必须熟悉腹股沟的局部解剖；要理解乳腺癌的手术选择，就必须了解乳腺的淋巴引流途径。基本技能方面，要重视病历书写，学会体格检查；培养严格无菌观念，熟悉不同的消毒方法；重视外科基本操作的训练，如切开、缝合、止血、结扎、换药等。而掌握基础理论，可以帮助外科医生在临床实践中加深对疾病的理解和认识，例如，掌握了人体的微循环结构和功能，才能了解休克的演变，才能正确地处理不同阶段的休克患者。

其次，努力学习，善于总结。术前认真复习有关的解剖学和手术学，熟悉手术操作步骤，做到心中有数、有一个"有准备的头脑"。术中要集中思想、认真观察、仔细操作，即使做助手也应如此，不可人在台上、心在台外。术后还应仔细回顾总结手术中的得失经验，唯有如此，才能提高观摩或参加手术的效果、提高学习质量。最后，还应善于向他人学习，从别人的经验中汲取知识和教训，善于阅读外科相关书籍和杂志，在获取知识的同时，学会查阅文献并了解医学论文的写作方法。

外科学早已不是单纯的切除外科，而是一门注重解剖、功能、美学、心理和社会人文的精细的科学。今天，外科学正面临着又一轮快速发展的新时期。我国外科学许多方面已经站在了世界的前列，就外科学教材来说，除了传统的教材，现在又有了案例式教材，将有利于教学的多样化；就教学方法来说，已经发展到多媒体教学、网络化教学、远程教学、双语教学等。相信广大医学生一定能抓紧时间努力学习、积极实践，在更好更多地掌握外科学知识和技能的同时，注重医德培养，使自己成为德才兼备、富于爱心的新一代外科工作者。

（白　波）

第二章 外科领域的分子生物学

学习目标

1. 掌握分子生物学基本概念、知识和重要技术。

2. 了解分子生物学在外科疾病领域的病因、发病机制、诊断、治疗和预防等各个方面的进展。

从 20 世纪 80 年代以来，细胞和分子生物学理论和技术爆炸性的高速度蓬勃发展并逐步深入到外科临床实践中，特别是人类基因组计划的完成，使分子生物学在外科疾病领域的病因、发病机制、诊断、治疗和预防等各个方面产生划时代的影响。在这一时代外科医生必须掌握与外科学实践有关的分子生物学基本知识。本章将介绍分子生物学的一些基本知识、概念和重要技术（表 2-1）。

表 2-1 分子生物学发展中的主要事件

1941 年发现基因 G 编码蛋白质
1944 年证明了脱氧核糖核酸（DNA）是遗传物质
1953 年发现了脱氧核糖核酸（DNA）双螺旋模型分子结构，并创立 DNA 双螺旋模板学说
1962 年发现了限制性内切酶（restriction endonucleases）
1966 年基因氨基酸编码（genetic code）被破译
1973 年 DNA 克隆技术建立
1976 年发现了第一个癌基因
1977 年人生长激素在细菌中合成
1978 年人胰岛素被克隆
1981 年第一个转基因动物产生
1985 年发明聚合酶链反应（polymerase chain reaction，PCR）发现肿瘤抑癌基因
1990 年人类基因组计划开始
1998 年克隆出哺乳动物
2008 年嵌合抗原受体 T 细胞免疫疗法（chimeric antigen receptor T cell immuno-therapy，CAR-T）
2014 年基因编辑技术-CRISPR/Cas9

第一节 基因的结构与功能

孟德尔首先定义"基因"为遗传的信息传递元素，基因是每个个体成长设计的基本要素。1944 年，Avery 证明了脱氧核糖核酸（DNA）是遗传物质，1953 年，美国的 Waterson 和英国的 Crick 两位科学家共同发现了脱氧核糖核酸（DNA）双螺旋模型的分子结构，并创立 DNA 双螺旋模板学说，全人类迎来了崭新的分子生物学时代。基因（gene）的物质基础是编码一条多肽链或一个核糖核酸（RNA）分子所必需的全部 DNA 序列，但在逆转录病毒则为 RNA 序列，广义上，基因即是核酸（DNA 和 RNA）——生命遗传的基本物质；基因组（genome）是细胞或生物体所有染色体上全部基因和基因间的 DNA 总和。基因表达（gene expression）是基因产生功能分子的过程，即遗传信息从 DNA 传给 RNA，再通过翻译（translation）产生蛋白质的过程。

【DNA 和 RNA】 细胞内的核酸有两种，即 DNA 和 RNA，它们均为储存遗传信息的大分子物质，真核细胞的 DNA 分子约 95% 位于染色体，其余 5% 位于线粒体，为双链线性（染色体 DNA）或环状（线粒体 DNA）分子，由两条核苷酸链组成，每条链的组成单位为脱氧核糖核苷酸，每个脱氧核糖核苷酸由四种碱基即腺嘌呤（A）、鸟嘌呤（G）、胞嘧啶（C）、胸腺嘧啶（T）中的一种碱基、一个脱氧核糖和一个共价结合的磷酸基组成，两条链反向平行、碱基互补，并按 A—T、G—C 严格配对，通过互补碱基间形成的氢键结合成双螺旋，真核细胞的 RNA 分子主要位于细胞质中，约占 75%，另有 10% 在细胞核内，15% 在细胞器中，为单链线性分子，其组成与 DNA 相似，区别在于 RNA 以核糖取代脱氧核糖，并以尿嘧啶（U）取代胸腺嘧啶（T）。

【基因表达】 真核细胞的 DNA 主要存在于细胞核中，而蛋白质的合成则是在细胞质中进行。DNA 分子的脱氧核苷酸的排列顺序决定信使 RNA（messenger RNA，mRNA）中核糖核苷酸的排列顺序，mRNA 中核糖核苷酸的排列顺序又决定氨基酸的排列顺序，氨基酸（多肽）的排列顺序最终决定蛋白质的结构和功能的特异性，从而使生物体表现出各种遗传性状。这种细胞遗传信息的传递方式称为中心法则（central dogma），这一法则代表了大多数生物遗传信息储存和表达的规律。

DNA 复制和修复（DNA replication and repair）指以 DNA 单链为模板，按照碱基互补配对原则合成新 DNA 链的过程。在 DNA 复制过程中，亲代 DNA 双螺旋结构在解链酶的作用下解开为两条单链，每一条单链均作为模板，按碱基互补配对原则，在 DNA 聚合酶的作用下合成一条新的互补链，从而产生两条与原来 DNA 结构相同的子代 DNA 分子，每一子代 DNA 分子含有亲代 DNA 的一条"旧"链和一条新生链，所以这种复制方式称为半保留复制，原核生物和真核生物其 DNA 复制均是半保留复制。

人类 DNA 复制的速度是每秒 50 个碱基，但每 109 个碱基会出现一个错配，这就需要一系列蛋白酶完成错配修复。DNA 复制必须保持绝对忠诚，一个碱基的错误称点突变（point mutation），会导致错义突变（missense mutation）或无义突变（nonsense mutation），错义突变会导致一个错误的氨基酸被翻译，进而导致蛋白结构改变，导致生物活性功能变化。无义突变会导致提前引入停止编码，导致翻译提前终止，导致未成熟或载体的蛋白产生。如果突变导致增加或裁剪了碱基序列，称为移位突变（frame shift mutation），会导致合成无关的氨基酸序列或终止码产生。DNA 修复是细胞对 DNA 受损伤后的一种反应。目前 DNA 损伤修复系统主要有：①损伤碱基的直接修复；②切除修复，包括碱基切除修复、核苷酸切除修复和 DNA 交链的切除修复；③错配修复；④重组修复，又称复制后修复；⑤跨损伤 DNA 合成，是一种以损伤核苷酸为模板，通过 DNA 聚合酶使碱基掺入到复制终止处进行 DNA 合成，从而延长 DNA 链的修复；⑥DNA 双链缺口修复，是将未修饰形式的组蛋白替换修饰磷酸化的组蛋白，来进行最佳的 DNA 修复。

转录（transcription）指以 DNA 的一条链为模板，按照碱基互补配对原则，在 RNA 聚合酶作用下合成 RNA 的过程。而以 RNA 为模板，在逆转录酶作用下合成互补 DNA（cDNA）再以 cDNA 为模板合成双链 DNA 的过程则称为逆转录（reverse transcription）。20 世纪 40 年代，遗传学家发现从 DNA 编码信息到蛋白质合成需要一种即刻合成的分子：核糖核酸（RNA）。RNA 如同 DNA，由 4 种碱基构成线性的核酸序列，但其糖磷酸骨架含核糖核酸而不是脱氧核糖核酸，并且 RNA 中尿嘧啶替代了 DNA 中的胸腺嘧啶。RNA 分为信使 RNA、转运 RNA（transfer RNA，tRNA）及核糖体 RNA（ribosomal RNA，rRNA），mRNA 作为蛋白合成的模板，tRNA 负责转运新合成的多肽，核糖体提供场所。RNA 合成（转录）是高度选择性的，人类只有不到 1% 的具有 DNA 序列转录功能性的 RNA 序列；转录受机体调节蛋白调控，这些调节蛋白结合到特定的 DNA 序列，启动 RNA 转录，称转录因子。mRNA 转录后被转运到细胞核外，经过一个 RNA 剪辑（RNA splicing）过程，剪辑掉非编码区和内含子，形成的最终序列成为蛋白质合成的模板。每一种氨基酸都有特定的编码序列，由三个核苷酸构成。总共有 64 个编码序列表 2-2。

表 2-2　遗传密码

第一个核苷酸	第二个核苷酸				第三个核苷酸
	U	C	A	G	
U	苯丙氨酸	丝氨酸	酪氨酸	半胱氨酸	U
	苯丙氨酸	丝氨酸	酪氨酸	半胱氨酸	C
	亮氨酸	丝氨酸	——终止密码	——终止密码	A
	亮氨酸	丝氨酸	——终止密码	色氨酸	G
C	亮氨酸	脯氨酸	组氨酸	精氨酸	U
	亮氨酸	脯氨酸	组氨酸	精氨酸	C
	亮氨酸	脯氨酸	谷氨酰胺	精氨酸	A
	亮氨酸	脯氨酸	谷氨酰胺	精氨酸	G
A	异亮氨酸	苏氨酸	天冬酰胺	丝氨酸	U
	异亮氨酸	苏氨酸	天冬酰胺	丝氨酸	C
	异亮氨酸	苏氨酸	赖氨酸	精氨酸	A
	甲硫氨酸	苏氨酸	赖氨酸	精氨酸	G
G	缬氨酸	丙氨酸	天冬酰胺	甘氨酸	U
	缬氨酸	丙氨酸	天冬酰胺	甘氨酸	C
	缬氨酸	丙氨酸	谷氨酸	甘氨酸	A
	缬氨酸	丙氨酸	谷氨酸	甘氨酸	G

翻译（translation）指以 mRNA 为模板合成蛋白质（多肽）的过程。人类基因的功能是多种多样的，由一定数量的基因最终合成的特异的多肽具有不同的功能，包括结构蛋白（膜组分、骨架蛋白等）、转运蛋白、激素、受体、酶、调节性蛋白及信号分子等。其余大多数基因编码蛋白质，合成所必需的 rRNA、tRNA，还有各种各样参与 RNA 剪接和其他功能的核内 RNA（snRNA）和胞质 RNA。通常情况下，机体组织细胞基因组中可表达的特定结构基因仅占 2%～15%，并非所有的结构基因都在所有细胞中表达，必须根据机体的不同发育阶段，不同的组织细胞及不同的功能状态，选择性、程序性地在特定细胞中表达特定数量的特定基因，这就是基因表达的调控。该调控是一个多层次，涉及基因组、转录、转录后、翻译及翻译后等各种水平的复杂过程。

【癌基因与抑癌基因】　癌基因（oncogene）是存在于病毒或细胞基因组中的一类在一定条件下能使正常细胞转化为恶性细胞的核苷酸序列，根据其来源的不同可分为病毒癌基因（virus oncogene）和原癌基因（proto oncogene）两大类。前者在病毒中存在，能诱导正常细胞转化为肿瘤的致癌基因，又分为 RNA 病毒癌基因和 DNA 病毒癌基因。后者为存在于正常细胞中的癌基因同源序列，起调节细胞生长和分化的作用，是正常生命活动所必需的，但其一旦被活化即成为具有转化活性的细胞癌基因。自 1976 年成功分离出第一个癌基因 src 后，至今已分离的癌基因有 100 多种，根据基因的结构及其产物的功能，可将原癌基因分为五大类：①生长因子类（如 sis，inter2）；②生长因子受体类（如 neu ros1）；③细胞内信号转导蛋白类（如 Hras，Kras）；④蛋白激酶类（如 mos，raf）；⑤细胞核内转录调节蛋白类（如 myc，fos，jun）。在一定条件下原癌基因被激活成癌基因，可致细胞组织的异常增殖，其激活方式主要有：①启动子插入（promoter insertion）；②基因点突变（point mutation）；③基因扩增（amplification）；④染色体易位（chromosome translocation）；⑤甲基化程度降低。

抑癌基因（represson oncogene）也称抗癌基因（anti-oncogene）、隐性癌基因（recessive oncogene），是存在于细胞基因组内的一类能够抑制肿瘤发生的核苷酸序列，对细胞增殖起负调节作用，并能引导多余的细胞进入凋亡途径。自从 1986 年人类第一个抑癌基因 rb 被分离并克隆和鉴定后，有许多抑癌基因逐步被克隆鉴定。迄今为止发现的抑癌基因和候选抑癌基因近 20 个，常见抑癌基因有：①p53 基因是一种与人类肿瘤相关性最高的基因；②rb（retinoblastoma）基因；③p16 基因；④APC（adenomatous polyposiscoli）基因；⑤nm23 基因；⑥MCC（mutated colorectal cancer）基因；⑦DCC（deleted in colorectal carcinoma）基因；⑧NF1（neurofibromatosis type 1）基因；⑨WT1（Wilms tumor type 1）基因。抑癌基因的主要功能是编码转录因子，参与细胞增殖、分化的调节，参与 DNA 损伤的修复、复制，保证 DNA 遗传的稳定性，与细胞内骨架蛋白相连接，维持细胞形态，阻止因细胞骨架的无序性而导致的细胞异常生长，同时也参与细胞内外的信号传递。抑癌基因的产物为细胞黏附分子，与细胞间的粘连有关，可编码 GTP 酶的活化或磷酸化，通过失活癌基因蛋白而发挥抑癌效应。

第二节　常用分子生物学技术

PCR-聚合酶链反应工作步骤

标准的 PCR 过程下列几步：

1. DNA 变性（90～96℃）：双链 DNA 模板在热作用下，氢键断裂，形成单链 DNA，循环中一般 95℃、30 秒足以使各种靶 DNA 序列完全变性。

2. 退火（复性）（40～65℃）：系统温度降低，引物与 DNA 模板结合，形成局部双链。

3. 延伸（68～75℃）：在 Taq 酶（在 72℃左右最佳的活性）的作用下，以 dNTP 为原料，从引物的 5′端→3′端延伸，合成与模板互补的 DNA 链。每一循环经过变性、退火和延伸，DNA 含量即增加一倍。现在有些 PCR 因为扩增区很短，即使 Taq 酶活性不是最佳也能在很短的时间内完成复制，因此可以改为两步法，即退火和延伸同时在 60～65℃间进行，以减少一次升降温过程，提高反应速度。

4. 循环数：大多数 PCR 含 25～35 个循环，过多易产生非特异扩增。

5. 最后延伸。

【聚合酶链反应（polymerase chain reaction，PCR）】　聚合酶链反应是一种用于扩增特定的 DNA 片段的分子生物学技术，可看作是生物体外的特殊 DNA 复制。PCR 的最大特点，是能将微量的 DNA 大幅增加。因此，无论是化石中的古生物、历史人物的残骸，还是几十年前凶杀案中凶手所遗留的毛发、皮肤或血液，只要能分离出一点点的 DNA，就能用 PCR 加以放大，进行比对。这也是"微量证据"的威力之所在。1983 年，美国 Mullis 首先提出设想，1985 年，其发明了聚合酶链反应，即简易 DNA 扩增法，意味着 PCR 技术的真正诞生。最初的 PCR 技术相当不成熟，在当时是一种操作复杂、成本高昂、"中看不中用"的实验室技术。1988 年初，Keohanog 通过对所使用的酶的改进，提高了扩增的真实性。而后，Saiki 等从生活在温泉中的水生嗜热杆菌内提取到一种耐热的 DNA 聚合酶，使得 PCR 技术的扩增效率大大提高。也正是由于此酶的发现使得 PCR 技术得到了广泛的应用，使该技术成为遗传与分子生物学分析的根本性基石。在以后的几十年里，PCR 方法被不断改进：它从一种定性的分析方法发展到定量测定；从原先只能扩增几个千碱基对的基因到目前已能扩增长达几十个千碱基对的 DNA 片段。到目前为止，PCR 技术已有十几种之多，例如，将 PCR 与反转录酶结合，成为反转录 PCR，将 PCR 与抗体等相结合就成为免疫 PCR 等。到如今 PCR 技术已发展到第三代。

聚合酶链反应的工作原理类似于 DNA 的天然复制过程，其特异性依赖于与靶序列两端互补的寡核苷酸引物。PCR 由变性—退火（复性）—延伸三个基本反应步骤构成：①模板 DNA 的变性：模板 DNA 经一定时间加热至 90～95℃后，会使模板 DNA 双链或经 PCR 扩增形成的双链 DNA 解离，使之成为单链，以便它与引物结合，为下轮反应作准备；②模板 DNA 与引物的退火（复性）：模板 DNA 经加热变性成单链后，温度降至 50～60℃，引物与模板 DNA 单链的互补序列配对结合；③引物的延伸：DNA 模板—引物结合物在 DNA 聚合酶的作用下，于 70～75℃，以 dNTP 为反应原料，靶序列为模板，按碱基配对与半保留复制原理，合成一条新的与模板 DNA 链互补的半保留复制链，重复循环变性—退火—延伸三个过程，就可获得更多的"半保留复制链"，而且这种新链又可成为下次循环的模板。每完成一个循环需 2～4 分钟，2～3 小时就能将待扩目的基因扩增几百万倍。

参加 PCR 反应的物质主要有五种即引物、酶、dNTP、模板和含 Mg^{2+} 缓冲液。

1. 引物　是 PCR 特异性反应的关键，PCR 产物的特异性取决于引物与模板 DNA 互补的程度。理论上，只要知道任何一段模板 DNA 序列，就能按其设计互补的寡核苷酸链作引物，利用 PCR 就可将模板 DNA 在体外大量扩增。

设计引物应遵循以下原则：

（1）引物长度：15～30bp，常用为 20bp 左右。

（2）引物扩增跨度：以 200～500bp 为宜，特定条件下可扩增长至 10kb 的片段。

（3）引物碱基：G+C 含量以 40%～60% 为宜，G+C 太少扩增效果不佳，G+C 过多易出现非特异条带。ATGC 最好随机分布，避免 5 个以上的嘌呤或嘧啶核苷酸的成串排列。

（4）避免引物内部出现二级结构，避免两条引物间互补，特别是 3′端的互补，否则会形成引物二聚体，产生非特异的扩增条带。

（5）引物 3′端的碱基，特别是最末及倒数第二个碱基，应严格按要求配对，以避免因末端碱基不配对而导致 PCR 失败。

（6）引物中有或能加上合适的酶切位点，被扩增的靶序列最好有适宜的酶切位点，这对酶切分析或分子克隆很有好处。

（7）引物的特异性：引物应与核酸序列数据库的其他序列无明显同源性。引物量：每条引物的浓度 0.1～1μmol 或 10～100pmol，以最低引物量产生所需要的结果为好，引物浓度偏高会引起错配和非特异性扩增，且可增加引物之间形成二聚体的机会。

标准的 PCR 反应体系：①10×扩增缓冲液 10μl；②4 种 dNTP 混合物各 200μmol/L；③引物各 10～100pmol；④模板 DNA 0.1～2μg；⑤Taq DNA 聚合酶 2.5U；⑥Mg^{2+} 1.5mmol/L；⑦双或三蒸水至 100μl。

PCR 反应条件为温度、时间和循环次数。

温度与时间的设置：基于 PCR 原理三步骤而设置变性—退火—延伸三个温度点。在标准反应中采用三温度点法，双链 DNA 在 90～95℃变性，再迅速冷却至 40～60℃，引物退火并结合到靶序列上，然后快速升温至 70～75℃，在 Taq DNA 聚合酶的作用下，使引物链沿模板延伸。对于较短靶基因（长度为 100～300bp 时）可采用二温度点法，除变性温度外，退火与延伸温度可合二为一，一般采用 94℃变性，65℃左右退火与延伸（此温度 Taq DNA 酶仍有较高的催化活性）。

（1）变性温度与时间：变性温度低、解链不完全是导致 PCR 失败的最主要原因。一般情况下，93～94℃ 分钟足以使模板 DNA 变性，若低于 93℃则需延长时间，但温度不能过高，因为高温环境对酶的活性有影响。此步若不能使靶基因模板或 PCR 产物完全变性，就会导致 PCR 失败。

（2）退火（复性）温度与时间：退火温度是影响 PCR 特异性的较重要因素。变性后温度快速冷却至 40～60℃，可使引物和模板发生结合。由于模板 DNA 比引物复杂得多，引物和模板之间的碰撞结合机会远远高于模板互补链之间的碰撞。退火温度与时间，取决于引物的长度、碱基组成及其浓度，还有靶基序列的长度。对于 20 个核苷酸，G+C 含量约 50% 的引物，55℃ 为选择最适退火温度的起点较为理想。引物的复性温度可通过以下公式帮助选择合适的温度：

$$T_m 值（解链温度）= 4（G+C）+ 2（A+T）$$
$$复性温度 = T_m 值 -（5～10℃）$$

在 T_m 值允许范围内，选择较高的复性温度可大大减少引物和模板间的非特异性结合，提高 PCR 反应的特异性。复性时间一般为 30～60 秒，足以使引物与模板之间完全结合。

（3）延伸温度与时间：Taq DNA 聚合酶的生物学活性：①70～80℃150 核苷酸/S/酶分子；②70℃60 核苷酸/S/酶分子；③55℃24 核苷酸/S/酶分子；④高于 90℃时，DNA 合成几乎不能进行。

PCR 反应的延伸温度一般选择在 70～75℃，常用温度为 72℃，过高的延伸温度不利于引物和模板的结合。PCR 延伸反应的时间，可根据待扩增片段的长度而定，一般 1kb 以内的 DNA 片段，延伸时间 1 分钟是足够的。3～4kb 的靶序列需 3～4 分钟；扩增 10kb 需延伸至 15 分钟。延伸时间过长会导致非特异性扩增带的出现。对低浓度模板的扩增，延伸时间要稍长些。

2. 酶　目前有两种 Taq DNA 聚合酶供应，一种是从栖热水生杆菌中提纯的天然酶，另一种为大肠菌合成的基因工程酶。催化一典型的 PCR 反应约需酶量 2.5U（指总反应体积为 100μl 时），浓度过高可引起非特异性扩增，浓度过低则合成产物量减少。

3. dNTP 的质量与浓度 dNTP 的质量与浓度和 PCR 扩增效率有密切关系，dNTP 粉呈颗粒状，如保存不当易变性失去生物学活性。dNTP 溶液呈酸性，使用时应配成高浓度后，以 1mol/LNaOH 或 1mol/LTris，用 HCl 的缓冲液将其 pH 调节到 7.0～7.5，小量分装，−20℃冰冻保存。多次冻融会使 dNTP 降解。在 PCR 反应中，dNTP 应为 50～200μmol/L，尤其是注意 4 种 dNTP 的浓度要相等（等摩尔配制），如其中任何一种浓度不同于其他几种时（偏高或偏低），就会引起错配。浓度过低又会降低 PCR 产物的产量。dNTP 能与 Mg^{2+} 结合，使游离的 Mg^{2+} 浓度降低。

4. 模板（靶基因）核酸 模板核酸的量与纯化程度是 PCR 成功与否的关键环节之一。传统的 DNA 纯化方法通常采用 SDS 和蛋白酶 K 来消化处理标本。SDS 的主要功能是：溶解细胞膜上的脂类与蛋白质，因而溶解膜蛋白而破坏细胞膜，并解离细胞中的核蛋白，SDS 还能与蛋白质结合而沉淀；蛋白酶 K 能水解消化蛋白质，特别是与 DNA 结合的组蛋白，再用有机溶剂酚与氯仿抽提掉蛋白质和其他细胞组分，用乙醇或异丙醇沉淀核酸。提取的核酸即可作为模板用于 PCR 反应。一般临床检测标本，可采用快速简便的方法溶解细胞，裂解病原体，消化除去染色体的蛋白质使靶基因游离，直接用于 PCR 扩增。RNA 模板提取一般采用异硫氰酸胍或蛋白酶 K 法，要防止RNase 降解 RNA。

5. Mg^{2+} 浓度 Mg^{2+} 对 PCR 扩增的特异性和产量有显著的影响，在一般的 PCR 反应中，各种 dNTP 浓度为 200μmol/L 时，Mg^{2+} 浓度以 1.5～2.0mmol/L 为宜。Mg^{2+} 浓度过高，会使反应特异性降低，出现非特异扩增，浓度过低会降低 TaqDNA 聚合酶的活性，使反应产物减少。

【DNA 测序技术】 DNA 测序技术是现代分子生物学研究中最常用的技术。世界上第一个测定 DNA 序列的方法是由英国生化学家弗雷德里克·桑格发明的。自此 DNA 测序的速度就一直呈加速态势。2001 年，人类基因组草图耗资 4.37 亿美元，耗时 13 年。到了 2007 年，第一个完整人类基因组序列图谱的诞生只花费了 150 万美元，3 个月就完成了。1977 年第一代测序技术的出现，经过 30 多年的发展，DNA 测序技术取得重大进展，以高通量为特点的第二代测序技术逐步成熟并商业化，以单分子测序为特点的第三代测序技术也已经出现。

测序主要有化学修饰法和 Sanger 法，化学修饰法用化学试剂处理末段 DNA 片段，造成碱基的特异性切割，产生一组具有各种不同长度的 DNA 链的反应混合物，经凝胶电泳分离。化学切割反应：包括碱基的修饰修饰的碱基从其糖环上转移出去在失去碱基的糖环处 DNA 断裂。Sanger 法测序的原理就是利用一种 DNA 聚合酶来延伸结合在待定序列模板上的引物。直到掺入一种链终止核苷酸为止。每一次序列测定由一套四个单独的反应构成，每个反应含有所有四种脱氧核苷酸三磷酸（dNTP），并混入限量的一种不同的双脱氧核苷三磷酸（ddNTP）。由于 ddNTP 缺乏延伸所需要的 3-OH 基团，使延长的寡聚核苷酸选择性地在 G、A、T 或 C 处终止。终止点由反应中相应的双脱氧而定。每一种 dNTPs 和 ddNTPs 的相对浓度可以调整，使反应得到一组长几百至几千碱基的链终止产物。它们具有共同的起始点，但终止在不同的核苷酸上，可通过高分辨率变性凝胶电泳分离大小不同的片段，凝胶处理后可用 X 线胶片放射自显影或非同位素标记进行检测。

高通量测序技术（high-throughput sequencing）又称"下一代"测序技术（"next-generation" sequencing technology），以能一次并行对几十万到几百万条 DNA 分子进行序列测定和一般读长较短等为标志。根据发展历史、影响力、测序原理和技术不同等，主要有以下几种：大规模平行签名测序（massively parallel signature sequencing，MPSS）、聚合酶克隆（polony sequencing）、454 焦磷酸测序（454pyro-sequencing）、Illumina（Solexa）sequencing、ABI SOLiD sequencing、离子半导体测序（ion semiconductor sequencing）、DNA 纳米球测序（DNA nanoball sequencing）等。

【基因克隆（gene cloning）】 应用酶学的方法，在体外将各种来源的遗传物质——同源或异源、原核或真核、天然或人工的 DNA 与载体 DNA 相结合成一具有自我复制能力的 DNA 分子——复制子，继而通过转化或转染宿主细胞、筛选出含有目的基因的转化子细胞，再进行扩增、提取获得大量同一 DNA 分子，即 DNA 克隆。基因克隆技术包括了一系列技术，它大约建立于 20 世纪 70 年代初期。美国斯坦福大学的伯格（P. Berg）等于 1972 年把一种猿猴病毒的 DNA 与 λ 噬菌体 DNA 用同一种限制性内切酶切割后，再用 DNA 连接酶把这两种 DNA 分子连接起来，于是产生了一种新的重组 DNA 分子，从此产生了基因克隆技术。1973 年，科恩（S. Cohen）等把一段外源 DNA 片段与质粒 DNA 连接起来，构成了一个重组质粒，并将该重组质粒转入大肠杆菌，第一次完整地建立起了基因克隆体系。

一般来说，基因克隆技术包括把来自不同生物的基因同有自主复制能力的载体 DNA 在体外人工连接，构建成新的重组 DNA，然后送入受体生物中去表达，从而产生遗传物质和状态的转移和重新组合。因此基因克隆技术又称为分子克隆、基因的无性繁殖、基因操作、重组 DNA 技术及基因工程等。

一个完整的 DNA 克隆过程应包括：目的基因的获取，基因载体的选择与构建，目的基因与载体的拼接，重组 DNA 分子导入受体细胞，筛选并无性繁殖含重组分子的受体细胞（转化子）。

DNA 的克隆是指在体外将含有目的基因或其他有意义的 DNA 片段同能够自我复制的载体 DNA 连接，然后将其转入宿主细胞或受体生物进行表达或进一步研究的分子操作的过程，因此 DNA 克隆又称分子克隆、基因操作或重组 DNA 技术。DNA 克隆涉及一系列的分子生物学技术，如目的 DNA 片段的获得、载体的选择、各种工具酶的选用、体外重组、导入宿主细胞技术和重组子筛选技术等。

基因克隆的步骤

1. 目的 DNA 片段的获得　DNA 克隆的第一步是获得包含目的基因在内的一群 DNA 分子，这些 DNA 分子或来自于目的生物基因组 DNA 或来自目的细胞 mRNA 逆转录合成的双链 cDNA 分子。由于基因组 DNA 较大，不利于克隆，因此有必要将其处理成适合克隆的 DNA 小片段，常用的方法有机械切割和核酸限制性内切酶消化。若是基因序列已知而且比较小就可用人工化学直接合成。如果基因的两端部分序列已知，根据已知序列设计引物，从基因组 DNA 或 cDNA 中通过 PCR 技术可以获得目的基因。

2. 载体的选择　基因工程的载体应具有一些基本的性质：①在宿主细胞中有独立的复制和表达的能力，这样才能使外源重组的 DNA 片段得以扩增。②分子量尽可能小，以利于在宿主细胞中有较多的拷贝，便于结合更大的外源 DNA 片段。同时在实验操作中也不易被机械剪切而破坏。③载体分子中最好具有两个以上的容易检测的遗传标记（如抗药性标记基因），以赋予宿主细胞的不同表型特征（如对抗生素的抗性）。④载体本身最好具有尽可能多的限制酶单一切点，为避开外源 DNA 片段中限制酶位点的干扰提供更大的选择范围。若载体上的单一酶切位点是位于检测表型的标记基因之内可造成插入失活效应，则更有利于重组子的筛选。DNA 克隆常用的载体有：质粒载体（plasmid），噬菌体载体（phage），柯斯质粒载体（cosimid），单链 DNA 噬菌体载体，噬粒载体（phagemid）及酵母人工染色体（YAC）等。从总体上讲，根据载体的使用目的，载体可以分为克隆载体、表达载体、测序载体、穿梭载体等。

3. 体外重组　体外重组即体外将目的片段和载体分子连接的过程。大多数核酸限制性内切酶能够切割 DNA 分子形成有黏性末端，用同一种酶或同尾酶切割适当载体的多克隆位点便可获得相同的黏性末端，黏性末端彼此退火，通过 T4DNA 连接酶的作用便可形成重组体，此为黏性末端连接。当目的 DNA 片段为平端，可以直接与带有平端载体相连，此为平末端连接，但连接效率比黏性末端相连差些。有时为了不同的克隆目的，如将平端 DNA 分子插入到带有黏性末端的表达载体实现表达时，则要将平端 DNA 分子通过一些修饰，如同聚物加尾，加衔接物或人工接头，PCR 法引入酶切位点等，可以获得相应的黏性末端，然后进行连接，此为修饰黏性末端连接。

4. 导入受体细胞　载体 DNA 分子上具有能被原核宿主细胞识别的复制起始位点，因此，可以在原核细胞如大肠杆菌中复制，重组载体中的目的基因随同载体一起被扩增，最终获得大量同一的重组 DNA 分子。将外源重组 DNA 分子导入原核宿主细胞的方法有转化（transformation）、转染（transfection）和转导（transduction）。重组质粒通过转化技术可以导入到宿主细胞中，同样重组噬菌体 DNA 可以通过转染技术导入，转染效率不高。因此，将重组噬菌体 DNA 或柯斯质粒体外包装成有浸染性的噬菌体颗粒，借助这些噬菌体颗粒将重组 DNA 分子导入到宿主细胞转导技术，这种转导技术的导入效率要比转染的导入效率高。

5. 重组子的筛选　从不同的重组 DNA 分子获得的转化子中鉴定出含有目的基因的转化子即阳性克隆的过程就是筛选。发展起来的成熟筛选方法如下：①插入失活法，外源 DNA 片段插入到位于筛选标记基因（抗生素基因或 β-半乳糖苷酶基因）的多克隆位点后，会造成标记基因失活，表现出转化子相应的抗生素抗性消失或转化子颜色改变，通过这些可以初步鉴定出转化子是重组子或非重组子。常用的是 β-半乳糖苷酶显色法即蓝白筛选法（白色菌落是重组质粒）。②PCR 筛选和限制酶酶切法，提取转化子中的重组 DNA 分子作模板，根据目的基因已知的两端序列设计特异引物，通过 PCR 技术筛选阳性克隆。PCR 法筛选出的阳性克隆，用限制性内切酶酶切法进一步鉴定插入片段的大小。③核酸分子杂交法：制备目的基因特异的核酸探针，通过核酸分子杂交法从众多的转化子中筛选目的克隆。目的基因特异的核酸探针可以是已获得的部分目的基因片段，或目的基因表达蛋白的部分序列反推得到的一群寡聚核苷酸，或其他物种的同源基因。④免疫学筛选法，获得目的基因表达的蛋白抗体，就可以采用免疫学筛选法获得目的基因克隆。这些抗体即可是从生物本身纯化出目的基因表达蛋白抗体，也可从目的基因部分 ORF 片段克隆在表达载体中获得表达蛋白的抗体。

上述方法获得的阳性克隆最后要进行测序分析，以最终确认目的基因。

【基因工程（genetic engineering）】　基因工程又称基因拼接技术和 DNA 重组技术，是以分子遗传学为理论基础，以分子生物学和微生物学的现代方法为手段，将不同来源的基因按预先设计的蓝图，在体外构建杂种 DNA 分子，然后导入活细胞，以改变生物原有的遗传特性、获得新品种、生产新产品。基因工程技术为基因的结构和功能的研究提供了有力的手段。基因工程是生物工程的一个重要分支。基因工程是生物工程的一个重要分支，它与细胞工程、酶工程、蛋白质工程和微生物工程共同组成了生物工程。所谓基因工程是在分子水平上对基因进行操作的复杂技术。它是用人为的方法将所需要的某一供体生物的遗传物质——DNA 大分子提取出来，在离体条件下用适当的工具酶进行切割后，把它与作为载体的 DNA 分子连接起来，然后与载体一起导入某一更易生长、繁殖的受体细胞中，以让外源物质在其中"安家落户"，进行正常的复制和表达，从而获得新物种的一种崭新技术。它克服了远缘杂交的不亲和障碍。

1974 年，波兰遗传学家斯吉巴尔斯基（Waclaw Szybalski）称基因重组技术为合成生物学概念，1978 年，诺贝尔医学奖颁给发现 DNA 限制酶的纳森斯（Nathans）、亚伯（Arber）与史密斯（Smith）时，斯吉巴尔斯基在《基因》期刊中写道：限制酶将带领我们进入合成生物学的新时代。2000 年，国际上重新提出合成生物学概念，并定义为基于系统生物学原理的基因工程。

21 世纪是一个基因工程世纪。基因工程是在分子水平对生物遗传作人为干预，如果将一种生物的 DNA 中的某个遗传密码片段连接到另外一种生物的 DNA 链上去，将 DNA 重新组织一下，可以按照人类的愿望，设计出新的遗传物质并创造出新的生物类型，这与过去培育生物繁殖后代的传统做法完全不同，它很像技术科学的工程设计，即按照人类的需要把这种生物的这个"基因"与那种生物的那个"基因"重新"施工"，"组装"成新的基因组合，创造出新的生物。这种完全按照人的意愿，由重新组装基因到新生物产生的生物科学技术，就被称为"基因工程"，或者称之为"遗传工程"。

科学研究证明，一些困扰人类健康的主要疾病，如心脑血管疾病、糖尿病、肝病、癌症等都与基因有关。依据已经破译的基因序列和功能，找出这些基因并针对相应的病变区位进行药物筛选，甚至基于已有的基因知识来设计新药，就能"有的放矢"地修补或替换这些病变的基因，从而根治顽症。

基因工程的基本定义

狭义上仅指基因工程，是指将一种生物体（供体）的基因与载体在体外进行拼接重组，然后转入另一种生物体（受体）内，使之按照人们的意愿稳定遗传，表达出新产物或新性状。

重组 DNA 分子需在受体细胞中复制扩增，故还可将基因工程表征为分子克隆（molecular cloning）或基因克隆（gene cloning）。

广义上包括传统遗传操作中的杂交技术、现代遗传操作中的基因工程和细胞工程，是指 DNA 重组技术的产业化设计与应用，包括上游技术和下游技术两大组成部分。上游技术：基因重组、克隆和表达的设计与构建（即 DNA 重组技术）；下游技术：基因工程菌（细胞）的大规模培养、外源基因表达产物的分离纯化过程。广义的基因工程概念更倾向于工程学的范畴。

基因工程要素包括外源 DNA、载体分子、工具酶和受体细胞等。

一个完整的、用于生产目的的基因工程技术程序包括的基本内容有：①外源目标基因的分离、克隆，以及目标基因的结构与功能研究。这一部分的工作是整个基因工程的基础，因此又称为基因工程的上游部分。②适合转移、表达载体的构建或目标基因的表达调控结构重组。③外源基因的导入。④外源基因在宿主基因组上的整合、表达及检测与转基因生物的筛选。⑤外源基因表达产物的生理功能的核实。⑥转基因新品系的选育和建立，以及转基因新品系的效益分析。⑦生态与进化安全保障机制的建立。⑧消费安全评价。

【转基因动物（transgenic animals）】　转基因动物技术的核心，是把遗传的功能单位——基因转移到动物体内，使它成为动物体内的一部分。从20世纪70年代中期开始，就有人尝试用各种办法向动物体内转移外源基因。如将牛奶成分中特有的基因转移到白鼠体内，这些外来基因在白鼠体内重组后，白鼠分泌的乳汁便含有牛奶成分。这种通过人工方法获得外来基因的白鼠，称为转基因鼠。

转基因动物技术的核心，是把遗传的功能单位——基因转移到动物体内，使它成为动物体内的一部分。被转移的基因可以来自同种或异种动物，也可以来自植物或微生物。这样一来，就打破了物种之间的界限，也可以说动物能与植物、微生物杂交了。不过目前的杂交是低水平的，只限于主管一两个性状的一两个基因。随着科学技术的发展，一次可以转移的遗传信息将越来越多，那时就可以实现真正意义上的动植物之间的杂交。从科学上讲，这将是一个大突破。

目前，世界上已报道了多种生产转基因动物的方法，但真正成熟并可以稳定生产转基因动物的方法只有两种，即显微注射DNA的方法和精子介导的基因转移法。

显微注射DNA的方法是对单细胞的胚胎进行基因操作，涉及复杂的操作步骤。首先是要准确掌握母畜的性周期，在此基础上加以人工调节，使母畜在预先确定的时间排卵，保证获得大量的刚刚受精的单细胞胚胎。其次是用手术或非手术的方法收集单细胞胚胎，经短暂的离心处理后，放在显微镜下用口径1μm玻璃微管向细胞核注射500～600拷贝基因。然后把经过DNA注射的胚胎移植到另外一头处于相同性周期的母畜的体内。经过这样处理后，在后代中就会出现1%～3%的转基因动物。虽然效率不高，但结果相当稳定。全世界已在各种动物身上进行了上万次的试验，都能生产出转基因动物。

精子介导的基因转移是把精子作适当处理后，使其有携带外源基因的能力。然后，用携带有外源基因的精子给发情母畜授精。在母畜所生的后代中，就有一定比例的动物是整合了外源基因的转基因动物。同显微注射方法相比，精子介导的基因转移有两个优点：首先是它的成本很低，只有显微注射法成本的1/10。其次，由于它不涉及对动物进行手术处理，因此，可以用生产牛群或羊群进行试验，以保证每次试验都能够获得成功。

生产转基因动物的研究自20世纪90年代以来日趋活跃，转基因动物技术的实用意义是：①利用动物体作为反应器，生产珍贵的蛋白质，如一些只能从人体内提取的蛋白质；②利用动物作研究模型，比如，知道高血压是由某种原因造成，可以生产一些高血压小鼠，让医生在小鼠身上试用各种疗法；③利用基因敲除技术（gene knockout），敲除某一特定基因后观察哺乳动物表象，从而准确判定特定基因的功能和作用。

【RNA干扰（RNA interference，RNAi）】　RNA干扰是近年来发现的研究生物体基因表达、调控与功能的一项崭新技术，它利用了小干扰RNA（small interfering RNA，siRNA）引起的生物细胞内同源基因的特异性沉默（silencing）现象，其本质是siRNA与对应的mRNA特异结合、降解，从而阻止mRNA的翻译。RNAi是生物进化的结果，是生物体对病毒基因等外源核酸侵入的一种保护性反应。它普遍存在于各种生物，具有抗病毒、稳定转座子及监控异常表达mRNA的生物学功能。RNA干扰现象不仅能提供一种经济、快捷、高效的抑制基因表达的技术手段，而且有可能在基因功能测定、基因治疗等方面开辟一条新思路。

20世纪20年代，人们发现植物受到野生型病毒感染后，能产生对另一种亲缘关系相近的病毒的抵抗力。而真正发现双链RNA（dsRNA）能引起基因沉默现象，则在1995年。当时，Guo和Kemphues用反义RNA技术阻断秀丽隐杆线虫（C. elegans）中parl基因的表达时发现反义RNA具有抑制该基因表达的功能，同时正义RNA也同样出现了类似的抑制效应。实验表明正义RNA和反义RNA均能阻抑基因功能表达，而且两者的作用是相互独立的，机制也各不相同。1998年，Fire和Mello等首次发现dsRNA能够特异地抑制C. elegans中的纹状肌细胞unc-22基因的表达，结果发现dsRNA所引起的基因沉默效应要比单应用反义RNA或正义RNA强十几倍。而且注射入C. elegans的性腺后，在其第一子代中也诱导出了同样基因的抑制现象，说明在原核生物中，RNAi具有可遗传性。他们将这一现象称为RNAi。因为RNAi作用发生在转录后水平，所以又被称为转录后基因沉默（PTGS）或共抑制。此后，又在果蝇、锥虫、涡虫、无脊椎动物、脊椎动物、植物、真菌、斑马鱼及哺乳动物等真核生物中发现了RNAi现象。不同领域中的发现促使人们思考它们之间的可能联系。RNAi在果蝇中得到证实的同时，发现转座子翻转移位可启动RNAi，而转座子翻转移位所造成的同源基因沉默很似植物中的共抑制；在线饱霉实验中，发现PTGS过程中所必需的蛋白QDE1与RNA依赖的RNA聚合酶（RdRp）同源，提示PTGS过程中可能涉及RNA复制及调节作用。同样在植物韧皮部注射dsRNA可遍及扩散到整个植株体产生 RNAi；更有趣的是，把线虫浸润到含有 dsRNA 液体中或喂养表达 dsRNA 的工程菌也可以诱发 RNAi。这种存在揭示了 RNAi 很可能是出现于生命进化的早期阶段。随着研究的不断深入，RNAi 的机制正在被逐步阐明，而同时作为功能基因组研究领域中的有力工具，RNAi 也越来越为人们所重视。

目前对 RNAi 的作用机制尚不清楚。RNAi 是由 dsRNA 诱导的多步骤、多因素参与的过程，属于基因转录后调控，其中需要 ATP 的参与。通常认为 dsRNA 由核酸内切酶（RNAse Ⅲ）切割成 21～23bp 的 siRNA（在果蝇 RNAse Ⅲ 被称为 dicer），siRNA 再与体内一些酶（包括内切酶、外切酶、螺旋酶）结合形成 RNA 诱导的沉默复合物 RISC，然后 RISC 再特异性地与 mRNA 的同源区结合，通过酶的作用使 mRNA 降解，而产生基因沉默。靶 mRNA 被破坏后，RISC 还可以再作用于其他靶分子。siRNA 还具有低分子质量、低浓度、沉默信号可在细胞间传递甚至传播至整个有机体及可遗传等特点。而大于 30bp 的 dsRNA 可引起机体非特异性干扰素样反应和蛋白激酶（PKP）的激活而使其被降解，从而大大减少了其对 mRNA 的抑制作用。

由于使用 RNAi 技术可以特异性剔除或关闭特定基因的表达（长度超过 30nt 的 dsRNA 会引起干扰素毒性），所以该技术已被广泛用于探索基因功能和传染性疾病及恶性肿瘤的治疗领域。

RNAi 的 7 个重要特征

1. RNAi 是 dsRNA 介导的 PTGS 机制，在此过程中，注射该基因的内含子或者启动子顺序的 dsRNA 都没有干涉效应。翻译抑制剂对 RNAi 不产生影响。

2. 高特异性 RNAi 只能特异地降解与之序列相应的单个内源基因的 mRNA，而其他 mRNA 的表达则不受影响。

3. 高效性，无论是在体内还是体外实验中，仅需少量的 dsRNA（几个数量级浓度）就能有效地抑制靶基因表达，抑制的效率在低等动物中＞90%。这表明 dsRNA 介导的 RNA 干扰是一个以催化放大的方式进行的。

4. dsRNA 长度限制性，引发有效 iRNA 的 dsRNA 需要一个最小的长度。dsRNA 小片段如小于 21nt（如 10～15nt），特异性将显著降低，不能保证不与细胞内非靶向基因相互作用，如远远大于 23nt，互补序列可能延伸，超出抑制范围。

5. RNAi 有浓度、时间双重依赖性 dsRNA 诱发的 RNAi 效应的强度随着其浓度的增高而增强。高浓度的 dsRNA 产生较多的 siRNA，不仅能增强反应体系的效应，而且还能抵消 ADARs（RNA 依赖的腺苷脱氨酶）的作用。实验表明，RNAi 在哺乳动物细胞中只能维持一段时间，干扰效应通常出现在注射 dsRNA 6 小时后，可持续 72 小时以上。

6. 可传播性，基因表达的效应可以跨越细胞界限，在不同细胞甚至生物体间长距离传递和维持，并可传递给子一代。

7. ATP 依赖性，在去除 ATP 的样品中 RNA 干扰现象降低或消失显示 RNA 干扰是一个 ATP 依赖的过程。可能是 dicer 和 RISC 的酶切反应是必须由 ATP 提供能量。

【基因编辑技术——CRISPR/Cas9】 基因编辑技术，指对 DNA 核苷酸序列进行删除和插入等操作，也就是说，基因编辑技术可以使科研工作者依靠自己的意愿改写 DNA 这本由脱氧核苷酸编写而成的生命之书。然而长期以来，对 DNA 的编辑只能通过物理和化学诱变、同源重组等方式来进行。这些方法要么编辑位置随机，要么需要花费大量人力物力进行操作。因此，能够方便而精确地对 DNA 和核苷酸序列进行编辑，是科研工作者们长期以来的梦想。Cas 系统的开发为构建更高效的基因定点修饰技术提供了全新的平台，诸如生物、医疗、农业、畜牧业等研究中，这一技术显现巨大的应用前景。

CRISPR 簇是一个广泛存在于细菌和古生菌基因组中的特殊 DNA 重复序列家族，其序列由一个前导区（leader）、多个短而高度保守的重复序列区（repeat）和多个间隔区（spacer）组成。前导区一般位于 CRISPR 簇上游，是富含 AT 长度为 300～500bp 的区域，被认为可能是 CRISPR 簇的启动子序列。重复序列区长度为 21～48bp，含有回文序列，可形成发卡结构。重复序列之间被长度为 26～72bp 的间隔区隔开。Spacer 区域由俘获的外源 DNA 组成，类似免疫记忆，当含有同样序列的外源 DNA 入侵时，可被细菌机体识别，并进行剪切使之表达沉默，达到保护自身安全的目的。

通过对 CRISPR 簇的侧翼序列分析发现，在其附近存在一个多态性家族基因。该家族编码的蛋白质均含有可与核酸发生作用的功能域（具有核酸酶、解旋酶、整合酶和聚合酶等活性），并且与 CRISPR 区域共同发挥作用。因此，被命名为 CRISPR 关联基因

（CRISPR associated），缩写为 Cas。目前发现的 Cas 包括 Cas1～Cas10 等多种类型。Cas 基因与 CRISPR 共同进化，共同构成一个高度保守的系统。

目前发现的 CRISPR/Cas 系统有三种不同类型，即Ⅰ型、Ⅱ型和Ⅲ型，它们存在于大约 40% 已测序的真细菌和 90% 已测序的古细菌中。其中Ⅱ型的组成较为简单，以 Cas9 蛋白及向导 RNA（gRNA）为核心组成，也是目前研究中最深入的类型。

在Ⅱ型系统中 pre-crRNA 的加工由 Cas 家族中的 Cas9 单独参与。Cas9 含有在氨基末端的 RuvC 和蛋白质中部的 HNH2 个独特的活性位点，在 crRNA 成熟和双链 DNA 剪切中发挥作用。此外，pre-crRNA 转录的同时，与其重复序列互补的反式激活 crRNA（trans-activating crRNA，tracrRNA）也转录出来，并且激发 Cas9 和双链 RNA 特异性 RNaseⅢ核酸酶对 pre-crRNA 进行加工。加工成熟后，crRNA、tracrRNA 和 Cas9 组成复合体，识别并结合于 crRNA 互补的序列，然后解开 DNA 双链，形成 R-loop，使 crRNA 与互补链杂交，另一条链保持游离的单链状态，然后由 Cas9 中的 HNH 活性位点剪切 crRNA 的互补 DNA 链，RuvC 活性位点剪切非互补链，最终引入 DNA 双链断裂（DSB）。CRISPR/Cas9 的剪切位点位于 crRNA 互补序列下游邻近的 PAM 区（protospacer adjacent motif）的 5'-GG-N18-NGG-3'特征区域中的 NGG 位点，而这种特征的序列在每 128bp 的随机 DNA 序列中就重复出现一次。研究表明，Cas9 还可以剪切线性和超螺旋的质粒，其剪切效率堪比限制性内切酶。

中国科学院动物研究所周琪研究员利用 CRISPR-Cas 技术在大鼠中实现了多基因同步敲除；而怀特海德研究所（Whitehead Insititute）的 Jaenisch 利用 CRISPR-Cas 技术构建了条件敲除的小鼠转基因模型；北京大学生命科学学院的瞿礼嘉教授课题组利用 CRISPR-Cas 系统成功地实现了对水稻特定基因的定点突变；杜克大学 Pratt 工程学院基因组科学研究所的 Gersbach 研究组则已经开始尝试使用 CRISPR 技术进行基因治疗。

第三节　分子生物学与外科疾病诊断

【基因诊断】　以 DNA 和 RNA 为诊断材料，应用分子生物学技术，通过检查基因的结构或表型来诊断疾病的方法称为基因诊断。

1. 染色体异常的检测　某些原癌基因在原位染色体时无致癌活性，当它易位到其他染色体时则表现为致癌活性。原位杂交技术或原位 PCR 技术结合染色体显带技术可进行癌基因的染色体定位及特定顺序的断裂点检测等。

2. 基因突变检测　基因突变是原癌基因激活的最为常见的方式之一，对于基因突变的分析可应用单链构象多态性（single strand conformation polymorphism，SSCP）、限制性片段长度多态性（restriction fragment length polymorphism，RFLP）、核酸分子杂交及最近发展的 DNA 芯片杂交技术等。

3. 基因扩增检测　一般癌基因多为单拷贝基因，但在癌细胞中拷贝数常大量增加即癌基因扩增。可以用限制性内切酶对基因 DNA 进行酶切，然后通过 Southern 印迹杂交分析该基因拷贝数的变化。

4. 肿瘤相关病毒基因检测　由于病毒小且难以培养，一般方法检测效果较差，而 PCR 和核酸杂交技术检测病毒则有较高的特异性和敏感性。

5. 肿瘤表达的检测　肿瘤基因的扩增可表现为转录产物 mRNA 的增加，可通过逆转录 PCR、Northern blot 等技术来检测。近来发展的免疫组织化学、免疫印迹法、流式细胞仪、蛋白芯片等技术可检测肿瘤组织或血清中异常的癌基因蛋白，有着较为广阔的临床应用前景。

6. 端粒酶检测　人体正常细胞的端粒酶失活，因而端粒不断缩短，最后细胞发生凋亡。而恶性肿瘤细胞中端粒酶活化，使染色体端粒稳定地维持在一定长度，从而使癌细胞持续增殖获得永生化。端粒酶活化在恶性肿瘤中阳性率为 85%～95%。TRAP 法（telomeric repeat amplification protocol）可在 104 个细胞中检测到一个永生化细胞的端粒酶活性，具有敏感性强、特异度高的特点。

7. 微卫星不稳定性分析　人类基因组的基因内或旁侧序列中存在许多 1～4bp 的串联微小重复序列，称为微卫星 DNA。重复序列的增加或丢失称作微卫星不稳定性，在多种肿瘤基因组尤其是有 DNA 错配修复系统缺陷的肿瘤基因组中可检测到微卫星不稳定性。其基本技术为通过微卫星 DNA 两侧的 DNA 序列设计 PCR 引物，通过凝胶电泳来分析 PCR 产物。

【基因诊断在临床中的应用】

1. 肿瘤易感性检测　肿瘤遗传学研究发现，部分恶性肿瘤的发生有其遗传学基础，因而肿瘤易感性的检测对于高危人群的筛检及确定具有较大实用价值。已知的肿瘤易感基因有 Rbl、WTl、p53、APC、hMSH2、hMLH1、Ret、BRCA1 等，与其相对应的癌症综合征分别为：视网膜母细胞瘤、Wilm 瘤、Li-Fraumeni 综合征、家族性腺瘤性息肉病（FAP）、遗传性非腺瘤性结肠癌（HNPCC）、Ⅱ型多发性内分泌肿瘤（MEN-Ⅱ）；以及乳腺癌和卵巢癌。对有家族史的无症状人群进行肿瘤易感基因的筛查结果为阳性时可考虑作预防性手术，以降低肿瘤的发生率和死亡率。

2. 肿瘤的早期诊断 例如，K-ras 基因突变是一种人胰腺癌、结肠癌和肺癌中发生率较高的分子病变，其突变点固定于 12、13 和 61 位密码子，其中以 12 位密码子突变最为常见。国外有研究报道，对胰腺癌细针穿刺活检组织作 K-ras 第 12 密码子突变检测，其检出率为 100%（12/12），而慢性胰腺炎患者均无突变发生。对大肠癌患者粪便中的 K-ras 突变检测，发现检出率达到 33.3%，对临床检测和大肠癌高危人群的筛查有意义。

3. 肿瘤分类 如通过检测 N-myc 与 c-myc 的扩增与表达及 Rb 基因的缺损，可以鉴别神经母细胞瘤和神经上皮瘤。神经母细胞瘤的 N-myc 明显扩增且表达增强，同时可检测到 Rb 基因缺损，而在神经上皮瘤中则检测到 c-myc 扩增且表达增强，但检测不到缺损的 Rb 基因。

4. 肿瘤的疗效及预后判断 通过检测肿瘤细胞中的 MDR 基因和 mRNA 的表达，有助于对肿瘤化疗效果的判断。许多研究表明肿瘤相关基因的突变和扩增与患者预后相关，如 p53 突变与肝癌、大肠癌、卵巢癌、乳腺癌等多种肿瘤的预后有关。肿瘤转移抑制基因 nm23 与多种肿瘤转移相关，如检测到 nm23 缺损则预后较差。

第四节 分子生物学与外科疾病治疗

随着在分子水平对疾病的发病机制研究的不断深入，以及基因工程技术的飞速发展，通过分子生物学技术对外科疾病进行干预和治疗已成为可能。目前，分子生物学技术为肿瘤复发与转移、器官移植供体提供与排斥反应、严重感染、创伤后组织愈合等外科难题的解决提供了新的途径。

【基因治疗策略及技术】基因治疗（gene therapy）是指通过转基因技术用特定的靶细胞表达特定基因，或封闭、抑制异常表达基因，以达到治疗疾病的目的，其基本策略包括：

1. 基因置换 将正常外源基因导入病变细胞，置换有缺陷的致病基因，并尽量使基因组不发生其他改变，达到定点整合或基因打靶（gene targeting）的目的。

2. 基因修正 大多数单基因遗传病的致病基因是发生点突变，而基因其他部位的编码及调控结构是正常的，因而不必进行整个基因置换，只需在原位修复致病基因的突变，这种方法称为基因修正。

3. 基因修饰 指并不去除异常基因，而是通过外源基因的非定点组合，将具有功能性目的基因导入病变细胞或其他相关细胞。外源基因的表达产物可弥补致病基因的缺陷功能，或能表达靶细胞原先所不具备的产物，以达到治疗疾病的目的。

4. 基因封闭 导入的外源基因可以特定的方式作用于致病基因，抑制或破坏致病基因的表达。常用方法有：①反义 RNA 技术，通过体外合成的反义 RNA 或构建能转录反义 RNA 的重组 DNA 质粒转入细胞中，利用碱基互补原理结合细胞中特异 mRNA 以调控其翻译。②核酶技术，具有催化功能的 RNA 被称为核酶（ribozyme），核酶通过两端引导序列与 mRNA 结合后将其切断，并可从杂交链上解脱并重新结合和切割其他 mRNA。

基因转移技术有生物学方法和非生物学方法两类，前者主要指利用携带外源基因的缺陷病毒感染靶细胞，后者指用物理或化学方法将 DNA 导入细胞。基因转移常用的病毒载体有逆转录病毒载体、腺病毒载体、腺相关病毒载体、单纯疱疹病毒载体等。基因转移的非生物学方法主要有脂质体、受体介导的基因转移、DNA-磷酸钙共沉淀法、电穿孔法、显微注射法、颗粒轰击等。

【肿瘤致病基因相关基因治疗】

1. 以癌基因为靶基因 对于过度活化的癌基因可用基因封闭的方法，体外合成与致病癌基因 mRNA 互补的反义 RNA 或核酶，通过干扰癌基因的转录和翻译以关闭癌基因的表达。

2. 以抑癌基因为靶基因 对于抑癌基因失活的恶性肿瘤，可通过基因修饰转入具有正常功能的野生抑癌基因，或通过基因置换将外源基因与缺陷的抑癌基因进行同源重组，重建失活的抑癌基因功能以控制肿瘤的异常生长。

【肿瘤免疫相关基因治疗】

1. 增强肿瘤细胞的免疫原性 转染主要组织相容性复合体（major histocompatibility complex，MHC）基因以增强肿瘤细胞 MHC 抗原的表达，加强免疫效应细胞对肿瘤细胞的识别。另一途径就是促进肿瘤抗原的表达，采用病毒基因转染肿瘤细胞，使细胞膜上表达病毒抗原，从而诱导机体免疫系统对病毒抗原的免疫应答，达到消灭肿瘤细胞的目的。

2. 增强免疫细胞的抗肿瘤效应 通过向靶细胞如肿瘤浸润细胞（TIL）、淋巴因子激活的杀伤细胞（LAK 细胞）等转移细胞因子基因如白细胞介素类（IL-2、IL-4、IL-6）、干扰素类（IFN-α、IFN-β）、肿瘤坏死因子（TNF-α）、集落刺激因子（colony stimulating factor，CSF），直接杀伤肿瘤或通过刺激免疫网络间接发挥肿瘤杀伤作用。

3. 肿瘤基因疫苗 是以肿瘤特异性抗原（tumor specific antigen，TSA）、肿瘤相关抗原（tumor associated antigen，TAA）、突变的癌基因以及肿瘤相关的病毒蛋白等的编码基因为目的基因，构建携带上述基因的重组 DNA 质粒直接注射到体内，通过表达上述抗原蛋白诱导机体产生特异性的抗肿瘤免疫。

4. 诱导肿瘤细胞凋亡 有研究者将 Fas 抗原基因转染肿瘤细胞，当免疫效应细胞表面的 Fas 配体（FasL）与肿瘤细胞表面表达的 Fas 抗原结合后，肿瘤细胞发生凋亡。

【肿瘤化疗相关基因治疗】

1. 肿瘤耐药的基因治疗 通过构建 MDR-1 mRNA 序列特异性的反义寡核苷酸或核酶，抑制 MDR-1 表达 P-糖蛋白以提高肿瘤对化疗药物的敏感性。

2. 肿瘤自杀基因的治疗 自杀基因转入肿瘤细胞后，通过其代谢作用可将无毒性的药物前体转化为细胞毒性药物，从而达到特异性杀灭肿瘤细胞的目的。常用的肿瘤自杀基因包括单纯疱疹病毒胸腺嘧啶激酶基因、水痘-带状疱疹病毒胸腺嘧啶激酶基因等。

3. 诱导正常细胞的耐药治疗 肿瘤化疗的一个非常严重的不良反应就是骨髓抑制问题，国外已经在临床中开展人 MDR-1 基因转入晚期癌症患者的造血干细胞实验研究。此外，将集落刺激因子基因转入造血干细胞亦可缓解肿瘤化疗药物对骨髓的抑制作用。

【肿瘤转移相关的基因治疗】 金属蛋白酶组织抑制物（tissue inhibitor of metalloproteinase，TIMP）可与癌细胞分泌的包括胶原酶在内的多种金属蛋白酶相结合并抑制其活性，从而保持血管基膜的完整性。因此，通过转导 TIMP 基因以加强其表达，在一定程度上可阻止癌细胞的转移。另一策略是抑制肿瘤新生血管生成，目前研究较多的是血管内皮生长抑制因子，可特异性抑制血管内皮细胞增殖。

【分子生物学与器官移植】 随着移植免疫排斥反应和免疫抑制药物研究的进展，人们已经在临床开展包括心脏、肺脏、肝脏、胰腺、肾脏在内的多种器官移植。对于有器官功能衰竭或因患恶性肿瘤而行器官切除的患者，器官移植是最终的替代途径，因而器官移植是未来外科发展的必然趋势。虽然目前器官移植研究已取得了较大进展，但是供体器官的不足和移植免疫排斥反应极大地制约了移植外科在临床中的应用。

在同种器官移植前进行组织相容性配型是极为重要的。以往通过组织学、血清学和细胞学方法在蛋白水平进行组织相容性抗原的测定，随着分子生物学技术的发展，人们可应用序列特异性低核苷酸杂交、限制性长度多态性及凝胶电泳等方法在基因水平进行组织相容性抗原的配型。目前临床常用的免疫抑制剂均非特异地抑制机体的免疫反应以维持移植器官的存活，处于免疫抑制状态的宿主则很容易受到细菌或病毒的感染，且肿瘤的发生率大大增加。分子生物学技术的发展使我们能够干预移植免疫反应的特定环节以诱导移植免疫耐受，而不是造成机体的免疫抑制状态。如利用基因工程重组技术获得的抗 CD3、抗 CD4、CTLA4 等单克隆抗体可与 T 细胞表面免疫刺激分子结合以抑制免疫刺激信号的传导，从而有效减弱移植排斥反应。此外，将免疫抑制基因如 IL-10、TGF-β 及凋亡基因 FasL 等转染移植物或免疫递呈细胞，以诱导 T 细胞的无反应性或凋亡在同种移植的实验研究中已取得较大进展。干细胞是一种具有多种分化潜能的细胞，在一定的外界环境诱导下能分化成不同功能的组织和器官。人们通过特异性的分子基因标记筛选和鉴定人体多能干细胞，并在体外诱导多能干细胞向特定的细胞类型增殖分化，为细胞和器官移植提供新的来源。

分子生物学与异种移植，目前研究较多的是猪来源的供体器官，当猪器官移植于人时，体内天然抗体与猪血管内皮细胞上的 α-1,3-半乳糖表位相结合，会导致超急性排斥反应而使移植失败。可利用基因敲除技术敲除 α-1,3-GT 基因或利用反义 RNA 技术抑制 α-1,3-GT 活性，从而消除或减少 α-1,3-半乳糖表位的合成，以减轻异种移植排斥反应。衰变促进因子（decay accelerating factor，DAF）是一种补体调节因子，可以抑制补体攻击单位的活化，从而对超急性排斥反应起到抑制作用。国内已有研究单位利用显微注射技术将人类 DAF 成功转入到猪的受精卵，从而获得转 hDAF 的转基因猪。此种转基因猪有望给异种移植的临床应用带来新的希望。

【分子生物学与其他外科疾病】 感染性休克是多种细菌感染造成微循环障碍，组织器官有效循环血量不足，导致组织损伤和多器官功能障碍，可并发于多种外科感染性疾病如急性化脓性胆管炎等。近来研究认为，其主要发病机制为细菌内毒素与细胞膜上受体结合，导致核转录因子 NF-κB 的活化以上调多种炎性细胞因子的表达，其中 TNF-α 为重要的启动因子。给予基因工程技术获得的抗人 TNF-α 单克隆抗体和抑炎因子如重组人 IL-10 等，对炎性细胞因子瀑布样级联反应造成的多器官功能损伤有着明显的改善作用。重症急性胰腺炎时多器官功能损害的分子机制亦与感染性休克极为类似，因而在 SAP 早期给予抗 TNF-α 抗体或重组人 IL-10

有可能减轻急性反应期多器官功能的损害，目前在动物实验研究中已有肯定的结果。

目前研究较多的有创伤时神经组织的修复及表皮组织的修复。人体脊髓损伤轴突的再生能力较弱，因而脊髓损伤后的恢复治疗极为困难。脊髓损伤的动物模型证实，转染神经营养因子-3（neurotrophic factor-3，NT-3）可促进损伤的神经元轴突的再生和重建。此外，在创伤局部使用重组表皮生长因子（epidermal growth factor，EGF）或转染 EGF 基因可促进久治不愈创面的修复。

【分子生物学在外科应用中的问题及展望】 分子生物学理论和技术的发展及人类基因组计划（human genome project，HGP）的完成，带动了外科学的发展，使人们对外科疾病的发生和发展有了更为深入的认识。在基因水平进行操作对疾病进行诊断和治疗的技术也逐渐进入临床实践。但目前仍然有大量分子生物学诊断和治疗的设想还局限于动物实验和实验室，未能真正应用于临床。大多数肿瘤还缺乏更为特异的基因或免疫标志物，特异性基因标志物和免疫标志物的联合检测还需要进一步进行研究，从而提高肿瘤诊断的敏感性和特异性。蛋白二维电泳、蛋白质谱、基因芯片、蛋白芯片、流式细胞术（flow cytometry，FCM）和共聚焦显微镜（confocal microscope）等技术将为临床提供更好的实验室检测手段。

近期 CRISPR/Cas9 技术的出现，使研究者可以快速简单地对基因组进行精确的编辑，自该方法建立以来被广泛应用于分子生物学研究中。这一技术可以实现 DNA 的定点突变、基因敲入、miRNA 及长链非编码 RNA 的敲除、激活或抑制内源性的基因表达、分子的标记示踪等。由此发展出几种组织特异性编辑的方案，如应用病毒将 CRISPR 系统导入特定的组织或细胞，或使用特殊的组织特异性启动子等方法，更加适用于疾病机制及治疗的研究。而这些方法可有效应用于癌症相关的分子机制的研究，可以使机制更加的丰满及可信。

科学家实现了对基因组的精确编辑并且将其应用于遗传病的治疗。对动物受精卵或者体细胞导入 Cas9 蛋白的 mRNA，以及包含特定靶点序列的 sgRNA（如果是基因组突变则需包含同源序列的模板），即可实现动物体内基因的失活或缺陷基因的修复。癌症一直是人类所面对的最主要的疾病之一，也是当前主要的研究领域之一；由于 CRISPR/Cas9 系统具有设计简单和易于操作的优点，研究者们将 CRISPR 系统创造性地应用于癌症的研究中。CRISPR 系统可以实现内源性调控基因的表达，如使用突变的 dCAS9 蛋白并且融合了转录激活结构域，可以在 sgRNA 的引导下结合到特定基因的启动子区域实现基因的内源性调控。因此，随着 CRISPR 在临床上的逐步应用，未来很有可能针对癌症实现基因治疗，对癌症细胞的基因组进行修复，如突变、染色体变异、拷贝数变异、调控肿瘤细胞基因的表达等，从而最终实现癌症的基因治疗。

第五节 CART 和 NK 细胞技术

免疫疗法是利用免疫系统来治疗疾病的一种概念：包括基于 T 细胞、B 细胞及自然杀伤细胞（NK）等免疫细胞疗法。目前在 CAR-T 免疫疗法领域，除诺华及 Juno 公司外，其他跟进者包括 Kite、基因治疗先驱蓝鸟生物（BlueBird Bio）、生物技术巨头新基（Celgene），这些公司的细胞治疗技术皆是以 T 细胞为核心。

【CAR-T 细胞】 CAR-T 全称是嵌合抗原受体 T 细胞免疫疗法（chimeric antigen receptor T-Cell immunotherapy，CAR-T）。这是一个出现了很多年，但是近几年才被改良使用到临床上的新型细胞疗法。在急性白血病和非霍奇金淋巴瘤的治疗上有着显著的疗效，被认为是最有前景的肿瘤治疗方式之一。正如所有的技术一样，CAR-T 技术也经历一个漫长的演化过程，正是在这一系列的演化过程中，CAR-T 技术逐渐走向成熟。

第一代 CAR 介导的 T 细胞激活是通过 CD3z 链或 FceRIg 上的酪氨酸激活基序完成的。CD3z 链能够提供 T 细胞激活、裂解靶细胞、调节 IL-2 分泌及体内发挥抗肿瘤活性所需的信号。但第一代 CAR 改造 T 细胞的抗肿瘤活性在体内受到了限制，T 细胞增殖减少最终导致 T 细胞的凋亡。第二代 CAR 在胞内增加了一个新的共刺激信号，实验证明，这使得原有的使源自 TCR/CD3 复合体的"信号 1"扩大，许多研究都表明，搭载了"信号 2"的第二代 CAR 与第一代 CAR 相比，抗原特异性不变，T 细胞增殖、细胞因子分泌增加，抗细胞凋亡蛋白分泌增加，细胞死亡延迟。常用的共刺激分子为 CD28，但之后有研究将 CD28 用 CD137（4-1BB）进行替换，除此之外，一种使用 NK 细胞受体 CD244 的思路也被提出来。虽然不同的第二代 CAR 究竟孰优孰劣，不同的研究者用不同的肿瘤在体内和体外的研究中得到的结果不尽相同；但与第一代 CAR 相比，这种设计能够增加对肿瘤细胞裂解的记忆效应及 CAR 介导的杀伤效应。

为了进一步改良 CAR 的设计，许多研究组开始着眼于发展第三代 CAR，不仅包括"信号 1"、

"信号 2"，还包括了额外的共刺激信号。不同研究者们用不同的靶点和共刺激信号开展的研究所得到的第二代 CAR 和第三代 CAR 的比较结果存在一定的差异性。一些研究报道表达第三代 CAR 的重组 T 细胞在抗肿瘤活性、存活周期及细胞因子释放方面均显著提高；Wilkie 等的研究结果显示靶向 MUC1 的第二代 CAR 与第三代 CAR 重组 T 细胞在抗肿瘤细胞毒性方面并无明显差异，虽然表达第三代 CAR 的 T 细胞能够分泌更大量的 IFN-γ。值得注意的是，上述区别仅仅是在体外实验中获得的结论，目前尚无在体内比较第二代和第三代 CAR 的报道。这两代 CAR 之间的差异可能不止来自于信号传导域，胞外的抗原结合域（scFv）、重组 T 细胞的转染方法（慢病毒 VS 逆转录病毒）、重组 T 细胞的回输方式（静脉回输 VS 腹膜 VS 瘤体）等均可能影响 CAR-T 细胞的最终抗肿瘤效果。最近采用通用的 CAR 技术制备的 CART 救治复发性白血病的成功，标志着 CART 技术由个性化制备向通用 CART 细胞治疗迈进。

【NK 细胞】 全球知名医生陈颂雄创办的 NantKwest 也在 2015 年上市。根据该公司官网的介绍：其主要以自然杀伤细胞（natural killer cell，NK）治疗为核心，拥有三大技术平台——aNK、haNK 和 taNK。众所周知，NK 细胞是机体重要的免疫细胞，不仅与抗肿瘤、抗病毒感染和免疫调节有关，而且在某些情况下参与超敏反应和自身免疫性疾病的发生。

杀伤细胞抑制性受体在功能上类似于 T 细胞表面的程序性死亡受体 1（PD-1），两者都可以抑制细胞信号通路，PD-1 通路的配体为 PD-L1，后者是肿瘤细胞的防身利器。CAR-T 对实体瘤效果不佳，很大程度上是因为肿瘤细胞高表达的 PD-L1 抑制了 T 细胞活性。aNK 不表达杀伤细胞抑制性受体（killer inhibitory receptors，KIR），进而避免自己被靶细胞表面的主要组织相容性复合体（MHC）抑制活性。

aNK Cell 经过敲除 KIR 的改造后，犹如多了一层"防护罩"，即使它进入了肿瘤浸润区域，也可以很轻松躲避肿瘤的抑制信号，保持满满的能量去消灭肿瘤细胞；而 Juno、BlueBird Bio 的 CAR-T 倘若没有如此防护罩直接裸奔到肿瘤浸润区域，或将因 PD-L1 的存在而失去作战力。被高亲和性自然杀伤细胞杀死的抗体介导细胞（haNK）可以扩大 aNK 的应用范围，对接并提高那些对抗体依赖性细胞介导的细胞毒作用（antibody-dependent cell mediated cytotoxicity，ADCC）发挥功能的抗体的疗效。抗体发挥作用的一个重要机制是 ADCC，即抗体依赖 Fc（对免疫球蛋白 Fc 部分 c 末端的受体）同 NK 细胞的 CD16 结合招募并激活 NK 到肿瘤靶细胞处对肿瘤细胞进行清除，如我们熟悉的重磅单抗药物——赫赛汀、美罗华都依靠 ADCC 发挥作用。haNK cell 通过改造表现的 CD16，直接提升了对 Fc 的亲和力，为赫赛汀、美罗华类的抗体打造了拿手武器相同的 haNK cell 配合已上市的不同抗体药物联合使用，用于治疗不同的疾病。所以未来使用赫赛汀、美罗华时，带上 haNK 细胞，杀伤力更强。

靶向活化自然杀伤细胞（taNK cell）近乎模仿 CAR-T 的嵌合抗原受体（CAR）技术：通过嵌合在 NK 细胞表面的肿瘤特异性抗体，靶向识别并摧毁肿瘤细胞；不同的是，taNK 敲除了 KIR 相当于拥有"防护罩"。最近还在体内发现一种同时具有 NK 细胞和 T 细胞双重特性的细胞 NKT，它对肿瘤具有更高特异性杀伤作用，虽然在体内分布极少，但未来有望也可以被改造成为重要的免疫治疗细胞之一。

思 考 题

1. 简述"基因"的定义。

2. 基因突变的种类有哪些？

3. 聚合酶链反应（polymerase chain reaction，PCR）的步骤是什么？

4. 基因克隆的方法是什么？

5. 何为嵌合抗原受体 T 细胞免疫疗法（CAR-T）？

（李 铎）

第三章 无 菌 术

微生物普遍存在于人体和周围环境中。在手术、穿刺、注射、插管、换药等过程中，如不采取一定措施，微生物即可通过直接接触、飞沫或空气进入伤口，引起感染。无菌术即是针对这些感染来源所采取的预防措施，由灭菌法、抗菌法和一定的操作规则及管理制度所组成。

灭菌是指杀灭一切活的微生物，而消毒系指杀灭病原微生物和其他有害微生物，并不要求清除或杀灭所有微生物（如芽孢等）。灭菌法一般是指预先用物理方法，彻底消灭与手术区或伤口接触的物品上所附带的微生物。有的化学品如甲醛、戊二醛、环氧乙烷等，可以杀灭一切微生物，故也可在灭菌法中应用。消毒法又称抗菌法，常指应用化学方法来消灭微生物，例如，器械的消毒，手术室空气的消毒，手术人员的手和臂的消毒，以及患者的皮肤消毒。有关的操作规则和管理制度则是防止已经灭菌和消毒的物品、已行无菌准备的手术人员或手术区不再被污染，以免引起伤口感染的办法。

灭菌法所用的物理方法有高温、紫外线、电离辐射等，而以高温的应用最为普遍。手术器械和应用物品如手术衣、手术巾、纱布和盆、罐等都可用高温来灭菌。电离辐射主要用于药物如抗生素、激素、类固醇、维生素等，以及塑料注射器和缝线等的灭菌。紫外线可以杀灭悬浮在空气中、水中和附于物体表面的细菌、真菌、支原体和病毒等。但它不能射入食物和衣料、被服等纺织物，故一般常用于室内空气的灭菌。抗菌法所用化学制剂的种类很多。理想的消毒药物应能杀灭细菌、芽孢、真菌等一切能引起感染的微生物而不损害正常组织。但目前尚无能够达到上述要求的消毒药物。一般可根据要消毒的器械、物品等的性质来选用不同的消毒药物，以发挥消毒药物的作用和减少其不良反应。

第一节 手术人员和患者手术区域的准备

（一）手术人员术前准备

1. 一般准备 进手术室要换穿手术室准备的清洁鞋和衣裤，戴好口罩及帽子。口罩要盖住鼻孔，帽子要盖住全部头发。剪短指甲，并除去甲缘下积垢。手或臂部皮肤破损有化脓感染时，不能参加手术。

2. 手臂消毒法 在皮肤皱纹内和皮肤深层如毛囊、皮脂腺等都藏有细菌。手臂消毒法仅能清除皮肤表面的细菌，并不能完全消灭藏在皮肤深处的细菌。在手术过程中，藏在皮肤深处的细菌会逐渐移到皮肤表面，故在手臂消毒后，还要戴上消毒橡胶手套和穿手术衣，以防止这些细菌污染手术伤口。

沿用多年的肥皂刷手法已逐渐被应用新型灭菌剂的刷手法所代替。后者刷洗手时间短，灭菌效果好，能保持较长时间的灭菌作用。洗手用的灭菌剂有含碘与不含碘两大类。

（1）肥皂刷手法

1）参加手术者先用肥皂作一般的洗手，再用无菌毛刷蘸煮过的肥皂水刷洗手和臂，从手指尖到肘上10cm 处，两臂交替刷洗，特别注意甲缘、甲沟、指蹼等处的刷洗。一次刷完后，手指朝上肘朝下，用清水冲洗手臂上的肥皂水。反复刷洗 3 遍，共约 10 分钟。用无菌毛巾从手到肘部擦干手臂，擦过肘部的毛巾不可再擦手部。

2）将手和前臂浸泡在 70%乙醇溶液内 5 分钟。浸泡范围到肘上 6cm 处。

3）如用新洁尔灭（苯扎溴铵）代替乙醇，则刷手时间可减为 5 分钟。手臂在彻底冲净肥皂和擦干后，浸入 1∶1000 新洁尔灭溶液中，用桶内的小毛巾轻轻擦洗 5 分钟后取出，待其自干。手臂上的肥皂必须冲净，因新洁尔灭是一种阳离子除污剂，肥皂是阴离子除污剂，带入肥皂将明显影响新洁尔灭的杀菌效力。配制的 1∶1000 新洁尔灭溶液一般在使用 40 次后，不再继续使用。

4）洗手消毒完毕，保持拱手姿势，手臂不应下垂，也不可接触未经消毒的物品。否则，应重新洗手。

（2）灭菌王刷手法：灭菌王是不含碘的高效复合型消毒液。清水洗双手、前臂至肘上10cm后，用无菌刷蘸灭菌王3～5ml刷手和前臂3分钟。流水冲净，用无菌纱布擦干，再取吸足灭菌王的纱布球涂擦手和前臂。皮肤干后穿手术衣和戴手套。

（3）洁芙柔洗手法：是目前多数医院使用的免刷式外科洗手法。洁芙柔分为洁芙柔抗菌洗手液（氯己定0.2%）和洁芙柔消毒凝胶[三氯生（DP300）、乙醇）]，具体洗手程序如下。

第一步　清洗：水湿润双手及手臂，取洁芙柔抗菌洗手液适量，均匀搓擦肘上10cm至前臂，左、右各1分钟；再取适量洗手液按六步洗手法搓擦双手2分钟，用流动水冲洗干净手、前臂至肘部，用无菌小毛巾擦干手、前臂至肘部。

第二步　消毒：取洁芙柔消毒凝胶4～6ml，均匀搓擦肘上6cm至前臂，左、右各1分钟；再取消毒凝胶3～5ml，按六步洗手法搓擦双手至自然干燥。

如果手术完毕，手套未破，连续施行另一手术时，可不用重新刷手，仅需浸泡70%乙醇溶液或新洁尔灭溶液5分钟，也可用碘而康或灭菌王涂擦手和前臂，或按洁芙柔洗手法第二步进行消毒即可，然后再穿无菌手术衣和戴手套。但应采用下列更衣方法：先将手术衣自背部向前反折脱去，使手套的腕部随之翻转于手上，然后用右手扯下左手手套至手掌部，再以左手指脱去右手手套，最后用右手指在左手掌部推下左手手套。脱手套时，手套的外面不能接触皮肤。若前一次手术为污染手术，则连续施行手术前应重新洗手。

3. 穿无菌手术衣和戴无菌手套的方法　目前多数医院都采用经高压蒸汽灭菌的干手套，仅少数使用消毒液浸泡的湿手套。如用干手套，应先穿手术衣，后戴手套；如用湿手套，则应先戴手套，后穿手术衣。

（1）穿无菌手术衣：将手术衣轻轻抖开，提起衣领两角，注意勿将衣服外面对向自己或触碰到其他物品或地面。将两手插入衣袖内，两臂前伸让别人协助穿上。最后双臂交叉提起腰带向后递，仍由别人在身后将带系紧（图3-1）。

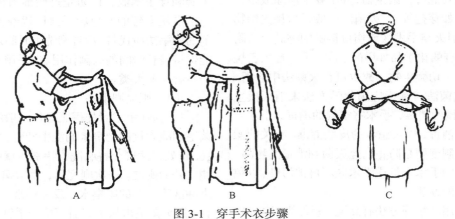

图3-1　穿手术衣步骤

A.手提衣领两端抖开全衣；B.两手伸入衣袖中；C.提起腰带由他人系带

近年国内多数医院已改穿背后有保护层的手术衣。穿衣系好背带后，戴好手套再解开腰带的结，由器械护士戴手套（或者由巡回护士用无菌镊子）接过衣带的长头，从右面绕过身后一圈，再递给手术者，在左胸前将衣带系好。

（2）戴无菌手套：没有戴无菌手套的手只允许接触手套套口的向外翻折部分，不应碰到手套外面。

1）戴干手套法：取出手套夹内无菌滑石粉包，轻轻地敷擦双手，使之干燥光滑。用左手自手套夹内捏住手套套口翻折部，将手套取出。先用右手插入右手手套内，注意勿触及手套外面，再用已戴好手套的右手指插入左手手套的翻折部，帮助左手插入手套内。

已戴手套的右手不可触碰左手皮肤及翻折部的内侧面。将手套翻折部翻回盖住手术衣袖口（图3-2）。用无菌盐水冲净手套外面的滑石粉。

2）戴湿手套法：手套内要先盛放适量的无菌水，使手套撑开，便于戴上。戴好手套后，将手腕部向上举起，使水顺前臂沿肘流下，再穿手术衣。

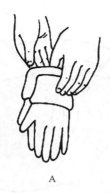
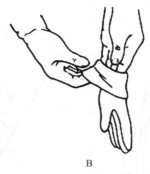
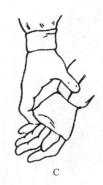

图 3-2 戴手套步骤

A.先将右手插入手套内；B.已戴好手套的右手指插入左手套的翻折部，帮助左手插入手套内；C.将手套翻折部翻回盖住手术衣袖口

（二）患者手术区的准备

患者手术区的准备的目的是消灭拟作切口处及其周围皮肤上的细菌。如皮肤上有较多油脂或胶布粘贴的残迹，可先用松节油或乙醚拭去，然后用 2.5%～3% 碘酊溶液涂擦皮肤，待碘酊干后以 70%乙醇溶液将碘酊擦净两次。另一消毒方法是用 1∶1000 新洁尔灭溶液涂擦两遍。对婴儿、面部皮肤、口腔、肛门、外生殖器，一般用 1∶1000 新洁尔灭溶液或 1∶1000 洗必泰酊（氯己定）溶液涂擦两次消毒。也可用 0.75%吡咯烷酮碘溶液消毒，此药刺激性小，作用持久。在植皮时，供皮区的消毒可用 70%乙醇溶液涂擦 2～3 次。

注意事项：①涂擦上述药液时，应由手术区中心部向四周涂擦。如为感染伤口或肛门等处手术，则应自手术区外周涂向感染伤口或会阴肛门处。已经接触污染部位的药液纱布，不应再返擦清洁处。②手术区皮肤消毒范围要包括手术切口周围 15cm 的区域。如手术时有延长切口的可能，则应适当扩大消毒范围。现将不同手术部位的皮肤消毒范围，用图说明（图 3-3～图 3-9）。

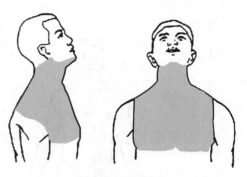

图 3-4 颈部手术

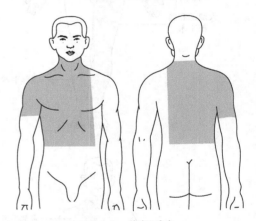

图 3-5 胸部手术

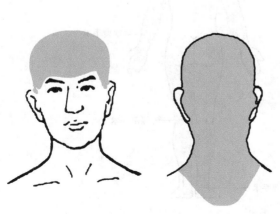

图 3-3 颅脑手术

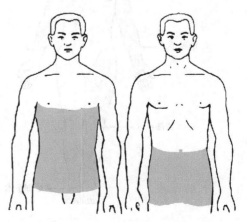

图 3-6 腹部手术、腹股沟和阴囊部手术

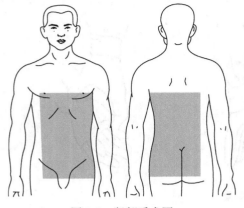

图 3-7　肾部手术图

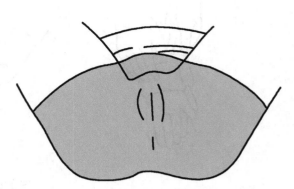

图 3-8　会阴部和肛门部手术

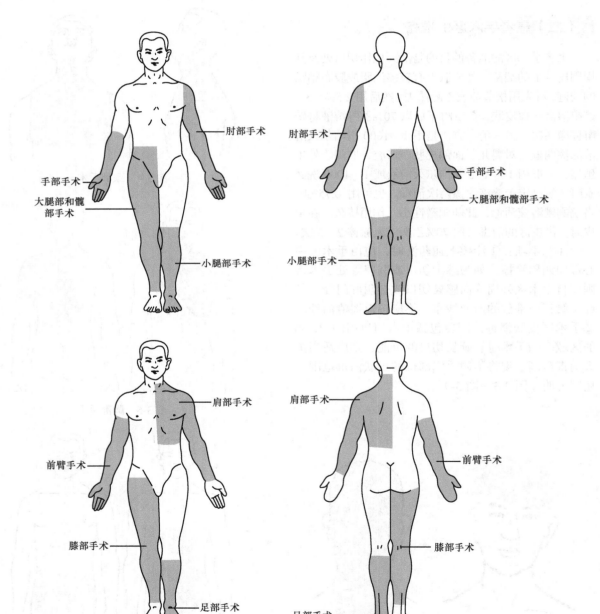

图 3-9　四肢手术

手术区消毒后，铺盖无菌布单的目的是除显露手术切口所必需的皮肤区以外，遮盖住其他部位，以避免或尽量减少手术中的污染。也可在手术区的皮肤上粘贴无菌塑料薄膜，切开后薄膜仍黏附在伤口边缘，可防止皮肤常存细菌在术中进入伤口。打开腹腔、胸腔后也可使用特制的切口牵开保护器，以达到保护切口的目的。小手术仅盖一块孔巾即可；对较大手术，须铺盖无菌巾和其他必要的布单等。原则是除手术野外，至少要有两层无菌布单遮盖。一般的铺巾方法如下：用四块无菌巾（每块的一边约 1/4 缝折成双层），掩盖手术切口周围，每侧铺盖一块无菌巾，双层的一边靠内侧。通常先铺操作者的对面，或铺相对不洁区（如会阴部、下腹部），最后铺靠近操作者的一侧，并用布巾钳夹住交角处，以防止移动。无菌巾铺下后，不可随便移动；如位置不准确，只能由手术区向外移，而不应向内移动。然后，根据情况再铺中单、大单。大单的头端应盖上麻醉架，两侧和足端部应垂下超过手术台边 30cm。

腔镜手术已经在临床上广泛开展，由于胸腔镜、腹腔镜手术的穿刺套管放置点往往距离手术操作中心部位有一定距离，所以，腔镜手术消毒范围的最外缘距离最外侧穿刺点应该大于 15cm，同时铺巾后显露的范围应该满足穿刺套管放置的要求。

第二节 手术器械、物品、敷料的灭菌法和消毒法

（一）灭菌法

1. 高压蒸汽灭菌法 应用最普遍，效果最可靠。高压蒸汽灭菌器可分为下排气式和预真空式两类。后者的灭菌时间短，对需要灭菌的物品的损害轻微，但价格贵，应用未普及。目前在国内广泛应用的为下排气式灭菌器，灭菌时间较长。这种灭菌器的式样很多，有手提式、立式和卧式等多种。但其基本结构和作用原理相同，均由一个具有两层壁的能耐高压的锅炉所构成（图 3-10），通过蒸汽进入消毒室内，积聚而产生压力。蒸汽的压力增高，温度也随之增高。当蒸汽压力 $104.0 \sim 137.3 kPa$（ $15 \sim 20 lbf/in^2$ ）时，温度可达 $121 \sim 126℃$，维持 30 分钟，即能杀死包括具有顽强抵抗力的细菌芽孢在内的一切微生物，达到灭菌目的。

高压蒸汽灭菌器的使用方法略述如下：将需要灭菌的物品放入消毒室内，紧闭器门。先使蒸汽进入夹

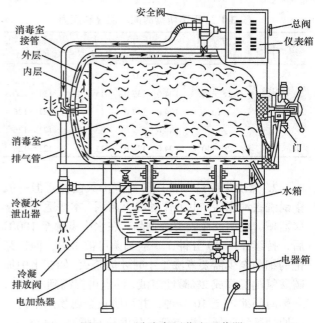

图 3-10 卧式高压蒸汽灭菌器

套，达到所需的控制压力后，将冷凝水泄出器前面的冷凝阀旋开少许，再将总阀开放，使蒸汽进入消毒室。冷凝阀的开放是使冷凝水和空气从消毒室内排出，以确保消毒室所需的温度。此时，可看到夹套的蒸汽压力下降，消毒室的蒸汽压力上升。在消毒室温度表达到预选温度时，开始计算灭菌时间。灭菌时间终了，让消毒室内的蒸汽自然冷却或予以排气。在消毒室压力表下降到"0"位 $1 \sim 2$ 分钟后将门打开。再等 $10 \sim 15$ 分钟后取出已灭菌的物品。由于余热的作用和蒸发，包裹即能干燥。物品灭菌后一般可保留 2 周。

注意事项：①需要灭菌的各种包裹不应过大、过紧，一般应小于 $40cm \times 30cm \times 30cm$；②放入灭菌器内的包裹，不要排得太密，以免妨碍蒸汽透入，影响灭菌效果；③包内和包外各贴一条灭菌指示带（长 $6 \sim 8cm$），如压力达到标准并维持 15 分钟时，指示纸带上即出现黑色条纹，表示已达灭菌的要求，包内放入用纸包好的升华硫黄粉，因为所用的硫黄品种不同，多数的熔点为 $114 \sim 116℃$，故结果有时并不可靠；④易燃和易爆物品如碘仿、苯类等，禁用高压蒸汽灭菌法；⑤瓶装液体灭菌时，要用纱布包扎瓶口，如用橡皮塞的，应插入针头排气；⑥已灭菌的物品应注明有效日期，并需与未灭菌的物品分开放置，以免弄错；⑦要有专人负责，每次灭菌前，应检查安全阀的性能是否良好，以防锅内压力过高，发生爆炸。

高压蒸汽灭菌法多用于一般能耐受高温的物品，如金属器械、玻璃、搪瓷、敷料、橡胶类等灭菌。各类物品灭菌所需的时间、温度和压力见表 3-1。

表 3-1 灭菌所需时间、温度和压力

物品种类	灭菌所需时间（分钟）	蒸汽压力（kPa）	表压（lbf/m²）	饱和蒸汽相对温度（℃）
橡胶类	15	104.0～107.9	15～16	121
敷料类	15～45	104.0～137.0	15～20	121～126
器械类	10	104.0～137.0	15～20	121～126
器皿类	15	104.0～137.0	15～20	121～126
瓶装溶液类	20～40	104.0～137.0	15～20	121～126

2. 煮沸灭菌法 常用的有煮沸灭菌器。但一般铝锅洗去油脂后，也可作煮沸灭菌用。本法适用于金属器械、玻璃及橡胶类等物品，在水中煮沸至 100℃后，持续 15～20 分钟，一般细菌可被杀灭，但带芽孢的细菌至少需要煮沸 1 小时才能杀灭。如在水中加碳酸氢钠稀释成 2% 碱性溶液，沸点可提高到 105℃，灭菌时间缩短至 10 分钟，并可防止金属物品生锈。高原地区气压低、沸点低，故海拔每增高 300m，一般应延长灭菌时间 2 分钟。为了节省时间和保证灭菌质量，在高原地区，可用压力锅来煮沸灭菌。压力锅的蒸汽压力一般为 127.5kPa，锅内最高温度能达到 124℃左右，10 分钟即可灭菌。

注意事项：①物品必须完全浸没在水中，才能达到灭菌目的。②橡胶和丝线类应于水煮沸后放入，持续煮沸 15 分钟即可取出，以免煮沸过久影响质量。③玻璃类物品要用纱布包好，放入冷水中煮，以免骤热而破裂；如为注射器，应拔出其内芯，用纱布包好针筒和内芯。④灭菌时间应从水煮沸后算起，如果中途加入其他物品，应重新计算时间。⑤煮沸器的锅盖应严密关闭，以保持沸水温度。

3. 火烧法 在紧急情况下，金属器械的灭菌可用此法。将器械放在搪瓷或金属盆中，倒入少许 95% 乙醇溶液，点火直接燃烧。但此法常使锐利器械变钝，又能使器械失去光泽，一般不宜应用。

（二）消毒法

1. 药液浸泡消毒法 锐利器械、内镜等不适于热力灭菌的器械，可用化学药液浸泡消毒。常用的化学消毒剂有下列几种：

（1）1:1000 新洁尔灭溶液，浸泡时间为 30 分钟，常用于刀片、剪刀、缝针的消毒。在 1000ml 1:1000 新洁尔灭溶液中加医用亚硝酸钠 5g 配成的"防锈新洁尔灭溶液"有防止金属器械生锈的作用。药液宜每周更换 1 次。

（2）70% 乙醇溶液，浸泡 30 分钟，用途与新洁尔灭溶液相同。乙醇溶液应每周过滤，并核对浓度 1 次。

（3）10% 甲醛溶液，浸泡时间为 30 分钟，适用于输尿管导管、塑料类、有机玻璃的消毒。

（4）2% 戊二醛溶液，浸泡 30 分钟，用途与新洁尔灭溶液相同，但灭菌效果更好。

（5）1:1000 洗必泰溶液，抗菌作用较新洁尔灭强。浸泡时间为 30 分钟。

注意事项：①浸泡前，要擦净器械上的油脂。②要消毒的物品必须全部浸入溶液中。③有轴节的器械（如剪刀）轴节应张开；管瓶类物品的内外均应浸泡在消毒液中。④使用前，需用灭菌盐水将药液冲洗干净，以免组织受到药液的损害。

2. 甲醛蒸汽熏蒸法 用 24cm 有蒸格的铝锅，蒸格下放一量杯，先加入高锰酸钾 2.5g，再加入 40% 甲醛溶液 5ml，然后蒸格上放丝线，熏蒸 1 小时，即可达消毒目的，丝线不会变脆。

清洁、保管和处理：一切器械、敷料和用具在使用后，都必须经过一定的处理，才能重新进行消毒，供下次手术使用。其处理方法随物品种类、污染性质和程度而不同。凡金属器械、玻璃、搪瓷等物，在使用后都需用清水洗净，特别需注意沟、槽、轴节等处的去污，金属器械还须擦油防锈；各种橡胶管还需注意冲洗内腔，然后擦干。曾接触过脓液或 HbsAg 阳性，尤其是 HbsAg 阳性患者的血液的手术用品，应另做处理（表 3-2）。然后用清水冲洗干净，擦干或晾干。

表 3-2 感染手术后手套、敷料、器械等的处理

手术种类	敷料、手套的处理	器械的处理
化脓性感染手术后	1:1000 新洁尔灭溶液浸泡 1～2 小时	1:1000 新洁尔灭溶液清洗后，煮沸 10 分钟。锐利器械液浸泡 1～2 小时
铜绿假单胞菌感染手术后	1:1000 新洁尔灭溶液浸泡 2～3 小时	1:1000 新洁尔灭溶液浸泡 1～2 小时，煮沸 10 分钟。锐利器械液浸泡 1～2 小时
破伤风、气性坏疽手术后	1:1000 新洁尔灭溶液浸泡 4 小时	
乙型肝炎抗原阳性患者手术后	2% 戊二醛水溶液或 0.2% 过氧乙酸水溶液浸泡 1 小时	2% 戊二醛水溶液或 0.2% 过氧乙酸水溶液浸泡 1 小时

（王 剑）

第三节 手术进行中的无菌原则

在手术过程中，器械和物品都已灭菌、消毒，手术人员也已洗手、消毒、穿戴无菌手术衣和手套，手术区又已消毒和铺覆无菌布单，这些为手术提供了一个无菌操作环境。但是，在手术进行中，如果没有一定的规章来保持这种无菌环境,则已经灭菌和消毒的物品或手术区域仍有受到污染、引起伤口感染的可能,有时可能使手术失败,甚至影响患者的生命。这个所有参加手术的人员必须认真执行的规章,即称无菌操作规则,如发现有人违反时,必须立刻纠正。无菌操作规则包括:

(1)手术人员一经"洗手",手臂即不准再接触未经消毒的物品。穿无菌手术衣和戴无菌手套后,背部、腰部以下和肩部以上都应认为是有菌地带,不能接触;同样,手术台边缘以下的布单,也不要接触。

(2)不可在手术人员的背后传递器械及手术用品。坠落到无菌巾或手术台边以外的器械物品,不准拾回再用。

(3)手术中如手套破损或接触到有菌地方,应另换无菌手套。前臂或肘部碰触到有菌地方,应更换无菌手术衣或加套无菌袖套。无菌巾、布单等物如已被湿透,其无菌隔离作用不再完整,应加盖干的无菌单。

(4)在手术过程中,同侧手术人员如需调换位置时,应先退后一步,转过身,背对背地转到另一位置,以防止污染。

(5)手术开始前要清点器械、敷料,手术结束时,检查胸、腹等体腔,核对器械、敷料数无误后,才能关闭切口,以免异物遗留腔内,产生严重后果。

(6)切口边缘应以大纱布垫或手术巾遮盖,并用巾钳或缝线固定;或者使用特制的切口牵开保护器,仅显露手术切口。

(7)做皮肤切口及缝合皮肤之前,需用 70%乙醇溶液或 1∶1000 新洁尔灭溶液,再涂擦消毒皮肤一次。

(8)切开空腔脏器前,要先用纱布垫保护周围组织,以防止或减少污染。

(9)参观手术人员不可太靠近手术人员或站得太高,也不可经常在室内走动,以减少污染的机会。

思 考 题

1. 不同术式术野的消毒范围如何?
2. 手术进行中如何无菌操作?

(胡 明)

第四章 外科患者的体液失衡

学习目标

1. 掌握各种类型脱水的病因、临床表现、临床处理原则。

2. 掌握高血钾的病因、临床表现、诊断标准及初步处理原则。

3. 掌握代谢性酸中毒、呼吸性酸中毒的病因、诊断标准、临床表现及初步处理原则。

4. 熟悉代谢性碱中毒、呼吸性碱中毒的病因、诊断及初步处理原则。

5. 了解钠、氯、钙代谢异常的病因、临床表现及处理原则。

第一节 体液的正常代谢

正常的体液容量、渗透压和电解质含量是保证机体正常代谢和器官功能的基础。体液可分为细胞内液及细胞外液，成年男性体液量约占体重的60%，成年女性体液量约占体重的50%，小儿则因脂肪含量较少，故约占体重的80%。细胞内液主要存在于骨骼肌中。细胞外液可分为血浆和组织间液两部分。组织间液可迅速地与血管内液或细胞内液交换，以保持其生理性平衡，故又称为功能性组织内液。另一些具有特殊生理功能的组织内液，如脑脊液、关节液、眼房水、消化液等则在维持体液平衡中作用不明显。

细胞外液中最主要的阳离子是 Na^+，阴离子是 Cl^-、HCO_3^- 和蛋白质；细胞内液的主要阳离子是 K^+、Mg^{2+}，阴离子是 HPO_4^{2-} 和蛋白质。正常渗透压290~310mOsm/L，细胞内、外液的渗透压相等。其维持正常状态靠下丘脑-神经垂体-抗利尿素系统。血容量恢复和维持靠肾素-醛固酮系统完成。

人体的正常生理活动及代谢需要一个适度的体液环境，包括一定的 H^+ 浓度（动脉血浆 pH 7.35~7.45）。人体生理活动过程不断产生酸、碱性物质，H^+ 浓度不断动态变化，机体通过体液缓冲系统对酸碱进行调节。血液中主要的缓冲系统是 HCO_3^-/H_2CO_3。只要 HCO_3^-/H_2CO_3 比值保持恒定的20:1，无论 HCO_3^- 及 H_2CO_3 绝对值高低，血浆的 pH 仍能保持为7.40。肺对酸碱平衡的调节是通过排出 CO_2 来实现的，其使血中 $PaCO_2$ 下降，调节了血中 H_2CO_3。当呼吸功能异常时，酸碱平衡可紊乱。肾在酸碱平衡中更显重要，肾通过排出酸和碱维持血浆 HCO_3^- 浓度。肾功能异常时，会导致酸碱平衡失调。

临床实践中，许多疾病和损伤状态都影响体液的含量、分布、成分、渗透压和酸碱度改变，导致人体内环境异常，造成体液代谢失衡，甚至可危及生命，如外科疾病中的消化道瘘、肠梗阻、弥漫性腹膜炎、大面积烧伤、外伤性挤压综合征等。维持患者的内环境稳定是外科疾病治疗的重要环节和措施，并且要贯穿于治疗的全程。

第二节 水与电解质代谢失调

一、水、钠代谢失调

外科临床实践中，缺水、缺钠的病理情况远多见于高钠及水过多情况。并且水、钠代谢异常往往同时并存。实践中依据血清钠离子浓度的高低，将代谢紊乱分为几个类型：

（一）高渗性脱水

高渗性脱水（hypertonic dehydration）：机体缺水多于缺钠，细胞外液渗透压增高。此时水和钠同时缺失，但缺水更多，血清钠浓度高于正常范围（>150mmol/L）。

1. 病因 ①水分摄入不足，如口腔、咽喉、食管疾病引起的吞咽障碍，重症疾病的昏迷和给水不足。②水分急剧丢失，高热、大面积烧伤、特殊高温环境下的劳动、体育运动等。

2. 临床表现 ①轻度脱水，缺水量占体重的2%~4%，口渴难忍、尿少。②中度脱水，缺水量占体重的4%~6%，极度口渴、乏力、尿少、尿比重增高、口唇黏膜干燥、皮肤弹性差、眼窝下陷。③重度脱水，缺水量占体重6%以上，在前述的表现及体征基础上，还有精神幻觉或出现躁狂、谵妄，甚至可有昏迷和血压下降，若缺水量达体重的15%以上，会致死。

3. 诊断 根据临床表现，实验室检查，再结合病史。最具意义的包括：①尿比重增高。②红细胞计数、血红蛋白含量和血细胞比容轻度升高。③血清钠浓度升高，大于150mmol/L。

4. 治疗 着力消除诱因，有效治疗原发病，以迅速纠正钠过多和高渗状态。轻者可口服补充水分，重者或无法口服时则作静脉滴注，以输入5%葡萄糖液或低渗的0.45%盐水，补充液体量的评估可参照每丧失体重1%，补液400～500ml。亦可据血清钠浓度计算。补水量（ml）=[血钠实测值（mmol/L）-血清正常值（mmol/L）]×体重（kg）×4。在临床实践中为避免补液过量，一般只补给1/2或2/3的计算所需量，次日再将余量输入为宜。原则上是补液总量包括继续的额外丢失量和生理需要量。一般外科性失水者的每日生理需要量为2000～2500ml。高渗性脱水是合并缺钠的，不过是缺水多于缺钠，才显血钠升高，因此补水同时应适度补钠。以每天检验电解质浓度动态变化指导 Na^+、K^+ 及 Ca^{2+} 等的补充。必须强调低钾者尿量超过40ml/h后才可补入。

（二）低渗性脱水

低渗性脱水（hypotonic dehydration）又称慢性、继发性的缺水。水分与钠同时丢失，缺水轻于缺钠。细胞外液为低渗状态，血清钠浓度<135mmol/L。

1. 病因　缺水病因已维持一段时间，常见于：①慢性腹泻、反复呕吐、消化道瘘；②大面积烧伤的创面渗出；③各种利尿剂反复应用；④内分泌功能紊乱，如肾上腺皮质功能不全。

2. 临床表现　一般无明显口渴感。缺钠程度不同，临床症状则各异。

（1）轻度缺钠，血清钠浓度在135mmol/L以下。此时氯化钠缺乏量为0.5g/kg，患者则为头晕，手足麻木，疲乏，实验室检查可见尿中 Na^+ 减少。

（2）中度缺钠，血清钠浓度在130mmol/L以下。此时氯化钠缺乏量为0.5～0.75g/kg，患者除具有前述症状外，尚会伴食欲缺乏、恶心、呕吐、脉搏加快、血压不稳或下降、脉压减少、浅静脉萎缩、视力模糊、体位性晕厥等循环或神经系统异常。尿量少、尿中几乎不含钠和氯。

（3）重度缺钠，血清钠浓度在120mmol/L以下。其氯化钠缺乏量为0.75～1.25g/kg，患者出现神志不清，肌肉痛性痉挛，以下肢腓肠肌最显著。皮肤弹性降低，腱反射减弱或消失，少尿或无尿，部分患者木僵至昏迷，甚至死亡。

3. 诊断　依据临床表现和病史，再结合实验检查。①尿 Na^+、尿 Cl^- 明显下降；②血清钠低于135mmol/L，表现低钠血症；③尿比重常在1.010以下；④红细胞计数、血红蛋白量、血细胞比容和尿素氮值均升高。

4. 治疗　积极治疗原发病。静脉滴注含盐液，以纠正低渗状态，同时补充血容量。轻、中度缺钠，可先用5%葡萄糖盐水补给需要量的一半，次日再将余量输入。需补钠量计算方式为所需钠（mmol/L）=[正常值-实测值（mmol/L）]×体重（kg）×0.6

（男）或0.5（女）。正常生理的钠为4.5g，补充时需累计。

（三）等渗性脱水

等渗性脱水（isosmotic dehydration）又称混合性缺水，在外科临床最为常见。体液的水分与钠成比例地缺失，血清钠浓度与细胞外液渗透压均正常。

1. 病因　①消化道瘘所致的消化液丢失。②体液在感染灶或软组织内丧失，如肠梗阻、大面积烧伤、急性腹膜炎的内渗。③外伤所致的大出血。

2. 临床表现　有乏力、少尿、恶心、畏食，但不口渴。重度脱水亦会出现唇舌干燥、皮肤弹性降低、眼窝凹陷。若体液丢失在体重的5%以上时，则会有体循环不足表现。若体液丢失超过7%以上，临床上出现脉搏加快、尿少、血压下降等休克表现，并且常伴有代谢性酸中毒。

3. 诊断　根据病史、临床表现作判断。并可结合血液浓缩及尿比重升高等实验室数据。做动脉血气分析可判定酸中毒。

4. 治疗　有效地治疗原发病是根本，若病因能有效治疗则缺水很易改善。可作静脉补入平衡盐溶液或等渗盐水。以尽快使体循环得以恢复，应用最多的平衡液为复方氯化钠、乳酸钠液等渗盐水。平衡液中电解质含量与血浆含量接近，符合生理需要。特别要强调静脉输入的液体是含钠的等渗液，若单纯输入葡萄糖会导致低钠血症。在缺水纠正后，血钾亦会排出增加，尿量为40ml/h，即要补钾。

（四）水中毒

水中毒（overhydration）时摄入的水量超过排出量使体内出现液体潴留，导致血浆渗透压降低和循环血量增多。外科临床上并不常见，但可致生命危险。病因包括：①肾功能不全，排尿功能障碍；②短时间内输入过多的不含电解质的液体或摄入过量水分；③各种原因引致的抗利尿激素分泌过多。

1. 临床表现　急性水中毒病程恶险，起病急骤。以脑水肿为突出表现，如头痛、嗜睡、躁动、意识模糊、肌肉抽搐及昏迷。最后为脑疝危及生命。慢性水中毒病程缓慢，轻度时可无症状，仅显示体重增加，随水潴渐重，可出现疲倦、乏力、表情淡漠、食欲缺乏、恶心、呕吐、皮下水肿甚至肢体水肿。实验室检查可见红细胞计数、血红蛋白、血细胞比容均下降。

2. 治疗　主要是原发病治疗，应立即停止水分摄入。对重症者尽快应用利尿剂，对于心、肾功能不全者应用呋塞米40～100mg或依地尼酸25～50mg静脉注射，每4～6小时间歇应用。心、肾功能正常者可选用渗透性利尿剂。如 20%的甘露醇或 25%山梨醇 250ml 快速滴注,视病程 4 小时后情况再次输入以减轻脑细胞水肿及体液快速排出。

案例 4-1

患者男,47 岁,大面积体表烧伤 6 小时,在外地基层医院作抗体克抗感染,创面初步清创护理后转送至上级三甲医院。入院时患者神志清,休克已纠正。

体格检查:T 37℃、P 98 次/分、R 26 次/分、BP 90/60mmHg,四肢尚暖,轻度烦躁,偶有幻觉。自述极度口渴,无尿已数小时,口唇黏膜干燥,皮肤(双下肢)弹性差,眼窝下陷明显,右上肢整体、左前臂及手掌、前胸及腹部均为浅Ⅱ度烧伤,有大、小水疱形成,评估烧伤面积为 45%。实验室检查,尿比重>1.020、红细胞压积 50%、血红蛋白 140g/L、白细胞 11.0×10^9/L、血清钠 154mmol/L。患者自述,伤前体重 68kg,现测为 63.3kg。临床符合重度烧伤后并高渗性脱水。

处理:大面积烧伤作创面清创及创面局部外科处理等综合治疗。针对高渗性脱水,评估其体重已降 4.7kg,应补入 2000ml,再加上生理需要量 2000ml。患者平素无心肺疾病,故应补水总量 4000ml。第一个治疗日补入 2/3 量,剩余 1/3 次日输入。即输入 5%葡萄糖液 1500ml、0.45%生理盐水 500ml、0.9%生理盐水 500ml。剩余 500ml 视治疗情况作调整。经约 10 小时输入 2000ml 前述液体后,患者口渴基本解除,口唇干燥解除,尿量每小时 80～90ml。脉搏 80～90 次/分,BP130/76mmHg,神志安静,并可入睡,测血清钠浓度为 135mmol/L,提示高渗脱水已纠正。

案例 4-2

患者男,62 岁,持续左中下腹不规则样胀痛 3 个月,伴间歇排黏液血便。持续中下腹偏左部位阵发绞痛 3 天,进行性腹痛一天急诊入院。入院前数小时出现呕吐多次,吐出水样液共约 800ml,已停止排便 3 天。入院时查体:腹部膨隆,可见左中下腹间歇出现肠型及肠蠕动波,肠鸣音亢进,偶可听诊到水过水音。测 BP 100/58mmHg、P 100 次/分,急性病痛苦脸容,左侧屈体强迫体位。唇舌干燥、皮肤弹性差、眼窝凹陷。但自述口渴感不明显,已近一天未排小便。查血常规:红细胞压积 45%,血红蛋白 11.5g/L,尿比重 1.027。自述近 1 周体重已由 56kg

降至现在的 52kg。临床诊断:①急性完全性肠梗阻;②重度混合性缺水。

处理:紧急作胃肠减压,作腹部影像学检查以明确原发病诊断,作相应生化检查,为手术做手术前准备。根据等渗性脱水、体重下降已 4kg,判断其应补水 2000ml,另入院时呕吐 800ml,视为额外丢失量,亦累计入需输入量中。结合成人每天生理需要量为 2000ml,该患者当前补液应为 4800ml。先在术前(即第一天)输入平衡液 2400ml。即为应补液总量的 1/2,后续 1/2 视治疗第二天或术中情况调整。经第一天补液(补液 12 小时)后,唇舌干燥改善,尿量已恢复至 100ml/h,生化检查未发现代谢性酸中毒,心率 86 次/分,血压正常。在等渗脱水纠正后,患者转手术治疗。

二、钾的代谢失调

钾离子在人体代谢中具有重要生理作用:维持神经肌肉组织的兴奋性,维持体液渗透压和酸碱平衡及维持心肌功能。体内钾总量的 98%存在于细胞内,仅 2%在细胞外液中。正常血浆钾浓度为 3.5～5.5mmol/L,钾代谢异常有低钾血症和高钾血症,外科临床以前者多见。

(一)低钾血症

血清钾低于 3.5mmol/L 即为低钾血症(hypokalemia)。

1. 病因 ①摄入不足,如长期厌食、昏迷的患者;②钾丧失过多,如消化道瘘、腹泻、频繁呕吐、长时间胃肠减压,大量及长时间应用利尿剂,肾功能受损后盐皮质激素过多使钾从肾排出过多;③钾在体内的分布异常,如肠外营养及碱中毒时,输入高渗葡萄糖和胰岛素,会造成细胞外液钾向细胞内转移。

2. 临床表现 肌无力是最早和突出的表现,由四肢发展到躯干及呼吸肌、眼睑。当血钾低于 2.5mmol/L 可出现软瘫及腱反射消失。呼吸肌麻痹可致呼吸困难及窒息。胃肠道平滑肌无力可致麻痹性肠梗阻。心脏症状主要为传导阻滞和房性或室性期前收缩,小血管扩张,血压下降等,甚至是心力衰竭。通常低钾血症还可致代谢性碱中毒,这是因为 K^+ 由细胞内移至细胞外时,与 Na^+、H^+ 交换(每移出 3 个 K^+,即有 2 个 Na^+ 和 1 个 H^+ 移入细胞内)。其结果是细胞外液的 Na^+ 浓度降低。还有一种情况是肾脏的远曲肾小管 Na^+、K^+ 交换减少，Na^+、H^+ 交换增加，使 H^+ 排出增多，引致碱中毒。

3. 治疗 首要的是病因治疗，终止或减轻钾的丢失。补钾的量根据血清钾的检查作估计。临床上的钾制剂是氯化钾，其既能补钾，因同时输入了氯还有助于减轻碱中毒。氯化钾还可以增强肾的保钾作用。补钾有口服和静脉滴注两种方式，应尽可能口服。每天补钾总量控制于 6g 以内，每天总量约为 $60\sim80$mmol。若为静脉输液，输入速度应在 20mmol/L 以下。

（二）高钾血症

血清钾高于 5.5mmol/L 即为高钾血症（hyperkalemia）。

1. 病因 ①钾的排出障碍，包括肾功能不全，长时间应用保钾利尿剂；②钾分布异常，细胞内钾大量移向细胞外，包括溶血、缺氧、酸中毒，大面积急性创伤，休克等；③钾的摄入过量，包括过量应用含钾药物，大量输入陈旧库血等。

2. 临床表现 血清钾轻度增高时可表现为神志淡漠或轻度模糊，四肢麻木或浅感觉异常等。当血清钾高于 7mmol/L 时，患者会出现四肢乏力，皮肤苍白，血压下降、心率变慢，甚至心搏骤停。典型的心电图改变为早期 T 波高并尖，Q-T 间期延长后出现 QRS 增宽，P-R 间期延长。

3. 治疗 高血钾常是临床危急症，应迅速采取如下措施：①停止输入一切含钾药物和摄食食品，避免输库血；②输注碱性液、碱化血液，使 K^+ 转移至细胞内，降低血清钾浓度。可用 5%碳酸氢钠 100ml 快速输入，然后 $100\sim200$ml，维持静脉滴注，直至血钾有效下降。亦可静脉注射高渗葡萄糖，使细胞外液中的 K^+ 随葡萄糖转化为糖原过程中进入细胞内。用 25%葡萄糖 $100\sim200$ml，加胰岛素 $5\sim10$ 单位静脉滴注，每天 2 次。最有效的是有条件时可作腹膜透析或血液透析。心律失常时，可用 10%葡萄糖酸钙 20ml，能缓解 K^+ 对心肌的毒性作用。

案例 4-3

患者男，28 岁，建筑工地塌方造成机体长时间挤压伤，事故后 2 小时救出急诊送院。当时生命体征尚平衡，初步检查已排除颅脑外伤、血气胸、多发骨折及急腹症。但腰背有大面积皮肤软组织，尤其是背阔肌的撕裂伤，双下肢大腿由于挤压致软组织红肿明显。急诊作外伤清创处理后留院治疗。于伤后第 3 天出现高热，创面渗出明显，尿少、高血钾、血清钾升至 6.8mmol/L。患

者除挤压综合征的其他表现外，还伴有血压下降，心率慢，心电图 T 波增高，Q-T 间期延长。即给予输 5%碳酸氢钠 100ml，然后再以 200ml 缓慢滴注维持至 12 小时。同时用 25%葡萄糖 100ml，加入普通胰岛素 6 单位静脉滴注一次。治疗过程中动态观察心电图，T 波渐平复，Q-T 间期接近正常，血清钾在治疗用药 2 小时后降至 6mmol/L。至 12 小时再复查降至 5.1mmol/L，高钾血症已得以纠正，临床继续抗感染及外伤挤压综合征的综合治疗。

三、钙的代谢失调

机体内绝大部分钙（99%）以磷酸钙和碳酸钙的形式储存于骨骼中。细胞外液的钙仅是总钙量的 0.1%，血清钙浓度为 $2.25\sim2.75$mmol/L。其中约半数为蛋白结合钙，5%为有机酸结合的钙，都称为非离子钙。其余 45%为离子化钙，真正有生理功能的是这部分钙，它维持着神经肌肉稳定性作用。

（一）低钙血症（hypocalcemia）

1. 病因 临床最常见于甲状旁腺功能不全和急性胰腺炎患者，还可见于坏死性筋膜炎、胰瘘、小肠瘘、肾衰竭以及碱中毒。

2. 临床表现 神经肌肉兴奋性增高，感觉口周、面部、指尖针刺感或麻木感，继而发展至抽搐，腱反射亢进。Chvostek 征阳性。

3. 诊断 结合病史、以上症状及检测血清钙低于 2.0mmol/L。

4. 治疗 病因治疗。对症处理是静脉注射 10%葡萄糖酸钙 $10\sim20$ml 或静脉注射 5%氯化钙 10ml。均能迅速缓解症状。必要时 $8\sim12$ 小时内可重复注射。若并存碱中毒情况应予积极纠正，将有利于升高血清钙离子含量。口服钙剂及维生素 D 对于轻症者有效并可减少钙的静脉用量。

（二）高钙血症（hypercalcemia）

1. 病因 主要见于甲状旁腺功能亢进者，如甲状旁腺增生或腺瘤者，其次见于肿瘤骨转移者。

2. 临床表现 轻症者疲乏、软弱、厌食、恶心、呕吐。重症者会有严重的头痛、背痛、腰痛、四肢痛、口渴多尿等。若是甲状旁腺亢进者可有肾结石、顽固性消化道溃疡、广泛骨质疏松，甚至病理性骨折等，一旦血清钙高至 5mmol/L 则可危及生命。

3. 治疗 原发病的治疗，如甲状旁腺疾病的手

术等，可达到治愈目的。骨转移患者的治疗还要注意低钙饮食和多补水，利用钙的排泄。静脉注射硫酸钠可帮助钙经尿排出。

（王国华）

第三节　酸碱平衡失调

一、代谢性酸中毒（metabolic acidosis）

1. 病因　①HCO_3^-丢失过多，血中的HCO_3^-绝对或相对减少。外科临床常见于消化道瘘、严重腹水、重度脱水等。②酸性物质产生过多。休克、低氧血症、心搏骤停等均可致机体内产生和积蓄大量乳酸、丙酮酸。③肾功能不全。④高钾血症导致。

2. 临床表现　轻者常被原发症的症状所掩盖。重症者则有疲乏眩晕、嗜睡、感觉迟钝或烦躁不安，甚至神志不清或昏迷。此时最突出的表现是呼吸深而快，并有对称性肌张力减弱、腱反射减弱甚至消失。面色潮红、心率增快、血压偏低。代谢性酸中毒时心肌收缩力和周围血管对儿茶酚胺敏感性下降，而出现心律不齐、急性肾衰竭及休克。尿液呈酸性反应。

3. 诊断　根据病史，结合深而快的呼吸，尿液呈酸性。血气分析可帮助诊断并准确判断严重程度和代偿情况。最有价值的指标为血液pH、HCO_3^-、$PaCO_2$均显示下降。

4. 治疗　应迅速消除引起酸中毒的原因。并通过输液以纠正缺水。轻度酸中毒（血浆HCO_3^-、16～18mmol/L）常易于纠正，无须用碱性药物。对血浆HCO_3^-低至10mmol/L的重症酸中毒，应立即补碱。常用制剂为5%碳酸氢钠溶液。用量计算公式如下：HCO_3^-的需要量（mmol/L）= [HCO_3^-正常值– HCO_3^-测得值]×体重（kg）×0.4。按每毫升5%碳酸氢钠含HCO_3^- 0.6mmol/L计算，即可准确获取碳酸氢钠的实际需要量。通常第一个24小时只输给需要量的1/2。边治疗边通过血气分析等做监测，逐步纠正酸中毒。一般不宜过快纠正酸中毒，以防大量钾离子转移到细胞内引起低钾和低钙，应予密切监测。

二、呼吸性酸中毒（respiratory acidosis）

1. 病因　①肺泡通气功能减弱，不能有效地排出体内生成的CO_2，以致血液中$PaCO_2$增高，形成高碳酸血症。常见呼吸道梗阻性疾病，心搏骤停、哮喘持续状态，血气胸、全身麻醉过深等。②慢性阻塞性肺疾病，换气功能障碍，CO_2血内潴留，高

碳酸血症。③腹腔镜手术时间过长，腹膜对二氧化碳气体的吸收。

2. 临床表现　气促、发绀、头痛、胸闷、全身乏力。严重时血压下降、谵妄、昏迷等。血气分析显示血液pH明显下降，$PaCO_2$升高，血浆HCO_3^-尚可正常。

3. 诊断　根据病史及临床表现，做血气分析可判断其程度。

4. 治疗　做原发病的治疗，尤其要紧急改善通气状况。必要时气道插管、呼吸机辅导通气，或气管切开，以求简单迅速解除气道不同程度的梗阻。高浓度、高流量吸氧在气道梗阻解除前反而会降低呼吸中枢对缺氧的敏感性，加重酸中毒，更抑制呼吸。同时亦可针对性地应用扩张小支气管，促进排痰等措施改善通气。

三、代谢性碱中毒（metabolic alkalosis）

1. 病因　①酸性胃液丢失过多，导致低氯低钾性碱中毒，这是外科患者最常见的病因。②碱性物质摄入过量，如口服碱性物中和胃酸，大量输入库血，抗凝剂入血后转化为HCO_3^-。③缺钾状态下细胞内K^+与细胞外的Na^+、H^+互相转移，每从细胞内移出3个K^+即有1个H^+和2个Na^+进入细胞内，这时表现为细胞内酸中毒和细胞外碱中毒。当血清钾低时，肾小管细胞排氢功能增强，促进H^+与Na^+交换，HCO_3^-重吸收增加导致碱中毒。但此时尿液为酸性，这是低钾碱中毒的特征。④长时间使用利尿剂，如呋塞米和依他尼酸等可引起低氯性碱中毒。

2. 临床表现与诊断　轻者没有特殊表现，常被原发病症状所掩盖。重症时可有精神神经症状。如兴奋、烦躁、性格改变精神错乱、嗜睡、甚至昏迷，可以伴有低血钾和缺水表现。结合原发病史和上述症状可做出初步诊断。血气分析可确诊并评估严重程度和代偿状况。

3. 治疗　积极治疗原发病。对较轻的通过静脉补充等渗盐水恢复细胞外液和补充Cl^-，纠正较为容易。碱中毒多伴发低钾，尿量在超过40ml/h，应考虑补给氯化钾。以纠正低钾性碱中毒。严重的碱中毒（血浆HCO_3^-为45～50mmol/L、pH>7.65）应静脉输注酸性药物。可用1mmol/L盐酸150ml溶入生理盐水或5%葡萄糖液1000ml。经中心静脉导管缓慢滴入（25～50ml/h），并4～6小时检验血气分析及电解质变化，上述酸性液可重复使用。一般代谢性碱中毒不需完全纠正。

四、呼吸性碱中毒（respiratory alkalosis）

1. 病因　呼吸性碱中毒（respiratory alkalosis）

为各种原因引起的肺泡通气过度，致血中 $PaCO_2$ 降低，出现低碳酸血症。常见于呼吸机辅助通气过度、持续强烈疼痛情况、大创伤后、癔症、一些中枢神经系统疾病等。

2. 临床表现与诊断　轻者无症状，严重时可见眩晕，手足及口唇麻木或针刺感、肌震颤、手足抽搐等，查血 pH 升高，$PaCO_2$ 和 HCO_3^- 下降。

3. 治疗　原发病治疗为主。抑制过度换气，降低 CO_2 过快过量排出，比如人为增加呼吸道死腔，若为呼吸机使用不当，则做调整。

案例 4-4

患者，男，68 岁，慢性不规则样中下腹痛一个月，伴偶排暗红色血便、黏液样便。24 小时前腹痛加剧伴持续。并有发热、寒战，中下腹部渐胀。完全停止肛门排气、排便，有恶心感、呕吐数次，呕吐物为胃内容物，量不多。急诊入院。

临床检查，腹部稍膨隆，可触及中下腹痛性包块。T 38℃、BP 98/56mmHg、R 36 次/分、P 120 次/分，急性痛苦脸容、强迫体位、呼吸加深。中下腹明显局限性压痛及反跳痛。脸色潮红，全身湿冷。做腹部 X 线照片及 CT 平扫，符合中下段小肠急性完全性肠梗阻。血气分析：pH 7.19、$PaCO_2$ 34.8mmHg、HCO_3^- 18.8mmol/L，血常规：白细胞 $11.2×10^9$/L。尿常规 pH 4.1，CX3 生化八项中二氧化碳 19.5mmol/L。

临床诊断：①急性小肠完全性肠梗阻；②肠坏死、急性腹膜炎、中毒性休克（代偿期）；③代谢性酸中毒；

处理：该患者诊断明确，有紧急手术指征。迅速完成胃肠减压，建立通畅的深静脉输液通道，备血，应用抗生素等外科综合措施。同时纠

正酸中毒，该阶段为休克造成组织缺氧引起的代谢性酸中毒。给予 5%碳酸氢钠输注。按计算公式 HCO_3^- 的需要量=[正常值-测得值]×体重（kg）×0.4，按 1ml 5%碳酸氢钠 0.6mmol/ HCO_3^- 估算。该患者体重 50kg 计算其需用碱剂 312ml，补入需要量 1/2 即 150ml，重测血气分析 pH 7.37，$PaCO_2$ 39mmHg，HCO_3^- 22mmol/L 提示酸中毒初步纠正，为手术创造了条件。

案例 4-5

患者，男，42 岁，结节性甲状腺肿。行甲状腺双侧叶次全切除术后约 4 小时，突发术野内出血，血肿形成，造成急性呼吸困难。表现气促、发绀、谵妄，并有抽搐，迅速进入嗜睡状态。现场紧急作伤口减压并作气管切开清除血肿及气道内吸痰，气管内吸氧。抢救过程中血气分析，pH 7.08、$PaCO_2$ 51mmHg、HCO_3^- 21.1mmol/L，出现急性呼吸性酸中毒。外科手术抢救置管完毕，予持续吸氧、患者安静、呼吸平顺、双肺野听诊呼吸音清。再次血气分析，pH 7.35、$PaCO_2$ 38mmHg、HCO_3^- 22.4mmol/L，显示原发急症及时解除，呼吸性酸中毒已明显纠正。

思 考 题

1. 简述等渗性脱水的病因及临床表现。
2. 简述低钾血症的病因。
3. 简述代谢性酸中毒的初步对症处理原则。

（雷　建）

第五章 输　血

学习目标
1. 掌握输血的适应证、途径、速度和注意事项。掌握输血并发症及其防治。
2. 熟悉大量输血的后果。
3. 熟悉血液成分制品及其适应证。

输血（blood transfusion）、麻醉和无菌术是促进外科发展的三大基石，其中输血及输注血制品可治疗多种急慢性疾病，在外科领域应用尤为广泛。输血的主要目的是补充血容量，改善循环，增加携氧能力，提高血浆蛋白浓度，增强机体免疫力和凝血功能。输血主要包括输注全血、血液成分（blood component）和血浆增量剂。

第一节 血　型

Landsteiner 在 1901 年发现了红细胞 ABO 血型。汉族中，O 型最多，B 型和 A 型次之，AB 型最少。

Landsteiner 和 Wiener 在 1940 年共同发现了一种与 ABO 血型系统无关的 Rh 血型。其中临床上最重要的是 RhD 型，有携带 D 抗原者称为 RhD 阳性，缺乏 D 抗原者称为 RhD 阴性。我国多数民族 RhD 阳性率不超过 1%。其在临床输血中的重要意义是：①RhD 阴性人第一次接受输注 RhD 阳性血液时，不引起溶血反应（hemolytic transfusion reaction，HTR），但产生 RhD 抗体，以后再次输入 RhD 阳性血液时将发生 HTR；②RhD 阴性母亲妊娠第一个 RhD 阳性胎儿时，在胎-母出血或分娩时，胎儿的红细胞会进入母体血循环使母体产生 RhD 抗体，第一胎可分娩正常婴儿。但在以后再次妊娠中，这种 RhD 抗体可以透过胎盘进入胎儿血循环大量破坏胎儿红细胞，造成死胎、流产或新生儿溶血病。因此，在正常情况下，对 RhD 阴性受血者只能输注 RhD 阴性血液，特别是育龄期妇女和女孩（表 5-1）。

表 5-1　ABO 血型鉴定

受检者 RBC 与抗血清（正向鉴定）		受检血清与 RBC 试剂（反向鉴定）	结果
抗 A	抗 B	A　B　O	血型
-	-	+　+　-	O
+	-	-　+　-	A
-	+	+　-　-	B
+	+	-　-　-	AB

第二节 输血的适应证、途径、速度和注意事项

一、适　应　证

1. 纠正失血　一般主张血红蛋白（hemoglobin，Hb）>100g/L、血细胞比容>30%时不需输血。原则上失血量<30%不输全血。当失血量≥50%且大量输入库血（血液保存时间>2 周）时，要及时补充白蛋白、血小板、凝血因子和钙离子。为了减轻输血对心血管系统的负荷和多次输血引起的输血反应，如术前准备时间充足，可通过肠内或肠外营养并辅助应用红细胞生成素（erythropoietin，EPO）治疗，如术前准备时间较短，可采用少量多次输血加以纠正，每天输注不超过 1 个单位的浓缩红细胞可使机体有充足的时间排出多余的血容量。一般情况下应使 Hb 维持在 100g/L 的水平。

2. 纠正凝血异常　输入新鲜全血或新鲜血浆（采血后<6 小时离心的血浆）以预防和治疗因凝血障碍所致的出血。最好根据引起凝血异常的原因补充相关血液成分，如血友病患者输注凝血因子Ⅷ，血小板减少症或血小板功能障碍者输注血小板。

3. 补充血浆蛋白及提高机体抵抗力　输血可提供多种血浆蛋白，可以提高血浆蛋白水平，增强患者抗感染能力和机体修复能力。一般择期手术，白蛋白应维持在>30g/L，理想状态为≥35g/L。对严重感染的患者，在抗生素配合下，可考虑输注浓缩粒细胞。

二、途径和速度

输血有静脉输血和动脉输血两种途径，其中最常用和方便的途径是静脉输血。尽量选择较粗大的表浅静脉，对大出血患者应采用深静脉穿刺插管或静脉切开。动脉输血少用，因为动脉输血常引发肢体缺血和动脉栓塞等严重并发症。小儿常用头皮静脉输血。

输血速度视患者病情而定：成人一般约 5ml/min，老年人或心脏病患者约 1ml/min，小儿约 10 滴/分。术前输血一般 1~2ml/min。大出血时输血速度宜快，可参照血压、中心静脉压、尿量等调节输血速度，必要时可配合加压输血器以加快输血速度。一般治疗性输血速度控制在 1~2ml/min，以

每次输血时间＜4 小时，每次输血量＜400ml 为宜。

三、注意事项

输血前必须"三查七对"，对于配血单上每一项目均需二人核对，检查血袋有无渗漏、血液颜色有无异常。一般情况下除生理盐水外，不得向血液内加入其他药物。输血期间需严密观察患者，输血完毕后仍需观察病情，同时将血袋送回血库保存至少 1 天以备化验检查。

第三节　大量输血

大量输血（massive transfusion）是指一次输血量＞2500ml 或 24 小时内的输血量达到或超过 5000ml。低温保存的血液随着时间的推移能引起血液中钾离子浓度升高、pH 下降、红细胞内 ATP 减少、血小板和凝血因子的破坏等变化，导致患者代谢改变，引起诸多严重后果。

1. 低体温　大量快速输入冷藏血液可以引起严重的低体温，低体温可显著增加血红蛋白对氧的亲和力，损害血小板的功能。对开腹手术，特别是开胸手术患者尤为严重，应将血袋加温到 32℃再输注。

2. 电解质和酸碱平衡　库血保存时间越久，血钾浓度越高，但临床上很少发生真正的高钾血症。当输血速度＞（100～150）ml/min 或组织持续性低灌注或急性肾衰竭时可发生高钾血症。输入大量枸橼酸钠抗凝血液，一方面可发生枸橼酸中毒，其毒性主要是通过过分结合离子钙所致，临床上每输注 1000ml 血液宜静脉补充 10%葡萄糖酸钙溶液 10ml 以防枸橼酸钠中毒；另一方面可引起一过性的代谢性酸中毒，而大量的枸橼酸盐代谢后生成碳酸氢钠可引起代谢性碱中毒。大量快速输血时，不同病情可产生不同的电解质、酸碱平衡障碍，正确判断有赖于及时的血气分析和电解质检测。

3. 2,3-二磷酸甘油酯（DPG）　库血储存 3 周，红细胞 2,3-DPG 含量明显降低，大量输注此血可导致 Hb 的氧释放量下降。当需要大量输血时，一般尽量输注保存时间为 5～10 天的血较为合适。

4. 凝血功能变化　在 1～6℃下保存超过 24 小时的血液，其血小板活力几乎丧失殆尽。库血保存时间越长，凝血因子破坏越多，当需要大量输血时，往往患者已经发生了大出血。此时大出血本身已丢失大量血小板和凝血因子，剩余的血小板和凝血因子又在止血过程中消耗，而大量的输注库血将使此类物质进一步稀释而引起凝血功能异常。对有出血倾向患者，

在快速输注 8～10 个单位的全血时，一定要输注新鲜血浆和 6～8 个单位的混合血小板，才能防止出血倾向。发生凝血功能障碍者应及时补充新鲜全血、新鲜血浆或新鲜冰冻血浆，有条件时可根据凝血因子缺乏情况补充相应成分。

第四节　输血并发症及防治

输血可引发多种不良反应和并发症，严重者可危及生命。因此，需严格掌握输血指征，遵守输血操作规范，大多数输血反应是可以预防的。三种输血并发症的防治见表 5-2。

表 5-2　三种输血并发症的防治

	发热反应	过敏反应	细菌污染
原因	常见原因是致热原引起免疫反应，其次是细菌污染和溶血	患者体质过敏，多次输血产生抗体，免疫低下者对 IgA 过敏	采血、储存、输血中细菌污染，细菌在血液中繁殖
时间	多发生在输血 1～2 小时内，也可发生在输血中或输血后	多发生在输血将结束时，也可在输血刚开始	由细菌种类、数目而定，大量污染的血液可立即致休克
表现	寒战高热，血压多无变化	荨麻疹，瘙痒，支气管痉挛水肿，休克死亡，不发热	血液污染较轻时反应轻，污染重时可有感染性休克
治疗	严重者停止输血，给予退热、镇静剂	抗过敏治疗，必要时停止输血，严重者用肾上腺素、糖皮质激素	停止输血，血袋患者血培菌涂片和培养，使用抗生素
预防	严格控制致热原	对多次输血者最好输不包含细胞和血小板的成分血	有过敏史者输血前口服抗过敏药，对 IgA 低下者可输注洗涤红细胞，有过敏史者不宜输血	严格无菌制度不用污染血液制品

1. 溶血反应　是最严重的输血并发症，尽管很少发生，但后果严重，死亡率高。常见的原因是误输 ABO 血型不合的血液。少数可能是由于血液输注前处理不当所致。如库血储存、运输不当、温度过高或过低，血液加入高渗、低渗溶液或其他损害的红细胞的药物。典型临床表现为输入异型血 10～20ml 后患者出现头痛、胸痛、背痛、寒战、高热、面红、烦躁、面色苍白、呼吸困难甚至休克，随后出现血红蛋白尿和溶血性黄疸。血管内溶血＞50ml 可发生急性肾衰竭（acute renal failure，ARF）。特别需要注意的是，术中被麻醉患者无法主诉症状，最早的征象是不明原因的血压下降和手术野渗血。诊断一般不困难，怀疑溶血反应时应立即停止输血、再次二人仔细核对配

血单及血袋标签等各项内容。抽静脉血离心观察血浆色泽，粉红色即证明有溶血。尿中含有血红蛋白使外观呈茶色。重新交叉配血试验，检测尿和血清中的血红蛋白和胆红素。预防措施主要在于加强责任心，治疗重点是：①抗休克，纠正低血容量性休克，使用糖皮质激素。②保护肾功能，维持尿量≥50ml/h，5%碳酸氢钠溶液 250ml 静脉滴注，碱化尿液以利血红蛋白结晶溶解。血压稳定时静脉输注 20%甘露醇溶液 0.5～1g/kg 或呋塞米 40～60 mg，必要时每 4 小时重复 1 次，直到血红蛋白尿基本消失。③维持水、电解质、酸碱平衡。④防治弥散性血管内凝血（disseminated intravascular coagulation，DIC）；⑤必须早期进行血浆交换以彻底清除患者体内的异形红细胞、游离血红蛋白及抗原抗体复合物。

延迟性溶血反应（delayed hemolytic transfusion reactions，DHTR）：DHTR 多发生在输血后 7～14 天，主要是由输血人未被发现的抗体致继发性免疫反应造成。主要临床表现为不明原因发热和贫血，黄疸和血红蛋白尿也很常见。一般症状不严重，经对症处理都可痊愈。

2. 循环超负荷　对心功能低下、老年、幼儿及低蛋白血症患者，输血过多和速度过快可引起急性心衰和肺水肿，诊断和治疗参见《内科学》教材。

3. 输血相关的急性肺损伤　输血相关的急性肺损伤（transfusion-related acute lung injury，TRALI）的发生与年龄、性别和原发病无关。发生机制可能是供血者与受血者之间白细胞凝集素与白细胞反应的结果。诊断与 ARDS 难以区别，需排除心源性呼吸困难，一旦心脏原因排除后应对供血者作淋巴细胞毒性试验、白细胞聚集试验等为诊断提供证据。停止输血并采取有效治疗后，效果明显，好于急性呼吸窘迫综合征。

4. 疾病传播　病毒和细菌性疾病可经输血途径传播。主要是病毒性肝炎、疟疾、HIV 等，可采取严格掌握输血适应证、严格进行献血人员体检，在血制品生产过程中采用有效手段灭活细菌和病毒、鼓励自体血回输等手段加以预防。

5. 免疫抑制　输血可使受血者的非特异性免疫功能下降和抗原特异性免疫受到抑制，增加术后感染风险，并可促进肿瘤生长、转移、复发、降低 5 年生存率。不超过 3 个单位的红细胞成分血对肿瘤复发影响较小。

第五节　自体输血

自体输血是收集患者自身血进行回输，主要用于外科。既可减少库血使用，又可减少输血反应和疾病传播，同时不需检测血型和交叉配型。目前常用的有三种方法。

1. 回收式自体输血　回收式自体输血是收集创伤后和手术过程中的失血，经回收机自动处理，去除血浆和有害物质，得到 HCT 达到 50%～60%的浓缩红细胞。此法主要适用于外伤性脾破裂、异位妊娠破裂等造成的腹腔内出血，大血管、心内直视手术及门静脉高压症等手术时的失血回输和术后 6 小时内的引流血液回输等。然而，对恶性肿瘤手术，内脏穿孔有污染和感染，含有脓液、胆汁和羊水，肝或肾功能不全及凝血因子缺乏者禁用。

2. 预存式自体输血　预存式自体输血适用于择期手术患者估计手术中出血较大者。一次采血量＜总血量 10%，每 3～4 天一次，直到术前 3 天为止。术前必须每天补充铁剂和给予营养支持。一般不用于恶性肿瘤患者。

3. 稀释式自体输血　稀释式自体输血是患者在手术台上麻醉前，一侧静脉采血，另一侧静脉输入采血量 3～4 倍的电解质溶液或血浆增量剂以补充血容量。可采 800～1000ml 血，采血速度为 200ml/5min。禁用于贫血、心功能不全或心力衰竭、脑血管病、肝或肾功能不全、脓毒症和凝血因子缺乏的患者。

第六节　血液成分制品

血液成分（blood components）包括血细胞、血浆和血浆蛋白成分三大类。血细胞成分有红细胞、白细胞和血小板三类；血浆成分有新鲜冰冻血浆和冷沉淀两种；血浆蛋白成分包括白蛋白制剂和其他一些制剂（表 5-3）。

表 5-3　血液成分制品

	特点	适应证
浓缩红细胞	总量 110～120ml，含有 200ml 全血中全部红细胞，HCT 70%～80%	各种急性失血，慢性贫血
洗涤红细胞	200ml 中含红细胞 170～190ml，去除肝炎病毒和抗 A、B 抗体	对白细胞凝集素有发热反应者，肾功能不全不能耐受库血中高钾者
血小板	50～70ml 中含有 5.5×10^{10} 血小板	凝血病和凝血因子缺乏，凝血障碍
冷沉淀	每袋 20～30ml，含纤维蛋白原（＞150mg）和 F Ⅷ ＞80～120U 及血管性假血友病因子（vWF）	血友病、先天性或获得性纤维蛋白缺乏症
白蛋白	有 5%、20%、25%三种浓度	营养不良性水肿，肝硬化，低蛋白血症

第七节 血液代用品

1. 血红蛋白（hemoglobin，Hb）代用品 近年来发展较快，血液代用品分为 Hb 代用品和血浆代用品两种，包括全氟化碳和来源于人、动物过期的 Hb 及重组的 Hb 等。

2. 血浆代用品见表 5-4。

表 5-4 右旋糖酐、羟乙基淀粉和血安定比较

	6%右旋糖酐 40 溶液	6%羟乙基淀粉溶液	血安定
原料	蔗糖	玉米	牛胶原
作用时间	6～12 小时	14 小时	4 小时
渗透压	高渗	高渗	同血浆
分子量	7 万～10 万	2.5 万～4 万	3 万
扩容效果	强	强	轻微
24 小时总量	不宜超过 1.5L	不宜超过 1.5L	不宜超过 10L
机体蓄积	有（4～6 周）	有（2 周）	无
交叉配血	有影响	无影响	无影响
凝血功能	有影响	影响很小	无影响
肾脏不良反应	肾衰竭	无	无

注：血安定是新一代明胶类血浆代用品

表 5-4 中 6%羟乙基淀粉溶液又名 706 代血浆。近年使用较多的是羟乙基淀粉 130/0.4 氯化钠注射液（Voluren，万汶），能有效改善血流动力学和组织供氧，有效维持血容量 4～8 小时，每日最大剂量 50ml/kg。右旋糖酐是一种多糖物质，分为中分子和低分子两种，6%右旋糖酐（分子量 7 万～10 万）临床简称"中右"，作用保持 6～12 小时，6%右旋糖酐 40（分子量 4 万）临床简称"低右"，主要用于降低血液黏稠度并减轻血管内红细胞聚集，作用时间仅维持 1.5 小时，24 小时总量不宜多于 1L，有渗透性利尿和改善微循环作用，右旋糖酐可引起过敏反应。

思 考 题

1. 输血的适应证是什么？
2. 输血的并发症有哪些？
3. 溶血反应的治疗原则是什么？
4. 常见的自体输血方式有哪些？

（邵增务）

第六章　外科休克

学习目标

1. 了解外科休克病因及分类。
2. 了解外科休克的病理生理。
3. 掌握外科休克的诊断和最基本的监测手段。
4. 掌握外科休克的治疗原则和方法。
5. 掌握低血容量休克和感染性休克的治疗方法。

案例 6-1

患者，男，36 岁，高处坠落致全身疼痛 1 小时入院。

患者于 1 小时前骑电动车进入高架桥引桥时坠落，高约 4m，当即感到尾骶部剧烈疼痛、麻木，左腹部、左颞部皮肤挫裂伤，出血明显，当时无昏迷，自觉头痛，无恶心呕吐，无胸闷、气急，下腹坠胀感，无大小便失禁，由“120”送至当地急诊。

入院时体格检查：烦躁，T 36.3℃，P 117 次/分，R 20 次/分，BP 90/50mmHg，左颞部可见一长约 7cm 挫裂伤口，创面污染，少量渗血，眼睑、口唇发白，下腹部肌紧张，压痛，无反跳痛，腹部未扪及包块，肝脾肋下未触及，左腰腹部可见两处 2cm 左右裂口，出血明显，移动性浊音阳性，肠鸣音亢进，脊柱生理弯曲存在，颈、胸部无压痛及叩痛反应，腰部压痛。骨盆分离试验阳性。双侧髂关节活动受限，双上肢、下肢无畸形及反常活动，四肢末端冰冷，甲床发白，四肢肌张力正常，肌力Ⅴ级，生理反射存在，病理反射未引出。增强 CT 提示颅脑未见明显异常，右位主动脉弓及降主动脉；两肺未见明显异常；肋骨无骨折；肝脾胰及双肾、胆囊未见明显异常。盆腔血肿、髂前血肿内见造影剂外溢，提示活动性出血；左髂腰肌肿胀伴血肿；右侧腹膜后血肿。腰骶部背侧广泛皮下血肿、左下腹壁及左侧胸背部皮下气肿；腰背部及左侧臀部肌群广泛损伤。$L_{3\sim5}$ 棘突及左侧横突骨折，$L_{4\sim5}$ 右侧横突骨折。$S_{1\sim4}$ 椎体骨折，$S_{1\sim2}$ 椎体及附件粉碎。左侧髂骨粉碎性骨折。腹膜后肌间隙少量游离气体积聚。腹部 B 超提示腹腔积液。血常规：NBG 152g/L、WBC 27.0×10^9/L，N 0.71。ECG 提示窦性心动过速。

问题：

1. 如何明确诊断？
2. 如何处理？

第一节　概　　论

休克（shock）是机体有效循环血容量减少、组织灌注不足，细胞代谢紊乱和功能受损的病理过程，它是一个由多种病因引起的综合征。休克的本质是氧供给不足和需求增加；特征是产生炎症介质；共同通路是有效循环血量下降引起微循环障碍；根本问题是微循环障碍和细胞的氧摄取、利用率降低。防治目的是尽量在去除病因前提下，采取综合治疗，支持生命器官微循环灌流和防止细胞损害。现代的观点将休克视为一个序贯性事件，是一个从亚临床阶段的组织灌注不足向多器官功能障碍综合征（multiple organ dysfunction syndrome，MODS）或多器官衰竭（multiple organ failure，MOF）发展的连续过程（图 6-1）。因此，治疗休克应尽量在去除病因前提下，根据休克不同阶段的病理生理特点采取相应的防治措施。

有害因子 → 休克 → 全身炎症反应综合征（SIRS） → 多器官功能障碍综合征（MODS） → 多器官衰竭（MOF）

图 6-1　休克的序惯性事件

流体力学泊肃叶方程式表述如下：

$$i(\text{流量})=\frac{\pi}{8}\times\frac{\text{管道半径}^4\times\text{管道两端强差}}{\text{液体黏滞系数}\times\text{管道长度}}$$

此公式表明，液体黏滞系数和管道长度与流量成反比，管道两端压强差与流量成正比。由于管道半径 4 次方与流量成正比，即管道半径的任何轻微变化将会剧烈影响流量变化。在切变率不变情况下，血液流经一定半径圆管时，血液黏度随半径减小而降低（法林效应，Fahraeue-Lingqvist's effect）。此效应表明，在微血管范围内，血管越细、血液黏度越低。这将有利于血液顺利通过微血管。

血液灌流是指单位时间内通过微循环营养毛细血管的血流量。有效循环血容量是指单位时间内通过心血管系统的血流量。维持有效循环血容量的基本三要素是：①充足的血容量；②有效的心输出量；③完整的外周血管张力。此基本三要素互相联系、互相影响、互为因果（图 6-2，图 6-3）。

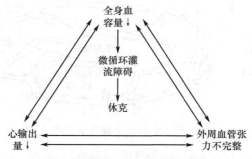

图 6-2 基本三要素与休克关系

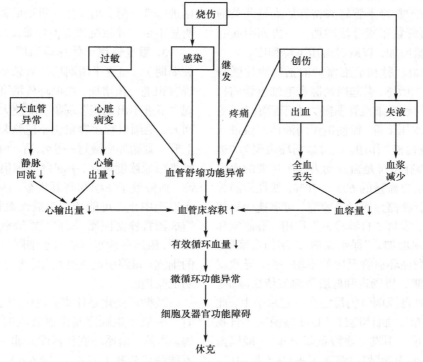

图 6-3 休克发生的原因、起始环节和共同基础

休克分类方法颇多，尚无统一意见。本章把休克分为低血容量性、感染性、心源性、神经源性和过敏性休克五类。本节描述的外科休克发生机制和诊治原则主要指成人低血容量性休克，尤其是出血性休克。

一、病 理 生 理

（一）微循环变化

微循环作为循环系统的最基层结构，是给机体各组织细胞运送氧气和营养物质，带走二氧化碳和代谢产物的场所。正常情况下，微循环血量占全身血量的20%。全身20%微循环处于开放状态，80%处于关闭状态，主要受局部体液因素调节而轮流开放和关闭，具有周期性的自律运动（图6-4，图6-5）。

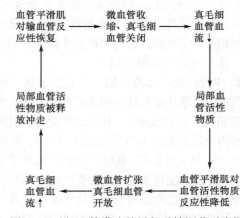

图 6-4 毛细血管灌流的局部反馈调节示意图

1. 轻度休克（休克早期、休克代偿期，微循环缺血性缺氧期或收缩期） 本期特点是微循环血管收

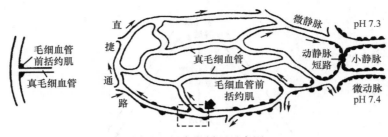

图 6-5 正常微循环示意图

缩导致缺血。失血和失流导致有效循环血容量急剧下降，通过主动脉弓和颈动脉窦压力感受器引起血管舒缩中枢脱抑制，交感-肾上腺轻兴奋释放大量儿茶酚胺，以及肾素-血管紧张素分泌增加。一方面引起心跳加快、心输出量增加，以减轻血压下降程度。另一方面微循环中的微动脉和毛细血管前括约肌比微静脉对儿茶酚胺更为敏感，引起微动脉和毛细血管前括约肌强烈收缩，导致毛细血管前阻力大于后阻力，毛细血管内流体静水压下降，促使组织间液体回流进入血管，起到"自我输液"作用。此时微循环表现为"进少出多"状况。静脉系统是血流动力学中重要的血容量储备池，可容纳总血量的 60%～70%，肌性微静脉和小静脉收缩，肝脾储血库紧急收缩，可迅速而短暂地增加回心血量，发挥"自我输血"作用。醛固酮和抗利尿激素的分泌增加，"保水保钠"，增加血浆量。

休克早期，微循环血管反应的不均一性，导致皮肤、肾脏、骨骼肌、胃肠道和肝脏等血流依次减少。心、脑血流量通过自我调节仍稳定在一定水平上，此谓"血液重新分布"。机体通过"自我输液"、"自我输血"和减少尿量，引发"血液重新分布"，减轻血压下降，尤其是平均动脉压[舒张压＋1/3（收缩压-舒张压），正常（90±5）mmHg]下降程度，起到了"移缓救急"的作用。这种调节保证了生命器官功能，是建立在某些组织器官处于低灌流、缺氧状况的巨大代价基础上的。此时，若能积极去除休克病因，积极复苏，休克常较容易得到纠正。

2. 中度休克（休克中期、休克进展期、可逆性失代偿期、微循环淤血性缺氧期或扩张期） 本期特点是微循环扩张导致淤血。休克继续进展，微循环将进一步因动静脉短路和直捷通道大量开放，使原有的组织灌注不足更为加重，细胞因严重缺氧处于无氧代谢状况，并出现能量不足、乳酸类产物蓄积和舒血管的介质如组胺、缓激肽等释放。这些物质可直接引起毛细血管前括约肌舒张，而后括约肌则因对其敏感性低仍处于收缩状态。结果微循环内"只进不出"，血液滞留、毛细血管网内静水压升高、通透性增强致血浆外渗、血液浓缩和血液黏稠度增加，于是又进一步

降低回心血量，致心排出量继续下降，休克加重而进入抑制期。此时"血液重新分布"调节能力减弱，血压进行性下降，出现生命重要脏器心、脑、肾的灌流明显不足，导致抗休克治疗难度增加。

3. 重度休克（休克难治期、不可逆期、微循环衰竭期） 血管平滑肌麻痹导致血管进一步扩张，血管容积进一步增加，微循环停滞和淤积更加严重，出现"不进不出淤积"现象。即使大量补血补液，血压回升，毛细血管血容量仍不能恢复。血管通透性急剧上升。微循环血液进一步浓缩，血细胞比容增大，纤维蛋白原浓度增加，引起白细胞集聚和血液黏滞度增高，血液处于浓缩和高凝状态。加上血流速度显著减慢以至中止，可能诱发弥散性血管内凝血（DIC），造成器官栓塞梗死。细胞严重缺氧导致溶酶体膜发生破裂，溢出多种水解酶引起细胞自溶并损害周围其他的细胞。最终引起大片组织、整个器官乃至多个器官功能受损。

微循环变化是休克病理生理学的核心问题。休克时，一般发生顺序是微血管收缩→扩张→麻痹和衰竭。当然，微循环变化程度并非一种模式，其发生也不能截然分开（表 6-1，图 6-6）。

表 6-1　休克不同时期微循环变化主要特征

代偿期：
微动脉、前括约肌、微静脉收缩
直捷通路及动静脉短路开放
微循环"进少出多"→缺血、缺氧
血液重新分布→保证心脑血流量
失代偿期：
血管平滑肌反应↓、收缩功能逐渐↓
白细胞黏着、红细胞聚集
微循环"进多出少"→微循环淤血性缺氧扩张
血液重新分布功能↓→不能保证心、脑、肾血流量
难治期：
血管反应进行性下降
微血管予缓呈麻痹扩张
即使大量输血输液，微循环"不进不出"
部分患者并发 DIC、MODS

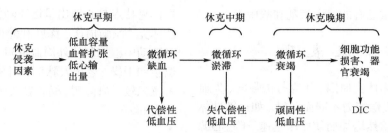

图 6-6 休克分期与机体主要变化

（二）代谢变化

1. 能量代谢 休克时能量代谢比较复杂，总的代谢变化为氧耗减少，葡萄糖无氧酵解加强，脂肪和骨骼肌蛋白分解增加。当细胞缺氧达 15 分钟时 ATP 即减少，20 分钟时线粒体即发生肿胀。无氧糖酶解所提供的能量仅为有氧代谢的 1/15 左右，导致机体能量极度缺乏。此外，无氧代谢引起代谢性酸中毒进行性加重，当 pH＜7.2 时，心血管对儿茶酚胺的反应性降低，表现为心跳缓慢、血管扩张和心排出量下降，还可使氧合血红蛋白离解曲线右移。

2. 水、电解质、酸碱平衡紊乱 细胞无氧酵解增强使乳酸生成增多且积存。肝细胞缺氧，不能充分摄取乳酸转化为葡萄糖，功能障碍不能及时清除各种代谢产物，机体发生代谢性酸中毒。代谢性酸中毒和能量不足，细胞膜上钠泵和钙泵功能障碍，细胞膜通透性增加，表现为钙、钠和水流入细胞内，钾和镁从细胞内逸出，导致细胞外液减少和细胞肿胀、死亡。

（三）内脏器官继发性损害

休克过程中最易受累的器官为肺、肾、心和脑。休克持续时间＞10 小时，容易继发内脏器官受损。一个重要器官发生功能不全，常常引发其他器官也发生功能不全，最终引发 MODS。

1. 肺 休克期呼吸中枢兴奋，呼吸加深加快，出现低碳酸血症和呼吸性碱中毒。肺内血管阻力常大于血管阻力。持续缺氧使肺毛细血管内皮细胞受损，通透性上升，血液成分大量渗出血管，造成严重的间质性肺水肿、肺泡水肿、出血。肺泡上皮细胞受损，肺泡表现活性物质生成减少，促使肺泡萎陷，造成局限性肺不张，间质性肺水肿，微血栓形成及肺泡内透明膜形成。最终使通气血流比例失调（正常 0.8）和弥散障碍。发生急性呼吸衰竭，称为休克肺，属于急性呼吸窘迫综合征（ARDS）。高龄患者发生 ARDS 的危险性更大，年纪越大病死率相应增加。ARDS 常发生于休克期内或稳定后 48～72 小时内。因休克而死亡的患者中，约有 1/3 死于此征。

2. 肾 重度低血容量休克引起的急性肾衰竭（ARF）多发生在休克 1～5 天内。休克初期有效循环血量不足，导致肾灌流不足，肾小球滤过不足。及时恢复有效循环血量，恢复肾灌流量，可使肾功能恢复。此时称为功能性肾衰竭。休克时间延长，在肾缺血和肾毒素作用下，可引起以基膜断裂为特点的肾小管上皮细胞坏死，发生器质性肾衰竭。此时，即使通过治疗使肾血流量恢复正常，也难使肾脏、泌尿功能在短时间内恢复正常，患者可因 ARF 而死亡。继发ARDS 的肾功能障碍多发生在致病因子侵袭 5 天以后，患者经一般治疗病情稳定，甚至有所好转，以后又可再次出现恶化。

3. 心 冠状动脉灌流量 80%发生于舒张期。持续休克和心率过快，使得舒张压下降和舒张期过短，直接导致冠状动脉血流量明显减少。缺血和酸中毒可损伤心肌，而心肌微循环内血栓形成，可引起心肌的局灶性坏死。此外，心肌含有丰富的黄嘌呤氧化酶，易遭受缺血-再灌注损伤，电解质异常如低血钙、低血钾将影响心肌的收缩功能。

4. 脑 休克早期，儿茶酚胺的增加对脑血管作用甚小；平均动脉压在 55～140mmHg 时，通过自我调节使脑灌流量稳定在一定水平。当平均动脉压＜50mmHg（6.67kPa）时，脑组织出现缺血缺氧。而缺血、CO_2 潴留和酸中毒会引起脑细胞肿胀、血管通透性增高而导致脑水肿和颅内压增高。患者可出现意识障碍，严重者可发生脑病，昏迷。

5. 胃肠道 休克时出现血液重新分布，胃肠道和肝脏血管首先收缩，肠系膜上动脉血流量可减少70%。休克持续发展引起应激性溃疡和急性肝功能衰竭。正常黏膜上皮细胞屏障功能受损，导致肠道内细菌或毒素经淋巴或门静脉侵害机体，称为细菌移位和内毒素移位，形成肠源性感染。消化系统的这种变化是发生肠源性脓毒血症和 MODS 的主要原因。

6. 肝 休克可引起肝缺血、缺氧性损伤，可破坏肝的合成与代谢功能。另外，来自胃肠道的有害物质可激活肝 Kupffer 细胞（库普弗细胞），从而释放炎症介质。受损肝的解毒和代谢能力均下降，可引起内毒素血症，并加重已有的代谢紊乱和酸中毒。

二、临床表现

休克临床表现因休克原因、休克打击强度、失血和失液速度、机体代偿能力不同而各异。如过敏性休克特点是血管容量骤然增加而使血压迅速下降。心源性休克特点是心输出量迅速降低，血压下降。神经源性休克（颅脑损伤、深度麻醉和脊髓损伤）特点是血管运动中枢抑制使外周血管阻力迅速下降，患者四肢温暖和干燥。老年人脉率和呼吸比年轻人稍慢，年幼者意识较易有障碍，酗酒者血压易降低而尿少不明显（表 6-2）。

表 6-2　成人低血容量性休克临床表现和分期

	轻度	中度	重度
神志	神志清楚、痛苦、紧张	神志尚清，表情淡漠	神志模糊，甚至昏迷
口渴	口渴	很口渴	极渴或无主诉
皮肤色泽	开始苍白	苍白	显著苍白，肢端青紫
皮肤温度	正常或发凉	发冷	厥冷，肢端更明显
脉搏	80～120 次/分，尚有力	100～140 次/分	＞140 次/分
血压	脉压＜30mmHg 或开始下降，舒张压上升，收缩压正常或稍升高	收缩压 70～90mmHg 脉压显著下降	＜70mmHg 或测不到收缩压
体表血管	正常	表浅静脉塌陷、毛细血管充盈迟缓	表浅静脉显著塌陷、毛细血管充盈极迟缓
尿量	＞30ml/h	＜30ml/h	＜17ml/h 或＜100ml/24h
失血量	＜20%（＜800ml）	20%～40%（800～1600ml）	＞40%（＞1600ml）

注：按成人体重 60kg，全血量 4000ml 计算

三、休　克　监　测

（一）一般监测

休克一般监测具体见表 6-3。

经验丰富的临床医生通过休克临床表现和一般监测可大致判断有无休克及休克严重程度。休克时发生的变化顺序为：细胞膜功能变化→微循环紊乱→脉率增快→血压下降。因此，血压并不是反映休克的敏感指标。脉搏中的脉率、节律和强度可反映心泵、血压和外周动脉弹性等。若脉搏持续＞150 次/分将引起心搏出量减少和心肌耗氧量增多。维持血压固然不能忽视，保证微循环有效灌流更为重要。临床实际工作中由于血压值获得容易，常以血压水平来表现休克的严重程度。通常认为，收缩压＜90mmHg、脉压＜20mmHg 是休克存在的表现。要注意高血压患者休克早期即使收缩压下降 20%～30%，仍可＞90mmHg。平均动脉压[正常（90±5）mmHg]更能反映周围血管阻力、冠状动脉压等因素。

表 6-3　休克一般监测

	意义		病情变化
精神状态	反应脑组织灌流和全身循环状况	好转：	昏迷→表情淡漠→神志清楚
		恶化：	神志清楚→表情淡漠→昏迷
皮肤温度	体表血管灌流标志	好转：	厥冷→发冷→发凉
		恶化：	发凉→发冷→厥冷
皮肤色泽	体表血管灌流标志	好转：	显著苍白→苍白→开始苍白
		恶化：	开始苍白→苍白→显著苍白
脉搏（次/分）	脉搏增快早于血压下降，是休克的早期诊断指标	好转：	＞140→100～140→80～120
		恶化：	80～120→100～140→＞140
血压（mmHg）	休克时血压变化滞后于脉搏增快变化	好转：	收缩压＜70→90～70→正常
		恶化：	脉压下降→显著下降→测不到血压
尿量（ml/h）	反映肾血流灌注的指标	好转：	＜17 或＜100ml/24h→＜30→＞30
		恶化：	＞30→＜30→＜17 或＜100ml/24h
休克指数（脉率/收缩压）	＜0.5 无休克，1.0～1.5 休克，＞2.0 严重休克	好转：	＞2.0→＞1.0～1.5→＜0.5
		恶化：	＜0.5→＞1.0～1.5→＞2.0

（二）特殊监测

如果能同时监测中心静脉压（CVP）、肺毛细血管楔压（PCWP）、心脏指数和动脉血气分析等，能更精准地判断有无休克及休克的程度，更精准地指导临床抗休克治疗及判断（表6-4）。

表6-4　休克特殊监测

	正常值	病理生理意见	临床意义
中心静脉压（CVP）	5～10cmH$_2$O	受中心静脉血容量、右心舒缩和内压、静脉张力、胸腔和心包内压等因素影响，是广泛开展、简单有效的重要检测方法	<5cmH$_2$O 血容量不足 >15cmH$_2$O 心功能不足 >20cmH$_2$O 充血性力衰竭
肺毛细血管楔压（PCWP）	6～15mmHg	同时测肺动脉压（PAP）、混合静脉血血气分析，反映肺静脉、左心房、左心室功能	<6mmHg 表示血容量不足，比 CVP 敏感
心输出量（CO）	4～6L/min	降低反映周围组织灌流减少	>15mmHg 表示肺循环阻力↑，如肺水肿
心脏指数（CI）	2.5～3.5L/（min·m^2）	单位体表面积的心输出量	休克时均有不同程度↓，除"暖休克"外
总外周血管阻力（SVR）	100～130（kPa·s）/L		
动脉血氧分压（PaO$_2$）	80～100mmHg	判断机体有无缺氧及程度，30mmHg 时组织进入无氧状态	结合 CO 指导休克的适当药物治疗
动脉血二氧化碳分压（PaO$_2$）	36～44mmHg	是通气和换气功能指标，是呼吸性酸中毒或碱中毒的诊断依据	<60mmHg，吸入纯氧仍无改善者则可能是 ARDS 先兆
动脉血 pH	7.35～7.45	反映体内呼吸性和代谢性因素综合作用结果	↑7.35 为失偿性酸中毒，>7.45 为失代偿性碱中毒
碱缺失（BD）		反映全身组织酸中毒情况	与乳酸增高有关，其负值越大反映休克越重
动脉血氧饱和度（SaO$_2$）	95%～98%	动脉血和血红蛋白结合程度	pH↓→氧合血红蛋白易释放氧→有利提高微循环氧分压（Bohr 效应）
动脉血乳酸盐	1～1.5mmol/L	危重患者允许到 2mmol/L	复苏后持续升高一般表示预后不佳

四、诊　断

结合有无休克侵袭因素、休克临床表现、休克一般监测和特殊监测指标，综合分析，诊断休克一般不难。关键要早期发现。凡遇危、急、重患者要随时警惕休克。临床医疗实践中，很少对危、急、重患者能不能下休克诊断进行争论的。更常见的是遇到紧急情况，完全忘记诊断休克。

案例 6-1 中患者已出现烦躁，血压 90/50mmHg，口唇、眼睑发白，手足冰冷，甲床发白，且 CT 提示有活动性出血。此时应考虑出现休克的可能。

五、治　疗

所有用于治疗休克的医疗措施统称为抗休克疗法，应根据不同休克病因、不同休克类型、目前休克程度、患者机体状况（心、肺、肾、肝功能状况及年龄）和检测结果，有针对性地采取个体化治疗方案，并注意防治休克并发症。重点是恢复有效灌注和给组织提供足够的氧。在一定条件下，脏器微循环血液灌流量与心功能、血容量成正比，与血管阻力成反比。因此，恢复充足的血容量、恢复有效的心输出量、恢复完整的外周血管张力是治疗休克的三个着力点。

（一）一般紧急治疗

保证呼吸道通畅。诊断明确者给予镇静止痛剂，以降低氧耗和代谢水平。维持休克体位（头和躯干抬高 20°～30°，下肢抬高 15°～20°）以增高回心血量。及早建立可靠、通畅、有效的静脉输液通路。及早给予鼻管或面罩吸氧，留置导尿管。连接监护仪、注意保温、高热给予降温。

（二）补充血容量

这是抢救休克的最基本措施，是纠正休克引起的组织低灌注和缺氧的关键。各种休克都存在有效循环血量绝对或相对不足，只要心功能正常，抓紧时机从静脉快速补液，迅速增加回心血量，可立竿见影增加心搏出量，即扩充血容量，简称"扩容"。正确的扩容原则是：①及时、尽早、充分；②"缺什么，补什么"。休克越重，微循环扩张淤滞和细胞通透性增加越重，不仅要补充所丢失的血容量，而且还要充填扩大的毛细血管床。因此，实际需要量往往比估计量大。扩容通常首先在 30～45 分钟内经静脉快速滴入生理盐水或平衡盐液 1000～1500ml，重度休克 2000～2500ml。由于此类晶体液维持扩容时间很短（仅 1 小时左右），可加用血浆增量剂如羟乙基淀粉，作用时间 14 小时，经肾排出，无毒性和抗原性，不引过敏反应，对凝血功能影响很小，一般不宜＞1500ml/d。一般将血红蛋白（Hb）浓度调节至 100g/L，血细胞比容（HCT）达 30%～35% 为最佳状态。当 Hb＜70g/L，HCT＜30%，可输浓缩红细胞。休克未纠正前，尽量少用葡萄糖液。注意适当补充白蛋白和血浆，以纠正低蛋白血症和凝血因子减少和缺乏。临床实际工作中，主要依据休克的临床表现、尿量、CVP 和血压变化来调节输液总量、成分、速度和不同液体的前后输注顺序。也有采用 7.5% 高渗氯化钠和等量 6% 右旋糖酐 70，按 4ml/kg 进行休克复苏治疗。血容量补足的根据是：①尿量＞40ml/h；②血压正常，脉压＞40mmHg；③CVP 升至 12cmH$_2$O；④临床表现好转（表 6-5）。

表 6-5　临床常用的调节输液指标

临床反应	尿量	CVP	血压	原因	处理原则
休克加重	＜17ml/h 或＜100ml/24h	低	低	血容量严重不足	早期、及时、充分补液
休克好转	＞30ml/h	低	正常	血容量不足	适当补液
呼吸困难、颈静脉怒张、双肺啰音	＜30ml/h	高	低	心功能不全或血容量相对过多	强心，纠酸，扩血管
皮肤苍白、发凉	30ml/h 左右	高	正常	容量血管过度收缩	舒张血管

（三）积极治疗原发病

一般情况下，发生休克都有明显休克侵袭因子打击，此时中止休克侵袭因子打击和恢复充足的血容量同等重要。高压大脓腔、坏死肠袢、消化道穿孔、内脏大出血等疾病往往需要及时手术，才能及时减轻或中止休克侵袭因子对机体的打击。治疗原则是：①病情允许，尽快在恢复充足血容量后及时手术；②病情不允许，尽量争分夺秒地恢复一定的血容量再紧急手术；③病情危急，即使不稳定，果断边抗休克边手术。犹豫不决可能断送宝贵的手术时机。此时，一般主张行简单有效的手术，不主张行复杂费时的根治性手术。手术时机和手术方式的选择对外科医生始终是一个考验和挑战。

（四）纠正酸碱平衡失调

休克时细胞缺血缺氧，一般都有不同程度的酸中毒。常用 5%NaHCO$_3$ 溶液 125ml 静脉滴注，30～60 分钟复查动脉血气以决定是否继续使用。目前对酸碱平衡的处理原则多主张"宁酸毋碱"。不严重的酸性环境有利于氧从 Hb 分离，提高微循环氧分压，并不急于积极纠正。

（五）血管活性药物的应用

应在充分补充血容量的前提下需应用血管活性药物，以维持脏器灌注压，改善生命脏器的灌流。理想的血管性药物应能迅速提高血压，改善心、脑灌流，又能改善肾和胃肠道等内脏器官灌流。但能为了单纯追求升高血压而长时间、大量使用缩血管药，以致灌流量明显下降。一般休克早期，需要选择性地扩张微血管以减少微血管过度代偿（强烈收缩）；到后期，可用血管收缩剂，起轻度选择性收缩肌性小静脉或微静脉，防止容量血管过度扩张的作用（表 6-6）。

表 6-6　常用血管活性药物

药名、剂型	开始剂量、速度	药理作用	临床意义
扩血管药			
硝普钠	20mg＋250ml，液体，ivgtt，60μg/min	使用于血管平滑肌，降低周围血管阻力和肺动脉楔压	肝内代谢产物氰酸盐对肝、肾有毒性，使用＞3 天测血浓度，＞10mg/dl 停用
酚妥拉明	20mg＋250ml，液体，ivgtt，0.1mg/min	α 受体阻滞剂，能解除去甲上腺素所引起的小血管收缩	起效快，持续时间短，降低周围血管阻力和增加心搏出量
缩血管药			
多巴胺	20mg＋5% 葡萄糖溶液 250ml，ivgtt，0.3mg/min	兴奋 α、β$_1$ 和多巴胺受体，＜10μg/（kg·min）增强心肌收缩力，扩张肾、胃肠血管，＞15μg/（kg·min）主要收缩血管	宜采取小剂量，取其强心、扩张肾和胃肠道血管作用
去甲肾上腺素	3mg＋5% 葡萄糖溶液 250ml，ivgtt，0.15mg/min	以兴奋 α 受体为主，轻度兴奋 β 受体临床最常用的缩血管药	作用时间短，兴奋心肌，收缩血管，升高血压及增加冠状动脉血流量
间羟胺（阿拉明）	40mg＋5% 葡萄糖溶液 250ml，ivgtt，0.3mg/min	间接兴奋 α、β 受体	对心脏和血管作用同去甲肾上腺素，但作用弱，维持时间 30 分钟

续表

药名、剂型	开始剂量、速度	药理作用	临床意义
抗胆碱药			
山莨菪碱	10mg/15min，iv 或（40～80）mg/h 持续泵入，直到病情改善	抗乙酰胆碱所致平滑肌痉挛，扩血管作用比硝普钠、酚妥拉明弱，作用时间稍长，常用脉搏增快	用于外周血管痉挛时，对提高血压、改善微循环、稳定病情方面有明显效果
强心药			
毛花苷C	首次 0.4mg＋50%葡萄糖溶液 20ml，iv，1～2 小时再用 0.2～0.4mg	增强心肌收缩力，减慢心率10～30分钟起效，1～2 小时效应最大，维持药效 2～4 天	增加心搏出量和心输出量，改善肺循环及体循环

注：ivgtt，静脉滴注；iv，静脉注射

为了兼顾各重要脏器灌流水平，常将血管收缩剂与扩张剂联合应用。例如，去甲肾上腺素 6～30μg/min 联合静脉滴注，可增加心脏指数30%，减少外周阻力45%，使血压提高到 80mmHg（10.7kPa）以上，尿量维持在 40m/h 以上。此法操作不当会出现血压忽高忽低，反而导致病情不稳定，常需在有经验医生指导下进行。临床上更常用、更安全、更简单的是多巴胺 20mg＋间羟胺 40mg＋5%葡萄糖溶液 250ml 共同静脉滴注，根据病情调节药物输入速度。

（六）皮质类固醇

皮质类固醇能抑制多种炎性介质释放、稳定血压、改善微循环和增加心输出量。一般适用于脓毒性休克，过敏性休克，心源性休克和顽固性休克。原则是：早应用，短疗程，大剂量。如地塞米松 1～3mg/kg 静脉滴注，一次滴完。使用 1～2 次，不超过 48 小时，必要时用量可达正常用量的 10～20 倍。不良反应：①应激性溃疡；②加重感染；③影响肾功能和 ARDS 病情预后；④诱发精神、神经异常反应；⑤突然停药出现反跳现象。

（七）治疗 DIC

DIC 是休克终末期表现，一旦发生，预后不良。对诊断明确的 DIC 患者，可用肝素抗凝治疗，一般剂量为 1.0mg/kg，6 小时一次，成人首次用 10 000U（1mg 相当于 125U 左右）。

（八）其他类药物

该类药物包括：①钙通道阻断剂如维拉帕米，具有防止钙离子内流、保护细胞结构与功能作用；②吗啡类拮抗剂如纳洛酮，可改善组织血液灌流和防止细胞功能失常；③氧自由基清除剂如超氧化物歧化酶（SOD），能减轻缺血再灌注损伤中氧自由基对组织破坏作用；④调节体内前列腺素（PGS），如输注前列环素（PGI₂）以改善微循环；⑤利尿剂及抗生素的使用。

案例 6-1 分析

1. 临床诊断　骨盆骨折；腰椎横突多发骨折；失血性休克；腹部贯通伤；头皮挫裂伤。

诊断要点：①根据患者外伤史及查体情况；②根据影像学检查和实验室检查结果。

2. 治疗　①立即建立输液通道，积极行补液、输血、抗休克治疗（根据实际情况纠酸、纠正电解质），留置尿管；②同时行急诊手术探查出血情况，术中血压继续下降，考虑左侧髂骨骨折、左髂内动脉断裂活动性出血及骨盆静脉丛出血严重，遂行急诊介入行双髂动脉栓塞术止血治疗；③术后转入 ICU 待病情平稳后再行骨折手术治疗。

第二节　低血容量性休克

任何构成血管内有效循环血量降低的因素均可导致低血容量性休克（hypovoliemic shock），常因大量出血、体液丧失、液体积存于第三间隙所致。主要表现为有效循环量↓→CVP↓→回心血量↓→血压↓。早期"血液重新分配"→外周血管阻力↑→心率↑，晚期微循环障碍→MODS。由大血管破裂或脏器出血引起的称失血性休克；各种损伤或大手术后同时具有失血及血浆丢失而发生的称创伤性休克。

一、失血性休克

失血性休克（hemorrhagic shock）在临床工作中很常见，多见于损伤引起大血管、肝、脾破裂，胃、十二指大出血，宫外孕破裂和产后大出血等。通常在迅速失血超过全身总血量20%时，启动"血液重新分配"仍不能稳定有效循环量，即出现休克。

【治疗】

1. 扩容　可根据表 6-2 迅速、粗略地估计出血量。更关键的是抓紧时机及时增加静脉回流量。输入量稍大于丢失量。尽管丢失的是全血，但是补充

血容量并不需要全部补充血液，Hb＞100g/L，HCT＞30%不必输血。首先在30分钟内经静脉快速滴注1000ml生理盐水或平衡液，然后快速补充人工胶体液更容易恢复血容量和维持血流动力学稳定。经上述快速补液后，病情一般有好转。此时，根据休克临床表现、一般监测和特殊监测结果，综合分析，调节下一步扩容的成分、速度，必要时输入浓缩红细胞、血浆、全血。

2. 止血　对失血性休克积极止血尤为重要。有时候，患者休克后血压下降，出血可停止；当休克复苏成功后血压回升，可再次引发出血。根据具体情况，采用指压法、局部加压包扎法、上止血带等方法暂时止血，为进行彻底的手术止血赢得宝贵时间。凡是不止血不能中止休克者，要果断边抗休克、边做手术准备，及早手术止血。否则，出血不止，随着休克时间延长，病情每况愈下，增加手术风险或丧失手术时机。

二、创伤性休克

创伤性休克（traumatic shock）见于严重的外伤。其病理生理特征为：①血液和血浆同时丧失（如挤压伤）；②损伤处炎性肿胀和体液渗出使血容量进一步下降而组织间隙容积趋向扩大；③创伤和疼痛引起神经内分泌系统反应，血浆内肾上腺素和去甲肾上腺素升高，影响血管阻力；④创伤本身直接引起重要生命器官衰竭，如急性出血性心包填塞引起心力衰竭，创伤性湿肺引起肺衰竭；⑤创伤本身间接引起重要生命器官衰竭，如管形骨骨折后引起脂肪栓塞症，挤压伤时大量肌红蛋白引起PRF等。器官和组织受到的损害比单纯性低血容量性休克更重，其病理生理远比失血性休克复杂。

【治疗】

1. 扩容　临床实际工作中常常对创伤性休克失液量估计不足，扩容总量大多需要超过估计量。其CVP＜5cmH$_2$O，宜在30分钟内快速输入液体和全血共3L。对扩容后的结果认真监测和分析，然后再修正治疗方案。

2. 纠酸　创伤早期因过度换气常会发生碱中毒。必须强调，在创伤性休克中，应用碱性药物必须有血气分析的依据。

3. 手术　有些创伤必须立即处理，如张力性气胸、开放性气胸、活动性出血、不稳定的移动性骨折。其他手术处理宜在休克基本控制后进行。

第三节　脓毒性休克

脓毒性休克（septic shock）是由感染造成SIRS，引起器官功能不全、收缩压＜90mmHg。外科多见，并发症多，易发生MODS，治疗棘手，死亡率高。革兰氏阴性菌杆菌释放的内毒素是导致休克的主要原因，故又称为内毒素性休克（endotoxic shock），即冷休克，以前多称为感染性休克（infective shock）。由于在确诊为感染性休克的患者中，可能未见明显感染病灶，但具有SIRS，目前多改称为脓毒性休克。其发病机制复杂，主要是由于感染灶的微生物及其释放的各种内、外毒素，刺激细胞生成并激活各种内源性炎症介质，通过对心血管系统的影响，对炎性细胞的趋化作用，对毛细血管壁通透性的作用和对靶细胞的活化及损害作用，引起各种临床表现。脓毒性休克临床表现甚为复杂，其局部反应有红、肿、热、痛及功能障碍等；全身反应有畏寒、发热、呼吸急促和器官功能不全等全身感染症状。临床上，"暖休克"较少见，仅是一部分革兰氏阳性菌感染引起的早期休克。"冷休克"较多见，多由革兰氏阴性菌感染引起；而且革兰氏阳性菌感染的休克加重时也成为"冷休克"（表6-7，图6-7）。

表6-7　脓毒性休克两种不同临床表现

临床表现	冷休克 （低排高阻型）	暖休克 （高排低阻型）
神志	躁动、淡漠或嗜睡	清醒
血管反应	收缩为主	扩张为主
皮肤色泽	苍白、发绀或花斑样发绀	淡红或潮红
皮肤温度	湿冷或冷汗	比较温暖、干燥
毛细血管充盈时间	延长	1~2秒
脉搏	细速	慢、搏动明显
脉压（mmHg）	＜30	＞30
尿量（ml/h）	＜25	＞30

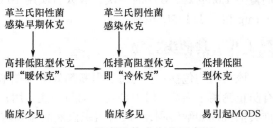

图6-7　脓毒性休克变化示意图

【治疗】

1. 扩容　首次输注平衡盐液，配合输适当的胶体如血浆、浓缩红细胞或全血（由于细菌毒素易影响肺功能和心功能）。综合分析表 6-1～表 6-5 结果，以 Hb 为 100g/L、HCT＞30%为宜，警惕输液过多。

2. 控制感染 抗生素使用原则：①休克本身就是使用抗生素的适应证；②首先根据临床经验，选用有效、强力、广谱抗生素，待患者血液、痰液、脓液、体腔液、粪便的细菌培养和药敏试验结果出来再作调整；③足量，短时间内使血液内抗生素浓度达到杀菌水平；④注意避免抗生素毒副作用。休克的发生反映局部感染的周围已失去屏障。尽早处理急性弥漫性腹膜炎、坏死肠袢、高压脓腔、梗阻性化脓性等。及时手术去除病灶可能成为纠正休克的转折点。

3. 纠酸 酸中毒发生早而严重，须及时纠正。首次用 5%碳酸氢钠 125～250ml。约 1 小时后，根据血气分析决定是否追加。

4. 心血管药物的使用 平均动脉压＜60mmHg 时，心、脑血管调节功能甚低。要保持冠状动脉基本灌流，主动脉舒张压不能＜60mmHg。在扩容、纠酸基础上，使用血管活性药（一般联合二种药物），尽量使血压维持在 90mmHg。心率＞150 次/分持续稍久者，使用毛花苷 C 0.4mg 静脉缓推。

5. 糖皮质激素 糖皮质激素用于脓毒性休克治疗由来已久，能稳定血压和改善一般临床症状。如地塞米松 3～10mg 缓慢静脉注射；必要时，间隔 4～6 小时重复。或使用达正常人 10～20 倍的剂量静脉滴注。一般主张短期使用，不超过 48 小时。

6. 其他治疗 包括营养支持，以及对并发的 DIC、重要器官功能障碍的积极处理等。

思 考 题

1. 影响中心静脉压的因素有哪些？治疗休克时测定中心静脉压有何意义？

2. 什么是有效循环血量？其决定因素有哪些？

3. 对休克患者能进行哪些监测？

4. 早期诊断休克的主要依据是什么？

5. 休克的治疗原则是什么？

（赵劲民）

第七章　多器官功能障碍综合证

学习目标

1. 掌握 MODS、AKI、ARDS、应激性溃疡、急性肝衰竭的概念。

2. 掌握 MODS、AKI、ARDS、应激性溃疡、急性肝衰竭的临床表现、诊断标准及治疗原则。

3. 熟悉其发病的病理生理机制。

第一节　概　论

MODS 的概念是由多系统器官衰竭（multiple system organ failure，MSOF）发展而来的。20 世纪 70 年代初，多位外科学者发现手术后危重患者可以在原始损伤因素打击的器官或解剖部位以外，发生多个"远距离器官功能衰竭"；并且从初次打击到远隔器官衰竭有一段间隔时间。于是，提出了"序贯性系统功能衰竭"的概念，之后 MSOF、MOF 等命名被广泛接受。90 年代，Bone 等认为用"多器官功能障碍综合征（multiple organ dysfunction syndrome，MODS）"更为妥当，因器官功能障碍是动态性生理紊乱过程，"衰竭"则趋向于静态概念，不利于对疾病的深入研究。此外，在临床上不少患者的器官功能障碍，通过恰当的治疗是可以逆转的。因此，为加强早期发现的意识，争取早期治疗，降低病死率，采用功能障碍（dysfunction）要比衰竭（failure）更为符合实情。目前认为，MODS 是特指机体受到严重创伤、休克、大手术或感染后，同时或序贯出现两个或两个以上的系统或器官功能障碍，而不包括器官的机械性损伤，临终患者的濒死状态，以及"肝肾综合征""心源性肺水肿""肺性脑病"等多种病理情况下均可发生的涉及多个器官或系统的衰竭。

一、病因和发病机制

1. MODS 的病因　任何能够导致失控的全身炎症反应综合征（systemic inflammatory response syndrome，SIRS）的疾病均可引发 MODS。基于 MODS 常继发于重大手术、烧伤、创伤、休克、心肺复苏后的事实，除了感染因素外，还有一些非感染的原因如创伤、烧伤、胰腺炎和大量输血等也能引起 SIRS，进而引发 MODS。

2. 发病机制　迄今为止，MODS 的发病机制尚未完全阐明。目前已提出多种有关 MODS 发病机制

的假说，如"炎症反应失控假说"、"缺血-再灌注损伤假说""细菌毒素假说""胃肠道假说""两次打击或双相预激假说""基因调控假说"等。这些假说都从不同侧面阐明了 MODS 的发病机制，相互之间有一定的重叠和联系。目前比较全面和广为接受的是"双相预激"和"炎症失控"假说，认为两次打击所致的"炎症反应失控"可能是 MODS 最重要的病理学基础和最根本的发病原因（图 7-1）。

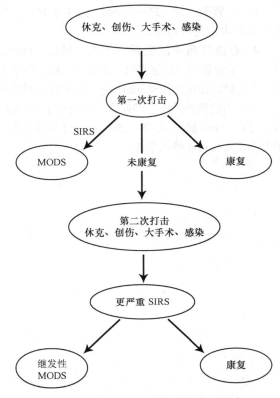

图 7-1　二次打击与多器官功能障碍综合征

二、临床表现

MODS 的临床表现复杂，个体差异大。除了器官衰竭这个共同点外，MODS 还具有许多明显区别于其他器官衰竭的临床特点（表 7-1）。

（1）与创伤、休克和感染的关系十分密切。

（2）高动力型循环。

（3）高代谢。

（4）病情凶险。

（5）缺乏特异性病理改变。

（6）存在逆转可能性。

表 7-1 多器官功能障碍综合征临床表现

	第 1 阶段	第 2 阶段	第 3 阶段	第 4 阶段
一般情况	正常或轻度烦躁，急性病容，烦躁	一般情况差	濒死感	循环系统
容量需求增加	高动力状态，容量依赖	休克，心输出量下降，水肿	血管活性药物维持血压，水肿	SvO$_2$下降
呼吸系统	轻度呼碱	呼吸急促，呼碱，低氧血症	严重低氧血症，ARDS	高碳酸血症、气压伤
肾脏	少尿，利尿剂反应差	肌酐清除率下降，轻度氮质血症	氮质血症，有血液透析指征	少尿，血透时循环不稳定
胃肠道	胃肠胀气	不能耐受食物	肠梗阻，应激性溃疡	腹泻，缺血性肠炎
肝脏	正常或轻度胆汁淤积	高胆红素血症，PT 延长	临床黄疸	氨基转移酶升高，严重黄疸
代谢	高血糖，胰岛素需要量增加	高分解代谢	代酸，高血糖	骨骼肌萎缩，乳酸酸中毒
神经系统	意识模糊	嗜睡	昏迷	昏迷
血液系统	正常或轻度异常	血小板降低，白细胞增多或减少	凝血功能异常	不能纠正的凝血障碍

三、诊 断

1. MODS 的诊断标准 MODS 患者多有创伤、感染、大手术等病史，且有全身炎症反应综合征（systemic inflammatory response syndrone，SIRS）的临床表现；随着不同的病情发展阶段，不同器官的临床表现亦趋恶化。尽管目前对 MODS 的诊断标准尚未完全统一，完整的 MODS 诊断依据应是"诱发因素+SIRS 或 CARS（compensatory anti-inflammatory response syndrome）+多器官功能障碍"。即①存在严重创伤、休克、感染、延迟复苏及大量坏死组织存留或凝血功能障碍等诱发 MODS 的病史或病象；②存在 SIRS、脓毒症或免疫功能障碍的表现和相应的临床症状；③存在两个以上系统或器官功能障碍。在以上三项内容中，诱发因素通过详细的体检和病史收集不难获得，而如何早期、准确地判断是否存在 SIRS 和器官功能障碍即成为 MODS 诊断的关键。表 7-2 是器官功能障碍与器官功能衰竭的诊断标准比较。

表 7-2 器官功能障碍与衰竭的诊断标准

器官	功能障碍	功能衰竭
肺	低氧血症需呼吸机支持至少 3～5 天	进行性 ARDS，需 PEEP>0.981kPa，FiO$_2$>0.50
肝	血清胆红素≥34～50μmol/L，GOT 和 GPT 等≥正常值的 2 倍	现黄疸，胆红素≥272～340μmol/L
肾	少尿≤400ml/24h，或肌酐上升≥（177～270）μmol/L	需进行肾替代治疗
胃肠	腹胀，不能耐受经口饮食>5 天	应激性溃疡需输血，发生非结石性胆囊炎
血液	PT 和 APTT>25%或血小板<（50～80）×10^9/L	发生 DIC
中枢神经	意识混乱，轻度定向力障碍	进行性昏迷
心血管	射血分数降低或毛细血管渗漏综合征	心血管系统对正性血管活性药无反应

2. MODS 早期实验室指标 近年来，人们在实验室诊断方面致力于寻找能反映器官功能障碍或提示器官损伤的有早期预警意义的指标，这些指标一般都是测定一些器官的标志酶或特定的代谢物质。目前提出来的有：①诊断肺损伤的指标如血管紧张素转换酶和凝血因子Ⅷ相关抗原；②反映心肌损伤的指标如心肌酶谱测定；③反映肝功能的指标：如前白蛋白和视黄醇结合蛋白、胆红素的亚成分、吲哚花氰绿清除试验、苯丙氨酸及酮体比例等；④反应肠黏膜损伤的有双胺氧化酶（DAO）、D-乳酸、乳果糖/甘露醇通透实验，以及胃、肠黏膜内 pH 测定等指标；⑤与代谢有关的如 IL-1、3-甲基组氨酸、支链氨基酸与芳香族氨基酸的比值、组织氧债等；⑥与过度炎症和免疫反应有关的如 C$_{3a}$ 和 C$_{5a}$、TNF、IL-6、IL-8、IL-10、腺嘌呤和 PGE$_2$ 等。

四、治疗和预防

由于目前仍然缺乏遏制MODS病理生理发展过程的有效措施，MODS 的病死率高，治疗难度大，费用高。目前其治疗原则主要是消除持续性致器官功能衰竭的诱发因素，针对各器官系统对症支持治疗，防治并发症。因此，针对 MODS，重点应在于早期发现可能导致 MODS 的危险因素，针对不同患者采取个体化治疗，预防 MODS 的发生。具体预防措施有：

（1）针对创伤、低血容量、休克的患者要及时、充分的复苏，提高心排血量，维持血流动力学稳定，保证组织灌注，避免缺血缺氧。

（2）针对创伤或术后感染的患者，应进行彻底清创、充分引流；及时清除组织灌注难以恢复的坏死组织，防止感染扩散。骨折患者应尽量避免反复手法复位。因为反复复位，有可能造成组织的出血和更广泛的损伤，促进释放细胞因子和炎性介质，从而加重全身炎性反应。

（3）在不影响患者胃肠道功能的情况下，应尽早进食进饮，以保持肠道屏障的完整，并提供充分的营养支持以满足高代谢需要。

（4）临床上要尽早发现 SIRS 的征象，查明病因，采取治疗措施，防止炎症反应进一步加重。

（5）其他，如维持内环境稳定，改善全身情况，提高机体免疫能力等。

第二节　急性肾衰竭

急性肾衰竭（acute kidney failure，ARF）是临床常见的一组临床综合征，尽管已受到临床广泛的重视，但在很长一段时间内，尚缺乏统一的诊断标准。越来越多的证据表明，急性、相对轻度的肾损伤或肾功能受损，即可出现为尿量与血液生化指标的变化。基于此，2002 年急性透析质量倡议组织提出了急性肾损伤（acute kidney injury，AKI）的概念，即指各种原因引起的肾功能损害，在短时间内出现血中氮质代谢产物积聚，水、电解质和酸碱平衡失调及全身并发症。该组织同时提出了 AKI 的分层诊断标准，即 RIFLE 标准。该标准涵盖了从急性肾损伤的危险因素开始到急性肾衰竭的全过程，包括风险（risk）、损伤（injury）、衰竭（failure）、肾功能丧失（loss）和终末期肾病（end-stage kidney disease）五个分级，RIFLE 为五个分级的首字母缩写。

一、病　　因

急诊肾损伤的病因众多，各种原因引起肾脏血流动力学改变，外源性或内源性肾毒素作用等均可导致 AKI 的发生。根据致病部位不同，传统上将 AKI 分为肾前性、肾性及肾后性。

1. 肾前性　循环容量相对或绝对不足；心脏原因导致心输出量下降；肾动脉或肾静脉的阻塞或肾血管的自身调节紊乱等。早期肾前性肾损伤属于功能性

改变，如长时间无法纠正，则导致急性肾小管坏死，出现肾性肾损伤。

2. 肾性　是直接损害肾实质的各种疾病因素所导致的 AKI，如肾小管疾病、肾小球疾病、肾血管病变、肾间质病变、肾乳头坏死等。

3. 肾后性　各种原因引起的急性尿路梗阻可导致，如尿道阻塞、神经性膀胱、输尿管阻塞等。

二、病 理 生 理

MODS 肾功能障碍的病因及发病机制众多且复杂，其病理生理学过程尚未被完全阐明。目前认为，常见的炎症、缺血和肾毒性肾损伤模式可以序贯或同时发生。休克或低血容量时，儿茶酚胺分泌增加，肾素-血管紧张素系统活化和血管扩张性前列腺素合成减少，以及内皮素（endothelin）释放增多等因素，均可引起肾血管收缩，随之肾血流量下降和肾小球过滤的减少。此时，肾脏启动代偿机制以增加 Na^+ 和水的再吸收，同时，肾脏耗氧量增加。若不及时纠正和治疗，则进展为肾性肾衰竭。另一方面，由于肾内血流的再分布，肾外层皮质受损，早期即可出现肾皮质缺血。感染性休克即使在高动力状态下，由于血液灌注压不足或血流再分布，以及治疗过程中肾毒性药物的使用，都将加重肾功能损害。肾功能障碍或衰竭，有害物质在体内蓄积，发生水和电解质、酸碱失衡和出现氮质血症等。若有以下情况，则更易于发生急性肾功能障碍：①先前有肾脏病者；②糖尿病；③高血压或血管疾病；④黄疸；⑤多发性骨髓瘤；⑥老年患者。

三、临 床 表 现

1. 少尿或无尿期　①尿量骤减或逐渐减少：少尿持续时间不一致，一般为 1～2 周，但少数病例可持续 3 个月以上。患者尿液中含有蛋白，红、白细胞和各种管型。24 小时尿量少于 400ml 者称为少尿，少于 100ml 者称为无尿。②进行性氮质血症：由于肾小球滤过率降低引起少尿或无尿，致使排除氮质和其他代谢产物减少，血浆肌酐和尿素氮升高。同时，如有发热、感染、损伤等情况，则蛋白质分解代谢增加，血中尿素氮和肌酐升高更快。近几年来非少尿型的急性肾小管坏死有增加趋势，这类患者在进行性氮质血症期内，每日尿量可维持在 400ml 以上，甚至达到 1000～2000ml。③水、电解质紊乱和酸碱平衡失常：随着少尿期延长，体内水分大量蓄积，表现为软组织水肿、体重增加、高血压、急性心力衰竭、肺水肿和脑水肿等；同时由于尿液排出减少，可出现高钾血症、

高镁血症、高磷血症、低钙血症、低钠、低氯血症及代谢性酸中毒等。④心血管系统表现：水过多可导致高血压、急性肺水肿、心力衰竭；电解质紊乱可导致多种心律失常、其他心血管表现如心包炎等。⑤消化系统：常见症状为食欲减退、恶心、呕吐、腹胀、呃逆或腹泻等，亦可出现消化道出血、黄疸等。⑥神经系统：轻型可无神经系统症状，部分患者早期表现疲倦，精神差，严重时可表现为意识淡漠、嗜睡或烦躁不安甚至昏迷。⑦血液系统：贫血是部分患者早期出现的症状，严重患者可出现出血倾向、血小板减少、消耗性低凝血症、纤维蛋白溶解甚至 DIC。

2. 多尿期　每日尿量达 2.5L 以上。进行性尿量增多是肾功能开始恢复的标志，每日尿量可成倍增加，3～5 日可达 1000ml，进入多尿期后肾功能并不能立即恢复，当肾小球滤过率增加时，血氮质才逐渐下降，有时多尿期可持续 2～3 周或更久。多尿期应密切观察水、电解质和酸碱平衡情况。

3. 恢复期　当血尿素氮和肌酐明显下降时，尿量逐渐恢复正常，肾小球滤过功能多数在 3～6 个月内恢复正常，部分病例可维持 1 年以上。若肾功能持久不能恢复，可能提示肾脏遗留永久性损害。

四、诊　断

1. RIFLE 分级诊断标准见表 7-3。

表 7-3　RIFLE 分级诊断标准

	GFR 或 Scr	尿量
危险	Scr 增加 1.5 倍或 GFR 下降>25%	<0.5ml/（kg·h），持续 6 小时
损伤	Scr 增加 2 倍或 GFR 下降>50%	<0.5ml/（kg·h），持续 12 小时
衰竭	Scr 增加 3 倍或 GFR 下降>75%，或 Scr≥335μmol/L 或 Scr 急性升高>44.2μmol/L	<0.3ml/（kg·h），持续 24 小时或无尿 12 小时
丢失	持续肾功能完全丢失>4 周	
终末期肾病	持续肾功能完全丢失>3 个月	

2. AKIN 分期标准　为了使 RIFLE 分级更加方便实用和准确，2005 年急性肾损伤网络组织（acute kidney network，AKIN）对 RIFLE 分级标准进行了改良，即 AKIN 的急性肾损伤分期标准（表 7-4）。2012 年，改善全球肾脏病预后组织（kidney disease：improving global outcomes，KDIGO）发布了《KDIGO 急性肾损伤临床实践指南》，并提出了 KDIGO 分期标准，在临床工作中也被广泛采纳。KDIGO 对 AKI 的定义是肾功能的快速恶化伴下列任一情况：48 小时内血清肌酐上升≥0.3mg/dl（26.5μmol/L）；7 天

内血清肌酐升高超过基础值的 1.5 倍；和/或尿量<0.5ml/（kg·h），超过 6 小时或少尿。KDIGO 分期标准与 AKIN 的分期标准相似，仅 3 期中血肌酐标准调整为：升高≥4.0mg/dl（354μmol/L）；增值基线 3 倍及以上；或者启动 RRT；或者病人<18 岁，估计 eGFR 降低到<35ml/（min·1.73m^2）。

表 7-4　AKIN 分期标准

分期	血清肌酐标准（48 小时内）	尿量标准
1 期	Scr 升高>26.4μmol/L（0.3mg/dl）或增加到基线的 1.5～2 倍	<0.5ml/（kg·h），超过 6 小时
2 期	Scr 增加到基线的 2～3 倍	<0.5ml/（kg·h），超过 12 小时
3 期	Scr 增加到>基线的 3 倍，或>354μmol/L（4mg/dl），且急性上升>44μmol/L（0.5mg/dl）	<0.3ml/（kg·h），超过 24 小时或无尿超过 12 小时

3. 辅助检查

（1）血液检查：可有贫血，Scr、BUN、血钾、血磷增高，血 pH 降低，血钠增高或降低，血钙降低等。

（2）尿液检查：尿蛋白多为（±）～（+）；可见上皮细胞管型、颗粒管型及少许红细胞、白细胞等；尿比重降低或增高；尿渗透浓度降低或增高；尿钠含量降低或增高。

（3）尿路超声影像可排除尿路感染梗阻等，可以评价肾血流变化；CT 血管造影、磁共振或核素检查可以评价血管有无阻塞；核素检查还可以评价肾灌注、GFR。

（4）近年来发现，半胱氨酸蛋白酶抑制剂 C（Cystatin C）是一个较好评价肾小球滤过率的指标，其受影响因素少，可及时反映肾功能变化，更适合重症患者。一些其他的生物指标如中性粒细胞明胶酶相关脂质运载蛋白（NGAL）、IL-18、肾损伤分子（KIM-1）等，更能及时地反映早期 AKI，对于缺血/再灌注、药物毒性、心脏手术、造影剂等引起的 AKI 有重要的诊断价值。

五、治　疗

1. 非替代治疗

（1）液体管理：是 AKI 治疗中最基本的环节。肾损伤不同时期，液体管理策略不同。对于轻度 AKI 患者，主要是补足血容量，改善低灌注及防止新低灌注的发生；对于严重的 AKI，应保持液体平衡，坚持"量出为入"的原则；尿量明显增多后要注意水、电解质的检测，适当补充葡萄糖、林格液，用量为尿量的 1/3～2/3。如不存在失血性休克，应使用等渗液而不是胶体液，若伴有休克，在补液的基础上加用血管

活性药物。

（2）维持内环境稳定：对于高钾血症，可予葡萄糖酸钙、碳酸氢钠、胰岛素等处理或尽快行血液净化；多尿期应注意补钾，以免发生低钾血症。对于水过多造成的低钠血症，症状轻的仅需限制水的摄入及导泻治疗，症状重的需行肾替代治疗；而高钠血症多是由于缺水造成的，不必过度限制钠盐的摄入。

（3）营养支持治疗：由于 AKI 患者多处于高应激状态，糖利用能力下降，蛋白质分解增加，营养支持的目的是减少蛋白质的分解。①对于危重患者，使用胰岛素控制血糖目标在（6.1～8.3）mmol/L。②优先选择肠内营养途径，对于非肾替代治疗患者，蛋白质摄入量为 0.8～1.0g/（kg·d），接受肾替代治疗患者蛋白质摄入量可达 1.7g/（kg·d）。

（4）药物治疗：①利尿剂：应用利尿剂的目的是改善少尿患者的液体管理，但是在使用前应当评估机体的容量情况，如存在容量不足，不应使用利尿剂，否则会加重肾灌注不足，加重肾脏损伤；利尿剂剂量应遵循小剂量到大剂量的原则。②血管活性药物：传统的观念认为小剂量多巴胺[2～5μg/（kg·min）]可以起到肾保护作用，但是目前多项研究已证实小剂量多巴胺非但不能预防 AKI 发生，反而会使 AKI 患者肾灌注恶化。对于感染性休克患者，去甲肾上腺素不仅可以升高血压，也能增加尿量和改善肾小球的滤过率。③碳酸氢钠：轻度代谢性酸中毒无需治疗，当血碳酸氢盐浓度<15mmol/L 时，才需补充。④抗感染药物：控制感染是减缓 AKI 发展的重要措施。避免应用肾毒性及含钾类药物，并根据药代动力学和药效学调整剂量和用法。

2. 肾替代治疗（renal replacement therapy，RRT） 包含了所有间断性和连续性清除溶质，对脏器功能起支持作用的干预措施，是目前治疗 AKI 的主要手段。连续性肾脏替代治疗（continuous renal replacement therapy，CRRT）是指所有连续 24h 或接近 24h，连续、缓慢清除水分和溶质的治疗方式的总称。相对于间歇性肾脏替代治疗（intermittent renal replacement therapy，IRRT）而言，CRRT 具有血流动力学稳定、有效清除中大分子、改善炎症状态、精确控制容量负荷及调节免疫功能等多项优势，在临床危重症的救治中发挥着重要作用。肾脏替代常用方式有血液透析、血液滤过或腹膜透析。不同的治疗模式理论基础不同，血液透析以弥散清除为主，血液滤过以对流清除为主。小分子物质（分子量 500 左右，如尿素、肌酐、尿酸、磷酸、葡萄糖等）弥散清除效果好；中分子物质（分子量 5000 左右，如多肽、蛋白酶、肿瘤坏死因子、白细胞介素、肌球蛋白、微球蛋

白等）对流清除效果好。目前 RRT 治疗的适应证较为广泛，除了常见的肾性因素如氮质血症、危及生命的水、电解质和酸碱失衡外，许多肾外因素如急性中毒、脓毒症、横纹肌溶解、难以控制的高低热等都是血液净化治疗的指征。当患者肾功能已经得到足够恢复，或决定采用姑息治疗时，应停止 RRT 治疗。

（1）血液透析疗法：根据膜平衡原理，半透膜两侧液体各自所含溶质浓度的梯度差及其所形成的不同渗透浓度，可使溶质从浓度高的一侧通过平衡膜向浓度低的一侧弥散，而水分子则由浓度低的一侧渗透至浓度高的一侧，从而达到动态的平衡。因此，当血液进入透析器时，其中的代谢产物如尿素氮、肌酐、中分子物质和电解质等可通过弥散作用到透析液中，而透析液中的物质如碳酸氢根或醋酸盐也会弥散到血液中，从而达到纠正酸碱电解质紊乱及清除体内代谢废物的治疗目的。

（2）血液滤过疗法：血液滤过靠对流原理完成。在跨膜压的作用下，膜孔径范围内的所有溶质以相同速率同水分子一起被排出。血液滤过为了补偿被滤过的液体和电解质，保持机体内环境平衡，需要补回相应的液体和电解质以代替肾小管的重吸收功能。与血液透析比较，血液滤过具有更稳定的血流动力学状态。对于血流动力学不稳定及透析期间体重增加过多的患者，采用血液滤过方法可减少低血压的发生。

（3）腹膜透析疗法：腹膜透析是利用腹膜作为透析膜，将血液中的溶质，如尿素氮、肌酐、电解质及水分等，清除至腹腔并排出体外的过程。在这一过程中，透析液中的缓冲剂被吸收，代谢成碳酸氢盐，可以纠正酸中毒。在腹膜透析过程中，溶质分子通过弥散和溶质抽出作用跨腹膜运动，水分子则通过超滤作用进入腹腔。绝对禁忌证：严重的腹膜纤维化或小肠切除 50%以上；严重的腹膜-胸腔漏或大量胸腔积液；肠道活动性炎症性疾病等。由于腹膜透析对腹腔要求严格，且起效缓慢，溶质和液体的清除效率低下，而 ICU 患者常合并全身感染，多器官功能障碍，病情危急，故不是首选治疗模式。

六、预　防

避免 AKI 发生发展是改善患者预后的有效手段。因此，应尽可能地避免应用肾毒性药物，如万古霉素、阿米卡星、造影剂和乙酰水杨酸类药物，尤其是具有发生 AKI 高危因素的患者。保证肾灌注是预防 AKI 的关键，应实时监控，维持液体、电解质和酸碱的平衡与稳态。目前不推荐使用利尿剂及多巴胺进行 AKI 的预防及治疗。

第三节　急性呼吸窘迫综合征

急性呼吸窘迫综合征（acute respiratory distress syndrome，ARDS）是在严重感染、休克、创伤及烧伤等非心源性疾病过程中，肺毛细血管内皮细胞和肺泡上皮细胞损伤造成弥漫性肺间质及肺泡水肿，导致的急性低氧性呼吸功能不全或衰竭。

一、病　　因

肺不仅是与大气环境直接相通的器官，同时也是唯一接受全部心排血量的器官，是循环内细菌、微粒和异物的滤器，所以肺是最易受到损伤的器官。以往认为，ARDS 是肺部遭受直接损伤的结果，目前认为各种原因（表 7-5）导致的机体失控的炎症反应才是 ARDS 的根本原因，ARDS 并不是孤立的疾病，而是多脏器功能障碍综合征在肺部的表现。

表 7-5　ARDS 常见病因

病因	
直接损伤	
误吸	吸入胃内容物、毒气、烟雾、溺水等
肺部感染	细菌、病毒、真菌及卡氏肺孢子病感染等
肺钝挫伤	
肺部手术	肺部移植术后、肺部分切除术后
肺栓塞	血栓栓塞、脂肪栓塞、羊水栓塞等
放射性肺损伤	
间接损伤	
休克	低血容量性、感染性、心源性、过敏性休克
严重的非胸部创伤	头部伤、骨折、烧伤等
急诊复苏导致高灌注状态	
代谢紊乱	急性重症胰腺炎、糖尿病酮症酸中毒、尿毒症等
血液学紊乱	弥散性血管内凝血、体外循环、血液透析、大量输血
药物	海洛因、噻嗪类、水杨酸类、巴比妥类药物
神经源性因素	脑干及下丘脑损伤，颅内压升高
妇产科疾病	妊娠高血压综合征，子宫肌瘤，死胎

二、病　理　生　理

ARDS 以肺容积减少、肺血管通透性增加、通气/血流比例失调为主要病理生理特征，最终导致低氧血症和肺顺应性的降低。

1. 肺泡毛细血管膜通透性增高　肺组织释放趋化因子和血循环中的炎症介质，导致中性粒细胞在肺组织中浸润和跨内皮移行，是肺损伤的病理基础。如

感染时细菌内毒素脂多糖（LPS）与血内特异性蛋白结合，形成的脂多糖结合蛋白（LBP）。它不仅增进黏附分子 CD18 的表达，促使中性粒细胞与内皮细胞间的黏附，且还诱发肺泡巨噬细胞产生细胞因子如肿瘤坏死因子 α（TNF-α）。同时 LPS/LBP 复合物与 CD14 相互作用，激发一系列细胞内生化改变而导致肺损伤。被内毒素激活的补体也可刺激中性粒细胞和单核细胞在肺组织中集聚，加重了肺组织的炎性损伤。

2. 肺泡 II 型细胞代谢障碍　肺组织缺血及炎症介质等因素直接导致肺泡表面活性物质的成分改变和产生不足，如表面活性物质相关的磷脂和蛋白含量降低，引起肺泡表面张力增加，肺间质及血管周围组织压力降低，促使液体向间质和肺泡内转移，从而加重肺水肿。血浆蛋白的渗出也将降低肺泡表面活性物质的活性，提高肺泡表面张力，引起肺泡萎陷或肺不张。

3. 肺血管调节功能障碍　内皮细胞损伤导致缺氧性肺血管收缩功能障碍，是造成 ARDS 顽固性低氧血症的重要原因。肺损伤患者内源性 NO 合成明显减少，引起肺血管阻力升高，导致右心功能障碍。右心功能障碍不仅影响全身血液回流，同时引起胃肠道淤血和黏膜通透性增加，促使细菌和内毒素移位，这可能是医源性肺炎的重要原因。事实上，内皮细胞损伤并不局限于肺血管，而是全身内皮细胞损伤在肺部突出的表现而已。

4. 肺微血管循环障碍和血栓栓塞，引起通气血流比例失调，增加混合静脉血的掺杂。

三、临　床　表　现

1. 症状　呼吸急促、呼吸窘迫是 ARDS 的主要临床表现。典型的临床表现为发病 6～72 小时迅速出现呼吸困难，并进行性加重。呼吸频率大于 20 次/分，并逐渐加快可达 30～50 次/分，甚至可达 60 次/分以上，呈现呼吸窘迫症状。随着呼吸频率和呼吸困难的发展，缺氧症状逐渐加重，患者表现为烦躁不安、心动过速、口唇及指甲发绀。此时缺氧通过鼻导管或者面罩吸氧均不能缓解。疾病后期多伴有肺部感染症状。

2. 体征　疾病初期除呼吸急促以外，可无明显的呼吸系统体征；随着病情进展，出现唇及指甲发绀，患者两肺可闻及干、湿性啰音、哮鸣音；后期可出现肺部实变体征，如呼吸音减低及水泡音等。

3. 并发症　ARDS 患者出现并发症的风险很高。有些是与机械通气有关，如压力性肺损伤、医源性肺炎；有些与疾病本身有关，如谵妄、深静脉血栓、消化道出血等。

四、诊　　断

ARDS 自 1967 年首次被描述后，其临床定义被多次修订。由于医疗技术不断进步，且全球医疗资源不均衡，2012 年提出的 ARDS 柏林标准对 ARDS 的管理和研究存在一定的局限性。2021 年召开的全球共识会议，制定了最新的 ARDS 全球定义及诊断标准。

1. 危险因素和水肿诱因　由肺炎、非肺部感染、创伤、输血、误吸或休克等急性危险因素引起。肺水肿并非完全或主要归因于心源性肺水肿/液体超载，低氧血症/气体交换异常并非主要归因于肺不张。然而，如果存在 ARDS 的危险因素，则可以在存在这些条件的情况下诊断 ARDS。

2. 时机　低氧血症呼吸衰竭在危险因素出现 1 周内急性发作或恶化、或患者在 1 周内出现新的或恶化的呼吸道症状。

3. 胸部影像学　胸片和 CT 上提示双侧浸润影，或超声提示双侧 B 线和（或）实变，不能完全用胸腔积液、肺不张或结节/肿块来解释。

4. 氧合　非气管插管 ARDS：基于使用高流量氧疗（流速≥30L/min）或 NIV/CPAP 时 PEEP≥5cmH$_2$O 条件下，PaO$_2$/FiO$_2$≤300mmHg 或 SpO$_2$/FiO$_2$≤315（SpO$_2$≤97%）。气管插管机械通气 ARDS：a.轻度：200＜PaO$_2$/FiO$_2$≤300 或 235＜SpO$_2$/FiO$_2$≤315（如果 SpO$_2$≤97%）；b.中度：100＜PaO$_2$/FiO$_2$≤200 或 148＜SpO$_2$/FiO$_2$≤235（如果 SpO$_2$≤97%）；c.重度：PaO$_2$/FiO$_2$≤100 或 SpO$_2$/FiO$_2$≤148（如果 SpO$_2$≤97%）。在资源受限环境下 ARDS：SpO$_2$/FiO$_2$≤315（如果 SpO$_2$≤97%），诊断不需要呼气末正压或最小氧流量。

五、治　　疗

本病无有效治疗方法，原则是消除原发病因，支持呼吸，改善循环，维护其他器官功能和防治并发症。

1. 积极治疗原发病　及时去除或控制致病因素是 ARDS 治疗最关键环节。

2. 呼吸支持治疗

（1）氧疗：基本目的是改善低氧血症，首先使用鼻导管，当需要使用较高吸氧浓度时，可采用可调节吸氧浓度的文丘里面罩或带贮氧袋的非重复吸入式氧气面罩。使 PaO$_2$ 达到 60～80mmHg，吸氧浓度尽可能＜60%。ARDS 患者常规氧疗不能改善缺氧症状时，需要更高级的氧疗措施，如经鼻高流量氧疗或机械通气。

（2）无创机械通气：当患者神志清楚、血流动力学稳定并能够随时行气管插管时可以行无创机械通气治疗，但是如治疗 1～2 小时低氧血症不能改善或发生全身情况恶化，应及时更改为有创机械通气治疗。

（3）有创机械通气：经评估凡经高浓度吸氧不能改善低氧血症即有行有创机械通气治疗的指征。目前主张"小潮气量肺保护通气"的机械通气策略。具体为：潮气量 6～8ml/kg（理想体重）避免正常肺泡过度膨胀；适当的 PEEP 防止肺泡塌陷；维持平台压＜25～30cmH$_2$O。其他策略有肺复张、俯卧位通气、自主呼吸、半卧位、高频振荡通气、体外膜肺氧合技术等。

3. 药物治疗　ARDS 的治疗主要是原发病的治疗，药物治疗的疗效不确切，目前存在较多争议，需要进一步研究证实。

（1）控制感染：应及早开始，早期经验性选用广谱抗生素，再根据药敏结果调整用药。

（2）降低肺血管阻力：一氧化氮、前列腺素 E$_1$ 等。

（3）糖皮质激素：减轻炎症反应，减少渗出。

（4）抗氧化药物治疗：目前仍存在争议，需进一步证实，常用药物有鱼油、利索茶碱、N-乙酰半胱氨酸。

（5）特异性药物治疗：肺泡表面活性物质，还不能作为常规治疗手段，有效性仍待研究。

4. 支持治疗　可以适当使用镇静肌肉松弛药物降低氧耗；在胃肠道允许的前提下首选肠内营养途径进行营养支持治疗；在保证组织器官灌注的前提下，适当的利尿及限制液体输入，可以减轻肺水肿的程度。

案例 7-1

患者入科后予胃肠减压、抗炎、补液、抑酸、抑制胰酶分泌、抑制炎症反应等对症、支持治疗。但血常规监测血红蛋白呈现下降趋势，经过输液补充血液制品后，仍无明显好转，考虑存在胰腺坏死出血的可能，予行胰腺假性囊肿切除术+开腹腔内脓肿引流术+胰腺周围神经切除术+腹壁整形术+肠粘连松解术，术中见腹腔广泛渗血、腐蚀、糜烂，大量坏死渗出，术后感染严重，需去甲肾上腺素维持血压，患者呼吸及肾功能持续恶化，需呼吸机辅助呼吸，氧合指数小于 200mmHg，Scr 达到 497μmol/L 并出现 24 小时内无尿，严重酸中毒症状，予持续行肾替代治疗及强有力抗感染、营养、器官功能支持治疗。约 14 天后患者肾功能开始恢复，尿量增多，但血肌酐水平尚未降至正常，为 220～270μmol/L。同时患者呼吸改善，成功呼吸机脱机，氧合指数为 394mmHg、关腹后腹压为 7～9cmH$_2$O，未见明显升高，情况尚可，病情明显好转。

问题：
1. 该患者发生 ARDS 及 AKI 的病理机制？
2. 该患者应选用的最佳肾替代治疗方式？
3. 该患者共出现哪几个部位的器官功能障碍？

第四节　应激性溃疡

一、病　因

应激性溃疡（stress ulcel，SC）是指在应激状态下所出现的胃、十二指肠黏膜的急性损伤，常见病因为大面积烧伤、严重创伤、休克、脓毒症、脑出血等，主要临床表现为胃及十二指肠黏膜的糜烂、溃疡、严重者可出现出血，甚至穿孔。

二、病 理 生 理

目前认为应激性溃疡的发生同胃及十二指肠溃疡的发病机制相似。

1. 胃黏膜血流减少。
2. 胃黏膜屏障功能损害。黏膜屏障功能障碍的原因主要有：应激引起的黏膜细胞能量代谢障碍，从而引起功能紊乱及结构破坏；应激时黏膜细胞自我更新能力下降，细胞增殖速率减慢；应激状态下胃黏膜前列腺素合成减少，削弱了对胃黏膜的保护作用；应激时肾上腺皮质系统兴奋，糖皮质激素释放增多，增强了胃酸及胃蛋白酶的分泌。

三、临 床 表 现

1. 本病主要表现为急性上消化道出血的症状，可有呕血、不同程度的便血，胃管引流为血性液。
2. 若出血量过大，可以并发失血性休克，大出血早期患者血红蛋白可无明显变化，随后因血液稀释，血红蛋白和红细胞可下降。
3. 大量消化道出血，由于血液蛋白在肠道被分解和吸收，可引起肠源性氮质血症。若休克状态不能尽快纠正，可因有效血容量不足导致肾前性氮质血症或因肾灌注不足发生肾性氮质血症。
4. 应激性溃疡并发消化道穿孔可出现腹膜炎症状。
5. 消化道出血后 24 小时内可以出现低热症状。

四、诊　　断

1. **消化道出血部位的判断**　①呕血和黑便往往提示出现消化道出血，但是呕血需排除为口咽部、呼吸道来源的可能，黑便需与药物或食物引起大便颜色变深区分。②胃管引流为血性液常提示上消化道出血可能。③消化内镜是确诊出血的主要检查方法。

2. **出血量判断**　临床精确判断出血量较困难，往往根据出血量＞（5～10）ml/天，粪便隐血试验可呈阳性；出血量在（50～100）ml/天，可出现黑便；胃内积血量达（250～300）ml，可发生呕血；出血量＞500ml，可出现休克症状。

3. **活动性出血判断**　①反复呕血或频繁黑便。②生命体征不平稳，出现周围循环衰竭临床表现或需要快速补液输血血压方能平稳。③红细胞计数、血红蛋白和血细胞比容进行性下降。④经胃管或三腔二囊管使用数千毫升冰水冲洗后，液体仍呈鲜红色。

4. **出血停止判断**　排便时间延长、黑便由稀薄转干；生命体征趋于平稳；胃管引流液颜色性状越来越浅。

五、治　　疗

1. **病因治疗**　积极治疗原发病，尽早去除诱发应激性溃疡的病因。

2. 使用胃黏膜保护剂，如硫糖铝保护胃黏膜。

3. 对于消化道出血患者，应用抑酸剂迅速提高胃内 pH 使其≥6，创造胃内止血条件及应用生长抑素降低门静脉压力、抑制胃泌素及胃酸的分泌，应用止血药物止血治疗。对于出血量大的患者可采用三腔二囊压迫止血。

4. 内镜检查可明确诊断并在内镜下做止血治疗。

5. 补充血容量，首选晶体液，维持稳定的血液循环治疗，维持 MAP≥65mmHg，HB≥7g/dl。若出现凝血功能障碍，可输注血浆、血小板、凝血酶原复合物等。

6. **手术治疗**　①大出血经保守治疗无效。②急性穿孔。③内镜介入检查不能明确出血部位。

第五节　急性肝衰竭

国内外对于急性肝衰竭定义的时限存在差异，我国根据 2012 版《肝衰竭指南》将肝衰竭分为急性、亚急性、慢加急性、慢性 4 类。起病小于 2 周称为急性，2～26 周称为亚急性。因此，目前我国关于急性肝衰竭的定义是：原来无肝脏基础疾病或虽有肝病但已长期无症状的患者,因各种损伤因素(如严重感染、创伤、休克、药物与毒物等)直接或间接导致患者2周内出现以进行性黄疸、意识障碍、出血等为主要临床表现的一组临床综合征。其共同病理生理特征为:肝细胞广泛坏死或脂肪浸润,肝细胞再生能力不足,导致肝细胞合成、解毒和生物转化、转运和排泄等功能障碍。

一、病 因

1. 病毒感染 是导致 ALF 最常见的病因,包括肝炎病毒,非肝炎病毒(巨细胞病毒、EB 病毒、单纯疱疹病毒、肠道病毒等)。

2. 药物 对乙酰氨基酚、异烟肼、氟烷、甲基多巴、吡嗪酰胺、中草药等。

3. 有毒物质 四氯化碳、毒蕈等。

4. 其他 急性妊娠脂肪肝、HELLP 综合征、自身免疫性肝炎、肿瘤细胞广泛浸润、细菌感染、急性缺血缺氧、肝移植术后早期等。

二、病 理 生 理

1. 代谢方面 在 ALF 早期,机体糖原异生和急性相关蛋白合成增加;蛋白质分解代谢和氨基酸也增加,助长了高代谢状态。随着病情的发展,肝细胞的分泌、合成和生物转化功能进一步恶化,导致血内葡萄糖、三酰甘油、氨基酸、胆红素、尿素和乳酸水平的增高。血转氨酶水平的升高,可反映出肝实质的损害,但未必与组织学损害呈正相关。血内胆红素的增高,与抑制肝胆管分泌、低氧血症、药物引起胆汁淤积、输血等原因有关。

2. 单核吞噬细胞系统方面 肝 Kupffer 细胞是肝脏组织内固有的巨噬细胞,具有吞噬作用。ALF 时,Kupffer 细胞受损,可出现以下表现:①受损的 Kupffer 细胞对内毒素、细菌和毒性产物的摄取和清除能力减退,导致这些有害物质的"溢出";②被内毒素激活的肝巨噬细胞,可释放出大量的炎性介质;③影响肝细胞对炎性介质的清除,尤其是先前有肝病或肝细胞损害者;④降低了肝细胞急性相关蛋白的合成和改变其中间代谢,包括 C-反应蛋白、纤维蛋白原和抗胰蛋白酶等。

三、临 床 表 现

1. 一般情况 疲倦乏力、食欲差、恶心呕吐、呃逆、腹胀等。

2. 黄疸 黄疸短期内迅速增高,以肝细胞性黄疸增高为主,每日上升幅度>(13～34)μmol/L,总胆红素>171μmol/L,爆发性肝衰竭黄疸指标较轻甚至正常。

3. 肝性脑病 是 ALF 最突出并具有诊断意义的早期特征,以代谢紊乱为基础的表现,意识状态随病情严重程度加重而加重,往往经过前驱期→昏迷前期→昏睡期→昏迷期四个时期,其中前两个时期属于轻度可逆转期,后两期属于重度难逆转期,预后极差。若患者进入昏迷期,各种反应、反射均可消失。

4. 凝血功能障碍 肝功能的损害,将导致凝血因子的缺乏,以及进行性血小板减少症,而出现出血倾向。

5. 感染 ALF 患者往往免疫功能低下,胃肠道屏障功能下降易导致感染的发生,同时由于需要实施多种侵入性操作及免疫抑制药物使用等均增加了感染的可能性。

6. 脑水肿及颅压增高症状 由于谷氨酰胺渗透性溶质增多,Na^+-K^+-ATP 酶抑制引起星状胶质细胞肿胀,内毒素、细胞因子导致血脑屏障通透性增高,血流动力学改变导致脑灌注不足等原因可导致颅内水肿并引发颅压增高,以及由于凝血功能障碍导致颅内出血亦可造成颅压增高症状。

7. 循环功能障碍 表现为高排低阻型循环功能障碍,临床上可表现为休克、心律失常和心力衰竭。

8. 肺功能障碍 常见的主要有肺部继发感染、肺水肿、肺内出血、肝肺综合征、肝性胸腔积液、肺不张、支气管胸膜瘘、气胸、纵隔气肿等并引发低氧血症,主要表现为 ARDS 症状。

9. 肝肾综合征 是在肝衰竭的基础上出现的肾功能损害。2015 年新制定的诊断标准具体如下:①肝硬化和腹水诊断明确;②符合 AKI 诊断标准;③停用利尿剂并输注白蛋白（1g/kg）两天无效;④无休克;⑤目前或近期未使用肾毒性药物;⑥无蛋白尿（尿蛋白≤500mg/d）、无微量血尿（≤50 红细胞/高倍视野）,肾脏超声检查正常。

10. 低血糖 因肝细胞大量坏死,糖原分解减少及糖异生功能障碍,可发生低血糖并可导致昏迷。

11. 酸碱电解质紊乱 可表现为低钾、高钾、低钠、高钠、低氯、高氯、低钙、低磷、代谢性酸中毒及呼吸性碱中毒等多种内环境紊乱表现。

12. MODS 由 ALF 可引发 MODS 表现甚至 MOF,本身 ALF 也可以是 MODS 或 MOF 在肝脏的表现。

四、诊　断

急性起病，2周内出现Ⅱ度以上肝性脑病并有以下表现者：

1. 极度乏力，并有明显畏食、腹胀、恶心、呕吐等消化道症状

2. 短期内黄疸进行性加深，血清总胆红素≥10倍正常上限值或每日上升≥17.1μmol/L。

3. 出血倾向明显，PTA≤40%或 INR≥1.5，且排除其他原因。

4. 肝进行性缩小。

五、治　疗

1. 一般支持治疗　①加强病情监护，密切观察生命体征趋势，确保维持稳定的呼吸、循环与内环境稳态。②卧床休息，减少体力消耗，避免过度刺激。③若无禁忌，优先选择肠内营养，注意使用高糖类、低脂、适量蛋白质饮食配方；若不能应用，应给予肠外营养，补充维生素及电解质平衡，积极纠正低蛋白血症。④可使用微生态调节剂及乳果糖等减少肠道内菌群移位和内毒素血症。⑤注意院内感染的预防。

2. 针对不同病因和发病机制的治疗　①针对病因治疗：对于病毒引起的 ALF，应早期采取有效的抗病毒治疗；对于药物引起的，应首先停用该药物，对乙酰氨基酚引起的中毒应给予 N-乙酰半胱氨酸治疗，毒蕈中毒可应用水飞蓟素或青霉素。②免疫调节治疗：对于自身免疫性肝病及酒精性肝炎可使用肾上腺皮质激素；为增强免疫功能，可使用胸腺肽及免疫球蛋白。③促肝细胞生长治疗：可使用促肝细胞生长素和前列腺素 E_1 脂质体等药物。

3. 防治并发症

（1）肝性脑病：①祛除病因，酸化肠道，促进氨的排出以减少肠源性毒素的吸收。②可使用精氨酸及门冬氨酸鸟氨酸降血氨。③限制蛋白质饮食。④使用支链氨基酸以纠正氨基酸失衡。⑤人工肝治疗。

（2）脑水肿：颅内压增高者，可应用脱水药物，但是肾功能受损慎用，可祥利尿剂与脱水药物交替使用。

（3）肝肾综合征：可使用内脏血管收缩药物包括垂体后叶素、生长抑素类、肾上腺素受体激动药物等改善肾小球滤过率，增加肌酐清除率，另外也可使用大剂量祥利尿剂冲击，若急性肾衰竭需要血液透析，建议采用持续性血液透析方法及可行人工肝治疗。

（4）感染：肝衰竭患者因免疫功能下降易发生感染，应根据经验选择抗感染方案后再根据药物敏感结果进行抗感染药物方案调整。

（5）出血：①可给予新鲜血浆、凝血酶原复合物和纤维蛋白原等补充凝血因子，血小板低下者可输入血小板，对纤溶亢进者可应用氨甲环酸或氨甲苯酸抗纤溶治疗。②门静脉压力增高者，可使用生长抑素或垂体后叶素降低门静脉压力，对于由此引起的出血可使用三腔二囊管压迫止血或内镜下硬化剂注射、套扎治疗。上述方法无效可考虑急诊手术治疗。

（6）人工肝支持治疗：人工肝为暂时替代衰竭的肝的部分功能，为肝细胞再生及肝功能恢复或等待肝移植营造时间。目前主要应用非生物型人工肝方法。

（7）肝移植和肝细胞移植：目前肝移植是治疗晚期肝衰竭最有效的治疗方法。肝细胞移植是目前供肝缺乏的情况下，作为肝移植治疗的辅助手段，为肝衰竭与肝移植之间架起桥梁，为患者自体肝细胞的恢复、再生和增殖营造时间。

思　考　题

1. 简述 MODS 的诊断要点。
2. 感染造成的肾衰竭如何选择肾替代治疗方式？
3. 简述急性呼吸窘迫综合征的氧疗原则。
4. 简述急性肝衰竭诱发应激性溃疡的机制。

（汤展宏　蒋良艳）

第八章 麻　醉

第一节 绪　论

麻醉（anesthesia）系指用药物或非药理性方法使人体局部或全身暂时失去知觉和感觉。祖国医学在古代有记载，外科鼻祖华佗应用麻沸散后，患者神志丧失，继之施行腹部手术。1846 年 Morton 医生在美国麻省总医院示范乙醚麻醉获得成功后，开始了现代麻醉学的新纪元。

现代麻醉学经过 170 余年的发展，现已成为医学二级学科和医院一级临床学科，是临床医学的重要组成部分。目前，现代麻醉学研究的范畴和工作领域已包括：①临床麻醉；②急救复苏；③重症监测与治疗；④疼痛诊疗等。由此可见，该学科既有丰富的基础医学理论与临床医学理论，又有许多临床技能操作，内容非常丰富。由于在外科学（案例版）教材中篇幅所限，本章仅讨论临床麻醉常用的基本知识。

临床麻醉方法分类：①全身麻醉：分为吸入全身麻醉、静脉全身麻醉、静吸复合麻醉和基础麻醉四类。②局部麻醉：分为表面麻醉、局部浸润麻醉、区域阻滞和神经阻滞四类。③椎管内麻醉：分为蛛网膜下隙阻滞、硬脊膜外隙阻滞、骶管阻滞和蛛网膜下隙联合硬膜外阻滞。

第二节 麻醉前准备和麻醉前用药

所有麻醉药和麻醉方法都可影响到患者的生理功能。手术创伤和出血可使患者处于应激状态，外科疾病与并存的内科疾病各自产生的病理生理改变等，都将使机体生理潜能承受巨大负担，是围术期潜在的危险因素。在麻醉前根据病情对患者全身情况和重要器官生理功能做出充分评估，并在术前尽可能加以维护和调节，以提高患者麻醉手术安全性，是临床麻醉工作的重要内容。

一、麻醉前病情评估

麻醉的风险性与手术大小并非完全一致。复杂手术可使麻醉的风险性增加，而有时手术并不复杂，但患者的病情和并存疾病却给麻醉带来许多困难和风险。为了提高麻醉的安全性，麻醉前必须访视患者，仔细阅读病历，详细了解病史、既往手术麻醉史、药物治疗情况、平时体力活动能力及目前的变化，参照化验和各项特殊检查了解心、肺、肝、肾等重要器官功能。并根据访视和检查结果，对患者耐受麻醉及手术的能力做出全面评估。

目前通用的病情评估方法为美国麻醉医师协会（ASA）分级法（表 8-1）。ASA 评估分级对患者承受麻醉手术的能力具有重要参考价值。

表 8-1 ASA 病情分级、麻醉耐受估计和围术期死亡率

分级	标准	麻醉耐受估计	围术期死亡率
I	体格健康，发育营养良好，各器官功能正常	良好	0.06%～0.08%
II	除外科疾病外，有轻度并存病，功能代偿健全	好	0.27%～0.40%
III	并存病情严重，体力活动受限，但尚能应付日常活动	稍差	1.82%～4.30%

续表

分级	标准	麻醉耐受估计	围术期死亡率
Ⅳ	并存病严重，丧失日常活动能力，经常面临生命威胁	差	7.80%～23.0%
Ⅴ	无论手术与否，生命难以维持 24 小时的濒死患者	极差	9.40%～50.7%
Ⅵ	确证为脑死亡，其器官拟用于器官移植手术		

注：急症病例注"急"或"E"，表示风险较择期手术增加

案例 8-1 分析 1

该病例患有"风心病"，但本次患病前能胜任从事的体力劳动工作，生活自理，提示患者的心脏功能代偿良好，ASA 为 Ⅱ级"E"，能耐受此次麻醉和手术。

二、麻醉前准备

（一）体格准备

麻醉前应尽力改善患者的营养状况，纠正紊乱的生理功能，治疗并存的内科疾病，使患者重要器官功能处于最佳状态，以增强患者对麻醉和手术的承受力，降低麻醉手术风险。这是麻醉前体格准备的主要目的。

营养不良可导致机体血浆蛋白降低以及某些维生素缺乏，使患者对麻醉、手术创伤及失血的耐受能力降低，术前应加以改善，使白蛋白≥30g/L。重贫血患者，术前需少量多次输血，改善贫血状况，使血红蛋白≥80g/L。对有水、电解质紊乱和酸碱平衡失调患者，应在术前积极给予纠正，保持内环境稳定。

休克患者应根据引起休克的原因，依照病情轻重缓急进行个体化处理，如急性出血性休克属于抢救性手术，尽快控制出血是抢救患者生命的关键。麻醉医师应迅速了解其生命体征、出血部位、失血量等情况，尽快建立快速输液通路和开始麻醉，不应过分强调纠正术前生命体征而延误急救手术。

手术患者合并心脏病者，术前评估应全面复习病史，明确心脏疾病的性质、严重程度、对血流动力学的影响及目前治疗的效果。对择期手术的心力衰竭患者，术前应纠正心力衰竭，以减轻心脏负荷，改善心功能，使心功能达到最佳状态后再实施手术。冠心病及心律失常患者，亦应在治疗使心律失常次数减少后再行麻醉手术，降低麻醉手术风险。服用 β 受体阻滞剂治疗心绞痛、心律失常和高血压患者，围术期应继续用药，包括手术当天；因为长期用药可以诱发 β

受体上调，停药后会诱发高血压、心动过速、心肌缺血等。

合并高血压者，应经过内科系统治疗以控制血压稳定，收缩压低于 180mmHg，舒张压低于 100mmHg 较为安全。在选择抗高血压药时，应避免用中枢性降压药，以免麻醉期间发生顽固性低血压和心动过缓。其他降压药可持续用到手术当天。避免因停药而发生血压剧烈波动。

合并呼吸系统疾病者，术前应检查肺功能、动脉血气分析和肺 X 线片。停止吸烟至少 2 周，并进行呼吸功能训练。有急、慢性肺部感染者，应用有效抗生素 3～5 天控制肺部感染。合并糖尿病者，择期手术应控制空腹血糖不高于 8.3mmol/L，尿糖低于（＋＋），尿酮体阴性。急诊伴酮症酸中毒者，应在短时间内静脉滴注胰岛素降低血糖、补充液体并纠正酸中毒后手术。如需立即手术者，麻醉的风险性明显增加。

（二）精神状态的准备

手术是一种创伤性治疗方法，麻醉对患者来讲则更加陌生。因此，患者于术前难免紧张、焦虑或恐惧，这种应激性心理状态将对生理功能产生明显影响。为减轻或消除患者应激反应，麻醉医师在术前访视患者时，应耐心解释患者提出的麻醉问题，以取得患者的理解、信任和合作。

（三）胃肠道的准备

择期手术前应常规排空胃，避免围术期发生胃内容物的反流、呕吐或误吸，导致窒息和吸入性肺炎。成人择期手术前应禁食 8～12 小时，禁饮 4 小时，以保证胃排空。小儿术前应禁食（奶）4～8 小时，禁水 2～3 小时。饱胃患者如需立即手术者，即便是区域阻滞或椎管内麻醉，也有发生呕吐和误吸的危险。麻醉前应明确患者进食与手术的间隔时间，并做好相应准备。

（四）麻醉设备、用具及药品的准备

为使麻醉和手术能安全顺利进行，防止意外事件的发生，麻醉前必须对麻醉和监测设备、麻醉用具及药品进行准备和检查。麻醉期间必须连续监测患者的生命体征，如血压、呼吸、ECG、脉搏、体温、血氧饱和度等。此外，还应根据病情和条件选择监测呼气末 CO_2 分压、直接动脉压、中心静脉压等。

在麻醉实施前，麻醉医师要对已准备好的麻醉机、气源、吸引器、麻醉喉镜、气管导管及连接管等用具再一次检查和核对，确保无误才能实施麻醉。

三、麻醉前用药

(一)麻醉前用药的目的

麻醉前用药的目的在于:①消除患者紧张、焦虑及恐惧的心理,使患者在麻醉前产生意识松懈、情绪稳定和遗忘效果,并提高机体对局麻药的耐受性。②提高痛阈,缓和或解除原发疾病,减轻麻醉前的有创操作引起的疼痛,以便患者在麻醉操作过程中能够充分合作。③抑制呼吸道腺体的分泌功能,保持呼吸道通畅。④抑制副交感神经兴奋性,抑制因焦虑、恐惧或疼痛引起的交感神经兴奋,以维持循环功能稳定。

(二)麻醉前用药的选择

麻醉前用药应根据患者情况和麻醉方法,确定用药的种类、剂量、给药途径和时间。手术前晚可口服镇静、催眠药,消除患者的紧张情绪,使其能安眠休息。一般来说,全麻患者以镇静药和抗胆碱药为主,有剧痛者加用麻醉性镇痛药。腰麻患者以镇静药为主,硬膜外麻醉者可酌情给予镇痛药。冠心病及高血压患者的镇静药剂量可适当增加;而心脏瓣膜病、心功能差及病情严重者,镇静及镇痛药的剂量应酌减,抗胆碱药以东莨菪碱为宜。一般状况差、年老体弱者、恶病质及甲状腺功能低下者,对催眠镇静药及镇痛药都较敏感,用药量应减少;而年轻体壮或甲状腺功能亢进患者,用药量应酌增。

(三)常用药物

1. 催眠药 主要用巴比妥类药,起镇静作用和预防局麻药毒性反应。常用药为苯巴比妥钠。成人 0.1~0.2g、小儿 3~5mg/kg 肌内注射。

2. 安定镇静药 主要用苯二氮䓬类药起到安定镇静、催眠、抗焦虑作用,能有效解除患者紧张恐惧反应,尤其对精神高度紧张的患者,解除焦虑效果显著。

(1)地西泮(安定):一般常用剂量为 0.1~0.2mg/kg。口服、肌内注射或静脉注射。

(2)咪达唑仑:一般常用剂量为 0.04~0.08mg/kg,肌内注射或静脉注射。

3. 麻醉性镇痛药 主要用于术前有明显疼痛的患者,常用药物有吗啡、哌替啶、芬太尼。

(1)吗啡:吗啡具有提高痛阈、强力抑制代谢和显著改变精神状态等功效。剂量成人 0.15~0.2mg/kg,于麻醉前 1 小时肌内注射。

禁忌证:①禁用于老年、体弱、危重患者、小儿及肥胖患者。②呼吸系统疾病、呼吸功能不全或呼吸道梗阻等。③肝肾功能不全、内分泌疾病、颅内高压患者。④孕妇、临产妇等患者。

(2)哌替啶:哌替啶的作用强度仅为吗啡的 1/10,持续时间比较短。成人剂量 1mg/kg,于麻醉前 1 小时肌内注射,可引起呼吸抑制、心动过速与低血压。禁忌证同吗啡。

(3)芬太尼:芬太尼的镇痛作用为吗啡的 75~125 倍,持续 30 分钟。对呼吸有抑制作用,其呼吸抑制可达 1 小时,与咪达唑仑合用时呼吸抑制更为明显。成人剂量 0.1mg 于麻醉前 1 小时肌内注射。禁忌证同吗啡。

4. 抗胆碱能药 抗胆碱能药可抑制多种腺体分泌,解除平滑肌痉挛,便于保持呼吸道通畅和抑制副交感神经兴奋性,是各种麻醉必不可少的麻醉前用药。

(1)阿托品:成人常用剂量为 0.5mg,小儿 0.01~0.02mg/kg 肌内注射,禁用于甲状腺功能亢进、发热及心动过速等患者。

(2)东莨菪碱:该药具有阿托品样作用,但不引起心率加快,主要用于心动过速等患者,成人常用剂量为 0.2~0.6mg 肌内注射或静脉注射。

(3)戊羟利定:该药对心率无明显影响,兼有中枢和外周抗胆碱作用,成人 0.01~0.02mg/kg 肌内注射或静脉注射。

四、麻醉选择和处理原则

麻醉选择包括麻醉方法的选择和麻醉药物(包括辅助用药)的选择。总的原则是要在能满足手术要求的前提下尽量选择对患者有利的麻醉方法和药物,但有些危重患者却只能在麻醉允许的前提下进行最简单的手术。麻醉选择受到众多因素的影响,这些因素或麻醉选择的依据可以概括为以下三个方面。

（一）患者的情况

患者的情况包括年龄、手术治疗的疾病与并存症及其严重程度、重要脏器功能、情绪与合作程度、肥胖程度、患者意愿等。例如，幼儿不能配合，就只宜选全麻或基础麻醉与硬膜外麻醉复合；患者有严重的慢性阻塞性肺疾病而需行上腹部手术，可能以小剂量硬膜外麻醉结合浅的全身麻醉（全麻）并行气管内插管来管理呼吸较为稳妥；对尿毒症患者的急症手术就只能考虑局部麻醉；如患者情绪异常紧张，无疑全麻较为合适；肥胖患者如果在仰卧位即有明显运气不足的表现，则克服困难进行气管内插管全麻应是较好的麻醉选择；对患者的意愿应该充分考虑，有的患者要求全麻，有的患者拒绝全麻，如果没有麻醉上的禁忌证又能满足手术要求，则应接受患者的意见，没有必要说服患者接受他不愿接受的麻醉方法。如果患者有某种麻醉的禁忌证，则只能选用其他麻醉方法。

（二）手术方面

手术方面的考虑包括手术部位、手术方式、术者的特殊要求与技术水平等。例如，腹部手术需要良好的肌松弛，可以考虑椎管内麻醉；如果作胸腔镜手术，需要使术侧肺塌陷以便于操作，则需插双腔导管、支气管导管做单肺通气，术者可由于手术上的需要或手术习惯而提出某些要求，只要不违反原则而又可能做到，宜尽量予以满足；对估计技术难度较大、术时较长的手术，选择全麻可能较为合适。

（三）麻醉方面

麻醉方面的考虑包括麻醉者的业务水平、经验或习惯，麻醉设备和药品方面的条件等。如果超越麻醉者的学识和技术水平或受到设备与药品方面的限制，则理论上最适宜于该患者的方法也只是一句空话。在有多种方法可供选择时，经验和习惯往往起重要作用。

不能将麻醉选择绝对化，同一种手术可在不同的麻醉方法下进行，同一种麻醉方法也可用于多种手术。有时还将全身麻醉与椎管内麻醉或其他部位麻醉复合应用，或将蛛网膜下隙阻滞与硬膜外麻醉联合应用。麻醉医师应根据多方面的因素来选择最合适的麻醉方法和药物，在这方面没有硬性的规定可循。麻醉选择虽然很重要，但应该说更重要的是麻醉管理。

第三节 全身麻醉

全身麻醉是指麻醉药通过吸入、静脉、肌内注射或直肠灌注等方法进入患者体内，使中枢神经系统受到抑制，患者意识消失而无疼痛感觉的一种可逆性功能抑制状态。

> **案例 8-2**
>
> 患者，男，50 岁，体重 60kg，ASA Ⅱ 级。因患右肺下叶肺大疱，择期气管插管全麻下行电视胸腔镜下肺大泡切除术。术前患者痰量不多，自主呼吸平稳，呼吸道通畅，心电图无明显异常，查血气各项指标大致正常，对青霉素过敏，其他各项检查正常。入手术室后，患者 HR 68 次/分，BP 132/85mmHg，SpO$_2$ 98%。
>
> **问题：**
>
> 1. 此患者诱导可以选择哪种类型的麻醉药及用量？
>
> 2. 选用哪种插管方法？
>
> 3. 气管插管过程中应注意什么？

一、全身麻醉药

（一）吸入麻醉药

凡经气道吸入而产生全身麻醉的药物，称为吸入麻醉药（inhalational anesthetics，inhaled anesthetics）。常用的药有氧化亚氮（笑气）、氟烷、恩氟烷、异氟烷、七氟烷及地氟烷等。

1. 吸入麻醉药的理化性质与药理性能 吸入麻醉药的理化性质决定其麻醉强度、给药方法、摄取速率、分布与排出。吸入麻醉药的强度是以最低肺泡有效浓度（minimum alveolar concentration，MAC）来衡量的。MAC 是指某种吸入麻醉药在一个大气压下能使 50%患者在切皮刺激时不动，此时肺泡内麻醉药物的浓度即为 1MAC。由于 MAC 是不同麻醉药的等效浓度，所以能反映该麻醉药的效能，MAC 越小，麻醉效能越强。油/气分配系数越高，麻醉强度越大，MAC 则越小（表 8-2）。

表 8-2 吸入麻醉药的理化性质

药物名称	分子质量	油/气	血/气	代谢率（%）	MAC（%）
乙醚	74	65	12	2.1～3.6	1.9
氧化亚氮	44	1.4	0.47	0.004	105
氟烷	197	224	2.4	15～20	0.75
恩氟烷	184	98	1.9	2～5	1.7

续表

药物名称	分子质量	油/气	血/气	代谢率（%）	MAC（%）
异氟烷	184	98	1.4	0.2	1.15
七氟烷	200	53.4	0.65	2～3	2.0
地氟烷	168	18.7	0.42	0.02	6.0

2. 吸入麻醉药的吸收　主要与以下几个因素有关：

（1）浓度效应：麻醉药的吸入浓度（F_1）越高，在残气量中的浓度越大，麻醉药在肺泡内浓度（F_A）也越高。F_1不仅可影响F_A的高低，而且影响F_A上升的速度。即F_1越高，F_A上升越快，称为"浓度效应"。

（2）通气效应：通气量增加对F_A/F_1升高的影响明显。肺泡通气量增加，可将更多的药物输送到肺泡，结果加速了F_A的升高和F_A/F_1的上升速度。

（3）心输出量（CO）：麻醉药是以扩散方式由肺泡向血液转移的。在肺通气量不变时，CO增加，通过肺循环的血流量也增加，被血液摄取并移走的麻醉药也增加，结果F_A上升减慢。

（4）血/气分配系数：指麻醉药气体与血液达到平衡状态时，单位容积血液中该气体的溶解量。药物的血/气分配系数越大，被血液摄取也越多，表示药物在血中的溶解度大，血液犹如一个巨大的贮库，必须溶解更多的药物方能使其分压明显升高，故麻醉诱导缓慢。停止给药后，血中麻醉药的分压下降缓慢，故苏醒期较长。血/气分配系数低，表示麻醉诱导期F_A上升快，麻醉恢复期F_A降低快，肺泡、血液和脑组织之间容易达到平衡，麻醉深度容易控制。

（5）肺泡静脉血麻醉药分浓度（F_{A-v}）：F_{A-v}越大，肺循环摄取的药物剂量越多，即肺血从肺泡带走的麻醉药越多。在诱导期，混合静脉血中的麻醉药接近零，F_{A-v}很大，促进了血液对麻醉药的摄取。随着麻醉的进行，静脉血中麻醉药的浓度逐渐升高，使F_{A-v}降低，摄取速度减慢，摄取量亦减少，最终达到相对稳定状态。

3. 吸入麻醉药的代谢和毒性　吸入麻醉药的脂溶性较大，很难由肾排出，绝大部分以原型由呼吸道排出，仅小部分在体内代谢后随尿排出。由于药物的代谢过程及其代谢产物对肝和肾的功能都有不同程度的影响，因此，衡量药物的毒性涉及其代谢率，一般来说代谢率越低，其毒性也越低。

4. 常用的吸入麻醉药

（1）氧化亚氮（笑气，nitrous oxide，N_2O）：氧化亚氮是无色、带有甜味、无刺激性的气体麻醉药，由于在血液中溶解度很低，故诱导、苏醒均很迅速。即使长时间吸入，停药后也可在1～4分钟内完全清醒。由于其全麻效能低，即使吸入浓度高达80%，也难以使麻醉超过三期一级。如继续增大吸入浓度，则势必引起缺氧，故不宜单独应用。

对心肌有一定的直接抑制作用，但对心输出量、心率和血压无明显影响。对肺血管平滑肌有收缩作用，从而导致右房压升高，但对外周血管阻力无明显影响。

对呼吸道无刺激性，分泌物不增加，纤毛活动不受抑制，通气量无明显变化。但吸入50%N_2O时，机体对缺氧的反应性减弱。此外，N_2O可使肺泡氧分压和动脉血氧分压之间的差增大。N_2O与其他麻醉药或麻醉性镇痛药合用时，其呼吸抑制作用明显。

临床应用：因N_2O的麻醉性能弱，需与其他全麻药复合应用于麻醉维持，吸入浓度为50%～70%。麻醉时必须同时持续吸入氧气，吸氧浓度（F_iO_2）至少高于0.3，以免发生低氧血症。麻醉结束由吸入N_2O-O_2改为吸入空气时，血液中的N_2O迅速弥散到肺泡，使肺泡氧浓度降低而导致严重缺氧。因此，停止吸N_2O后，应吸氧5～10分钟，避免在麻醉恢复期发生低氧血症。

禁忌证：肠梗阻、气胸、空气栓塞等体内有闭合性空腔的患者；麻醉装置的氧化亚氮流量计、氧流量计不准确时禁用。

（2）恩氟烷（安氟醚，anflurane）：恩氟烷为无色透明液体，无明显刺激味。化学性质非常稳定，血/气分配系数为1.9（37℃），因此诱导、苏醒较快。被吸入的恩氟烷80%以上以原型从肺呼出，仅2%～8%经肝微粒体酶催化而变为氟化物经肾随尿排出。

恩氟烷对中枢神经系统（CNS）有抑制作用，但可使脑血流量和颅内压增加。随着吸入浓度逐渐升高（>3%），脑电图（EEG）可出现癫痫样棘波和暴发性抑制。

对心肌收缩力有抑制作用，引起血压、心输出量和心肌氧耗量降低，其程度与吸入浓度有关。对外周血管有轻度舒张作用，导致血压下降和反射性心率增快，血压下降除与外周血管阻力下降有关外，还与抑制心肌收缩力有关。恩氟烷引起血压下降与麻醉深度呈平行关系，可作为麻醉深浅的标志。

对呼吸道无明显刺激，不增加气道分泌，可扩张支气管，较少引起咳嗽、喉痉挛。对呼吸的抑制作用较强，表现为潮气量降低和呼吸增快，可增强非去极化肌松药的作用。

临床应用：可用于麻醉诱导和维持。麻醉维持期的常用吸入浓度为0.5%～2%。可使眼压降低，对眼内手术有利。因深麻醉时脑电图显示癫痫样发作，因此有癫痫病史者应慎用。

（3）异氟烷（异氟醚，isoflurane）：是恩氟烷的同分异构体，理化性质在很多方面与恩氟烷相似，但有刺激性气味。其血/气分配系数较低（1.4），故麻醉深度易于调节。

低浓度时对脑血流无影响，高浓度时（＞1MAC）可因抑制呼吸使 $PaCO_2$ 增高，从而引起脑血管扩张，脑血流增加和颅内压升高，适当过度通气可降低颅内压。

对心肌收缩力的抑制作用较轻，对心输出量的影响较小，但可明显降低外周血管阻力而降低动脉压。对冠脉有扩张作用，并有引起冠脉窃血的可能。不增加心肌对外源性儿茶酚胺的敏感性。

对呼吸抑制作用比恩氟烷轻，在 1MAC 时，对 CO_2 的通气反应抑制 50%～70%；在 2MAC 时，反应消失，呼吸停止。对缺氧反应的抑制明显，0.1 MAC 时即抑制 50%～70%，1MAC 时反应消失。血/气分配系数较低，肺泡浓度很快与吸入浓度达到平衡。对支气管平滑肌有舒张作用，可增强非去极化肌松药的作用。

临床应用：异氟烷具有很多优点，尤其是对循环影响轻，麻醉维持时易保持循环功能稳定，停药后苏醒较快。除镇痛作用较差、对呼吸道有刺激性外，是较好的吸入麻醉药。适用于各种年龄、各个部位及各种疾病的手术，包括一些其他麻醉药不宜使用的疾病，如癫痫、颅内压增高等。以面罩吸入诱导时，因有刺激气味，易引起患者呛咳和屏气，尤其是儿童难以耐受，使麻醉诱导减慢。因此，常在静脉诱导后，以吸入异氟烷维持麻醉。常用吸入浓度为 0.5%～2%。因其对外周血管扩张明显，因而可用于控制性降压。

（4）七氟烷（七氟醚，sevoflurane）：七氟烷为无色透明液体，无刺激性气味。化学性质不够稳定，可以被钠石灰吸收、分解，尤其是高温时。临床使用浓度不燃不爆，但在氧中浓度达到 11%、在 N_2O 中达到 10%时可燃烧。由于血/气分配系数低，经肺摄取后，在血中的分压迅速升高。大部分以原形从肺呼出，1%～5%经肝脏代谢，从胆汁和尿排出。

七氟烷全麻效能高，强度与恩氟烷相似，其MAC 在成年人为 2.0%，在儿童增至 2.49%左右，在老人降至 1.48%左右，1～1.5MAC 为临床实用浓度范围。由于血/气分配系数很低，七氟烷的诱导、苏醒作用均很迅速。诱导过程平稳，很少有兴奋现象，苏醒期亦平稳，麻醉深度容易调节。对 CNS 有抑制作用，对脑血管有舒张作用，可增加脑血流，引起颅内压升高。

对循环系统的影响与剂量相关。随着吸入浓度的增高，使外周阻力血管扩张，左室收缩功能降低，血压降低，心排血量减少，心率通常无明显变化。不增加心肌对儿茶酚胺的敏感性，可用于嗜铬细胞瘤手术及合用肾上腺素局麻类手术。在 1.5MAC 以上时可扩张冠状血管、降低冠脉阻力。

对呼吸道无刺激性，气道分泌物不增加，诱导时很少引起咳嗽。可松弛支气管平滑肌，抑制乙酰胆碱、组胺引起的支气管收缩，故可用于哮喘患者。对呼吸产生剂量依赖性抑制作用，1.4MAC 时，七氟烷的每分通气量和呼吸频率均降低，但在停药后对呼吸的抑制作用消失较快。可增强非去极化肌松药的作用，并延长其作用时间。

临床应用：用于麻醉诱导和维持。用面罩诱导时，呛咳和屏气的发生率很低。维持麻醉浓度为 1.5%～2.5%时，循环稳定。麻醉后清醒迅速，清醒时间成人平均为 10 分钟，小儿为 8.6 分钟。苏醒过程平稳，恶心和呕吐的发生率低。

（5）地氟烷（地氟醚，desflurane）：地氟烷的分子质量为 168，沸点仅 23.5℃。22～23℃时饱和蒸汽压高达 700mmHg，接近 1 个大气压，故不能使用标准蒸发器，而应使用电加温的直接读数蒸发器。

地氟烷的麻醉性能较弱，成人的 MAC 为 6.0%。可抑制大脑皮层的电活动，降低脑氧代谢率。低浓度不抑制中枢对 CO_2 的反应，过度通气时也不使颅内压降低。高浓度可使脑血管舒张，并降低其自身调节能力。

对心肌收缩力有轻度抑制作用，对心率、血压和CO 影响较轻，当浓度增加时可引起外周血管阻力降低，使血压下降。

对呼吸有轻度抑制作用，可抑制机体对 $PaCO_2$ 升高的反应，对呼吸道也有轻度刺激作用。对神经肌肉接头有抑制作用，增强肌松药的效应。因其血/气分配系数很低，肺泡浓度 F_A/F_I 上升很快，也很容易达到平衡状态。几乎全部由肺排出，除长时间或高浓度应用外，其体内代谢率极低，因而其肝、肾毒性很低。

临床应用：用于麻醉诱导和维持，麻醉诱导和苏醒都非常迅速。可单独以面罩诱导，浓度低于 6%时呛咳和屏气的发生率低，浓度大于 7%可引起呛咳、屏气、分泌物增多，甚至发生喉痉挛。吸入浓度达 12%～15%时，不用其他肌松药即可行气管内插管。可单独或与 N_2O 合用维持麻醉。麻醉深度可控性强，肌松药用量减少。因对循环功能的影响较小，对心脏手术或心脏患者行非心脏手术的麻醉或可更为有利。其诱导和苏醒迅速，也适用于门诊手术患者的麻醉。恶心和呕吐的发生率明显低于其他吸入麻醉药。但需要特殊的蒸发器、价格也较贵。

表 8-3 为常用吸入麻醉药的主要优、缺点的比较。

表 8-3　常用吸入麻醉药的主要优、缺点的比较

吸入麻醉药	优点	缺点
氧化亚氮	对循环影响小，对气道无刺激，诱导和苏醒快	麻醉作用弱，高浓度引起缺氧，增加体腔积气
恩氟烷	苏醒快且平稳，不刺激气道	可能诱发癫痫，肾功能损害
异氟烷	扩张血管，适合控制性降压	高浓度引起心肌缺血
七氟烷	对呼吸道无刺激	在钠石灰中不稳定
地氟烷	诱导苏醒迅速	刺激性强，价格贵

（二）静脉麻醉药

经静脉注射进入体内，通过血液循环作用于中枢神经系统而产生全身麻醉作用的药物，称为静脉麻醉药（intravenous anesthesia）。其优点为诱导快，对呼吸道无刺激，使用方便，无环境污染。

常用静脉麻醉药有：

1. 硫喷妥钠（thiopental sodium）　是短效巴比妥类静脉麻醉药。该药的作用机制主要是抑制中枢神经系统多突触传导，出现催眠与镇静效果，在较高浓度时产生麻醉作用。临床上所用的硫喷妥钠制剂系淡黄色粉剂，使用前以注射用水配制成 2%～2.5%溶液。药液呈强碱性，pH10～11，不可与酸性药物相混，否则可出现沉淀。

硫喷妥钠通过血脑脊液屏障，作用于中枢神经系统各平面。主要作用部位是大脑皮质网状结构，抑制其上行激活系统，降低皮质的兴奋性，并直接影响其多途径传导。静脉注射后 15～30 秒内使意识消失，约 1 分钟可达其最大效应。由于药物在体内再分布，约经 40 秒麻醉即开始变浅，15～20 分钟出现初醒，以后继续睡眠 3～5 小时，直至血药浓度降至峰值的 10%左右才觉醒。

小剂量静脉注射可以产生镇静、催眠作用，剂量稍大（3～5mg/kg），20 秒内即可使患者入睡，可降低脑代谢率及氧耗量，降低脑血流量和颅内压。有直接抑制心肌及扩张血管作用而使血压下降，血压下降程度与所用剂量及注射速度有关。在合并低血容量或心功能障碍者，血压降低则更加显著。有较强的中枢性呼吸抑制作用，表现为潮气量降低和呼吸频率减慢，甚至呼吸暂停，可抑制交感神经而使副交感神经作用相对增强，使咽喉及支气管的敏感性增加，因此对喉头、气管或支气管的刺激，容易引起喉痉挛及支气管痉挛。其主要在肝脏代谢降解，肝功能障碍者的麻醉后清醒时间可能延长。使贲门括约肌松弛，容易

引起胃内容物反流导致误吸。可降低眼内压，对眼内手术有利，对妊娠子宫张力影响不大，仅在深麻醉时才抑制宫缩。易透过胎盘，静脉注射后约 1 分钟脐静脉血药浓度即达峰值，但胎儿血药浓度比母体低得多，脑内药物浓度显著低于脐静脉血药浓度。

临床应用：目前主要用于全麻诱导后快速气管插管，常用剂量为 4～6mg/kg，辅以肌松药即可完成气管内插管。此外，还可用于惊厥治疗与脑保护。

注意事项：皮下注射可引起组织坏死，动脉内注射可引起动脉痉挛、剧痛及远端肢体坏死。

禁忌证：禁用于心功能不全、高血压、低血容量、心动过速及冠心病等患者，呼吸道感染及正在使用 β 受体阻滞药的患者。

2.氯胺酮（ketamine）　为中枢兴奋性氨基酸递质 NMDA（N-甲基门冬氨酸，N-methyldaspa rtate）受体的特异性阻断药，是唯一具有镇静、镇痛和麻醉作用的静脉麻醉药。其产生镇痛效应的机制主要是选择性阻滞脊髓网状结构束对痛觉的传入信号，而对脊髓丘脑传导无影响。因此，其镇痛效应主要是阻断了痛觉冲动向丘脑和新皮质的传导，产生满意的镇痛效应。但脑干和边缘系统的活动并未减低，表现为眼球震颤、角膜反射、对光反射依然存在，遇到强刺激时肌张力增高，呈僵直状，但已无痛觉，此状态称"分离麻醉"（dissociative anesthesia）。

氯胺酮静脉注射后在 30 秒内发挥作用，约 1 分钟作用达峰值。其时效与剂量相关，静脉注射 0.5mg/kg 只能使半数患者神志消失，2mg/kg 的麻醉维持时间为 10～15 分钟。再增大剂量不但不能使时效显著延长，反而使不良反应增多。停药后 15～30 分钟定向力恢复，完全苏醒需 0.5～1 小时。

氯胺酮能增加脑血流量和脑耗氧量，颅内压随脑血流量增加而增高，过度通气降低 $PaCO_2$，能减弱其颅内压升高作用。对心血管的影响主要是直接兴奋中枢交感神经系统，因此，在用药后心率增快，血压升高，心脏指数、外周血管阻力、肺动脉压和肺血管阻力均增加。交感神经活性减弱的患者，则主要表现血压下降，心肌收缩力减弱，外周血管扩张。

临床麻醉剂量的氯胺酮缓慢静脉注射对呼吸影响轻微。如果静脉注射过快或剂量过大，尤其是与麻醉性镇痛药复合应用时，可引起显著的呼吸抑制，甚至呼吸暂停，对婴儿和老年人更为明显。该药具有支气管平滑肌松弛作用，可对抗组胺、乙酰胆碱和五羟色胺引起的支气管痉挛，故适用于支气管哮喘患者。

临床应用：氯胺酮麻醉后唾液和支气管分泌物增加，小儿尤为明显，不利于保持呼吸道通畅，而且喉部分泌物的刺激还可能诱发喉痉挛，故麻醉前需应用

阿托品。该药对喉反射抑制不明显，但由于保护性咽喉反射功能减弱，仍有误吸的可能。目前一般认为此药主要适用于无需肌肉松弛的患者（如烧伤患者）、短小手术、清创、植皮与更换敷料等。用法 1～2mg/kg 静脉缓慢注射，小儿基础麻醉时，5～10mg/kg 肌内注射。

主要不良反应：可引起一过性呼吸暂停，分泌物增多，幻觉、噩梦及精神症状。使眼压和颅内压升高。

3. 依托咪酯（etomidate） 为短效催眠药，无镇痛作用，作用方式与巴比妥类近似。起效快，静脉注射后很快进入脑和其他血流量丰富的器官，注药后 1 分钟脑内浓度达峰值，患者进入睡眠状态，很快从脑组织向其他组织转移。脑内药物浓度下降后，患者迅速苏醒。该药可降低脑血流量、颅内压及代谢率。对心率、血压及心输出量的影响均很小，不增加心肌氧耗量，并有轻度冠状动脉扩张作用。其对呼吸的影响明显轻于硫喷妥钠，主要在肝内水解，代谢产物不具有活性，对肝肾功能无明显影响。

临床应用：此药麻醉时循环稳定，呼吸抑制轻微，安全界限较大。因此，适合用于心血管疾病、呼吸系疾病、颅内高压等疾病，以及不宜采用其他药物的患者施行麻醉诱导。常用诱导剂量为 0.15～0.3mg/kg，年老体弱和重危患者可减至 0.1mg/kg，作为麻醉维持。由于该药无镇痛作用，须与麻醉性镇痛药或吸入全麻药复合应用，以 10μg/（kg·min）的连续静脉输注。

主要不良反应：注射后常可发生肌阵挛，对静脉有刺激性，术后易发生恶心、呕吐，反复用药或持续静滴后可能抑制肾上腺皮质功能。

4. 异丙酚（propofol） 又名丙泊酚或二异丙酚（diisopropylphenol），为烷基酚的衍生物，具有高脂溶性，不溶于水，麻醉效价为硫喷妥钠的 1.8 倍。其主要优点是起效快、时效短、苏醒快而完全，没有兴奋现象，持续输注后无蓄积。静脉注射 2.5mg/kg，90～100 秒作用达峰值。催眠作用的持续时间与剂量相关，2～2.5mg/kg 持续 5～10 分钟。

异丙酚对中枢的作用主要是催眠、镇静与遗忘，可降低脑血流量、脑代谢率和颅内压，因此具有脑保护作用。对呼吸有抑制作用，表现为呼吸频率减慢，潮气量减少，有时出现呼吸暂停，持续 30～60 秒，对此应引起重视并做好相应准备。诱导剂量的异丙酚直接扩张外周血管和抑制心肌收缩力，使动脉压显著下降，且呈剂量依赖性，对老年人的心血管抑制作用更重。对肝、肾功能无影响。

临床应用：目前普遍用于麻醉诱导和麻醉维持，也常用于麻醉中、手术后的镇静。常用麻醉诱导剂量为 1.5～2.5mg/kg。麻醉维持一般以 50～150μg/（kg·min）微量泵静脉持续输注。由于该药无镇痛作用，须与麻醉性镇痛药复合应用。该药苏醒迅速而完全，特别适用于非住院患者（如无痛人工流产、胃肠镜检等）。

注意事项：该药对呼吸循环的抑制作用与用药剂量及注药速度相关，需高度警惕。

（三）骨骼肌松弛药

骨骼肌松弛药（skeletal muscular relaxant）简称肌松药，这类药选择性地作用于骨骼肌神经肌肉接头，与 N_2 胆碱受体相结合，暂时阻断神经肌肉之间的兴奋传递，从而产生肌肉松弛作用。

肌松药是全麻中重要的辅助用药，在临床麻醉中主要用于麻醉诱导时和全麻时减弱肌张力、为气管插管和手术操作提供良好条件。由于使用肌松药，减少了全麻药用量和降低了吸入全麻药浓度，从而避免了深麻醉给机体造成的不利影响。肌松药没有镇静和镇痛作用，不能取代镇静药和镇痛药，在全麻时应保持足够的麻醉深度。

1. 肌松药的作用机制和分类 神经肌肉接头由三部分组成：①轴突分支的终末部分及其末端的接头前膜；②肌纤维膜在该部相应的增厚部分，称终极膜即接头后膜；③介于接头前膜与接头后膜之间的神经下间隙。每个轴突分支的末端内有许多线粒体、微管、微丝和化学递质等物质，还有许多囊泡，这些囊泡聚集于轴突分支末端膜的活化区，囊泡内含有一定量的乙酰胆碱。在生理状态下，当神经兴奋传至运动神经末梢时，引起位于接头前膜的囊泡破裂，将递质乙酰胆碱向神经下间隙释放。并与接头后膜的乙酰胆碱受体相结合，引起肌纤维去极化而诱发肌肉的收缩。

肌松药根据干扰神经冲动传导方式的不同，分为去极化肌松药（depolarizing muscle relaxants）和非去极化肌松药（nondepolarizing muscle relaxants）两类。

（1）去极化肌松药：以琥珀胆碱为代表。琥珀胆碱的分子结构与乙酰胆碱相似，能与乙酰酸胆碱受体结合引起接头后膜去极化和肌纤维成束收缩。但琥珀胆碱与受体的亲和力较强，而且在神经肌肉接头处不易被胆碱酯酶分解，因而使突触后膜不能复极化而处于持续的去极化状态，结果产生肌肉松弛作用。此时胆碱酯酶抑制药也不能拮抗其肌松作用，反而有增强效应。当琥珀胆碱在接头部位的浓度逐渐降低，接头后膜复极化，神经肌肉传导功能才恢复正常。反复用药后受体对乙酰胆碱的敏感性降低，肌松时间延长，称为脱敏感阻滞。

（2）非去极化肌松药：以筒箭毒碱为代表。这类肌松药能与接头后膜的乙酰胆碱受体相结合，但不引起接头后膜的去极化。当接头后膜75%～80%以上的乙酰胆碱受体被非去极化肌松药占据后，神经冲动虽可引起乙酰胆碱的释放，但没有足够的受体相结合，肌纤维不能去极化，从而阻断神经肌肉的传导。当应用胆碱酯酶抑制药（如新斯的明）后，使乙酰胆碱的分解减慢，可反复与肌松药竞争受体。一旦乙酰胆碱与受体结合的数量达到阈值时，即可引起肌肉收缩。因此，非去极化肌松药的作用可被胆碱酯酶抑制药所拮抗。

2. 常用肌松药

（1）琥珀胆碱（司可林，succinylcholine，scoline）：具有起效快、作用迅速、完善和时效短等优点。静脉注射1mg/kg后15～20秒即出现肌纤维震颤，在1分钟内肌松作用达高峰，可使呼吸暂停4～5分钟，肌张力完全恢复需10～12分钟。如在给药前静脉注射小剂量非去极化肌松药可减轻或消除肌纤维震颤。由于肌纤维震颤，可引起血清钾一过性升高。严重者可导致心律失常，不引起组胺释放，因而不引起支气管痉挛。可被血浆胆碱酯酶迅速水解，代谢产物随尿排出，以原形排出不超过2%。

临床应用：主要用于全麻诱导时的气管内插管，用量为1～2mg/kg由静脉快速注入。

不良反应：主要有引起心动过缓及心律失常的可能，阿托品可以防治琥珀胆碱引起的窦性心动过缓。肌肉强直收缩时可引起眼压、颅内压及胃内压升高，部分患者术后主诉肌痛。

（2）泮库溴铵（潘可罗宁，pancuronium）：为长时效非去极化肌松药，肌松作用强，作用时间也较长。起效时间为3～6分钟，临床作用时间为100～120分钟。胆碱酯酶抑制剂可拮抗其肌松作用。在临床应用的剂量范围内，无神经节阻滞作用。促组胺释放作用弱，有轻度抗迷走神经作用，使心率增快。在肝内经羟化代谢，40%以原形经肾排出，其余以原形或代谢产物由胆道排泄。

临床应用：用于全麻时气管内插管和术中维持肌肉松弛。静脉注射0.1～0.15mg/kg，2～4分钟后可以行气管内插管。术中成人可间断静脉注射2～4mg维持全麻期间的肌肉松弛，麻醉结束后应以胆碱酯酶抑制剂拮抗其残留肌松作用。

注意事项：对于高血压、心肌缺血及心动过速者、肝肾功能障碍者应慎用，重症肌无力患者禁忌使用。

（3）维库溴铵（万可罗宁，vecuronium）：为中时效非去极化肌松药，肌松作用强，为泮库溴铵的1～1.5倍，但作用时间较短。起效时间为2～3分钟，临床作用时间为25～30分钟。其肌松作用容易被胆碱酯酶抑制剂拮抗。在临床用量范围内，不释放组胺，

也无抗迷走神经作用，因而适用于缺血性心脏病患者。主要在肝内代谢，30%以原形经肾排出，其余以代谢产物或原形经胆道排泄。

临床应用：用于全麻气管内插管和术中维持肌肉松弛。静脉注射0.07～0.15mg/kg，2～3分钟后可以行气管内插管。术中可间断静脉注射0.02～0.03mg/kg持续静脉输注维持全麻期间的肌肉松弛。

注意事项：严重肝肾功能障碍者，作用时效可延长，并可发生蓄积作用。

（4）阿曲库铵（卡肌宁，atracurium）：为中时效非去极化肌松药，肌松作用为维库溴铵的1/5～1/4，作用时间较短。起效时间为3～5分钟，临床作用时间为15～35分钟。其无神经节阻断作用，但可引起组胺释放并与用量有关，表现为皮疹、心动过速及低血压，严重者可发生支气管痉挛。主要通过霍夫曼（Hofmann）降解和血浆酯酶水解，代谢产物由肾和胆道排泄。无明显蓄积作用。

临床应用：用于全麻气管内插管和术中维持肌肉松弛。静脉注射0.5～0.6mg/kg，2～3分钟后可以行气管内插管。术中可间断静脉注射0.1～0.2mg/kg或以0.1～0.2μg/（kg·min）持续静脉输注，维持全麻期间的肌松弛。

禁忌证：过敏体质及哮喘患者忌用。

（5）罗库溴铵（爱可松，rocuronium）：是中时效非去极化肌松药，药液性质稳定，其作用强度为维库溴铵的1/7，时效为维库溴铵的2/3。起效时间虽不及琥珀胆碱，但较其他非去极化肌松药迅速；罗库溴铵是至今临床上广泛使用的非去极化肌松药中起效最快的一种。此药对心血管无明显作用，不释放组胺，临床应用剂量也无心率和血压变化。其药代动力学与维库溴铵相似，主要依靠肝消除，其次是肾消除。肾功能衰竭并不影响其时效与药代动力学，而肝功能障碍可能延长其时效。老年人用药量应略减。

临床应用：用于全麻气管内插管和术中维持肌肉松弛。气管插管用量0.6～1.0mg/kg，注药90s后可做气管插管，术中肌松维持45～75分钟。此药尤其适用于禁用琥珀胆碱做气管插管的患者。

（6）顺苯磺阿曲库铵（赛机宁，cisatracurium）：为非去极化肌松药，起效时间为2～3分钟，临床作用时间为50～60分钟。其最大优点是代谢途径为霍夫曼降解，适合肝肾功能不全的患者全身麻醉。但是大剂量快速静脉注射，可引起低血压和心动过速，以及支气管痉挛。某些过敏体质的患者可能有组胺释放，引起一过性皮肤潮红。

临床应用：常用于全麻气管内插管和术中维持肌肉松弛。静脉注射0.15～0.2mg/kg，1.5～2分钟后可

以行气管内插管。术中可间断静脉注射 0.02mg/kg，或以 1～2μg/（kg·min）的速度静脉输注，维持全麻期间的肌肉松弛。

3. 应用肌松药的注意事项　①使用肌松药后应进行气管内插管并施行辅助或控制呼吸，以保持呼吸道通畅。②肌松药无镇静、镇痛作用，不能单独应用。③应用琥珀胆碱后可引起短暂的血清钾升高，以及眼压和颅内压升高。因此，严重创伤、烧伤、截瘫、青光眼、颅内压升高者禁忌使用。④合并有神经肌肉接头疾病患者，禁忌应用非去极化肌松药。⑤有的肌松药有组胺释放作用，有哮喘史及过敏体质者慎用。

（四）麻醉性镇痛药

1. 吗啡（morphine）　是从鸦片中提取出的阿片类药物。作用于大脑边缘系统可消除紧张和焦虑，并引起欣快感，有成瘾性。其能提高痛阈，解除疼痛。对呼吸中枢有明显抑制作用，轻者呼吸减慢，重者潮气量降低甚至呼吸停止，并有组胺释放作用而引起支气管痉挛。其有镇咳、缩瞳、致恶心呕吐作用。吗啡能使小动脉和静脉扩张、外周血管阻力下降及回心血量减少，引起血压降低，但对心肌无明显抑制作用；还可以提高胃肠道平滑肌张力、减弱便意反射，抑制消化液分泌等导致便秘。大剂量应用可导致眩晕、恶心、呕吐、呼吸抑制、便秘、排尿困难、心动过速、直立性低血压、急性中毒等。

其主要用于镇痛，如创伤或手术引起的剧痛、心绞痛等。由于吗啡具有良好的镇静和镇痛作用，常作为麻醉前用药和麻醉辅助药，并可与催眠药和肌松药配伍实施全静脉麻醉。成人用量为 5～10mg 皮下或肌内注射。

2. 哌替啶（度冷丁，pethidine）　具有镇痛、安眠、解除平滑肌痉挛的作用。用药后有欣快感，并有成瘾性，镇痛强度为吗啡的 1/10～1/8。对心肌收缩力有抑制作用，可引起血压下降和心排出量降低。对呼吸有轻度抑制作用。对妊娠末期子宫，不对抗缩宫素兴奋子宫的作用，不改变子宫节律性收缩，也不延缓产程。常作为麻醉前用药，成人用量为50mg，小儿为 1mg/kg 肌内注射，但 2 岁以内小儿不宜使用。其与异丙嗪或氟哌利多合用作为麻醉辅助用药，也可用于心源性哮喘及静脉复合麻醉。

其主要用于急性疼痛治疗，成人用量为50mg肌内注射，间隔 4～6 小时可重复用药；可以代替吗啡用于各种剧痛，用于分娩止痛时，须监视本品对新生儿呼吸的抑制作用。

3. 芬太尼（fentanyl）　对中枢神经系统的作用与其他阿片类药物相似，镇痛作用为吗啡的 75～125

倍，持续 30 分钟。对呼吸有抑制作用，芬太尼与咪达唑仑伍用时的呼吸抑制更为明显。芬太尼的镇痛作用持续仅 20～30 分钟，其呼吸抑制则可达 1 小时。

临床应用镇痛剂量（2～10μg/kg）或麻醉剂量（30～100μg/kg），都很少引起低血压。麻醉期间可作为辅助用药（0.05～0.1mg），或用以缓解气管内插管时的心血管反应（2～5μg/kg）。芬太尼静脉复合全麻时，用量为 30～100μg/kg，再加用氟哌利多，常用于心血管手术的麻醉。

4. 瑞芬太尼（remifentanil）　为超短效镇痛药，含有酯键，可被组织和血浆中非特异性酯酶迅速水解，主要代谢产物经肾排出，清除不依赖于肝肾功能。单独应用时对循环的影响不明显，但可使心率明显减慢；与其他全麻药合并使用时可引起血压和心率的降低。剂量≤5μg/kg 时不会引起组胺释放。其可产生剂量依赖性呼吸抑制，但停药后 5～8 分钟自主呼吸可恢复，引起肌强直的发生率较高。

用于麻醉诱导和维持，单次静脉注射量为 0.5～1μg/kg，维持麻醉的推荐剂量为 0.025～1.0μg/（kg·min）。如果以靶控输注法（TCI）控制瑞芬太尼血浆浓度大于 4ng/ml，可有效抑制气管插管时的反应；维持麻醉的血药浓度为 4～8mg/ml。因停止输注瑞芬太尼后，镇痛作用很快消失，应在停药前采取适当的镇痛措施，如给予小剂量芬太尼、硬膜外镇痛等。

5. 舒芬太尼（sufentanil）　是芬太尼的衍生物，镇痛作用为后者的 5～10 倍，持续时间约为后者的 2 倍。对呼吸有抑制作用，程度与等效剂量的芬太尼相似，但持续时间比后者短。脂溶性高于芬太尼，更易透过血脑屏障，虽然其消除半衰期较芬太尼短，但由于与阿片类受体的亲和力较芬太尼强，故不仅镇痛作用强，而且作用持续时间也更长。

舒芬太尼对循环系统的干扰更小，更适用于心血管手术的麻醉。也可作为麻醉期间的辅助用药（5～10μg，静脉注射），或用以缓解气管内插管时的心血管反应（0.25～0.5μg/kg）。

> **案例 8-2 分析 1**
> 　静脉全身麻醉方法操作简便、实用、快捷、无环境污染，仍是现今临床全身麻醉的主要方法。此例患者的镇静可选用依托咪酯 9～18mg 或丙泊酚 150mg，肌松应避免引起组胺释放的非去极化肌松药维库溴铵5～9mg 或罗库溴铵36～60mg，镇痛可以选择芬太尼 120～300μg 或舒芬太尼 15～30μg。但需注意，如果临床术前已经应用镇静安定药（如地西泮、咪达唑仑等），诱导应用镇静药应根据患者情况相应减少。

二、麻醉机的基本结构和应用

麻醉机（anesthesia machine）是麻醉期间供给患者氧气、吸入麻醉药和进行辅助呼吸的仪器，是进行临床麻醉及急救时不可缺少的设备。性能良好的麻醉机和正确熟练的操作技能对于保证手术患者的安全非常重要。其主要结构有以下四部分。

（一）气源

气源主要指供给氧气和氧化亚氮（N_2O）的储气设备，有钢瓶装压缩氧气和液态氧化亚氮，或中心供气源。经过压力调节器将高压气源内高而变化的压力减为低而稳定的压力（$0.3\sim0.4kPa/cm^2$），供麻醉机安全使用。通过气体流量计调节新鲜气流量。为使呼吸囊能快速充气，设有快速充氧阀。

（二）蒸发器

蒸发器是麻醉机提供给患者吸入麻醉药蒸气的重要装置，能有效地将挥发性麻醉药液蒸发为气体，并能精确地调节麻醉药蒸气输出浓度。蒸发器具有药物专用性，如恩氟烷蒸发器、异氟烷蒸发器等，多放在呼吸环路之外，有独立的旁路供气系统。当开启挥发器时，旁路气流经过蒸发室，并携带麻醉药蒸气与主气流混合后进入环路，使吸入浓度更为稳定。但快速充气时，可将环路内麻醉药稀释而使吸入浓度降低。

（三）循环回路系统

循环回路系统是临床上最常用的麻醉通气系统。通过循环回路系统，将新鲜气体和吸入麻醉药输送到患者的呼吸道内，并将患者呼出的气体排出到体外。常用环路系统有：

1. 开放式 在开放式中，患者的呼吸不受麻醉器械的控制，吸入或呼出的气体都可以自由地出入于大气之中，呼出的 CO_2 无重复吸入现象。

2. 半紧闭式或半开放式 患者呼出和吸入的气体部分受麻醉器械的控制。呼吸环路中设有呼气活瓣，但无 CO_2 吸收器。呼气时呼出气体可由呼气活瓣逸出，逸出气体量的多少取决于活瓣的阻力和新鲜气流量的大小。新鲜气流量小时，仍有部分呼出气体（包括 CO_2 和麻醉气体）进入呼吸囊，再吸气时可重复吸入，重复吸入的 CO_2 可高于 1%容积，称为半紧闭式。若新鲜气流量大时，大部分呼出气体都排出到大气中，重复吸入的 CO_2 低于 1%容积，称为半开放式。

3. 紧闭式 患者呼出和吸入的气体完全受到麻醉器械的控制。因此，呼吸环路中必须设有 CO_2 吸收器。呼出气体通过 CO_2 吸收器将 CO_2 吸收后，部分或全部被再输送到患者呼吸道。应用紧闭式呼吸环路，便于患者的呼吸管理，可行辅助或控制呼吸，呼出气体中的麻醉药可再利用，不仅显著节约麻醉药，而且减少环境的污染。

（四）麻醉呼吸机

在麻醉期间可用呼吸机来控制患者的呼吸。呼吸机可分为定容型和定压型两种，可设置或调节潮气量（VT）、每分钟通气量（MV）、气道压力，呼吸频率、吸：呼时间比（I：E）等呼吸参数。有的还可设置呼气末正压（PEEP），并可设置吸入氧浓度、每分钟通气量及气道压力的报警界限，以保证麻醉的安全性。

三、气管内插管术

气管内插管（endotracheal intubation）是将特制的气管导管，经口腔或鼻腔插入到患者的气管内，是麻醉医师必须熟练掌握的基本操作技能，其目的在于：①麻醉期间能够始终保持患者呼吸道的通畅和良好的气体交换，防止异物进入呼吸道，及时吸出气管内分泌物和血液。②进行有效的人工或机械通气，防止患者缺氧和二氧化碳蓄积。③便于吸入全身麻醉药的应用。凡是在全身麻醉时难以保证患者呼吸道通畅者如颅内手术、开胸手术、俯卧位手术，颈部肿瘤压迫气管，全麻药对呼吸有明显抑制或应用肌松药者，都应行气管内插管。④气管内插管还在危重患者的抢救中发挥了重要作用。如呼吸衰竭需要进行机械通气者、心肺复苏、药物中毒及新生儿严重窒息时，都必须行气管内插管。

（一）经口腔明视插管

借助喉镜在直视下暴露声门后，将导管经口腔插入气管内。插管方法：①麻醉者站在患者头端，将患者头后仰，双手将下颌向前、向上托起以使口张开。②左手持喉镜沿右侧口角置入口腔，将舌体推向左侧后将喉镜片移至正中并缓慢推进，见到悬雍垂后镜片继续推进抵达舌根，提起喉镜可看见会厌。③将镜片置于会厌谷，然后上提喉镜挑起会厌，即显露声门。④右手握笔式持气管导管中、上段，斜口端对准声门裂，在直视下将导管准确轻柔地插入声门而进入气管。如果使用导管芯插管时，当导管尖端进入声门后，应拔出管芯再将导管插入气管内。导管插入气管内的深度成人为 $4\sim5cm$，导管尖端至中切牙的距离为 $18\sim22cm$（图8-1）。

插管完成后，要确认导管已进入气管内再固定。

确认方法有：①压胸部时，导管口有气流；②人工通气时，可见双侧胸廓对称起伏，听诊双肺可听到清晰的肺泡呼吸音；③如用透明导管，吸气时管壁清亮，呼气时可见明显的"白雾"样变化；④患者如有自主呼吸，接麻醉机后可见呼吸囊随患者呼吸而张缩；⑤如有呼气末 CO_2 分压（$ETCO_2$）监测，$ETCO_2$ 有显示则可确认无误。

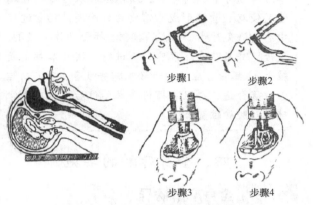

图 8-1 经口腔气管插管操作示意图

步骤1　步骤2　步骤3　步骤4

（二）经鼻腔明视插管术

借助喉镜在直视下暴露声门后，将气管导管经鼻腔插入气管内。插管方法：①选一侧较大鼻孔以局麻药做鼻腔内表面麻醉，并滴入适量3%麻黄碱，使鼻腔黏膜局部麻醉和血管收缩。②先将比口腔插管细的气管导管取腹背方向插入，当气管导管进入口咽部时开始用喉镜显露声门。用喉镜显露声门的方法及要领与经口明视插管相同。③显露声门后，左手稳固地握住喉镜柄部，右手将气管导管继续向声门方向推进。当气管导管达会厌上方时，可借助插管钳经口腔夹住导管的前端将导管送入声门。

插管成功后将气管导管直接固定在患者的鼻面部。

（三）经鼻腔盲探气管插管

经鼻腔盲探气管插管时必须保留自主呼吸，以呼吸声作为导管接近声门的引导。方法是：①以1%丁卡因作鼻腔内表面麻醉，并适量滴入3%麻黄碱溶液使鼻腔黏膜的血管收缩，以增大鼻腔容积，还可减少出血。②选用合适管径的气管导管，以右手持气管导管插入鼻腔，在插管过程中一边推进气管导管一边用侧耳听呼出气流的强弱，同时左手调整患者头部位置，以寻找呼出气流最强的位置。③在呼气（声门张开）时将导管迅速推进，如进入声门则感到推进阻力减小，气管导管内呼出气流亦极其明显。有时患者有咳嗽反射，接上麻醉机可见呼吸囊随患者呼吸而张

缩，表明导管插入气管内。如导管推进后呼出气流消失，为插入食管的表现，可后退导管，将头部稍微后仰使导管尖端向上翘起，再送导管。

（四）清醒经口明视插管

1. 适应证　包括估计插管有困难者；有发生误吸危险者；在非清醒状态下难以保持呼吸道通畅者；其他特殊情况，如需要在气管插管和安置体位后再次评定神经系统功能等。

2. 插管前准备　配备静脉诱导的全麻药和肌松药以备用；开放静脉，给予适当的镇静镇痛药；于口咽部、喉头、声带及气管内黏膜部位，进行充分的表面麻醉，以抑制咳嗽反射。

操作方法与经口腔明视插管相同。

插管成功后，立即注入静脉全麻药，并与麻醉机相连接进行机械通气。

（五）双腔支气管内插管

1. Carlens 导管的插入方法　Carlens 导管带有隆突钩，导管尖端进入支气管后此钩即骑跨于隆突部，固定较好（图8-2）。当导管进入声门时，支气管端指向上方，一旦进入声门应立即将导管左旋180°，使隆突钩转向上方；进入声门后，将导管向右旋转90°并继续推进入左侧支气管。

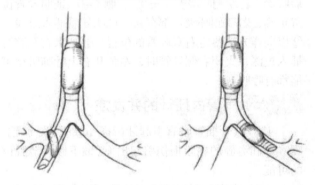

图 8-2　Carlens 双腔气管导管

2. Robershaw 导管的插入方法　Robershaw 导管没有隆突钩，操作较容易，但其插入位置不易确认。Robershaw 有左、右双腔导管两种。其插管方法与一般导管稍有差别，放置 Robershaw 导管时，远端弯曲的凹面先向前，当导管尖端通过喉部后，继续喉镜暴露。如果使用了管芯，则撤出管芯并将导管旋转90°（此时双腔管远端的凹面朝向拟要进入的支气管侧，近段弯曲的凹面向前），使导管能够进入拟要放置的支气管（图8-3）。根据所用导管种类（左、右双腔导管）来判断其位置。

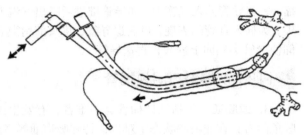

图 8-3　Robershaw 双腔气管导管

案例 8-2 分析 2

本例患者行右胸侧手术，应选择左侧双腔管，插入左侧双腔管可将双肺隔离开，能按需要选择性分别进行单肺通气或双肺同时通气，实施左侧单肺通气则人为将右侧肺脏萎陷、缩小，致使手术侧胸腔充分暴露，病变术野扩大、清晰，以便给手术医师创造有利的操作条件。

---

3. 双腔支气管导管位置的确认　①应用左侧双腔管时，将双套囊充气后先夹闭左侧导管，然后听诊。若右侧肺听诊呼吸音（＋）、左侧肺听诊呼吸音（－），说明导管位置正确；若左侧肺听诊呼吸音（＋），右侧肺都未听到呼吸音（－），说明左侧导管误入到右侧；若双肺都未听到呼吸音，且通气阻力大，说明导管插入过浅，导管两个开口均在总气管内。如果夹闭右侧导管后听诊，若左侧呼吸音（＋）、右侧（－），证明导管位置正确；若双侧呼吸音都存在，说明导管插入过浅。②以同样方法鉴定右双腔管的位置。③如果右双腔管插入过深，夹闭右侧导管时，左肺和右上叶肺听诊可能都有呼吸音。

（六）气管内插管的并发症

（1）气管插管时有引起牙齿损伤或脱落，口腔、咽喉部和鼻腔的黏膜损伤引起出血，颞下颌关节脱位的可能。

（2）浅麻醉下行气管内插管可引起剧烈呛咳、憋气、喉头及支气管痉挛，心率增快及血压剧烈波动而导致心肌缺血。严重的迷走神经反射可导致心律失常、心动过缓甚至心搏骤停。预防方法有：适当加深麻醉，插管前行喉头和气管内表面麻醉，应用麻醉性镇痛药等。

（3）气管导管内径过小，可使呼吸阻力增加，导管内径过大，或质地过硬容易损伤呼吸道黏膜，甚至引起急性喉头水肿或慢性肉芽肿。导管过软容易变形。或因压迫、扭折而引起呼吸道梗阻。

（4）导管插入太深可误入一侧支气管内，引起通气不足、缺氧或术后肺不张。导管插入太浅时，可

因患者体位变动而意外脱出，导致严重意外发生。因此，插管后及改变体位时应仔细检查导管插入深度并常规听诊两肺的呼吸音。

案例 8-2 分析 3

由于双腔气管导管的弯曲度与上呼吸道有差异，并且双腔气管导管相对较粗，故插入声门较单腔普通导管稍有难度，所以应放入可塑性金属管芯使双腔管塑形成所需要的弯曲度，插管过程中尽量避免牙齿，黏膜的损伤，插管动作应轻柔、缓慢，并且应在深度麻醉下进行（因其本身刺激较大），插管后应仔细听诊双肺呼吸音，确定双腔管位置合适，并且在摆好手术体位后应再次听诊确认双腔管位置合适。

四、全身麻醉的实施

（一）全身麻醉诱导

全身麻醉诱导（induction of anesthesia）是指患者接受全麻药后，由清醒状态到神志消失，并进入全麻状态后进行气管内插管这一阶段，又称为全麻诱导期。诱导前应准备好麻醉机、气管插管用具及吸引器等，开放静脉和胃肠减压管，测定血压和心率的基础值，有条件者应该常规监测心电图、SpO_2 和呼气末 CO_2 分压。全麻诱导方法有：

1. 吸入诱导法

（1）开放点滴法：是用带边槽的金属丝网面罩，覆以 4～8 层纱布，儿童可减少。吸入麻醉药滴到面罩的纱布上，患者吸入，面罩内吸入麻醉药的浓度与点滴速度有关，点滴速度越快，则吸入麻醉药浓度越高，氧浓度越低。

（2）充气法：是将氧和麻醉药蒸气的混合气体吹送入口腔、咽部或气管内的吸入麻醉方法。吸入麻醉药的多少视患者的通气量与吹送的气体流量而定，通气量越小，气体流量越大，吸入的麻醉药浓度越高。

上述两种方法的优点是设备简单，机械无效腔及呼吸阻力小。缺点是气道易干燥，污染手术室内空气，不能辅助呼吸，故目前已不应用。

（3）无重复吸入法：是吸气时贮气囊内的新鲜气体通过吸气活瓣吸入患者体内，呼气时通过呼气活瓣将呼出气全部排至大气中。吸气和呼气活瓣构成一体，称为无重复吸入活瓣，如图 8-4 所示。本法的优点是无效腔及呼吸阻力小，故适用于婴幼儿，能进行辅助及控制呼吸。缺点是气道易干燥及丧失热量，呼气中的湿气、分泌物、血液等可使活瓣失灵，致通气困难。

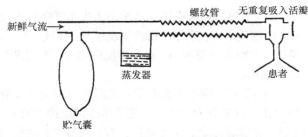

图 8-4　无重复吸入法麻醉装置

2. 静脉诱导法　与吸入诱导法相比，静脉诱导较迅速，患者也较舒适，无环境污染，但对循环的干扰较大。开始诱导时，先以面罩吸入纯氧 2～3 分钟，增加氧储备并排出肺内的氮气。然后根据病情选择合适的静脉麻醉药从静脉缓慢注入，并严密监测患者的意识、循环和呼吸的变化，待患者神志消失后再注入肌松药，同时应用麻醉面罩进行人工呼吸，待患者全身骨骼肌及下颌松弛，呼吸完全停止后进行气管内插管。插管成功后，立即与麻醉机相连接并行机械通气。

3. 保持自主呼吸的诱导　习惯上也称慢诱导，主要用于气道不畅或估计做气管插管有困难者，因其不宜用肌松药停止呼吸。一般在保持自主呼吸的条件下辅用表面麻醉，静脉注射对呼吸无明显抑制的药物，使患者入睡或神志丧失，然后做气管内插管，也可行吸入麻醉诱导后再做气管插管。

4. 清醒插管后再诱导　对于插管困难的患者，有误吸危险的患者或在麻醉下极易出现直立性低血压的患者（如截瘫患者）等，可先做表面麻醉，清醒气管插管，等待确认导管在气管内以后再开始麻醉诱导。

5. 其他　肌内注射氯胺酮、口服咪达唑仑或经黏膜给芬太尼等均适用于小儿的麻醉诱导。

（二）全身麻醉的维持

全身麻醉（简称全麻）维持期的主要任务是维持适当的麻醉深度以满足手术的要求，如切皮时麻醉需加深。开、关腹膜及腹腔探查时需良好肌松。同时，加强对患者的管理，保证循环和呼吸等生理功能的稳定。

1. 吸入麻醉药维持　经呼吸道吸入一定浓度的吸入麻醉药。以维持适当的麻醉深度。气体麻醉药氧化亚氮的麻醉性能弱，高浓度吸入时有发生缺氧的危险，因而难以单独用于维持麻醉。挥发性麻醉药的麻醉性能强，高浓度吸入可使患者意识、痛觉消失，能单独维持麻醉。但肌松作用并不满意，吸入浓度越高，对生理的影响越严重。因此，必要时可加用肌松药。

2. 肌松药的应用　肌松药是全麻中重要的辅助用药。在临床麻醉主要用于麻醉诱导时和全麻时减弱肌肉张力，为气管插管和手术提供良好条件。由于使用肌松药，减少了全麻药用量和降低吸入全麻药浓度，从而避免了深麻醉给机体造成的不利影响。

3. 静脉麻醉药维持　为全麻诱导后经静脉给药以维持适当麻醉深度的方法。静脉给药方法有单次、分次和连续输注三种方法，应根据手术需要和不同静脉全麻药的药理特点来选择给药方法。目前所用的静脉麻醉药中，除氯胺酮外，多数都属于催眠药，缺乏良好的镇痛作用。因此，单一的静脉全麻药仅适用于全麻诱导和短小手术，而对复杂或时间较长的手术，多选择复合全身麻醉。

4. 复合麻醉　是指两种或两种以上的全麻药或（和）方法复合应用，彼此取长补短，以达到最佳临床麻醉效果的方法。随着静脉和吸入全麻药品种的日益增多，麻醉技术的不断完善，复合麻醉在临床上得到越来越广泛的应用。根据给药的途径不同，复合麻醉可大致分为全静脉麻醉和静脉与吸入麻醉药复合的静吸复合麻醉。

（1）全静脉麻醉（total intravenous anesthesia，TIVA）：是指在静脉麻醉诱导后，采用多种短效静脉麻醉药复合应用，以间断或连续静脉输注法维持麻醉。目前常用的静脉麻醉药镇痛作用很差，故在麻醉过程中需用强效麻醉性镇痛药加强麻醉效果。需要肌肉松弛和施行机械通气时，必须给予肌松药。因此 TIVA 要达到稳定的麻醉状态，必须将静脉麻醉药、麻醉性镇痛药和肌松药复合应用。这样既可发挥各种药物的优点，又可克服其不良反应，具有诱导快、操作简便、可避免吸入麻醉药引起的环境污染。如果用药适时、适量，可使麻醉过程平稳，恢复也较快。但是，由于是多种药物的复合应用，麻醉后清醒延迟及肌松药的残余作用也可带来严重并发症。因此，麻醉医师必须精通各种药物的药理特点，才能灵活用药，取得良好麻醉效果。有条件者应根据药代动力学特点用微量泵靶控给药。

（2）静吸复合麻醉：指在静脉麻醉的基础上，持续吸入低浓度（1%左右）吸入麻醉药，以减少静脉麻醉药的用量，或在麻醉变浅时间段吸入挥发性麻醉药。这样既可维持相对麻醉稳定，又可减少吸入麻醉药的用量，有利于麻醉后迅速苏醒。静吸复合麻醉适用范围较广，麻醉操作和管理都较容易掌握，极少发生麻醉突然减浅的被动局面，但如果掌握不好，也容易发生术后苏醒延迟。

（三）全身麻醉的苏醒

全身麻醉的苏醒是指停止应用麻醉药到患者完

全苏醒这一阶段。除某些特殊情况需要按病情的需要在术后继续进行一段时间的机械通气外，大部分全身麻醉后及时早期苏醒有利于患者脏器自主调节功能的快速恢复，有利于患者的术后康复和护理。

全身麻醉后拔出气管导管具有一定的风险，必须根据患者的病情、苏醒情况来决定是否拔管，过早或不适当的拔管都会造成严重的后果。

没有单一的指征能保证可以成功地拔出气管导管，下列指征有助于评估术后患者不需要辅助通气：①PaO_2或SpO_2正常，呼吸方式正常。②患者能自主呼吸，呼吸不费力，呼吸频率<30/min，潮气量>300ml/次。单纯测定肺活量或最大吸气气压的价值有限，因为并不可靠。③意识复苏，可以合作和保护气道。④肌力基本完全复苏。⑤拔管前麻醉医师应警惕原已经存在的气道情况，并可能需要再次气管内插管。给予吸氧，吸引气管导管内、口腔内和咽部异物；拔管前正压通气、面罩给氧，监测SpO_2，估计是否有气道梗阻或通气不足的征象。

（四）全身麻醉深度判断

全身麻醉应该达到使患者充分镇静、完美镇痛、满意肌松、合理控制应激，以满足手术需求和保证患者安全。在施行麻醉中如何较准确地判断深浅和维持适当的麻醉深度便显得十分重要。不当的麻醉处理往往造成麻醉过深或过浅，手术创伤所导致的过度应激反应未能得到有效控制，或出现术中知晓，对患者造成精神创伤。

1937年Guedel总结了乙醚麻醉分期的各种体征和表现，他将全身麻醉分为以下四期：

（1）第一期遗忘期：从麻醉开始至神志消失，大脑皮层开始抑制。一般不在此期中施行手术。

（2）第二期兴奋期：从神志消失至呼吸转为规律。因皮质下中枢释放，患者呈现挣扎、屏气、呕吐、咳嗽、吞咽等兴奋现象，对外界反应增强，不宜进行任何操作。

（3）第三期手术麻醉期：从呼吸规律至呼吸麻痹为止。其又分为4级，一般手术经常维持在第1、2级。在腹腔或盆腔深处操作，为了获得满意的肌肉松弛，可暂时加深至第3级。

1）第1级：从规律地自主呼吸至眼球运动停止。大脑皮层完全抑制，间脑开始抑制。

2）第2级：从眼球运动停止至肋间肌开始麻痹。间脑完全抑制，中脑及脊髓自下而上开始抑制。

3）第3级：从肋间肌开始麻痹至完全麻痹。桥脑开始抑制，脊髓进一步抑制。

4）第4级：从肋间肌完全麻痹至膈肌麻痹。桥脑、脊髓完全抑制，延髓开始抑制。

（4）第四期延髓麻痹期：从膈肌麻痹开始至呼吸、心跳停止。

复合麻醉技术的临床应用，给全身麻醉深度的判断带来困难。复合麻醉时，同时应用了多种药物抑制或干涉某些生理功能，以达到意识丧失或遗忘、疼痛消失、反射抑制及肌肉松弛，而对血流动力学又不产生明显抑制的目的。麻醉深度应根据复合应用的药物（包括各种全麻药、安定药、催眠药、肌松药、镇痛药等）对意识、感官、运动、神经反射及内环境稳定性的影响程度来综合判断。维持适当的麻醉深度是重要而复杂的，应密切观察患者，综合各项反应作出合理判断，并根据手术刺激的强弱及时调节麻醉深度，以适应手术麻醉的需要。临床上通常将麻醉深度分为浅麻醉期、手术麻醉期和深麻醉期（表8-4），对于掌握麻醉深度有一定参考意义。

表8-4　常用复合全麻的深度判断标准

麻醉深度	呼吸	循环	患者对手术强刺激的反应	其他
浅麻醉	①手控呼吸时，贮气囊有阻力；②自主呼吸时，不规律、呛咳	①血压升高；②脉率增快	①皱眉、流泪；②肢体扭动；③眼球转动；④膈肌煽动	①出汗；②吞咽反射；③咽分泌物增多
手术麻醉	①手控呼吸时，气囊阻力甚小；②自主呼吸规律	①血压稳定；②脉率稳定	无明显反应	无
深麻醉	①贮气囊柔软无阻力感；②自主呼吸弱慢	①血压下降；②脉率减慢且微弱	无反应	瞳孔散大

五、全身麻醉的并发症及其处理

案例8-3

患儿，女，4岁，体重19kg。因外伤致右头部裂伤在全麻下行右头部裂伤清创缝合术。于麻醉前禁食3小时，术前30分肌内注射阿托品0.5mg、异丙嗪20mg，入室后哭闹严重，故肌内注射氯胺酮100mg，建立静脉通路后并给予丙泊酚40mg，术中间断静脉注射氯胺酮维持麻醉，维持自主呼吸。手术历时约1小时，手术完毕给予头部绷带包扎时，患儿出现呃逆，发生呕吐，口角、鼻腔均为固体食物，迅速将患儿头部偏向一侧并给予吸引，此时患儿已窒息，整个面部发绀，触脉搏不清。即刻胸外心脏按压、吸氧及静脉注入肾上腺素0.5mg，因抢救条件与技术限制，迅速转院抢救，到达上级医院时，患儿呼吸心跳完全停止，抢救未能成功。

问题

1. 导致患儿死亡的主要因素是什么？
2. 此种情况如何预防？

（一）反流与误吸

全麻诱导时因患者的意识消失，咽喉部反射消失，一旦有反流物即可发生误吸，尤其以产科和小儿外科患者的发生率较高。各种原因引起的胃排空时间延长，使胃内存积大量胃液或空气，容易引起反流。全麻后患者没有完全清醒时，吞咽呛咳反射未恢复，也易发生胃内容物的反流及误吸。

由于误吸入物的性质（胃液、血液或固体）、pH、吸入物的量不同，其后果也不同，临床表现也有很大差别。误吸胃液可引起肺损伤、支气管痉挛和毛细血管通透性增加，结果导致肺水肿和肺不张。肺损伤的程度与误吸的胃液量和 pH 相关，吸入量越大，pH越低，肺损伤越重。无论误吸物为固体食物或是胃液，都可引起急性呼吸道梗阻。完全性呼吸道梗阻可立即导致窒息，如不能及时解除梗阻，可危及患者的生命。

案例 8-3 分析 1

患儿禁食仅 3 小时，由于在创伤后应激状态下、机体内环境调节失衡，致使胃内容物排空延迟，加之哭闹时频繁吞咽较多气体吞入胃内。术毕患儿接近苏醒时，术者绕患儿头部包扎绷带时常使头颅扭曲，导致患儿吞咽反射及呃逆，引起恶心呕吐，发生误吸。患儿麻醉期间未行气管插管，反流口咽腔中的食物易被患儿吸入呼吸道以至肺内，误吸与喉痉挛并存，加重缺氧，造成处理困难，是此患儿死亡的主要原因。

麻醉期间预防反流和误吸的主要措施是减少胃内物的滞留，促进胃排空，提高胃液的 pH，降低胃内压，加强对呼吸道的保护。①手术麻醉前应严格禁饮禁食，减少胃内容物。肠梗阻或肠功能未恢复者，应插胃管持续吸出胃内容物以减少误吸的发生率。②应用 H_2 受体阻滞剂如西咪替丁等，抑制胃酸分泌，减少胃液量。③抗酸药可以提高胃液 pH，以减轻误吸引起的肺损害。④饱胃患者需要全麻时，应首选清醒气管插管，可减少胃内容物的反流和误吸。但对于麻醉前估计插管不困难者，也可选择快速诱导，但必须同时压迫环状软骨以防发生反流。

案例 8-3 分析 2

针对小儿，尤其是婴幼儿不能对术前禁饮食理解与合作的情况，应对家长强调禁饮食的重要性，以及在术前一定时间内饮食的危险性和可能发生的严重后果，并耐心详细解释"饮"和"食"的含义，消除所谓"饮牛奶、吃水果"不算吃饭的误解，取得家长的理解与合作。

凡是接受择期手术麻醉的患儿，都应根据年龄、病情决定禁饮食时间，切忌因手术小、时间短而侥幸从事。实施麻醉前必须再次确认患儿禁饮食的情况，避免遗漏。麻醉前按全麻常规准备完善后（如吸引器、吸引管、氧气、麻醉机及喉镜、气管导管等），方可给小儿使用麻醉药物。肠梗阻患儿麻醉前应常规行胃肠减压，急症创伤患儿均应按饱胃处理。

（二）呼吸道梗阻

以声门为界，呼吸道梗阻可分为上呼吸道梗阻和下呼吸道梗阻。

1. 上呼吸道梗阻 常见原因为机械性梗阻，如舌后坠、口腔内分泌物及异物阻塞、喉头水肿等。不全梗阻表现为呼吸困难，完全梗阻者有鼻翼扇动和三凹征，虽有强烈的呼吸动作而无气体交换。舌后坠时可将头后仰、托起下颌、置入口咽或鼻咽通气道（图8-5），同时清除咽喉部的分泌物及异物，即可解除梗阻。

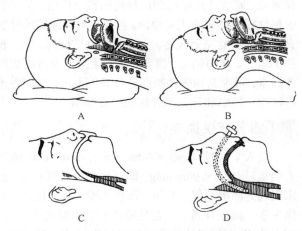

图 8-5 全身麻醉时上呼吸道梗阻及解除上呼吸道梗阻的方法
A.舌根后坠而堵塞呼吸道；B.当头向后仰可使呼吸道通畅；C.应用口咽导气管；D.应用鼻咽导气管

喉头水肿多发生于婴幼儿及气管内插管困难者，也可因手术牵拉或刺激喉头引起。轻者可静脉注射皮质激素或雾化吸入肾上腺素；严重者应行紧急气管切开。梗阻的另一常见原因是喉痉挛，常在浅麻醉下或缺氧时刺激喉头而诱发。喉痉挛时，患者表现为呼吸困难，吸气时有喉鸣声，可因缺氧而发生。轻度喉痉挛者经加压给氧即可解除，严重者可经环甲膜穿刺置管行加压给氧，多数均可缓解。对上述处理无效或严重喉痉挛者，可静脉注射琥珀胆碱后行气管内插管。为预防喉痉挛的发生，应避免在浅麻醉下刺激喉头。

2. 下呼吸道梗阻　常见原因为气管导管扭折、导管斜面过长而紧贴在气管壁上，分泌物或呕吐物误吸入后堵塞气管及支气管。梗阻不严重者除肺部听到啰音外，可无明显症状。梗阻严重者可呈现呼吸困难、潮气量降低、气道阻力高、缺氧发绀、心率增快、血压和 SpO_2 降低，如处理不及时可危及患者的生命。因此，在麻醉前应仔细挑选气管导管，过软或不合格者应丢弃，术中应经常检查导管的位置，避免因体位改变而引起导管扭折。经常听诊肺部，及时清除呼吸道内的分泌物。

下呼吸道梗阻也可因支气管痉挛引起，多发生在有哮喘史或慢性支气管炎患者。另外，在浅麻醉时支气管内异物或炎症刺激，肌松药的组胺释放作用，均可诱发支气管痉挛。维持适当的麻醉深度和良好的氧合是缓解支气管痉挛的重要措施，必要时可静脉注射氨茶碱 0.25mg 或氢化可的松 100mg。

（三）通气量不足

麻醉期间和全麻后都可发生通气不足，主要表现为低碳血症和（或）CO_2 蓄积。血气分析显示 $PaCO_2$ 高于 50mmHg，同时 pH 小于 7.30。颅脑手术的损伤、麻醉药、麻醉性镇痛药和镇静药的残余作用，是引起中枢性呼吸抑制的主要原因。应控制呼吸或辅助呼吸直至呼吸功能完全恢复，必要时给以拮抗药。胸、腹部手术后，疼痛刺激、腹胀、胸腹带过紧及过度肥胖等因素，可限制胸廓膨胀而导致通气不足，应加强术后镇痛，鼓励和帮助患者深吸气和咳嗽。

（四）低氧血症

吸入空气时，$SpO_2 < 90\%$，$PaO_2 < 60mmHg$ 或吸入纯氧时 $PaO_2 < 90mmHg$，即可诊断为低氧血症。临床表现为呼吸急促、发绀、躁动不安，心动过速、心律失常、血压升高等。常见原因和处理原则为：

（1）麻醉机的故障、氧气供应不足可引起吸入氧浓度过低；气管内导管插入一侧支气管或脱出气管外，以及呼吸道梗阻均可引起低氧血症，应及时纠正。

（2）弥散性缺氧：多见于应用 N_2O 吸入麻醉时。停止吸入 N_2O 后必须吸纯氧 5～10 分钟。

（3）肺不张：因分泌物过多或通气不足等因素引起肺容量降低所致。大面积肺不张可表现顽固性低氧血症，胸片可见肺萎陷，应以纤维支气管镜吸痰，严重者应以 PEEP 治疗。

（4）误吸：其严重程度取决于吸入物的 pH 及容量，pH 低于 2.5，容量大于 0.4ml/kg 者危险性明显增加。轻者对症治疗有效，严重者应行机械通气治疗。

（5）肺水肿：可发生于急性左心衰竭或肺毛细血管通透性增加。治疗包括强心、利尿、扩血管、吸氧及机械通气。

（五）低血压

麻醉期间收缩压下降超过基础值的 30% 或绝对值低于 90mmHg 者应及时处理。麻醉手术期间发生低血压的常见原因有：①麻醉过深：可导致血压下降、脉压变窄。若麻醉前已有血容量不足者，表现更为明显，应在减浅麻醉深度的同时补充血容量。②术中失血过多：可引起低血容量性休克，应监测尿量、血红蛋白及血细胞比容（HCT），必要时监测 CVP 或 PCWP 以指导输液输血。③过敏反应、肾上腺皮质功能低下：均可引起血管张力降低而导致低血压，治疗包括补充血容量，恢复血管张力（应用血管收缩药）及病因治疗等。④术中牵拉内脏：常可引起反射性血压下降，同时发生心动过缓。应及时解除刺激，必要时给予阿托品治疗。

（六）高血压

麻醉期间舒张压高于 100mmHg 或收缩压高于基础值的 30%，都应根据原因进行适当治疗。常见原因有：①与并存疾病有关，如原发性高血压、甲状腺功能亢进、嗜铬细胞瘤、颅内压增高等；②与手术、麻醉操作有关，如手术探查、气管插管等；③通气不足引起 CO_2 蓄积；④药物所致血压升高，如氯胺酮。处理原则：有高血压病史者，在全麻诱导前静脉注射芬太尼 3～5μg/kg，可减轻气管插管时的心血管反应。术中根据手术刺激的程度调节麻醉深度。对于顽固性高血压者，可行控制性降压以维持循环稳定。

（七）心律失常

窦性心动过速与高血压同时出现常为浅麻醉的表现，应适当加深麻醉。低血容量、贫血及缺氧时，心率均可增快，应针对病因进行治疗。手术牵拉内脏（如胆囊）时，可因迷走神经反射致心动过缓，严重者可致心搏骤停，应请外科医师立即停止操作，同时静脉注射阿托品。发生期前收缩时，应先明确其性质并观察其对血流动力学的影响。房性期前收缩多与并存心、肺疾病有关，偶发房性期前收缩对血流动力学的影响不明显，无须特殊处理。频发房性期前收缩有发生心房颤动的可能。麻醉下发生的偶发室性期前收缩无须特殊治疗。因浅麻醉或 CO_2 蓄积所致的室性期前收缩，适当加深麻醉或排出 CO_2 后多可缓解。如室性期前收缩为多源性、频发或伴有 RonT 现象，表明有心肌灌注不足，应积极治疗。

（八）高热、抽搐和惊厥

高热、抽搐和惊厥常见于小儿麻醉。由于婴幼儿的体温调节中枢尚未发育完善，体温极易受环境温度的影响。如对高热处理不及时，可引起抽搐甚至惊厥。因此，小儿麻醉时应重视体温的监测，尤其是手术时间长者。一旦发现体温升高，应积极进行物理降温，特别是头部降温以防发生脑水肿。恶性高热表现为持续肌肉收缩，$PaCO_2$ 迅速升高，体温急剧上升（1℃/min），可超 42℃，死亡率极高，应提高警惕。最容易诱发恶性高热的药物是琥珀胆碱和氟烷。

第四节 局部麻醉

用局部麻醉药（以下简称局麻药）暂时阻断某些周围神经的冲动传导，使受这些神经所支配的相应区域产生麻醉作用，称为局部麻醉。局部麻醉是一种简便易行、安全有效、并发症较少的麻醉方法，可保持患者意识清醒，适用于较表浅、局限的手术，但也可干扰重要器官的功能。因此，施行局部麻醉时应熟悉局部解剖和局麻药的药理作用，掌握规范的操作技术。

一、局麻药的药理

（一）化学结构和分类

局麻药均属于芳香基中间链氨基结构的化合物。中间链分为酯链和酰胺链，局麻药根据中间链的不同分为酯类局麻药和酰胺类局麻药两大类。

（二）理化性质和麻醉性能

局麻药的理化性质可影响其麻醉性能，较为重要的是解离常数、脂溶性和蛋白结合率。

1. 解离常数（pK_a）　在局麻药水溶液中含有未解离的碱基（B）和已解离的阳离子（BH^+）两部分。

依照质量守恒定律，药物分子离解作用的方向，及局麻药中的阳离子与碱基之比受溶液氢离子浓度影响。在酸性条件下，其反应向左移，局麻药多处于阳离子形式；在碱性条件下，反应向右移，局麻药多处于碱基形式。在平衡状态下，上述解离常数：$K_a = \dfrac{[H^+][B]}{[BH^+]}$

K_a 多以负对数表示，故 pK_a = pH − log[B]/[BH$^+$]。

由此可见，任何一种局麻药碱基与阳离子的比率，将取决于 pH。一旦碱基与阳离子相等，则 log[B]/[BH$^+$] = 0，pK_a = pH。大多数局麻药的 pK_a 处于 7.5～9.0。

局麻药的阳离子和碱基各有特性，但相互间又是相互补充和平衡的。只有阳离子才能与阴离子膜的受体结合，以堵塞钠通道，使神经冲动受阻。在酸性条件下，阳离子浓度较高。但是局麻药要从注射部位弥散到神经干需要通过纤维性屏障才能到达神经膜，从而阻断神经冲动。要通过纤维性屏障，唯有不带电荷的脂溶性碱基来承担。所以有多少局麻药分子最终到达神经膜，取决于该药离解后的碱基浓度。换言之，只有碱基增加，局麻药通透神经膜的能力才能增加。就临床而言，局麻药在酸性条件下作用较差。

2. 脂溶性　局麻药的脂溶性越高，麻醉效能越强。

3. 蛋白结合率　局麻药注入体内后，一部分呈游离状态的起到麻醉作用，另一部分与局部组织的蛋白结合，或吸收入血与血浆蛋白结合，结合状态的药物将暂时失去药理活性。结合与非结合形式的药物间是可逆的，又是相互平衡的。主要与血浆中 α-酸性糖蛋白和白蛋白结合。因此低蛋白血症患者易发生局麻药中毒。

（三）吸收、分布、生物转化和消除

案例 8-4

患者，男，15 岁，因右手挤压伤行清创术，术前血压呼吸稳定。右侧臂丛阻滞麻醉，经肌间沟入路穿刺针进入 1.5cm 时出现明显异感，回抽没有血液和脑脊液，预计注入 2% 利多卡因 10ml ＋1% 罗哌卡因 10ml，共 20ml。当注入 15ml 时患者突然主诉口唇麻木，继之全身麻木，发音不清，全身抽搐，意识消失，小便失禁。此时再次回抽发现注射器内有血液回流，立即退出针头，静脉注射咪达唑仑 6mg，惊厥停止，但意识仍然不清，血压心率不稳定，呼吸不规则。面罩供氧辅助呼吸，5 分钟后患者清醒，对上述事件无任何记忆，

臂丛阻滞麻醉失败，改全麻完成手术。

问题

1. 术中患者发生了什么情况？
2. 此种情况如何预防？

1. 吸收　局麻药从注射部位吸收入血液内，受注射部位、剂量、局部血液灌流、药物组织结合，以及有否加用血管收缩药等因素影响。

（1）注药部位：与该处血供情况有直接关系。于咽喉、气管黏膜或炎性组织等处给药，吸收速度很快。如经气管内给药，药物进入肺泡内，其吸收速度接近于静脉注射。皮下注射则较慢。临产孕妇的子宫周围血管丛非常充盈，有可能使局麻药吸收加快，引起胎儿的毒性反应。

（2）药物剂量：不管注射的部位和容量如何，局麻药的血药峰值浓度（C_{max}）与一次注药的剂量直接相关。为了避免 C_{max} 过高而引起药物中毒，对每一局麻药都规定了一次用药的限量。

（3）局部血液灌流：局麻药吸收的快慢与注射部位的血液灌流相关。当注药部位血流降低，局麻药吸收的速率减慢。临床上在局麻药中加用肾上腺素的目的就是：减慢局麻药的吸收速率，降低血内局麻药浓度，减少局麻药全身性不良反应的发生及延长局麻药的作用时间。

（4）药物组织结合：主要涉及局麻药的脂溶性与组织的结合力。有以下两方面：

1）脂溶性：神经膜含有丰富的脂质和蛋白质，因此局麻药的脂溶性可作为衡量神经亲和力的尺度。

2）组织的结合力：多以组织血浆分配系数表示，这对应用局麻药治疗心律失常有较大临床意义。如利多卡因对心肌的亲和力使该药可用于治疗室性期前收缩。

2. 分布　局麻药吸收入血后，首先分布至肺，并有部分被肺组织摄取。这对大量药物意外进入血液有一定缓冲作用。随后很快分布到血流灌注较好的器官如心、脑和肾。然后以较慢速度再分布到血液灌流较差的肌、脂肪和皮肤。蛋白结合率高的药物不易通过胎盘屏障分布至胎儿。

3. 生物转化和清除　局麻药进入血液循后，其代谢产物的水溶性更高，并从尿中排出，仅少量以原形自尿中排出。酰胺类局麻药在肝中为线粒体酶所水解，故肝功能不全患者用量应酌减。酯类局麻药主要被血浆假性胆碱酯酶水解；如有先天性假性胆碱酯酶质量的异常，或因肝硬化、严重贫血、恶病质和晚期妊娠等引起血浆假性胆碱酯酶量的减少者，酯类局麻药的用量都应减少。

（四）局麻药的不良反应

1. 毒性反应　当局麻药的血药浓度超过一定阈值时，将发生局麻药的全身性毒性反应，严重者可致死。其程度与血药浓度有直接关系。引起局麻药毒性反应的常见原因有：①一次用量超过患者的耐量；②局麻药误注入血管内；③注药部位血供丰富，未酌情减量，或局麻药药液内未加肾上腺素。用小量局麻药即出现毒性反应症状者，称为高敏反应。局麻药的全身效应突出表现在对中枢神经系统和心血管系统的影响，一旦血内药物浓度骤然升高，可引起一系列的毒性症状。

局麻药对中枢神经系统的毒性反应：毒性症状按其轻重程度可先后出现舌或唇麻木、嗜睡、眩晕、耳鸣、寒战、肌肉抽搐、语无伦次、意识不清、惊厥、昏迷、呼吸停止。

局麻药对心血管系统的作用：主要是对心肌传导系统和周围血管平滑肌的抑制，使心肌收缩力减弱，心输出量减少，血压下降。当血药浓度极高时，周围血管广泛扩张，房室传导阻滞，心率缓慢，甚至心搏骤停。

案例 8-4 分析 1

本例患者在试穿时虽无血液和脑脊液回流，显然是在注药过程中针头移动到血管内，在短时间内将 15ml 局麻药注入血管内，产生了严重局麻药中毒反应。所幸的是抢救及时有效，未造成严重不良后果，注药进入血管的另一可能是在穿刺时有软组织块堵塞了针头，注药前回抽未见到回血，而在注射时药物进入血管内。

为了预防局麻药毒性反应的发生，应注意：①应用局麻药的安全剂量，并根据患者具体情况或用药部位血供情况酌减剂量；②注药前应回抽无血液；③药液内加入适量肾上腺素，以减慢药物吸收速率；④麻醉前应用地西泮 0.1mg/kg，提高惊厥阈；⑤警惕毒性反应的先驱症状等。

一旦发生毒性反应，①立即停止用药，吸入氧气；②静脉注射地西泮 0.1mg/kg，预防抽搐；③维持血流动力学稳定，如出现低血压，可用麻黄碱、多巴胺或间羟胺维持血压。心率缓慢者静脉注射阿托品；④出现抽搐或惊厥者，静脉注射硫喷妥钠 1～2mg/kg 或地西泮 2.5～5.0mg 及咪达唑仑控制惊厥；⑤对于惊厥反复发作者，静脉注射琥珀胆碱 1mg/kg，行气管内插管人工呼吸。一旦呼吸心跳停止，应立即进行心肺复苏。

案例 8-4 分析 2

在臂丛阻滞操作时可能发生极严重的后果，所以必须严格按照操作技术常规进行，注药前要反复回抽检查，注药时要缓慢、分次、少量并询问患者的主观感受，发现异常变化应立即停止注药，并及时进行相应处理。许多类似的临床报告表明，在臂丛麻醉引起局麻药中毒的病例中大都没有回血，因此，应强调即使在穿刺时间回抽无血，也不能避免药物误入血管或椎管内，仍要谨慎操作，密切观察患者情况变化，切忌一次大剂量快速注药。

2. 过敏反应 即变态反应，是指使用很少量局麻药后，出现荨麻疹、咽喉水肿、支气管痉挛、低血压和血管神经性水肿，甚至危及患者生命。临床上酯类局麻药过敏者较多，酰胺类极其罕见。如发生过敏反应，①首先中止用药，同时应用皮质激素和抗组胺药；②保持呼吸道通畅并进行给氧治疗；③补充血容量，维持循环稳定，紧急时可选用血管升压药。

关于预防局麻药变态反应的措施：皮内注射试验，用 0.05ml 局麻药注入前臂掌面的皮内，同时在另一侧前臂注射 0.05ml 生理盐水作为对照，在注射后15分钟和30分钟分别检查两侧皮丘的大小、色泽。但皮内注射试验由于出现假阳性较多，而阴性者仍有发生高敏反应可能，故此试验结果仅供参考。如果患者有对酯类局麻药过敏史时，可选用酰胺类局麻药。

（五）常用局麻药

1. 普鲁卡因（奴佛卡因，procaine，novocaine） 是一种弱效、短时效但较安全的常用局麻药。其麻醉效能也较弱，黏膜穿透力很差，故不用于表面麻醉和硬膜外阻滞。由于毒性较小，适合用于局部浸润麻醉。常用 0.25%～1.0%的浓度，成人一次限量为 1.0g。

2. 丁卡因（地卡因，tetracaine，pontocaine） 是一种强效、长时效的局麻药。此药的黏膜穿透力强，适用于表面麻醉、神经阻滞、腰麻及硬膜外阻滞。一般不用于局部浸润麻醉。成人用法与剂量：眼科表面麻醉用 1%溶液，鼻腔黏膜和气管表面麻醉用 1%～2%溶液，神经阻滞用 0.1%～0.3%，硬膜外阻滞用 0.2%～0.3%溶液，一次用量不超过 60mg。腰麻用 8～10mg，与 10%葡萄糖液 1ml、麻黄碱 1ml 配制成 1：1：1 重比重液。

3. 利多卡因（赛罗卡因，lidocaine，xylocaine） 是中等效能和时效的局麻药。它的组织弥散性能和黏膜穿透力都很好，可用于各种局麻方法，但使用的浓度不同。最适用于神经阻滞和硬膜外阻滞。成人一次限量表面麻醉 100mg，局部浸润麻醉和神经阻滞 400mg。反复使用后可产生快速耐药性。

4. 布比卡因（丁吡卡因，bupivacaine，marcaine） 是一种强效和长时效局麻药。常用于神经阻滞、腰麻及硬膜外阻滞，很少用于局部浸润麻醉。它与血浆蛋白结合率高，故通过胎盘的量少，较适用于产科分娩镇痛，常用浓度为 0.125%～0.25%。作用时间为 4～6 小时。成人一次限量为 150mg。使用时应注意其心脏毒性（表 8-5）。

5. 罗哌卡因（ropivacaine） 是新一代酰胺类局麻药，其作用强度与布比卡因类似，但其心脏毒性较低。使用高浓度、较大剂量时对感觉神经和运动神经的阻滞比较一致，但低浓度、小剂量时几乎只阻滞感觉神经。该药的血浆蛋白结合率高，故尤其适用于硬膜外镇痛如分娩镇痛。硬膜外阻滞的浓度为 0.5%，而 0.75%～1.0%浓度者可产生较好的运动神经阻滞。成人一次限量为 150mg。

表 8-5 常用局麻药的浓度、剂量与用法

局麻药	普鲁卡因	丁卡因	利多卡因	布比卡因	罗哌卡因
作用强度	低	高	中等	高	高
毒性	低	中等	中等	高	中等
使用浓度					
脊麻	2%～5%	0.1%～0.5%	2%～5%	0.5%～0.75%	
膜外	1%～2%	0.2%～0.3%	1%～2%	0.25%～0.75%	0.5%
粗神经阻滞	2%	0.3%	2%	0.5%	0.5%～0.75%
细神经阻滞	1%～1.5%	0.1%	1%	0.25%	0.25%～0.5%
局部浸润	0.5%～1%	0.1%	0.25%～0.5%	0.2%～0.25%	0.2%
表面麻醉		0.5%～1%	2%～4%		
持续时间	45 分钟	120～180 分钟	60～120 分钟	5～7 小时	3～4 小时
一次最大剂量（mg）（除外椎管内麻醉）	1000	60	400	150	150

注：以上为成人剂量，使用时还应根据具体患者、具体部位决定。

二、局麻方法

（一）表面麻醉

将穿透力强的局麻药施用于黏膜表面,使其透过黏膜而阻滞位于黏膜下的神经末梢,使黏膜产生麻醉现象,称表面麻醉。眼、鼻、咽喉、气管、尿道等处的浅表手术或内镜检查常用此法。眼用滴入法,鼻用涂敷法,咽喉气管用喷雾法,尿道用灌入法。常用药物为 1%～2%丁卡因溶液或 2%～4%利多卡因溶液。因眼结合膜和角膜组织柔嫩,故滴眼需用 0.5%～1%丁卡因溶液。气管和尿道黏膜吸收较快,应减少剂量。

（二）局部浸润麻醉

将局麻药注射于手术区的组织内,阻滞神经末梢而达到麻醉作用,称局部浸润麻醉。基本操作方法:在预定的手术切口线一端进针,做皮内注射浸润至切口全长,使皮肤呈橘皮样状。再由浅入深依次逐层浸润皮下组织、肌膜、肌肉、腹膜。如此浸润一层切开一层,注射器和手术刀交替使用,以期麻醉确切（图 8-6）。常用药物为 0.125%～0.15%的罗哌卡因溶液,或 0.25%～0.5%的利多卡因溶液。

局部浸润麻醉时应注意:①注入组织内的药液要有一定容积,在组织内形成张力,借水压作用使药液与神经末梢广泛接触,从而增强麻醉效果。②为避免用药量超过一次限量,应降低药液浓度。③每次注药前都要回抽,以免误注入血管内。④实质脏器和脑组织等无痛觉,不用注药。⑤药液中含肾上腺素浓度为 2.5～5μg/ml 可减缓局麻药的吸收,延长作用时间。

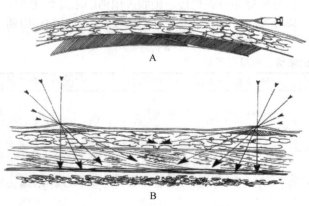

图 8-6　局部浸润麻醉技术

（三）区域阻滞

围绕手术区,在其四周和底部注射局麻药,阻滞进入手术区的神经纤维,称区域阻滞。其适用于肿块切除术,特别是乳房良性肿瘤的切除术、头皮手术等

（图 8-7）。

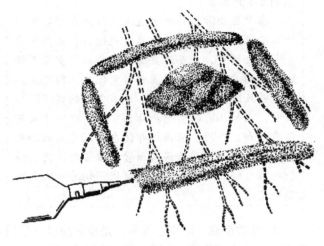

图 8-7　区域阻滞技术

（四）神经阻滞

在神经干、丛、节的周围注射局麻药,阻滞其冲动传导,使所支配的区域产生麻醉作用,称神经阻滞。神经阻滞只需注射一处即可获得较大的麻醉区域。但有引起严重并发症的可能,故操作时必须熟悉局部解剖,了解穿刺针所要经过的组织,以及附近的血管、脏器和体腔等。常用神经阻滞有肋间、眶下、坐骨、指（趾）神经干阻滞。颈丛、臂丛神经丛阻滞,以及诊疗用的星状神经节和腰交感神经节阻滞等。

1. 臂丛神经阻滞　臂神经丛主要由 $C_{5\sim8}$ 和 T_1 脊神经的前支组成（图 8-8）,主要支配整个手、臂运动及绝大部分手、臂感觉。这些神经自椎间孔穿出后,经过前、中斜角肌之间的肌间沟,在肌间沟中相互合并组成臂神经丛。然后在锁骨上方第一肋骨面上横过而进入腋窝,并延续成正中、桡、尺和肌皮神经。在肌间沟中,臂神经丛为椎前筋膜和斜角肌筋膜所形成的鞘膜包裹,此鞘膜在锁骨上方延伸为锁骨下动脉鞘膜,在腋窝则形成腋鞘。因此,臂神经丛阻滞可在肌间沟、锁骨上和腋窝三处进行,分别称为肌间沟入路、锁骨上入路和腋入路（图 8-9）。阻滞时必须将局麻药注入鞘内才能见效。

适应证与并发症:臂神经丛阻滞适用于上肢手术,肌间沟入路可用于肩部手术,腋入路更适用于前臂和手部手术。但这三种方法都有可能出现局麻药毒性反应。肌间沟入路和锁骨上入路还可发生膈神经麻痹、喉返神经麻痹和霍纳综合征（Horner's syndrome）。霍纳综合征是因星状神经节被阻滞,出现同侧瞳孔缩小、眼睑下垂、鼻黏膜充血和面部潮红等症候群。如穿刺不当,锁骨上入路可发生气胸,肌间沟入路可引起高位硬膜外阻滞或药液误注入蛛网膜下腔而引起全脊髓麻醉。

（1）肌间沟阻滞法

1）体位和定位：去枕仰卧位，头偏向对侧，手臂贴体旁，手尽量下垂，显露患侧颈部，先让患者抬头，显露胸锁乳突肌的锁骨头，在锁骨头后缘可触及一条小肌肉即前斜角肌，前斜角肌外缘还可触及一条大小相同的肌肉即中斜角肌，前、中斜角肌之间的凹陷即前、中斜角肌间的肌间沟（图8-10）。臂神经丛即由此沟下半部经过，前斜角肌位于臂丛的前内方，中斜角肌位于臂丛的后外方。斜角肌间隙上窄下宽，沿该间隙向下方逐渐触摸，于锁骨上约 1cm 可触及一细柔横向走行的肌肉，即肩胛舌骨肌，该肌与前、中斜角肌共同构成一个三角形，该三角形靠近底边

（肩胛舌骨肌）处即为穿刺点。在该点用力向脊柱方向重压，患者可诉手臂麻木、酸胀或有异感，若患者肥胖或肌肉欠发达，肩胛舌骨肌触不清，即以锁骨上2cm 处的肌间沟为穿刺点。

2）操作方法：颈部皮肤常规消毒，右手持一长3～4cm 的 22G 穿刺针垂直刺入皮肤略向脚侧推进，直到出现异感或触到横突为止（图8-10），出现异感为较可靠的标志，可反复试探 2～3 次，以找到异感为好。若无异感，只要穿刺部位、进针方向及深度正确，也可取得良好阻滞作用。穿刺成功后，回抽无血液及脑脊液，成人一次注入局麻药液 20～25ml。注药时可用手指压迫穿刺点上部肌间沟，迫使药由浓度高向浓度低扩散，则尺神经阻滞可较完善。

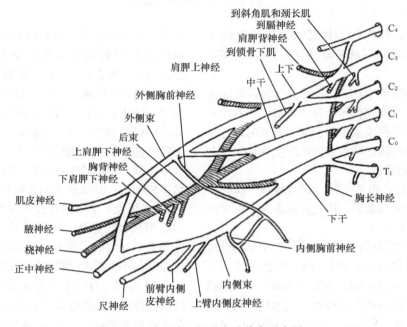

图 8-8 臂丛神经的组成及分布示意图

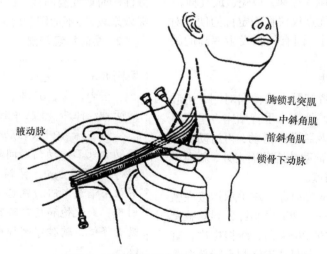

图 8-9 臂丛神经走行及不同入路示意图

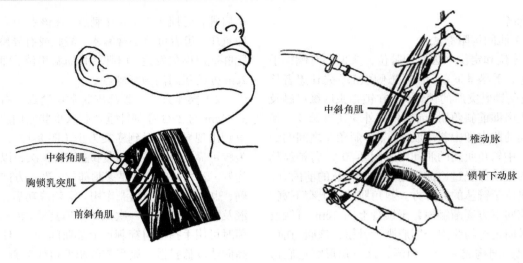

图 8-10　肌间沟臂丛阻滞

3）优点：①易于掌握，对肥胖或不易合作的小儿较为适用；②小容量局麻药即可阻滞上臂及肩部；③不引起气胸。

4）缺点：①尺神经阻滞起效迟，有时需增加药液容量才被阻滞；②有损伤椎动脉的可能；③有误入蛛网膜下隙或硬膜外间隙的危险；④不宜同时进行两侧阻滞；⑤低位肌间沟法可刺破胸膜产生气胸。

（2）锁骨上阻滞法

1）体位与定位：患者平卧，患侧肩垫一薄枕，头转向对侧，患侧上肢靠胸。其体表标志为锁骨中点上方 1～1.5cm 处为穿刺点。

2）操作方法：皮肤常规消毒，用 22G 穿刺针经穿刺点刺入皮肤，针尖向内、向后、向下推进，进针 1～2cm 后可刺中第一肋骨表面，在肋骨表面上寻找异感或用神经刺激器方法寻找臂丛神经，当出现异感后固定针头，回抽无血液、无气体，一次注入局麻药 20ml。在寻找第一肋骨时，切勿刺入过深，以免造成气胸。

3）优缺点：本法的优点仅仅在于定位简便，对肌间沟触不清的患者适用，因有气胸发生率高的缺点，临床上已较少采用。

（3）腋路臂丛阻滞法

1）体位与定位：患者仰卧，头偏向对侧，患肢外展 90°，屈肘 90°，前臂外旋，手背贴床，呈"举手礼"状。先在腋窝处触及腋动脉搏动，再沿动脉走向，向上触及胸大肌下缘腋动脉搏动消失处，斜向下取动脉搏动最高点为穿刺点。

2）操作方法：皮肤常规消毒，左手示指按在腋动脉上作为指示，右手持一 22G 穿刺针，斜向腋窝方向刺入，穿刺针与动脉呈 20°夹角，缓慢推进，直到出现刺破纸样的落空感，表明针尖已刺入腋部血管神经鞘，松开针头，针可随动脉搏动而摆动，即可认

为针已进入腋鞘内（图 8-11）。此时患者若有异感或借助神经刺激器证实针尖确在神经鞘膜内则更明确，但不必强求异感。接注射器回抽无血后，即可注入 30～35ml 局麻药，但注射器内应保留 2～3ml 局麻药，退针至皮下时将剩余的局麻药注入，以达到阻滞肋间臂神经的目的。腋路臂丛阻滞成功的标志为：①针随腋动脉搏动而摆动；②回抽无血；③注药后呈梭形扩散；④同时患者可诉上肢发麻；⑤上肢尤其前臂不能抬起；⑥皮肤表面血管扩张。

3）优点：①臂丛神经分支均包在腋血管神经鞘内，因其位置表浅，动脉搏动明显，故易于阻滞；②不会引起气胸；③不会阻滞膈神经、迷走神经或喉返神经；④无误入硬膜外间隙或蛛网膜下隙的危险。

4）缺点：①上肢外展困难或腋窝部位有感染、肿瘤或骨折无法移位患者不能应用此法。②局麻药毒性反应发生率较高，多因局麻药量大或误入血管引起，故注药时要反复回抽，确保针不在血管内。③上臂阻滞效果较差，不适用于肩关节手术及肋骨骨折复位等。

2. 肋间神经阻滞

案例 8-5

患者，女，63 岁，因食管癌术后刀口疼痛行肋间神经阻滞。于腋中线行左侧 $T_{5\sim10}$ 肋间神经阻滞，用 5 号细针头在肋骨下沿穿刺到肋骨，然后沿肋骨表面滑动到肋间神经沟内，每支神经注入 1%利多卡因 3ml，穿刺及注药过程均无异常，麻醉效果满意。阻滞完 5 小时后患者出现轻度呼吸困难，血氧饱和度下降到 90%以下，听诊左肺呼吸音降低，胸腔穿刺抽出 300ml 气体后呼吸明显改善。

（1）解剖：$T_{1\sim 12}$脊神经前支均行走于相应肋间，肋间血管下方，肋间内肌与肋间外肌之间，通称肋间神经。支配肋间肌与腹壁前外侧肌，以及躯干前外侧

（胸骨角平面以下至腹股沟）与上臂内侧皮肤感觉。

由于肋间神经在腋中线分出外侧皮支，故应在腋中线以后行肋间神经阻滞。又由于距脊柱正中 8cm 处最易摸清肋骨，穿刺点通常取此处。$T_{1\sim 5}$肋骨被肩胛骨遮着，将上肢外展，使肩胛骨向外侧分开有利于定位（图 8-12）。

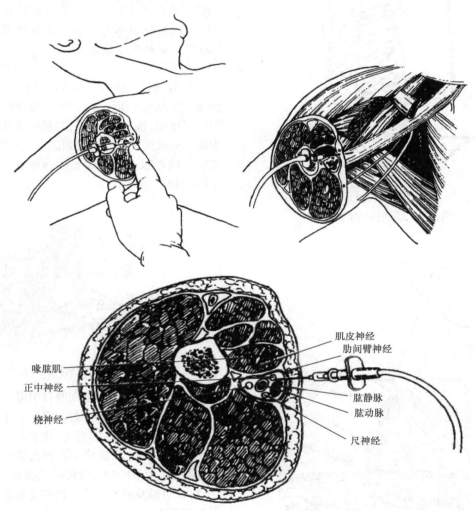

喙肱肌
正中神经
桡神经

肌皮神经
肋间臂神经

肱静脉
肱动脉

尺神经

图 8-11 腋路臂丛神经阻滞

（2）后路肋间神经阻滞

1）体位：一侧阻滞可采用侧卧位，阻滞侧在上；双侧阻滞宜选俯卧位，前臂处垫枕，双下肢垂于手术台边或举臂抱头。

2）定位：距脊柱中线旁开 8cm 处作与脊柱平行的直线，在此线上摸清肋骨，在肋骨接近下缘处作皮丘（图 8-13）。

3）操作：取长 3cm 22G 穿刺针由皮丘直刺肋骨面，并注入 0.5ml 局麻药。然后将穿刺针沿肋骨面向肋骨下缘移动，使针尖滑过肋骨下缘，再入针 0.2～0.3cm 即穿过肋间肌，此时有落空感，令患者屏气，

回抽无血和气体后注入局麻药 3～4ml（图 8-13）。

4）按手术所需阻滞相应肋间神经，胸壁手术需阻滞双侧 $T_{6\sim 12}$ 肋间神经，若须开胸手术，尚需行腹腔神经节阻滞。

（3）腋中线肋间神经阻滞：主要适用于不能侧卧或俯卧患者，具体操作同后路。

（4）并发症：气胸是肋间神经阻滞可能发生的并发症，是穿刺过深刺破胸膜或肺组织所致。另一并发症为局麻药误注入血管或局麻药用量过大快速吸收而引起全身毒性反应。

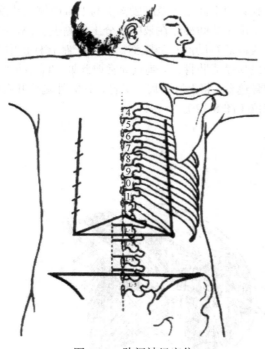

图 8-12 肋间神经定位

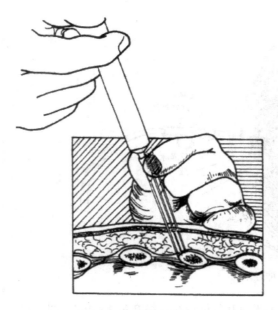

图 8-13 肋间神经阻滞

案例 8-5 分析

1. 肋间神经阻滞最常见并发症是刺破胸膜出现气胸，但由于一般采用较细穿刺针、气胸的发展常较缓慢，症状出现也晚，易被忽视。此例显然是在穿刺肋间神经沟的过程中损伤了胸膜，由于针孔很小空气缓慢进入，逐渐增加压迫导致肺不张。在肋间神经阻滞后出现的呼吸困难应首先想到气胸的可能，肺部听诊及胸透有助于诊断。

2. 肋间神经阻滞穿刺过程中容易刺破胸膜导致气胸，所以在操作时务必注意如下几点：①首先应掌握正确的进针方法，斜行进针使针头处在皮下形成一个长的针道，退针后用力压迫穿刺点几分钟，可以防止空气经穿刺针孔进入胸腔。②穿刺针进入肋间隙后先指向肋骨下缘，刺及骨质后慢慢向肋间神经沟滑行进入沟内。③不要试图一次即穿刺到达神经沟内，特别是在瘦弱的患者，盲目进针过深很容易刺入胸腔甚至刺伤肺组织。

3. **颈神经丛阻滞** 颈神经丛由 $C_{1\sim4}$ 脊神经前支组成，分为深丛和浅丛。深丛主要支配颈前及颈侧面的深层组织。浅丛沿胸锁乳突肌后缘从筋膜下冒出至表面，分成许多支，支配颈部皮肤。C_4 和 T_1 支配的皮肤区域相邻。C_1 主要是运动神经，故不需要阻滞（图 8-14）。

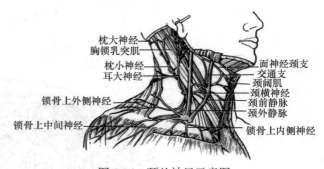

图 8-14 颈丛神经示意图

（1）深丛阻滞：常用两种阻滞方法。①颈前阻滞法：常采用 C_4 横突一处阻滞法。患者仰卧位，头转向对侧，从乳突尖端至 C_6 横突作一连线，穿刺点在此线以上。C_4 横突位于胸锁乳突肌和颈外静脉交叉点附近，用手指按压常可摸到横突。在此水平刺入 2~3cm 可触及横突骨质，回抽无血液和脑脊液，注入局麻药液 10ml。②肌间沟阻滞法：同臂神经丛阻滞的肌间沟入路法，但穿刺点在肌间沟尖端，刺过椎前筋膜后，不寻找异感，注入局麻药液 10ml，并压迫肌间沟下方，避免药液下行而阻滞臂神经丛。

（2）浅丛阻滞：体位同上，在胸锁乳突肌后缘中点垂直进针至皮下，注射 1%利多卡因 6~8ml；或在此点注射 3~4ml，再沿胸锁乳突肌后缘向头侧和尾侧各注射 2~3ml。

适应证和并发症：可选用于颈部手术，如甲状腺手术、气管切开术等。浅丛阻滞并发症很少见。深丛阻滞的并发症有：①局麻药毒性反应，颈部血管丰富，吸收较快，如误入椎动脉，药液直接进入脑内；②药液误注入蛛网膜下腔或硬膜外腔；③膈神经麻痹；

④喉返神经麻痹，故不能同时作双侧深丛阻滞；⑤霍纳综合征。

4. 指（或趾）神经阻滞 用于手指（或脚趾）手术。支配手指背侧的神经是桡神经和尺神经的分支，手掌和手指掌面桡神经是正中神经和尺神经的分支，每指有 4 根指神经支配，即左右两根掌侧指神经和背侧指神经。指神经阻滞可在手指根部或掌骨间进行。趾神经阻滞可参照指神经阻滞法。在手指、脚趾及阴茎等处使用局部麻醉药时不可加入肾上腺素，注药量也不能太多，以免血管收缩或受压而引起组织缺血坏死。

指根部阻滞方法：在指根背侧部进针，向前滑过指骨至掌侧皮下，注射 1%利多卡因溶液 1ml，再退针至进针点皮下注药 0.5ml。手指另一侧如同法注射。

第五节　椎管内麻醉

将局麻药注入椎管内的不同腔隙，使脊神经所支配的相应区域产生麻醉作用，称椎管内麻醉。根据局麻药注入的腔隙不同，将椎管内麻醉分为蛛网膜下腔麻醉（简称腰麻），硬脊膜外腔麻醉及腰麻-硬膜外间隙联合阻滞（combined spinal-epidural block，CSE）。椎管内麻醉时，患者神志清醒，镇痛效果确切，肌松良好，但对生理功能有一定的扰乱，也不能完全消除内脏牵拉反射。

一、椎管内麻醉的解剖基础

（一）脊柱和椎管

脊柱由脊椎重叠而成。脊椎由位于前方的椎体和后方的椎弓所组成，中间为椎孔，所有上下椎孔连接在一起即成椎管。椎管上起枕骨大孔，下止于骶裂孔。正常脊柱有 4 个生理弯曲，即颈、胸、腰和骶尾弯曲（图 8-15）。颈曲和腰曲向前突，胸曲与骶曲向后突。患者仰卧时，C_3 和 L_3 所处位置最高，T_5 和 S_4 最低。这对实施腰麻时药液的分布有重要影响。

（二）韧带

连接椎弓的韧带与椎管内麻醉关系密切。从外至内分别是棘上韧带、棘间韧带和黄韧带（图 8-16）。棘上韧带连结脊椎棘突，质地较坚韧，老年时常发生钙化。棘间韧带连结上下两棘突，质地较疏松。黄韧带连接上下椎板，覆盖着椎板间孔，几乎全由弹力纤维构成，组织致密坚韧，针尖穿过时有阻力，穿过后有落空感。作椎管内麻醉时，穿刺针经过皮肤、皮下

组织、棘上韧带、棘间韧带和黄韧带，即进入硬膜外腔。如再刺过硬脊膜和蛛网膜即至蛛网膜下腔。

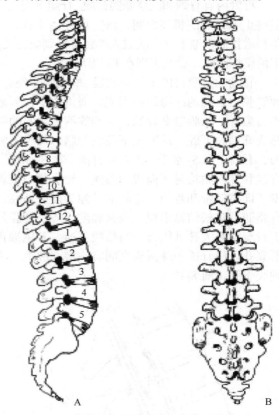

图 8-15　脊柱的侧面观（A）和背面观（B）

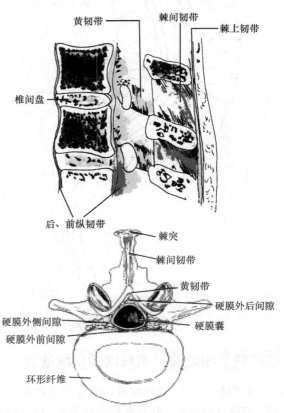

图 8-16　黄韧带、棘上韧带和棘间韧带

（三）脊髓、脊膜与腔隙

椎管内有脊髓和三层脊髓被膜。脊髓下端成人一般终止于 L_1、L_2 椎体之间，新生儿在 L_2 下缘，并随年龄增长而逐渐上移。故成人作腰椎穿刺应在 L_3 以下的腰椎间隙，而儿童则在 L_3 以下间隙。

脊髓的被膜自内至外为软膜、蛛网膜和硬脊膜。硬脊膜由坚韧的结缔组织形成，血供较少，刺破后不易愈合。软膜紧贴脊髓，其和蛛网膜之间的腔隙称为蛛网膜下腔。蛛网膜下腔上与脑蛛网膜下腔沟通，下端止于 S_2 水平，内有脑脊液。在 S_2 水平，硬脊膜和蛛网膜均封闭而成硬膜囊。硬脊膜与椎管内壁（即黄韧带和骨膜）之间的腔隙为硬膜外腔，内有脂肪、疏松结缔组织、血管和淋巴管。硬膜外腔上行至枕骨大孔处闭合，与颅腔不通，其尾端止于骶裂孔。硬脊膜和蛛网膜之间有一潜在腔隙，称为硬膜下腔（图 8-17）。

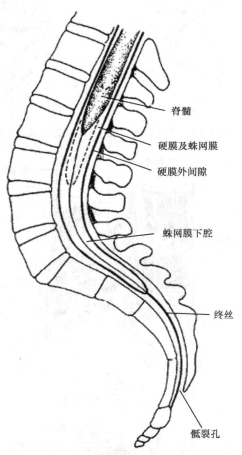

图 8-17　脊髓及被膜

（四）根硬膜、根蛛网膜和根软膜

硬脊膜、蛛网膜和软膜均沿脊神经根向两侧延伸，包裹脊神经根，故分别称为根硬膜、根蛛网膜和根软膜。根硬膜较薄，且越近椎间孔越薄。根蛛网膜细胞增生形成绒毛结构，可以突进或穿透根硬膜。根蛛网膜和根软膜之间的腔隙称根蛛网膜下腔，它和脊髓蛛网膜下腔相通。

（五）骶管

骶管是骶骨内的椎管腔。由于硬膜囊终止于 S_2 水平，因此骶管是硬膜外腔的一部分，并与腰段硬膜外腔相通，在此腔内注入局麻药所产生的麻醉称骶管阻滞。骶管内有稀疏结缔组织、脂肪和丰富的静脉丛，容积为 25～30ml。骶管下端终止于骶裂孔，骶裂孔呈"V"或"U"形，上有骶尾韧带覆盖，两旁各有一豆大骨性突起，称为骶角。骶裂孔和骶角是骶管穿刺定位时的重要解剖标志（图 8-18）。

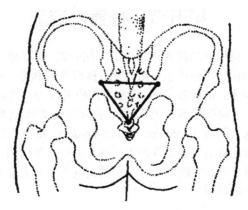

图 8-18　骶裂孔和骶角穿刺定位点

（六）脊神经

脊神经共 31 对：颈神经（C）8 对，胸神经（T）12 对，腰神经（L）5 对，骶神经（S）5 对和尾神经（ C_0 ）1 对。每条脊神经由前、后根合并而成。前根由运动神经纤维和交感神经传出纤维（骶段为副交感神经传出纤维）组成。后根由感觉神经纤维和交感神经传入纤维（骶段为副交感神经传入纤维）组成，进入脊髓后角。各种神经纤维粗细依次为运动纤维、感觉纤维及交感和副交感纤维。后者最易为局麻药所阻滞。

二、椎管内麻醉的机制及生理

（一）脑脊液

成人总容积为 120～150ml，其中脊髓蛛网膜下腔内仅 25～30ml。脑脊液透明澄清，pH 为 7.35，比重为 1.003～1.009，在腰麻时起稀释和扩散局麻药的作用。

（二）药物作用部位

腰麻时，局麻药直接作用于脊神经根和脊髓表面。硬膜外阻滞时，局麻药经多种途径发生作用，其中以椎旁阻滞脊神经、经蛛网膜绒毛阻滞脊神经根，以及局麻药通过硬膜进入蛛网膜下腔产生的阻滞为主要作用方式。

（三）麻醉平面与阻滞作用

麻醉平面是指感觉神经被阻滞后，用针刺法测定皮肤痛觉消失的范围。交感神经被阻滞后，能减轻内脏牵拉反应，运动神经被阻滞后，能产生肌肉松弛。由于神经纤维的粗细不同，交感神经最先被阻滞，且阻滞平面一般要比感觉神经高 2～4 个节段。运动神经最晚被阻滞，其平面比感觉神经低 2～4 个节段。各脊神经节段在人体体表的分布区见图 8-19。参照体表解剖标志，不同部位的脊神经支配分别为：胸骨柄上缘为 T_2，两侧乳头连线为 T_4，剑突下为 T_6，季肋部肋缘为 T_8，平脐线为 T_{10}，耻骨联合上 2～3cm 为 T_{12}，大腿前面为 $L_{1\sim3}$，小腿前面和足背面为 $L_{4\sim5}$，大腿和小腿后面以及肛门会阴区为 $S_{1\sim5}$，痛觉消失范围上界平乳头连线，下界平脐线，则麻醉平面表示为 $T_{4\sim10}$。

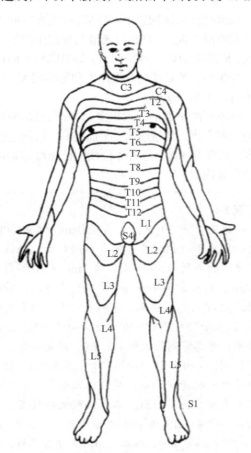

图 8-19　脊神经在体表的节段性分布

（四）椎管内麻醉对生理的影响

1. 对呼吸的影响　椎管内麻醉对呼吸的影响取决于阻滞平面的高度，尤以运动神经被阻滞的范围更为重要。如胸脊神经被阻滞，肋间肌大部或全部麻痹，可使胸式呼吸减弱或消失，但只要膈神经（$C_{3\sim5}$）未被阻滞，仍能保持基本的肺通气量。如膈肌也同时麻醉，腹式呼吸也减弱或消失，则将导致通气不足甚至呼吸停止。故采用高位硬膜外阻滞时，为防止对呼吸的严重不良影响，应降低局麻药浓度，使运动神经不被阻滞或受阻滞轻微。

2. 对循环的影响　①低血压：椎管内麻醉时，由于交感神经被阻滞，引起小动脉舒张，外周阻力降低。静脉扩张使静脉系统内血容量增加，回心血量减少，心输出量下降而导致低血压。由此可见，血压下降幅度与麻醉平面和范围及患者全身情况密切相关。②心动过缓：由于交感神经被阻滞，迷走神经兴奋性增强，可使心率减慢。当高平面阻滞时，心脏加速神经也被阻滞，导致心动过缓。

3. 对其他系统的影响　椎管内麻醉下，迷走神经功能亢进。胃肠蠕动增加，容易诱发恶心呕吐。对肝肾功能也有一定影响，并可发生尿潴留。

三、蛛网膜下腔麻醉

将局麻药注入蛛网膜下腔，阻断部分脊神经的传导功能而引起相应支配区域的麻醉作用，称为蛛网膜下腔阻滞（spinal block），又称脊麻或腰麻。

（一）分类

蛛网膜下腔麻醉可根据给药方式、麻醉平面和局麻药药液的比重分类。

1. 给药方式　可分为单次法和连续法。

2. 麻醉平面　阻滞平面达到或低于 T_{10} 为低平面，高于 T_{10} 但低于 T_4 为中平面，达到或高于 T_4 为高平面。高平面腰麻对呼吸循环功能影响很大，现已不用。

3. 局麻药液的比重　所用药液的比重高于、等于、低于脑脊液比重时，分别称为重比重、等比重、轻比重腰麻。

（二）腰麻穿刺术

穿刺时患者一般取侧卧位，两手抱膝，头颈向胸部屈曲，腰背部尽量向后弓成弧形，使棘突间隙张开便于穿刺，也可取坐位（图 8-20）。鞍区麻醉常为坐位。成人穿刺点一般选 $L_{3\sim4}$ 椎间隙，在两侧髂嵴最高点作一连线，此线与脊柱相交处即为 L_4 棘突或 $L_{3\sim4}$ 棘突间隙。

直入法穿刺：以 1%～2% 利多卡因溶液在穿刺点正中作皮丘。并在皮下组织和棘间韧带间逐层浸润，腰椎穿刺针与患者背部垂直（图 8-21）。当针穿过黄韧带时，多有明显落空感，再进针刺破硬脊膜和蛛网膜，出现第二次落空感。拔出针芯可见有脑脊液从针内流出，即表示穿刺成功，将装有局麻药的注射器与穿刺针衔接，注药后将穿刺针连同注射器一起拔出。

侧入法穿刺：在棘突中线旁开 1～1.5cm 处进针，针尖向中线倾斜，约与皮肤呈 75° 角，避开棘上韧带而刺入蛛网膜下腔（图 8-21）。适用于棘上韧带钙化的老年患者、肥胖患者或直入法穿刺有困难者。

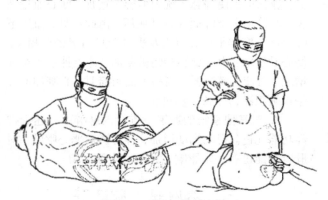

图 8-20　腰麻穿刺体位

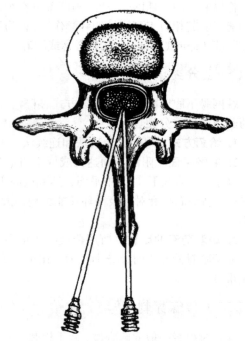

图 8-21　直入与侧入穿刺法

（三）常用局麻药

1. 丁卡因　为白色结晶，成人一次常用量 10～

15mg，最多不超过 20mg，常用浓度为 0.33%，用脑脊液 1ml 溶解丁卡因 10mg，再加 10% 葡萄糖溶液和 3% 麻黄碱溶液各 1ml 配制成 1：1：1 重比重溶液。起效时间为 5～10 分钟，作用时间为 2～2.5 小时。将丁卡因 10mg 溶于注射用水 10ml 内，即配成 0.1% 的轻比重溶液。

2. 布比卡因　常用剂量为 8～15mg，常用浓度为 0.5%～0.75%，用 10% 葡萄糖溶液配成重比重溶液，起效时间和作用时间与丁卡因类似。以注射用水稀释成 0.25% 浓度以下，为轻比重溶液。其他用药参见表 8-6。

表 8-6　蛛网膜下腔阻滞常用药物

药名	浓度（%）	常用剂量（mg）	最高剂量（mg）
普鲁卡因	5	100～150	200
利多卡因	2	100	120
丁卡因	0.33	10～15	20
布比卡因	0.5～0.75	8～15	20
罗哌卡因	0.5	15～20	20

（四）麻醉平面的调节及影响麻醉平面的因素

局麻药注入蛛网膜下腔以后，应在短时间内调节和控制麻醉平面。一旦超过药液与神经组织结合所需时间，麻醉平面就不容易调节。如果麻醉平面过低导致麻醉失败，平面过高对机体生理影响较大，甚至危及患者的生命安全。

影响麻醉平面的因素很多，局麻药是影响麻醉平面的主要因素，剂量越大，平面越高。假如这些因素不变，则穿刺间隙、患者体位或注药速度等是调节平面的重要因素。

案例 8-6

患者，女 29 岁，身高 160cm，体重 70kg，急诊腰麻下行剖宫产。患者左侧卧位，脊柱基本水平。腰麻用 0.5% 布比卡因 2ml ＋ 10% 葡萄糖 0.5ml，髂前上嵴连线对应棘突，选择连线前一间隙，应为 $L_{3\sim4}$，腰麻针穿刺成功后，脑脊液回流通畅，抽吸脑脊液顺畅，缺口向头快速注入（5 秒内，考虑穿刺位置低）2.5ml。注完平卧，床向左侧倾，3 分钟后平面达 T_{10}，调头低位 15°，2 分钟后妇科开皮无痛，生命体征平稳，钝性分离肌肉有痛感，不强烈，牵拉腹膜反应明显，自觉胸口不舒服，HR 由 100 次/分降至 65 次/分，静脉注射阿托品 0.5mg，胎儿娩出后无明显不适，调床头高位 10°，手术 25 分钟后顺利结束，术毕按压腹部有痛感，测平面 T_8 左右。

　　1. 此类手术麻醉间隙如何选择？影响麻醉平面的因素有哪些？

　　2. 本例手术有何不足之处？

　　3. 如何改进？

　　1. 穿刺间隙　由于脊柱的生理弯曲，患者仰卧时 L_3 位置最高，T_5 和 S_4 最低。因此在 $L_{2\sim3}$ 间隙穿刺并注入重比重局麻药液，患者转为仰卧位后，药液在脑脊液中沿着脊柱的坡度向胸段流动，麻醉平面容易偏高。如在 $L_{4\sim5}$ 间隙穿刺注药，则患者仰卧后大部分药液将向骶段流动，麻醉平面容易偏低。

案例 8-6 分析 1

　　剖宫产手术麻醉，若无腰麻禁忌证，$L_{2\sim3}$ 和 $L_{3\sim4}$ 间隙穿刺都可满足手术要求，除穿刺间隙外，注药速度、药物剂量、药物浓度、药物容量、药物比重、体位、身高等都会影响麻醉平面。

　　2. 患者体位　患者体位对于麻醉平面的调节十分重要。患者在注药结束转为仰卧位后，应随时测定麻醉平面，并根据手术区对麻醉平面的要求，改变患者体位进行调节。例如，平面过低时，由于重比重药液在脑脊液中向低处扩散，可将手术台调至头低位，使平面上升。一旦平面足够，立即将手术台调至水平位，并严密观察患者的呼吸和血压变化。调节平面应在注药后 $5\sim10$ 分钟内完成。假如手术部位在下肢，只需阻滞肛门和会阴区，可使患者取坐位在 $L_{4\sim5}$ 间隙穿刺，以小量药液（一般剂量的 1/2）作缓慢注射，则局麻药仅能阻滞骶尾神经，称鞍区麻醉。

　　3. 注药速度　注药速度越快，麻醉范围越广，注药速度越慢，则麻醉范围越局限。一般的注药速度为每 5 秒注射 1ml。

案例 8-6 分析 2

　　此例患者采用重比重药物，注药时体位水平，虽然快速注药，但穿刺间隙较低，药物并未多量分布至 L_3 椎体前，平卧后多数药物分流到骶部，发现平面不足较晚，头低程度不够，妇科等待时间短，平面调节时间不足等多种因素影响麻醉效果。

　　解决办法：注药时采用头低位（侧卧位，$10°$ 足够），不强调速度，目的为药物多量向 L_3 前移动，平卧后视平面上升情况控制床平面，因药物自动向 T_6 滑动，平面达 T_6 即可取头高 $20°$，防止药物继续移动，平面上升。

（五）并发症

　　1. 术中并发症

　　（1）血压下降、心率减慢：腰麻时血压下降可因脊神经被阻滞后，麻醉区域的血管扩张、回心血量减少、心输出量降低所致。血压下降的发生率和严重程度与麻醉平面有密切关系。麻醉平面越高，阻滞范围越广。发生血管舒张的范围越大，故血压下降越明显。一般低平面腰麻血压下降者较小。合并有高血压或血容量不足者。自身代偿能力低下，很容易发生低血压。若麻醉平面超过 T_4，心加速神经被阻滞、迷走神经相对亢进，易引起心动过缓。预防措施：麻醉初期快速静脉输液 $200\sim300ml$ 扩充血容量，血压降低时可静脉注射麻黄碱 $5\sim10mg$，心率过缓者可静脉注射阿托品。

　　（2）呼吸抑制：常出现于高平面腰麻的患者，因胸段脊神经阻滞，肋间肌麻痹所致。患者感到胸闷气短，吸气无力。说话费力，胸式呼吸减弱，发绀。当全部脊神经被阻滞，患者呼吸停止，血压下降，甚至心脏停搏。处理措施：立即借助面罩给予吸氧或辅助呼吸，一旦呼吸停止，应立即气管内插管和人工呼吸。

　　（3）恶心呕吐：常见于①麻醉平面过高、发生低血压和呼吸抑制，造成脑缺血缺氧而兴奋呕吐中枢；②迷走神经亢进，胃肠蠕动增强；③牵拉腹腔内脏；④患者对术中辅助用药较敏感等。应针对原因进行处理，如提升血压、吸氧、麻醉前用阿托品、暂停手术牵拉等。氟哌利多、昂丹司琼等药物有一定的预防和治疗作用。

　　2. 术后并发症

　　（1）腰麻后头痛：腰麻后产生头痛的机制主要为：硬脊膜和蛛网膜的血供较差，穿刺孔不易愈合，因此发生脑脊液漏出，导致颅内压降低和颅内血管扩张，从而引起血管性头痛。发生率 $3\%\sim30\%$，常出现于麻醉后 $2\sim7$ 天，年轻女性患者较多见。其特点是抬头或坐起时头痛加重，平卧后减轻或消失。约半数患者症状在 4 天内消失，一般不超过一周，但也有病程较长者。头痛的发生与穿刺针粗细有关，穿刺针较粗或反复穿刺者的发生率较高。为预防腰麻后头痛，应采用较细穿刺针（26G）穿刺，避免反复多次穿刺，围手术期输入足量液体并防止脱水。发生腰麻后头痛者应平卧休息，可服镇痛或安定类药，针灸或用腹带捆紧腹部也有一定疗效。头痛严重者可于硬膜外腔内注入生理盐水，或 5% 葡萄糖液，或右旋糖酐 $15\sim30ml$，必要时可采用硬膜外充填疗法。

　　（2）尿潴留：较常见。主要因支配膀胱的副交感神经纤维很细，对局麻药很敏感。阻滞后恢复较晚，即使皮肤感觉恢复,仍可发生尿潴留。下腹部或肛门、会阴手术后切口疼痛,以及患者不习惯卧床排尿等因素也可引起尿潴留。可以热敷、针灸或药物治疗,必要时留置导尿管。

（3）化脓性脑脊膜炎:可因直接或间接原因引起,如皮肤感染、脓毒症者等,严重者可危及生命,重在预防。

（4）腰麻后神经并发症

1）脑神经麻痹:一般在腰麻后1周发病,常先有剧烈头痛、眩晕,继而出现斜视和复视。其发病机制可能与腰麻后头痛相似。治疗:纠正腰麻后低颅内压,给予维生素B族及对症治疗,大多数患者在6个月内能自愈。

2）粘连性蛛网膜炎:比较罕见。病程发展较慢,常先出现感觉障碍,逐渐发展为感觉丧失和瘫痪。发生原因不明,可能与药物、异物、化学刺激或病毒等因素有关。

3）马尾丛综合征:其特点是局限于会阴区和下肢远端的感觉和运动障碍,轻者仅表现为尿潴留,严重者大小便失禁。如因穿刺时损伤马尾丛神经纤维,一般数周或数月后可能自愈。

（六）适应证和禁忌证

腰麻适用于2～3小时以内的下腹部、盆腔、下肢和肛门会阴部手术,如阑尾切除、疝修补、半月板摘除、痔切除、肛瘘切除术等。禁忌证:①患有中枢神经系统疾病,如脑脊膜炎、脊髓前角灰质炎、颅内压增高等;②休克;③穿刺部位有皮肤感;④脓毒症;⑤脊柱外伤或结核;⑥急性心力衰竭或冠心病发作。对老年人心脏病、高血压等患者应严格控制用药量和麻醉平面。不能合作者,如小儿或精神病患者,一般不用腰麻。

四、硬膜外阻滞

将局麻药注射到硬脊膜外腔,阻滞部分脊神经的传导功能,使其所支配区域的感觉或（和）运动功能消失的麻醉方法,称为硬脊膜外腔阻滞（epidural block）,又称硬膜外阻滞或硬膜外麻醉。有单次法和连续法两种,临床常用连续法。

案例8-7

患者,男,43岁。因患胆囊结石在持续硬膜外麻醉下行胆囊切除术。术前检查:T 37.2℃,P 72次/分,R 16次/分,BP 120/76mmHg。心肺检查无阳性发现,脊柱无畸形,辅助检查:血常规及出凝血时间正常。麻醉方式选用持续硬膜外麻醉。麻醉前用药:苯巴比妥钠0.1mg,阿托品0.5mg,术前30分钟肌内注射。

患者入手术室后开通上肢静脉输注乳酸林格液,在侧卧位下经$T_{8\sim9}$间隙行硬膜外穿刺,感觉落空感后,注液无阻力,气泡不变形,回抽无脑脊液流出,置入硬膜外导3cm,置管方向头侧。麻醉用药选用0.5%罗哌卡因+1%利多卡因合剂。经硬膜外导管注入试验剂量3ml,5分钟后用7号针测试无麻醉平面,追加初量8ml。10分钟后测麻醉平面在$T_{4\sim11}$,手术开始。术毕患者生命体征稳定,平安送回病房。

问题:

1. 选用硬膜外麻醉行胆囊手术时,如何选择硬膜外穿间隙?

2. 判断穿刺针进入硬膜外腔的依据有哪些?

（一）硬膜外穿刺术

硬膜外穿刺可在颈、胸、腰各段椎间隙进行。由于硬膜外腔内无脑脊液,药液注入后依赖本身的容积向两端扩散,故一般选择手术区域中央的相应间隙穿刺。各种手术选择的穿刺棘突间隙可参考表8-7。

表8-7　硬膜外阻滞穿刺棘突间隙的选择

手术部位	手术名称	穿刺棘突间隙（置管方向）
颈部	甲状腺、颈淋巴系手术	$C_{5\sim6}$或$C_{6\sim7}$（向头）
上肢	双侧手术、断肢再植术	$C_7\sim T_1$（向头）
胸壁	乳房手术	$T_{4\sim5}$（向头）
上腹部	胃、胆囊、脾、肝、胰腺手术	$T_{8\sim9}$（向头）
中腹部	小肠手术	$T_{9\sim10}$（向头）
腰部	肾、肾上腺、输尿管上端手术	$T_{10\sim11}$（向头）
下腹部	阑尾手术	$T_{11\sim12}$（向头）
盆腔	子宫、直肠手术	$T_{12}\sim L_1$,$L_{4\sim5}$（均向头）,双管法
腹股沟区	腹股沟疝、髋关节手术	$L_{1\sim2}$（向头）
下肢	大腿手术	$L_{2\sim3}$（向头）
	小腿手术	$L_{3\sim4}$（向头）
会阴	肛门、会阴手术	$L_{3\sim4}$（向头）或骶管阻滞

案例8-7分析1

胆囊切除术的手术部位在上腹部,其切口范围由$T_{8\sim10}$脊神经支配。因此,硬膜外穿刺间隙选用$T_{8\sim9}$并向头侧置管。

硬膜外穿刺有直入法和侧入法两种。穿刺体位、进针部位和针所经过的层次与腰麻基本相同。但硬膜外穿刺时，当针尖穿过黄韧带即达硬膜外腔。硬膜外穿刺成功的关键是不能刺破硬脊膜，故特别强调针尖刺破黄韧带时的感觉，并可采用下列方法来判断硬膜外针尖是否到达硬膜外腔。

1. 阻力消失法　在穿刺过程中，当抵达黄韧带时阻力增大，并有韧性感。这时将针芯取下，接上内有生理盐水和小气泡的注射器，推动注射器时有阻力，同时气泡被压小，说明仍未到达硬膜外腔。继续缓慢进针，当针尖刺破黄韧带时有落空感，注液无阻力，小气泡不再缩小，回抽无脑脊液流出，表示针尖已达硬膜外腔（图8-22）。

2. 负压现象　穿刺针抵达黄韧带后，同上法先用盛有生理盐水和小气泡的注射器试验阻力，然后取下注射器并与盛有液体的玻璃毛细接管相连接，继续缓慢进针。当针进入硬膜外腔时，在有落空感的同时，管内液体被吸入，为硬膜外腔特有的"负压现象"。确定针尖在硬膜外腔后，可通过穿刺针置入导管，导管留在硬膜外腔内的长度为3～5cm，固定好导管供连续注药用（图8-23）。

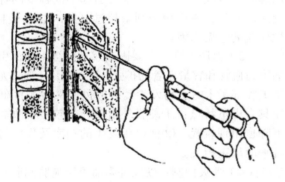

图8-22　突破黄韧带

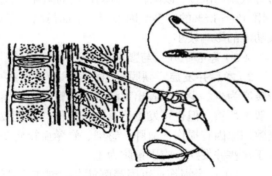

图8-23　硬膜外置管

案例8-7分析2

　　该患者在硬膜外穿刺过程中，感觉到落空感，经注液无阻力，注射器内气泡不变形，回抽无脑脊液流出，为判断穿刺针进入硬膜外腔的依据。

（二）常用局麻药和注药方法

硬膜外阻滞常用局麻药物：利多卡因、丁卡因、布比卡因和罗哌卡因（表8-8）。如患者无高血压，可在药液内加入1：（20万～40万）肾上腺素溶液（浓度为5μg/ml）。一般用1%～2%利多卡因溶液，起效时间5～15分钟。作用维持时间为1小时左右。丁卡因溶液用0.25%～0.33%浓度，起效时间10～20分钟，维持时间1.5～3小时。布比卡因溶液一般用0.5%～0.75%浓度。起效时间7～10分钟，维持时间2～3小时。罗哌卡因溶液常用0.75%浓度，维持时间2～3小时。

表8-8　硬膜外阻滞用药

药物	浓度（%）	一次最大剂量（mg）	潜伏期（分钟）	作用时间（小时）
丁卡因	0.25～0.33	60	10～20	1.5～3.0
利多卡因	1～2	400	5～15	0.5～1.0
布比卡因	0.5～0.75	100	10～20	2.0～3.0
罗哌卡因	0.5～0.75	150	5～15	2.0～3.0

注药方法：穿刺置管成功后，由于硬膜外阻滞用药的容积和剂量都比腰麻约大3、5倍，如将全部药液误注入蛛网膜下腔，必将导致全脊髓麻醉。因此，第一次用药应选择起效时间短的利多卡因溶液，并先注入试验剂量（相当于腰麻注药）3～5ml，观察5～10分钟。如果将导管置入蛛网膜下腔，注入试验剂量后5分钟内即出现麻醉平面，并伴有明显的下肢运动障碍和血压下降等现象，应立即停止给药。如确证无腰麻现象，则根据试验剂量的效果决定追加剂量。试验剂量和追加剂量称为初量。注入初量后，麻醉作用完全即可开始手术。在初量作用将消失时，再注入第二次量，其剂量为初量的1/2～2/3。

（三）麻醉平面的调节

硬膜外阻滞的麻醉平面与腰麻不同，是节段性的。影响平面的主要因素有：

1. 局麻药容积　硬膜外腔无脑脊液。药液的扩散与容积有关。注入容积越大，扩散越广，麻醉范围越宽。

2. 穿刺间隙　麻醉上、下平面的高低取决于穿刺间隙的高低。如间隙选择不当，有可能上或下平面不符合手术要求而导致麻醉失败，或因平面过高而引起呼吸循环的抑制。

3. 导管方向　导管向头端置入，药液易向胸、颈段扩散；向尾端置管，则易向腰、骶段扩散。

4. 注药方式　如果药量相同，则一次注入的麻醉范围比分次注入的麻醉范围要宽。在颈段注药，其扩散范围较胸段广，而胸段又比腰段广。

5. 患者情况 老年、动脉硬化、妊娠、脱水、恶病质等患者，注药后麻醉范围较一般人为广，故应减少药量。此外，药液浓度、注药速度和患者体位等也可对麻醉平面产生一定影响。

（四）并发症

> **案例 8-8**
>
> 患者，女，24 岁。因足月孕在硬膜外麻醉下行剖宫产术。术前 BP 130/86mmHg，HR 82 次/分，实验室各项检查正常，无硬膜外麻醉禁忌证。
>
> 入室后开通上肢静脉持续输注林格液，在侧卧位下行 $T_{12} \sim L_1$ 椎间隙硬膜外穿刺术，感觉落空感后，注液无阻力，气泡不变形，回抽无脑脊液流出。置入硬膜外导管 3cm，置管方向向头侧。麻醉用药选用 2% 利多卡因溶液。经硬膜外导管注入试验剂量 3ml，5 分钟后用 7 号针测试无明显麻醉平面，追加初量 10ml，3 分钟后患者意识消失、BP 0/0mmHg，HR 50 次/分，呼吸停止。立即给予面罩加压控制呼吸，行气管插管机械通气，快速静脉输液。同时，静脉注射肾上腺素 0.5mg、多巴胺溶液 5μg/kg 静脉滴注，维持 HR 在 60 次/分以上，BP 在 110/70mmHg 左右。15 分钟后患者意识恢复，测麻醉平面在 C_2 以下，经硬膜外导管回抽能抽出透明液体。40 分钟后麻醉平面在 T_8 以下，同时自主呼吸恢复。在全麻下完成手术。术毕患者生命意识清醒，自主呼吸恢复良好，生命体征稳定，麻醉平面消失，拔管后安全送回病房。
>
> **问题：**
>
> 该患者在麻醉实施初期发生意识消失，BP 0/0mmHg，HR 50 次/分，呼吸停止的原因是什么？如何处理？

1. 术中并发症

（1）全脊髓麻醉：是由于硬膜外麻醉所用局麻药大部分或全部误注入到蛛网膜下腔，使全部脊神经被阻滞的现象。患者可在注药后几分钟内发生呼吸困难、血压下降、意识模糊或消失，继而呼吸停止。一旦发生全脊髓麻醉，应立即以面罩加压给氧并紧急气管内插管进行人工呼吸，加速输液，并以血管升压药维持循环稳定。若处理及时和正确，可避免严重后果，否则可导致心搏骤停。

为了防止全脊髓麻醉的发生，施行硬膜外阻滞

时，必须严格遵守操作规程，穿刺时仔细谨慎，导管置入硬膜外腔后应回吸无脑脊液。用药时必须给试验剂量，确定未误入蛛网膜下腔后方可继续给药。

> **案例 8-8 分析**
>
> 该患者在经硬膜外导管注入试验量及初量后很快发生意识消失、BP 0/0mmHg，HR 50 次/分，呼吸停止，高度怀疑局麻药可能误注入蛛网膜下腔，即全脊髓麻醉现象。患者意识恢复后测麻醉平面在 C_2 以下，经硬膜外导管能抽出透明液体，证实硬膜外导管进入了蛛网膜下腔，产生了全脊髓麻醉。
>
> 处理原则：立即以面罩加压给氧并紧急气管内插管并紧行人工呼吸，加速输液，并以血管升压药维持循环稳定。

（2）局麻药毒性反应：硬膜外腔内有丰富的静脉丛，对局麻药的吸收很快，导管可误入血管内，将局麻药直接注入血管内，导管损伤血管也可加快局麻药的吸收。以上原因都可引起不同程度的毒性反应。此外，一次用药剂量超过限量，也是发生毒性反应的常见原因。

（3）血压下降：主要因交感神经被阻滞而引起的阻力血管和容量血管的扩张，导致血压下降，尤其是上腹部手术时更易发生。硬膜外阻滞发生的低血压具有以下特点：①硬膜外阻滞起效较慢，故血压下降也出现较晚。②低血压发生的频率及程度与麻醉平面呈正相关。

（4）呼吸抑制：硬膜外阻滞可影响肋间肌及膈肌的运动，导致呼吸肌无力。为了减轻对呼吸的抑制，可降低用药浓度，以减轻对运动神经的阻滞。上胸段可用 1%～1.5% 的利多卡因溶液，平面虽高，但对呼吸功能的影响较小。

（5）恶心呕吐：与腰麻相同。

2. 术后并发症 硬膜外阻滞的术后并发症一般较腰麻为少。少数患者出现腰背痛或暂时性尿潴留，一般不严重。但也可发生严重神经损伤，甚至截瘫，其致病原因有损伤、血肿、感染、脊髓血管病变等。对于这些并发症，应以预防为主。

（1）神经损伤：可因穿刺针直接创伤或导管因质硬而损伤脊神经根或脊髓，或因局麻药的神经毒性所致，表现为局部感觉或（和）运动的障碍，并与神经分布相关。在穿刺或置管时，如患者有电击样异感并向肢体放射，说明已触及神经。异感持续时间长者，说明损伤严重，应放弃阻滞麻醉。一般采取对症治疗，数周或数月可自愈。

（2）硬膜外血肿：硬膜外麻醉后若出现麻醉作用持久不退，或消退后再出现肌无力、截瘫等，都是血肿形成压迫脊髓的征兆。应及早做出诊断，争取在血肿形成后 8 小时内进行椎板切开减压术，清除血肿。如超过 24 小时则一般很难恢复。由于凝血功能障碍或应用抗凝药者容易发生硬膜外血肿，因此，有凝血功能障碍或正在抗凝治疗者，禁用硬膜外阻滞。

（3）脊髓前动脉综合征：如脊髓较长时间血供不足，可引起脊髓缺血性改变，甚至坏死，称脊髓前动脉综合征。患者一般无感觉障碍，主诉躯体沉重，翻身困难，部分患者能逐渐恢复，也有些患者出现截瘫。原因可能有：①原有动脉硬化血管腔狭窄，常见于老年人；②局麻药中肾上腺素浓度过高，引起脊髓前动脉持久收缩；③麻醉期间有较长时间的低血压。

（4）硬膜外脓肿：因无菌操作不严格，或穿刺针经过感染组织，引起硬膜外腔感染并逐渐形成脓肿。临床表现出脊髓和神经根受刺激和压迫的症状，如放射性疼痛、肌无力及截瘫，并伴有感染征兆。应予大剂量抗生素治疗，并及早进行椎板切开引流。

（5）导管拔出困难或折断：可因椎板、韧带及椎旁肌群强直，使导管拔出困难。处理时可将患者处于原穿刺体位，一般可顺利拔出。如导管折断，无感染或神经刺激症状者，残留体内的导管一般不需要手术取出，但应严密观察。

（五）适应证和禁忌证

硬膜外阻滞最常用于各种腹部、腰部和下肢手术，且不受手术时间的限制。还可用于颈部、上肢和胸壁手术，但对麻醉医师的麻醉操作和管理技术要求很高。禁忌证与腰麻相似，凡患者穿刺点有皮肤感染、凝血机制障碍、休克、脊柱结核或严重畸形、中枢神经系统疾患等均为禁忌。对老年、妊娠、贫血、高血压、心脏病及低血容量等患者，应减少用药剂量，并加强管理。

五、骶 管 阻 滞

经骶裂孔将局麻药注入骶管腔内，阻滞骶脊神经，称骶管阻滞，是硬膜外阻滞的一种。其适用于直肠、肛门和会阴部手术。

1. 骶管穿刺术 患者取侧卧位或俯卧位。侧卧位时腰背向后弓曲，两膝向腹部靠拢。俯卧位时腿部垫一小枕，两腿略分开，脚尖内倾脚后跟外旋，以放松臀部肌。穿刺前先触及尾骨尖端，再沿中线向头方向 3~4cm 处可摸到一个"V"形或"U"形凹陷，

其两旁各有一豆大骨质隆起的棱角，此凹陷即骶裂孔（图 8-24）。在骶裂孔中心将针垂直刺过皮肤和覆盖骶孔的骶尾韧带。当穿透韧带时，有阻力突然消失的落空感。此时将针杆与皮肤呈 30° 角方向进针，即可进入骶管腔。如角度太大，针尖容易触及骶管前壁；角度太小，针尖可触及骶管后壁。凡遇骨质，均应调整角度，使其与骶管纵轴方向一致，针尖即可顺利进入。针插入骶管腔后，推进深度约 2cm 即可。S_2 的骨质标志是髂后上棘连线，穿刺针不得进入过深而越过此连线，否则有刺入蛛网膜下腔的危险。刺成功后接上注射器，回抽无血液和脑脊液即可注入局麻药。注药时应无阻力，注药后无局部皮下肿胀。

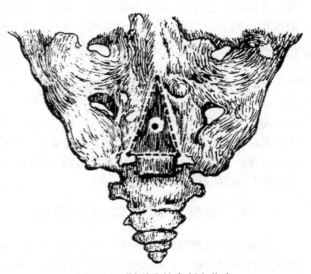

图 8-24 骶裂孔的穿刺定位点

2. 常用局麻药 骶管阻滞可用 1.5%利多卡因溶液或 0.5%布比卡因溶液（均加适量肾上腺素），成人用药量一般为 20ml。其麻醉时间分别为 1.5~2 小时和 4~6 小时。采取分次注药法，先注入试验剂量 5ml，观察 5 分钟，如无不良反应，再将其余 15ml 注入。

3. 并发症 骶管内有丰富的静脉丛，如穿刺时损伤血管，使局麻药吸收加快，可发生毒性反应。如穿刺针插入过深，进入硬膜囊内，则药液可误注入蛛网膜下腔而发生全脊髓麻醉。此外，术后尿潴留者也较多见。如患者骶管畸形、穿刺点有感染、穿刺困难或回抽有血液者，可改用鞍区麻醉或硬膜外阻滞。

六、蛛网膜下腔与硬脊膜外腔联合阻滞

蛛网膜下腔与硬脊膜外腔联合阻滞又称腰麻硬膜外联合阻滞，近年来较广泛用于下腹部及下肢手

术。其特点是既有腰麻起效快、镇痛完善与肌肉松弛的优点，又有硬膜外阻滞所具有麻醉平面易调控、麻醉时间能满足手术的需要及麻醉药品费用较低等长处。腰麻硬膜外联合阻滞的穿刺方法有以下两种：

两点法： 患者体位与腰麻相同，先选 T_{12}～L_1 棘突间隙行硬膜外腔穿刺并置入导管，然后再于 L_3～L_4 棘突间隙行蛛网膜下腔穿刺。

一点法： 患者体位同两点法，经 L_2～L_3 棘突间隙用特制的联合穿刺针作硬膜外腔穿刺，穿刺成功后再用配套的 25G 腰穿针经硬膜外穿刺针内行蛛网膜下腔穿刺，见脑脊液流出即可注入腰麻量局麻药。然后退出腰穿针，再经硬膜外针向头端置入硬膜外导管，并固定导管备用。由于所用腰穿针很细，故对硬脊膜损伤很小，术后头痛的发生率明显减少。但注药时间需要 45～60 秒。目前临床上多采用此法。

第六节　麻醉监测与管理

随着医学科学技术不断发展，手术范围不断扩大，对麻醉安全性的要求越来越高。为保证手术顺利进行，保护患者生命安全，加强麻醉监测与管理，已成为临床麻醉的重要组成部分。

一、麻醉期间的监测和管理

在麻醉手术期间，由于外科疾病或并存疾病、麻醉方法和麻醉药物、手术创伤及失血等因素，都可对患者生理功能产生不同程度的影响。呼吸功能是麻醉时最容易和最先受到影响的重要功能之一。

（一）对呼吸功能的监测

全身麻醉、椎管内阻滞麻醉、麻醉用药及并存的呼吸疾病，都是麻醉期间影响呼吸功能的重要因素，因此，麻醉期间保持呼吸功能正常是一项十分重要的任务。动脉血氧分压（PaO_2）、二氧化碳分压（$PaCO_2$）和血液 pH 是监测呼吸功能、衡量呼吸管理是否合理、判断呼吸功能是否正常的主要依据。

对机械通气的全麻患者，应密切注意麻醉机的运行，有条件者可监测 $ETCO_2$，以保证患者的通气功能正常，并连续观察心率、血压、SpO_2 等。对保持自主呼吸的患者，应观察患者的呼吸道是否畅通。如有呼吸道梗阻，应立即查明原因并解除梗阻，避免发生缺氧和二氧化碳蓄积。同时要密切观察意识、呼吸运动的类型、幅度、频率和节律、口唇、黏膜、皮肤及手术野出血的颜色，判断患者有无低氧血症，必要时应监测动脉血气指标。

（二）对循环功能的监测

麻醉期间引起循环障碍的原因有以下几方面：

（1）重要器官功能障碍：如术前患者心、肾功能不全，对麻醉手术承受能力降低，导致心力衰竭、低心输出量、心律失常等。

（2）血容量绝对或相对不足：如术前存在低血容量、麻醉方法和麻醉药物对外周血管的扩张或心肌收缩力的抑制及术中失血失液等，患者表现为血压降低、脉压小、心率增快、尿量减少等症状。此外，由于自主神经反射引起的血压降低，常伴有心动过缓。因此，在麻醉手术期间，应尽量减轻麻醉方法和麻醉药物对循环功能的影响，及时补充血容量，保持循环稳定。

（3）麻醉的深度对循环的影响：麻醉太浅可引起机体的应激反应，使血压升高，心率增快。麻醉过深既可抑制心肌收缩功能，又可使外周血管舒张，引起外周血管阻力降低和相对血容量不足，结果使血压降低。因此，根据病情和手术要求及时调节麻醉深度，对于维持循环稳定是非常重要的，必要时可应用血管活性药物来支持循环功能。

循环监测的常规指标有无创血压、心率、呼吸、SpO_2、体温等参数。这些指标作为生命重要体征，为每一麻醉患者必需的常规监测。在麻醉期间应每隔 5～10 分钟测定和记录一次。病情需要时可实施有创监测。

此外，麻醉期间还应密切观察全身情况。非全麻患者应注意神志和表情的变化。严重低血压和缺氧可使患者的表情淡漠和神志突然丧失，血压急剧下降。局麻药毒性反应时，可出现精神兴奋症状，严重者可发生惊厥。

体温监测十分必要。小儿的体温调节中枢发育尚未完善，保持体温的能力很差，其体温容易受麻醉及周围环境温度的影响。体温过高可代谢增快，氧耗量增加，严重者可引起高热惊厥。体温降低时，患者对麻醉的耐受能力也降低，容易发生麻醉过深而引起循环抑制，麻醉后苏醒时间也延长。

二、麻醉恢复期的监测和管理

手术和麻醉虽然结束，但手术及麻醉对患者的生理影响并未完全消除。在此期间，患者的呼吸及循环功能仍然处于不稳定状态，各种保护性反射仍未完全恢复，其潜在的危险性仍然存在。因此，麻醉恢复期的监测和管理十分重要。

（一）常规监测

在麻醉恢复期应常规监测心电图、血压、脉搏、

呼吸频率及 SpO_2，并每 5～15 分钟记录一次，直至患者完全恢复。手术较大者，不论是全麻或神经阻滞麻醉，术后都应常规吸氧。

（二）全麻后苏醒延迟的处理

全麻后苏醒延迟常见原因为全麻药的残余作用，包括吸入及静脉全麻药、肌松药和麻醉性镇痛药等。可因麻醉过深引起，亦可因患者的病理生理改变而引起药物代谢和排泄时间延长所致。患者术后仍可处于不同程度的昏迷状态。遇此情况，首先应维持循环稳定、通气功能正常和充分供氧。如系残余吸入麻醉药所致，可通过改善通气和高流量吸氧（＞5L/min）将药物迅速排出。残余肌松药及麻醉性镇痛药的作用，应以相应的拮抗剂进行拮抗。此外，麻醉期间发生的并发症，如电解质紊乱、血糖过高或过低、脑出血或脑血栓形成等，都可引起患者的意识障碍。因此，对术后长时间不醒者，应进一步检查其原因，并针对病因治疗。

（三）保持呼吸道通畅

全麻后或阻滞麻醉应用辅助药都可影响患者神志的恢复。在此期间非常容易发生呼吸道梗阻，应密切观察。呼吸道不全梗阻表现为呼吸困难并有鼾声，吸气时辅助呼吸肌用力，出现三凹征和鼻翼扇动。呼吸道完全梗阻者，患者有强烈的呼吸行为而无气体交换，如果未能及时发现和处理，可危及患者的生命。引起呼吸道梗阻的常见原因为舌后坠和分泌物太多。处理方法为托起下颌、放置口咽或鼻咽通气道，及时将分泌物吸出。

颈部手术后血肿形成也可压迫气管导致呼吸道梗阻，应立即通知外科医师，并以面罩加压给氧，在紧急情况下可在床旁将伤口开放，以解除对气管的压迫。

（四）维持循环系统稳定

发生术后低血压的常见原因有：①低血容量：表现为黏膜干燥、心率快及少尿。应检查血红蛋白含量及 HCT，以除外内出血。对于顽固性低血压者，应监测尿量、直接动脉压、CVP 或 PCWP。②静脉回流障碍：可发生于机械通气、张力性气胸、心包填塞等。③血管张力降低：可发生于椎管内麻醉、过敏反应、肾上腺皮质功能低下等。也可见于应用抗高血压药、抗心律失常药及复温时，应针对原因处理。

发生术后高血压的常见原因有：①术后疼痛，尿潴留；②低氧血症和（或）高碳酸血症；③颅内压升高；④高血压患者术前停用抗高血压药。应针对病因治疗，一般情况下，血压中度升高可不处理，但对合并冠心病、主动脉或脑血管瘤及颅内手术者，应以短效降压药控制血压在适当水平。

（五）恶心、呕吐的处理

恶心、呕吐以全麻后患者发生率较高，对保持呼吸道的通畅十分不利，如果发生误吸则更加危险。应注意观察，准备好吸引器，预防性应用格拉司琼可减少恶心、呕吐的发生率。

三、麻醉恢复室管理与护理

（一）概述

麻醉后恢复室（recovery room）又称为麻醉后监测治疗室（postanesthesia care unit，PACU），是对麻醉后患者进行严密观察和监测，直至患者完全清醒，生命体征恢复稳定的病室。一般白天开放，急诊生命体征不稳定者可转重症监护室（ICU）继续治疗。恢复室在麻醉科主任的领导下工作，日常监测治疗工作由麻醉科医师和护士负责，麻醉科医师负责制订该患者的监测和治疗计划，并决定是否转送普通病房或ICU 的指征。

（二）工作内容

患者由手术室转往恢复室的过程中，麻醉科医师负责维持患者呼吸及循环功能的稳定。患者安置稳定后，立即建立常规监测及治疗，包括心电图、血压、脉搏、血氧饱和度；保持呼吸道通畅、吸氧、输液或输血；保留气管插管及呼吸功能未恢复者，应以麻醉机辅助或控制呼吸。

麻醉科医师向恢复室值班医师交接，手术室护士向 PACU 护士交接，包括如下内容。①患者的一般资料：姓名、年龄、住院号等。②术中情况：手术部位、名称、时长，各种留置管道，输血、输液情况，失血量和尿量。③麻醉情况：麻醉方式、气管插管情况、生命体征、麻醉用药包括术前用药、麻醉诱导及维持药、麻醉性镇痛药和肌松药的用量及最后一次用药时间和剂量、拮抗药及其他药物，以及其他需要注意的情况。④术毕情况：目前存在的问题和处理措施，可耐受的生命体征范围，转出计划。随身物品情况，各种管道是否脱落、受压、扭曲及通畅情况。⑤物品药品情况：患者的病历，带入的药品、衣服、影像资料等，需要时交代现病史和既往病史及治疗情况。

值班医师应全面检查患者并对麻醉后恢复情况做出评价，主要集中在神志、呼吸道及肌力的恢复。至少每 15 分钟测定并记录 1 次血压、脉搏、心率、SpO_2、呼吸频率及神志恢复情况，以判断恢复程度和速度。对于恢复缓慢者应进行治疗，如残余肌松药或麻醉性镇痛药的拮抗等。

当患者达到转出标准后或需要送往 ICU 继续治疗，应详细记录各种检查结果，将患者及所有病历记录送到普通病房或 ICU。

（三）转入标准

恢复是转入标准：①麻醉后患者未清醒，自主呼吸未完全恢复、肌力差或因某些原因气管导管未拔出者；②术后有氧合不佳及通气不足的症状和体征者；③椎管内麻醉平面在 T_5 以上或手术时间短暂，需要继续监测平面者；④手术结束时麻醉药作用尚未完全消失，或因手术、麻醉因素引起循环功能不稳定者；⑤存在麻醉后并发症或不舒适者均可留室观察，直至达到出恢复室指征。

（四）转出标准

1. 全身麻醉患者转出标准 ①一般情况：血压、心率、体温、呼吸平稳。②能自行保持呼吸道通畅，吞咽及咳嗽反射恢复；通气功能正常，呼吸频率为 12～20 次/分，$PaCO_2$ 在正常范围或达术前水平，脱氧 30 分钟以上，PaO_2 高于 70mmHg（9.33kPa），SpO_2 >95%或不低于术前 3%～5%。③神志清楚，对答如流，定向力恢复，能准确表达主观感觉。④肌力恢复正常，肢体活动自如，平卧抬头离床>5 秒。⑤凡术后使用过镇静、镇痛药的患者，用药后至少观察 30 分钟无异常反应，方可转出恢复室。⑥无急性麻醉或手术并发症，如气胸、活动出血等。⑦疼痛评分：VAS 评分 1～3 分或无痛。⑧全麻患者 Steward 评分（表 8-9），大于 4 分方可转出恢复室。⑨如病情严重或出现呼吸并发症，仍需呼吸支持或严密监测治疗者应在呼吸支持或监测的条件下转至 ICU。

2. 椎管内麻醉转出标准 ①一般情况：血压、心率、体温、呼吸平稳。②麻醉平面在 T_6 以下，感觉及运动神经阻滞已有恢复，交感神经阻滞已恢复，循环功能稳定，不需用升压药。③超过最后一次椎管内麻醉用药 1 小时。④若用过镇痛、镇静药者应待药物作用高峰期过后方可转出恢复室。⑤疼痛评分：VAS 评分 1～3 分或无痛。

表 8-9 Steward 苏醒评分标准

清醒程度	分值	呼吸道通畅程度	分值	肢体活动度	分值
完全苏醒	2	可按医师吩咐咳嗽	2	肢体能有意识活动	2
对刺激有反应	1	呼吸支持可保持呼吸道通畅	1	肢体无意识活动	1
对刺激无反应	0	呼吸道需要给以支持	0	肢体无活动	0

第七节　控制性降压和全身低温

一、控制性降压

控制性降压（controlled hypotension）是指利用药物或（和）麻醉技术使动脉血压降低并控制在一定水平，以利于保持术野清晰，方便手术精细操作和减少手术出血的方法。

（一）施行控制性降压的基本原则

1. 保证组织灌注 必须在血容量正常下实施控制性降压，才能保证组织器官的血液灌注量，以满足机体代谢功能的需要。

2. 加强监测 降压期间应监测 ECG、SpO_2、尿量、动脉血压等，最好是直接动脉测压，以防血压过低。

3. 严格掌握降压标准 ①术前血压正常者，在控制性降压时，收缩压不应低于 80mmHg 或 MAP 在 50～60mmHg。或以降低基础血压的 30% 为标准。②根据手术野渗血情况进行适当调节，以手术野的渗血量有明显减少为好。如手术野呈苍白干燥，表明血压过低，应予避免。③降压应在手术渗血最多或手术最主要步骤时施行，以尽量缩短降压时间。④MAP 降至 50mmHg 时，每次降压持续时间不宜超过 30 分钟。⑤手术时间长者，若以降低基础收缩血压的 30% 为标准时，每次降压持续时间最长不宜超过 1.5 小时。

4. 体位调节 注意体位对局部血压的影响，尽量让手术部位于最高位。虽然全身血压降低较少，但局部渗血会显著减少。下肢降低 15° 可降低血压 10～20mmHg，有利于血压的控制。

（二）控制性降压的方法

1. 吸入麻醉药降压 加深吸入麻醉可达到一定程度的降低效果。异氟烷和恩氟烷对血管平滑肌有明显舒张作用，可明显降低外周血管阻力而降低动脉血压，对心肌收缩力和 CO 的影响较小，有利于保证组织灌注。另外，其降压起效快，停药后血压恢复迅速无反跳作用，适用于短时间的降压。如需长时间降压，多与其他降压药复合应用。

2. 血管扩张药降压常用药有以下几种

（1）硝普钠：该药通过直接扩张血管平滑肌使血压降低，作用迅速，降压效果满意，调节容量，不影响心肌收缩力，对脑血流和颅内压的影响也不明显，是目前临床上常用的控制性降压药。静脉常用量为 0.5～5μg/（kg·min），持续微泵输注，1～2 分钟起效，4～6分钟可将血压降到预定值，停药2～5分钟后血压即可恢复。最大用量不宜超过 10μg/（kg·min），以免引起氰化物中毒。

（2）硝酸甘油：是仅次于硝普钠选用的降压药。该药对所有血管平滑肌都有松弛作用，对 CO 无明显影响，可降低心肌氧耗量。一般用量为 1～5μg/（kg·min）微泵持续静脉注射，起效时间为2～5分钟，停药5～10分钟后血压即可恢复。

（三）适应证、禁忌证和并发症

1. 适应证 ①心脏大血管手术：如动脉导管未闭、颅内动脉瘤及脑膜血管瘤手术等，降低血管张力，为手术实施创造条件。②减少手术视野的渗血，方便手术操作，同时减少失血量，如血运非常丰富的组织和器官施行手术，包括膝关节脊柱的手术、后颅窝及显微外科手术等。③麻醉期间控制血压过度升高，防止发生心血管并发症，如恶性高血压、嗜铬细胞瘤等。

2. 禁忌证 严重心血管疾病者、肝肾功能等障碍、酸碱平衡失调、低血容量、休克及严重贫血者。

3. 并发症 全麻后苏醒延迟，反应性出血等；心肌缺血、心律失常等；急性肾衰竭，表现为少尿或无尿；动静脉血栓形成，包括脑血管、冠状动脉及其他血管。

二、全身低温

全身低温（简称低温，hypothermia），是将机体体温降低到一定程度，降低机体代谢，减少氧耗量，以适应心脏大血管等手术治疗的需要，并保护重要器官的缺氧性损害。

低温的分类：34～32℃为轻度低温，31～28℃为浅低温，27～20℃为深低温，19～10℃为超深低温。

（一）低温对生理的影响

降温早期，患者血管收缩，血压升高，心率加快。随着降温持续，血压逐渐下降，有心功能不全或血容量不足的患者下降更为显著，心率也逐渐减慢。低温时可出现各种心律失常。如果发生房室传导阻滞而难以纠正时，应立即停止降温。心室纤颤为低温时的最严重心律失常，最易发生心室纤颤的体温为24～26℃时。

低温可使各重要组织器官的代谢率降低，氧耗量减少。体温在 26℃时，全身氧耗量可降低 50%，耐受循环暂停的时间显著延长（表 8-10）。

表 8-10 不同体温时阻断循环的安全时限

体温（℃）	阻断循环时间（分钟）
32～30	8～10
30～28	10～15
28～18	15～45
<18	45～60

低温时，脑代谢、神经系统的兴奋性与传导性均降低。体温降至 20℃时，脑电活动逐渐消失。低温可使肝血流量减少，抑制胆汁分泌和降低肝糖原含量，抑制肝的解毒功能，影响药物代谢速度。在低温时，吗啡和巴比妥类药物的作用增强，肌松药的作用时间延长。肾血流量及肾小球滤过率减少，肾小管的分泌和重吸收功能降低。血液黏稠度增高，血小板减少，使凝血时间延长。

（二）适应证

由于体内各器官在低温时的氧耗量并不相同，应根据临床的需要采用不同程度的低温。深低温常与体外循环配合进行复杂的心内手术。浅低温适用于短小的心内手术或大血管手术必须阻断动脉主干时，以保护远心端的脏器功能。脑复苏患者及神经外科手术应用轻度低温可以延长阻断脑循环的时间，降低颅内压，减轻脑水肿。另外，难以控制的高热也常采用轻度低温。

（三）降温方法

1. 体表降温法 是将冰袋置于患者颈部、腋窝、腹股沟等大血管处，使体温逐渐降低。该法为物理降温。降温速度较慢，适合小儿及成人高热，需要将体温降到36℃左右时。

2. 变温毯降温法 变温毯的应用越来越多，将患者置于特制的变温毯上，可根据需要降低体温。该法操作简便易行，降温速度较慢，常用于手术期间需要轻度低温时。为了防止降温时的寒战反应，可酌情应用镇静药，如地西泮、咪达唑仑、氯丙嗪等。

3. 体外循环血液降温法 指在体外循环手术中，采用人工心肺机及变温器进行血液降温，在较快时间内将患者体温降至预定温度的方法，适用于在全身麻醉下实施心脏大血管手术浅低温、深低温和超深低温时。该方法降温迅速、安全。

降温过程中应密切监测患者的血压、ECG、呼吸及 SpO_2，并连续监测食管或直肠内温度，当手术关键性操作完成后即可开始复温。

第八节 体外循环基本原理及应用

体外循环（extracorporeal circulation）又称心肺

转流（cardiopulmonary bypass，CPB），是指利用一种特殊的装置来暂时代替人的心脏和肺进行血液循环和气体交换。其基本目的是通过有效的循环和呼吸支持，代替心肺功能，从而为心脏外科医师创造良好的手术条件。体外循环的实现是静脉血通过一根或两根插管引流至体外，在血液内进行有效的气体交换，经机械泵（滚压泵或离心泵）通过动脉管注入机体。这种体外循环可分为完全性或部分性。完全性体外循环指心脏停止跳动，全部静脉血引流至体外氧合再注入体内，主要应用于心脏手术，目的是形成良好的手术视野。部分性体外循环指心脏跳动时，一部分血液引流至体外再注入体内，主要用于心肺支持，目的是减轻负担，促进其功能恢复。

一、体外循环的基本装置

（一）血泵

1. 泵管 主要有硅胶、硅塑和塑料三种管道。硅胶管弹性好、耐压耐磨性强，但在按压时易产生微栓脱落；塑料管不易产生微栓脱落，但弹性差、耐磨性差；硅塑管介于两者之间。

2. 泵头 分滚压轴和泵槽两大部分。泵管置于泵槽中，通过滚压轴对泵管外壁的波动方向挤压，推动管内的液体向一定的方向流动，要求泵管有很好的弹性和抗挤压能力。在灌注过程中滚压轴有可调性，即快速可达每分钟250转，慢则每分钟一转。

3. 泵的流量和泵的转速 两者成正比，转速太高时泵管不能恢复弹性则无此正比关系，泵槽半径越大，泵管内径越大，每圈滚压灌注的流量越多。

4. 离心泵原理 物体在做同心圆运动时产生一向外的力，即离心力，其大小与转速和质量成正比，离心泵即是根据此原理设计的。在密闭圆形容器（即泵头）的圆心和圆周部各开一孔。当其内圆锥部高速转动时，圆心部为负压，可将血液吸入，而圆周部为正压，可将血液泵出。

5. 临床应用

（1）心血管常规体外循环：离心泵因安全性高、无阻塞、血液损伤轻、流量稳定等优点，目前已广泛用于临床体外循环心脏手术。

（2）辅助循环支持：离心泵体积小，易操作、血液破坏小，适于长时间灌注，尤其是其射血的压力依赖特性更适合于心室辅助。

（3）主动脉手术：用离心泵将左心房的血液吸出，从动脉阻断的远端注入，保证机体的血液灌注，避免腹腔脏器缺血和脊髓损伤，和单纯阻断或深低温停循环相比，它可减少死亡率和术后并发症。

（4）其他：用于肝脏移植手术和 PTCA 中高危患者的辅助支持。

（二）氧合器

1. 鼓泡式氧合器 气体经发泡装置后，和血液混合形成无数个微细胞，同时进行血液变温，再经祛泡装置成为含氧丰富的动脉血。普通的鼓泡式氧合器由氧合室、变温装置、祛泡室装置、储血室所组成。

2. 膜式氧合器（膜肺） 以人工高分子半透明模拟人体气血屏障，其特点为气体可因膜两侧分压的不同而自由通过膜，液体却不能通过。将硅胶膜制成中空纤维，纤维内走气外走血。

3. 膜肺较鼓泡肺的性能优势

（1）良好的气体交换，且更接近人体生理状态。

（2）明显的血液保护作用：大量研究证实，膜肺在减轻血细胞激活和破坏、降低补体激活程度等方面明显优于鼓泡肺。

（3）明显减少体外循环中梗死的发生。

（4）明显改善脏器功能。

（三）管道和插管

1. 动脉插管 是保证血流注入体内的重要管道。它的形状有所不同，如直角动脉插管、金属丝加强型动脉插管、延伸型动脉插管等。各种插管的应用应根据病情的需要及外科操作而定。插管部位以升主动脉根部和股动脉常见。

2. 静脉插管 静脉插管的种类，应根据手术种类的不同，选择上下腔静脉引流管、右房插管、带囊内阻断腔静脉引流管、弯角静脉引流管等。

3. 心内吸引管 心内吸引管又称心腔减压管、左心吸引管，它的主要作用是对心腔内进行减压或吸引心脏内的血液创造良好的手术野。在心脏直视手术中肺动脉无血流，冠状血管无血流（心血管解剖异常和温血灌注例外），心脏手术中来自肺静脉、冠状静脉窦的血液不仅会影响手术野，使心腔内压和静脉压增高，可造成体外循环后的低心排综合征和"灌注肺"等。

4. 心外吸引管 又称自由吸引、右心吸引管，可保证心腔手术野的清晰，主要功能是将术野中的血液吸至心肺机内，保证心腔手术野的清晰。

（四）体外循环滤器

滤器根据滤除物质的大小可分为一般性滤器、微栓滤器和无菌性滤器。一般性滤器滤除栓子的大小在 70～260μm，在机制上以渗透式为主。微栓滤器滤除栓子在 20～40μm，以滤网式为主。无菌性滤器机制上为渗透吸收式,滤除的微小物质是细菌甚至病毒。

（五）辅助装置

为了保证体外循环安全和灌注师操作的准确性,体外循环应用了氧饱和度仪、液面监测系统、气泡和压力监测系统等。

二、机器预充及稀释度

在进行 CBP 前必须先对体外循环装置进行预充。目前常规采用血液稀释法。在成人基本上全用液体预充,婴儿和儿童则需加用血液。加用血液的量决定于预充量、患者原来的血细胞比容及欲达到的血细胞比容。对预充液的组成应考虑渗透浓度、电解质含量和血液稀释程度。常用于预充的晶体液有乳酸钠林格液、等渗盐水、5%葡萄糖盐液等。胶体有血浆、白蛋白、各种血浆代用品等。在预充液中可加用钾、碳酸氢钠、甘露醇、肝素、抗生素等。

关于稀释程度各单位掌握不一,一般血红蛋白在 50~100g/L。血细胞比容在 20%~30%不等,应根据具体情况考虑。非发绀病例一般血红蛋白在 60~80g/L,发绀病例血红蛋白稀释至术前的 50%左右。在复温时要逐步提高血红蛋白的浓度,体外循环结束时要求血红蛋白含量接近正常,可采取利尿、滤水器滤水等措施。

三、体外循环环路

典型的体外循环环路如图 8-25 所示。动脉灌注管常规自升主动脉插入,某些情况下采用股动脉、锁骨下动脉或其他动脉插管。静脉插管一般插入上、下腔静脉,左心手术时可作右心房插管。部分体外循环如股股转流则作股静、动脉插管,左心转流时血液自左心房引出。

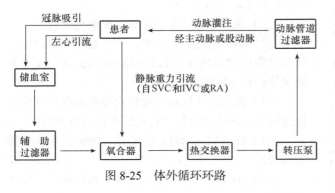

图 8-25 体外循环环路

四、体外循环的基本方法

（一）常温体外循环

常温体外循环用于手术时间短、操作较简单者,需做较高流量灌注。

（二）浅或中度低温体外循环

浅或中度低温体外循环即将体外循环和低温对器官、组织的保护作用结合起来。用于一般心内直视手术,是目前常用的方法。

（三）深低温体外循环

深低温,一般指 15~20℃这一范围。体温降低,灌注流量可相应降低。深低温时用低流量或微流量视需要而定。一般在心内手术关键步骤时将灌注流量降低以方便手术操作,待心内操作主要步骤完成即提高灌注流量。微流量灌注与循环停止并无重大区别,要注意尽量缩短微流量灌注的时间。

（四）深低温停循环

深低温停循环即在体温降至深低温程度后,于心内操作时停止体外循环。其优点是可提供无插管、无血、安静清晰的手术野,且减少体外循环的时间,用于婴幼儿心内直视手术及成人主动脉瘤手术。停循环时间应不超过 1 小时,成人不宜超过 45 分钟。降温及复温均采用高流量灌注。应采用大剂量肾上腺皮质激素及在体外循环环路中加入适当浓度的 CO_2 等措施,以预防脑的缺氧性损伤。

（五）并行循环

体外循环中维持正常心跳,心脏与体外循环的动脉泵共同维持血液循环。主要用于动脉导管未闭手术。平常体外循环手术心脏复跳后的辅助循环亦为并行循环。左心转流系将氧合血自左心房引出,经转压泵将血泵入股动脉,同时心脏仍正常搏动,虽不用氧合器亦应属于这一范畴。

（六）其他方法

其他包括升主动脉及股动脉同时灌注法（灌流量上半身约 1/3,下半身约 2/3）、部分转流（如股静脉血经体外循环装置泵入股动脉）等。对以上各种方法可以根据患者和手术具体情况单独应用一种或将几种方法综合应用。

五、体外循环的监测

体外循环监测事实上即是心脏手术所需要的各种监测，再结合体外循环的特点强调温度和凝血机制的监测。在心电图方面应注意术后是否出现过窦性节律，如始终未出现则应考虑直接损伤了传导束的可能。此外，有一些特殊监测，如有条件可以采用。如脑电图、经食管超声心动图（TEE）、经气管多普勒（TTD）。TTD 的监测内容只局限于连续监测心排出量，但使用方便。

六、体外循环与麻醉处理

在 CPB 开始前，麻醉处理的目的是要为体外循环创造良好的条件。在 CPB 过程中则主要应防止患者意识清醒和维持血流动力学相对稳定。

1. 在开始 CPB 前注意事项

（1）如有指征应追加麻醉药物或（和）肌松药。因为 CPB 开始后血液被稀释。麻醉药物的血浆浓度迅速下降，可出现转流期清醒。尽管在迅速降温的条件下患者的意识清醒问题不很突出，仍应引起重视。

（2）如原用氧化亚氮，最好提早停用。

（3）要检查瞳孔情况并记录，作为以后对照的基础。

2. 在 CPB 刚开始后注意事项

（1）静脉血引流插管应无空气阻塞。

（2）流经动脉插管的血液如色暗，应继续通气并告知灌注师纠正。

（3）如患者头面部淤血示上腔静脉回血受阻，如右侧头面部单侧变为苍白可能是主动脉插管插入无名动脉，应告知术者予以调整。

（4）心脏有无过于胀大的表现，心脏胀大可由静脉回流不畅、动脉泵入过多或原有主动脉瓣关闭不全所致，宜立即针对原因处理。

3. CPB 过程中注意事项

（1）在心脏停止跳动后立即停止通气，一般仍通过麻醉机继续提供低流量氧气，使气道压维持在 2～4mmHg，保持肺的适度膨胀。

（2）在开始转流后往往立即出现低血压，这与血液稀释、血流黏滞度降低及由搏动性血流改为非搏动性血流而引起反射性血管扩张等有关，也可能还有血容量不足的因素。在心肺转流中也可出现血管阻力增高，血压上升主要原因为应激反应：①体内儿茶酚胺释放；②肾素血管紧张素系统被激活；③前列腺素的改变；④低温引起周围血管收缩；⑤非搏动性血流使部分微循环关闭；⑥麻醉过浅，致应激反应强烈。

无论血压过低或过高均应进行处理。在 CPB 期间一般认为平均动脉压不宜超过 75mmHg。

（3）中心静脉压测压管端应置于上腔静脉引流管以上部位，如中心静脉压正常而出现静脉引流不充分或尿量少，应检查下腔静脉插管的位置是否恰当。在 CPB 时，由于血液稀释、预充液中常掺有甘露醇及低温抑制肾小管的重吸收等因素，通常尿量较多。如尿量少于 1ml/（kg·h）应检查导尿管有无梗阻或位置不当，要考虑可能是灌注流量不够、灌注压过低所致。如有血红蛋白尿则提示 CPB 的机械性损伤因素影响。应注意在 CPB 中保持适当尿量，必要时使用甘露醇或呋塞米。在低温下呋塞米的作用不强，在复温时其作用可明显表现出来。

（4）CPB 中的心肌保护，除全身低温及心脏表面的局部降温外，目前多常规在升主动脉灌注 0～4℃的心保护液（停搏液），使心脏完全停搏，在停搏液中 K^+ 是主要成分。首次灌注量为 450ml/m²，灌注压在 150mmHg 以下，主动脉内压力在 70mmHg 左右。每隔 20～30 分钟重新灌注 1 次，用量为起始剂量的一半。此外，尚有将停搏液与氧合血混合灌注，体外循环时不阻断升主动脉，用温氧合血灌注等多种心肌保护方法。心肌缺血预适应或药物预处理亦已用于临床。总之，方法众多，说明 CPB 中的心肌保护仍是一个需进一步研究解决的问题。

（5）应重视在转流中特别是在复温期间可出现意识恢复。必要时追加药物。如果是在体外循环环路上装有全麻挥发器用强力吸入麻醉药吸入，一般认为必须在主动脉开放前即停止吸入，以免影响心脏复苏。

（6）一般在心内手术已完成 2/3 以上时即可开始复温。在心脏恢复跳动后即应开始作肺内通气，但在脱离体外循环前通气量宜小，以免影响手术操作。

4. 脱离体外循环 具备以下条件时可考虑脱离体外循环机，停止转流：

（1）畸形矫正手术已完成，或不再进行。

（2）鼻咽温度达 37～38℃。直肠温度>32.5℃。在复温过程中使用适量扩血管药物可加快复温速度并减少停止转流后体温之下降。

（3）患者经并行循环或结合使用心肌正性变力性药物等心脏功能已能维持脉压在正常范围内。

（4）心电图显示良好的心律（如需使用起搏器者另当别论）。

（5）pH、电解质、酸碱平衡、血红蛋白等在正常范围内。

5. 体外循环转流后处理 主要是根据患者情况

维持血流动力学稳定,进行适当的通气支持或呼吸管理。一般均需送入 ICU 进行术后监测治疗。

6. 体外循环并发症 常见者有:

(1)灌注后综合征(高热、高心排出量、低阻力性低血压、少尿、组织间隙水肿等)。

(2)急性呼吸窘迫综合征。

(3)脑损伤。

(4)心脏低排综合征。

(5)肾衰竭。

(6)电解质和酸碱平衡紊乱。

(7)出血(包括颅内出血,如硬膜外或硬膜下血肿)。

第九节 氧 疗

氧气吸入法,简称氧疗,是通过给患者吸入高于空气中氧浓度的氧气,提高动脉血氧分压、氧饱和度及氧含量纠正低氧血症,确保对组织的氧供应,达到缓解组织缺氧的目的。纠正机体的低氧状态,可以从以下六个方面着手:①提高吸入气中的氧浓度;②改善肺的通气和换气功能;③增加血液携氧能力;④提高血氧输送;⑤提高组织氧利用率;⑥适当降低机体氧耗等。

一、氧气吸入疗法

当组织得不到充足的氧,或不能充分利用氧时发生异常变化,这一病理过程称为低氧。

(一)氧疗的适应证

临床上尚无明确的氧疗标准,组织缺氧即是氧疗指征。1984 年美国胸科医师学会与国家心、肺和血液协会联合提出,动脉血氧分压(PaO$_2$)<10.4kPa(80mmHg)或动脉血氧饱和度(SaO$_2$)<90%提示组织低氧,需进行氧疗。

(二)氧疗的目的

氧疗的目的是改善和纠正低氧血症,防止组织缺氧,并减少与缺氧代偿有关的心肺做功。

(三)氧疗的方法

临床上应用的氧疗途径很多,根据释放的氧浓度和维持 FiO$_2$ 的稳定性,通常将氧疗装置分为两大类:非控制性和控制性氧疗装置。

1. 非控制性氧疗装置 正常人呼吸时吸入气体流量>15L/min。经典非控制性氧疗装置所供给的气流不能完全满足吸入氧气量的需要,故部分潮气量将由室内空气供给。由于非控制性氧疗装置释放的氧流量常低于患者需要量,这类装置又称为低流量供氧装置。常用的低流量供氧装置有鼻插管、鼻导管、简单面罩和贮氧气囊面罩。

(1)鼻插管:是常用的低流量氧疗装置,鼻插管提供的氧流量为 0.5～6L/min,流量每增加 1L/min,FiO$_2$ 约增加 0.04。因多数患者都无法耐受高于 6L/min 的流量,故鼻插管一般仅用于 FiO$_2$ 低于 0.4 的氧疗。鼻插管仅用于病情稳定的患者,一般不适于危重患者及吸入气流量变化较大的患者。

(2)鼻导管:鼻导管顶端插到易咽部,通过导管顶端小孔释放氧气,鼻导管多带有湿化装置。

(3)简单面罩:为一无活瓣及贮氧气囊的弹性面罩。呼出气体经面罩侧面的排气孔排出。简单面罩提供的 FiO$_2$ 介于 0.35(6L/min)～0.55(10L/min)。

(4)贮氧气囊面罩:由面罩和一个容量为 1L 的附加贮气囊组成,附加贮气囊能收集和保存患者呼出的氧,除能与患者吸入气流量相配合外,尚能提供与患者吸入气量相等的氧容量。

贮氧气囊面罩可分为两种:

1)部分重复吸收面罩:面罩与贮气囊之间相通,呼出气体大部分经面罩体部的排气孔排出。在氧流量为 6～10L/min 时,此面罩能提供的 FiO$_2$ 为 0.35～0.60。

2)无重复吸收面罩:与部分重复吸收面罩不同的是,无重复吸收面罩增加了三个单向活瓣。面罩两侧的单向活瓣允许呼出气逐出而防止空气进入,第三个单向活瓣位于面罩和贮气囊之间,防止呼出气进入贮气囊。氧流量超过 10L/min 时,此装置提供的 FiO$_2$ 可高达 0.80～0.95。

2. 控制性氧疗装置 控制性氧疗装置提供的氧流量等于或高于患者能吸入的气体流量,能够提供稳定的 FiO$_2$,高流量氧疗装置能提供氧流量为 60～100L/min。

(1)空气稀释面罩(Venturi 面罩):其原理为高速氧气通过狭窄的孔或喷射口在面罩内形成喷射气流,在其周围产生一种负压,即气体流动的 Bernoulli 原理,将周围空气从侧孔吸入,使空气进入吸入气流中。Venturi 面罩的总氧输出流量至少为 60L/min,适用于大多数需 FiO$_2$ 低于 0.35 的患者。

(2)T 型管:为一种简单无重复呼吸环路,直接插入气管内插管或气管导管套管内。

(3)氧帐:是一种古老的氧疗方法。目前仅用于婴儿、儿童的控制性氧疗。

(4)高流量无重复吸收面罩系统:该系统由高压氧源和高压空气源组成。高流量无重复吸收面罩系

统能供给的 FiO_2 为 0.21~1.0。

（5）气道正压氧疗装置：呼吸机是一种特殊的氧疗设备，它具有多种通气模式，能根据需要调节氧浓度。FiO_2 可调范围为 0.21~1.0，可满足正压氧疗的需要。

（四）氧疗并发症

氧疗如使用不当，可产生以下不良反应。

1. 一般并发症

（1）二氧化碳潴留。

（2）吸收性肺不张。

2. 氧中毒 长时间吸入高浓度的氧，对机体有害，即所谓的氧中毒，主要累及中枢神经系统（CNS）、肺脏和眼睛。常压下以肺型氧中毒为多见，高压氧时则以 CNS 型氧中毒多见。

（1）发病机制：在 0.1MPa 下，正常人 FiO_2 为 1.0 时随着吸氧时间的延长，机体将出现不同损害。12 小时内出现胸骨后疼痛和压榨感，支气管轻度炎症；12~24 小时，肺顺应性降低，潮气量下降；30~72 小时肺弥散功能下降。这些改变在高压环境下发生速度更快。

过量吸入纯氧，会使 20 多种含硫基的脱氧醇和辅酶的活性受到抑制以至灭活，因而严重影响与氢的转移有关的代谢过程。过量吸入纯氧，还会明显影响三羧酸的循环，细胞线粒体中的氧化磷酸化体系被破坏，影响高能磷酸基团的生成过程。还会在被作用的组织中，过多地产生出游离氧。氧中毒的机制主要是氧自由基所致的肺泡上皮细胞和血管内皮细胞的损伤，白细胞被激活也起非常重要的作用。

长时间吸入高浓度氧，血浆中溶解的氧已经基本满足了组织的需要，与血红蛋白结合的氧基本不再解离，因而影响了相当一部分二氧化碳的运输和排出，促使组织中二氧化碳积聚，酸度增加，也影响正常代谢。

（2）氧中毒的病理改变

1）生理改变：肺通气下降；降红细胞生成，减少心输出量减少；肺血管扩张；周围血管收缩。

2）组织损伤：肺损伤（正常大气压下）；吸收性肺不张；气管、支气管炎；ARDS；支气管、肺纤维增生；眼损伤（正常大气压下）；晶状体后纤维增生；近视；中枢神经系统（高压氧）；惊厥；瘫痪。

（3）氧中毒的症状：其临床症状可分为三型：肺型、眼型和神经型。

1）肺型：肺型氧中毒的早期表现为气管刺激症状，通常吸入 100% 的氧后约 6 小时内可发生这些症状。24~48 小时内可伴发 ARDS，发生肺间质和肺泡内液体渗出。3 天后肺泡细胞受影响，肺泡表面活性物质减少。晚期表现为肺间质纤维化及多脏器功能受损，以致死亡。

2）眼型：眼型氧中毒多发生于某些接受氧疗的早产儿和低出生体重儿，表现为视网膜纤维化。PaO_2 过高时视网膜血管收缩，导致血管坏死，新生血管形成。

3）神经型：即中枢神经损害。主要见于高压氧治疗，特别是气压>2.5ATA 时容易发生。典型表现为吸氧后发生抽搐和癫痫大发作。

（4）氧中毒的预防：①对症处理，重在预防。②掌握连续吸氧的安全时限。③氧疗的同时应及时处理原发疾病，并辅以其他必要的治疗措施。④对常规氧疗还不能缓解低氧血症的患者，必要时可应用机械通气。

二、高压氧疗法

高压氧治疗是在压力超过 1ATA（1ATA = 0.1MPa）的压力舱内，PaO_2 为 1.0。

（一）适应证与禁忌证

1. 适应证

（1）急性适应证：减压病、空气或气体栓塞、一氧化碳、气性坏疽、坏死性软组织感染、急性大出血、缺血性皮肤移植。

（2）慢性适应证：促进伤口愈合、放射性坏死。

2. 禁忌证

（1）绝对禁忌证：未治疗的气胸、活动性出血。

（2）相对禁忌证：血压为 160/100mmHg（21.33/13.33kPa）、气胸史、慢性 CO_2 潴留、咽鼓管堵塞、鼻窦炎、严重肺感染。

（二）治疗方法

通常治疗方案是：在 2ATA 下，治疗 90~120 分钟，每日一次。

1. 进舱前准备

（1）工作情况检查。

（2）治疗或急救设施检查。

（3）安全检查及患者教育。

2. 治疗过程

（1）加压：最初加压速度宜慢，表压达 0.03mPa 前的加压速度为 0.002~0.003mPa/min，如无不适可将加压速度提高到 0.006~0.008mPa/min，以后可适当增加压速度直至治疗压力达 2~3ATA。

（2）稳压：到达治疗压力后，保留此压力一段时间。

（3）减压：有等速缓慢减压法和在不同压力停留站上停留阶段减压法。

（三）并发症

（1）气压伤。

（2）减压病。

（3）氧中毒。

思 考 题

1. ASA 分级及患者手术前如何评估？

2. 全麻常见并发症及处理原则是什么？

3. 局麻药毒性反应的识别、预防与处理原则有哪些？

4. 硬膜外麻醉用药的剂量和最大剂量是多少？

5. 体外循环的基本装置有哪些？

（韩冲芳）

第九章 重症监测治疗与复苏

第一节 重症监测治疗

一、概 述

重症医学（critical care medicine，CCM）是研究任何损伤或疾病导致机体向死亡发展过程的特点和规律性，并根据这些特点和规律性对重症患者进行救治的学科。重症医学科是重症医学的临床基地，简称 ICU（intensive care unit），是一种具有现代化设备、功能齐全的、将疑难危重患者集中进行监测和治疗的单位，配备专业的医护人员及各种最先进的监测与治疗手段，是医院综合水平的体现。历史上第一个 ICU 于 1958 年在美国建立，50 年来，ICU 得到了迅猛发展，其规模和水平已经成为医院现代化建设的主要内容和标志之一。近十年我国重症医学发展迅速。2008 年 7 月，国家对重症医学科进行了认定；2009 年 1 月，重症医学科被正式纳入国家医学学科管理体系，成为独立的临床二级学科。

ICU 的收治范围：①急性、可逆、已危及生命的器官功能不全，经过 ICU 的严密监测和加强治疗短期内可能得到恢复的患者；②存在各种高危因素，具有潜在生命危险，经过 ICU 的严密监测和适时有效治疗可能减少死亡危险的患者；③在慢性器官功能不全的基础上，出现急性加重且危及生命，经过 ICU 的严密监测和治疗可能恢复到原来状态的患者。因此，急性传染病、晚期恶性肿瘤、病因不能纠正的濒死患者、脑死亡、各种慢性传染病、精神病患者等均不属于 ICU 收治对象。

二、ICU 的工作内容

ICU 日常工作主要围绕危重患者的监测与治疗展开。

（一）呼吸功能监测

呼吸功能监测是重症患者监测的一项重要内容，尤其对于机械通气的患者，及时、准确的呼吸功能监测有助于评估患者对治疗的反应性及预后，是呼吸参数调节及撤机的必要前提。

1. 呼吸功能的基本监测 主要包括意识状况、皮肤黏膜、呼吸频率、呼吸运动及呼吸音等的监测。通过"视、触、叩、听"等基本的手段，可对病情作初步判断。

2. 气体交换功能监测

（1）血气分析：动脉血气分析可为临床医师提供患者气体交换功能的基本数据，包括动脉血氧分压（PaO_2）、二氧化碳分压（$PaCO_2$）和 pH，由这些数值又可以推算出碳酸氢根浓度（HCO_3^-）、动脉血氧饱和度（SaO_2）、剩余碱（BE）、肺泡-动脉血氧分压差（$A\text{-}aDO_2$）等。pH 参考值为 7.35～7.45，<7.35 为失代偿性酸中毒症，>7.45 为失代偿性碱中毒。但 pH 正常并不能完全排除无酸碱失衡，代偿性酸或碱中毒，pH 均在正常范围。PaO_2 是动脉血中物理溶解的 O_2 所产生的压力，是反映机体氧合功能的重要指标，其大小受肺通气、肺血流量、V/Q 比值、心排血量、混合静脉血氧分压、组织耗氧量及吸入氧浓度等多种因素的影响，正常范围为 80～100mmHg，其大小与年龄及体位有关：坐位 PaO_2=104.2−0.27×年龄；卧位 PaO_2=103.5−0.42×年龄。$PaCO_2$ 是血液中溶解的 CO_2 所产生的压力，不仅可反映肺通气功能，也是判断酸碱失衡的重要指标，正常值为 35～45mmHg。

（2）动脉血氧饱和度（SaO_2）：指血液中血红蛋白实际结合的氧量与最大结合氧量的百分比。其监测可采用动脉血气分析仪或由脉搏血氧饱和度仪测定，后者称为脉搏血氧饱和度（SpO_2），由于其监测方法简单、方便、无创、能持续监测及测定结果可靠，是临床上常规监测氧合功能的重要方法。呼吸空气时，正常成人 SpO_2 为 95%～97%，新生儿为 91%～94%。

（3）呼气末二氧化碳分压（$P_{ET}CO_2$）：在解剖无效腔不变的情况下，$P_{ET}CO_2$ 可以反映肺泡内 CO_2 分压（P_ACO_2），当 V/Q 比值基本正常时，P_ACO_2 很接近 $PaCO_2$。因此，临床上常用测定 $P_{ET}CO_2$ 来间接反映 $PaCO_2$，一般 $P_{ET}CO_2$ 较 $PaCO_2$ 低 1～3mmHg。

（4）通气与血流比例对气体交换的影响：正常

人每分钟静息肺泡通气量约为 4L，肺血流量约为 5L，则通气血流比值（V/Q）为 0.8。一般情况下，V/Q 受重力、吸入氧浓度、病理因素等影响。生理无效腔是反映肺内通气与血流灌注比例是否正常的一项指标，临床上常以生理无效腔量与潮气量之比（V_D/V_T）来判断肺部疾病的严重程度，正常值为 20%～40%。生理无效腔增大常见于各种原因引起的肺血管床减少、肺血流量减少或肺血管栓塞。此外，肺内分流率（Q_s/Q_T）是指每分钟右心排出的未经肺内氧合直接进入体循环的血流量占心排血流量的比率，正常值为 3%～5%，能指导机械通气模式和参数的调整。

3. 呼吸力学监测

（1）压力的监测：在机械通气过程中进行压力监测，对于监测患者和呼吸机的相互作用及评价呼吸回路的完整性具有重要意义。目前可监测到的压力或者通过计算得到的压力包括气道峰压（P_{peak}）、气道平台压（P_{plat}）、平均气道压、呼气末正压（PEEP）、内源性 PEEP、呼吸机内压、气管隆凸压、食管内压、胃内压、跨肺压及呼吸回路内压力等。

（2）顺应性：顺应性反映肺与胸廓弹性特征，其定义为"单位压力改变时的容积改变"，单位为 L/cmH_2O。根据所测部位和方法的不同，可分为胸壁顺应性（chest wall compliance，Ccw）、肺顺应性（lung compliance，C_L）、总顺应性、静态顺应性、动态肺顺应性及比顺应性。监测肺的顺应性有助于监测病情变化、判断肺疾病的严重程度、观察治疗效果和判断是否可以停用呼吸机。

（3）阻力：自主呼吸时，呼吸肌是呼吸运动的主要动力，呼吸动力的作用在于克服以下三方面的力：①肺与胸廓的弹性回缩力；②肺与胸廓运动产生的非弹性阻力，即肺与胸廓变形造成的摩擦力；③通气过程中，气体在气道内流动的阻力。以上阻力越大，呼吸越费力。监测气道阻力，有助于了解在各种病理情况下，特别是阻塞性肺疾病时，气道功能的变化；估计人工气道、加热湿化器和细菌滤网等对气道阻力的影响；观察支气管舒张剂的疗效；选择合理的机械通气方式；判断患者是否可以停用呼吸机等。

（4）流速：呼吸过程中，压力的变化可能导致流速和容积的变化，呼吸时气体在气道内进出，可由流速仪测定其流速。平静呼吸时吸气流速平均为 29L/min，呼气时平均为 23L/min。从流速曲线所显示的流速幅度和呼吸时间上的比较，可以评价呼吸动力动能的变化。

（5）内源性 PEEP 的监测：内源性 PEEP 是指呼吸末气体闭陷在肺泡内而产生的正压，主要与呼吸阻力增加、呼吸系统顺应性增高、呼气时间不足、呼气气流受限和通气参数设置不当等因素有关。内源性 PEEP 可引起气压伤、增加呼吸功、使患者发生人机对抗、影响血流动力学，并可能导致顺应性的计算出现误差。

4. 呼吸驱动和呼吸模式的监测

（1）呼吸驱动：呼吸驱动的增强除了使触发呼吸的过程中呼吸功耗增加外，还可以作为疼痛及严重感染等情况的临床信号，严重影响患者的心肺功能。目前监测的呼吸驱动有每分通气量（V_E）、平均吸气流速和口腔闭合压。口腔闭合压是西起开始后 0.1 秒时口腔闭合的压力，与呼吸阻力有关，是反映呼吸中枢兴奋性和呼吸驱动力的指标，临床常用于评估呼吸中枢的驱动力，指导撤机和调节压力支持水平，正常值为 0.2～0.4kPa。

（2）呼吸模式监测：当患者呼吸肌力量不足时，会通过增加呼吸频率来维持所需的每分通气量，而潮气量不增加或下降。但当呼吸频率增加到一定程度时，每分钟的呼吸功耗增加，持续的高呼吸频率往往提示呼吸肌疲劳和失代偿。近年来，浅快呼吸指数（呼吸频率/潮气量，f/V_T）备受关注，可作为预测患者撤机的指标之一。在自主呼吸实验的第一分钟，f/V_T 不超过 100 次/（min·L）可能预示患者撤机成功。在呼吸过程中，辅助呼吸肌（如胸锁乳突肌群）也参与呼吸，提示呼吸肌疲劳且呼吸代偿受限；在呼吸过程中出现胸腹矛盾运动或吸气时腹壁反常运动提示膈肌疲劳。

5. 呼吸肌肌力及耐力

（1）呼吸肌肌力：应用最为广泛地反映呼吸肌肌力的两个指标是肺活量（vital capacity，VC）和最大吸气压（maximum inspiratory pressure，MIP）。VC 是最大吸气后，作最大呼气所能呼出的气量，即潮气量、补呼气量和补吸气量之和，是反映通气功能和呼吸肌肌力的指标之一。平均值男性 3.47L，女性 2.44L。MIP 是指在残气位或功能残气位，阻断气道时，用最大努力吸气能产生的最大口腔或气道压，反映所有吸气肌产生的肌力的总和，正常值：男性（130 ± 32）cmH_2O，女性（98 ± 25）cmH_2O。MIP＜正常预计值得 30%时，易出现呼吸衰竭；MIP 也可作为撤机参考指标，MIP≥20cmH_2O 时，成功撤机的可能性大。此外，跨膈压（Pdi）是指在功能残气位（或残气位），气道阻断状态下，以最大努力吸气时产生的最大 Pdi 值，是临床反应膈肌力量最可靠的指标。

（2）呼吸肌耐力：耐力是指呼吸肌维持一定的力量或做功时对疲劳的耐受性。常监测以下指标：①分钟通气量（minute ventilation，MV）和最大分钟通气量（maximum minute ventilation，MMV）：呼吸肌无力的肺功能改变主要是限制性通气功能改变，MMV明显降低，肺活量下降，且卧位肺活量下降较坐位明显。②膈肌张力-时间指数（tension-time index of diaphragm，TTdi）：反映膈肌耐力，正常人平静自然呼吸时，TTdi在0.05～0.12。③呼吸肌肌电图（electro-myography，EMG）是所有呼吸肌肌电的综合反映，高频波/低频波减少，表明呼吸肌耐力降低。④浅快呼吸指数（f/VT）：测定操作简单，重复性好，可反映呼吸肌耐力，是常用的指导撤机指标。

（二）呼吸治疗

1. 氧疗　是通过吸入高于空气中氧浓度的气体，使肺泡氧分压升高，进而提高PaO_2，从而达到缓解或纠正低氧血症的目的。

（1）氧疗的适应证：理论上讲，低氧血症均为氧疗的指征。$PaO_2 < 60mmHg$，$SaO_2 < 80\%$，均需氧疗。但对于不同疾病引起的低氧血症，其氧疗的效果也不一样。氧疗无特殊禁忌证，但应慎用于百草枯中毒及使用博来霉素的患者。

1）换气障碍：主要病变为弥散障碍，早期只有缺氧而无CO_2潴留，可通过提高吸入氧浓度来纠正缺氧，且不会引起氧疗后CO_2分压进一步升高，氧疗效果好。这类疾病包括：①急性上呼吸道梗阻性疾病：气管异物、急性会厌炎、急性喉炎等；②肺泡和肺间质性疾病：肺结核、肺炎、肺水肿和肺肿瘤等；③肺血管疾病：肺栓塞、肺动静脉瘤、原发性肺动脉高压和低心排血量综合征等；④急性呼吸窘迫综合征（ARDS）。

2）通气障碍：主要由肺泡通气量减少所致，不仅有缺氧，且伴CO_2潴留，其治疗必须在改善通气功能以排出CO_2的前提下给低浓度吸氧，单纯吸入高浓度氧反而导致CO_2进一步潴留。因为这类患者平时PaO_2较低，呼吸中枢主要靠缺氧来刺激，若单纯吸入高浓度氧，PaO_2提高后肺通气量反而减少，使$PaCO_2$进一步升高。这类疾病包括：①慢性气道阻塞性疾病：慢性支气管炎、哮喘、支气管扩张、肺气肿、慢性阻塞性肺疾病（chronic obstructive pulmonary disease，COPD）等；②中枢神经系统疾病：安眠药中毒、脑血管意外、病毒性脑炎、脑外伤等；③周围神经及呼吸肌疾病：多发性神经炎、重症肌无力、有机磷中毒及低血钾等；④通气限制性疾病：胸廓畸形、胸外伤、血气胸、腹水及巨大腹内肿物等。

3）耗氧量增加：①高热、代谢率增加；②严重甲状腺功能亢进；③高度脑力劳动：如下棋比赛等。

4）非低氧血症引起的组织缺氧：PaO_2在正常生理范围时，SaO_2接近100%，吸氧不能再提高SaO_2，但能增加物理溶解状态的血氧含量。吸纯氧后，PaO_2可达650mmHg左右，每100ml血中物理溶解状态的氧可增加到2.1ml，因而增加血液向组织输送氧的能力，使组织缺氧有一定程度的改善，如缺血性贫血引起的组织缺氧和合并有低血压或淤血的心脏病。

（2）氧治疗的分类：根据吸入氧浓度、氧流量的不同而有不同的分类。氧流量在4L/min以内的吸氧或$FiO_2 < 30\%$的为低流量吸氧或低浓度氧疗；氧流量$\geq 4L/min$的吸氧或$FiO_2 > 50\%$的为高流量吸氧或高浓度氧疗。

（3）氧疗的方法

1）鼻导管与鼻塞吸氧：是临床上最常用的吸氧方法，具有简单、廉价、方便、舒适等特点，可允许患者在一定范围内活动，不影响患者咳嗽、咳痰、进食及说话，FiO_2与氧流量有关，估算公式为FiO_2（%）$= 21 + 4 \times$氧流量（L/min）。

2）面罩吸氧：①普通面罩：氧流量（5～10）L/min，FiO_2达30%～60%；②贮气囊面罩：FiO_2视氧流量而定，一般氧流量为（4～10）L/min时，FiO_2为40%～100%；③Venturi面罩：为一种特殊设计的供氧面罩，利用氧射流产生的负压从侧孔带入一定量空气，以稀释氧气达到所要求的FiO_2，氧流量（4～12）L/min，FiO_2为24%～50%。Venturi面罩已广泛用于临床，对容易产生CO_2潴留、低氧血症伴高碳酸血症、需持续低浓度给氧的患者尤为适用。

3）气管切开或气管插管导管内给氧：用口径1mm的塑料管放入导管内3～6cm供氧。FiO_2与氧流量、导管的直径、塑料管插入的深度成正比，一般氧流量为（1～3）L/min。

4）氧帐法吸氧：全身性氧帐仅用于婴幼儿，氧流量要调至20L/min，FiO_2才达到60%左右。改进式氧气头帐，以（10～20）L/min给氧，在颈部胶布固定防漏情况下，可使FiO_2提高到60%～70%，可用于成人。

5）呼吸机控制性氧疗法：较先进的呼吸机都装备有空-氧混合器，可将FiO_2准确地调至21%～100%。

6）经鼻高流量氧疗（high-flow nasal cannula oxygen therapy，HFNC）：是一种通过高流量鼻塞持续为患者提供可调控并相对恒定吸氧浓度（21%～100%）、温度（31～37℃）和湿度的高流量[（10～80）L/min]吸入气体的治疗方式。它可以准确输送设定的FiO_2，冲洗解剖无效腔和减少呼吸做功，增加气道正压，改善肺通气、氧合和呼吸力学，以及优化患者舒适度，操作简便，对轻-中度呼吸衰竭患者具有良好的临床疗效。

（4）氧疗时的注意事项：氧疗仅为辅助性治疗的措施，目的是改善组织缺氧，决不能替代病因治疗。氧疗时应严密观察患者的神志、面色、咳嗽、排痰能力、呼吸幅度和节律，注意是否有呼吸抑制发生。若氧疗后 $PaCO_2$ 增高大于 10mmHg，应降低氧流量，并改善通气；若氧疗后 $PaCO_2$ 升高小于 5mmHg，PaO_2 改善不满意，应加大氧流量，甚至改变氧疗方法。吸氧时还要注意吸入气体的湿化和温化。

2. 机械通气的临床应用

（1）适应证：机械通气的目的是维持 PO_2 和 PCO_2 在适当的水平，并减少呼吸做功。总的来说，各种原因引起的急性呼吸衰竭或慢性呼吸衰竭急性加重，经保守治疗后效果不佳且继续发展、呼吸停止及某些特殊治疗目的，均为机械通气的适应证。

（2）呼吸参数达以下标准时也可应用：①无自主呼吸或自主呼吸频率大于正常的 3 倍或小于 1/3；②$V_D/V_T>60\%$；③肺活量 $<15ml/kg$；④$PaCO_2>55mmHg$；⑤$PaO_2<50mmHg$；⑥$A-aDO_2>350mmHg$（FiO_2 为 100%）；⑦$MIP<25cmH_2O$；⑧$Q_S/Q_T>20\%$。

（3）禁忌证：随着机械通气技术的不断进步，其应用范围越来越广，一些原来认为的禁忌证经过特殊处理后，或者使用特殊的通气方式，亦可进行机械通气。以下情况考虑为相对禁忌证：严重的肺大疱、未经引流的气胸、大咯血、支气管胸膜瘘等。

（4）常用机械通气模式

1）控制通气（control model ventilation，CMV）：呼吸做功完全由呼吸器承担，主要参数由呼吸机控制。适用于无自主呼吸或自主呼吸微弱的患者及使用肌松剂的患者。

2）辅助/控制通气（assist/control model ventilation，A/CMV）：有自主呼吸的患者吸气时的力量触发呼吸器产生同步正压通气。当自主呼吸频率超过预置频率时，触发时为辅助通气；自主呼吸低于预置值时，没有触发时转为控制通气。

3）间歇指令通气（intermittent mandatory ventilation，IMV）和同步间歇指令通气（synchronized intermittent mandatory ventilation，SIMV）：在患者自主呼吸的同时间断给予正压通气，总每分通气量为自主呼吸通气量和机械通气量之和。呼吸机给予的正压通气不与患者的自主呼吸同步的称为 IMV；而当部分或全部的正压通气由患者自主呼吸所触发时，此时正压通气与患者的自主呼吸同步进行，称为 SIMV。IMV 和 SIMV 适用于有一定自主呼吸，但仍不能维持正常氧合的患者。

4）压力支持通气（pressure support ventilation，

PSV）：自主吸气时，呼吸机提供预设的气道正压，帮助患者克服吸气阻力，减少呼吸肌的用力，吸气末该压力消失，患者可自由呼气。该模式只用于有自主呼吸的患者，可作为呼吸机撤离时的通气支持。

5）持续气道正压通气（continuous positive airway pressure，CPAP）：是指在自主呼吸条件下，整个呼吸周期气道均保持正压，整个通气过程由患者自主呼吸完成，呼吸机通过按需活瓣或持续高流量系统来实现持续气道正压。CPAP 既可用于无创机械通气，亦可用于有创机械通气。由于 CPAP 不提供通气辅助功，因此只适用于呼吸中枢功能正常，具有较强自主呼吸能力的患者。

6）双水平气道正压（bilevel positive airway pressure，BiPAP）：自主呼吸或机械通气时，交替予以两种不同水平的气道正压，即气道正压周期性地在高压和低压之间转换，每个压力水平均可独立调节。通过两个压力水平之间的转换引起的呼吸容量改变来达到辅助通气的作用，在保持呼气末正压的同时也提供辅助通气。该模式允许自主呼吸与控制呼吸并存，具有广泛的临床应用和较好的人机协调性，患者自主呼吸轻松，做功少。

3. 主要机械通气的功能

（1）呼气末正压：应用 PEEP 时，使呼气末的气道压及肺泡内压维持高于大气压的水平，防止小气道的闭合，使闭陷的肺泡膨胀，增加功能残气量，降低肺内分流，改善患者换气功能，纠正低氧血症。

（2）吸气末屏气（end-inspiratory hold）：延长吸气时间，有利于气体的分布和弥散，适用于气体分布不均、以缺氧为主（如弥散障碍或通气/血流失调）的呼吸衰竭。

（3）呼气延长（expiratory retard）和呼气末屏气（end-expiratory hold）：其生理作用是延长呼气时间，减慢呼气流速，减少呼气阻力，有助于 CO_2 的排出，尤其适合于 COPD 伴 CO_2 潴留的患者。此外，呼气末屏气在临床上用于测定呼气末的压力和观察内源性 PEEP 的高低。

（4）叹气（sigh）样呼吸：指深吸气。呼吸机一般每 50～100 次呼吸周期中有 1～3 次相当于 1.5～2 倍潮气量的深吸气，其目的是使那些易于陷闭的肺底部肺泡定时膨胀，改善这些部位的气体交换，防止肺不张。

（5）反比通气（inverse ratio ventilation，IRV）：是指吸气时间延长，且大于呼气时间，I:E 可在 1.1:1～1.7:1，甚至可以 4:1～7:1。其目的是通过延长吸气时间，有益于气体的分布与弥散，纠正气体分布不均匀、气体弥散的时间不够、面积不足等引起的缺氧；缩短呼气时间，有益于减少 CO_2 排出，纠正过度的低碳酸血症。

4. 呼吸参数的调节 常见呼吸参数的调节参见表 9-1。

表 9-1 呼吸参数的调节

通气模式	IMV、A/CMV、PSV	吸气时间（秒）	1～2
潮气量（V_T）	（6～15）ml/kg	吸气停顿时间（秒）	0～0.6
分通气量（V_E）	（6～10）L/min	吸气流速波形	减速波
呼吸频率（RR）	（10～20）次/分	湿化温度	32～34℃
氧浓度（FiO_2）	30%～60%	气道压上界报警线	患者气道压上界加 20%
吸/呼比（I：E）	1：1.5～1：2	V_E 报警线	V_E 上下界的 20%
触发灵敏度	压力：-2～-0.5cmH₂O 流量：1～3L/min	最佳 PEEP	P-V 曲线上，等于或略高于"低拐点"的压力水平

5. 呼吸机治疗的并发症处理 毫无疑问，机械通气已成为最重要的生命支持手段之一，但它也不可避免地引起各种并发症，包括人工气道的并发症和机械通气的并发症。人工气道的常见并发症有导管阻塞或移位、气管黏膜溃疡、皮下气肿等；机械通气常见的并发症有：人机对抗、通气不足或过度通气、呼吸机相关性肺损伤（ventilator associated lung injury，VALI）及呼吸机相关性肺炎（ventilator associated pneumonia，VAP）等。并发症的发生不仅影响通气治疗的效果，甚至加重病情，危及生命。因此，需严密监测，及早识别并正确处理相关并发症。

6. 呼吸机的撤离 所谓撤离就是指逐渐降低机械通气水平，恢复患者自主呼吸，最终脱离呼吸机的过程。当导致需要机械通气的原发病好转或控制、有自主呼吸的能力且氧合改善（$PaO_2 \geqslant 60mmHg$，$PaCO_2 < 50mmHg$ 且 $FiO_2 < 40\%$，）、血流动力学稳定、酸碱失衡和电解质紊乱得到纠正、精神状态稳定、呼吸肌功能恢复时应尽快撤机。尽管目前有很多指标和参数作为判断是否撤机的依据，但临床综合判断仍然是决定呼吸机撤离的基础。

（三）血流动力学监测及调控

血流动力学是血液在循环系统中运动的物理学，通过对作用力、流量和容积三方面因素的分析，观察并研究血液在循环系统中的运动情况。血流动力学监测首先是监测，而不是治疗。常见血流动力学参数见表 9-2。

表 9-2 临床常用的血流动力学参数

参数	英文缩写	单位	参考值
平均动脉压	MAP	mmHg	70～105
中心静脉压	CVP	cmH₂O	6～12
肺动脉楔压	PAWP	mmHg	6～12
平均肺动脉压	MPAP	mmHg	9～16
心率	HR	bpm	60～100
血红蛋白含量	Hb	g/L	120～160
心输出量	CO	L/min	5～6
每搏输出量	SV	ml/beat	60～90
心输出量指数	CI	L/（min·m²）	3.0～3.5
每搏输出量指数	SVI	ml/（beat·m²）	30～65
氧输送	DO_2	ml/（min·m²）	520～720
氧耗量	VO_2	ml/（min·m²）	100～180
氧摄取率	O₂ext	%	22～30

1. 无创伤性血流动力学监测

（1）心率（heart rate，HR）：最简单、最基本的监测项目。常通过心脏听诊及心电图监测，还可通过脉率-氧饱和度检测仪或自动化血压检测仪显示脉率来间接反映心率。

（2）心电图（ECG）：ICU 常用的监测项目，通过心率和心律的监测可及时发现和诊断心律失常、心肌缺血、心肌梗死及电解质紊乱，并可观察起搏器工作情况。

（3）血压（blood pressure，BP）：临床监测的基本指标之一，与心排血量、血容量、周围血管阻力、血管壁弹性和血液黏度等因素有关；是反映心脏后负荷、心肌氧耗与做功，以及周围指标之一。测量方法分为无创和有创测压两种，无创测压具有重复性好、操作简便、容易掌握、适应范围广，以及与直接测动脉压法等相关性良好等特点，在临床上应用最为广泛。

（4）重症超声：近年来，重症超声在重症医学理论指导下，运用超声技术，以问题为导向，多目标整合和动态评估，已成为重症血流动力学监测和治疗的重要辅助手段。比如：下腔静脉评估患者容量及容量反应性，指导液体治疗。心脏超声可以全面评估容量状态、评价心脏的收缩和舒张功能，评估大血管及血管张力情况等。

2. 有创伤性血流动力学监测

（1）动脉血压（arterial pressure，AP）：有创测压是指经皮穿刺或切开皮肤将导管置于周围动脉内，连接压力换能器连续测定动脉压。穿刺部位尽量选择远离心脏部位的周围动脉，如桡动脉或足背动脉。直接测压较间接测压高 5～20mmHg，股动脉收缩压较桡动脉收缩压高 10～20mmHg，而舒张压低 15～20mmHg。有创测压常应用于血流动力学波动较大及有大量出血的手术、体外循环心内直视术、低温和控制性降压、呼吸心跳停止复苏后、各类休克及严重高血压的危重患者等。Allen 试验阳性者禁做同侧桡动脉穿刺，皮肤感染部位禁止穿刺，凝血功能障碍者为相对禁忌证。动脉穿刺置管常见的并发症有：血栓形成、局部血肿形成、动脉瘤和动静脉瘘等，故应掌握适应证。

（2）中心静脉压（CVP）：测定位于胸腔内上、下腔静脉近右心房入口处的压力，主要反映右心室前负荷，评价循环容量状态和心脏功能。

1）适应证及禁忌证：适用于①严重脱水、血容量不足的危重患者；②手术复杂、时间长、术中有体液和血液大量丢失的手术、手术本身引起血流动力学显著变化的患者；③各类休克患者；④心血管代偿功能不全者。相对禁忌证有：凝血机制严重障碍者应避免行锁骨下静脉穿刺；局部皮肤感染者应另选穿刺部位；有血气胸的患者应谨慎或避免行颈内及锁骨下静脉穿刺。

2）临床意义：CVP 主要反映右心室前负荷，并不能代表左心功能和整个循环功能状态。参考值为 5～12cmH$_2$O，其高低受心功能、血容量、静脉血管张力、胸内压、静脉血回流量和肺循环阻力等因素的影响。因此，临床更强调动态监测，并结合其他血流动力学参数，评估右心功能和血容量变化。

3）并发症：感染、出血和血肿、气胸和血胸、血栓形成、空气栓塞、神经和淋巴管损伤等。

（3）肺动脉漂浮导管的应用：肺动脉漂浮导管是由 Jeremy Swan 和 William Ganz 等人设计并引入临床应用，所以称之为 Swan-Ganz 导管。

1）应用指征：Swan-Ganz 导管用于监测血流动力学指标、肺和机体组织氧合功能。所以，对任何原因引起的血流动力学不稳定及氧合功能改变，或存在有可能引起这些改变的危险因素的情况，是应用 Swan-Ganz 导管的指征。如：①心脏大血管手术及心脏病患者非心脏大手术；②手术患者合并近期发生心肌梗死或不稳定型心绞痛、COPD、肺动脉高压者；③各种原因引起的休克、多器官功能衰竭；④心衰、肺栓塞，需要 PEEP 治疗者；⑤血流动力学不稳定，需用血管活性药物治疗者。

2）禁忌证：绝对禁忌证是导管经过的通道存在严重的解剖畸形，导管无法通过或导管的本身即可使原发病加重，如右心室流出道梗阻、肺动脉瓣或三尖瓣狭窄、肺动脉严重畸形等。以下情况应慎用 Swan-Ganz 导管：急性感染性疾病、细菌性心内膜炎或动脉内膜炎、心脏束支传导阻滞，尤其是完全性左束支传导阻滞、近期频发心律失常，尤其是室性心律失常、严重的肺动脉高压、活动性风湿病、严重出血倾向、心脏及大血管内有附壁血栓、疑有室壁瘤且不具备手术条件者。

3）临床应用：经静脉（首选右侧颈内静脉，其次右侧锁骨下静脉、颈外静脉或股静脉）插入上腔或下腔静脉，通过右房、右室、肺动脉主干和左肺或右肺动脉分支，直至肺小动脉（在监测仪屏上的压力波形指导下判断导管进入心脏的位置。典型的漂浮导管放置过程中的压力波形变化见图 9-1）。Swan-Ganz 导管可获得压力参数 CVP、右房压（right atrium pressure，RAP）、右室压（right ventricle pressure，RVP）、肺动脉压（pulmonary artery pressure，PAP）及肺动脉楔压（pulmonary artery wedge pressure，PAWP），又名肺毛细血管楔压（PCWP），根据以上数据测得流量参数心排血量（CO），计算每搏输出量（stroke volume，SV）、每搏输出量指数（stroke volume index，SVI）、心脏指数（cardiac index，CI）、体循环血管阻力（systemic vascular resistance，SVR）和肺循环血管阻力（pulmonary vascular resistance，PVR）。Swan-Ganz 导管还可以从肺动脉瘤取混合静脉血标本，获得氧代谢方面参数。由于 PAWP 与左房压（left atrium pressure，LAP）、左室舒张期末压（left ventricular end-diastolic pressure，LVEDP）相近似，当肺与二尖瓣无病变时，监测 PAWP 可准确反映左心室前负荷和右心室后负荷，以评估左右心室功能。PAWP 正常值为 6～12mmHg，超过 20～24mmHg 时，表明左心功能欠佳；低于正常值反映血容量不足（较 CVP 敏感）。PCWP 在 18～20mmHg 时，肺开始淤血；21～25mmHg 时，肺轻度至中度淤血；26～30mmHg 时，中度至重度淤血，大于 30mmHg 时，开始出现肺水肿。

4）并发症：分为静脉穿刺并发症、送入导管时的并发症和保留导管期间的并发症。虽然发生率不高，但有些并发症可能导致严重后果，如心律失常、导管打结、肺动脉破裂、肺栓塞、感染等，故操作过程应注意无菌技术，提高操作技术水平，严格遵守操作规则，尽可能缩短置管时间。

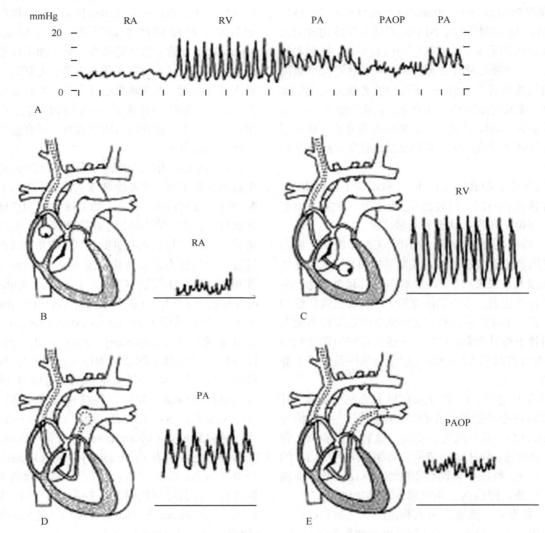

图 9-1 漂浮导管放置过程中压力波形的变化

A. 漂浮导管插入全过程中的典型压力变化；B. 漂浮导管到达右心房；C. 漂浮导管到达右心室；D. 漂浮导管到达肺动脉；E. 漂浮导管的气囊嵌入肺动脉

（4）脉搏指示持续心输出量监测：脉搏指示连续心排血量监测（pulse indicator continuous cardiac output，PiCCO）是近几年来临床广泛应用的血流动力学监测技术。通过置于股动脉的热敏探头，经颈内或锁骨下静脉注入冰盐水，利用热稀释法原理得到心排血量（CO）、全心舒张末期容积（global end diastolic volume，GEDV）、胸腔内血容量（intrathoracic blood volume，ITBV）、血管外肺水（extravascular lung water，EVLW）、全心射血分数（global ejection fraction，GEF）、心排血量指数（cardiac function index，CFI）、有创动脉压（AP）、每搏输出量变异度（stroke volume variation，SVV）、脉压变异率（pulse pressure variation，PPV）、全身血管阻力（systemic vascular resistance，SVR）、肺血管通透性指数（pulmonary vascular permeability index，PVPI）和左心室收缩力

指数（dp/dt max）等。常用参数的参考范围见表 9-3。

表 9-3 常用参数的参考范围

参数	参考范围	单位
CI	L/（min·m^2）	3.0～3.5
GEDVI	ml/m^2	680～800
GEF	%	25～35
ITBVI	ml/m^2	850～1000
EVLWI	ml/kg	3.0～7.0
SVI	ml/m^2	40～60
SVRI	dyne·s/（cm^{-5}·m^2）	1200～2000
SVV/PPV		<10%
PVPI		1.0～3.0
dp/dt max	mmHg/s	1200～2000

PiCCO 用于心排血量测定、容量评估及肺水评

价,是一种简便、有效的临床实时监测手段,不仅损伤小,而且参数直观,受人为干扰因素少,临床广泛应用。心排血量的连续监测,是重症患者血流动力学监测的一个巨大进步,PiCCO 可通过脉搏轮廓波形曲线下面积与热稀释曲线计算出 CO,并可实时监测。PiCCO 通过监测胸腔内血容量、血管外肺水含量及每搏输出量变异度等容量指标来反映机体容量状态,效果准确且优于 PAWP、CVP 等压力指标。常见肺水肿包括高渗透性肺水肿(如 ARDS)和高静水压性肺水肿(如心源性肺水肿)。PiCCO 监测 EVLW,能较好地反映肺水的严重程度和预后;PVPI 能显示 EVLW 和肺血容积(pulmonary blood volume, PBV)之间的关系,有助于区分静水压增高和通透性增加这两种原因导致的肺水肿,便于临床治疗。

PiCCO 技术禁用于穿刺部位严重烧伤和感染的患者。对存在心内分流、主动脉瘤、主动脉狭窄、肺叶切除和体外循环等患者易出现测量偏差。虽然 PiCCO 技术在容量状态和肺水肿评价方面有一定的优势,但不能替代肺动脉漂浮导管。

血流动力学监测是为了及时准确评估心血管功能,对血流动力学进行调节与控制,并监测调整结果。临床上主要从前负荷、后负荷及心肌收缩力三方面调控。

（四）其他器官功能监测及调控

ICU 还应密切监测中枢神经、肝、肾、凝血功能及消化系统情况。无论是临床表现还是辅助检查,均应动态监测各项指标,做到及早预防、正确治疗和及时替代。

三、ICU 患者的病情评估

患者在进入、转出 ICU 及治疗期间,都需进行病情评估,但目前尚无统一的评估标准。常用评分系统分为疾病特异性评分和疾病非特异性评分。前者如急性胰腺炎的 Ranson 评分、创伤评分、肺损伤的 Muray 评分和神经系统的格拉斯哥评分(Glasgow score, GCS)等,只评价单一疾病的严重程度,不同疾病间无法比较,但与传统的疾病非特异性评分系统相比,能够更好反映患者病情和预后。后者则可广泛用于多种不同疾病的评估,常见的评分系统有:治疗干预评分系统(therapeutic intervention scoring system, TISS)、简化急性生理评分(simplified acute physiology score, SAPS)、急性生理功能和慢性健康状况评分(acute physiology and chronic health evaluation, APACHE)、全身感染相关性器官功能衰竭评分(sepsis related organ failure assessment, SOFA)及死亡概率模型(mortality probability model, MPM)等。APACHE 评分系统已由 I 发展到 IV,目前临床广泛应用的仍是 APACHE II。评分由急性生理评分(acute physiology score, APS)、年龄评分和慢性健康评分三部分组成,评分范围 0 分~71 分,积分越高病情越重,预后也越差。大于 15 分的患者,死亡率明显增加。APACHE II 具体评分详见表 9-4。

表 9-4　APACHE II 评分的组成

A=APS 评分

生理学指标		高于正常范围				低于正常范围			
	+4	+3	+2	+1	0	+1	+2	+3	+4
体温(℃)	≥41	39~40.9		38.5~38.9	36~38.4	34~35.9	32~33.9	30~31.9	<29.9
平均压(mmHg)	≥160	130~159	110~129		70~109		50~69		<49
心室率(bpm)	≥180	140~179	110~139		70~109		55~69	40~54	<39
呼吸频率(bpm)	≥50	35~49		25~34	12~24	10~11	6~9		<5
氧合指数 PaO₂(FiO₂<0.5)					>70	61~70		55~60	<55
氧合指数 A-aDO₂(FiO₂≥0.5)	≥500	350~499	200~349		<200				
pH	≥7.7	7.6~7.69		7.5~7.59	7.33~7.49		7.25~7.32	7.15~7.24	<7.15
静脉血 HCO₃⁻(mmol/L)*	≥52	41~51.9		32~40.9	22~31.9		18~21.9	15~17.9	<15
[Na⁺](mmol/L)	≥180	160~179	155~159	150~154	130~149		120~129	111~119	<111
[K⁺](mmol/L)	≥7	6.0~6.9		5.5~5.9	3.5~5.4	3~3.4	2.5~2.9		<2.5
Cr(μmol/L)急性肾衰时评分×2	≥300	178~299	131~177		53.1~131		<53.1		
HCT(%)	≥60		50.0~59.9	46.0~49.9	30.0~45.9		20.0~29.9		<20
WBC(×10⁹/L)	≥40		20.0~39.9	15.0~19.9	3.0~14.9		1.0~2.9		<1.0
神经评分	15-GCS								

急性生理学评分（APS）＝上述 12 项生理指标的总和

*指静脉血数值，仅当无动脉血气时应用。临床不建议不查血气，因为如果没有血气，氧合及 pH 为空缺项，视为正常，评 0 分。

B＝年龄评分

年龄（岁）	<44	45～54	55～64	65～74	≥75
评分	0	2	3	5	6

C＝慢性健康状况评分

凡有下列器官系统功能衰竭或免疫障碍，非手术或急诊手术后患者记 5 分，择期手术后患者记 2 分。

①肝：活检证实肝硬化，明确的门静脉高压，既往因门脉高压发生上消化道出血；或既往有过肝功能衰竭或肝性脑病或昏迷史。

②心血管：按纽约心脏联盟评分，心功能Ⅳ级。

③呼吸系统：慢性限制性、阻塞性或血管性疾病，导致严重的活动受限，如不能上楼梯或做家务；或有明确的慢性缺氧、高碳酸血症、继发性红细胞增多症、严重肺动脉高压（>40mmHg），或需要呼吸机支持。

④肾脏：接受长期透析治疗。

⑤免疫障碍：患者接受的治疗能够抑制对感染的耐受性，如接受免疫抑制剂治疗、化疗、放疗、长期或最近大剂量类固醇治疗，或患有足以抑制对感染耐受性的疾病如白血病、淋巴瘤或艾滋病等。

第二节 心肺脑复苏

一、概　述

心肺复苏（cardiopulmonary resuscitation，CPR）是心搏骤停后，针对心跳、呼吸停止所采取的抢救措施，包括心脏按压形成暂时的人工循环并诱发心脏的自主搏动和用人工呼吸代替自主呼吸这两项复苏初期最主要和关键的措施。近几十年来，临床实践及研究证明，脑复苏是心肺复苏的关键，大脑功能是否恢复直接关系到患者的生存质量，从而决定了复苏的价值和意义。因此，心肺复苏也就扩展为心肺脑复苏（cardiopulmonary cerebral resuscitation，CPCR）。

心搏骤停可表现为 4 种类型的心律失常：心室纤颤（ventricular fibrillation，VF），无脉性室性心动过速（pulseless ventricular tachycardia，PVT），无脉性心电活动（pulseless electric activity，PEA）和心脏静止（asystole）。PEA 又包括：心肌电-机械分离（electro-mechanical dissociation，EMD）、室性自搏心律、室性逸搏心律等。

心搏骤停的原因很多，大致分为心脏本身原因和心脏以外原因这两大类。前者包括心脏传导系统疾病、冠心病、瓣膜病和心肌病等；后者包括触电、溺水、中毒、缺血缺氧、电解质紊乱和迷走神经反射等。在这些原因中，最常见的为"6H""5T"：低氧（hypoxia）、低血容量（hypovolemia）、酸中毒（hydrogenion-acidosis）、低/高钾（hypo-/hyperkalemia）、低血糖（hypoglycemia）、低温（hypothermia）、中毒（toxins）、心脏压塞（cardiac tamponade）、张力性气胸（tension pneumothorax）、心

肌梗死/肺梗死（thrombosis of coronary or pulmonary）和创伤（trauma）。但无论出自何种原因，均是由直接或间接的引起冠脉灌注量减少、心律失常、心肌收缩力减弱或心排血量下降等机制导致。

临床上，对心搏骤停的诊断强调快和准，最好能在 30 秒内根据以下征象诊断：①突发意识丧失，呼之不应；②大动脉搏动消失（颈动脉或股动脉）；③无自主呼吸或仅仅是喘息；④瞳孔散大，对光反射消失。对于非专业人员来说，一旦发现有人无反应、呼吸消失或异常，则按心搏骤停处理，第一时间大声呼救并启动紧急医疗服务系统（emergency medical services systems，EMSs），然后立即开始 CPR。对于专业救援人员，发现意识丧失后，同时检查有无呼吸和大动脉搏动，如 10 秒内还不能判断是否有脉搏呼吸，应立即 CPR 并启动 EMSs。

心肺复苏成功的关键不仅是自主呼吸和心跳的恢复，更重要的是中枢系统功能的恢复。大脑对缺氧的耐受时间为 4～6 分钟，随后即可出现不可逆性损伤。按照国际医学界惯例，心搏停止时间是从心搏骤停起算起，至有效心肺复苏开始为止，以此段时间长短作为判断脑损伤的严重程度。国际上将心肺脑复苏分为三个阶段：基础生命支持（basic life support，BLS）、高级生命支持（advanced life support，ALS）和复苏后治疗（post-cardiac arrest care，PCAC）。

二、基础生命支持

基础生命支持是指发生心搏骤停时的现场急救措施，主要任务是迅速有效地恢复生命器官（特别是心、脑）的血液灌流和供氧。因此，尽早开始有效的

复苏是提高存活率和脑功能完全恢复的基础和关键。但是，事故发生的时间地点一般都无法预知，如果只靠医疗机构的力量来处理，很难做到及时。即使在医院内抢救，也可能因某些原因而延误复苏开始的时间。因此，动员和组织全社会的力量进行互救，普及复苏基本知识和技术的教育，对于尽早建立复苏措施具有重要意义。基层医务人员、医疗辅助人员、消防队员、警察、司机及事故易发单位的工作人员等，都应接受培训。在医院内应建立完整的报警和急救反应系统，每个独立单位都应常备复苏设备，并定期检查，以便能高效率高质量完成复苏急救任务。

基础生命支持主要包括 ABCD 四项内容：气道（airway，A）保持呼吸道通畅；呼吸（breathing，B）进行有效的人工呼吸；循环（circulation，C）建立有效的人工循环；电除颤（defibrillation，D）使用除颤仪进行电除颤。由于成人心搏骤停最常见的类型为心室纤颤，因此复苏之前建议在通气前开始胸外心脏按压，即复苏程序已由既往的"A-B-C"改为"C-A-B"。对于特殊情况如呼吸道梗阻引起的心搏骤停，可以继续按照"A-B-C"流程复苏。实际上，高质量的心肺复苏强调的是尽快开始心脏按压和人工呼吸相结合的抢救措施。

（一）心脏按压

心脏按压是指间接或直接按压心脏以形成暂时人工循环的方法。尽早建立有效的人工循环，对患者的预后起决定性的作用。胸外按压可立即开始，而调整头部位置并进行口对口或气囊面罩人工呼吸则需要一定时间。因此，无论是一名还是多名施救者在场，均应从胸外按压开始心肺复苏。心脏按压分为胸外心脏按压和开胸心脏按压（即胸内心脏按压）两种方法。前者是初期复苏方法，后者为高级复苏方法。

1. 胸外心脏按压　传统观念认为，胸外心脏按压之所以能使心脏排血，是由于心脏在胸骨和肋骨之间直接受压，使心室内压升高推动血液循环，即心泵机制。后来研究认为，压迫胸壁所致的胸压改变起主要作用。在胸外心脏按压时，胸内压力明显升高并传递到胸内心脏和血管，再传递到胸腔以外的大血管，驱使血液流动；当挤压解除时，胸内压力下降并低于大气压，静脉血又回流到心脏，因而称为胸泵机制。但无论其机制如何，只有正确操作，保证胸外按压的有效性，避免因疲劳使按压频率和深度不佳，才能建立暂时的人工循环，动脉收缩压达到 60～80mmHg，才能起到防止脑细胞不可逆损害的作用。

施行胸外心脏按压时，患者必须平卧，背部垫一木板或平卧于地板上。术者立于或跪于患者一侧。按压部位在患者胸骨中下 1/3 交界处或两乳头连线中点的胸骨上。将一手掌根部置于按压点，另一手掌根部覆于前者之上，手指向上方翘起，两臂伸直，凭自身重力通过双臂和双手掌，垂直向胸骨加压，使胸骨下陷 5～6cm，然后立即放松，但双手不离开胸壁，使胸廓充分回弹。按压与松开的时间比为 1∶1 时，心脏排血量最大。按压频率每分钟 100～120 次，完成 30 次胸外心脏按压后给予 2 次通气，如此反复操作。医务人员每 2 分钟交换按压人员一次，交换时间控制在 10 秒钟以内。无论是单人还是双人施救，在置入高级气道之前，成人按压与通气比率为 30∶2。如果已使用高级气道通气，人工呼吸频率为（8～10）次/分，与心脏按压不同步。儿童因胸壁富于弹性，施行心脏按压只需单手操作，婴儿只需食指和中指进行按压。儿童及婴儿按压幅度至少为胸廓前后径的 1/3（儿童约 5cm，婴儿约为 4cm），按压频率每分钟 100～120 次，单人施救者，按压-通气比率为 30∶2，双人施救时比率为 15∶2。

胸外心脏按压常见的并发症为肋骨骨折。肋骨骨折可损伤内脏，引起内脏的穿孔、破裂及出血等，尤以心、肺、肝和脾易受损，因此应尽量避免。老年人由于骨质较脆而胸廓又缺乏弹性，更易发生肋骨骨折，应倍加小心。

2. 胸内心脏按压　切开胸壁直接按压心脏，称为胸内心脏按压。胸内直接按压心脏较胸外按压能更好地维持血流动力学稳定，更容易恢复心脏自主节律，有利于脑功能的保护。但胸内心脏按压在器械条件和技术要求上较胸外按压高，且不能像胸外按压一样能迅速开始。因此，胸廓严重畸形、外张性张力性气胸、多发肋骨骨折、心脏压塞、心胸外科手术已开胸的患者，首选胸内心脏按压。开胸切口选择在第 4～5 肋间，于肋骨左缘 2cm 处，沿肋间至左腋前线上，横断上、下肋软骨或使用器械撑开肋骨后，术者一手伸入纵隔将心脏托于掌心进行按压或将心包剪开进行心包内按压。按压时应以除拇指以外的四指对准大鱼际肌群部位进行按压，忌用指端着力，以免损伤心肌。

3. 临床上心脏按压有效的标志是　①大动脉处可扪及波动；②发绀消失、皮肤转为红润；③血压可重新测量；④散大的瞳孔开始缩小，甚至出现自主呼吸。监测呼气末二氧化碳分压（$P_{ET}CO_2$）对于判断 CPR 的效果更为可靠，$P_{ET}CO_2$ 升高表明心排出量增加，肺和组织的灌注改善。SpO_2 和脉搏容积波对判断心脏的按压效果也有一定的价值。

（二）保持呼吸道通畅

保持呼吸道通畅是保证有效人工呼吸的先决条件。昏迷患者可因各种原因而发生呼吸道梗阻，其中最常见的原因是舌后坠和呼吸道内的分泌物、呕吐物或其他异物致呼吸道梗阻。因此，在施行人工呼吸前，将头后仰并转向一侧，用手指或吸引器尽可能地清除呼吸道内的异物或分泌物，托下颌（颈椎或颈髓损伤者）或将头部后仰可解除舌后坠引起的呼吸道梗阻。有条件时尽早进行高级复苏（放置口咽或鼻咽通气道、食管堵塞通气道或气管内插管），以维持呼吸道通畅。

（三）人工呼吸

1. 口对口（鼻）人工呼吸法 是最适宜于院外现场复苏的人工呼吸方法。操作者应先将患者的头后仰，并一手将其下颌向上托起，以保持呼吸道顺畅，另一手压迫于患者前额保持患者头部后仰位置，同时以拇指和示指将患者的鼻孔捏闭，然后正常吸气，对准患者口部用力吹气（送气时间大于 1 秒，潮气量以可见胸廓起伏即可，500～600ml，避免过度通气），患者凭其胸肺的弹性被动地完成呼气。当患者口腔严重损伤、张口困难、在水中救援或其他原因所致的口对口人工呼吸未能生效时，可改用口对鼻人工呼吸法，其要求与口对口人工呼吸基本相同。口对口人工呼吸的缺点是操作者易感疲乏；而且尽管从医学科学角度观察，口对口人工呼吸所致的疾病感染发生率微乎其微，但大部分民众及部分医务人员都对口对口人工呼吸心存顾忌。而近年研究发现仅胸外按压的 CPCR 与传统 CPCR 对改善心搏骤停患者的神经系统预后无明显差异，甚至优于传统的 CPCR。因此若在 CPCR 过程中，因各种原因无法施行口对口人工呼吸时，仍应积极进行包括胸外按压在内的其他救援措施。

2. 使用简易呼吸器人工呼吸 是院内急救与专业急救人员最常用的方法。操作者手托患者下颌开放气道，将面罩紧扣在面部，另一手或助手挤压简易呼吸器，确保每一次呼吸患者胸廓均抬起。

（四）电除颤

立即识别并启动急救系统、早期 CPR、快速电除颤是新生存链六个环节中的前三个。引起成人心搏骤停最常见的原因是心室颤动，人工呼吸和胸外按压可以延长心室颤动持续时间，但并不能使心脏转为正常节律。除颤的原理是除颤仪产生电流通过胸壁，到达心肌细胞，使心肌细胞去极化，从而终止心室颤动。

因此，高质量心肺复苏的同时进行早期除颤是提高心搏骤停存活率的关键。

1. 自动体外除颤器（automated external defibrillator，AED） 是一种可靠的电脑程控装置，通过声音和图像向急救人员提供信息，以便安全地进行电除颤治疗。急救人员将除颤仪的电极置于患者胸部正确位置，打开 AED 开关，程序自动分析患者心律，根据提示确定是否需要进行电除颤。

2. 胸外直流电除颤 是通过专门仪器，利用强而短暂的脉冲电流刺激心脏，使心肌全部除极、消除各种折返途径、中断异位心律、恢复窦性心律的方法。先将所需的电能储存于除颤器的电容器内，称为充电。然后将此电能通过导线和电极板向患者放电，即电击。将电极板置于胸壁进行电击者称为胸外除颤，如果已开胸，将电极板直接放在心室壁上进行电击，称为胸内除颤。胸外除颤时，将一电极板放在靠近胸骨右缘的第 2 肋间，另一电极板置于左胸壁心尖部，电极下应垫以盐水纱布或导电糊并紧贴于胸壁，以免局部烧伤和降低除颤效果。胸外除颤所需电能成人为 200J，小儿为 2J/kg；胸内除颤成人 20～80J，小儿为 5～50J。操作时先进行充电，并检查电极板放置无误后，令所有人员与患者脱离接触，然后按放电钮即完成 1 次电除颤。进行单次电击之后立即进行心肺复苏而不是连续电击。除颤器重新充电，准备重复除颤。再次除颤时应适当加大电能，最大可到 360～400J。

案例 9-1

患者，男，20 岁，因车祸外伤 12 小时入院。患者 12 小时前因车祸致上腹部疼痛，送到当地医院查 CT 提示外伤性肝破裂，经输液止血等处理，因病情重合并失血性休克转我院急诊科就诊。既往体健，无特殊病史。查体：P 108 次/分，BP 69/34mmHg。神志嗜睡，面色苍白，皮肤湿冷。腹部膨隆，叩诊浊音，移动性浊音阳性。立即开通绿色通道，将患者直接送入手术室行手术治疗。入手术室时神志不清，面色苍白，呼吸急促，腹部膨隆，静脉滴注多巴胺维持血压，测 BP 98/35mmHg。急查血气分析，血红蛋白无法测及。在快速输血、静脉使用血管活性药物的前提下，开腹 16 分钟后，监护仪提示出现心室颤动、血压及血氧测不出。

问题：

1. 如何判断心搏骤停？

2. 如何快速有效行心肺复苏？

三、后期复苏

高级生命支持是初期复苏的继续和交叉。在加强监测的同时,借助先进的器械和设备进行呼吸循环支持、液体及药物治疗,找到心搏骤停的原因并治疗可逆性因素,为患者恢复自主循环创造条件。

(一)监测

连续实时的临床及仪器监测对于 CPCR 患者十分重要。临床上通过触摸大动脉及观察瞳孔可以判断复苏的效果。通过心电监测,可以对各种心搏骤停的原因进行鉴别,不仅为治疗提供重要的依据,还可以评价治疗效果。$PetCO_2$ 的监测有助于判断气管导管的位置,并结合动脉血气分析,了解患者氧合及内环境情况。此外动脉血压监测、尿量及 CVP 等监测亦十分重要。

(二)高级呼吸功能支持

放置口咽或鼻咽通气道、带囊口咽通气道、食管堵塞式通气管、盲插式通气管、喉罩均可保持呼吸道通畅,但最理想的方法是气管内插管。施救者迅速完成气管内插管,有条件者直接接呼吸机辅助通气。如无呼吸机,则使用简易呼吸器人工呼吸。

(三)高级循环功能维持

1. 建立静脉通路 尽早建立和维持静脉输液,利于用药和纠正内环境紊乱。监测 CVP 及 SVV 以指导液体治疗。在高级复苏阶段,以输入晶体液为主,适当输入胶体液。如无明显失血或低血糖,尽量避免输血及输注含糖液,以免加重脑细胞损害。及早输入甘露醇有利于恢复血容量和脑保护。

2. 药物治疗 复苏时用药的目的是激发心脏复跳并增强心肌收缩力,防治心律失常,纠正酸碱失衡和电解质紊乱。复苏时给药务必做到迅速准确。

(1)常见的给药途径有静脉、骨髓腔、气管内给药和心内注射。静脉给药为首选途径,部位以越接近心脏越好。婴儿骨髓腔内(intraosseous, IO)给药并发症少,效果好。如已行气管内插管而又存在静脉开放困难时,为争取时间,可由气管内给药。由于心内注射并发症较多,只有在静脉或气管内注药途径仍未建立时,才采用心内注射。

(2)常用药物

1)肾上腺素:是心肺复苏的首选药物,具有 α 与 β 肾上腺能受体兴奋作用,有助于自主心律的恢复,增强心肌收缩力,增加心排血量,改善全身尤其是心肌和脑的灌注。用法:心室颤动或无脉性室性心动过速时,1mg 静脉途径/骨髓腔内给药(IV/IO),如未建立 IV/IO 通路,气管内给药 2~2.5mg,必要时每 3~5 分钟可重复 1 次。目前没有大规模临床试验证实大剂量肾上腺素能提高存活率和改善神经系统预后。

2)血管加压素:当给药剂量远远大于其发挥加压素效应时,主要通过直接刺激平滑肌 V1 受体收缩周围血管而发挥作用。对于心室颤动和无脉性室性心动过速患者,肾上腺素无效时,可予血管加压素 40U,IV/IO。

3)阿托品:降低迷走神经的张力,提高窦房结的兴奋性,促进房室传导,对窦性心动过缓有较好疗效,尤其适用于有严重窦性心动过缓合并低血压、低组织灌注或合并频发室性期前收缩者。在无脉性心电活动或心搏停止期间常规性地使用阿托品对复苏并无益处。阿托品首次剂量 0.5mg 静脉注射或稀释后气管内给药,必要时 3~5 分钟重复注射,总量不超过 3mg。

4)胺碘酮:是目前临床上使用最广泛的抗心律失常药物,作用于钠、钾、钙通道,并对 α 和 β 肾上腺素能受体有阻滞作用,可用于房性和室性心律失常。首选用于初始治疗且血流动力学稳定的宽 QRS 心动过速,也用于心功能不全的患者。推荐起始剂量为 150mg 在 10 分钟内推注完毕,后予 1mg/min 维持 6 小时,0.5mg/min 维持 18 小时。CPR 患者对除颤、肾上腺素、加压素无反应时可考虑使用胺碘酮 300mg,IV/IO,如无效,可追加 150mg。

5)利多卡因:是治疗室性心律失常的首选药物。它可抑制缺血部位心肌的传导性,改善正常区域心肌的传导性,使室颤阈值提高,心室不应期的不均匀性降低,用于治疗室性期前收缩或阵发性室性心动过速。常用剂量:首剂为(1~1.5)mg/kg,缓慢静脉注射,5~10 分钟可重复使用(0.5~0.75)mg/kg,最大剂量 3mg/kg。

6)碳酸氢钠:为复苏时纠正急性代谢性酸中毒的主要药物。当 pH 低于 7.20 时,心肌室颤的阈值降低,易发生顽固性室颤,减弱心肌收缩力和拟交感胺类药物的作用,影响复苏效果。但盲目大量使用碳酸氢钠对复苏十分不利,可致低钾血症和氧离曲线左移;引起高钠血症和血浆渗透压升高;CO_2 的产生增加不仅可导致高碳酸血症,并可弥散到心肌和脑细胞内而抑制其功能。因此,不推荐在 CPR 过程中常规使用碳酸氢钠,应根据血液 pH 及动脉血气分析结果来指导碱性药物的应用。若复苏期间不能测知 pH 及血气分析,首次碳酸氢钠的剂量可按 1mmol/kg 给予,然后每 10 分钟给 0.5mmol/kg,成人 5%碳酸氢钠输注速度为 15ml/min 左右为宜。在用碳酸氢钠的同时，应进行过度通气以免 CO_2 蓄积。

7）其他：硫酸镁用于尖端扭转型室速，用法：1～2mg 用 5%葡萄糖 10ml 稀释，5～10 分钟内 IV/IO。腺苷用于治疗阵发性室上性心动过速，用法：6mg 经静脉快速推注（1～2 秒），如 1～2 分钟无效，可再次快速推注 12mg，必要时再次重复 1 次 12mg。

案例 9-1 分析 1

患者因在院内、麻醉状态有监测条件下出现心搏骤停，心电监护提示心室颤动，血压血氧测不出，瞳孔散大，直径 7.0mm。立即判断患者为心搏骤停。手术医生继续止血，麻醉医生立即行心肺复苏术。持续行胸外心脏按压，呼吸机下调呼吸频率至 10 次/分钟，快速加压输血，静脉推注肾上腺素 1mg。1 分钟后除颤仪到位，立即行 200J 双向电除颤治疗。患者仍未恢复窦性心律，继续胸外心脏按压，每 5 分钟推注肾上腺素 1mg，其间推注利多卡因 150mg，查血气分析提示代谢性酸中毒，BE −12mmol/L，静脉滴注碳酸氢钠 100ml，反复电除颤 2 次，31 分钟后患者恢复窦性心律，瞳孔直径仍为 6mm，对光反射消失；血压仍偏低，泵入去甲肾上腺素 2.5μg/（kg·min）维持血压。3 小时后右半肝次全切除手术结束，统计出血量达 20000ml，共输注红细胞 37.5 单位，血浆 4500ml，冷沉淀 20 单位，晶体 5750ml，胶体 3000ml，回输自体血 2400ml。术后送 ICU 进一步复苏治疗。

四、复苏后治疗

复苏后治疗（post resuscitation treatment，PRT）是指恢复自主循环后所进行的较长时间的高级生命支持治疗。通过维持呼吸循环稳定，改善重要器官灌注，促进神经功能恢复等手段，多学科综合治疗，达到提高患者存活出院率和无神经功能障碍存活出院率的目的。

（一）维持有效的呼吸和循环功能

心肺复苏后应对呼吸系统进行详细检查，建立合适的人工气道并行机械通气治疗，维持良好的通气功能，将 $PaCO_2$ 控制在 35～45mmHg，以降低颅内压减缓脑水肿的发展。自主循环恢复后，应监测动脉氧合血红蛋白饱和度，将吸入氧浓度调整到需要的最低浓度，维持 SPO_2 在 92%～98%。

在 PRT 阶段，血流动力学不稳定极其常见，应从心脏前负荷、后负荷和心功能三方面进行全面评估和治疗。尽可能早期行有创血压及 CVP 监测，必要时放置 Swan-Ganz 导管或 PICCO 导管，监测 PCWP 和心排血量等指标，指导临床治疗，迅速纠正低血压，维持收缩压大于 90mmHg、平均动脉压大于 65mmHg 以上。对于顽固性低血压或心律失常者，应考虑病因的治疗，如急性心肌梗死或急性冠脉综合征等。

（二）防治器官功能衰竭

心搏骤停心肺复苏后全身脏器经历缺血缺氧及再灌注损伤。复苏后肾衰竭常使整个复苏工作陷于徒劳，必须强调预防。最有效的预防方法是维持循环稳定，保持肾脏的灌注压。尽量避免应用使严重收缩肾血管及肾功能损害的药物。纠正酸中毒及使用肾血管扩张药物（如小剂量多巴胺）等对保护肾功能有利。复苏后应监测肾功能，包括每小时尿量、血尿素氮、血肌酐及血，尿电解质等，以便早期发现肾功能的改变和及时进行治疗。

（三）维持内环境稳定

心跳恢复后，组织中大量氧化不全的代谢产物进入循环，机体的水、电解质和酸碱平衡相当紊乱，应在监测下予以纠正。复苏初期可能存在高血钾症，如肾功能良好，脱水后血钾恢复，并可能进一步降低。由于缺氧性毛细血管通透性增加和复苏期间的液体输入，复苏后一般存在组织水肿，应给予适量的胶体液，以维持血容量并减轻组织水肿。

（四）营养和抗感染

在复苏过程中，多种因素可导致机体感染，如误吸、人工气道、吸痰、创伤、激素的使用、抵抗力降低等。所以复苏后要给予合理的抗生素预防和治疗感染。营养的补充对于机体的恢复也非常重要。复苏后早期以肠外营养为主，逐步转为肠内营养。

（五）脑复苏

1. 全脑缺血缺氧的病理生理变化 脑是一个血流量高、需氧量大、代谢旺盛的器官，但脑的能量贮备非常有限，对缺氧的耐受性极差。一般地，心搏停止 5～6 分钟后，大脑即出现不可逆的损害。这种损害分为原发性和继发性两个阶段。原发性损害是指缺血、缺氧对全脑的损害，包括能量代谢障碍、细胞内外离子分布异常、酸中毒和选择性脑细胞坏死。而继发性损害是指心肺复苏后，血流再灌注进一步加重全脑的功能障碍和结构损害。这种现象又称为缺血再灌注损伤或再氧合损伤，主要表现为脑循环改变、脑水肿和迟发性神经细胞坏死。脑缺血后再灌注所产生的一系列病理生理改变是导致脑细胞损伤、脑死亡的重要原因。

目前认为脑缺血再灌注损伤发生的基本机制，主要是氧自由基和细胞内钙超负荷的作用。另外一些机制通过不同的途径直接或间接加重脑损害。目前内源性脑损伤因子、免疫分子及神经细胞凋亡等致脑损伤的发病机制正在进一步研究之中，针对这些因素所采取的拮抗剂、清除剂有望为现代脑保护的治疗提供全新的途径。

2. 脑保护措施　脑保护是指在预计有导致脑缺血性因素存在时所采取的预防性措施，即在脑缺血出现之前所进行的初始干涉，从而限制或减少神经细胞的损伤或死亡，阻止损伤引起病情进一步恶化；在脑缺血期发生后采取一切措施，防止或减轻脑缺血造成的继发性损害，亦对于促进脑功能的恢复具有重要价值。目前对脑复苏采用综合治疗措施，包括①降低颅内压，促进脑循环再通；②降低脑细胞代谢率；③阻止或中断继发性脑损害的病理过程；④加强氧和能量供给，促进脑功能恢复等。

（1）目标温度管理（target temperature management，TTM）：是目前国际复苏指南推荐的心肺复苏后唯一具有神经功能保护作用的救治措施。TTM 包含早期的控制性降温及复温后的体温管理。低温脑保护的作用机制主要有①降低脑组织氧耗量，减少脑组织乳酸堆积；②保护血脑屏障，减轻脑水肿；③抑制乙酰胆碱、儿茶酚胺及兴奋性氨基酸等内源性毒性物质对脑细胞损害作用；④减少钙离子内流，阻断钙对神经元的毒性作用；⑤减少脑细胞结构蛋白破坏，促进脑细胞结构和功能修复。心肺复苏成功后自主循环恢复稳定且昏迷的患者，尽快将中心体温降至 32～36℃，并至少维持 24 小时。复温过早、过快及后期的发热均会导致脑损害加重。因此，目前推荐以 0.2～0.5℃/h 甚至 1～2℃/d 的速度复温较为合适。复温后将核心体温控制在 37.5℃ 以内，并至少维持至复苏后 72 小时，防止复温后反应性高热。

常用的降温方法包括无创性体表降温（如使用降温毯、冰帽和冰袋）和有创性体腔内降温（如静脉输注冷盐水、血管内导管降温），并联合使用冬眠合剂等药物辅助降温。为避免肺水肿和再次心搏骤停的发生，应避免在院前经静脉内快速输注大量冷液体。

（2）防治脑水肿：脑复苏时的脱水应以减少细胞内液和血管外液为主，并维持血浆胶体渗透压不低于 15mmHg。脱水以渗透性药物（如甘露醇）为主，辅以袢性利尿药（如呋塞米），必要时加用糖皮质激素，其具有稳定细胞膜、清除自由基、减轻毛细血管

通透性及提高肾血流量和肾小球滤过率的作用，从而减轻脑水肿。20%甘露醇最为常用，每次 0.5～1.0g/kg 静脉输注，每日 4～6 次，必要时可加用呋塞米 20～40mg。地塞米松 5～10mg 静脉推注，每 6～8 小时一次，连用 2～3 天。心肺复苏后 2～3 天脑水肿达到高峰，所以脱水治疗应持续 5～7 日，脱水过程中应监测血浆渗透压，控制在 330mOsm/L 左右。

（3）控制血糖：高、低血糖均可加重原发性脑损伤。有神经损伤的患者，必须严密控制血糖，维持在 8～10mmol/L，避免剧烈波动。

（4）镇痛镇静药：心肺复苏后需要机械通气及目标温度管理者，通常给予适当的镇痛镇静药物，以实现目标温度管理，降低全身氧耗。如果患者有全身或局部癫痫发生，应予抗癫痫治疗。

（5）高压氧治疗：高压氧能提高血氧分压，增加血氧含量；增加组织储氧量和脑脊液氧分压；提高氧弥散能力；降低颅内压，改善脑血流以促进脑复苏。具有中断脑缺血缺氧、脑水肿、颅内压增高的恶性循环的作用。高压氧有望为心肺复苏后脑复苏开辟另一条途径。

（6）其他：利多卡因、兴奋性氨基酸拮抗剂、自由基清除药等药物在脑复苏中均有一定的脑保护及改善脑功能的作用，但效果尚未肯定，其价值有待进一步研究。

> **案例 9-1 分析 2**
>
> 转入 ICU 后，查患者深昏迷，GCS 评分 3 分，双侧瞳孔散大固定，自主呼吸消失。持续呼吸机辅助呼吸，口鼻腔、腹部伤口及引流管流血不止，心率波动在 150 次/分至 180 次/分，血压在泵入去甲肾上腺素 6.0μg/（kg·min）的情况下，收缩压仍在 70～90mmHg。存在严重的低体温、酸中毒和凝血功能障碍。患者中心体温 31.9℃，血气 pH 7.085，BE −16.1mmol/L，乳酸 24mmol/L，凝血功能 PT 20 秒，APTT 61 秒，血小板计数 5.80×10⁹/L。立即予体温控制仪将中心体温控制在 35～36℃，视血气酸碱情况快速滴入碳酸氢钠，使用大剂量止血药物，继续申请新鲜冰冻血浆、冷沉淀、血小板输注。约 6 小时后患者出血逐渐停止，循环逐渐稳定，去甲肾上腺素下调至 0.5μg/（kg·min），心率控制在 80～90 次/分，中心体温维持在 35.8℃，内环境及电解质紊乱纠正。此时查患者仍处于深昏迷状态，但双侧瞳孔回缩至 3.0mm，对光反射迟钝。病程中患者出现抽搐、肝功能衰竭、肾功能损害、肺部及腹腔感染。继

续控制性降温治疗（35℃）维持48小时后维持体温在36～37℃，甘油果糖脱水降颅压、营养神经、控制抽搐、控制血糖、强有力抗感染及器官功能支持治疗。1周左右后患者神志由浅昏迷逐渐转为嗜睡，10天后神志完全清醒，21天后转出ICU。

案例9-1的特点

1. 复苏时间：虽然初期心肺复苏时间长（31分钟），但因在麻醉状态下出现心搏骤停，大脑耗氧代谢下降，耐受缺血缺氧能力增强，心搏骤停到有效复苏时间短，故后期预后仍佳。

2. 体温管理：后期复苏过程中因合并自发性低体温、酸中毒及凝血功能障碍，早期复温，纠正"死亡三角"后，继续目标体温管理，视脑水肿、神志情况延长低温治疗时间。

3. 药物选择：因合并肾功能损害，故未使用甘露醇脱水，而是选择甘油果糖。患者抽搐，因肝功能损害严重，故选择持续泵入丙泊酚、丙戊酸钠镇静抗癫痫治疗。

思 考 题

1. ICU的收治范围有哪些？
2. 如何快速判断心搏骤停？
3. 试述心肺复苏的基础生命支持措施。
4. 脑复苏的综合措施有哪些？

（汤展宏　蒋良艳）

第十章 疼痛治疗

学习目标

1. 熟悉疼痛治疗的常用方法。
2. 了解慢性疼痛的常用治疗方法。

案例 10-1

患者，男，76 岁，右胸、背部带状疱疹后 3 个月，患部剧痛 2 个月。患者 3 个月前感右胸、背部轻度疼痛，伴全身低热，2 天后沿 $T_{4\sim5}$ 肋间神经走向出现红色散在丘疹和小水疱，皮肤科以带状疱疹治疗至疱疹消退，结痂脱落出院。但一周后患部产生疼痛，并逐渐加剧。呈突发性、间断性烧灼痛和跳痛。曾用阿司匹林、曲马朵及阿司匹林乙醚涂布镇痛治疗。有前列腺炎及高血压病史，无结核、乙肝和糖尿病等病史。体格检查：T 36.7℃，P 92 次/分，R 12 次/分，BP 170/95mmHg。痛苦病容，精神差，搀扶入室，用手将患侧衣服撑起害怕与患部摩擦。患部轻度色素沉着，疼痛发作时可见患部肌肉明显痉挛。心肺检查无明显阳性体征，腹平软。双下肢不浮肿。

辅助检查：血尿常规、心电图、胸部 X 线片均正常；出凝血时间轻度延长。

问题：

1. 考虑为何种诊断？
2. 如何处理？

第一节 概 述

长期以来，人们认为疼痛是疾病的伴随症状，往往只注重对疾病的治疗，忽视了对疼痛的控制。以致很多患者忍受着疼痛的折磨。随着医学科学的进步，人们逐渐认识到疼痛的重要性。世界疼痛大会将疼痛确认为继呼吸、脉搏、体温和血压之后的"人类第 5 大生命指征"。世界卫生组织于 2000 年提出"慢性疼痛是一类疾病"。

疼痛（pain）是与真正的或潜在的组织损伤有关，或用损伤来描述的一种不愉快的感觉和情绪，包括痛觉和痛反应两种成分。有强烈的情绪色彩。痛觉遍布于身体的各个部位。一般认为痛觉感受器是游离的神经末梢，广泛分布于皮肤、角膜、牙髓、血管壁及深部组织如肌腱、关节及内脏中。根据传入纤维的直径，可将伤害感受器分为两类，一类为

有髓鞘 A_δ 传入纤维传导"A_δ 伤害性感受器"，一类为无髓鞘传入纤维传导的"C 伤害性感受器"。A_δ 纤维和 C 纤维为痛觉传导纤维。任何伤害性刺激均是痛觉感受器的适宜刺激。伤害性刺激包括炎症、损伤、冷、热及压迫等物理、化学刺激。任何形式的刺激，只要达到一定的强度就会成为伤害性刺激而引起痛觉。痛觉感受器几乎不产生适应。

由于疼痛生理学、镇痛药理学及疼痛治疗技术方面与麻醉学的关系非常密切，疼痛诊疗学已成为麻醉学的重要组成部分，现已发展成为专门研究和阐述疼痛及疼痛性疾病的诊断与治疗的学科。现代疼痛治疗学的范畴包括许多疼痛性疾病、某些非疼痛性疾病、癌痛镇痛和术后镇痛等。按病因及治疗目的，疼痛诊治的疾病大致可分为以下四种：①各种急、慢性疼痛性疾病，许多骨、关节、软组织或神经血管的疾病，常存在损伤、炎症、水肿、肌紧张或血管痉挛等病理改变，同时伴有疼痛。通过疼痛治疗不仅可缓解疼痛，还起到解除肌痉挛、改善血液循环、消炎消肿的作用。②与自主神经系统有关的疾病的治疗，交感和副交感神经的功能紊乱，常有血管舒缩功能障碍和疼痛，如雷诺病、反射性交感神经萎缩症等。采用以神经阻滞为主的治疗后，可调节自主神经功能，舒张血管，改善血液循环，缓解疼痛等。③恶性肿瘤镇痛，如肺癌晚期、食管癌晚期等患者镇痛。④手术创伤、分娩镇痛等。

（一）疼痛的临床分类

可简单地按疼痛的程度、起病的缓急、疼痛部位和病因分类。临床疼痛的分类可帮助我们了解疼痛的性质、诊断和治疗。

1. 按疼痛程度分类 ①轻微疼痛（微痛、隐痛、触痛）；②中度疼痛（切割痛、烧灼痛）；③剧烈疼痛（绞痛、剧痛）。

2. 按起病缓急分类

（1）急性疼痛（acute pain）：如发生于创伤、手术、急性炎症、心肌梗死等。

（2）慢性疼痛（chronic pain）：如慢性腰腿痛、晚期癌症痛等。

3. 按疼痛部位分类 ①浅表痛：位于体表或黏膜，以角膜和牙髓最敏感。性质多为锐痛，比较局限，定位明确。主要由 A_δ 纤维传导。②深部痛：内脏、关节、韧带、骨膜等部位的疼痛。一般为钝痛，不局限，患者常只能笼统地说明疼痛部位。主要由 C 类

纤维传导。内脏痛是深部痛的一种，往往会在远离脏器的体表皮肤出现牵涉痛。另外，还可按解剖部位分为：头痛，颌面痛，颈项痛，肩、上肢痛，胸痛，腹痛，腰背痛，盆腔痛，下肢痛，肛门、会阴痛。

（二）疼痛程度的评估

由于疼痛是一种主观感觉，要客观判定疼痛的轻重比较困难。测定和评估疼痛的常用方法有：

1. 视觉模拟评分法（visual analogue scale，VAS）VAS（图10-1）是目前临床上最常用的疼痛程度的定量方法。即在纸上画一条10cm长的直线，两端分别标明"0"和"10"的字样。"0"代表无痛，"10"代表最剧烈的疼痛。让患者根据自己所感受的疼痛程度，在直线上标出相应位置，然后用尺量出起点至记号点的距离长度（以 cm 表示），即为评分值。评分值越高，表示疼痛程度越重。常用于疼痛缓解的评估，又称为疼痛缓解视觉模拟评分法。

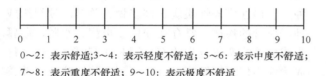

0～2：表示舒适；3～4：表示轻度不舒适；5～6：表示中度不舒适；
7～8：表示重度不舒适；9～10：表示极度不舒适

图 10-1　视觉模拟评分法

2. 语言等级评定量表（verbal rating scale，VRS）患者描述自身感受的疼痛状态，一般将疼痛分为4级：①无痛，0分；②轻微疼痛，1分；③中度疼痛，2分；④重度疼痛，3 分；⑤极重度痛（不可忍受的痛），4分。此法很简单，患者容易理解，但不够精确。

3. 数字评价表（numerical rating scale，NRS）将疼痛用 0 到 10 这十一个数字表示。0 表示无痛，10 表示最痛，受测者根据个人疼痛在其中一个数上做记号。

4. 疼痛问卷表（pain questionnaires）　是一种多因素评分方法，常用的有 McGill 问卷表、简化的 McGill 问卷表、简明疼痛问卷表等。

5. 行为测定法　如面部表情、躯体姿势、行为和肌紧张度等。

6. 其他　如通过生理测定法和生化测定法。生理测定法是通过测定心率、血压、呼吸、局部皮肤温度等来评估。生化测定法是通过测定神经内分泌的变化来评估。

第二节　疼痛对生理的影响

疼痛是机体对疾病本身和手术造成的组织损伤产生的一种复杂的生理反应，其结果对患者的康复产生众多不良影响，也是术后或创伤后并发症和死亡率增多的重要因素。许多术后或创伤后呼吸和循环系统的并发症都与疼痛和应激反应有关。

1. 精神情绪　急性疼痛引起患者精神兴奋、焦虑烦躁，甚至哭闹不安。长期慢性疼痛可使人精神抑郁、表情淡漠。

2. 内分泌系统　疼痛可引起应激反应，刺激兴奋交感神经和肾上腺髓质，促使体内释放多种激素，如儿茶酚胺、皮质激素、血管紧张素Ⅱ、抗利尿激素、促肾上腺皮质激素、醛固酮、生长激素和甲状腺素等。由于儿茶酚胺可抑制胰岛素的分泌和促进胰高血糖素分泌增加，后者又促进糖原异生和肝糖原分解，最后造成血糖升高和负氮平衡。

3. 循环系统　剧痛可兴奋交感神经，血中儿茶酚胺和血管紧张素Ⅱ水平的升高可使血压升高、心动过速和心律失常，对伴有高血压、冠脉供血不足的患者极为不利。而醛固酮、皮质激素和抗利尿激素的增多，又可引起患者体内水钠潴留，进一步加重心脏负荷。内脏疼痛有时可引起副交感神经兴奋，使血压下降，脉率减慢；剧烈的内脏疼痛甚至可以引起心搏停止。

4. 呼吸系统　胸、腹部手术后的急性疼痛对呼吸系统影响很大。因疼痛引起的肌张力增加，使总顺应性下降；患者呼吸浅快，肺活量、潮气量和功能残气量均降低，肺泡通气/血流比值下降，易产生低氧血症。同时患者可因疼痛而不敢深呼吸和用力咳嗽，积聚于肺泡和支气管内的分泌物不能很好地咳出，易造成肺炎或肺不张，这在老年人更易发生。故术后疼痛是术后肺部并发症的重要因素之一。即使与呼吸无关部位的疼痛，由于精神紧张，兴奋不安，也可以产生过度换气。

5. 消化系统　疼痛引起的交感神经兴奋可能反射性抑制胃肠道功能，平滑肌张力降低，括约肌张力增高。慢性疼痛常引起食欲不振，消化功能障碍。较强的深部疼痛可引起恶心、呕吐。一般多伴有其他自主神经症状，表现为消化道运动和消化腺分泌停止或延缓。

6. 泌尿系统　由于反射性血管收缩，垂体抗利尿激素增加，尿量减少。也可因手术后切口疼痛或因体位不适应，造成排尿困难，长时间排尿不畅可引起尿路感染。

7. 凝血机制　如手术后急性疼痛等应激反应可改变血液黏稠度，使血小板黏附功能增强，纤溶功能降低，使机体处于一种高凝状态，促进血栓形成。这对临床上有心血管或脑血管疾病或已有凝血机制异常的患者尤其不利，甚至可引起术后致命的并发症或血栓形成造成心脑血管意外等。在经历血管手术的患者，凝血机制的改变可能影响手术效果，如血管手术部位的血栓形成等。

8. 其他 疼痛可致机体淋巴细胞减少，白细胞增多和单核吞噬细胞系统处于抑制状态，引起免疫功能下降，不利于防治感染和控制肿瘤扩散；疼痛尚可使创伤或手术部位的肌张力增加，不利于患者早期下床活动，可能影响机体恢复过程。

> **案例 10-1 分析 1**
>
> 带状疱疹后神经痛（postherpetic neuralgia，PHN）是依据疼痛持续时间长短而定的。急性期带状疱疹痛指出疹最初 30 天内的疼痛；PHN 是指急性期后持续疼痛超过 3 个月者。但亦有观点认为疱疹结痂脱落、皮损愈合后仍遗留或重新出现疼痛者即为 PHN。一般在老年人和全身状态不良的患者中多发，本患者可诊断为 PHN。治疗神经病理痛十分困难，多采用个体化的综合治疗方案。

第三节　常用的疼痛治疗方法

非甾体抗炎药、阿片肽类镇痛药或局麻药均能很好地控制急性疼痛。而慢性疼痛或许没有明确的损伤或炎症，并且非甾体抗炎药和阿片药常对其无效，目前临床上治疗慢性疼痛还十分困难。

引起急性疼痛的疾病很多，慢性疼痛性疾病也很多。疼痛治疗多学科交叉性强，欲取得良好的效果，必须具有丰富广泛的基础与临床知识，具有多学科的诊断与治疗经验（表 10-1）。对患者主诉、体征及各种实验室检查及影像学检查结果应深入细致地分析，利用多种工具和手段进行诊断和鉴别诊断，治疗前要尽可能确诊。

表 10-1　疼痛治疗方法

治疗的性质	治疗方针	治疗方法
消除原因	致痛疾病治疗	外科手术切除、内科疗法
	消除致痛的某一环节（如针对血管收缩、肌肉痉挛致痛物质）	物理疗法、镇痛药、手术治疗、神经阻滞等
阻断疼痛的神经	化学性阻断	局麻药、神经破坏药的神经阻滞
传导途径	物理性阻断	电热凝疗法、神经切断手术
提高痛阈，改善疼痛反应	镇痛药、镇静药、神经安定药、心理疗法、针刺疗法	

一、疼痛的药物治疗

疼痛的药物治疗是最基本、最常用的方法。常用的疼痛治疗药物有：解热抗炎镇痛药、局部麻醉药、麻醉性镇痛药、糖皮质激素、神经破坏药等。

1. 解热抗炎镇痛药 解热镇痛药和抗炎镇痛药统称解热抗炎镇痛药，又称为非甾体类抗炎药（nonsteroidal antiinflammatory drugs，NSAIDs）。解热镇痛药的代表药为阿司匹林，抗炎镇痛药的代表有吲哚美辛、布洛芬、双氯酚酸钠等。前列腺素是外周重要的致痛因子，NSAIDs 通过抑制体内前列腺素的生物合成，降低前列腺素致痛作用，也降低末梢感受器对缓激肽等致痛因子增敏作用。这些药物对头痛、牙痛、神经痛、肌肉痛或关节痛的效果较好，对创伤性剧痛和内脏痛无效。NSAIDs 有封顶效应，当使用一种 NSAIDs 药物，疼痛得不到缓解时，不宜再更换其他 NSAIDs 类的药物（除非有不良反应时）。

2. 麻醉性镇痛药（narcotic analgesics） 通过激动阿片受体产生强烈的镇痛作用，又称阿片类镇痛药。常用的有吗啡、哌替啶、芬太尼、可待因和二氢埃托啡等。因这类药物很多有成瘾性，仅用于急性剧痛和晚期癌症疼痛。

3. 局部麻醉药（local anesthetic） 局部应用于神经末梢或神经干，可逆地阻断神经冲动的产生和传导，主要用于神经阻滞疗法。临床上疼痛治疗中常用的有利多卡因、布比卡因、罗哌卡因等。

4. 精神神经安定药 催眠镇静药，以苯二氮䓬类最常用，如地西泮、咪达唑仑等，也用巴比妥类药物。但应注意反复使用后，可引起药物依赖性和耐药性。抗癫痫药如卡马西平用于治疗神经病理性痛及阿片类药物引起的肌阵挛；抗抑郁药如三环类抗抑郁药可通过改变中枢神经系统的递质功能，显著改善一些慢性疼痛的症状。

5. 维生素类 维生素类在神经组织代谢中起重要作用。在神经功能障碍时，使用维生素营养神经，辅助手术和药物治疗。常用的有维生素 B_1、维生素 B_6、维生素 B_{12} 及维生素 C 等。

6. 糖皮质激素类 具有抗炎、抗毒素作用，可解除小动脉痉挛、增强心肌收缩力、改善微循环、减轻结缔组织的病理增生、提高中枢神经系统的兴奋性、抑制炎症及组织损伤后的修复等。将其与局麻药合用于神经阻滞，可提高疗效。常用药物以氢化可的松为代表，还有泼尼松、泼尼松龙、甲泼尼龙、地塞米松等。

7. 组织松解药 如透明质酸酶、蛋白水解酶、免疫抑制剂和免疫增强剂等。

8. 神经破坏药（neurolytic drugs） 指对神经具有破坏作用，使神经细胞脱水、变性、坏死，使神经传导中断，达到较长时间的感觉和运动功能丧失的一类化学性药物。临床常用的有无水乙醇和苯酚。

9. 其他 如曲马朵、可乐定、氯胺酮等。

> **案例 10-1 分析 2**
> 神经毁损是治疗 PHN 最为直接有效的方法，尤其是肋间神经及脊神经后支毁损常用来治疗胸背部、腰背部 PHN。

二、神经阻滞疗法

神经阻滞（nerve block anesthesia）是指在末梢的脑脊髓神经、脑脊髓神经节、交感神经节等神经附近使用化学方法（局麻药等）或物理方法（加温、冷冻、机械压迫等），以阻断神经传导功能的一种诊疗方法。通常用于外科手术麻醉。而通过神经阻滞达到解除疼痛，改善血液循环，治疗疼痛性疾病的目的称为神经阻滞疗法。其是慢性疼痛的主要治疗手段，包括用局麻药不损毁神经的阻滞方法和用神经破坏药、射频热凝术、冷冻术及穿刺针机械损毁术等神经阻滞法。

神经阻滞疗法临床应用进展包括慢性痛的发生机制及神经阻滞的镇痛机制的研究，连续输注给药技术的研究，神经阻滞定位技术的研究等。

1. 神经阻滞疗法的适应证 神经阻滞可以阻滞从神经末梢到神经干、神经丛、神经节、脊髓及脑神经及其分支的各个环节，适应范围广。应用于急性疼痛效果显著，对慢性顽固性疼痛的疗效也优于口服药物治疗和物理疗法，联合药物及其他方法的综合治疗效果更好。传统的外周神经阻滞有赖于患者的配合和针刺异感的出现，常需反复穿刺定位，易发生神经损伤和增加患者痛苦。周围神经刺激定位仪是用于周围神经阻滞定位的新方法，可明显提高周围神经阻滞的成功率，减少并发症的发生。具体适应证见图 10-2。

2. 神经阻滞疗法的禁忌证 ①阻滞局部有感染、全身重症感染者。②有出血倾向者。③有药物过敏史等。

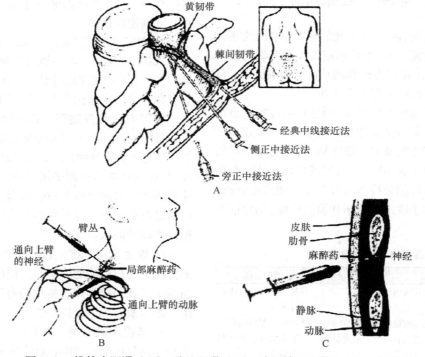

图 10-2 椎管内阻滞（A）、臂丛阻滞（B）、肋间神经阻滞（C）示意图

三、患者自控镇痛

患者自控镇痛（patient controlled analgesia，PCA）是近年提出的按需镇痛（demand analgesia）概念与微电脑技术相结合而发展起来的一种新的镇痛给药方法。其是通过一种特殊的注射泵，允许患者自行给药的方法。它弥补了传统镇痛方法存在的镇痛不足和忽视患者个体差异，以及难以维持血药浓度稳定等问题。PCA 按其给药途径和参数设定的不同，可分为：

①患者自控静脉镇痛（PCIA）。②患者自控硬膜外镇痛（PCEA）。③患者自控皮下镇痛（PCSA）。④患者自控外周神经镇痛（PCNA）。

PCA 最早用于术后急性疼痛，现在也用于分娩镇痛、创伤引起的疼痛、心绞痛、神经病理性痛及癌性痛等。以往对术后疼痛和分娩疼痛的处理未能引起医师的足够重视，患者也往往将术后切口痛和分娩痛视为一种无法避免的经历。随着对疼痛病理生理的认识，人们已将术后镇痛和分娩镇痛视为提高患者安全性、减少术后并发症、促进患者术后早日恢复的重要环节，十分有必要在临床常规开展术后镇痛和分娩镇痛。目前各种 PCA 已广泛用于术后镇痛。为减少药物对胎儿的影响，分娩镇痛多采用 PCEA，麻醉平面控制在 T_{10} 以下，临床可用低浓度长效局部麻醉药（如罗哌卡因、布比卡因）加少量阿片类镇痛药（如芬太尼）。

注意事项：PCA 的药物配方种类较多，PCIA 主要以麻醉性镇痛药为主，常用吗啡、芬太尼或曲马朵等。PCEA 则以局麻药和麻醉性镇痛药复合应用，常用 0.1%～0.2% 布比卡因溶液加小量的芬太尼或吗啡。无论采用 PCIA 或 PCEA，医生都应事先向患者讲明使用的目的和正确的操作方法，以便患者能按照自己的意愿注药镇痛。PCA 开始时，常给一个负荷剂量作为基础，再以背景剂量维持。镇痛不全时，患者可自主给予单次剂量，以获得满意的镇痛效果。在此期间，医生应当根据病情及用药效果，合理调整单次剂量、锁定时间及背景剂量。目的在于防止镇痛不足或用药过量。

> **案例 10-1 分析 3**
> 神经阻滞疗法尽可能在发病后立即进行。一般认为发疹后 3 天以内进行神经阻滞效果较好。神经阻滞疗法，尤其是交感神经阻滞的意义在于：①纠正疼痛的恶性循环。②阻断疼痛传导。③改善血供。④提高免疫力和抗炎症作用。该患者发病早期可应用星状神经节阻滞和硬膜外阻滞（联合应用效果更好），亦可行肋间或椎旁脊神经阻滞。住院患者用 PCIA 和 PCEA 效果显著。

四、疼痛的其他疗法

1. 物理疗法 简称理疗。在疼痛治疗中应用很广，种类很多，常用的有电疗、光疗、磁疗等。电疗法有短波、超短波、微波等高频电疗，以及直流电离子导入、感应电、电兴奋电疗法等。光疗法

常用近红外线和远红外线两种。其主要作用是消炎、镇痛、解痉、改善血液循环、软化瘢痕和兴奋神经肌肉等。

2. 经皮神经电刺激疗法（transcutaneous electrical nerve stimulation, TENS） 采用电脉冲治疗仪，通过放置在身体相应部位皮肤上的电极板，将低压的低频和高频脉冲电流透过皮肤刺激神经，以提高痛阈、缓解疼痛。电极板可直接放在疼痛部位或附近，或支配疼痛区域之神经区，如带状疱疹引发的肋间神经痛可放置于该神经的起始部位。

3. 神经刺激疗法（neurostimulation） 通过电极适当刺激产生疼痛的目标神经，从而产生麻木样的感觉来覆盖疼痛区域，达到镇痛的目的。可以进行刺激的神经有：脊髓、马尾、外周神经、迷走神经。

4. 微创疗法 射频热凝疗法、小针刀疗法，此方法效果确切，可控性好。

5. 心理疗法 心理因素在慢性疼痛治疗中起着重要作用。心理疗法中的支持疗法就是采用解释、鼓励、安慰和保证等手段，帮助患者消除焦虑、忧郁和恐惧等不良心理因素。从而调动患者主观能动性，增强机体抗病痛的能力，积极配合治疗。此外，还有催眠与暗示疗法及生物反馈疗法等。

> **案例 10-1 分析 4**
> 由于 PHN 病程迁延不愈，疼痛剧烈，生活质量低下，对患者的精神影响非常大，很多老人因此卧床不起，引起肺部感染等并发症而有生命危险。心理治疗也非常重要。

6. 中医疗法 针灸疗法在我国具有悠久的历史，针刺疗法止痛确切，又较灸法常用。适用于各种急、慢性疼痛治疗。推拿疗法是根据病情在患者身体的特定部位或体表穴位，施用各种手法矫正骨与关节解剖位置异常，改善神经肌肉功能，调整脏器的功能状态，以达到治疗目的。

第四节 癌性疼痛的治疗

约 50% 的中期癌症、70% 晚期癌症患者伴有疼痛，有些患者可能因此绝望并产生轻生念头。这对患者、家庭和社会都带来很大影响。癌性疼痛的原因可以是肿瘤本身引起的、与肿瘤有关的疼痛综合征或是与肿瘤诊断和治疗相关的疼痛。

癌性疼痛是可以治疗的。其治疗有多种方法，如病因治疗（放疗、化疗、外科手术治疗、激素治疗等）、药物治疗、心理治疗、理疗等。其中 WHO 提出的三

阶梯治疗方法能使绝大多数患者的疼痛得到缓解。若综合应用以上多种治疗方法可使一些顽固性痛得到控制。

痛治疗同时进行。

一、癌痛的病因治疗

放疗、化疗、手术和激素疗法是治疗癌痛的方法，同时也可用作晚期癌症止痛。但多数患者在肿瘤治疗尚未起效，或无法进行肿瘤治疗的情况下常需要镇痛治疗。因此大多数癌痛患者常常需要抗肿瘤治疗与镇

二、癌痛的药物治疗

根据不同程度的疼痛分别选用第一、第二、第三阶梯的不同止痛药物，并根据疼痛性质和不同阶段加用辅助用药。治疗原则：①按阶梯给药。②口服给药。③按时给药。④个体化用药。⑤辅助用药（WHO 推荐三阶梯疗法，图 10-3）。

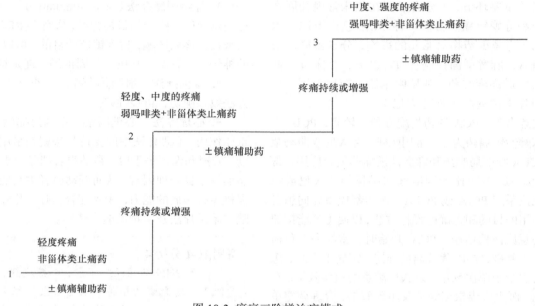

图 10-3 癌痛三阶梯治疗模式

1. 第一阶梯　轻度疼痛时，选用非阿片类镇痛药，代表药物是阿司匹林、布洛芬等。必要时加用镇痛辅助药。

2. 第二阶梯　中度疼痛及第一阶梯治疗不理想时，可加用弱吗啡类药如可待因等，也可并用第一阶段的镇痛药和辅助药。

3. 第三阶梯　对第二阶段治疗效果差的重度癌痛，选用强阿片类药如吗啡。也可辅助第一、第二阶段的用药。其选用应根据疼痛的强度（如中、重度癌痛者）而不是根据癌症的预后或生命的时限。常用缓释或控释剂型。

4. 辅助用药　加用一些辅助药可以减少镇痛药的用量和不良反应。常用的辅助药有：①弱安定药，如地西泮和艾司唑仑等；②强安定药，如氯丙嗪和氟哌啶醇等；③抗抑郁药，如阿米替林等。

三、癌痛的介入治疗

经过以上治疗，仍有少部分患者效果不明显，或者因为药物的不良反应，如恶心、呕吐和便秘等，不能继续接受药物治疗。因此，近年来在三阶梯治疗方案中增加以介入治疗（或称创伤性治疗）为主的第四阶梯，或称改良式三阶梯治疗，即在麻醉学或影像学的指导下，通过穿刺针、导管等介入器材，对疼痛的产生或传导进行干预治疗。主要包括用局麻药不损毁神经的阻滞方法和用神经破坏药、射频热凝术、冷冻术及穿刺针机械毁损术、脊髓电刺激或椎管内注入阿片类药物、患者自控镇痛等。

吗啡、芬太尼、舒芬太尼已被成功应用于椎管内输注，并与局麻药结合应用起到良好的止痛效果。患

者自控镇痛技术，由于使用简便、止痛可靠、便于达到个体化治疗等优点，也在癌痛中应用，适用于不能口服用药、顽固性晚期癌性痛、肿瘤侵犯神经导致的剧烈神经痛和终末期瘤痛等。

　　顽固性终末期痛和 PHN 一样，治疗十分困难。亦采用个体化的综合治疗方案。

思 考 题

1. 测定和评估疼痛的常用方法有哪些？
2. 癌痛治疗原则是什么？
3. WHO 推荐三阶梯疗法是什么？

（韩冲芳）

第十一章 围手术期处理

围术期处理（perioperative management）目的是为病人手术顺利康复做充分而细致的工作，包括术前准备、术中保障和术后处理三大部分。麻醉和手术给患者带来的创伤和应激会加重患者的生理负担，手术前的准备就是要采取各种措施，尽可能使患者术前能接近生理状态，提高脏器的储备功能，更安全地耐受手术。手术后的处理，重要的是防止各种并发症的发生，尽快恢复生理功能，促使患者早日康复。

第一节 术 前 准 备

术前的准备工作概括为两个方面：①患者思想方面的准备和提高患者对手术耐受性的准备。②医生方面思想准备，对疾病认知程度、手术方式选择和术后恢复的预测等。

术前准备与疾病的轻重缓急及手术的范围大小有密切关系。根据手术缓急程度不同，大致分为三类：①急症手术：如实质器官破裂出血和空腔器官穿孔，这些都需紧急手术以抢救患者的生命。②限期手术：如恶性肿瘤根治术，手术时间虽然也可以选择，但不宜过久延迟手术时间，应该在短时间内做好充分术前准备。③择期手术：如胃十二指肠球部溃疡的胃大部切除术、腹股沟疝修补术及良性肿瘤切除术，均应在充分的术前准备后进行手术。

为了提高患者对手术的耐受力，术前应对患者全面体格检查，对全身各重要器官心、肺、肝、肾功能作全面检查。及时发现问题，在术前予以纠正。

患者对手术的耐受力，可以归纳为两类：

第一类耐受力良好，指患者的全身情况较好，各重要器官无器质性疾病，或其功能处于代偿状态。

第二类耐受力不良，指患者全身情况欠佳，全身重要器官有器质性疾病，或其功能处于失代偿状态。

对第一类患者，只需进行一般性术前准备，就可以施行任何类型手术。对第二类患者需要深入细致地检查和准备，待全身情况改善后，才施行手术。

（一）一般准备

一般准备主要包括心理和生理两方面。

1. 心理准备 手术患者难免有不同程度的恐惧、紧张、焦虑等情绪，特别是手术方式、麻醉效果及术后的预后担心。所以，医务人员应从关怀、鼓励出发，就疾病情况、手术的必要性、手术方式、麻醉选择、手术后可能发生的并发症和风险，以适当的言语和安慰的口气，向患者及家属进行沟通解释，获得患者的信任和理解配合。同时履行书面知情同意手续，包括手术知情同意书、麻醉知情同意书等，由患者本人（或委托家属）签署。委托家属需患者签委托同意书。为挽救生命而需紧急手术，若亲属未赶到，须在病史中记录清楚。

2. 生理准备 主要指对患者生理状态的准备，使患者在术前有一个较好的生理状态调整，以便能安全顺利度过手术和术后的治疗全过程。

（1）适应手术后变化的锻炼：大多数人不习惯在床上大小便，尤其是手术后更不容易在床上大小便，因此术前应进行适应性练习。术后因切口疼痛不愿咳嗽，应教会如何咳嗽和咳痰的方法。有吸烟习惯的患者，术前 1～2 周应停止吸烟。

（2）输血和补液的准备：凡施行大手术者，术前均应做好血型和交叉配合试验，备好一定数量的成分血。凡有水、电解质及酸碱平衡失调和贫血的，术前应予以纠正。患者血红蛋白<80g/L 时血液携氧能力差，影响伤口愈合和器官功能，应在术前间断输注血制品予以纠正。

（3）胃肠道准备：术前 8～12h 开始禁食，术前 4h 开始禁止饮水，以防因麻醉或手术过程中呕吐引起误吸窒息或造成吸入性肺炎。必要时可用胃肠减压。如果涉及胃肠道手术，术前 1～2 日开始进流质饮食。有幽门梗阻的患者，术前应进行洗胃。一般性手术，术前 1 日晚上应作温肥皂水灌肠。如果施行结肠或直肠手术，应在术前 3 日开始口服肠道制菌药物，术前 1 日晚上或手术当天清晨行清洁灌肠或全结肠灌洗，以减少术后感染机会。

（4）预防感染：手术前患者体质好坏，将影响术后感染的发生和身体恢复，尤其是老年患者，一旦发生感染性疾病，原来处于勉强平衡状态的某些脏器，容易在发病后功能迅速降低，亦可出现多器官功能衰竭。因此，手术前采用多种措施提高患者体质是十分必要的。对烧伤患者的植皮和骨、关节手术要求更高。手术前要及时处理龋齿和已发现的感染灶。手术前不与感染者接触。杜绝呼吸道感染者进入手术室。严格遵循无菌技术原则，手术操作轻柔，尽量减少组织损伤。这些都是预防感染的重要措施。《手术风险评估表》是目前用于监测手术患者切口感染的评估工具，包括手术切口分级（wound class，WC）、美国麻醉医师协会分级（American Society of Anesthesiologist，ASA）、手术时间（duration of operative procedure，T）三方面。

围手术期抗菌药物预防用药，应根据手术切口类别、手术创伤程度、可能的污染细菌种类、手术持续时间、感染发生机会和后果严重程度、抗菌药物预防效果的循证医学证据、对细菌耐药性的影响和经济学评估等因素，综合考虑决定是否预防用抗菌药物。但抗菌药物的预防性应用并不能代替严格的消毒、灭菌技术和精细的无菌操作，也不能代替术中保温和血糖控制等其他预防措施。抗菌药物品种选择应遵照以下原则：①根据手术切口类别、可能的污染菌种类及其对抗菌药物敏感性、药物能否在手术部位达到有效浓度等综合考虑。②选用对可能的污染菌针对性强，有充分的预防有效的循证医学证据，安全、使用方便及价格适当的品种。③应尽量选择单一抗菌药物预防用药，避免不必要的联合使用。④头孢菌素过敏者，针对革兰氏阳性菌可用万古霉素、去甲万古霉素、克林霉素；针对革兰氏阴性杆菌可用氨曲南、磷霉素或氨基糖苷类。⑤对某些手术部位感染会引起严重后果者，如心脏人工瓣膜置换术、人工关节置换术等，若术前发现有耐甲氧西林金黄色葡萄球菌定植的可能或者该机构耐甲氧西林金葡菌发生率高，可选用万古霉素、去甲万古霉素预防感染，但应严格控制用药持续时间。⑥不应随意选用广谱抗菌药物作为围手术期预防用药。

（5）热量、蛋白质和维生素：术前准备、手术创伤和术后饮食限制，是机体严重的耗能阶段，会造成热量、蛋白质和维生素的摄入不足，影响组织修复和创口的愈合。因此对择期和限期手术的患者，都应有一段时间（最好1周左右）通过口服或静脉途径，提供充足的热量、蛋白质和维生素。营养支持方法包括肠内营养和肠外营养两种，可根据患者具体情况选用，一般来说当患者胃肠道功能正常时，应首选胃肠道给予，必要时可鼻饲。

（6）其他：手术前1日应认真检查各项准备工作。如果当晚因思想紧张影响睡眠，应给予适当镇静剂保证良好睡眠。如果有与疾病无关的体温升高或妇女月经来潮等，应推迟手术日期。进手术室前先排完小便，如果手术时间较长，应留置导尿管。因病情或手术需要，术前应放置胃管，有可活动义齿应予取下，以免术中脱落造成误咽或误吸。

（二）特殊准备

对手术耐受力较差的患者，除一般的术前准备外，根据患者具体情况，做好各种特殊准备。

1. 营养不良 术前营养不良是术后并发症发生率和死亡率提高的重要危险因素。营养不良的患者常伴有低蛋白血症，往往伴有贫血，血容量减少，因而耐受失血、休克的能力削弱。老年患者对食物的咀嚼和消化功能均下降，肝细胞数目减少，合成蛋白的能力下降，使血浆清蛋白减少。低蛋白血症可引起组织水肿，影响愈合。营养不良的患者抵抗力降低，容易发生感染，这些都应在术前尽量得到纠正。如果血浆清蛋白的测定值在30～35g/L，应补充含丰富蛋白质的饮食；如果低于30g/L，则需要通过静脉补充血浆、人血白蛋白予以纠正。

2. 高血压 目前患高血压的患者比较普遍。高血压患者血管壁弹性减弱，且多伴有血管壁脂质沉积，血管对血压的调节作用下降，麻醉和手术中发生心脑血管意外的机会显著增加，因此术前应选用合适的降血压药物，使血压降至一定水平，但并不要求一定要降至正常才做手术。患者血压在160/100mmHg（21.3/13kPa）以下，可不必做特殊准备。对于服用利血平控制血压的患者，由于利血平是通过耗竭周围交感神经末梢的肾上腺素，心脑及其他组织中的儿茶酚胺和5-羟色胺达到抗高血压作用，术中可能会发生难治性低血压，故服用利血平的患者，择期手术术前应停药1～2周，其间换用其他降压药。对原有高血压病史，进入手术室血压骤升者，应与麻醉师根据具体情况选择手术或延期手术。

3. 心脏疾病 有心脏疾病的患者施行手术的死亡率明显高于非心脏疾病者，术前应对心脏危险因素进行评估和处理。Goldman等提出的心脏危险指数系统（cardiac risk index system，CRIS）是对年龄≥40岁，接受非心脏手术患者，对心脏功能进行量化评估，具有一定的临床价值。具体分级是：CRIS 1级：0～5分，2级：6～12分，3级：13～25分，4级≥26分。如果为4级，表示禁忌进行择期手术。CRIS的优点是半数以上积分是可以控制的。

手术前准备中应注意的几个问题：①对长期低盐饮食和使用利尿剂的患者，术前应注意纠正水和电解质失调。②贫血患者的氧合能力差，对心脏供氧有影响，术前应少量多次输血纠正。③有心律失常者，应在术前行24小时动态心电监测，以明确诊断，根据不同病因区别对待。对偶发的室性期前收缩，一般不需特殊处理；如有心房颤动伴心室率增快，应经过有效的内科治疗，使心率控制在正常范围内；心动过缓且行阿托品试验阳性患者，应置入临时心脏起搏器，以防术中发生心搏骤停。④急性心肌梗死患者 6 个月内，不宜施行手术；6 个月以上，无心绞痛反复，可在良好的心电监护下施行手术。

4. 肺功能障碍 肺功能障碍的主要表现是轻微活动后即感呼吸困难，尤其是既往有慢性阻塞性肺疾病、老年、肥胖、吸烟、急性呼吸道感染及预期行肺、食管、纵隔肿瘤手术的患者，术前均应先行肺功能测定，对肺功能进行评估。

手术前准备包括如下几方面：①停止吸烟 1～2 周，鼓励患者练习深呼吸和咳嗽，以增加肺通气量和排出呼吸道分泌物。②术前使用支气管扩张剂，可改善阻塞性肺疾病的肺功能，增加肺活量。③对咳痰黏稠患者，可用雾化吸入。咳脓痰患者术前应使用抗生素。④麻醉前使用阿托品类药物减少呼吸道分泌物，但用药要适量，以免增加痰液黏稠度，造成排痰困难。使用苯巴比妥钠药物减少患者紧张情绪，增强术中麻醉效果和降低麻醉副反应。⑤对急性呼吸道感染和哮喘正在发作者，择期手术应推迟。

5. 糖尿病 外科患者并发糖尿病已不少见，这类患者手术耐受力较差，伤口的愈合明显受影响，并且术后感染率也很高，严重时还会发生糖尿病酮症酸中毒，甚至出现高渗性非酮症昏迷。故术前应控制血糖水平，纠正水、电解质紊乱和酸、碱失衡，包括糖尿病并发症的处理：①仅以饮食控制病情者，术前不需特殊准备。②口服降糖药的患者，应服药至术前 1 日晚上。如果服长效降糖药如氯磺丙脲，应在术前 2～3 日停服。禁食患者则静脉输注葡萄糖加胰岛素维持血糖在 5.6～11.2mmol/L 较为合适。③平时用胰岛素来维持正常糖代谢者，在手术日晨停用胰岛素。④伴有酮酸中毒患者，如需急症手术，应当尽可能纠正酸中毒，术中静脉滴注胰岛素，监测控制血糖。

6. 肝脏疾病 手术前常规肝功能检查是必要的。对于肝功能损害患者应加强护肝疗法，改善全身情况，增加肝糖原储备量，纠正贫血、低蛋白血症，增加凝血因素，补充多种维生素等，增强患者手术耐受力。肝硬化患者应按 Child 分级标准判断肝功能状态。A 级患者基本无手术禁忌，B 级患者可作中等以下手术，C 级患者除急症抢救外，多不宜施行手术。

7. 肾脏疾病 手术前应常规检测肾功能，因为麻醉和手术创伤都会加重肾脏的负担。术前检查血钠、钾、钙、磷、血尿素氮和肌酐，对评价肾功能很有帮助。对已有肾功能不全的患者，选用肾毒性药、氨基糖苷类抗生素、非甾体类抗炎药和麻醉药应要慎重。已有肾衰竭患者应酌情在术前采取血液净化措施。根据肾小球滤过率（glomerular filtration rate，GFR）测定值来分析判断，肾功能损害程度大致分五期（表 11-1）：

表 11-1　肾功能损害分期

分期	特征	GFR[ml/（ min·1.73m^2）]
1	GFR 正常或升高	≥90
2	GFR 轻度降低	60～89
3a	GFR 轻到中度降低	45～59
3b	GFR 中到重度降低	30～44
4	GFR 重度降低	15～29
5	ESRD	<15 或透析

8. 凝血障碍 手术前应常规检测凝血酶原时间（prothrombin time，PT），活化部分凝血活酶时间（activated partial thromboplastin time，APTT）及血小板计数。但仅凭这些检查能识别严重凝血异常的也仅占 0.2%。因此详细病史采集和体格检查尤为重要。应询问患者及家族成员有无出血和血栓栓塞史；有无出血倾向和输血史；有无营养不良的饮食习惯；是否存在肝、肾疾病；有无使用抗凝治疗等。如果临床确定有凝血障碍，择期手术前应作相应的治疗处理。对于服用阿司匹林、氯吡格雷的患者，若未处于高危状态（如服用阿司匹林用来进行心肌梗死一级预防的患者），推荐停服 7 天；处于高危状态，如 3 个月内患心肌梗死或已经置入支架的患者，推荐继续服用阿司匹林至手术当日。

第二节　术后处理

术后处理是围手术期处理的一个重要阶段，将直接影响患者术后健康恢复；是连接手术前准备、手术及术后康复的桥梁，术后如果处理得当，可使术后反应减轻到最小程度。手术后处理的目的，是要采取各种必要措施，尽可能减轻手术给患者带来的痛苦和不适，预防和处理各种并发症，使患者能早日康复。

（一）卧位

手术后，应根据麻醉及患者的全身状况、术式、疾病的性质等选择卧姿，让患者处于舒适和便于活动的体位。全身麻醉尚未清醒的患者应平卧，头转向一侧，使口腔内分泌物及呕吐物易于流出，避免误吸入气管。蛛网膜下腔阻滞麻醉的患者，亦应平卧或头低卧位 12 小时，以防止因脑脊液外渗致头痛。全身麻醉清醒后，蛛网膜下腔麻醉 12 小时后，以及硬膜外麻醉、局部麻醉等患者，可根据病情需要安置卧式。

施行颅腔手术后，如无休克或昏迷，可取 15°~30° 头高脚低斜坡卧位。施行颈、胸手术后，多采用高半坐位卧位，以利于呼吸及有效引流。腹部手术后，多取低半坐位卧位或斜坡卧位，以减少腹壁张力，有利于呼吸；特别是腹腔污染重的尚可减轻毒素吸收，有利于术后处理。

脊柱和臀部手术后，可采用俯卧或仰卧位。休克患者应取下肢抬高 15°~20°，头部和躯干抬高 20°~30° 的特殊体位。肥胖患者可采取侧卧位，有利于呼吸和静脉回流。

（二）监测

由于患者受手术和麻醉影响，术后短时内生命体征可能会出现一些波动。监测方式可分为病房监测、苏醒室监测和重症监护室（intensive care unit, ICU）监测。大多数患者可直接返回病房，但仍需常规心电监测生命体征，包括体温、脉搏、血压、呼吸频率、血氧饱和度及每小时尿量，记录出入量，有心、肺疾患及重危患者必要时应监测中心静脉压（central venous pressure, CVP）和肺动脉楔压（经Swan-Ganz 导管）。监测过程中若发现异常，应增加观察频率，延长观察时间，直至生命体征恢复正常。大手术或重危患者手术后可以送进重症监护室。

（三）静脉输液

手术前的禁食禁饮、长时间手术野中不显性液体丢失，以及手术广泛解剖和组织创伤，都将使大量液体重新分布到第三间隙。因此，手术后患者常需足够液体以维持体内的内环境稳定。老年患者常并存心肺疾病，应严密观察和记录出入量，必要时监测中心静脉压。术后输液的用量、成分和输注速度，取决于手术的大小、患者各器官功能状态和疾病严重程度。肠梗阻、肠坏死、胃肠穿孔患者，术后 24 小时内应补给较多晶体液。但也要防止矫枉过正，尤其是有心、肺、肝、肾功能障碍者；此时，估计恰当的输液量更显得十分重要。

（四）引流物的处理

引流在外科十分常见。引流的种类较多，应根据疾病性质、手术大小、部位的不同选择不同的引流方式。无论何种引流物检查放置时都必须注意不要有扭曲、阻塞、压迫，要保持通畅，妥善固定防止滑脱，并记录、观察引流物的量和性状，当引流和预防治疗目的达到后即应及时拔出。一般乳胶片术后 1~2 天拔出；烟卷式引流条 72 小时内拔出；引流管多用于渗液较多或预防术后吻合口瘘，应视具体情况决定拔出时间。胃肠减压管一般在胃肠功能恢复、肛门排气后拔出。

（五）饮食

何时开始进何种饮食，应视手术范围大小及是否涉及胃肠道而定。通常根据下列情况来掌握。

1. 非腹部手术 视手术大小、麻醉方法和患者的反应来决定开始进食时间。一般小手术、局部麻醉下实施的手术及体表或肢体手术，引起的全身反应较轻，术后即可进饮食。手术大，全身反应较重者，需待术后 2~3 天方可进食。蛛网膜下腔阻滞和硬膜外腔阻滞麻醉者，术后 3~6 小时即可进食。全身麻醉者，应待麻醉清醒、胃肠道反应消失后，才可进食。

2. 腹部手术 择期胃肠道手术，术后 2~3 天，待胃肠功能恢复，肛门排气后，可以开始进少量流质，4~5 天进半流质，6~8 天可恢复普通饮食。目前多采用液状肠内营养制剂代替普通流质饮食；前者富含各种营养成分，有利于恢复。

试进食及进少量流质期间，由于摄入不足，应适当经静脉补充水、电解质和营养。对禁食时间较长者，还需通过静脉提供肠外营养，以免内源性能量和蛋白质过度消耗。

（六）各种不适处理

1. 疼痛 麻醉作用消失后，手术创伤和切口会出现疼痛。术后 24~48 小时内疼痛最为明显，以后逐渐减轻。术后疼痛不仅给患者造成痛苦，而且不同程度地影响循环、呼吸、消化、内分泌、免疫等各个系统的功能。患者为减轻疼痛而不愿活动，被迫采用被动体位，甚至不愿咳痰、翻身、深呼吸，以致肺分泌物排出困难，导致肺舒张不全。疼痛还可致心动过速和血压升高，增加心脏负荷，促成心脏并发症。因此，术后镇痛是十分必要的，镇痛不会影响患者的恢复。常用的术后镇痛方法包括：①局部阻滞：在某些微创手术中，在切口周围注射少量长效局麻药可使切口疼痛减轻或消失数小时。②椎管内镇痛：具有麻醉药用量少、利于患者术后快速恢复和有效术后镇痛等优点。③神经阻滞：对于胸部切口常用肋间神经阻滞，镇痛效果确切。④口服、肌内、静脉注射给药：常用的口服阿片类药包括吗啡、双氢可待因等。常用的口服非甾体类镇痛药有阿司匹林、布洛芬等，常用的中枢性镇痛药为曲马朵等。⑤患者自控镇痛（patient controlled analgesia, PCA）：患者借助特殊装置，按需自行给予小剂量药物以达到镇痛目的，血药浓度较平稳，镇痛效果迅速，不良反应小。常用的途径有静脉内给药、硬膜外腔给药、皮下给药等。

2. 恶心、呕吐 术后早期恶心、呕吐常见原因是麻醉反应，也可能与疼痛、使用镇痛药有关。如果数日仍存在恶心、呕吐，应注意有无电解质及酸碱失衡，有无胃扩张和早期粘连性肠梗阻发生。其他引起恶心、呕吐的原因如颅内高压、尿毒症、糖尿病酸中毒等，应查明原因，进行针对性治疗。

3. 发热 是术后最常见的症状。一般体温升高幅度在 1.0℃左右，不应超过 39.0℃。术后早期发热常是由于代谢性或内分泌异常引起。如术后 3～6 天体温恢复或接近正常后再度发热，且持续不退，应考虑出现并发症。如发现切口感染、肺部感染或手术区域残余感染等，应及时寻找原因，进行妥善处理，必要时可行相应的检查，寻找病灶，也可使用退热药或物理降温对症治疗。

4. 腹胀 术后早期腹胀一般是由于手术打击及麻醉的影响致胃肠道蠕动受抑制，肠腔内积气不能排出所致。随着胃肠功能的恢复，肛门排气，即可自行缓解。如果术后数日仍感腹胀，肛门不排气，肠鸣音缺失，多提示可能是腹膜炎所致的肠麻痹。如果腹胀伴阵发性腹痛、肠鸣音亢进，甚至出现气过水声或金属音，提示早期肠粘连或粘连性肠梗阻，应作进一步检查和处理。

严重腹胀可致膈肌升高，影响呼吸功能；也可使下腔静脉受压，影响血液回流；对胃肠吻合和切口的愈合均有影响，应作积极处理。

处理原则：持续胃肠减压，放置肛管排气。如非胃肠道手术，可应用促进肠蠕动的药物。对因腹腔感染引起的肠麻痹或确定为机械性肠梗阻者，应再次手术去除病因。

5. 呃逆 术后发生呃逆并不少见，多为暂时性，但有时可为顽固性呃逆，原因可能为中枢性或膈肌受刺激引起。

处理原则：早期呃逆可抽取胃内积气和积液，可压迫眶上缘，短时间吸入二氧化碳，给予镇静、解痉药物。施行上腹部手术后，出现顽固性呃逆，要警惕吻合口或十二指肠残端漏导致的膈下感染，应做 X 线、B 超或 CT 检查。一旦确定有膈下感染，应积极引流，积极处理。

6. 尿潴留 手术后尿潴留较为常见，尤其是老年男性患者常存在一定程度的前列腺增生，术后更容易发生尿潴留。全身麻醉或蛛网膜下腔麻醉后排尿反射受抑制，切口疼痛引起膀胱和后尿道括约肌反射性痉挛，以及患者术后不习惯床上排尿等，都是常见原因。

手术后尿潴留可引起尿路感染。凡是术后 6～8 小时尚未排尿，或虽有排尿，但排尿甚少，次数频繁，都应在耻骨上区叩诊检查。如发现明显浊音区，即表明有尿潴留，应做好及时处理。

处理原则：首先安定情绪，焦虑、紧张会加重括约肌的痉挛，使排尿困难。如果病情允许，让患者坐或站立床沿排尿。也可以下腹热敷、轻揉、按摩、针灸穴位，或用止痛镇静药解除切口疼痛，用氯贝胆碱等刺激膀胱壁层肌收缩药物，使用选择性 α 受体阻滞剂如多沙唑嗪等药物松弛膀胱颈部平滑肌，这些都可促使患者自行排尿。如果以上措施仍无效，则可在严格无菌技术下进行导尿。尿潴留时间较长，潴留尿量超过 500ml 以上者，应留置尿管 1～2 天，有利于膀胱壁的逼尿肌恢复收缩力。有骶前神经损伤、前列腺肥大等也需要放置导尿管，放置时间可能要更长一些。

（七）缝线拆除

缝线拆除时间可根据切口部位、局部血流相应情况、患者年龄来决定。一般头、面、颈部术后 4～5 天拆线，下腹部、会阴部术后 6～7 天拆线，胸部、上腹部、背部、臀部手术 7～9 天拆线，四肢手术 10～12 天拆线。关节部位手术可适当延长。减张缝合 14 天拆线。青、少年患者可适当缩短拆线时间，老年、营养不良、肝硬化腹水患者可延迟拆线时间，也可根据情况采用间隔拆线。电刀切口应推迟 1～2 天拆线。

对于初期完全缝合的切口，拆线时记录切口愈合情况。切口可分为三类：①清洁切口（Ⅰ类切口）：指无菌手术切口，如甲状腺大部切除和疝修补术。②可能污染切口（Ⅱ类切口）：指手术时可能带有污染切口，如胃大部切，肠切肠吻合术。皮肤不易彻底消毒的部位、6 小时内的伤口清创缝合、新缝合的切口再度切开者也属此类。③污染切口（Ⅲ类切口）：指邻近污染区域或组织直接暴露于污染物的切口，如阑尾穿孔的手术等。

切口的愈合也分为三级：①甲级愈合用"甲"字代表，指愈合优良，无不良反应；②乙级愈合用"乙"字代表，指愈合处有炎症反应，如红肿、硬结、血肿等，但未化脓；③丙级愈合，用"丙"字代表，指切口化脓，需作切开引流处理。

应用上述分类、分级的方法，观察切口愈合情况并做出记录，如甲状腺大部切除手术后愈合优良，则记以"Ⅰ/甲"；胃大部切除术后的切口血肿，则记以"Ⅱ/乙"，余类推。

第三节 术后并发症的防治

由于手术给机体带来的组织损伤和生理变化，手术时的细菌污染，以及疼痛等因素，术后可能产生一些并发症。掌握其发生的原因及临床表现，如何预防或一旦发生后应采取何种治疗措施，是术后处理的一个重要的组成部分。术后并发症可分为两类：一类是各种手术后都可能发生的并发症；另一类是与手术方式相关的特殊并发症，如胃大部切除术后的倾倒综合征，后一类将在有关章节内介绍。

一、术后出血

术中止血不完善，创面渗血止血不彻底，原痉挛的小动脉断端舒张出血，结扎线松脱，凝血障碍等都是造成术后出血的原因。

【临床表现和诊断】　术后出血可以发生在手术切口，空腔脏器及体腔内。一旦覆盖切口的敷料被血渗湿时，就应考虑有手术切口出血。此时，应打开敷料检查切口，如有血液持续渗出，应拆除部分缝线寻找出血点，诊断并不难。但体腔手术后出血，由于位置深且隐蔽，常不易被发现，后果严重。腹部手术后腹腔内出血，如果不是较大血管出血，早期临床表现不突出，尤其是没有放置引流管者，只有通过密切的临床观察，必要时可行腹腔穿刺，才能明确诊断。如果胸腔手术后，从胸腔引流管内，每小时引流出血液量持续超过 100ml，就提示有内出血。拍胸片，可显示胸腔积液。术后出现早期失血性休克的临床表现：患者烦躁，无高热、心脏疾病等原因的心率持续增快。往往先于血压下降之前出现。中心静脉压低于 0.49kPa（5cmH$_2$O）；每小时尿量小于 25ml，在输给足够血液和液体后，休克征象和检测指标均无好转，或继续加重，或一度好转后又恶化者，都提示有术后出血。

【预防和治疗】　手术中务必严格止血，结扎务必规范牢靠，手术结束后应再次检查手术创面有无出血，缝合切口时止血要彻底，不留死腔。这些都是预防出血的要点。发现确有出血，应视出血量确定治疗方法。出血量小时可静脉使用止血剂，同时补充血容量。对较大出血应在诊断明确后立即手术探查。也可酌情使用选择性动脉造影，既可明确出血点，还可行血管栓塞治疗。

二、切 口 感 染

切口感染是术后常见并发症。术后 3～4 天，切口疼痛不缓解，甚至加重，或减轻后又加重，并伴有体温升高，切口局部红肿、压痛，应首先考虑切口感染可能性，诊断并不难，须及时检查处理。

手术后切口感染的原因除了细菌侵入外，还与血肿、异物、局部组织血供不良、全身抵抗力低等因素有关。切口感染的预防：①手术时严格遵守无菌技术；②手术中操作轻柔，严密止血，不留死腔；③手术前、后注意提高患者抵抗力，纠正贫血、低蛋白血症；④不轻易使用预防性抗生素；⑤感染或污染性切口，术毕应用等渗盐水或 0.05% 浓度碘伏冲洗切口；⑥估计手术后发生感染机会较大的，可放置引流物。处理原则：在切口红肿处拆除切口缝线，通畅引流脓液，同时行细菌培养。累及筋膜和肌肉的严重感染，需急诊切开清创。选用相应的抗生素静脉滴注控制感染。

三、发　　热

发热是术后最常见症状，约有 72% 患者体温超过 37℃，41% 高于 38℃。术后发热并不一定表示感染。非感染性发热比感染性发热早。术后 1～2 天低热多由于术后组织创伤、生理代谢改变所致。术后第一个 24 小时如果体温超过 39℃，若能排除输血、输液反应，多应考虑早期感染。

非感染性发热主要原因：手术时间长，广泛组织损伤，术中输血，药物过敏，麻醉剂（氟烷或安氟烷）引起的肝中毒等。术后低热应视为机体对损伤的一种代偿反应。如体温不超过 38℃，可不予特殊处理。高于 38.5℃，患者感到不适，应给予物理降温或适当退热药对症治疗。感染性发热的危险因素包括患者体弱、高龄、营养状况差、糖尿病、吸烟、肥胖、使用免疫抑制剂或原已存在感染病灶。

四、切 口 裂 开

切口裂开可以发生在全身各个部位，但腹部手术最多见。常见原因有：①营养不良，合并贫血、糖尿病等慢性病，组织愈合能力差，如年老、衰竭、肝硬化腹水患者等；②切口缝合技术有缺陷，如缝线打结不紧、滑脱、组织对合不良等；③切口感染，留有无效腔、异物，以致切口无法如期愈合；④腹腔内压突然增高，如剧烈咳嗽、高度腹胀等。

【临床表现和诊断】　切口裂开常发生于术后 1 周之内。多见于患者在一次腹部突然用力时，自觉切口裂开，有的可以听到线结崩裂声，随之切口疼痛，并有大量红色液体从切口流出，甚至可见肠袢或网膜脱出。切口裂开分为完全和部分裂开；前者为切口全层裂开；后者则是除皮肤缝线完整未裂开外，深层组织全部裂开。

【预防和治疗】　首先是针对病因进行治疗，同时对存在此种并发症可能的患者做预防性处理：

①在逐层缝合腹壁切口的基础上,加用全层腹壁减胀缝合;②应在良好麻醉、腹壁完全松弛情况下缝合切口,避免强行缝合造成腹膜等组织的撕裂;③及时处理腹胀,减轻腹腔压力;④患者咳嗽时,最好平卧,以减轻咳嗽时横膈突然下降,骤然增加腹内压;⑤适当的腹部加压包扎,术后加用腹带,有一定的预防作用;⑥给予营养支持治疗,以补充机体高代谢和修复的需要。

切口完全裂开时,要立即用无菌敷料覆盖切口,送手术室。在良好麻醉下进行清创缝合,同时加用减张缝合,术后放置胃肠减压。如果患者在医院外,短时间无法立即手术者,应选清洁盆碗类物品倒扣在腹壁上,并进行固定,防止在运送中肠祥脱出造成嵌顿坏死。切口部分裂开的处理,视患者具体情况而定。

五、肺部感染和肺不张

肺部感染和肺不张常发在胸、腹部大手术后,多见于老年人、长期吸烟和患有急慢性呼吸道感染者。这些患者术后呼吸活动受到一定限制,肺的顺应性差,肺底部肺泡和支气管内容易积聚分泌物,如不能咳出,就会堵塞支气管,造成肺不胀。如超过 72 小时,肺炎则不可避免。

【临床表现和诊断】 主要表现为术后早期发热,呼吸和心率增快等。体格检查,可见颈部气管可能向一侧偏移,肺底部听诊呈浊音或实音,听诊时有局限性湿啰音,呼吸音减弱、消失或管性呼吸音。血气分析中氧分压下降,二氧化碳分压升高。胸部 X 线检查,可见肺局限性斑片状阴影或实变阴影,或典型肺不张征象。血常规检查见白细胞和中性粒细胞计数增高。

【预防】 保持顺畅呼吸活动是主要的预防措施。①术前锻炼深呼吸,腹部手术者,需练习胸式深呼吸。胸部手术者,练习腹式深呼吸。②减少肺泡和支气管内的分泌物。吸烟者,术前 1~2 周应停止吸烟。③手术后避免限制呼吸的固定或绑扎。④协助、鼓励排出支气管内分泌物,可利用体位排痰或使用排痰药物。⑤防止术后呕吐物或口腔分泌物误吸。

【治疗】 严密观察患者生命体征变化,注意呼吸频率、深浅度和血氧饱和度,要鼓励患者深呼吸、咳痰、多翻身,解除支气管阻塞,使不张的肺重新膨胀。帮助患者咳痰的方法:用双手按住患者切口两侧,限制腹部或胸部活动的幅度,在深吸气后用力咳痰,并做间断深呼吸。痰液黏稠不易咳出时,可使用蒸汽吸入、超声雾化器或口服氯化铵等使痰液变稀,以利咳出。如果痰量过多、过稠,不易咳出或咳痰无力,必要时可考虑做气管切开,便于吸引痰液。

六、尿 路 感 染

泌尿道原已存在的污染,尿潴留和各种泌尿道的操作是主要原因。感染可引起膀胱炎,上行感染则可引起肾盂肾炎。

【临床表现和诊断】 急性膀胱炎的主要表现为尿频、尿急、尿痛,有时尚有排尿困难。一般无全身症状,尿液检查有较多的红细胞和脓细胞。急性肾盂肾炎多见于女性,主要表现为发冷发热,肾区疼痛,白细胞计数增高,中段尿做镜检可见大量的白细胞和细菌。尿液培养可以明确菌种(大多数是革兰氏染色阴性的肠源性细菌),为选择有效抗生素提供依据。

【预防和治疗】 为防止出现尿潴留,术后应指导患者自主排尿。及时处理尿潴留,是预防膀胱炎及上行性感染的主要措施。尿潴留的处理原则是在膀胱过度膨胀前设法排尿,如尿潴留量超过 500ml 时,应放置尿管做持续引流。经导尿管冲洗膀胱时,应严格掌握无菌技术,并按时做好会阴部清洗及尿道口护理。留置导尿管期间,鼓励患者多饮水。尿路感染的治疗,主要是应用有效抗生素,维持充足的尿量,以及保持排尿通畅。

思 考 题

1. 围手术期处理有何重要性?
2. 手术前准备包括哪些方面?
3. 手术后处理的目的是什么?有哪些内容和要求?
4. 手术后一般并发症有哪些?如何防治?

(张英泽)

第十二章　外科患者的营养代谢

机体的正常代谢及良好的营养状态是维护生命活动的重要保证，任何代谢紊乱或营养不良都可影响组织、器官功能，严重者可致器官功能衰竭。外科领域不少危重病症及肿瘤患者都会存在不同程度的营养不良和代谢紊乱，如果不积极采取措施予以纠正，往往很难救治成功。营养支持治疗已经成为危重患者治疗中不可缺少的重要措施，目前的营养支持方式有肠内营养及肠外营养两种。

第一节　人体的基本营养代谢

人体代谢的营养物质可分为以下五类：碳水化合物、脂肪、蛋白质、维生素、矿物质（包括电解质及微量元素）。其中碳水化合物和脂肪主要提供能量，而蛋白质是构成机体的主要成分，是生命的物质基础。

一、能量代谢

能量是维持人体生命活动最根本的需要，也是营养学最基本的问题。机体每天消耗的能量包括以下几方面：基础能量消耗（basal energy expenditure，BEE）或静息能量消耗（resting energy expenditure，REE）、食物的生热效应、兼性生热作用、运动的生热效应。BEE 是指人体在清醒而又极端安静状态下，无骨骼肌活动，无食物及精神紧张等因素，在一定环境温度下的能量消耗。BEE 可按 Harris-Benedict 公式计算：

男性 BEE（kcal）$= 66.5 + 13.7 \times W + 5.0 \times H - 6.8 \times A$
女性 BEE（kcal）$= 655.1 + 9.56 \times W + 1.85 \times H - 4.68 \times A$

式中：W 为体重（kg）；H 为身高（cm）；A 为年龄（年）。

目前，在临床上可应用间接能量测定仪（代谢车）测得患者的实际静息能量消耗。代谢车检测的结果提示，REE 比 H-B 公式计算的 BEE 值低 10%左右。为此，在应用 H-B 公式时应作相应校正，即计算所得

的 BEE 扣去 10%就是患者实际 REE。临床上，估计能量需要的方法是：BEE×应激系数。一般轻度应激为 1.3，中度应激为 1.5，重度应激为 2.0。也可以按每天基本需要量为 25kcal/kg、中度应激为 25～30kcal/kg、重度应激为 30～35kcal/kg 来给予。

机体内能产生能量的物质包括碳水化合物（以糖原的形式储存体内）、蛋白质及脂肪。生理情况下，机体热量 15%来源于蛋白质，75%来源于碳水化合物和脂肪（这部分热量称为非蛋白热量）。机体内糖原的含量有限，仅能提供 900kcal 的热量。体内无储备的蛋白质，均是各器官、组织的组成成分。若蛋白质作为主要能源而被消耗（饥饿或应激状态下），必然会使器官功能受损。脂肪是体内最大的能源仓库，约占体重的 25%，饥饿时消耗脂肪以供能，对组织器官的功能影响不大。但在消耗脂肪的同时，也有一定量的蛋白质被氧化供能。

二、蛋白质代谢

蛋白质是生命的物质基础，是构成机体的主要成分。70kg 体重男性有蛋白质 10～11kg。氨基酸是蛋白质的基本单位，可分为必需氨基酸（essential amino acids，EAA）和非必需氨基酸（non-essential amino acids，NEAA）两类。EAA 在体内不能合成，只能由外源性提供。NEAA 在体内可以合成，但其中的一些氨基酸在体内的合成率很低。当机体需要量增加时则需体外补充，称为条件必需氨基酸，如精氨酸、谷氨酰胺、组氨酸、半胱氨酸等。机体在患病时因摄入减少，EAA 来源不足，体内 NEAA 的合成会受到影响。因此从临床营养角度，应把 NEAA 放在与 EAA 同等重要的地位。

谷氨酰胺（glutamine，Gln）在组织中含量丰富，它是小肠黏膜、淋巴细胞及胰腺腺泡细胞的主要能源物质，为合成代谢提供底物，促进细胞增殖。Gln 还参与抗氧化剂谷胱甘肽的合成。机体缺乏 Gln 可导致小肠、胰腺萎缩，肠屏障功能减退及细菌移位等。骨骼肌中缺乏 Gln 可使蛋白质合成率下降。Gln 缺乏还易导致脂肪肝。创伤、应激时很容易发生 Gln 缺乏。目前，不仅把 Gln 视作一种条件必需氨基酸，甚至把它看作为一种具有特殊作用的药物。

精氨酸的特殊作用也受到重视。精氨酸可刺激胰岛素和生长激素的释放，从而促进蛋白质合成。精氨酸还是淋巴细胞、巨噬细胞及参与伤口愈合细胞的很

好能源。

支链氨基酸（branched-chain amino acids，BCAA）属 EAA 范围，包括亮氨酸、异亮氨酸及缬氨酸。BCAA 可以与芳香氨基酸竞争透过血脑屏障，在肝性脑病时有利于对脑内氨基酸谱失衡的纠正。机体在应激状态下，BCAA 成为肌肉的能源物质，补充 BCAA 将有利于代谢。

蛋白质合成受多种因素的影响，其中氨基酸的输入，胰岛素、生长激素等作用的加强，均可明显地促进蛋白质合成。蛋白质分解的影响因素也很多，包括胰高血糖素、皮质激素、肾上腺素等许多细胞因子，如白细胞介素-1、白细胞介素-6、肿瘤坏死因子等都是蛋白质分解的刺激因子。

蛋白质每天的转换率为 3%（250g～300g/d），经粪便排出的氮量仅 1g/d。吸收的氨基酸主要用于蛋白质合成，约 250g/d。每天合成的蛋白质中，有肌肉蛋白 50g，血浆蛋白 20g（包括白蛋白、球蛋白及纤维蛋白原等）及血红蛋白 8g 等。正常机体的蛋白质（氨基酸）需要量为 0.8～1.0g/（kg·d），相当于氮量 0.15g/（kg·d）；应激、创伤时蛋白质需要量则增加，可达 1.2～1.5g/（kg·d）[为氮 0.2～0.25g/（kg·d）]。提供热量对于蛋白质合成极为重要，只有在热量充分保证的情况下才会有正常的蛋白质合成。因此，在营养支持时，热量的提供要与氮量的提供保持恰当的比例，才有利于机体的营养代谢。一般非蛋白热量（kcal）与氮量（g）之比应为（100～150）：1。

三、营养状态的评定

对患者营养状态的评定，既可判别其营养不良的程度，又是营养支持治疗效果的评价指标。规范化营养支持治疗的步骤应包括营养风险筛查→营养状况评定→营养支持治疗→监测 4 个阶段。临床上常用的筛查和评定方法有：

1. 营养风险筛查 2002（nutrition risk screening 2002，NRS 2002） NRS2002 循证医学证据充分，能较好地提示营养风险、营养支持治疗与临床结局的关系，为住院患者营养风险筛查的首选方法，目前在我国应用最为广泛。

2. 体重指数（body mass index，BMI） BMI=体重（kg）/身高^2（m^2），是目前国际上常用的衡量人体胖瘦程度以及是否健康的一个标准。BMI＜18.5 为轻度营养不良；＜17 为中度营养不良；＜16 为重度营养不良。

3. 人体测量 常用指标有体重、三头肌皮皱厚度、上臂周径等。体重变化可反映营养状态，但应排除脱水或水肿等影响因素。体重低于标准体重的 15% 提示存在营养不良。三头肌皮皱厚度是测定体脂储备的指标，上臂周径测定可反映全身肌肉及脂肪的状况。上述测定值若低于标准值的 10% 则提示存在营养不良。

4. 人体组成测定 是近年来评价营养状况的新方法。利用人体成分分析仪（目前常用的方法是生物电阻抗法），可测定出机体内水分、肌肉、瘦体组织、脂肪、体细胞总数、矿物质的含量，对营养状况的评价很有意义。

5. 三甲基组氨酸测定 三甲基组氨酸是肌纤蛋白和肌球蛋白的最终分解产物，不再被合成代谢所利用。测定尿中三甲基组氨酸排出量可反映机体蛋白质分解量。其值越大，反映体内分解代谢越明显。

6. 内脏蛋白测定 包括血清白蛋白、转铁蛋白及前白蛋白浓度测定，是营养评定的重要指标。营养不良时该测定值均有不同程度下降。白蛋白的半寿期较长（20 天），转铁蛋白及前白蛋白的半寿期均较短，分别为 8 天及 2 天，后者常能反映短期内的营养状态变化。

7. 淋巴细胞计数 周围血淋巴细胞计数可反映机体免疫状态。淋巴细胞计数＜1.5×10^9/L 常提示营养不良。

8. 氮平衡试验 在没有消化道及其他额外的体液丢失（如大面积烧伤或消化道瘘等）的情况下，机体蛋白质分解后基本是以尿素形式从尿中排出。因此，测定尿中尿素氮含量（注意要准确收集 24 小时尿液并计量），加常数 2～3g 表示以非尿素氮形式排出的含氮物质和经粪便、皮肤排出的氮，即为出氮量。入氮量则是静脉输入的氨基酸液的含氮量或经消化道摄入蛋白质的含氮量（6.25g 蛋白质等于 1.0g 氮）。氮平衡（g）=入氮量（g）-出氮量（g）。

第二节 饥饿、创伤后、肿瘤患者的代谢变化

机体在饥饿、创伤或患肿瘤的情况下，受神经-内分泌的调控，可发生一系列病理生理变化，包括物质代谢及能量代谢的变化。营养支持治疗时，需适应这些变化。

一、饥饿时的代谢变化

机体对饥饿的代谢反应是调节机体的能量需要：减少活动和降低基础代谢率，减少能量消耗，从而减

少机体组织的分解。单纯饥饿引起的代谢改变与严重创伤或疾病诱发的代谢反应虽有所不同，但其反应的唯一目的均是维持生存。

为使机体更好地适应饥饿状态，许多内分泌物质参与了这一反应。其中主要有胰岛素、胰高血糖素、生长激素、儿茶酚胺、甲状腺素、肾上腺皮质激素及抗利尿激素等。这些激素的变化直接影响机体碳水化合物、蛋白质及脂肪等的代谢。

饥饿早期（2~3 天），机体首先利用碳水化合物提供能量。但体内糖原储存有限，一般在饥饿的24 小时内即被耗竭。糖原耗尽后，机体对葡萄糖需求则依赖于糖异生作用。此时，骨骼肌蛋白分解增加，分解成的游离氨基酸成为糖异生的前体物质。随着饥饿的持续，机体重要的适应性改变之一是脂肪动员增加，脂肪酸逐渐取代蛋白质作为主要能源，从而减少对葡萄糖及糖异生作用的需求，也减少蛋白质的消耗。此时，肌肉增加对游离脂肪酸的利用，约 90%的热卡来自脂肪酸氧化供能。此外，肝脏也增加对脂肪酸的利用。肝脏氧化脂肪酸的主要产物是丙酮酸、乙酰乙酸和 β-羟丁酸。饥饿时肝脏酮体生成是酮体生成酶活性增加及血中游离脂肪酸负荷增加的结果。一旦早期饥饿阶段过去后，肝脏酮体产生将超过葡萄糖的产生。在此阶段，肝脏葡萄糖的输出量少于 30%机体总能耗量。这些变化的结果，使机体更多依赖脂肪而较少依赖蛋白质分解供能，从而使机体得以能较长时间生存。因此，饥饿 2 周后，机体的肌肉蛋白质分解量从每天 75g 下降至每天 20~30g，每天的尿氮排泄量减少至 2~4g。这一机制使机体能够保存大量的瘦体组织群（lean body mass，LBM），使生命得以维持。

饥饿可导致机体组成的显著变化，包括水分丢失，大量脂肪分解。蛋白质分解，使组织、器官重量减轻，功能下降。这种变化涉及所有器官，例如，肾浓缩能力消失，肝蛋白丢失，胃肠排空运动延迟，消化酶分泌减少，肠上皮细胞萎缩等。长期饥饿可使肺的通气及换气能力减弱，心脏萎缩、功能减退，最终可导致死亡。成人可耐受的最大体重丢失为 35%~40%。

二、创伤、感染后的代谢变化

创伤、感染等外界刺激传导至下丘脑，后者随即通过神经-内分泌发生一系列反应。此时交感神经系统兴奋，胰岛素分泌减少，肾上腺素、去甲肾上腺素、胰高血糖素、促肾上腺皮质激素、肾上腺皮质激素及抗利尿激素分泌增加。

创伤、感染后机体的静息能量消耗增加。正常成人的 REE 约为 25kcal/（kg·d）。创伤、感染时视其严重程度 REE 可增加 20%~40%不等，大面积烧伤的 REE 可增加 30%~100%。通常的择期性手术，REE 的增加幅度不大，为 10%左右。

与饥饿时不同，感染、创伤等应激状态下机体碳水化合物代谢特征是高血糖症、糖耐量下降。由于胰岛素抵抗机制，机体葡萄糖的氧化利用率下降，而葡萄糖的产生却增加，从而导致高血糖。

创伤、感染后机体最明显的代谢反应是蛋白质分解增加、负氮平衡，其程度和持续时间与应激程度、创伤前营养状况、患者年龄及应激后营养素摄入有关，并在很大程度上受体内激素反应水平的制约。创伤早期，蛋白质丢失尤为明显，随后蛋白质丢失量逐渐下降并恢复正常。创伤后机体蛋白质代谢改变主要是循环中糖皮质激素、胰高血糖素、儿茶酚胺增加和胰岛素作用下降所致。尿中氮、硫化物、磷酸盐、钾、镁、肌酐排泄增加，提示细胞内物质分解。

创伤、感染后机体氨基酸浓度及氨基酸谱也发生一系列变化，尽管血浆游离氨基酸易于测定，但细胞内的游离氨基酸却更能反映机体蛋白质的合成和分解代谢变化。细胞内氨基酸浓度是血浆的 30 倍左右。必需氨基酸占细胞内总氨基酸的 8%，而谷氨酰胺、谷氨酸及丙氨酸等非必需氨基酸占 79%，其中谷氨酰胺约占细胞内总游离氨基酸的 61%。创伤、感染等应激时，细胞内总游离氨基酸及谷氨酰胺浓度下降，而苯丙氨酸、酪氨酸、丙氨酸及支链氨基酸浓度升高。细胞内谷氨酰胺浓度下降是创伤等应激后危重患者的典型反应，其下降程度与疾病严重程度密切相关。目前认为，谷氨酰胺是细胞内蛋白质代谢的调节剂。

体脂分解增加是创伤后机体代谢改变的又一特征。脂肪组织约占正常人体体重的 25%，是体内最大的燃料库。脂肪分解为甘油及游离脂肪酸，给大多数组织细胞提供能量。正常情况下，禁食可动用脂肪储备，而葡萄糖可抑制脂肪分解。在创伤应激时，脂肪分解成为体内主要能量来源，且不受外源性葡萄糖摄入的抑制。

三、胃肠肿瘤患者的代谢变化

胃肠肿瘤患者普遍存在营养不良。据文献报道，40%~80%的胃肠道肿瘤患者存在营养不良，约 1/3 的患者存在厌食、进行性体质量下降、贫血或低蛋白血症等恶病质征象。胃肠道手术患者营养不良的原因有很多，除疾病本身原因外，还与围术期禁食、手术创伤应激等密切相关。胃肠道手术患者围术期不仅存在饥饿状态，而且还存在对创伤、败血症和重症疾病的代谢反应。

恶性肿瘤患者营养不良有肿瘤本身的原因和进行抗肿瘤治疗的相关因素。因此，胃肠道恶性肿瘤患者营养不良及恶病质的发生与肿瘤负荷、疾病进程、细胞类型及抗肿瘤治疗等有关。

（一）厌食

食欲丧失是恶性肿瘤患者常见症状，也是引起恶性肿瘤患者营养不良的主要因素之一。恶性肿瘤患者的厌食主要是食物摄取中枢和相关的外周信号通路紊乱所致。肿瘤生长过程中产生的代谢产物作用于下丘脑饮食中枢，使之发生厌食、疼痛、发热等症状。肿瘤生长增加了血浆及大脑中色氨酸浓度，引起下丘脑腹内侧核 5-羟色胺能神经元活性增强，在厌食的发生过程中起到重要作用。此外，IL-1、IL-6、TNF-α、Ghrelin、瘦素（leptin）、肥胖相关因子 PYY 及胰高血糖素样肽-1 等在厌食的发生中同样发挥重要的作用。对于胃肠恶性肿瘤患者，肿瘤生长导致胃肠道机械性梗阻、胃排空延迟、消化吸收障碍、体液异常丢失等均可导致进食减少、厌食。胃肠恶性肿瘤患者经常伴有味觉和嗅觉异常，心理因素、压抑、焦虑和肿瘤疼痛等也可影响食欲及进食习惯。肿瘤的治疗，特别是化疗、放疗与手术治疗引起的食欲不良和组织消耗均会加重患者营养不良和恶病质的发生。

（二）物质代谢改变

恶性肿瘤细胞代谢改变主要是肿瘤相关代谢程序重排所致，并且此过程与肿瘤恶性程度、侵犯和转移能力相关。这种代谢改变的发生机制包括两方面，即肿瘤释放某些因子，以及机体对肿瘤的免疫与炎症反应。前者主要是脂肪或蛋白质动员因子，后者主要是各种细胞因子和急性相反应蛋白作用的结果。

以葡萄糖酵解为主要的能量获取方式被认为是恶性肿瘤细胞碳水化合物代谢的重要特征。恶性肿瘤组织通过糖酵解通路产生大量乳酸，产生的乳酸通过糖异生作用再生成葡萄糖，这增加了宿主的能量消耗。此外，恶性肿瘤患者对葡萄糖的耐受力较差，存在高胰高血糖素血症，导致葡萄糖更新加速。

恶性肿瘤患者蛋白质代谢改变主要表现为骨骼肌萎缩、低蛋白血症、瘦体组织下降、器官蛋白消耗、蛋白质合成减少和分解增加、蛋白转化率升高、血浆氨基酸谱异常及机体呈现负氮平衡。细胞因子 TNF-α、IL-1、IL-6、IFN-γ 及蛋白降解诱导因子等在恶性肿瘤患者蛋白质代谢中起着十分重要的作用。

恶性肿瘤患者的脂肪代谢改变主要表现为内源性脂肪水解和脂肪酸氧化增强，TG 转化率增加，外源性 TG 水解减弱，血浆游离脂肪酸浓度升高。脂肪分解和脂肪酸氧化增加导致机体脂肪储存下降，体质量下降，脂肪消耗成为肿瘤恶病质的重要特征之一。

恶性肿瘤患者能量代谢改变也是导致营养不良的可能原因。恶性肿瘤患者总体上处于高代谢状态，机体细胞内水含量减少、细胞外水含量增高、身体脂肪及瘦体组织水含量明显下降。能量消耗增高明显的肿瘤患者，其体质量下降的发生率、下降程度及机体组成的改变也较其他恶性肿瘤患者明显，而且更容易发生恶病质。事实上，恶性肿瘤患者葡萄糖和蛋白质转化增加，脂肪分解作用增强，糖原合成加速等耗能过程是恶性肿瘤患者机体代谢率增高的病理基础，从能量平衡的角度来说，恶性肿瘤患者的营养不良更大的可能是由于能量消耗增高所致。

> **案例 12-1**
> 秦某，男，69 岁，因"进行性消瘦 4 个月"入院。1 个月前诊断为"结肠肝曲癌"予 FOLFOX 方案行新辅助化疗 2 疗程。检查：体重 39kg，身高 160cm，脉搏 104 次/分，血压 90/64mmHg。总蛋白 48.4g/L，白蛋白 23g/L，血红蛋白 99g/L，钙 1.86mmol/L，钾 3.35mmol/L。胃镜示十二指肠球部溃疡。诊断：①结肠肝曲癌（$T_4N_XM_0$）；②十二指肠球部溃疡。拟行手术治疗。
>
> **问题：**
> 1. 该患者的营养状态如何？
> 2. 导致该患者营养状态变化的因素有哪些？
> 3. 对该患者（术前、术后）如何选择营养支持治疗的途径？
> 4. 选择营养制剂时应考虑哪些因素？

第三节　营养支持治疗的方法

营养不良或因病而可能发生营养不良的患者均是营养支持治疗的适应证。给患者进行营养支持治疗目前主要有两种方法：肠外营养（parenteral nutrition，PN）和肠内营养（enteral nutrition，EN）。

一、肠　外　营　养

肠外营养是指当患者不能从胃肠道进食，或者经胃肠道进食量不能满足机体代谢需要的情况下，通过静脉途径供给患者所需要的营养素，包括热量、氨基酸、维生素、电解质及各种微量元素，以维持患者的正常代谢和营养状况的一种营养治疗方法。凡不能或不宜进食超过 5～7 天的患者都是 PN 的适应证，如各种消化道瘘、急性坏死性胰腺炎、短肠综合征及腹部大手术后的患者等。另外，严重感染、脓毒症、大面积烧伤、肝肾衰竭、恶性肿瘤围手术期及放疗化疗期间、肠道炎性疾病的急性期（如溃疡性结肠炎、Crohn 病等）也是 PN 的适应证。

（一）肠外营养制剂

1. 能量来源 提供足够的能量是营养支持的基本要求，也是保持正氮平衡的关键。PN 时提供能量的制剂主要是葡萄糖和脂肪乳剂。

葡萄糖是 PN 的主要能源物质。机体所有器官、组织都能利用葡萄糖能量，补充葡萄糖 100g/24h 就有显著的节省蛋白质的作用。另外，其来源丰富、价格低廉，通过血糖、尿糖的监测能了解其利用情况，相当方便。但葡萄糖的应用也有不少缺点。首先是用于 PN 的葡萄糖溶液往往是高浓度的，25% 及 50% 葡萄糖溶液的渗透压分别高达 1262mmol/L 及 2525mmol/L，对静脉壁的刺激很大，不可能经周围静脉输注。其次是机体利用葡萄糖的能力有限，为 5mg/（kg·min），过量或过快度输入可能导致高血糖、糖尿甚至高渗性非酮性昏迷。目前 PN 时已不用单一的葡萄糖能源。

脂肪乳剂是 PN 的另一种重要能源。以大豆油或红花油为原料，磷脂为乳化剂，制成的乳剂有良好的理化稳定性，微粒直径与天然乳糜微粒相仿。乳剂的能量密度大，10% 溶液含热量 1kcal/ml。10% 溶液为等渗，可经周围静脉输入。应激时其氧化率不变，甚至加快。脂肪乳剂安全无毒，但最大用量为 2g/（kg·d）。脂肪乳剂可按其脂肪酸碳链长度分为长链三酰甘油（LCT）及中链三酰甘油（MCT）两种。LCT 内包含人体的必需脂肪酸（EFA）——亚油酸、亚麻酸及花生四烯酸，临床上应用最普遍。MCT 的主要脂肪酸是辛酸及癸酸。MCT 在体内代谢比 LCT 快，代谢过程不依赖肉毒碱，且极少沉积在器官、组织内。但 MCT 内不含 EFA，且大量输入后可致毒性反应。临床上对于特殊患者（如肝功能不良）常选用兼含 LCT 及 MCT 的脂肪乳剂（两者重量比为 1：1）。

某些特殊的营养素有不同程度调节炎症、代谢和免疫的作用，有助于改善患者营养支持治疗的效果，如谷氨酰胺、精氨酸、ω-3 脂肪酸、核酸和膳食纤维等。有研究结果表明：腹部大手术后，围术期添加谷氨酰胺的营养支持治疗能明显改善氮平衡，缩短住院时间，降低住院费用和重症患者的病死率，但需要使用 10 天或 2 周以上，普通患者或短期使用意义不大。围术期添加 ω-3 脂肪酸的营养支持治疗能阻断过度炎症反应，降低全身炎症反应综合征的发生率，提高重症患者的生存率，明显改善手术患者的临床预后。就目前临床实际应用而言，药理营养素确有作用，但更多的是锦上添花，并不能代替主流治疗或简化主要治疗措施。

2. 复方氨基酸 目前使用的复方氨基酸是按人体代谢需要配制的，是肠外营养的唯一氮源，有平衡型和特殊型两类。平衡型是按正常机体需要配制的，包含 8 种必需氨基酸和 8～12 种非必需氨基酸，适合大多数患者。特殊型是按照不同患者的不同需要配制的，其所含氨基酸成分做了调整，例如，专用于肝病患者的制剂中支链氨基酸含量较高，芳香族氨基酸较少；用于肾病剂型中含 8 种必需氨基酸，仅有少量精氨酸、组氨酸；用于创伤或危重患者的含 BCAA 较多，或为补充谷氨酰胺而含谷氨酰胺二肽。

3. 电解质 肠外营养时需补充钾、钠、氯、钙、镁及磷。有关的制剂，其中不少是临床常用制剂，如 10% 的氯化钾溶液、10% 氯化钠溶液、10% 葡萄糖酸钙溶液及 25% 硫酸镁溶液等。磷在合成代谢及能量代谢中发挥重要作用，肠外营养时的磷制剂有无机磷及有机磷两种。前者因易与钙发生沉淀反应而基本不用。有机磷制剂为甘油磷酸钠，含磷 10mmol/10ml。

4. 维生素 用于肠外营养的维生素制剂有水溶性及脂溶性两种，均为复方制剂。如含水溶性维生素的水乐维他，含脂溶性维生素的维他利匹特。每支注射液包含正常人各种维生素的每日基本需要量。

5. 微量元素 也是复方制剂，每支含锌、铜、锰、铁、铬、碘等多种微量元素，每支含正常人每天的基本需要量。

（二）营养液的配制

肠外营养所需的营养素种类较多。从生理角度，将各种营养素在体外先混合在一起，再输入患者体内是较为合理的（目前一般将营养液装入 2～3L 的专用塑料袋内，形成全营养混合液）。同时进入体内的各种营养素，各司其职，对合成代谢有利。另外，混合后高浓度葡萄糖可被稀释，渗透压降低，使经周围静脉输注成为可能。混合后输注，还可使单位时间内的脂肪乳剂输入量大大低于脂肪乳剂的单瓶输注，可避免因脂肪乳剂输注过快的不良反应。混合液在输注过程中呈全封闭状态，无须排气及更换输液瓶，大大减少了污染的机会。全营养混合液应在无菌环境下配制，配制过程要符合规定的程序，由专人负责，以保证混合液的质量。

（三）肠外营养的途径

肠外营养的输入途径分为周围静脉输入法和中心静脉输入法。周围静脉输入法适用于用量小、时间短（不超过2周），且营养液渗透压不高的患者。对长期肠外营养支持治疗的患者，则经中心静脉输入为妥。可经颈内静脉或锁骨下静脉穿刺进行。近来多采用经外周插入中心静脉置管（PICC）来完成。全营养混合液通常需要12～16小时输完，必要时可连续24小时输注。

（四）肠外营养的并发症及处理

1. 技术性并发症 在行中心静脉穿刺过程中，因技术问题可能发生气胸、血胸、误入锁骨下动脉、误入胸膜腔、误伤臂丛神经、胸导管甚至误伤膈神经、气管等。最严重的并发症是空气栓塞，一旦发生，可能导致患者死亡。采用PICC来完成肠外营养，可避免此类并发症。

2. 感染性并发症 肠外营养的感染性并发症主要是导管性脓毒症，其发生与置管技术、导管使用及导管护理有密切关系。临床表现为突发的寒战、高热，重者可致感染性休克。在找不到其他感染灶可解释其寒战、高热时，应考虑导管性脓毒症的可能。发生上述症状后，应先做输液袋内液体的细菌培养及血培养，丢弃输液袋及输液管，更换新的输液管道；观察8小时，若发热仍不退，则应拔出中心静脉导管，并做导管尖端的培养。一般拔管后不必用药，发热可自退。若24小时后发热仍不退，则应选用抗生素。为了减少感染应注意：置管时严格遵守无菌操作规程；应用全封闭输液系统；定期导管护理；采用PICC输注营养液。

3. 代谢性并发症 其发生原因可归纳为三方面：补充不足、糖代谢异常，以及肠外营养本身所致。

补充不足所致的并发症主要是：①电解质紊乱，如低钾血症、低钠血症、低磷血症等。尤其是低磷血症更易发生，应特别注意补充。②微量元素缺乏：较常见的是锌缺乏，表现为口周及肢体皮疹、皮肤皱痕及神经炎等；铜缺乏可产生小细胞性贫血，铬缺乏可致难控制的高血糖发生。对病程长者，在肠外营养液中常规加入微量元素注射液可预防缺乏症的发生。③必需脂肪酸缺乏（EFAD）：长期肠外营养时若不补充脂肪乳剂，可发生必需脂肪酸缺乏症，表现为皮肤干燥、鳞状脱屑、脱发及伤口愈合延迟等。每周补充脂肪乳剂一次，可预防EFAD的发生。

糖代谢异常所致的并发症主要是低血糖及高血糖。另外，还可发生肝功能损害，主要原因是葡萄糖的超负荷引起的肝脂肪变性。临床表现为血胆红素升高及转氨酶升高。为减少这种并发症应采用双能源，以脂肪乳剂替代部分能源减少葡萄糖用量。

肠外营养本身引起的并发症有：①胆囊内胆泥和结石形成：长期全肠外营养，因消化道缺乏食物刺激，胆囊收缩素等胃肠激素分泌减少，容易在胆囊中形成胆泥，进而结石形成。实施TPN3个月者，胆石发生率可高达23%。尽早改用肠内营养是预防胆石的最有效的措施。②胆汁淤积及肝酶谱升高：部分患者PN后会出现血清胆红素、ALT、SGPT的升高。引起这种胆汁淤积和酶值升高的原因有葡萄糖超负荷、PN时肠道缺少食物刺激、体内的谷氨酰胺大量消耗，以及肠屏障功能受损使细菌及内毒素移位等。通常由TPN引起的这些异常是可逆的，TPN减量或停用（改用肠内营养）可使肝功能恢复。③肠屏障功能减退：肠道缺少食物刺激和体内谷氨酰胺缺乏是引起肠屏障功能减退的主要原因。其严重后果是肠内细菌、内毒素移位，损害肝脏及其他脏器的功能，引起肠源性感染，最终导致多器官功能衰竭。为此，应尽早改用肠内营养，补充谷氨酰胺是保护肠屏障功能的有效措施。

二、肠 内 营 养

肠内营养是经口摄入或管饲途径，通过胃肠道供给机体各种必需营养素以满足患者的代谢和营养需要的方法。对于消化道具有部分消化功能者应首选肠内营养方式；此方法节省费用，使用安全，易于监护且符合生理。食物进入胃肠道后对消化道产生刺激能促使消化道激素的分泌，从而能够预防肠黏膜萎缩、加速胃肠道功能的恢复。另外肠内营养没有严重的并发症，这也是其优点之一。"只要肠道有功能，就首先利用它（If the gut works，use it first!）"是营养支持方法选择的基本原则。EN具体适应证有：①胃肠道功能正常，但营养物质摄入不足或不能摄入者，如昏迷患者、大面积烧伤、复杂大手术后等；②胃肠道功能基本正常但伴有其他脏器功能不良者，如肝肾功能衰竭或糖尿病；③胃肠道功能不良者，如消化道瘘、短肠综合征、炎性肠病、腹部手术后、急性胰腺炎等。这类患者胃肠道有一定消化吸收功能，但行肠内营养要掌握好应用时机、选择好制剂种类和输注途径。

（一）肠内营养制剂

肠内营养制剂的种类繁多，根据其所含的营养素是否全面，可分为完全配方制剂和不完全配方制剂。前者所含营养素全面，包括碳水化合物、蛋白质、脂肪或其分解产物，也含有生理需要量的电解质、维生素和微量元素等，可完全满足机体的营养代谢需要。后者仅含有某一种或几种营养素成分，如蛋白质、维生素等，一般只能作为营养补充。临床上应用最多的是完全性膳食，可分为以下几类：

1. 以整蛋白为主的制剂　称为多聚体膳，其蛋白质源为酪蛋白或大豆蛋白，碳水化合物源为麦芽糖、糊精。脂肪源为玉米油或大豆油。不含乳糖，溶液的渗透压较低，约 320mmol/L，通常用于胃肠道功能正常者。

2. 以蛋白水解产物（氨基酸或短肽）**为主的制剂**　称为要素膳，其蛋白质源为乳清蛋白水解产物、肽类或结晶氨基酸，碳水化合物源为低聚糖、糊精，脂肪源为大豆油及中链三酰甘油（甘油三酯）。也不含乳糖。渗透压较高，为 470～850mmol/L。适用于胃肠道消化、吸收功能不良者。

有些制剂还含有膳食纤维、谷氨酰胺、鱼油、核苷酸等特殊营养素。具有调整肠动力功能、刺激肠黏膜增生、增加机体免疫功能的作用。

3. 特殊制剂　是为适应机体各种特殊需要而配制的制剂。如肝功能衰竭用制剂、肾功能衰竭用制剂、创伤用制剂、减肥用制剂、糖尿病用制剂等。

肠内营养制剂的剂型分为粉剂及溶液两种，前者需加水后配制后使用。后者为即用型的。两种溶液的最终浓度为 24%，可供能 1.0kcal/ml。

（二）肠内营养的实施

1. 应用途径　实施 EN 有两种方法：口服和管饲。肠内营养制剂多有特殊气味，患者多不愿意口服，另外应用的量常常受限，难以达到机体的需要量。一般多作为营养补充。管饲是临床上最常用的方法。可通过鼻胃管、鼻十二指肠管、鼻腔肠管来进行，也可以通过胃造瘘和空肠造瘘来实施。鼻胃管放置相对容易，多用在昏迷的患者。但放置鼻十二指肠管、鼻腔肠管在技术上有一定难度，一般需要特殊的导管和其他器械的辅助，如内镜、X 线透视等。胃造瘘多需要手术，也可在内镜下进行，如经皮内镜胃造口术（PEG）。空肠造瘘多用在腹部手术的患者，作为一种附加手术进行，以便术后给患者行 EN。

2. 输注方法和速度　EN 有两种输注方法：持续法和循环法。持续法是指将每天的肠内营养液在 24 小时内均匀输注，而循环法一般每天输注 18～20 小时。营养液的输入应缓慢、匀速，可应用输液泵控制输注速度。为使肠道适应，开始浓度应低（10%～12%），速度宜慢（50ml/h）。以后每天增加速度和浓度，2～3 天后可至最大需要量。室温较低时，为减少对胃肠道的刺激应将营养液适当加温。

（三）肠内营养的并发症及处理

肠内营养的并发症较少，多不严重。常见的有：

1. 机械性并发症　置管时造成鼻、咽、食管损伤；误吸致吸入性肺炎，多是应用鼻胃管的患者同时伴有胃潴留所致。预防措施为：让患者取半卧位输注；营养液输注 30 分钟后，如回抽液量大于 150ml，则考虑有胃潴留，应改用鼻腔肠管输入。

2. 胃肠道并发症　腹胀、腹泻最为常见，发生率为 3%～5%。其原因为营养液浓度过高、输入速度过快。故在应用 EN 过程中强调营养液的浓度与输注速度要适当。因渗透压过高所致症状，可酌情给予阿片酊等药物以减慢肠蠕动。

3. 代谢性并发症　较少发生，一般可有糖代谢紊乱、水电解质失调等。故在治疗过程中应密切观察尿糖、水、电解质等的变化，及时补充。

思　考　题

1. 如何使用 NRS 2002 和体重指数指标对患者营养状况进行评定？

2. 饥饿、创伤后能量代谢的特点？

3. 特殊营养素在危重患者的救治中有何意义？

4. 肠外、肠内营养的常见并发症有哪些？如何处理？

（胡　明）

第十三章 外科感染

学习目标
1. 熟悉外科感染发生的原因及预防。
2. 掌握外科感染的诊断和治疗原则。
3. 熟悉软组织急性化脓性感染和手部急性化脓性感染的临床表现及治疗方法。
4. 熟悉全身性感染的种类、诊断和治疗原则。
5. 熟悉破伤风、气性坏疽的临床表现、诊断和防治。
6. 掌握抗菌药物在外科感染中的合理应用。

第一节 概 论

外科感染（surgical infection）一般是指需要实施外科手术治疗的感染性疾病和发生于创伤、烧伤、手术、器械检查或插管等治疗后并发的感染。外科感染较为常见，占所有外科产生的1/3～1/2。外科感染具有以下特点：①混合感染较多，即感染由几种致病菌引起，即使开始为单一病菌，在病情演变过程中也常常发展为几种病菌同时存在的混合感染；②与全身症状相比较，外科感染一般都有明显的局部症状与体征；③主要病理改变为器质性病变，病变常集中在某一个部位，多数情况下需要实施切开引流、切除等手术治疗；④医院内和内源性感染增多，治疗难度增大。

（一）按病菌种类和病变性质归类

按病菌种类和病变性质归类，外科感染通常分为特异性和非特异性两大类。

1. 非特异性感染（nonspecific infection） 通称化脓性或一般性感染，占外科感染的大多数。具有以下特点：①同一种病菌可以引起不同的化脓性感染。②不同的致病菌可以引起同一种疾病。③有外科化脓性感染的共同特征：红、肿、热、痛和功能障碍。非特异性外科感染常见的致病菌有葡萄球菌、链球菌、大肠埃希菌、铜绿假单胞菌（绿脓杆菌）、变形杆菌等。其临床特点为：①葡萄球菌：革兰氏染色阳性球菌。常存在于人的鼻腔、咽部黏膜、皮肤及其附属腺体。金黄色葡萄球菌毒力较强，主要产生溶血毒素、杀白细胞素和血浆凝固酶，临床特点为感染局部出现局限性组织坏死，生成的脓液稠厚，黄色，无臭味，常伴有转移性脓肿，可以引起全身性感染。表皮葡萄球菌也可以引起化脓性感染，而且对多数抗生素具有耐药性。②链球菌：

革兰氏染色阳性球菌。存在于人的口腔、鼻腔、咽部和肠腔内。常见的有溶血性链球菌、草绿色链球菌、粪链球菌（肠球菌）等。其中溶血性链球菌可产生溶血素和多种酶，如透明质酸酶、溶纤维蛋白酶、链激酶等，这些酶类可以溶解并破坏感染部位的正常组织及感染发生后由纤维素形成的脓肿壁，使得感染易于扩散；脓液特点为淡红色、量多稀薄。临床常见疾病有急性蜂窝织炎、丹毒、急性淋巴管炎等。③大肠埃希菌：兼性革兰氏染色阴性厌氧菌。大量存在于肠道内，是人体肠道内的正常菌群，能合成对人体有益的维生素B和维生素K，一般情况下不致病，当机体抵抗力下降或大肠埃希菌侵入机体其他部位（易位）时引发感染。脓液特点为稠厚、有粪臭味。大肠埃希菌是混合感染的常见病原菌。④铜绿假单胞菌：革兰氏染色阴性杆菌，常存在于肠道与皮肤上，是继发感染的重要病原菌，临床上多见于大面积烧伤创面感染和创伤后晚期创面感染。铜绿假单胞菌可产生具有诊断意义的绿脓素，脓液特点为绿色，具有特殊的甜腥臭。⑤变形杆菌：革兰氏染色阴性杆菌，存在于肠道与下尿道中，是尿路感染、急性腹膜炎及大面积烧伤创面感染的致病菌之一，脓液有特殊的恶臭味。⑥肠球菌：革兰氏染色阳性球菌，可存在于人体上呼吸道、口腔或肠道，在人粪便中的数量仅次于大肠埃希菌，可以引起心内膜炎、胆囊炎、脑膜炎、尿路感染及伤口感染等多种疾病。⑦厌氧菌：是人体内的正常菌群，存在于胃肠道、口腔等部位。在外科感染中厌氧菌检出率较高，很多严重软组织感染并发组织坏死几乎都与厌氧菌有关。厌氧菌感染近年来已经受到外科医师的重视，甲硝唑是临床治疗厌氧菌感染的首选药物。

2. 特异性感染（specific infection） 是指引起一般性外科感染致病菌以外的病原菌所引起的外科感染。结核杆菌引起的骨结核、破伤风梭菌引起的破伤风、产气夹膜杆菌引起的气性坏疽等都属于特异性感染。

（二）按病程归类

按病程归类，外科感染可分为急性、亚急性与慢性感染3种。

急性外科感染病程一般在3周以内，病变以急性炎症为主，进展较快，如急性阑尾炎、急性胆囊炎等。

破伤风、气性坏疽等特异性感染因其发病后病程短、病情重而需要紧急处理，也属于急性外科感染。慢性感染病程在 2 个月或 2 个月以上，可由急性感染迁延不愈转化为慢性感染，如慢性阑尾炎、慢性胆囊炎等；慢性感染也可以起病隐匿，进展缓慢，如脊柱结核发病隐匿、病程较长。亚急性感染的病程介于急性与慢性感染之间。亚急性感染除由急性感染迁延形成外，形成原因常与致病菌的毒力虽弱，但有相当的耐药性，或是与宿主抵抗力较弱等有关，如变形杆菌的泌尿系感染、白念珠菌病等。

（三）按发生条件归类

感染可按病原体的来源及入侵时间区分。

原发性感染是指由伤口直接污染造成的感染；继发性感染是指在伤口愈合过程中出现的病菌感染。外源性感染是指病原体由体表或外界环境侵入人体组织所引起的感染；引起内源性感染的病原体正常情况下可以存在于人体内，经空腔脏器侵入正常组织或易位而引发感染。条件性感染或机会感染是指平常非致病菌或致病力低下的病菌数量增多或毒性增大，在人体抵抗力下降的情况下乘机侵入人体引起的感染，也可因大量应用广谱抗生素而引起。发生于抗菌药物应用过程中出现的新的感染称之为二重感染或菌群交替症。医院内感染是指在入院 48 小时后发生的感染，主要由条件致病菌引起。医院内感染的主要危害是延长了患者的住院时间、加重了患者的痛苦及经济负担。卫生行政部门及医院都已重视并加大了对医院内感染的预防和监督管理力度，医院内感染发生率的高低一定程度上反映了医院的管理水平。

（四）外科感染的致病因素

人体皮肤、黏膜表面有多种微生物存在，正常情况下不会致病。当致病菌大量侵入人体组织内并滞留、繁殖，或存在于人体的正常菌群易位成为致病菌，或人体局部与全身防御功能降低时即可发生感染。因此，应该从人体和致病菌两个方面综合考虑引起外科感染发生的致病因素。

致病菌的毒力是指病原体形成毒素和胞外酶的能力，以及病原体侵入人体后滞留、繁殖的能力。致病菌的致病因素与致病菌的毒力和数量密切相关，它包括：①病菌毒素和胞外酶：外毒素产生于病菌体内，直接被病菌释放出来或随病菌体崩解后游离出来，如溶血酶可破坏血细胞、肠毒素可损害肠黏膜、破伤风痉挛毒素作用于神经细胞而引起骨骼肌痉挛。内毒素为革兰氏阴性菌细胞壁的脂多糖成分，可以引起发热、白细胞增多或减少、休克等全身反应。胞外酶可由多种病菌产生并释出，它可以侵蚀组织细胞，如蛋白酶可以使组织蛋白水解，玻璃质酸酶可以分解组织而使感染易于扩散，胶原酶可以使胶原降解，磷脂酶可以使磷脂水解。②侵入人体组织的病菌数量：在污染创面病原菌数量少于 $10^5/cm^3$ 时一般不会引起感染，如有坏死组织、异物等存在，引发感染所需病原菌数量远低于此数目。③病菌黏附因子：它可以使病菌易于附着、滞留于人体组织细胞上；病原菌的荚膜或微荚膜可以抗拒吞噬细胞的吞噬作用，可使病菌在组织细胞内生存繁殖，即使被吞噬后仍可以继续生存繁殖并造成对组织细胞的损害。④其他：如结核杆菌释放出磷脂、糖脂、脂质、蛋白结核菌素，形成较独特的浸润、结节、肉芽肿、干酪坏死等。

（五）人体易感染的因素

人体易被感染的局部因素有：①皮肤黏膜的破裂与缺损：造成了人体第一道防御屏障的不完整与丧失，使病菌易于侵入机体。②人体内管腔阻塞：管腔内容物淤积，病菌得以大量蓄积繁殖并侵袭组织造成感染。③局部组织血液循环障碍：吞噬细胞、抗体等难以到达损失部位或已经发生感染的部位，同时局部组织修复能力必然有所下降，局部组织缺血、缺氧，都有助于感染的发生与发展。④异物、坏死组织存在：吞噬细胞难以发挥有效的吞噬功能。⑤留置导管处置不当：为病菌侵入血管内、管道腔内或体腔内开放了直接通道。⑥皮肤黏膜病变：在皮肤黏膜本身存在病变的情况下感染容易发生。

在全身抵抗力明显下降或存在缺陷时，感染易于发生，可见于下述情况：①严重创伤、大面积烧伤、休克。②糖尿病、尿毒症、肝硬化等慢性疾病。③严重的营养不良或低蛋白血症。④先天性或获得性免疫缺陷性疾病如艾滋病。⑤应用免疫抑制剂、肾上腺糖皮质激素、抗癌药等。⑥接受放射线辐射或放射线治疗。⑦易感人群：老年人和婴幼儿属于易感人群。

【病理】 非特异性感染的病理变化主要表现为致病菌侵入机体引发的急性炎症反应。病菌毒力的大小、局部和全身抵抗力的强弱、治疗是否及时正确等直接影响炎症的局部病变和临床病程的演变。病变的结局一般为：①炎症消退、脓肿局限；②炎症扩散；③转为慢性炎症。

特异性感染具有特殊的病理改变，如结核的病理表现为病变局部较独特的浸润、结节、肉芽肿、干酪样坏死，病变液化后形成冷脓肿；气性坏疽患者肌肉细胞死亡、崩解，组织水肿，组织间有积气存在等。

【诊断】 外科感染的诊断一般应具备临床表现、实验室检查结果和影像学检查三个方面的依据。典型的局部临床表现为红、肿、热、痛和功能障碍。全身表现有发热、头痛、乏力、食欲减退等。严重外科感染引发脓毒症及感染性休克时，主要脏器发生功能障碍，可以出现贫血、水肿、低蛋白血症。特异性表现如破伤风发作时全身随意肌紧张性收缩及阵发性痉挛，手性坏疽临床检查可以有捻发音、捻发感等。详细采集既往史、外伤史等相关病史的内容，有助于做出正确的临床诊断。

实验室检查白细胞总数可以大于 $12×10^9/L$ 或小于 $4×10^9/L$，白细胞核左移时提示感染存在。通过显微镜涂片检查脓液、渗出液等，可以初步判断致病菌是革兰氏阴性菌或阳性菌、球菌或杆菌，对脓液、渗出液等进行细菌培养加药物敏感试验可以确定引起局部感染的致病菌及其敏感抗生素。血液培养加药物敏感试验可以确定引起全身性感染的致病菌及其敏感抗生素。

B 超检查可以探测出肝脏、胆囊、肾脏等部位的病变，可以确定胸腹腔、关节腔的积液，是深部脏器脓肿定位并指导脓肿穿刺的首选方法。腹部 X 线平片有助于诊断膈下脓肿；CT 腹腔脓肿诊断正确率可以达到 90%。

【治疗】 手术是治疗外科感染的重要手段。浅表感染形成的脓肿，出现波动感应及时切开引流，引流要求彻底、通畅，设法做到有脓必排、排脓必畅。对深在的感染应视其所在组织器官及病情进展情况，在充分考虑全身状态的情况下，实施手术治疗；也可以先行保守疗法后再行手术治疗，如急性胰腺炎、急性胆囊炎等的临床治疗；保守疗法应该在有效的抗炎、补液、补充营养成分情况下进行，要做好充分的手术准备，严密观察病情变化，需要的时候立即进行手术治疗。切除手术是指切除感染的脏器如胆囊切除、阑尾切除等。

第二节 浅部化脓性感染

一、疖

【病因和病理】 单个毛囊及其周围组织急性化脓性感染称之为疖（furnuncle）。炎症一般可以扩展至皮下组织，致病菌主要为金黄色葡萄球菌，多发生于毛囊和皮脂腺丰富的部位，如头颈部、面部、腋窝、腹股沟、会阴部和小腿。正常情况下皮肤毛囊内有细菌存在，但并不发生炎症，在人体局部和全身抵抗力降低的情况下，细菌迅速大量繁殖引起疖。局部皮肤

不洁、擦伤、刺激等因素都可以诱发疖。不同部位同时发生的疖或一段时间内反复发生的疖称为疖病，疖病的发生说明人体全身抵抗力较低。

【临床表现】 疖早期临床表现为局部红肿、疼痛、硬结，局部逐渐肿胀隆起，数日后疖肿中心部位出现黄白色脓头，破溃后流出脓栓，炎症逐渐消退。

疖一般不出现明显的全身症状。如果疖的炎症病变范围较大，或疖发生于血运丰富的部位，也可以出现周身不适、寒战、发热、头痛等全身症状。

颜面部位的疖，尤其是发生于面部危险三角区（鼻、唇及其周围）的疖要特别予以正确处理，切忌随意挤压和挑刺。否则，病菌或脓栓可随内眦静脉和眼静脉向颅内扩散，引起颅内化脓性海绵状静脉窦炎，临床表现眼部及其周围组织的进行性肿胀和硬结，伴有发热、头痛、呕吐、意识丧失等症状。

疖应该与皮脂腺囊肿并发感染、痤疮伴有感染、痈等疾病相鉴别。皮脂腺囊肿并发感染前一般有圆形无痛性肿块的病史，切开引流时有皮脂腺囊肿壁存在，需要一并清除以防感染控制后皮脂腺囊肿复发；痤疮伴有感染时局部病灶比较小；痈的病变范围较大，可以有多个脓头，常出现畏寒、发热等全身症状。

【预防】 保持皮肤清洁、避免皮肤擦伤等都可以预防疖的发生。盛夏季节要特别注意勤洗澡、勤理发、勤换衣服。对局部已经生成的疖可用碘酊或乙醇溶液涂抹，可以防止感染扩散。

【治疗】 疖在早期红肿阶段局部可行碘酊、鱼石脂软膏涂抹等治疗，也可用热敷、超短波红外线照射等物理治疗。脓肿已经形成而且有脓点、波动感时，可用针头或尖刀片剔除脓栓，创口放置呋喃西林湿纱条。禁忌挤压，尤其在面部危险三角区。全身症状明显时可以应用抗菌药物如青霉素、磺胺等。

二、痈

【病因和病理】 临近或相邻多个毛囊及其周围组织的急性化脓性感染称为痈（carbuncle）。致病菌以金黄色葡萄球菌为主。早期炎症大多自一个毛囊开始，一般沿着阻力比较小的皮下脂肪柱向皮下深层蔓延，至深筋膜后再向四周扩散并累及邻近的多个毛囊和脂肪柱，随后向上侵及毛囊群和皮肤表面，出现多个簇拥的脓头，局部皮肤血液循环障碍，发生坏死、破溃，脓液溢出。

【临床表现】 痈好发于皮肤厚韧的项背部。临床上中年以上发病，老年人多见，部分患者有糖尿病病史。

发病早期,局部皮肤呈现斑片状淡红色炎症浸润区,可以高出皮面,范围较大,界限不清,质地较硬,压痛明显,表现可以出现多个脓点。随后炎症浸润区中央部位皮肤组织发生坏死、破溃,破口处呈蜂窝状并溢出脓液,局部淋巴结肿大疼痛。患者一般有明显的全身症状,如畏寒、发热、恶心、呕吐、全身不适、白细胞计数增加等。发生于项背部的痈因局部皮肤厚韧,脓肿形成后难以自行破溃,全身反应较重。

根据局部临床表现一般不难做出痈的诊断。需要注意的是应该检查患者是否伴有糖尿病、肝硬化等慢性疾患。

【预防】 保持个人清洁卫生,重视对老年患者的护理,积极治疗糖尿病等慢性消耗性疾病,有助于预防痈的发生。

【治疗】 痈的治疗应及早全身应用抗生素,加强对原有慢性消耗性疾病的治疗与护理,如有糖尿病应及时给予胰岛素治疗或调整胰岛素用量。痈的局部外科治疗非常重要,痈切开引流手术的具体要求是:①在肿胀明显处做十字或双十字切口。为利于充分引流,切口要足够大,一般要超出病变皮肤边缘至正常皮肤;②切口要足够深,一般达深筋膜浅层;③打断多个脓腔之间的间隔,使多个小的脓腔变为一个大的腔隙,清除所有化脓或未化脓但已失活的组织,大的腔隙内堵塞生理盐水纱条并及时更换纱条和敷料;根据创口及创基的肉芽组织生长情况逐渐减少纱条堵塞量,创口经认真换药后一般可以自行愈合,创面较大难以愈合者可以考虑皮肤移植修复(图13-1)。

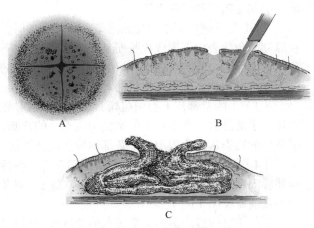

图 13-1 痈的切开引流

A. 十字切口;B. 切口长度要超过病变皮缘,深达深筋膜浅层;

C. 伤口填塞纱条

三、急性蜂窝织炎

【病因和病理】 急性蜂窝织炎(acute cellulitis)是发生于疏松结缔组织的急性化脓性感染,致病菌主要为乙型溶血性链球菌。由于乙型溶血性链球菌产生的溶血素、透明质酯酶、链激酶等可以对组织产生侵蚀作用,炎症病变不易局限;此外发生感染的局部组织结构疏松,炎症病变易于扩散;病理表现为局部炎症组织与正常组织明显界限、炎症扩展速度较快,常出现明显的毒血症或菌血症症状。

【临床表现】 急性蜂窝织炎因其致病菌种类和发生部位的不同而有不同的临床表现。一般表浅的皮下蜂窝织炎表现为局部的红肿、疼痛,病变区域界限不清,引流区域淋巴结可以肿大疼痛。深在的急性蜂窝织炎外观局部肿胀不明显,有深部压痛,全身症状较明显,如发热、寒战、头痛、乏力、白细胞计数增加等。急性口腔、颌下和颈部的蜂窝织炎可以引发喉头水肿,压迫气管,造成呼吸困难。皮肤损伤后发生的产气性皮下蜂窝织炎有皮下捻发音,破溃后有臭味,致病菌为厌氧肠球菌、拟杆菌,病变主要在皮下结缔组织,可以发生于会阴部、腹部。新生儿皮下坏疽的致病菌为金黄色葡萄球菌,好发于背部、臀部,临床特点为发病急、扩展快,患者发热、哭闹、拒乳、不安或昏睡、全身情况不良;发病初期局部皮肤发红,质地稍硬,迅速扩展,中央部变软,触之皮下空虚有漂浮感,可以出现水疱,继而局部皮肤坏死呈褐色或黑色,可以破溃,脓液较多的时候也可有波动感。老年人皮下坏疽以男性多见,多在长时间浸泡、沐浴并躺卧休息以后发生,受压部位大片皮肤红肿疼痛、皮肤暗灰,有波动感,穿刺可以抽出脓性物;出现明显的全身症状:寒战、心悸、头痛、谵妄甚至昏睡。

【预防】 注意对婴幼儿皮肤的保洁、保温,避免局部粪便、尿液浸渍皮肤。加强对老年人的护理,避免皮肤受潮受压,避免局部皮肤擦伤、长时间受压等。

【治疗】 早期局部可用热敷、外敷中药、超短波理疗等治疗,口服或静脉应用抗生素。经积极保守治疗仍然不能控制炎症者,应考虑多处切开引流。尤其是口底、颌下的急性蜂窝织炎,在短期积极的抗炎治疗无效的情况下,病情仍在加重者应及时切开减压,以防引发喉头水肿压迫气管。新生儿皮下坏疽局部皮肤出现病理改变,局部皮下出现空虚有漂浮感时,早期多处切开引流有利于控制炎症扩散。老年人皮下坏疽已形成皮下积脓时,除切开引流外,尚需注意检查有否患有糖尿病时,并设法改善全身状态。

四、丹　毒

【病因和病理】　丹毒（erysipelas）是发生于皮肤和黏膜网状淋巴管的急性化脓性感染，由乙型溶血性链球菌引起。致病菌自皮肤、黏膜原有病损处侵入皮肤黏膜网状淋巴管内引起化脓性感染。炎症在皮内扩散，蔓延较快，可以引起局部淋巴结炎性肿大。病变不超越真皮下层，一般不引起局部化脓的组织坏死。丹毒反复发作可以引起皮内网状淋巴管阻塞，淋巴液回流受阻，造成皮肤增厚和淋巴水肿。

【临床表现】　丹毒好发于下肢和面部，起病急，可有恶寒发热、头痛、不适等全身症状。局部皮肤斑片状发红、灼红、疼痛、肿胀、微隆起、界线清楚；红肿区压之褪色，解除压迫后红色即刻恢复。红肿向四周蔓延，中央区红色可减退，红肿区有时可以出现水疱；引流区域淋巴结肿大、疼痛。实验室检查白细胞计数可以升高。

【治疗】　治疗以应用抗菌药为主，如全身静脉应用青霉素。为防止复发，抗菌药物治疗应持续到全身症状和局部症状消失后 3～5 天。此外应注意卧床休息，抬高患肢以利于消肿。对复发性丹毒可以考虑用小剂量 X 线照射治疗。

五、急性淋巴管炎和淋巴结炎

【病因和病理】　致病菌自病损的皮肤黏膜或其他感染病灶侵入，经组织淋巴间隙进入淋巴管内引起淋巴管及其周围组织的急性炎症，称为急性淋巴管炎（acute lymphagitis）。主要病理变化为淋巴管壁和周围组织水肿、增生，淋巴管腔内充满细菌、脱落的内皮细胞。如果炎性病变累及所属淋巴结则引起急性淋巴结炎（acute lympadenitis），表现为淋巴结炎性肿大。头面部、颈部、口腔的感染可引起颌下与颈部淋巴结炎，上肢、乳腺、胸壁等部位的感染可以引起腋窝淋巴结炎；下肢、下腹部、会阴等部位的感染可引起腹股沟淋巴结炎。常见致病菌为乙型溶血性链球菌和金黄色葡萄球菌。

【临床表现】　急性淋巴管炎分为网状淋巴管炎（丹毒）和管状淋巴管炎。管状淋巴管炎又可分为深、浅两种。急性浅层淋巴管炎临床上常可以见到一条或多条皮肤"红线"，触之发硬有压痛。急性深层淋巴管炎无皮肤红线，可有肿胀、疼痛。急性淋巴管炎可以有发热、畏寒、头痛、乏力等全身症状。

急性浅表淋巴结炎时受累及的淋巴结可肿大、疼痛、触痛，轻者自愈，严重者局部红、肿、热、痛，多个炎性淋巴结可粘连成团块状，甚至形成脓肿并出现全身症状。

【预防】　及时正确地处理外伤，积极治疗原发感染病灶如扁桃体炎、中耳炎、口腔龋齿、牙齿感染、手指感染、足癣等有助于预防急性淋巴管炎和急性淋巴结炎的发生。

【治疗】　以口服或全身应用抗菌药物治疗为主，积极处理原发疾病或原发感染病灶。肿大的淋巴结一般不做处理，对已经形成的淋巴结脓肿可以切开引流；浅表"红线"向近心侧延伸较快时，可以用较粗的针头在红线的几个点垂直刺入皮下，再加以抗菌药液湿敷治疗。休息、抬高患肢等有助于治疗和恢复。

第三节　手部急性化脓性感染

手部感染多数发生于手部外伤以后，如刺伤、擦伤、切割伤等；也可发生于不正确的清创术后。手部特别是手掌部解剖学上的特点，决定了手部感染的临床特点：

（1）手的掌面皮肤厚而质韧，伸展性小；表皮厚且角化明显；真皮层与末节指骨骨膜、中近指节处腱鞘及掌深筋膜间有垂直于皮面的致密结缔组织纤维条索相连，这些纤维条索将皮下软组织分隔形成多个密闭的腔隙，使手的掌侧炎症发生以后局部肿胀不明显。但这种解剖学结构上密闭腔隙内的压力可以骤然升高，压迫手掌部神经而产生剧痛；此外手掌侧炎症也不易向四周扩散，但可沿着纤维腔隙向深部扩散，引起腱鞘炎和骨髓炎等。

（2）手掌侧皮下组织化脓感染可穿透真皮层，在厚韧的角化表皮下形成积脓而且难以破溃，与皮下积脓共同形成"哑铃状脓肿"。治疗时简单切开厚韧的表皮难以达到充分引流的目的。

（3）手的背部皮下组织疏松，感染发生后肿胀明显；手部淋巴引流多从手的掌侧引流至手的背侧，手掌部的感染常因为表现为手背部的肿胀而被忽视。

（4）手部的腱鞘和滑膜囊与掌深间隙等一些特殊筋膜间隙相通，感染易于沿着这些间隙蔓延，累及全手及前臂（图 13-2）。

手部感染的致病菌多为金黄色葡萄球菌。外科手术治疗手部感染时应注意以下几点：①发生腱鞘、滑膜囊感染和脓性指头炎时，为防止出现缺血性坏死宜早期切开减张，出现手指搏动性疼痛时即有切开指征。②要慎重选择手术切口，术后遗留瘢痕不能影响手的触摸活动及运动功能。③强调无创伤操作原则，注意保护手部的精细结构。④手术后应尽早开始功能锻炼。

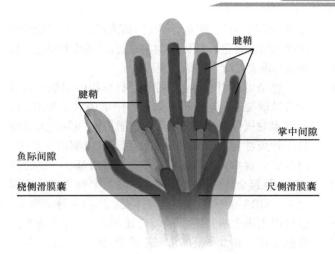

图 13-2 手掌侧腱鞘、滑膜囊及掌深间隙

（图 13-3）。

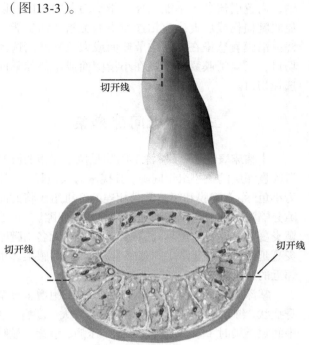

图 13-3 脓性指头炎手术切开切口位置

一、甲沟炎、脓性指头炎

【临床表现】 甲沟炎是发生于甲沟及其周围组织的化脓性感染，多见于甲沟部位刺伤、挫伤、剪指甲损伤以后，致病菌为金黄色葡萄球菌；脓性指头炎是手指末节掌面皮下组织的急性化脓性感染，可以由局部皮肤破损以后直接发生，也可继发于甲沟炎。

甲沟炎起初为一侧甲沟皮下组织红肿、疼痛，逐渐发展累及全部甲根皮下及对侧甲沟后，形成半环形脓肿，疼痛加剧；炎症向甲下蔓延形成甲下积脓，致使指甲与甲床分离；炎症向深层蔓延则形成脓性指头炎，指头出现剧痛、跳痛，可有畏寒发热、周身不适、白细胞增多等全身症状。如果肿胀加重而疼痛减轻提示指端神经末梢受压并发生营养障碍而产生麻痹；并发末节指骨骨髓炎则难以愈合。

【预防】 手指发生微小损伤以后要及时在受伤部位涂抹碘酊等消毒液，用无菌敷料包扎预防感染。避免工作中手部损伤，修剪指甲不应伤及指甲周围软组织。

【治疗】 甲沟炎的治疗早期可以选用鱼头脂软膏、中药等外敷，或者用超短波、红外线等物理疗法，口服抗生素等。已经形成脓肿者，可以在神经阻滞麻醉下行手术切开引流。一般在甲沟处纵行切开，指甲下已有积脓时应分离并切除部分指甲或拔除全部指甲；拔甲操作时要注意避免损伤甲床，以免新生指甲发生畸形。

脓性指头炎初期也可用外敷药物治疗。肿胀明显，出现剧痛并伴有全身症状者应及时在神经阻滞麻醉下行手术切开引流。手术切口应选择在末节指侧面，脓肿较大者做双侧面切开对口引流，但不可做成鱼口形切口以免术后形成瘢痕，影响指腹感觉

二、化脓性腱鞘炎、化脓性滑囊炎

【临床表现】 化脓性腱鞘炎可以是手部损伤后腱鞘直接发生的感染，也可由邻近组织感染蔓延至腱鞘而发生。包绕拇指与小指的腱鞘分别与桡侧滑膜囊和尺侧滑膜囊相通，因此拇指的腱鞘炎可蔓延至桡侧滑膜囊，小指的腱鞘炎可蔓延至尺侧滑膜囊；食指、中指和无名指腱鞘不与滑膜囊相通，但发生化脓性腱鞘炎后可扩散至掌深间隙。

化脓性腱鞘炎病情发展较快，典型的体征为：患指中节、近节肿胀；指间关节轻度屈曲活动受限；轻微的伸指活动可以引起剧痛；整个腱鞘均有明显压痛。化脓性腱鞘炎为腱鞘内感染，多有全身症状；若不及时切开引流减压可以造成肌腱坏死，患指活动功能丧失。

桡侧滑膜囊感染时拇指肿胀、微曲，外展和伸直活动受限，拇指与大鱼际处压痛明显。尺侧滑膜囊感染时小指和无名指呈半屈曲位，伸直活动受限；小指及小鱼际处肿胀压痛明显。

【治疗】 治疗应早期应用抗菌药物，可以口服磺胺类药物如复方新诺明或肌内注射青霉素。抬高患肢可减轻疼痛促进肿胀消退。局部外敷药物、红外线或超短波理疗等治疗有利于炎症消退。经积极治疗后，若病情无好转而且局部肿胀继续加剧，要及时切开引流减张。化脓性腱鞘炎应选择纵行于手指中、近节侧面的切口，切开皮肤皮下组织及腱

鞘，内置引流条。不能选择手指掌面正中切口，以免肌腱损伤或后期瘢痕粘连而影响患指活动功能。桡侧滑膜囊感染在拇指中节侧面或大鱼际掌面选择切口，尺侧滑膜囊感染则在小指侧面或小鱼际掌面选择切口。

三、掌深间隙感染

【临床表现】 手掌深部间隙是位于屈指肌腱和滑膜囊深层的疏松组织间隙，其桡侧为大鱼际，尺侧为小鱼际。掌腱膜和第三掌骨相连的纤维组织将此间隙分隔为桡侧的鱼际间隙和尺侧的掌中间隙。食指腱鞘炎蔓延可以引起鱼际间隙感染；中指和无名指腱鞘炎蔓延则可以引起掌中间隙感染。掌深间隙感染多由邻近的感染蔓延所致。

掌深间隙感染多有发热、头痛、白细胞增多等全身症状，继发出现肘部或腋窝淋巴结肿大、疼痛。掌中间隙感染时手掌掌心肿胀隆起、压痛、手背明显肿胀；中指、无名指和小指屈曲活动受限。鱼际间隙感染手掌掌心凹陷仍然存在，大鱼际处肿胀、压痛明显，食指屈曲，拇指外展、屈伸活动受限。

【治疗】 治疗掌深间隙感染应静脉滴注大剂量抗生素。在局部保守治疗病情无好转的情况下，应及时切开引流；掌中间隙感染选择纵向切口，切开中指与无名指之间的指蹼掌面，为防止损伤掌浅动脉弓，切口不应超过远侧掌横纹；鱼际间隙感染一般直接选择大鱼际肿胀和搏动最明显处切开（图13-4）。

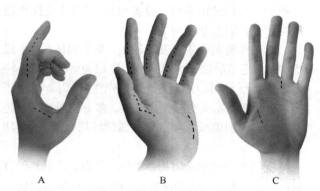

图 13-4 手掌侧腱鞘炎、滑囊炎、掌深间隙感染手术切口位置

A.示指掌侧腱鞘炎与鱼际间隙感染手术切口位置；B.手指腱鞘炎与桡、尺侧滑囊炎手术切口位置；C.掌深间隙感染手术切口位置

第四节 全身性外科感染

脓毒症（sepsis）是指有全身性炎症反应表现（如体温、循环、呼吸等明显改变）的感染。菌血症（bacteremia）是脓毒症的一种，即血培养检出病菌者，目前多指有明显症状的菌血症，不限于以往一过性菌血症的概念。脓毒症与菌血症均为全身性感染。

感染可以引起体温、呼吸、心率和白细胞计数等全身性改变；这是由于感染过程中细菌大量繁殖、释放毒素对机体产生毒性作用，刺激机体产生并大量释放多种炎性介质（如肿瘤坏死因子，白细胞介素-1、白细胞介素-6、白细胞介素-8、氧自由基、一氧化氮等），引起全身性炎症反应，称之为全身炎症反应综合征（SIRS）。在严重创伤、休克、胰腺炎等情况下，也可以出现全身炎症反应综合征的表现。过多的炎性介质也可互相介导，加重对组织和器官的损害，如多个器官功能受损并且失代偿则称为多器官功能不全综合征（MODS），严重者出现感染性休克。

【病因】 在致病菌数量多、毒力强、机体抗感染能力低下等引发全身性感染的基本因素存在的情况下，外科全身性感染常继发于严重创伤后的各种化脓性感染（如大面积烧伤创面感染、开放性骨折合并感染）或外科各种化脓感染性疾病（如急性弥漫性化脓性腹膜炎、急性梗阻性化脓性胆管炎等）。静脉留置导管时间过长，尤其是中心静脉置管，如留置导管发生感染，病菌可直接进入血液循环而引起全身性感染。肠源性原因引起的全身性感染是指肠黏膜屏障功能受损或衰竭，肠腔内致病菌与内毒素经肠道易位而引起。此外，糖尿病、贫血、恶性肿瘤等慢性消耗性疾病患者全身抗感染能力低下，接受化疗和放疗、长期使用激素、免疫抑制剂、抗肿瘤药物等使免疫功能受到抑制，长期使用抗生素造成菌群失调等，都是引发外科全身性感染的常见原因。

引起外科全身性感染的常见致病菌有：①革兰氏染色阴性杆菌：主要有大肠埃希菌、拟杆菌、铜绿假单胞菌、变形杆菌等；此类致病菌的主要毒性为内毒素，引起的脓毒症一般比较严重，可以出现三低现象，即低体温、低白细胞、低血压；发生感染性休克也较多见。②革兰氏染色阳性球菌：常见的革兰氏染色阳性球菌金黄色葡萄球菌、表皮葡萄球菌、肠球菌。金黄色葡萄球菌有许多耐药菌株，可以经过血液播散而引起转移性脓肿；也可引起高热、皮疹、休克。表皮葡萄球菌近年感染率有明显增加；肠球菌多在腹腔内混合感染中发现，耐药性较强。③厌氧菌：既往无芽孢厌氧菌因普通培养无法检出而被忽略，近代发现许多感染灶内都有厌氧菌存在，如腹腔脓肿、阑尾脓肿、肛周脓肿、脓胸、脑脓肿、口腔颌面部坏死性炎症、会阴部感染等，这些发现得益于厌氧培养技术的提高。2/3 的厌氧菌感染同时有需氧菌存在，两类细菌有协同作用。④真菌：属于条件性致病菌，常见真菌有白念珠菌、曲霉菌、毛霉菌等。在持续应用抗生素、免疫功能低下、长期留置静脉导管等情况下易于发生真菌感染。

【临床表现】

1. 脓毒症的主要临床表现 ①起病急骤，骤起寒战高热，体温可达40～41℃；也可以体温低下，病情危重进展迅速。②头痛头晕、恶心呕吐、腹胀、面色苍白或潮红、出冷汗、神志淡漠或烦躁。③心率加快、脉搏细速、呼吸急促或呼吸困难。④可触及肝脾肿大，严重者出现黄疸、皮下出血瘀斑等。⑤病情恶化、感染未能控制则出现感染性休克、多器官功能障碍或衰竭。

2. 实验室检查 ①白细胞计数明显升高，可以高达（20～30）×10^9/L以上；白细胞计数也可降低，核左移，幼稚型白细胞增多，细胞内可以出现毒性颗粒。②出现不同程度的酸中毒、氮质血症、溶血、肝肾功能受损，尿中出现蛋白、血细胞、酮体等。③血液细菌培养阳性。

【临床分型】 临床一般分为革兰氏染色阴性球菌型脓毒症、革兰氏染色阳性杆菌性脓毒症和真菌性脓毒症。

1. 革兰氏染色阴性杆菌型脓毒症 常见致病菌为大肠埃希菌、铜绿假单胞菌、变形杆菌等。多见于严重的胆道感染、尿路感染、肠道感染和大面积烧伤创面感染，其毒素可以使外周血管收缩，血管通透性增加，微循环停滞，微血栓形成，细胞缺血缺氧。临床特点为：①突然寒战起病，呈现间歇热，严重时体温不升或低于正常；②四肢厥冷、发绀、少尿或无尿，白细胞计数可以降低；③休克发生时间早，持续时间长。

2. 革兰氏染色阳性球菌型脓毒症 多见于严重的痈、急性蜂窝织炎、骨关节化脓性感染等，主要致病菌为金黄色葡萄球菌。临床特点为：①发热呈稽留热或弛张热；②面色潮红、四肢温暖干燥，多有谵妄和昏迷；③多有皮疹、腹泻呕吐、转移性脓肿，容易并发心肌炎；④毒素可使外周血管扩张，阻力降低，发生休克时间较晚，血压下降缓慢。

3. 真菌性脓毒症 常见致病菌为白念珠菌。临床表现与革兰氏染色阴性杆菌型脓毒症相似，表现为突然寒战、高热、神志淡漠或嗜睡、血压下降、休克、白细胞计数升高、全身情况迅速恶化。

【诊断】 根据原发感染性疾病的临床表现，结合典型脓毒症的临床表现，可以做出初步诊断。依据原发感染病灶的部位、性质、脓液性状及特征性临床表现，也可初步考虑是革兰氏染色阳性球菌型脓毒症或是革兰氏染色阴性杆菌型脓毒症。血液细菌培养阳性可以确诊脓毒症。血液细菌培养结合脓液细菌培养可确定致病菌种类。需要注意的是，如果根据临床表现考虑脓毒症，但血液细菌培养阴性，此时不能随意除外脓毒症，应连续数日抽血或一日内多次抽血送检，最好在预计发生寒战、高热前采集血液标本。多次抽血送检仍然阴性者应考虑是否存在厌氧菌感染，应做血液厌氧菌培养；此外还应考虑做尿液和血液真菌检查和培养。

【治疗】

1. 积极处理原发感染病灶 在明确原发感染病灶的基础上，及时正确地予以外科处理。根据病情需要实施切开引流手术、感染脏器切除手术，加强创面换药及引流，清除坏死组织和异物，以及消除无效腔、解除梗阻、恢复血供等。已经发生感染的静脉置管应立即拔出。

2. 应用抗菌药物 应遵循早期、联合、足量的用药原则，根据细菌培养结果再做适当的调整。真菌性脓毒症要用抗真菌药物治疗。

3. 支持疗法 根据需要补充血容量，输注新鲜血液，纠正低蛋白血症，静脉输注高营养液体等，以增强机体的抗感染能力。积极处理原有的慢性疾患如糖尿病、肝硬化、尿毒症等。

4. 对症治疗 高体温者应给予降温，低体温者应注意保温；如出现酸中毒、低血钾等各种酸碱和电解质紊乱应采取积极的措施予以纠正；对重症患者的认真监护和精心护理非常有益于患者的治疗和康复。

第五节 有芽孢厌氧菌感染

一、破 伤 风

案例13-1

患者，男，40岁。因下颌僵硬、四肢抽搐2天入院。

患者约10天前在农田里干农活时，右足跟底部刺入细长铁钉，刺入深度约3cm。拔出铁钉后局部少量出血，自用酒精清洗创可贴包扎，铁钉刺口很快愈合，因无特殊不适而未予关注。近2天以来，患者逐渐出现下颌僵硬、咀嚼不便，四肢抽搐，前天第一次发作持续1～2分钟，共发作2次，自感头颈活动困难，腰背部疼痛。昨日抽搐开始频繁发作，且每次抽搐时间逐渐延长，3～4小时抽搐发作1次，每次抽搐发作时出现咬肌痉挛、张口困难，头颈后仰；患者神志清楚，无高热和感觉异常。既往体健，无肝炎、结核、糖尿病等病史。

体格检查：T 38.6℃，P 92 次/分，R 20 次/分，BP 140/88mmHg。神志清、颈项抵抗阳性、腹背肌和四肢肌张力亢进。抽搐发作时苦笑面容、言语困难、颈项强直，腰部前凸，四肢屈膝、弯肘、半握拳呈角弓反张状态，无深浅感觉障碍。每次抽搐持续 1～2 分钟。右足跟底部铁钉刺入伤口已愈合，但有轻度肿胀；于肿胀最明显处切开后有血性分泌物流出。

辅助检查：①血常规：白细胞计数 7.5×10^9/L，血红蛋白 124g/L。②血生化：K^+ 4.2mmol/L、Na^+ 138mmol/L、Cl^- 101mmol/L、Ca^{2+} 2.2mmol/L，血糖 4.5mmol/L，肝肾功能正常。③心电图：心率 92 次/分，窦性心律。④颅脑 CT：平扫正常。

问题：
1. 首先应考虑为如何诊断？
2. 受伤后早期如何预防其发生？
3. 如何给予及时正确的外科处理？

【病因】　破伤风（tetanus）是与创伤相关联的一种特异性外科感染。除了可能发生在各种创伤后，还可能发生于不洁条件下分娩的产妇和新生儿。引起破伤风的致病菌是破伤风梭菌，其革兰氏染色阳性，属专性厌氧芽孢杆菌；存在于人畜的肠道中，随粪便排出于体外，以芽孢形态广泛分布于自然界，土壤中尤为多见。破伤风梭菌在环境中生存能力强，人体创伤伤口的污染率也很高，但破伤风发病率仅为污染的 1%～2%，发病的基本条件为缺氧环境。外伤，尤其是在盲管外伤、深部刺伤、开放性损伤等情况下，伤口深部可以形成缺氧环境，如伤口小而深，伤口的外口容易被坏死组织及血凝块填塞，伤口的深部则易于形成缺氧的环境。消毒不严人工流产后的子宫腔及新生儿脐带残端结痂下也可以成为缺氧的环境。污染局部组织血供障碍、并存需氧菌感染可以使创伤局部变更为缺氧，更利于破伤风细菌的生长繁殖。

案例 13-1 分析 1

患者约 10 天前右足跟底部被细长铁钉刺伤，农田里的铁钉多粘有泥土，故伤口已被存在于泥土中的破伤风梭菌污染；铁钉刺伤伤口较深、伤口很快愈合，都易于在伤口深部形成缺氧的环境，具备了破伤风发病的基本条件。

【病理生理】　破伤风梭菌进入人体伤口后，在伤口内缺氧的环境下迅速生长繁殖，产生并释放出大量的外毒素，主要为痉挛毒素。痉挛毒素经血液循环和淋巴液回流至脊髓、脑干处，与高位神经元突触相结合，抑制了突触抑制性神经递质的释放，使得突触兴奋性递质的量增多，周围运动神经元失去了中枢神经的抑制作用而兴奋性增强，致使全身随意肌紧张性收缩、阵发性痉挛。此外毒素还可以阻断脊髓对交感神经的抑制，交感神经兴奋性增强，导致血压升高、心率加快等。

【临床表现】　本病潜伏期平均为 6～10 天，亦可以在伤后 1～2 天发病，或摘除伤后多年留在体内异物后发病。新生儿断脐 7 天后发病者称为"七日风"。一般无特殊的前驱症状，可以表现为全身乏力、头痛、头晕等。但如果在受伤后出现的前驱症状中，有咀嚼无力、局部肌肉发紧、扯痛、反射亢进等表现，应高度警惕破伤风的发生。

破伤风的典型症状是全身随意肌在紧张性收缩（肌强直、发硬）的基础上阵发性的痉挛。全身随意肌的痉挛按一定的顺序发生，先是咀嚼肌，表现为咀嚼不便、张口困难、牙关紧闭；随后为面部表现肌，出现皱眉、口角下缩、咧嘴苦笑；累及颈项肌表现为颈项强直、头略后仰、不能做点头动作；背腹肌发作因背肌肌力大于腹肌肌力导致躯干扭曲、腰部前凸，结合头颈后仰、四肢屈曲、弯肘、半握拳，形成人体"角弓反张"或"侧弓反张"；四肢肌因屈肌肌力大于伸肌肌力造成屈膝、弯肘、半握拳；膈肌受累则出现面部青紫、通气困难、呼吸暂停；膀胱括约肌痉挛出现尿潴留。

光线、声响、触动、饮水等都可以成为痉挛发作的诱发因素；痉挛发作时神志清楚、表情痛苦，每次持续数秒至数分钟，强烈的肌肉痉挛可以使肌肉断裂、骨折，重者可因呼吸肌痉挛和声门痉挛窒息死亡。病程一般为 3～4 周，经积极治疗或无特殊并发症发生，发作逐渐减轻，约一周缓解。肌紧张和反射亢进可持续一段时间。恢复期可出现幻觉、言语行动错乱等精神症状，多可以恢复。

【诊断】　本病有外伤史，尤其存在深在伤口并出现典型的临床表现可作为主要诊断依据，实验室检查很难诊断破伤风。凡在伤后有肌紧张、扯痛、张口困难、颈部发硬、反射亢进等情况，应警惕发生破伤风的可能。

案例 13-1 分析 2

患者右足跟底部细长铁钉刺伤后 10 余天发病，初起出现下颌僵硬、咀嚼不便，逐渐出现四肢抽搐，自感头颈活动困难，腰背部疼痛；外伤病史及外伤后出现的早期症状较为典型。也有更为典型的临床表现，如在抽搐发作时出现咬肌痉挛，苦笑面容，张口困难，头颈后仰，颈项强直，腹背肌和四肢肌张力亢进，角弓反张，但感觉正常，神志清楚等。所以应首先考虑诊断破伤风。

【鉴别诊断】 破伤风应与下述疾病鉴别：①化脓性脑膜炎：虽有颈项强直但无阵发性痉挛；有剧烈头痛、高热，喷射性呕吐等颅内压增高表现；此外脑脊液检查压力增大、脑脊液内白细胞计数升高。②狂犬病：有疯狗或疯猫咬伤病史，以吞咽肌抽搐为主，听见水声或看见水后立即出现痉挛。③其他：如颞下颌关节炎、子痫、癔症等。

> **案例 13-1 分析 3**
>
> 　　患者颈项强直，有抽搐发作，无颅内压增高表现，可除外化脓性脑膜炎。无疯狗或疯猫咬伤病史可除外狂犬病。

【并发症】 呼吸系统并发症最为常见，如肺不张、肺部感染，重者则呼吸停止、窒息。此外还可出现尿潴留、酸中毒、循环衰竭等。

【预防】 破伤风是可以预防的疾病。对各种外伤伤口实施及时正确的外科处理是预防破伤风的关键，包括创伤后尽早彻底清创、3%过氧化氢液清洗伤口、改善局部血液循环等。人体可通过人工免疫产生免疫力。人工免疫分为自动和被动两种方法。自动免疫最可靠的方法为注射破伤风类毒素，注射后人体产生抗体。被动免疫一般是在伤后肌内注射破伤风抗毒素（TAT）1500U，必要时剂量加倍，有过敏者进行脱敏法注射。

> **案例 13-1 分析 4**
>
> 　　患者在细长铁钉刺入右足跟底部后，应该及时对局部铁钉刺伤伤口施行彻底清创，清除伤口内污染泥土，扩大、敞开深在的伤口，并用3%过氧化氢溶液或 1∶5000 的高锰酸钾溶液冲洗伤口，肌内注射破伤风抗毒素（TAT）1500U，可以预防破伤风的发生。

【治疗】 破伤风是一种极为严重的疾病，死亡率高，需要采取综合措施紧急处理。

1. 清除毒素来源、彻底清创 清除坏死组织和异物，敞开深在的伤口并充分引流，用3%过氧化氢溶液或 1∶5000 的高锰酸钾溶液冲洗伤口，设法改变伤口内缺氧环境，消除破伤风梭菌生长的基本条件。

> **案例 13-1 分析 5**
>
> 　　患者右足跟底部铁钉刺入伤口即使已经愈合，必须重新切开、紧急施行彻底清创手术。清

除伤口内坏死组织、分泌物，敞开深在的伤口，以 3%过氧化氢溶液或 1∶5000 的高锰酸钾溶液冲洗伤口。

2. 中和游离毒素 对已经进入血液循环但尚未与神经元突触相结合的游离毒素，可以通过注射破伤风抗毒素对其进行中和，早期应用效果良好。破伤风抗毒素的治疗用量远大于预防用量，一般首次治疗用剂量为 10 万～20 万 U，以后每日肌内注射 5000U～10 000U 至症状好转。早期还可应用破伤风人体免疫球蛋白。

3. 抑制和解除痉挛 患者应住单间隔离病房，避免光线和噪声的刺激。应用镇静剂和解痉药物可降低对外界刺激的敏感性。可肌内注射地西泮 10mg，每日 3～4 次；水合氯醛 30～40ml 灌肠；苯巴比妥 100mg 肌内注射。病情严重者可用冬眠 1 号合剂缓慢静脉滴注，更为严重者可缓慢静脉注射硫喷妥钠 100～250mg。

4. 防治并发症 保持呼吸道通畅、防治窒息或肺不张；发作频繁、药物控制效果不显著的患者应尽早进行气管切开，以改善通气；也可用高压氧舱进行辅助治疗；为防止肺部感染选用抗生素静脉输入。此外应防止发作时坠床、骨折、舌咬伤等。

5. 抗生素 青霉素能够抑制破伤风梭菌，可以大剂量静脉滴注，也可肌内注射。伤口存在混合感染时应考虑联合应用抗生素。

6. 加强支持疗法、加强护理 注意营养和水分输入，调整电解质平衡。必要时可进行肠外营养支持治疗。气管切开患者应做好呼吸道雾化、湿化等特殊护理。定时翻身预防褥疮发生。医护人员应操作轻柔、耐心细微，避免诱发痉挛。

> **案例 13-1 分析 6**
>
> 　　临床诊断：破伤风
>
> 　　诊断要点
>
> 　　1. 农田里右足跟细长铁钉刺伤病史，伤口愈合快。
>
> 　　2. 伤后 10 天逐渐出现下颌僵硬、咀嚼不便，四肢抽搐等症状。头颈活动困难，腰背部疼痛；1天前抽搐开始频繁发作，发作时咬肌痉挛、张口困难，头颈后仰。患者神志清，无感觉异常。
>
> 　　3. T 38.6℃，P 92 次/分，R 20 次/分，BP 140/88mmHg。颈项抵抗阳性、腹背肌和四肢肌张力亢进。抽搐发作时苦笑面容、言语困难、颈项强直，角弓反张，无深浅感觉障碍。右足跟底部愈合伤口切开后有血性分泌物流出。
>
> 　　治疗原则：

1. 对已愈合右足跟底部铁钉刺口重新切开、彻底清创。敞开伤口，3%过氧化氢溶液或1：5000的高锰酸钾溶液冲洗伤口。

2. 注射破伤风抗毒素中和游离毒素。

3. 抑制和解除痉挛。

4. 应用抗生素治疗。

5. 加强全身支持疗法，如保持呼吸道通畅必要时行气管切开，治疗高热等。

6. 加强护理，如减少外界刺激，防止褥疮。

二、气性坏疽

案例 13-2

患者，男，41 岁。犁地时左下肢被农用机碾压，致使左下肢外伤。因疼痛流血，于伤后 10 小时入当地医院治疗，诊断为股骨、胫骨开放性骨折。急诊清创，行外固定支架术。术后第 3 天，患肢肿痛，创面渗液增多、恶臭，可及捻发音，查血红蛋白 5.6g/L，急诊转入省级医院。

入院查体：T 39.4℃，P 114 次/分，R 25 次/分，BP 108/76mmHg。抬入病房，表情淡漠，面色蜡黄，口唇苍白，头颈正常；胸廓无畸形，心率增快，114 次/分，呼吸急促，腹部未见异常。左大腿后外侧可见 25cm×15cm 大小皮肤软组织缺损；肌肉外露，呈现暗紫色，创口内有较多血性渗出液，腐臭味明显。左小腿及左足肿胀明显。完善相关术前检查后，急诊清创，术中见数个气泡，大腿中下段外侧见大量失活坏死肌肉，肌肉失去弹性和收缩力，切割不出血，肌纤维肿胀、发黑，清理出坏死组织约 1000g，送病理科进行细菌培养。

辅助检查：白细胞计数 $12×10^9$/L，血红蛋白 5.6g/L，左小腿 X 线平片显示肌肉组织间存在积气。细菌培养结果：细菌涂片白细胞（＋＋＋），发现大量粗大的革兰氏阳性杆菌及阴性杆菌。

问题：

1. 首先应考虑为何诊断？受伤后早期如何预防其发生？

2. 如何给予及时正确的外科处理？

【病因】 气性坏疽（gas gangrene）是梭状芽孢杆菌引起的肌肉坏死或肌肉炎症。其特点：发展急剧，预后严重，多种细菌的混合感染等。致病杆菌主要由产气荚膜杆菌、水肿杆菌、腐败杆菌及溶组织杆菌等引起。此类致病菌存在于人畜粪便及土壤中，伤口受其污染的较多，但发病较少。虽有污染但伤口内

不存在缺氧环境时不易发生气性坏疽。在开放性骨折伴有血管损伤、挤压伤并有深部肌肉损伤、止血带绑扎肢体时间过长或石膏过紧造成肌肉损伤和缺血、外伤后肌肉组织毁损、邻近肛周和会阴部位严重损伤等情况下发生气性坏疽的可能性较大。

【病理生理】 梭状芽孢杆菌进入人体伤口内，在缺氧的条件下生长，产生并释放多种酶和外毒素。有些酶可通过脱氮、脱氨、发酵的作用产生不溶性气体聚集于组织间；有些酶能溶解组织蛋白使组织细胞坏死、渗出，出现组织恶性肿胀；在局部组织积气与明显肿胀的情况下，局部组织尤其是筋膜腔内压力加大，血管受压造成血运障碍，加重了创伤局部组织内的缺血缺氧，更有利于厌氧菌的生长繁殖，进一步加重病情。此类致病菌还可以产生卵磷脂酶、透明质酸酶，使炎症易于扩散；产生的外毒素可引起溶血，造成心、肝、肾等脏器损害。病理累及的肌肉呈砖红色，外观如熟肉无弹性。肌纤维组织间有大量气泡和大量革兰氏染色阳性粗短杆菌。

【临床表现】 气性坏疽发病最早可在伤后 8～10 小时，最迟伤后 5～6 天，一般 1～4 天。案例 13-2 因车祸致使左小腿严重受伤，左小腿后外侧皮肤软组织及肌肉组织广泛严重挤压捻挫，有 28cm×7cm 大小皮肤软组织缺损；肌肉外露，创口泥土砂石污染严重，由于伤后早期未给予足够重视，处理不当，伤后出现高热、左下肢沉重、剧痛。气性坏疽临床表现特点为病情突然恶化、烦躁不安，有恐惧感或欣快感，皮肤、口唇苍白、大量出汗，呼吸急促、心率增快、体温升高；可逐渐出现溶血性贫血、黄疸、血红蛋白尿、酸中毒、全身情况迅速恶化。

患者常诉伤肢沉重、剧痛，持续加重且止痛药物一般不能缓解。临床检查伤口有大量浆液性、血性渗出物，可有气泡从伤口中冒出；皮下如已有积气可触及捻发音或捻发感；伤口恶臭，切割肌肉不出血、不收缩；渗出物涂片见革兰氏染色阳性粗短杆菌；X 线拍片检查软组织间存在积气。

【诊断】 气性坏疽早期诊断主要根据局部表现。临床检查伤口周围触之有捻发音或捻发感、X 线平片显示肌肉组织间有气体积聚、伤口分泌物涂片可见革兰氏染色阳性粗短杆菌，再结合外伤病史及局部肌肉损伤的情况基本可以做出诊断。

案例 13-2 分析 1

左下肢外伤后高热、伤肢沉重、疼痛难忍，T 39.4℃，P 114 次/分，R 25 次/分，起病急骤，急性病容，面色蜡黄，口唇苍白，心率增快，呼吸急促。左大腿后外侧可见 25cm×15cm 大小皮肤

软组织缺损；骨骼、肌肉外露，呈现暗紫色，创口内有较多血性渗出液，腐臭味明显。左小腿及左足肿胀明显。急诊清创术中见数个气泡，大腿中下段外侧见大量失活坏死肌肉，肌肉失去弹性和收缩力，切割不出血，肌纤维肿胀、发黑，辅助检查：白细胞计数 $12×10^9/L$，血红蛋白 5.6g/L，左小腿X线平片显示肌肉组织间存在积气，细菌培养结果：细菌涂片白细胞（＋＋＋），发现大量粗大的革兰氏阳性杆菌及阴性杆菌。

【鉴别诊断】　组织间积气亦可见于食管、气管因手术损伤或病变而致溢气，体检亦可有皮下气肿、捻发音，但无明显全身症状，局部肿痛不明显。梭状芽孢杆菌性蜂窝织炎也可产生气体，发病慢，病变仅位于皮下不累及肌肉，全身症状轻。兼性需氧菌感染如大肠埃希菌、克雷伯杆菌等也可产气，主要是中溶性的 CO_2，不大量积聚，无恶臭。厌氧性链球菌感染也可产气，但病情轻发展慢，切开减张引流及抗炎治疗后易于治愈。

【预防】　应高度重视易于发生此类感染的创伤如开放性骨折伴有血管损伤、挤压伤并有深部肌肉损伤、肢体止血带绑扎时间过长或石膏固定过紧、存在肌肉毁损的创伤等。预防措施有：①早期彻底清创：清除失活、坏死组织及异物。②伤口充分敞开引流：尤其对深在伤口，消除无效腔。③在筋膜腔压力增大的情况下应尽早行筋膜切开减张。④外伤伤口清创应常规使用3%过氧化氢溶液或1：1000高锰酸钾溶液冲洗，对有可能发生气性坏疽的伤口应使用3%过氧化氢溶液或1：1000高锰酸钾溶液湿敷。⑤早期给予大量青霉素和甲硝唑治疗。

案例 13-2 分析 2

患者应该在受伤后尽可能早地进行彻底的清创，去除伤口内所有失活、坏死的组织；应多处切开深筋膜减张，伤口充分敞开引流；伤口用3%过氧化氢溶液或1：1000高锰酸钾溶液冲洗后再用其湿敷，早期给予大量青霉素和甲硝唑。要严密观察病情变化，根据需要再次清创。这些措施有助于预防气性坏疽的发生。

【治疗】　气性坏疽发生后病情进展迅速、预后较差，应尽快积极治疗，以挽救患者生命、降低截肢率。

1. 紧急清创　术前准备应快速充分，包括静脉输注青霉素和甲硝唑、输血、纠正水和电解质平衡紊乱。

由于深部病变范围常常大于体表所见病变范围，手术切开要遵循广泛、多处的原则，切开范围包括伤口周围水肿区域和皮下及组织间气体积聚肿胀区域。切开后充分显露探查，彻底清除变色、不收缩、不出血的肌肉，对感染广泛者应果断进行截肢手术以挽救生命。术中大量3%过氧化氢溶液冲洗并湿敷伤口，必要时再次清创。

2. 应用抗生素　首选抗生素为青霉素，每日用量在 1000 万 U 以上；也可以联合应用其他抗生素。

3. 高压氧治疗　可以提高组织间的氧含量，造成不利于病菌生长的有氧环境，进而提高治愈率，减少伤残率；此外还可以提高血红蛋白的携氧量，有利于机体恢复。

4. 全身支持疗法　包括补液输血、纠正水电解质和酸碱平衡失调、补充营养、对症处理等。

案例 13-2 分析 3

临床诊断：

1. 左大腿腿气性坏疽。

2. 左股骨、胫骨开放性骨折。

诊断要点：

1. 左下肢严重外伤病史。

2. 高热、左下肢沉重、剧痛，全身情况差。

3. 左大腿腿后外侧皮肤软组织及肌肉组织广泛严重挤压捻挫，有 25cm×15cm 大小皮肤软组织缺损；骨骼、肌肉外露。

4. 肌肉暗紫色，切割刺激不收缩不出血肌肉组织间隙内有气泡溢出；创口内有较多血性渗出液，腐臭味明显。左小腿及左足明显肿胀。

5. 组织间渗出液涂片检查有大量革兰氏染色阳性粗短杆菌。

治疗原则：

1. 紧急清创，因感染广泛，应果断实施截肢手术以挽救生命。

2. 抗生素治疗。

3. 高压氧治疗。

4. 全身支持疗法。

思 考 题

1. 如何区分外科急性感染、慢性感染及亚急性感染？

2. 外科感染的局部治疗措施有哪些？

3. 脓毒症有何临床特点？

4. 破伤风的综合治疗措施有哪些？

5. 如何治疗气性坏疽？

（赵劲民）

第十四章　创伤和战伤

学习目标

1. 了解创伤、战伤的概念与分类。

2. 掌握创伤、战伤的临床特点、诊断要点和治疗原则。

第一节　创伤和战伤概论

案例 14-1

患者，男，24 岁，因"高处跌倒致胸部、右髋、右小腿疼痛 2 小时"就诊。体格检查：BP 90/50mmHg，P 105 次/分，R 35 次/分，呼吸急促，右肺呼吸明显减弱，双下肢不能活动，右小腿中段有一长约 3cm 伤口，渗血，右小腿畸形。CT 示：右侧气胸（肺压缩 50%），胸 7 粉碎性骨折，右髋臼粉碎性骨折，右胫腓骨粉碎性骨折。

问题：

1. 患者可能的诊断是什么？诊断时要注意什么？

2. 此患者应紧急处理哪些情况？

3. 小腿渗血在急诊室可如何止血处理？

一、概念与分类

创伤（trauma）指各种致伤因素作用于人体所造成的组织结构完整性的破坏或功能障碍。广义的创伤指机械、物理、化学及生物等各种致伤因素造成的机体损伤；狭义的创伤则特指机械因素造成的机体损伤。随着社会进步和科学技术的不断发展，不少疾病已逐步得到有效控制，但创伤却有增无减，已成为继心脏疾病、恶性肿瘤和脑血管疾病之后的第四大死亡原因。所以，创伤越来越受到社会的广泛关注，医务人员更应给予足够的重视。战伤（war wound）则指武器直接和间接造成的创伤及战斗、战争环境造成的机体损伤，可根据致伤因素种类、受伤部位及创伤程度等情况将创伤分类以利于诊断、处理和研究、分析。

1. 致伤因素种类　分为刀器伤、挤压伤、冲击伤、爆震伤、火器伤、烧伤、冷伤、放射伤、毒剂伤等。多种不同致伤因素同时或相继导致同一个体的损伤称创伤复合伤（combined injury），例如，燃烧弹可同时导致烧伤和爆震伤，即称烧冲复合伤，如系核武器则可致放烧冲复合伤。

2. 受伤部位　一般分为颅脑损伤、颌面损伤、颈部损伤、胸（背）部损伤、腹（腰）部损伤、骨盆损伤、脊柱损伤及四肢损伤。还应根据受损伤的具体组织、器官进一步分类如软组织损伤、内脏破裂和骨折等。单一致伤因素造成两个或两个以上解剖部位的损伤称多发伤。

3. 创伤类型　皮肤/黏膜完整无开放性伤口者称闭合伤（closed injury），包括如挫伤（contusion）、挤压伤（crush injury）、扭伤（sprain）、震荡伤（concussion）、关节脱位和半脱位、闭合性骨折和闭合性内脏伤等。皮肤/黏膜有破损者称开放性损伤（opened injury），如擦伤（abrasion）、撕裂伤（laceration）、刺伤、砍伤、撕裂伤及脱套伤等。

4. 伤道类型　可分为贯通伤（既有入口又有出口者，常见于火器伤）、盲管伤（只有入口没有出口者）、切线伤（致伤物沿体表切线方向擦过所致的沟槽状损伤）、反跳伤（入口和出口在同一点）；还可分为穿透伤与非穿透伤：凡穿通到体腔（包括胸膜腔、腹膜腔、脑膜腔及关节腔）内者称穿透伤。

5. 创伤伤情　可分为轻、中、重伤。轻伤指以局部软损伤为主，无生命危险，可坚持工作；中等伤指广泛软组织损伤、上下肢开放性骨折、肢体挤压伤、创伤性截肢和腹腔脏器损伤，丧失工作能力和生活能力，需手术，但一般无生命危险；重伤指危及生命的严重创伤和治愈后遗留严重残疾者。

二、病　理

创伤可造成组织结构破坏、出血及细胞失活等，机体亦会对创伤迅速产生各种局部和全身反应，目的是维持机体自身内环境的稳定。较轻的创伤一般以局部反应为主，而严重的创伤除局部反应重外全身反应也明显，两者还可相互加重以形成恶性循环。因此，对局部伤口的早期正确处理将有利于全身反应的减轻，并可促进局部反应的消退。创伤后局部和全身的反应是机体稳定内环境和修复创伤所必需，但过度的反应则会造成机体的继发损害，需在创伤处理中进行干预和调整。

1. 局部反应　由于组织结构破坏，或细胞变性坏死、微循环障碍，或病原微生物入侵及异物存留等所致，主要表现为局部炎症反应，其基本病理过程与一般炎症相同。伤后不久即有血管通透性增加、血浆成分渗出和中性粒细胞、单核巨噬细胞聚集；在损伤组织产物和细菌毒素作用下，炎症细胞释放有关介质及细胞因子如缓激肽、血管活性胺（组胺）、补体碎片（C3a、C5a）、白细胞介素（interleukin，IL）、肿瘤坏死因子（tumor necrosis factor，TNF）、血小板活化因子等导致明显的炎症反应。局部反应的轻重与致伤因素的种类、作用时间、组织损害程度和性质，以及污染轻重和是否有异物存留等有关。在临床上表现为局部红、肿、热、痛，这种炎症是创伤的必然反应并有利于创伤的修复，如渗出的纤维蛋白原形成纤维蛋白可充填伤口裂隙，中性粒细胞、巨噬细胞能抵抗细菌感染和清除坏死组织等，但炎症反应过于强烈反而不利于创伤愈合。

2. 全身反应　较严重的创伤能迅速引起机体的应激反应，首先激活神经内分泌系统，紧接着免疫系统也参与应激反应。神经内分泌系统与免疫系统间以网络机制互相影响：下丘脑-垂体-肾上腺皮质轴和交感神经系统在神经内分泌调节中居中枢地位。下丘脑-垂体-肾上腺皮质轴和交感神经系统可通过释放儿茶酚胺、神经内啡肽、糖皮质激素等影响免疫细胞的生物学功能，而免疫系统产生的 TNF 和 IL-6 等也可在脑内刺激中枢系统，促进下丘脑激素释放。近年来还发现胆碱能抗感染通路即神经系统能通过迷走神经抑制巨噬细胞释放 TNF-α 而减轻全身性炎症反应。所以，神经-内分泌-免疫是一个错综复杂的网络结构，它们之间相互影响与制约。

创伤后首先出现下丘脑-垂体-肾上腺皮质轴、交感神经-肾上腺髓质轴和肾素-血管紧张素-醛固酮系统的高度相同兴奋，并进一步激活内分泌系统其他通路。产生大量的肾上腺皮质激素、儿茶酚胺、抗利尿激素、胰高血糖素及生长激素等。动员机体的代偿能力对抗创伤损害，包括收缩外周血管、增加回心血量、维持有效循环血量的稳定等。生长激素还能促进组织修复。但也因此出现分解代谢状态：基础代谢率增高，能量消耗增加，糖、脂肪及蛋白质分解加快和糖异生增加。临床可出现发热、高血糖、高乳酸血症、负氮平衡及消瘦等。

严重创伤后的免疫系统功能紊乱产生机制相当复杂并涉及吞噬细胞、淋巴细胞、免疫抑制因子等方面。中性粒细胞和单核巨噬细胞功能受损，表现为趋化、吞噬和杀菌能力下降及抗原表达和抗原递呈能力减弱。淋巴细胞减少且 T 淋巴细胞亚群中 T 辅助细胞数量减少和功能减弱而 T 抑制细胞相对增多和增强，干扰素生成减少。体液免疫改变主要是免疫球蛋白减少，以 IgM 最明显。补体系统在创伤后可因过度消耗而导致免疫力降低，同时大量的补体碎片如 C3a 的产生又可引起免疫抑制。

创伤还可造成多器官系统的功能改变如甲状腺素分泌增多、胰岛素分泌减少、胃肠道功能减退、胃黏膜屏障功能紊乱及应激性溃疡等。还可出现凝血功能紊乱：可有血小板增多、血液高凝状态甚至弥散性血管内凝血，也可因凝血因子消耗出现出血倾向。

3. 创伤修复　创伤修复的基本方式是由伤后增生的细胞和细胞间质充填、连接或替代受损的组织。理想的修复形式是完全性病理性再生又称完全修复，即受损的组织由与其完全相同的细胞增生来修复。但由于人体的各类细胞的增生能力不同，常需由其他性质的细胞（通常是成纤维细胞）修复，这类形式的修复称不完全性病理性再生也称不完全修复。即纤维组织瘢痕愈合。创伤修复过程一般可分为三个阶段：①局部炎症反应阶段：创伤后立即开始并持续 3～5 天。组织裂隙先为血凝块，继而由炎症反应的纤维蛋白所充填，还有炎症细胞的趋化与聚集、血管通透性增加、免疫应答等反应。通过这一系列反应清除损伤或坏死的组织，为组织再生与修复奠定基础。②细胞增殖分化和肉芽组织形成阶段：伤后 6 小时伤口内即出现成纤维细胞，24～48 小时已有血管内皮细胞增生，逐渐由成纤维细胞、内皮细胞、新生血管等共同形成肉芽充填裂隙，还有上皮细胞、软骨细胞、骨细胞的增生和迁移等修复过程。细胞增生的同时伴有细胞间的基质沉积，基质的主要成分是各种胶原和氨基多糖，胶原使瘢痕组织具有张力强度和韧性，氨基多糖则起连接作用。③组织塑形阶段：新生的组织如瘢痕组织、骨痂等在数量和质量方面并不一定适宜生理需要，而需逐步调整。

生物学信号的启动和调控对创伤修复有很大影响。如激活蛋白-1（activator protein 1，AP-1）是刺激细胞迁移、增殖和分化等下游基因的转录因子，创伤后炎症反应能刺激 AP-1 促进纤维细胞增殖。在浸润伤口的巨噬细胞和中性粒细胞中表达的低氧诱导因子 1 能调节血管生长因子，影响微血管形成。有多种细胞因子和酶如纤维细胞生长因子、表皮细胞生长因子、神经生长因子、白细胞介素-1（IL-1）、整合素（intergrin）、磷脂酶 C 及基质金属蛋白酶等参与调控细胞的增生、凋亡和基质的增减。创伤修复中还有很多相关基因表达的上调和下调，基因的过度表达和表达不足也会影响修复。各种干细胞如表皮干细胞、间充质干细胞、神经干细胞及肌肉干细胞等也与创伤修复关系密切，但其确切的作用尚未被完全阐明。

4. 创伤愈合类型　愈合情况分为 2 种类型：①一

期愈合指损伤组织中以原来细胞修复为主，仅含少量纤维细胞，再生与修复过程迅速，瘢痕少，愈后功能良好。多见于损伤轻、组织缺损少、无感染的创伤。②二期愈合指以纤维组织修复为主，有不同程度的结构与功能恢复不良及瘢痕形成，多见于损伤重、组织缺损范围大、有感染或处理不当的创伤。

5. 影响创伤愈合的因素　包括局部与全身两方面因素：①局部因素：并发感染、局部血供不良、异物存留或失活组织过多及局部固定不够等均可妨碍创伤愈合；②全身因素：营养不良、肾上腺皮质激素使用、免疫功能低下、糖尿病、肝硬化、肿瘤等对愈合也有不利影响。

6. 创伤并发症　常见的并发症有：①感染：开放性创伤一般都有污染，如果污染严重，处理不及时或不当，加之免疫功能降低，很容易发生感染。闭合性创伤如累及消化道或呼吸道，也容易发生感染。初期可为局部感染，重者可迅速扩散成全身感染。特别是广泛软组织损伤，伤道较深，并有大量坏死组织存在，且污染较重者，还应注意发生厌氧菌（破伤风或气性坏疽）感染的可能。②休克：早期常为失血性休克，晚期由于感染发生可导致脓毒症，甚至感染性休克。③脂肪栓塞综合征：多见于骨折，可造成肺通气功能障碍甚至呼吸功能不全。④深静脉血栓：创伤造成的静脉损伤、创伤后高凝状态及肢体制动等均是诱因。⑤器官、系统功能障碍多见的有应激性溃疡、急性肾功能不全、呼吸窘迫综合征、心脏功能损害、肝脏功能损害和凝血功能紊乱等。

第二节　创伤的诊断和处理

一、创伤的诊断

诊断创伤主要是明确损伤的部位、性质、程度、全身性变化及并发症，特别是原发损伤部位相邻或远处内脏器官是否损伤及其程度。因此，需要详细地了解受伤史，仔细地全身检查，并借助辅助诊断措施等才能得出全面、正确的诊断。各部位组织器官的各种不同损伤，将在有关章节中分别阐述，本节仅介绍创伤诊断的基本方法。

（一）受伤史

详细的受伤史对了解损伤机制和估计伤情发展有重要价值。若伤员因昏迷等原因不能自述，应在救治的同时向现场目击者、护送人员及（或）家属了解，并详细记录。主要应了解受伤的经过、症状及既往疾病情况等。

1. 受伤情况　首先是了解致伤原因，可明确创伤类型、性质和程度。如刺伤，虽伤口较小，但可伤及深部血管、神经或内脏器官；坠落伤不仅可造成软组织伤，还可导致一处或多处骨折，甚至内脏损伤。应了解受伤的时间和地点。对暴力作用致伤，还应了解暴力的大小、着力部位、作用方式（直接或间接）及作用持续时间等。受伤时的体位对诊断也有帮助，如坠落时的首先着地部位。枪弹伤时，受伤时的体位对判断伤道走行具有重要的参考意义。

2. 伤后表现及其演变过程　不同部位创伤，伤后表现不尽相同。如神经系统损伤，应了解是否有意识丧失、持续时间及肢体瘫痪等；胸部损伤是否有呼吸困难、咳嗽及咯血等；对腹部创伤应了解最先疼痛的部位，疼痛的程度和性质及疼痛范围扩大等情况。疼痛部位有指示受伤部位或继发损伤的诊断意义。对开放性损伤失血较多者，应询问大致的失血量、失血速度及口渴情况。此外，还应了解伤后的处理情况，包括现场急救，所用药物及采取的措施等，如使用止血带者，应计算使用时间。

3. 伤前情况　注意伤员是否饮酒，这对判断意识情况有重要意义。了解有无其他相关疾病，如高血压患者，应根据原有血压水平评估伤后的血压变化。若伤员原有糖尿病、肝硬化、慢性尿毒症、血液病等，或长期使用皮质激素类、细胞毒性类药物等，伤后就较易并发感染或延迟愈合，应作为诊治时的参考。对药物过敏史也应了解。

（二）体格检查

首先应从整体上观察伤员状态，判断伤员的一般情况，区分伤情轻重。对生命体征平稳者，可做进一步仔细检查；伤情较重者，可先着手急救，在抢救中逐步检查。

（1）全身情况的检查：可采取临床的一般检查步骤，应注意伤员的精神（心理）状态，适当劝慰以缓解其紧张情绪，取得医患间的合作。注意呼吸、脉搏、血压、体温等生命体征，以及意识状态、面容、体位姿势等。如发现下列任何一项或多项表现，必须进一步深入检查：体温过低、意识失常、呼吸急促或困难、脉搏微弱、脉率过快或失律、收缩压或脉压过低、面色苍白或口唇、肢端发绀等。

（2）根据受伤史或某处突出的体征，详细检查。如头部伤需检查头皮、颅骨、瞳孔、耳道、鼻腔、神经反射、肢体运动和肌张力等；腹部伤需观察触痛、腹肌紧张、反跳痛、移动性浊音、肝区浊音和肠鸣音等；胸部伤需注意肋骨叩痛、双侧呼吸音是否对称等；四肢伤需检查肿胀、畸形或异常活动、骨擦音或骨导音、肢端脉搏等。

（3）对于开放性损伤，必须仔细观察伤口或创面，注意伤口形状、大小、边缘、深度及污染情况、出血的性状、外露组织、异物存留及伤道位置等。但对伤情较重者，伤口的详细检查应在手术室进行，以保障伤员安全。对投射物（如枪弹、弹片）所致的损伤，应注意寻找入口和出口，有时伤道复杂，入口和出口不在一条线上，甚至偏离入口甚远，或无出口时，应注意内脏多处损伤的可能。

（三）辅助检查

辅助检查有一定的意义，对某些部位创伤也有重要的诊断价值，但应根据伤员的全身情况选择必需的项目，以免增加伤员的痛苦和浪费时间、人力和物力。

1. 实验室检查 首先是常规检查。血常规和血细胞比容可判断失血或感染情况；尿常规可提示泌尿系统损伤和糖尿病。电解质检查可分析水、电解质和酸碱平衡紊乱的情况。对疑有肾损伤者，可进行肾功能检查；疑有胰腺损伤时，应做血或尿淀粉酶测定等。

2. 穿刺和导管检查 诊断性穿刺是一种简单、安全的辅助方法，可在急诊室内进行。阳性时能迅速确诊，但阴性时不能完全排除组织或器官损伤的可能性，还应注意区分假阳性和假阴性。如腹腔穿刺穿入腹膜后血肿，则为假阳性，可改变穿刺点，或多次穿刺。一般胸腔穿刺可明确血胸或气胸；腹腔穿刺或灌洗，可证实内脏破裂、出血。放置导尿管或灌洗可诊断尿道或膀胱的损伤，留置导尿管可观察每小时尿量，以作补充液体、观察休克变化的参考；监测中心静脉压可辅助判断血容量和心功能；心包穿刺可证实心包积液和积血。

3. 影像学检查 X线平片检查对骨折伤员可明确骨折类型和损伤情况，以便制订治疗措施；怀疑胸部和腹腔脏器损伤者，可明确是否有气胸、血气胸、肺病变或腹腔积气等；还可确定伤处某些异物的大小、形状和位置等。对重症伤员可进行床旁X线平片检查。CT可以诊断颅脑损伤和某些腹部实质器官及腹膜后的损伤。超声检查可发现胸、腹腔的积血和肝、脾的包膜内破裂等。选择性血管造影可帮助确定血管损伤和某些隐蔽的器官损伤。对严重创伤伤员，还可根据需要采用多种功能监护仪器和其他实验室检查方法，监测心（如心输出量）、肺（如血气）、脑（如颅内压）、肾等重要器官的功能，以利于观察病情变化，及时采取治疗措施。

值得指出的是，虽然各种辅助检查技术水平不断提高，但手术探查仍是诊断闭合性创伤的重要方法之一，不仅是为了明确诊断，更重要的是为了抢救和进一步治疗，但必须严格掌握手术探查指征。

（四）创伤检查的注意事项

及时正确的创伤诊断对后续治疗具有重要的意义，但创伤病情危重者，诊断和救治的程序上有时会出现矛盾。此时，应注意以下事项：①发现危重情况如窒息、大出血、心搏骤停等，必须立即抢救，不能单纯为了检查而耽误抢救时机。②检查步骤尽量简洁，询问病史和体格检查可同时进行。检查动作必须谨慎轻巧，切勿因检查而加重损伤。③重视症状明显的部位，同时应仔细寻找比较隐蔽的损伤。例如，左下胸部伤有肋骨骨折和脾破裂，肋骨骨折疼痛显著，而脾破裂早期症状可能被掩盖，但其后果更加严重。④接收批量伤员时，不可忽视异常安静的患者，因为有窒息、深度休克或昏迷者已不可能呼唤呻吟。⑤一时难以诊断清楚的损伤，应在对症处理过程中密切观察，争取尽早确诊。

案例 14-1 分析 1

问题 1.患者可能的诊断是什么？诊断时要注意什么？

可能的诊断 ①气胸；②休克；③胸7骨折合并瘫痪；④右髋臼骨折（闭合性）；⑤右胫腓骨开放性骨折。

诊断依据如下所述

（1）气胸：①高处跌下外伤史，胸痛，气促；②呼吸音减弱；③CT所见。

（2）休克：①高处跌下外伤史；②血压下降，心率增快；③CT见多处骨折。

诊断时要注意：创伤病情危重者，诊断和救治的程序上有时会出现矛盾。此时，应注意以下事项：①发现危重情况如窒息、大出血、心搏骤停等，必须立即抢救，不能单纯为了检查而耽误抢救时机。②检查步骤尽量简洁，询问病史和体格检查可同时进行。检查动作必须谨慎轻巧，切勿因检查而加重损伤。③重视症状明显的部位，同时应仔细寻找比较隐蔽的损伤。④接收批量伤员时，不可忽视异常安静的患者，因为有窒息、深度休克或昏迷者已不可能呼唤呻吟。⑤一时难以诊断清楚的损伤，应在对症处理过程中密切观察，争取尽早确诊。

二、创伤的处理

（一）急救原则与步骤

急救的原则是先抢救生命，后治疗创伤。在创伤急救中必须予以优先处理的紧急情况为心搏骤停、窒息、大出血、开放性气胸、休克和腹腔内脏脱出等。而及时、正确的院前急救包括现场急救、运送途中处置和急诊室处理，对挽救危重伤者有重要意义。遵循合理的急救程序可防止漏诊、提高救治效率。一般可分为5个步骤：①把握呼吸、血压、心率、意识和瞳孔等生命体征，观察伤部，迅速评估伤情；②对生命体征的重要改变迅速做出反应，如心肺复苏、抗休克及外出血的紧急止血等；③重点询问受伤史，分析受伤情况，仔细体格检查；④实施各种诊断性穿刺或安排必要的辅助检查；⑤进行确定性治疗，如各种手术等。

（二）急救措施

1. 心肺复苏与通畅气道 可概括为"ABC"支持：气道（airway）、呼吸（breathing）、循环（circulation）。对心跳呼吸骤停者应在现场就进行胸外心脏按压和口对口人工呼吸。随后进行呼吸面罩吸氧及人工呼吸或气管插管、呼吸机人工呼吸。通畅气道要求简单而快速：如有气道堵塞可用手指掏出或吸引器吸出；如系昏迷患者舌后坠可托起下颌，必要时将舌拉出并固定于口外。如以上措施无效可考虑气管插管或切开。如一时无条件进行气管插管或切开可行环甲膜粗针穿刺暂时维持通气。还可使用新型的口咽呼吸管和环甲膜切开器。

2. 止血 急诊常用的止血方法包括：①指压法：用手指压迫出血血管的近心端，多用于大动脉的暂时止血。如能将血管压迫在骨骼表面效果更好。②加压包扎法：将灭菌敷料放置或填塞于伤口，外面再用纱垫和绷带用力包扎。最常用于小动、静脉出血。③填塞法：先用1～2层纱布覆盖伤口、然后用纱条/块填塞、最后将皮肤拉拢来加压止血。此法止血常不够彻底，撤去填塞物时还有再度出血的风险。④止血带法：一般用于四肢大出血而加压包扎不能止血时。以充气式止血带最好，没有时可用橡皮带、三角巾，止血带下需放置衬垫物。禁用细的绳索或电线。止血带应缚扎在靠近伤口的最近端，但应避免缚在上臂中1/3段以免损伤桡神经。缚扎应松紧适度，过紧会造成组织损伤，而过松则非但达不到止血目的，还可因仅阻断了静脉回流而加重出血。在止血带上应明显标注开始使用的时间，避免长时间连续使用止血带，一般不应超过4小时，每隔1小时放松1～2分钟以免肢体缺血坏死。⑤确切止血法：尽早进行手术结扎或修补出血血管是止血的根本办法。⑥止血材料：外用者有喷雾剂、止血胶和止血绷带等。如内含牛结缔组织胶原蛋白和凝血酶的喷雾剂，喷于创面后形成胶膜，可促进凝血并能被组织吸收。止血胶由纤维蛋白原、凝血酶和抗蛋白酶肽组成，具有止血和外科黏合作用。止血绷带中有的含某种海藻，有的系将纤维蛋白原和凝血酶冻干后加入吸收性基质中制成，可在数分钟内迅速止血。内用止血材料有止血泡沫或液体等。在战伤中使用较多。

3. 包扎 包扎的目的是保护伤口，减少污染并止血，预防感染并制动。例如，对开放性气胸应用无菌敷料或干净布料包扎覆盖伤口；腹腔内脏脱出时用无菌或干净的器皿如大碗、盆等扣在脱出脏器上再包扎。

4. 固定 固定可减少疼痛，防止骨折端在搬运中刺伤神经和血管。例如，骨折患者应用夹板或树枝、竹竿捆扎固定，固定范围应包括骨折处及其远、近端的两个关节。

5. 搬运与后送 搬运是为了让伤员尽快离开阵地，搬至隐蔽地，避免再次受伤；后送是将伤员从连队送至各级救护所和医院。对骨折患者尤其是脊柱骨折患者需注意搬运方法，应平抬，保持骨折部稳定。勿随意拖、拉或抱，以防止骨折端移动而造成或加重神经、血管损伤。

案例 14-1 分析 3

问题 3. 小腿渗血在急诊室可如何止血处理？

急治常用止血方法有：①指压法；②加压包扎法；③填塞法；④止血带法；⑤确切止血法；⑥止血材料。由于小腿伤口出口量不多，考虑小动、静脉损伤和骨折后所形成；所以可采用加压包扎法。

（三）进一步救治

伤员经现场急救被送到一定的救治机构后，即应对其伤情进行判断、分类，然后采取针对性的措施进行救治。有时也需在现场或救护车上对伤员的伤情做出判断。

1. 判断伤情　可根据前述创伤分类方法及指标进行伤情判断和分类，以便把需做紧急手术和心肺监护的伤员与一般伤员区分开来。常将创伤患者分为 3 类：①致命性创伤患者，如大出血、窒息、开放性或张力性气胸，短时抢救之后立即手术；②严重但不会立即危及生命的患者，如胸外伤、腹外伤和火器伤，可复苏、观察并做好术前准备包括必要的检查、交叉配血等；③较平稳而创伤性质尚不明确的患者，应密切观察并做进一步检查，然后确定治疗方案。

2. 呼吸支持　维持呼吸道通畅，必要时行气管插管或气管切开。张力性气胸穿刺排气或闭式引流；开放性气胸封闭伤口后行闭式引流。如有多根肋骨骨折引起反常呼吸时，先用加垫包扎或肋骨牵引限制部分胸廓浮动，再行肋骨固定。发生外伤性膈疝时，可先插入气管导管行人工呼吸，再行手术整复。另外，应保持足够有效的氧供。

3. 循环支持　主要是积极抗休克。对循环不稳定或休克伤员应建立一条以上静脉输液通道，必要时可考虑做锁骨下静脉或颈内静脉穿刺，或周围静脉切开插管。应尽快恢复有效循环血容量，维持循环的稳定。在扩充血容量的基础上，可酌情使用血管活性药物。

髂静脉或下腔静脉损伤及腹膜后血肿者，禁止经下肢静脉输血或输液，以免伤处出血增加。对心搏骤停者，应立即胸外心脏按压，药物或电除颤起搏。心包填塞者应立即行心包穿刺抽血。

4. 镇静止痛和心理治疗　剧烈疼痛可诱发或加重休克，故在不影响病情观察的情况下选用药物镇静止痛。无昏迷和瘫痪的伤员可皮下或肌内注射哌替啶（度冷丁）75～100mg 或盐酸吗啡 5～10mg 止痛。由于伤员可有恐惧、焦虑等，甚至个别可发生伤后精神病，故心理治疗很重要，使伤员配合治疗，利于康复。

5. 防治感染　遵循无菌术操作原则，使用抗菌药物。开放性创伤需加用破伤风抗毒素。抗菌药在伤后 2～6 小时内使用可起预防作用，延迟用药起治疗作用，并需延长持续用药时间。对抗感染能力低下的伤员，用药时间也需延长，且常需调整药物品种。

6. 密切观察　严密注视伤情变化，特别是对严重创伤怀疑有潜在性损伤的患者，必要时进行生命体征的监测和进一步的检查。发现病情变化，应及时处理。

7. 支持治疗　主要是维持水、电解质和酸碱平衡，保护重要脏器功能，并给予营养支持。

（四）创伤的治疗

1. 一般治疗　①保持舒适、有利于呼吸的体位和适当制动；②防治休克；③预防和治疗感染；④维持体液平衡及营养代谢；⑤对症治疗：如镇静、止痛；⑥心理治疗：对创伤后心理紊乱的诊治应予以充分的重视。

2. 闭合性损伤的处理　①浅部软组织的闭合性损伤：如挫伤及扭伤，前者系钝性外力致软组织的部分组织细胞受损、微血管破裂出血。后者为关节周围软组织如关节囊、韧带及肌腱的出血、撕裂等。局部表现为疼痛、肿胀，检查可见局部触痛，初时可有皮肤发红，继而青紫瘀斑。数天后渐渐吸收而转为黄色。在关节部位者可有运动功能障碍。治疗以物理疗法为主：初期可局部冷敷并抬高，12～24 小时后改热敷或红外线治疗。还可口服或局部使用有止痛、止血功效的中药与中成药，如有血肿形成需加压包扎止血。如浅部挫伤系由强大暴力所致，须检查深部组织器官有无损伤，以免因漏诊和延误治疗而造成严重后果。②闭合性骨折与关节脱位：先行复位，然后固定制动。如伴有神经、血管损伤或需要手术切开复位与固定则予以手术治疗。③头颅、胸部及腹部闭合性损伤：需警惕颅脑及脏器损伤，应做相应检查和密切观察，根据伤情进行治疗。④挤压综合征（crush syndrome）：指肌肉丰富的肢体和躯干受重物压榨，致大量肌肉缺血、坏死，肌红蛋白和钾离子释放入血，产生肌红蛋白尿、急性肾衰竭及高钾血症等。局部表现为肿胀、水疱、瘀斑、感觉减退或麻木。治疗强调及早补充血容量、利尿、碱化尿液及防治高钾血症。必要时截肢。

3. 开放性创伤的处理 擦伤、表浅的小刺伤和小切割伤，可用非手术疗法。其他的开放性创伤均需手术处理，目的是修复断裂的组织，但必须根据具体的伤情选择方式方法。通常将伤口分为 3 种类型：清洁伤口（cleaning wound）（无菌手术切口）、污染伤口（contaminated wound）（有细菌污染而尚未构成感染）和感染伤口。清洁伤口可以直接缝合。开放性创伤早期为污染伤口可行清创术，直接缝合或者延期缝合。感染伤口先要引流，然后再做其他处理。较深入体内的创伤在手术中必须仔细探查和修复。伤口或组织内存有异物，应尽量取出以利于组织修复；但如果异物数量多，或者摘取可能造成严重的再次损伤，处理时必须衡量利弊。另外，开放性创伤者应注射破伤风抗毒素治疗，在伤后 12 小时内应用可起到预防作用。污染和感染伤口还要根据伤情和感染程度考虑使用抗菌药。

临床上多见的浅部开放性创伤如浅部的小刺伤（pricking wound），多由庄稼刺条、木刺、缝针等误伤造成。小刺伤因带有细菌污染，可能引起感染（如指头炎等），有的还可能造成异物存留，因此不应忽视。小刺伤的伤口出血，直接压迫 3～5 分钟即可止血。

止血后可用 70%乙醇溶液或碘伏涂擦，包以无菌敷料，保持局部干燥 24～48 小时。伤口内若有异物存留，应设法拔出，然后消毒和包扎。

浅部切割伤（incised wound），多为刀刃、玻璃片、铁片等造成，伤口的长度和深度可不相同，关系到组织损伤范围。伤口边缘一般比较平整，仅少数伤口的边缘组织因有破碎而比较粗糙。出血可呈渗溢状或涌溢状，个别因有小动脉破裂出血呈喷射状。经过处理，伤口可止血和闭合，但局部组织发生炎症反应，故有轻度疼痛和红肿。如果并发感染，局部的红肿和疼痛就加重，还可有发热等；如有化脓性病变，则不能顺利愈合。

浅部切割伤要根据伤口的具体情况施行清创和修复。

（1）浅表小伤口的处理：长径 1cm 左右的皮肤、皮下浅层组织伤口，先用等渗盐水棉球蘸干净组织裂隙，再用 70%乙醇溶液或碘伏消毒外周皮肤。可用一条小的蝶形胶布固定创缘使皮肤完全对合，再在皮肤上涂碘伏，外加包扎。一周内每日涂碘伏一次；10 天左右除去胶布。仅有皮肤层裂口，也可用市售的绊创膏（如"创可贴"之类），但仍应注意皮肤消毒。

（2）一般伤口的处理：开放性伤口常有污染，应行清创术（debridement），目的是将污染伤口变成清洁伤口，为组织愈合创造良好条件。清创时间越早越好，伤后 6～8 小时内清创一般都可达到一期愈合。

清创术的一般步骤：

1）先用无菌敷料覆盖伤口，用无菌刷和肥皂液清洗周围皮肤。

2）去除伤口敷料后可取出明显可见的异物、血块及脱落的组织碎片，用生理盐水反复冲洗。

3）常规消毒铺巾。

4）沿原伤口切除创缘皮肤 1～2 mm，必要时可扩大伤口，但肢体部位应沿纵轴切开，经关节的切口应做"S"形切开。

5）由浅至深，切除失活的组织，清除血肿、凝血块和异物，对损伤的肌腱和神经可酌情进行修复或仅用周围组织掩盖。

6）彻底止血。

7）再次用生理盐水反复冲洗伤腔，污染重者可用 3%过氧化氢溶液清洗后再以生理盐水冲洗。

8）彻底清创后，伤后时间短和污染轻的伤口可予缝合，但缝合不宜过密、过紧，以伤口边缘对合为度。缝合后消毒皮肤，外加包扎，必要时固定制动。

如果伤口污染较重或处理时间已超过伤后 8～12 小时，但尚未发生明显的感染，皮肤的缝线暂不结扎，伤口内留置盐水纱条引流。24～48 小时后伤口仍无明显感染者，可将缝线结扎使创缘对合。如果伤口已感染，则取下缝线按感染伤口（infected wound）处理。

（3）感染伤口的处理用生理盐水或呋喃西林等药液纱布条敷在伤口内，引流脓液促使肉芽组织生长。肉芽生长较好时，脓液较少，表面呈粉红色、颗粒状突起，擦之可渗血；同时创缘皮肤有新生，伤口可渐收缩。如肉芽有水肿，可用高渗盐水湿敷。如肉芽生长过多，超过创缘平面而有碍创缘上皮生长，可用无菌手术刀片刮平或用 10%硝酸银液棉签涂肉芽面，随即用等渗盐水棉签擦去。

4. 康复治疗 包括功能锻炼、物理治疗和心理治疗。

5. 基因及基因工程药物治疗 目前尚不具备真正有效的基因治疗方法。研究的热点为：①生长因子基因治疗：目前已构建了包括表皮细胞生长因子、碱性成纤维细胞生长因子及血管生长因子等基因，主要用于促进肉芽组织生长、再上皮化和血管化等；②皮肤干细胞的基因治疗：例如从人皮肤中分离出表皮干细胞培养增殖后用真皮衬底再培养，数周后能形成具有增殖能力的基底细胞层；③基因表达调节：已成为当前人们研究的重点之一，最理想的调控应该是模拟人体内基因本身的调控形式，达到定点插入和生理性调控。20 世纪 90 年代由于解决了多种生长因子基因构建、克隆、表达、高密度发酵及纯化等技术，使基因工程药物临床应用成为可能。已经先后有重组牛和重组人碱性成纤维细胞生长因子、重组人表皮细胞生长因子、重组人血小板生长因子等在临床成功应用，尤其对烧伤、慢性溃疡等创面有较好效果。

第三节　战伤的救治

> **案例 14-3**
>
> 　　患者，男，16 岁，"被枪伤右膝 1 小时"。查体：右膝不能活动，皮肤大量焦黑点、出血，足背动脉搏动好。X 线示：右膝及周围软组织大量铁沙状颗粒。
>
> **问题：**
> 　　1. 患者诊断是什么？
> 　　2. 救治原则是什么？
> 　　3. 该患者具体如何处理？

　　战伤（military injury，war wound）一般是指在战斗中由武器直接或间接造成的各种损伤。现代战争中杀伤武器的种类不断增多使战伤复杂化，冲击伤多、机械伤多、烧伤多、多发伤多、复合伤多和精神创伤多是其特点。战伤相比一般的创伤还具有伤员多、伤情重且复杂和救治环境简陋艰苦等特点。新式武器的开发应用还导致新型战伤的出现，如激光武器、微波武器、次声武器和动能武器等造成的不同类型的损伤，因此，对战伤的救治措施也应有足够的了解和掌握。

一、战伤救治的组织和原则

　　中国人民解放军总后勤部卫生部针对现代战争中战伤的救治制定了基本原则，在救治技术方面应遵循的原则是：①先抢后救；②全面检伤、科学分类；③连续监护与医疗后送相结合；④早期清创、延期缝合；⑤先重后轻、防治结合；⑥局部处理与整体功能调整相结合。我军还将各级救治机构进行了"三区七级"组织体系的阶梯配置，称为分级救治或阶梯治疗。三区包括战术后方区、战役后方区及战略后方区。战术后方区即战区救治，分为连、营、团、师四个阶梯。连、营救护所主要任务是寻找伤员、实施基本火线急救处理如通畅呼吸道、止血、包扎、固定、搬运和后送，

以及止痛、初步抗休克和防感染等。一些新型的器材有助于提高急救效率，如弹簧输液器和气囊型加压输液器可在一线进行补液。多种新型止血材料也已投入使用。对核辐射及化学毒剂伤应进行初步洗消和解毒处理。团、师救护所主要是负责从前方接回伤员、进行早期救治和分类，包括抗休克、手术止血、清创及继续抗感染，留置 1～2 周即可治愈归队的伤员和对核辐射及化学毒剂伤员进行抢救和早期治疗。战役后方区由集团军医院和战区基地医院网络构成，主要负责区域内伤员救治，完善早期治疗及部分专科治疗。战略后方区由总部、军种、军区所属医院及指定的地方医院构成，负责专科治疗和康复治疗。

二、火　器　伤

（一）定义及分类

　　火器伤（fire arm injury）是指以火药作为动力的武器如枪、炮、地雷、炸弹等导致的损伤。其种类主要有子弹伤、弹片伤及二次弹片伤。二次弹片伤指爆炸时所弹起的石块、木块、金属碎片等所造成的损伤。

（二）病理

　　1. 创伤弹道的病理　决定弹道病理的因素主要是子弹、弹片等投射物的动能、速度、质量及飞行稳定性等。其主要致伤机制一是投射物击穿后直接切割和挤压组织形成原发伤道。二是高速投射物的侧冲力使组织在投射物通过后继续运动，形成比投射物直径大 10～20 倍以上的空腔（瞬时空腔），组织急剧移位和回缩塌陷引起损伤。其他致伤因素还有体内继发投射作用和血流扰动作用等。

　　创伤弹道分为 3 区：①原发伤道区：为不规则腔隙，大小、深度取决于投射物的特点，可为贯穿伤（在不同部位有入口及出口）、盲管伤（有入口而无出口）或切线伤（入口与出口间伤道开放呈沟状）。其内充满失活组织、血凝块、渗出物及异物。②挫伤区：紧邻原发伤道，系侧冲力使组织移位造成的挫伤与挤压伤，通常在伤后 2～3 天出现明显炎症，组织坏死脱落，形成比原发伤道大许多的腔隙称为继发伤道。③震荡区：围绕挫伤区，有充血、淤血、出血及血栓形成等。

　　2. 组织器官的损伤特点　脑、脊髓、肝和肾等含水量大，易于传导投射动能，因而损伤重而范围广；肺含气多弹性好，动能传导受限，损伤范围小而程度

轻。胃肠道情况则较复杂，可发生远离部位的黏膜损伤或穿孔；血管如未被直接击中一般不会断裂，但内膜常有损伤而形成血栓。

3. 全身表现 与其他创伤相似。

（三）处理

1. 急救 询问、检查伤情，保持呼吸道通畅、止血、包扎、固定、搬运，强调快速后送并同时进行补液抗休克等处理。

2. 清创 "早清创晚缝合"是应重视的原则。应在 6～8 小时内进行清创，术中应扩大切口以充分显露伤道、清除异物及坏死组织，一般不即时缝合。充分引流 4～7 天后再延期缝合，超过时限一般不再行彻底清创而是减压、引流。但对胸腔、腹腔及关节腔开放伤应立即关闭并引流。对已感染的伤口和因故未能行延期缝合的伤口可在充分引流、伤口清洁、肉芽健康后行二期缝合。二期缝合又分两类：早二期缝合，清创后 8～14 天进行，可直接缝合；晚二期缝合，在清创 14 天后进行，需切除创壁再缝合，必要时行皮肤移植修复。

3. 异物处理 半数以上火器伤伤道内有异物存留，并以金属异物占绝大多数。处理原则是浅而易取的异物在清创时即可取出；关节内、大血管与神经旁、器官内、颅内或椎管内可能造成危害的异物，可立即取出或伤后 2～3 个月再手术取出。化脓病灶及窦道内异物应去除以利愈合，但需在引流控制感染后进行，并应注意勿过多侵扰组织以免感染扩散。

4. 感染防治 正确清创，应尽早使用抗生素及注射破伤风抗毒素或人破伤风免疫球蛋白。

5. 其他治疗 根据情况注意休克、重要脏器功能损伤的防治及营养支持治疗等。注意隐匿性损伤，勿遗漏微小的损伤如钢珠弹、蜘蛛弹爆炸造成的多而细小的伤口。

> **案例 14-3 分析**
>
> 1. 诊断 右膝火器伤。
>
> 诊断依据：枪伤史，皮肤大量焦黑点，X 线示：右膝及周围软组织大量铁沙状颗粒。
>
> 2. 处理原则 战伤救治技术方面应遵循的原则是：①先抢后救；②全面检伤、科学分类；③连续监护与医疗后送相结合；④早期清创、延期缝合；⑤先重后轻、防治结合；⑥局部处理与整体功能调整相结合。
>
> 3. 火器伤处理 ①急救；②清创；③异物处理；④感染防治；⑤其他治疗。该患者具体处理：①清创（清创时应重视"早清创晚缝合"的原则）；

> ②取出异物（原则是浅而易取的异物在清创时即可取出，关节内、大血管与神经旁、器官内、颅内或椎管内可能造成危害的异物，可立即取出或伤后 2～3 个月再手术取出）；③感染防治；④注意隐匿性损伤。

三、冲击伤

（一）定义及病理

由各类炸弹、核武器等超高能武器产生的冲击波所造成的损伤称冲击伤（blast injury）。其致伤机制包括高压高速的冲击波从爆炸中心向四周扩展，导致组织器官的原发性损伤（又称为爆震伤），以及冲击波抛掷人或物体造成机械性损伤。冲击伤的临床特点一是伤情复杂和多处伤。二是往往外伤轻而内伤重，体表可完好或轻伤而内脏已破裂。三是伤情发展迅速，重度冲击伤的伤员伤后早期可能有一个相对平稳的代偿期而随后即急剧恶化。

（二）表现与处理

冲击波造成的爆震伤主要累及听器和内脏，而内脏损伤中尤以肺损伤为常见。在听器可造成鼓膜破裂、听骨链断裂及鼓室积血等，表现为耳鸣、耳痛、外耳道内有出血或渗液、耳聋及眩晕、头痛等。肺是最易被冲击波损伤的器官。爆炸瞬间的高压和爆炸后的一过性负压可产生肺泡壁破裂、肺实质出血、气胸、血胸及肋骨骨折，表现为胸痛胸闷、咳嗽与咯血、呼吸困难和发绀等。体检及胸部 X 线片有助于确诊。冲击伤还可致眼球穿孔、眼内异物、视力模糊甚至失明等。心脏冲击伤则常见心内膜和心肌内出血、心肌纤维断裂，表现为心前区剧痛、心律失常等。腹部冲击伤的特点是常见胃肠、膀胱、肝、脾和肾等脏器破裂而体表损伤却不明显。可经体格检查、腹腔穿刺、B 超等检查确诊。冲击波经颅骨传导可导致脑损伤，高压导致静脉血经颈静脉和椎静脉倒流也是主要的致伤机制，可引起脑充血、出血和脑水肿，表现为意识障碍、情绪异常、失眠及记忆力减退甚至颅高压。冲击波亦可致四肢和脊柱骨折（以长骨干多见）及肢体离断。

处理上首先应注意严密观察，避免误诊重要组织器官损伤。进行抗休克、抗感染治疗，对胸腔脏器损伤应保持呼吸道通畅，分泌物堵塞时可行气管切开，气管痉挛致呼吸困难时可行颈迷走交感神经封闭。以给氧、预防感染、脱水及酒精雾化吸入等防治肺水肿。心脏功能受影响者可酌情使用利尿、强心药物。固定肋骨骨折部位及对气胸和血气胸进行引流。对腹腔脏器损伤应行胃肠减压和腹腔引流，必要时手术探查。

> **案例 14-4**
>
> 　　患者，男，因烟花爆炸致全身受伤 2 小时急诊就诊，查体：HR 110 次/分，BP 100/60mmHg，R 30 次/分，四肢及躯干大面积皮肤稍红、苍白。
>
> **问题：**
>
> 　　此患者外伤特点是什么，救治上要注意什么？

四、创伤复合伤

　　创伤复合伤（combined injury）指同一个体同时或相继受到不同致伤因素的损伤。在战伤中较常见的创伤复合伤有致烧冲复合伤、放射复合伤及化学毒剂导致的化学复合伤等。

　　由于复合伤的各种致伤因素作用常常会相互加强或扩增，因此会造成有多种复合效应的严重损伤，其病理生理紊乱较多发伤和多部位伤更加严重而复杂。表现特点为：①严重休克发生率高；②感染发生早、程度重、时间长，全身感染多见；③多脏器功能障碍多见，尤其是急性肾功能障碍；④死亡率高。对创伤复合伤的诊断应注意在抢救危及生命的紧急情况的同时全面细致诊查，勿被表现突出的伤情所干扰而遗漏重要的损伤，尤其是颅脑及胸腹腔的组织器官损伤。在治疗上应合理安排，重视危重症的抢救并兼顾各类损伤的治疗。

　　1. 烧冲复合伤　炸弹及核武器均可导致烧冲复合伤。其特点为临床经过明显重于同等面积的单纯烧伤，易发生呼吸窘迫综合征、严重感染和肾功能障碍。治疗：①应调整补液量：既要考虑到烧冲复合伤时液体丢失会多于单纯烧伤，也要注意烧伤的大量补液与肺冲击伤需控制输液的矛盾。因此需两者兼顾，在严密监测有无肺水肿表现的情况下力争补足液体。②加强感染防治。③注意保护肾功能。

　　2. 放射复合伤　由核爆炸致伤，包括放烧冲复合伤、放烧复合伤和放冲复合伤。表现为早而重的休克、免疫受损导致的早期脓毒症、造血功能严重受损、代谢紊乱及组织修复障碍等。

　　放射复合伤的诊治强调：①明确核爆炸的方式、当量、距离和防护情况等。淋巴细胞染色体畸变检测可估计放射损伤的程度。同时还应检查复合损伤的情况，防止漏诊。②早期救治中应用盐水、苯扎溴铵等冲洗皮肤（禁用乙醇），还可导泻和洗胃，防止进一步核污染。③抗休克、抗感染。④早期抗放射治疗：

包括抗放射药物应用，进行以红细胞、白细胞为主的成分输血，给予促进造血功能的药物如维生素 B_{12} 和叶酸等。⑤营养支持治疗。⑥手术治疗时机选择：手术可加重病情并可能使放射病极期提前到来，而放射病极期时会出现麻醉异常反应、凝血功能障碍、抗感染能力明显降低及切口不易愈合等危险，因此如情况允许手术治疗应在放射病极期来临之前施行。

　　3. 化学复合伤　指化学毒剂中毒与其他损伤并存，如化学弹爆炸造成创伤与中毒、创伤伤口被毒剂污染等。伤口的存在可使毒剂吸收更快更多，而化学毒剂和创伤可相互加重其致伤作用，使病情危重、复杂、预后不良。如导致严重休克和出血、愈合障碍和恢复缓慢等。

　　化学复合伤的救治原则是：尽快撤离中毒环境，根据情况尽早进行皮肤、伤口洗消及洗胃、催吐等。应用抗毒药剂以防止毒物继续作用和吸收。抗毒治疗与创伤治疗有机结合，对创伤较重而中毒较轻者宜尽早清创。注意观察病情、抗休克、抗感染、抗毒治疗和保护脏器功能。

　　常见的军用化学毒剂为：①神经性毒剂：如沙林、梭曼、VX（维爱克斯）等，多途径吸收，具有致死性与速杀性。有流泪、瞳孔缩小、流涎、多汗、肌肉颤动、呼吸困难及惊厥、昏迷等表现，全血胆碱酯酶活性下降。应清洗染毒部位，静脉内使用阿托品、东莨菪碱、氯解磷定等。②糜烂性毒剂：如芥子气和路易气。可致皮肤、眼及呼吸道的皮肤或黏膜灼痛、水疱、糜烂和坏死。对芥子气可用 5%氯胺溶液、1 : 10 漂白粉液、肥皂水等洗消，路易气则用二巯丙醇油膏和眼膏。抗毒剂有 25%硫代硫酸钠（用于芥子气）和二巯基类（用于路易气）。③刺激性毒剂：包括亚当气和苯氯乙酮等，对眼及呼吸道有强烈刺激，可致眼痛、流泪、喷嚏、呕吐及胸痛等。可用吸入抗烟剂、水及 2%碳酸氢钠进行洗消，治疗可对症处理，对亚当气可用二巯基类。④窒息性毒剂：常见者为光气和双光气，可导致肺水肿和窒息。治疗可用乌洛托品和氧气雾化吸入、氨茶碱、地塞米松等。⑤失能性毒剂，包括 BZ（毕兹）及 EA3834 等，吸入后能阻断神经传导，引起思维和运动功能紊乱。解毒药物有毒扁豆碱、解毕灵等。⑥全身性毒剂：主要有氢氰酸和氯化氰等细胞毒剂。中毒表现为头晕头痛、呼吸困难、惊厥乃至昏迷、死亡。高浓度吸入可在 10～60 秒内即"闪电"般死亡。急救应立即吸入亚硝酸异戊酯并重复使用。静脉内使用硫代硫酸钠、有机钴类如 EDTA 等。

案例 14-4 分析

　　此患者同时受到烧伤和冲击伤，是复合伤。特点是临床经过明显重于同等面积的单纯烧伤，易发生呼吸窘迫综合征、严重感染和肾功能障碍、死亡率高。救治上要注意：①应调整补液量；②加强感染防治；③注意保护肾功能。

3. 各种类型的创伤处理方法各异。

4. 开放性损伤中，早期彻底清创可为组织愈合创造良好条件。

思 考 题

1. 简述创伤急救中应遵循的原则。

2. 影响创伤修复的因素有哪些？

3. 为何清创术一般应在伤后 8 小时内施行？

4. 简述清创的步骤及注意要点。

（余　斌）

学习小结

　　1. 创伤有广义与狭义之分，已成为第四大死亡原因。

　　2. 急救的原则是先抢救生命，后治疗创伤。

第十五章　烧伤、冷伤、咬螫伤

学习目标

1. 了解热烧伤的病理生理变化。
2. 掌握热烧伤面积计算和深度判断方法。
3. 掌握烧伤的现场急救和治疗原则。
4. 熟悉烧伤的初期处理和补液方法。
5. 了解电烧伤的特点和急救。
6. 了解冷伤、咬螫伤的特点和治疗原则。

第一节　热力烧伤

案例 15-1

患者，男，35 岁，全身多处火焰烧伤后 3 小时入院。

患者约 3 小时前在商场买衣服时，因电源线老化而引起楼内起火。火势扩散迅速，患者在脱离火灾现场的过程中，全身多处被火焰烧伤，且吸入较多灼热烟雾。脱离火灾现场后即被送往医院。

体检检查：T 38.2℃，P 118 次/分，R 30 次/分，BP 70/55mmHg，体重 70kg。神志清楚，精神较差，意识淡漠，口渴，肢端湿冷。发育正常，营养中等。面颈、背部、双上肢、双臀部、双大腿、双小腿、会阴部烧伤；头发及眉毛烧焦，鼻毛烧焦缺如，鼻腔有黑色焦炭样物。声音嘶哑，干咳，并咳出少量碳末痰。咽部充血红肿，面颈部肿胀明显。背部创面有多处散在片状焦黄样病变区，痛觉消失，可见肌肉外露。双下肢大部分疱皮脱落，创面微红，红白相间，痛觉迟钝。其余大部创面有大小不等的水疱，疼痛明显。心率增快，心音低弱，呼吸急促，双肺呼吸音增粗。

辅助检查：血常规检查血红蛋白 180g/L、白细胞 16.0×10⁹/L、中性粒细胞 88.9%。尿常规颗粒管型（＋），尿红细胞计数 45 个/μl。血生化检查 K⁺ 4.0mmol/L、Na⁺ 135mmol/L、Cl⁻ 103mmol/L、Ca²⁺ 2.0mmol/L。心电图（ECG）检查心率 118 次/分、窦性心动过速。

问题：

1. 如何估算烧伤创面的面积和判断烧伤创面的深度？如何估计烧伤的严重程度？
2. 如何诊断吸入性损伤？
3. 如何制订烧伤休克的早期补液方案？

由热力、电流、化学物质、放射性等造成的组织损伤泛称为烧伤（burn）。通常所说的烧伤是指比较常见的热力烧伤（thermal injury），是由热力（如火焰、灼热的气体或液体等）引起的组织损伤。

一、烧伤伤情判断

烧伤伤情判断的基本依据是烧伤面积和深度、是否存在吸入性损伤及吸入性损伤的严重程度。

（一）烧伤面积估算

一般采用中国新九分法估算烧伤面积，即将人体全身体表面积划分为 11 个 9%，另加 1% 构成 100% 的体表面积。成人头面颈部占体表面积 9%（1×9%）；双上肢各占 9%（2×9%）；躯干前后各占 13% 及会阴占 1%（3×9%）；臀部及双下肢占 46%（5×9%＋1%）（图 15-1，表 15-1）。

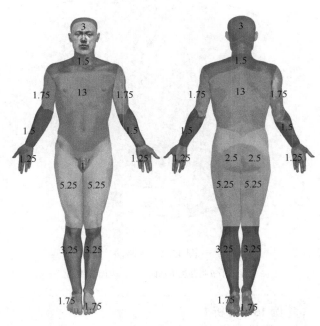

图 15-1　成人体表各部所占百分比示意图

儿童躯干和双上肢体表面积所占百分比与成人相似。但头大下肢小，并且随着年龄的增长而变化，一般按下述方法计算儿童头颈部与双下肢烧伤面积：头颈部面积 =[9 ＋（12- 年龄）]%，双下肢面积 =[46 －（12 － 年龄）]%（表 15-1）。

表 15-1 中国新九分法

部位		占成人体表（%）		占儿童体表（%）
头颈	发部	3		
	面部	3	9	9+（12−年龄）
	颈部	3		
双上肢	双上臂	7		
	双前臂	6	9×2	9×2
	双手	5		
躯干	躯干前	13		
	躯干后	13	9×3	9×3
	会阴	1		
双下肢	双臀	5		
	双大腿	21	9×5+1	9×5+1−（12−年龄）
	双小腿	13		
	双足	7		

不论性别与年龄，患者五指并拢的一个手掌面积约为其体表面积的 1%，如医务人员手的大小与患者接近，可用医务人员手掌估算患者的烧伤面积，此法称之为烧伤面积手掌估算法，用于测算小面积烧伤较为便捷，并可作为九分法的辅助估算方法（图 15-2）。

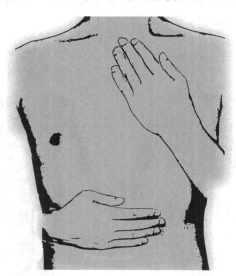

图 15-2 手掌法

注：手五指并拢单掌面积为体表面积的 1%

> **案例 15-1 分析 1**
>
> 患者为成年男性，面颈部烧伤面积 6%、背部13%、双臀部 5%、双上肢 18%、双大腿 21%、双小腿 13%、会阴 1%，估算烧伤总面积应为 77%体表总面积（total body surface aera，TBSA）。

（二）烧伤深度分类

采用三度四分法，即烧伤创面的深度分为 I 度烧伤、浅 II 度烧伤、深 II 度烧伤和 III 度烧伤。I 度烧伤

和浅 II 度烧伤又称为浅度烧伤，深 II 度烧伤和 III 度烧伤称为深度烧伤。

1. I 度烧伤 仅损伤表皮浅皮，生发层健在，创面再生能力强。烧伤创面表皮红斑、干燥，有烧灼感，3～7 天脱屑痊愈，短期内可有色素沉着。

2. 浅 II 度烧伤 损伤累及表皮生发层和真皮乳头层。局部红肿明显、形成大小不一的水疱，内含淡黄色澄清液体，水疱皮剥脱后创面红润、潮湿、疼痛明显。创面上皮的再生依靠残存表皮生发层和皮肤附件（汗腺、毛囊）上皮的增生。如无感染发生，创面一般在 1～2 周内愈合。愈后通常不留有瘢痕，但多数有不同程度的色素沉着。

3. 深 II 度烧伤 损伤伤及皮肤真皮层，介于浅 II 度和 III 度之间，深浅不一，也可有水疱，水疱皮剥脱后创面微红，红白相间，痛觉较迟钝。由于真皮内尚有皮肤附件残存，其增殖后可形成上皮小岛。如无感染发生，可于 3～4 周内逐渐由上皮小岛扩散融合修复创面，愈合后常出现瘢痕增生。

4. III 度烧伤 损伤皮肤全层，甚至深达肌肉、骨骼。创面无水疱形成，呈现蜡白或焦黄色，甚至可以发生碳化，痛觉消失，局部湿度低，皮层凝固性坏死后形成焦痂，触之如皮革，痂下可见树枝状栓塞的血管。由于皮肤及其附件全部烧毁，无上皮再生来源，创面必须依靠皮肤移植修复。局限的小面积 III 度烧伤创面可依靠周围健康皮肤的上皮爬行覆盖并收缩愈合（图 15-3）。

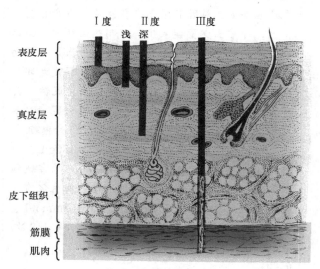

图 15-3 烧伤深度分度示意图

> **案例 15-1 分析 2**
>
> 患者，男，面颈、背部、双臀部、双上肢、双大腿、双小腿、会阴部烧伤。背部创面呈现有多处散在片状焦黄样病变区，痛觉消失，可见肌

肉外露，考虑为Ⅲ度烧伤，多处散在片状焦黄样病变区可用手掌法估算。双侧大腿和小腿大部分疱皮脱落，创面微红，红白相间，痛觉较迟钝，考虑为深Ⅱ度烧伤。其余大部创面均有大小不等的水疱，疼痛明显，考虑为浅Ⅱ度烧伤。因此，本例Ⅲ度烧伤面积为10%，深Ⅱ度烧伤面积34%，浅Ⅱ度烧伤面积33%，烧伤总面积为77%TBSA。

（三）烧伤严重性分度

为了指导临床治疗，需要对烧烧的严重程度做出较为准确的评估。国内通常采用下列分度方法：

1. 轻度烧伤　Ⅱ度烧伤面积在10%以下。

2. 中度烧伤　Ⅱ度烧伤面积在11%～30%，或Ⅲ度烧伤面积不足10%。

3. 重度烧伤　总面积在31%～50%；或Ⅲ度烧伤面积在11%～20%；或Ⅱ度、Ⅲ度烧伤面积不足上述百分比，但已发生烧伤休克等并发症，或伴有呼吸道烧伤和其他较严重和复合伤。

4. 特重烧伤　烧伤总面积50%以上；或Ⅲ度烧伤面积20%以上；或已有严重并发症。

> **案例15-1 分析3**
>
> 患者为成年男性，面颈、胸腹、双臀、双上肢、双大腿、双小腿、会阴部烧伤。经估算Ⅲ度烧伤面积为10%，深Ⅱ度烧伤面积34%，浅Ⅱ度烧伤面积33%，烧伤总面积为77%TBSA，伴有吸入性损伤，属特重度烧伤。

（四）吸入性损伤

除热力直接损伤呼吸道外，吸入灼热烟雾中所含的大量化学物质（如CO、氰化物等）也可对呼吸道产生局部腐蚀和全身中毒作用，故称之为吸入性损伤。在相对密闭的火灾现场，死于吸入性窒息者多于烧伤。严重吸入性损伤的处理是烧伤救治中的突出难题。

吸入性损伤的诊断依据为：①发生热力烧伤的现场相对密闭；②有呼吸道刺激症状，咳出碳末痰，呼吸困难，肺部可有哮鸣音；③面、颈、口鼻周围常有深度烧伤，鼻毛烧焦、声音嘶哑。

> **案例15-1 分析4**
>
> 商场起火，火灾现场相对密闭；面颈部烧伤，并吸入较多灼热烟雾。体格检查：呼吸急促30次/分，鼻毛烧焦缺如，鼻腔有黑色焦炭样物，声音嘶哑，干咳并咳出少量碳末痰，咽部充血红肿明显，双肺呼吸音增粗，诊断为吸入性损伤。

二、病理生理和临床分期

根据烧伤病理生理和临床特点，一般人为地将烧伤的临床过程分为三期，各期均有临床观察与处理的重点。

1. 急性体液渗出期（休克期）　人体组织被热力灼伤后立即出现体液渗出，一般持续到伤后36～48小时。小面积烧伤体液渗出量较少，通过人体代偿不会引起全身有效循环血量的改变；大面积烧伤体液大量渗出丢失，引起机体有效循环血量降低而出现休克。大面积烧伤休克属于低血容量性休克，烧伤后逐步发生，伤后3小时最为明显，8小时达到高峰，之后逐渐趋缓；伤后48小时开始恢复，渗出的水肿液开始回收，血压逐渐平稳，尿量开始增多。根据上述液体丢失规律，烧伤休克早期的补液速度应遵循先快后慢的原则。

2. 感染期　烧伤后体表皮肤生理屏障作用受损或丧失，组织坏死并有液体渗出，致病菌易生长繁殖，故在创面完全愈合前均有发生感染的可能。全身性感染可见于大面积严重烧伤患者，在经受了创伤、休克的重度打击后，严重烧伤患者全身抗感染能力低下，早期即可发生全身性感染，而且预后较差。在伤后2～3周，烧伤所造成的凝固性坏死组织开始出现广泛溶解，发生全身性感染的可能性又趋增大。大面积烧伤创面下发生侵入性感染，创面结痂下致病菌数量明显增多，形成烧伤创面脓毒症，创面表现为晦暗、糟烂、坏死斑等，严重者亦可致死。早期及时有效地纠正休克、早期切痂或削痂植皮修复封闭创面、及时清除坏死组织等均为防止全身性感染的有力措施。深度烧伤创面发生感染后其损伤程度可加重加深，还可出现创周组织蜂窝织炎。

3. 修复期　深度烧伤能够自行修复，深Ⅱ度烧伤靠上皮岛融合修复；Ⅲ度烧伤一般靠皮肤移植修复。

三、治疗原则

小面积浅表烧伤按外科原则：清创、保护创面，能自然愈合。大面积深度烧伤的全身性反应重，治疗原则是：

（1）早期及时补液，维持呼吸道通畅，纠正低血容量休克。

（2）深度烧伤组织是全身性感染的主要来源，应早期切除，自、异体皮移植覆盖。

（3）及时纠正休克，控制感染是防治多内脏功能障碍的关键。

（4）重视形态、功能的恢复。

四、烧伤的现场急救与转送

（一）现场急救

1. 迅速脱离热源、去除致伤原因 发生热力烧伤后，受伤人员应尽快脱离热源，如脱离火灾现场、扑灭燃烧火焰、脱去着火或沸液浸湿的衣裤等；可以就地缓慢翻滚压灭火焰，用水浇灭火或跳入附近水池、河沟内灭火。切忌奔跑呼叫或双手扑打灭火，以免风助火势引起头面颈、双手和呼吸道烧伤。脱离热源后及时用自来水或清洁的凉水淋洗、浸泡、湿敷创面，可阻止热力继续加深创面、缓解疼痛。

2. 保护受伤部位 为避免进一步污染，最好用吸水性好的消毒敷料覆盖包扎烧伤创面，现场无消毒敷料时可利用清洁被单、衣服等做简单覆盖包扎。创面不能涂擦有色外用药物，以免影响对烧伤创面深度的判断。

3. 迅速处置危及生命的紧急情况 烧伤同时合并有窒息、出血、开放性胸部损伤、中毒等紧急情况应给予及时处理；特别要注意保持呼吸道通畅，在条件允许的情况下，对缺氧患者应及时给予面罩吸氧或行气管插管吸氧。合并 CO 中毒者应尽快移至通风处。

（二）转送

（1）轻度烧伤患者现场急救后即可转送。大面积严重烧伤患者原则上应首先在当地医疗机构尽早展开救治，避免早期长途转送。必须转送者也要在休克被控制、全身状态基本稳定之后进行。

（2）确定转送的患者要建立稳妥可靠的静脉输液通道、留置导尿管，以便在转送途中不间断地进行有效的液体复苏治疗。在转送途中根据患者口渴、烦躁、心率、血压、尿量等调整输液速度。

（3）转送过程中要保证呼吸道通畅。大面积烧伤患者最好完成气管切开后再转送。转送过程中还应对复合外伤进行观察和处理。为稳定患者情绪可适量应用镇静、镇痛药。

五、烧伤早期处理

烧伤患者入院后，如有明显疼痛可给予镇静止痛药物，酌情进食，依据烧伤面积大小选用口服或静脉补液，制订液体复苏方案，选用抗生素，预防性使用破伤风抗毒素。Ⅰ度烧伤一般只需保持创面局部清洁，Ⅱ度以上烧伤则需行创面清创术。

烧伤创面清创术包括剃除创面周围毛发、清洁创面周围健康皮肤、用灭菌或消毒液冲洗创面、去除创面污垢和异物、包扎创面。面颈与会阴部烧伤创面不适宜包扎而予以暴露。浅Ⅱ度烧伤完整的水疱皮应予以保留，已破裂、脱落的水疱皮或深度烧伤的水疱皮均应去除。

中、重度烧伤按以下程序处理：①仔细询问采集烧伤病史，记录血压、脉搏、心率、呼吸、体重；留置导尿管并开始观察记录每小时尿量、尿比重、尿 pH 等。②尽快建立稳妥可靠的静脉输液通道并开始液体复苏。③重度烧伤患者或有严重吸入性损伤者应及早行气管切开。④清创并同时进行烧伤伤情判断、仔细检查有无复合伤、有无环形焦痂压迫等。⑤根据伤情判断，制订补液复苏计划及烧伤休克早期防治措施。

六、烧伤休克

烧伤休克为低血容量性休克，临床表现与失血性休克相似，防治的关键在于早期预防和早期诊断。烧伤休克发生后如不能尽快得到控制可明显增加各种后续治疗的难度。休克期度过不平稳者常由于补液延迟、长途转送或因气道通畅问题未予解决等。较长时间的组织缺血缺氧，既容易引发感染，又广泛损害了多个内脏，从而影响全病程的平稳以及能否成功救治。

（一）临床表现与诊断

临床表现与诊断：①心率增快、脉搏细弱、听诊心音低弱；②测量血压：早期脉压变小、随后血压下降；③呼吸浅、快；④成人尿量低于 20ml/h；⑤口渴难忍，小儿尤其明显；⑥烦躁不安，是脑组织缺血缺氧的表现；⑦周围静脉充盈不足、肢端湿冷，患者述畏寒；⑧实验室检查有血液浓缩、低血钠、低蛋白、酸中毒等改变。

> **案例 15-1 分析 5**
> 患者 P 118 次/分、R 30 次/分、BP 70/55mmHg，口渴，心率增快，心音低弱，呼吸急促，肢端湿冷。心电图（ECG）检查：HR 118 次/分，窦性心动过速。Na^+ 135mmol/L。诊断为烧伤休克。

（二）治疗

1. 早期补液方案 按照烧伤患者的烧伤面积和体重计算补液量。在烧伤后第一个 24 小时内，每 1%烧伤面积（Ⅱ度、Ⅲ度）按每公斤体重应补充胶体液和电解质液量共 1.5ml（小儿 0.2ml）。胶体液（血浆）和电解质液（平衡盐液）的比例为 0.5∶1；广泛深度烧伤或特重烧伤此比例可改为 0.75∶0.75。另加 5%葡萄糖液补充需要水分量 2000ml（小儿另按年龄、体重计算）；总量的一半应于伤后 8 小时内输入，另一半于以后 16 小时输入。烧伤后第二个 24 小时内补胶体和电解质液的量为第一个 24 小时的一半，补充需要的水分量仍为 5%葡萄糖溶液 2000ml。

> **案例 15-1 分析 6**
> 　　烧伤总面积为 77%TBSA、体重 70kg，烧伤后第一个 24 小时应补充液体总量为：77×70×1.5＋2000=10 085ml。因属于特重烧伤，其胶体液输入量为 77×70×0.75=4042.5ml，电解质液 77×70×0.75=4042.5ml，补充水分需要量为 5%葡萄糖溶液 2000ml，输入速度先快后慢。第二个 24 小时胶体液量减半为 2021ml、电解质液量减半为 2021ml，补充水分需要量仍然为 5%葡萄糖溶液 2000ml。

常用胶体溶液有血浆、全血、血浆蛋白和血浆代用品，一般以血浆为首选。在血浆来源困难的情况下，可选用血浆增量剂如右旋糖酐，但用量不宜超过 1000ml，并尽快以血浆取代。白蛋白溶液价格较高且缺乏球蛋白、凝血因子等，也只是在无血浆供给的情况下使用。平衡盐溶液是最为理想的电解质溶液，其渗透压、电解质、缓冲碱含量及 pH 均与血浆相似，可以避免单纯输入氧化钠溶液引起的高氯血症，并纠正或减轻烧伤休克引起的代谢性酸中毒。在深度烧伤面积较大的情况下常常出现明显的代谢性酸中毒或血红蛋白尿，输入液体成分中应增配等渗碱性溶液（1.25%碳酸氢钠溶液或 1/6mol/L 乳酸钠溶液），以纠正代谢性酸中毒并碱化尿液，避免血红蛋白降解产物在肾小管沉积。胶体、电解质溶液和水分应交叉输入，尤其要注意避免自开始就输入大量水分而加重低钠血症。低钠血症可导致脑细胞"水中毒"，小儿反应明显，表现为神志恍惚、高热、呕吐、惊厥、昏迷甚至死亡。

2. 输液速度与输液成分的调整 因患者伤情和个体的差异，在抗休克过程中应及时根据患者临床表现、观察记录结果，适时分析调整输液速度与成分。观察项目应包括：①尿量：要求成人尿量均匀维持在 30～50ml/h，低于 20ml/h 应加快补液；高于 50ml/h 则放慢补液速度。有血红蛋白尿者尿量要求偏多；有心血管疾病、复合脑外伤或老年人则尿量要求偏低。②神志：神志清楚、安静合作可视为循环良好。③末梢循环：肤色红润、肢体温暖、脉搏心跳有力、静脉和毛细血管充盈良好为末梢循环良好的表现。④血压、心率：应维持收缩压在 12.0kPa（90mmHg）以上，脉压在 2.6kPa（20mmHg）以上，心率在 120 次/分以下。⑤呼吸：维持呼吸平稳，如有呼吸增快应考虑是否有缺氧、代谢性酸中毒、肺水肿、急性肺功能不全等，应及时调整补液方案。⑥有无烦渴：口渴原因复杂，一般不以此作为加速补液的依据，但有烦渴时应加快补液速度。⑦血液浓缩：大面积严重烧伤早期血液浓缩常常难以完全纠正，如不明显且循环情况良好无须强行纠正，以免输液过量。⑧中心静脉压：应维持在 0.784～1.176kPa（8～12mmH$_2$O），一般血压低、尿量少、中心静脉压低表明回心血量不足，应加快补液速度；中心静脉压高而血压低，多表明心输出能力差，应慎重补液。

3. 其他治疗措施 酌情应用镇静、镇痛药物对防治休克有一定作用。经上述积极治疗仍不能有效控制休克时，应考虑其他药物治疗，如应用强心药物、血管活性药物、肾上腺皮质激素等药物，及时处理并发症。

七、烧伤全身性感染

全身性感染是烧伤较常见的并发症，也是大面积烧伤致死的主要原因，病死率高达 60%。感染如未能控制，其结果是内脏并发症接二连三，终因脓毒性休克、多器官功能衰竭而死亡。引起烧伤全身性感染的常见致病菌有金黄色葡萄球菌、铜绿假单胞菌和肠道革兰氏染色阴性杆菌。烧伤全身性感染的发生与烧伤休克的严重程度及是否得到及时纠正密切相关。发生途径也是多方面的，包括创面直接感染、肠源性感染及其长期静脉输液静脉留置导管感染等。临床需要密切观察病情变化才能做出早期诊断。

（一）诊断

诊断：①体温变化：出现较早，体温骤升或骤降，起病时常伴有寒战。体温不升者提示革兰氏阴性杆菌感染。②精神症状：出现也较早，可兴奋多语、定向障碍，随后可出现错觉妄想，甚至躁动，也可表现为嗜睡、淡漠，甚至昏迷。③心率加快（成人 140 次/分以上）。④呼吸改变：呼吸急促，严重者出现成人呼吸窘迫综合征。⑤创面改变：创面周围急性炎症浸润明显、渗出增多、创缘变锐、创面加深、生长停滞、腐败恶臭、出血点增多或出现出血斑。⑥消化道症状：食欲减退、恶心腹胀。⑦实验室检查：白细胞计数骤升或骤降、中性粒细胞中毒颗粒增多，其他如尿素氮、肌酐清除率、血糖、血气分析等可发生异常改变。⑧血压下降多属晚期症状。

（二）防治

烧伤全身性感染的预后严重，关键在早期诊断和治疗。烧伤全身性感染的成功防治，关键在于对其感染发生和发展的规律性认识。应理解烧伤休克和感染的内在联系，及时积极地纠正休克，维护机体的防御功能的重要性。因此烧伤全身性感染防治原则与措施应包括全身支持疗法、及时消除与杜绝感染来源、精心护理与无菌隔离、合理有效应用抗菌药物等。

1. 全身支持疗法　①鼓励患者树立战胜伤痛的信心和决心，积极配合治疗，确保患者有足够的睡眠与休息。②积极预防烧伤休克的发生，已发生烧伤休克者应及时给予纠正，并设法减轻休克的程度和缩短休克的病程。③纠正水和电解质代谢紊乱：常见有脱水、低钾血症、代谢性酸中毒等。每日补充水分，一般维持尿量在 1000ml/d；及时补钾；根据血气分析检测结果纠正酸碱平衡紊乱。④加强营养：烧伤患者能量消耗大，应设法予以补充营养。大面积烧伤患者可少量多次输注复方氨基酸、脂肪乳、全血等。加强营养有助于防止发生贫血和低蛋白血症，增强患者抗感染能力和愈合能力。

2. 及时消除与杜绝感染来源　烧伤创面是全身性感染致病菌的主要来源，烧伤创面损伤程度越深越有利于感染的发生与发展。积极正确处理创面是消除与杜绝感染来源的最重要措施，尤其对深度烧伤创面应尽早进行切痂或削痂，皮片移植覆盖修复创面，愈合后即可消除感染的来源。

3. 精心护理与无菌隔离　烧伤患者护理工作量大，护理工作的好坏直接影响治疗效果。要遵守无菌操作原则，设法保持静脉通道稳妥可靠；做到气管插管护理耐心细致、安全正确使用翻身床、出入量记录详实可靠等，都有利于大面积烧伤患者的临床治疗与康复。进行暴露疗法的大面积烧伤患者为防止或减轻创面感染，应实施无菌隔离，重点是接触隔离。室内定时通风保持干燥，医护人员要勤洗手，操作时戴手套，使用物品都要特别注意除污、消毒、灭菌等。

4. 合理有效应用抗菌药物　小面积浅度烧伤可不用或短期应用抗菌药物，大面积深度烧伤要尽早应用抗菌药物，用药时间也较长。可根据创面分泌物性状和细菌培养结果选用抗菌药物。发生全身感染时抗菌药物的使用要及时、足量、联合；感染控制后要及

时停药，不能完全依赖体温来决定是否停用抗菌药物，因创面未痊愈前难免有一定程度的体温升高。长时间使用广谱抗生素可造成菌群失调或二重感染。

八、烧伤创面处理

Ⅰ度烧伤除保持创面清洁、保护烧伤局部外，一般无须特殊处理。小面积或肢体浅Ⅱ度烧伤多采用包扎疗法，水疱皮完整应予保存，亦可抽出水疱液后消毒包扎，水疱皮可保护创面并利于创面愈合；应注意肢体包扎不宜过紧。

大面积烧伤、面颈部和会阴部烧伤采用暴露或半暴露疗法；采用暴露疗法时室温要保持在 30℃ 以上，易于创面保持干燥。深Ⅱ度以上深度烧伤应尽早去痂植皮修复。手术去痂分为切痂和削痂。切痂主要用于Ⅲ度及手、关节等功能部位的深度烧伤，切痂平面除手背和颜面外一般达深筋膜浅层，切痂后创面自体皮片移植修复；深Ⅱ度度烧伤早期可行脊痂术，方法与用滚轴刀切取皮片相似，削痂削除了坏死组织，使创面变得新鲜，在新鲜创面上进行皮片移植或敷料包扎后创面易于愈合。大面积烧伤患者残存正常皮肤很少，覆盖创面可采用大张异体皮开洞嵌植小块自体皮，也可采用异体皮下移植微粒自体皮。此外，为解决创面覆盖难题，人表皮培养技术有较快发展并有成功应用于临床的报道，对人工皮肤也有较多研究并已有产品在临床使用。

烧伤创面局部均需涂抹外用抗菌药物，常用药物为磺胺嘧啶、磺胺米隆等。创面避免涂用深色药物以免影响创面观察。已感染烧伤创面更应积极换药，局部可用湿敷、淋洗、浸泡等方法充分引流，彻底去除坏死组织，及时予以覆盖，全身应用抗生素。

九、皮肤移植术

皮肤移植是临床应用最多的组织移植，主要用于修复皮肤与其下的组织缺损，以及矫正外部畸形等。自体皮肤移植分为游离皮肤移植和带蒂皮肤移植两大类；前者称为游离皮片移植，后者称为皮瓣移植。同种异体皮肤移植只能短期存活，异种皮肤则存活时间更短，只能起到临时覆盖创面的作用。

（一）游离皮肤移植（皮片移植）

1. 移植皮片的厚度及特点　分为 4 种：①刃厚皮片，厚皮片，厚度为 0.15～0.25mm，包含表皮和部分真皮乳头层。刃厚皮片移植后易于成活但远期收缩明显，不耐磨；供皮区损伤轻微易于愈合，可以重复取皮。②中厚皮片：厚度 0.3～0.6mm，包含

表皮和真皮的 1/3～1/2 厚度，移植后较易成活，适用于关节、手背等功能部位的修复。③全厚皮片：含皮肤全层，存活后远期效果好，其弹性、色泽等近似正常。但全厚皮片取皮量有限，如大块切去则供皮区缺损难以缝合，需另行植皮修复。④保留真皮下血管网皮片：包括全层皮肤、真皮下血管网、少量皮下脂肪，是游离皮肤移植最厚的一种。适用于皮肤全层缺损、轻度凹陷部位的修复。

2. 移植皮片的切取方法 ①滚轴式取皮刀切取法：主要用于刃厚皮片的切取，也可用于中度皮片的切取。②鼓式切皮器切取法：主要用于各种厚度的中厚皮片的切取。③手术刀切取法：主要用于全厚及保留真皮下血管网皮片的切取。

3. 烧伤植皮的常用方法 ①大张中厚（厚断层或薄断层）自体皮片移植：常用于手等功能部位切痂或削痂后的创面、清创彻底的肉芽创面、颜面部深度烧伤创面。皮片成活后外观质地较好。②小片或邮票状刃厚、薄断层自体皮片移植：多用于自体皮来源充足的中小面积烧伤、深度烧伤切痂或削痂后的创面修复。皮片成活后瘢痕增生较少。③点状刃厚皮片移植：易于成活，适用于大面积烧伤创面修复，皮片成活后瘢痕增生较多，外观及功能欠佳，颜面、功能部位不适用。④大张异体皮开洞嵌植小片自体皮：广泛深度烧伤大面积切痂或削痂后创面覆盖。⑤网状自体皮移植：将切取的大张中厚自体皮片戳出均匀密集的孔洞，舒展拉开皮片呈网状移植于创面，四周缝合固定。适用于大面积切痂或削痂后创面覆盖。⑥微粒皮移植：适用于广泛深度烧伤患者大面积切痂或削痂后创面修复。方法是将断层自体皮片剪成 1～2mm 直径的微粒，均匀地撒布于创面，外敷大张异体皮，微粒自体皮成活扩张后覆盖创面，异体皮脱落。

（二）带蒂皮肤移植（皮瓣移植）

1. 皮瓣移植适应证 ①主要用于深部组织外露创面的修复，如深度烧伤或严重电击伤后深部大血管、神经甚至骨关节外露的修复。②烧伤后鼻、耳廓等缺损的再造修复。③烧伤或电击伤后洞穿性缺损的再造修复。④外观或功能要求较高部位的修复治疗。

2. 移植皮瓣的分类 分为任意皮瓣和轴型皮瓣两大类。任意皮瓣的设计一般遵循 1.5：1 的长宽比，不要跨越人体正中线，转移时注意蒂部不能扭转。皮瓣蒂部含有知名血管的皮瓣称之为轴型皮瓣，常见的有岛状皮瓣、肌皮瓣、游离皮瓣等。

3. 皮瓣移植的并发症 ①感染：感染发生后皮瓣可部分或全部坏死。②血肿或血清肿：术中彻底止血、术后充分引流可以预防其发生。③皮瓣撕脱：术后应包扎固定牢靠，密切观察；如已发生需二次手术缝合固定。④皮瓣血运障碍：动脉性血运障碍主要表现为皮瓣缺血，静脉性血运障碍表现为皮瓣淤血肿胀。皮瓣发生血运障碍需及时处理，如应用血管活性药物、拆除部分缝合线、解除皮瓣蒂部受压或扭转等。

案例 15-1 分析 7

　　诊断：①火焰烧伤 77%TBSA（浅Ⅱ度 33%、深Ⅱ度 34%、Ⅲ度 10%）；②吸入性损伤；③烧伤休克。

　　诊断要点：

　　（1）全身多处火焰烧伤病史。

　　（2）背部创面呈现有多处散在片状焦黄样病变区，痛觉消失，隐约可见肌肉外露。

　　（3）双侧大腿、小腿大部分疱皮脱落，创面微红，红白相间，痛觉较迟钝。

　　（4）大部分创面均有大小不等的水疱，疼痛明显。

　　（5）鼻毛烧焦缺如、鼻腔有黑色焦炭样物、声音嘶哑、干咳并咳出少量碳末痰、咽部充血红肿、面颈部肿胀较明显。

　　（6）P 118 次/分、BP 70/55mmHg、心率加快，口渴，心音低弱，肢端湿冷。心电图（ECG）检查：HR 118 次/分，窦性心动过速。

　　治疗原则：

　　（1）住烧伤重症病房，尽快建立稳妥可靠的静脉输液通道。急查血常规、血生化、血气分析、血型、交叉配血等；留置导尿、进行烧伤特别护理，详细记录出入量等。

　　（2）尽早行气管切开、保持呼吸道通畅。

　　（3）及时开始烧伤休克液体复苏治疗。

　　（4）注射破伤风抗毒素预防破伤风。

　　（5）病情平衡后行创面早期处理，清创后选择包扎或暴露疗法。

　　（6）早期、足量、联合应用抗菌类药物。

第二节　电烧伤和化学烧伤

一、电　烧　伤

电烧伤（electric burn）主要包括电弧烧伤和电接触烧伤，是电能转化成热能而引起的组织损伤。电弧烧伤的临床特点和急救治疗与火焰烧伤基本相同；电接触烧伤为电流进入人体后转化为热能所造成的深部组织损伤。本章重点介绍电接触烧伤。

（一）致伤机制

电流对人体组织细胞造成损伤的严重程度取决于进入人体电流强度的大小、电流的性质、电压的高低、人体触电的部位、触电时间的长短等。进入人体的电流强度大、电压高、触电时间长则造成的组织损伤重。电流转化为热能的多少取决于电流所经过组织电阻的大小，电流通过电阻大的组织时局部产生热能也大；人体组织电阻大小依次为：骨骼、脂肪、肌腱、皮肤、肌肉、血液和神经。因电阻大小不一，局部损害程度有所不同。如骨骼的电阻大，局部产生热能也大，故其周围可出现"套袖式"坏死。体表的电阻又因皮肤的厚薄和干湿情况而异。如手掌、足掌因角质层厚，电阻也高；皮肤潮湿、出汗时，因电阻低，电流易通过，迅速沿电阻低的血管运行，全身性损害重；反之皮肤干燥者，局部因电阻高，损害也较重，但全身性损害相对减轻。"入口"处邻近的血管易受损害，血管进行性栓塞常引起相关组织的进行性坏死和继发性血管破裂出血。电流通过肢体时，可引发强烈挛缩，关节屈面常形成电流短路，所以在肘、腋、膝、股等处可出现"跳跃式"深度烧伤。此外，交流电对心脏损害较大，电流通过脑、心等重要器官，后果较重。

总之电流穿过皮肤进入人体后，迅速沿电阻低的血液和血管神经前行，导致全身性损伤；局部血管壁变形和血栓形成。也可造成关节屈面烧伤。

（二）临床表现

1. 全身损伤 轻者恶心、心悸、头晕、短暂意识障碍；严重者可立即发生神志丧失、室颤、呼吸心跳骤停，经及时抢救多可恢复。

2. 局部损伤 电流通过人体有"入口"和"出口"。入口损伤重于出口，皮肤烧伤面积一般不大，呈椭圆形状，中心部位炭化。电烧伤对人体组织破坏严重，损伤可深达骨骼、肌肉等，故电烧伤后常常发生组织的进行性坏死，一般在伤后一周坏死范围明显增大。临床可表现成群肌肉、骨骼甚至肢体坏死；组织坏死后局部大血管可自发破裂而继发大出血。局部坏死组织容易发生严重感染，如并发气性坏疽则可造成更为严重的后果。

（三）救治

1. 早期处理

（1）急救：立即使用不导电物体如木棍拨开电源、关闭电闸，尽快使触电者脱离电源。有心跳和呼吸骤停者立即进行心肺复苏，并心电监护2～3天。

（2）液体治疗：液体补充量要多于体表烧伤面积估算量，因除皮肤烧伤外常有深层组织严重损伤。另外可能发生广泛肌肉与红细胞破坏而释放大量血（肌）红蛋白，出现严重血（肌）红蛋白尿，在酸中毒的情况下血（肌）红蛋白容易沉积于肾小管，促使急性肾衰竭的发生。为保护肾功能输入液体中要增加碱性溶液以适当碱化尿液，输入甘露醇利尿也可保护肾功能。

（3）早期切开减压：尽早行筋膜和焦痂切开有利于减轻筋膜腔内和焦痂水肿压力，改善局部血液循环，减少组织坏死。

2. 清创 应在电烧伤后10天内尽早清创，彻底切除坏死失活组织。坏死皮肤组织切除后，无深部组织暴露者可行游离皮肤移植修复；如有肌腱、血管、神经甚至骨骼深部组织外露，应行皮瓣移植修复。电烧伤部位广泛或一次清创难以彻底时，可考虑分次逐渐清创，延迟植皮或二期皮瓣移植修复。电烧伤患者的损伤血管有随时破裂而发生继发性大出血的可能，故入院后床旁应备有止血带、急症手术包等。当发生紧急出血时，用止血带止血或即刻床旁手术结扎破裂血管止血。

3. 抗生素 电烧伤为开放性损伤，伤后应常规注射破伤风抗毒素。早期全身应用较大剂量的抗生素（可选青霉素）。因深部组织坏死，局部供血、供氧障碍，应特别警惕厌氧菌感染，局部应暴露，用过氧化氢溶液冲洗、湿敷。

二、化 学 烧 伤

化学烧伤（chemical burn）除由化学物质与人体接触部位发生化学反应释放热能引起人体组织损伤外，某些化学物质尚具有特殊的致伤机制。化学烧伤的严重程度取决于致伤化学物质的性质、浓度、接触量及接触时间。处理时应了解致伤物质的性质，方能采取相应的措施。本节介绍一般的处理原则与常见的酸、碱烧伤及磷烧伤。

（一）一般处理原则

一旦发生化学烧伤，立即解脱被化学物质浸渍的衣物，连续大量清水冲洗伤处。特应注意眼部与五官的冲洗，因损伤后可因而致盲或其他后果。急救时切勿盲目使用中和剂，除耽误时间外，还可因匆忙中浓度选择不当或中和反应中产热而加重损害。早期输液量可稍多，加用利尿剂以排出毒性物质。已明确为化学毒物致伤者，应选用相应的解毒剂或对抗剂。

（二）酸烧伤

酸烧伤多由硫酸、盐酸、硝酸等引起。高浓度酸可使组织蛋白发生凝固性坏死、组织脱水，一般无水疱形成，伤后快速形成的焦痂限制了酸间深部组织的侵蚀。硫酸烧伤后焦痂呈深棕色，硝酸为黄棕色，盐酸为黄色。早期判断深度较困难，一般焦痂颜色越深则烧伤越深。急救时可用大量清水冲洗烧伤部位，其他处理与热力烧伤基本相同。

氢氟酸为氟化氢的水溶液，有溶解脂肪和脱钙的作用，侵入深层可引起软组织和骨骼坏死，有剧烈疼痛。早期处理除用大量清水冲洗外，可用氧化锌甘油软膏涂抹，氯化钙或硫酸镁湿敷，也可于创周浸润注射加入 1%普鲁卡因溶液的 5%～10%葡萄糖酸钙注射液 $0.5ml/2cm^2$，使氟氢酸化合成氟化钙，以减轻损伤。

（三）碱烧伤

氢氧化钠（钾）、氨水等强碱作用于组织可使组织脱水，与组织蛋白形成碱性复合物，被脂肪组织皂化可产热，造成对组织的进一步损伤。碱离子可向周围及深层组织穿透，故碱烧伤后创面可继续扩大和加深。强碱烧伤创面呈黏滑或皂状焦痂，色潮红，有小水疱，一般都较深。焦痂或坏死组织脱落后创面凹陷，经久不愈。碱烧伤后大量清水冲洗创面，一般不用中和剂。

（四）磷烧伤

白磷与空气接触可自然而引起热力烧伤。磷氧化产生 P_2O_3 和 P_2O_5，为强氧化剂，遇水后形成磷酸与次酸可引起酸烧伤。经创面吸收或呼吸道吸入可引起广泛内脏损害和全身中毒。

现场急救应立即去除污染衣物，以浸湿敷料覆盖创面，防止残留磷颗粒自燃。尽快去除创面上的磷及化合物磷酸。清创时可用 1%硫酸铜溶液涂抹经大量清水冲洗后的创面，残余磷颗粒形成不再燃烧、黑色无毒的磷化铜，便于识别清除。磷易溶于油质而被吸收，故伤口忌用油纱敷料，可用 3%～5%磷酸氢钠溶液湿敷料包扎。深度烧伤创面应尽快清创后植皮修复。加大输液量、静脉滴注葡萄糖酸钙及利尿剂可减轻全身磷中毒。

第三节 冷 伤

低温引起的人体局部或全身性损伤称为冷伤（cold injury），分为冻结性冷伤、非冻结性冷伤。

一、冻结性冷伤

冻结性冷伤（frost cold injury），是由冰点以下低温所造成，包括局部冻伤（frost bite）和全身冷伤（又称冻僵）。

（一）局部冻伤

局部冻伤是狭义的冻结性冷伤，多发生于意外事故、战时、接触液氮等制冷剂。局部冻伤在细胞水平上有冰晶形成，且有细胞脱水及微血管闭塞等改变。

1. 病理特点 人体局部组织接触生物冰点 $-3.6～2.5℃$ 以下低温时，血管发生强烈收缩。如接触时间过长或接触温度过低，细胞内、外液形成冰晶，细胞可脱水、变性，血液高凝、血栓形成。冻伤复温后局部血管扩张、充血、渗出，细胞肿胀、破裂。损伤局部炎症反应剧烈，组织缺血缺氧，发生坏死。

2. 临床特点

（1）Ⅰ度冻伤：损伤表皮层。局部充血、水肿，呈现红色或紫红色。复温后皮肤热而干燥，自觉局部痒感、灼热、麻木，数日后自愈。

（2）Ⅱ度冻伤：损伤真皮层。有水疱形成，水疱周围组织充血、水肿。疼痛明显，也可自愈。

（3）Ⅲ度冻伤：损伤累及全层皮肤，以及皮下组织。形成厚壁水疱，水肿明显，皮肤呈紫红、发绀或青紫色。

（4）Ⅳ度冻伤：损伤累及肌肉和骨骼。皮肤紫蓝色、青灰色。无水疱或出现少量小的血性水疱。水肿出现较晚但较明显。局部组织温度低，痛觉和触觉丧失。2～6 周后干性坏死脱落形成残端或创面，合并感染后组织发生腐烂或湿性坏死，合并气性坏疽则危及生命。

3. 治疗

（1）急救和复温：尽快脱离低温环境和冰冻物质，温水化解冻结衣裤、鞋裤后将其去除。急救的关键是迅速复温，但不能用高温火炉烘烤。一般快速复温的方法为：用 40～42℃恒温温水浸泡冻伤部位，时间 30 分钟左右可使体温接近正常。浸泡时间不宜过长，浸泡时可适当按摩局部。如疼痛剧烈，可服用镇静或镇痛药物。

（2）局部治疗：Ⅰ度冻伤保持创面清洁干燥，数日后自愈。Ⅱ度冻伤经复温、清创后给予包扎或暴露，疑有感染者局部应用抗菌药物。Ⅲ度、Ⅳ度冻伤待其坏死组织界线清楚时予以彻底清创，根据组织缺损深度和范围选择修复方式，并发肢体湿性坏疽或气性坏疽者常需要截肢。

（3）全身治疗：①注射破伤风抗毒素。②应用改善肢体血液循环的药物和活血化瘀的中药。③全身应用抗生素防治感染。④支持疗法：补充热量、蛋白质、维生素等。

（二）全身冷伤

全身冷伤又称冻僵，是由于人体全身长时间处于低温环境中，如长时间在野外暴风雪低温环境中发生全身冻伤时，体温由表及里逐渐降低所致。当人体中心体温（肛温）低于 35℃以下时称体温过低，即冻僵。

1. 临床特点　人体中心体温（肛温）过低时，多数人难以控制自己的动作，肢体乏力、僵硬；逐渐出现意识模糊、判断力差、昏迷、血压下降、心率和呼吸减慢；以致昏迷、心律失常、呼吸抑制，最终心跳、呼吸停止。得到救治后常出现肺炎、肺水肿、心肾功能不全、休克、脑水肿等并发症。

2. 救治　救治原则为尽快复温，复温过程中要监护生命体征。可用温暖棉被、毛毯包裹、口服热饮料等进行被动复温；如被动复温体温升高不满意可考虑主动复温，将患者浸泡在40℃热水中，或用电热毯复温；吸入加热加湿空气或氧气，有利于心、肺等生命器官的功能恢复。做好复温后脏器并发症的早期诊断与治疗，重视局部冻伤创面的处理。

二、非冻结性冷伤

非冻结性伤发生于冰点以上（0~10℃）的低温和潮湿环境。常见有冻疮（chilblain）、冷伤战壕足（french foot）和浸渍足（immersion foot）等，多有个体易感因素。

（一）冻疮

我国入冬和初春季节常见冻疮。其好发于身体暴露部位和肢体末梢，手足多见。病变为真皮血管炎症反应，即血管扩张、充血、渗出。起病时皮肤出现红斑、发绀、发凉、肿胀，有灼热、灼痛感。可出现水疱，合并感染后形成浅表溃疡或糜烂。无感染发生者一般在离开低温环境后可自愈。温水浸浴、局部涂抹防冻霜剂和1%呋喃西林霜剂可加快愈合。

（二）冷伤战壕足和浸渍足（手）

冷伤战壕足于低温、潮湿的壕沟停留时间过长后发生；浸渍足（手）则是长时间在冷水中浸泡所引起，较多见于海员、渔民、水田劳作及施工人员。下肢长

时间姿势固定、缺乏活动，血液循环差也是重要的发病诱因。病变肢体血液循环紊乱、血栓形成，组织变性坏死。冷伤战壕足早期血管充血明显，晚期肌肉变性、坏死、蜂窝织炎。浸渍足早期足背发亮肿胀、动脉搏动消失，充血出现水疱，皮温下降，重者组织坏死。浸渍手局部可出现水肿、起疱，乃至形成溃疡，常伴发蜂窝织炎、淋巴结炎甚至组织坏死。治愈后组织对寒冷特别敏感，受冷刺激肢端常发紫。

预防措施包括避免长时间在冷水少潮湿环境中停留、寒冷环境作业时穿戴防水防寒服装鞋帽、肢体多做运动等。治疗原则为快速复温、预防感染、恢复肢体血液循环和对症处理。

第四节　咬 螫 伤

一、兽、畜类咬伤

兽、畜类咬伤是常见外伤。农村牧区多为犬、猪、马、猫、鼠等咬伤。城市家养宠物明显增多，以宠物犬、猫等动物咬伤多见。兽、畜类咬伤后伤口污染严重，污染细菌主要来自动物口腔、爪甲，致病菌可为需氧菌也可为厌氧菌，如葡萄球菌、溶血性链球菌、大肠埃希菌等，容易继发感染。咬伤后要立即清创，清除一切失活组织和异物，以生理盐水反复冲洗伤口，再用3%过氧化氢溶液冲洗，这对较深伤口尤为重要。一般伤口清创后不予缝合。必须于伤后12小时内注射破伤风抗毒素，早期应用青霉素、甲硝唑等抗菌药物预防继发感染。兽、畜类咬伤后并发的传染病以狂犬病最为常见，而且预后差。判定咬伤人的动物是否有狂犬病是决定治疗与预后的关键。一般观察伤人动物两周未出现狂犬病症者可不用预防治疗。肯定或高度怀疑被患有狂犬病的动物咬伤者，要敞开伤口，进行主动免疫和被动免疫。被动免疫为 20IU/kg 的人抗狂犬病免疫球蛋白半量伤口局部浸润注射，半量臀部肌内注射；主动免疫是用狂犬病疫苗，共接种 5 次，每次 2ml 肌内注射，于伤后 1 天、3 天、7 天、14 天和 28 天完成。此外，猫抓咬后可引起巴尔通体（Bartonella henselae）感染，其病原菌为革兰氏阴性小棒杆菌。该病主要表现为发热、皮肤病损与淋巴结肿痛。病程常为自限，对免疫低下，可口服强力霉素或利福平治疗，有全身反应者可静脉滴注庆大霉素进行治疗。

二、蛇 咬 伤

被无毒的蛇咬伤无须特殊处理。毒蛇咬伤时通过毒牙可将蛇毒注入组织和血液循环而引起严重后果，

需要急救。

蛇毒是多种酶和多肽组成的混合物，分为三类：①神经毒：主要作用于延髓和脊髓神经节细胞，可以阻断神经肌肉接头，见于金环蛇、银环蛇和海蛇。局部症较轻，出现麻木感并向肢体近侧蔓延。全身症状约在伤后小时出现，表现为头晕、恶心呕吐、吞咽困难、疲乏无力、肌肉酸痛、眼睑下垂、步态不稳等。重者视物模糊、言语不清、呼吸困难、发绀、肢体瘫痪、惊厥昏迷、休克、呼吸麻痹、心力衰竭等。若能度过1～2天危险期很快痊愈，无后遗症。②血循毒：有凝血、抗凝、血管损坏、心脏损害等作用，见于尖吻蝮蛇、竹叶青蛇、蝰蛇。受伤局部淋巴结肿大、疼痛，全身症状迅速出现。可有头昏、恶心、腹痛腹泻、发热谵妄、结膜下出血、咯血、呕血、血尿，重者出现 DIC、循环衰竭、肾衰竭。血循毒病程和危险期较长，伤后 5～7 天仍有死亡的可能，常留有局部坏死和内脏功能异常。③混合毒：兼有上述两种毒，见于蝮蛇、眼镜蛇、眼镜王蛇等，两种毒素的表现均可出现但侧重不同。

蛇咬伤治疗的主要目的为尽快排除毒素，减少毒素吸收，减轻局部和全身损害。①绑扎肢体：现场立即用条带绑扎肢体伤口近侧 5～10cm 处，以阻断静脉和淋巴回流，每 10～20 分钟松绑 1 次，每次 1～2 分钟。②排除毒液：逆行挤压伤口可促使部分毒液排出。口腔黏膜正常无破损并无龋齿者可用嘴吸吮排毒。将伤肢浸入凉水，伤肢休息制动可减少毒素的吸收。在咬伤现场也可用刀具割开咬伤处，并用清水冲洗伤口以争取救治时间。③伤口处理：伤口局部消毒后以过氧化氢溶液或 0.05%高锰酸钾溶液反复冲洗伤口，拔出残留毒牙；以牙痕为中心或两牙痕间切开伤口，深达皮下组织，从周围向中心反复挤捏，伤口处用吸引器抽吸或拔火罐，促使毒素排除。胰蛋白酶能直接破坏毒素，将胰蛋白酶2000U 加入 0.5%普鲁卡因溶液 10～20ml 伤口内及伤口周围注射，深达肌层，必要时 12 小时后重复使用。④抗蛇毒血清：是毒蛇咬伤的特效解毒药。如能确定毒蛇类别，单价抗蛇毒血清效果最好，不能确定者用多价血清。用前应做皮试，皮试阳性者给予脱敏注射。⑤中药：常用的有南通蛇药、广州蛇药和上海蛇药，口服或外敷使用，半边莲、七叶一枝花、八角莲、滴水珠等对毒蛇咬伤治疗有效。⑥对症治疗：防治感染、纠正休克、改善呼吸及肾功能等。

三、虫　螫　伤

（一）蜂螫伤

蜂螫伤多见于农村，常发生于春、夏、秋季。蜜蜂和黄蜂的尾部有毒腺和刺，螫人时将尾刺刺入人体皮肤并释放出毒液。毒液中含有组胺样物质、激肽、透明质酸、磷脂酶 A、神经毒素等。

蜂螫伤后局部一般红肿、痛痒，少数可有水疱、化脓、坏死，很少出现全身症状。黄蜂螫伤局部症状更为明显。蜂群螫伤者除多处螫伤局部红肿外，可有发热、头痛、恶心呕吐、烦躁等，严重者休克、昏迷、死亡。可出现血红蛋白尿、急性肾衰竭。对蜂毒过敏者可出现荨麻疹、哮喘以至过敏性休克。

蜜蜂螫伤者应设法取出尾刺，伤口用 5%碳酸氢钠溶液、肥皂水、3%氨水湿敷；黄蜂螫伤的伤口则敷用食醋、南通蛇药。有全身危重症状出现时采取相应的急救措施。有过敏反应时给予肾上腺皮质素等抗过敏药的；有呼吸困难时，应维持呼吸道通畅并给氧；出现休克时，则应积极抗休克治疗。

（二）蜈蚣咬伤

蜈蚣咬伤指蜈蚣第一对足咬伤或刺伤人体后，毒液自其出口进入人体。蜈蚣毒液酸性，含有组胺样物质、溶血性蛋白质、蚁酸等。伤处痛痒，重者出现坏死、淋巴结炎、淋巴管炎、头痛眩晕、恶心呕吐、发热抽搐，甚至昏迷。

伤后即刻用 5%碳酸氢钠溶液、肥皂水清洗伤口，并应用止痛药物及抗生素。

（三）蝎螫伤

蝎螫伤指与毒腺相通的蝎尾刺刺入人体后注入毒液。蝎毒主要成分为神经毒素、溶血毒素和出血毒素。螫伤后局部大片红肿、剧痛、发麻。儿童可有全身症状，表现为头痛头晕、恶心呕吐、发热寒战、肌肉强直，重者出现心律失常、血压降低、内脏出血、抽搐昏迷。

伤后即刻在伤肢近心端绑扎，局部冷敷，切开皮肤伤口吸出毒液，设法取出毒刺。用 0.05%高锰酸钾溶液或碱性溶液冲洗伤口，伤口周围用 0.5%普鲁卡因溶液环状封闭，口服或局部应用蛇药，应用抗蝎毒血清。重者可用地塞米松或葡萄糖酸钙静脉注射，进行支持对症处理。

（四）毒蜘蛛咬伤

蜘蛛毒液含有神经毒素和溶组织毒素。蜘蛛伤人后一般仅有局部症状，螫伤处楔状红点，周围红肿疼痛、红斑、渗血，发生坏死后形成溃疡。全身症状少见，可有发热寒战、头痛头晕、恶心呕吐、肢体麻木、视力障碍、全身肌肉痉挛，重者发生溶血、急性肾衰竭、DIC 等。致死性并发症多见于小儿和老年人。

伤后立即于伤肢近心端绑扎，切开伤口抽吸毒液。伤口周围 0.5%普鲁卡因溶液环状封闭，外敷蛇药，条件允许可静脉注射抗毒素。肌肉痉挛明显者静脉注射 10%葡萄糖酸钙溶液。肾上腺皮质激素可减轻局部和全身反应。应用抗菌药物防治感染，积极防治急性肾衰竭和 DIC。

（五）蚂蟥（水蛭）咬伤

蚂蟥常栖息于热带亚热带水田、池塘或河沟中。接触人体后用吸盘附在人体皮肤上，其吸盘上的腭齿咬伤皮肤且不易脱落，局部微痒并出现水肿性丘疹。水蛭分泌的水蛭素有抗凝作用，故伤口出血较多。

蚂蟥吸附于皮肤后可轻拍其周围，也可用醋、酒精、盐水或清凉油涂抹，促使虫体自行脱落；不应强行扯除以免吸盘断裂滞留皮内而引起感染。伤口流血可用 0.5%碘伏消毒后适当加压包扎。如有残留吸盘应设法取出。

思 考 题

1. 关于烧伤面积的估算，成人中国新九分法是如何计算的？

2. 烧伤严重程度的分度法具体内容是什么？

3. 烧伤的治疗原则有哪些？

（赵劲民）

第十六章 显微外科

学习目标

1. 通过本章的学习,熟悉小血管吻合的基本原则。
2. 掌握显微外科基本技术的培训程序和方法。
3. 了解显微外科的应用范围。

案例 16-1

患者,男,38 岁,因车祸致右上肢疼痛、出血、活动障碍 2 小时入院。

患者于 2 小时之前,因所乘大巴发生事故,右上肢置于车窗处受损伤。急诊发现右前臂大面积皮肤和软组织和肌肉缺损,出血,骨外露,右手苍白。急诊科给予局部生理盐水冲洗后无菌敷料加压包扎,急查血常规、凝血常规、肝肾功能、急诊生化、心电图和尺桡骨正侧位片后收住入院。患者既往体健,无肝炎结核病史、无手术史。父母体健,无明显家族遗传病史。

体格检查:T 36.9℃, P 112 次/分, R 19/分, BP 100/60mmHg, 发育正常, 神志清楚, 检查合作。全身皮肤巩膜无黄染, 浅表淋巴结无肿大。颈部无压痛, 气管居中, 甲状腺无肿大。胸廓无畸形, 挤压试验阴性, 双肺呼吸音清, HR 112 次/分, 心律齐。腹部平软无压痛, 肝肾区无叩痛。

专科检查:脊柱无畸形, 骨盆挤压分离试验阴性。右前臂屈侧中段约 12cm×6cm 皮肤软组织缺损, 屈肌群挫伤伴部分缺损, 尺桡骨骨折端外露, 尺动脉和桡动脉缺损约 5cm;正中神经连续性存在, 尺神经缺损 5cm。右手苍白, 尺动脉和桡动脉无搏动。右手掌和手背桡侧感觉功能正常, 尺侧感觉功能消失。尺侧一个半手指感觉功能缺失。屈腕肌力Ⅱ级, 拇指屈伸和对掌功能正常、内收障碍。其余 4 指远侧指间关节屈曲功能正常, 近侧指间关节主动屈曲不能。其余肢体正常。

X 线片检查示尺桡骨中段粉碎性骨折。

问题:

1. 考虑哪些诊断?
2. 该患者的治疗方案如何?应采取什么样的紧急措施?
3. 后续还要怎么处理?

第一节 概 述

显微外科是以创伤再植、功能重建、修复再造等为主要领域,研究显微外科技术及其应用,解决该领域内以显微外科技术为核心治疗手段的临床问题和相关基础问题,并不断吸纳现代科学技术的最新研究成果,用以丰富和发展,并促进显微外科技术在其他领域的应用的独立学科。

显微外科是一门新兴的边缘学科,诞生于 20 世纪 60 年代,在经历了发展成熟,到普及应用已走过了 50 余年的历程,它既有其各临床外科应用的技术问题,又有与这项技术相关的解剖学、生理学、生物化学、病理学及诊断学的基础理论研究。对临床医学,尤其是外科学的发展起到了巨大的推动作用。显微外科使外科技术从宏观扩展到微观领域,给外科所属的许多专业带来了新的飞跃,目前已广泛应用于骨科、手外科、整形外科、脑外科、眼科、耳鼻喉科、颜面外科、泌尿外科、妇产科、心外科、胸外科和血管外科等。诸如断肢(指/趾)再植与移植、游离皮瓣移植、游离肌肉移植及吻合血管的骨和关节的移植在临床上广泛应用;游离器官移植临床外科、实验外科带来新的变化。尤其是近年来我国学者在显微外科解剖学基础理论方面的研究和手术方法的不断创新,具体在临床工作中,诸如手再造、十指离断再植全部成活,复合组织及组合组织移植,健侧颈 7 神经移植移位治疗臂丛神经根性撕脱伤,异体手移植及异体双前臂移植等均在国际上产生巨大影响;同时多学科、多领域与显微外科相交叉,又赋予了显微外科新的内涵,如内镜下的显微外科手术、生物材料、组织工程、基因技术等在显微外科的应用,使显微外科又跃上了一个新的台阶。我国的显微外科在国际上一直处于领先水平。

第二节 显微外科的设备和器材

一、手术显微镜和放大镜

手术显微镜或放大镜是通过光学放大的原理,将物像放大,提高视觉的分辨能力,使手术操作更精细和准确。

【手术显微镜】 种类很多,一般使用双人双目手术显微镜,应具备以下几点要求:

1. 光学系统 具有术者与助手主、副两套双筒目镜,视野清晰,焦点清楚,有鲜明的立体感。能调节屈光度和瞳距,且视场直径较大。放大倍数在 6~

30 倍之间自动变化，变倍时保持视野清晰，无需调整焦距。

2. 工作距离 可在 200～300mm 范围内根据需要进行调整。

3. 控制系统 视野的转移、调控焦距和放大倍数可用足踏掣或手触掣的电子化控制。

4. 机械部分 稳定和移动方便。电动系统操控灵活。

5. 光源 具有同轴照明的冷光源，应有足够的亮度。

6. 辅助设施 最好有参观镜、照相机及录影等，以便教学和参观。

【手术放大镜】 常用于一般粗大血管、神经的显微手术操作，常用镜组式放大镜，放大 2～6 倍，使用方便，可节省手术时间。

二、外科手术器械和显微缝合针线

外科手术器械和显微缝合针线主要包括显微镊、显微剪、显微持针器、冲洗针头和血管夹及缝合针线等，这些器械的特点是小型、尖、细、不反光和无磁性。

【显微镊】 尖部较小，一般 0.1～0.3mm，移行 3～5cm 细长部分才变粗。体部圆身，刻有滚花，不反光。用于分离组织和钳夹组织，也可持针引线和打结。

【显微剪】 用于分离组织及剪线用。

【显微持针器】 圆身，不反光，用于持针。

【冲洗针头和小血管夹】 冲洗针头用于冲洗血管。吻合血管时应用。

【显微缝合针线】 带针缝合线，基本要求是针尖锋利，针身有一定硬度，针线足够细且非常光滑。

第三节 显微外科技术

显微外科技术是指利用光学放大设备（手术放大镜、手术显微镜或其他光学放大装置），应用精细的显微手术器械和显微缝合针线，按显微外科的相关技术流程进行组织的分离、切割、切除和修复的外科技术。这种技术可运用到几乎所有科领域。

显微外科基本手术技术包括显微血管、神经、淋巴管和肌腱等的吻合或缝合。显微外科手术有别于一般外科手术的最大特点是显微镜下精细管道结构的修复性操作，其中又以小血管吻合技术为代表，

一定程度上这种手术要求必须保证一次性成功。镜下手术具有如下特点：①视野小，操作空间小；②景深有限，略有上下移动即出现术野模糊；③肉眼所不能见到的手部抖动在镜下却很显著；④由于眼肌对不同焦距有一个调节过程，眼睛离开目镜后再返回，不能立即看清细微结构。这些特点就要求手术医生必须通过循序渐进的显微外科训练规程的培训，熟练掌握显微外科基本技术后才能开展显微外科手术。

一、显微外科基本手术技术

【无创伤技术】 显微手术过程中的无创伤技术涉及组织的切割、分离、暴露、结扎、止血、缝合的各个过程。

1. 不能随意钳夹皮肤、皮下脂肪组织、肌肉、血管、神经等组织。只能钳夹一点真皮、筋膜和外膜上。钳夹止血要求仅仅钳在出血点的血管上，尽量减少血管周围的软组织损伤。

2. 牵开伤口的拉钩要用湿纱布垫好才放拉钩。能用有齿的拉钩或缝线牵拉固定更好。

3. 除了手术要操作的部位要暴露出来进行手术外，其他都要用湿纱布盖好，或经常用生理盐水滴湿，以防干燥。不能用过热的纱布（65℃以上）敷伤口。

【显微血管吻合术】 显微血管吻合术指直径在 3mm 以内的小血管吻合手术，是显微外科基本技术中的核心技术。显微血管吻合有端端吻合、套入吻合和端侧吻合等三种方式。吻合方法包括连续和间断缝合法、医用黏合剂黏合法、激光和高频双极电凝等热凝法、可溶性生物材料支撑吻合法，以及套管、磁管、针环和吻合夹法等血管吻合器方法。目前在实验研究和临床应用的数种吻合方法各有所长及所短，其中缝合法仍然是最基本和最常用的显微血管吻合方法（图 16-1）。

【显微神经缝合术】 显微神经缝合术为应用显微外科技术对神经损伤进行缝合修复的方法。其基本方法有外膜缝合和束膜缝合两种（图 16-2）。外膜缝合术是指缝合神经外膜的对端缝合，而束膜缝合术是指将两断端同性质的神经束，按束分别对合、缝合其束膜。不论是外膜缝合或是束膜缝合，应用显微技术，充分体现出操作精细、分辨率高、损伤小和对位好等优势，相应提高了神经修复的质量。另外还有束组缝合、联合外膜-束膜缝合和联合外膜-束组缝合等，是外膜缝合和束膜缝合的组合。

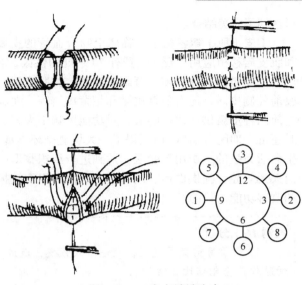

图 16-1 二定点端端吻合

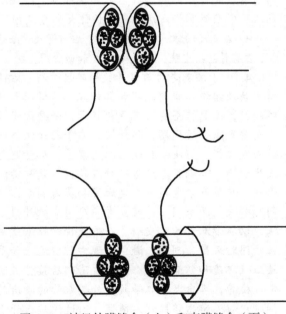

图 16-2 神经外膜缝合（上）和束膜缝合（下）

二、显微外科技术训练规程

掌握显微外科技术最重要和难度最大的是小血管吻合技术；熟练掌握小血管吻合技术是提高显微外科手术成功率的关键。通常以小血管吻合训练来进行显微外科技术培训。

1. 熟悉掌握手术显微镜的性能 学习安装手术显微镜，调整光源、瞳距、焦距和视野的缩小放大。同时学会使用放大眼镜。

2. 在镜下练习剪、切、缝硅胶膜片 学会显微器械包括镊子、剪刀和持针钳的使用等。

3. 在镜下缝硅胶管 学会用镊子夹持硅胶管，安放在合拢器的血管夹上，并进行缝合、进针、引线和打结。

4. 在镜下缝合离体动脉血管

（1）在小血管吻合的过程中要严格掌握以下几个基本原则

1）无损伤操作原则：在血管吻合的整个操作过程中，都应避免对血管组织的人为损伤，尤其是不能钳夹内膜；无损伤操作还包括选择合适的无损伤缝合材料来缝合血管，不同管径的血管选择不同型号的无损伤针线，具体见表 16-1。

表 16-1 不同管径的血管选择不同型号的无损伤针线

血管直径	缝线型号	代表血管
5.0mm 以上	3-0～5-0	胸主动脉、腹主动脉
3.0～5.0mm	6-0～8-0	股动脉、肱动脉、腘动脉
2.0～3.0mm	8-0～9-0	桡/尺动脉、足背动脉
1.0mm	10-0	指（趾）根部指固有动脉和指总动脉
0.5mm	11-0	近侧指间关节至远侧指间关节指固有动脉
0.2mm	12-0	指（趾）动脉弓以远分支

2）张力适当原则：吻合口张力要求既不可过大，也不可过松，过大易拉裂血管，过松又使血管产生迂曲，均易导致吻合口血栓形成。还应避免旋转张力，这就要求吻合血管前，要调整好血管的位置，避免血管在扭曲状态下缝合。

3）管径近似原则：要求吻合血管的两断端口径近似；当远近端口径相差较大时，可采取缩小较大端孔径，或斜剪较小端孔径的方法；也可采取将较小端血管与较大端血管侧壁进行端侧吻合的方法。

4）外膜平整对合或外翻的原则：直径大于 1mm 的血管应保证血管管壁的外翻缝合，而小于 1mm 的小血管最好能做到管壁的平整对合缝合，二者的基本要求都是不可使管壁内翻。

5）边距、针距的均匀对称原则：缝合的针数越多，对血管的损伤也就越大，从而增加了吻合口血栓形成的机会，要求用尽量少的针数完成血管吻合而又不会发生明显的漏血，保持针距的均匀性和边距的对称性是完成此要求的一个基本前提。一般直径 2～3mm 的血管缝合 12～14 针，直径 1～2mm 的血管缝合 8～12 针，直径 1mm 以下的血管缝合 4～6 针。

（2）具体操作

1）扩张血管腔，使两端血管的口径相等。用钝针头注射肝素生理盐水认真冲洗血管腔，将准备吻合的血管安放在合拢器的血管夹上。

2）剪去吻合口附近的外膜，剪齐血管的吻合口，使两个吻合口对齐。

3）按两定点间断缝合法进行血管吻合。进针时注意进针的边距相当于动脉血管壁的厚度，静脉壁要加一倍。进针时要求针与血管外壁呈垂直方向进针，用镊子在血管壁的内面垫好,方便进针。顺针的弧度刺入管腔,勿挂上对侧的血管壁。至对侧血管壁亦按同样的边距出针,保证一次成功。反复穿刺将损伤血管内膜。可用镊子在血管壁外对抗轻压辅助出针。打结时保持一定张力,第一个结的线圈的直径相当于血管壁的厚度,不能打得太紧。第二个结要打紧,一般要求打三个平结。

4)吻合完毕后剪开血管,检查每一针的质量是否合乎标准。要求每一针都要与血管纵轴平行,血管壁要平整对合,内膜正对内膜,允许轻度地外翻,不允许内翻。按规定的边距和针距进出针,第一个结的线圈的直径保持相当于血管壁的厚度。只有每一针都缝合正确,才有可能达到 100% 的通畅率。

5)在保证质量的基础上,进行加快缝合速度的训练。

5. 在镜下吻合大鼠尾动、静脉要学会麻醉和固定动物,以及脱毛消毒等。在镜下显露尾动脉、分离、上合拢器,剪断血管做原位吻合。要求完成动、静脉各 10～20 个吻合口。每一个吻合口即时通畅率为 100%。

第四节　显微外科的应用范围

一、吻合小血管的显微外科手术

吻合小血管的显微外科手术是以吻合直径小于 3mm 的小血管为核心技术手段,来达到治疗目的的外科手术。这类手术包括断指再植术、吻合血管的足趾移植手指再造术、吻合血管的皮瓣和肌皮瓣移植术、吻合血管的肌移植术、吻合血管的骨移植术、吻合血管的神经移植术、吻合血管的空肠和结肠移植术、颅内颅外血管吻合等手术。

【断肢(指)再植】　断肢(指)再植成功的关键在于吻合小血管手术的成功。断指再植至今已有 50 余年的发展历程。指尖再植、小儿断指再植、多平面离断指再植、十指离断再植等的成功均反映出我国断指再植技术具有世界领先水平;再植的根本目的是恢复功能,尤其是指尖再植除了恢复手指功能外,还可恢复手指的良好外形。掌握好再植指征,改进内固定方法,重视神经肌腱的一期修复,加强系统的功能康复,仍是今后进一步提高再植手指功能所需共同探讨的课题。

【拇(指)再造】　采用足趾移植再造已成为拇、手指缺损的首选手术治疗方法。采用第 2 足趾移植对供区影响小,而且功能恢复良好,但用来再造拇指后的外形常无法达到部分对美观要求高的患者的满意度,采用拇甲瓣游离移植可获得满意的功能与外形。

"修饰性再造"是指在功能重建的前提下,更加重视外形的修复,在拇(指)再造过程中使手的功能与外形达到了完美结合。

【皮(肌)瓣移植】　临床上吻合血管的皮瓣和肌皮瓣移植应用广泛,全身有 70 余处的供区,常用的皮瓣包括肩胛皮瓣、背阔肌皮瓣、胸脐皮瓣、股前外侧皮瓣,还有前臂皮瓣和足背皮瓣等,尤其是前四种皮瓣供区比较隐蔽,对功能影响不大,有时还可一期闭合切口,而获得了一大块血循环丰富、生命活力强的组织用于受区,达到进行组织整形、消灭无效腔、提供血运、改善营养、修补组织缺损和改善功能的目的。

案例 16-1 分析

1. 由于目前交通发达,交通事故频发,造成的肢体严重创伤比较常见。

2. 主要诊断为右尺桡骨开放性粉碎性骨折,右前臂皮肤软组织缺损,右尺侧腕屈肌、桡侧腕屈肌、掌长肌和指浅屈肌挫裂伤伴大部分缺损。

3. 右侧尺动脉、桡动脉缺损,右前臂尺神经缺损,右前臂包括皮肤、骨骼、神经核和血管严重损伤。

4. 由于该患者右前臂开放粉碎性骨折、右前臂皮肤软组织、肌肉缺损和骨外露、前臂两大动脉缺损,而且其全身情况平稳正常,治疗方案首先是要解决血运问题,尽快恢复右手的血供并同时固定骨折,解决皮肤软组织的覆盖,尽量避免发生感染。二期再考虑进行神经缺损修复和功能重建。应采取紧急措施恢复血运和覆盖创面,要同时解决这两个问题,就要考虑应用显微外科方法,切取带血管的肌皮瓣,在桥接桡动脉恢复供血的同时又覆盖创面,避免出现右前臂远端和手缺血性坏死和创面感染。右前臂清创后接骨板固定尺桡骨,可自大腿取带旋股外侧血管的股前外侧肌皮瓣,游离移植到右前臂,通过端端血管吻合(动脉和静脉)桥接血管缺损,恢复右前臂和手的血供,肌皮瓣同时覆盖创面。

5. 后续伤口愈合后,积极进行功能康复训练,在没有出现感染和坏死的情况下,考虑行尺神经修复,因有缺损,必须应用显微外科技术进行应用自体神经或其他神经材料的神经移植来桥接神经缺损。由于有肌肉挫裂伤和肌肉缺损,还要根据肌肉功能恢复的情况,进行屈腕等功能重建。

【骨移植】　吻合血管的骨移植将传统的骨移植后爬行替代生长过程转变为直接愈合的过程,大大缩短了疗程,尤其对大块骨缺损的修复提供了新的治疗手段。先天性胫骨假关节、外伤性或炎症性骨缺损及骨肿瘤局部切除术后的骨缺损,均可采用吻合血管的骨移植进行修复，疗效较好。临床常用的供区包括带腓动、静脉的腓骨移植和带旋髂深或浅动、静脉的髂骨移植等。

复合组织移植表示移植同一个血管蒂供应的几种不同组织，如骨皮瓣、皮瓣包含肌腱移植等在内。组合组织移植表示移植两块或以上不同血管蒂的组织，互相连于一个血管蒂，如将两足的共 5 趾组合移植到同一手上的 5 指成形术。

二、神经系统的显微外科手术

显微外科技术在神经系统的各类手术中的广泛应用，使手术疗效明显提高。

【周围神经外科的应用】 周围神经损伤修复的原则之一是在无张力下缝合，可选择神经外膜缝合法或神经束膜缝合法。周围神经瘤摘除术、神经束内外松解术、神经植入术，均应采用显微外科技术进行，可在最大限度保留正常神经束组织下切除病变及瘢痕组织，使功能恢复得更完善。神经损伤后造成神经缺损，不论是采用自体神经移植、还是异体神经和替代移植物移植，必须应用显微外科技术。此外，采用吻合血管的神经移植术，对治疗缺损范围大、软组织床瘢痕严重的病例有许多优点。常用的供区是带桡动脉的桡浅神经，带静脉蒂（动脉化）的腓肠神经。

【脑外科的应用】 显微神经外科技术的应用是神经外科发展史上的一大进展。由于手术显微镜扩大了手术视野，局部照明好，使深部结构包括血管、神经及微小组织得以清晰辨认，避免术中误伤，使手术死亡率从以往肉眼常规手术的 10%～20%下降到 0～3%，术后并发症明显减少。目前显微外科技术已成为神经外科的常规技术，如巨大颅内动脉瘤手术、垂体瘤切除手术、听神经瘤手术等采用显微外科技术后其疗效都有明显提高。

三、吻合淋巴管的显微外科手术

淋巴管道比较细小，管壁薄且透明无色，肉眼观察比较困难。淋巴管一旦发生病变，可引起四肢慢性淋巴水肿、象皮肿和乳糜尿等顽固性疾病。应用显微外科进行细致的淋巴管静脉吻合手术，近期消肿、控制感染和改善乳糜尿的效果很好，尤其是乳糜尿术后可达 80%以上的有效率。

四、吻合小管道的显微外科手术

采用显微外科技术，比用一般外科技术进行体内小管道吻合，可以明显地提高术后通畅率。效果显著

的有输精管结扎后再吻合手术，输卵管结扎或炎症阻塞的复通手术，鼻泪管外伤的吻合手术，输尿管吻合手术等。在小管道的缝合方法上，可采用单层缝合或两层缝合，但后一种缝合法可使两断端对合较好。

五、吻合血管的小器官移植手术

应用显微外科进行小动物实验，为器官移植的研究提供了很多方便。近年来，大白鼠已成为主要的实验动物，可以用来进行肾、心、肝、胰和肢体等小器官移植，为免疫学的实验性器官移植提供更多的实验动物模型。

临床上，用吻合血管法将隐睾迁移到阴囊的手术，对一些血管蒂比较短的高位隐睾尤为适用。亦有在患子宫恶性肿瘤的年轻妇女，于接受放射治疗前，将双侧卵巢带着血管蒂，移位到腹后壁稍高的位置，从而避免了放射线照射时对卵巢的损害，保存卵巢的内分泌功能。

当然，小器官移植还可做异体移植。对双侧睾丸外伤性缺如者，可行异体睾丸移植，还有报道取得生育的效果。吻合血管的胎儿甲状腺和甲状旁腺异体移植，对因甲状腺大部切除术后引起的甲状旁腺功能不全的抽搐患者，有显著的近期疗效。吻合血管的异体卵巢移植对治疗因肿瘤或其他原因切除双侧卵巢的年轻妇女所出现的严重的性腺内分泌障碍具有疗效。还有吻合血管的肾上腺移植治疗肾上腺皮质功能减退症。

小儿器官移植方面，如对小儿胆道闭锁进行肝移植，小儿晚期肾炎进行肾移植，不仅要吻合管腔很小的血管，还要吻合很小的胆道和输尿管，应该用显微外科技术去吻合。

此外，显微外科学还广泛应用于耳鼻咽喉科、眼科、颜面外科等，大大提高了临床各学科的手术质量。常规耳显微外科和喉显微外科技术已普遍开展，如鼓室成形术、喉腔内微细病变切除术、面神经各段与全程减压术、面神经吻合术、面神经移植术、面-舌下神经吻合术、经鼻垂体瘤切除和经筛窦或眶内进路视神经管减压术及支撑喉镜下的喉显微手术等。

思 考 题

1. 显微外科和显微外科技术有什么区别？
2. 开展显微外科手术，需要做哪些准备？

（向剑平）

第十七章 肿　　瘤

第一节 概　　论

肿瘤（tumor）是机体细胞在各种始动与促进因素长期作用下产生的增生与异常分化所形成的新生物。正常细胞转变为肿瘤细胞后就具有异常的形态、代谢和功能，并在不同程度上失去了分化成熟的能力。肿瘤生长旺盛，并具有相对的自主性，新生物一旦形成，不因病因消除而停止增生。它的生长不受正常机体生理调节，而是破坏正常组织与器官。根据生物学特性及对机体危害性的不同，肿瘤可分为良性和恶性两大类，恶性肿瘤虽经治疗仍可发生复发和转移，常导致患者死亡。

一、流 行 病 学

由于传染病逐渐被控制，人类平均寿命延长，恶性肿瘤对人类的威胁日益突出，已成为目前最常见的死亡原因之一。肿瘤是一种常见病、多发病，其中恶性肿瘤是男性第二位、女性第三位死因，是目前危害人类健康最严重的一类疾病。全世界每年约有 1000万人患恶性肿瘤，因恶性肿瘤死亡的人数约为 600万；在我国每年新发病例为 200 万，死亡人数为 160万。2015 年我国肿瘤死亡率为 430/280 万，肺癌成为最常见癌症，也是癌症死亡的首要原因。胃癌、食管癌和肝癌也是常见癌症，在癌症死亡原因中排在前列。恶性肿瘤的发病率存在着地区、人群、性别及种族的差异，同一种恶性肿瘤在不同地区、国家的发病率和死亡率存在差异，如肺癌以东欧、北美等国发病最高，非洲国家最低。

二、致 癌 因 素

肿瘤的病因尚未完全了解。多年来通过流行病学的调查研究及实验与临床观察，发现绝大多数肿瘤是环境和行为联合作用引起的。同时机体内在的遗传、免疫和内分泌因素在肿瘤的发生、发展中也起着重要作用。

（一）环境因素

环境因素包括烟草、饮食、职业因素、生物因素、医源性因素及多种因素等。其中，烟草和饮食尤其应予以重视。职业因素包括接触石棉、煤烟、沥青等。生物因素包括病毒、细菌、寄生虫等。医源性因素包括放射线、药物等，放射线是常见的致癌因素。多种因素包括烟与酒，烟与石棉，烟与病毒（表 17-1）。

表 17-1　环境因素与相关恶性肿瘤的发生部位

	因素	相关肿瘤发生部位
职业因素	接触石棉、沥青	肺、皮肤
	接触煤烟	阴囊、皮肤
生物因素	病毒、细菌	肝、胃、子宫颈、鼻咽
生活方式	烟草	肺、胰腺、膀胱、肾
	饮食：硝酸盐、亚硝酸盐、低维生素C、真菌毒素、高脂、低纤维、煎或烤焙食物	胃、肝、大肠、胰腺、乳腺、前列腺、卵巢、子宫内膜
多种因素	烟与酒	口腔、食管
	烟与石棉	肺、呼吸道
	烟与病毒	肝
医院因素	放射线	皮肤、造血系统
	药物	

（二）内在因素

遗传因素、内分泌因素和免疫因素与肿瘤的发生也存在直接或间接的关系。如结肠息肉病、乳腺癌、胃癌等遗传病。雌激素和催乳素与乳腺癌的发生有关，雌激素也与子宫内膜癌有关。生长激素可以刺激癌的发展。先天或后天免疫缺陷者易发生恶性肿瘤，如获得性自身免疫缺陷病（AIDS）患者易患恶性肿瘤。肾移植患者长期使用免疫抑制剂者肿瘤发生率较高。

三、发 病 机 制

肿瘤是机体在外界因素和内在因素联合作用下，细胞内基因改变并积累而逐渐形成的。肿瘤的发生发展是一个多基因参与，多步骤发展非常复杂的过程，其中的许多环节尚有待进一步研究来阐明和完善。以下几点为国际上所公认：①肿瘤从本质上来说是基因病。②肿瘤的形成是瘤细胞单克隆性扩增的结果。③环境和遗传的致癌因素引起的细胞遗传物质改变的主要靶基因是原癌基因和肿瘤抑制基因。④肿瘤的发生不只是单个基因突变的结果，而是一个长期的、分阶段的、多种基因突变累积的过程。⑤机体的免疫监视体系在防止肿瘤发生上起重要作用，肿瘤的发生是免疫监视功能丧失的结果。

目前的研究表明，各种环境和遗传的致癌因素首先以协同或序贯的方式引起细胞非致死性的DNA损害，从而引起细胞基因水平上的改变，主要包括：①癌基因激活、过度表达；②抑癌基因突变、丢失；③微卫星不稳定，出现核苷酸异常的串联重复（1~6个碱基重复序列）分布于基因组；④修复相关基因功能丧失，如错配修复基因突变；⑤凋亡机制障碍；⑥端粒酶过度表达；⑦信号转导调控紊乱；⑧浸润转移相关分子改变等，进而引起表达水平的异常，使靶细胞发生转化。被转化的细胞可先呈多克隆性地增生，经过一个漫长的多阶段的演进过程，其中一个克隆相对无限制地扩增，经附加突变，选择性地形成具有不同特点的亚克隆，从而获得浸润和转移的能力，形成恶性肿瘤（图17-1）。

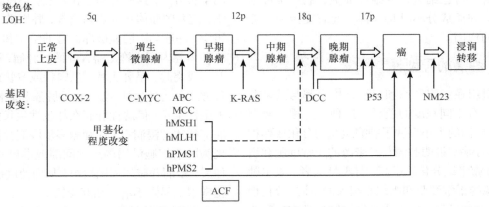

图 17-1 大肠癌癌变分子改变机制模式图

注：LOH 为杂合性缺失，ACF 为异常隐窝病灶

四、分类和命名

通过对肿瘤进行分类和命名可以区分肿瘤的性质、判断其组织来源，有助于选择治疗方案并能够提示患者的预后。

（一）分类

根据肿瘤的形态及其对机体影响即肿瘤的生物学行为的不同，肿瘤可分为良性与恶性两大类。必须指出，良性和恶性肿瘤之间有时并无绝对界限，少许肿瘤形态上虽属良性，但常浸润性生长，切除后易复发，甚至出现转移，在生物学行为上介于良性和恶性之间，称为交界性肿瘤或临界性肿瘤，如包膜不完整的纤维瘤、黏膜乳头状瘤、唾液腺多形性腺瘤等。此类肿瘤有恶变倾向，多次复发后可逐渐向恶性发展，临床上应加强随访。

（二）命名

良性肿瘤一般称为"瘤"字，例如，来源于纤维结缔组织的良性肿瘤称为纤维瘤，来源于腺体和导管上皮的良性肿瘤称为腺瘤，含有腺体和纤维两种成分的肿瘤则称为纤维腺瘤。恶性肿瘤来自上皮组织者称为"癌"，命名时在其来源组织名称之后加一"癌"字，例如，来源于鳞状上皮的恶性肿瘤称为鳞状细胞癌，来源于腺体和导管上皮的恶性肿瘤称为腺癌。来源于间叶组织者称为"肉瘤"，其命名方式是在来源组织名称之后加"肉瘤"二字，例如，纤维肉瘤、横纹肌肉瘤、骨肉瘤等。如一个肿瘤中既有癌的成分，又有肉瘤的成分，则称为"癌肉瘤"，有少数肿瘤不按上述原则命名。胚胎性肿瘤常称为母细胞瘤，其中大多数为恶性，如神经母细胞瘤、肾母细胞瘤等，也有良性者如骨母细胞瘤、软骨母细胞瘤等。有些恶性肿瘤因成分复杂或由于习惯沿袭，在肿瘤的名称前加"恶性"二字，如恶性畸胎瘤、恶性黑色素瘤、恶性神经鞘瘤等。有些恶性肿瘤冠以人名，如尤文肉瘤和霍奇金淋巴瘤，有些是按肿瘤细胞的形态命名，如透明细胞癌和燕麦细胞癌。但某些恶性肿瘤仍沿用传统名称"病"或"瘤"，如白血病、精原细胞瘤等，实际上都是恶性肿瘤。瘤病多用于多发性良性肿瘤，如神经纤维瘤病，或在局部呈广泛弥漫生长的良性肿瘤，如脂肪瘤病和血管瘤病。

五、肿瘤病理学

（一）肿瘤的一般形态和结构

1. 肿瘤的肉眼观形态 肿瘤的形态多种多样，

根据肿瘤的数目、大小、形态、颜色、质地、硬度及包膜的情况，在一定程度上可反映肿瘤的良恶性。

2. 肿瘤的组织结构 各种肿瘤的形态结构虽然多种多样，但任何一个肿瘤在镜下都可分为实质和间质两部分。肿瘤的实质是肿瘤细胞的总称，是肿瘤的主要成分。肿瘤的生物学特点及各肿瘤的特殊性主要是由肿瘤的实质决定的。肿瘤的分类、命名和组织学诊断通常是根据肿瘤的实质细胞形态进行的。肿瘤的间质一般由结缔组织和血管组成，有时还有淋巴管、淋巴细胞、纤维母细胞、肌纤维母细胞等成分。间质成分不具特异性，起着支持和营养肿瘤实质的作用。

（二）肿瘤的异型性

肿瘤组织在细胞形态和组织结构上都与其来源的正常组织有不同程度的差异，这种差异称为异型性。肿瘤异型性的大小反映了肿瘤组织的分化成熟程度。异型性小者，说明肿瘤与其来源的正常细胞和组织相似，肿瘤组织分化程度高；异型性大者，表示肿瘤与其来源的正常细胞和组织有很大的不同，分化程度低。识别这种异型性的大小是区别肿瘤性增生和非肿瘤性增生、鉴别肿瘤的良恶性及恶性程度高低的主要组织学依据，肿瘤的异型性表现在肿瘤组织结构的异型性和肿瘤细胞的异型性两方面。

1. 肿瘤组织结构的异型性 是指肿瘤组织在空间排列方式上（包括极向、器官样结构及其与间质的关系等方面）与其来源的正常组织的差异，良性肿瘤细胞的异型性常不明显，一般都与其来源组织相似。因此，良性肿瘤的诊断主要依据组织结构的异型性。恶性肿瘤组织结构异型性明显，瘤细胞排列更为紊乱，失去正常的排列结构、层次或极向。

2. 肿瘤细胞的异型性 包括肿瘤细胞大小形态的多形性，细胞核的多形性（包括核的大小、形状、核质比例、核分裂象及病理性核分裂象），细胞胞质的改变及细胞超微结构的改变。良性肿瘤细胞的异型性小，一般都与其起源的已经分化成熟的正常细胞相似。恶性肿瘤细胞常具有高度的异型性。

（三）肿瘤生长和扩散

浸润与转移是恶性肿瘤最重要的生物学特性，并且是恶性肿瘤患者死亡的主要原因。

1. 肿瘤生长速度 各种肿瘤的生长速度有极大的差异。肿瘤的生长速度与肿瘤细胞倍增时间、生长分数、瘤细胞生成与丢失的比例和肿瘤血管生成等因素有关。一般来说，分化好的良性肿瘤生长较缓慢，如果其生长速度突然加快，就要考虑发生恶性转变的

可能。分化差的恶性肿瘤生长较快，短期内即可形成明显的肿块，并且由于血管形成及营养供应相对不足，易发生坏死、出血等继发改变。如果没有新生血管形成来供应营养，肿瘤直径在达到 1～2mm 的范围后（约 107 个细胞）将不再增大，对机体不构成危害。因此诱导血管生成的能力是恶性肿瘤生长、浸润和转移的前提之一。

2. 肿瘤生长方式 肿瘤可以呈膨胀性、外生性和浸润性生长。膨胀性生长是大多数良性肿瘤所表现的生长方式，这些肿瘤生长较慢，不侵袭周围正常组织，随着肿瘤体积的逐渐增大，肿瘤推开或挤压四周组织，一般均不明显破坏器官的结构和功能。体表肿瘤和体腔内面或管道器官腔面的肿瘤，常向表面生长并形成突起，呈乳头状、息肉状或蕈状或菜花状，这种方式称为外生性生长，良性肿瘤和恶性肿瘤都可呈外生性生长。但恶性肿瘤在外生性生长的同时，其基底部往往有浸润。恶性肿瘤多呈浸润性生长。主要表现为肿瘤细胞沿周围组织间隙或淋巴管向周围组织伸展，浸润并破坏周围组织，从而使肿瘤组织与周围正常组织界限不清，相互交错。

3. 肿瘤的扩散 恶性肿瘤不仅可以在原发部位生长、蔓延，还可以通过多种途径转移到身体其他部位。

（1）直接蔓延：随着恶性肿瘤的不断增大，恶性肿瘤细胞常连续地沿着组织间隙、淋巴管、血管或神经束衣浸润，破坏邻近正常器官或组织，并继续生长，称为直接蔓延。如晚期直肠癌侵及骨盆壁。

（2）转移：恶性肿瘤从原发部位侵入淋巴管、血管或体腔，迁徙到其他部位继续生长，形成与原发瘤同样类型的肿瘤，这个过程称为转移。常见的转移途径有淋巴道、血道或种植转移三种：

1）淋巴道转移：恶性肿瘤细胞侵入淋巴管后，随淋巴液首先到达局部淋巴结，如外上象限乳腺癌常先转移到同侧腋窝淋巴结，肺癌常先转移到肺门淋巴结。恶性肿瘤到达局部淋巴结后，先聚集于边缘窦，继续增殖而累及整个淋巴结。有时由于瘤组织侵出被膜，而使得多个淋巴结相互融合成团块。局部淋巴结发生转移后，可继续转移至下一站的其他淋巴结，最后可经胸导管进入血流，再继发血道转移。但有些恶性肿瘤可以发生逆行转移或越过相应的引流淋巴结发生"跳跃式"转移。在临床上最常见的是肺和胃肠道恶性肿瘤转移到锁骨上淋巴结。

2）血道转移：恶性肿瘤细胞侵入血管后可随血流到达远处器官继续生长，形成转移瘤。由于毛细血管和静脉壁较薄，同时管内压力较低，故恶性肿瘤多经毛细血管或静脉入血。少数亦可经淋巴道入血。血

道转移的途径包括进入全身体循环静脉系统的肿瘤细胞经右心到肺，进入肺静脉的肿瘤细胞经左心到达全身各器官，侵入门静脉系统的胃肠道肿瘤细胞转移到肝，侵入胸、腰、骨盆静脉的恶性肿瘤细胞也可以通过吻合支进入椎静脉系统，如前列腺癌可经过椎静脉系统转移至脑，可不伴有肺的转移。

　　3）种植转移：体腔内器官的恶性肿瘤蔓延至器官表面时，其瘤细胞脱落，像播种一样种植在体腔内各器官的表面，形成多发转移瘤，这种转移方式称为种植转移。临床上，常见原发于腹腔器官的恶性肿瘤可种植到大网膜、腹膜、腹腔内器官表面甚至卵巢等处，肺癌常在胸腔内形成广泛的种植性转移，脑部的恶性肿瘤可经脑脊液转移到脑的其他部位或脊髓。值得注意的是手术及穿刺等操作也可能造成医源性种植性转移。

　　4. 恶性肿瘤浸润和转移的机制　主要涉及恶性肿瘤细胞的局部浸润和远处转移两方面。下面以上皮来源的恶性肿瘤（癌）的浸润和血道转移为例，说明其机制。

　　（1）局部浸润：恶性肿瘤的局部浸润是由一系列步骤组成的复杂过程，具体可分为四步。第一步：细胞黏附分子表达减少，导致肿瘤细胞彼此之间的黏附力减弱。第二步：癌细胞与基膜的紧密附着。癌细胞可表达多种整合素及其受体与基质黏附。第三步：细胞外基质的降解。在癌细胞与基膜紧密接触后，细胞外基质的成分可被癌细胞分泌的蛋白溶解酶溶解，基膜出现缺损。第四步：癌细胞的移出。癌细胞借助于自身的阿米巴运动通过被溶解的基膜缺损处游出。

　　（2）血道转移：进入血管的单个癌细胞绝大多数被机体的自然杀伤细胞消灭。但是被血小板凝聚成团的癌细胞形成的瘤栓不易被消灭，并可与栓塞处的血管内皮细胞黏附，然后通过前述机制穿过血管内皮和基膜，形成新的转移灶。

（四）癌前病变、非典型增生及原位癌

　　正确认识癌前病变、非典型增生及原位癌，是防止肿瘤发生发展、利于肿瘤早期诊治的重要环节。

　　1. 癌前病变　是指某些具有癌变潜在可能性的良性病变，如长期存在即有可能转变为癌。因此早期发现与及时治疗癌前病变对肿瘤的预防具有重要的实际意义。临床上常见的癌前病变有：黏膜白斑、皮肤慢性溃疡、慢性子宫颈炎伴子宫颈糜烂、慢性萎缩性胃炎及胃溃疡、乳腺囊性增生、结直肠息肉状腺瘤、慢性溃疡性结肠炎和肝硬化。必须指出，癌的形成往往经历一个漫长逐渐演进的过程，平均为15～20年，并非所有的癌前病变都必然转变为癌。

　　2. 非典型增生　是癌前病变的形态学改变，指增生上皮细胞出现一定程度的异型性，但还不足以诊断为癌。镜下表现为增生的细胞层次增多，排列紊乱，极性消失，细胞大小不一，形态多样，核大深染，核质比例增大，核分裂象增多，但多属正常核分裂象。非典型性增生多发生于鳞状上皮，也可发生于腺上皮。对于发生在鳞状上皮的非典型性增生，根据其异型性程度和（或）累及范围可分为轻、中、重三级。轻、中度非典型性增生在病因消除后可恢复正常，而重度非典型性增生则很难逆转，常转变为癌。近年来提出的上皮内瘤变，将轻、中和重度非典型性增生分别称为上皮内瘤变Ⅰ、Ⅱ和Ⅲ级，并将原位癌也列入上皮内瘤变Ⅲ级。

　　3. 原位癌　指异型增生的细胞已累及上皮的全层，但尚未浸破基膜而向下浸润生长者。原位癌是一种早期癌，如果早期发现和积极治疗，可防止其发展为浸润癌。

（五）肿瘤对机体的影响

　　肿瘤因其良恶性、大小及发生部位不同，对机体的影响也有所不同。早期或微小肿瘤，常无明显临床表现。以下所述是指中晚期肿瘤对机体的影响。

　　1. 良性肿瘤　由于分化较成熟，生长缓慢，无浸润和转移，一般对机体影响较小。但因其发生部位或有相应的继发改变，有时也可引起较为严重的后果。主要表现为：局部压迫和阻塞，继发性溃疡、出血和感染，以及某些激素分泌增多产生的症状。

　　2. 恶性肿瘤　由于分化不成熟，生长快，浸润破坏器官的结构及功能，并可发生转移，因而对机体的影响严重。恶性肿瘤除可引起与上述良性肿瘤相似的局部压迫和阻塞症状外，还可引起更为严重的后果。恶性肿瘤可因浸润而继发出血、坏死、穿孔、病理性骨折及感染，可压迫、浸润局部神经而引起顽固性疼痛。恶性肿瘤晚期患者可出现恶病质，可导致死亡。有些肿瘤可还可出现异位内分泌综合征。

第二节　肿瘤的诊断和分期

一、诊　　断

　　肿瘤的诊断主要是为了确定患者有无肿瘤及其良恶性质，肿瘤的正确诊断是肿瘤治疗的先决条件，它不仅应该包括肿瘤的部位和病变的性质，对恶性肿瘤还应该包括病变的恶性程度及分期，有助于确定合理的治疗方案。进行诊断的主要依据包括病史、体征、实验室检查、各种影像诊断方法及肿瘤标志物等，但

最终诊断仍有赖于病理学检查。

（一）病史

病史包括患者的年龄、症状及过去史等。

1. 年龄 儿童肿瘤多为胚胎性肿瘤或白血病；青少年肿瘤多为肉瘤，如骨、软组织及淋巴造血系统肉瘤。癌多发生于中年以上，但青年癌肿患者往往发展迅速，常以转移灶或继发症状为主诉，应加以注意，以免误诊。

2. 症状 一般肿瘤患者早期多无明显症状，常难以觉察，当出现不适症状时常已属晚期。常出现的症状包括局部肿块，疼痛、溃疡、出血、梗阻、淋巴结肿大等。良性肿瘤发展缓慢，恶性肿瘤发展迅速，晚期常有贫血、发热、体重下降、夜汗、乏力、胸腔积液腹水、恶病质等。

肿瘤患者还可出现一些特有症状，如胃癌患者可有食欲下降、反酸、嗳气等胃部不适，患者常误认为是胃炎。支气管肺癌患者可出现阻塞的肺叶反复感染，常误认为是感染。肿瘤发生骨转移可有疼痛，甚至发生病理性骨折。

某些部位的肿瘤可呈现相应的功能亢进或低下，继发全身性改变。例如，肾上腺嗜铬细胞瘤引起高血压、甲状旁腺瘤引起骨质改变、颅内肿瘤引起颅内压增高和定位症状等。不少肿瘤患者是以全身症状作为就医的主诉。因此，对病因不明而又全身症状的患者，必须重视深入检查。

除此之外，良性者病程较长，恶性者较短。但良性者伴出血或感染时可突然增大，如有恶变可表现增长迅速。低度恶性肿瘤发展较慢，如皮肤基底细胞癌及甲状腺乳头状癌。老年患者的恶性肿瘤发展速度相对较慢。儿童者发展迅速，如神经、肾或肝母细胞瘤。

3. 过去史 有些肿瘤有家族多发或遗传倾向。如可疑为胃癌、大肠癌、食管癌、乳腺癌、鼻咽癌者，需注意家族史。有的肿瘤有明显的癌前期病变或相关疾患的病史。如胃癌与萎缩性胃炎、慢性胃溃疡、胃息肉有关，乳头状瘤或癌与黏膜白斑有关，大肠癌与肠道腺瘤性息肉病有关，肝癌与乙型肝炎相关，鼻咽癌与 EB 病毒感染有关等。在个人史中，行为与环境相关的情况，如吸烟、长期饮酒、饮酒习惯、职业因素相关的接触与暴露史等，均应引起注意，往往对肿瘤的诊断能够提供帮助。

（二）体格检查

通过仔细全面的体格检查，检查肿块及相应淋巴引流区域等，得到初步的诊断印象，为进一步检查方法的选择提供重要依据。因此，体格检查在诊断过程中起到重要的作用。

1. 肿块 不同组织所易发生的肿瘤不同，明确肿块所在解剖部位，有助于判断肿块的组织来源与性质。除肿瘤局部及全身一般常规体检外，对于肿瘤转移多见部位如颈、腹股沟淋巴结，以及对腹内肿瘤者肝及直肠指诊等均不可疏漏。明确肿块所在解剖部位，有助于分析肿块的组织来源与性质，较大肿块需结合病史判断其始发部位。如颈部包括了各类组织，肿瘤增大后其始发部位常难确定。肿瘤大小、外形、硬度、表面温度、血管分布、有无包膜及活动度常有助于诊断。良性者大多有包膜，质地接近相应的组织，如骨瘤质硬、脂肪瘤软可呈囊性感。恶性者多无包膜，质硬，表面血管丰富或表面温度较相应部位高，生长迅速扩张快，浸润生长者边界不清且肿块固定。恶性肿瘤可有坏死、液化、溃疡、出血等继发症状，少数巨大良性肿瘤，亦可出现浅表溃疡与出血。

2. 区域淋巴结的检查 如乳腺癌检查腋下与锁骨上淋巴结；咽部肿瘤需检查颈部淋巴结；肛管或阴道癌应检查腹股沟淋巴结；腹内肿瘤者需行肝触诊及直肠指诊等。当发现区域淋巴结增大而患者其他部位未见肿瘤病灶时，还需切取区域增大的淋巴结进行病理学检查，以明确是否为肿瘤及其组织学来源。

（三）实验室检查

1. 常规检查 尿及粪便常规必须检查。胃肠道肿瘤患者可伴贫血及大便隐血，大肠肿瘤者还可有黏液血便；白血病血常规明显改变。泌尿系统肿瘤可见血尿；多发性骨髓瘤可见尿中出现 Bence-Jones 蛋白。恶性肿瘤患者常可伴血沉加快。常规化验的异常发现并非恶性肿瘤特异的标志，但该类阳性结果常可为诊断提供有价值的线索。

2. 肿瘤标志物检测 用生化方法可测定人体内肿瘤细胞产生的分布在血液、分泌物、排泄物中的肿瘤标志物（tumor marker）。肿瘤标志物可疑是酶、激素、糖蛋白、胚胎性抗原或肿瘤代谢产物。大多数肿瘤标志物在恶性肿瘤和正常组织之间并无质的差异而仅为量的差别，故特异性较差，但可作为辅助诊断，对疗效判定和随访具有一定的价值。

（1）酶学检查：肝及成骨细胞可分泌碱性磷酸酯酶（AKP），故肝癌、骨肉瘤患者血清 AKP 常可增高，但有些阻塞性黄疸患者由于胆汁排泄受阻亦可增高。前列腺癌时可见血清酸性磷酸酶增高。前列腺癌骨转移伴增生性骨反应者，酸性和碱性磷酸酶均可增高。肝癌及恶性淋巴瘤有乳酸脱氢酶（LD）不同程度地增高。原发或转移灶肝癌可出现 5-核苷酸磷酸二酯酶同工酶和 γ-谷氨酰胺转移酶 II（GGT-II）增高。

（2）糖蛋白：肺癌者血清 α 酸性糖蛋白，以及消化系统癌 CA19-9、CA50 等增高。

（3）激素类：内分泌器官肿瘤可出现激素分泌的增加，出现内分泌-肿瘤综合征。如垂体肿瘤致生长激素过高；胰岛细胞癌伴胰岛素分泌过多导致低血糖；甲状旁腺肿瘤可出现高钙血症；肺燕麦细胞癌出现抗利尿激素增高伴低血钠。绒毛膜促性腺激素（HCG）已被广泛应用于绒毛膜上皮癌的诊断及治疗。

（4）肿瘤相关抗原：癌胚抗原（CEA）是胎儿胃肠道产生的一组糖蛋白，在结肠癌、胃癌、肺癌、乳腺癌均可增高；大肠癌术后检测 CEA，对预防复发有较好的作用。甲胎蛋白（AFP）是动物胎儿期由卵黄囊、肝、胃肠道产生的一种球蛋白，肝癌及恶性畸胎瘤者均可增高，在我国用于肝癌普查，效果良好。抗 EB 病毒抗原的 IgA（VCA-IgA）对鼻咽癌特异，鼻咽癌者血清 VCA-IgA 抗体阳性率为 90% 左右，而正常人仅为 6%～35%，可用于筛查。各种肿瘤还可制备其特异的抗原及对应的抗体或单克隆抗体，用于测定有无相应的抗原，如胃癌单抗、大肠癌单抗等均为目前正在进行的临床与实验研究的重要方面之一。此外近年来质谱（mass spectrometry，MS）技术在蛋白质组学中的应用也为肿瘤标志物提供新途径。

3. 基因诊断 采用分子生物学的技术方法来检测受检者的某一特定基因的结构（DNA 水平）或功能（RNA 水平）是否存在异常，以此对相应的疾病进行诊断的方法，称为基因诊断。肿瘤基因诊断即检测患者核酸中有无特定的序列以确定是否有肿瘤或癌变的特定基因存在，从而做出诊断。

20 世纪 90 年代发展起来的 DNA 芯片技术，极大地提高了基因诊断的效率。DNA 芯片是指固着在固相载体上的 DNA 微阵列，可快速、准确地对大量样本同时进行基因表达、突变和多态性的检测。在肿瘤诊断方面与传统方法相比具有较大优势，其操作简单快速、自动化程度高、检测靶分子种类多、成本低、效率高、结果准确客观。DNA 芯片技术在基因组水平上对肿瘤进行研究，可以了解肿瘤细胞基因表达谱的改变，解释肿瘤发生、发展的分子机制，为肿瘤诊断、评价患者预后及选择治疗方案提供理论指导。

（四）影像学检查

应用 X 线、超声波、造影、核素、计算机断层成像（computed tomography，CT）、磁共振成像（magnetic resonance imaging，MRI）等各种方法，检查有无肿块及其所在部位、阴影的形态与大小，判断有无肿瘤及其性质，为肿瘤患者的诊断和治疗提供帮助。

（1）X 线检查

1）透视与平片：肺肿瘤、骨肿瘤可见特定的阴影。

2）造影检查：①普通造影：应用对比剂如钡剂作钡餐与钡灌肠、碘剂（泛影葡胺、碘化油等）做造影，根据显示的充盈缺损、组织破坏、有无狭窄等形态，可获得对比清晰的图像；必要时再加用发泡剂、气钡双重对比；也可加用山莨菪碱使平滑肌弛张（低张）以观察较细小病变。②插管造影：应用特殊器械插管进行造影，如逆行输尿管插管肾盂造影、十二指肠纤维内镜下作胆道与胰管逆行造影等。③利用器官排泄特点进行造影，如静脉肾盂造影等。④血管造影：选择性动脉造影为经周围动脉插管，如肝动脉，颈动脉，腹腔动脉，肠系膜上、下动脉造影，可显示患瘤器官或肿瘤的血管图像以帮助诊断。应用 X 线减数造影技术更可显示清晰的血管图像。⑤空气造影：对脑室、纵隔、腹膜后（观察肾及肾上腺的肿瘤）、腹腔等肿瘤以空气为对比，间接观察其图像，但已应用不多。

3）特殊 X 线造影术：硒静电 X 线（干板摄影）和钼靶 X 线球管的摄影，应用于软组织及乳腺组织，对不同软组织显示不同对比的影像，图像清晰。

（2）CT 检查：CT 是通过计算机图像处理技术获取所检查组织和器官的影像，以了解肿瘤的形态和性质。CT 在临床上应用广泛，可用于颅内肿瘤、实质性脏器肿瘤、实质性肿块及淋巴结等的诊断，尤其是对腹部实质性肿瘤（如胰腺）的诊断具有重要意义。螺旋 CT 为 20 世纪 90 年代研制的新型 X 线摄影设备，X 线管做同一方向快速不断旋转扫描，得到螺旋形的断面，一次屏气可完成全胸或全腹部扫描，经电脑工作站，可形成三维图像、CT 血管造影、仿真内镜检查等。

（3）超声显像：是利用正常组织与病变组织声阻抗的不同，对出现的反射波图像进行诊断，从而判断肿块的形态和性质，具有安全、简便、无创等特点。超声显像可应用于胸腔积液、腹水的定位，以及肝、胆、胰、脾、肾、子宫、卵巢等多种器官的检查，尤其是在胰腺的检查中，超声和 CT 优于其他检查方法，是诊断胰腺肿瘤的可靠工具。但超声显像不适宜气体较多的组织或器官（如肺和肠腔）。在超声引导下进行穿刺活检，成功率可达 80%～90%。目前常应用计算机辅助的 B 型超声诊断仪及多普勒彩色血流显像仪的声像图以助诊断。

（4）MRI 检查：利用人体内大量存在的氢原子核中的质子在强磁场下，激发氢质子共振，产生的电磁波被接收线圈接收并做空间定位，形成 MRI 图像，以供临床诊断，对神经系统及软组织图像更为清晰。

MRI 不会产生能对人体正常组织造成损害的电离辐射，同时能选择任意方向和平面进行成像，甚至能够对含有液体的导管（如胆道）进行水成像（MRCP），在对病变的定位、病变性质的判断上具有较大优势。在神经系统及软组织图像、泌尿系统、头颅肿瘤（如鼻咽癌、眼部肿瘤等）的检查中，MRI 优于 CT 等其他检查方法。

（5）放射性核素显像：是将放射性核素或其标记物（示踪剂）引入人体内，根据其化学或生物学特性在人体内所表现的生物学行为，经探测仪器处理信息后，获得组织或器官的成像。常用的放射性核素有 ^{99}Sn、^{133}Xe、^{131}I、^{67}Ga、^{198}Au、^{169}Yb、^{32}P、^{113}In 等十余种。临床上甲状腺肿瘤、肝肿瘤、骨肿瘤、脑肿瘤及大肠癌等常用放射性核素检查。一般可显示直径在 2 cm 以上的病灶。骨肿瘤诊断阳性率较高，且可早于 X 线显影，可较早地发现骨转移肿瘤，但易有假阳性。胃肠道肿瘤阳性率低。

正电子发射型计算机断层（positron emission tomography，PET），其原理是将人体代谢所需要的物质（如葡萄糖、蛋白质、核酸、脂肪酸等）标记上短寿命的放射性核素（如 ^{18}F 等）制成显像剂注入到人体内后进行扫描成像。PET 是目前唯一可以在活体分子水平完成生物显像的影像技术，也称为功能分子显像。由于恶性肿瘤细胞分裂迅速，新陈代谢快，需要消耗大量的葡萄糖，因此在肿瘤学诊断中所使用的 PET 示踪剂主要是氟化脱氧葡萄糖（^{18}F-FDG）。能反映组织对葡萄糖利用率的变化和差异，为一项无创、动态、定量、分子水平三维活体生化显像技术，对脑肿瘤、结肠癌、肺癌、黑色素瘤、乳腺癌、卵巢癌等诊断率可高达 90%左右。

（6）PET/CT 检查：是把 PET 和 CT 两种技术有机结合在一起，同时行 CT 和 PET 扫描。再把 CT 扫描得到的图像和 PET 扫描得到的图像通过特殊的软件融合在一起。PET/CT 是解剖图像与功能图像的融合，在获得的图像中既有精细的解剖结构，又反映了分子生物学信息，具有准确、灵敏等优点。PET/CT 在早期发现肿瘤，鉴别肿瘤良恶性，治疗和预后评价中均起到重要作用。

（五）内镜检查

内镜是指利用先进的光学设备对体腔内器官进行检查和疾病诊断治疗的一种方法，可分为金属和纤维内镜两种。应用腔镜和内镜技术直接观察空腔器官、胸、腹腔及纵隔的肿瘤或其他病变的改变，并可取细胞或组织行病理学检查诊断，还能对小的病变，如息肉作摘除；又可向输尿管、胆总管或胰管插入导管做 X 线造影检查。常用的有食管镜、胃镜、纤维肠镜、直肠镜、乙状结肠镜、气管镜、腹腔镜、纵隔镜、膀胱镜及阴道镜、子宫镜等。

（六）病理学检查

尽管影像学检查等技术能够提供肿瘤的大小、位置及是否侵犯周围器官组织等信息，但对肿瘤性质的最终诊断还有赖于病理学检查。肿瘤病理学诊断的准确性与治疗方案的正确选择高度相关。从取材的方法来看，可分为细胞学与组织学两部分。

（1）细胞学检查：取材方便、易被接受，被临床广泛应用。①体液自然脱落细胞：肿瘤细胞易于脱落，取胸腔积液、腹水、尿液沉渣及痰液与阴道涂片。②黏膜细胞：食管拉网、胃黏膜洗脱液、宫颈刮片及内镜下肿瘤表面刷脱细胞。③细针吸取：用针和注射器吸取肿瘤细胞进行涂片染色检查。细胞学检查优点是简便易行、花费低、不需要麻醉，缺点是多数情况下仅能作细胞学定性诊断。分化较高的单个或少数肿瘤细胞，有时诊断较困难、诊断标准不易统一。

（2）组织学检查：常规石蜡切片技术准确性高，包括对手术切除标本和内镜活检标本的病理学检查。位于深部或体表较大肿瘤可在术中切除组织，送冰冻病理切片检查。冷冻切片技术方便快速，但存在一定的误诊和漏诊率。根据肿瘤所在部位、大小及性质等，应用不同的取材方法。①穿刺活检：用专门设计的针头在局麻下获取组织小块，所取得的标本可以作组织学诊断。穿刺活检通常用于皮下软组织或某些内脏的实性肿块。其缺点是穿刺活检有促进肿瘤转移的可能，因而应严格掌握适应证。穿刺时应避开大血管和空腔脏器。②钳取活检：多应用于体表或腔道黏膜的表浅肿瘤，特别是外生性或溃疡性肿瘤。它适用于皮肤、口唇、口腔黏膜、鼻咽、子宫颈等处，也可进行内镜检查时获取肿瘤组织。③经手术能完整切除者则切除活检，或于手术中切取部分组织作快速（冷冻）切片诊断。对色素性结节或痣，尤其疑有黑色素瘤者，一般不做切取或穿刺取材，应完整切除检查。各类活检有促使恶性肿瘤扩散的潜在可能，因此应在术前短期内或术中施行。

（3）免疫组织学检查：其原理是利用特异抗体与组织切片中的相关抗原结合，经过荧光素、过氧化物酶、金属离子等显色剂的处理，使抗原-抗体结合物显现出来。其具有特异性强、敏感性高、定位准确、形态与功能相结合等优点，对提高肿瘤诊断准确率、判别组织来源、发现微小癌灶、正确分期及恶性程度判断等有重要意义。

（七）流式细胞术（FCM）

流式细胞术（FCM）能够对肿块组织的 DNA 进行分析从而诊断肿瘤。同时还能进行 DNA 倍体分析，结合临床病理类型，对一些恶性肿瘤进行早期诊断，跟踪随访并给予早期治疗，以提高肿瘤患者的治愈率和生存率。

二、肿瘤分级和分期

为了合理制订治疗方案，正确地评价疗效，判断预后，需要对肿瘤患者进行肿瘤的分级和分期（一般用于恶性肿瘤）。

（一）分级

恶性肿瘤的分级是根据其分化程度的高低、异型性的大小及核分裂数的多少来确定恶性程度的级别。目前常用的是三级分级法，即 I 级为高分化（低度恶性），Ⅱ 级为中分化（中度恶性），Ⅲ 级为低分化（高度恶性）。该种分级方法虽有优点，对临床治疗和判断预后有一定意义，但缺乏定量标准，不能排除主观因素。而且即使是分化程度为 I 级的恶性肿瘤患者，如果发现较晚，已经出现广泛浸润和远处转移，其预后仍然不佳。目前有待于进一步研究建立更精确的分级标准。

（二）分期

目前肿瘤分期主要采用 TNM 方法，但在临床中常遇到同一病理类型及分期的患者采用相同治疗方案，治疗结果却不同。为了解决这个问题，近年来提出了肿瘤的分子分期方法。

1. TNM 分期 该方法是由国际抗癌联盟提出的，是在解剖学水平上对肿瘤发生发展进行分期的一种方法，对判定患者的预后具有重要的指导意义。T 是指原发肿瘤（tumor）、N 为淋巴结（node）、M 为远处转移（metastasis）。同时在字母后标以 0～4 的数字，表示肿块在各方面侵犯的严重程度和范围，从而清楚地表示了恶性肿瘤的原发灶、淋巴转移及其他远处转移的程度。1 代表小，4 代表大，0 为无。以此三项决定其分期，不同 TNM 的组合，诊断为不同的期别。在临床无法判断肿瘤体积时则以 Tx 表达。肿瘤分期有临床分期（CTNM）及术后的临床病理分期（PTNM）。各种肿瘤的 TNM 分类具体标准，是由各专业会议协定的，如乳腺癌分期如下：0 期 $TisN_0M_0$；I 期 $T_1N_0M_0$；Ⅱ 期 $T_{0\sim1}N_1M_0$、$T_2N_{0\sim1}M_0$、$T_3N_0M_0$；Ⅲ A 期为 $T_{0\sim3}N_2M_0$；$T_3N_{1\sim2}M_0$；Ⅲ B 期为 $T_4N_{0\sim3}M_0$；$T_{0\sim4}N_3M_0$；Ⅳ 期为包括 M_1 的任何 TN 组合。

目前主要是通过病理形态学检查确定 TNM 分期。由于取材等方面的局限性，对 TNM 分期有一定的影响。PET/CT 能够反映肿瘤生物学特性的变化，可以提高 TNM 分期的准确性，尤其是 N 和 M。但目前 PET/CT 检查费用昂贵，且设备数量少，仅分布于大中城市的少数医院。

2. 分子分期 是指利用分子生物学技术（如 PCR 技术）检测肿瘤特异性标志基因，进行精确的肿瘤分期的方法，是在分子水平上对肿瘤发生发展进行分期。但由于缺乏标准化的检测方法，目前大多处于基础研究阶段，尚未应用于临床。

第三节 肿瘤的治疗和预防

一、肿瘤治疗现状

肿瘤治疗的相关研究发展迅猛。在近十几年里相继提出了肿瘤干细胞、肿瘤靶向治疗、肿瘤饥饿疗法等新的理论和治疗方法。新的化疗药（如奥沙利铂、卡培他滨、吉西他滨等）、靶向药物（如 Herceptin、Avastin、Gleveec 等）成功上市，均为肿瘤患者的治疗带来了巨大的希望。这些新的理论和药物使肿瘤患者的生存率得到显著提高，生存时间大大延长。但是肿瘤患者在治疗的过程中仍存在的一些问题，如治疗缺乏统一规范，患者接受的治疗方案存在巨大差异，治疗程序不连贯，甚至还有部分患者接受了不合理的治疗。为了解决以上诸多问题，英国学者提出了采取多学科参与肿瘤治疗的模式。目前英美等国均有自己的各种类型肿瘤治疗指南，并对肿瘤专科医师实施规范化培训，多学科参与肿瘤患者治疗的模式已日渐成熟。

二、肿瘤综合治疗

肿瘤综合治疗是指根据患者病情的机体状况，肿瘤的具体部位、病理类型、分期，有计划地合理地应用多个学科各种有效治疗手段，以提高肿瘤患者的治愈率。近年来，肿瘤多学科综合治疗模式（MDT）的提出使肿瘤综合治疗得到进一步的发展。MDT 主要是针对某一器官或系统的肿瘤而组建的，由来自多个相关学科的专家组成的工作组，工作组定期举行会议对肿瘤患者的诊断及治疗进行讨论，提出对患者最终的诊疗意见。通过 MDT 可以优化患者治疗的方案，合理利用医疗资源，促进学科间的合作和沟通，从而使患者接受科学合理的治疗，获得最大收益。一般认为，恶性实体瘤Ⅰ期以手术治疗为主。Ⅱ期以局部治疗为主，原发肿瘤切除或放疗，包括可能存在的转移灶的治疗，辅以有效的全身化疗。Ⅲ期采取综合治疗，手术前、后及术中放疗或化疗。Ⅳ期以全身治疗为主，辅以局部对症治疗。

肿瘤具体治疗方法包括手术、放疗、化疗、生物治疗及中医药等。具体治疗方案应根据肿瘤性质、发展程度和患者全身状态进行选择。良性肿瘤及交界性肿瘤采取手术治疗即可，但手术切除须彻底，以防止肿瘤复发或恶变。恶性肿瘤则需采用综合治疗。首次治疗的正确与否与预后有密切关系。

（一）手术治疗

外科手术治疗是肿瘤治疗中应用最早的方法之一，目前仍然是肿瘤治疗中最有效的方法。临床约60%的肿瘤以手术为主要治疗手段。

1. 手术适应证 ①肿瘤病灶局限或虽有侵犯周围组织，甚至有区域淋巴结转移，但可行手术切除者。②合并有远处转移，但转移灶较局限，可行手术切除者。③肿瘤体积大或与大血管有粘连等，可用其他治疗方法（如放疗、化疗等）减容后再行手术切除。④肿瘤已属晚期无法行根治性手术，可行姑息性手术以减轻症状、改善患者的生活质量。

2. 手术禁忌证 ①全身情况差、恶病质、严重贫血、代谢紊乱等不能短期纠正者。②肿瘤广泛浸润，不能连同受累器官或肢体一并切除者。③肿瘤广泛转移者。

3. 手术方式 肿瘤外科手术主要分为预防性手术、诊断性手术、根治性手术、姑息性手术和减瘤手术等。

（1）预防性手术：用于治疗癌前病变，防止其发生恶性或发展成进展期癌。通过外科手术早期切除下述癌前病变可预防恶性肿瘤的发生，例如，隐睾症是与睾丸癌相关的危险因素，在幼年行睾丸复位术可降低睾丸癌发生的可能性。家族性结肠息肉病的患者可通过预防性结肠切除而获益。若这类患者不行预防性结肠切除术，到40岁时约有一半的患者将发展成结肠癌，而在70岁以后几乎100%会发展成结肠癌。

（2）诊断性手术：正确的诊断是肿瘤治疗的基础，它必须依据组织学诊断，需要有代表性的组织标本。另外肿瘤的放化疗也需要有病理学证据，故诊断性手术能为正确的诊断、精确的分期，进而进行恰当合理的治疗提供可靠的依据。

1）切除活检术：指将肿瘤完整切除进行诊断。切除活检适用于较小的或位置较浅的肿瘤，既达到活

检目的，也是一种治疗措施，是肿瘤活检的首选方式。

2）切取活检术：指在病变部位切取一小块组织作组织学检查以明确诊断。切除活检多用于病变体积较大、部位较深的肿瘤。也适用于开胸和剖腹探查时确定病变性质和肿瘤有无转移。

3）剖腹探查术：用其他方法无法明确诊断，又无法排除腹内恶性肿瘤时，可考虑行剖腹探查术。剖腹探查可为肿瘤治疗赢得时间，获取组织学诊断以指导进一步治疗，同时也可识别非癌病变。

（3）根治性手术：指手术切除了全部肿瘤组织及肿瘤可能累及的周围组织和区域淋巴结，以求达到彻底治愈的目的。广义的根治性手术包括瘤切除术、广泛切除术、根治术和扩大根治术等。

1）瘤切除术：适用于良性肿瘤，因良性肿瘤常有完整包膜，可在包膜外将肿瘤完整切除。也适用于一些瘤样病变，如色素痣、血管瘤等。

2）广泛切除术：适用于软组织肉瘤和一些体表高分化癌。手术在肿瘤边缘之外适当切除周围正常组织，切除范围视肿瘤的分化程度及所在部位而定。皮肤恶性肿瘤应切除肿瘤的边缘3~5cm，深大肌膜一并切除。肿瘤来自肌肉，则将涉及的肌肉自起点达止点全部肌群切除，恶性程度高的则需行截肢或关节离断术。

3）根治术及扩大根治术：一般适用于转移主要发生在区域淋巴结的各类癌症。习惯将原发癌所在的器官的部分或全部连同区域淋巴结整块切除的手术称为癌根治术，若切除的淋巴结扩大到习惯范围以外，则称为扩大根治术。如乳腺癌根治术切除全乳腺、腋下、锁骨下淋巴结、胸大小肌及乳房附近的软组织。乳腺癌扩大根治术则包括胸骨旁淋巴结的清扫。根治术只是手术方式的一种，其所为"根治"是针对切除范围而言，术后仍有不同程度的复发率；反之，其他手术方式也有一定的治愈率。对某一特定肿瘤选用何种手术应根据临床研究积累的证据而定。

（4）姑息性手术：目的是缓解症状、减轻痛苦、改善生存质量、延长生存期、减少和防止并发症。例如，晚期胃癌行姑息性胃大部切除术，以解除胃癌出血。直肠癌梗阻行乙状结肠造口术。卵巢切除治疗绝经前晚期乳腺癌或复发病例，尤其是雌激素受体阳性者。

（5）减瘤手术：当肿瘤体积较大，单靠手术无法根治的恶性肿瘤，做大部切除，术后继以其他非手术治疗，诸如化疗、放疗、生物治疗等以控制残留的肿瘤细胞，称为减瘤手术（减量手术）。减瘤手术仅适用于原发病灶大部切除后，参与肿瘤能用其他治疗方法有效控制者，如卵巢癌、Burkitt

淋巴瘤、睾丸癌等。

4. 肿瘤手术原则　在进行术前检查和手术的过程中应严格遵守无瘤原则，以避免肿瘤的播散和种植，具体包括：①不切割原则：手术中不直接切割癌肿组织，由四周向中央解剖，一切操作均应在远离癌肿的正常组织中进行。②整块切除原则：将原发病灶和所属区域淋巴结做连续性的整块切除，而不应将其分别切除。③无瘤技术原则：无瘤技术的目的是防止手术过程肿瘤的种植和转移。其主要内容为手术中的任何操作均不接触肿瘤本身，包括局部的转移病灶。

（二）化学疗法

近年来，肿瘤的化学治疗（chemotherapy）有了迅速发展，它已成为肿瘤的主要治疗手段之一。随着低毒、高效的新一代化疗药物（如奥沙利铂、卡培他滨、吉西他滨等）及新辅助化疗方案的出现，肿瘤患者的生存率不断得到提高。目前已能单独应用化疗治疗绒毛膜上皮癌、睾丸精原细胞瘤、Burkitt 淋巴瘤、急性淋巴细胞白血病等。对某些肿瘤可获得长期缓解，如粒细胞白血病、霍奇金病、肾母细胞瘤、乳腺癌等。化疗药物只能杀灭一定百分比的肿瘤细胞，仍可出现临床复发。

1. 适应证　①首选化疗的恶性肿瘤：目前一些肿瘤单独应用化疗已可能治愈，这些肿瘤有恶性滋养细胞肿瘤（绒癌、恶性葡萄胎）、睾丸精原细胞瘤、Burkitt 淋巴瘤、大细胞淋巴瘤、中枢神经系统淋巴瘤、小细胞肺癌、急性淋巴细胞白血病、胚胎性横纹肌肉瘤等。②可获长期缓解的肿瘤：应用化疗可使一些肿瘤获缓解或使肿瘤缩小，或可使手术范围缩小以尽可能多保留器官功能，如颗粒细胞白血病、部分霍奇金病、肾母细胞瘤、乳腺癌、肛管癌、膀胱癌、喉癌、骨肉瘤及软组织肉瘤等。③化疗配合其他治疗有一定作用的肿瘤：一些肿瘤在手术或放疗后应用化疗可进一步提高疗效，如胃肠道癌、鼻咽癌、宫颈癌、前列腺癌、非小细胞癌等。

2. 药物分类　按作用原理分为：①细胞毒素类药物：烷化剂类药物的氮芥基团可作用于 DNA、RNA、酶和蛋白质，导致细胞死亡。如环磷酰胺、氮芥、卡莫司汀（卡氮芥）、白消安（马利兰）、洛莫司汀（环己亚硝脲）等。②抗代谢类药：此类药物对核酸代谢物与酶的结合反应有相互竞争作用，影响与阻断了核酸的合成。如氟尿嘧啶、替加氟（呋喃氟尿嘧啶）、甲氨蝶呤、巯嘌呤、阿糖胞苷等。③抗生素类：有抗肿瘤作用的抗生素如放线菌素 D（更生霉素）、丝裂霉素、多柔比星、平阳霉素、博来霉素等。④生物碱类：长春碱类主要干扰细胞内纺锤体的形

成，使细胞停留在有丝分裂中期。其他还有羟喜树碱、紫杉醇及鬼臼毒素类依托泊苷（VP-16）、替尼泊苷（VM-26）等。⑤激素和抗激素类：能改变内环境进而影响肿瘤生长，有的能增强机体对肿瘤侵害的抵抗力。常用的有他莫昔芬（三苯氧胺）、托瑞米芬（法乐通）、缓退瘤、己烯雌酚、黄体酮、丙酸睾酮、甲状腺素、泼尼松等。⑥其他：不属于以上诸类如丙卡巴肼、羟基脲、L-门冬酰胺酶、铂类、抗癌锑、三嗪咪唑胺等。⑦分子靶向药物：除了上述 6 类根据化学特性来化疗药物外，近年出现了一些以肿瘤相关的特异分子作为靶点而尚未明确归类的药物。它们在化学特性上可疑似单克隆抗体和小分子化合物。起作用靶点可疑似细胞受体、信号转导和抗血管生成等。单抗类常用的有：赫赛汀、美罗华、西妥昔单抗和贝伐单抗等；小分子化合物常用的有：伊马替尼、吉非替尼等。由于分子靶向药物有较明确的作用靶点，因此治疗的选择性较强；不良反应较轻。

细胞增殖周期包含 DNA 合成的各时相（G_1, G_2, S，M 期），另外不包括处于休眠状态的非增殖细胞（G_0 期），根据药物对细胞增殖周期作用的不同可分为：①细胞周期非特异性药物，该类药物对增殖或非增殖细胞均有作用，如氮芥类及抗生素类；②细胞周期特异性药物：作用于细胞增殖的整个或大部分周期时相者，如氟尿嘧啶等抗代谢类药物；③细胞周期时相特异药物：药物选择性作用于某一时相，如阿糖胞苷抑制 S 期，长春新碱对 M 期的抑制作用。

3. 化疗方式和方案　给药方式包括全身给药和局部给药两种，全身性用药一般有静脉滴注或注射、口服、肌内注射。局部给药可以提高肿瘤局部的药物浓度，包括瘤内注射、腔内注射、鞘内注射和介入化疗等。单一药物治疗肿瘤缓解期短而易产生耐药，效果往往不理想。联合化疗则可以发挥联合抑制、互补抑制和序贯抑制等作用。根据化疗在治疗中的地位和治疗对象的不同，其临床应用主要有以下四种。

（1）诱导化疗（induction chemotherapy）：常为静脉给药，用于可治愈肿瘤或晚期播散性肿瘤，此时化疗是首选的治疗或唯一可选的治疗。应用化疗希望达到治愈或使病情缓解后再选用其他治疗。

（2）辅助化疗（adjuvant chemotherapy）：国内也有人称为保驾化疗。常为静脉给药，用于肿瘤已被局部满意控制后的治疗，如在癌根治术后或治愈放疗后，针对可能残留的微小病灶进行治疗，以达到进一步提高局部治疗效果的目的。

（3）初始化疗（primary chemotherapy）：也被称为新辅助化疗（neoadjuvant chemotherapy），用于尚可选用手术或放疗的局限性肿瘤，应用初始化疗后常

可使肿瘤缩小，进而缩小手术范围、减少放疗剂量或提高局部治疗的疗效。

（4）特殊途径化疗：化疗药物的用法一般是静脉滴注或注射、口服、肌内注射，均属全身性用药。为了提高药物在肿瘤局部的浓度，可将有效药物做腔内注射、动脉内注入、动脉隔离灌注或者门静脉灌注。

4. 不良反应　多数化疗药缺乏理想的选择性杀灭作用，在杀灭或抑制肿瘤细胞的同时，对机体正常细胞，尤其是增殖较快的细胞也有杀灭作用。由于化疗药物对正常细胞也有一定的影响，尤其是处于增殖状态的正常细胞，所以用药后可能出现各种不良反应。常见的有：①白细胞、血小板减少；②消化道反应，如恶心、呕吐、腹泻、口腔溃疡等；③毛发脱落；④心脏、肝、肾、肺等脏器毒性；⑤免疫抑制作用和潜在致癌、致畸作用。化疗药物的治疗剂量和中毒剂量十分接近，需注意预防并及时处理化疗的不良反应。

（三）放射疗法

放射线是一种高能电磁辐射线，其中的光子、粒子、中子能穿透组织，可影响细胞的代谢，从而达到抑制和破坏肿瘤细胞的目的，但对正常细胞也有一定损伤。根据照射方式不同可分为外照射（用各种治疗机）与内照射（如组织内插植镭针、碘粒子125植入等）两种方法。随着技术的进步，外照射近年来取得了较大的进展，如三维适形放疗和调强放疗：①三维适形放疗：是根据CT、MRI所得的病灶与周围器官和组织的三维解剖，计算出放射野应有的放射线强度分布并实施治疗。从而使放射剂量分布在空间三维方向上与肿瘤性状一致，保护了周围正常组织特别是一些重要器官。②调强放疗：可以改变靶区内的放射线强度分布，使靶区放射线剂量达到理想的分布，并可最大限度地保护靶区内外敏感的正常组织。

1. 适应证

（1）适合放射治疗的肿瘤：①对射线高度敏感的淋巴造血系统肿瘤、性腺肿瘤、多发性骨髓瘤、肾母细胞瘤等低分化肿瘤。②中度敏感的表浅肿瘤和位于生理管道的肿瘤：如鼻咽癌、口腔癌（包括舌、唇、牙龈、硬腭、扁桃体等）、皮肤癌（面部和手部）、上颌窦癌、外耳癌、喉内型喉癌、宫颈癌、膀胱癌、肛管癌等，这些肿瘤有些虽也适合手术治疗，但放疗以功能损害小为其特点。③肿瘤位置使手术难以根治的恶性肿瘤：如颈段食管癌、中耳癌等。

（2）放疗与手术综合治疗的肿瘤：主要有乳腺癌、淋巴结转移癌、食管癌、支气管肺癌、卵巢癌、恶性腮腺多形性瘤、脑肿瘤（包括垂体肿瘤）、宫颈癌、外阴癌、阴茎癌、肢体及躯干部皮肤癌等。此类肿瘤常行术前或术后放疗以减少局部的术后复发率。另外，术中放疗也适用于临床，术中肿瘤切除后在肿瘤瘤床和周围淋巴结引流区做一次大剂量的放疗。放疗与手术均为局部治疗，它们的综合治疗对肿瘤瘤床和周围淋巴引流区做一次大剂量的放疗。放疗与手术均为局部治疗，它们的综合治疗常对肿瘤的局部控制有较好的作用，但对减少恶性肿瘤的远处转移作用不大。

（3）放疗价值有限、仅能缓解症状的肿瘤：喉外型喉癌、下咽癌、甲状腺肿瘤、恶性唾液腺肿瘤、尿道癌、阴道癌等。

（4）放疗价值不大的肿瘤：陈骨肉瘤、纤维肉瘤、一般的横纹肌肉瘤、脂肪肉瘤、恶性黑色素瘤、胃肠道高分化癌、胆囊癌、肾上腺癌、肝转移癌等。

2. 不良反应　放射治疗的不良反应有骨髓抑制、皮肤黏膜改变及胃肠道反应等。因此在放疗过程中必须定期检测血常规。当白细胞低于 $3×10^9/L$，血小板低于 $80×10^9/L$ 时须暂停治疗，同时给予利血生、粒细胞集落刺激因子等升白细胞及血小板治疗。放疗反应还包括各种局部反应。

（四）生物治疗

肿瘤生物治疗主要是通过调动宿主天然防御机制或给予机体某些物质来获得抗肿瘤的效应。生物治疗包括免疫治疗与基因治疗两大类。近年来提出了"肿瘤靶向治疗"的新观念。

1. 免疫治疗　肿瘤的非特异性免疫疗法，包括接种卡介苗、短棒状杆菌、麻疹疫苗等（主动免疫），以及白细胞介素-2、干扰素等。特异性免疫疗法有接种自身或异体的疫苗、肿瘤免疫核糖核酸等。免疫是抗肿瘤的一种合理的方法，但需继续研究以提高疗效及安全性。

2. 基因治疗　肿瘤基因治疗是应用基因工程技术，干预存在于靶细胞的相关基因的表达水平以达到治疗的目的。由于基因治疗存在一定的风险和不良反应，因此目前大部分仍处于临床及实验研究阶段。

3. 肿瘤细胞和分子靶向治疗　肿瘤靶向治疗是指利用特异性的载体，将药物或其他杀伤肿瘤细胞的活性物质选择性地运送到肿瘤部位，把治疗作用或药物效应尽量限定在特定的靶细胞、组织或器官内，而不影响正常细胞、组织或器官的功能，从而提高疗效、减少毒副作用的一种方法。其中，肿瘤细胞和分子靶向治疗是目前肿瘤靶向治疗的热点之一，具体可分为以下两类：①靶向肿瘤血管生成治疗药物：一些抑制肿瘤血管生成的药物（如血管生长因子单克隆抗体

Avastin）已经进入了临床。②分子靶向抗肿瘤治疗：包括针对 HER/ErbB（表皮生长因子受体，EGFR 家族的靶向治疗药和格列卫（Gleveec）。如 HER2 特异性单抗 Herceptin 在欧美已被批准应用于早期 HER2 阳性的乳腺癌患者。Gleveec 已用于慢性粒细胞白血病和间质瘤患者的临床治疗。

（五）中药治疗

中医药治疗恶性肿瘤患者，主要应用祛邪、扶正、化癥、软坚、散结、清热解毒、化痰、祛湿及通经活络、以毒攻毒等原理。以中药补益气血、调理脏腑，配合化学治疗、放射治疗或手术后治疗，还可减轻毒副作用。

（六）内分泌治疗

某些肿瘤中存在内分泌受体，可特异性地与激素相结合，采用内分泌治疗有一定效果。如乳腺癌、前列腺癌、子宫内膜癌、卵巢癌、甲状腺癌等的生长均与激素有关。他莫昔芬可与雌激素竞争结合雌激素受体，已用于乳腺癌的治疗。

（七）疼痛治疗

疼痛对患者的情绪影响较大，严重者甚至可影响患者对治疗的配合。WHO 提出了癌性疼痛的三阶梯疗法：根据轻、中、重不同程度的疼痛，单独或联合应用阿司匹林等非类固醇抗炎药、可待因等弱阿片类药、吗啡等强阿片类药，以及其他辅助方法处理癌性疼痛。其原则包括口服给药、按时给药、按阶梯给药和个体化原则。

（八）其他治疗

其他疗法如骨髓移植治疗白血病，影像设备引导下对肝癌病灶进行无水乙醇（热盐水）注射或微波、激光和射频消融（RFA）等微创治疗，以及诱发肿瘤细胞发生程序化死亡的热疗等，在临床治疗中均取得了一定的进展。

三、肿瘤患者的随访

肿瘤的治疗不能仅以患者治疗后近期恢复即告结束，如果出现复发或转移也需积极治疗。因此肿瘤治疗后还应定期对患者进行随访和复查。随访的目的为：①早期发现有无复发或转移病灶。有些肿瘤在复发和转移后及时进行治疗仍能取得较好的疗效，如大肠癌术后单发的肝转移、乳腺癌术后胸部复发等可再次进行手术治疗，仍能得到较满意的效果。②研究、评价、比较各种恶性肿瘤治疗方法的疗效，提供改进综合治疗的依据，以进一步提高疗效。③随访对肿瘤患者有心理治疗和支持的作用。

随访应有一定的制度，在恶性肿瘤治疗后最初 2 年内，每 3 个月至少随访一次，以后每半年复查一次，超过 5 年后每年复查一次直至终身。

四、肿瘤的预防

恶性肿瘤是由环境、营养、饮食、遗传、病毒感染和生活方式等多种不同的因素相互作用而引起的，所以目前尚无可利用的单一预防措施。国际抗癌联盟认为 1/3 癌症是可以预防的，1/3 癌症如能早期诊断是可以治愈的，1/3 癌症可以减轻痛苦、延长寿命。并据此提出了恶性肿瘤的三级预防概念：一级预防是消除或减少可能致癌的因素，防止癌症的发生。二级预防是指癌症一旦发生，如何在其早期阶段发现它，予以及时治疗。一级预防的目的是减少癌症的发病率；二级预防的目的则是降低癌症的死亡率；三级预防即诊断与治疗后的康复，提高生存质量及减轻痛苦、延长生命。癌症三级预防具体如下：

1. 一级预防 调查研究发现大部分人类癌症与环境因素有关。改善生活习惯，环境保护对预防癌症较为重要。与烟草有关的除肺癌、口腔癌外，食管、胃、膀胱、胰、肝的癌症也与之有关。故应加强宣传教育及改进烟草质量使之无害化。25%～35%癌症与饮食有关，应提倡人们多食纤维素、新鲜蔬菜水果，忌食高盐、霉变食物。此外职业性暴露于致癌物，如石棉、苯及某些重金属等应尽量减少。

2. 二级预防 早期发现、早期诊断与早期治疗。对高发区及高危人群定期检查是较确切可行的方法，一方面从中发现癌前期病变及时治疗，是二级预防中的一级预防效应。例如，切除胃肠道腺瘤或息肉，及时治疗子宫颈慢性炎症伴不典型增生病变，治疗慢性胃溃疡或经久不愈的下肢溃疡。另一方面尽可能发现较早期的恶性肿瘤进行治疗，可获得较好的治疗效果。

3. 三级预防 对症治疗以改善生存质量或延长生存时间，包括各种姑息治疗和对症治疗。对疼痛的治疗，世界卫生组织提出癌症三级止痛阶梯治疗方案，其基本原则为：①最初用非吗啡类药，效果不明显时追用吗啡类药，仍不明显换为强吗啡类药，如仍不明显，考虑药物以外的治疗。②从小剂量开始，视止痛效果渐增量。③口服为主，无效时直肠给药，最后注射给药。④定期给药。

第四节　常见体表肿瘤与肿块

体表肿瘤可来源于皮肤、皮肤附件及皮下组织等浅表部位，各种来源的良恶性肿瘤差别较大，处理方法也有所不同。在临床上尚需与非真性肿瘤的肿瘤样肿块鉴别。

一、皮　肤　癌

皮肤癌（skin carcinoma）以鳞状细胞癌和基底细胞癌最为常见。好发于长期暴露日晒的裸露部位，如头、面、颈及手背等。

（一）基底细胞癌

基底细胞癌来源于皮肤或附件基底细胞，恶性程度很低，发展缓慢，呈浸润性生长，不容易转移。如能早期发现、及时治疗，是可以治愈的。初期多为斑块状丘疹或疣状隆起，质硬，表面呈蜡状，而后破溃为不规则溃疡灶状，边缘隆起，可侵蚀周边组织及器官，成为侵蚀性溃疡。亦可同时伴色素增多，呈黑色，称色素性基底细胞癌，临床上易误诊为恶性黑色素瘤，但质较硬；对放射线敏感，故可行放疗；早期也可手术切除。

（二）鳞状细胞癌

鳞状细胞癌生长较快，早期即形成溃疡。表面呈结节样或菜花状，向深部浸润深浅不一，破坏性大者常累及骨骼并多见区域性淋巴结转移。鳞状细胞癌常伴有感染恶臭。以手术治疗为主，并进行区域淋巴结清扫，也可行放疗或激光治疗。放疗亦敏感，但不易根治。在下肢者严重时伴骨髓浸润，常需截肢。

二、痣与黑色素瘤

> **案例 17-1**
>
> 患者，男，55 岁，因左足趾破溃 1 年就诊。患者 1 个月前出现左足黑痣处瘙痒，抓挠后黑痣即有增大、溃烂，患者未予以重视。近几日患者左足部溃烂无明显好转，入院治疗。体格检查：左足趾末节见一黑色皮肤溃疡，直径约 4mm，有黑色血性渗液，无压痛；左腹股沟可触及增大淋巴结 1 枚。
>
> **问题：**
>
> 1. 首先应考虑何诊断？
> 2. 还需进行哪些辅助检查？
> 3. 如何处理？

（一）黑痣

黑痣（pigment nevus）可分为三种：①交界痣：位于表皮和真皮交界处。多见于手掌、足底、口唇及外生殖器部位，直径在 1～2mm。有癌变可能，可发展为黑色素瘤。②皮内痣：存在于真皮层内。表面光滑，界线清楚。颜色较深而均匀，可生有汗毛。一般不发生癌变。③混合痣：为上述两种混合而成，外表一般像皮内痣，含有交界痣的成分，因此也有癌变可能。当黑痣色素加深、变大，或有瘙痒、疼痛时，为恶变可能，应及时做完整切除，做病理检查。如有破溃及出血，更应提高警惕。切忌做不完整的切除或化学烧灼。冷冻、电灼虽可消除，但无病理诊断难以明确有无恶变，不宜推广。

（二）黑色素瘤

黑色素瘤（melanoma）一部分由黑痣恶变而来，也可自行发生。其为高度恶性肿瘤，病情发展快，可迅即出现卫星结节及转移，妊娠时发展更快。黑色素瘤患者的预后大多很差。当黑痣色素加深、变大，或有瘙痒不适或有感染、破溃及出血时，有发生恶变可能，应及时行手术治疗。手术治疗为局部扩大切除，如截趾（指）或小截肢，4～6 周后行区域淋巴结清扫。对较晚期或估计切除难达根治者，可进行免疫治疗或冷冻治疗，争取局部控制后再做手术治疗。免疫治疗为卡介苗或白细胞介素及干扰素治疗。

> **案例 17-1 分析**
>
> 临床诊断：左足趾黑色素瘤伴左腹股沟淋巴结转移。
>
> 诊断要点：
>
> ①左足趾原有黑痣，黑痣经刺激后增大溃烂。②左腹股沟有淋巴结增大。
>
> 辅助检查：行 B 超和 CT 检查以明确有无其他部位转移。
>
> 治疗原则：
>
> ①手术切除黑痣送病检，确认诊断后行手术截趾和左腹股沟、盆腔淋巴结清扫。②免疫治疗。③抗生素预防感染。

三、脂　肪　瘤

> **案例 17-2**
>
> 患者，男，32 岁，摄影师。双上臂多发皮下结节 10 余年。
>
> 患者于 10 余年前双上臂出现多个皮下结节，

局部皮肤无红肿及疼痛，患者未予处理。此后皮下结节均有不同程度增大，且出现新发结节，个别结节较大，明显突出，影响工作和外观。

体格检查：双上臂可触及皮下结节各 2 枚，直径 5～15mm 不等，质软，无触痛，边界清楚，活动度可，表面光滑，皮肤无红肿及破溃，皮温不高。

问题：

1. 首先应考虑何诊断？
2. 如何处理？

脂肪瘤（lipoma）为常见于皮下脂肪组织的圆形、囊样、质软、外有包膜的一种良性肿瘤（图 17-2），可发生于身体各处。一般无明显症状，但也有引起局部疼痛者。生长缓慢，单发者可体积巨大；多发者瘤体常较小，常呈对称性，有家族史，可伴疼痛（称痛性脂肪瘤）；位于深部者有发生恶变可能，应及时行手术切除。

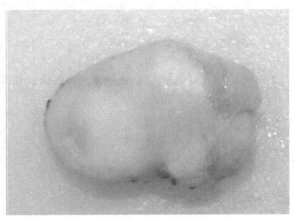

图 17-2 脂肪瘤

案例 17-2 分析

临床诊断：双上臂多发脂肪瘤。

诊断要点：

①发现皮下结节 10 余年，结节增大缓慢。②结节质软，无触痛，边界清楚，移动度好，表面光滑，皮肤无红肿及破溃，皮温不高。

治疗原则：

①手术切除包块。②需注意完整切除包膜，以防复发。③术后将切除包块送病检。④抗生素预防感染。

四、纤维瘤、瘤样纤维组织增生及纤维肉瘤

（一）纤维瘤

纤维瘤（fibroma）常见于四肢及躯干的真皮层或皮下，一般较小、生长缓慢、有包膜、表面光滑、质地较硬、可以推动。切面灰白色，可见编织状条纹，如混有其他成分则可呈不同颜色。如纤维黄色瘤，因伴有内出血，含铁血黄素，呈深咖啡色，有恶变可能，手术应切除彻底。

（二）瘤样纤维组织增生

纤维结缔组织呈肿瘤样增生，形成瘤样肿块。如增生性筋膜炎、增生性肌炎和带状瘤等，与纤维瘤区别在于局部呈浸润性生长，没有包膜。切除不完整时可以多次复发但不转移。

（三）纤维肉瘤

纤维肉瘤（fibrosarcoma）的发生部位与纤维瘤相似，以四肢皮下组织多见。边界不清，无包膜，质地细腻如鱼肉状，浸润性生长。纤维肉瘤分化好者生长慢，转移及复发较少见；分化差者生长快，易发生转移，切除后易复发。

五、神经鞘膜肿瘤

神经鞘膜肿瘤包括神经鞘瘤与神经纤维瘤两大类。

（一）神经鞘瘤

神经鞘瘤（schwannoma）由神经鞘细胞组成，可见于四肢神经干的分布部位。根据病灶与神经的解剖关系可分为中央型和边缘型两种。中央型：源于神经干中央，故其包膜即为神经纤维。肿瘤呈梭形。手术不慎易切断神经，故应沿神经纵行方向切开，包膜内剥离出肿瘤。边缘型：源于神经边缘，神经索沿肿瘤侧面而行。易手术摘除，较少损伤神经干（图 17-3）。

（二）神经纤维瘤

神经纤维瘤（neurofibroma），包含神经纤维细

胞及少量神经索，可混有脂肪和毛细血管等。肿块质软，为多发性，大多无症状，可偶有疼痛，皮肤上常有程度不一的咖啡斑。大多幼年起病，可伴有智力迟钝，某些器官畸形，或原因不明头痛、头晕，可有先天性因素或家族史。经常受压迫或摩擦的肿瘤，有恶变可能，可行手术切除。

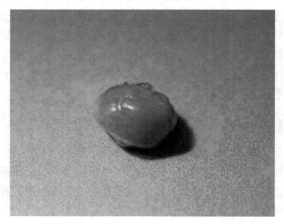

图 17-3　神经鞘瘤

六、血　管　瘤

血管瘤可分为毛细血管瘤、海绵状血管瘤及蔓状血管瘤，以前两种较常见。

（一）毛细血管瘤

毛细血管瘤（hemangioma capillanisum）多见于女婴，早期可见皮肤有红点或小红斑，此后逐渐增大，伴局部皮肤隆起。瘤体边界清楚，压迫可有褪色。其中，部分患者的毛细血管瘤可自行消退。瘤体较小时行手术切除或液氮冷冻治疗均可取得较好的效果；当瘤体增大时再进行治疗易留有瘢痕。亦可行放射或激光治疗。

（二）海绵状血管瘤

海绵状血管瘤（hemangioma cavernous）由小静脉和脂肪组织构成。多数生长在皮下组织内，也可发生在肌肉、骨或内脏等部位。位置较表浅的海绵状血管瘤，皮肤可呈蓝色或青紫色，局部膨隆。位置较深未波及皮肤者，仅有局部膨隆。肿块质软而边界不清，可伴有触痛或肿胀感。由于海绵状血管瘤有引发严重出血的危险，治疗应及早施行血管瘤切除术，以免增长过大，影响功能且增加治疗困难。术前需充分估计病变范围，必要时可行血管造影。

（三）蔓状血管瘤

蔓状血管瘤（hemangioma racemosum）由较粗的迂曲血管构成，大多数为静脉，也可有动脉或动静脉瘘。其可发生于皮下、肌肉及骨组织，范围大者可超过一个肢体。因动静脉短路，蔓状血管瘤病变处皮肤组织营养障碍，可发生坏死、溃疡及出血，经久不愈。累及较多的肌群者可影响运动能力。多采用手术切除治疗，术前必须充分做好准备，详细了解血管瘤范围（如血管造影），设计好手术方案。

七、囊性肿瘤及囊肿

案例 17-3

患者，男，46 岁，发现右臀部包块 5 年。

患者于 5 年前无意中摸到右臀部有一约"鸽蛋"大小包块，无疼痛，患者未予处理。此后包块逐渐增大，影响坐立，偶有胀痛。

体格检查：右臀部可触及一约 8cm×9cm 大小包块，质韧，无触痛，边界清楚，移动度好，表面光滑，皮肤无红肿及破溃，包块表面皮肤局部呈青色，皮温不高。

问题：

1. 首先应考虑何诊断？
2. 应如何处理？

（一）皮样囊肿

皮样囊肿（dermoid cyst）为囊性畸胎瘤，属良性肿瘤，预后较好，少数可发生恶变。浅表者可见于眉梢或颅骨骨缝处，可与颅内交通呈哑铃状。手术前应做好充分估计和准备。

（二）皮脂腺囊肿

皮脂腺囊肿（sebaceous cyst）是由于皮脂腺排泄管堵塞而造成的假性肿瘤，多发于头部、耳的周围、颈项部、肩部、背部等。其大小不等，圆形局限，位置表浅肿块较大者可见皮下呈青绿色。囊内为皮脂与表皮角化物聚集的油脂样"豆渣物"，多与表皮粘连在一起，易继发破溃出血、感染。感染控制后可行手术切除。需完整切除包膜，以预防皮脂腺囊肿复发（图 17-4）。

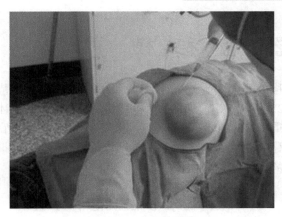

图 17-4　皮脂腺囊肿

案例 17-3 分析

临床诊断：右臀部皮脂腺囊肿。

诊断要点：

①发现右臀部包块 5 年。②右臀部可触及一约 8cm×9cm 大小包块，质韧，无触痛，边界清楚，移动度好，表面光滑，皮肤无红肿及破溃，包块表面皮肤局部呈青色，皮温不高。

治疗原则：

①手术切除包块，注意完整切除包膜，以预防皮脂腺囊肿复发。②将切除包块送病理。③抗生素预防感染。

（三）表皮样囊肿

表皮样囊肿（epidermoid cyst）是皮肤表皮细胞进入皮下生长所形成的囊肿。主要是外伤所致，故易受外伤或磨损部位多见，如指端、手掌、臀部、肘部，尤其是从事手工操作的工人较常见。囊肿壁由表皮所组成，囊内为角化物和脱落的表皮细胞。应予手术完整摘除，如有囊壁破裂残留易出现复发。

（四）腱鞘或滑液囊肿

腱鞘或滑液囊肿（synovial cyst）为假性肿瘤，是腱鞘中的结缔组织发生退行性变以后形成的。在手腕背面、足背等处多见。经局部加压后可吸收消失；对于囊肿较大，症状明显的患者，可行手术切除。

思　考　题

1. 简述肿瘤的概念和特性。
2. 简述癌前病变、非典型增生及原位癌。
3. 简述肿瘤化疗的适应证及其不良反应。
4. 简述目前肿瘤的影像学诊断手段及其特点。

（钟惟德）

第十八章　器　官　移　植

第一节　移植外科的概况

一、移植外科的历史

器官移植（organ transplantation）是 20 世纪医学发展中最引人注目的成果之一，在 21 世纪必将得到更大的发展和更广泛的应用。器官移植经过半个世纪的临床实践，现在已经成为治疗各种器官衰竭的有效治疗手段。

1954 年 Murray 等在同卵孪生兄弟之间进行同种肾移植并获得成功，成为器官移植临床应用的一个里程碑。由于 Murray 对器官移植的伟大贡献，他与对骨髓移植做出突出贡献的 Thomas 共同获得了 1990 年诺贝尔生理学或医学奖。此后，随着对免疫排斥反应机制的不断深入研究，对各种免疫抑制剂的开发、应用和长期血液透析的广泛开展，以及人类白细胞组织相容性抗原定型用于供者和受者的选择，肾移植从非同卵孪生间、活体亲属之间，直到应用尸体肾，都获得了成功。在肾移植获得成功的基础上相继开展了原位肝移植和肺移植、胰肾联合移植、原位心脏移植、心肺联合移植和小肠移植。

在早期阶段，虽然有部分受者移植物获得长期存活，但总的效果并不令人满意。直到 20 世纪 80 年代初，由于免疫抑制剂环孢素的问世，特别是与器官移植相关的一些学科，如免疫学、外科学、药理学、病理学和分子生物学等学科的进展，推动了器官移植的全面发展。到了 20 世纪 90 年代，各种类型的器官移植取得了巨大的成绩。据不完全统计，截至 2008 年年底全世界已有 128 万余人次接受了各种不同类型的器官移植，而且，仍以每年 5 万～6 万人的速度在增加，移植的效果也不断提高，移植后患者大部分恢复了健康，提高了生活质量，甚至恢复了正常工作。

我国器官移植始于 20 世纪 60 年代，80 年代已形成了一定规模，到了 90 年代已能开展各种不同类型的器官移植。目前，全国每年有 7000 余人接受各种器官移植，累计已有 10 万余例。在少数大的移植中心，移植效果接近或达到国际先进水平。器官移植虽然得到飞速的发展，但仍有许多问题亟待在 21 世纪予以研究解决，如尽快解决移植器官供体严重短缺的问题；进一步开发更安全、更长效的器官保存液；研制特效、廉价和毒副作用小的新型免疫抑制剂；探索诱导临床免疫耐受的措施等。

二、器官移植概念和分类

移植术（transplantation）是指将某一个体有活力的细胞、组织或器官即移植物（graft）用手术或其他的方法移植到自体或另一个体（异体）的体表上或体内某一部位。移植术并不包括那些能用在体内或固定在体表，不含有人或动物的组织或细胞的物质，如应用假体、人工合成物质或人造器官。供给移植物的个体称作供者（donor），接受移植物的个体称作受者（recipient）。移植物的供者和受者不属于同一个体，称作异体移植术；供者和受者是同一个体称作自体移植术。自体移植物重新移植到原来的解剖位置，称作再植术，如断肢再植术。

根据供者和受者在遗传基因上的差异程度，异体移植术可分为 3 类：①同质移植（syngeneic transplantation）即供者与受者虽非同一个体，但二者遗传基因型完全相同，受者接受来自同系（同基因）供者移植物后不发生排斥反应。如动物实验中纯种同系动物之间的移植，临床应用的同卵孪生之间的移植。②同种移植（allotrans plantation）即供者、受者属于同种属但遗传基因不相同的个体间的移植，如不同个体的人与人、犬与犬之间的移植。同种异体移植为临床最常见的移植类型，因供者、受者遗传学上的差异，术后如不采用合适的免疫抑制措施，受体对同种移植物会不可避免地会发生排斥反应（rejection）。③异种移植（xenotransplantation）即不同种属如猪与人之间的移植，术后如不采用合适的免疫抑制措施，受者对异种移植物则不可避免地会发生强烈的异种排斥反应。

根据移植物植入部位可分为：①原位移植（orthotopic transplantation）：移植物植入原来的解剖部位，移植前需将受者原来的器官切除，如原位心脏移植、原位肝移植。②异位移植（heterotopic transplantation）：移植物植入另一个解剖位置，一般情况下，不必切除受者原来的器官，如肾移植、胰腺移植一般是异位移植。③旁原位移植（paratopic transplantation）：移植物植入贴近受者同名器官的位置，不切除原来的器官，如胰腺移植到紧贴受者胰腺的旁原位胰腺移植。

根据移植技术的不同，可分为：①吻合血管的移植术：移植物从供者切取下来时血管已完全离断，移植时将移植物血管与受者的血管予以吻合，建立有效血液循环，移植物即刻恢复血供。临床上大部分器官移植如心脏移植、肝移植、肾移植、胰腺移植等都属于此类。②带蒂的移植术：移植物与供者始终有主要血管及淋巴或神经的蒂相连，其余部分均已分离，以便转移到其他需要的部位，移植过程中始终保持有效血供，移植物在移植的部位建立了新的血液循环后，再切断该血管蒂。这类移植都是自体移植如各种皮瓣移植。③游离的移植术：移植物移植时不进行血管吻合，移植物血供的建立依靠周缘的受者组织产生新生血管并逐渐长入。游离皮片的皮肤移植术属于此类。④输注移植术：将移植物制备成保存活力的细胞或组织悬液，通过各种途径输入或注射到受者体内，如输血、骨髓移植、胰岛细胞移植等。移植物供者来源包括胚胎、新生儿、成人、尸体及活体供者。活体又包括活体亲属（指有血缘关系如双亲与子女、兄弟姐妹之间）和非亲属如配偶。移植物包括细胞、组织和器官 3 种。为了准确描述某种移植术，往往综合使用上述分类，如原位尸体心脏同种移植、活体亲属同种异体肾移植、血管吻合的胎儿甲状旁腺异位移植。

三、器官移植的特点和主要问题

器官移植最终要达到治疗目的，必须认识如下特点和主要问题：①供受者选择的问题，术前首先必须进行供者、受者特异匹配的选择，而且必须遵循不同移植术的不同免疫学和非免疫学选择的基本原则和要求；②器官保存的问题，从移植物切取前后直到移植手术完成，始终要确保移植物有足够的活力；③移植技术和术式问题，移植物植入受者体内能获得充分的血液供应及重建相关的结构，使其发挥所需的生理功能；④维持移植物长期存活的问题，预防和控制移植物因免疫和非免疫因素导致的近期或远期丧失功能，使移植物在受者体内能长期存活下来，并维持移植物的正常功能；⑤诱导特异性免疫耐受的问题，避免或减少免疫抑制剂的长期服用，从而减少药物的毒副作用和费用。上述主要问题的解决迄今并未达到理想的程度，还需不断地研究和改进。

第二节 皮肤移植的种类、适应证和方法概要

皮肤移植术

皮肤移植可以分为皮肤游离移植、皮瓣移植和带蒂皮瓣移植三大类，分述如下。

（一）皮肤游离移植

1. 皮肤的组织学概要 皮肤不仅是人体表面的一层保护性组织，而且和肝脏、肾脏等一样，还是人体的一个重要器官。一般成人体表皮肤总面积为 $15\,000\sim17\,000cm^2$，约占总体重的 1/6，它不仅有感觉、分泌排泄、调节体温等功能，而且还能阻止病菌和其他有害物质的侵入，防止体液、电解质和蛋白质的丢失，以维持生命和保持机体与环境相适应。

皮肤分为表皮和真皮两层，真皮下为皮下组织层。

表皮由上皮细胞构成，可分为四层：生发层、棘细胞层、颗粒细胞层和角化层。表皮和真皮紧密联合，其交接部皱褶起伏，表皮生发层突入真皮部分称上皮脚，上皮脚之间的真皮组织称真皮乳突。皮肤的许多附属器，如毛囊、皮脂腺、汗腺等都深入真皮的深部，并都有上皮细胞包绕。当表皮缺损时，这些埋藏在真皮内的上皮细胞通过增殖成为表皮再生的主要来源。真皮内有三种纤维组织，即胶原纤维、弹力纤维和网状纤维。弹力纤维和胶原纤维使皮肤具有韧性和弹性，能耐受一般的摩擦和挤压，故植皮如含有真皮组织越厚，则移植后的功能和外形恢复越好。皮肤的质地、色泽和毛发分布等随部位而有所差异，越是邻接部位越相似。皮肤的厚度也随个体和部位不同而有较大差异。依据我国测量结果，男性成年人皮肤厚度平均为 1.15mm；躯干和背部皮肤最厚，平均约为 2.23mm；眼睑皮肤最薄，约为 0.5mm。此外，性别和年龄不同也有差异，成年男性皮肤较女性及小儿为厚，老年人皮肤弹性差，且变得菲薄。

2. 游离植皮片的分类 依据皮肤植皮片厚度不同，游离植皮片可分为 3 种：刃厚皮片、中厚皮片和全厚皮片。

（1）刃厚皮片：或称表皮皮片，是最薄的一种游离植皮片。它仅含表皮层及一小部分的真皮乳突层。成年人的刃厚皮片厚度为 0.2～0.25mm。刃厚皮片不论在新鲜无菌创面上还是在肉芽创面上均易生长。但由于皮片很薄，真皮层弹力纤维少，故皮片成活后收缩很大，经不住外物摩擦。若皮片移植

在关节活动部位或肌肉、肌腱组织上就会产生粘连，影响功能活动。若移植到面部，除发生挛缩畸形外，还会因色泽暗黑、表面皱缩而妨碍外貌。这类皮片仅适用于暂时消灭创面，或用于大面积烧伤患者的治疗过程中。

（2）中厚皮片：又称断层皮片，它除包含表皮全层外，还有部分真皮组织，相当于全厚皮片的 1/3～3/4。中厚皮片可分为薄厚两种。薄型中厚皮片的厚度在成年人为 0.375～0.5mm，厚型的为 0.625～0.75mm，都是应用最广泛的一种游离植皮片。由于它包含较厚的真皮纤维、组织层，故成活后质地柔软，能耐受摩擦和负重，收缩较少，常可获得理想的治疗效果。但厚型中厚皮片很难在有感染的肉芽创面上生长成活，但中厚皮片成活后仍可能发生色素沉着和轻度挛缩。

（3）全厚皮片：是包含全层皮肤组织在内的植皮片，其厚度由采皮的部位不同而定。皮片成活后挛缩程度小，能耐受摩擦和负重，质地柔软，活动度好，色泽变化较少，是游离植皮术中效果最佳的一种，但不易在有感染的创面上生长成活。又因供皮区上已无上皮组织存留，面积较大的全厚皮片供区就不能拉拢缝合，需再取中厚皮片覆盖移植，因此全厚皮片的应用受到一定的限制。其来源多取自耳后、上臂内侧、腹股沟等。

全厚皮片包含毛囊，故在眉毛或睫毛缺失时，可应用正常眉毛或头皮组织移植进行修复。

3. 皮片移植成活过程 皮片移植于受区后，创面就开始有血浆渗出，血浆不但因含有纤维蛋白将皮片粘连于创面，而且还供给皮片必要的营养物质。大约在 5 小时以内，皮片便可较紧密地粘连于创面，随后生长出肉芽组织。肉芽组织内毛细血管内皮细胞迅速长入皮片的表皮和真皮层之间，建立新的血管网。较薄的皮片，在术后第 2～3 天就可以有新生毛细血管生长；较厚的皮片，则在第 4 天后才见到。同时，皮片中原有的血管网则发生退行性变而逐渐在第 4～8 天消失。此外，在第 4～5 天时纤维细胞就开始生长，并与皮片中的纤维细胞相连接。到术后第 8 天，血液循环已基本建立，皮片呈现色泽红润。至第 10 天，纤维性愈合已达到成熟阶段，排列紧密，皮片已完全成活。与此同时，血液中的白细胞亦早已发挥作用，将皮片下的少量异物、细菌及细小凝血块等溶解吞噬。皮片越薄，上述各种变化过程进行得越快。此时，如创面有细菌污染，多量异物存在时，移植皮片区就可能因细菌大量繁殖而造成感染，导致植皮失败。如创面与皮片之间存在薄层或厚层凝血块，则上述毛细血管

生长过程受到阻碍，在薄层血肿存在时，可导致水泡形成，表皮坏死；若存在厚层血肿时，则造成皮片的坏死。

皮片移植成活后，真皮层中的弹力纤维常有退化现象，虽在 1 年内可以复生，但排列结构和形式却与正常不同。皮片成活后，下方可因产生大量纤维结缔组织而发生挛缩，因此导致皮片在术后发生晚期收缩现象。皮片越薄，收缩性越大。但在植皮后 2～3 个月，皮片下可产生薄层脂肪组织，纤维组织亦渐趋软化，此时皮片就逐渐恢复其弹性，柔软而可被推动。皮片成活后，神经纤维亦在第 3～5 天开始从创面向皮片内长入，大概在术后 3 个月左右，真皮层内有感觉神经末梢长入。痛觉、触觉、冷热觉也相继恢复，而以痛觉和触觉恢复较快，冷热觉恢复较慢。6～12 个月时，感觉可完全恢复正常。毛囊最初呈现退化现象，不久亦可开始再生。汗腺功能的恢复视皮片的厚度而定。全厚皮片移植后，可望恢复交感神经活动，植皮区可恢复出汗功能，但通常不能达到正常程度。中厚皮片移植后均不能恢复正常出汗功能，皮脂腺分泌亦如此。

4. 供皮区的选择 采取游离植皮时，一般应选择人体易被衣服遮掩的部位。如大腿外侧部、胸侧壁、背部等，但由于有时色泽、质地等要求，宜选择与受区相邻近、厚度相似的部位较佳。例如，在面部、颈部面积较小的受区，如眼睑外翻整复时，可考虑用锁骨上、耳廓后或上臂内侧部位。但上、下睑植皮时，最理想的供皮区还是来自上、下睑过多的皮肤组织。头皮组织很厚，供皮丰富，采薄片后创面很快愈合，可以多次供刃厚皮片的采取，往往成为抢救严重烧伤患者（包括晚期瘢痕挛缩患者在内）的优良供源。

5. 皮片厚度的抉择 考虑采取皮片的厚度时，下述几种情况可以参考。

（1）植皮部位和治疗目的：如在颜面部、手掌，以及关节部位植皮时，皮片宜偏厚一些，以厚型中厚皮片或全厚皮片为佳。如在躯干或四肢植皮，目的在于消灭创面，对功能活动要求不高时，则可采用偏薄的皮片，甚至刃厚皮片。

（2）植皮区创面的性质和面积大小：如在无菌新鲜创面上植皮，皮片可偏厚，以中厚皮片（0.5mm）为宜。如在污染或已有肉芽组织的创面上植皮，则皮片不宜过厚，可选用薄型中厚皮片（0.35～0.4mm）或刃厚皮片。在修复大面积烧伤创面时，选用大张薄皮片较为适宜；如供区不足，则可应用邮票状或点状植皮。

（3）供皮区部位皮肤厚度：供皮区的愈合有

赖于创面上上皮细胞残留的多寡。如取皮过厚，供皮区创面愈合就受到阻滞，愈合后也将发生增殖性瘢痕，产生痒、痛等不适症状，甚至发生创面愈合困难，出现溃疡。因此在考虑皮片厚度时，亦应考虑供区皮肤的厚度。如在背部取皮，可采取较厚皮片；如在大腿内侧取皮则应较在大腿外侧取皮宜薄。

（4）患者的性别、年龄：女性的皮肤常较男性为薄，幼儿和老年人的皮肤亦较青年人为薄。在决定采皮厚度时此点亦应予以考虑。经产妇的腹壁皮肤由于弹力纤维断裂，缺乏应有弹性，是一种质地不良的供皮区。

6. 取皮方法

（1）徒手取皮法：此方法最简单易行，可以采取刃厚皮片和薄型中厚皮片。滚轴刀手法取皮需要较熟练的技巧，否则不易切取所需皮片的正确厚度和面积。

（2）切皮机取皮法：切皮机的问世为采取游离植皮片提供了极大方便，从根本上解决了徒手取皮法造成的厚度不易控制、面积小、边缘不齐、部位受限制等缺点。最常应用的是手动鼓式切皮机，此外还有电动式、气动式等。手动鼓式切皮机每鼓面积为 $200cm^2$ 时，厚度可借调节刀片和鼓面的间距来决定。使用时需用特制的胶水或胶纸在鼓面和皮肤间获得黏合后，以便于切割。

（3）全厚皮片取皮法：全厚皮片移植一般仅为较小面积，故取皮时都不使用切皮机。取皮时按所需的大小形状，用消毒纸片或布片铺在供应面上，用亚甲蓝画出轮廓，然后按图切取皮片，并使其不带有真皮下脂肪组织。供皮片区所遗留创面，一般可做直接拉拢缝合；如面积较大，不能缝合时，需要另取中厚皮片移植修复。

游离植皮手术方法进行游离植皮的创面，大致可分为两大类。一种是新鲜的无菌创面，或已经进行清创的污染创面；另一种是慢性有程度不同的感染的肉芽创面。在前者，创面经彻底止血后，就可以进行皮片移植；后者则必须进行充分的术前创面准备，甚至全身准备。

植皮手术最基本的原则是：①创面仔细止血；②安放皮片，周边缝合固定；③加压包扎；④维持加压固定到适当时间。创面止血应尽少用结扎法，除温纱布压迫止血法外，有些出血点可用血管钳夹住片刻，或用双极电凝器止血。渗血止住后，将皮片置于创面上，应在保持皮肤的正常张力下与创缘做缝合。一般均用间断缝合法，但在大面积植皮时，为了缩短时间，也可采用连续缝合法。操作时，应力求皮缘确切对合，不存在皱褶，操作轻柔细致，以保证皮片良好成活。缝合完毕后，用生理盐水或抗生素溶液冲洗皮片下，以除去任何小凝血块。最后加压固定。

维持固定的时间：皮片在创面上存活，需要维持一定时间，才能产生新的血液供应。皮片越薄，所需时间越短；皮片越厚，时间就越长。刃厚皮片需要固定 4～5 天，中厚皮片需 6～8 天，全厚皮片则需 8～10 天，植皮后要经过上述不同时间段才可第一次更换敷料，进行拆线。打开敷料后，如皮片色泽红润，皮片与创面粘连紧密，表明皮片已经成活；如皮片呈暗紫色，且局部有波动感，则皮片下有血肿存在，或发生血清肿。如发现较早，可用空针筒吸出血清积液，或做小切口（或拆除部分缝线），将血凝块消除。继续加压，可望重新成活。

（二）皮瓣移植

皮瓣移植是具有血液供应的带蒂皮肤及其皮下组织的移植，用于修复软组织缺损，以保护体内器官或组织。如因软组织缺失而造成的骨、关节、肌腱、血管、神经、内脏器官的外露等；用于畸形或缺失器官的修复及再造，如眉、眼窝、鼻、耳、唇、舌、咽、食管、阴道、拇指、手指的再造等；还用于矫正外表的畸形，如增加体表的饱满度、减少瘢痕和解除挛缩等；此外，尚可用于改善局部组织的血供或充填无效腔等。

皮瓣移植的方法有带蒂移植及游离移植两种，分别称为带蒂皮瓣移植和游离皮瓣移植。

皮瓣移植按血液供应的形式不同，分别命名为任意皮瓣、轴型皮瓣、肌皮瓣、肌间隙皮瓣等。

皮瓣移植按其所含的内容及功能不同又分为皮瓣、筋膜皮瓣、肌皮瓣、骨皮瓣和带神经的皮瓣等。

（三）带蒂皮瓣移植

其特点是皮瓣移植过程中经蒂部与身体供区相连，由蒂部提供皮瓣的血液供应。

1. 任意皮瓣

皮瓣内不含有知名的动、静脉，移植时依靠皮瓣的蒂部提供其营养。因此，蒂的宽度直接影响到移植皮瓣的长度及面积，为保证移植皮瓣的成活，移植皮瓣的长度与蒂部的宽度应有一定的比例，否则皮瓣的远端会由于血液供应不足而坏死或部分坏死。任意皮瓣的长：宽为（1～2）：1，一般而言为 1.5：1 较为安全。如果皮瓣长轴与体表血管方向一致，则长宽比例可达 3：1；在头面部和会阴部可达 4：1 或 5：1，如果皮瓣的长轴与体表血管方向垂直，或在小腿中下 1/3 交界处，其皮瓣的长宽比例应为1∶1或0.5∶1,方能保证移植皮瓣存活。

移植皮瓣的长度及面积与皮瓣蒂部宽度有关,而且其蒂部的厚度及其组织层次也直接影响到移植皮瓣的长宽比例。如果蒂部在深筋膜下直达肌膜,则可使带蒂皮瓣的血液供应增加,移植皮瓣的长宽比例可相应地加大,而不会造成皮瓣远端的坏死。

为增加移植皮瓣的长宽比例,还可采用皮瓣延迟手术,但该术式增加了手术次数及时间。现在由于显微外科技术及组织扩张器的应用,延迟术仅在个别情况下采用。

2. 管状皮瓣 亦称皮管,是一种封闭式皮瓣。它是将两条平行切口间的皮瓣,向内翻转缝合形成圆柱形皮管。皮管与单纯皮瓣相比,具有许多优点:①每条皮管形成后2~3周,即可建立新的血供循环,即使皮管区的血管行走方向和皮管方向取得一致。这样在术后3周切断它的一端后,血供就可以从另一端得到充分保证。②因皮管的创面全部闭合,故大大避免了发生感染的机会。③皮管在转移过程中,蒂部可耐受较大的扭转,比较安全。④应用皮管移植,可以转移到体表任何部位修复缺损、再造器官。

但是,由于显微外科技术的发展,传统的皮管形成和移植,现已很少应用,仅在受区条件过差时才使用。

人体任何体表部位,只要能将皮肤和皮下组织层缝合成管状皮瓣均可制备成皮管。为保证皮管丰富的血液循环,皮管应顺着皮下血管行走方向进行设计,与单纯皮瓣相同,其长宽比例也有一定限制,一般长宽比例是3∶1。

3. 轴型皮瓣 皮瓣内含有与皮瓣纵轴平行的轴心动、静脉,因此,这类皮瓣血供丰富,皮瓣的长宽比例不受限制。轴型皮瓣按其构成不同可分为:①单纯轴型皮瓣,如下腹壁皮瓣、髂腹股沟皮瓣、前臂皮瓣、胸外侧皮瓣、大腿外侧或内侧皮瓣、足背皮瓣等;②轴型肌皮瓣,如胸大肌肌皮瓣、背阔肌肌皮瓣、腹直肌肌皮瓣、股直肌肌皮瓣等;③轴型筋膜瓣,如颞浅筋膜瓣,或颞浅筋膜皮瓣,或颞浅筋膜骨皮瓣等。轴型皮瓣除可带有皮肤及皮下或肌肉或筋膜蒂移植外,也可以制成仅以动、静脉为蒂的岛状皮瓣进行移植,还可以切断其动、静脉,移到受区后应用显微外科技术进行血管吻合,即称之为游离皮瓣移植。

轴型皮瓣带蒂移植及游离移植的问世,大大拓宽了皮瓣应用范围,目前已有近百种皮瓣移植方法被用于临床,使创伤和畸形的修复重建达到了一个新水平。

(1)岛状皮瓣:是轴型皮瓣应用的一种术式,即在皮瓣旋转移植时,蒂部仅含有一对轴心动、静脉。因此,该皮瓣具有较大的旋转角度,可以较自由地被选为修复邻近或较远处的组织缺损,而不致引起因皮瓣旋转时蒂部扭曲造成的皮瓣蒂部"猫耳"畸形。又因该皮瓣血液供应丰富,可用作修复感染的创面,还可用作缺损器官的再造,如前臂逆行岛状皮瓣再造拇指、下腹壁岛状皮瓣作阴茎再造或阴道重建等。

在岛状皮瓣中可含有神经,构成血管、神经岛状皮瓣,如无名指的血管、神经岛状皮瓣被用来恢复或再造损伤拇指的感觉,或修复拇指的缺损,或作部分的拇指再造。

(2)岛状肌皮瓣:是一种组织量大,血液供应丰富,使用方便,移植成功率高的组织瓣。如胸大肌岛状肌皮瓣常被用来修复面颊及颈部的组织缺损,或肿瘤切除后的组织缺损,还用作颈部食管、咽的再造等;背阔肌岛状肌皮瓣、股直肌岛状肌皮瓣常被用来作乳房再造,或作为胸壁、腹壁巨大缺损修复的供区。

(3)岛状筋膜瓣:是一种薄型组织瓣,血液供应丰富,其中以颞浅筋膜(岛状)瓣最为常见,它可制成皮瓣、带头发的头皮瓣、管皮瓣等,用于眉再造、鬓角再造、眼窝再造、耳再造、鼻再造、颅骨缺损的修复及眶缺损的再造,以及上唇区及下颌区组织缺损的修复(用于男性居多)等,有时还可合并其他组织的移植用来作半面萎缩面部软组织的充填。

(四)游离皮瓣移植

游离皮瓣移植是将轴型皮瓣游离移植,其轴心动、静脉分别与受区相应的血管进行吻合。由于皮瓣的血管直径在2mm左右,需采用显微外科血管吻合技术,进行精密、无创的血管吻合。

1. 游离皮瓣、肌皮瓣的供区 由于解剖及临床医学的发展,身体上可供游离移植的皮瓣、肌瓣、骨皮瓣、筋膜皮瓣、带感觉神经的皮瓣、静脉皮瓣的供区已近百种,其中可供移植的游离皮瓣供区有30余种,肌皮瓣20余种,几乎从头到脚都可设计游离皮瓣供区。目前为临床广为选用的皮瓣、肌皮瓣有下列几种:颞部皮瓣或筋膜瓣、骨皮瓣,主要用于头面部软组织及骨缺损的修复;颞部筋膜瓣游离移植加植皮可制成薄的皮瓣,作为手、足及四肢软组织缺损修复的供区;上臂内侧皮瓣、上臂外侧皮瓣、肩胛皮瓣、下腹壁皮瓣、大腿内侧皮瓣、大腿外侧皮瓣，以及足背皮瓣等，都是较优良的游离皮瓣供区，可用于手创伤及四肢软组织缺损的修复；前臂皮瓣、锁骨上皮瓣、耳后皮瓣等是面部软组织缺损修复的良好供区；前臂皮瓣、下腹壁皮瓣还是阴茎再造的优良供区，背阔肌肌皮瓣是大面积创伤软组织缺失的首选供区，特别是用于四肢的大面积皮肤撕脱伤合并开放性粉碎性骨折病例的软组织缺损的修复，正确、及时地采用该肌皮瓣移植，可保存肢体免于截肢。对于严重、广泛挤压的肢体撕脱伤病例，可先作广泛清创，再通过显微外科技术对各类缺损及损伤组织立即进行修复，不但可保存肢体，而且有利于挽救患者的生命。

2. 游离皮瓣移植的扩展应用 在游离皮瓣、肌皮瓣移植中，不仅可以对单一皮瓣、肌皮瓣进行游离移植，而且可以将两块，甚至三块游离皮瓣一并移植，这些称为"组合移植""桥接皮瓣"等。即使是单一的游离皮瓣或肌皮瓣，由于皮瓣内的血管分支为树状，可以借助于一对动、静脉蒂所携带的皮瓣，根据其血管分布的特点，制成一蒂多块独立又互相关联的皮瓣，以修复相邻但分开的软组织缺损，现将其称为"分叶皮瓣"和"串联皮瓣"等。穿支皮瓣是近年来发展的新概念，它不牺牲主干血管而利用其皮肤或肌间隔的穿支来设计皮瓣，使皮瓣设计更精确，也最大限度地减少了供区的创伤。如腹壁下动脉穿支皮瓣（DIEP）已广泛应用于乳房的再造，大腿外侧皮瓣应用于创面的修复等。

（五）皮肤组织库的建立

1. 皮肤组织库的发展概况 1980 年以前，只有极少数的组织库，并且对于组织的获取及供给很不规范。1993 年美国食品药品监督管理局发起了对美国所有组织库的规范化管理。1997～2005 年期间又颁发了新的规章制度，规范了所有组织库和组织捐赠的适宜标准，并且都按照 FDA 的标准进行注册。这样，包括皮肤库在内的组织库开始进入规范化时代，并且开始飞速发展。时至今日，骨、角膜、心脏瓣膜、肌腱、皮肤、生血组织、骨髓、脐带血、硬脑膜、耳小骨和软骨等都建立了多个组织库。据估计，现在每年超过 100 万患者接受同种异体组织移植。目前皮肤组织库已经成为很多国家常规组织库，大大增加了同种异体皮肤的供给，挽救了无数患者的生命。

2. 皮肤组织库的建立与皮肤组织的应用 皮肤组织库的建立包括供体的选择、规范化的采集过程、采集后的处理、规范化的冻存。供者一般尸体

供者，在供者生前已经同意的情况下，根据供者的医疗与社会历史、临床检查、体格检查、血液检查甚至尸检，按照规范的标准确定供者是否合格，其中原因不明死亡、严重感染、神经退行性疾病、癌症、Reye 综合征、生前接触有毒物质的个体不能作为皮肤组织库的供者。当供者符合要求，专业化的皮肤组织库工作人员经过规范化的采集、采集后处理将皮肤组织冻存在组织库，整个过程都遵从无菌操作的规范。当有患者需要利用皮肤组织库的皮肤时，再从中取出冻存皮肤，通过程序化复温后，交与外科医生进行应用，整个过程同样遵从无菌操作。目前皮肤组织库的皮肤已经广泛应用于烧伤、外伤植皮、糖尿病溃疡、各种需要植皮的皮肤病，作为临时的覆盖。

（六）组织工程皮肤的应用

组织工程皮肤主要分为单纯细胞外基质和细胞外基质铺上体外培养自体细胞。首先出现的是硅胶等一系列不可降解的合成材料，但由于术后容易局部侵蚀、移位、感染等多种问题，后来慢慢被淘汰了。后来又有人采用了人工合成可降解替代材料，比如聚羟基乙酸支架、胶原、蛋白多糖等，这些材料移植后，其韧性会大大增加，并且具有免疫相容性，不会发生超敏反应，也极少出现急性排斥反应，目前已经初步应用于临床且取得一定的疗效。近年来研究方向又指向了异体材料，但是最大的问题是必须面对排斥反应。为了降低移植物免疫原性有学者将上皮细胞取出后制成异体的脱细胞基质。目前真正应用于临床的组织工程皮肤为人的去表皮真皮组织（human deepidermized dermis, HDED），作为真皮替代物其有一定的临床疗效，但由于价格昂贵，目前也只用于皮肤修复过程的临时覆盖。

案例 18-1

患者，男，63 岁，汉族，已婚。主诉：阴囊左侧湿疹先后诊治 7 年，病变逐渐扩展至阴囊左侧 2/3 和部分阴茎根部皮肤。以"湿疹"治疗，久治不愈后活检，病理报告为阴囊 Paget 病。收住院进行手术治疗。

拟诊断：阴囊 Paget 病。

体格检查：阴囊左侧 2/3、阴茎根部、阴囊右侧上 1/3 见湿疹样病灶。盆腔 CT 示未见腹股沟及盆腔淋巴结肿大。

血常规、血生化、心电图、胸片、B 超等术

前检查未见明显异常。遂择期行阴囊 Paget 病灶切除术。

术后病理：阴囊 Paget 病，侵犯真皮层（病灶及术后情况见图 18-1，图 18-2）。

问题：

1. 由于阴囊 Paget 病边界不清，术前、术中如何确定病灶是否切除完整？

2. 此案例的皮瓣属于哪一种？

3. 如果应用此种皮瓣还不够覆盖创面，还能怎么设计转移皮瓣？

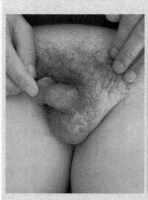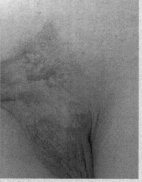

图 18-1　湿疹样病灶累及阴囊左侧 2/3，阴茎根部及阴囊右侧上部

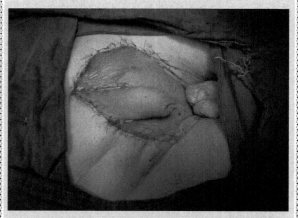

图 18-2　切除病灶后通过将右侧阴囊皮瓣转移至左侧覆盖创面

案例 18-2

病史：患者，女，25 岁，汉族，未婚。

主诉：右脚外伤后急诊清创 1 天。拟诊为右脚外伤，皮肤坏死。

体格检查：右脚背中部见皮肤脱落区，真皮尚完整，大小约 3cm×3cm。右脚外侧与右脚小趾表面皮肤缺失，大小约 4cm×4cm，可见肌腱、骨骼，表面大量液体渗出，边缘坏死。

血常规、血生化、心电图、胸片、B 超等术前检查未见明显异常。

收住院行创面修补术（图 18-3～图 18-7）。

问题：

1. 此案例的皮瓣属于哪一种？

2. 组织工程皮肤去表皮真皮组织用来长期覆盖还是临时覆盖？

3. 应用组织库同种异体皮肤是否需要应用免疫抑制剂？

4. 最后应用的自体游离皮瓣血供来源是什么？

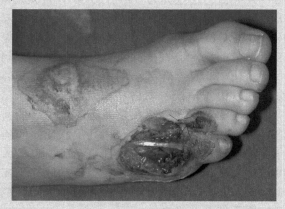

图 18-3　右脚背中部见皮肤脱落区，真皮尚完整，大小约 3cm×3cm。右脚外侧与右脚小趾表面皮肤缺失，大小约 4cm×4cm，可见肌腱、骨骼，表面大量液体渗出，边缘坏死

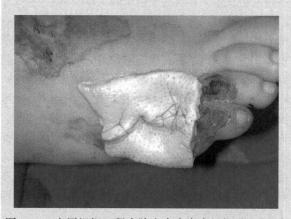

图 18-4　应用组织工程皮肤去表皮真皮组织（HDED）覆盖创面

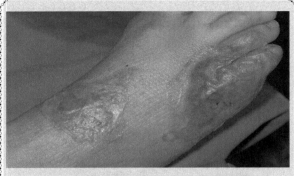

图 18-5　皮肤组织库冻存-解冻同种异体皮肤覆盖创面

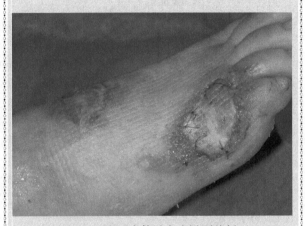

图 18-6　应用自体游离皮瓣覆盖创面

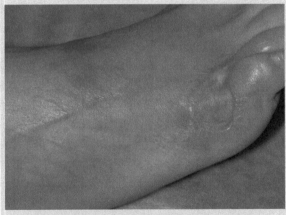

图 18-7　自体游离皮瓣生长良好，创面最终顺利痊愈

第三节　同种异体器官移植的基本方法

（一）供体的选择

1. 器官的捐献　移植器官的来源可分为活体器官和尸体器官。前者逐渐成为器官的主要来源，多数为亲属供器官（少数为非亲属）。在无相关立法的国家，或虽有立法但受宗教和文化影响的国家，亲属供体是唯一的器官来源。尸体器官为脑死亡者捐献。由于移植器官的短缺，活体亲属供肾、供肝已被广泛接受。大多数脑死亡供体为颅内出血或脑外伤致死，约1%的供体死于脑肿瘤。大多数脑死亡个体可以作为候选的供体。

2. 器官的选择　选择年龄较轻捐献者的器官当属最好，但随着移植经验的不断积累，供体年龄的界限也不断放宽。供肺、胰腺者不超过 55 岁，供心脏、肾、肝者分别不超过 60 岁、65 岁、70 岁。极少采用年龄大于 70 岁供体的器官用于移植。原则上供移植用的器官（特别是肝）体积应和受体切除的器官匹配。

下列情况禁忌作为器官移植的供体：已知有全身性感染伴血培养阳性或尚未彻底治愈，人类免疫缺陷病毒（human immunodeficiency virus，HIV）感染，或恶性肿瘤（脑原发性恶性肿瘤除外）。采用乙型及丙型肝炎病毒感染者、吸毒者、有糖尿病和胰腺炎病史者的器官也应慎重。有丙型肝炎病史供体的肾可用于曾患丙型肝炎的受体。按移植免疫学的要求来筛选供、受体，对减轻或降低同种异体间移植器官术后的免疫排斥反应具有重要意义。为了预防过于剧烈的，甚至致命的排斥反应，移植前应做下列检查：

（1）ABO 血型定型：ABO 血型抗原除在红细胞上表达之外，还表达在血管内皮上。因此，同种异体间的移植必须血型相同或符合输血原则。虽有 ABO 血型不符合输血原则的肝移植取得成功的病例报道，但血型不合仍是移植物被排斥的重要原因。

（2）淋巴细胞毒交叉配合试验：指受体的血清与供体淋巴细胞之间的配合试验，是临床移植前必须检查的项目。淋巴细胞毒交叉配合试验<10%或为阴性才能施行肾移植。如果受体以前曾经接受过输血、有过妊娠或接受过同种异体移植，很可能在其血清内已产生抗淋巴细胞的抗体，对人类白细胞抗原（HLA）敏感。此时淋巴细胞毒交叉配合试验可呈阳性，器官移植术后将可能发生超急性排斥反应。以流式细胞技术用于交叉配型的方法仍存在争议，因该方法固然更敏感，但有可能会把原本可以移植成功的供体排除在外。

（3）HLA 配型：国际标准要求检测供体与受体Ⅰ类抗原 HLA-A、HLA-B 位点，Ⅱ类抗原 HLA-DR 位点。大量研究表明，HLA 的 6 个位点配型与亲属肾移植、骨髓移植的存活率有较密切关系。HLA-A、HLA-B 和 DR 不相匹配的情况影响器官移植的效果。随着新型免疫抑制药物在临床应用，这种差异在逐渐减小。HLA 其他位点配型在实体器官移植中并不具有重要的意义。

此外，尚有混合淋巴细胞培养技术可以用于评估供、受体 HLA 的匹配情况，将供体与受体的淋巴细胞共同培养并观察其转化率，是目前组织配型试验中较可靠的一种方法。当淋巴细胞转化率超过 20%～30%时，说明供、受体的 HLA 抗原不相配的程度高，此移植应予放弃。但由于该方法需要 5～6 日才能获得结果，其实际应用价值受到限制。

（二）器官的切取与保存

供体类型不同或所需器官不同，其切取与保存的方法也不同。获得器官的过程主要包括切开探查、原位灌注、切取器官、保存器官和运送。从同一个供体可获取心、肺、肾、肝、胰腺等器官，分别移植于多个受体。手术切下已阻断血液供应的器官后，在 35～37℃温度下短期内即趋向失去活力。因此，为保证供体器官的功能和移植后的存活率，缩短热缺血和冷缺血时间、低温保存、避免细胞肿胀和生化损伤极为重要。所谓热缺血时间是指器官从供体血液循环停止或局部血供中止到冷灌注开始的间隔时间，这一期间对器官的损害最为严重，一般不应超过 10 分钟。冷缺血时间则是指从供体器官冷灌注到移植后血供开放前所间隔的时间，包括器官保存阶段。在一定时间范围内，专用的保存液对离体状态下的器官有显著的保护作用，如肝可达 24 小时，而肾和胰腺可长至 72 小时，但过长的冷缺血时间对移植器官的功能恢复和长期存活率有不良的影响。此外，切取时应尽力避免对供体器官的机械损伤和破坏，以保证移植物质量。用特制的器官灌洗液如 UW 液或 HTK 保存液（0～40℃）快速灌洗器官，尽可能将血液冲洗干净。灌洗的压力保持在 5.9～9.8kPa（60～100cmH_2O），肝的灌注量需 2～3L，肾和胰腺需 200～500ml。然后保存于 2～4℃灌洗液的容器中直至移植。UW（the University of Wisconsin）、HTK（histidine-tryptophan-ketoglutarate）和 Hartmann 等器官灌洗保存液在临床最为常用。UW 液的阳离子浓度与细胞内液相似，为仿细胞内液型；Hartmann 液是由乳酸林格液加清蛋白组成，为细胞外液型；而 HTK 液为非细胞内外液型。Hartmann 液多用于器官切取冷灌注，UW 和 HTK 液多用于保存器官。虽然理论上 UW 液可保存胰腺、肾达 72 小时，保存肝 20～24 小时，但临床上大多将器官保存时限定为：心 5 小时，肾 40～50 小时，胰腺 10～20 小时和肝 6～12 小时。

（三）常见器官移植的方法

应用于临床的器官移植（organ transplantation）已有肾、肝、心、胰、肺、小肠、脾、肾上腺、甲状旁腺、睾丸、卵巢，以及心肺、肝小肠、心肝、胰肾联合移植和腹内多器官联合移植等。随着移植效果的逐年提高，出现了大批恢复正常生活和工作的长期存活者。

（1）肾移植（renal transplantation）：在临床各类器官移植中疗效最显著。长期存活者工作、生活、心理、精神状态均属满意。肾移植术式已经定型，移植肾放在腹膜后的髂窝，肾动脉与髂内或髂外动脉吻合，肾静脉与髂外静脉吻合，输尿管经过一段膀胱浆肌层形成的短隧道与膀胱黏膜吻合，以防止尿液回流。

（2）肝移植：标准术式是原位肝移植（orthotopic liver transplantation）和背驮式肝移植（piggyback liver transplantation）。前者将受体下腔静脉连同肝一并切除，并将供体的肝作原位的吻接。后者则保留受体下腔静脉，将受体的肝静脉合并成形后与供体的肝上下腔静脉作吻合。背驮式的优点在于：当作供、受肝的肝上下腔静脉吻合和门静脉吻合时，可完全或部分保留下腔静脉的回心血流，以维持受体循环的稳定。

（3）胰腺移植：临床上按是否与肾联合移植分为：单纯胰腺移植（pancreas transplantation alone，PTA），同期胰肾联合移植（simultaneous pancreas-kidney transplantation，SPK），肾移植后胰腺移植（pancreas-after-kidney transplantation，PAK）三种类型。移植胰腺外分泌处理方式主要有：①胰液空肠引流；②胰液膀胱引流；③胰管阻塞。若经膀胱途径引流胰液，则采用带节段十二指肠或十二指肠乳头袖片与膀胱吻合，其主要缺点是大量的胰液随尿液丢失，造成难以纠正的慢性代谢性酸中毒，并易引起化学性膀胱炎、慢性尿道感染、尿道狭窄等远期并发症。若采用胰液肠道引流术式，将移植胰脏置于腹腔内，移植胰脏带节段十二指肠与受体空肠吻合。胰液经肠道引流则更符合生理，且无胰液经尿路排泄的缺点。近几年来，胰液空肠引流术式占 80%以上，胰管胰管阻塞现已很少使用。移植胰腺内分泌回流方式有：经体循环系统（髂内、髂外静脉）回流和门静脉系统（肠系膜下静脉、脾静脉）回流两种。临床可根据具体情况选择不同的术式。

（4）小肠移植：目前其主要适应证是各种病因导致小肠广泛切除引起的短肠综合征，且不能很好耐受营养支持者。若受体仅为短肠综合征，可行单独小肠移植；如并发肝衰竭，则可做肝-小肠联合移植；少数患者可行全消化道的多器官联合移植（同时植入肝、胃、胰腺、十二指肠、小肠，还可包括部分结肠）。

（5）肺移植：由于对供肺标准要求严格，等待肺移植的患者中仅约 30% 能得到移植肺。肺移植的术式有单肺移植和双肺移植（双肺序贯和整块双肺移植）。

（6）心脏移植：手术方式有经典法（standard HT）、全心法（total HT）和双腔静脉法（bi-vena cava HT），目前国内外均采用双腔静脉法。

案例 18-3

患者，男，28 岁，汉族，未婚。因"反复发作性浮肿、蛋白尿 9 年，加重伴少尿 8 个月"入院，拟诊为慢性肾炎、尿毒症。拟收入院行同种异体肾移植术。目前病情稳定，尿量每日约 300ml。末次肾功能血肌酐为 828.3μmol/L，尿素氮 26.7mmol/L。术前准备示检测供、受者血型相符均为 A 型，淋巴细胞毒性试验 3%，进行群体反应性抗体试验 3%。血红蛋白 70g/L。出血、血凝时间、肝功能、生化在正常范围高限。心电图大致正常。胸片无异常。尿蛋白＋＋，RBC 5～10 个/HP，WBC 3～5 个/HP。遂在气管内全麻下行同种异体肾移植术（图 18-8～图 18-12）。

问题：

1. 同种异体肾移植术的肾移植一般置放于哪个部位？

2. 同种异体肾移植的血管吻合有哪些吻合方法？

3. 同种异体肾移植术前配型有哪几个检查是必须要做的？

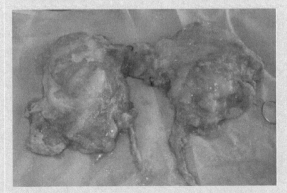

图 18-8　从供体取下的肾脏，脂肪囊、肾周筋膜未被去除

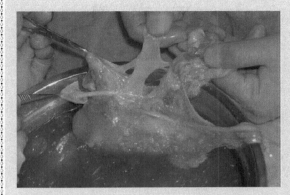

图 18-9　去除脂肪囊、肾周筋膜，并修剪血管及输尿管

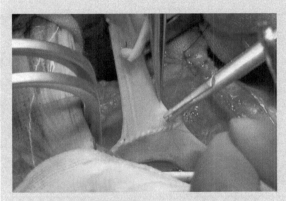

图 18-10　肾静脉与髂外静脉端侧吻合

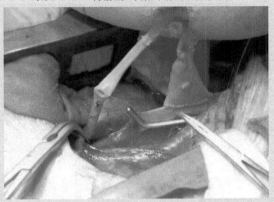

图 18-11　肾动脉与髂内动脉端端吻合

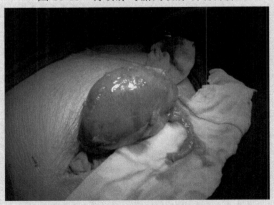

图 18-12　血管开放后见肾脏红润、尿液从输尿管流出

思 考 题

1. 简述移植排斥反应的类型。
2. 简述器官移植的禁忌证。

3. 肾移植主要有哪些适应证?

（刘春晓）

第十九章　颅内压增高

学习目的
1. 掌握颅内压增高和脑疝的临床表现。
2. 熟悉颅内压增高和脑疝的治疗处理原则。
3. 了解颅内压增高的病理生理和脑疝的形成机制。

第一节　颅内压的生理

一、颅内容物与颅内压的形成

颅腔是由颅骨相互连接组成的封闭体腔。颅缝正常闭合后，颅腔的容积即固定不变，为 1400～1500ml。颅腔内容纳脑组织、脑脊液和血液。

1. 脑组织　成人脑组织重量为 1300～1500g，体积为 1150～1350ml，占颅腔内容物 80%。硬脑膜将颅腔分隔成三个相通的腔，分别容纳左右大脑半球和小脑及脑干。

2. 脑脊液　成人脑脊液（cerebrospinal fluid，CSF）总量为 120～150ml，其中 45%位于颅腔内，55%位于脊髓蛛网膜下腔，脑脊液分泌到吸收是平衡和循环的。

3. 脑血容量　成人脑血容量（cerebral blood volume，CBV）依据脑血流量的变化而增减，占颅腔容积的 2%～11%。

4. 正常颅内压　脑组织、脑脊液和脑血容量三种颅内容物充填颅腔的压力和颅外大气的压力差形成了颅内压（intracranial pressure，ICP），颅内压高于大气压，其测量方法有以下几种：脑室测压、腰穿测压、脑实质测压和硬脑膜外测压。由于静水压的作用，不同的体位测量的颅内压是不同的，所以通常以侧卧腰穿所测的压力代表压力差。成人的正常颅内压为 70～200mmH$_2$O，儿童为 50～100mmH$_2$O。

二、颅内压的自动调节与代偿

颅骨没有伸展性，幼儿 2～3 岁颅缝正常闭合后，颅腔就不可被压缩或扩张，其容积基本固定不变。正常情况颅内容物的总体积和颅腔容积是一致的，保证颅内压力在正常范围内。当任何一种颅内容物体积增加和颅内出现异常的内容物如肿瘤、血肿等，其他颅内容物体积就要相应缩小，以维持颅内容物总体积和正常的颅内压力不变。颅内这种自动调节压力的功能被称为颅内压的自动调节和代偿。当颅内容物增加太多，超过了颅内压的自动调节功能，就会引起颅内压增高（increased intracranial pressure，IICP）。

颅内压调节主要是通过脑脊液的增减完成的。80%的脑脊液是侧脑室和第四脑室的脉络丛分泌的。脉络丛分泌脑脊液的量和速度取决于构成脉络丛的微小动脉内压力与脑室脑脊液的压力差，即分泌压。脑脊液是通过上矢状窦的蛛网膜颗粒吸收的，其吸收的量和速度取决于脑脊液的压力与上矢状窦内的压力差，即吸收压。正常情况下，脑脊液的分泌速度是 0.3～0.35ml/min，每天分泌总量为 450～750ml。当 ICP 增高时，分泌压降低，分泌减少，同时吸收压增高，吸收增多。二者作用结果使脑脊液量减少，从而使 ICP 下降。当颅内其他内容物增加或出现新内容物时，会导致脑脊液分泌减少和吸收增加，减少脑脊液所占的容积量，维持颅内容物总量不变。正常状态下脑脊液占颅腔容积的 10%，所以脑脊液的调节功能是有限的，调节率最多占颅腔容积的 10%。

对颅内压有调节作用的另一内容物是脑血容量。脑血容量仅占颅腔容积的 2%～11%。在维持正常的脑耗氧代谢时，脑血管的自动调节机制首先是维持正常所需且相对恒定的脑血流量（cerebral blood flow，CBF），而不是 ICP，所以较脑脊液的调节而言，脑血容量的调节更为有限。脑血容量调节直接受脑灌注压（cerebral perfusion pressure，CPP）和脑血管阻力（cerebral vascular resistance，CVR）的控制，影响 CPP 和 CVR 最重要的因素是 PaCO$_2$。脑组织不具压缩性，对 ICP 没有调节作用。

第二节　颅内压增高

一、颅内压增高的病因

引起颅内容物体积增加、颅内出现异常内容物或颅腔容积缩小的因素都可导致颅内压增高。

1. 颅内占位性病变，如颅内血肿、颅内肿瘤、脑脓肿和囊性占位病变等。

2. 脑组织体积增大，如脑炎、脑膜炎和脑水肿等。

3. 脑脊液循环或吸收障碍，导致脑脊液量异常增多，如梗阻性和交通性脑积水。

4. 脑静脉系统回流受阻或过度灌注，如颅内静脉窦血栓形成和颅内大静脉引流受阻。

5. 先天性颅腔畸形，如狭颅症等。

二、影响颅内压增高的因素

1. 年龄 婴幼儿和小儿颅缝未闭合或融合不牢固，颅内压增高时致使颅缝裂开而扩大颅腔容积，可延缓颅内压增高的病程。老年人由于脑萎缩使颅腔代偿的空间增大，也可延缓颅内压增高的进程。

2. 病变内容物增加的速度 根据 Langfitt 的压力-容积曲线图，病变内容物体积增大，致颅内压升高达到临界值以前时，由于颅内压自动调节和代偿发挥作用，颅内压力差变化较小。而当病变内容物继续增大，使颅内压增高达到临界值时，颅内压自动调节作用消失，这时颅内容物体积增加一点，就会引起颅内压的急剧增高。病变内容物体积增加得越慢，病程越长，颅内压自动调节作用就发挥得越好，颅内压增高达到临界值的时间也就越长，反之，则相反。

3. 病变部位 颅脑中线和后颅窝的占位性病变，容易阻塞脑脊液循环通路，引起梗阻性脑积水，可使颅内压早期显著增高。颅内大静脉和静脉窦的病变，引起血液回流和脑脊液吸收障碍，颅内压增高出现早且进展快。

4. 伴发脑水肿的程度 广泛脑挫裂伤、弥漫炎性病变、转移瘤和脑肿瘤放疗后，伴发明显的脑水肿，早期可出现颅内压增高的症状。

5. 其他系统疾病 高热、水电解质及酸碱平衡失调、肺部疾患致缺氧、尿毒症、肝性脑病和毒血症等都可引起和加重脑水肿而引起颅内压增高。

三、颅内压增高的类型

【根据颅内压增高的范围分类】

1. 弥漫性颅内压增高 由于脑组织广泛病变和脑室系统广泛积水引起颅腔内各部位压力均匀增高，各分腔之间没有明显压力差。临床常见疾病有弥漫性脑膜脑炎、弥漫性脑水肿、交通性脑积水等。

2. 局限性颅内压增高 由于颅内局灶性病变，引起病变部位及周边压力增高，挤压附近脑组织并使其移位，造成各分腔之间存在压力差。临床上常见的疾病有颅内血肿、大脑和小脑半球肿瘤、脑脓肿等。局限性颅内压增高更易诱发脑疝。

【根据病变进展速度分类】

1. 急性颅内压增高 病情发展快，常在一周内引起颅内高压严重的症状和体征，对生命体征影响大，发病后早期就出现呼吸、脉搏、血压和体温的异常变化。常见疾病有急性颅脑外伤引起的颅内血肿和

脑挫裂伤、高血压脑出血等。

2. 亚急性颅内压增高 病情发展较快，逐渐加重，多数在 2～3 月内逐渐出现颅内压增高的症状和体征，早期对生命体征影响不大。常见疾病有颅内恶性肿瘤、转移瘤和颅内感染性疾病等。

3. 慢性颅内压增高 病情发展较慢，可长期无颅内压增高的症状和体征。常见疾病有颅内良性肿瘤、颅内囊性病变和慢性硬膜下血肿等。

四、颅内压增高的病理生理

颅内压增高可引起一系列中枢神经系统功能紊乱和病理变化。

1. 对脑血流量的影响 成人在正常情况下每分钟约有 1200ml 血液进入颅内，平均动脉压和颅内压的压差即为脑灌注压（cerebral perfusion pressure，CPP），与脑血管的自动调节功能一起作用来维持脑组织稳定的血流供应。脑血流量的计算公式如下：

脑血流量（CBF）＝脑灌注压（CPP）/脑血管阻力（CVP）

脑灌注压（CPP）＝平均动脉压（INSAP）－颅内压（ICP）

正常时脑灌注压为 70～90mmHg，脑血管阻力为 1.2～2.5mmHg。当颅内压升高时，会引起脑灌注压的下降，这时脑血管自行扩张，通过降低血管阻力，维持脑血流量的不变。当颅内压升高使脑灌注压低于 40mmHg 时，脑血管的自动调节功能就会失效，脑血管不能再进一步扩张来保持所需的血流量，从而导致脑缺血。当颅内压升至平均动脉压水平时，颅内血流即停止，导致脑组织死亡。

2. 脑水肿 颅内压增高直接影响脑的代谢，使脑血流量减少而产生脑水肿。脑水肿又导致颅内压进一步增高，使脑血流量更加减少而形成恶性循环。

3. 脑疝 见第 19 章第三节。

4. Cushing 氏反应 在 1900 年 Cushing 通过向犬蛛网膜下腔注入液体试验证实，颅内压增高接近平均动脉压时，会出现心跳和脉搏缓慢，呼吸频率减慢，血压升高（又称"两慢一高"征），称为 Cushing 氏反应。

5. 胃肠功能紊乱和消化道出血 颅内压增高引起下丘脑自主神经中枢缺血后，会导致恶心呕吐和胃十二指肠应激性溃疡致出血。

6. 神经源性肺水肿 有 5%～10% 的急性颅内压增高的患者发生神经源性肺水肿。这是由于下丘脑和延髓受压导致 α-肾上腺素能神经活性增强，血压反应性增高，左心室负荷过重，左心房和肺静脉压力增

高,肺毛细血管压力增高,血管内液体外渗引起肺水肿。患者表现为呼吸急促,痰鸣,并有大量泡沫状血性痰液。

7. 对心肌和心功能影响　颅内压增高引起交感肾上腺轴参与的应激反应,血液中儿茶酚胺类递质增高,引起血流动力学改变及心肌电生理改变,甚至出现心肌缺血或梗死。

五、颅内压增高的临床表现

颅内压增高在代偿期可无任何临床表现,随着病程的进展,逐渐出现头痛、呕吐和视神经乳头水肿的颅内高压三主征,以及意识障碍和生命体征的变化。

1. 头痛　是颅内压增高最常见的症状,一般多在额部和颞部,清晨和晚间较重,以胀痛和撕裂痛常见,随着颅内压的增高头痛也进行性加重,用力咳嗽、弯腰或低头时可使头痛加重。

2. 呕吐　头痛剧烈时常伴恶心呕吐,典型的呕吐为喷射状。小儿常以呕吐为首发症状。

3. 视神经乳头水肿　是颅内压增高最重要的客观体征。眼底检查可见视乳头充血,边缘模糊不清,生理凹陷消失,视盘隆起,静脉怒张。视乳头水肿早期对视力影响不明显,晚期可引起继发性视神经萎缩,表现为视盘萎缩,视力减退,视野向心性缩小,甚至失明。

4. 意识障碍和生命体征的变化　意识障碍是颅内压增高较重的表现,早期表现为嗜睡和反应迟钝,严重时出现昏睡和昏迷,继而会出现瞳孔散大、对光反射消失和肢体强直。生命体征变化则表现为血压升高、脉搏缓慢、呼吸变慢而不规则,部分患者出现体温升高。最终呼吸停止、循环衰竭而死亡。

5. 其他症状体征　小儿患者可有头颅增大、颅缝分裂增宽,前囟饱满隆起,头皮浅静脉扩张。头颅叩诊时呈破罐音(MacEwen 征)。

六、颅内压增高的诊断

颅内压增高的诊断包括:是否有颅内压增高?引起颅内压增高的原因是什么?病变是什么性质?病变的部位在哪儿?通过详细询问病史和认真的神经系统检查,可根据颅内高压三主征,局灶的神经症状和体征,做出初步判断。如疑诊为颅内压增高,应及时进行相应的辅助检查,进一步明确病因、病变性质和病变的部位。

1. 计算机断层扫描(CT)　是诊断颅内病变的首选检查,绝大多数病例可做出定位诊断,部分可定性诊断。

2. 磁共振成像(MRI)　除了和 CT 一样能做出病因的诊断外,还能显示脑水肿的部位、范围和严重程度、中线结构移位、脑组织疝入环池和枕骨大孔程度、脑干受压缺血梗死和大脑缺血梗死的程度等颅内结构更早更细微的变化。

3. 数字减影血管造影(DSA)　用于诊断血管性疾病和对肿瘤血供评价及与正常血管的关系。

4. X 线摄片　慢性颅内压增高患者可有脑回压迹增多、蝶鞍扩大、后床突脱钙、颅缝分离或增宽表现。脑外伤后急性颅内压增高可了解有无颅骨骨折,以初步确定受伤部位和机制。

5. 腰椎穿刺　颅内压增高患者行腰穿放出脑脊液后,各颅腔间压力平衡破坏,可诱发脑疝,故应慎重做腰穿。脑脊液检查确定病变性质必需行腰穿时,先采取降颅压的措施,待颅压下降后才能行腰穿,而且尽量少放脑脊液,以防脑疝。

6. 颅内压监测　可用于保守和内科治疗的颅内疾病患者或手术后患者的颅内压监测。该监测目的是指导临床用药和依据颅内压的变化,对脑疝采取预防措施。监测的方法有脑室内、硬膜外、硬膜下和脑实质内四种。

七、颅内压增高的治疗

1. 病因治疗　治疗颅内压增高最有效的措施是去除病因。如手术清除血肿,切除颅内肿瘤等。

2. 一般治疗　严密观察神志、瞳孔、呼吸、脉搏、血压和体温变化,了解病情发展,以便尽早采取相应措施。有条件可行颅内压监测。患者床头抬高 25°~30°,有利于颅内静脉回流。加强呼吸道管理和吸氧,防止吸入性肺炎和因缺氧加重脑水肿,昏迷患者及时行气管切开。适当补液,补液量以出入平衡为好,防止加重脑水肿。注意补充电解质,防止水电平衡紊乱。腹泻剂通便,防止和避免用力排便,不能灌肠,以免颅内压上升而诱发脑疝。

3. 降低颅内压　降低颅内压治疗方法较多,高渗性药物脱水是应用最广、效果最好的脱水降压药物。常用的有:①20%甘露醇 125~250ml 快速静脉滴注。每 4~6 小时重复一次。②甘油果糖注射液250ml 静脉滴注,每日 2~3 次。其他的脱水利尿降颅压的药物有:①氢氯噻嗪 25~50mg,口服,一日3 次,长期服用需每日补 1g 钾。②乙酰唑胺 0.25g,口服,一日 3 次。③呋塞米(速尿)20~40mg 肌内或静脉注射,一日 2 次。④20%人组织蛋白,20~

40ml，静脉注射，每日一次。

4. 糖皮质激素 ①地塞米松 5～10mg 静脉或肌内注射，每日 2～3 次。②氢化可的松 100mg 静脉注射，每日 1～2 次。③泼尼松 5～10mg，口服，每日 1～3 次。

5. 亚低温疗法 应用冬眠药物，配合物理降温，使患者体温维持在亚低温状态，有利于降低脑代谢，减少脑氧耗，防止脑水肿。因治疗和护理烦琐，很少采用。

6. 过度换气 是降低急性颅内压增高的有效方法。通过降低 $PaCO_2$ 分压、减少脑血流量来降低颅内压。$PaCO_2$ 维持在 25～30mmHg，PaO_2 在 100mmHg 时效果好。

7. 脑室外引流术 脑室穿刺引流脑脊液是迅速降低颅内压的有效措施。特别是对伴有脑积水和脑疝的患者，可迅速解除脑疝，抢救患者生命，为进一步治疗争取时间。也可行持续脑室外引流，但一般不应超过一周，否则易引发颅内感染。

8. 对症治疗 头痛可给予镇痛药，但忌用吗啡和哌替啶等类药物，因这类药物抑制呼吸。癫痫发作时应用抗癫痫药物治疗。烦躁患者在查明原因后给予相应处理和应用镇静剂。

第三节 脑 疝

一、脑疝的相关解剖学

小脑幕将颅腔分隔为幕上和幕下两个腔隙，大脑镰又将幕上腔隙分隔成左右两个腔隙，三个腔隙通过小脑幕和大脑镰之孔道相通。幕下腔隙容纳小脑和脑干，幕上左右腔隙分别容纳左右大脑半球。因大脑镰下两半球间相通孔道较大，孔道处两半球相连部分有较大活动度。中脑在小脑幕裂孔中通过。动眼神经从大脑脚内侧发出后，通过小脑幕切迹进入海绵窦。颞叶海马和沟回紧邻中脑外侧面。延髓和脊髓首端相连接部正位于枕骨大孔处。小脑扁桃体位于枕骨大孔后缘上方，紧邻延髓和枕骨大孔。

因为解剖上颅腔相通，当某一分腔内容物增大时，引起局部压力增高，邻近孔道处的脑组织因受压而向压力低处移位，受压的脑组织移位疝入孔道，并压迫中脑、动眼神经、大脑后动脉和延髓等重要结构，并引起重要神经功能损害，甚至危及生命。这就被称为脑疝（cerebral herniation）。按脑疝的发生部位不同，常见的可分为：①小脑幕切迹（天幕裂孔）疝（central transtentorial herniation），因疝入的脑组织为颞叶钩回，又称为颞叶钩回疝（uncal herniation）。

②枕骨大孔疝（transforamen magnum herniation），因疝入的组织为小脑扁桃体，又称为小脑扁桃体疝（tonsillar herniation）。

二、小脑幕切迹疝

幕上一侧的占位病变易引发小脑幕切迹疝。常见于外伤性颅内血肿、半球广泛脑挫裂伤、高血压脑出血、大脑半球肿瘤和脓肿等。当半球所在腔隙因占位病变引起局部颅内压升高时，会挤压颞叶钩回使之移位并进入天幕裂孔中脑周围的环池内，压迫牵拉中脑、动眼神经和大脑后动脉等结构，引起神经受损的表现。当疝入环池的脑组织阻塞环池的脑脊液循环时，引起脑积水而使颅内压进一步升高，导致疝入更多的脑组织，造成中脑等结构更为严重的损伤。

【临床表现】

1. 颅内压增高症状加重 脑疝前患者头痛加剧，频繁呕吐，烦躁不安。

2. 意识障碍 由于中脑受压后损害上行网状结构，患者意识障碍逐渐加深，由嗜睡、朦胧到浅昏迷、昏迷，最终到深昏迷。

3. 瞳孔变化 脑疝早期动眼神经受刺激，患侧瞳孔缩小，多不易发现。随后即因动眼神经麻痹而出现瞳孔散大，直接和间接对光反射迟钝，继而消失。当脑疝进一步加重，脑干缺血时，双侧瞳孔散大，对光反射消失，患者处于濒死状态。

4. 肢体运动障碍 中脑大脑脚受压引起病变对侧锥体束征，表现为对侧半身肢体力弱或瘫痪，肌张力增高，腱反射亢进，出现病理反射。脑疝严重时，出现双侧肢体麻痹，去大脑强直。

5. 生命体征紊乱 脑干受压后致脑干功能衰竭，引起血压升高，心律变慢，呼吸变慢而不规则的 Cushing 氏反应。也有大汗淋漓或汗闭，面色潮湿或苍白，体温上升或不升的表现。晚期呼吸循环衰竭造成呼吸停止，血压下降，心跳停止。

案例 19-1 急性脑挫裂伤并硬膜下血肿

患者，男，48 岁，主因"头部外伤后意识不清 1 小时"入院。患者入院前 1 小时在楼梯上摔倒，枕部着地，当即昏迷。入急诊科查体：呼吸浅而慢，不规则，12 次/分，脉搏 58 次/分，血压 156/90mmHg，体温 37.1℃，昏迷状，双侧瞳孔不等大，右侧 5mm，直间接光反射消失，左侧 3mm，光反射迟钝。右枕部头皮擦伤伴局部肿胀，左侧上、下肢肌张力增高，反射亢进，病理征阳性。余无阳性发现。头颅 CT 示：右侧额颞顶广泛脑挫裂伤伴硬膜下血肿，蛛网膜下腔出血，中线左移（图19-1）。诊断：①右额颞顶部广泛脑挫裂伤伴硬膜下血肿；②天幕裂孔疝。

治疗：急诊行血肿清除术并去骨瓣减压术。

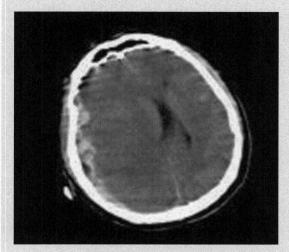

图19-1　脑挫裂伤伴硬膜下水肿

三、枕骨大孔疝

后颅窝的占位病变或小脑幕切迹疝晚期，幕上压力传导到后颅窝，可将小脑扁桃体挤压进枕骨大孔，甚至颈椎管，压迫延髓，导致延髓呼吸循环中枢受损（图19-3）。

【临床表现】

1. 早期表现　由于颈神经根受牵拉而出现颈枕疼痛，颈项强直，Kerning征阳性。

2. 呼吸骤然停止，随之患者昏迷，循环衰竭，血压下降，双侧瞳孔散大，患者死亡。

颅内压增高引发脑疝时，小脑幕切迹疝和枕骨大孔疝表现不同，小脑幕切迹疝先有意识障碍，瞳孔散大和锥体束征，最后才出现生命体征的紊乱和呼吸停止。而枕骨大孔疝则在早期无意识障碍时出现生命体征的变化，甚至骤然呼吸停止，继而双侧瞳孔同时散大，血压下降。大多数患者来不及抢救而死亡。

案例19-2

患儿，男，6岁，"肢体活动受限6年，头痛并呕吐1周"为主诉入院。入院查体：神志清，双侧瞳孔等大等圆，直径3.0mm，对光反射灵敏，四肢肌张力适中，四肢肌力Ⅴ级，双上肢定向力

及精细动作能力差，指鼻、轮替试验阳性，闭目难立征阳性，双侧Babinski征可疑阳性。入院查MRI示：四脑室占位性病变伴梗阻性脑积水、枕骨大孔疝（图19-2）。入院后第3天剧烈呕吐后突然呼吸停止，心律45次/分，血压160/100mmHg，双侧瞳孔散大，光反射消失。即刻行复苏抢救及插管辅助呼吸，同时行右侧侧脑室穿刺引流脑脊液，约30分钟后，患者呼吸恢复，瞳孔恢复，随后急诊手术切除肿瘤，术后康复出院。

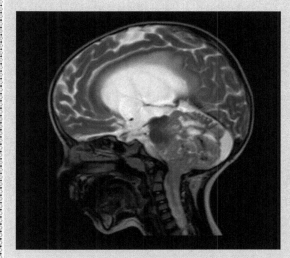

图19-2　四脑室占位性病变伴梗阻性脑积水、枕骨大孔疝

四、脑疝的处理

脑疝会立即危及患者的生命，因此有脑疝早期表现时，应立刻进行处理，抢救生命。

1. 立即经静脉快速点滴或推注20%甘露醇250～500ml，迅速降低颅压，为进一步处理争取时间和机会。

2. 立即行气管插管，保持呼吸道通畅，辅助支持呼吸。

3. 对脑积水患者，立即行脑室穿刺，引流脑脊液，快速降低颅内压，为进一步处理争取时间。

4. 如为占位性病变，明确诊断后，立即手术治疗，去除病因。

5. 脑积水患者行分流手术。

6. 广泛炎性病变、脑挫裂伤和脑水肿患者，行去骨瓣减压术。

思　考　题

1. 颅内压增高的病理生理特点是什么?

2. 如何诊断颅内压增高?

3. 何为脑疝? 临床分类及临床表现有哪些?

4. 颅内压增高如何治疗?

（栾新平）

第二十章 颅脑损伤

颅脑损伤（traumatic brain injury）是一种常见的外伤形式，发生率仅次于四肢伤而居第二位，常见于交通工矿等事故、坠落跌倒等意外、持械斗殴及战时火器伤。颅脑损伤可单独存在，也常与其他部位损伤复合存在。近年来，尽管国内外在颅脑损伤的临床诊治及相关基础研究方面均取得了很多进展，但其死亡率和致残率仍然居高不下，在全身各部位损伤中占据首位。此外，我国在颅脑损伤急救体系及伤后治疗监测技术方面与国际先进水平仍存在一定差距，并且存在各地区颅脑损伤救治水平不均一等问题亟待解决。根据颅脑解剖部位，颅脑损伤可分为头皮损伤、颅骨损伤与脑损伤，三者既可单独发生，也常合并存在。

第一节 头皮损伤

头皮是被覆在头颅穹隆部的软组织，额顶枕部头皮分为皮肤、皮下组织、帽状腱膜、帽状腱膜下层、颅骨骨膜五层，而在颞部的头皮分为六层：皮肤、皮下组织、颞浅筋膜、颞深筋膜、颞肌及骨膜（图20-1）。头皮损伤均由直接外力造成，损伤类型与致伤物种类，以及外力的性质、方向、强度密切相关，可由轻微的擦伤到挫伤、血肿、裂伤直至严重的撕脱伤。单纯头皮损伤一般不会引起严重后果，但在颅脑损伤的诊治中仍不可忽视，原因在于：①根据头皮损伤的情况可推测外力的性质和大小，而且头皮损伤处常是着力部位，这对判断脑损伤的发生部位十分重要；②头皮血供丰富，伤后出血凶猛，极易导致短时间内大量失血，部分伤员尤其是婴幼儿可因此出现失血性休克；③虽然头皮抗感染和愈合能力较强，但处理不当，一旦感染，便有向深部蔓延引起颅骨骨髓炎和颅内感染的可能。

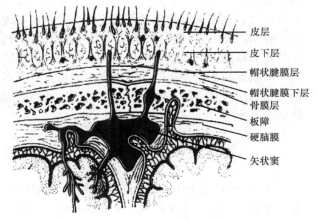

图 20-1 头皮层次示意图

皮层
皮下层
帽状腱膜层
帽状腱膜下层
骨膜层
板障
硬脑膜
矢状窦

一、头皮血肿

头皮血肿（scalp hematoma）常出现在头部遭受钝器击打或碰撞后，当近于垂直的暴力作用在头皮上，由于有坚硬颅骨的衬垫，导致头皮内丰富的血管破裂，而头皮仍保持完整，形成血肿。按照解剖层次，可分为皮下血肿（subcutaneous hematoma）、帽状腱膜下血肿（subgaleal hematoma）和骨膜下血肿（subperiosteal hematoma）三种类型。

皮下血肿因皮下组织与皮肤层和帽状腱膜层之间的连接紧密，故不易扩散而范围较局限，血肿体积小、张力高、无波动、患者疼痛感明显。血肿中心软组织肿胀较软，周边隆起较硬，触之有凹陷感，易误为凹陷骨折，头颅CT平扫可帮助鉴别诊断。此类血肿无须特殊处理，早期给予冷敷可减少出血和疼痛，24～48小时后可改为热敷以促其吸收，一般经过1～2周多能自行吸收。

帽状腱膜下血肿通常由该层内小动脉或导血管破裂引起，该层为结构疏松的蜂窝组织层，血肿易于扩散甚至蔓延至整个帽状腱膜下层，形成巨大血肿，出血量可多达数百毫升，婴幼儿可因此贫血甚至休克。血肿体积较大，触之较软，有明显波动。较小的血肿可采用早期冷敷、加压包扎，后期热敷待其自行吸收的方法。血肿巨大难以自行吸收者，可在严格皮肤准备和消毒下，分次穿刺抽吸后加压包扎。穿刺治疗无效、血肿不消甚至继续增大时，排除凝血功能障碍后，可切开头皮止血并清除血肿。已经感染的血肿需切开引流。

骨膜下血肿发生在骨膜与颅骨表面之间，常伴有颅骨线形骨折，出血来源多为板障出血或因骨膜剥离所致，也常见于新生儿产伤。由于骨膜在骨缝处附着牢固，故血肿常局限于某一颅骨骨缝范围内。血肿张力较高，波动感不明显，不易吸收。处理原则与帽状腱膜下血肿相似，但对合并颅骨骨折者不宜强力加压包扎，防止血液经骨折缝流入颅内引起硬脑膜外血肿。

二、头皮裂伤

头皮裂伤（scalp laceration）常因锐器切割所致，裂口平直，创缘整齐无缺损，可深达骨膜。因钝器或头部碰撞造成的头皮裂伤多不规则，创缘有挫伤痕迹，常伴有颅骨骨折或脑损伤。由于头皮富含血管，破裂后不易自行闭合，即使伤口小出血也可能比较严重，甚至因此发生休克，急救时需加压包扎止血。此外，应尽早施行头皮裂伤清创缝合术，彻底清除创口内头发、泥沙等异物，切除明显挫伤污染的创缘，但不可切除过多，以免缝合时产生张力。术中注意是否合并颅骨及脑损伤，须检查裂口深处有无颅骨骨折及细小碎骨片，如发现有脑脊液或脑组织外溢，应按开放性脑损伤处理。对存在头皮缺损导致伤口对合困难者，可采用松解帽状腱膜下层或转移皮瓣等方法修复。伤后应及时注射破伤风抗毒素。头皮血供丰富，只要无明显感染征象，一期清创缝合的时限允许放宽至24小时。

三、头皮撕脱伤

头皮撕脱伤（scalp avulsion）是最严重的头皮损伤，多因发辫卷入转动的机轮中，头皮受到强力的牵扯所致，由于皮肤、皮下组织和帽状腱膜三层紧密结合，部分或整块头皮自帽状腱膜下层或骨膜下层被撕脱，损伤重，失血多，易发生休克（图20-2）。急救时，用无菌敷料覆盖创面加压包扎止血，同时将撕脱的头皮用无菌纱布包好备用，注意早期防治休克及抗感染。

头皮撕脱伤应根据伤后时间、撕脱是否完全、撕脱头皮的条件、颅骨是否裸露、创面有无感染征象等情况采用不同的方法处理：①如皮瓣尚未完全脱离且保留血供时，宜细致清创后原位缝合，皮下留置引流条，加压包扎。②如皮瓣已完全脱落，但完整、无明显污染、血管断端整齐，且伤后未超过

6小时，可在清创后试行头皮血管（颞浅动静脉或枕动静脉）吻合，然后全层缝合撕脱的头皮；如因

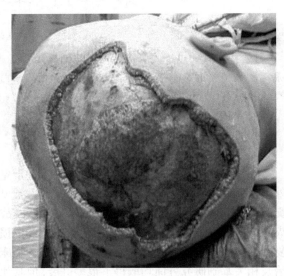

图20-2　头皮撕脱伤

条件所限，不能采用此法，则需将撕脱的头皮瓣切薄成类似的中厚皮片，植于骨膜上，缝合后加压包扎。③如撕脱的皮瓣挫伤或污染较重已不能利用，而骨膜尚未撕脱较完整，又不能采用转移皮瓣时，可取伤员腹部或大腿部中厚皮片作游离植皮；若骨膜已遭破坏，颅骨已外露，可先作局部筋膜转移，再行植皮。④伤后时间过久，创面已有感染或经上述方法失败者，按一般感染创面处理，只能行清创并更换敷料，待肉芽组织生长后再行邮票状植皮。如颅骨裸露，还可作多处筛网状颅骨钻孔至板障层（间距1cm左右钻一骨孔），待钻孔处肉芽长出后再行植皮。

案例20-1

患者，女，23岁，因长发头皮卷入机器伴昏迷20分钟入院。同车间工友陈述病史。

患者20分钟前，长发散落，卷入压板机中，撕脱头皮，并扎伤右手，伴头顶残留皮肤活动性出血。同车间工友用电线捆扎额枕一圈后，急送医院。途中神志渐不清，躁动。未呕吐、无抽搐及大小便失禁。

体格检查：T 36℃，P 134次/分，R 28次/分，BP 90/45mmHg。神志浅昏迷，双瞳圆形等大，直径4mm，对光反射灵敏。双额眉弓、翼点、颞鳞、枕外粗隆以上头皮缺损，顶结节连线前、颞肌附着缘及额眉弓以内约12cm×15cm颅骨裸露。松懈捆扎电线见皮损缘多点喷血。右手背及小鱼际部挫裂伤。胸腹、脊柱及四肢未见

异常。生理反射灵敏，Babinski 征阴性。GCS 评分 12 分。

问题：

　1. 患者属哪一类头皮损伤？如何诊断？

　2. 如何处理此型头皮损伤？应重点注意什么？

案例 20-1 分析 1

（1）急诊室用头皮夹控制活动性出血，建立静脉通道，输注林格液抗休克。

（2）急诊颅脑 CT 检查，明确颅内情况。此患者未见颅内血肿及脑挫裂伤。

（3）诊断：头皮撕脱伤伴出血性休克。

（4）手术室清创、止血，因撕脱头皮完全毁损，未能再植；创面整洁，于裸露外板每隔 1cm 多处钻孔达板障，油纱覆盖；1～3 个月后在生长良好的肉芽组织分次植皮修复创面。抗感染，预防破伤风。

案例 20-1 分析 2

（1）头皮撕脱伤可伴出血性休克，急诊应注意控制出血、抗休克。

（2）须行 CT 检查，以明确是否合并脑损伤。

（3）合理处理及修复创面。

第二节　颅骨损伤

颅骨以眶上缘和外耳门上缘的连线为界，分为后上部围成颅腔的脑颅骨和前下部为面部支架的面颅骨两部分。脑颅骨又以枕外粗隆-上项线-乳突根部-颞下嵴-额骨颧突上缘-眉弓的连线为界，分为颅盖和颅底。颅盖由额骨、顶骨、颞鳞区和枕鳞区借冠状缝、矢状缝、人字缝和鳞状缝连接在一起形成，分为外板、板障和内板三层。颅底借蝶骨嵴和颞骨岩部骨嵴分为颅前窝、颅中窝和颅后窝。颅骨骨折（skull fracture）是指暴力作用所致颅骨骨性结构改变，取决于暴力大小、方向、性质及颅骨的解剖结构特点。此外，伤者年龄、着力点位置、着力时头部固定与否与骨折的关系也很密切。颅骨骨折的重要性常不在骨折本身，而在于可能同时并发的脑膜、脑组织、颅内血管和神经的损伤。

颅骨骨折按照骨折的部位不同，可分为颅盖和颅底骨折；根据骨折的形态不同，可分为线形、凹陷、粉碎和洞形骨折等；视骨折局部与外界是否相通，又可分为闭合性和开放性骨折。颅底骨折虽不与外界直接沟通，但如伴有硬脑膜破损引起脑脊液漏或颅内积气，一般视为内开放性颅骨骨折。

一、颅盖骨折

颅盖骨折（fracture of skull vault）以顶骨及额骨多见，枕骨和颞骨次之。骨折形态主要包括线形骨折（linear fracture）、凹陷性骨折（depressed fracture）和粉碎性骨折（comminuted fracture）三类。

闭合性线形颅盖骨折：对骨折本身无须特殊处理，以警惕和预防并发症的发生为主。一旦引起颅内血肿、脑脊液漏、外伤性气颅及生长性骨折等并发症时，则需按各类并发症的治疗原则进行针对性的治疗。

开放性线形颅盖骨折：在头皮清创中一般也不需特殊处理，但如骨折处有明显的污染，难以清洗干净时，则应去除污染的骨折边缘。

凹陷和（或）粉碎性骨折：多伴有脑和脑膜的挫裂伤，在受伤的近期，可出现颅内血肿、脑水肿等并发症，远期则可能出现癫痫等并发症。因此，大多数此类型骨折需要外科手术处理（图 20-3）。下列情况应该考虑手术：①闭合性骨折凹陷深度＞1cm；②开放性凹陷骨折；③闭合性凹陷骨折位于功能区，压迫导致脑功能障碍，如引起偏瘫、失语和局限性癫痫；④闭合性凹陷骨折范围广或压迫静脉窦致血液回流障碍，引起颅内压增高；⑤位于额面部影响外观。下列情况可暂不考虑手术：①非功能区的轻度凹陷骨折，如成年人单纯凹陷骨折，直径＜5cm，深度＜1cm，不伴有神经缺损症状和体征者；②无脑受压症状的静脉窦区凹陷和（或）粉碎性骨折；③年龄较小的婴幼儿凹陷骨折，有自行恢复的可能，当时又无明显局灶性症状者。手术方法包括骨折片撬起复位、碎骨片连接后原位固定、颅骨代用品做一期颅骨成形等。对静脉窦上的此类型骨折，手术应持慎重态度，有时骨折片已刺入窦壁，但尚未出血，在摘除或撬起骨折片时可造成大出血，故应先做好充分的准备，然后才施行手术。而严重污染骨折片应祛除，待二期修补，合并颅内出血和脑挫裂伤者按相应外科规范处理。

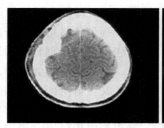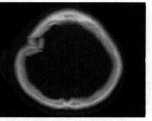

图 20-3　右顶骨粉碎凹陷骨折 CT 表现

二、颅底骨折

单纯性颅底骨折（fracture of skull base）很少见，大多为颅底和颅盖的联合骨折。颅底骨折大多由颅盖骨折延伸而来，少数可因头颅挤压伤所造成，垂直方向打击头顶或坠落时臀部着地也可引起颅底骨折。骨折类型以线形为主，可仅限于某一颅窝，亦可能穿过两侧颅底或纵行贯穿颅前、中、后窝。由于骨折线经常累及鼻旁窦、岩骨或乳突气房，使颅腔和这些窦腔交通而形成隐性开放性骨折，易致颅内继发感染。

（一）临床表现及诊断

1. 症状与体征　颅底骨折临床表现多样，颅前、中、后窝骨折表现又各不相同。但总的来说，临床上有三大体征：①迟发性瘀斑、瘀血；②脑脊液漏（CSF leak）；③脑颅神经损伤。这也是诊断颅底骨折的主要依据。

颅前窝骨折（fracture of anterior fossa）发生后，血液向下侵入眼眶，引起球结合膜下及眼睑皮下淤血，呈紫蓝色，多在伤后数小时出现，称为"黑眼征"或"熊猫眼"。颅前窝骨折还常有单侧或双侧嗅觉障碍；眶内出血可致眼球突出；若视神经管骨折或视神经受损，尚可出现不同程度的视力障碍。颅前窝骨折累及筛窦或筛板时，可撕破该处硬脑膜及鼻腔顶部黏膜，而致脑脊液鼻漏或气颅。个别情况下，脑脊液也可经眼眶内流出形成脑脊液眼漏。

颅中窝骨折（fracture of middle fossa）常累及岩骨，损伤内耳结构或中耳腔，故患者常有听力障碍和周围性面瘫。由于中耳腔受损，脑脊液即可由此经耳咽管流向咽部或经破裂的鼓膜进入外耳道形成耳漏。若骨折伤及海绵窦，则可致动眼神经、滑车神经、三叉神经或展神经麻痹，并可引起颈内动脉假性动脉瘤或海绵窦动静脉瘘，甚至导致大量鼻出血。鞍区骨折，波及下丘脑或垂体柄，可并发尿崩症。

颅后窝骨折（fracture of posterior fossa）时虽有可能损伤面神经、听神经、舌咽神经、迷走神经、副神经及乙状窦、舌下神经等，但临床上不多见。其主要表现为颈部肌肉肿胀，乳突区皮下迟发性瘀斑（Battle 征）及咽后壁黏膜瘀血水肿等征象。

2. 影像学检查　①X线平片不易显示颅底结构，对诊断意义不大；②CT 检查扫描可利用窗宽和窗距调节，清楚显示骨折的部位，有一定价值；③MRI 扫描检查对颅后窝骨折尤其是对颅颈交界区的损伤有价值。诊断颅底骨折的主要依据是临床表现。

（二）治疗

颅底骨折本身无须特殊处理，治疗主要是针对由骨折引起的并发症和后遗症。

一般原则：不堵流，头高患侧卧，防感染，忌腰穿。早期应以预防感染为主，可在使用能透过血脑屏障的抗菌药物的同时，做好五官清洁与护理，避免用力擤鼻及放置鼻饲胃管。采半坐卧位，头偏向患侧，切忌填堵鼻腔，脑脊液漏任其自然流出或吞咽下，颅压下降后脑组织沉落在颅底漏孔处，促其愈合。通过上述处理，脑脊液漏多可在 2 周内自行封闭愈合。对经久不愈长期漏液达 4 周以上，或反复引发脑膜炎及有大量溢液的患者，则应在内镜下或开颅施行硬脑膜修补手术。

脑神经损伤：脑神经损伤的治疗较困难，对已经断离的脑神经治疗尚无良策。若系部分性损伤或属继发性损害，应在有效解除颅内高压的基础上，给予神经营养性药物及血管扩张剂，必要时可行血液稀释疗法，静脉滴注低分子右旋糖酐及丹参注射液，改善末梢循环，多数可以治愈。伤后早期（＜12 小时）出现视力进行性障碍，并伴有视神经管骨折变形、狭窄或有骨刺的患者，应早施行视神经管减压手术；对于那些伤后视力立即丧失但有恢复趋势的伤员，手术应视为禁忌。

案例 20-2

患者，男，48 岁，因顶部重物砸伤伴昏迷 1 小时入院。同伴陈述病史。

患者 1 小时前被重 40kg 棱形钢自 4m 高处成 60° 角滑下，砸伤顶部。伤后即昏迷，意识障碍进行性加深，30 分钟后出现呕吐、抽搐及尿失禁。120 急救入院。

体格检查：T 36.7℃,P 67 次/分,R 14 次/分,BP 147/75mmHg。神志浅昏迷；双瞳圆形等大，直径 2.5mm,对光反射迟钝。痛刺激肢体逃避。耳、鼻无血性液体。顶部正中头皮挫裂伤口 5cm,可见粉碎凹陷骨折，陷入深度近 1.5cm,活动性出血。胸腹及其他部位未发现异常。Babinski 征阴性。GCS 评分 6 分。

问题：

1. 首诊此伤者，需进一步做什么检查以明确诊断？

2. 此类伤者最易合并什么损伤？

3. 如何治疗？术前、术中应做好怎样的准备？

案例 20-2 分析 1

1. 诊断顶部伤处颅骨切线位、正侧位片示粉碎凹陷骨折，深度 1.5cm。CT 示右顶叶脑挫裂伤，合并中 1/3 矢状窦损伤，呈进行性颅内压增高症。

2. 治疗

（1）术前：做好中 1/3 矢状窦损伤修补准备，在常规准备基础上，备足血源。

（2）术中：先清除异物，反复冲洗后，取好备修矢状窦用的颞肌筋膜。于凹陷骨折周围正常部钻孔，铣或咬一圈，孤立凹陷骨折块，清除外面松散骨块，了解矢状窦损伤范围。于正常硬膜上固定备用颞肌筋膜瓣一边，牵引筋膜瓣，迅速取除嵌入矢状窦的骨块，覆盖筋膜瓣，示指适度在筋膜瓣外压迫矢状窦裂口，缝合筋膜瓣另三边，周围明胶海绵压迫。再处理脑损伤。注意出血，适情输血。

（3）术后：抗感染，引流及降颅压等对症治疗。

案例 20-2 分析 2

1. 直接暴力致顶骨粉碎凹陷骨折，常合并矢状窦及脑损伤，伴颅内压增高。

2. 慎重把握手术指征：骨折凹陷 1.5cm、伴必须处理的矢状窦及脑损伤、颅内压增高症。

3. 充分做好矢状窦损伤修补的准备及方法。

第三节 脑 损 伤

一、脑 震 荡

1. 病理 一般认为脑震荡（cerebral concussion）是头部外伤引起的短暂的脑功能障碍。脑组织无肉眼可见的病理变化，而在显微镜下可以观察到细微的形态学改变如毛细血管充血、神经元胞体肿大、线粒体和轴索肿胀，有的则毫无异常。

2. 临床表现 ①意识障碍：伤后立即出现，表现为短暂神志不清或完全昏迷，一般不超过 30 分钟。②逆行性遗忘：清醒后不能回忆受伤当时乃至伤前一段时间内的情况。③伤后短时间内可能表现为面色苍白、出汗、血压下降、心动徐缓、呼吸浅慢、肌张力降低、各种生理反射迟钝或消失。此后可能有头痛、头昏、恶心呕吐等，这些症状常在数日内好转或消失，部分患者症状延续时间较长。④神经系统检查无阳性体征，脑脊液压力正常，脑脊液成分化验正常，CT 检查颅内无异常发现。

3. 诊断依据 受伤史、伤后短暂意识障碍、近事遗忘、无神经系统阳性体征、脑脊液正常、影像学阴性。

4. 治疗 一般只需卧床休息 5～7 天,给予观察；自觉症状重者给予镇静、止痛等对症治疗。多数患者两周内恢复正常，预后良好。除了药物和休息外，医务人员要对患者做耐心细致的解释工作，解除患者对脑震荡的恐惧和担心，以免日后留下心理阴影。

二、脑挫裂伤

1. 病理 脑挫伤（cerebral contusion and laceration）指脑组织损伤较轻，软脑膜仍保持完整者；脑裂伤指软脑膜、血管和脑组织有破损、断裂。两者常同时并存，不易区分，故常合称脑挫裂伤。脑挫裂伤多发生在脑表面皮质，也可发生在脑深部。肉眼可见点状出血或紫红色片状改变。镜下可见脑实质点片状出血、水肿和坏死；脑皮质分层结构不清或消失；神经细胞大片消失；血管充血水肿，血管周围间隙扩大等等。脑挫裂伤的继发性改变，早期主要为脑水肿和出血或血肿形成，脑水肿包括细胞毒性水肿和血管源性水肿，前者神经元胞体增大，主要发生在灰质，伤后立即出现，后者为血脑屏障破坏，血管通透性增加，细胞外液增多，主要发生在白质，伤后 2～3 天明显，3～7 天内发展到高峰。水肿涉及的范围，最初只限于伤灶附近，而后可四周扩展，严重者则迅速遍及全脑。其中，弥漫性脑肿胀（diffuse brain swelling, DBS）是一种严重情况，DBS 是指发生严重的脑挫裂伤和广泛脑损伤之后的急性继发性脑损伤，以小儿和青年头伤后多见，一般多在伤后 24 小时内发生，两侧大脑半球广泛肿胀，脑血管扩张、充血、脑血流量增加，脑体积增大，脑室、脑池缩小，以强力脱水、过度换气等治疗为主，手术无益。在后期被损坏的脑组织最终由小胶质细胞清除并由星形细胞增生所修复，伤灶小者留下单纯的瘢痕，巨大者则成为含有脑脊液的囊肿，后者可与脑膜或直接与头皮粘连，成为癫痫灶。如蛛网膜与软脑膜粘连，可因脑脊液吸收障碍，形成外伤后脑积水。较重的脑挫裂伤伤后数周，多有外伤性脑萎缩，脑室相应扩大，如某处尚有较大的瘢痕存在，脑室局部有被瘢痕牵拉变形的现象。

2. 临床表现　①意识障碍：伤后立即出现，持续时间和意识障碍的程度与脑挫裂伤的程度、范围直接相关，大多数在半小时以上，长者数周，数月，有的持续昏迷至死或植物生存。②颅内压增高症状：如头痛、呕吐可能与脑出血，脑水肿有关；生命体征也可能出现相应变化：血压一般正常或偏高，脉搏正常或加快，呼吸正常或急促；如果血压升高，脉搏缓慢有力，呼吸深慢，应该警惕有无颅内血肿导致脑疝的可能；如出现休克时应注意可能合并胸腹等其他脏器的损伤。③神经系统体征：除某些"哑区"损伤或意识障碍不能判断失语、偏盲等体征外，常立即出现损伤区相应表现：如一侧运动区损伤则对侧锥体束征阳性或偏瘫；脑干损伤时，可有两侧瞳孔不等大或极度缩小，眼球位置不正、分离或同向偏斜，两侧锥体束征阳性，肢体肌张力增高或去脑强直等表现；当延髓损伤时出现严重的呼吸、循环障碍；下丘脑损伤，主要表现为昏迷、高热或低温，尚可出现消化道出血或穿孔、糖尿病、尿崩症及电解质紊乱等。

3. 辅助检查　①脑脊液：压力增高，有不等数量的红细胞，乳酸、蛋白和乙酰胆碱等增高；②血液：白细胞显著增高，分类左移而嗜酸粒细胞锐减，血细胞比容明显降低，血浆蛋白下降（常为白蛋白下降，球蛋白相对增高），血糖、乳酸和非蛋白氮增高，动脉和静脉血氧含量降低和二氧化碳含量增高等；③CT：散在出血点（图20-4）；④MRI：急性期为长T_1、长T_2及混杂信号（图20-5）。

4. 治疗　脑挫裂伤以止血、脱水、营养神经、密切观察病情变化等非手术治疗为主。有部分患者因继发性病理损害严重，保守治疗无效，颅内压进行性增高，甚至发展成脑疝，则必须施行手术治疗。通过手术方式及时清除血细胞凝集块，清除局部坏死和液化的脑组织，解除对脑功能区的压迫，可迅速缓解颅内高压，促进脑水肿的消退，抑制继发性病理损害进一步加重，挽救患者的生命，并有利于今后患者的神经功能恢复。

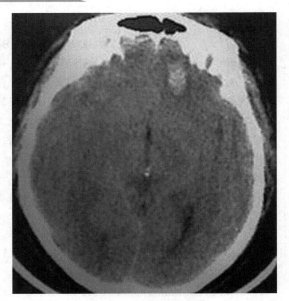

图20-4　CT示左额脑挫伤

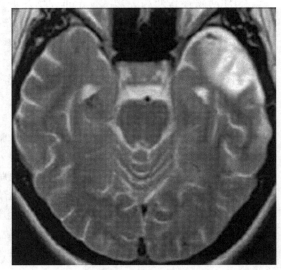

图20-5　对冲性脑挫伤MRI表现

（1）手术参考指征：①脑挫裂伤严重，头部CT扫描显示脑内血肿＞30ml；②额叶区或颞叶前区严重脑组织碎裂，其间有多个大小不等血块，血肿量20ml左右，周围脑组织水肿严重，同侧侧脑室前角或下角受压或者消失，中线移位＞0.5cm；③一侧额叶和颞叶脑挫裂伤并弥漫性点状和片状出血，脑组织水肿，同侧的侧脑室受压和移位，中线偏移近1cm，临床已出现小脑幕切迹疝表现；④中央区附近脑挫裂伤并发脑内出血＞15ml；⑤小脑挫裂伤并出血＞10ml，或因水肿压迫导水管、第四脑室，甚至发生梗阻性脑积水；⑥双侧额叶和颞叶广泛性脑挫裂伤，经非手术治疗意识障碍加重，颅内压监护压力＞5.33kPa（40mmHg）时。

（2）下列情况是否手术应谨慎：①年龄过大，

一般情况较差；②严重的心脏、肺、肾、肝脏疾病及其功能障碍；③出血和凝血功能障碍；④脑挫裂伤严重，但无脑室受压或中线结构被推挤、移位等占位征象者；⑤病情已至深度昏迷、去皮质强直状、双侧瞳孔散大、对光反应消失等脑疝晚期状态。

（3）手术入路：严重的脑挫裂伤，特别是对冲性脑挫裂伤，损伤部位多在额叶区、颞叶前区（即额极、颞极）及额叶眶面和颞叶底区。传统的手术方式即采用额颞骨瓣开颅手术，采用此入路可以清除额极、颞极区域碎裂脑组织及出血，同时可做相应脑叶的切除和去骨瓣减压术。但此入路对于额叶底面（即眶回、直回区域）的坏死脑组织和血块清除有一定困难，除非切除同侧额极方能较好地暴露该区域的病灶。因此，应该根据病情和受伤部位来灵活选择手术入路。

（4）手术方式：清除失活脑组织、出血灶以后，是否进行去骨瓣减压尚有分歧。

三、弥漫性轴突损伤

弥漫性轴突损伤（diffuse axonal injury，DAI）系当头部遭受加速性旋转暴力时，因剪切力而造成的脑白质神经轴突损伤为特征的一系列病理生理变化。病理改变主要位于脑的中轴部分，即半球白质、胼胝体、内囊、脑室周围、大脑脚、脑干及小脑上脚等处有点、片状出血。肉眼可见组织间裂隙及血管撕裂性出血，镜下可见神经轴突断裂，轴浆溢出，稍久则可见圆形回缩球及血球溶解后的含铁血黄素，最后囊变及胶质增生。

1. 临床表现 头受惯性力作用，脑白质轴突广泛受损，使皮层与皮下中枢失去联系，以意识障碍为典型表现，伤后立即出现，可长时间昏迷，可与脑挫裂伤合并存在，也可继发脑水肿而再次昏迷。若累及脑干可表现为单或双侧瞳孔散大，光反射消失等。辅助检查（图20-6）：①CT：可见大脑皮质与髓质交界处、胼胝体、内囊、脑室周围、大脑脚、脑干及小脑上脚等有多个点或片状出血；②MRI：可精确反映出早期缺血灶、小出血灶和轴突损伤改变。

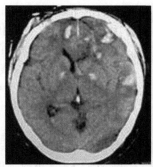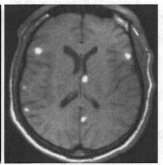

图20-6 弥漫性轴突损伤CT/MRI表现：脑白质散在点状出血高密度影

2. 诊断 ①伤后持续长时间昏迷（＞6小时）；②ICP正常但临床状况差；③无颅脑明确结构异常的创伤后PSV；④创伤后弥漫性脑萎缩；⑤CT/MRI散在出血点；⑥尸解DAI可见的病理改变。

3. 治疗 仍采用传统的综合治疗，无突破性进展，预后差，占颅脑损伤早期死亡的33%。

四、原发性脑干损伤

原发性脑干损伤（primary brain stem injury）占重型颅脑损伤的5%～7%，死亡率可高达44%，常与弥漫性脑损伤并存，预后常常不佳。

1. 病理 脑干结构紊乱，神经轴索断裂、出血、挫伤或软化等。

2. 临床表现

（1）意识障碍：持续昏迷数周、数月或更久。

（2）RICP：不一定有。

（3）瞳孔：时大时小，变化无常。

（4）神经系统检查：双侧锥体束受损，去脑强直。

（5）生命体征：明显改变，如高热、血压不稳等。

（6）CT：脑干点、片状出血。

损伤多见中脑被盖部，脑桥和延髓次之：

（1）中脑：意识障碍突出，瞳孔可大可小或双侧交替，去脑强直。

（2）脑桥：持续意识障碍，双瞳极度缩小，角膜反射和咀嚼反射消失，呼吸节律不整，呈潮式或抽泣样呼吸。

（3）延髓：主要为呼吸抑制和循环紊乱。

五、下丘脑损伤

下丘脑损伤（hypothalamus injury）常与弥漫性

脑损伤并存，可引起神经-内分泌紊乱和机体代谢障碍。主要表现：①意识与睡眠障碍。②循环呼吸紊乱。③体温调节障碍：中枢性高热，体温不升。④水、电解紊乱，尿崩，糖代谢紊乱。⑤消化道出血；患者一旦出现下丘脑症状（间脑发作）则预后极差。CT：下丘脑点、片状出血。

第四节 颅内血肿

颅内血肿（intracranial hematoma）属颅脑损伤严重的继发性病变，约占闭合性颅脑损伤的 10%，占重型颅脑损伤的 40%～50%。颅内血肿易导致有生命危险的脑疝形成。因此，其早期诊断和及时手术治疗非常重要。一般而言，急性颅内血肿量幕上超过 20ml，幕下达 10ml 即可引起颅内压增高症状。

颅内血肿分类：

（1）按血肿在颅内结构的解剖层次分为四类：①硬脑膜外血肿：指血肿形成于颅骨与硬脑膜之间者；②硬脑膜下血肿：指血肿形成于硬脑膜与蛛网膜之间者；③脑内（包括脑室内）血肿：指血肿形成于脑实质内或脑室内者；④多发性血肿：指颅内同时形成两个以上不同部位及类型的血肿者。

（2）按血肿的症状出现时间分为三型：①急性血肿：伤后 3 天内出现者，大多数发生在 24 小时以内；②亚急性血肿：伤后 3 天～3 周出现者；③慢性血肿：伤后 3 周以上出现者。

（3）特殊部位和类型的血肿：如颅后窝血肿、脑室内血肿、多发性血肿等。因其各有临床特点而与一般血肿有所区别。

一、硬脑膜外血肿

硬脑膜外血肿（extradural hematoma）占颅脑损伤的 1%～3%，占颅内血肿的 25%～30%，其中，急性 85%，亚急性 12%，慢性 3%左右。硬脑膜外血肿可发生于任何年龄，但以 15～30 岁的青年多见，小儿则少见，可能因小儿的脑膜中动脉与颅骨尚未紧密贴附有关。其多发生在头部直接损伤部位，因颅骨骨折（约 90%）或颅骨局部暂时变形致血管破裂，血液聚积于硬脑膜与颅骨之间。出血来源于硬脑膜中动脉（约 70%）和静脉、板障导血管、静脉窦、脑膜前动脉和筛动脉等损伤，除原发出血点外，由于血肿的体积效应可使硬脑膜与颅骨分离，撕破另外一些小血管致血肿不断增大。血肿多位于颞部、额顶部和颞顶部。

1. 临床表现 硬脑膜外血肿可同时存在各种类型的脑损伤，血肿又可以出现在不同部位，故其临床表现也各异，以典型的颞部硬脑膜外血肿为例，具有下列特征：

（1）有轻型急性颅脑损伤病史，颞部可有伤痕、有骨折线跨过脑膜中动脉沟，伤后神经系统无阳性体征。

（2）受伤时曾有短暂意识障碍，意识清醒或好转后，因颅内出血使颅内压迅速上升，出现急性颅内压增高症状，头痛进行性加重，烦躁不安、频繁呕吐等。生命体征变化，表现为血压升高、脉搏和呼吸减慢，即"两慢一高"的 Cushing 综合征。此时受伤对侧出现锥体束征，即轻偏瘫等局灶症状。同时又逐渐转入昏迷。两次昏迷之间的时间称为"中间清醒期（lucid interval）"或"意识好转期"，其短者为 2～3 小时或更短，大多为 6～12 小时或稍长，24 小时或更长者则少见。中间清醒期短，表明血肿形成迅速，反之则缓慢。原发性脑损伤很轻者，伤后可无明显意识障碍，到血肿形成后才陷入昏迷。

（3）随血肿增大及颅内压增高，逐渐出现脑疝症状。一般表现为意识障碍进行性加重，血肿侧瞳孔散大，光反应也随之减弱而消失，血肿对侧出现明显的锥体束征及偏瘫。继之对侧瞳孔也散大，生命功能随之衰竭，终因呼吸心跳停止而死亡。

具有上述典型表现的病例临床诊断较容易。

2. 辅助检查 X 线片可见骨折线；CT 扫描绝大多数（84%）表现为颅骨内板与脑表面之间的双凸镜或梭形高密度影，据此可确定诊断，11%表现为颅骨侧球面外凸形，而脑组织侧平直，5%表现类似硬膜下血肿的新月形。急性一般为高密度影（图 20-7），含不凝血时可有低密度影（图 20-8），边界清楚，亚急性和慢性可为等、低密度，有时血肿内可含低密度气体影。CT 可以明确定位、计算血肿量（多田公式，见自发性脑出血章节）、了解脑受压及中线结构移位，以及脑挫裂伤、脑水肿、多个或者多种血肿并存的情况及骨窗位了解有无骨折等。MRI 一般显示为颅骨内板下梭形病灶，T_1WI 呈高信号，T_2WI 为低信号（图 20-9）。

3. 手术技术 急性硬脑膜外血肿>30ml，颞部>20ml，后颅凹>10ml 需立刻开颅清除血肿。按血肿部位采取相应区域骨瓣开颅清除血肿和彻底止血，骨窗缘悬吊硬脑膜，骨瓣原位复位固定。但对巨大硬脑膜外血肿，中线移位明显，瞳孔散大患者，可去骨瓣减压硬膜减张缝合。

慢性硬脑膜外血肿，除少数血肿发生液化，包膜尚未钙化者，可行钻孔冲洗引流之外，其余大多数患者须行骨瓣开颅清除血肿。

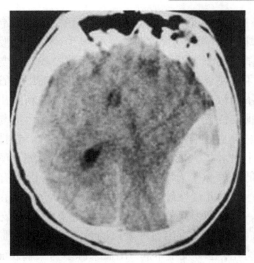

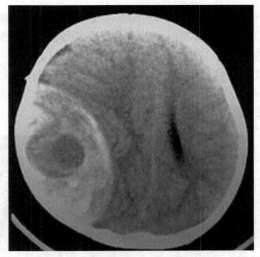

图 20-7 左颞枕部硬脑膜外血肿:CT 平扫示左颞枕部梭形高密度影,占位效应明显

图 20-8 右颞顶硬脑膜外血肿:CT 平扫示右颞顶部梭形高密度影,中央有低密度不凝血成分,占位效应明显

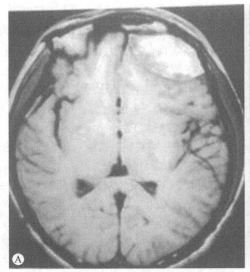

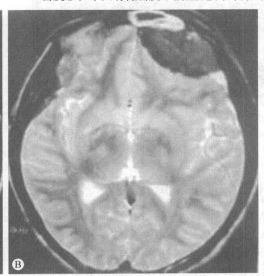

图 20-9 左额部硬脑膜外血肿:MRI 平扫显示左额部梭形病灶 T_1WI 呈等高信号, T_2WI 为低信号

二、硬脑膜下血肿

硬脑膜下血肿(subdural hematoma)占颅脑损伤的 5%～6%,占颅内血肿的 50%～60%。急性:70%,亚急性:5%,慢性:25%;多发:30%,双侧:20%。血肿发生在硬脑膜下腔,是颅内血肿中最常见的一类。

(一)急性硬脑膜下血肿

急性硬脑膜下血肿表现:

(1)出血来源:①脑表面小动脉、静脉出血,由脑挫裂伤引起,称为复合性硬脑膜下血肿;②脑桥静脉出血,脑伤轻,称为单纯性硬脑膜下血肿;③脑内出血穿破皮层。

(2)临床表现:复合性硬脑膜下血肿发生后首先使原来的神经症状加重,进而出现急性颅内压增高及脑疝征象。患者伤后意识障碍严重,常无典型的中间清醒期或只表现为意识短暂好转,继而迅速恶化,一般表现为持续性昏迷或意识障碍程度进行性加重。由于病情进展迅速,很快出现血肿侧瞳孔散大,不久对侧瞳孔亦散大,肌张力增高,呈去大脑强直状态。而单纯性硬脑膜下血肿伴有的原发性脑损伤较轻,表现似硬脑膜外血肿,常有中间清醒期,进展缓慢,出血量一般较复合型者为多,如及时将血肿清除,多可获得良好的效果。头颅 CT示:颅骨内板与脑表面之间新月形高密度影,也可为混杂密度或等密度(图 20-10)。

(3)手术入路与操作:急性硬脑膜下血肿＞30ml,颞部血肿＞20ml,血肿厚度＞10mm,或中线移位＞5mm 者,需立刻开颅清除血肿。根据血肿是液体状(多为单纯性硬脑膜下血肿和亚急性硬脑膜下血肿)或固体凝血块(多为复合性硬脑膜下血肿),分别采用钻孔引流或骨瓣开颅两种不同的血肿清除方法。急性硬脑膜下血肿往往与脑挫裂伤和脑内血肿并存,且多位于对冲部位的额叶底区和颞极区,易发生于两侧,故需采用开颅手术清除血肿。

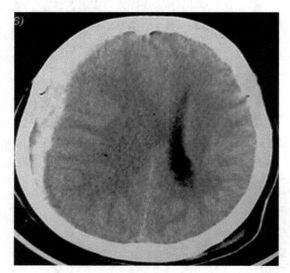

图 20-10　右额顶急性硬膜脑下血肿:CT 表现示右额顶颅骨内板与脑表面之间新月形高密度影,占位效应明显,中线左移

（二）亚急性硬脑膜下血肿

亚急性硬脑膜下血肿(subacute subdural hematoma)形成机制、症状与急性型相似,不同的是进展相对较慢,常在脑挫裂伤的基础上,逐渐出现颅内压增高症状,出现新的神经体征或原有体征加重,甚至出现脑疝。这类血肿要与继发性脑水肿相鉴别。处理方式基本同急性硬脑膜下血肿。

（三）慢性硬脑膜下血肿

慢性硬脑膜下血肿(chronic subdural hematoma)是指头部伤后 3 周以上出现症状者,血肿位于硬脑膜与蛛网膜之间,具有包膜。其好发于小儿及老年人,占颅内血肿的 10%,占硬脑膜下血肿的 25%。起病隐匿,临床表现无明显特征,容易误诊。从受伤到发病的时间,一般在 1~3 个月。

血肿形成和逐渐扩大的机制尚无统一认识。一般将慢性硬脑膜下血肿分为婴幼儿型及成人型。成人型绝大多数都有轻微头部外伤,老年人额前或枕后着力时,脑组织在颅腔内的移动较大,易撕破脑桥静脉,其次静脉窦、蛛网膜粒等也可受损出血。一般血肿的包膜多在发病后 5~7 天开始出现,到

2~3 周基本形成,为黄褐色或灰色结缔组织包膜,靠蛛网膜一侧包膜较薄,血管很少,与蛛网膜粘连轻微,易于剥开,靠硬脑膜一侧包膜较厚,与硬脑膜紧密粘连,该层包膜有丰富的新生毛细血管,血浆不断渗出,有时可见毛细血管破裂的新鲜出血。非损伤性慢性硬脑膜下血肿十分少见,可能与动脉瘤、脑血管畸形或其他脑血管疾病有关。慢性硬脑膜下血肿扩大的原因,可能与患者脑萎缩、颅内压降低、静脉张力增高及凝血机制障碍等因素有关。

婴幼儿慢性硬脑膜下血肿以双侧居多,除由产伤和一般外伤引起外,营养不良、维生素 C 缺乏症、颅内外炎症及有出血性素质的儿童,甚至严重脱水的婴幼儿,也可发生本病。出血来源多为大脑表面汇入上矢状窦的脑桥静脉破裂所致,非外伤性硬脑膜下血肿则可能由全身性疾病或颅内炎症所致的硬脑膜血管通透性改变引起。

1. 临床表现　一般将临床表现归纳为四种:①颅内压增高症状;②智力、精神症状:如记忆力和理解力减退、智力低下、精神失常;③局灶性症状:如偏瘫、失语、偏侧感觉障碍等,但均较轻;④婴幼儿患者,前卤膨隆,头颅增大,可误诊为先天性脑积水。

2. 影像学检查

(1)头颅 CT 扫描不仅能从血肿的形态上估计其形成时间,而且能从密度上推测血肿的期龄。一般从新月形血肿演变到双凸形血肿,需 3~8 周,血肿的期龄平均在 3.7 周时呈高密度,6.3 周时呈低密度,至 8.2 周时则为等密度(图 20-11),也有表现为混杂密度或分层者。对某些无占位效应或双侧慢性硬脑膜下血肿的患者,必要时尚需采用增强后延迟扫描的方法,提高分辨率。

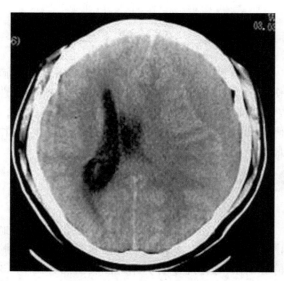

图 20-11　左侧额颞顶慢性硬脑膜下血肿:CT 表现示左侧颅骨下等密度新月形影,占位效应明显,中线右移

（2）MRI 更具优势，对 CT 呈等密度时的血肿或积液均有良好的图像鉴别（图 20-12）。

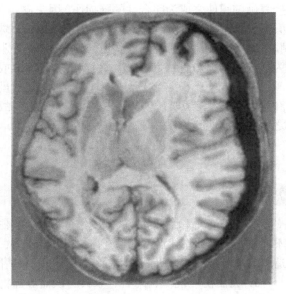

图 20-12 左侧额颞顶慢性硬脑膜下血肿：MRI 表现示左侧颅骨下新月形影，T_1WI 呈低信号，占位效应明显，中线右移

3. 手术指征 ①临床出现高颅压症状和体征，伴有或不伴有意识改变和大脑半球受压体征。②CT 或 MRI 显示单侧或双侧硬脑膜下血肿＞厚度＞10 mm，或中线移位＞10 mm 者。否则可予以动态观察。

4. 手术方式 ①大部分患者尤 CT 表现为低密度者，经钻单孔冲洗引流的简单手术方法即可治愈。②混合密度者，可采取钻双孔冲洗引流术。③对血肿反复发作，包膜厚，血肿机化者，则需开瓣清除。

5. 术后处理 ①除一般常规处理外，可将床脚垫高，早期补充大量液体（每日 3500～4000ml），避免低颅压，利于脑复位。②记录每 24 小时血肿腔的引流量及引流液的颜色，如引流量逐渐减少且颜色变淡，表示脑已膨胀，血肿腔在缩小，3～5 天后即可将引流管拔除。如颜色为鲜红，表示血肿腔内又有出血，应及时处理。

【**外伤性硬脑膜下积液**】

外伤性硬脑膜下积液又称硬脑膜下水瘤，是外伤后硬脑膜下出现的脑脊液积聚，发病率占颅脑损伤的0.5%～1%，以老年人多见。硬脑膜下积液的原因不清，多认为系外伤引起蛛网膜破裂形成活瓣，使脑脊液进入硬脑膜下腔不能回流，或脑脊液进入硬脑膜下腔后，蛛网膜裂口处被血块或水肿阻塞而形成。有急、慢性之分，急性少见，无包膜，慢性形成晚，有完整的包膜。临床表现似硬脑膜下血肿。CT 表现为一侧或双侧颅骨内板下方新月形低密度影，以双侧额颞区多见，常深入到前纵裂池，呈 M 型，CT 值 7Hu 左右（图 20-13）。MRI 表现为 T_1WI 为低信号，T_2WI 为高信号，可演化为硬脑膜下血肿，也可自行吸收。治疗以保守治疗为主，不吸收者可行钻孔冲洗引流术或分流术。

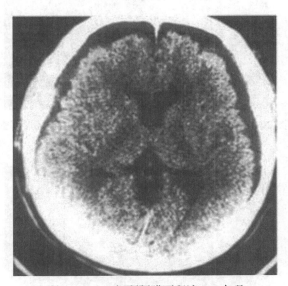

图 20-13 双额颞硬膜下积液 CT 表现

三、脑内血肿

脑内血肿（intracerebral hematoma）占颅脑损伤的 0.5%～1%，占颅内血肿的 5%。出血均来自脑挫裂伤灶，血肿部位多数与脑挫裂伤好发部位一致，少数发生在凹陷骨折处。浅部血肿常与脑挫裂伤、硬膜下血肿同时存在，深部血肿常见于老年人。

1. 分类

（1）深部血肿，较少见，位于白质深部，脑表面无明显伤痕。少数可自行吸收，或分解液化后形成囊肿。

（2）浅部血肿，较多见，多由脑挫裂伤区皮层血管破裂所致，常与急性硬脑膜下血肿并存。

2. 临床表现 血肿位于脑挫裂伤区，故使原有神经症状加重，并可出现颅内压增高及脑疝症状。临床表现难与其他血肿或局部继发脑水肿相区别。

3. 辅助检查 头颅CT：90%以上急性期脑内血肿可显示高密度团块，周围有低密度水肿带（图 20-14，图 20-15）；2～4 周时血肿变为等密度，易漏诊；至 4 周以上时则呈低密度。应注意发生迟发性脑内血肿，必要时应复查头颅 CT 扫描。MRI 表现各时期有所不同。

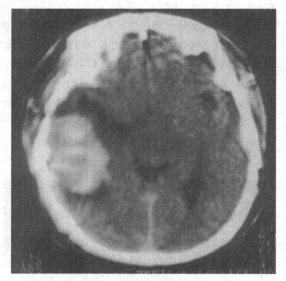

图 20-14　右颞叶脑内血肿：CT 表现示脑内类圆形高密度影，周围有低密度水肿区，有占位效应

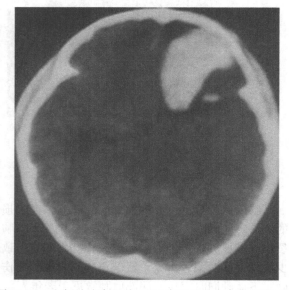

图 20-15　左额叶脑内血肿：CT 表现示脑内高密度影，有占位效应

4. 手术方式

（1）开颅血肿清除术：选择血肿距表面最近且避开重要功能区处骨瓣开颅。

（2）血肿钻孔穿刺术：适用于血肿已液化，不伴有严重脑挫裂伤及硬膜下血肿的患者。

第五节　开放性颅脑损伤

开放性颅脑损伤（open craniocerebral injury）是泛指致伤物所导致的脑组织、硬脑膜、颅骨及头皮均向外界开放的损伤。根据受伤机制不同，开放性颅脑损伤一般分为火器伤和非火器伤。临床主要特点为：有创口且深达硬脑膜，易导致颅内感染，多需清创，修复硬脑膜使之成为闭合性颅脑损伤。因头皮、颅骨有开放伤，对脑损伤而言，只有在硬脑膜破损，蛛网膜下腔经头皮及颅骨的开放伤道与外界相通时，才称为开放性脑损伤。由颅底骨折所引起的脑脊液漏或气颅，颅内蛛网膜下腔经鼻腔或中耳与外界相通，虽属开放性，但因无须要清创的头皮及颅骨开放伤，故称之为内开放性脑损伤。

一、临 床 特 征

（一）非火器伤

非战时情况下临床常见的开放伤多为非火器伤。不同致伤物的致伤特点不同，其损伤机制也不同，所造成的损伤结果亦有所不同，一般分为以下几种情况。

1. 钝器伤　棍棒、砖石、家具、铁器等钝物打击所导致的颅脑损伤。这类损伤由于致伤物作用面积相对较大，头皮多有较大范围挫裂区，创口形态不规则，创缘不整，有较多挫伤组织；颅骨多为粉碎性骨折，骨折片凹陷、移位，刺入脑组织；硬脑膜撕裂，其下脑组织有较大范围挫裂伤，可合并有颅内不同程度的出血、血肿。致伤机制为加速伤，多在外力作用部位造成冲击点伤，而较少发生远隔部位的对冲伤。

2. 锐器伤　刀、斧、钉、锥、剪、匕首、钢筋、钢钉等锐器物造成颅脑部位的砍切伤、刺伤。这类损伤由于致伤物着力点小，造成的损伤为一点或一线。创口多较整齐，损伤范围小，颅骨多呈槽形或洞形骨折或陷入，硬脑膜及脑组织可有裂伤、出血。当致伤物穿入颅内时，可将颅外组织碎片或异物带入伤道深部，导致感染，还可伤及静脉窦或颅内大血管，并发大出血危及生命。

3. 坠跌伤　坠跌时头部撞于有棱角或不平的坚硬物体上所导致的颅脑损伤。由于作用面积相对较小、速度大，其损伤特点与钝器伤类似。但污染多较重，颅内感染的机会较多。因其为减速伤，可合并对冲性脑损伤或旋转所致的弥漫性轴突损伤。

（二）火器伤

火器伤多见于战时，平时较少见。由火药、炸药发射物或爆炸投射物，如枪弹、各种弹片、钢珠等所致的颅脑损伤称火器性颅脑损伤，是颅脑损伤中的一种特殊创伤类型。火器性颅脑损伤根据伤道的深浅分为：

1. 头颅软组织伤　指仅伤及骨膜及以外的软组织，颅骨及硬脑膜完整。创伤局部与对冲部位可能发生脑脑挫裂伤或血肿。此类伤情多较轻，少数较重。

2. 颅脑非穿透伤　指仅伤及颅骨及以外的软组织，颅骨呈凹陷粉碎性骨折，但硬脑膜完整。常伴有伤处硬膜外血肿，伤处或对冲部位的脑挫裂伤及血肿，伤情多较重，个别危重。

以上两种类型属闭合性脑损伤，根据伤道情况多为浅切线伤或颅外反跳伤。

3. 颅脑穿透伤　指头皮、颅骨及脑组织均受到损伤，为开放性脑损伤，颅内多有异物残留，脑组织存在不同程度的破坏，多并发颅内血肿，伤情多较危重。根据伤道的不同又分为以下几种类型（图20-16）。

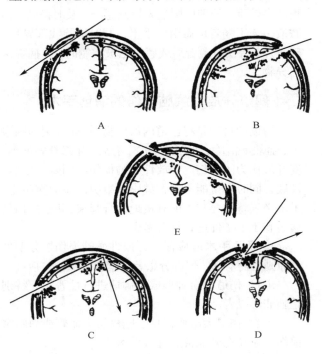

图20-16　颅脑火器性投射物造成不同伤道示意图

A：切线伤；B：盲管伤；C：颅内反跳伤；D：颅外反跳伤；E：贯通伤

（1）盲管伤：仅有射入口，无穿出口，致伤物停留在颅内伤道的远端。

（2）贯通伤：有射入口与穿出口且相距较远，可贯通两半球、同侧多个脑叶或小脑幕上下，致伤物多已遗失，颅腔形成贯通的伤道。

（3）切线伤：投射物与头颅呈切线方向擦过，射入口和穿出口相距较近，造成头皮软组织、颅骨和脑组织沟槽状损伤。将仅伤及颅骨、头皮者称浅切线伤，累及硬脑膜、脑组织者为深切线伤。

（4）反跳伤：又分为颅外反跳伤和颅内反跳伤。投射物击中颅外板反弹跳出，称颅外反跳伤。此型致伤物未进入颅内，仅累及头皮及颅骨，硬脑膜多完整。投射物穿入颅内后受到入口对侧颅骨的抵抗，变换方向反跳停留在折射性伤道内，称颅内反跳伤。此型可造成多方向的复杂伤道和多处脑损伤。

此外，根据致伤物穿过某些特殊结构或处理上的要求，火器性颅脑损伤另又分为经眶或经鼻旁窦的颅面伤、脑室穿透伤、静脉窦伤、颅后凹伤、霰弹伤等。

近年来研究证明，高速致伤物不仅可造成直接致伤部位的损伤，由于压力传递、冲击波加速效应，可造成邻近组织器官的损伤，如面、颈部损伤时常伴有近颅底部的脑组织挫裂伤及出血；颅脑损伤时也可出现颈髓损伤。此外，压力波造成的循环系统剧烈变动，可导致远隔部位的组织损伤，即所谓的"远达效应"，如颅脑损伤时伴有心脏、肺的出血；胸、腹部损伤时引起的脑部微血管破裂等。另外，火器伤还可以引起全身性的神经内分泌、代谢、酶功能、免疫、凝血和纤溶系统等的改变，故火器性颅脑损伤的严重性不仅在于局部损伤本身，尚应注意对全身的影响。

二、诊　　断

开放性颅脑损伤可以直接看到创口，易于诊断，但对颅内情况有赖于X线和CT检查（图20-17）。

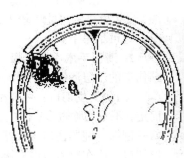
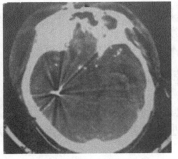

图20-17　开放性颅脑损伤示意图及火器颅脑损伤CT表现

三、治 疗

（一）急救和转运

1. 有休克表现者，积极抗休克处理，包括迅速对伤口进行包扎止血，减少出血和污染，必要时可做暂时性缝合，有条件可快速输血、补液、补足血容量，尽早使用抗生素。

2. 创口大，有脑组织外膨者，要将膨出脑组织妥为保护，避免损伤与污染。

3. 创口内留有致伤物者，不可贸然撼动或拔出，以免造成致命性大出血。

4. 昏迷伤员取侧俯卧位，保持呼吸道通畅，及时清除口腔及呼吸道分泌物、血液、呕吐物等。昏迷者应防止舌后坠，必要时应用气道通气管、气管插管或行气管切开，以保证呼吸通畅并供氧。

5. 根据伤情，力争尽快将伤员转运到有条件的医疗单位行后期处理，并填写好伤情记录。

（二）后期处理

后期处理是在经必要的术前检查和准备后，尽早施行彻底颅脑清创术和修复术。伤员后期处理是否及时与得当，是影响预后的关键性因素之一。如后期处理不当，可发生严重颅内并发症而导致死亡。后期处理的关键在于"早期"和"彻底"，一般伤口应尽量在伤后 2～3 天处理，但同时还要注意伤员的全身情况。后期处理中注意事项：

1. 在伤员全身情况较差（如过度疲劳、脱水、生命体征不稳等），不太适合手术时过早进行清创，会影响治疗效果。

2. 片面追求清创彻底，勉强摘除脑深部异物，过多地损伤正常脑组织或伤及了颅内重要血管、神经而加重了脑损害。

3. 清创不彻底，颅内遗留碎骨片及其他异物，可致颅内感染。

4. 不考虑伤口具体情况，对不应严密缝合的伤口做了严密缝合，以致感染向颅内扩散。

5. 对颅内血肿的特点认识不足，可突发脑疝。

（三）后期处理的分期处理原则

开放性颅脑损伤应根据患者全身情况、受伤时间和有无感染等情况，进行分期处理，争取达到较好的治疗效果。

1. 早期处理 外伤 3 天以内，特别是伤员一般情况良好，伤后即给予抗菌药物者，可迅速进行清创手术。危重和远途转送来的伤员，如无紧急手术适应证，应先给予支持疗法（如输血、输液、抗菌药物等），待情况好转后再进行手术。

2. 延期处理 伤后 3～7 天，伤口无感染者可进行清创手术，术后不缝合或只部分缝合伤口；已有感染者不再行清创手术。但当伤口引流不畅时可将头皮创口延长切开，以咬骨钳扩大骨窗，摘除浅部异物，以利于感染性分泌物引出。此时不做脑内清创以免感染扩散，待用抗菌药物控制感染后再行脑清创及深部异物摘除。

3. 晚期处理 超过 1 周的伤口均属晚期，感染程度多较重，处理原则是先控制感染，及时换药，但脓液引流不畅者可做引流手术，同时清除浅部异物、碎骨片。待伤口愈合后或感染已被控制时，再摘除深部异物。

（四）开放性颅脑损伤的清创手术

清创的目的是将创道内污染物、坏死碎裂的脑组织、血块等清除，使创道干净、清洁，并修补硬脑膜，变开放伤为闭合伤。开放性颅脑损伤清创要求尽早、彻底，同时尽可能不损害健康脑组织，保护脑功能。手术必须将需要与可能有机地结合起来，并根据伤员病情和手术条件进行综合考虑。

1. 紧急手术适应证 开放性颅脑损伤按分期处理原则均需清创，但部分患者应紧急手术，包括：

（1）伤道内血肿形成，病情进行性恶化，特别是脑疝形成者。

（2）伤口大出血，见于脑皮层大血管或静脉窦损伤，应在充分准备后进行手术。

（3）大量脑脊液外漏，多见于脑室穿通伤，需及时手术清除积血、异物及碎裂脑组织，防止因脑脊液大量流失而引起脑室塌陷或感染。

（4）后颅窝穿通伤，小脑出血、脑组织液化或水肿等，有突然使脑干受压而致生命危险者，应尽早行清创及减压术。

（5）累及眼眶、鼻旁窦的穿通伤，常有脑脊液漏，发生感染的可能性较大，根据脑伤及创口大小情况，也可尽早手术。

2. 清创手术主要步骤 根据伤情应作从头皮到脑伤道的逐层清创术。

（1）头皮切口：主要根据头皮缺损大小、形状而定，不宜切除过多，但应去除失去活力的组织，并修齐创缘。钝器伤或火器伤入射口做梭形或"S"形切口，或在射入口做皮瓣，射出口做梭形或"S"形切口。经颜面部射入的盲管伤可做冠状切口，射入、出口接近的贯通伤可做一个皮肤切口。对创口不大、颅内损伤严重者，可做头皮创口清创缝合，另做骨瓣开颅进行清创。

（2）颅骨、脑膜的处理：摘除颅骨碎骨片，从骨缺损中心部位向外扩大咬除骨质，根据手术需要做成骨窗。有时颅骨污染重，为减少感染机会，可在损伤颅骨附近的正常颅骨上钻孔，然后用咬骨钳沿损伤口行切除而做成骨窗。修剪硬脑膜，放射状扩大切开并显露脑伤道。

（3）脑清创：是开放性颅脑损伤治疗的最重要环节，可按下列步骤进行：①由浅及深逐步沿伤道走向进行探查，手术应严格限制在创腔内，并沿着伤道进行清创处理，避免造成假伤道，形成新的脑损伤和增加污染机会。②除深部或重要部位异物清除有导致颅内重要的血管、神经核团及传导束损伤的危险而可残留外，其余伤道内的异物、积血及破碎、糜烂的脑组织等应彻底清除。必要时可于术中拍片，与术前对照，避免异物遗漏。如伤及脑室，要彻底清除脑室内积血和异物，并放置脑室外引流管，防止脑室感染和发生阻塞性脑积水。③清创后脑组织塌陷，颅内压不高者，应争取一期缝合硬脑膜。④如果脑挫裂伤严重、清创后脑组织仍明显肿胀或膨出、颅内压较高者，在除外其他部位血肿等原因后应行去颅骨瓣减压术，不缝合硬脑膜。⑤关颅：头皮创口应分层严密缝合，张力过大者可做切口延长，筋膜下游离、两侧减张切开后缝合。若头皮缺损较大不能缝合者，应做转移皮瓣。锐器伤创口整齐，颅骨损伤不重，颅内无出血及异物存留者，可仅做头皮、颅骨清创，缝合破裂的硬脑膜及头皮。⑥对伤道内的异物应做细菌培养和抗生素药敏试验，以利于指导术后抗生素的应用。

第六节　颅脑损伤的救治

一、伤情判断和病情观察

通过病史询问、体格检查和必要的辅助检查，对颅脑损伤必须迅速明确诊断。

（一）病史

病史主要包括：①受伤时间、原因、头部外力作用的情况；②伤后意识障碍变化情况；③伤后做过何种处理；④伤前健康情况，主要了解心血管、肾与肝脏重要疾患等。

（二）体格检查及动态观察

动态的神经系统症状和体征检查是鉴别原发性与继发性脑损伤的重要手段，目的是早期发现脑疝，也为了判断疗效和及时改变治疗方法。轻度头部外伤不论受伤当时有无昏迷，为了防止迟发性颅内血肿的

漏诊，均应进行一段时间的观察与追踪。在众多的观察项目中，以意识观察最为重要。

1. 意识　在颅脑损伤中，引起意识障碍的原因为脑干受损、皮质或轴索弥散性受损或丘脑、下丘脑的受损等。意识障碍的程度可视为脑损伤的轻重；意识障碍出现的迟早和有无继续加重，可作为区别原发性和继发性脑损伤的重要依据。

意识观察既重要又不易掌握，对意识障碍程度的分级，迄今已有多种方法用于临床，现介绍其中两种。

传统的方法：分为意识清楚、意识模糊、浅昏迷（半昏迷）、昏迷和深昏迷五个阶段或级别。意识模糊为最轻或最早出现的意识障碍，因而也是最需要熟悉和关注的。在此阶段对外界反应能力降低，语言与合作能力减低，但尚未完全丧失，可有淡漠、迟钝、嗜睡、语言错乱、定向障碍（不能辨别时间、地点、人物）、躁动、谵妄和遗尿等表现；重的意识模糊与浅昏迷的区别仅在于前者尚保存呼之能应或呼之能睁眼这种最低限度的合作。浅昏迷指对语言已完全无反应、对痛觉尚敏感的意识障碍阶段，痛刺激（如压迫眶上神经）时，能用手做简单的防御动作，或有回避动作，或仅能表现皱眉。昏迷指痛觉反应已甚迟钝、随意动作已完全丧失的意识障碍阶段，可有鼾声、尿潴留等表现，瞳孔对光反应与角膜反射尚存在。深昏迷时对痛刺激的反应完全丧失，双瞳散大，对光反应与角膜反射均消失，可有生命体征紊乱。

由于病因和个体的差别，意识障碍的变化规律不尽相同，上述分级方法的各阶段之间不是截然分明，而且每一阶段本身还有程度上的不等。在实际应用时除了要指出意识障碍的阶段以外，还须对一二项表现如语言、痛觉反应等在程度上加以具体描写，以资比较，如"意识模糊，嗜睡，轻唤能醒，仅能回答简单问题，无错乱"。

Glasgow 昏迷评分法：以其简单易行已广泛应用于临床。从睁眼、语言和运动三个方面分别订出具体评分标准，以三者的积分表示意识障碍程度，以资比较。最高为 15 分，表示意识清楚；8 分以下为昏迷，最低为 3 分（表 20-1）。

表 20-1　格拉斯哥昏迷分级（GCS）

睁眼反应	分数	言语反应	分数	运动反应	分数
正常睁眼	4	回答正确	5	遵命动作	6
呼唤睁眼	3	回答错误	4	定位动作	5
刺痛睁眼	2	含混不清	3	肢体回缩	4
无反应	1	唯有声叹	2	肢体屈曲	3
		无反应	1	肢体过伸	2
				无反应	1

2. 瞳孔 瞳孔变化可因动眼神经、视神经及脑干等部位的损伤引起，应用某些药物或剧痛、惊骇时也会影响瞳孔。小脑幕切迹疝的瞳孔进行性扩大变化，是最常引起关注的。根据瞳孔变化出现的迟早、有无继续加剧及有无意识障碍同时加剧等，可将脑病区别于因颅底骨折产生的原发性动眼神经损伤。根据有无间接对光反应可将视神经损伤区别于动眼神经损伤。

瞳孔应注意对比双侧大小、形状和对光反应情况。瞳孔对光反射检查方法：用强光照射瞳孔，观察有无缩瞳反应；光线从侧面照射一侧瞳孔，观察同侧瞳孔有无缩小（直接对光反射），光线照射一侧瞳孔，观察对侧瞳孔有无缩小（间接对光反射），检查一侧后再检查另一侧，上述检查应反复 2 次。结果判定：双侧直接和间接对光均无反应即可判定为瞳孔对光反射消失。正常瞳孔直径 2～4mm，瞳孔直径＞4mm 为瞳孔散大。伤后瞳孔改变情况及临床意义：①如伤后一侧瞳孔立即散大，光反应消失，或同时伴有眼内直肌麻痹，眼球外斜，而患者意识清醒，应考虑原发性动眼神经损伤（primary injury of oculomotor nerve）；②如伤后双侧瞳孔不等大，光反应灵敏，瞳孔缩小侧眼裂变小，眼球内陷，同侧面部潮红、少汗，为同侧 Horner 氏征，系颈交感神经节损伤所致；③若伤后双侧瞳孔扩大或缩小，而光反应正常，患者意识清醒，则无临床意义，或为外伤性散瞳；④如双侧瞳孔大小不等，一侧或双侧时大时小，伴眼球歪斜，表示中脑受损；⑤若双侧瞳孔极度缩小，光反应消失，伴有中枢性高热时，为桥脑损伤；⑥若一侧瞳孔先缩小，继而散大，光反应差，患者意识障碍逐渐加重，而对侧瞳孔早期正常，晚期也随之散大，为典型的小脑幕切迹疝表现，需紧急处理，关键在于早期发现；⑦若双侧瞳孔均散大固定，光反应消失，多示濒危状态；⑧瞳孔光反应的变化，还应与视神经损伤鉴别，视神经损伤时直接光反射消失而间接光反射存在（表 20-2），此外，还应注意与原发眼部疾病相鉴别。

表 20-2 视神经和动眼神经损伤瞳孔对光反射变化

脑神经	大小		对光反射			
			患侧		健侧	
	患侧	健侧	直接	间接	直接	间接
视神经损伤	散大	稍大	（－）	（＋＋）	（＋＋）	（－）
动眼神经损伤	散大	正常	（－）	（－）	（＋）	（＋）

3. 神经系统体征 原发性脑损伤引起的偏瘫等局灶体征，在受伤当时已经出现，且不再继续加重；继发性脑损伤如颅内血肿或脑水肿引起者，则在伤后逐渐出现，若同时还有意识障碍进行性加重表现，则应考虑为小脑幕切迹疝。

4. 生命体征 生命体征紊乱为脑干受损征象。受伤早期出现的呼吸、循环改变，常为原发性脑干损伤所致；伤后，与意识障碍和瞳孔变化同时出现的进行性心率减慢和血压升高，为小脑幕切迹疝所致；枕骨大孔疝可未经明显的意识障碍和瞳孔变化阶段而突然发生呼吸停止。开放性脑损伤的早期可因出血性休克而有血压、脉搏改变。脑损伤时可因颅内压增高等原因而引起某些心电图异常改变，如窦性心动过缓、期前收缩、室性心动过速及 T 波低平等。

5. 其他 观察期间出现剧烈头痛或烦躁不安症状，可能为颅内压增高或脑疝预兆；原为意识清楚的患者发生睡眠中遗尿，应视为已有意识障碍；患者躁动时，脉率未见相应增快，可能已有脑疝存在；意识障碍的患者由能够自行改变卧位或能够在呕吐时自行改变头位到不能变动，为病情加重表现。

（三）辅助检查

1. 颅骨 X 线平片 如无 CT，只要病情允许应作常规检查，拍正、侧位片或特殊位。开放伤更有必要，以便了解颅骨骨折部位、类型及颅内异物等情况。目前已少用。

2. 腰椎穿刺 以了解脑脊液压力和成分改变，但对已有脑疝表现或疑有颅后凹血肿者应视为禁忌。

3. 超声波检查 对幕上血肿可借中线波移位，确定血肿定侧，但无移位者，不能排除血肿，已很少用。

4. 脑血管造影 对颅内血肿诊断准确率较高，是 CT 扫描问世前的一项可靠的诊断方法，目前已少用。

5. CT 和 MRI 是目前先进的检查技术，颅脑损伤应首选 CT 检查。CT 检查有以下目的：①能及时对各型颅脑损伤做出诊断；②早期 CT 检查已发现脑挫裂伤或颅内较小血肿，患者意识尚无进行性加重，多次 CT 复查可了解脑水肿范围或血肿体积有无扩大，脑室有无受压及中线结构有无移位等重要情况，以便及时处理；③伤后 6 小时以内的 CT 检查如为阴性，尚不能排除颅内血肿可能，多次 CT 复查有利于早期发现迟发性血肿；④有助于非手术治疗过程中或术后确定疗效和是否改变治疗方案，了解血肿吸收、脑水肿消散及后期有无脑积水（traumatic hydrocephalus）、脑萎缩（traumatic brain atrophy）等改变发生。临床首选 CT 扫描，但 MR

对于弥漫性轴突损伤有一定优势。

（四）特殊监测

随着科学技术的飞速发展，新型医疗监测仪器的不断涌现，为颅脑损伤患者的救治和减轻继发性脑损伤（二次脑损伤）的发生发展及提高整体治疗水平提供了重要的条件。目前，对颅脑损伤的认识已由伤者体征变化的推测深入到可根据伤后脑内病理生理和生化改变的真实情况指导治疗。这也是颅脑损伤治疗逐渐进展和深入的过程，其符合循证医学的原则，值得认真研究和推广应用。近年来，在 TBI 患者救治过程中应用的颅脑直接监测技术主要包括颅内压和脑灌注压监护、脑血流、脑组织氧分压和脑组织温度、微透析技术（microdialysis）监测等。

颅内压监测用于一部分重度脑损伤有意识障碍的伤员，有以下目的：①了解颅内压变化：颅内压在 2.0～2.67kPa（1kPa = 7.5mmHg = 102.3mmH$_2$O）为轻度增高，2.67～5.33kPa 为中度增高，5.33kPa 以上为重度增高；平均动脉压与颅内压之差为脑灌注压，一般应保持颅内压低于 2.67kPa，脑灌注压须在 6.67kPa 以上。②作为手术指征的参考：颅内压呈进行性升高表现，有颅内血肿可能，提示需手术治疗；颅内压稳定在 2.67kPa（270mmH$_2$O）以下时，提示无须手术治疗。③判断预后，经各种积极治疗颅内压仍持续在 5.33kPa（530mmH$_2$O）或更高，提示预后极差。

二、颅脑损伤的处理

（一）急诊处理要求

1. 轻型（Ⅰ级） ①留急诊室观察 24 小时；②观察意识、瞳孔、生命体征及神经系体征变化；③颅骨 X 线摄片，或头部 CT 检查；④对症处理；⑤向家属说明有迟发性颅内血肿可能。

2. 中型（Ⅱ级） ①意识清楚者留急诊室或住院观察 48～72 小时，有意识障碍者须住院；②观察意识、瞳孔、生命体征及神经系体征变化；③头部 CT 检查；④对症处理；⑤有病情变化时，即刻做头部 CT 复查，做好随时手术的准备。

3. 重型（Ⅲ级） ①须住院或在重症监护病房；②观察意识、瞳孔、生命体征及神经系体征变化；③选用头部 CT 监测、颅内压监测或脑诱发电位监测；④积极处理高热、躁动、癫痫等，有颅内压增高表现者，给予脱水等治疗，维持良好的周围循环和脑灌注压；⑤注重昏迷的护理与治疗，首先保证呼吸道通畅；⑥有手术指征者尽早手术；已有脑疝时，先予以 20%

甘露醇 250ml 及呋塞米 40mg 静脉注射，立即手术。

（二）一般治疗

1. 补液原则 颅脑损伤特别是重型颅脑损伤患者伤后早期应该首选平衡液，不应首先使用 5% 或 10% 葡萄糖溶液。其依据包括：①颅脑损伤后血糖越高，死残率越高；②平衡液与葡萄糖溶液治疗颅脑损伤对比研究发现葡萄糖溶液动物死残率高于平衡液；③胰岛素治疗能提高颅脑损伤救治效果；④颅脑损伤后葡萄糖溶液治疗会增加脑组织内乳酸堆积，加重脑水肿和神经元损害。当然，临床医生要根据患者血糖和血浆电解质含量动态监测，及时调整补液种类和补液量。

2. 脱水疗法 适用于病情较重的脑挫裂伤，有头痛、呕吐等颅内压增高表现，腰椎穿刺或颅内压监测压力偏高，CT 发现脑挫裂伤合并脑水肿，以及手术治疗前后。常用的药物为甘露醇、呋塞米及清蛋白等。用法有：①20%甘露醇按每次 0.5～1g/kg（成人每次 250ml）静脉快速滴注，于 15～30 分钟内滴完，依病情轻重每 6 小时、8 小时或 12 小时重复一次。②20%甘露醇与呋塞米联合应用，可增强疗效，成人量前者用 125～250ml，每 8～12 小时一次；后者用 20～60mg，静脉或肌内注射，每 8～12 小时一次，两者可同时或交替使用。③清蛋白与呋塞米联合应用，可保持正常血容量，不引起血液浓缩，成人用量前者 10g/d，静脉滴入；后者用 20～60mg，静脉或肌内注射，每 8～12 小时一次。④甘油，临床不常用，很少引起电解质紊乱，成人口服量 1～2g/（kg·d），分 3～4 次，静脉滴注量 10%甘油溶液 500ml/d，5 小时内输完。

遇急性颅内压增高已有脑疝征象时，必须立即用 20%甘露醇 250ml 静脉注射，同时用呋塞米 40mg 静脉注射。

甘露醇的应用已成为临床治疗颅脑损伤患者的最基本方法之一，应掌握其使用指征、量效关系、脱水机制、可能不良反应和注意事项：

（1）使用指征：ICP<20mmHg 不使用，而>25mmHg 或 CT 扫描有占位效应时使用。

（2）量效关系：①有效剂量为每次 0.25～1g/kg，间隔时间 4～12 小时（按成人体重 60kg 计，150～1800ml/d）；②依 ICP 高低定剂量与次数；③依血浆渗透压调节用量（>320mOsm/L 停用）；④甘露醇＋呋塞米＋白蛋白联合应用脱水作用最佳；⑤正确使用为间歇快速给药；⑥儿童、老年、高血压、肾功不全及休克慎用。

（3）脱水机制：不清，可能对脑组织有截然不同作用：①立即扩容降低血细胞比容（hematocrit），降低血液黏稠度，CBF 增加，脑携氧量增加，故可快速降低 ICP；②渗透作用，15～30 分钟出现，持续 90 分钟～6 小时，但可在脑组织积聚，而加重脑水肿。

（4）可能不良反应和注意事项：可反射性血管收缩和 CBF 下降；长程（＞3 天）使用脱水效果下降；应监测血电解质、血细胞比容、酸碱平衡及肾功能等；可能出现过敏、血尿、心力衰竭和肾衰竭等。

3. 激素　糖皮质激素一直被临床医生用于治疗创伤性脑水肿患者，但其疗效至今有争议。糖皮质激素可增强患者对创伤的适应能力、恢复血脑屏障的结构及功能、减少血管通透性保护神经细胞和恢复脑功能等。经典观点主张采用地塞米松或氢化可的松治疗重型颅脑损伤脑水肿患者，现仍广泛应用于临床患者，20 世纪 80 年代人们发现甲基强的松龙的疗效较地塞米松或氢化可的松好。至于糖皮质激素应用剂量尚不统一，经典方法是采用常规剂量糖皮质激素，如氢化可的松 100～200mg/d，地塞米松 20～40mg/d，甲基强的松龙 40～100mg/d。国内外有人主张采用大剂量，如地塞米松 5mg/kg×2 次，或 1mg/kg×6 次，随后逐渐减量。但最近研究表明即使大剂量常规应用糖皮质激素，也不能改善患者的预后，而且大剂量应用糖皮质激素可以使消化道出血和高血糖的发生率明显增加，有鉴于此，美国神经外科学会已建议在脑外伤的治疗中禁止使用糖皮质激素。用药期间可能发生消化道出血或加重感染，宜同时应用 H_2 受体拮抗剂如雷尼替丁等及大剂量抗生素。

4. 过度换气　20 世纪 70 年代以来，临床医师一直主张采用过度通气治疗药物难以控制的高颅压。按照动脉 CO_2 含量将过度通气分为轻度过度通气（$PaCO_2$ 35～30mmHg）、中度过度通气（$PaCO_2$ 30～25mmHg）、重度过度通气（$PaCO_2$ ＜25mmHg）。早期实验研究的临床观察发现 $PaCO_2$ 含量越低，脑血管收缩越明显，降颅压作用越强。但随着实验研究不断深入，人们发现持续低动脉 $PaCO_2$，会导致脑血管收缩，甚至痉挛，继而加重脑缺血程度，加重继发性脑损害。所以，20 世纪 90 年代初有人开始提倡采用短时程（＜24 小时）轻度过度通气，这样不但可以降低颅内压，而且不会导致和加重脑缺血。直至 90 年代中期，由于脑组织氧含量直接测定技术的问世，人们发现短时程轻度过度通气亦不能提高脑组织氧含量，相反会降低脑组织氧含量。所以，国内外学者已不主张采用任何形式过度通气治疗颅内高压，而采用正常辅助呼吸，维持动脉血 $PaCO_2$ 在正常范围为宜。对昏迷患者，应注意呼吸道通畅；呼吸困难者，及时气管插管，人工机械通气，对呼吸道分泌物多、影响气体交换，估计昏迷时间较长者（3～5 天以上），应尽早行气管切开。

5. 低温　20 世纪 80 年代以来，大量动物实验研究证明亚低温（33～35℃）能显著降低颅脑损伤动物死亡率，减轻脑水肿、保护血脑屏障。Shiozaki 等从 137 例颅脑外伤中筛选出 62 例应用亚低温治疗以控制颅高压，筛选标准为：①经限制液体摄入量、过度换气和大剂量巴比妥治疗后颅内压仍持续高于 20mmHg；②颅内压低于平均动脉压；③入院时 GCS≤8 分，通过冰毯使患者体表冷却，保持侧脑室内温度在 33.5～34.5℃，持续 2 天后停止，结果表明患者的 ICP 在 20～40mmHg 时，亚低温治疗结合传统疗法能有效控制颅高压，显著降低患者的病死率，而弥漫性脑肿胀患者不适合亚低温治疗。亚低温对脑损伤保护作用的可能机制包括：①降低脑能量代谢，减少脑组织乳酸堆积；②保护血脑屏障，减轻脑水肿及降低颅内压；③抑制兴奋性氨基酸、自由基及一氧化氮等有害物质的释放，减少对脑组织的损害；④减少脑细胞蛋白破坏，促进神经细胞结构和功能的恢复；⑤减少 Ca^{2+} 内流，调节调钙蛋白 II 激酶活性。

6. 其他　曾用于临床的尚有氧气治疗、巴比妥治疗等。

> **案例 20-3**
>
> 患者，男，34 岁。因车祸致头部外伤伴昏迷 30 分钟入院。肇事司机陈述病史。
>
> 患者中速骑摩托车，被 60km/h 行驶小车从左前方撞击。患者头颈向左前方过屈后，身体随摩托车向右前方飞出 3m，空中旋转，右颞顶部及躯体先后着力于水泥地面。伤后即昏迷，伴右耳、鼻及头皮伤口出血。无呕吐、抽搐，未解大小便。120 急救入院。
>
> 体格检查：T 36℃，P 128 次/分，R 24～38 次/分，BP 108/25mmHg。神志昏迷。双瞳孔不等大，且多变。右瞳非圆形、2.5mm。左瞳圆形、1.5mm。双瞳对光反射极迟钝。痛刺激左侧肢体伸直，右侧有屈曲反应。右耳、鼻血性液体流出。右颞顶部头皮挫裂伤口 5cm，活动性出血。呼吸欠稳定，口腔呼出血性泡沫。心脏、胸腹及其他部位未发现异常。Babinski 征左侧（＋＋＋），右侧（＋＋）；GCS 评分 5 分。
>
> **问题：**
>
> 1. 接诊此类颅脑损伤患者，你应如何分析可能的颅脑损伤机制？

2. 为明确诊断及病情，首选检查是什么？还需做哪些辅助检查？

3. 如何判断及观察病情变化并做出相应处理？

案例 20-3 分析 1

受伤机制：

1. 首先受惯性力作用，头颈向左前方过屈，形成颅颈交界甩鞭式间接损伤。

2. 右颞顶部着地。受接触力及再次惯性力作用，脑遭受瞬间的减速伤：冲击伤与对冲伤并存。

3. 旋转中，头着力于水泥地面，尚存在切应力的作用，中线结构受到剪切性损伤。

案例 20-3 分析 2　检查结果

1. 先行 CT 检查，示以左额颞顶为主白质内点灶性高密度区，左额颞硬膜下极薄层中、低密度影；左侧脑室较右侧小，轻度受压；中线无移位，中脑大脑脚及脑桥高密度点灶影；环池、四叠体池缩小，且均含中、高密度成分。右额颞至颅底有骨折线。

2. 因考虑颈延髓挫伤，CT 检查后行 MRI 检查示：左额颞顶为主半球白质内点灶性中心短 T_1 信号，周围长 T_2 信号；脑干及颈延髓也呈现细小灶性短 T_1 信号、长 T_2 信号改变。枕-环-枢节段未见移位及管腔受压或变形。

3. 颈椎、胸、右肩关节 X 线片及肝脾等 CT 检查未见异常。

案例 20-3 分析 3

1. 入急诊科时昏迷，GCS 评分 5 分；2 小时后有好转，浅昏迷，GCS 评分 6 分；6 小时意识障碍加深，昏迷，GCS 评分 5 分。表现有"中间好转期"。

2. 双瞳孔不等大，且多变；右瞳非圆形，2.5mm。左瞳圆形，1.5mm；双侧对光反射极迟钝。6 小时后右瞳缩小至 1mm，左瞳圆形，2.5mm，双侧对光反射消失。

3. 入院时行气管插管，但仍呼吸不稳定，R 12～30 次/分，P 65～80 次/分，BP 130/75mmHg。

4. 6 小时复查 CT，示右额颞骨折处双凸镜形高密度影，容积近 40ml。右侧脑室受压、环池近消失，中线移位 0.8cm。原左额颞硬膜下薄层血肿影几乎无变化。

案例 20-3 分析 4

1. 诊断　重型颅脑外伤：①原发性脑干损伤；②左额颞脑挫裂伤伴硬膜下血肿；③弥散性轴索损伤；④右额颞硬膜外血肿；⑤右额颞及颅底骨折；⑥右额颞头皮挫裂伤。

2. 处理　①急诊科气管插管，重症监护；②动态 CT 监测，颅内压监测；③做好术前准备；④CT 复查发现右额颞硬膜外血肿，约 40ml，即行血肿清除术：用小棉球堵塞棘孔而止血。

案例 20-3 分析 5

1. 指征①意识障碍程度好转后再逐渐加深，有"中间好转期"；②CT 复查发现右额颞硬膜外血肿，约 40ml，右侧脑室受压近消失，中线移位 0.8cm。

2. 手术翻右额颞瓣清除血肿，发现脑膜中动脉主干及前支撕裂出血，电凝后沿主干沟至中颅窝底找到棘孔，用小棉球堵塞之而止血；未打开硬脑膜及去骨瓣减压。

案例 20-3 分析 6　术后治疗

1. 术后 3 天仍处于昏迷状态，行气管切开，定时清除呼吸道分泌物。

2. 脱水使用 20% 甘露醇溶液 250ml、呋塞米 10mg 各 8～12 小时一次、联合应用清蛋白 10g/12 小时；注意维持水电解平衡。

3. 早期防治脑血管痉挛应用尼莫地平 8mg/（8～12）h；25% 硫酸镁溶液 20ml 静脉缓滴。

4. 对症处理：给氧、镇静、控制高热、预防癫痫及应激性溃疡，留置尿管，3～5 天后置鼻胃管行肠内营养支持等。

5. 术后 5 天，复查 CT 见无中线结构明显移位后，行腰穿引流血性脑脊液直至清亮，同时注意意识、瞳孔及生命体征的变化。

6. 此患者近 100 天时方逐渐清醒，需行防褥疮护理及康复理疗。生活基本能自理出院。

案例 20-3 分析 7

1. 交通事故所致颅脑创伤，受伤机制复杂：既有间接性挥鞭性损伤，也有直接着力点伤、对冲伤（减速伤）与剪切伤。

2. 原发性脑损伤多种并存：①原发性脑干损伤合并弥散性轴索损伤；②左额颞脑挫裂伤伴硬

膜下血肿；③右额颞骨折继发右额颞硬膜外血肿。

3. 密切动态地观察病情：意识、瞳孔及生命体征的变化，多次 CT 复查，必要时 MRI 进一步明确脑损伤状况。

4. 注意保持呼吸道通畅，气管插管或切开；把握好手术清除血肿的指征；控制脑水肿，使用甘露醇、呋塞米与清蛋白三联脱水。

5. 对症处理：给氧、镇静、早期防治脑血管痉挛、控制高热、预防癫痫及应激性溃疡、腰穿放出血性脑脊液、留置尿管、营养支持等。

6. 昏迷期长，需防褥疮护理及康复治疗。

思 考 题

1. 简述凹陷性粉碎性骨折手术治疗的适应证。

2. 叙述前颅窝底、中颅窝底和后颅窝底骨折的临床表现。

3. 硬脑膜外血肿的出血来源有哪些？何为中间清醒期？

4. 简述颅脑外伤后意识状态的分级。

（陈礼刚）

第二十一章　颅脑和脊髓先天畸形

第一节　先天性脑积水

先天性脑积水又称婴儿脑积水，是指婴幼儿时期因中脑导水管狭窄、第四脑室正中孔和侧孔闭锁等原因，导致脑脊液循环障碍，脑室系统或蛛网膜下腔积聚大量脑脊液，导致脑室或蛛网膜下腔异常扩大，并出现颅内压增高和脑功能障碍。先天性脑积水是最常见的先天性神经系统畸形疾病之一，多见于2岁以内的婴幼儿。

【病理生理与临床分类】　脑脊液分泌和吸收处于动态平衡状态。正常情况下，脑脊液主要由脑室内的脉络丛产生，经第三、第四脑室进入蛛网膜下腔，并由上矢状窦两旁的蛛网膜颗粒吸收，进入上矢状窦的静脉血中，脑脊液循环途径中的任何部位发生阻塞，皆可引起其上方的脑室扩大和颅内压增高。

梗阻性脑积水（非交通性脑积水）：脑室系统内有继发原因导致的梗阻，梗阻部位多在脑室系统的狭窄处，如侧脑室室间孔、中脑导水管、第四脑室等，使脑脊液循环通道阻塞，梗阻部位以上的脑室系统可显著扩大。

交通性脑积水：若脑室与蛛网膜下腔之间无梗阻，而在脑脊液流出脑室后的远端发生梗阻，脑脊液不能被蛛网膜颗粒吸收，称为交通性脑积水。

【病因】　梗阻性脑积水：常见原因是因产伤导致新生儿颅内出血、新生儿或婴儿期各种感染因素所致的脑膜炎等原因，引起脑脊液循环通路的组织粘连、通路不畅，如第四脑室开口、中脑导水管等间隙粘连；交通性脑积水：可因大脑表面蛛网膜下腔的粘连，或上矢状窦旁的蛛网膜颗粒发生粘连，而使脑脊液吸收障碍。

【临床表现】　病婴烦躁不安，呕吐，拒乳，疲倦，主要临床表现是因脑积水增加，多在出生后数周至数月出现头颅进行性的异常增大，与周身发育不成比例。额部向前突出，因囟门未闭、颅压增高，导致囟门扩大隆起，颅缝增宽，头顶扁平，头发稀少，头皮静脉怒张，面颅明显小于头颅。病情迁延会出现眶顶受压变薄和下移，使眼球受压下旋以致上部巩膜外露，呈"落日状"。

因婴幼儿骨缝未闭，颅内压增高时，头颅可以发生代偿性扩大，因而在早期颅内压增高症状可以不明显。但脑积水严重，进展较快时，亦可出现，其症状为反复呕吐。患儿还可出现脑退行性变，四肢中枢性瘫痪，视神经受压萎缩而致失明，智力改变和发育障碍等，常并发身体其他部位畸形。

【辅助检查】

（1）颅骨X线平片：可显示头颅增大，头面比例不对称，颅骨变薄，骨缝分离，前、后囟延迟闭合或明显扩大等。

（2）颅脑CT：直观显出扩大的脑室和脑皮质因脑积水压迫变薄的程度，根据脑室系统的形态，推断梗阻部位，同时可显示有无肿瘤等病变。

（3）颅脑磁共振：能准确地显示脑室和蛛网膜下腔各部分的形态、大小和存在的狭窄，显示有无脑发育畸形或肿瘤存在，有助于判断脑积水的病因，区别交通性和非交通性脑积水。

【治疗】　绝大多数脑积水患儿需行手术治疗，解除梗阻因素、建立脑脊液循环通路。针对脑积水、颅高压的症状，可通过利尿、脱水等治疗缓解症状。目前常采用的手术有解除梗阻手术、建立旁路引流的手术及分流术，根据患儿具体情况而采用相应的手术方法。

1. 解除梗阻手术　如切除导致脑脊液循环通路上的梗阻因素，如肿瘤、其他病理占位等，恢复脑脊液循环通路。

2. 建立旁路引流——脑脊液循环通路重建术

（1）Torkildsen手术：即侧脑室——枕大池分流术，置导管将侧脑室与枕大池相连通。单纯中脑导水管梗阻，可采用此法。

（2）第三脑室造瘘术：对三脑室底部梗阻，可通过脑室镜，在终板上打开一孔，使脑脊液从脑室流向交叉池。

3. 脑脊液分流术　通过改变脑脊液的循环途径，将脑脊液分流到人体体腔而吸收，达到重建脑脊液循环通路的目的，如脑室-腹腔分流术、脑室-心房分流术等，达到疏通脑积水的目的。

第二节 胼胝体发育不全

胼胝体发育不全是中枢神经系统常见的一种先天性发育畸形，包括完全性和部分性发育不全，常可合并其他的脑组织发育异常，如胼胝体脂肪瘤和大脑纵裂蛛网膜囊肿。

【病因】 胼胝体各部分的正常发育顺序为：膝部、体部、压部、嘴部。在妊娠 10～12 周，开始发育胼胝体，位于室间孔前下方的终板内（膝部），以后逐渐向后延伸，于妊娠第 18～20 周形成完整的胼胝体结构，依次逐渐形成胼胝体膝部、体部、压部，最后形成胼胝体嘴部。

完全性胼胝体发育不全即胼胝体缺如，胼胝体各部均未发育；部分性胼胝体发育不全，指胼胝体发育后期出现障碍，导致膝部及体部常发育完成，而压部和嘴部常缺如。

【临床表现】 本病临床表现主要有：发育迟缓，癫痫，运动障碍，智力低下。

【辅助检查】 胼胝体发育不全在矢状面 T_1WI 清晰显示，完全性胼胝体发育不全表现为胼胝体缺如、扣带回及扣带沟消失。部分性胼胝体发育不全可显示胼胝体膝部和体部存在而压部和嘴部消失。

胼胝体发育不良在 MR 上常见下列异常表现：①胼胝体全部或部分缺如，变薄，压部消失或失去正常轮廓；②双额角狭小而远离，内侧凹陷，外侧角变尖；③侧脑室体扩大，双侧分离呈开放角。

胼胝体发育不良常伴发其他颅内发育异常，常见的有：胼胝体脂肪瘤，纵裂蛛网膜囊肿，灰质异位，透明隔缺如。当伴发胼胝体脂肪瘤时，MRI 上 T_1WI 呈病变呈高信号，T_2WI 呈稍高信号；当伴发纵裂间蛛网膜囊肿时，病变 T_1WI 呈低信号，T_2WI 呈高信号。

【治疗】 已经存在的胼胝体发育不良没有明确的治疗方法可以改变，也无任何药物可以治疗胼胝体发育不良。但是对于伴随发生的癫痫问题，则可以采取药物控制治疗。

案例 21-1

患者，女，10 岁，以"突发意识障碍伴肢体抽搐，摔伤后头部流血 3 小时"为主诉入院。

患者入院 3 小时前突发意识障碍伴肢体抽搐，后枕部着地摔倒伴头皮裂伤流血，急被他人送入院急诊。查颅脑 CT 未见明确脑挫裂伤或血肿，但见双侧侧脑室额角及体部分离，脑室系统扩大，三脑室增宽上抬。追问病史既往反复头痛

5 年，未予特殊诊治。另该患家长诉智力发育较同龄人差。

全身体格检查未见异常。

神经系统查体：理解力、判断力、定向力、计算力差。余未见明显异常。

辅助检查：

（1）颅脑 CT（图 21-1，图 21-2）：双侧侧脑室额角及体部分离，前纵裂可见条形低密度带，体部正常弧形消失，分离、平直，呈类八字。三脑室增宽上抬，脑室系统扩大。余未见特殊异常。

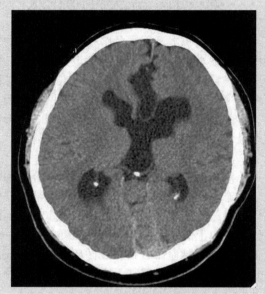

图 21-1 颅脑 CT 平扫（一）

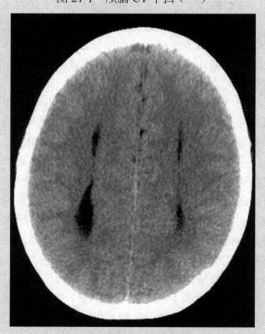

图 21-2 颅脑 CT 平扫（二）

（2）颅脑MRI（图21-3）：胼胝体发育不良，呈细线状，压部显示不清，脑室系统扩大，三脑室增宽上抬。另可见脑回发育异常，小脑回明显。

（3）脑电图：双侧大脑半球广泛棘波发放，额区为著。

问题：

1. 根据以上资料，拟诊断什么疾病？
2. 如何治疗？

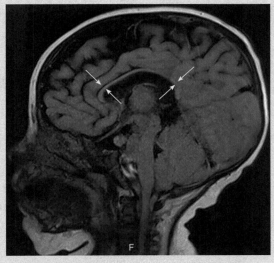

图21-3　颅脑MRI（T_1加权像矢状位平扫）

上述病例该患者因临床癫痫发作所致头外伤入院，但影像学检查发现颅脑发育异常。胼胝体发育不良临床症状主要有癫痫，智力低下，头痛，运动障碍等，癫痫多与脑叶发育不良相关。

本病没有手术治疗手段，针对癫痫多予药物控制。其检查方法目前主要有CT和MRI，CT表现具有特征性，易于确诊。

第三节　颅裂和脊柱裂

颅裂和脊柱裂都是比较常见的先天性畸形，由于胚胎发育障碍所致。颅裂和脊柱裂均可分为显性和隐性两类。隐性颅裂只有简单的颅骨缺损，无颅腔内容物的膨出，隐性脊柱裂只有椎管的缺损而无椎管内容物的膨出。隐性颅裂和脊柱裂大多无须特殊治疗。

下面仅讨论显性颅裂和脊柱裂。

一、颅　　裂

显性颅裂根据膨出物的内容可分为：①脑膜膨出：内容物为脑膜和脑脊液；②脑膨出：内容物为脑膜和脑实质，不含脑脊液；③脑膜脑膨出：内容物为脑膜、脑实质和部分脑室，脑实质与脑膜之间有脑脊液。

【临床表现】　颅裂多发于颅骨的中线部位，分布于鼻根点至枕外隆凸的矢状线上，因此，好发于枕部及鼻根部。临床表现为出生后即可发现一囊性膨出，婴儿哭闹时可因张力增高而膨出体积增大。位于枕部者，如果为脑膜脑膨出，可在枕外隆凸下方见数厘米直径的膨出；如果为脑膜膨出，则直径较小，仅有囊性感的小肿块。颅裂多无神经障碍，但位于颅盖部的脑膜脑膨出，可合并脑发育不全、脑积水等其他脑畸形，故可有肢体瘫痪、挛缩或抽搐等脑损害后功能障碍。单纯的脑膜膨出未合并其他脑畸形者，可无神经系统症状，智力发育也不受影响。

【诊断】　本病依据典型的临床表现，较容易诊断。特别是X线摄片显示有颅骨缺损，即可诊断。CT和MRI检查能清楚地显示颅裂的部位、大小、膨出的内容，以及是否合并脑发育不全、脑积水等。

【治疗】　手术治疗的目的是关闭颅裂处的缺损，解除肿块的膨出，将膨出的脑组织复位，恢复正常解剖结构。

二、脊　柱　裂

脊柱裂最常见的形式是棘突和椎板缺如，椎管向背侧开放，好发于腰骶部。脊柱裂可分为：①脊膜膨出：脊膜囊样膨出，含脑脊液，不含脊髓神经组织；②脊髓脊膜膨出：膨出物含有脊髓神经组织；③脊髓膨出：脊髓一段通过缺损的骨质区域，暴露于外界。

【临床表现】　临床表现可归纳为局部表现和脊髓、神经受损两个方面：

1. 局部表现　出生后在背部中线有一囊性肿物，随年龄增大而增大，体积呈圆形或不规则，多数基底宽，囊内充满脑脊液。如为脊髓膨出，则局部椎管及脊膜敞开。

2. 脊髓、神经受损表现　程度不等的下肢弛缓性瘫痪和膀胱、肛门括约肌功能障碍。

【诊断】　根据临床表现，脊柱X线摄片可见棘突、椎板缺损，必要时，穿刺囊腔抽到脑脊液，诊断即可确立。MRI检查可见到膨出物内的脊髓、神经，并可见到脊髓空洞症等畸形。

【治疗】　无症状的隐性脊柱裂可不手术，显性脊柱裂均需手术治疗。目的是，手术切开囊壁后，分离松解与囊壁粘连的神经组织，将之还纳入椎管内，修补固定裂口，解除膨出因素，恢复正常结构。

案例 21-2

患者，男，2岁，以"发现腰骶部包块3年"为主诉入院。

患儿1年前出生后其母亲发现患儿腰骶部包块，约患儿拳头大小，质软，大小约3cm×3cm，边界清楚，包块表面皮肤菲薄，触之有波动感。曾就诊于当地医院，考虑先天性脊柱裂伴脊髓脊膜膨出。近2年来患儿无法行走，伴有小便失禁。

查体：神志清楚，问话可简单对答，智力发育正常。双侧瞳孔直径3mm，对光反射灵敏，双上肢肌力4级，双下肢肌力2级，双侧病理征(－)。腰骶部正中可见半球形3cm×3cm大小包块，边界清楚，触之波动感明显，透光试验（＋）。

腰骶部增强 MRI 示：S_1 椎骨缺损，骶尾部椎管末端向外膨出，T_1 低信号，T_2 高信号，类圆形肿物，直径约2.5cm，其内可见少量条索状影。

入院诊断：先天性脊柱裂伴脊髓脊膜膨出。

入院完善相关检查，无手术禁忌，全麻下行先天性脊柱裂脊髓脊膜膨出修补术。术后骶尾部包块消失未见再次膨出。

问题：

1. 先天性脊柱裂临床表现是什么？
2. 显性脊柱裂分型是什么？
3. 先天性脊柱裂手术原则是什么？

思 考 题

1. 试述交通性脑积水与非交通性脑积水的异同点。
2. 简述显性脊柱裂的典型临床表现及手术时机。
3. 脑室-腹腔分流术常见的并发症有哪些？

（尹　剑）

第二十二章　颅内肿瘤

学习目标
1. 掌握颅内肿瘤的临床表现、诊断及治疗原则。
2. 了解颅内肿瘤的病因及病理类型。

第一节　概　论

颅内肿瘤（intracranial tumors）按其起源部位可分为原发性颅内肿瘤和继发性肿瘤。原发性肿瘤发生于脑组织、脑膜、脑神经、垂体、血管及残余胚胎组织等。继发性肿瘤则是指身体其他部位恶性肿瘤转移或侵入颅内的肿瘤。原发性颅内肿瘤约占全身恶性肿瘤的 1.5%。可发生在任何年龄，儿童及少年患者以后颅窝及中线部位的肿瘤为多，如髓母细胞瘤、颅咽管瘤及松果体区肿瘤等。成年患者多为胶质细胞瘤常见，如星形细胞瘤、胶质母细胞瘤。其次为脑膜瘤、垂体瘤及听神经瘤等。

40 岁左右成年人为颅内肿瘤发病高峰期，此后随年龄增长发病率下降。老年患者胶质细胞瘤及脑转移瘤多见，颅内原发肿瘤的发生率在性别上无明显差异，其发生部位在小脑幕上与幕下比例约为 2∶1。

一、病　因

与肿瘤的目前临床研究现状相同，颅内肿瘤的病因尚无定论，可能与以下因素有关：

1. 遗传因素　某些脑肿瘤的发生具有家族背景或遗传因素，如神经纤维瘤病Ⅰ和Ⅱ型、结节性硬化等。由于随机的、遗传的因素诱导，导致基因突变、缺失或 DNA 重组，从而导致肿瘤发生。

2. 环境因素　包括物理、化学和生物因素，如离子射线（如 X 线）与非离子射线（如射频波和低频电磁场）、杀虫剂、苯及其他有机溶剂、亚硝胺化合物等等。

3. 致肿瘤病毒因素　已基本明确的致瘤病毒主要有 EB 病毒（中枢神经系统淋巴瘤）、人类腺病毒（胚胎性肿瘤，如神经母细胞瘤、髓母细胞瘤、髓上皮瘤或视神经母细胞瘤）。

4. 胚胎残留　胚胎发育中一些细胞或组织被残留或包裹在颅内，进一步分化生长成肿瘤，如颅咽管瘤、脊索瘤和畸胎瘤等。

二、颅内肿瘤的分类

颅内肿瘤的分类曾提出多种多样的方法，各家意见不一。2000 年，世界卫生组织对中枢神经系统肿瘤进行了重新整理和分类，介绍如下：

1. 神经上皮组织起源肿瘤　包括星形细胞瘤、少突胶质细胞瘤、室管膜瘤、脉络丛肿瘤、松果体肿瘤、神经节细胞肿瘤等。

2. 外周神经起源肿瘤　包括神经鞘瘤、恶性神经鞘瘤、神经纤维瘤、恶性神经纤维瘤。

3. 脑膜起源的肿瘤　包括各类脑膜瘤、脑膜肉瘤。

4. 淋巴或造血组织肿瘤　如恶性淋巴瘤等。

5. 生殖细胞起源肿瘤　如生殖细胞瘤、绒毛膜上皮癌、畸胎瘤等。

6. 垂体前叶肿瘤　包括嫌色性腺瘤、嗜酸性腺瘤、嗜碱性腺瘤、混合性腺瘤。近年来根据有无内分泌功能分为功能性和非功能性肿瘤。

7. 囊肿或肿瘤样病变。

8. 鞍区肿瘤　颅咽管瘤、颗粒细胞瘤。

9. 局部肿瘤扩延　如脊索瘤向颅内侵袭生长。

10. 转移性肿瘤

11. 未分类肿瘤

三、发病部位

大脑半球发生脑肿瘤机会最多。其次为鞍内、鞍区周围、桥脑小脑角、小脑、脑室系统及脑干。不同性质的肿瘤各有其好发部位：星形细胞瘤、少突胶质细胞瘤、多形性胶质母细胞瘤好发于大脑半球的皮层下白质内；脑膜瘤好发于蛛网膜颗粒的主要分布部位，如上矢状窦旁、颅底的嗅沟、蝶骨嵴；室管膜瘤多发于脑室内；髓母细胞瘤好发于后颅窝中线区、小脑蚓部；神经鞘瘤好发于桥脑小脑角；血管母细胞瘤好发于小脑半球；颅咽管瘤好发于鞍上区；脊索瘤好发于颅底中线区的鞍背及斜坡；颅内转移瘤可发生于颅内各部位，但以两侧大脑半球皮质居多。因此，临床上有时可依据肿瘤好发部位的特点，来帮助医生术前推测肿瘤的病理性质。

四、临床表现

临床表现因肿瘤的组织生物学特性、原发部位而异，主要为肿瘤生长所致的颅内压增高症状，以及肿瘤的局部占位所致的局灶症状，即肿瘤的定性和定位症状。

（一）颅内压增高

颅内压增高可见头痛、呕吐和视力障碍（视神经乳头水肿），称之为颅内压增高的三主征。

1. 头痛 表现为发作性头痛，清晨或睡眠为重，头痛部位多无定位意义。但幕上病变常觉额颞部钝性疼痛，颅后窝肿瘤可致枕颈部疼痛并向眼眶放射。头痛程度随病情进展逐渐加剧。老年人因脑萎缩容留肿瘤生长空间大、痛觉反应迟钝等原因，头痛症状出现较晚。

2. 视力障碍 视神经乳头水肿是颅内压增高重要的客观体征，临床表现为视力减退。

3. 呕吐 呕吐呈喷射性。幕下肿瘤由于侵犯第四脑室底部的呕吐中枢，故呕吐出现较早而且严重。

除上述三主征外，还可出现复视、癫痫、黑蒙、复视、意识障碍、大小便失禁等征象，症状常呈进行性加重。当脑肿瘤囊性变或瘤内卒中时，可出现急性颅内压增高症状。

（二）局灶性症状和体征

颅内组织受到肿瘤的压迫、刺激、破坏，或肿瘤造成局部血液供应障碍，引起相应的神经缺陷体征，这些体征的表现形式及发生顺序，有助于定位诊断，称为定位体征。首发症状或体征表明了脑组织首先受到肿瘤损害的部位，因此，最早出现的局灶性症状，初起时多为刺激性症状，具有定位意义。根据常见部位的不同，脑肿瘤具有许多有特点的局灶性的特异性症状和体征。概述如下：

（1）刺激症状：大脑半球肿瘤早期可表现为癫痫。发作类型与肿瘤部位有关。额叶肿瘤多为癫痫全面强直阵挛发作，中央区及顶叶多为局灶性发作（Jackson发作），颞叶肿瘤表现为伴有幻嗅的精神运动性发作（精神运动性发作）。

（2）破坏症状：额叶肿瘤常有精神障碍，主要表现为记忆障碍与性格改变，尤其是近记忆力的减退或丧失，而远记忆力保存；位于优势半球颞上回后部的肿瘤可引起感觉性失语；顶叶下部角回和缘上回因其功能，肿瘤可导致失算、失读、失用及命名性失语；Broca语言运动中枢受损，产生运动性失语；枕叶肿瘤可引起视野缺损、视错觉、视幻觉；中央前后回肿瘤出现对侧肢体运动和感觉障碍；肿瘤侵及丘脑下部时表现有内分泌障碍、尿崩；肿瘤影响四叠体时出现双眼球上视障碍；小脑蚓部受累时，发生肌张力减退及躯干和下肢共济运动失调；小脑半球肿瘤出现同侧肢体共济失调。脑干肿瘤呈现为交叉性麻痹。位于额、颞叶前部非优势大脑半球"哑区"的肿瘤可无定位症状，仅当肿瘤生长很大时，因产生颅内高压所致临床症状而就医。

（3）压迫症状：鞍区肿瘤可因视交叉受压迫，引起视力视野障碍、视力下降。海绵窦区肿瘤压迫Ⅲ、Ⅵ、Ⅳ和Ⅴ脑神经表现为眼睑下垂、眼球运动障碍、面部感觉减退海绵窦综合征。早期出现的脑神经症状有定位诊断价值。

（三）老年人和儿童颅内肿瘤特点

老年人和儿童颅内肿瘤的临床表现具有不典型性。老年人因脑萎缩使颅内空间相对增大，发生颅脑肿瘤时，颅内压增高不明显易误诊。就肿瘤性质而言，老年以幕上脑膜瘤和转移瘤多见，儿童颅内肿瘤占儿童全身肿瘤的7%，多沿中线生长，大多数是幕下病变，以髓母细胞、星形细胞和室管膜瘤常见，幕上病变以颅咽管瘤为多。

五、诊断及术前评估

颅内肿瘤的诊断首先要详细询问病史。全面和有重点地进行全身和神经系统查体，得出初步印象。典型的颅内肿瘤临床表现具有头痛、呕吐、视乳头水肿、神经功能缺失等症状和体征。而根据肿瘤生物学特性、患者对所患肿瘤的理解程度及对治疗结果的期盼综合考虑，充分利用现有的治疗手段设计出一套完整的、个体化、合理的治疗方案称为术前评估（preoperative evaluation），诊断颅脑肿瘤时应考虑定性诊断和定位诊断两个方面：①是颅内肿瘤还是脑部炎症、变性或脑血管等其他病变；②肿瘤部位与周围结构关系；③肿瘤性质及其生物学特性。对有视力、视野障碍、单侧失聪、肢体运动障碍、癫痫、停经泌乳的患者，应及早行影像学检查以便确诊。

1. X线平片 头颅平片对垂体腺瘤、颅咽管瘤、听神经瘤等具有一定的辅助诊断价值，颅骨破坏或骨质增生多见于脑膜瘤、脊索瘤和颅骨骨瘤。垂体瘤可见蝶鞍扩大，听神经瘤患侧内听道扩大，颅咽管瘤鞍上出现斑点状或蛋壳形钙化。儿童颅内压增高颅缝分离、脑回压迹增多。

2. CT和MRI 可清晰显示脑沟回，脑室系统。MRI还可见脑血管，因无颅骨伪影，适用于后颅窝和脑干肿瘤。CT或MRI增强检查时，富于血运或使血脑屏障受损的肿瘤影像加强功能MRI可揭示肿瘤与大脑皮层功能之间的关系。肿瘤CT异常密度和MRI信号变化、脑室受压和脑组织移位、瘤周脑水肿范围可反映瘤组织及其继发改变，如坏死、出血、囊变和钙化等情况。并确定肿瘤部位、大小、数目、血供和与周围重要结构解剖关系。结合增强扫描对绝大部分肿瘤可做出定性诊断。

3. 数字减影脑血管造影（DSA） 可显示全脑

各部位的动静脉的分布情况，广泛用于诊断颅内动脉瘤、动静脉畸形等血管疾病。

4. 活检 肿瘤定性困难、影响选择治疗方法时可应用立体定向和导航技术取活检行组织学检查确诊。

六、治 疗

1. 内科治疗

（1）降低颅内压：颅内压增高是颅内肿瘤产生临床症状并危及患者生命的重要病理生理环节，降低颅内压在颅内肿瘤治疗中处于十分重要的地位。最主要的是采用脱水降压药物。此类药物分两类：①渗透性脱水药：作用是提高血液渗透压，将脑组织水分转移至血管内，由肾排出，起到脱水降压作用。②利尿性脱水药：通过利尿作用，增加尿量，造成机体脱水，间接地使脑组织消肿。降低颅内压力。

（2）抗癫痫治疗：癫痫是脑肿瘤常见的症状之一，手术前后均可发生。幕上脑膜瘤、转移瘤等开颅术后发生癫痫概率较高，术前须维持抗癫痫药有效血药浓度。术后 6 个月无癫痫发作，可逐渐停药，术前有癫痫史者或术后出现癫痫，应连续服抗癫痫药，无癫痫发作，至少持续两年以上没有发作、每年做一次视频脑电图检查评价为正常，方可逐渐减量至停药。

2. 外科治疗 手术是治疗颅内肿瘤最直接、最有效的方法，目的是切除肿瘤降低颅内压和解除肿瘤对脑神经压迫，颅内肿瘤的直接切除手术有三条基本原则：尽可能彻底切除肿瘤、防止和避免因手术切除肿瘤而加重损伤脑部的重要功能区域、手术必须达到缓解颅内压增高及解除脑脊液通路上的梗阻的目的。基本的手术治疗策略如下：

（1）肿瘤切除手术：手术彻底切除肿瘤是根本方法，手术切除原则是在保留正常脑组织、保留正常脑功能的基础上，尽可能彻底切除肿瘤。根据肿瘤切除的范围可分作肿瘤全切除或次全（90%以上）切除、大部（60%以上）切除、部分切除和活检。

（2）减压手术：当肿瘤不能完全切除时，可将颅腔内某些非重要功能区的脑组织大块切除，使颅内留出空间，降低颅内压，延长寿命，即内减压术。也可依据病情需要，术中除颅骨骨瓣，敞开硬膜，预留颅内压增高的调节空间，而达到降低颅内压目的。

（3）脑脊液分流术：某些肿瘤造成脑脊液循环通路梗阻，如第四脑室、第三脑室肿瘤。可根据病情，为解除脑脊液梗阻而采用侧脑室分流手术，重新建立脑脊液循环通路，从而延缓颅内压增高。常见有侧脑室-腹腔分流术。

3. 放射治疗 对放射治疗敏感的肿瘤如生殖细胞瘤、髓母细胞瘤、恶性淋巴瘤等，可单独应用放疗而获得有效控制。对无法全部手术切除的肿瘤，应考虑施行放疗，进一步抑制肿瘤的生长，延缓颅高压发生、发展的进程，延长生命。

（1）常规放射治疗：传统放疗方案多为直线加速器或 ^{60}Co 进行局部照射。常规放疗的总剂量为 50～60Gy。

（2）内照射法：又称肿瘤间质内放疗。将放射性同位素植入肿瘤组织内放疗，可减少对正常脑组织的损伤。可通过 Ommaya 囊经皮下穿刺将放射性同位素直接注入瘤腔，或用吸附同位素的明胶海绵，术中插入肿瘤实质内达到放疗目的。

（3）立体定向放射外科治疗：适用于直径小于3.0cm、常规手术难以处理的病灶，可以精确放射线照射区域。

4. 化学药物治疗 化学治疗手段，是颅内肿瘤的综合治疗方案中重要的环节之一。术后应及早进行，如患者体质好也可与放射治疗同时进行。选择毒性低、小分子、高脂溶性和易通过血-脑屏障的化疗药物。传统化学治疗主要是应用各类细胞毒性制剂。对多数恶性颅内肿瘤能起到延长患者生存期的作用。按照细胞毒性药物在细胞周期中的作用期相，又分为细胞周期非特异性药物和细胞周期特异性药物。生殖细胞瘤和髓母细胞瘤效果较好。胶质瘤则差。

5. 免疫治疗 在进行免疫治疗之前，应依靠常规治疗方法最大限度地减少残留的肿瘤细胞数量。有希望的免疫治疗是淋巴因子活化杀伤细胞（LAK）和白细胞介素-2（IL-2）。LAK 细胞在加入 IL-2 后其活性更加增大。但对胶质瘤抗原有特异性攻击力的LAK 细胞尚未很好解决，故特异性主动、被动免疫治疗效果有限。另一很有希望的免疫治疗脑胶质瘤的方法，是细胞杂交技术。通过大量特异的单克隆抗体产生的毒性物质致肿瘤细胞死亡，正处在探索阶段。

6. 基因治疗 已经证实脑肿瘤的发生、发展与有关癌基因的扩增或过表达及抑癌基因的突变或丢失有关。基因治疗是近年来研究的热点，是在未来较有希望的治疗手段。其基本原理是利用某一基因片段，细胞毒药物的前体携带并转录进入肿瘤细胞，从而可特异性地杀伤分裂期的瘤细胞及诱导周围瘤细胞凋亡，而不涉及正常或静止的细胞，以达到治疗目的，目前正处于临床研究阶段。由于神经系统肿瘤的特殊复杂性，目前还没有形成治疗上的突破。

第二节 常见颅内肿瘤

一、神经上皮肿瘤

来自神经系统胶质细胞和神经元细胞的肿瘤，

统称为胶质瘤，是颅内最常见恶性肿瘤，占颅内肿瘤的 40%～50%。根据瘤细胞的分化情况又可分为：星形细胞瘤、少突胶质瘤、室管膜瘤、髓母细胞瘤、多形性胶质母细胞瘤等。其中，星形细胞瘤是胶质瘤中最常见的，恶性程度较低，生长缓慢，但是与周围组织分界不清，常不能彻底切除，术后易复发；多形性胶质母细胞瘤恶性程度最高，病情进展快，对放化疗均不敏感；髓母细胞瘤也为高度恶性，好发于 2～10 岁儿童，多位于后颅窝中线部位，因阻塞第四脑室及导水管而引发脑积水，但对放射治疗敏感，常可获得较好效果；少突胶质细胞瘤生长较慢，分界较清，常以癫痫起病，可手术完整切除，但需术后放疗及化疗。

（一）星形细胞瘤

案例 22-1

患者，女，27 岁，以"头痛 3 年。加重伴呕吐 2 个月"为主诉入院。

患者 3 年前无明显诱因出现全头胀痛，右额部为著，劳累后加重，休息后缓解。2 个月前，患者头痛症状加重，疼痛性质同前，并伴非喷射性呕吐 3 次。

全身体格检查及神经系统查体未见明显异常。

辅助检查：

（1）颅脑 CT：示右额可见低密度灶。

（2）颅脑 MRI 示：呈长 T_1、长 T_2 实性肿块，边缘尚清楚，其内见不均匀条状等 T_1、等 T_2 信号，增强扫描无明显强化（图 22-1～图 22-3）。

问题：

1. 根据以上资料，拟诊断什么疾病？

2. 如何治疗？

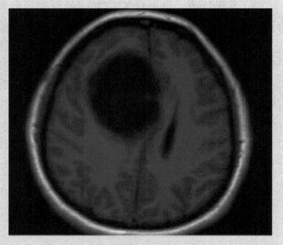

图 22-1　T_1 加权像（轴位平扫）

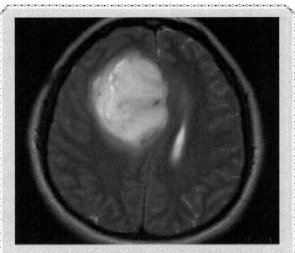

图 22-2　T_2 加权像（轴位平扫）

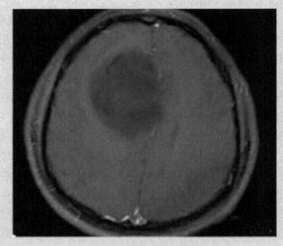

图 22-3　增强扫描（轴位）

星形细胞瘤（astrocytic tumors）起源于星形细胞，约占神经上皮性肿瘤 40%，发病高峰为 31～41 岁。星形细胞瘤可发生于中枢神经系统任何部位。成年人多位于大脑半球，以额叶、颞叶多见，顶叶次之，枕叶则少见，儿童多发生于小脑半球，WHO（1993 年）将星形细胞瘤分为 I 级毛细胞型星形细胞瘤、II 级星形细胞瘤、III 级间变（恶性）星形细胞瘤、IV 级多形性胶质母细胞瘤。其中 I、II 级组织学分化相对良好，恶性程度较低，生长缓慢。III、IV 分化不良，恶性程度高，生长迅速。

1. 病理　肿瘤因生长缓慢，瘤体往往较大，可呈数厘米的结节至较大块状。分化较好的肿瘤，境界不清；而分化程度较低的肿瘤由于生长快速易有变性、坏死和出血，加之细胞密度较大似与周边脑组织有一"边界"。但"边界"外仍有瘤细胞的浸润，瘤体多呈灰白色，状如烂鱼肉，并可形成大小不等的囊腔，镜下以细胞形态，可分为原浆型、纤维型和肥胖型星形细胞瘤。前两者为低度恶性，后者恶性程度较前两者增加。若肿瘤细胞出现间变细胞密度增大，异型性明显，出现核分裂象。血管内皮细胞增生，则为间变性星形细胞瘤，恶性程度较高。

2. 临床表现　星形细胞瘤生长缓慢，平均病史为 2～3 年，可达 10 余年，分化不良型肿瘤生长较快，病史较短。有肿瘤占位效应或阻塞脑脊液循环可引起颅内压增高，约 1/3 大脑半球星形细胞瘤以癫痫为首发症状。若肿瘤侵犯额叶、胼胝体或扩散到对侧额叶，表现为精神障碍、情感异常、记忆力减退、性格改变、对周围事物不关心等。

3. 诊断　分化良好的星形细胞肿瘤，MRI 多呈长 T_1、长 T_2 信号，瘤周水肿轻微，肿瘤一般无明显增强，CT 表现为非强化的低密度病灶。与脑实质分界较清楚，有或无占位效应。恶性星形细胞肿瘤多明显强化，肿瘤呈略高或混杂密度影，可伴囊变、钙化、出血，肿瘤形态不规则，与脑实质分界不清，占位征象及瘤周水肿明显。少数星形细胞瘤表现为囊性，又以位于小脑者多见，囊性者边缘清楚，增强扫描视囊壁的细胞性质表现出环状增强或无增强。星形细胞瘤与脑梗死急性期及脱髓鞘病变的急性期在临床诊断上难以鉴别，多需诊断性治疗或加强随访以区别。

4. 治疗　星形细胞瘤的治疗包括手术治疗和非手术治疗。

（1）手术治疗：大多数浸润生长的大脑半球星形细胞瘤无法手术治愈，尤其是老年患者，手术应以延长患者高质量生存时间为目标。在不增加神经功能损伤前提下，尽量切除肿瘤，术后行全脑加瘤床放射治疗。

（2）非手术治疗

1）对症处理及支持治疗：患者出现颅内高压症状及其他症状（如精神症状、癫痫等）时应积极对症处理。

2）星形细胞瘤放疗及化疗目前同样存在争议。迄今为止，并无设计合理的完整研究证明放疗对星形细胞瘤患者预后的有效性，但多数学者同意：对丘脑、脑干等处的星形细胞瘤，如直径< 3 cm，可采用 γ-刀治疗，对手术未能全切肿瘤的患者，术后应进行放疗，瘤床放射剂量应达到 54Gy，化疗的作用仍在探讨中。

5. 肿瘤复发和预后　星形细胞肿瘤疗效判定标准目前尚不统一，可参考增强 CT 影像为判定标准：

①显效：肿瘤病灶消失；②有效：肿瘤缩小 50% 以上；③微效：肿瘤缩小在 25%～50%；④无变化：肿瘤缩小 25% 以下，增大在 25% 以内；⑤恶化：肿瘤增大超过 25% 或出现新病灶。

肿瘤复发与再手术：①肿瘤复发，指原手术部位及其周围 2 cm 范围内重新发现肿瘤。根据临床表现判断肿瘤复发，主客观因素干扰多。术后 3 天内复查增强 CT 和 MRI，记录肿瘤切除程度对日后判断肿瘤是否复发十分重要。术后数天，手术部位出血块及血性脑脊液显示高密度；充血脑组织被强化都影响对残余肿瘤的观察。②再手术指征：恶性星形细胞肿瘤复发。再手术的必要性及适应证存在争论，全身状态好、两次手术间隔 6 个月以上者，再手术效果可能良好。

6. 预后　患者年龄、病程、临床表现、肿瘤切除程度、肿瘤的病理类型均可影响患者的预后。40 岁以下，分化良好星形细胞肿瘤，若手术全切肿瘤能使生存期延长。丘脑或脑室肿瘤，肿瘤直径 ≥ 5cm，疗效差。分化不良的星形细胞瘤治疗困难，预后差。

病程长、年龄轻、肿瘤位于小脑且为边界清楚的囊性星形细胞瘤患者，如能将瘤壁结节完全切除可望获得根治。

（二）多形性成胶质细胞瘤

案例 22-2

患者，女，40 岁，以"间断头痛 6 年，加重 1 周"为主诉入院。

患者 6 年前无明显诱因出现头痛，以右颞部为重，无明显头晕。3 年前开始闻刺激性气味出现恶心。1 周前头痛加重，呈胀痛。

全身体格检查及神经系统查体未见明显异常。

辅助检查：

（1）颅脑 CT 示：右颞占位性病变。

（2）颅脑增强 MRI 示：右侧颞叶可见大片状长 T_1 长 T_2 信号灶，内部可见更长 T_1 长 T_2 信号影，大小 37mm×36mm×43mm，周围可见片状略长 T_1 长 T_2 信号水肿带影，右侧侧脑室受压变形，中线结构左移。增强扫描病灶明显局部不规则环形强化（图 22-4～图 22-8）。

问题：

1. 根据以上资料，拟诊断什么疾病？

2. 胶质母细胞瘤手术治疗原则是什么？

3. 术后治疗方案应怎样选择？

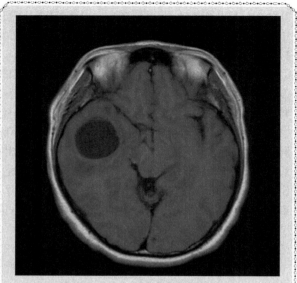

图 22-4　T₁ 加权像（轴位平扫）

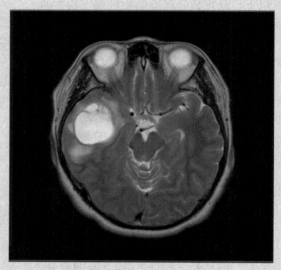

图 22-5　T₂ 加权像（轴位平扫）

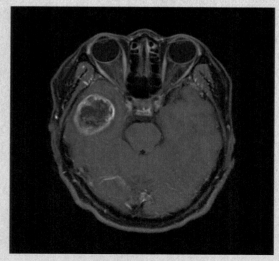

图 22-6　增强扫描（轴位）

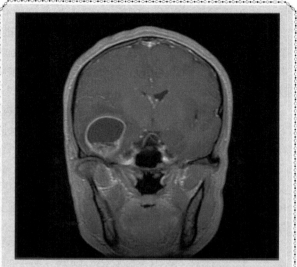

图 22-7　增强扫描（冠状位）

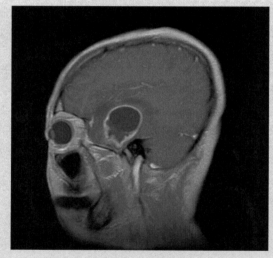

图 22-8　增强扫描（矢状位）

多形性成胶质细胞瘤（glioblastoma multiforme，GBM）亦称多形性胶质母细胞瘤，系星形细胞肿瘤中恶性程度最高的胶质瘤。占神经上皮性肿瘤 20%，仅次于星形细胞瘤，好发年龄 30～50 岁。以大脑半球最常见，常累及数个脑叶，并可经胼胝体延至对侧大脑半球，向皮层深部侵犯丘脑、基底节等部位，浸润范围广。儿童发病则多见于脑干部位。

原发性 GBM 的病因尚不清楚，继发性 GBM 多由间变性星形细胞瘤恶变而来，少数可由混合性胶质瘤、少突胶质细胞瘤或室管膜瘤等各种神经胶质瘤演变而来。

肿瘤起源于白质，呈浸润性迅速生长，产生坏死、囊变、肿瘤卒中，肉眼观肿瘤体积较大，常沿神经纤维束方向呈浸润生长，故额叶肿瘤常沿胼胝体侵入对侧，呈"蝴蝶"状。额、顶叶肿瘤可沿钩束到达颞叶，表现为多脑叶受累。肿瘤切面呈灰红色，瘤体常因出血坏死而形成大小不一的囊腔，局部呈红褐色，瘤质软易碎，血运丰富。

GBM 起病较急，病程短，很快出现颅内压增高的症状和神经功能障碍。

（1）精神症状：由于肿瘤多位于额叶，且广泛浸润，并可侵及对侧额叶，因此精神症状较为常见，如反应迟钝、淡漠、智力减退等。

（2）颅内高压症状及体征：GBM 生长迅速，瘤周围水肿明显，故颅高压症状出现较早，头痛明显，常有呕吐、视力下降和视神经乳头水肿的表现。

（3）局灶性神经症状、体征：偏瘫、偏侧感觉障碍、失语和同向偏盲均较常见，肿瘤位于丘脑、基底核、脑干等部位时可出现相应的症状与体征。

（4）脑积水：多见于病变发生于脑干的儿童病例，晚期常出现阻塞性脑积水。

（5）意识障碍：肿瘤晚期的患者，可有程度不等的意识障碍。

1. 诊断 根据患者发病较快，早期出现头痛、精神症状明显、偏瘫、偏侧感觉障碍、失语等症状，并有严重的颅内压增高表现，应考虑 GBM 的可能，结合影像学表现，可做出临床诊断。

CT 显示肿瘤呈边界不清混杂密度，低密度为肿瘤囊变及坏死，高密度为肿瘤出血。瘤周水肿严重，中线移位明显。增强扫描肿瘤呈不均匀的环状或斑块状强化。MRI T_2 加权像肿瘤与水肿呈明显的高信号，增强后 T_1 加权像肿瘤强化明显，可区分出水肿的脑组织。

2. 治疗

（1）手术尽可能切除肿瘤，同时充分减压：相对局限于额、颞、枕叶的肿瘤，可将肿瘤连同脑叶一并切除，对基底核、丘脑以至脑干的肿瘤，则只能做到部分切除。术后选用放、化疗。

（2）化学治疗放疗：化疗及其他辅助治疗手段也有一定的效果。目前除常规的全身给药外，为提高肿瘤局部药物浓度，减少全身毒性反应，有采用介入治疗手段，经动脉超选给予肿瘤化疗，超选择性动脉插管导入眼动脉分支以上的颈内动脉，其或直接导入肿瘤供养血管给药，也有改进常规的头皮下埋置 Ommaya 囊进行间质内化疗法，采用植入性药物发送装置，将药物植入瘤腔，但临床效果仍需进一步研究。肿瘤放射治疗，特别是肿瘤间质内放疗也是目前临床上常用的辅助治疗手段。

（3）免疫治疗：如细胞杂交技术通过大量特异的单克隆抗体产生的毒性物质致肿瘤细胞死亡正处在探索阶段。

（4）基因治疗：是近年来研究的热点，但目前仍处于试验研究阶段。

（三）少突胶质细胞瘤

案例 22-3

患者，男，42 岁，以"突发一过性意识障碍 6 天"为主诉入院。

6 天前无诱因突发意识障碍，并伴有肢体抽搐、口吐白沫，持续约 20 分钟。

查体：全身体格检查及神经系统查体未见明显异常。

辅助检查：

（1）头部 CT：左侧额叶前中回占位性病变。

（2）颅脑 MRI：左侧额叶前中回类圆形异常信号影，呈短 T_1，长 T_2 影，周围边界不清，增强后无明显强化。周围水肿带明显，左侧脑室明显受压，中线略向右侧偏移，环池显影尚清楚（图 22-9～图 22-12）。

入院诊断：左侧额叶占位性病变。

问题：

1. 少突胶质细胞瘤常见发病年龄及部位是什么？

2. 少突胶质细胞瘤的手术切除方式是什么？

入院完善相关检查，无明显手术禁忌，全麻下行左额星形细胞瘤切除术。术后病理回报：少突星形细胞瘤（WHO 2 级）。

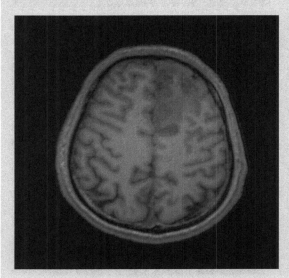

图 22-9 T_1 加权像（轴位平扫）

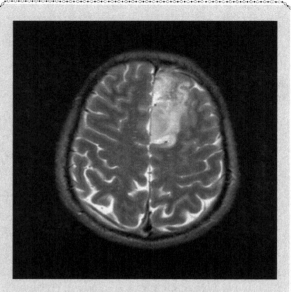

图 22-10　T₂加权像（轴位平扫）

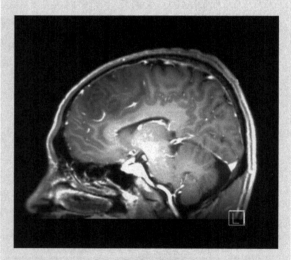

图 22-11　增强扫描（矢状位）

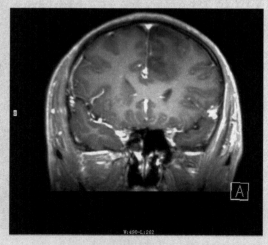

图 22-12　增强扫描（冠状位）

少突胶质细胞瘤（oligodendroglioma）系起源于少突胶质细胞、肿瘤细胞形态以少突胶质细胞为主的浸润性胶质瘤，生长较缓慢，恶性程度较低，发病高峰为 30～40 岁。

少突胶质细胞瘤好发于大脑半球白质浅层，约半数患者见于额叶，其次为颞叶、顶叶，幕下少见。肉眼观瘤体常呈灰红色、边界清楚、不规则的球形，肿瘤钙化、囊性变常见。肿瘤大多生长缓慢，病程较长，从出现症状到颅内压增高一般为 3～5 年，长者可达十余年，多为渐进性发展，也可有突然加重。随肿瘤部位的不同可出现相应的病灶症状。

（1）癫痫：为最常见的症状，80%以上的患者有癫痫发作病史，其中半数患者以癫痫为首发症状。

（2）偏瘫和偏侧感觉障碍：较常见约 1/3 的患者出现此症状体征，主要是肿瘤侵犯运动和感觉区所致。

（3）精神症状：也较常见。由于此瘤多位于额叶，并广泛浸润，还可沿胼胝体向对侧额叶扩延所致。

（4）颅内压增高：一般出现较晚，除头痛、呕吐外视力下降和视神经乳头水肿者约占 1/3。

1. 诊断　根据其生长缓慢，癫痫发生率高及精神症状常见等。结合影像学上病变多位于额叶、肿瘤钙化、囊性变率高的特点，可做出临床诊断。肿瘤内的钙化是少突胶质细胞瘤最显著的影像特点。50%左右患者的头颅 X 线片可见肿瘤钙化斑。CT 检查见肿瘤为边缘不清的等密度，可见边界清楚的低密度囊变区。90%可有条带状、团块状或点状钙化，对定性诊断很重要。MRI T₁加权像呈低信号，T₂加权像为高信号，肿瘤边界较清楚，瘤体增强较明显。

2. 治疗　手术行肿瘤全切是治疗的首选方案。对边界较清楚，有假包膜的肿瘤应全切除。对手术未能全切，病程短、肿瘤生长迅速或复发的少突胶质细胞瘤患者应常规行放射治疗。复发的肿瘤若患者全身情况允许，可再次手术。少突胶质细胞瘤患者的预后较其他胶质瘤为佳。肿瘤全切者可获得长期生存。

（四）室管膜瘤

案例 22-4

　　患者，男，23 岁，以"头痛 3 年，加重伴恶心 3 个月"为主诉入院。

　　患者 3 年前无明显诱因出现右侧头部胀痛，

劳累后加重，休息后缓解，未在意，期间头痛呈进行性加重，3 个月前，头痛症状加重明显，并伴恶心。

查体：全身体格检查及神经系统查体未见明显异常。

辅助检查：颅脑 MRI 示 T_1WI 和 T_2WI 示右侧侧脑室体部后方可见一肿块，周围水肿，肿瘤囊实混合，在 T_1WI 上呈低信号为主、T_2WI 呈高信号为主，增强扫描见肿瘤不均匀强化，实性部分中度强化。肿瘤周围脑组织无异常对比增强（图22-13～图 22-16）。

入院诊断：右侧侧脑室占位性病变。

问题：

1. 室管膜瘤的好发部位是什么？
2. 室管膜瘤的治疗方式是什么？

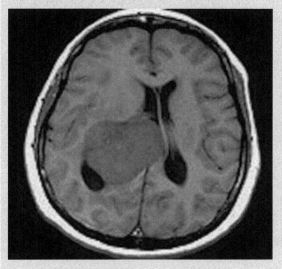

图 22-13　T_1 加权像（轴位平扫）

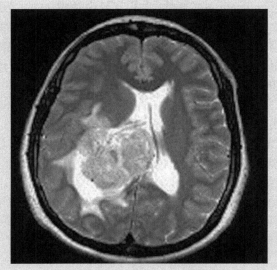

图 22-14　T_2 加权像（轴位平扫）

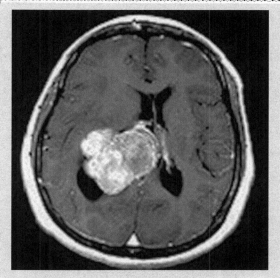

图 22-15　增强扫描（轴位）

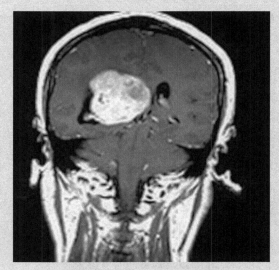

图 22-16　增强扫描（冠状位）

室管膜瘤（ependymoma）是儿童及青少年中较常见的一种胶质瘤，占颅内神经胶质瘤的 12%，多位于幕下。肿瘤常起源于脑室壁上的室管膜细胞，突出于脑室系统内。其多见于侧脑室、第四脑室底部及第三脑室，偶见于脊髓的中央管，可穿过脑室壁侵入脑实质，可经第四脑室的正中孔或侧孔长入小脑延髓池及桥池内。肿瘤与周围脑组织分界清楚，有时有假囊形成。

该瘤有种植性转移倾向，可通过脑脊液"种植"播散。沿着脑室系统或蛛网膜下腔肿瘤播散。其恶性程度不如髓母细胞瘤高，但预后差。

由于肿瘤生长部位的特点，很容易影响脑脊液循环，所以经常早期出现颅高压的症状，第三脑室的室管膜瘤常具有活瓣状阻塞导水管上口作用，引起的发作性头痛呕吐常与体位有关。第四脑室内的室管膜瘤常引起梗阻性脑积水。有颈部强痛、强迫性头位等。

MRI T_1 加权像为混杂信号，T_2 加权像为显著高信号，CT 有时可见钙化。侧脑室内的室管膜瘤多数可全部切除，第三脑室内的室管膜瘤可经侧脑室入路切除。第四脑室者可切开蚓部取瘤。如脑瘤不能全部切除，至少应使脑脊液通路通畅。术后再用放射治疗。预后取决于肿瘤部位、瘤组织的分化程度及患者的年龄，年龄越小、位于第四脑室的室管膜瘤和分化差的室管膜瘤预后都差，手术后常复发。如脊髓转移，应行全脊髓小剂量照射。

（五）髓母细胞瘤

案例 22-5

患者，男，16 岁，以"全头胀痛伴走路不稳 2 周"为主诉入院。

患者 2 周前无明显诱因出现全头胀痛，枕部为著，劳累后加重，休息后稍可缓解，并出现走路不稳症状。

查体：全身体格检查及神经系统查体：步态不稳，肌张力下降，双侧指鼻试验不准确，双侧快速轮替动作不协调，跟膝胫试验不稳。双侧 Babinski 征（－）。闭目难立征（＋）。

辅助检查：

（1）颅脑 CT 示：四脑室占位性病变。

（2）颅脑 MRI 示：T_1WI 显示肿瘤位于四脑室，呈长 T_1 信号，T_2WI 显示肿瘤呈短 T_2 信号，注射造影剂后明显强化（图 22-17～图 22-19）。

入院诊断：四脑室占位性病变，髓母细胞瘤可能性大。

问题：

1. 髓母细胞瘤好发部位及年龄是什么？
2. 髓母细胞瘤的治疗方法及预后怎样？

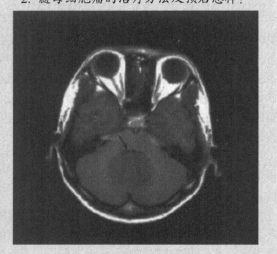

图 22-17　T_1 加权像（轴位平扫）

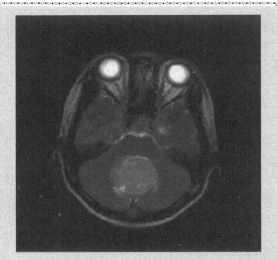

图 22-18　T_2 加权像（轴位平扫）

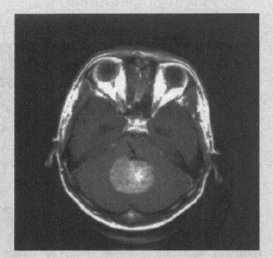

图 22-19　轴位增强扫描

髓母细胞瘤（medulloblastoma）是儿童最常见恶性肿瘤，高度恶性。占儿童颅内肿瘤 15%～20%，多 10 岁前发病。肿瘤常起自小脑蚓部，并向第四脑室、两侧小脑半球及延髓部侵犯。肿瘤生长迅速，早期可阻塞第四脑室及导水管下端引起梗阻性脑积水。

患儿的主要临床表现为恶心、呕吐，步态不稳，头围增大、颅缝裂开。在小儿中很像脑积水而被误诊。CT 和 MRI 可见后颅窝中线实性肿瘤，MRI T_2 像为轻度高信号，肿瘤增强明显。手术尽量切除肿瘤。术后放射治疗或化疗。一半患者可生存 5 年。术后 30%～40% 的患者需行侧脑室-腹腔分流术，分流可造成肿瘤种植的危险。文献报道 5% 的患者发生颅外、骨、淋巴结和肺转移。

二、脑 膜 瘤

案例 22-6

患者，女，55 岁，因言语增多，伴失眠 2 个月，体检发现颅内占位 2 个月为主诉入院。

患者 2 个月前无明显诱因出现言语增多，并出现失眠伴乏力，无头痛头晕，无恶心呕吐，无肢体活动不灵及抽搐。于当地医院行 CT 检查：左侧额叶可见类圆形均匀等密度影。

查体：神志清楚，语言流利，语速快，有时答非所问。嗅觉正常。粗测视力、视野正常。双侧瞳孔等大正圆，直径 3.0mm，对光反射灵敏。四肢肌力 5 级，肌张力适中。心、肺、腹未见异常。

颅脑 MRI 示：左额可见一类圆形占位性病变，大小约 3cm×3cm，T_1 加权像呈长 T_1 信号，T_2 加权像呈等长 T_2 信号，周围水肿较轻。边界清楚。增强可见明显强化，且强化较均匀，明显脑膜尾征（图 22-20～图 22-24）。

入院诊断：左额脑膜瘤。

问题：

1. 此患者可能的临床诊断是什么？脑膜瘤的好发部位有哪些？

2. 需要哪些进一步检查？如何处理？ 治疗原则如何？

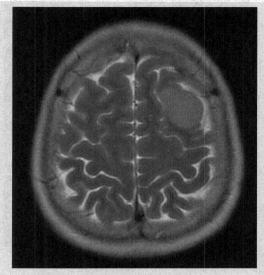

图 22-21 T_2 加权像（轴位平扫）

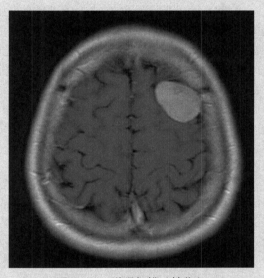

图 22-22 增强扫描（轴位）

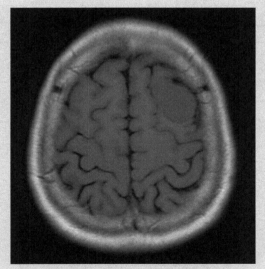

图 22-20 T_1 加权像（轴位平扫）

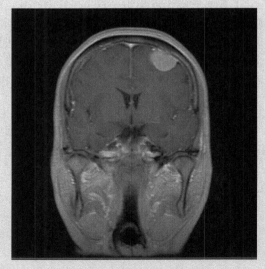

图 22-23 增强扫描（冠位）

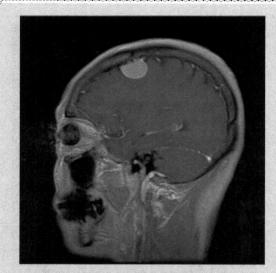

图 22-24 增强扫描（矢状位）

脑膜瘤（meningioma）是成人常见的良性肿瘤，为第二常见颅内肿瘤。发病率仅次于胶质瘤，约占颅内肿瘤的 20%。平均高发年龄为 45 岁，儿童少见。

良性居多，生长缓慢，可发生在任何有蛛网膜细胞的部位，与蛛网膜颗粒的关系密切。其分布多位于大脑半球矢状窦旁，其次为大脑凸面、蝶骨嵴、鞍结节、嗅沟、颅后窝、岩骨尖、斜坡及脑室内等。邻近的颅骨有增生或被侵蚀的迹象。良性脑膜瘤均有完整包膜，压迫嵌入脑实质内，因此临床症状多为压迫性症状。

手术解除压迫后，受累功能多有良好的恢复。但是手术应彻底切除受侵犯的硬脑膜及与之相邻的颅骨，否则容易复发。肿瘤对放射及化学治疗效果不显著。脑膜瘤直径小于 3cm 可行立体定向放射治疗。

恶性脑膜瘤少见，呈浸润性生长，与脑组织界限不清，引起严重脑水肿，可转移至肺。术后易复发，预后差。

CT 显示肿瘤密度均匀一致，可伴有钙化，有或无脑水肿，基底较宽。常附着在硬脑膜。注射对比剂后明显强化。MRI T_2 加权像上可显示肿瘤和硬脑膜窦通畅情况，增强后可见"硬脑膜尾征"。脑血管造影有助于了解肿瘤供血，术前栓塞可减少术中出血。

三、听神经瘤

案例 22-7

患者，女，71 岁，以"头晕、听力下降、面部感觉减退 2 年，加重 1 年"为主诉入院。

2 年前，患者无明显诱因开始出现头晕，为间断性，可伴有天旋地转感，持续时间及发作频率不详，左耳听力下降，左侧面部感觉减退，未在意，未予治疗。1 年前，上述症状进行性加重，

头晕加重为持续性，性质同前，左耳听力下降逐渐加重至几乎丧失，开始出现走路不稳，主要表现为向左侧歪斜，开始出现味觉障碍，自诉进食感觉口苦，以舌前部为著。遂于当地医院就诊，查颅脑 MRI 平扫示"左侧桥小脑角区听神经鞘瘤"，遂行 γ 刀治疗，治疗效果不佳，上述症状未见明显缓解。3 个月前，逐渐开始出现口角流涎，偶有唾液自右侧口角流出，进食后常有食物残留于左侧口角，偶有饮水呛咳。

神经系统查体：神志清楚，言语清晰。双侧瞳孔等大正圆，直径 2.5mm，对光反射灵敏。示齿口角右偏。左侧额纹、鼻唇沟变浅，左眼闭合无力，鼓腮漏气，舌前 2/3 味觉稍有减退。粗测左耳听力下降。左侧面部感觉减退。四肢肌力 V 级，肌张力正常。左侧指鼻试验不准确，左侧快速轮替动作不协调，左侧跟膝胫试验不稳准。左侧角膜反射减退。双侧 Babinski 征（−）。闭目难立征（＋）。走路向左侧歪斜。心肺腹无异常。

辅助检查：颅脑增强 MRI 示，左侧桥小脑区可见混杂信号肿物影，肿物与内听道关系较密切，大小约 33mm×20mm，边界欠清晰，肿物以长 T_1 稍长 T_2 信号为主，增强扫描见肿物边缘明显强化，中心可见无强化坏死区，病灶向左侧内听道延伸，局部蜗神经片状强化；桥脑、左侧小脑半球呈受压改变，可见局部长 T_1 长 T_2 样水肿样信号影（图 22-25～图 22-29）。

入院诊断：左侧听神经鞘瘤。

问题：

1. 听神经鞘瘤的临床分期、分级是什么？
2. 手术切除听神经鞘瘤的常见手术入路有哪些？
3. 听神经鞘瘤不同手术入路带来的手术并发症有哪些？

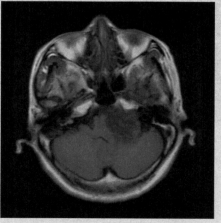

图 22-25　T_1 加权像（轴位平扫）

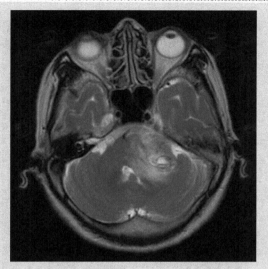

图 22-26 T₂加权像（轴位平扫）

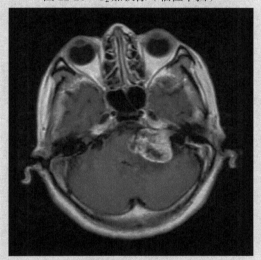

图 22-27 增强扫描（轴位）

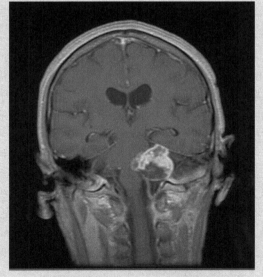

图 22-28 增强扫描（冠状位）

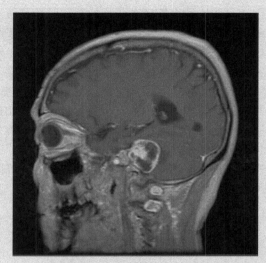

图 22-29 增强扫描（矢状位）

听神经瘤（acoustic neuroma）多起源于前庭神经上支 Schwann（施万）细胞，发生在内听道段，部分发生于Ⅷ脑神经近脑干侧，为良性肿瘤。其占颅内肿瘤 10%，位于小脑脑桥角内，是桥小脑角区肿瘤的主要肿瘤类型。主要临床表现有：①患侧的神经性耳聋伴有耳鸣，同时前庭功能障碍；②生长巨大的肿瘤，导致同侧三叉神经及面神经受累，表现为同侧面部感觉部分减退及轻度周围性面瘫；③压迫同侧小脑半球，产生共济失调症状，表现为眼球震颤，闭目难立，步态摇晃不稳，以及同侧肢体的共济失调；④巨大肿瘤累及后组脑神经，表现为饮水呛咳，吞咽困难，声音嘶哑等；⑤脑干受压，产生椎体束症状。

薄层轴位 MRI 显示内听道圆形或卵圆形强化肿瘤，大肿瘤可有囊性变。CT 见内听道扩大伴骨质破坏，同时显示乳突气房发育情况。依听神经瘤直径大小分为四级：1 级：1～10mm 内听道内肿瘤；2 级：11～20mm 内听道内和脑池内肿瘤；3 级：21～30mm 肿瘤与脑干相邻；4 级：31mm 以上肿瘤压迫脑干移位。

以手术切除为主，全切除后可得到根治。反之则可复发。早期发现直径小于 30mm 听神经瘤，用 γ 刀放射治疗可取得良效，也可密切观察听力变化，每 6 个月检查一次 MRI 或 CT。如肿瘤生长较快应手术，肿瘤直径大于 3cm 应力争手术全切肿瘤，并注意保留面神经功能。

四、原发中枢神经系统淋巴瘤

原发中枢神经系统淋巴瘤（primary CNS lymphoma，PCNSL）指仅存在于中枢神经系统，而全身其他部位未发现的淋巴瘤。其占原发颅内肿瘤的

2%，近年发病率在升高，男性略多于女性。本病高危因素是胶原性血管病和免疫抑制如脏器移植。艾滋病（AIDS）占 PCNSL 的 1.9%。肿瘤多位于幕上额叶、大脑深部和脑室周围。病程短，多在半年以内，患者有精神症状、癫痫和肢体运动障碍。

增强 CT/MRI 可见中央灰质或胼胝体均匀一致的增强病灶伴周围水肿，多与室管膜或脑膜相连。单一手术治疗平均生存期仅为 3.3～5 个月，但手术可以明确诊断和降低颅内压。本病对放射治疗十分敏感，可很快改善临床症状，在病理诊断明确肿瘤性质后，应首选放射治疗。

五、生殖细胞瘤

案例 22-8

患者，男，36 岁，以"头痛 4 年，加重伴呕吐 2 周"为主诉入院。

患者 4 年前无明显诱因出现全头胀痛，双颞部为重，劳累后加重，休息后缓解，未在意，2 周前患者自觉头痛症状加重，并出现非喷射性呕吐 2 次，呕吐物为胃内容物。神经系统查体未见明显异常。

颅脑增强 MRI 示：平扫鞍区不规则形团块状等信号，突入三脑室，增强后病灶呈结节状明显强化。

入院诊断：生殖细胞瘤。

入院完善相关检查，无手术禁忌，全麻下行幕上幕下联合入路肿瘤切除术。术后病理回报：生殖细胞瘤（图 22-30～图 22-32）。

问题：

1. 松果体区常见的肿瘤有哪些？
2. 松果体区常见的手术入路有哪些？
3. 生殖细胞瘤的治疗原则如何？
4. 放射治疗对生殖细胞瘤的治疗效果如何？

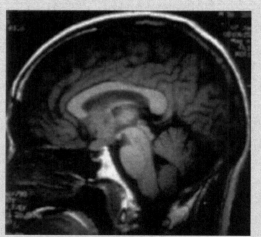

图 22-30　T₁加权像（矢状位平扫）

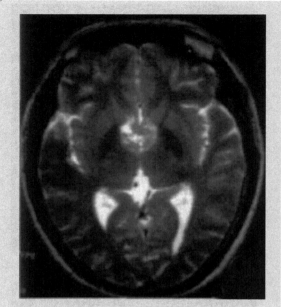

图 22-31　T₂加权像（轴位平扫）

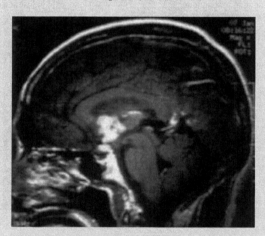

图 22-32　增强扫描（矢状位）

WHO 将生殖细胞肿瘤分为生殖细胞瘤（germ cell tumors）、胚胎性癌、内胚窦瘤、绒毛膜上皮癌、畸胎瘤和混合性生殖细胞肿瘤六类。其中 2/3 为生殖细胞瘤。多发生在间脑中线部位。除成熟畸胎瘤外，均易经脑脊液转移。

松果体区肿瘤压迫中脑顶盖，出现 Parinaud 综合征，即眼球不能上视，但不伴眼会聚运动麻痹；导水管受压引起梗阻性脑积水、颅内压增高和共济失调。青春期常见性早熟。肿瘤位于鞍上出现视力视野障碍、尿崩和垂体腺功能减退；阻塞侧脑室 Monro 孔引起脑积水。肿瘤位于基底核丘脑，患者出现偏瘫、偏身感觉障碍等症状。

X 线片松果体区异常钙化是松果体区肿瘤特征性表现。MRI/CT 病变常均匀一致明显强化，瘤周水肿不明显。畸胎瘤 CT 平扫为混杂密度病灶，MRI 为混杂信号，有时可在 T_1、T_2 加权像均出现高信号，提示存在脂肪成分。与生殖细胞瘤相关标志物有 PLAP、血管紧张素转化酶（tonin）、褪黑素、促性腺激素、甲胎蛋白等。

本病治疗原则是根据不同肿瘤性质，选用手术、放射治疗和化学治疗或联合治疗。生殖细胞瘤对放射治疗很敏感，最低放射剂量 15Gy 可见生殖细胞瘤消退。手术可明确病理诊断和降低颅内压，解除神经压迫。术后辅助放射治疗和化疗效果更好。合并脑积水的患者可先行分流手术。肿瘤种植播散影响预后，全脑和脊髓照射有预防作用。

六、上皮样囊肿和皮样囊肿

上皮样囊肿和皮样囊肿（epidermoid and dermoid cyst）是先天性良性肿瘤，均起源于残留在中枢神经系统的异位的胚胎上皮细胞。

上皮样囊肿，又称胆脂瘤，好发于桥脑小脑角，由鳞状上皮层状排列，内含角蛋白、细胞碎片和胆固醇，囊肿破裂会出现无菌性脑膜炎。其常可从其起始部位呈指状突出伸入邻近脑池、沟裂和脑实质，涉及较广范围。囊肿为良性，很少恶变，生长缓慢，病程很长，常为数年到十余年不等。症状与体征因肿瘤的部位不同而表现出各自的临床特点。

皮样囊肿，内含皮肤附属器官如毛发和皮脂腺，有些可见成熟骨。多发生在儿童。肿瘤多位于中线Ⅳ脑室、鞍上和椎管，出现相应表现。CT 表现肿瘤低密度，略高于脑脊液，不被强化，无脑水肿。MRI T_1 加权像为不均匀低信号，T_2 加权像为与脑脊液相似的高信号。

治疗以手术切除为原则。上皮样囊肿避免术中破裂，因内容物会导致化学性脑膜炎，应尽量全切除，但不应勉强切除囊壁而损伤脑神经。术中应用生理盐水和地塞米松盐水（100mg/L）反复冲洗术野，术后给予皮质激素静点，可减少脑膜炎和脑积水的发生。肿瘤若能全切除，预后良好。有部分囊壁残留，但囊内容物得以清除者，术后一般可长期缓解。

七、蝶鞍区肿瘤

（一）垂体瘤

案例 22-9

患者，男，60 岁，以"头痛伴双眼视力下降 1 年"为主诉入院。

患者 3 个月前无明显诱因出现头痛伴双眼视力下降，以右眼为重，3 个月来上述症状进行性加重，无头晕、恶心、呕吐，无多饮多尿，无消瘦、食欲亢进，无手指、足趾变粗，无嘴唇增厚、鼻子增大，性欲减退，食欲可，睡眠欠佳。

入院查体：神志清楚，问答合理，双侧瞳孔直径 3mm，对光反射灵敏，粗测双眼 3m 数指，双眼颞侧偏盲，无眼震。四肢肌力Ⅴ级，肌张力适中。心肺腹无异常。

垂体增强 MRI 示：垂体增大，可见肿块影，略呈束腰征，大小约 35mm×30mm×22mm，T_1WI 呈等、稍低信号，T_2WI 呈稍高、高、低混杂信号，增强扫描呈不均匀强化，肿块大部分呈明显强化，内可见类圆形无强化区。垂体柄显示不清，视交叉受压，向左侧海绵窦区侵犯，包绕左侧颈内动脉（图 22-33～图 22-36）。

入院查相关垂体激素水平示：PRL 108ng/ml。

入院诊断：垂体巨大腺瘤。

入院完善相关检查，无手术禁忌，全麻下行经蝶窦入路垂体瘤切除术。术后病理回报：泌乳素腺瘤。

问题：

1. 常见的鞍区占位有哪些？
2. 垂体瘤的分类有哪些？
3. 垂体瘤的手术方法和治疗原则如何？

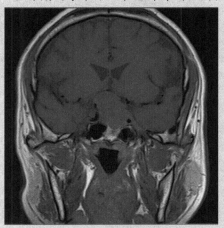

图 22-33　T_1 加权像（冠状位）

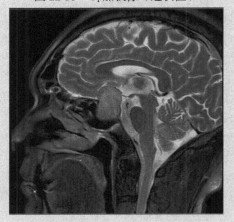

图 22-34　T_2 加权像（矢状位）

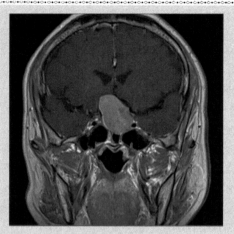

图 22-35 增强扫描（冠状位）

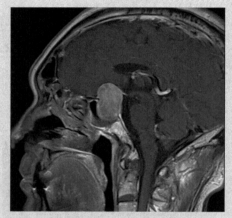

图 22-36 增强扫描（矢状位）

垂体腺瘤（pituitary adenoma）是一种颅内内分泌肿瘤，起源于垂体前叶。绝大多数为良性，生长缓慢，易诊断，疗效好。其发病率仅次于脑胶质瘤和脑膜瘤，约占颅内肿瘤 10%，常规尸检中发现率更高。起病年龄多为 30～40 岁，男女发病率均等。

垂体腺瘤一般为良性，发生恶变者少见。肿瘤直径小于 1cm，生长限于鞍内者属垂体微腺瘤；肿瘤直径大于 1cm 并已超过鞍膈者则为大腺瘤；若肿瘤直径大于 3cm 称巨腺瘤，常侵犯海绵窦硬脑膜、蝶窦、浸润血管壁、静脉窦和脑组织，为侵袭性垂体腺瘤。

根据腺瘤内分泌功能可分为：①泌乳素腺瘤（PRL 瘤），常出现女性停经-泌乳综合征，男性阳痿及无生育功能；②生长激素腺瘤（GH 瘤），出现成人肢端肥大症，儿童或青春期巨人症；③促肾上腺皮质激素腺瘤（ACTH 瘤），可导致库欣病（Cushing disease）；④促甲状素腺瘤（TSH 瘤）；⑤黄体生成素/卵泡刺激素腺瘤（FSH/LH 瘤）；⑥混合性激素分泌瘤；⑦无功能性腺瘤。

1. 临床表现 ①压迫症状：垂体腺瘤体积较大时压迫视神经，引起视力下降甚至失明、双颞侧偏盲及眼底视乳头原发萎缩等症状。②内分泌症状：功能性（分泌性）垂体腺瘤常因垂体或靶腺功能亢进或减退导致相应症状。GH 腺瘤主要表现为：青春期前发病者为巨人症，青春期后发病者为肢端肥大症；PRL 腺瘤的主要表现为：女性患者停经、泌乳、不育等，男性患者性欲减退、阳痿、体重增加、毛发稀少等。ACTH 腺瘤的主要表现为皮质醇增多症，如满月脸、"水牛背"、皮肤紫纹、高血压、性功能减退等。③肿瘤内卒中时，患者可突发头痛，视力急剧下降，剧烈单眼或双眼疼痛，呈现蛛网膜下腔出血症状，严重时嗜睡甚至昏迷。④侵袭性垂体瘤会引起脑神经麻痹等海绵窦综合征。

2. 垂体腺功能检查 垂体各项激素检查对明确诊断有重要意义。血 PRL、GH、T3、T4、TSH；FSH/LH 等；血浆 ACTH、24 小时尿皮质醇；性激素水平和空腹血糖等其他检查。

3. 影像学检查 头颅 X 线侧位显示蝶鞍扩大，鞍底破坏，鞍背变薄、竖直、鞍底双边。冠状位 CT 扫描可显示蝶窦骨质破坏情况。MRI 垂体微腺瘤 T_1 为低信号，T_2 为高信号，多可见垂体柄移位。鞍区球形占位病变应行脑血管造影与巨大颅内动脉瘤鉴别。

4. 治疗

（1）手术切除病变是首选的治疗方法。经单侧鼻孔蝶窦入路手术治疗是近年来首选。对巨大型、侵袭性肿瘤，仍选择开颅手术治疗。

（2）药物治疗手段有效，针对垂体靶腺功能低下的治疗原则是缺什么补什么，如补充泼尼松、甲状腺素、睾酮类和女性激素等。关于肿瘤的直接治疗，溴隐亭（bromocriptine）是目前治疗 PRL 瘤最有效药物，可使 90%PRL 腺瘤体积缩小，女性患者泌乳消失，恢复月经甚至正常生育。但一旦停药，肿瘤又会长大，需终生服药。奥曲肽（octreotide）对 90%肢端肥大患者有效，约半数患者用后肿瘤缩小。

（3）除 GH 瘤对放射线较敏感，其他垂体腺瘤均不敏感。立体定向放射治疗适用垂体微腺瘤，但应注意防止视神经损伤。

（二）颅咽管瘤

案例 22-10

患者，男，40 岁，以"头痛伴双眼视力下降 5 个月"为主诉入院。患者 5 个月前无明显诱因出现头痛伴双眼视力下降，双颞侧视野缺损，5 个月来上述症状进行性加重，无头晕、恶心、呕吐，无肢体活动不灵。无多饮多尿，无手指、足趾变粗，无嘴唇增厚、鼻子增大，无性欲变化。

入院查体：神志清楚，言语清晰，双侧瞳孔直径3mm，对光反射灵敏，粗测双眼2m数指，双颞侧偏盲，无眼震。四肢肌力Ⅴ级，肌张力适中。心肺腹无异常。

辅助检查：颅脑MRI示，T₁WI示病灶呈稍高及等信号，边界清楚；T₂WI示鞍内及鞍上区椭圆形囊实性混杂信号，囊性部分呈高信号，实性部分呈等信号，并见散在低信号结节；增强示病灶大部分无明显强化，病灶边缘壁见均匀强化，垂体未见明显显示（图22-37～图22-40）。

入院诊断：鞍区颅咽管瘤。

入院完善相关检查，无手术禁忌，全麻下行胼胝体入路鞍区颅咽管瘤切除术。术后病理回报：成釉质细胞型颅咽管瘤。

问题：

1. 颅咽管瘤的好发部位及手术入路选择是什么？

2. 不同位置颅咽管瘤的临床表现如何？

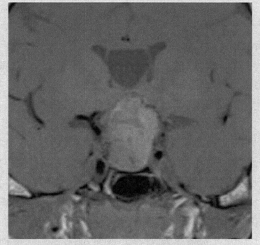

图22-37 T₁加权像

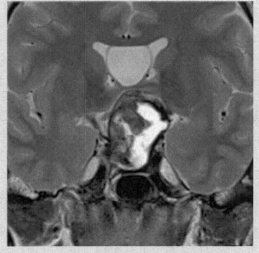

图22-38 T₂加权像

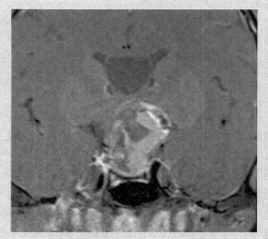

图22-39 增强扫描

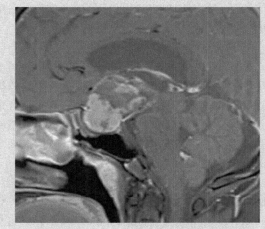

图22-40 增强扫描（矢状位）

颅咽管瘤（craniopharyngioma）为颅内最常见的先天性肿瘤，多见于儿童及少年。肿瘤大多位于鞍上区，可向第三脑室、下丘脑、脚间池、鞍旁、两侧颞叶、额叶底及鞍内等方向发展，常与第三脑室底粘连。少数可长在松果体、颅后窝等部位。瘤体较大时囊变，囊液墨绿色含胆固醇结晶。肿瘤钙化率高达85%。

1. 临床表现 颅咽管瘤的症状与体征因发病年龄、肿瘤的大小、部位及发展方向而不同。其大致可分为视力视野症状、内分泌紊乱症状、颅内压增高症状及局灶症状。儿童与青年患者的首发症状以颅内高压多见，成人病例则以视神经压迫症状多见。所有患者均可能产生内分泌改变，但成人往往较早发现。

（1）视力视野障碍：视力下降、视野缺损。视神经、视交叉及视束受压，早期可有视力减退，晚期可致失明。视野缺损变异较大，可有象限性缺损、偏盲、暗点等，以双颞侧视野缺损较多见。

（2）颅内压增高症状：出现头痛、呕吐、视乳头水肿、展神经麻痹等。

（3）下丘脑、垂体功能障碍：出现以内分泌紊乱为主的表现。临床表现为尿崩症、肥胖、毛发稀少等。儿童体格发育迟缓，性器官发育不良。成人性功能低下，妇女可产生闭经-溢乳综合征。晚期可有嗜睡、乏力、体温调节失常、精神症状等。

（4）局灶症状：肿瘤向周围生长引起邻近结构功能受损而出现的症状与体征。肿瘤向鞍旁生长者可产生海绵窦综合征，引起Ⅲ、Ⅳ、Ⅵ对脑神经障碍等；向蝶窦、筛窦生长者可致鼻出血、脑脊液鼻漏等；向颅前窝生长者引起记忆力减退、定向力差、大小便不能自理等精神症状，还可有癫痫、嗅觉障碍等；向颅中窝生长者可产生颞叶癫痫和幻嗅等。

2. 诊断 对临床上出现视力视野障碍、内分泌功能紊乱、颅内压增高症状的病例应考虑颅咽管瘤的可能，结合影像学表现可做出临床诊断。

3. 影像学检查

（1）X线头颅平片：70%～80%的病例可显示肿瘤钙化影，尤以儿童常见，是诊断的重要依据之一。钙化斑多位于鞍上，也可见于鞍内或鞍旁形状不定；实体肿瘤钙化呈点片状或团块状，囊壁钙化呈弧线状或蛋壳状。鞍内型者蝶鞍呈球形扩大。前床突及鞍底可见吸收和破坏。

（2）头颅CT、MRI：CT轴位、冠状位扫描可见肿瘤囊变区呈低密度影，肿瘤实质部分呈均一密度增高区，囊壁及肿瘤区可见钙化灶。增强扫描可见实质部分均一增强，囊性肿瘤仅有囊壁增强。在MRI上，因肿瘤多有囊性部及实质部，瘤内成分不同，成像可呈多种信号灶。T_1WI表现为较低、等或高信号，T_2WI表现为高信号，信号强度均匀或不均匀。内分泌检查也常作为颅咽管瘤的辅助诊断。颅咽管瘤患者的血清GH、LH、FSH、ACTH、TSH等均可降低，有时PRL增高。

4. 治疗 本病以手术切除为主，术后辅以放疗或瘤内化疗等。

（1）手术治疗：手术的目的是解除肿瘤对视神经交叉及其他神经组织的压迫，解除颅内压增高，对下丘脑-垂体功能障碍则较难恢复。原则上应力争做到肿瘤全切除，以防复发。若肿瘤与下丘脑及周围重要神经血管粘连紧密，则不强求全切。手术要求打通脑脊液循环，难以通畅者应行分流术。

1）肿瘤直接切除术：根据肿瘤的生长部位、大小、形状、与周围组织的关系和接近脑脊液通路等因素，可选择不同的手术入路。手术入路的原则是：避免损伤正常结构、尽量全切肿瘤。

2）立体定向囊液抽吸术：对肿瘤主要为囊性且囊液较多时，可采用抽吸囊液后，注入放射性核素或化疗药物行内放疗或内化疗。

（2）放射治疗：①外放疗：采用手术加放疗，患者的生存率比单纯手术的患者为高，而无复发患者的生存率更高。②内放疗：立体定向行囊液抽吸后，囊内注入放射性核素；或立体定向穿刺加置入贮液囊的方法，置入Ommaya囊，可经皮反复抽液及注入放射性核素。常用的放射性核素有：^{32}P、^{90}Y、^{198}Au。

（3）瘤内局部化疗：目前尚无特殊有效药物，临床上很少采用全身化疗。有人用博来霉素注入肿瘤囊内，显示有使囊液分泌减少、肿瘤细胞退化的作用。瘤内局部化疗对囊性肿瘤效果较好。

八、脊索瘤

脊索瘤（chordoma）来源于胚胎残留结构脊索组织，浸润性缓慢生长，好发于中线的骨性结构，如颅底斜坡、蝶鞍中线附近和岩尖等部位，位于硬膜外，也可突破硬膜。向前可生长至鞍旁或鞍上，甚至伸入前颅窝，向前下可突入鼻腔或咽后壁；向后可进入颅后窝，突向一侧而伸入桥小脑角，或沿中线向后生长压迫脑干，挤压导水管，影响脑脊液循环。

1. 临床表现 颅内脊索瘤起病常较缓慢，病史较长，平均为3～4年，也有个别急性发病者。最常见的代表性症状为不定期的弥散性头痛，多因进展缓慢而常不引起重视。颅内压增高症状较少，程度也较轻。

2. 诊断 神经系统定位症状及体征则随肿瘤的部位而不同，斜坡部肿瘤主要向三个部位发展：

（1）向鞍区发展者，常累及视交叉、视神经和垂体。表现为视力减退、视野缺损（常为双颞侧偏盲），继之出现原发性视神经萎缩。垂体功能紊乱者，男性可表现为性欲减退，阳痿；女性则可出现闭经-溢乳综合征。个别可有下丘脑受累，如肥胖、多饮多尿及嗜睡等。

（2）向鞍旁颅中窝发展，主要出现同侧第Ⅲ～Ⅵ脑神经受累症状；其中尤以动眼和展神经受累多见，90%的患者有眼球运动麻痹。有时可有海绵窦综合征的表现。肿瘤向下发展可突入鼻咽腔，引起鼻塞、鼻出血或吞咽不便，鼻咽腔检查可发现肿瘤。

（3）向颅后窝发展，突向桥小脑角而表现为桥小脑角综合征；向后方生长者则易压迫脑干及邻近脑神经和血管，早期症状除头痛外，常有两侧锥体束征及眼球震颤、共济失调、第Ⅴ～Ⅷ脑神经受累。晚期可出现后组脑神经（第Ⅸ～Ⅻ）不同程度的麻痹。

3. 影像检查 头颅 X 线片可见以鞍背和斜坡为中心的骨质破坏区，少数显示钙化。CT 呈等密度或略高密度影，分叶状团块伴骨质破坏，瘤内可有残留的骨片，增强后不均匀强化。MRI 可见骨组织为软组织所取代，呈不均匀信号，可增强。

4. 治疗

（1）手术治疗：手术切除是本病的主要治疗方法。颅内脊索瘤解剖位置深在，手术暴露困难，加之肿瘤与脑底重要结构如脑干、脑底动脉、垂体、脑神经等紧密相毗邻，有时肿瘤将上述结构重要结构包绕，因此手术难度较大，常无法全切除肿瘤。

（2）放射治疗：脊索瘤对放疗不敏感。对减慢肿瘤的生长速度可能会有一定的作用。

九、脑 转 移 瘤

案例 22-11

患者，男，58 岁，以"右侧肢体运动不灵活 5 天"为主诉入院。

患者入院 5 天前无明显诱因自觉右侧肢体运动不灵活，表现为右手精细运动不灵及无力，同时走路向右侧偏斜。

神经系统查体：神志清楚，问答合理。双侧瞳孔等大正圆，直径 3.0mm，对光反射灵敏。右侧肢体深浅感觉较左侧略减退。右侧肢体肌力Ⅲ级，左侧肢体肌力Ⅴ级，肌张力适中。双侧 Babinski 征（－）。

辅助检查：

（1）胸部 CT 示：左肺上叶软组织肿块，边缘不规则，呈分叶状，可见毛刺征。

（2）颅脑 CT：左额顶可见局部高密度病变，周围有大范围低密度区。

（3）颅脑 MRI 示：左侧中央区见结节样异常信号影，T_1WI 为低信号，可见等信号环，T_2WI 等信号，见高信号环，DWI 为等信号，周围见大片状水肿区，增强扫描明显强化，大小约 19mm×15mm，水肿区无强化（图 22-41～图 22-43）。

入院诊断：脑转移瘤（左侧中央区），左肺癌。

入院完善相关检查，无手术禁忌，全麻下行左中央区转移癌切除术。术后病理回报：肺腺癌。

问题：

1. 脑转移瘤的临床特点及影像学特点是什么？

2. 脑转移瘤的治疗方案是什么？

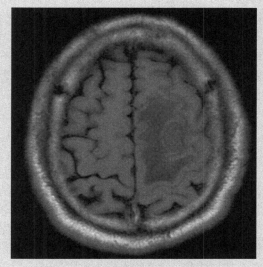

图 22-41　T_1 加权像（轴位平扫）

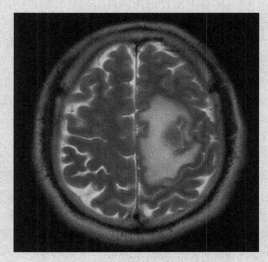

图 22-42　T_2 加权像（轴位平扫）

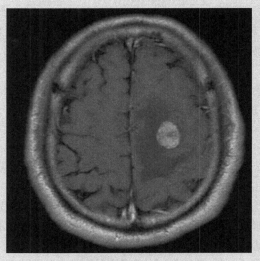

图 22-43　增强扫描（轴位）

脑转移瘤（metastasis tumor of brain）入颅途径

为血液，可单发或多发性，80%位于大脑中动脉分布区。转移性肿瘤多来自肺、乳腺、甲状腺、消化道等部位的恶性肿瘤，多位于幕上脑组织内，可单发或多发，男性多于女性。有时脑部症状出现在前，原发灶反而难以发现。15%的原发肿瘤以脑转移灶为首发症状。

1. 临床表现

（1）颅内压增高及一般症状：由于肿瘤生长迅速及周围脑水肿严重，颅内压增高症状出现较早而显著。90%的患者有头痛，70%的患者有恶心呕吐。晚期约15%的患者有不同程度的意识障碍，并可有脑疝症状。因有原发性恶性肿瘤，患者一般状况多较差，有的明显消瘦。患者可伴发癫痫发作，多数为局限性发作。由于肿瘤多累及额颞叶且脑水肿范围较广泛，亦常有精神症状。常见的表现为反应迟钝、表情淡漠等。脑膜转移主要表现为颅内压增高和脑膜刺激征，局部体征很少见。

（2）局部症状：由于肿瘤对脑的损害较重，并且常为多发，局部症状多显著，且累及范围较广。依肿瘤所在部位产生相应的体征。患者有偏瘫、偏侧感觉障碍、失语、偏盲等。位于小脑者则有眼球震颤、共济失调等，亦可有后组脑神经症状。

2. 影像检查

（1）CT扫描：可定位，并可显示肿瘤的大小、形状及脑组织、脑室的改变，特别易于发现多发性肿瘤。肿瘤类圆形或形状不规则，呈高密度或混杂密度影像，混杂密度者常为肿瘤内有坏死囊变，则显示有低密区。强化后大多有明显的块状或环状影像增强，肿瘤周围常有低密度脑水肿带，可见脑室受压变形，小脑肿瘤可见第三脑室以上对称扩大。

（2）MRI：更加清晰明确诊断，可以增加病灶发现率，特别对一些小病灶。一般需要做增强MRI，更好显示病变。

3. 临床治疗　对颅内转移瘤治疗困难，多以综合治疗为主，辅以放射治疗（包括γ刀、X刀、射波刀等）、化学治疗等，可缓解患者症状，延长生命。

手术治疗包括肿瘤切除术及姑息性或减压手术。脑单发转移瘤，一般状况较好，原发瘤已切除，未发现其他部位转移者，可做肿瘤切除术。如原发肿瘤虽未切除但脑部症状特别是颅内压增高症状显著者，可先做脑瘤切除术。待颅内压增高缓解后，再做原发瘤切除术。切除肿瘤时，一般与脑组织易于分离，切除范围应较广泛，争取做到全部切除。肿瘤部位深在或多发性肿瘤，以及脑膜转移，可做减压术，以减轻症状。

如原发肿瘤不能切除，有身体多处转移，一般情况很差者，则不宜手术。多发转移灶可采用全脑放疗治疗或立体定向放疗治疗。适当应用激素可减轻细胞毒性脑水肿。

十、血管网织细胞瘤

案例 22-12

患者，女，29岁，以"头痛、呕吐2个月，意识障碍8小时"为主诉入院。

患者2个月前无明显诱因出现头痛，表现为间断性枕下痛，每次持续约1小时至数小时不等，休息后可逐渐缓解，每周出现1～2次。同时伴有恶心，非喷射性呕吐胃内容物，1～5次/天。8小时前，逐渐开始出现意识障碍，呈嗜睡状。

入院查体：神志嗜睡，问答欠合理。双侧瞳孔等大正圆，直径3.0mm，对光反射灵敏。四肢肌力5级，肌张力适中。闭目难立征（＋），余神经系统查体不配合。

颅脑CT：小脑可见大片低密度区，界清，其内见团片状稍高密度影。

颅脑MRI示：脑半球近中线区可见囊实性团块影，实性部分呈混杂信号影，其内似可见留空血管影，范围约51mm×54mm，增强扫描实性部分明显强化，第四脑室受压变窄，双侧侧脑室明显增宽（图22-44～图22-46）。

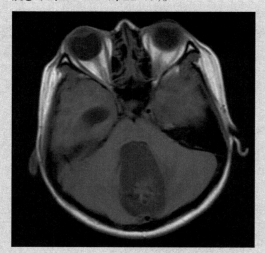

图22-44　T$_1$加权像（轴位平扫）

入院诊断：小脑血管网织细胞瘤，急性梗阻性脑积水。

入院完善相关检查，无明显手术禁忌，全麻下行后枕正中入路小脑半球血管网织细胞瘤切除术。术后病理回报：血管网织细胞瘤。

问题：

1. 血管网织细胞瘤的发病特点如何？

2. 手术治疗原则如何？

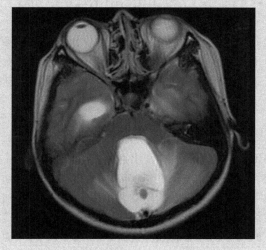

图 22-45 T₂加权像（轴位平扫）

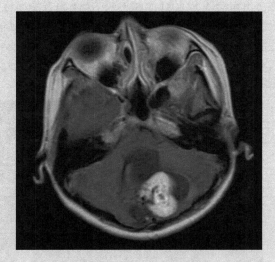

图 22-46 增强扫描（轴位）

血管网织细胞瘤（angioreticuloma）又称成血管母细胞瘤，为颅内真性血管性肿瘤，来源于胚胎中胚叶细胞的残余，多见于小脑半球。肿瘤为良性，边界清楚。血供丰富，呈红色或紫红色，常有脑表面的大血管直接供血。70%小脑病变为囊性合并瘤结节，结节富于血管呈红色。囊液黄色透明，蛋白含量高。囊壁为小脑而非肿瘤组织。本病有家族倾向，可合并视网膜血管瘤，为 von Hippel-Lindau 病一部分。可伴红细胞增多症。

1. 临床表现 本病表现为颅内压增高和小脑体征。自出现症状至就诊时间数周至数年不等，多数在 1 年以内。小脑肿瘤因易压迫阻塞第四脑室，一般病程较短。个别的肿瘤发生出血时，症状可突然加重。

大部分患者有头痛、呕吐及视乳头水肿等颅内压增高症状。常见视乳头水肿日久致视力减退。小脑肿瘤大多有眼球震颤及共济失调，走路不稳、亦常有头晕、复视，少数有强迫头位、听力减退，后组脑神经麻痹，轻偏瘫及偏侧感觉障碍，大脑半球肿瘤依所在部位可有不同程度偏瘫、偏侧感觉障碍、偏盲等。

2. 诊断 CT 表现为低密度囊性或实性占位病变、注药后肿瘤实质部分显著强化。MRI 可见瘤内实质部分流空，以及周围脑组织含铁血黄素形成的低信号区。脑血管造影可显示密集的血管团。

3. 治疗 此瘤为血管源性良性肿瘤，手术全切除为首选治疗，全切除肿瘤可以治愈此病。单纯引流囊肿，只能获得一时的症状缓解，常于数年内症状复发。一般囊性肿瘤易于全部切除，可以治愈，死亡率较低，在 5%以下。实质性肿瘤固有的难以全部切除，可行放射治疗，疗效较差。囊性血管网状细胞瘤和实性血管网状细胞瘤的手术方法有所不同，囊性血管网状细胞瘤只切除小的肿瘤结节，无须切除囊壁；实性血管网状细胞瘤要切除整个瘤体。

思 考 题

简述颅内肿瘤的主要临床表现及治疗方法。

（尹 剑）

第二十三章 颅内和椎管内血管性疾病

学习目标
1. 掌握出血性脑卒中的临床表现、治疗原则。
2. 熟悉自发性蛛网膜下腔出血、颅内动脉瘤、动静脉畸形、颈动脉海绵窦瘘的病因、分类、临床表现及治疗原则。
3. 了解脑底异常血管网症及缺血性脑卒中的外科治疗原则。

脑血管疾病的发病率、致残率、死亡率高，严重威胁着人类健康，它与恶性肿瘤和冠心病构成人类死亡的三大疾病。

第一节 自发性蛛网膜下腔出血

蛛网膜下腔出血（subarachnoid hemorrhage，SAH）系指颅内血管破裂后血液流入蛛网膜下腔。SAH 分为颅脑损伤性和自发性（非损伤性）两大类。自发性 SAH 又分为两种，一为脑底部或脑表面病变血管破裂而血液流入蛛网膜下腔，称作原发性 SAH；一为脑实质内出血而血液穿破脑组织进入蛛网膜下腔，称作继发性 SAH。

【病因】 自发性蛛网膜下腔出血最常见的原因是脑动脉瘤，约占本病的 70%，可发生在任何年龄。其他原因包括动脉硬化、脑底异常血管网症（烟雾病，Moyamoya 病）、颅内肿瘤卒中、血液病、动脉炎、脑炎、脑膜炎及抗凝治疗的并发症，但均属少见。

【临床表现】

1. 出血症状 通常先表现为突发剧烈的头痛，多呈炸裂样，难以忍受，伴有恶心呕吐、面色苍白、全身冷汗。半数患者可出现精神症状，如烦躁不安、意识模糊、定向力障碍等。以一过性意识障碍多见，严重者呈昏迷状态，甚至出现脑疝而死亡。发病前多数患者处于精神高度紧张、情绪激动或腹腔加压用力状态，如体育锻炼、性交或排便时。蛛网膜下腔出血后，患者的脑膜刺激征明显，常在出血后 1～2 天内出现。多数患者出血后经对症治疗，病情逐渐稳定，意识情况和生命体征好转，脑膜刺激症状减轻。颅内动脉瘤在首次破裂出血后，如未及时适当治疗，部分患者可能会再次或多次出血。

第一次出血的死亡率大约为 40%，第二次出血的死亡率在 67% 以上。

2. 局限性神经功能缺失症状 最常见的是偏瘫、脑神经麻痹或视野缺损。出血前后出现偏瘫和轻偏瘫者约占 20%，是由于病变或出血形成的血肿直接压迫运动区皮质和其传导束所致。突发头痛伴有眼睑下垂，提示存在同侧颈内动脉-后交通动脉动脉瘤或大脑后动脉动脉瘤。

【诊断】

1. 头部 CT CT 扫描可显示基底池或其他蛛网膜下腔部位的出血，在出血后 12 小时内进行 CT 检查，SAH 准确率几近 100%（图 23-1）。颈内动脉动脉瘤破裂出血以大脑外侧裂最多。大脑中动脉动脉瘤破裂血液积聚患侧外侧裂，也可流向环池、纵裂池。基底动脉动脉瘤破裂后，血液主要聚积于脚间池与环池附近。随着时间的延迟，CT 扫描的敏感性明显下降，出血后 1 周，只有 50% 的 SAH 患者能通过 CT 明确诊断。另外，CT 扫描常常能显示 SAH 的其他并发症，如脑内血肿、脑室内血肿、脑积水、脑梗死和脑水肿。当 SAH 是由于其他原因如动静脉畸形或肿瘤所致时，增强 CT 扫描可以明确诊断。

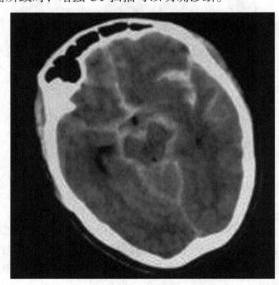

图 23-1 自发性蛛网膜下腔出血 CT 图像

2. 头部 MRI 发病后 1 周内的急性 SAH 在常规序列 MRI 中很难查出。磁共振血管造影（MRA）是非创伤性的脑血管成像方法，可作为诊断 SAH 病因的重要手段。

3. 腰椎穿刺 对 CT 已确诊的 SAH 不再需要做腰穿检查。因为伴有颅内压增高的 SAH 腰穿可能诱发脑疝。如为动脉瘤破裂造成的 SAH，腰穿有导致动脉瘤再次破裂出血的危险。

【病因检查】

1. CT 三维血管造影（CTA） CT 血管造影采

用三维立体血管成像技术能清晰显示动脉瘤的形态、瘤体指向、动脉瘤与载瘤动脉的关系。具有快速、微创、经济、为手术提供便利等优点，逐渐作为蛛网膜下腔出血及可疑动脉瘤患者的首选检查方法。

2. 数字减影血管造影（DSA） 是脑血管疾病诊断的最可靠检查手段，目前仍视为脑血管疾病诊断的"金标准"。能明确动脉瘤大小、部位、单发或多发，有无血管痉挛；动静脉畸形的供应动脉和引流静脉及侧支循环情况。对怀疑脊髓动静脉畸形者还应行脊髓动脉造影。

3. 磁共振血管造影（MRA） 对于急性 SAH 病例，MRA 并不是常规的检查方法。由于敏感性的限制，MRA 检查对直径小于 3mm 的动脉瘤易遗漏。

【治疗】 自发性蛛网膜下腔出血治疗的关键在于防止再出血，即在找到出血来源之后，进行必要的针对性治疗。

1. 一般治疗 出血急性期，即蛛网膜下腔出血后的 2～4 周，复发率和病死率很高。过早活动、情绪激动、用力排便、剧烈咳嗽等，均可导致再出血，患者应绝对卧床休息。可应用止血剂。头痛剧烈者可给止痛、镇静剂，并应保持大便通畅。当伴颅内压增高时，应用甘露醇等进行脱水治疗。

2. 尽早病因治疗 如动脉瘤夹闭或介入治疗、动静脉畸形或脑肿瘤切除等。

案例 23-1

患者，女，65 岁。因突发意识障碍伴头痛呕吐 7 小时入院。

患者于 7 小时前排便时突然出现意识障碍，呼之不应，伴呕吐，呕吐物为胃内容物，呈非喷射状呕吐。20 分钟后意识稍好转，诉头痛，呈炸裂样剧痛，伴小便失禁。病程中无高热寒战、肢体抽搐、口吐白沫、肢体瘫痪等。无原发性高血压、糖尿病、高血脂病史。

体格检查：T 36.0℃，P 74 次/分，R 21 次/分，BP 210/110mmHg。意识蒙眬，不能按指令准确完成动作，颈部抵抗，呼吸浅快，心肺腹部检查未见阳性体征。四肢肌张力正常。双侧生理反射存在，双侧 Babinski 征、Chaddock 征、Oppenheim 征和 Gordon 征均为阴性。

辅助检查：头颅 CT 示脑沟与脑池密度增高，以侧裂池、环池为著（图 23-1），头颅 DSA 示左侧大脑前动脉起始部可见类圆形突起，底部向后上方，整体突出于血管腔外直径约 1.2cm（图 23-2、图 23-3）。

问题：

1. 首先应考虑何种诊断？
2. 该疾病主要表现是什么？
3. 如何处理？

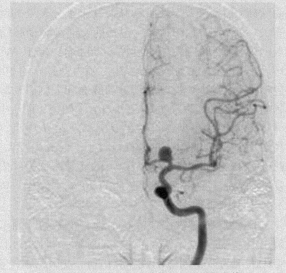

图 23-2 左侧颈内动脉 DSA 正位成像

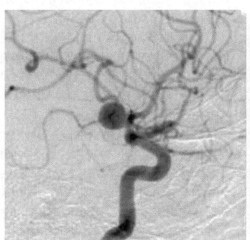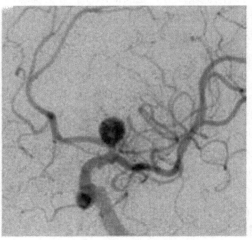

图 23-3 病变部位不同角度放大的 DSA 成像

第二节　颅内动脉瘤

颅内动脉瘤（intracrannial aneurysm）是由于脑动脉的局部异常改变产生的动脉壁异常扩大，是引起自发性蛛网膜下腔出血的首位病因。在脑血管意外中，仅次于脑血栓和高血压脑出血，位居第三。本病好发于 40～60 岁人群，青少年少见。

【病因】　动脉瘤发病原因尚不清楚。绝大部分动脉瘤与先天性因素有关，如动脉管壁中层缺少弹力纤维、平滑肌层缺乏、动脉发育异常或缺陷等。颅内动脉粥样硬化、细菌性感染和外伤等，使动脉内弹力层发生破坏，可能是动脉瘤形成的后天性因素。

【分类】　动脉瘤依动脉瘤形态大致可分为囊状、梭形及夹层动脉瘤三种。依动脉瘤发生的位置可分为：①前循环动脉瘤：位于 Willis 环前半环颈内动脉系统，约占颅内动脉瘤的 90%，主要包括颈内动脉动脉瘤（后交通动脉、眼动脉及其末端分叉处的动脉瘤）、大脑前动脉动脉瘤（包括前交通动脉动脉瘤）、大脑中动脉动脉瘤；②后循环动脉瘤：位于 Willis 环后半环椎-基底动脉系统，约占颅内动脉瘤的 10%，包括椎动脉动脉瘤、基底动脉动脉瘤和大脑后动脉动脉瘤。依动脉瘤直径大小又可归纳为四类：直径小于等于 0.5cm 为小型，直径在 0.6～1.5cm 为中型，直径在 1.6～2.5cm 为大型，直径大于 2.5cm 为巨大型。此外，颅内发现两个或两个以上的动脉瘤称为颅内多发性动脉瘤，约占颅内动脉瘤的 20%。

【临床表现】

1. 动脉瘤破裂出血症状　中、小型动脉瘤未破裂出血，临床可无任何症状。动脉瘤一旦破裂出血，临床表现为严重的蛛网膜下腔出血，发病急剧，患者剧烈头痛，形容如"头要炸开"，频繁呕吐，大汗淋漓，体温可升高。颈强直，克氏征阳性。可出现意识障碍，甚至昏迷。部分患者出血前有劳累、情绪激动等诱因，部分患者无明显诱因或在睡眠中发病。动脉瘤的出血倾向与其直径的大小、类型有关。一般认为，直径小于 4mm 的动脉瘤不易出血，90%的出血发生于大于 4mm 的动脉瘤。巨型动脉瘤易在瘤腔内形成血栓，瘤壁增厚，出血倾向反而下降。囊状动脉瘤容易出血，尤其是其囊上有小突起者。多数动脉瘤破口会被凝血块封闭而出血停止，病情逐渐稳定。随着动脉瘤破口周围血块溶解，动脉瘤可能再次破溃出血。二次出血多发生在第一次出血后 2 周内；约 10%的再出血发生在第一次出血后 24 小时内。

2. 局灶症状　取决于动脉瘤的部位、毗邻解剖结构及动脉瘤大小。动眼神经麻痹常见于颈内动脉-后交通动脉和大脑后动脉的动脉瘤，表现为单侧眼睑下垂，眼球内收、上、下视活动障碍，患侧瞳孔散大，直接、间接光反应消失。部分病人局灶症状出现在蛛网膜下腔出血之前，被视为动脉瘤出血的前兆症状，如轻微头痛、眼眶痛、继之出现动眼神经麻痹的表现，此时应警惕随之而来的蛛网膜下腔出血。动脉瘤出血如形成血肿或动脉瘤出血后导致脑血管痉挛、脑梗死，患者可出现偏瘫、运动性或感觉性失语。巨大动脉瘤影响到视路，患者可有视力、视野障碍。

3. 血管痉挛　典型的血管痉挛发生于出血后 3～5 天，并在 7～10 天后达到高峰，2～3 周后减弱。血管痉挛的机制仍未明了，蛛网膜下腔出血本身或其降解产物中的一种或多种成分可能导致血管痉挛。局部血管痉挛只发生在动脉瘤附近，患者症状不明显，可在脑血管造影上显示。广泛脑血管痉挛，会导致脑梗死发生，患者意识障碍、偏瘫，甚至死亡。

动脉瘤出血后，病情轻重不一。为便于判断病情，选择造影和手术时机及疗效评价，国际上常采用 Hunt-Hess 分级法。

0 级：动脉瘤未破裂。

1 级：无症状，或轻度头痛，轻度颈项强直。

1a 级：无急性脑膜/脑反应，但有固定的神经功能缺失。

2 级：中至重度头痛，颈项强直，或脑神经麻痹（如Ⅲ、Ⅳ）。

3 级：嗜睡或意识模糊，轻度局灶性神经功能缺失。

4 级：昏迷，中等至重度偏瘫，早期去大脑强直

5 级：深昏迷，去大脑强直，濒死状态。

合并严重全身性疾病（如高血压，糖尿病，严重动脉硬化，慢性阻塞性肺疾病）或血管造影发现严重血管痉挛者，加 1 级。

【诊断】　动脉瘤破裂前多无症状，诊断较困难。只有发生出血或有局灶体征时才怀疑动脉瘤，对高危人群可考虑行 MRA、CTA 等筛查。

1. 腰椎穿刺　怀疑蛛网膜下腔出血时，腰椎穿刺是可靠的检查手段。腰椎穿刺检查脑脊液多呈粉红色或血色，但可能诱发动脉瘤再次破裂出血和脑疝，目前，CT 检出率高，故腰椎穿刺不再作为确诊 SAH 的首选。

2. CT、MRI 检查　出血急性期，CT 确诊 SAH 阳性率极高，安全迅速可靠。出血 1 周后，CT 不易诊断。增强 CT 扫描可检出直径大于 1.0cm 的动脉瘤。MRI 对确诊 SAH 意义不大，但对于较大的动脉瘤可见动脉瘤内流空现象，效果优于 CT。MRA 可提示不同部位动脉瘤，常用于颅内动脉瘤筛选。CTA 从不同角度了解动脉瘤与载瘤动脉的关系，对判明动脉瘤

的位置、形态、内径、数目、血管痉挛和确定手术方案都十分重要,已成为蛛网膜下腔出血及可疑动脉瘤患者的重要检查方法。

3. 脑血管造影（DSA）　DSA 是确诊颅内动脉瘤最可靠的方法,经股动脉插管全脑血管造影,可避免遗漏多发动脉瘤。

病情在 Hunt-Hess 分级三级以下,应及早行 CTA 或 DSA 检查明确诊断,如 DSA 检查阴性者,应治疗后再行 DSA 复查。

【治疗】

1. 手术时机选择　颅内动脉瘤的手术时机目前争议较大。原则上一旦发生动脉瘤破裂出血应及早手术治疗。一般认为,病情为 Hunt-Hess 分级一、二、三级患者,应尽早造影,争取在 1 周内手术。病情属四级以上,提示出血严重,可能有脑血管痉挛和脑积水,此时手术危险性较大,可待数日病情好转后再进行手术。但仍有相当比例的患者在此病程中因病情加重死亡。

2. 手术方法　开颅手术夹闭和血管内介入治疗是目前手术解决脑动脉瘤并行的两种方式。开颅手术显微镜下夹闭动脉瘤一直是传统治疗动脉瘤的手术

方式,疗效确切。介入治疗颅内动脉瘤,对后循环动脉瘤因开颅手术暴露困难,已成为首选治疗方法,尤其近 20 年来介入治疗取得了突飞猛进的发展,各种新型材料的应用（如血流导向装置等）,使得原来难以解决的动脉瘤得到安全、有效的介入治疗,已成为治疗颅内大型、巨大型动脉瘤的首选治疗方式。对少数复杂、难治性动脉瘤亦可采用孤立手术治疗或血管搭桥后孤立。

3. 围手术期治疗　动脉瘤破裂后,患者应绝对卧床休息,尽量减少不良的声、光刺激,有条件者应将患者置 ICU 监护。便秘者应给缓泻剂。维持正常血压,适当镇静治疗。合并脑血管痉挛时,早期可使用钙拮抗剂等扩血管治疗。

案例 23-1 中该患者既往无原发性高血压、糖尿病、高血脂病史。排便时突然出现头痛、呕吐、意识障碍,意识好转后,诉头痛,呈炸裂样剧痛。头颅 CT 检查显示 SAH 表现。头颅 DSA 示左侧大脑前动脉起始部可见类圆形突起（图 23-2、图 23-3）。该病例有明确的诱因,典型的临床表现及影像学依据,诊断是左侧大脑前动脉起始部动脉瘤破裂致蛛网膜下腔出血。DSA 检查确诊后行血管内栓塞治疗,取得确切疗效（图 23-4）。

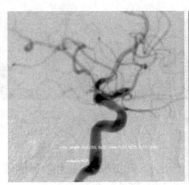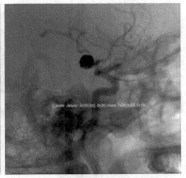

图 23-4　动脉瘤栓塞后病变局部 DSA 成像

第三节　颅内和椎管内动静脉畸形

颅内和椎管内血管畸形（vascular malformations）是指脑和脊髓的血管发育异常,并对正常的脑和脊髓的血流产生影响的畸形血管团。按其病理改变一般分为：①动静脉畸形（arteriovenous malformations, AVM）;②海绵状血管瘤（cavernoushemangioma）;③毛细血管扩张（telangiectasis）;④静脉畸形（venous malformations）,其中以动静脉畸形最为多见。

一、颅内动静脉畸形

案例 23-2

患者,男,21 岁。因突发头痛伴视物模糊 2 小时入院。

患者 2 小时前运动时突然出现头痛,伴有双眼视物模糊。头痛进行性加重伴呕吐一次。既往无头痛和抽搐史。

体格检查：T 37℃,P 78 次/分,R 18 次/分,BP 126/72mmHg。神志呈嗜睡,双侧瞳孔等大等圆,直径 2.5mm,光反射存在。

辅助检查：头颅 CT 示右枕叶脑出血；头颅 CTA 示右枕叶内见一片高密度影，边缘清晰，周围可见不规则异常扭曲强化血管影；右侧脑室受压变形，中线结构轻度左移，其余脑实质未见异常强化征象。三维重建后见右侧枕叶内可见异常增粗、扭曲的血管影。DSA 检查发现右顶枕叶动静脉畸形，供血动脉来源于右侧大脑后动脉，向上矢状窦方向引流（图 23-5～图 23-7）。

问题：

1. 首先应考虑何种诊断？

2. 该疾病有哪些临床表现？

3. 如何处理？

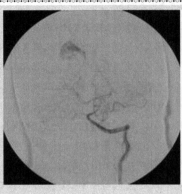
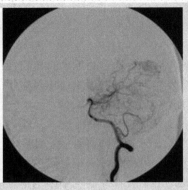

图 23-5　左侧椎动脉 DSA 正侧位成像显示枕叶畸形血管团，供血动脉来源于右侧大脑后动脉

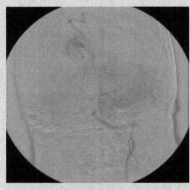
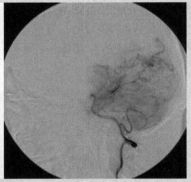

图 23-6　左侧椎动脉 DSA 正侧位成像显示引流静脉向上矢状窦方向引流

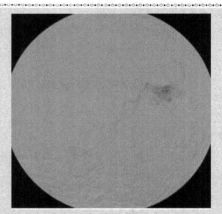

图 23-7　对供血动脉选择性 DSA 成像清晰显示畸形血管团的大小和形态

颅内动静脉畸形（arteriovenous malformations，AVM）是由于胚胎期血管发育异常，由一支或几支弯曲扩张的动脉供血和静脉引流而形成的异常脑血管团，其内部是处在一种高灌注压、高流量状态；供血动脉因有较多的血液流入而逐渐扩大变粗；导出静脉因引流出较多的血液，亦随之扩张屈曲；并且有侧支循环形成加入到病变内，病变逐渐发展扩大，形成含有动脉及静脉管腔大小不等的错综扭曲扩张的畸形血管团。

【临床表现】

1. 出血　病变畸形血管破裂出血为最常见的症状，并且多为首发症状。出血时出现意识障碍、头痛呕吐等症状，但小量出血临床症状不明显。出血多发生在脑内，约 1/3 引起蛛网膜下腔出血，约占蛛网膜下腔出血的 9%。出血的好发年龄为 20～40 岁。一般认为单支供应动脉供血、体积小、部位深在，以及颅后窝 AVM 容易急性破裂出血。妇女妊娠期，AVM 破裂的危险性增大。近年研究发现，在各年龄组未破裂的 AVM 中，每年出血率为 2% 左右。年轻患者 AVM

出血的危险高于老年患者。

2. 癫痫 10%~30%的 AVM 患者以癫痫表现为首发症状。一半以上为癫痫局限性发作，亦可为大发作。癫痫发作大多见于大的病变，主要由于邻近病变的脑缺氧，发生营养代谢障碍及病变的刺激所引起。部分出过血的 AVM 患者也会发生癫痫。

3. 头痛 近一半 AVM 患者曾有头痛史。一般表现为阵发性非典型的头痛。头痛可能与供血动脉、引流静脉及窦的扩张有关，有时与 AVM 小量出血、脑积水和颅内压增高有关。

4. 神经功能缺损 约 10%患者由于"盗血"现象，邻近病变的脑组织因长期缺血发生病变，导致神经功能缺损呈进行性改变，表现为运动、感觉、视野及语言功能障碍。个别患者可有头颅杂音、三叉神经痛、面肌痉挛等表现。

【诊断】

1. CT 经加强扫描 AVM 表现为混杂密度区，大脑半球中线结构无移位。在急性出血期，CT 可以确定出血的部位及程度。CTA 能良好地显示畸形血管团大小、范围、供血动脉、引流静脉情况，可作为 AVM 的初选检查。

2. MRI 因病变内高速血流表现为流空现象，MRI 能清楚显示病变与脑解剖关系，为手术切除 AVM 提供帮助。

3. 脑血管造影 是确诊本病的最可靠依据。全脑血管造影（DSA）并连续拍片，可了解畸形血管团大小、范围、供血动脉、引流静脉及血流速度，对手术治疗有重要价值。

4. 脑电图检查 患侧大脑半球病变区及其周围可出现慢波或棘波。对有癫痫的患者，术中脑电图监测，切除癫病灶，可减少术后的癫痫发作。

【治疗】

1. 显微手术切除 为治疗颅内 AVM 的最根本方法。病变位于非重要功能区可进行开颅切除。对AVM 出血形成血肿的急诊患者，有条件者应在术前完成脑血管造影，以明确畸形血管情况，在清除血肿的同时，切除畸形血管团。患者已发生脑疝，无条件行脑血管造影，可紧急开颅手术，先清除血肿降低颅内压，抢救生命，待二期手术再切除畸形血管。

2. 血管内介入治疗 随着神经介入技术的不断发展，栓塞材料的不断完善，血管内介入治疗日益成为主要的治疗手段，并可使部分动静脉畸形达到根治的目的。无法根治者，经过栓塞使病变缩小，减少血供，给直接手术切除或立体定向放射外科创造条件。

3. 复合手术治疗 随着设备的进步，技术的优化，目前介入治疗与显微手术切除相结合的复合手术对 AVM 治疗更具优势。

4. 对位于脑深部重要功能区如脑干、间脑等部位的 AVM，不适宜手术治疗，可考虑 γ 刀或 X 刀治疗，使畸形血管内皮缓慢增生，血管壁增厚，形成血栓而闭塞。

5. 各种治疗后都应复查 DSA，了解畸形血管是否消失。对残存的畸形血管团还需辅以其他治疗，避免再出血。

案例 23-2 患者经血管内介入治疗后畸形血管团完全消失（图 23-8）。

二、脊髓血管畸形

脊髓血管畸形是一种少见病，平均发病年龄在 20 岁左右。男性发病率较女性约高 4 倍。病变系先天脊髓血管发育异常，由一团扩张迂曲的畸形血管构成，内含一根或几根增粗的供血动脉和扩张迂曲的引流静脉。本病可位于髓内和（或）髓外，亦可在硬脊膜外形成动静脉瘘。由于脊髓各节段供血来源不同，按畸形血管所在部位可分为：颈段、上胸段和下胸-腰-骶段，以后者最常见。

【临床表现】 本病主要包括两大类症状。

1. 脊髓受压症状 因局部静脉压增高，远侧静脉血流淤滞，血管扩张迂曲，压迫脊髓或神经根。表现为：①疼痛，早期常有短暂性神经根痛，间或剧痛，呈刺痛或灼痛，疼痛部位与病变节段吻合。②感觉

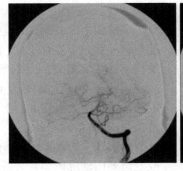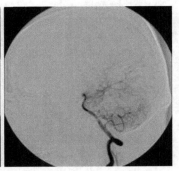

图 23-8 血管内介入治疗后左侧椎动脉 DSA 正侧位成像显示畸形血管团消失

症状，肢体麻木、蚁走感，常有躯体深、浅感觉障碍。③运动症状，肢体无力，逐渐加重，一侧或双侧肢体完全或不完全瘫痪。④括约肌症状，大小便失禁。

2. 出血　病变血管破裂引起脊髓蛛网膜下腔出血或脊髓内出血。表现为突然疼痛、截瘫、颈项强直，克氏征阳性。

【诊断】　脊髓 AVM 在 MRI 检查常见为流空的血管影，异常条索状等 T2 信号等表现。合并出血时，病变中混有不规则点片状短 T1 高强度信号。MRI 也可明确髓内海绵状血管瘤诊断。脊髓血管造影可清楚地显示 AVM 的位置范围，为手术切除提供依据。

【治疗】　本病以手术切除为主。显微外科手术切除表浅局限的脊髓 AVM 和髓内海绵状血管瘤效果满意。对无症状的髓内病变手术需慎重。AVM 范围广泛，可介入治疗后再作手术切除。

第四节　脑底异常血管网症

案例 23-3

　　患者，女，46 岁。于 13 天前上午跳舞时突发头痛、头晕，无昏迷，无恶心、呕吐，无肢体抽搐、四肢乏力、视物模糊等症状，被家人送至当地医院就诊，入院体格检查：生命体征平稳。神志清楚，言语清晰，反应灵敏。颈无抵抗。双侧瞳孔等大等圆，直径 3.0mm，对光反射灵敏。四肢肌力 5 级，肌张力均正常。四肢腱反射存在，双下肢 Babinski 征阴性。

　　辅助检查：头颅 CT 示：①右侧额颞顶薄层硬膜下血肿；②中线结构稍左移。头颅 CTA 示：①右侧大脑中动脉 M1 段周围多发小血管影；②右侧大脑前动脉未见显影。脑血管 DSA 示：①右侧大脑中动脉 M1 段明显变窄，周围多发小血管影；②右侧大脑前动脉未见显影（图 23-9）；③右侧椎动脉 DSA 侧位成像显示右侧大脑后动脉向前方代偿供血(图 23-10）。

问题：

1. 首先应考虑何种诊断？
2. 该疾病的主要临床表现是什么？
3. 目前有哪些治疗方法？

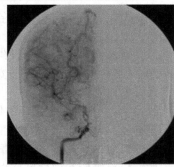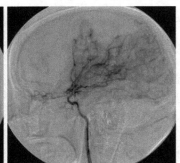

图 23-9　右侧颈内动脉 DSA 正侧位成像显示右侧大脑中动脉 M1 段明显变窄，
周围大量细小血管增生，右侧大脑前动脉未见显影

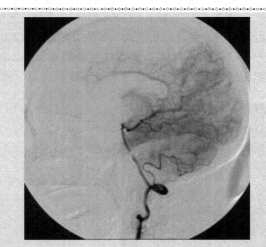

图 23-10　右侧椎动脉 DSA 侧位成像显示右侧大脑后
动脉向前方代偿供血

　　脑底异常血管网症又称烟雾病(moyamoya disease)。本病多为患侧颈内动脉末端及大脑前动脉、大脑中动脉起始部动脉内膜缓慢增厚，动脉管腔进行性狭窄以至闭塞，脑底出现新生的异常血管网，在血管造影时的形态如烟囱里冒出的袅袅炊烟，故形象地称为烟雾病。

【病因】　烟雾病的发病原因至今尚不清楚。可能与脑动脉先天发育不良、血管炎、自身免疫性疾病及代谢性疾病相关。近期研究提示，家族性烟雾病与 3、6、17 号染色体的基因异常密切关联。同胞间的发病率比普通人高出 42 倍，患者子女的发病率比正常人高出 37 倍。

【病理】　烟雾病发病机制较为复杂。主要病理改变是颈内动脉内膜弹力纤维增生，逐渐使颈内动管腔狭窄，最终发生闭塞。血管内膜的病变多发生在颈内动脉的末端、大脑前及大脑中动脉的起始段，偶尔波及大脑前和大脑中动脉主干及颈外动脉，乃至身体其他部位的血管。因这些颅内供血动脉血管内膜增厚、管腔狭窄导致脑血流量减少，为补偿脑血流量的减少，脑底及脑表面的细小血管代偿性增生，交织成网，形成了烟雾状血管。增生的异常血管管壁菲薄，管腔扩张，易破裂出血。

【临床表现】　表现为因颈内动脉闭塞引起的脑缺血和代偿增生的烟雾状血管破裂导致的脑出血两种类型。

儿童患者主要表现为脑缺血症状，如短暂性脑缺血发作（TIA）、缺血性脑卒中等。成人患者多表现为脑出血症状，常为脑内出血、脑室内出血和蛛网膜下腔出血三种类型。可有头痛、昏迷、偏瘫及感觉障碍。

【诊断】　如果患者出现不明原因的上述症状，CT 和 MRI 影像显示脑缺血或脑出血性改变，应行CTA、MRA 或 DSA 检查。如发现颈内动脉末端狭窄或闭塞伴有烟雾状血管形成，即可确诊。

1. 脑血管造影（CTA，DSA）　可见颈内动脉床突上段狭窄或闭塞；在基底核部位纤细的异常血管网，呈烟雾状；广泛的血管吻合，如大脑后动脉与胼周动脉吻合网。

2. 头部 CT　可显示脑梗死、脑萎缩或脑（室）内出血或蛛网膜下腔出血。

3. 头部 MRI　表现为脑梗死、脑软化、脑出血和脑萎缩。MRA 提示脑血管异常，也可见烟雾状的脑底异常血管网征象。

【治疗】　对脑缺血的患者，扩血管药物、类固醇治疗效果不佳，各种血管重建方法效果不同。颞浅动脉-大脑中动脉（STA-MCA）直接搭桥是最常用的直接血管重建法。间接方法有硬脑膜动脉血管连通术、脑肌血管连通术等。STA-MCA 搭桥主要用于成人；儿童血管较细，更多采用间接血管重建方法。

急性脑内出血造成脑压迫者，应紧急手术清除血肿。单纯脑室内出血铸型，可行侧脑室额角穿刺引流。对血肿吸收后继发脑积水，可行侧脑室-腹腔分流术。

第五节　颈动脉海绵窦瘘

颈动脉海绵窦瘘（carotid-cavernous fistula，CCF）多因头部外伤引起，常合并颅底骨折；少数继发于破裂的海绵窦段颈内动脉动脉瘤。外伤性颈内动脉海绵窦瘘是指位于海绵窦内的颈内动脉或其分支，因外伤破裂直接与静脉窦交通而形成；其原因常为颅底骨折而致，在颅脑损伤中的发生率约为 2.5%。由于颈内动脉海绵窦段被其出入口处的硬脑膜牢牢固定，故当骨折线横过颅中窝或穿行至鞍旁时，即可撕破该段动脉或其分支。有时亦可因骨折碎片、穿透伤或飞射物直接损伤而造成。据统计 75%以上的颈内动脉海绵窦瘘均为外伤所致。

【临床表现】　受损的动脉或当即破裂或延迟破裂，故伤后至动静脉瘘症状出现的时间不一：急者立刻出现；迟者数日、数周不等，常有一无症状的间歇期而后发病。颈内动脉血流一旦破入海绵窦内，不仅因受损动脉的血液直接流入静脉系统形成短路循环，引起所有汇入海绵窦的静脉怒张，而且由于瘘口的"盗血"，使颈内动脉所属各支血液逆流，造成相关的脑域缺血，严重时可出现脑功能损害，甚至因动静脉瘘大量分流而致代偿性心脏扩大。有时出血经颅底骨折缝流入蝶窦，可引起致命的大量鼻出血。

案例 23-4

患者，男，43 岁。于 1 周前因摔倒致头部受伤，伤后患者意识清楚，无诉头痛、头晕，无恶心、呕吐，无肢体抽搐、四肢乏力、视物模糊等症状，随后患者出现右侧眼球结膜充血、肿胀、活动受限，并伴有颅内杂音，安静时更明显，呈进行性加重。体格检查：生命体征平稳。神志清楚，言语清晰，反应灵敏，右颞眶区听诊可闻及吹风样杂音，颈无抵抗。右侧眼球肿胀、活动受限，右侧眼睑下垂，右眼结膜充血、视力下降。左眼正常。心肺腹部检查未见阳性体征。四肢肌力、肌张力均正常。四肢腱反射存在，双下肢 Babinski 征阴性。

辅助检查：入院后行脑血管 DSA 检查发现右侧眼静脉明显增粗、早显，双侧海绵窦早显，右侧大脑中动脉可见显影，血供减少，右侧大脑前动脉未见显影（图 23-11）。左侧颈内动脉经前交通动脉代偿右侧大脑前动脉和大脑中动脉血供（图 23-12）。

问题：

1. 首先应考虑何种诊断？
2. 该疾病的典型临床表现是什么？
3. 目前最主要的治疗方法是什么？

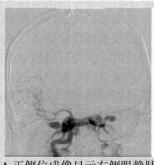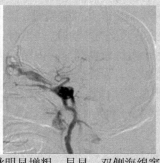

图 23-11 右侧颈内动脉 DSA 正侧位成像显示右侧眼静脉明显增粗、早显，双侧海绵窦早显，右侧大脑中动脉可见显影，血供减少，右侧大脑前动脉未见显影

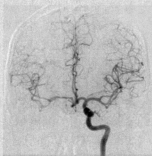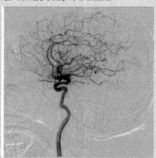

图 23-12 左侧颈内动脉 DSA 正侧位成像显示左侧颈内动脉经前交通动脉代偿右侧大脑前动脉和大脑中动脉血供

典型的颈内动脉海绵窦瘘首发症状，多为患者自己听到的连续性、吹风样杂音，随心脏的收缩而增强，常影响睡眠。由于眼静脉、蝶顶窦、外侧裂及基底静脉回流受阻，可出现患侧眼球结膜充血水肿、外翻，眼球前突并伴有与心跳一致的搏动。约有 70% 的患者眼球运动受限，特别是外展神经和动眼神经的受累，可引起复视，严重时可导致结膜炎、角膜溃疡、眼球受压致青光眼及视神经萎缩，甚至失明。

【诊断】 在患侧颈内动脉造影像上，可见海绵窦早显，远端脑血管充盈较差，瘘口的确切部位难以确定。采用椎动脉造影同时压迫患侧颈动脉，使造影剂由后交通支逆行经颈内动脉海绵窦瘘口溢出，瘘口往往清晰可见。同时行健侧颈内动脉造影可评估 Willis 环是否完整及脑血流代偿情况，通过选择性颈外动脉造影能显示有无颅内外动脉吻合。

【治疗】 手术的目的在于恢复海绵窦的正常生理状态，解除所属静脉系统的压力，促使凸出的眼球得以回纳，挽救视力，消除杂音，防止脑缺血。

1. 血管内介入治疗 为首选。目前的手术方式主要有：①可脱球囊栓塞；②Onyx 胶联合弹簧圈栓塞；③覆膜支架植入等，封闭瘘口，达到治疗目的。对复发者可再次治疗。

案例 23-4 通过血管内介入治疗取得良好效果（图 23-13、图 23-14）。

2. 开颅手术 可采用瘘口的孤立术、铜丝栓塞术及直接瘘口填塞修补等手术方式。目前，开颅手术临床已基本淘汰。

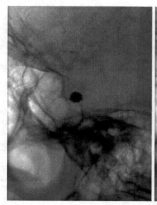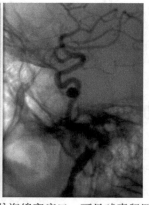

图 23-13 血管介入置入球囊栓塞颈内动脉海绵窦瘘口，可见球囊留置于海绵窦内

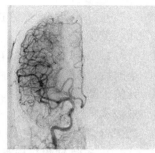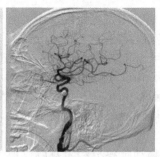

图 23-14 介入治疗后右侧颈内动脉 DSA 正侧位成像显示右侧颈内动脉显影良好，瘘口消失，颈内动脉血流重建

第六节 脑卒中的外科治疗

一、缺血性脑卒中的外科治疗

案例 23-5

患者，男，53 岁。患者 1 天前感冒发热后自觉身体不适，卧床休息过程中突发喷射性呕吐，呕吐物为胃内容物，伴反应差，左侧肢体活动差，无法翻身，家人发现后送至医院就诊。

体格检查：生命体征平稳。神志清楚，精神疲倦，能简单对答。颈无抵抗。双侧瞳孔等大等圆，直径 3.0mm，对光反射灵敏。双侧软腭上抬差，双侧咽反射减退，伸舌左偏。心肺腹部检查未见阳性体征。左侧肢体肌力 0 级，右侧肢体肌力 5 级。左侧腱反射活跃，右侧腱反射存在。双侧 Babinski 征阴性。

辅助检查：头颅 CT 示：右侧额颞顶叶大片脑组织密度降低，呈缺血改变，中线结构稍左偏（图 23-15）。

入院后第 2 天患者出现意识障碍，神志呈浅昏迷，双侧瞳孔不等大，右侧瞳孔直径 5mm，对光反射消失，左侧瞳孔直径 3mm，对光反射存在。复查头颅 CT 检查见右侧脑组织肿胀明显，中线结构明显左偏，脑干受压变形（图 23-16）。

问题：

1. 首先应考虑何种诊断？
2. 还有哪些辅助检查有助于诊断？
3. 如何处理？

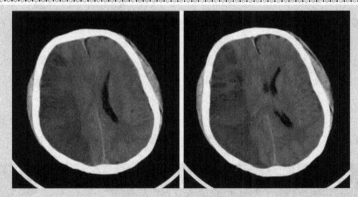

图 23-15 头颅 CT 示右侧额颞顶叶大片脑组织密度降低，呈缺血改变，中线结构稍左偏

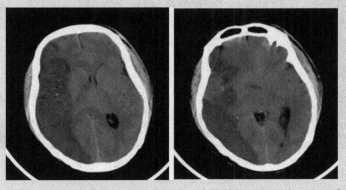

图 23-16 头颅 CT 示右侧脑组织肿胀明显，中线结构明显左偏，脑干受压变形

各种原因的脑血管疾病在未发生急性发作之前为一缓慢进展过程，发生急性发作称为卒中(stroke)。脑的供应动脉狭窄或闭塞可引起缺血性脑卒中，其发病率占脑卒中总数的60%～70%。颈内动脉和椎动脉都可出现闭塞和狭窄，年龄多在40岁以上，男性较女性多。颈内动脉或椎动脉狭窄和闭塞的主要原因是动脉粥样硬化。

【临床表现】　根据脑动脉狭窄和闭塞后，神经功能障碍的轻重和症状持续时间，分短暂性脑缺血发作（transient ischemic attack，TIA）和脑梗死两种类型。

1. 短暂性脑缺血发作　颈内动脉缺血表现为突然肢体运动和感觉障碍、失语，单眼短暂失明等，少有意识障碍。椎动脉缺血表现为眩晕、耳鸣、听力障碍、复视、步态不稳和吞咽困难等。症状持续时间短，可反复发作，甚至一天数次或数十次。可自行缓解，不留后遗症，脑内无明显梗死灶。

2. 脑梗死　脑组织（包括神经元、胶质细胞和血管）由于缺血而发生坏死称为脑梗死。脑梗死包括①可逆性缺血性神经功能障碍；②发展性卒中；③完全性卒中。可逆性缺血性神经功能障碍与TIA基本相同，但神经功能障碍持续时间超过24小时，有的患者可达数天或数十天，最后逐渐完全恢复。脑部可有小的梗死灶，大部分为可逆性病变。发展性卒中症状逐渐发展，在几小时、几天、几周，甚至几个月内呈阶梯状或稳步恶化，常于6小时至数日内达高峰。完全性卒中突然出现中度以上程度的局部神经功能障碍，于数小时内达高峰，并且稳定而持续地存在。脑部出现明显的梗死灶，神经功能障碍长期不能恢复。

【诊断】

1. 脑血管造影、CTA、DSA　是不可缺少的重要检查，可以发现血管狭窄、闭塞或扭曲的部位、性质、范围及程度。

2. 头部CT和MRI　急性脑缺血性发作24～48小时后，CT可显示缺血病灶。MRI检查对早期脑梗死的诊断有一定的帮助。发生脑梗死后6小时，梗死灶内水分已经增加3%～5%，此时梗死灶呈长T1和长T2改变。MRA可显示动脉系统的狭窄和闭塞。

3. 多普勒超声探测　可作为诊断颈内动脉起始段和颅内动脉狭窄、闭塞的筛选手段。

4. 脑血流量测定　氙-133（^{133}Xe）清除法局部脑血流测定，可显示不对称性脑灌注，提示局部脑缺血病变。

【治疗】

1. 颈动脉内膜切除术（carotid endarterectomy）　适用颈内动脉颅外段严重狭窄，狭窄部位在下颌骨角以下，手术可及者。完全性闭塞24小时以内经评估后亦可考虑手术，已发生脑软化者，不宜手术。

2. 颅外-颅内动脉吻合术　对预防TIA发作效果较好。可选用颞浅动脉-大脑中动脉吻合、枕动脉-小脑后下动脉吻合、枕动脉-大脑后动脉吻合术等。

3. 机械取栓术　对急性颅内大血管及颈动脉闭塞，经评估符合手术条件者，可行脑血管造影及机械开通。可用抽吸导管及取栓支架取出栓子，开通血管，恢复血流。具体方式包括直接取栓或静脉溶栓后桥接取栓，必要时予以球囊扩张及支架成形术治疗，临床实践已取得良好效果，大大降低了病患者的致死、致残率。

4. 去骨瓣减压术　对大面积脑梗死并发意识障碍甚至脑疝形成的患者，应积极行开颅去骨瓣减压术，以挽救生命。

案例23-5患者已有脑疝表现，经准备后行去骨瓣减压术（图23-17）。

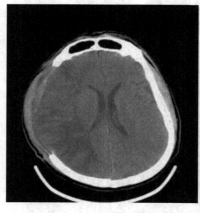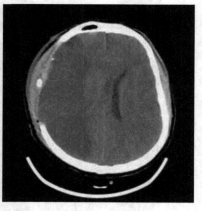

图23-17　行去骨瓣减压术后复查

二、出血性脑卒中的外科治疗

案例 23-6

患者，男，58 岁，4 小时前无明显诱因突发头痛、左侧肢体无力，伴恶性、呕吐胃内容物数次（喷射性），无肢体抽搐、四肢乏力、视物模糊等症状，上述症状逐渐加重，30 分钟前出现意识不清。体格检查：生命体征平稳。神志呈浅昏迷状，相关检查无法配合。颈无抵抗。双侧瞳孔不等大，右侧瞳孔直径 5mm，对光反射消失，左侧瞳孔直径 3mm，对光反射存在。双侧 Babinski 征阳性。辅助检查：头颅 CT 示右侧基底节区高密度影，脑室受压左偏（图 23-18）。

问题：

1. 首先应考虑何诊断？
2. 还有哪些辅助检查有助于诊断？
3. 如何处理？

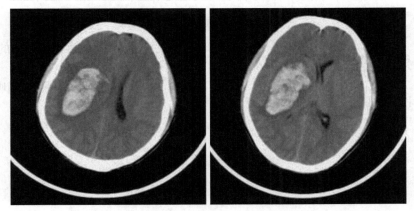

图 23-18　头颅 CT 示右侧基底节区高密度影，脑室受压左偏

出血性脑卒中又称为颅内出血，是脑卒中的常见形式。出血性脑卒中多发于 50 岁以上高血压动脉硬化患者，男性多于女性，是原发性高血压死亡的主要原因。出血是因粟粒状微动脉瘤破裂所致，多位于基底核壳部，可向内扩延至内囊部。随着出血量的增多形成血肿，破坏脑组织，其周围产生的水肿区压迫邻近组织，甚至发生脑疝。血肿周围水肿区的发生、发展，同基质金属蛋白酶增高，炎症介质和兴奋性谷氨酸释放，自由基的产生，病灶中血液本身的毒性以及血脑屏障破坏等因素有关，是加重病情的重要因素。出血沿神经束扩散使其分离，导致神经纤维的生理性传导中断。超早期或早期清除血肿有望使受损的神经功能得以完全或部分恢复。而丘脑出血破入脑室，以及脑干内出血，预后不良。

【临床表现及诊断】　根据高血压病史及临床特点，一般不难做出临床诊断。脑 CT、MRI 扫描对诊断最有帮助，不仅可以早期确诊，而且能够精确了解出血的部位、出血量、波及范围、有无脑室穿破以及血肿周围脑组织情况。既往有高血压动脉硬化史，突然意识障碍和偏瘫，应及时行头颅 CT 检查，CT 对急性脑出血的定位准确，表现为高密度影区。出血性脑卒中分为轻、中、重三型。轻型：患者意识尚清或浅昏迷，轻偏瘫；中型：完全昏迷，完全性偏瘫，双侧瞳孔等大或仅轻度不等大；重型：深昏迷，完全性偏瘫及去脑强直，双侧瞳孔散大，生命体征明显紊乱。

【治疗】　目的是清除血肿，降低颅内压，防止和减轻出血后的血细胞分解和脑组织水肿等继发改变所致的恶性循环，提高生存率和生存质量。

目前治疗高血压脑出血的手术方式多样，须根据病情、意识状态和血肿情况综合考虑，选择恰当手术方式。采用钻颅血肿碎吸、立体定向手术或小骨窗开颅手术，一般均能达到清除血肿、降低颅内压的目的。对于血肿量大，出现脑受压、脑疝者，可行开颅血肿清除和（或）去骨瓣减压。患者神志清楚，病情无进行性恶化者，或者年老体弱、患有心肺功能不全等不能耐受手术的患者，可先考虑内科治疗。

案例 23-6 患者入院后立即行开颅血肿清除术（图 23-19）。

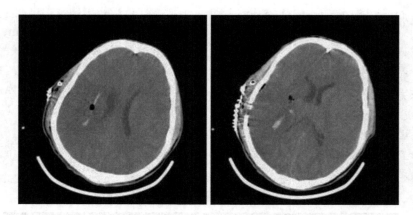

图 23-19　行血肿清除术后复查

思 考 题

1. 脑动脉瘤和蛛网膜下腔出血的诊断治疗有哪些要点？

2. 缺血性及出血性脑卒中的临床表现和诊断治疗有哪些要点？

3. 外伤性颈动脉海绵窦瘘有哪些典型临床表现？

（柯以铨）

第二十四章 胸 部 损 伤

学习目标
1. 掌握胸部损伤的分类，不同类型胸部损伤的临床表现、诊断及治疗原则。
2. 了解胸部的解剖生理。

胸部的骨性胸廓支撑保护胸内脏器，参与呼吸功能。胸部外伤可累及胸壁软组织、骨质结构、胸膜和胸腔内重要脏器如心脏大血管、气管、支气管、食管和胸导管等。因此，胸部外伤易导致呼吸和循环衰竭等严重后果，其诊治在临床中尤为重要。对于胸部外伤患者，必须迅速检查，做出正确诊断，实行及时有效的治疗，才能挽救患者生命。

胸部损伤根据损伤暴力性质不同，可分为钝性伤和穿透伤，根据损伤是否造成胸膜腔与外界相通，可分为开放性胸部损伤和闭合性胸部损伤。钝性胸部损伤多由减速性、挤压性、撞击性或冲击性暴力所致，损伤机制复杂，多有肋骨或胸骨骨折，常合并其他部位损伤，多数并不需要开胸手术治疗。穿透性胸部损伤多由火器或锐器暴力致伤，损伤机制较清楚，损伤范围直接与伤道有关，早期诊断较容易；器官组织裂伤所致的进行性出血是伤情进展快、患者死亡的主要原因，相当部分穿透性胸部损伤患者需要开胸手术治疗。

第一节 肋 骨 骨 折

案例 24-1
患者，女，42岁。因"车祸伤致左侧胸部、前臂疼痛，活动受限1天"急诊平车推送入院。

患者自诉1天前发生车祸伤后出现左侧胸部、前臂疼痛，活动受限。胸痛呈刺痛，呼吸时明显，伴胸闷。左前臂远端疼痛明显，活动受限。伤后无昏迷，无头晕、头痛，无心悸、呼吸困难，无腹痛，无恶心、呕吐，无大小便失禁等不适，遂至当地医院就诊，胸部CT示：①两肺挫伤，两侧胸腔少量积液；②左侧多发肋骨骨折。左尺桡骨正侧位片示左侧桡骨骨折。当地医院予桡骨手法复位及外固定，肋骨骨折无须特殊处理。患者为行进一步治疗而转诊我院。

体格检查：T 36.5℃，P 84次/分，R 22次/分，BP 120/90mmHg。胸廓对称，无畸形，无局部隆起或凹陷，胸骨无压痛。胸廓挤压征（＋），左侧肋骨压痛明显。双侧呼吸运动不对称，左侧呼吸动度稍减弱。双肺触觉语颤对称，无胸膜摩擦感。双肺叩诊呈清音。双肺呼吸音清，两下肺偶闻及少量湿啰音，无胸膜摩擦音。左前臂石膏外固定良好，血运、感觉良好，局部肿胀、压痛。左肘关节、腕关节活动受限，余肢体、余关节未见异常，活动无受限无畸形，未见杵状指（趾），未见静脉曲张，四肢无水肿。辅助检查：

1. **血常规**：HGB106g/L，WBC 11.95×10⁹/L。尿常规：白细胞＋3Cell/μl，酮体＋3mmol/L，镜下白细胞＋。凝血四项：活化部分凝血酶时间22.30秒。电解质：$[Na^+]$124.0mmol/L，$[Cl^-]$ 97.0mmol/L。

2. **血气分析**：$PaCO_2$ 30.5mmHg，PaO_2 80.3mmHg，SBE −3.5mmol/L。

3. **胸部 CT**：①两肺挫伤，两侧胸腔少量积液；②左侧多发肋骨骨折。左尺桡骨正侧位片示左侧桡骨骨折。左桡骨骨折手法复位后正侧位片示：远折端部分骨折向掌侧移位，对线良好。

问题：
1. 根据以上资料，拟诊断什么疾病？
2. 如何治疗？

肋骨骨折在胸外伤中最常见，约占85%，第1～3肋骨粗短，且有锁骨、肩胛骨保护，不易发生骨折。第4～7肋骨长而薄，最易折断。第8～10肋骨前端肋软骨形成肋弓与胸骨相连，第11～12肋骨前端游离，弹性都较大，均不易骨折。多根多处肋骨骨折将使局部胸壁失去完整肋骨支撑而软化出现反常呼吸运动，称为胸壁浮动伤，又称为连枷胸。

【病因】 可由直接暴力和间接暴力所引起，常见的原因有车祸、坠落及挤压等。

【病理生理】 肋骨骨折时肋骨断端发生移位，可刺破壁层胸膜及肺组织，产生气胸、血胸、皮下气肿等。如刺破动脉并发胸腔内大出血，伤情往往迅速恶化。骨折处疼痛使伤员不敢咳嗽、咳痰，导致呼吸道分泌物滞留，常引起肺不张和肺炎，致呼吸功能进一步恶化。

【临床表现及诊断】

1. 症状 胸痛、呼吸困难，深呼吸或活动后症状加重。"连枷胸"时软化的胸壁出现反常呼吸并可伴严重缺氧和呼吸困难症状。胸痛使呼吸变浅、咳嗽无力。

2. 体征　胸部可见红肿或淤血，骨折部位有触痛、压痛及挤压痛，有时可触及骨折端或骨擦感。"连枷胸"者可见胸壁软化及反常呼吸运动。

3. 辅助检查　X 线胸片可显示是否存在肋骨骨折及类型（图 24-1、图 24-2），但是对于肋软骨骨折、"青枝骨折"、骨折无错位或肋骨肿大骨折，在胸片上因两肋相互重叠，均不易发现，应结合临床表现以免漏诊。

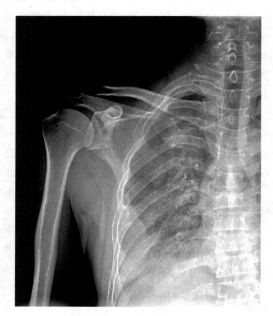

图 24-1　肋骨骨折

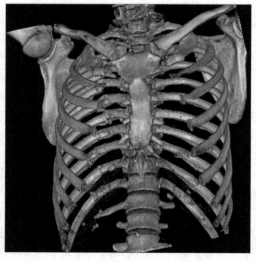

图 24-2　肋骨骨折 CT 三维重建

【治疗】　治疗原则：镇痛、清理呼吸道分泌物、固定胸廓和防治并发症。

1. 闭合性单根单处骨折　此类骨折很少错位、重叠，一般可自行愈合。治疗重点是解除伤员疼痛，如口服或外用非甾体抗炎药，必要时肌内注

射更强效的镇痛药，肋间神经阻滞也是一种止痛效果较好的方法。固定胸廓可起到减少骨折断端活动、减轻胸部疼痛的作用，常用的有弹性胸带、半环式胶布条等固定胸廓。当有抗菌药物使用指征时，酌情使用有效的抗菌药物。

2. 闭合性多根多处肋骨骨折　胸壁软化范围较小、反常呼吸运动不严重的伤员给予一般弹性胸带或局部厚敷料加压包扎等固定即可。对于胸壁浮动伤，除上述原则外，必须尽快消除反常呼吸运动，气管插管机械通气。大范围胸壁软化或包扎固定无效者，可采用牵引外固定或切开肋骨骨折内固定。

3. 开放性肋骨骨折　此类骨折均应进行彻底清创，修复其骨折端，缝合后固定包扎，在清创同时，必须观察有无胸膜及胸内脏器的损伤。如胸膜已穿破，需行胸腔闭式引流。如肺组织损伤，需及时修补，手术后应用抗生素预防感染。

> **案例 24-1 分析**
>
> 临床诊断：
>
> 1. 胸部闭合伤：左侧多发肋骨骨折、肺挫伤、双侧胸腔积液。
>
> 2. 左桡骨远端粉碎性骨折。
>
> 诊断要点：
>
> 1. 有车祸外伤史。
>
> 2. 胸廓挤压征（＋），左侧肋骨压痛明显，可触及骨擦感。左侧呼吸动度稍减弱。
>
> 3. 胸部 CT：①两肺挫伤，两侧胸腔少量积液；②左侧多发肋骨骨折。左尺桡骨正侧位片示左侧桡骨骨折。左桡骨骨折手法复位后正侧位片示远折端部分骨折向掌侧移位，对线良好。
>
> 治疗原则：
>
> 1. 吸氧、镇痛、胸带固定胸廓。
>
> 2. 清理创面，预防性抗感染治疗。

第二节　气　胸

> **案例 24-2**
>
> 患者，男，28 岁。因胸闷、胸痛、气促 5 天入院。
>
> 患者诉 5 天前在步行时出现胸闷、胸痛、气促，伴有咳嗽，无放射痛、咳痰、咯血，无全身大汗淋漓、无畏寒、发热、无盗汗、纳差、乏力，无夜间端坐呼吸等，平卧时明显，端坐休息可缓

解，未到医院就诊。近2日患者自觉胸闷、胸痛、气促无明显好转，为行进一步诊治到入院就诊。

体格检查：T 36.7℃，P 102次/分，R 23次/分，BP 111/76mmHg。神志清楚，急性病容，右侧肋间隙饱满，呼吸节律规整。右肺叩诊呈鼓音，左肺叩诊呈清音，右肺呼吸音减弱，未闻及干湿啰音及胸膜摩擦音。

辅助检查：

1. 血常规：HGB141g/L，白细胞计数 9.00×10^9/L。

2. 血气分析：PaO_2 61mmHg，$PaCO_2$ 41.5mmHg，pH7.402。

3. 胸片示右侧胸腔见大量气体密度影，右肺组织受压至肺门区及右下肺野内带，肺组织受压约90%，右膈下见宽大液气平面；提示右侧液气胸（气胸为主）。

问题：

1. 根据以上资料，拟诊断什么疾病？

2. 还有哪些辅助检查有助于诊断？

3. 如何治疗？

胸膜腔内积气称为气胸，它的形成多由于肺组织、气管、支气管、食管破裂，空气逸入胸膜腔，或因胸壁伤口穿破胸膜，外界空气进入所致。创伤性气胸发生率在胸部外伤中仅次于肋骨骨折，约占60%。气胸可分为闭合性气胸、开放性气胸和张力性气胸三类。

一、闭合性气胸

【病理生理】　根据胸膜腔积气量及肺萎陷程度可分为小量气胸、中量气胸、大量气胸。小量气胸指肺萎陷程度在30%以下，患者可无明显呼吸与循环功能紊乱。中量气胸指肺萎陷程度在30%～50%，而大量气胸指肺萎陷程度在50%以上，均可出现胸闷、胸痛、气促等症状。肺压缩体积的估算方法：在气胸侧，以横突外缘至胸壁内缘为基准范围（为整个一侧肺野），受压至上述范围1/4时，肺组织大约受压35%；当受压至1/3时，肺组织受压50%；当受压至1/2时，肺组织受压65%；当受压至2/3时，肺组织受压80%；而当肺组织全部被压缩至肺门，呈软组织密度时，肺组织受压约为95%。如果少量气胸仅限于上肺野，则将肺野外带自上而下分为三等份，然后以上述方法中受压1/4时的35%均分，为10%～15%。

【临床表现及诊断】

1. 症状　中量及大量气胸患者常有胸痛、呼吸困难、气促等症状。

2. 体征　气管向健侧移位，伤侧呼吸运动减弱，伤侧胸部叩诊鼓音，呼吸音明显减弱或消失。当合并血气胸时，上方叩诊呈鼓音，下方叩诊呈浊音。少部分伤员可见皮下气肿。

3. 辅助检查　胸部X线或CT是诊断闭合性气胸的重要手段（图24-3、图24-4）。胸腔穿刺可有助于诊断，同时也是治疗手段。

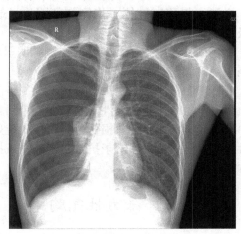

图 24-3　右侧气胸（胸片）

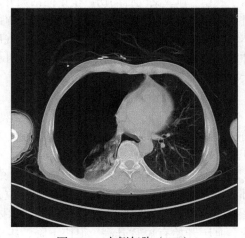

图 24-4　右侧气胸（CT）

【治疗】　少量气胸无明显症状者可不予处理，鼓励患者深呼吸，积气1～2周后可自行吸收。中量及以上气胸，应行胸腔穿刺抽气，促使肺复张，如抽气后症状减轻但不久又加重，应行胸腔闭式引流术。

二、开放性气胸

【病理生理】　胸膜腔通过胸壁伤口与外界大气相通，空气可以随呼吸活动进出胸膜腔，形成开放性气胸。呼、吸气时两侧胸膜腔压力不均衡出现周期性变化，使纵隔在吸气时移向健侧，呼气时移向伤侧，称为纵隔扑动。纵隔扑动引起心脏大血管来回扭曲及胸腔负压受损、静脉回流受阻，心排血量减少。纵隔扑动又可刺激纵隔及肺门神经丛，引起胸膜肺休克。开放性气胸的严重性取决于伤口大小。胸壁伤口越大，病情越重，死亡率越高。

【临床表现及诊断】

1. 症状 气促、呼吸困难，甚至发绀或休克。

2. 体征 呼吸急促，胸壁有开放性伤口，气管、心浊音界移向健侧。伤侧胸部叩诊呈鼓音，呼吸音消失。

3. 辅助检查 X线胸片显示伤侧肺明显萎缩，纵隔向健侧移位。

【治疗】 开放性气胸病情较重，一经确诊，应立即实施救治。将开放性气胸立即变为闭合性气胸并排气减压，伴有合并损伤者，给予相应处理，最后清创缝合伤口，并给予抗生素及破伤风抗毒素预防治疗。

三、张力性气胸

【病理生理】 张力性气胸又称高压性气胸，是由于胸壁、肺或支气管的伤口呈单向活瓣开放，空气进入胸膜腔，不能排出。因此随着呼吸，胸膜腔内气体不断增多，压力不断升高，直到高于大气压。伤侧肺完全压缩，纵隔向健侧移位，通气量及回心血量大大减少，引起呼吸、循环衰竭。

【临床表现及诊断】

1. 症状 除气促、呼吸困难之外，还经常表现出精神高度紧张，恐惧、烦躁不安、窒息感、发绀、出汗。

2. 体征 患侧胸廓膨胀，肋间隙饱满，颈部和胸部出现皮下气肿，气管和心脏向健侧移位，心脏浊音区，语音震颤和呼吸音，均可消失，脉搏细弱而快，血压开始有短暂升高，很快下降，甚至出现意识不清，昏迷、休克和呼吸心跳停止。

3. 辅助检查 X线胸片显示胸腔积气、肺萎缩成小团，纵隔明显向健侧移位。纵隔内、胸大肌内及皮下气肿表现。胸腔穿刺有高压气体向外排出。

【治疗】 张力性气胸应紧急处理，立即排气减压。应急情况下可用粗针头于锁骨中线第2肋间穿刺，然后行闭式胸腔引流术。有剖胸手术指征时应及时剖胸探查。同时应用抗生素预防感染。

胸腔闭式引流术的适应证：①中量、大量气胸，开放性气胸，张力性气胸；②胸腔穿刺术治疗下肺

无法复张者；③需使用机械通气或人工通气的气胸或血气胸者；④拔除胸腔引流管后气胸或血胸复发者；⑤剖胸手术：根据临床诊断确定插管的部位，气胸引流一般在前胸壁锁骨中线第2肋间隙，血胸则在腋中线与腋后线间第6肋间隙或第7肋间隙（图24-5）。

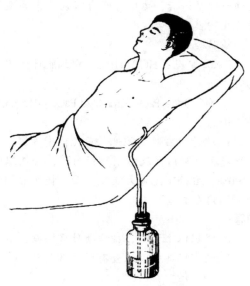

图24-5 胸腔闭式引流术

案例24-2分析

临床诊断：右肺上叶肺大疱破裂并气胸。

诊断要点：

1. 急性病容，右侧肋间隙饱满，呼吸节律规整。右肺叩诊呈鼓音，左肺叩诊呈清音，右肺呼吸音减弱，未闻及干湿啰音及胸膜摩擦音。

2. 血气分析：PaO_2 61mmHg，$PaCO_2$ 41.5mmHg，pH7.402。

3. 胸片示右侧胸腔见大量气体密度影，右肺组织受压至肺门区及右下肺野内带，肺组织受压约90%，右膈下见宽大液气平面；提示右侧液气胸（气胸为主）。

4. 胸腔闭式引流术后胸部CT提示右上肺大疱破裂并少量液气胸。

治疗原则：

1. 吸氧、镇痛、胸腔闭式引流术。

2. 胸腔闭式引流术后持续漏气，胸部CT提示有肺大疱破裂，排除手术禁忌证后行胸腔镜下肺大疱切除胸廓固定术。

第三节 血 胸

胸膜腔积血称为血胸，胸部创伤中 70%伴有不

同程度的血胸,出血通常来源于心脏、胸内大血管及其分支、胸壁、肺组织、膈肌和心包血管出血。当胸腔内迅速积聚大量血液,超过肺、心包和膈肌运动所引起的去纤维蛋白作用时,胸腔内积血发生凝固,形成凝固性血胸。凝血块机化后形成纤维板,限制肺与胸廓活动,损害呼吸功能,血液是良好的培养基,经伤口或肺破裂口侵入的细菌,会在积血中迅速滋生繁殖,引起感染性血胸,最终导致脓胸。持续大量出血所致胸膜腔积血称为进行性血胸,少数伤员因肋骨断端活动刺破肋间血管或血管破裂处血凝块脱落,发生延迟出现的胸腔内积血,称为迟发性血胸。血胸可分为少量血胸(胸膜腔积血少于 500ml)、中量血胸(胸膜腔积血量 500~1000ml)和大量血胸(胸膜腔积血量大于 1000ml)。

【病理生理】 血胸的病理生理变化取决于出血量和速度,以及伴发症状的严重程度。急性失血可引起循环血容量减少,导致失血性休克。胸腔内积血过多可压迫伤侧肺和纵隔,引起呼吸和循环功能障碍。

【临床表现】

1. 症状 少量血胸无明显症状,中量、大量血胸可有内出血症状,如面色苍白、呼吸困难、脉搏细弱、血压下降。

2. 体征 患侧呼吸运动减弱,下胸部叩诊呈浊音,呼吸音明显减弱。

3. 辅助检查 X 线胸片显示患侧胸腔积液。胸腔穿刺抽出不凝血。

【诊断】 根据胸部受伤史、内出血症状、胸腔积液体征,结合 X 线胸片表现,诊断不难。但应注意与肺不张、膈肌破裂及伤前就存在的病变相鉴别。

具备以下征象则提示存在进行性血胸:

1. 持续脉搏加快、血压降低,或虽经补充血容量血压仍不稳定。

2. 闭式胸腔引流量每小时超过 200ml 持续 3 小时。

3. 血红蛋白量、红细胞计数和血细胞比容进行性降低,引流胸腔积血的血红蛋白量和红细胞计数与周围血相接近且迅速凝固。

具备以下情况应考虑感染性血胸:

1. 有畏寒、高热等感染的全身表现。

2. 抽出胸腔积血 1ml 加入 5ml 蒸馏水,无感染呈淡红透明状,出现混浊或絮状物提示感染。

3. 胸腔积血无感染时红细胞白细胞计数比例应与周围血相似,即 500:1。感染时白细胞计数明显增加,比例达 100:1 可确定为感染性血胸。

4. 积血涂片和细菌培养发现致病菌有助于诊断,并可依此选择有效的抗生素。

【治疗】 血胸的治疗旨在预防休克;及早清除胸膜腔积血及解除肺与纵隔受压和防治感染,对进行性血胸开胸探查,及时处理合并伤和并发症。

1. 少量血胸 只需注意观察病情变化,同时给予止血及预防性抗生素治疗,不需特别处理。

2. 中量血胸 首先可试行胸腔穿刺抽液。部分患者经几次胸穿而治愈。效果不佳者,可行胸腔闭式引流,同时给予抗生素和对症处理。胸腔内仍有不易自止的出血应急诊手术止血。

3. 大量血胸 多伴有严重的休克,应在积极抗休克治疗的同时行胸腔闭式引流。

第四节 创伤性窒息

创伤性窒息是钝性暴力作用于胸部所致的上半身广泛皮肤、黏膜、末梢毛细血管淤血及出血性损害,当胸部与上腹部受到暴力挤压时,患者声门紧闭,胸内压力骤然剧增,右心房血液经无静脉瓣的上腔静脉系统逆流,造成末梢静脉及毛细血管过度充盈扩张并破裂出血。

【临床表现及诊断】

1. 症状 伤后多数患者有暂时性意识障碍、烦躁不安、头晕、谵妄,甚至四肢痉挛性抽搐,瞳孔可扩大或极度缩小。

2. 体征 面部、颈部上胸部皮肤出现针尖大小的紫蓝色瘀点,以面部与眼眶部最为明显。口腔、球结膜、鼻黏膜可见瘀斑甚至出血。视网膜或视神经出血可产生暂时性或永久性视力障碍。鼓膜破裂可致外耳道出血、耳鸣,甚至听力障碍。

【治疗】 患者预后取决于承受压力大小、持续时间长短和有无合并伤。少数伤员在压力移除后可发生呼吸心跳停止,应做好充分抢救准备。一般患者在严密观察下对症处理,有合并伤者应针对具体伤情给予积极处理。

第五节 肺 损 伤

肺损伤包括肺裂伤、肺挫伤和肺冲击伤,其中肺挫裂伤是胸外伤常见的类型之一,是严重的胸部创伤后,肺与胸壁相撞,导致肺毛细血管广泛受损,同时受损组织释放活性物质进入血液循环,引起弥漫性支气管和肺血管收缩,影响肺的通气功能。

【临床表现及诊断】

1. 症状 轻者有胸痛、胸闷、气促、咳嗽和血痰等,严重者有明显呼吸困难,痰多且黏稠,不易咳出,发绀。由于缺氧继续加重,患者出现呼吸急促,烦躁不安，频繁咳嗽，咳大量泡沫痰。

2. 体征 肺部听诊可闻及广泛湿啰音、呼吸音减弱甚至消失。

3. 辅助检查 X 线胸片可见斑片状阴影。胸部 CT 表现为肺血管影增粗、模糊；肺实质内散在斑点状、小片状稍高密度影或为大片、大段分布的高密度灶。

【治疗】 对胸外伤后怀疑有肺损伤的伤员应该及早干预，包括鼓励排痰，雾化吸入，积极抗休克，纠正水、电解质紊乱，保持呼吸道通畅，中低流量吸氧。呼吸衰竭及昏迷者应及早呼吸肌辅助通气。

第六节 心脏损伤

心脏损伤可分为钝性心脏损伤与穿透性心脏损伤。钝性损伤多由胸前区撞击、减速、挤压、冲击等暴力所致，损伤严重程度与暴力的撞击速度、质量、作用时间、心脏收缩时相和心脏受力面积有关，心脏在等容收缩期遭受暴力的后果最为严重。穿透伤多是由锐器、刀刃或火器所致的心脏破裂。

一、钝性心脏损伤

钝性心脏损伤严重程度与钝性暴力强度相关，轻者无明显症状，重者甚至可发生心脏破裂。临床上最常见的是心肌挫伤。轻者为心外膜或心内膜下心肌出血，少量心肌纤维断裂，重者为心肌广泛挫伤，大面积心肌出血，甚至坏死。心脏挫伤修复后遗留瘢痕者可能日后发生室壁瘤，严重心脏挫伤的致死原因多为严重心律失常或心力衰竭。

【临床表现及诊断】

1. 症状 轻者可无明显症状。中重度挫伤可能出现胸痛、心悸、气促，甚至心绞痛等症状。

2. 体征 可有心律失常。

3. 辅助检查 ①心电图：可能存在 ST 段抬高，T 波低平或倒置，心动过速或房性、室性早搏等心律失常；②超声心动图：可显示心脏结构和功能改变；③磷酸肌酸激酶及其同工酶和乳酸脱氢酶及其同工酶活性测定值升高。

【治疗】 心脏挫伤的处理主要为休息、严密监护及对症支持治疗。必要时应转入 ICU 监护治疗。

二、穿透性心脏损伤

穿透性心脏损伤大多数因穿透性暴力伤及心脏所致，心脏破裂病情凶险，伤员绝大多数死于事故现场，极少数伤员可能通过有效的现场急救而存活送达医院。心脏破裂好发的部位依次为右心室、左心室、右心房和左心房。

【临床表现及诊断】 心脏破裂病情进展迅速，依靠心电图、心脏彩超，甚至心包穿刺明确诊断都是耗时、准确性不高的方法。其诊断要点：①胸部伤口位于心脏体表投影区域或其附近；②伤后时间短；③Beck 三联征。

1. 症状 轻者可无明显症状。中重度挫伤可能出现胸痛、心悸、气促，甚至心绞痛等症状。重者有口渴、烦躁不安、出冷汗、胸痛、呼吸急促、面唇青紫，甚至昏迷等症状。

2. 体征 心音遥远、心搏微弱，脉压小、动脉压降低，静脉压升高。

【治疗】 已有心脏压塞或失血性休克者应急诊行开胸手术。用无损伤缝线修补心脏裂口，必要时加垫缝合。就诊时生命体征平稳、伤后时间短、不能排除心脏损伤者应送至具备全身麻醉手术条件的手术室，明确有无心脏损伤。若伤道进入心包，则改为全身麻醉开胸探查。

第七节 膈 肌 损 伤

膈肌损伤分为穿透性或钝性膈肌损伤。穿透性膈肌损伤多由火器或刃器致伤，多伴有失血性休克。钝性膈肌损伤多为交通伤及高处坠落伤所致，常伴有多部位损伤。而膈肌损伤临床表现较轻，易漏诊。

一、穿透性膈肌损伤

【病理生理】 血胸的病理生理变化取决于出血量和速度，以及伴发症状的严重程度。急性失血可引起循环血容量减少。

【临床表现】 严重呼吸困难、发绀和休克，常兼有胸部及腹部症状，因多并发肋骨骨折、肝、肺、脾、膈肌、胃肠等破裂，症状体征各不同。穿透伤其部位与直接外力方向一致，裂口通常较小，发生膈疝时常可引起疝入脏器绞窄、坏死或穿孔，不仅会导致患者呼吸循环功能紊乱，同时可合并胃穿孔和大出血等情况，伤势复杂，致死率高。

【诊断】 由于膈肌破裂伤情严重，休克发生率高，往往不允许做过多复杂检查，X 线若发现血气胸、肋骨骨折、膈下游离气体，对膈肌损伤诊断无特异性。彩超对实质性脏器损伤诊断有很大价值，腹腔穿刺简单可靠，并可重复使用。

【治疗】 一旦确诊或高度可疑膈肌破裂，无论膈肌破裂大小，均应积极抢救休克、迅速纠正呼吸循环障碍，及早采取手术治疗，探查膈肌。

二、闭合膈肌损伤

【病理生理】　膈肌损伤后，腹腔脏器可经裂口疝入胸腔，进入胸腔的肠管受裂口压迫，可出现腹痛、恶心、呕吐等症状，严重时甚至发生绞窄坏死。疝入胸腔的脏器压迫肺，导致肺萎陷，纵隔移位，甚至引起呼吸、循环衰竭和休克。

【临床表现】　患侧闻及肠鸣音是本病的特有体征。严重时有腹部症状，呼吸困难、发绀和休克。

【诊断】　临床表现结合 X 线检查及 B 超检查可确诊膈肌破裂。

【治疗】　一旦确诊或高度可疑膈肌破裂，无论膈肌破裂大小，均应积极抢救休克、迅速纠正呼吸循环障碍，及早采取手术治疗，探查膈肌。如发生膈疝还需复位疝入的脏器到解剖位置。

思 考 题

1. 外伤性血气胸最可靠的诊断依据是什么？

2. 多根多处肋骨骨折合并开放性气胸，首先应采取的抢救措施是什么？

3. 最容易发生骨折的是哪几根肋骨？

4. 张力性气胸最重要的紧急处理方法是什么？

5. 外伤性血胸、胸腔内血液不凝固的原因是什么？

6. 血胸最容易自然止血的是哪些血管？

7. 闭合性胸部损伤的诊断主要依据是什么？

8. 胸部外伤后胸壁软化的发病原因是什么？

9. 开放性气胸诊断的主要依据是什么？

10. 开放性气胸首先采取的急救措施是什么？

11. 开放性气胸产生的纵隔摆动是由于什么原因？

（郑宝石）

第二十五章　胸壁疾病

第一节　漏斗胸

学习目标：

了解漏斗胸的临床表现、诊断及治疗方法；非特异性肋软骨炎的临床表现、诊断及治疗原则；胸壁结核的发病机制、临床表现及治疗原则；胸壁肿瘤的病理分型、临床表现及治疗原则。

案例 25-1

患者，男，13 岁。因"发现胸部发育畸形 12 年余"入院。

患者家属代述患者 1 岁多时发现前胸壁有轻微凹陷，随着身体发育前胸壁凹陷逐渐严重。

体格检查：T 36.9℃，P 90 次/分，R 20 次/分，BP 116/70mmHg。前胸骨中下部不对称性深凹陷，呈漏斗状改变，盛水量约 220ml，相应水平胸廓前后径变窄，胸骨无压痛，胸壁未见明显静脉曲张。脊柱向左侧轻度侧弯。双侧呼吸运动均匀对称，无增强或者减弱。双肺触觉语颤对称，无胸膜摩擦感。双肺叩诊呈清音。双肺呼吸音清，未闻及干湿啰音及胸膜摩擦音。

辅助检查：

1. 胸片及胸部 CT：符合漏斗胸胸廓改变。

2. 心电图：窦性心动过缓伴不齐、V1 呈 qrs 型、V4、V5 导联 r 波上升不良、心脏顺钟向转位。心脏彩超示先天性心脏病：房间隔两处缺损（继发孔型＋卵圆孔未闭可能性大），房水平两处左向右分流；左室收缩功能测定在正常范围。肺功能示肺通气功能 VC、FVC 重度减少，FEV_1 中重度减少，PEF 中度减少，MMEF75/25 极重度减少，提示有中重度混合性通气功能障碍（限制为主）；弥散量、校准弥散量中度减少，提示有中度弥散功能障碍。

问题：

1. 根据以上资料，拟诊断什么疾病？

2. 如何治疗？

漏斗胸（funnel chest）是胸骨连同肋骨向内向后凹陷，呈舟状或漏斗状；通常胸骨柄和第 1、2 肋软骨正常，胸骨体剑突交界处凹陷最深。有家族倾向或伴有先天性心脏病。有人认为此畸形是由于肋骨生长不协调，下部较上部迅速，挤压胸骨向后而成；亦有人认为是因膈肌纤维前面附着于胸骨体下端和剑突，在膈中心腱过短时将胸骨和剑突向后牵拉所致（图 25-1～图 25-3）。

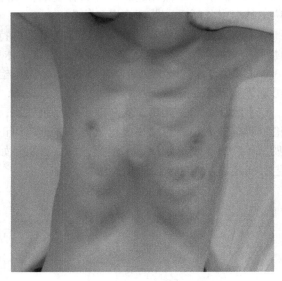

图 25-1　漏斗胸畸形患者

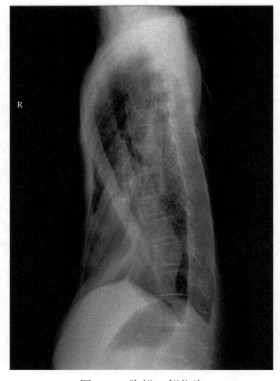

图 25-2　胸部 X 侧位片

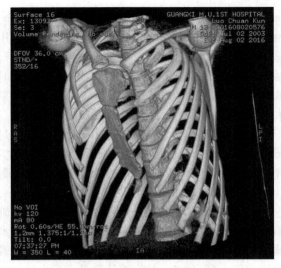

图 25-3　胸部 CT 骨三维重建

位和顺时钟方向旋转，X 线侧位胸片可见下段胸骨向后凹陷，与脊柱间的距离缩短。CT 图像凹陷更为确切清晰（图 25-4）。

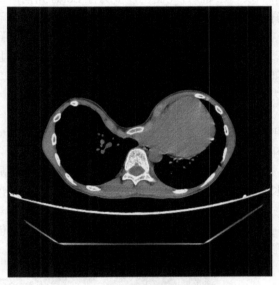

图 25-4　漏斗胸发病模式和 CT 扫描表现

【病因】　漏斗胸是儿童最常见的胸壁疾病，每300～400 新生儿中有 1 人患病，男性多于女性（4∶1），不同种族之间有差异。病因尚未明确，可能为肋软骨生长过度所致，亦有认为与膈肌胸骨部发育过短相关。20%～37% 的漏斗胸有家族史。

【临床表现】　婴幼儿对漏斗胸的耐受力较好，可以没有症状。若扁桃体肥大或上呼吸道阻塞者，舟状的前胸壁和弯曲的背部更加突出。年龄较大的患者主诉运动后凹陷畸形的胸前区或心前区隐痛，呼吸困难。短暂的房性心律失常可产生心悸、晕厥，提示可能合并二尖瓣脱垂。畸形严重者压迫心脏和肺，影响呼吸和循环功能，导致心慌、气短，反复呼吸道感染，体形瘦弱，活动耐力下降。漏斗胸的典型体征表现为两肩前倾，前胸陷落，后背如弓，腹部凸出。胸部 X 线检查和心电图常有心脏向左移

【胸骨及肋软骨畸形范围测定】　胸骨及肋软骨畸形大小范围的测定方法较多，可作为手术指征参考，又可作为术后比较，临床上应用较多的有如下几种。

1. Haller 指数　胸部 CT 检查胸部最大内横径与同层面最小前后深度之比，大于 3.25 具有手术指征。

2. 漏斗胸指数　根据前胸壁与凹陷畸形大小的比例，作为手术指征的参考（图 25-5）。

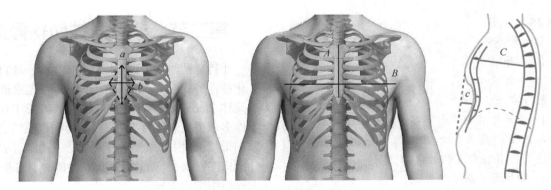

图 25-5　漏斗胸指数测定法

漏斗胸指数 $= a \times b \times c / A \times B \times C > 0.2$，具有手术指征。

式中：a　漏斗胸凹陷外口纵径长度；

b　漏斗胸凹陷外口横径长度；

c　漏斗胸凹陷外口水平线至凹陷最深处长度；

A　X 线胸片（后前位）胸骨长度（胸骨柄上缘

至剑突间长度）；

B X 线胸片（后前位）胸部横径（两侧腋前线间长度）；

C X 线胸片（侧位片）胸骨 Louis 角前后缘至脊椎前缘长度。

3. 胸脊间距 根据 X 线胸部侧位片测算，胸骨凹陷深处后缘与脊椎间距表示漏斗胸畸形的程度。如胸脊间距＞7cm 为轻度；5～7cm 为中度；＜5cm 为重度，较为实用。

4. 盛水量 患者仰卧位，用水置满凹陷外口水平的盛水量，用毫升表示容积大小，适用于对称型漏斗胸，不对称型漏斗胸难以测准。

【治疗】 畸形轻者不需要特殊处理，随年龄增长多可自行矫正。除畸形较轻者外，应予手术治疗。一般 3～4 岁后即可手术矫正；3 岁前有假性漏斗胸可能。手术方法有胸骨翻转术、胸骨抬举术和微创矫形术。

1. 微创矫形术（minimally invasive repair of pectus excavatum，MIRPE） 如 Nuss 手术。采用两胸侧壁小切口，在胸腔镜的辅助下，以漏斗胸矫形钢板经胸骨后矫正畸形。与传统手术比较具有手术时间短、美观、出血少（5～20ml）、恢复快、住院周期短和长期效果好等优点（图 25-6）。临床较为常用。

2. 胸骨抬举术（Ravitch 手术） 切除肋骨过长部分，胸骨角前面楔形截骨将胸骨抬高到正常位置，用钢针或无钢针两侧肋软骨牵拉向上固定胸骨（tripod fixation，Haller）。

3. 胸骨翻转术（sternal turnover） 分带血管蒂胸骨翻转术和无蒂胸骨翻转术两种。前一种手术将胸骨及其两侧的胸廓内动、静脉和腹直肌蒂（或只带腹直肌）翻 180°，具有维持胸骨正常血供、确保胸骨正常发育的优点。后一种手术即和田（Wada）法，直接游离切下畸形的胸骨和肋软骨后，翻转缝合，术后并发症主要包括骨坏死和形成瘘管。

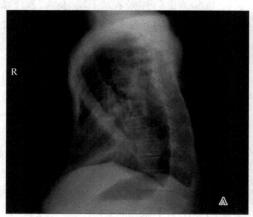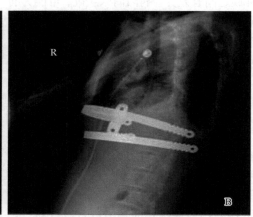

图 25-6 漏斗胸矫形钢板应用术前（A）、后（B）对比

案例 25-1 分析

临床诊断：

1. 漏斗胸。

2. 先天性心脏病、房间隔缺损。

诊断要点：

1. 查体有前胸骨中下部不对称性深凹陷、呈漏斗状改变，盛水量约 220ml，相应水平胸廓前后径变窄，脊柱向左侧轻度侧弯。

2. 胸片提示漏斗胸表现。

治疗原则：

1. 可行 Nuss 手术。

2. 术后避免进行剧烈运动、转体运动等。

第二节 非特异性肋软骨炎

非特异性肋软骨炎（肋软骨增生症）是肋软骨的非化脓性炎症，因 Tietze 于 1921 年首先报道此病，故又称 Tietze 病（Tietze's disease）。好发于青壮年，女性多于男性。病因不明，可能与病毒感染、胸肋关节韧带损伤、内分泌异常有关或是一种血清学检查阴性的风湿性疾病。肋软骨病理切片除软骨细胞体积增大外组织结构无异常。

【临床表现及诊断】 肋软骨炎表现为肋软骨局部疼痛、压痛、隆起和肿大，通常为第 2～4 肋，单侧多见，偶可发生于肋弓，表面光滑，皮肤正常。

症状时轻时重，可反复发作。咳嗽、上肢活动、转身或劳累时加重。病程长短不一，有时在 2～3 个月内消失或迁延数年。

诊断要点：无明显诱因的胸痛，或发病前曾有上呼吸道感染、劳损和慢性损伤病史；肋软骨膨胀性增大伴压痛；胸部 X 线检查及实验室检查无异常发现，但可以排除胸内心肺病变、肋骨结核及肋骨骨髓炎等。

【治疗】　一般保守治疗，解除患者思想顾虑，给予止痛和非甾体抗炎药。局部治疗有热敷、理疗、痛点封闭、肋软骨肿大处骨膜刺孔减张，以及微创骨膜切开手术。患者心理负担较重，肋软骨疼痛肿大明显，或不能排除恶性肿瘤时，可考虑肋软骨切除。

第三节　胸壁结核

胸壁软组织、胸骨、肋骨及骨膜受到结核杆菌的感染被称为胸壁结核（tuberculosis of the chest wall）。以青少年多见，有时也见于儿童，是继发于肺或胸膜结核感染的肋骨、胸骨、胸壁软组织结核病变。多表现为结核性寒性脓肿或慢性胸壁窦道。

【病因和病理】　胸壁结核为全身结核的一部分，常继发于肺和胸膜结核，原发结核灶与胸壁结核可同时存在。结核杆菌进入胸壁的主要来源：①淋巴播散，从肺或胸膜淋巴管累及胸壁，为胸壁结核最常见的感染方式；②直接蔓延，肺或胸膜的结核病灶直接破坏壁层胸膜，向胸壁各层扩散；③血行途径，结核杆菌通过体循环进入胸壁，临床较少发生，多见于免疫力极低的患者。结核脓肿好发于腋后线前方的第 3～7 肋，由胸壁深处穿透肋间肌蔓延至皮下浅层，往往在肋间肌层各有一个脓腔，中间有孔道相通，呈哑铃或葫芦状，甚至形成网络隧道病灶。

【临床表现及诊断】

1. 一般结核感染的全身症状多不显著。结核病灶有活动时，患者自觉虚弱、疲乏、盗汗及低热等。

2. 寒性脓肿胸壁上出现半球形肿块，局部无红、肿、热、痛，按之有波动感，即所谓的"冷脓肿"。

3. 急性炎症反应如寒性脓肿继发化脓性感染，可产生局部和全身感染的症状。

4. 窦道脓肿穿破皮肤，形成经久不愈、形态特殊的慢性窦道或溃疡，窦道边缘皮肤悬空，部分瘢痕收缩，创面肉芽水肿。窦道组织活检可明确诊断。

5. 辅助检查 X 线摄片可见肺、胸膜、肋骨或胸骨结核病变，但 X 线检查阴性并不能排除胸壁结核的诊断；超声检查可判断胸壁肿块为实质性还是液性；脓腔穿刺抽液、涂片、培养细菌学检查有助于

诊断，但阳性率较低。组织活检可提高确诊率。

胸壁结核的诊断一般不困难，但应与胸壁肿瘤、外穿性结核性脓胸、胸壁放线菌病、胸壁伤寒、化脓性胸骨或肋骨骨髓炎等相鉴别。

【治疗】

1. 全身治疗包括营养支持、注意休息及合理的抗结核治疗。

2. 有活动性结核时不可进行手术治疗。对胸壁结核性脓肿，在上述全身治疗基础上，可实行穿刺，排脓后注入抗结核药物。手术治疗胸壁结核的原则要求彻底切除病变组织，包括受侵的肋骨、淋巴结和有病变的胸膜，切开所有窦道，彻底刮除坏死组织和肉芽组织，用 0.025%碘伏反复冲洗后以肌瓣充填残腔，并撒入青霉素、链霉素粉剂预防感染（注意药物过敏）。术毕加压包扎，防止血液积聚。必要时安放引流，24 小时拔除引流后再加压包扎。术后抗结核治疗半年至一年。

寒性脓肿合并化脓性感染时，可先切开引流，待感染控制后再按上述原则处理。

第四节　脓　胸

脓胸（empyema）指胸膜腔内的化脓性感染，产生脓性渗出液积聚。脓胸按病理发展过程可分为急性和慢性；按致病菌则可分为化脓性、结核性和特异病原性脓胸；按波及的范围又可分为全脓胸和局限性脓胸。

【病因和病理】　脓胸的致病菌多来自肺内感染灶，也有少数来自胸内和纵隔内其他脏器或身体其他部位病灶，直接或经淋巴侵入胸膜引起感染化脓。继发于脓毒血症或败血症的脓胸，则多通过血行播散，致病菌以肺炎球菌、链球菌多见。但由于抗生素的应用，这些细菌所致肺炎和脓胸已较前减少，而金黄色葡萄球菌特别是耐药性金黄色葡萄球菌却大大增多。尤以小儿更为多见，且感染不易控制。此外还有大肠杆菌、铜绿假单胞菌、真菌等，虽略少见，但亦较以前增多。若为厌氧菌感染，则呈腐败性脓胸。

细菌进入胸腔的三条途径：①直接侵入或污染（邻近胸膜的器官化脓性感染、胸腔操作、外伤）。②通过淋巴管进入（膈下、纵隔、肝脓肿、化脓性心包炎等）。③血源性播散（全身败血症、脓毒血症）。

脓胸的病理演变过程共有三个阶段。Ⅰ期：渗出期（急性期）。胸膜显著肿胀，渗出液稀薄，细胞成分少，黏度低；胸膜表面的纤维蛋白不影响肺膨胀。Ⅱ期：纤维化脓期（过渡期），有较多的纤维蛋白层积，形成较厚的纤维板，合并混浊的脓性液体。

Ⅲ期：机化期（慢性期）。大量成纤维细胞和毛细血管生长，肺被禁锢在纤维板中，不能膨胀。

临床上脓胸有各种名称：大量渗出液体布满全胸膜腔时称为全脓胸。机化纤维组织引起粘连，使脓液局限于一定范围内，形成局限性或包裹性脓胸，常位于肺叶间、膈肌上方、胸膜腔后外侧及纵隔面等处。有时分隔成多个脓腔，成为多房性脓胸。若伴有气管或食管瘘，则脓腔内可有气体，出现液平面，称为脓气胸。脓胸可穿破胸壁，成为自溃性脓胸或外穿性脓胸。

脓胸上述病理改变虽有不同阶段之分，但并无明确时间界限，临床表现也不一致。因此综合判断脓胸的不同阶段，有利于确定治疗方案。

一、急 性 脓 胸

【临床表现及诊断】　全身中毒表现症状有高热、精神萎靡、食欲缺乏、心悸、脉速，血常规白细胞增多，中性粒细胞升高等。呼吸系统症状有咳嗽、咳痰、呼吸困难、发绀及胸痛等。胸部体征表现为患侧呼吸动度减弱，肋间隙突出，有触痛。积脓部位叩诊呈浊音。听诊呼吸音及语颤减低。大量积脓时纵隔向健侧移位。

在诊断脓胸的同时，始终应注意寻找原发疾病，如龋齿、残根、活动性牙周炎等。注意肺炎等急性感染病史，近期外伤与手术史和邻近器官（肝、纵隔）感染史。支气管镜检查排除异物与肿瘤。

X线检查患侧胸腔大片状密度增高影，肺被压缩或部分压缩，胸腔积液。侧位胸片上，脓液常位于后外侧，并延伸到膈肌，呈倒写的字样阴影（孕妇征）。CT扫描有助于区别肺脓肿与脓胸，了解病变程度（图25-7）。

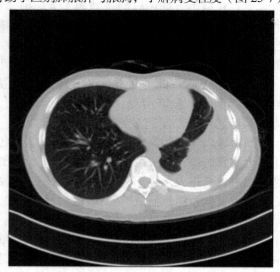

图 25-7　CT示胸腔积脓和"胸膜分离征"

超声检查可确定有无积液、胸膜增厚，并能指导胸腔穿刺。胸腔穿刺抽出脓液可以确定诊断。抽出的积液应常规进行革兰染色，需氧菌及厌氧菌培养，病毒、结核及真菌培养，并做抗生素敏感试验。

胸腔积液的生化分析，大部分学者认为pH<7.0，葡萄糖浓度 50mg/dl，乳酸脱氢酶（LDH）>1000U/L，应当进行引流；如 pH>7.30，糖>60mg/dl，LDH<1000U/L 则不需引流。

【治疗】　急性脓胸的治疗原则是控制感染，排除脓液，促使肺复张，消灭脓腔。

1. 支持治疗　包括呼吸护理，加强营养，治疗并发症和引起脓胸的病因。给予高维生素、高蛋白饮食，对体质衰弱及贫血的患者少量多次输注新鲜血，纠正贫血，提高机体抵抗力。

2. 控制感染　选用足量、有效的抗生素控制感染，并根据细菌培养和药物敏感试验，及时调整抗生素。

3. 外科引流　外科引流清除脓液是脓胸处理的关键，可通过闭式胸腔引流、开胸或胸腔镜进行治疗。脓胸时膈肌常向上牵拉，因此胸腔镜手术 必须注意防止穿破膈肌。乳头水平线、胸大肌外侧缘及背阔肌前缘构成手术"安全三角区"。

4. 胸腔灌洗　对脓液多而黏稠的患者可进行胸腔灌洗。链激酶25 万单位或尿激酶10 万单位加入0.9% NaCl 溶液 100ml 中，每日经胸管滴注；滴注后夹管 6～12 小时，然后吸出。

二、慢 性 脓 胸

【病因】　①急性脓胸就诊过迟，未及时治疗，逐渐进入慢性期；②急性脓胸处理不当，如引流太迟，引流管拔除过早，引流管过细，引流位置不恰当或插入太深，致排脓不畅；③脓腔内有异物存留，如弹片、死骨、棉球、引流管残段等，使胸膜腔内感染难以控制；④合并支气管或食管瘘而未及时处理；或胸膜腔毗邻的慢性感染病灶，如膈下脓肿、肝脓肿、肋骨骨髓炎等反复传入感染，致脓腔不能闭合；⑤有特殊病原菌存在，如结核菌、放线菌等慢性炎症所致的纤维层增厚，肺膨胀不全，使脓腔长期不愈。

【临床表现及诊断】　患者由于长期感染和体质消耗，呈现全身慢性中毒症状：低热、乏力、食欲缺乏、营养不良、低蛋白血症、消瘦和恶病质。胸部症状有慢性咳嗽、咳脓痰及胸闷不适。检查时可见患侧胸壁塌陷、肋间隙变窄、呼吸运动减弱或消失，叩诊呈实音，呼吸音减弱或消失，纵隔向患侧移位。如已作引流或外穿，胸壁上可见流脓的瘘管。部分患者有杵状指（趾）。长期慢性患者肝、肾、脾等脏器可发生淀粉样变，使肝脾肿大，肝功能不良。

胸片见患侧胸膜增厚，呈一片模糊致密阴影；有的其中见空腔和液平面，心脏和气管向患侧移位，膈肌抬高，肋间隙变窄等。脓腔碘油造影可明确脓腔的位置和大小。CT可显示增厚的胸膜、脓腔和肺部情况（图25-8）。

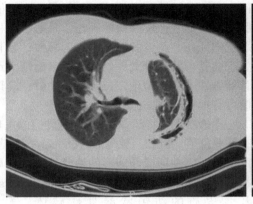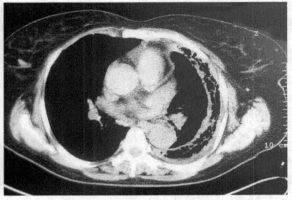

图25-8　左侧慢性脓胸，纤维板形成、肋间隙变窄（肺窗或纵隔窗）

【治疗】　慢性脓胸的治疗原则是改善全身状况，提高机体抵抗力；消除病因和脓腔；尽量使肺复张，恢复肺功能。

如脓胸引流不畅，应在适当的部位另做肋间或肋床引流，以改进引流。

胸膜纤维板剥除术（图25-9）适用于肺内无病变或病变已愈合，肺组织仍能膨胀的患者。手术将脏层和壁层胸膜上增厚的纤维板剥除，使肺扩张，达到消灭脓腔的目的。

胸廓成形术适用于肺组织有纤维化，难于扩张，肺内有活动性结核病灶或存在支气管胸膜瘘，不宜实施纤维板剥脱，但肺组织尚可保留的患者。手术将脓腔对应的肋骨和壁层胸膜内的纤维板剥脱，清除脏层胸膜上的病变组织，使胸壁塌陷。

胸膜肺切除术将脓胸纤维板与肺一并切除，适用于肺内病变也需切除者，如慢性肺脓肿、支气管扩张、肺结核空洞、咯血、支气管胸膜瘘等。

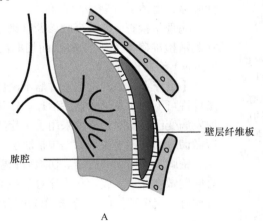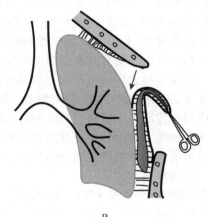

壁层纤维板

脓腔

A　　　　　　　　　　　　　　　　B

图25-9　胸膜纤维板剥除术

A. 剥除壁层纤维板；B. 剥除脏层纤维板

第五节　胸壁肿瘤

案例25-2

患者，男，78岁。因右侧胸痛伴咳嗽、咳痰半年余入院。

患者于半年前无明显病因和诱因下出现右侧

胸壁疼痛，呈间断性钝痛，抬举右上肢及咳嗽时加重，伴咳嗽、咳少量白色黏痰，不伴明显呼吸困难，无咯血，无发热、乏力、消瘦，无关节肌肉疼痛、眼干、口干，无胸痛、心悸、下肢水肿，无皮疹，经外院治疗未见好转而转入我院治疗。

体格检查：T 36.8℃，P 74次/分，R 20次/分，

BP 142/84mmHg。胸廓对称，无畸形，无局部隆起或凹陷，右侧胸壁第 6 肋处有轻叩击痛，胸骨无压痛。双侧呼吸运动均匀对称，无增强或者减弱。双肺触觉语颤对称，无胸膜摩擦感。双肺叩诊呈清音。双肺呼吸音清，未闻及干湿啰音及胸膜摩擦音。

辅助检查：

1. 胸片提示：右第 6 肋骨恶性肿瘤。

2. 肺功能提示：轻度阻塞性通气功能障碍、轻度周边气道阻塞、轻度弥散功能障碍。

超声提示：胆囊多发赘生物，考虑胆固醇结晶。

心电图提示：窦性心律、室性早搏、Ⅲ/aVF 导联异常 Q 波、T 波改变。

问题：

1. 根据以上资料，拟诊断什么疾病？

2. 还有哪些辅助检查有助于诊断？

3. 如何治疗？

胸壁肿瘤（tumor of the chest wall）一般是指发生于胸壁深层组织如胸骨或肋骨、骨膜、血管、神经等的肿瘤，不包括皮肤、皮下组织及乳腺肿瘤。可分为原发性和继发性两类。原发性肿瘤又分为良性与恶性。原发性胸壁肿瘤发病率低、恶性程度高，且软组织源性肿瘤多于骨和软骨源性肿瘤。良性肿瘤平均发病年龄为 26 岁，恶性肿瘤平均发病年龄为 40 岁。男女发病率为 2∶1。原发性胸壁骨肿瘤，20% 发生于胸骨，80% 发生于肋骨。发生于前胸壁及侧胸壁者多于后胸壁。继发性胸壁肿瘤是由其他部位的肿瘤转移而来，或邻近器官的原发性肿瘤（乳腺、肺、胸膜或纵隔原发肿瘤）直接侵犯胸壁形成的肿瘤。转移性胸壁肿瘤系自他处恶性肿瘤转移而来，以转移至肋骨最为多见，常造成肋骨的局部破坏或病理性骨折，引起疼痛。

【病理】　胸壁肿瘤组织来源广泛，病理类型繁多，有些恶性肿瘤可以发生在原有良性肿瘤的基础上。来源于胸壁软组织肿瘤有脂肪瘤、纤维瘤、血管瘤、神经类肿瘤及各种肉瘤。起源于骨骼的常见肿瘤有软骨瘤、骨软骨瘤、骨纤维不典型增生、成骨细胞瘤、巨细胞瘤、动脉瘤样骨囊肿、肉瘤、Askin 瘤及孤立性浆细胞瘤等。

【临床表现】　胸壁肿瘤在全身肿瘤中并不多见。临床可无任何症状，偶然或体检时发现。临床表现取决于肿物的部位、大小、组织类型、生长速度及邻近组织的受累程度。主要症状为疼痛性包块，多为持续性钝痛，最初易被误诊为非特异性肌肉或

骨骼病变。肿物压迫臂丛神经出现肢体麻木，压迫颈胸交感链产生霍纳（Horner）综合征，压迫肋间神经疼痛较显著，甚至反射至上腹部。瘤体向胸腔内生长，可导致刺激性咳嗽、气促、呼吸困难或胸腔积液等症状。发展快的肿瘤常是恶性或良性肿瘤恶变的征兆。胸骨肿瘤几乎均为恶性；软骨瘤多发生于肋骨与肋软骨交界处；软骨肉瘤增大迅速；肋骨纤维性不典型增生多位于后部肋骨；晚期恶性肿瘤可有远处转移、血胸、恶病质等。

【诊断】　胸部 X 线对胸壁肿瘤的发现与评估有重要价值。例如，软骨瘤（chondroma）影像学上可见骨质内圆形或卵圆形的溶骨性病灶伴局部点片状钙化；骨纤维不典型增生（fibrous dysplasia）为侵及骨皮质的纺锤状溶骨性破坏；软骨肉瘤（chondrosarcoma）可见大的分叶状骨皮质破坏；Ewing 肉瘤（Ewing's sarcoma）可见溶骨和硬化，出现"洋葱皮"样影像；骨肉瘤（osteosarcoma）有日光照射征；浆细胞瘤（plasmocytoma）呈现典型的穿凿样溶骨病灶。CT 有助于显示病变的程度，确定手术切除的范围。MRI 可判断肿瘤是否侵犯、压迫大血管或脊柱。胸膜外肿块在切线位观察，病变的最大直径位于病变的中部，病变与胸壁成锐角。

另外，骨髓瘤（myeloma）患者尿液中本-周蛋白（Bence-Jones protein）阳性；有广泛骨质破坏的恶性肿瘤，血清碱性磷酸酶升高。

病理学检查：细针穿刺诊断准确率低，带芯粗针穿刺活检准确率大于 95%，而切取活检（excisional biopsy）诊断价值更高。

【治疗】　原发性胸壁肿瘤不论良性或恶性，在条件许可下均应及早做切除治疗。转移性胸壁肿瘤若原发病变已经切除，亦可采用手术疗法。对恶性肿瘤应做彻底的胸壁整块切除，包括肌层、骨骼、肋间组织、壁胸膜和局部淋巴结。切除后胸壁缺损面积大者宜同期做修补术。放疗和化疗对某些不能手术的恶性肿瘤有一定缓解作用，一般多作为综合治疗的一部分。

案例 25-2 分析

临床诊断：右侧胸壁肿瘤。

诊断要点：

1. 有右侧胸痛史。

2. 右侧胸壁第 6 肋处有轻叩击痛。

3. 胸片提示：右第 6 肋骨恶性肿瘤。

4. 穿刺病理结果提示为梭形细胞来源肿瘤，形态学符合良性纤维组织细胞瘤。骨 ECT 未发现核素浓聚影。

治疗原则：排除手术禁忌证后行肿瘤切除术。

思 考 题

1. 非特异性肋软骨炎的定义是什么？
2. 胸壁结核鉴别诊断、治疗原则是什么？
3. 有哪些因素影响急性脓胸成为慢性脓胸？
4. 急性脓胸和慢性脓胸处理上有何不同？

（郑宝石）

第二十六章　脓　　胸

脓胸（empyema）是指脓性渗出液积聚于胸膜腔内的化脓性感染。

【分类】

1. 按疾病发生发展过程分类　当致病菌侵入胸膜腔，在胸腔内造成感染时，一般病程在 6 周至 3 个月内的急性感染称为急性脓胸（acute empyema）；当疾病进展，脏层胸膜被厚实的纤维板覆盖，肺不能有效膨胀，同时引流不畅，称为慢性脓胸（chronic empyema），病程在 3 个月以上。

2. 按疾病受累范围分类　因脓性渗出液分布于全胸膜腔可称为全脓胸。脓液因机化纤维组织粘连，使其局限于肺叶间、膈肌上方、胸膜腔后外侧或是纵隔面等处时，称为包裹性脓胸或局限性脓胸。

3. 按致病菌分类　分为化脓性、结核性和特异性病原性脓胸。致病菌多来自肺内感染灶，有少数来自胸内或纵隔病灶，或直接经淋巴侵入胸膜腔引起感染。

【病因和病理】　脓胸的主要病因分为三类：肺内感染、胸部创伤和胸腔术后并发症。在抗生素出现以前，约 10%的肺炎患者会演变成脓胸，常见的致病菌为肺炎球菌和链球菌。但由于抗生素的使用，脓胸的发病率及病死率也显著下降。多项研究表明，金黄色葡萄球菌已成为最为常见致病菌。尤其以小儿多见，且感染不易控制。此外，大肠杆菌、铜绿假单胞菌、真菌、厌氧菌等亦可引起感染。

细菌进入胸腔的三条途径：①直接由化脓性病灶侵入或外伤、胸腔操作污染胸腔。②通过淋巴管途径，如膈下脓肿、纵隔脓肿、肝脓肿、化脓性心包炎等，通过淋巴管侵犯胸膜腔。③血源性播散途径，如全身败血症、脓毒血症，病菌经血液循环进入胸膜腔。

脓胸的病理演变过程可分为三个阶段。①炎性渗出期或急性期。此期的胸膜腔内有大量渗出液，胸腔积液表现稀薄清亮，呈浆液性，无纤维素沉着，胸膜腔充血水肿，胸腔积液引流通畅，肺仍可良好复张。②纤维化脓期或过渡期。随着疾病进展，胸腔积液中脓细胞及纤维蛋白增多，大量纤维素沉积在壁层胸膜和脏层胸膜表面。纤维素形成分隔防止脓胸扩散的同时，也使肺组织膨胀受限。③机化期或慢性期。脏层及壁层胸膜上大量的纤维素沉淀，毛细血管和成纤维细胞长入其中，在胸膜表面尤其是壁层胸膜上形成纤维板。与此同时，肺的舒张功能严重受限，无法膨胀。

第一节　急　性　脓　胸

案例 26-1

　　患者，男，53 岁，因"左胸痛伴发热 2 周"入院。

　　患者于 2 周前劳累后出现左侧胸痛，咳嗽时加重，少量黄痰，稍胸闷，无明显气促、呼吸困难，发热，约 39℃，无畏寒，无呕血、黑便，无腹痛等。伤后即被他人送入医院，患者有糖尿病多年，未规则治疗，血糖波动，控制欠佳。无传染病接触史及药物过敏史。

　　体格检查：T 39.2℃，P 106 次/分，R 23 次/分，BP 124/86mmHg。神志清醒，对答切题，无发绀，双侧瞳孔等大等圆，光反射灵敏，颈软，颈静脉无怒张，气管居中。左侧叩诊浊音，听诊左侧呼吸音减弱，可闻少许湿啰音。右侧呼吸音清，未闻干湿啰音。律齐，心音有力，未闻及杂音。腹部平软，无压痛及反跳痛，无包块、压痛和反跳痛，Murphy's 征阴性。移动性浊音阴性，肠鸣音正常。

　　辅助检查：

　　1. 血常规：WBC 15.6×10^{12}/L，HGB108g/L。

　　2. 肝功能：总蛋白 58g/L，白蛋白 30g/L。

　　3. ESR 79mm/h。

问题：

　　1. 根据以上资料，该患者拟诊断什么疾病？

　　2. 为有助于诊断，还有哪些辅助检查需要完善？

　　3. 若明确初步诊断后，应如何进一步诊疗？

【临床表现及诊断】　脓胸患者的临床表现与致病菌的性质、胸膜腔内脓液量的多少、患者的自身免疫状况等有密切联系。典型的急性脓胸患者常有呼吸困难、胸痛、发热、咳嗽、呼吸急促、全身乏力、白细胞增高等征象。体查患侧肋间隙增宽、语颤减弱，叩诊呈浊音，听诊呼吸音减弱或消失。大量积脓时纵隔可移向健侧，严重时可伴发绀和休克。

胸部 X 线检查可见患侧胸腔积液所致的致密阴影，多为由外上向内下的斜行弧线影，积液量大时可见纵隔移位。伴气胸时可见液平面，侧位胸片可显示，脓液常位于后外侧。若未经穿刺而出现液平面时，应怀疑食管、气管瘘。超声波检查可明确积液范围及准确定位，有助于脓胸的穿刺和诊断。胸部 CT 扫描能提供更好的鉴别诊断帮助。脓胸脓腔的边缘线和附近的胸壁走行一致，且脓腔的垂直和水平尺度较横向大。而典型的肺脓肿多呈球形，其形态与附近的胸壁不吻合，走向也不一致，并且其周围有肺组织感染造成的炎性表现（图 26-1）。

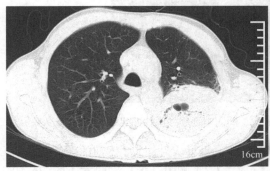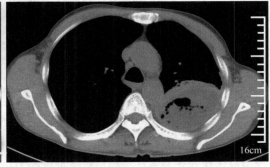

图 26-1　CT 示胸腔积脓和"胸膜分离征"

胸腔穿刺抽出脓液可以确定诊断。抽出的积液应常规进行涂片镜检，致病菌培养，并作抗生素敏感试验。胸腔积液的生化指标：当胸腔积液中的 pH<7.0，葡萄糖浓度<50mg/dl，乳酸脱氢酶（LDH）>100U/L，于是即将发生脓胸，应予胸腔引流。原因是感染的胸液中的白细胞活性增加，酸性代谢产物升高所致，且这些生化指标的异常出现先于细菌培养的结果。

【治疗】　急性脓胸的治疗原则是支持治疗、控制感染，排除脓液，促使肺扩张，消灭脓腔。关键是脓液的充分引流。

1. 支持治疗　包括呼吸护理，加强营养，治疗并发症和引起脓胸的病因。给予高维生素、高蛋白饮食，对体质衰弱及贫血的患者少量多次输注新鲜红细胞悬液，纠正贫血，提高机体抵抗力。

2. 控制感染　选用有效、足量的抗生素控制感染，并根据细菌培养和药物敏感试验的结果及时调整抗生素的使用。

3. 外科引流　外科引流清除脓液是脓胸处理的关键。可通过 B 超或 CT 定位行闭式胸腔引流。通常根据影像学资料来定位，放置胸腔引流管，常用 28～36 号粗管，闭式引流瓶可接持续负压吸引，以使引流更加通畅，以促使患侧肺尽早膨胀复张，消灭脓腔。若胸腔闭式引流仍不能有效排出脓液且 CT 检查示脓液稠厚、多发分隔，经皮无法充分引流时，此时患者就需要开胸或胸腔镜手术进行治疗，术式有肋骨切除胸腔引流术、早期胸腔扩清术及纤维膜剥除术（图 26-2）。脓胸时膈肌常向上牵拉，因此胸腔镜手术必须注意防止穿破膈肌。

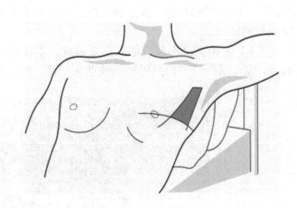

图 26-2　表示乳头水平线、胸大肌外侧缘及背阔肌前缘构成手术"安全三角区"

4. 胸腔灌洗　脓液多而黏稠的患者可行胸腔灌洗治疗。将 25 万单位链激酶或 10 万单位尿激酶加入 100ml 生理盐水中，每日经胸管滴注；滴注后夹管 6～12 小时，然后抽出。

第二节　慢性脓胸

【临床表现及诊断】　脓胸慢性化多数是由于急性脓胸诊断较晚、急性期使用抗生素治疗感染不及时或不合理，急性期处理引流不当，异物存留，合并食管吻合口漏、支气管胸膜瘘等。慢性脓胸的特征是胸膜纤维性增厚。由于脓腔壁坚固厚实，肺不能膨胀至感染无法得到控制，并严重影响呼吸功能。往往是在急性脓胸发作后第 6 周左右的时间进入慢性脓胸期。

患者由于长期感染和体质消耗，呈现全身慢性中毒症状：低热、乏力、食欲缺乏、营养不良、低蛋白血症、消瘦和贫血等。胸部症状有慢性咳嗽、咳脓痰及胸闷不适。检查时可见患侧胸壁塌陷、肋间隙变窄、呼吸运动减弱或消失，叩诊呈实音，呼吸音减弱或消失，纵隔向患侧移位。部分患者有杵状指（趾）。长期慢性患者肝、肾、脾等脏器可发生淀粉样变，使肝脾大，肝功能不良。根据病史、体检及胸部 X 线检查，诊断慢性脓胸并不困难。胸腔穿刺，脓液培养，即可明确致病菌种。脓腔造影可明确脓腔位置和大小。CT 可显示增厚的胸膜、脓腔和肺部情况（图 26-3）。

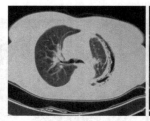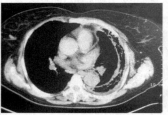

图 26-3　左侧慢性脓胸、纤维板形成、肋间隙变窄（肺窗及纵隔窗）

【治疗】　慢性脓胸的治疗原则：①改善全身情况，消除中毒症状和营养不良，提高机体抵抗能力；②消除病因，合理应用抗生素，控制感染；③消灭脓腔，尽量使受压肺复张，恢复肺功能。常用的手术有以下几种。

（1）脓胸引流不畅，如引流管过细或引流位置不当，应在适当的部位另做肋间或肋床引流，以改进引流。也可认为是大手术前的准备措施。

（2）胸膜纤维板剥脱术（图 26-4）适用于肺内无病变或病变已愈合，肺组织仍能膨胀的患者，可改善肺功能和胸廓呼吸运动，是较为理想的手术。手术将脏层和壁层胸膜上增厚的纤维板剥除，使肺扩张，达到消灭脓腔的目的。

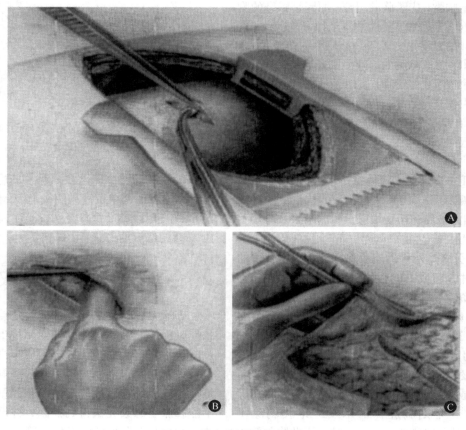

图 26-4　胸膜纤维板剥脱术

（3）胸廓成形术适用于肺组织有纤维化，难以扩张，肺内有活动性结核病灶或存在支气管胸膜瘘，不宜实施纤维板剥脱，但肺组织尚可保留的患者。手术将脓腔对应的肋骨和壁层胸膜内的纤维板剥脱，清除脏层胸膜上的病变组织，使胸壁塌陷，以填充脓腔和堵塞支气管胸膜瘘，但需保存肋间神经血管和肋骨骨膜。

（4）胸膜肺切除术将脓胸纤维板与肺一并切除。适用于肺内病变也需切除者，如慢性肺脓肿、支气管扩张、肺结核空洞、咯血、支气管胸膜瘘等。

思 考 题

1. 简述脓胸的分类。
2. 急性脓胸的治疗原则是什么？
3. 慢性脓胸的治疗原则是什么？

（刘 君）

第二十七章 肺 部 疾 病

学习目标

1. 掌握肺大疱的临床表现、诊断及治疗原则；肺癌的病理组织学分类、TNM 分期、诊断及治疗原则。

2. 熟悉支气管扩张症的临床表现、诊断及治疗原则。

3. 了解支气管肿瘤的病理分类。

第一节 肺 大 疱

案例 27-1

患者，男，18 岁，因"右胸痛 2 小时"入院。

患者于 2 小时前打篮球做跳高动作后突然出现右侧胸痛，伴胸闷、气促，有咳嗽，咳少量水样痰，无明显呼吸困难、咯血，无发热、畏寒，无呕血、黑便，无腹痛等。后即被他人送入医院，患者既往体健。无传染病接触史及药物过敏史。

体格检查：T 37.2℃，P 104 次/分，R 31 次/分，BP 112/76mmHg。神志清醒，对答切题，无发绀，双侧瞳孔等大等圆，光反射灵敏，颈软，颈静脉无怒张，气管居中。右侧上肺叩诊鼓音，听诊右侧呼吸音明显减弱，上肺为著，可闻少许湿啰音。左侧呼吸音稍低，未闻干湿啰音。律齐，心音有力，未闻及杂音。腹部平软，无压痛及反跳痛，无包块、压痛和反跳痛，Murphy's 征阴性。移动性浊音阴性，肠鸣音正常。

辅助检查：

1. 血常规：WBC 11.2×10^{12}/L，HGB128g/L。

2. 心电图：窦性心动过速，未见明显 ST 段异常。

问题：

1. 根据以上资料，该患者拟诊断什么疾病？

2. 为明确诊断，首选检查是什么，还需完善哪些辅助检查？

3. 如何做出初步诊断并提出相应的处理方案？

肺大疱（pulmonary bulla）指由肺泡腔内压力升高，肺泡壁破裂，互相融合成的异常肺泡腔（图 27-1）。本病好发于 25 岁以下与 60 岁以上人群，在临床特征上的差异与肺大疱发病原因不同有关。

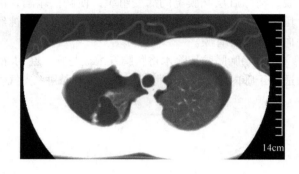

图 27-1 肺大疱肺窗

【病因和病理】 肺大疱发病原因尚不明确，可能与吸烟、α_1 抗胰蛋白酶缺陷有关。肺大疱有单发也有多发，以位于肺尖部及肺上叶边缘多见。可在身体与肺组织发育不协调情况下发病，也可继发于小支气管的炎性病变，如肺炎、肺结核或慢性阻塞性肺疾病，小支气管发生炎性病变，管腔部分堵塞，产生活门作用，呼气相气道压力大，空气不易排出肺泡，肺泡压力升高破裂，融合成大疱，造成余肺组织膨胀不佳，进而影响气体交换。当肺内压突然增高或剧烈运动时，肺大疱破裂，引起自发性气胸，有时疱与壁层胸膜会形成粘连，此时若粘连带出现粘连带断裂出血，可产生血气胸。

【临床表现及诊断】 单发小的肺大疱可无任何症状，多发大的肺大疱可引起不同程度的胸闷、气短，继发自发性气胸时，可产生胸痛、气促、呼吸困难。继发血气胸时，可有痰中带血、咯血等小气道出血表现，合并感染时，可有发热、咳嗽、咳脓痰等囊腔内感染表现。体格检查，肺大疱部位叩诊呈鼓音，听诊患侧呼吸音减弱，巨大的肺大疱呼吸音可明显减弱，甚至完全消失。体查纵隔可向健侧移位，肺大疱破裂后造成气胸，可出现皮下气肿。

胸片可见患侧大小不一的单个或多个薄壁样透亮区，周围肺组织压缩。胸部 CT 有助于发现胸片上不易发现的疱性病变，并可与气胸相鉴别。气胸与肺大疱的鉴别：气胸肺透亮度更高，透亮区可完全无肺纹理，肺组织向肺门压缩，弧线与肺大疱相反。肺大疱在肋膈角仍可见到肺组织，气胸时肺组织完全推向纵隔（图 27-2）。

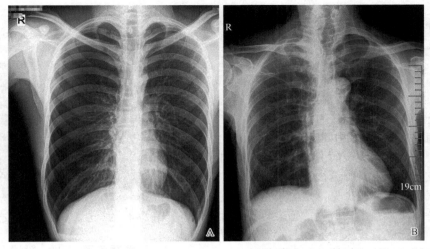

图 27-2　胸片 X 线气胸（A）与肺大疱（B）的鉴别

【治疗】

1. 非手术治疗　戒烟、有效呼吸功能锻炼和预防、控制感染。一般而言，无症状的患者，影像学显示肺没有被压迫的不需要手术治疗。肺大疱未破裂者，注意详细阅片，切勿误诊为气胸，禁忌胸腔穿刺治疗，以免造成医源性气胸甚至是张力性气胸。

2. 手术治疗　手术指征：①中重度慢性呼吸困难或运动能力下降的患者；②病变肺大疱占据患侧肺野 1/3 以上；③肺大疱合并感染或大咯血者；④肺大疱致自发性气胸或血气胸者。

当前常用的外科手术方式有肺大疱切除术、胸腔镜肺叶切除术、胸腔镜肺段切除术、肺移植术。肺大疱切除术：术中对肺大疱的处理，可行缝扎或切割钉仓缝合。通常做肺叶切除，只有术中评估示"靶区"切除后，余肺未能有效膨胀通气，才行肺叶切除术。目前多采用胸腔镜手术肺大疱切除术，手术创伤小，疗效确切，患者恢复快（图 27-3），效果明显。对于双侧弥漫性疱性肺气肿，或终末期阻塞性肺气肿患者可考虑肺移植术。

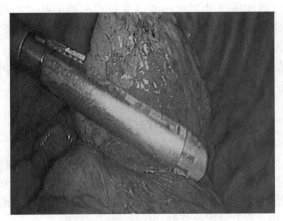

图 27-3　胸腔镜肺大疱切除术

第二节　支气管扩张的外科治疗

案例 27-2

患者，女，34 岁，因"反复咳嗽伴咯血 2 年余，加重 1 个月"入院。

患者 2 年前感冒后出现持续性咳嗽，伴咳少量鲜红色血性痰，每次约 2ml，无胸闷、气促、呼吸困难，无发热、畏寒、乏力，无呕血、黑便，自行服用头孢类抗生素（具体不详）可缓解症状，期间症状反复发作，逐渐加重，患者未予重视。1 个月前意外淋雨，咳嗽症状再次加重，咳嗽剧烈可有咯血，每次 20ml 左右，咯出后咳嗽症状可缓解。今日患者为进一步诊治来我院就诊，门诊拟"咯血查因"收入我院。患者既往体健。无传染病接触史及药物过敏史。

体格检查：T 36.8℃，P 75 次/分，R 27 次/分，BP 114/69mmHg。神志清醒，对答切题，无发绀，双侧瞳孔等大等圆，光反射灵敏，颈软，颈静脉无怒张，气管居中。两肺叩诊清音，听诊右上肺呼吸音略低，可闻少许湿啰音。左侧呼吸音清，未闻干湿啰音。律齐，心音有力，未闻及杂音。腹部平软，无压痛及反跳痛，无包块、压痛和反跳痛，Murphy's 征阴性。移动性浊音阴性，肠鸣音正常。

辅助检查：

1. 血常规：WBC 16.1×10^{12}/L，HGB113g/L。

2. 胸部正位片：右上肺见灶性透亮增高影，右侧少量胸腔积液。

问题：

1. 根据以上资料，该患者拟诊断什么疾病？

支气管扩张症（bronchiectasis）是由于支气管壁及周围肺组织炎性破坏所致。

【病因和病理】　支气管扩张症可分为先天性与继发性两种：多由后天性疾病引起，如幼儿期白百咳、麻疹、支气管肺炎、肺结核常诱发支气管扩张；先天性支气管扩张症较少见，是由于先天性支气管软骨和支持组织发育不良造成。感染与支气管阻塞互为因果，在支气管扩张的形成与发展中起着重要作用。反复感染导致支气管壁破坏与纤维化，进而造成支气管扩张；同时炎症引起的淋巴结肿大、稠厚分泌物导致支气管堵塞，进一步加重感染。支气管扩张最常发生于第3～4级支气管，以双下叶、舌叶、中叶多见。根据扩张形态可分为柱状、囊状和混合型。随病情进展，支气管炎症扩展至外周肺组织，在远端形成囊状扩张，呈蜂窝状，常有痰液潴留及继发性感染，使囊腔进一步扩大。当疾病进展，炎症可蔓延至肺实质内，引起不同程度的肺炎、小脓肿和小叶肺不张。支气管扩张部位的小肺动脉常有血栓形成，以致病变区域部分血液由支气管动脉供应，支气管动脉常有扩张、扭曲和吻合支增多在管壁黏膜下形成小血管瘤，极易受损破裂而成为支气管扩张咯血的病理基础。

【临床表现及诊断】　主要表现为慢性咳嗽、咳痰和反复咯血。痰液呈黄绿色脓性液，体位改变，尤其是晨起时痰最多。随病情发展痰量可逐渐增多，临床上将咳痰为主的称为"湿性支气管扩张"，将咯血为唯一症状的称为"干性支气管扩张"，多见于结核病变或囊状扩张者。早期支气管扩张可无异常体征，反复的呼吸道和肺部感染，可引起反复发热、乏力、贫血、营养不良及杵状指。肺部听诊闻及局限性的湿啰音和呼气性啰音。

高分辨率CT薄层扫描对支气管扩张有很高的诊断价值，三维重建图像可精确显示病变范围与程度，是目前支气管扩张最重要的检查手段。胸部CT表现为局限性炎症浸润，肺容积减小，支气管远端呈柱状或囊状扩张（图27-4）。

【治疗】　目前治疗措施主要有内科治疗、外科治疗和介入支气管动脉栓塞治疗。内科治疗包括消除潜在病因、治疗并存疾病、控制感染、促进排痰及解除气道痉挛。介入支气管动脉栓塞可用于支气管扩张引起的大咯血。目前外科治疗是治疗支气管扩张的主要手段。

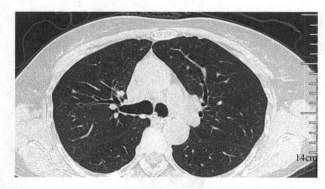

图27-4　CT可见囊状或柱状支气管扩张征象

1. 手术适应证　①一般情况良好，心、肝、肾等重要脏器功能可耐受手术；②病变相对局限；③规范内科治疗6个月以上症状无缓解；④症状明显的病例，如持续咳嗽、大量脓痰、反复或大量咯血。

2. 手术禁忌证　①一般情况差，心、肝、肾功能不全，不能耐受手术者；②双肺弥漫性病变；③合并肺源性心脏病者。

3. 术前准备　①心、肺、肝、肾功能检查，评估患者手术耐受性；②近期高分辨CT检查，确定病变范围及手术方式；③纤维支气管镜检查，判断可能出血位置，指导手术范围，同时排除支气管内异物或肿瘤；④控制感染：雾化吸入、体位引流排痰、呼吸功能锻炼等治疗，降低术后并发症；⑤痰细菌培养＋药敏试验，指导临床抗生素用药；⑥支持治疗，给予高蛋白、高维生素饮食，纠正营养不良及贫血。

4. 手术方法　手术应在全麻下进行，采用双腔管气管插管，避免术中患侧支气管扩张囊腔中痰液流入健侧肺组织。

5. 手术方式取决于病变范围　①病变局限的可行肺段或肺叶切除；②病变侵犯一侧多叶，而对侧肺功能良好者，可多叶或全肺切除术；③双侧病变，先切除病变较重一侧，必要时分期手术；④对于双侧重度支气管扩张的患者，肺移植亦是可供选择的治疗手段之一。

第三节　肺结核的外科治疗

肺结核（pulmonary tuberculosis）是由结核杆菌引起的肺部感染，传播途径为飞沫吸入呼吸道。外科治疗是目前肺结核综合疗法的重要组成部分，目前常用的手术方法包括肺切除术和胸廓成形术。

一、肺切除术

1. 适应证

（1）肺结核空洞：①厚壁空洞：内层有较厚的结核肉芽组织，外层有坚韧的纤维组织，不易闭合；②张力空洞：支气管内有肉芽组织阻塞，引流不畅；③巨大空洞：病变广泛，肺组织破坏较多，空洞周围纤维化并与胸膜粘连固定，不易闭合；④下叶空洞：萎缩疗法不能使其闭合。

（2）结核性球性病灶（结核球）：直接大于2cm的结核球或干酪样病灶不易愈合，且有溶解液化成为空洞，故应切除。当结核球难以与肺癌鉴别，或并发肺泡癌或瘢痕组织发生癌变，也应早作手术切除。

（3）毁损肺：肺叶或一侧全肺毁损，有广泛的干酪病变、空洞、纤维化和支气管狭窄或扩张，肺功能已基本丧失，药物治疗难以奏效，且成为感染源，引起反复的化脓菌或真菌感染。

（4）结核性支气管狭窄或支气管扩张：瘢痕狭窄造成肺段或肺叶不张。结核病灶及肺组织纤维化可造成支气管扩张，继发感染，引起反复咳痰、咯血。

（5）反复或持续咯血：经药物治疗无效，病情危急，经纤维支气管镜检查确定出血部位，可将出血病肺切除以挽救生命。

（6）其他适应证：①经久不愈的慢性纤维干酪型肺结核，反复发作，病灶集中于某一肺叶；②胸廓成形术后仍有排菌，有条件可考虑手术；③诊断不确定的肺部可疑块状阴影或原因不明的肺不张。

2. 禁忌证

（1）肺结核活动期：全身症状重，血沉等基本指标不正常，或肺内其他部位出现新的浸润性病灶。

（2）一般情况和心肺代偿能力差无法耐受手术的。

（3）合并肺外其他脏器结核病，经系统抗结核治疗，病情仍有进展的。

3. 术前准备和术后处理

（1）心、肺、肝、肾功能检查，评估患者手术耐受能力。

（2）详细询问患者抗结核药物使用情况，评价疗效。对有耐药性的患者，应采用新的抗结核药物，必要时静脉滴注。

（3）痰抗酸杆菌阳性者应做支气管镜检查，排除支气管内膜结核。如有支气管内膜结核应继续抗结核治疗，直至病情稳定。

（4）术后继续抗结核治疗至少6～12个月。若肺切除术后有胸内残腔，余肺内尚有残留病灶，应考虑同期或分期做胸廓成形术。

4. 并发症

（1）支气管胸膜瘘：结核患者发生率较高。原因在于：①支气管残端有内膜结核，致愈合不良；②残端有感染或胸膜腔侵蚀支气管残端，引起炎性水肿或缝线脱落致残端裂开；③支气管残端处理不当，如残端周围组织剥离过多致供血受损、残端过长致分泌物滞留感染、术后残腔处理不当及支气管残端闭合不良。

患者可出现发热、刺激性咳嗽、健侧卧位咳嗽加剧并咳血性痰、胸腔闭式引流管持续性大量漏气，出现以上情况可考虑支气管胸膜瘘诊断。向胸膜腔内注入亚甲蓝液1～2ml后，如患者咳出蓝色痰液即可确诊。处理时机取决于发生时间，术后早期出现可重新手术修补瘘口，较晚者宜放置闭式引流，健侧在上卧位，排空感染的胸膜腔内液体。若引流超过4～6周瘘口仍不闭合，需按慢性脓胸处理。

（2）顽固性胸腔含气残腔：多数患者无症状，可保持腔内无菌，可严密观察和采用药物治疗，几个月可逐渐消失。少数患者有呼吸困难、发热、咯血或持续性肺泡漏气等征象，需按支气管胸膜瘘处理。

（3）脓胸：结核病肺切除后遗留的残腔并发感染引起，发病率远较非肺结核病为高。

（4）结核播散：术前未进行有效的抗结核药物治疗准备，痰量多且痰菌阳性，活动性结核未能有效控制，加之手术麻醉创伤影响、术后排痰不畅、并发支气管胸膜瘘均可致结核播散。

二、胸廓成形术

胸廓成形术是将不同数目的肋骨节段行骨膜下切除，使该部分胸壁软组织下陷，并使下面的肺萎陷，是一种肺萎陷疗法。手术可一期或分期完成，自上而下切除肋骨，每次切除肋骨不超过3～4根，术后加压包扎胸部，避免胸廓反常呼吸运动。

该手术主要适用于病变虽然局限但患者一般情况不能耐受肺切除术；病变广泛而不能耐受一侧全肺切除术者。近30年来，该术式已很少采用，原因是疗效有限，术后易并发脊柱畸形，以及疗效更佳的肺切除术得到普及。

第四节 肺和支气管肿瘤

肺和支气管肿瘤包括原发性和转移性肿瘤，原发性肿瘤中多数为恶性肿瘤，最常见的是肺癌，肉瘤较少见。肺转移瘤中，绝大多数为其他器官组织的恶性肿瘤经血行转移播散到肺部。

一、肺　癌

肺癌（lung cancer）是指源于支气管黏膜上皮的恶性肿瘤。近50年内，全世界肺癌发病率明显增高，在欧美发达国家和我国大城市中，肺癌发病率已居男性肿瘤发病首位。20世纪30年代起，肺癌的发生率在世界范围内急速加快，并很快成为恶性肿瘤中的头号杀手。但近年来，女性肺癌的发病率也明显增加。发病年龄大多在40岁以上。

【病因】　肺癌的病因至今不完全明确。长期大量吸烟是肺癌的最重要风险因素，吸烟量越大、开始吸烟年龄越早、吸烟年限越长则患肺癌的危险度越高。戒烟后随戒烟年数的增加，肺癌的危险性会有所下降，但吸烟的致病效应不会完全消失。其他致病因素包括大气污染、烹饪油烟、职业接触（包括砷、镉、铬、镍、石棉、煤炼焦过程、氡、电离辐射等）、饮食因素、遗传易感性、基因变异（如 *p53*、*nm23-H*、*EGFR*、*Ras*、*ALK*、*ROS1* 等基因突变及表达的变化）。

【病理】

1. 病理组织学分类　肺癌起源于支气管黏膜上皮或肺泡上皮。癌肿可向支气管腔内和（或）邻近的肺组织生长，并可通过淋巴、血行或经支气管转移扩散。肺癌的分布：右肺多于左肺，上叶多于下叶。传统上，将起源于肺段支气管开口以近，位置靠近肺门的肺癌称为中心型肺癌；起源于肺段支气管开口以远，位于肺周围部分的肺癌称为周围型肺癌。

目前，临床上广泛应用的是2015年WHO肺癌组织学分类法，具体如表27-1所示。临床上最常见的为以下4种。

表 27-1　肺癌病理组织学分类

1. 腺癌	5. 腺鳞癌
2. 鳞状细胞癌	6. 肉瘤样癌
3. 神经内分泌癌	7. 涎腺型癌
4. 大细胞癌	8. 未分类癌

（1）腺癌：在肺癌中最为常见。发病年龄较小，多为周围型，一般生长较慢，但有时早期即发生血行转移，淋巴转移较晚。

（2）鳞状细胞癌：多为男性，男女比例约为10:1，多有长期大量吸烟史。大多起源于较大的支气管，常为中央型肺癌。生长较缓慢，病程较长，肿块较大时可发生中心坏死，形成厚壁空洞。通常

先经淋巴转移，血行转移发生较晚。

（3）神经内分泌癌：包括小细胞肺癌、肺大细胞神经内分泌癌和类癌，其中小细胞癌发病率最高。患者多为男性。一般起源于较大的支气管，多为中央型肺癌，具有神经内分泌功能，恶性程度高，生长快，很早可出现淋巴和血行转移。对放射和化学疗法虽敏感，但迅速耐药，预后差。

（4）大细胞癌：随着免疫组化检测手段的不断改进，实体大细胞癌只能在外科切除肿瘤中被诊断。

2. 转移

（1）直接扩散：肿瘤可沿支气管壁腔内生长，致管腔狭窄或阻塞。肿瘤可穿越肺叶间裂侵入相邻的肺叶；肿瘤可突破脏层胸膜，致胸膜腔种植转移，甚至可累及胸壁、纵隔内其他组织和器官。

（2）淋巴转移：常见的扩散途径。癌细胞经支气管和肺血管周围的淋巴管道，一般按由外周向肺门和由下向上的规律转移，最后转移到锁骨上或颈部淋巴结。肺癌转移发生在对侧的为交叉转移。肺癌也可在肺内、肺门淋巴结无转移的情况下发生纵隔淋巴结转移，为跳跃转移。

（3）血行转移：神经内分泌癌和腺癌的血行转移较鳞癌常见，最常见于骨、脑、肝、肾上腺、肺。

【临床表现】　肺癌临床表现在个体上存在很大差异，主要与肿瘤的部位、大小、是否压迫、侵犯邻近器官及有无转移相关。

1. 早期肺癌　尤其是周围型肺癌往往无任何症状，大多在行胸片或胸部CT检查时发现。随着肺癌的进展，出现不同症状。常见症状包括咳嗽、血痰、胸痛、发热、气促。其中最常见的症状为咳嗽，癌肿在较大的支气管内长大后，常出现刺激性咳嗽。当癌肿继续长大阻塞支气管，继发肺部感染，痰量增多，可伴有脓性痰液。血痰常见于中心型肺癌，通常为痰中带血点、血丝或断续地少量咯血，大量咯血则很少见。

肺癌症状并不特异，凡超过2周经久不愈的呼吸道症状尤其是血痰、干咳，或原有呼吸道症状发生改变，要警惕肺癌的可能性。

2. 局部晚期肺癌　压迫侵犯邻近器官、组织或发生远处转移时刻产生下列症状和体征：①压迫或侵犯膈神经，引起同侧膈神经麻痹。②压迫或侵犯喉返神经，引起声带麻痹、声音嘶哑，喉镜检查可见声带麻痹，处于正中位。③压迫上腔静脉，可引起上腔静脉压迫综合征，表现为面部、颈部、上肢和上胸部静脉怒张，皮下组织水肿。④侵犯胸膜，

可引起胸膜腔积液，往往为血性；大量胸腔积液时，可引起气促；癌肿侵犯胸膜或胸壁时，可引起持续剧烈的胸痛。⑤癌肿侵入纵隔，压迫食管，可引起吞咽困难。⑥肺上沟瘤，亦称 Pancoast 瘤（Pancoast tumor），可侵入纵隔和压迫位于胸廓上口的器官或组织，如第 1 肋骨、锁骨下动脉和静脉、臂丛神经、颈交感神经等，产生剧烈胸肩痛、上肢静脉怒张、水肿、臂痛和上肢活动障碍，同侧上眼睑下垂、瞳孔缩小、眼球内陷、面部无汗等颈交感神经综合征（Horner 综合征）。

3. 远处转移的临床表现　肿瘤发生远处转移，按转移的器官不同，可产生不同症状。脑转移可出现头痛、恶心或其他神经系统症状和体征；骨转移可出现骨痛、血液碱性磷酸酶或血钙升高；肝转移可致右上腹疼痛、肝大、碱性磷酸酶、谷草转氨酶、乳酸脱氢酶或胆红素升高，皮下转移时可在皮下触及结节。

4. 副瘤综合征　少数病例，由于肿瘤产生内分泌物质，临床上表现为非转移性的全身症状，如骨关节病综合征（杵状指、骨关节痛、骨膜增生等）、Cushing 综合征、Lambert-Eaton 综合征、男性乳腺增大、多发性肌肉神经痛等。这些症状在切除肺癌后可消失。

【诊断】　早期诊断具有重要意义，病变越在早期得到诊断、早期治疗，疗效预后越好。

【影像学检查】

1. 胸部 X 线正侧位片　是常见的筛查方法，可发现大部分肺内病灶。中心型肺癌早期 X 线胸片可无异常征象。当癌肿阻塞支气管，受累肺段或肺叶出现肺炎征象。支气管管腔被癌肿完全阻塞，可产生相应的肺叶或一侧全肺不张。癌肿转移到肺门及纵隔淋巴结可出现肺门阴影及纵隔淋巴结可出现肺门或纵隔阴影增宽，不张的上叶肺与肺门肿块联合可形成"反 S 征"影像。纵隔转移淋巴结压迫膈神经，可见膈肌抬高，透视可见膈肌反常运动。气管隆突下肿大的转移淋巴结，可使气管分叉角度增大。晚期病例还可出现胸腔积液或肋骨破坏。

2. 计算机断层扫描（CT）　胸部 CT 图像避免了病变与正常组织互相重叠，可发现一般 X 线检查隐藏区的病变（肺尖、脊柱旁、心后、膈上、纵隔等处），对肺癌诊断有重要价值。CT 不但可以显示病灶的局部影像特征，还可以评估肿瘤范围、肿瘤与邻近器官关系、淋巴结转移状况，为制定肺癌的治疗方案提供重要依据，也是发现早期肺癌的最有效手段。

肺癌常见的 CT 征象有边缘分叶征、毛刺征、空泡征、支气管充气征、肿瘤滋养动脉、血管切迹和集束征、胸膜凹陷或牵拉征、偏心空洞等征象。部分早期肺腺癌可表现为磨玻璃样影（GGO）。中央型肺癌 CT 表现为肺门肿块，还可有管腔内占位、管腔狭窄甚至闭塞、管壁增厚，同时伴有肺门增大及阻塞性肺炎等改变。

3. 正电子发射体层扫描（PET）　PET 检查是利用正常细胞和肿瘤细胞对 ^{18}F-脱氧葡萄糖（FDG）的摄取不同而显像，恶性肿瘤的糖代谢高于正常细胞而表现为局部放射性浓聚。近年来，PET 与 CT 结合为 PET/CT 检查，对肺癌的定性及定位诊断更有帮助。

4. 磁共振成像（MRI）　MRI 并非肺癌诊断常用的检查手段。可用于确定肺癌与邻近血管、神经、椎骨等器官之间的关系，准确性高于 CT。对碘造影剂过敏不能行增强 CT 者 MRI 检查更为适用。

5. 超声检查　该法临床上常用的无创检查手段，除用于排除肝脏及肾上腺转移外，还可用于检查颈部淋巴结受累情况、胸腔及心包积液定位。

6. 骨扫描　采用 ^{99m}Tc 标记的二磷酸盐进行骨代谢显像，是肺癌骨转移筛查的重要手段，结合断层扫描可提高准确性。

【病理学检查】

1. 痰细胞学检查　肺癌表面脱落癌细胞可随痰液排出，中央型肺癌，特别是伴有血痰的病例，痰中找到癌细胞的机会较高。可疑病例应连续送检 3 次或以上。

2. 支气管镜检查　常规进行支气管镜检查的意义在于：①观察气管、支气管内病变情况，并取得病理学证据（直视下钳取、刷检、肺泡灌洗、超声小探头定位活检），指导治疗方案的制订。②可明确肿瘤的部位，正常解剖结构到肿瘤的距离，决定手术方式。③分期，纵隔、肺门和叶间淋巴结超声引导下穿刺活检（EBUS-TBNA），可以确定有无淋巴结转移。④排除肺内黏膜微转移灶。

3. 纵隔镜检查　可直接观察气管隆、隆突下淋巴结情况，并进行检查和活检用于肺癌的病理诊断和分期。

4. 经胸壁穿刺定位及活组织检查　一般可在 B 超或 CT 引导下行经胸壁穿刺定位或活检，多适用于周围型肺内占位性病变的诊断及指导手术切除范围，或者用于无手术指征的肺癌患者病例取材，以协助指导放疗、化疗方案的制订。

5. 转移病灶活组织检查　对晚期肺癌病例怀疑有体表淋巴结或皮下结节转移时，可切取病灶组织做病理切片，或穿刺抽取组织做涂片检查，明确诊断。

6. 胸腔积液检查　对疑有恶性胸腔积液的病例可抽取胸腔积液做脱落细胞沉渣细胞学检查，寻找癌细胞。

7. 胸腔镜检查　在其他检查无法明确诊断时，可考虑胸腔镜（VATS）全面探查胸腔内情况，对可疑胸膜病变、肺弥散性病变、纵隔及肺门淋巴结进行活检，明确病理诊断及分期。

【分期】　肺癌分期对临床治疗方案的选择具有重要指导意义。WHO 按肿瘤（T）、淋巴结转移（N）和远处转移（M）的情况将肺癌进行分期，为目前世界各国所采用的分期方法现介绍如下（表27-2、表27-3）。

表 27-2　2009 年第 7 版肺癌国际分期中 TNM 的定义

原发肿瘤（T）

T_x　原发肿瘤不能评价

T_0　没有原发肿瘤的证据

T_{is}　原位癌

T_1　肿瘤最大径≤3cm，周围被肺或脏层胸膜包绕，镜下肿瘤未累及叶支气管近端以上位置（即没有累及主支气管）

　　T_{1a}　肿瘤最大径≤2cm

　　T_{1b}　肿瘤最大径>2cm 但≤ 3cm

T_2　肿瘤最大径>3cm 但≤7cm 或肿瘤具有以下任一项（最大径≤5cm 且拥有这些特点的肿瘤归为 T_{2a}）：
累及主支气管，但距隆突≥2cm；
累及脏层胸膜；
扩展到肺门的肺不张/阻塞性肺炎，但未累及全肺

　　T_{2a}　肿瘤最大径>3cm 但≤5cm

　　T_{2b}　肿瘤最大径>5cm 但≤7cm

T_3　肿瘤最大径>7cm；或直接侵犯胸壁（包括上沟瘤）/膈肌/膈神经/ 纵隔胸膜/壁层心包；或肿瘤位于主支气管，距隆突<2cm，未侵及隆突；或全肺不张/阻塞性肺炎；或多个肿瘤结节位于同一肺叶

T_4　任何大小肿瘤侵犯至纵隔/心脏/大血管/气管/喉返神经/食管/椎体/隆突，或分开的肿瘤结节位于同侧不同肺叶

区域淋巴结（N）

N_x　无法评价 N 状态

N_0　没有淋巴结转移

N_1　转移至同侧支气管周围和(或)肺门周围淋巴结及肺内淋巴结，包括直接蔓延累及

N_2　转移至同侧纵隔和(或)隆突下淋巴结

N_3　转移至对侧纵隔淋巴结、对侧肺门淋巴结、同侧或对侧斜角肌淋巴结、锁骨上淋巴结

远处转移（M）

M_0　无远处转移（无病理的 M_0，采用临床的 M_0 完成分期）

M_1　远处转移

M_{1a}　对侧肺叶出现的肿瘤结节；胸膜结节或恶性胸腔积液或恶性心包积液

M_{1b}　远处转移

表 27-3　2009 年第 7 版肺癌国际分期标准

分期		T	N	M
隐匿性癌		T_x	N_0	M_0
0 期		T_{is}	N_0	M_0
Ⅰ 期	Ⅰ A	$T_{1a, 1b}$	N_0	M_0
	Ⅰ B	T_{2a}	N_0	M_0
Ⅱ 期	Ⅱ A	T_{2b}	$N_{0, 1}$	M_0
		$T_{1a, 1b}$	N_1	M_0
		T_{2a}	N_1	M_0
	Ⅱ B	T_{2b}	N_1	M_0
		T_3	N_0	M_0
Ⅲ 期	Ⅲ A	$T_{1a, 1b}, T_{2a, 2b}$	N_2	M_0
		T_3	$N_{1, 2}$	M_0
		T_4	$N_{0, 1}$	M_0
	Ⅲ B	T_4	N_2	M_0
		任何 T	N_3	M_0
Ⅳ 期		任何 T	任何 N	M_1

【鉴别诊断】　肺癌按肿瘤发生部位、病理类型和不同分期，在临床上可以有多种表现，需要和下列疾病鉴别。

1. 肺结核

（1）肺结核球：容易和周围型肺癌混淆。肺结核球多见于青年，一般病程长，发展缓慢。结核球好发于上叶尖后段和下叶背段。X 线上块影密度不均，见稀疏透光区和钙化，肺内常另有散在结核病灶。

（2）粟粒性肺结核：易与肺腺癌（特别是弥漫性细支气管肺泡癌）相混淆，可诊断性抗结核治疗。肿瘤可发生于各个肺叶，但当发生于上叶前段、中叶和舌叶，以及下叶前、外、后基底段时，应多考虑肺癌的可能性。

（3）肺门淋巴结结核：支气管镜检查有助于肺门淋巴结结核与中心型肺癌的鉴别。多见于青少年，常有结核感染症状，很少咯血。

2. 肺部炎症

（1）支气管肺炎：起病急，症状重，胸部 X 线斑点状或片状模糊阴影抗炎治疗后吸收较快。肺癌中央部分坏死液化形成癌性空洞继发感染时，要与原发性肺脓肿鉴别，癌性空洞先有肿瘤症状如咳嗽、血痰等，后有发热、脓痰等继发感染的症状，胸片偏心空洞，壁厚、内壁凹凸不平。支气管肺炎经药物治疗后症状逐渐消失，肺部病变吸收也较快。

（2）肺脓肿：肺癌中央部分坏死液化形成癌性空洞时，X线平片表现易相混淆。肺脓肿先有感染症状如寒战、高热、咳大量脓臭痰，周围血白细胞总数和中性粒细胞比例增高等，X线平片上空洞壁较薄，带有液气平面。支气管造影空洞可充盈缺损，并常伴有支气管扩张。

3. 肺部良性肿瘤

（1）肺部良性疾病：如肺错构瘤、血管瘤、纤维瘤等，有时需与周围型肺癌相鉴别。一般良性疾病病程较长。X线上呈现接近圆形的块影，可以有钙化点，轮廓整齐，无分叶状。

（2）支气管腺瘤：低度恶性肿瘤。发病年龄早，女性发病率较高。临床表现可与肺癌相似，常伴反复咯血。经气管镜检查，诊断未能确诊的，宜尽早行胸腔镜或剖胸探查术。

（3）炎性假瘤：慢性非特异性炎症引起的类瘤样病变，青壮年居多，患者多无症状，X线表现为边界清晰的结节状影。阴影近侧可伴有指向肺门的粗大肺纹理。

【治疗】　肺癌的治疗方法有外科手术、放射治疗、化学疗法、靶向治疗和免疫治疗等。非小细胞肺癌和小细胞肺癌的治疗原则不同：前者以手术为主，后者以化疗为主。

1. 手术治疗　早期肺癌外科手术治疗通常能达到治愈效果。手术治疗的适应证是Ⅰ、Ⅱ期和部分经过选择的ⅢA期（如$T_3N_1M_0$）的非小细胞肺癌。已明确纵隔淋巴结转移（N_2）的患者，手术可考虑在（新辅助）化疗/放化疗后进行。ⅢB、Ⅳ期肺癌，手术不应列为主要的治疗手段。除考虑肿瘤因素外，患者心肺等重要器官需有足够的功能储备以耐受手术。

肺癌手术方式首选解剖性肺叶切除和淋巴结清扫。但由于肿瘤或患者耐受性因素，又有扩大切除和局部切除。扩大切除，指需切除范围不仅局限于一个肺叶的术式，如双肺叶切除、支气管袖状肺叶切除术、肺动脉袖状肺叶切除术、一侧肺切除（全肺切除）、心包内处理肺血管和（或）合并部分左心房切除的全肺切除等。扩大切除的风险远高于标准肺叶切除，因此手术适应证的筛选宜谨慎。局部切除术，指切除范围小于一叶的术式，包括肺段切除术和楔形切除术，其优点是手术风险低，但与标准的肺叶切除相比局部复发率增加，主要用于早期的肺癌和耐受不良的老年患者。目前常用的手术入路包括传统的开胸切口（一般指后外侧切口），胸部小切口和胸腔镜四切口、三切口、单操作孔和单孔手术。胸腔镜手术创伤小，效果好，正逐步替代大部分传统开胸手术切口。

2. 放射治疗　放射治疗是一种肺癌局部治疗方式。不同病理类型肺癌对放疗敏感性排序：神经内分泌癌＞鳞癌＞腺癌和细支气管肺泡癌。对于有淋巴结转移的肺癌，全剂量放射治疗和化疗是主要的治疗模式。放射治疗引起的毒性反应包括肺炎、食管炎、皮肤脱屑、骨髓病和心脏异常。适用于Ⅲb期患者、选择的Ⅲa期患者和有手术禁忌证的患者。根治性放射治疗只限于全部肿瘤可用足剂量并可耐受治疗的患者。辅助放射治疗旨在预防肿瘤局部复发，特别是开胸手术时纵隔淋巴结清除不完全。姑息放射治疗可以抑制肿瘤发展、延迟肿瘤扩散和缓解症状。

3. 化学治疗　肺癌的化学治疗包括新辅助化疗（术前化疗）、辅助化疗（术后化疗）和系统性化疗。化疗是小细胞肺癌的基本治疗方法。对非小细胞肺癌，辅助化疗可能延长Ⅱ期、Ⅲ期患者的无病生存期，结合放射治疗对广泛淋巴结受累或手术切缘阳性者可以降低全身复发及延长无病生存期。新辅助化疗可使手术不是最佳初始治疗的患者的肿瘤缩小，而可以接受手术，同时能清除全身的微小病灶。肺癌化疗的标准方案是含铂两药方案，铂类加上一种以下药物：长春瑞滨、紫杉醇、吉西他滨、多西他赛、培美曲塞、依托泊苷、托泊替康等。方案的选择根据病理类型和患者情况。辅助化疗一般4个周期，系统化疗最多不超过6个周期。

4. 靶向治疗　针对肿瘤特有的基因异常进行的治疗称为靶向治疗。它的针对性强，有效率较高且不良反应轻。目前，在肺癌领域得到应用的靶点主要有表皮生长因子受体（EGFR）、血管内皮生长因子（VEGF）和间变淋巴瘤激酶（ALK）。对于非小细胞肺癌患者，最重要的靶向治疗是EGFR小分子抑制剂（如吉非替尼、厄洛替尼）。在亚洲，女性非吸烟腺癌患者EGFR突变比例超过50%，高于其他人种。针对携带EGFR突变基因患者，应用EGFR的小分子抑制剂，有效率远高于传统化疗。

二、支气管腺瘤

支气管腺瘤（bronchial adenoma）指起源于气管、支气管腺体或导管的一类肿瘤，为低度恶性肿瘤。女性多于男性（2:1），可见于各年龄段，但可浸润扩散入邻近组织，并可有淋巴结转移，甚至血行转移。

【分类】　支气管腺瘤有三种组织学类型：类癌（carcinoid）、囊性腺样癌（adenoid cystic carcinoma）和黏液表皮样癌（mucoepidermoid carcinoma）。其

占所有肺癌病例的 2%～6%。

1. 支气管类癌 是最常见的一种支气管腺瘤。特点是胞质含有神经内分泌颗粒。起源于呼吸道 Kulchitzky 细胞，这些细胞能够制造和储存活性肽激素，患者可表现为类癌综合征（面红、面部皮肤色素沉着和腹泻）。肿瘤表面黏膜完整，小部分凸向支气管腔，大部分向管腔外生长并侵犯周围组织。

2. 支气管囊性腺样癌 亦称为圆柱形腺瘤，少见。好发于气管下段和主支气管根部，起源于黏液分泌细胞，恶性程度高。肿瘤由小而深染的细胞构成巢穴状，直接浸润黏膜下和神经周围淋巴管，远超出肉眼所见和可触及的范围。

3. 黏液表皮样癌 最为少见。起源于气管、支气管黏膜中较小的黏膜分泌腺。大部分肿瘤生长在气管和支气管近端，直至叶支气管。本类癌分高度恶性和低度恶性两种；前者可转移至区域淋巴结并可血行播散，后者可以浸透支气管壁，但不侵及血管，不转移。

【临床表现】 常见的症状与气管、支气管受刺激和阻塞有关，如咳嗽、咯血、喘息、呼吸困难和反复呼吸道感染。

【诊断】 放射影像学可显示肿块阴影，或支气管阻塞征象。支气管镜检查有助于诊断。

【治疗】 与非小细胞肺癌治疗原则相同，无纵隔淋巴结转移者应彻底手术切除。部分低度恶性的肿瘤可纤维支气管镜下烧灼切除，辅以放疗；不能完全手术切除的患者辅以放疗，可起到姑息治疗的作用。

三、肺或支气管良性肿瘤

肺或支气管良性肿瘤比较少见。临床上较常见的有错构瘤、软骨瘤、纤维瘤、平滑肌瘤、血管瘤或脂肪瘤、支气管囊腺瘤或乳头状瘤等。

肺错构瘤是由支气管壁各种正常组织错乱结合而形成的良性肿瘤，一般以软骨为主，也可以有腺体、纤维组织、平滑肌和脂肪等。具有完整的包膜，生长缓慢。大多发生在肺的边缘部分，靠近胸膜或肺叶间裂处。多见于男性青壮年。一般不出现症状，往往在胸部 X 线检查时发现。肿瘤呈圆形、椭圆形或分叶状块影，边界清楚，可以有钙化点，常表现为爆米花样钙化。

治疗方法是肺楔形切除术或肺叶切除术。位置在肺表浅部分，而肿瘤又较小者，也可作肿瘤剥除术。

四、肺转移性肿瘤

肺是恶性肿瘤常见的转移部位，据统计死亡于恶性肿瘤的 20%～30%的病例有肺转移。常见的原发恶性肿瘤有胃肠道、泌尿生殖系统、肝、甲状腺、乳腺、骨、软组织、皮肤的癌肿和肉瘤等。恶性肿瘤发生肺转移的时间早晚不一，大多数病例在原发肿瘤出现 3 年内转移。有的病例可以在原发肿瘤治疗后 5 年以上才发生肺转移。少数病例，则在查出原发癌肿之前，先发现肺转移病变。随着恶性肿瘤治疗后生存时间的延长及定期复查，肺转移瘤的发生率和发现率在逐渐增加。

【临床表现】 除原发肿瘤症状外大多数没有明显的特殊临床症状，一般在随访原发肿瘤的患者中，进行胸部 X 线或 CT 检查时才被发现。少数病例可有咳嗽、血痰、发热和呼吸困难等症状。

【诊断】 肺转移瘤的影像学特点：多发、大小不一、密度均匀、轮廓清楚的圆形周围病灶。少数病例，肺内只有单个转移病灶，X 线表现为与周围型原发肺癌相似。根据肺部 X 线和胸部 CT 表现，结合原发癌症的诊断或病史，一般可对肺转移性恶性肿瘤做出初步诊断，但确诊仍需病理证实。

【治疗】 肺转移癌手术需要具备以下四项条件：原发肿瘤已得到比较彻底的治疗或控制；身体其他部位没有转移；肺部转移瘤能被完全切除；患者可耐受相应的手术。

手术方法：肺转移瘤手术常用的方法是肺楔形切除术。在肿瘤较大，或靠近肺门时可以考虑肺段切除术或肺叶切除术，但全肺切除术应特别慎重。双侧病变可考虑同期或分期手术。

【预后】 肺转移瘤手术疗效受多种因素影响，不能完全切除者预后较差；原发瘤切除到转移瘤出现的间隔时间越长，预后越好；转移灶的数目越多预后越差；机体免疫状态、原发瘤的生物学行为对术后疗效也有很大影响，其中结肠癌的肺转移瘤切除后预后较好。

思 考 题

1. 简述肺大疱与气胸的鉴别诊断。
2. 支气管扩张症的临床表现有哪些？
3. 肺结核的肺切除术的手术并发症有哪些？
4. 肺癌的病理组织学分类有哪些？
5. 肺癌的 TNM 分期是什么？
6. 肺癌的治疗原则是什么？

（刘 君）

第二十八章 食管疾病

1. 掌握食管癌的临床表现,尤其是早期和中期食管癌的症状特征与区别;食管癌的诊断要点,各项诊断方法的特点。

2. 了解早期食管癌和中期食管癌的病理形态分型,食管癌的扩散方式及临床病理分期。

3. 了解流行病学,尤其是我国的食管癌的分布特点,食管癌的病因,手术适应证,手术禁忌证,切除率,死亡率,手术方法,综合治疗。

第一节 食 管 癌

案例 28-1

患者,男,66岁。因进行性吞咽困难2月余入院。

患者2个月前无明显诱因下开始出现进食干硬食物哽噎感,进半流质食物无明显不适感觉,伴反酸、嗳气、体重明显下降,院外胃镜检查示:①食管 Ca;②慢性非萎缩性胃窦炎伴糜烂;病理示:(食管)中分化鳞状细胞癌。

体格检查:T 36.7℃,P 72次/分,R 20次/分,BP 149/88mmHg。胸廓对称,无畸形,无局部隆起或凹陷,胸骨无压痛。双侧呼吸运动均匀对称,无增强或者减弱。双肺触觉语颤对称,无胸膜摩擦感。双肺叩诊呈清音。双肺呼吸音清,未闻及干湿啰音及胸膜摩擦音。全身淋巴结未扪及肿大。

辅助检查:

1. 血常规:HGB152g/L。

2. 肝功能:总蛋白 60g/L,白蛋白 38g/L。

3. 食管 CT 平扫+增强示:食管中下段管壁增厚,恶性病变?小网膜囊淋巴结肿大,转移?会诊院外病理切片示:(食管)中分化鳞状细胞癌。

问题:

1. 根据以上资料,拟诊断什么疾病?

2. 还有哪些辅助检查有助于诊断?

3. 如何治疗?

食管癌(esophageal carcinoma)是一种常见的上消化道肿瘤。目前被列为全球第九大恶性疾病。全世界每年约有40万人死于食管癌。我国是世界上食管癌高发地区之一。

【流行病学及病因学】 食管癌的发病率和死亡率各国差异很大。欧美等国发病率很低,为(2~5)/10万。亚洲国家的发病率为(1.2~32)/10万。在我国,食管癌的发病率有其独特的地理分布特点,以太行山南段的河南、河北、山西三省交界地区的发病率最高,可达32/10万。此外,山东、江苏、福建、安徽、湖北、陕西、新疆等地尚有相对集中的高发区。

食管癌的发病率男性高于女性,男女比例为(1.3~2.7):1;发病年龄多在40岁以上,以60~64岁年龄组发病率高。

食管癌的确切病因尚不清楚,但吸烟和重度饮酒已被证明是其重要原因。研究显示,吸烟者食管癌的发生率增加3~8倍,而饮酒者增加7~50倍。在我国食管癌高发区,主要致癌危险因素还有亚硝胺和某些真菌及其毒素。其他可能的病因:①缺乏某些微量元素及维生素;②不良饮食习惯,食物过硬、过热,进食过快;③食管癌遗传易感因素。因此,戒烟酒、减少环境污染,同时加强食管癌的普查力度,争取"三早",从而有望整体提高治愈率和生存率。

总之,食管癌的病因是复杂的、多方面的。有些可能是主因,有些可能是诱因,有些或许只是一些相关现象。因此有待继续深入研究。

【解剖】 食管的长度与身高有关,一般认为成年人食管长度约为 25cm,门牙距贲门的距离约40cm。食管仅相对固定,在吞咽、仰头、呼吸等情况下,可上下活动,可因受周围组织压迫而移位。

食管因受周围解剖结构的影响及其功能需要,有3个生理狭窄:①环状软骨下缘,食管入口处,即食管上括约肌,相当于第6颈椎水平;②主动脉弓及食管分叉后方,相当于第4胸椎下缘水平;③膈肌食管裂孔处,即食管下括约肌,相当于第10~11胸椎水平。以上狭窄部位,是多种食管疾病的好发部位,如肿瘤、食管炎、异物、憩室及失弛缓症等。另有一个不固定的狭窄,在胸廓入口处,第2胸椎下缘水平(图28-1)。

食管另有3个压迹:一是主动脉弓压迫食管左侧壁,相当于第4胸椎水平;二是左主支气管压迫食管左前壁,相当于第4胸椎下缘水平;三是左心房压迫食管前壁。第一、二处压迹可同时表现为解剖性狭窄,故也可认为食管有上括约肌、下括约肌、胸廓上口、主动脉弓及左主气管等5处狭窄(图28-1)。

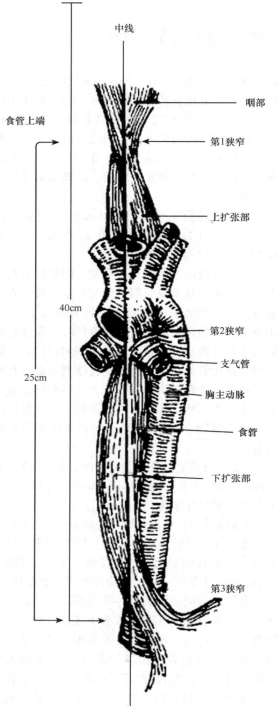

图 28-1 食管解剖

【病理】 临床上采用国际抗癌联盟食管分段标准。①颈段：自食管入口（环状软骨水平）至胸廓入口处（颈静脉切迹下缘）。②胸段：又分为上、中、下三段。胸上段为胸廓上口至气管分叉平面；胸中段和胸下段为自气管分叉平面至胃食管交界全长二等分。胸中段与胸下段食管的交界处接近肺下静脉平面处。③腹段：为食管裂孔至贲门。

胸中段食管癌较多见，下段次之，上段较少。高发区（如中国）以鳞癌为主，占80%以上，非高发区（美国和欧洲）的腺癌已经超过鳞癌，占50%以上。贲门部腺癌可向上延伸累及食管下段。

早期病变多限于黏膜（原位癌），表现为黏膜充血、糜烂、斑块或乳头状，少见肿块。至中、晚期癌肿长大，逐渐累及食管全周，肿块突入腔内，还可穿透食管壁全层，侵入纵隔和心包。

按病理形态，临床上食管癌可分为四型。①髓质型：管壁明显增厚并向腔内外扩展，使癌瘤的上下端边缘呈坡状隆起。多数累及食管周径的全部或绝大部分。切面呈灰白色，为均匀致密的实体肿块。②蕈伞型：瘤体呈卵圆形扁平肿块状，向腔内呈蘑菇样突起。隆起的边缘与其周围的黏膜境界清楚，瘤体表面多有浅表溃疡，其底部凹凸不平。③溃疡型：瘤体的黏膜表面呈深陷而边缘清楚的溃疡。溃疡的大小和外形不一，深入肌层，阻塞程度较轻。④缩窄型：瘤体形成明显的环行狭窄，累及食管全部周径，较早出现阻塞。扩散及转移：癌肿最先向黏膜下层扩散，继而向上、下及全层浸润，很易穿过疏松的外膜侵入邻近器官。癌转移主要经淋巴途径：首先进入黏膜下淋巴管，通过肌层到达与肿瘤部位相应的区域淋巴结。颈段癌可转移至喉后、颈深和锁骨上淋巴结；胸段癌转移至食管旁淋巴结后，可向上转移至胸顶纵隔淋巴结，向下累及贲门周围的膈下及胃周淋巴结，或沿着气管、支气管至气管分叉及肺门淋巴结。但中、下段癌亦可向远处转移至锁骨上淋巴结、腹主动脉旁和腹腔丛淋巴结，这均属晚期。血行转移发生较晚。

国际抗癌联盟（UICC）食管癌 TNM 分期标准见表28-1、表28-2。

表 28-1 食管癌国际 TNM 分期标准第 7 版

1. T 分期标准：原发肿瘤
T_x：原发肿瘤不能确定
T_0：无原发肿瘤证据
T_{is}：重度不典型增生（腺癌无法确定原位癌）
T_1：肿瘤侵及黏膜固有层、黏膜肌层或黏膜下层
T_{1a}：肿瘤侵及黏膜固有层或黏膜肌层
T_{1b}：肿瘤侵及黏膜下层
T_2：肿瘤侵及食管肌层
T_3：肿瘤侵及食管纤维膜
T_4：肿瘤侵及食管周围结构
T_{4a}：肿瘤侵及胸膜、心包或膈肌，可手术切除
T_{4b}：肿瘤侵及其他邻近器官，如主动脉、椎体、气管等，不能手术切除

续表

2. N 分期标准：区域淋巴结

N_x：区域淋巴结转移无法确定

N_0：无区域淋巴结转移

N_1：1～2 枚区域淋巴结转移

N_2：3～6 枚区域淋巴结转移

N_3：≥7 枚区域淋巴结转移

注：必须将转移淋巴结数目与清扫淋巴结总数一并记录

3. M 分期标准：远处转移

M_0：无远处转移

M_1：有远处转移

注：锁骨上淋巴结和腹腔动脉干淋巴结不属于区域淋巴结，而为远处转移

4. G 分期标准：肿瘤分化程度

G_x：分化程度不能确定——按 G_1 分期

G_1：高分化癌

G_2：中分化癌

G_3：低分化癌

G_4：未分化癌——按 G_3 分期

表 28-2　食管癌国际 TNM 分期第 7 版
鳞状细胞癌（包括其他非腺癌类型）

分期	T 分期	N 分期	M 分期	G 分期	肿瘤部位
0	is（HGD）	0	0	1，X	任何部位
ⅠA	1	0	0	1，X	任何部位
ⅠB	1	0	0	2～3	任何部位
	2～3	0	0	1，X	下段，X
ⅡA	2～3	0	0	1，X	中、上段
	2～3	0	0	2～3	下段，X
ⅡB	2～3	0	0	2～3	中、上段
	1～2	1	0	任何级别	任何部位
ⅢA	1～2	2	0	任何级别	任何部位
	3	1	0	任何级别	任何部位
	4a	0	0	任何级别	任何部位
ⅢB	3	2	0	任何级别	任何部位
ⅢC	4a	1～2	0	任何级别	任何部位
	4b	任何级别	0	任何级别	任何部位
	任何级别	3	0	任何级别	任何部位
Ⅳ	任何级别	任何级别	1	任何级别	任何部位

【临床表现】　早期食管癌症状不明显，吞咽粗硬食物时可能偶有不适，如胸骨后烧灼样、针刺样或牵拉摩擦样疼痛。食物通过缓慢，并有停滞感或异物感。哽噎停滞感常通过吞咽水后缓解消失。症状时轻时重，进展缓慢。

中晚期食管癌的典型症状为进行性吞咽困难，先是难咽干的食物，继而半流质，最后水和唾液也不能咽下。患者逐渐消瘦、脱水、无力。持续胸痛或背痛表示癌已侵犯食管外组织。当癌肿梗阻所引起的炎症水肿暂时消退，或部分癌肿脱落后，梗阻症状可暂时减轻，常误认为病情好转。若癌肿侵犯喉返神经可出现声音嘶哑；压迫颈交感神经节可产生 Horner 综合征；若侵入气管、支气管，可形成食管-气管或食管-支气管炎，出现吞咽水或食物时剧烈呛咳，并发生呼吸系统感染。最后出现恶病质状态。若有肝、脑等脏器转移，可出现黄疸、腹水、昏迷等状态。

体格检查时应特别注意锁骨上有无肿大淋巴结、肝脏有无肿块和有无腹水、胸腔积液等远处转移体征。

【诊断】　对可疑病例，均应做食管吞钡双重对比造影。早期可见：①食管黏膜皱襞紊乱、粗糙或有中断现象；②小的充盈缺损；③局限性管壁僵硬，蠕动中断；④小龛影。中、晚期有明显的不规则狭窄和充盈缺损，管壁僵硬。有时狭窄上方口腔侧食管有不同程度的扩张。

纤维食管镜检查＋活检可以确诊（图 28-2）。在食管镜检查时还可同时做染色检查法，即将 3%Lugol 碘溶液喷布于食管黏膜上。正常食管鳞状上皮被染成棕黑色，这是上皮细胞内糖原与碘的反应，而肿瘤组织因癌细胞内的糖原消耗殆尽，故仍呈碘本身的黄色。

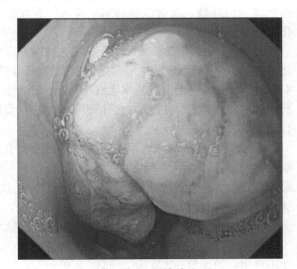

图 28-2　胃镜检查

食管癌的 CT 表现：①食管壁增厚（常＞5mm），可能为对称性或不对称性（图 28-3）；②腔内肿块；③食管腔狭窄；④肿瘤以上食管扩张；⑤食管周围脂肪层消失，伴有或不伴有邻近结构或器官侵犯的证据；⑥食管周围、纵隔、上腹部或颈部淋巴结肿大。

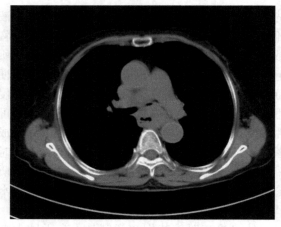

图 28-3　CT 影像显示食管管壁增厚、管腔变窄

近年来采用超声内镜检查（EUS）来判断食管癌的浸润层次、向外扩展深度及有无纵隔、淋巴结或腹内脏器转移等，对估计外科手术适应证可能有帮助。

【鉴别诊断】　食管癌与食管良性肿瘤、贲门失弛缓症和食管良性狭窄相鉴别。诊断方法主要依靠食管吞钡 X 线摄片和纤维食管镜检查。

1. 食管平滑肌瘤或良性间质瘤　平滑肌瘤是食管良性肿瘤中最多见者，主要为壁内在性病变，也可向腔外生长。食管钡剂造影呈圆形、卵圆形的壁内在性病变，大小不一，管腔偏心性狭窄，边缘光滑锐利。

2. 食管息肉　食管息肉常在食管下段，可能与反流性食管炎有关。本病是一种腔内的息肉状带蒂的病变，由纤维、血管或脂肪组织构成，表面被覆正常的食管黏膜。

3. 贲门失弛缓症　少数食管下段的浸润癌应与之鉴别。贲门失弛缓症的狭窄段是胃食管前庭段两侧对称性狭窄，管壁光滑呈漏斗状或鸟嘴状，用解痉挛药可缓解梗阻症状，其近端食管扩张明显，常有大量食物潴留、食管黏膜无破坏。

4. 食管良性狭窄　有误服强酸或强碱的病史，病变部位多在食管的生理狭窄区的近端，以食管下段最多见，食管管腔长段狭窄，边缘光整或呈锯齿状，管壁僵硬略可收缩，移行带不明显。

【预防】　具体措施：①病因学预防：改良饮水（减少水中亚硝胺及其他有害物质）、防霉去毒、改变不良生活习惯等。②发病学预防：积极治疗食管上皮增生、处理癌前病变，如食管炎、息肉、憩室等。③大力开展防癌宣传教育，普及抗癌知识，在高发区人群中作普查、筛检。

【治疗】　食管癌的治疗原则是多学科综合治疗，即包括手术治疗、放射治疗和化学治疗。

1. 早期治疗　早期食管癌及癌前病变可以采用

氩离子束凝固术（APC）或内镜下黏膜切除术（EMR）治疗。

2. 手术治疗　手术是治疗食管癌首选方法。术前应进行 TNM 分期。手术原则是肿瘤完全性切除（切除的长度应在距癌瘤上、下缘 5～8cm 以上）和淋巴结清扫（包括肿瘤周围的纤维组织及颈部、胸顶上纵隔、食管气管旁和隆凸周围、腹内胃小弯、胃左动脉及腹主动脉周围等处淋巴结）。

手术适应证：①Ⅰ、Ⅱ期和部分Ⅲ期食管癌（$T_3N_1M_0$ 和部分 $T_4N_1M_0$）；②放疗后复发，无远处转移，一般情况能耐受手术者；③全身情况良好，有较好的心肺功能储备；④对较长的鳞癌估计切除可能性不大而患者全身情况良好者，可先采用术前放化疗，待瘤体缩小后再做手术。

手术禁忌证：①Ⅳ期及部分Ⅲ期食管癌（侵及主动脉及气管的 T_4 病变）。②心肺功能差或合并其他重要器官系统严重疾病，不能耐受手术者。

经胸食管癌切除是目前常规的手术方法。手术路径常用左胸切口、右胸和腹部切口、颈-胸-腹三切口和胸腹联合切口，还有不开胸经食管裂孔钝性食管拔脱术等不同术式。食管下段的吻合口部位通常在主动脉弓上，而食管中段或上段癌则应吻合在颈部。胃是最常用的食管替代物，其他可以选择的替代物有结肠和空肠。目前以胸（腹）腔镜为代表的微创技术也应用到食管癌外科治疗，主要用于较早期食管癌和心肺功能较差不能耐受开胸者。各种术式的选择取决于患者的病情和肿瘤的部位。常见的术后并发症是吻合口瘘和吻合口狭窄。

对晚期食管癌无法手术者，为改善生活质量，可作姑息性减状手术，如食管腔内置管术、胃造瘘术等。

目前食管癌的切除率为 58%～92%，手术并发症发生率为 6.3%～20.5%；切除术后 5 年和 10 年生存率分别为 8%～30% 和 5.2%～24%。

3. 放射疗法　①术前放疗：可增加手术切除率，也能提高远期生存率。一般放疗结束 2～3 周后再做手术。②术后放疗：对术中切除不完全的残留癌组织在术后 3～6 周开始术后放疗。③单纯放射疗法：多用于颈段、胸上段食管癌；也可用于有手术禁忌证且患者尚可耐受放疗者。④三维适形放疗技术是目前较先进的放疗技术。

4. 化学治疗　食管癌化疗分为姑息性化疗、新辅助化疗（术前）、辅助化疗（术后）。化学治疗必须强调治疗方案的规范化和个体化。采用化疗与手术治疗相结合或与放疗相结合的综合治疗，有时可提高疗效，或使食管癌患者症状缓解，存活期延长。但要定期检查血常规，并注意药物反应。

5. 放化疗联合 局部晚期食管癌建议联合放化疗。

【随访】 对于新发食管癌患者应建立完整病案和相关资料档案,治疗后定期随访和进行相应检查。

案例 28-1 分析

临床诊断:

1. 食管中下段中分化鳞癌。

2. 慢性胃窦炎。

诊断要点:

1. 有进行性吞咽困难、消瘦病史。

2. 辅助检查:白蛋白轻度降低。

3. 食管 CT 平扫十增强:食管中下段管壁增厚,小网膜囊淋巴结肿大。胃镜提示距门齿 28~32cm 可见菜花样肿块,表面出血糜烂。取病理结果提示为中分化鳞状细胞癌。

治疗原则:

1. 排除手术禁忌证后行食管癌根治术。

2. 术后根据病理分期行综合治疗(放疗、化疗等)。

第二节 食管良性肿瘤

食管良性肿瘤(benign tumors of the esophagus)少见,按其组织发生来源可分为腔内型(息肉及乳头状瘤)、黏膜下型(血管瘤及颗粒细胞成肌细胞瘤)及壁间型(食管平滑肌瘤或食管间质瘤)。后者约占食管良性肿瘤的 3/4。

食管良性肿瘤患者的症状和体征主要取决于肿瘤的解剖部位和大小。较大的肿瘤可以不同程度地堵塞食管腔,出现咽下困难、呕吐和消瘦等症状。很多患者有吸入性肺炎、胸骨后压迫感或疼痛感。血管瘤患者可发生出血。

食管良性肿瘤患者,不论有无症状,均须经 X 线吞钡检查和内镜检查,方可做出诊断。发病最多的有食管平滑肌瘤和食管间质瘤,因发生于肌层,故黏膜完整,肿瘤大小不一,呈椭圆形、生姜形或螺旋形。食管 X 线吞钡检查可出现"半月状"压迹。食管镜检查可见肿瘤表面黏膜光滑、正常。这时,切勿进行食管黏膜活检致黏膜破损。

一般而言,食管良性肿瘤都需进行外科手术切除病变。对腔内型小而长蒂的肿瘤可经内镜摘除。对壁内型和黏膜下型肿瘤,一般需经剖胸切口或胸腔镜切除,术中小心保护食管黏膜防止破损。

食管良性肿瘤的手术效果满意,预后良好,恶变者罕见。

第三节 腐蚀性食管灼伤

腐蚀性食管灼伤(erosive burn of esophagus)多为误吞强酸或强碱等化学腐蚀剂引起食管化学性灼伤。亦有因长期反流性食管炎、长期进食浓醋或长期服用酸性药物(如多西环素、四环素、阿司匹林等)引起食管化学性灼伤者,但较少见。强碱产生较严重的溶解性坏死;强酸产生蛋白凝固性坏死。

【病理】 食管化学灼伤的严重程度,取决于吞服化学腐蚀剂的类型、浓度、剂量、食管的解剖特点、伴随的呕吐情况及腐蚀剂与组织接触的时间。

吞服化学腐蚀剂后,灼伤的部位常不只限于食管,还包括口咽部、喉部、胃或十二指肠部。通常腐蚀剂与食管三个生理狭窄段接触的时间最长,因此常在这些部位发生较广泛的灼伤。

根据灼伤的病理程度可分为以下几类。① I 度:食管黏膜表浅充血水肿,经过脱屑期后 7~8 天而痊愈,不遗留瘢痕。② II 度:灼伤累及食管肌层。在急性期组织充血、水肿、渗出,组织坏死脱落后形成溃疡。3~6 周内发生肉芽组织增生。以后纤维组织形成瘢痕而导致狭窄。③ III 度:食管全层及其周围组织凝固坏死,可导致食管穿孔和纵隔炎。

灼伤后病理过程大致可分为三个阶段。第一阶段即在伤后最初几天内发生炎症、水肿或坏死。常出现早期食管梗阻症状。第二阶段在伤后 1~2 周,坏死组织开始脱落,出现软的、红润的肉芽组织。梗阻症状常可减轻。这时食管壁最为薄弱,持续 3~4 周。第三阶段瘢痕及狭窄形成,并逐渐加重。病理演变过程可进行数周至数月,但超过 1 年后再发生狭窄者少见。瘢痕狭窄的好发部位常在食管的生理狭窄处。

【临床表现】 误服腐蚀剂后,立即引起唇、口腔、咽部、胸骨后及上腹部剧烈疼痛,随即有反射性呕吐,吐出物常带血性。若灼伤涉及会厌、喉部及呼吸道,可出现咳嗽、声音嘶哑、呼吸困难。严重者可出现昏迷、虚脱、发热等中毒症状。瘢痕狭窄形成后可导致食管部分或完全梗阻。因不能进食,后期常出现营养不良、脱水、消瘦、贫血等。如为小儿,其生长发育也会受到影响。

【诊断】 依据有吞服腐蚀剂病史及上述有关临床表现,体检发现口咽部有灼伤表现,即可确立诊断。但有时口咽部有无灼伤表现不一定能证明食管有无灼伤,故必要时要通过食管造影确诊。胸骨后疼痛、背痛或腹痛应排除食管或胃穿孔。晚期作食管造影能明确狭窄的部位和程度。

【治疗】

1. 急诊处理程序　①采集病史，明确所服腐蚀剂的种类、时间、浓度和量。②迅速判断患者一般情况，特别是呼吸系统和循环系统状况。保持呼吸道通畅，必要时气管切开。尽快建立静脉通道。③尽早吞服植物油或蛋白水，以保护食管和胃黏膜。无条件时吞咽生理盐水或清水稀释。因化学反应产生的热可造成再度损伤。④积极处理并发症，包括喉头水肿、休克、胃穿孔、纵隔炎等。⑤防止食管狭窄，早期使用糖皮质激素和抗生素，可减轻炎症反应、预防感染、纤维组织增生及瘢痕形成。对疑有食管、胃穿孔者禁用激素。是否放置食管支架或食管加压法防止狭窄，对其效果目前尚有争议。

2. 扩张疗法　宜在伤后 2～3 周食管急性炎症、水肿开始消退后进行。食管扩张应定期重复进行。

3. 手术疗法　对严重长段狭窄及扩张疗法失败者，可采用手术治疗。将狭窄段食管旷置或切除，以胃、空肠或结肠代食管。替代物上提途径可经胸腔、胸骨后或皮下。

第四节　贲门失弛症

贲门失弛症（achalasia）是指吞咽时食管体部无蠕动，贲门括约肌松弛不良，临床表现为间断性吞咽困难。多见于 20～50 岁，女性稍多。

【病因和病理】　病因至今未明。一般认为本病系食管肌层内神经节的变性、减少或缺如，食管失去正常的推动力。食管下括约肌不能松弛，致食物留于食管内。久之食管扩张、肥厚、伸长、屈曲、失去肌张力。食物淤滞，慢性刺激食管黏膜，充血、发炎，甚至发生溃疡。时间久后，少数患者可发生癌变。

【临床表现】　主要症状为间断性咽下困难、胸骨后沉重感或阻塞感。多数病程较长，症状时轻时重，发作常与精神因素有关。热食较冷食易于通过，有时咽固体食物因可形成一定压力，反而可以通过。食管扩大明显时，可容纳大量液体及食物。在夜间可发生气管误吸，并发肺炎。

【诊断】　食管吞钡造影特征为食管体部蠕动消失，食管下端及贲门部呈鸟嘴状，边缘整齐光滑，上端食管明显扩张，可有液面。钡剂不能通过贲门（图 28-4）。食管腔内压力测定可以确诊。食管纤维镜检查可帮助排除癌肿。

【治疗】

1. 非手术疗法　改变饮食习惯，如少吃多餐，细嚼慢咽，避免过热或过冷饮食，部分早期轻症患者

可先试行食管扩张术。扩张的方法有用机械、水囊、气囊、钡囊等。

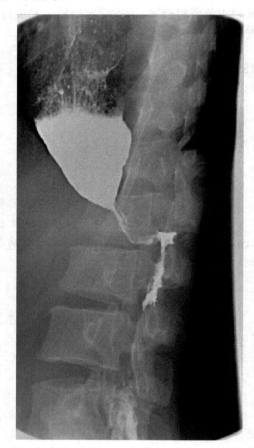

图 28-4　食管钡餐呈典型的"鸟嘴征"

2. 手术疗法　通常采用经腹或经左胸做食管下段贲门肌层切开术（Heller 手术），方法简单，效果良好。切开肌层应彻底，直至黏膜膨出。肌层剥离范围约至食管周径的一半。但需注意防止切破黏膜或损伤迷走神经。也有在此手术基础上加做抗反流手术，如胃底固定术、幽门成形术等。近年来，本症多采用经腹腔镜或胸腔镜治疗，创伤小、恢复快。

第五节　食 管 憩 室

食管壁的一层或全层局限性膨出，形成与食管腔相通的囊袋，称为食管憩室（diverticulum of the esophagus）。按其发病机制，可分为牵引型和膨出型两种。牵引型因系食管全层向外牵拉，也称真性憩室；膨出型因只有黏膜膨出，故称假性憩室。还可按憩室发生部位分为咽食管憩室、食管中段憩室和膈上憩室（图 28-5）。

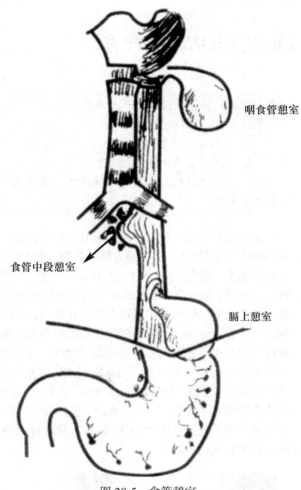

咽食管憩室

食管中段憩室

膈上憩室

图 28-5 食管憩室

一、咽食管憩室

【病因和病理】 因咽下缩肌与环咽肌之间有一薄弱的三角区，加上肌活动的不协调，即在咽下缩肌收缩将食物下推时，环咽肌不松弛或过早收缩，致食管黏膜自薄弱区膨出，属膨出型假性憩室。

【临床表现和诊断】 早期无症状。当憩室增大，可在吞咽时有咕噜声。若憩室内有食物潴留，可引起颈部压迫感。淤积的食物分解腐败后可产生恶臭味，并致憩室黏膜炎症水肿，引起咽下困难。体检有时颈部可扪及质软肿块，压迫时有咕噜声。巨大憩室可压迫喉返神经而出现声音嘶哑。如反流食物吸入肺内，可并发肺部感染。

【诊断】 主要靠食管吞钡 X 线检查确诊。可显示憩室的部位、大小、连接部等。

【治疗】 有症状的患者可考虑手术治疗。切除憩室，分层缝合食管壁切口或采用器械闭合切口。若一般情况不宜手术者，可每次进食时推压憩室，减少食物淤积，并于食后喝温开水冲净憩室内食物残渣。

二、食管中段憩室

【病因和病理】 气管分叉或肺门附近淋巴结炎症，形成瘢痕，牵拉食管全层。大小一般为 1～2cm，可单发，也可多发。憩室颈口多较大，不易淤积食物。

【临床表现和诊断】 常无症状。若发生炎症水肿时，可有咽下哽噎感或胸骨后、背部疼痛感。诊断主要依靠食管吞钡 X 线检查确诊。有时作食管镜检查排除癌变。

【治疗】 临床上无症状者不需手术。如果并发出血、穿孔或有明显症状者，可考虑手术治疗。游离被外牵的食管壁，予以复位或切除憩室。

三、膈 上 憩 室

【病因和病理】 食管下段近膈上处，从平滑肌层的某一薄弱处，因某种原因如贲门失弛缓症、食管裂孔疝等，引起食管内压力增高，致黏膜膨出。好发于食管下段后右方。少数为食管全层膨出形成真性憩室。

【临床表现和诊断】 主要症状为胸骨后或上腹部疼痛。有时出现咽下困难或食物反流。诊断主要依靠食管吞钡 X 线检查，可显示憩室囊、憩室颈及其位置方向。

【治疗】 有明显症状或食物淤积者，可考虑切除憩室，同时处理食管、膈肌的其他疾病。

思 考 题

1. 食管癌的临床表现、诊断方法、临床分期有哪些？

2. 如何提高早期食管癌的诊断率？

3. 食管癌的各项诊断方法各有何特点？

（郑宝石）

第二十九章　原发性纵隔肿瘤

学习目标

1. 掌握纵隔的分区、原发性纵隔肿瘤的病理分类及常见纵隔肿瘤的好发部位。

2. 了解原发性纵隔肿瘤的临床表现、原发性纵隔肿瘤的诊断及治疗。

案例 29-1

患者，女，28 岁，因体检发现异常 2 天入院。

患者 2 天前常规体检发现异常，无胸闷、气紧、胸痛，无咳嗽、咳痰、呼吸困难及声嘶等症状。既往体健，无吸烟、饮酒史，无体重减轻、发热、寒战、盗汗等病史。

体格检查：T36.5℃，P82 次/分，R16 次/分，BP121/68mmHg，皮肤巩膜无黄染及出血，双肺呼吸音粗，未闻及明显干湿啰音，心前区无隆起及弥散，心脏无特殊。腹软，未触及肝大，双下肢无水肿。

体检时胸部 X 线报告显示：后纵隔、脊柱旁圆形肿瘤，前纵隔无增宽，无胸腔积液。我院 CT 显示：脊柱左侧一个直径约 4cm、边界光滑的肿瘤；椎体、肋骨未受侵犯；无淋巴结肿大。

问题：

1. 该患者所患为何病？

2. 该患者还需做哪些检查？

3. 若手术该选择怎样的手术方式，术中有哪些注意事项？

纵隔实际上是一间隙，前为胸骨，后为胸椎（包括两侧脊柱旁肋脊区），两侧为纵隔胸膜，上连颈部，下止于膈肌。纵隔内有心脏、大血管、食管、气管、神经、胸腺、胸导管、丰富的淋巴组织和结缔脂肪组织。为了便于标明病变在纵隔内的所在部位，可将纵隔划分为若干部分。简单的划区法是以胸骨角与第 4 胸椎下缘的水平连线为界，把纵隔分成上、下两部。近年来将含有很多重要器官的纵隔间隙，称为"内脏器官纵隔"（以往称中纵隔）；在气管、心包前面的间隙为前纵隔；在气管、心包后方的（包括食管和脊柱旁纵隔）称后纵隔（图 29-1）。临床上常将这两种划区综合来确定病变部位。

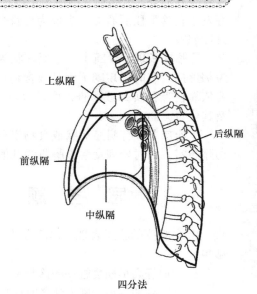

四分法　　　　　　　五分法

图 29-1　纵隔分区

纵隔内组织和器官较多，胎生结构来源复杂，所以纵隔区内肿瘤种类繁多。有原发的，有转移的。原发性肿瘤中以良性多见，但也有相当一部分为恶性。

一、纵隔肿瘤

常见的纵隔肿瘤（mediastinal tumor）有以下几种。

1. 神经源性肿瘤（neurogenic tumor）　多起源于交感神经，少数起源于外围神经。这类肿瘤多位于后纵隔脊柱旁肋脊区内（图 29-2）。以单侧多见。一般无明显症状，长大后压迫神经干或恶变侵蚀时可发生疼痛。

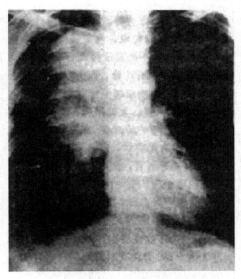

图29-2　纵隔神经鞘瘤位于右侧胸椎旁，
呈葫芦状（后前位片）

纵隔神经源性肿瘤可分成两大类。

（1）自主神经系统肿瘤：大多起源于交感神经。恶性的有神经母细胞瘤及节细胞神经母细胞瘤，良性的有神经节细胞瘤。尚有少数发生于迷走神经的神经纤维瘤。

（2）起源于外围神经的肿瘤：良性的有神经鞘瘤和神经纤维瘤。临床上这两类肿瘤表现相似，故有人统称为神经纤维瘤。多发生于脊神经根或其近侧段，亦有少数来自肋间神经。恶性者有恶性神经鞘瘤及神经纤维肉瘤。

2. 畸胎瘤与皮样囊肿（teratoma, dermoid cyst）　多位于前纵隔，接近心底部的心脏大血管前方。根据胚层来源虽可分成表皮囊肿、皮样囊肿和畸胎瘤（含外、中、内三种胚层组织）三种类型，但其发生学相同。畸胎瘤多为实质性，内含大小不同、数目不等的囊肿。囊壁常有钙化片，内除有结缔组织外还含有表皮、真皮及皮脂腺等。囊内多为褐黄色液体，混有皮脂及胆固醇结节，并有毛发。实体部分有骨、软骨、肌、支气管、肠壁及淋巴样组织等。10%畸胎类瘤为恶性。

3. 胸腺瘤（thymoma）　多位于前上纵隔。分上皮细胞型、淋巴细胞型和混合型三类。呈椭圆形阴影或分叶状，边缘界限清楚。多为良性，包膜完整。但临床上常视为有潜在恶性，易浸润附近组织器官。约15%合并重症肌无力。反之，重症肌无力患者中约有半数以上有胸腺瘤或胸腺增生异常。有些退化的残余胸腺内含有活跃的生发中心，常迷走异位于气管前、甲状腺下极、肺门、心包、膈肌等处的脂肪组织内。胸腺因涉及人体免疫功能，有些病症可能与自身免疫机制改变有关。

4. 纵隔囊肿（mediastinal cyst）　较常见的有支气管囊肿、食管囊肿（或称胃肠囊肿、前肠囊肠或肠源性囊肿）和心包囊肿，均因胚胎发育过程中部分胚细胞异位而引起。3种囊肿均属良性。多呈圆形或椭圆形，壁薄，边缘界限清楚。

5. 胸内异位组织肿瘤和淋巴源性肿瘤　前者有胸骨后甲状腺肿、甲状旁腺瘤等；后者多系恶性，如淋巴肉瘤、Hodgkin 病等。肿块常呈双侧性且不规则。淋巴源性肿瘤不宜手术，多采用放射治疗或化学药物治疗。

6. 其他肿瘤　一般有血管源性、脂肪组织性、结缔组织性、来自肌组织等间叶组织肿瘤。较为少见。

二、临床表现

一般而言，纵隔肿瘤阳性体征不多。其症状与肿瘤大小、部位、生长方向和速度、质地、性质等有关。良性肿瘤由于生长缓慢，向胸腔方向生长，可生长到相当大的程度尚无症状或很轻微。相反，恶性肿瘤侵蚀程度高，进展迅速，故肿瘤较小时已经出现症状。

常见症状有胸痛、胸闷、刺激或压迫呼吸系统、神经系统、大血管、食管的症状。此外，还可出现一些与肿瘤性质相关的特异性症状。

压迫神经系统：如压迫交感神经干时，出现Horner 综合征；压迫喉返神经出现声音嘶哑；压迫臂丛神经出现上臂麻木、肩胛区疼痛及向上肢放射性疼痛。哑铃状的神经源性肿瘤有时可压迫脊髓引起截瘫。

刺激或压迫呼吸系统：可引起剧烈咳嗽、呼吸困难甚至发绀。破入呼吸系统可出现发热、脓痰甚至咯血。

压迫大血管：压迫无名静脉可致单侧上肢及颈静脉压增高。压迫上腔静脉可出现包括有面部上肢肿胀发绀、颈浅静脉怒张、前胸静脉迂曲等征象的上腔静脉综合征。

压迫食管：可引起吞咽困难。

特异性症状：对确诊意义较大，如随吞咽运动上下为胸骨后甲状腺肿；咳出头发样细毛或豆腐渣样皮脂为破入肺内的畸胎瘤；伴重症肌无力为胸腺瘤等。

三、诊　　断

除了上述临床表现对诊断有重要参考意义外，下列检查有助于诊断。

1. 胸部影像学检查　是诊断纵隔肿瘤的重要手段。X 线透视检查可观察肿块是否随吞咽上下移动、是否随呼吸有形态改变及有无搏动等。X 线正侧位胸片可显示肿瘤的部位、密度、外形、边缘清晰光滑度、有无钙化或骨影等。断层摄片、CT 或磁共振更能进一步显示肿瘤与邻近组织器官的关系。必要时作心血管造影或支气管造影,能进一步鉴别肿瘤的相同部位及与心大血管或支气管、肺等的关系,提高确诊率。

2. 超声扫描 有助于鉴别实质性、血管性或囊性肿瘤。

3. 放射性核素 ^{131} 碘扫描 可协助诊断胸骨后甲状腺肿。

4. 颈部肿大淋巴结活检 有助于鉴别淋巴源性肿瘤或其他恶性肿瘤。

5. 气管镜、食管镜、纵隔镜等检查 有助于鉴别诊断,但应用较少。

6. 诊断性放射治疗(剂量 10~30Gy) 在短期内能否缩小,有助于鉴别对放射性敏感的肿瘤,如恶性淋巴瘤等。

四、治 疗

除恶性淋巴源性肿瘤适用放射治疗外,绝大多数原发性纵隔肿瘤只要无其他禁忌证,均应外科治疗。即使良性肿瘤或囊肿毫无症状,由于会逐渐长大,压迫毗邻器官,甚至出现恶变或继发感染,因而均以采取手术为宜。恶性纵隔肿瘤若已侵入邻近器官无法切除或已有远处转移,则禁忌手术而可根据病理性质给予放射治疗或化学药物治疗。

思 考 题

1. 纵隔的临床分区是什么?
2. 常见纵隔肿瘤的好发部位有哪些?

(梁卫东)

第三十章 心脏疾病

学习目标:

1. 掌握:①常见先天性心脏病房间隔缺损、室间隔缺损、动脉导管未闭、法洛四联症的临床表现、病理生理特点、诊断、并发症和外科治疗原则。②常见后天性心脏病二尖瓣狭窄、二尖瓣关闭不全、主动脉瓣狭窄和主动脉瓣关闭不全的病因、临床表现、病理生理特点、诊断、并发症和外科治疗原则。③冠状动脉粥样硬化性心脏病的病因、临床表现、诊断和外科治疗方法。

2. 熟悉:①肺动脉口狭窄的病理生理特点、诊断、并发症和外科治疗原则。②胸主动脉瘤的病理生理、临床表现、诊断和外科治疗原则。③心脏黏液瘤的病理生理、临床表现、诊断、并发症和外科治疗原则。

3. 了解:主动脉缩窄、主动脉窦瘤破裂、心脏慢性缩窄性心包炎的病理生理、临床表现、诊断和外科治疗。

第一节 心内手术基础措施

一、体外循环

体外循环(extracorporeal circulation or cardio-pulmonary bypass, CPB)是将回心的静脉血从上、下腔静脉或右心房引出体外,在人工心肺机内进行氧合和排出二氧化碳(气体交换),再由血泵输回体内动脉进行血液循环,如此,血液可不经过心肺进行气体交换。在体外循环下,暂时取代心肺功能,维持全身组织器官的供血供氧,为心内直视手术创造条件。体外循环技术是心外科的基本条件,完成体外循环的装置称为人工心肺机(artificial hear-lung machine)。

(一)人工心肺机的构件和功能

1. 血泵(人工心) 为人工心肺机的主要部件,代替心脏排血功能,驱动氧合器内的氧合血输回体内动脉。常用的转压式血泵由泵头和泵管组成,血液单向流动,调节转速可控制转流量。临床已应用的离心泵是更理想的血泵,可减少血液成分破坏,较长时间地转流。

2. 氧合器(人工肺) 为人工心肺机的另一主要部件,代替肺的功能,氧合静脉血和排出二氧化碳。鼓泡式氧合器:使输入的氧气与引出体外的静脉血混合,形成血气泡,进行气体交换,经去泡后流入贮血器,再经血泵泵回体内。氧合性能好、操作方便、价格低,但由于血、气直接接触,易引起血液蛋白变性、有形成分破坏,安全使用时限在3小时以内。膜式氧合器:又称为膜肺,血液通过薄膜或中空管壁的透析作用进行气体交换,血、气不直接接触,无须去泡过程,具有良好的气体交换性能和血液保护作用,适宜较长时间转流,但价格较高,主要应用于复杂心脏病手术。

3. 变温器 是血液降温和升温装置,变温过程中,水和血之间的温差需保持在10℃以内。

4. 微栓过滤器 是由20~40μm微孔的涤纶或聚酯、聚丙烯等高分子材料滤网组成的装置,置于动脉供血管路,用以过滤血液中的血小板聚积块、纤维素和心内吸引器吸入的微粒、组织碎片等,是一道安全屏障。

(二)体外循环的预充和血液稀释

转流前,静脉引流管、氧合器、血泵和动脉段管道内必须充满液体,充分排尽动脉段管道内的空气,这部分液体即为预充液。可为预充的液体有5%葡萄糖、生理盐水、乳酸林格液等晶体溶液和血浆、白蛋白、代血浆、库血或自体血等胶体溶液。根据患者年龄、体重、术前血细胞比容或血红蛋白含量、预计血液稀释度而确定预充液的质与量,多采用中度稀释,使患者转流后的血细胞比容为20%~25%。血液稀释的目的是降低血液黏稠度,改善微循环,增进组织灌注,减少红细胞损伤,减轻凝血机制紊乱。成人多以晶体液预充,小儿需一定比例的全血预充,发绀型先天性心脏病患儿常需白蛋白或血浆预充。

(三)低温转流

机体代谢与体温直接相关,体温降低7℃,组织代谢率下降50%。为防止重要器官缺血、缺氧,常以降低体温来提高体外循环的安全性。降温的程度则根据手术类型、手术方法等情况预先确定或临时调整。临床上将低温分为浅低温(28~32℃)、深低温(20~27℃)、超深低温(15~20℃),一般采用浅低温。随着人工心肺机的性能日趋优良,心内操作技巧提高,手术时间的缩短,常温或次常温(32~35℃)心内直视手术日渐多用。体外循环中测量体温的部位有鼻咽部、食管和直肠，临床上多采用两处同时监测。

（四）体外循环的实施

1. 体外循环的建立与撤除　一般以胸骨正中切口进胸显露心脏，右心耳注入肝素（2～3mg/kg 体重）以全身肝素化，经升主动脉插动脉供血管，插管与人工心肺机动脉端连接，经右心房或上、下腔分别插腔静脉引流管，与人工肺机静脉血回收管相接建立体外循环（图 30-1）。套绕上、下腔静脉阻断带和升主动脉牵引带后，监测活化凝血时间（ACT），其值由正常的 80～120 秒延长至 480～600 秒方可开始体外循环。心内操作毕，心脏恢复血液灌注和跳动后，使心脏空跳，以偿还氧债，冲走酸性代谢产物，再逐渐增加心脏负荷，以便顺利脱机，逐渐增加心脏负荷的体外循环亦称辅助循环。心肺转流结束后，依次拔除动静脉插管，并注入鱼精蛋白中和肝素。

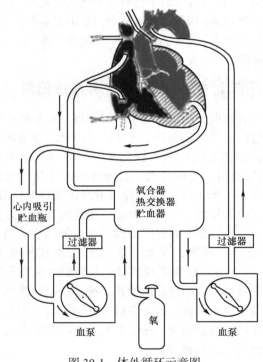

图 30-1　体外循环示意图

2. 体外循环灌注流量　体外循环流量的高低直接影响各器官，尤其脑、肝、肾等重要器官的组织灌注和术后的功能恢复。所需灌注流量与温度密切相关，体温高，灌注流量要高；体温低，灌注流量则相应调低。灌注流量按公斤体重或体表面积两种方法计算。成人 37℃时的灌注流量一般为 50～75ml/（kg·min）。儿童的基础代谢率高，灌注流量要偏高。10～15kg 患儿灌注流量 120～150ml/（kg·min），10kg 以下为 125～175ml/（kg·min）。

3. 体外循环中的监测　为保证体外循环的安全性，术中除需严密监测 ACT、温度、灌注流量外，以下监测指标亦十分重要。①动脉压：常用桡动脉或足背动脉穿刺测压，体外循环中动脉压一般维持在 50～70mmHg。②中心静脉压：常行锁骨下静脉、颈内静脉或大隐静脉穿刺测压，作为血容量高低的指标。③泵压：经动脉段的过滤器接压力表，监测泵压，该压力反映自血泵至主动脉插管端的阻力，一般在 150～200mmHg。④血气：体外循环为非生理性循环，易产生酸碱失调，动态监测血气以调整和维持 PO_2、PCO_2、pH、BE、HCO_3^- 值在正常范围。⑤电解质：体外循环中的电解质变化以 K^+ 最为显著，易发生低钾血症。维持正常血清 K^+ 浓度，对心脏复苏和复苏后的心功能恢复十分重要。

近年来，体外膜肺氧合（extracorporeal membrane oxygenation，ECMO）广泛应用于临床，针对呼吸或循环衰竭病人，较长时间辅助或替代心肺功能的技术，为心肺疾病治疗与功能恢复争取时间。

二、心 肌 保 护

心肌保护（myocardial protection）是减少心内直视手术心肌缺血缺氧造成损害的措施与方法，是在研究心肌缺血性损伤的基础上形成的。体外循环下心内直视手术需阻断心脏血流，致使心肌缺血、缺氧，此过程中心肌氧化产能障碍，仅靠无氧酵解提供少量能量。由于血运中断，心肌代谢产物不能及时清除，严重缺氧时的大量乳酸堆积会加重组织酸中毒，而抑制糖酵解过程，高能磷酸盐储备迅速消耗。心肌能量缺乏，导致心肌细胞质膜功能障碍，大量 Ca^{2+} 细胞内流，致使细胞内 Ca^{2+} 超负荷，心肌发生持续性收缩，消耗能量且作用于已受损的心肌细胞，造成心肌细胞破裂，细胞内酶大量释放，导致心肌细胞死亡。心脏血流阻断时间的越长，这种缺血性改变越重。

1. 缺血再灌注损伤（ischemic reperfusion injury）心肌在缺血一段时间后恢复氧合血灌注时，损害会更严重。主要表现为心肌水肿、氧利用能力下降、高能磷酸盐水平低下、心肌顺应性差等改变。缺血再灌注损伤的机制复杂，主要原因：①能量耗竭。当缺血时，线粒体内氧化过程完全停止，AMP 再磷酸化生成 ADP 及 ATP 受到抑制，积聚在心肌体内的 AMP 分解成腺苷、肌苷及次黄嘌呤，从细胞内弥散至细胞外。复灌后高能磷酸盐类的前体缺乏，即缺乏生成恢复心肌功能所必需的 ATP 的原料。②Ca^{2+} 超负荷。长时间缺血、缺氧后，心肌细胞聚积大量的 H^+，再灌注时，引起 H^+-Na^+ 交换和 Na^+-Ca^{2+} 交换，使 Ca^{2+} 大量内流，当 ATP 衰竭时，无力将过量的 Ca^{2+} 泵回肌浆网内和细胞外。③氧自由基损伤。缺血缺氧后心肌细胞胞质内增高的 Ca^{2+} 激活组织内的黄嘌呤去氢酶转变为黄嘌呤氧化酶，使次黄嘌呤与再灌注时血内丰富的氧作用生成大量 O_2^- 自由基，而内生性自由基清除剂不敷所需，导致细胞损害。

缺血再灌注损伤严重者，导致心内膜下坏死，心脏复苏困难、心脏复跳后搏动无力或顽固性心律失常；中度损伤则引起术后低心排综合征。体外循环中有效地预防心肌缺血再灌注损伤，保护心肌功能，涉及心脏手术成败。

2. 心脏停搏液 以心脏能量供需平衡理论为基础研制出来的心脏停搏液具有良好的心肌保护效果。临床应用的心脏停搏液种类很多，大致可归纳为三大类。①以 ST. Thomas 医院为代表的晶体停搏液（表 30-1）；②稀释血停搏液；③富含能量底物的晶体或血停搏液。无论是何种心脏停搏液，其心肌保护作用的机制均是：①使用高钾化学诱导方法使心脏迅速停搏，避免缺血时心肌电、机械活动，减少能量消耗，常用钾浓度为 20 mmol/L；②降低心肌温度，可大大降低心肌代谢和能量需要，保存心肌的能量储备，常采用心脏表面冰水淋浴和 4℃ 的心脏停搏液心脏灌注，心肌温度迅速降低；③提供氧和能量底物，常在心脏停搏液中加用葡萄糖、磷酸肌酸、天冬氨酸、辅酶 Q_{10} 等，以维持心脏缺血期间和恢复灌注后所需的能量物质，此外，心脏停搏液还必须是偏碱（pH7.6～8.0）、高渗（320～380 mmol/L）和具有良好的膜稳定作用的特性，以保护缺血心肌的适宜代谢环境、完整的细胞结构和质膜离子泵功能。

表 30-1　Thomas 医院停搏液

成分（mmol/L）	NO1	NO2
氯化钠	144.0	110.0
氯化钾	20.0	16.0
氯化镁	16.0	16.0
氯化钙	2.4	1.2
碳酸氢钠	—	10.0
盐酸普鲁卡因	1.0	—
pH	5.5～7.0	7.8
渗透压	300～320	285～300

3. 心脏停搏液的灌注方法 有顺行、逆行和顺行-逆行联合灌注三种方法。①顺行灌注：有升主动脉插针和冠状动脉口插管两种灌注法。升主动脉插针灌注：凡主动脉瓣关闭良好的患者均可用此方法行停搏液灌注。于升主动脉前壁近心端预置小荷包缝

线，于荷包线内插入停搏液灌注针，灌注针与灌注管相连接，固定灌注针，阻滞升主动脉的同时，开始停搏液灌注。灌注速度以 250～300ml/min 为适宜，首次量一般为 10～25ml/kg，每隔 20～30 分钟重复灌注。冠状动脉口插管灌注：适用于主动脉瓣关闭不全、佛氏窦瘤破裂或主-肺动脉窗病变者。切开主动脉前壁，将冠状动脉灌注管直接插入冠状动脉口进行灌注，灌注压力以不高于 80mmHg 为宜。②逆行灌注：适用于不能直接顺行灌注和冠状动脉狭窄或阻塞的患者，是将特制带囊的冠状静脉窦灌注管置入冠状静脉窦内进行停搏液灌注的方法。开始灌注时，气囊自动膨起堵住管外窦口间隙，以防停搏液漏入右心房。灌注压不宜超过 50mmHg。③顺行-逆行联合灌注：主要应用于主动脉瓣关闭不全及需在主动脉根部手术操作和手术时间较长的病例。首次多采用顺行灌注，以后改为逆行灌注。其优点是可减少冠状动脉口插管，灌注时不必中断手术，缩短了心脏缺血时间。

无缺血和缺血再灌注过程的心脏、心内直视手术的心肌保护无疑是最佳的心肌保护方法，由此发展起来的不停跳下冠状旁路手术、体外循环下顺行或逆行冠状动脉灌注下的多种心内直视手术已广为应用。

（郝　明）

第二节　先天性心脏病的外科治疗

根据体循环与肺循环是否存在分流，将先天性心脏病（congenital heart disease，CHD）分为三大类。①左向右分流型：在心房、心室或大动脉之间存在异常通道，由于左心系统（体循环）的压力高于右心系统（肺循环），血液由左向右分流，无发绀，晚期病例肺动脉压力的持续升高，右心系统压力高过左心系统时出现反向分流，患者出现发绀，如房间隔缺损、室间隔缺损、动脉导管未闭、主动脉窦瘤破裂等。②右向左分流型（发绀型）：由于心脏解剖结构的变异，右心系统的静脉血进入左心系统，患者出现持续性发绀。如法洛四联症、完全肺静脉异位引流、完全大动脉转位等复杂先天性心脏病。③无分流型：体肺循环间无异常通道，患者一般无发绀，如主动脉缩窄、先天性主动脉和心脏膜瓣病变等。

一、动脉导管未闭

案例 30-1
　　患儿，男，6 岁，因活动后心悸、气促 2 个

月入院。

患儿平素易患感冒，肺炎。

体格检查：T 36.5℃，P 110 次/分，R 28 次/分，BP 105/50mmHg。发育正常，营养中等，神志清楚。皮肤黏膜无黄染、发绀。胸廓对称，双肺呼吸音清晰，胸骨左缘第 2 肋间触及震颤，可闻连续性机器样杂音，P2 音亢进，心律齐。腹部平软，肝脾肋下未扪及。股动脉可闻枪击音。

辅助检查：①心电图检查：电轴左偏。②X 线检查：左心室增大的表现，主动脉结大，肺动脉段突出，肺纹理增粗。③多普勒彩超：主动脉弓降部与左肺动脉根部有异常管道，长约 0.6cm，直径约 0.7cm，主动脉向肺动脉湍流频谱。

问题：

1. 根据所学过的心内科知识，你考虑什么诊断？

2. 胎儿期间动脉导管的作用是什么？

3. 需要与哪些心脏疾病鉴别？

动脉导管是胎儿期血流经肺动脉至主动脉的正常生理通道。出生后肺动脉阻力下降，前列腺素 E_1 及前列腺素 E_2 显著减少，血液氧分压增高，绝大多数生后 24 小时内导管平滑肌收缩，内膜增厚并向管腔内突入、填塞，阻断导管的血流。2～3 个月后，内膜纤维组织弥漫性增生，逐渐纤维化至永久性闭塞，成为动脉韧带。约 85% 的足月产婴儿于生后 2 个月内完全闭合。早产儿由于出生后继续发育，导管自然闭合可能性大，但因对前列腺素敏感，闭合稍晚。逾期不闭合者即为动脉导管未闭（patent ductus arteriosus，PDA）（图 30-2），占先天性心脏病的 12%～15%。可单独存在或与主动脉缩窄、室间隔缺损、法洛四联症等并存。

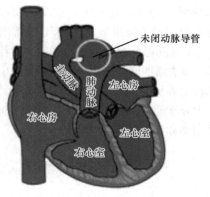

图 30-2　动脉导管未闭

【解剖】　动脉导管的粗细、长短不一。按其形态可分为：①管型，两端管径均等；②漏斗型，主动脉端粗，肺动脉端细；③窗型，主、肺动脉紧连，导管粗而短；④动脉瘤型，导管中部呈瘤样膨大，管壁很薄。管型多见。

【病理生理】　由于未闭动脉导管的存在，无论收缩期或舒张期，主动脉压力均超过肺动脉，主动脉血经动脉导管持续流向肺动脉，形成左向右分流。分流量大小取决于导管的粗细和主动脉和肺动脉之间的压力阶差。左向右分流使肺循环血量增加，左心容量负荷加重，导致左心肥大，甚至左心衰竭。由于肺血量增加，肺循环压力升高，右心负担加重，早期出现动力性肺动脉高压。肺小动脉长期承受大量主动脉血流而引起痉挛性收缩和继发性内膜增厚、中层平滑肌和纤维增生及管腔狭窄，成为不可逆转的阻力性肺动脉高压，致使右心右负荷加重，右心室肥厚。当肺动脉压力等于主动脉舒张压时，仅收缩期存在分流；当其压力接近或超过主动脉压力，呈双向或逆向分流，临床上出现发绀，形成艾森曼格综合征（Eisenmenger syndrome），最终致右心衰竭而死亡。

【临床表现】　临床症状与导管粗细、分流量大小和肺血管阻力有关。导管细、分流量小，常无症状；导管粗、分流量大，症状明显，易发生肺部感染、气促、乏力、反复心力衰竭。当病情发展到严重肺动脉高压且出现右向左分流时，可表现为"差异性发绀"，即下半身发绀、杵状趾。体格检查：在胸骨左缘第 2 肋间可闻及连续性机器样杂音，收缩期增强，舒张期减弱，局部常触及连续性震颤。收缩压正常，舒张压降低，脉压增大，出现甲床毛细血管搏动、四肢动脉可触及水冲脉、股动脉可闻枪击音等周围血管征。分流量大者，心尖部可闻舒张期杂音。肺动脉高压者，仅有收缩期杂音或杂音消失，而肺动脉瓣第二音亢进。

【辅助检查】

1. 心电图　正常或左心室肥大，肺动脉高压时则左右室肥大。

2. 胸部 X 线检查　左心缘向左下延长（左心室扩大），主动脉结突出，可呈漏斗状，肺动脉圆锥平直或隆起，肺血增多，透视下肺门有"舞蹈"征象。晚期心影较原来缩小，肺门血管增粗，肺野外带血管变细，即"残根征"表现，表明已是重度肺动脉高压。

3. 超声心动图　示左心房、左心室增大，通过胸主动脉起始部与肺动脉间的动脉导管，彩色多普勒超声能发现经导管的异常彩色血流信号，可测得导管的长度、内径和分流大小。

【诊断与鉴别诊断】　根据杂音的性质和位置、

周围血管征，结合心电图、X线胸片和超声心动图检查，一般不难诊断。但应与主-肺动脉间隔缺损、主动脉窦动脉瘤破裂、冠状动-静脉瘘和室间隔缺损伴主动脉瓣关闭不全等心脏病相鉴别。临床症状、体征不典型的病例，借助右心导管检查或逆行主动脉造影可以确诊。

【治疗】

1. 手术适应证 早产儿、婴幼儿反复发生肺炎、呼吸窘迫和心力衰竭，内科难以控制，应及时手术。导管细、无症状，不影响发育者，多主张学龄前择期手术。发绀型心脏病合并的动脉导管未闭，不能单独结扎导管，应同时矫治心脏畸形。艾森曼格综合征是手术禁忌证。

2. 手术方法 近年来导管栓塞法和电视胸腔镜下导管结扎术在一些有条件的医院开展，具有切口小、创伤轻等优点，但开胸手术仍是动脉导管未闭的主要治疗方法。

（1）左胸切口：全麻插管后右侧90°卧位，经典切口是后外侧切口第4或第5肋间进胸，亦可采用腋中线纵向切口或听三角切口胸膜外显露动脉导管三角区。①结扎术：纵行切开导管三角区纵隔胸膜，显露动脉导管，游离导管上、下缘和后壁，绕导管套两根浸液石蜡10号丝线，行导管钳闭试验，若无心率增快或血压下降，麻醉或药物降压至动脉压70～80mmHg后结扎，先主动脉侧，后肺动脉侧。此法最为常用。②钳闭术：显露、游离导管后，根据导管的粗细选择适宜规格的钽钉闭导管。操作简便，效果确实。③切断缝合术：导管充分游离降压后，用两把导管钳或Potts-Smith钳平行钳夹动脉导管，在两钳之间的主动脉侧用4-0或5-0 prolene线连续缝合法边切边缝，然后缝合肺动脉侧切缘（图30-3）。此法适用于导管粗大、术中损伤出血或感染后不宜结扎和钳闭的病例。

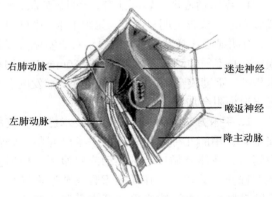

右肺动脉 —— 迷走神经
左肺动脉 —— 喉返神经
—— 降主动脉

图30-3 左胸切口动脉导管切断缝合术图示

（2）胸骨正中切口：适用于①左侧胸膜粘连重，

显露动脉导管困难；②动脉导管结扎后再通；③导管太粗，或呈窗形；④合并心内畸形需一并矫治。在全麻气管插管下，体外循环支持下处理动脉导管。术式有两种：①心包外结扎术，体外循环下显露、游离肺动脉分叉处心包返折，紧贴肺动脉游离导管左右间隙和后壁，套10号丝线结扎动脉导管；②肺动脉切口内缝合法，体外循环血流降温，在降温过程中以手指按压导管表面以阻断导管流血，鼻咽温度降至20～25℃时，降低流量，切开主肺动脉切口显露动脉导管内口，气囊管经导管插入主动脉堵塞导管，用带垫片的双头针褥式缝合，或补片修补动脉导管。

案例30-1 分析

临床诊断：动脉导管未闭（管型）。

诊断要点：

1. 活动后心悸、气促。

2. 胸骨左缘第2肋间可闻连续性机器样杂音，触及震颤，P2音亢进。

3. 脉压增大，周围血管征（＋）。

4. 心电图检查：电轴左偏。

5. X线示左心室大，主动脉结大，肺段凸，肺血多。

6. 多普勒彩超：明确导管类型、内径，发现异常彩色血流信号。

治疗原则：

1. 单纯性动脉导管未闭，无手术禁忌证。

2. 经左胸切口行动脉导管结扎术，有条件者亦可行介入导管栓塞。

二、肺动脉口狭窄

案例30-2

患儿，9岁，因自幼发现心脏杂音，劳累后心悸、气促、胸闷3月余于1993年7月26日入院。

患儿幼时在当地医院检查发现心脏杂音，未进一步诊治，3个月来活动后心悸、气促、胸闷。

体格检查：T 36.5℃，P 86次/分，R 24次/分，BP 95/65mmHg，发育稍差，营养中等，皮肤黏膜无黄染，面颊、指端呈暗红色。心前区较饱满，双肺呼吸音清晰，胸骨左缘第2肋间可触及收缩期震颤，胸骨左旁可扪及抬举感，胸骨左缘第2肋间可闻Ⅳ级收缩期喷射样杂音，向左颈部传导，P2音减弱，心律齐。腹部平软，肝脾肋下2cm。

辅助检查：心电图示电轴右偏，右心室肥大

劳损。X 线检查示右心房、右心室增大，心尖圆钝，肺动脉段隆起，肺野清晰，肺纹理减少。多普勒彩超示右心室增大，室壁肥厚，肺动脉瓣口狭窄，肺动脉主干明显扩张，并测得收缩期湍流频谱。

问题：

1. 根据以上症状，你考虑什么诊断？
2. 杂音的性质与其他心脏病有什么区别？根据病理解剖和血流动力学加以解释。

肺动脉口狭窄（pulmonary stenosis）系指右室和肺动脉之间存在的先天性狭窄畸形。

【解剖】 有三种类型：肺动脉瓣膜狭窄、右心室漏斗部狭窄和肺动脉主干及其分支狭窄。瓣膜狭窄最常见（图 30-4），通常为瓣叶增厚交界融合，瓣口呈鱼嘴状突向肺动脉，肺动脉主干呈狭窄后扩张，可有不同程度的肺动脉瓣环狭窄。右心室漏斗部狭窄可呈隔膜性狭窄和管状狭窄。隔膜性狭窄在右心室漏斗部下方形成环状纤维性隔膜，将右心室分隔成两个大小不等的心室腔，其上方扩大的薄壁心室腔称为第三心室。管状狭窄是由肥厚的右心室前壁、室上嵴和异常粗大的隔束和壁束所致。肺动脉主干及其分支可为一处或多处环形狭窄或发育不良。肺动脉口狭窄可以单独存在，也可以是复杂心血管畸形的一部分。

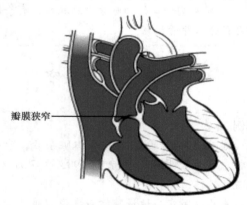

瓣膜狭窄

图 30-4　瓣膜狭窄图示

【病理生理】 肺动脉口狭窄引起右心室血液排出受阻，压力增高，右心室与肺动脉之间存在压力阶差，其大小取决于肺动脉口狭窄的程度。压力阶差 <40mmHg 为轻度狭窄，40～100mmHg 为中度狭窄，>100mmHg 为重度狭窄。因静脉回心血流受阻，心排血量减少，血液瘀滞，可出现周围性发绀。合并室间隔缺损或房间隔缺损，可出现右向左分流，而发生中央性发绀。右心室长期负荷增加引起右

室向心性肥厚，心力衰竭，甚至死亡。

【临床表现】 症状与狭窄程度、是否存在室间隔缺损或房间隔缺损有关。轻度狭窄者可无症状或症状轻微。常见的症状是稍活动即感心悸、气促、胸闷甚至晕厥，劳动耐力差、易疲劳，症状随年龄增长而加重。并存卵圆孔未闭者，活动后出现发绀。重症者休息时亦可出现发绀。晚期患者常有颈静脉充盈、肝大、下肢水肿，甚至腹水等右心衰竭征象。

【体格检查】 肺动脉瓣膜狭窄者胸骨左缘第 2 肋间可闻及响亮而粗糙的收缩期喷射样杂音，并向左上方向传导。多数伴有收缩期震颤。肺动脉第二音减弱或消失。右室漏斗部狭窄的收缩期杂音位置较低。

【辅助检查】

1. 心电图 根据狭窄程度可示正常、电轴右偏、右心室肥大劳损、T 波倒置和 P 波高尖。

2. X 线检查 可显示右心室、右心房增大，两肺野清晰、肺纹理减少，肺动脉段凸出。但漏斗部狭窄者肺动脉段凸出不明显。

3. 超声心动图 可显示狭窄的类型和程度。肺动脉瓣膜狭窄则显示肺动脉主干增宽，瓣叶增厚，回声增强，开放受限和右室壁增厚。漏斗部狭窄显示右心室流出道狭小，小梁和肌柱增粗。彩色多普勒超声显示狭窄瓣口的高速血流信号，可初步估算最大跨瓣压差。

【诊断与鉴别诊断】 根据临床表现，结合心电图、胸部 X 线、超声心动图检查可做出诊断。必要时行心导管右心室测压和造影检查，有助于确诊。部分法洛四联症病例，右心室流出道梗阻不明显，其表现类似肺动脉口狭窄，超声心动图和心导管造影检查可提示是否存在室间隔缺损和主动脉骑跨，有助于鉴别诊断。

【治疗】

1. 手术适应证 轻度狭窄，无明显症状，胸部 X 线和心电图检查无明显改变，无须手术。中度以上狭窄，有明显临床症状，心电图提示右心室肥大或伴劳损，右心室与肺动脉间压力阶差 >50mmHg，均有手术指征。重度狭窄者，病理进展迅速，继发的右心室流出道梗阻会加重狭窄，需尽早手术。

2. 手术方法 由于体外循环技术已十分成熟和安全，曾用的几种非体外循环手术已弃用。胸骨正中切口，在体外循环心脏跳动或停搏下，根据狭窄类型选择心脏切口。肺动脉瓣膜狭窄通常纵行切开主肺动脉，下行瓣膜交界切开术；漏斗部狭窄，则切开右心室流出道前壁，切除狭窄的纤维环或肥厚的壁束和隔束，疏通右心室流出道。若疏通后的右

心室流出道仍狭窄，则用自体心包片或聚四氟乙烯管片加宽流出道。若存在瓣环狭窄，则切开瓣环，行跨越瓣环的右心室流出道加宽术。近年有人对瓣膜型狭窄，采用经导管的肺动脉瓣球囊扩张术，由于无须剖胸，术后恢复快，较受欢迎，但部分病例扩张效果不理想，且可有肺动脉瓣膜关闭不全并发症发生。

> **案例 30-2 分析**
>
> 临床诊断：肺动脉瓣狭窄。
>
> 诊断要点：
>
> 1. 劳累后常有心悸、气促，胸闷。
> 2. 胸骨左缘第 2 肋间可触及收缩期震颤，胸骨左缘第 2 肋间可闻Ⅳ级收缩期喷射样杂音，P2 音减弱。
> 3. 心电图检查：电轴右偏，右心室肥大劳损。
> 4. X 线示右心室、右心房增大，肺动脉圆锥隆起，肺血少。
> 5. 多普勒彩超：明确右心室大，室壁肥厚、肺动脉瓣狭窄、肺动脉主干扩张，并测得收缩期湍流频谱。
>
> 治疗原则：
>
> 1. 单纯性肺动脉瓣膜狭窄，无手术禁忌证。
> 2. 体外循环心脏跳动或停搏下，纵行切开主肺动脉行瓣膜交界切开术，若伴有漏斗部肥厚肌束，则经右心室切口，疏通右心室流出道，并行瓣膜交界切开。

三、房间隔缺损

> **案例 30-3**
>
> 患儿，16 岁，因活动后心悸、气促 2 个月于 2001 年 3 月 20 日入院。
>
> 患儿 2 个月来剧烈活动后出现心慌、气紧，胸部不适。幼时易患感冒。
>
> 体格检查：T 36℃，P 70 次/分，R 22 次/分，BP 100/70mmHg，发育正常，营养中等，神志清楚，合作，皮肤黏膜无黄染、发绀。胸廓对称，心前区稍膨隆，双肺呼吸音清晰，胸骨左缘第 2 肋间可闻Ⅱ级收缩期吹风样杂音，P2 音亢进伴分裂，心律齐。腹部平软，肝脾肋下未扪及。
>
> 辅助检查：心电图检查示电轴右偏，不全性右束支传导阻滞。X 线检查示右心房、右心室增大，主动脉结小，肺动脉段突出，肺纹理增粗。

> **问题：**
>
> 1. 该患儿症状和 PDA 相似而体征不同，你考虑什么诊断？
> 2. 在明确诊断之前，应做什么检查？
> 3. 该病杂音产生的机制是什么？

房间隔缺损（atrial septal defect，ASD）是胚胎发育期的原始心房分隔成左心房、右心房过程中，因某种因素影响，第一房间隔和第二房间隔发育障碍或吸收过多，间隔上遗留缺损，导致左右心房间存在血液分流的先天性畸形，是常见的先天性心脏病。

【解剖】 可分为原发孔缺损和继发孔缺损两类，以后者居多，占先天性心脏病的 10% 左右。继发孔房间隔缺损位于冠状静脉窦的后上方，绝大多数为单孔（图 30-5），少数为多孔或呈筛状，可伴肺静脉异位引流。根据相应解剖部位可分为四种类型。①中央型（卵圆孔型）：最常见（占 75%～80%），呈椭圆形；②下腔型：缺损较大，房间隔下缘完全缺如或仅残留极少薄膜样组织；③上腔型：缺损位于上腔静脉与右心房连接处；④混合型：缺损巨大，常兼有上腔型和下腔型的特点。原发孔房间隔缺损位于冠状静脉窦的前下方，由于左侧心内膜垫前后结节分离，缺损巨大，常伴有不同程度二尖瓣大瓣裂。

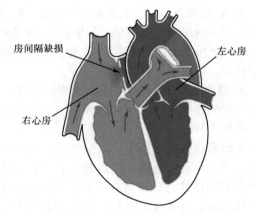

房间隔缺损　左心房　右心房

图 30-5　房间隔缺损图示

【病理生理】 正常左心房压力为 8～10mmHg，右心房压力为 3～5mmHg，房间隔缺损时，左心房血液经缺损向右心房分流。分流量的多少取决于心房间压力阶差、缺损的大小和左右心室充盈阻力。原发孔房间隔缺损的分流还与二尖瓣的返流程度有关。左向右分流使大量血液经肺动脉瓣流入双肺，正常肺动脉瓣变得相对狭窄。长期高容量负荷导致右心房、右心室增大和肺动脉扩张。肺循环血量增加使肺动脉压升高，引发肺小动脉反应性痉挛，长期肺小动脉痉挛使肺小动脉管壁增厚和纤维化，导致阻塞性肺高压。当右心房压力高于左心房时，出现右向左分流，引起发绀，即所谓艾森曼格综合征，最终因右心衰竭而死亡。原发孔房间隔缺损患者，因存在二尖瓣反流，心房压差更大，其病理改变重于继发孔房间隔缺损。

【临床表现】 儿童期继发孔房间隔缺损多无明显症状，即使中等量以上分流，临床症状也不明显，常为体检时发现。多在青春期后才出现劳力性气促、乏力、心悸等症状。病情发展为阻塞性肺动脉高压，可出现发绀。原发孔房间隔缺损症状出现早，表现重。

【体格检查】 表现为左前胸略膨隆，右心搏动增强，胸骨左缘第2~3肋间可闻及Ⅱ~Ⅲ级吹风样收缩期杂音，部分患者杂音不明显，但肺动脉瓣第二音（P2）分裂。肺动脉高压者，P2亢进。当发生右心衰竭时，肝大，甚至出现腹水和下肢水肿。原发孔房间隔缺损除上述体征外，在心尖部可闻Ⅱ~Ⅲ级收缩期杂音。

【辅助检查】

1. 心电图 继发孔房间隔缺损，呈电轴右偏，不完全或完全性右束支传导阻滞，P波高大，右室肥大。原发孔房间隔缺损，常呈电轴左偏和P-R间期延长，可有左室高电压和左室肥大。

2. X线检查 主要表现为右心增大，肺动脉段突出，主动脉结小，呈典型"梨形心"。肺部充血改变，透视下可见肺门"舞蹈"征。原发孔缺损可呈左心室扩大，肺纹理增粗。

3. 超声心动图 可明确显示缺损的位置、大小、心房水平的血流信号、右心增大和原发孔房间隔缺损的二尖瓣大瓣裂。

【诊断与鉴别诊断】 根据体征和超声心动图检查结果，结合心电图、X线特征，不难诊断。少数不典型病例或有肺动脉高压患者可行右心导管检查，其右心房血氧含量比上、下腔静脉高出1.9%容积，或导管进入左心房，则房间隔缺损诊断可确立。测得的肺动脉压力和换算得出的肺血管阻力有助于判断合并肺高压患者的手术适应证。少数分流量很高的患者，肺动脉瓣区的收缩期杂音很响，应与高位室间隔缺损、肺动脉瓣狭窄相鉴别。

【治疗】

1. 手术适应证 ①房间隔缺损已有右心负荷过重，即使无症状，应手术治疗，适宜的手术年龄为学龄前；原发孔房间隔缺损，应尽早手术。②成年人和已有轻至中度肺动脉高压的房间隔缺损，应及时手术。③重度肺动脉高压和年龄在50岁以上的

房间隔缺损仍为左向右分流者，经内科治疗情况改善后可手术治疗，但手术风险高。艾森曼格综合征为手术禁忌证。

2. 手术方法 近年开展起来的介入封堵术，不开胸，创伤小，适用于有选择的病例。传统手术是在直视下行房间隔缺损修补。经胸骨正中或右胸前外侧切口第4肋间进胸，建立体外循环，心脏停搏或跳动下切开右心房，视缺损大小而行直接缝合或用自体心包片或涤纶补片修补缺损。原发孔房间隔缺损多采用心脏停搏下修补二尖瓣大瓣裂和房间隔缺损。缝合缺损下缘时，应缝于瓣叶基底处，以免损伤传导束，并发Ⅲ度房室传导阻滞。

案例30-3分析

临床诊断：继发孔房间隔缺损。

诊断要点：

1. 劳力性心悸、气促。

2. 肺动脉瓣区可闻Ⅱ级收缩期吹风样杂音，P2音亢进伴分裂。

3. 心电图检查：电轴右偏，不全性右束支传导阻滞。

4. X线示典型"梨形心"，右心房、右心室增大，主动脉结小，肺段凸，肺血多。

5. 应做多普勒彩超检查以明确缺损大小、部位、分流情况，预测肺动脉压。

治疗原则：

1. 根据多普勒彩超检查，若无手术禁忌证，应积极治疗。

2. 可经胸骨正中或右胸前外侧切口，体外循环心脏停搏或跳动下行直接缝合或用自体心包片或涤纶补片修补缺损。有条件者亦可行介入栓塞治疗。

四、室间隔缺损

案例30-4

患儿，5岁，因发现心脏杂音5年于1998年10月31日入院。

患儿出生后由产科医生发现心脏杂音，未做进一步检查，婴儿期经常发生呼吸道感染，平素活动正常，近期跑跳后有气促。

体格检查：T 36.4℃，P 98次/分，R 22次/分，BP 95/70mmHg，发育正常，营养中等，查体合作，皮肤黏膜无黄染、发绀。胸廓对称，双肺呼吸音

清晰，胸骨左缘第 3、4 肋间可闻Ⅳ级全收缩期杂音，并可触及收缩期震颤，P2 音稍亢进，心律齐。腹部平软，肝脾肋下未扣及。

辅助检查：心电图检查示电轴左偏。X 线检查示左心缘向左下延长，主动脉结小，肺动脉段平直，肺纹理增粗。多普勒彩色超声示左心房、左心室扩大，室间隔膜部回声缺失 0.7cm，显示左向右过隔彩色血流信号。

问题：

1. 患儿有心脏杂音而无症状，你考虑什么诊断？

2. 该病杂音产生的机制是什么？

3. 血流左向右分流见于哪些常见先天性心脏病？艾森曼格综合征的发生机制是什么？

室间隔缺损（ventricular septal defect，VSD）是胎儿期室间隔发育不全或相互融合不良所致心室间异常交通，引起血液左向右分流，导致血流动力学异常。室间隔缺损居先天性心脏病的首位，占 20%~30%。可以单独存在，也可以是复杂心血管畸形的一部分。

【解剖】 根据缺损位置不同，分为漏斗部、膜部及肌部缺损三大类型和若干亚型。其中膜部缺损最多（图 30-6），漏斗部缺损次之，肌部缺损最少见。部分膜部小室间隔缺损有可能在 3 岁以前完全或部分自然闭合，三尖瓣隔瓣是其闭合的材料，瓣叶、腱索与缺损边缘粘连、融合，将缺损完全遮盖，则杂音和分流消失。

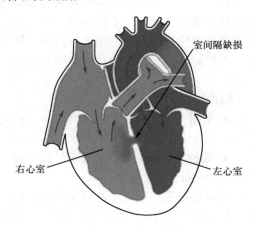

图 30-6 室间隔缺损

【病理生理】 室间隔缺损产生左向右分流，分流量取决于缺损的大小和左、右心室压力阶差及肺血管阻力。小缺损左向右分流量少，通常不致引起肺动脉压力升高，也不影响患者的自然寿命。大缺损左向右分流量多，回流至左心血量亦明显增加，左心负荷加重，左心房、左心室扩大，由于肺循环血流量过高，肺小动脉痉挛产生肺动脉高压，右心室收缩负荷增加，致右心室肥大。随病程进展，肺小动脉管壁内膜增厚，管腔变小，阻力增大，终至器质性肺动脉高压，最后导致右向左分流，出现艾森曼格综合征。

【临床表现】 小室间隔缺损，一般无明显症状。缺损大、分流量大者，症状出现较早，表现为活动后气促、乏力，反复呼吸道感染。严重者体弱、多汗、发育不良，发生慢性充血性心力衰竭。室间隔缺损患者，易并发感染性心内膜炎。

【体格检查】 小缺损除胸骨左缘第 3~4 肋间闻及Ⅲ级以上粗糙的全收缩期杂音外，无其他明显体征。缺损大、分流量大者，左前胸明显隆起，杂音最响的部位可触及收缩期震颤。高位室间隔缺损的杂音和震颤位于第 2 肋间。肺动脉高压者，心前区杂音变得柔和、短促，而肺动脉瓣区第二心音明显亢进。

【辅助检查】

1. 心电图 缺损小，示正常或电轴左偏。缺损大，肺动脉压高，示左室高电压、肥大或双室肥大。严重肺动脉高压，则示右心肥大或伴劳损。

2. X 线检查 缺损小，分流量小，X 线改变轻。中等以上缺损和分流量者，心影轻到中度扩大，左心缘向左下延长，肺动脉段凸出，肺血增多。肺动脉阻塞性病变时，肺门血管影明显扩张，其或呈残根征，而肺外周纹理减少。

3. 超声心动图 左心房、左心室扩大，或双室扩大。二维超声可显示室间隔缺损的部位、大小。彩色多普勒超声可显示分流方向和分流量，并可判断肺动脉压力。

【诊断】 根据杂音的部位和性质，结合超声心动图、X 线检查和心电图表现，不难确诊。严重肺动脉高压者，可行心导管检查。通过各心腔压力、血氧含量可计算出心内分流量和肺血管阻力，对手术适应证的把握有指导意义。

【治疗】

1. 手术适应证 缺损很小，无症状和房室扩大，可长期观察。缺损小，肺血多，房室已有扩大者，应在学龄前手术。缺损大，分流量大，肺动脉高压者，应尽早手术。肺动脉瓣下缺损易并发主动脉瓣叶脱垂所致主动脉瓣闭不全，亦应尽早手术。反复肺部感染，药物难以控制的充血性心力衰竭的患者，应及时手术。艾森曼格综合征为手术禁忌证。

2. 手术方法 介入封堵术是治疗室间隔缺损的新技术，具有创伤小，恢复快的优点，目前已有较成熟的经验，但有严格适应证，开胸手术仍是治疗的主要方法。

（1）基本方法：全麻气管插管，经胸骨正中切口进胸（膜部室间隔缺损可采用右胸前外侧切口第4肋间进胸），建立体外循环，心脏停搏下完成室间隔缺损修补手术。

（2）心脏切口：肺动脉瓣下和部分室上嵴上缺损多采用肺动脉切口修补室间隔缺损，以保护心室功能；膜周部、隔瓣后和部分肌部缺损采用右心房切口修补；上述两切口无法良好显露时则采用右心室流出道切口；肌部缺损多采用平行于室间沟的左心室切口。

（3）修补方法：视缺损的大小、类型和缺损周边情况而定。对边缘有纤维组织的小缺损，可直接缝合。缺损>0.8cm，或位于肺动脉瓣下者，用涤纶补片修补。三尖瓣隔瓣部分粘连覆盖的缺损，应切开隔瓣显露缺损，以涤纶补片修补之。在修补缝合时，应缝在距三尖瓣环0.2cm的隔瓣根部和窦部室间隔的右室面上，以避免损伤心脏传导束而出现Ⅲ度房室传导阻滞。

> **案例30-4分析**
>
> 临床诊断：室间隔缺损（膜部）。
>
> 诊断要点：
>
> 1. 剧烈活动后心悸、气促。
>
> 2. 胸骨左缘第3、4肋间可闻Ⅳ级全收缩期杂音，并可触及收缩期震颤，P2音亢进。
>
> 3. 心电图检查：电轴左偏。
>
> 4. X线示左心室增大，肺段平直，主动脉结小，肺血多。
>
> 5. 多普勒彩超：明确各心腔大小、缺损大小、部位、分流情况。
>
> 治疗原则：
>
> 1. 单纯膜部室间隔缺损，无手术禁忌证，应积极手术治疗。
>
> 2. 可采用胸骨正中切口或右胸前外侧切口，建立体外循环，经右心房切口心脏停搏或跳动下行室间隔缺损直接缝合或补片修补。

五、主动脉窦动脉瘤破裂

主动脉窦动脉瘤破裂（rupture of aortic sinus aneurysm）是一种少见的先天性心脏病，又称Valsalva窦动脉瘤破裂，东方国家发病率高于西方，男性居多。

【解剖】　主动脉窦是主动脉根部的扩大部分，几乎完全位于心脏内。右冠状动脉窦毗邻右心室流出道，无冠状动脉窦紧邻左、右心房，左冠状动脉窦邻近左心房、房间隔。环形纤维管状带是主动脉窦壁的重要组成部分，远端与主动脉中层弹性纤维相连接，近端移行为心肌。若发育异常，局部薄弱，因长期承受主动脉内高压而逐渐向外膨出，形成主动脉窦动脉瘤。动脉瘤呈乳头状囊袋，一般长0.5～3.5cm，直径0.5～1.2cm。瘤体顶端最薄弱，一旦破裂，可形成一个或多个破口，直径0.3～1.2cm。主动脉窦动脉瘤好发于右冠状动脉窦，且大多破入右心室；其次为无冠状动脉窦，多破入右心房。近半数患者合并室间隔缺损，且多数为肺动脉瓣下型缺损；少数合并主动脉瓣关闭不全。

【病理生理】　膨向右心室流出道的主动脉窦动脉瘤较大时，可阻塞右心室流出道。因升主动脉内压力在收缩期和舒张期均高于右心室，一旦动脉瘤破裂，即形成连续性左向右的血液分流，增加右心容量负荷和肺血流量，分流量大者，可引发肺动脉高压和右心衰竭。若动脉瘤破入右心房，由于右心房压力更低，故引发右心衰竭的时间早、程度重。

【临床表现】　除位于右心室流出道较大的主动脉窦动脉瘤可出现右心室流出道阻塞征象外，一般无症状。主动脉窦动脉瘤破裂的发病年龄可自几岁至60岁以上，80%在20～40岁。大约40%的患者有突发心前区剧痛病史，常于剧烈活动时发病。随即可出现心慌、胸闷等症状，可迅速恶化至心力衰竭。大多数患者发病隐匿，病情发展缓慢，逐渐出现症状。

【体格检查】　破入右心室者，在胸骨左缘第3～4肋间可触及震颤和听到Ⅲ～Ⅳ级收缩中期增强的连续性机械样杂音，向心尖传导。破入右心房者震颤和杂音的位置偏向胸骨中线或右缘。常有脉压增宽、水冲脉、毛细血管搏动等周围管征和右心衰竭体征。

【辅助检查】

1. 心电图　电轴左偏、左室高电压、肥大或双室肥大。

2. X线检查　心影增大，肺动脉段突出，肺血增多，肺野充血。

3. 超声心动图　病变主动脉窦明显隆起，舒张期脱入右心室流出道或房间隔中下部。彩色多普勒超声可显示分流方向和分流量，并可判断肺动脉压力。

【诊断与鉴别诊断】　根据病史、体征，结合心电图、X线和超声心动图检查可做出诊断。需与动脉导管未闭、主-肺动脉间隔缺损、肺动脉瓣下室间隔缺损合并主动脉瓣关闭不全等病相鉴别。对不典型病例，可行心导管和升主动脉逆行造影或MRI

检查予以鉴别。

【治疗】

1. 手术适应证 主动脉窦动脉瘤无论破裂与否均应手术治疗。因大量主动脉血流直接注入右心腔而迅速引发右心衰竭，一般仅能存活1年左右。一经确诊，应及时手术。急性破裂者需先积极治疗心力衰竭，若效果不好，则尽早手术。伴室间隔缺损、主动脉瓣中重度关闭不全等合并症需一并矫治。

2. 手术方法 在体外循环心脏停搏下，根据动脉瘤所破入的心腔和是否合并室间隔缺损，主动脉瓣关闭不全而选择右心房、右心室或升主动脉切口。由破口两侧向动脉瘤基底部剪开瘤壁，距基底部2～3mm剪除瘤体。基底部较小，可用带垫片的双头针间断褥式缝合数针，再连续缝合加固。若基底部较大，多采用涤纶补片修补。

六、法洛四联症

案例30-5

患儿，10岁，因自幼发现口唇发绀、心脏杂音于2002年5月10日入院。病史母亲代述。

患儿出生时即有轻度口唇发绀，检查发现心脏杂音，随年龄增长口唇发绀进一步加重，喜蹲踞，活动后气促，偶有晕厥。

体格检查：T 36℃，P 90次/分，R 24次/分，BP 90/65mmHg，体重21kg。发育差，营养中等，查体合作，口唇发绀，杵状指（趾）。心前区隆起，双肺呼吸音清晰，胸骨左旁可扪及抬举感，胸骨左缘第2、3、4肋间可闻收缩期杂音，并可触及收缩期震颤，P2音消失，心律齐。腹部平软，肝脾肋下2cm。

辅助检查：血液分析示红细胞$7×10^{12}$/L，血红蛋白180g/L，血细胞比容64%。心电图检查示电轴右偏，右心室肥大。X线示心尖圆钝，肺动脉段凹陷，心影呈"木靴形"，肺野清亮，肺纹理减少。多普勒彩超示右心室增大，室壁肥厚，右心室漏斗部狭窄，肺动脉主干测得收缩期湍流频谱，主动脉骑跨60%，室间隔连续性中断1.8cm，右向左分流。

问题：

1. 根据以上资料，你考虑是何种发绀性心脏病？

2. 该病的病理基础是什么？解释杵状指（趾）的形成和蹲踞现象。

3. 你认为应如何矫治这种心脏病？

法洛四联症（tetralogy of Fallot，TOF）是右心室漏斗部和圆锥动脉干发育异常所致的一种具有特征性肺动脉狭窄和室间隔缺损的心脏畸形，是最常见的发绀型先天性心脏病。在所有先天性心脏病中，本病占12%～14%。1888年Follot详细阐述了法洛四联症的四种基本病变：①肺动脉狭窄；②室间隔缺损；③主动脉骑跨；④右心室肥厚。故称此病为法洛四联症（图30-7）。常见的合并畸形有房间隔缺损、右位主动脉弓、动脉导管未闭和左位上腔静脉。

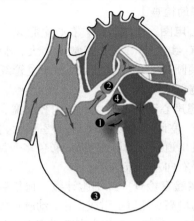

图30-7 法洛四联症机制图
①室间隔缺损；②肺动脉狭窄；③右心室肥厚；④主动脉骑跨

【解剖】 本病的病理基础是特征性室间隔缺损及肺动脉狭窄。主动脉骑跨与室间隔缺损的位置和大小有关，右心室肥大则由肺动脉狭窄所致。肺动脉狭窄又称右心室流出道梗阻，可位于右心室体部、漏斗部、肺动脉瓣、瓣环、主肺动脉和左右肺动脉等部位。常有两个以上部位的狭窄存在。随着年龄增长，右心室体异常肌束、漏斗部隔、壁束肥大，纤维环和心内膜增厚而加重右心室流出道梗阻，甚至导致继发性漏斗部闭锁。法洛四联症的室间隔缺损位于主动脉瓣下，缺损巨大，约等于主动脉开口，可分为嵴下型和肺动脉瓣下型两种。前者最为多见，其心脏的传导系统穿行于缺损后下缘的左心室内膜下。

【病理生理】 肺动脉狭窄使右心室排血障碍，右心室压力升高，右心室肥大肥厚。右心室流出道梗阻的程度决定经室间隔缺损的分流和肺血流量。梗阻重，肺血少，大量右向左分流的血液进入体循环，血氧饱和度下降明显，发绀严重；梗阻轻，产生双向分流或左向右分流为主，发绀轻或无。持久的低氧血症刺激骨髓造血系统，红细胞和血红蛋白增多。重症患者血红蛋白可在180g/L以上。

【临床表现】 发绀、喜蹲踞和缺氧发作是法洛四联症的主要临床症状。右心室流出道梗阻重，新生儿期即有发绀，哭闹时更明显，随年龄增长而加重。蹲踞姿态可增加躯干上部血流量和体循环阻力，提高肺循环血流量，以改善中枢神经系统缺氧状况。漏斗部重度狭窄患者易发生晕厥、抽搐，甚至昏迷、死亡。

【体格检查】 生长发育迟缓，口唇、眼结膜和指（趾）端发绀，呈杵状指（趾）。听诊在胸骨左缘第 2～4 肋间可闻及 Ⅱ～Ⅲ 级喷射收缩期杂音，严重肺动脉狭窄者，杂音很轻或无杂音。肺动脉瓣区第二心音减弱或消失。

【辅助检查】

1. 心电图 电轴右偏，右心室肥大。

2. X 线检查 心影正常或稍大，肺动脉段凹陷，心尖圆钝，呈"靴状心"。肺血管纤细，升主动脉增宽。

3. 超声心动图 升主动脉内径增宽，骑跨于室间隔上方，室间隔连续中断，右心室增大，室壁增厚，右心室流出道或肺动脉瓣狭窄。彩色多普勒超声显示心室水平右向左分流信号。

4. 实验室检查 红细胞计数、血细胞比容和血红蛋白均增高，且与发绀成正比，动脉血氧饱和度降低，在 40%～90%。重度法洛四联症血小板和全血纤维蛋白原均明显减少。

【诊断与鉴别诊断】 根据特征性症状和体征，结合心电图、X 线和超声心动图检查，不难做出诊断。为选择适宜的手术治疗方案，部分患者尚需作右心导管和选择性心血管造影检查。右心导管检查可发现右心室压力高、肺动脉压力低，右心室、左心室和主动脉收缩压基本相同。选择性右心造影可显示主动脉及肺动脉的位置关系、主动脉骑跨的程度、右心室流出道梗阻的部位及程度和左心室发育情况。

【治疗】

1. 手术适应证 法洛四联症手术虽无年龄限制，已愈趋年幼。反复缺氧发作、昏迷、抽搐的婴幼儿，需及时手术。临床表明 2 岁以内侧支循环少，心肌继发改变轻，心室功能好，此时手术效果最佳。而左心室发育不全（左室舒张末期容量指数 < $30ml/m^2$）和左、右肺动脉发育不良[McGoon 比值（左、右肺动脉直径之和与膈肌平面降主动脉直径之比）< 1.2]为一期纠治手术的禁忌证，可行姑息手术即体-肺分流术。

2. 手术方法

（1）姑息手术：目的是增加肺循环血流量，改善发绀及缺氧症状，促进肺血管和左心室发育。目前临床常用以下三种：①锁骨下动脉-肺动脉吻合术，左胸后外侧第 4 肋间切口入胸，将锁骨下动脉远端与左肺动脉行端侧吻合。②中心分流术，胸骨正中切口，部分钳夹升主动脉和肺动脉主干，视年龄体重用直径 3.5～6.0mm 的膨体聚四氟乙烯管分别与主动脉和肺动脉行端侧吻合。③右心室流出道补片扩大术，在体外循环下，不关闭室间隔缺损，疏通右心室流出道，行右心室流出道跨越瓣环或仅限于右心室流出道的心包补片限制性扩大术。姑息手术后应严密观察，定期作检查，争取 1 年左右行二期根治手术。

（2）根治手术：1 岁以上病例，采用常规体外循环下完成心内手术；1 岁以内或体重<10kg 者，常在深低温停循环下施行，应用冷晶体或含血心脏停搏液进行心肌保护。建立体外循环后，右心房或右心室切口行心内探查，剪除肥厚的隔束和壁束，疏通右心室流出道，修补室间隔缺损，以自体心包片或人造血管片行右心室流出道或跨瓣环的右心室流出道扩大术（图 30-8）。法洛四联症根治术后常见并发症为低心排血量综合征（low cardiac output syndrome）、室间隔缺损残余漏和心律失常，最严重的是低心排血量综合征，亦是术后死亡的主要原因。缩短心肌缺血时间，采用良好的转流技术和心肌保护方法，以及满意的心脏畸形纠正是降低该综合征发生率的关键。

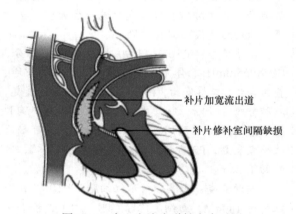

右心室流出道
——补片加宽流出道
——补片修补室间隔缺损

图 30-8 右心室流出道扩大术后图

案例 30-5 分析

临床诊断：*法洛四联症*。

诊断要点：

1. 口唇发绀随年龄增长进一步加重，喜蹲踞，活动后气促，偶有晕厥。

2. 全身皮肤黏膜发绀，杵状指（趾）。

3. 胸骨左旁可扪及抬举感，胸骨左缘第 2、3、4 肋间可闻收缩期杂音，触及收缩期震颤，P2 音消失。

4. 红细胞计数、血红蛋白、血细胞比容明显升高。

5. 心电图检查：电轴右偏，右心室肥大肥厚。

6. X线示心尖圆钝，肺动脉段凹陷，心影呈"木靴形"，肺野清亮，肺血少。

7. 多普勒彩超明确心腔大小、右心室流出道狭窄、主动脉骑跨程度，室间隔缺损及血流频谱。

治疗原则：

1. 诊断明确，需进一步检查了解左心室发育情况，有无一期纠治手术的禁忌证。

2. 若左心室发育良好，采用胸骨正中切口，建立体外循环，剪除肥厚的隔束和壁束，彻底疏通右心室流出道，补片修补室间隔缺损，必要时补片加宽右心室流出道。

3. 若左心室发育不良，则行姑息手术。

（郝 明 郭利明）

第三节 后天性心脏病的外科治疗

一、慢性缩窄性心包炎

案例 30-6

患者，女，45 岁，劳累后出现心慌、胸闷、气促、乏力 1 年，加重 20 天入院。

患者 1 年前劳累受凉后出现高热、心慌、咳嗽等症状，入当地医院，诊断为"感冒"，经治疗后症状缓解，后每当劳累便出现心慌、胸闷、乏力、干咳等症状，伴腹胀、颜面部、双下肢水肿、食欲缺乏等，并呈进行性加重，活动耐力明显受限。近 20 天以来休息时亦感心慌、气促、腹胀、颜面部及双下肢水肿不消失。整个病程无明显发热、恶心、呕吐、黑便、晕厥等症状。既往体健，无传染病史及手术、外伤史。

体格检查：T37.5℃，P90 次/分，R27 次/分，BP118/72mmHg。慢性病容，口唇、甲床发绀，颈静脉怒张伴搏动双下肺呼吸音粗，未闻及干湿啰音。心尖冲动消失，心浊音界不大，心音低钝，未闻及明显杂音。腹稍膨隆，触及肝大，肋缘下5cm，质韧，无压痛，移动性浊音阳性（＋）。双侧下肢凹陷性水肿。

辅助检查：①血液分析：HGB98g/L，WBC 3.8×10^9/L。②心电图：窦性心律，QRS 波低电压。③心脏超声心动图：心包回声增强、增厚，部分区域有钙化，各瓣膜未见异常。④胸部 X 线平片：双肺纹理增粗、乱，肋膈角消失，双侧胸腔少量积液，心影大小正常，心包增厚、钙化。

问题：

1. 该患者诊断为何种疾病？

2. 哪些辅助检查有助于明确诊断和协助治疗？

3. 治疗方案及策略是什么？

慢性缩窄性心包炎（chronic constrictive pericarditis）是由于心包的慢性炎症性病变所致心包增厚、粘连，甚至钙化，使心脏的舒张和收缩受限，心功能逐渐减退，造成全身血液循环障碍的疾病。

【病因】 过去，慢性缩窄性心包炎多数由结核性心包炎所导致；目前由于结核病得以控制，慢性缩窄性心包炎病例明显减少，大多数患者病因不明，即使将切除的心包做病理检查和细菌学检查，也难明确致病原因。此外，化脓性心包炎、心包积血等也可导致慢性缩窄性心包炎，但病例数较少。

【病理生理】 脏心包和壁心包因慢性炎变增厚，形成坚硬的纤维瘢痕组织，一般厚 0.3～0.5cm，有时可达 1cm 以上，在膈面最为坚厚。部分病例瘢痕组织内有钙质沉积，钙质斑块嵌入心肌或形成钙质硬壳包裹心脏。壁心包与脏心包互相黏着，心包腔消失，但在结核病例局部心包腔内仍可含有干酪样组织或液体。

由于心脏受到增厚坚硬的心包所束缚，明显地限制了心脏的舒张，使心脏的充盈血量减少，静脉血液回流受阻，体静脉系统压力增高，使身体各脏器淤血；同时，由于心脏充盈血量减少，心脏长期受瘢痕组织束缚使心肌萎缩，心肌收缩力降低，心排血量减少，引起各脏器动脉供血不足；由于肾血流量减少，造成肾对钠和水的潴留，使血容量增加，导致静脉压进一步增加，出现肝大、腹水、胸腔积液、下肢水肿等一系列体征。左侧心脏受束缚，使肺静脉血液回流受阻，呈现肺淤血、肺静脉及肺动脉压力升高。

【临床表现】 主要是重度右心功能不全的表现。常见的症状为易倦、乏力、咳嗽、气促、腹部饱胀、胃纳不佳和消化功能失常等。气促常发生于劳累后，但如有大量胸腔积液或因腹水使膈肌抬高，则静息时亦感气促。肺部明显淤血者，可出现端坐呼吸。

【体格检查】 颈静脉怒张、肝大、腹水、下肢水肿，心搏动减弱或消失，心浊音界一般不增大。心音遥远。一般心律正常，脉搏细速，有奇脉。收缩压较低，脉压小，静脉压常升高达 1.9～3.9kPa（20～

40cmH$_2$O）。胸部检查可有一侧或双侧胸膜腔积液征。

【辅物检查】

实验室检查：血常规一般无明显改变，但可有轻度贫血。红细胞沉降率正常或稍增快。肝功能轻度降低，血清白蛋白减少。

心电图检查：各导联 QRS 波低电压，T 波平坦或倒置。部分患者可有心房颤动。

X 线检查：心影大小接近正常，左右心缘变直，主动脉弓缩小。心脏搏动减弱或消失。在斜位或侧位片上显示心包钙化较为清晰。胸片上还可显示胸膜腔积液。

CT 和磁共振检查：可以清楚地显示心包增厚及钙化的程度和部位，亦有助于鉴别诊断。

超声心动图：可显示心包增厚、粘连或积液，心房扩大、心室缩小和心功能减退。

心导管检查：右心房和右心室舒张压升高，右心室压力曲线示收缩压接近正常，舒张早期迅速下倾，再迅速升高，并维持在高平面。肺毛细血管和肺动脉压力均升高。

【诊断】 根据病史和临床体征，以及超声心动图检查，大多数患者的诊断并无困难。缩窄性心包炎需与肝硬化、结核性腹膜炎、充血性心力衰竭和心肌病相鉴别。CT 检查可明显示心包的增厚钙化程度和范围。少数病例为了明确诊断需要施行心导管检查。

【治疗】 缩窄性心包炎明确诊断后，应尽早施行手术，以免病期迁延过久，导致患者全身情况不佳，心肌萎缩加重，肝功能进一步减退，从而增加手术的危险性，影响手术效果。手术前需改善患者的营养状况，纠治电解质紊乱、低蛋白血症和贫血，给予低盐饮食和利尿药物。有较大量腹水或胸腔积液者，术前1、2日应予抽除，以改善呼吸和循环功能。

通常采用胸骨正中切口，先切开左心前区增厚的心包纤维组织，切开脏心包显露心肌后，即可见到心肌向外膨出，搏动有力。然后，沿分界面细心地继续剥离左心室前壁和心尖部的心包，再游离右心室，最后，予以切除。心包切除的范围，两侧达膈神经，上方超越大血管基部，下方到达心包膈面。有些病例的上、下腔静脉入口处形成瘢痕组织环，亦应予以剥离切除。剥离心包时，应避免损伤心肌和冠状血管。如钙斑嵌入心肌，难以剥离时，可留下局部钙斑。

手术中要避免麻醉过深，严密监测中心静脉压、动脉压和心电图，控制输血输液，以防缩窄解除后心室过度膨胀，发生急性心力衰竭。

心包剥离后，心脏舒张及收缩功能大多立即改善，静脉压下降，静脉血液回流量增多，淤滞在组织内的体液回纳入血循环；动脉压升高，脉压增大。心脏的负担加重，应即时根据情况给予强心、利尿药物。术后要加强对患者的心、肺、肾功能的监测，输液量不宜过多，注意保持水、电解质平衡。对病因为结核者应继续抗结核治疗。

案例 30-6 分析

临床诊断：慢性缩窄性心包炎。

诊断要点：

1. 有易倦、乏力、咳嗽、气促、腹部饱胀、胃纳不佳和消化功能失常等症状。

2. 常有颈静脉、肝大、腹水、下肢水肿，心搏动减弱或消失，心浊音界一般不增大，心音遥远等。

3. 心电图检查：各导联 QRS 波低电压，T 波平坦或倒置。

4. X 线示：心影大小接近正常，左右心缘变直，主动脉弓缩小。心脏搏动减弱或消失。在斜位或侧位片上显示心包钙化较为清晰。

5. 超声心动图：可显示心包增厚、粘连或积液，心房扩大、心室缩小和心功能减退。

6. 心导管检查：右心房和右心室舒张压升高，右心室压力曲线示收缩压接近正常，舒张早期迅速下倾，再迅速升高，并维持在高平面。肺毛细血管和肺动脉压力均升高。

治疗原则：

1. 缩窄性心包炎明确诊断后，无手术禁忌证，应积极手术治疗。

2. 通常采用胸骨正中切口，先切开左心前区增厚的心包纤维组织，切开脏心包显露心肌后，沿分界面细心地继续剥离左心室前壁和心尖部的心包，再游离右心室，予以切除。

二、二尖瓣狭窄

案例 30-7

患者，男，44 岁。活动后心累、胸闷、气促3 年，加重伴双下肢水肿 20 天入院。

患者 3 年前无明显诱因出现活动后心累、气促、胸闷，休息后症状缓解，未予以特殊治疗，症状逐渐加重。1 年前患者开始于当地医院药物治疗（具体药物剂量不详），症状稍缓解，能从事简易活动，后患者间断服药，病情反复。20 天前，患者受凉后症状明显加重，休息不能平卧，伴双下肢水肿，药物控制效果差。整个病程患者未出现明显发热、咳嗽、咳痰等症状。既往无高血压、糖尿病、肝炎、结核等病史，无手术、外伤史。

体格检查：T36.8℃，P87次/分，R24次/分，BP132/77mmHg。半卧位，面颊、口唇发绀，颈静脉怒张。双肺呼吸音粗，双下肺闻及湿啰音，心前区无异常隆起，心尖部可触及舒张期震颤，心界扩大，律不齐，心尖部可闻及舒张期隆隆样杂音。腹软，可触及肝大，肋缘下约7cm，质韧，无压痛。移动性浊音阴性（－）。双下肢水肿。

辅助检查：①心电图：异位节律，电轴右偏。②胸部X线：双肺血管影增粗，心影增大呈"梨形"。③心脏超声心动图：左心房、右心室、右心房扩大，二尖瓣前后叶增厚、钙化，开口减小，面积约1.1cm^2。

问题：

1. 该患者诊断为何种疾病？
2. 疾病形成的相关病因是什么？
3. 该患者还需怎样处理？
4. 若手术该选择怎样的手术方式？

后天性心脏瓣膜病是最常见的心脏病之一，其中由于风湿热所致的瓣膜病约占我国心脏外科患者的30%。近年来由于加强了对风湿病的防治，瓣膜病的发病率也逐渐下降。

在风湿性心脏瓣膜病中，最常累及二尖瓣，主动脉瓣次之，三尖瓣很少见，肺动脉瓣则极为罕见。风湿性病变可以单独损害一个瓣膜区，也可以同时累及几个瓣膜区，常见的是二尖瓣合并主动脉瓣病变。

风湿性二尖瓣狭窄（mitral stenosis）发病率女性较高。在儿童和青年期发作风湿热后，往往在20～30岁以后才出现临床症状。

【病理生理】　二尖瓣两个瓣叶在交界处互相黏着融合，造成瓣口狭窄。瓣叶增厚、挛缩、变硬和钙化都进一步加重瓣口狭窄，并限制瓣叶活动。如果瓣膜下方的腱索和乳头肌纤维硬化融合缩短，可将瓣叶向下牵拉，形成漏斗状。僵硬的瓣叶将失去开启、闭合功能。一般小瓣（后瓣）的病变较大瓣（前瓣）更为严重。风湿性二尖瓣狭窄可分为下列两种类型。

1. 隔膜型狭窄　大瓣病变较轻，活动限制较少，主要是交界增厚粘连。

2. 漏斗型狭窄　大瓣和小瓣均增厚、挛缩或有钙化，病变波及腱索和乳头肌，将瓣叶向下牵拉，瓣口狭窄呈鱼口状，常伴有关闭不全。

病理生理正常成年人二尖瓣瓣口面积为4～5cm^2，每分钟有4～5L血液在舒张期从左心房通过二尖瓣瓣口流入左心室。若瓣口面积小于1.5cm^{2}时，即可产生血流障碍，在运动后血流量增大时更为明显。瓣口面积缩小至1cm^{2}或1cm^{2}以下时，血流障碍更加严重，左心房压力升高，呈现显著的左心房—左心室舒张压力阶差。左心房逐渐扩大，肺静脉和肺毛细血管扩张、淤血，造成肺部慢性梗阻性淤血，影响肺泡换气功能。运动时肺毛细血管压力升高更为明显。压力升高到40mmHg，超过正常血浆渗透压30mmHg，即可产生急性肺水肿。早期病例较易发生急性肺水肿，晚期由于肺泡与毛细血管之间的组织增厚，毛细血管渗液不易进入肺泡内，因此，肺水肿的发生率减小。肺静脉和肺毛细血管压力升高，可引起肺小动脉痉挛，血管壁增厚，管腔狭窄。肺小动脉痉挛收缩，可以阻止大量血液进入肺毛细血管床，并限制肺毛细血管压力的过度升高，从而减小肺水肿发生率。但是由于肺小动脉阻力增高，肺动脉压力也显著增高。重度二尖瓣狭窄病例，肺动脉收缩压可升高达80～90mmHg，平均压升高达40～50mmHg，使右心室排血负担加重，逐渐肥厚、扩大，最终发生右心衰竭。

【临床表现】　临床症状的轻重主要取决于瓣口狭窄的程度。当瓣口面积缩小至2.5cm^{2}左右，心脏听诊虽有二尖瓣狭窄的杂音，静息时可无症状出现。瓣口面积小于1.5cm^{2}时，左心房排血困难，肺部慢性阻性淤血，肺顺应性减低，临床上可出现气促、咳嗽、咯血、发绀等症状。气促通常在活动时出现，其轻重程度与活动量大小有密切关系。在剧烈体力活动、情绪激动、呼吸道感染、妊娠、心房颤动等情况下，有时可以诱发阵发性气促、端坐呼吸或急性肺水肿。咳嗽多在活动后和夜间入睡后，肺淤血加重时出现。10%～20%病例有咯血。肺淤血引起的咯血，为痰中带血；急性肺水肿引起的咯血，为血性泡沫痰液。有的病例由于支气管黏膜下曲张静脉破裂，可引起大量咯血。此外，还常有心悸、心前区闷痛、乏力等症状。

【体格检查】　肺部慢性阻性淤血的病例，常有面颊与口唇轻度发绀，即所谓二尖瓣面容。并发心房颤动者，则脉律不齐。右心室肥大者心前区可扪到收缩期抬举性搏动。多数病例在心尖区能扪到舒张期震颤。心尖区可听到第一心音亢进和舒张中期隆隆样杂音，这是风湿性二尖瓣狭窄的典型杂音。在胸骨左缘第3、第4肋间，常可听到二尖瓣开瓣音。但在瓣叶高度硬化，尤其有关闭不全的病例，心尖区第一心音则不脆，二尖瓣开瓣音常消失，肺动脉瓣区第二心音常增强，有时轻度分裂。重度肺动脉高压伴有肺动脉瓣功能性关闭不全的病例，在胸骨左缘第 2、第 3 或第 4 肋间，可能听到舒张早期高音调吹风样杂音，在吸气末增强，呼气末减弱。右心衰竭患者可呈现肝大、腹水、颈静脉怒张、踝部水肿等。

【心电图检查】　轻度狭窄病例，心电图可以正常。中度以上狭窄可呈现电轴右偏、P 波增宽，呈双峰或电压增高。肺动脉高压病例，可示右束支传导阻滞，或右心室肥大。病程长的病例，常示心房颤动。

【X 线检查】　轻度狭窄病例，X 线片可无明显异常。中度或重度狭窄，常见到左心房扩大：食管吞钡检查可发现左心房向后压迫食管，心影右缘呈现左、右心房重叠的双心房阴影。主动脉结缩小、肺动脉段隆出、左心房隆起、肺门区血管影纹增粗。肺间质性水肿的病例，在肺野下部可见横向线条状阴影，称为 Kerley B 线。长期肺淤血的病例，由于肺组织含铁血黄素沉着，可呈现致密的粟粒形或网形阴影。

【超声心动图检查】　M 型超声心动图显示瓣叶活动受限，大瓣正常活动波形消失，代之以城墙垛样的长方波，大瓣与小瓣呈同向活动。左心房前后径增大。二维或切面超声心动图可直接显现二尖瓣瓣叶增厚和变形、活动异常、瓣口狭小、左心房增大，并可检查左心房内有无血栓、瓣膜有无钙化及估算肺动脉压力增高的程度，排除左心房黏液瘤等情况。

【心导管检查】　二尖瓣狭窄病例一般不需要施行心导管检查，仅在杂音不典型，诊断存在疑虑时进行。可以测量肺动脉压力和肺毛细血管楔压，以反映左心房压力，再结合心排血量和心率计算二尖瓣口面积。怀疑同时有冠心病者可行冠状动脉造影。

【诊断】　根据病史、体征、X 线、心电图和超声心动图检查即可确诊。

【治疗】　外科治疗的目的是扩大二尖瓣瓣口，矫治瓣膜病变，解除左心房排血障碍，缓解症状，改善心功能。

1. 手术适应证　无症状或心脏功能属于 I 级者，不主张施行手术。心功能 II 级以上者均应手术治疗。对隔膜型二尖瓣狭窄，特别是瓣叶活动好，没有钙化，听诊心尖第一心音较脆，有开瓣音的患者，同时没有心房颤动、左心房内无血栓时，可进行经皮穿刺球囊导管二尖瓣交界扩张分离术。这种方法不需剖胸手术，损伤小，患者恢复较快。或在全身麻醉下剖胸行闭式二尖瓣交界分离术。二尖瓣狭窄伴有关闭不全或明显的主动脉瓣病变，或有心房纤颤、漏斗型狭窄、瓣叶病变严重，有钙化或左心房内有血栓，或

二尖瓣术后再狭窄的病例，则不宜行球囊扩张术和闭式二尖瓣交界分离术。应在体外循环直视下行二尖瓣交界切开分离术或瓣膜成形术。若瓣膜及瓣下结构病变严重，已有重度纤维化、挛缩、钙化等则需切除瓣膜，做人工瓣膜二尖瓣替换术。

2. 术前准备　重度二尖瓣狭窄伴有心力衰竭或心房颤动者，术前应给予适量洋地黄和利尿药，纠正电解质失衡，待全身情况和心脏功能改善后进行手术。术前应对患者做好解释工作，并给予镇静剂，以免情绪紧张，诱发急性肺水肿。

3. 手术方法　经皮球囊导管二尖瓣交界扩张分离术已在内科学中介绍，以下介绍闭式和直视二尖瓣手术。

（1）闭式二尖瓣交界分离术：通常经左胸后外侧第 5 肋间或左前胸第 4 肋间切口进胸。在膈神经前方纵行切开心包。术者右手示指经左心耳切口检查二尖瓣瓣叶和瓣口等情况。在左心房内示指的引导下，将二尖瓣扩张器由左心室尖部插入，通过瓣口，分次扩张，从 2.5cm 起，到 3.0～3.5cm。怀疑左心耳内有血栓或左心耳细小无法容纳手指的病例，可采用右侧途径，经右前胸前 4 肋间切口进胸，解剖房间沟，经左心房切口放入示指和右径二尖瓣扩张器，进行瓣膜交界分离扩大术（图 30-9）。

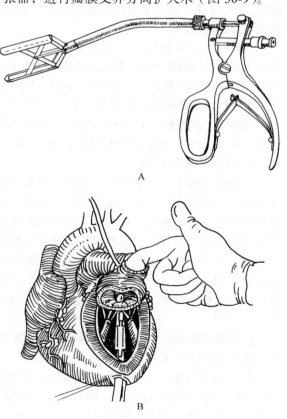

A

B

图 30-9　闭式二尖瓣交界分离术

A. 二尖瓣扩张器；B. 扩张器经左心尖插入瓣口

闭式二尖瓣交界分离术的手术死亡率一般在2%以下。约有75%的病例疗效良好。但术后5年内约有10%的患者因再度发生狭窄，需再手术。目前由于经皮球囊扩张术的广泛应用，直视手术的安全性明显提高，因此闭式二尖瓣交界分离术已很少进行。

（2）直视手术：需在体外循环下进行。通常采用正中胸骨切口。经房间沟切开左心房，显露二尖瓣，切开融合交界，扩大瓣口和切开、分离黏着融合的腱索和乳头肌，以改善大瓣活动度。如瓣膜病变严重，已有重度纤维化、硬化、挛缩或钙化，则需切除瓣膜，做人工瓣膜替换术。

案例 30-7 分析

临床诊断：二尖瓣狭窄。

诊断要点：

1. 临床上可出现气促、咳嗽、咯血、发绀等症状。

2. 二尖瓣面容，心尖区可听到第一心音亢进和舒张中期隆隆样杂音，在胸骨左缘第3、第4肋间，常可听到二尖瓣开瓣音。

3. 心电图检查：电轴右偏、P波增宽，呈双峰或电压增高。

4. X线：常见到左心房扩大，食管吞钡检查可发现左心房向后压迫食管，心影右缘呈现左、右心房重叠的双心房阴影，肺血多。

5. 超声心动图检查：瓣叶活动受限制，大瓣正常活动波形消失，城墙垛样的长方波，大瓣与小瓣呈同向活动。左心房前后径增大。二尖瓣瓣叶增厚和变形、活动异常、瓣口狭小、左心房增大。

治疗原则：

1. 手术适应证：无症状或心脏功能属于I级者，不主张施行手术。心功能II级以上者均应手术治疗。

2. 手术方式：主要为闭式和直视二尖瓣手术。

三、二尖瓣关闭不全

案例 30-8

患者，女，38岁，因胸闷、心慌、气短伴双下肢水肿2年。

患者2年前无明显诱因出现活动后心累、胸闷、气促等症状，伴双下肢水肿，休息后症状缓解，患者当时未予以治疗，病情持续加重，活动耐受力降低；3个月前入院内科系统治疗，症状缓解，院外持续服药治疗（具体药物不详），症状控制差，并有加重趋势，未再入院治疗。整个病程无高热、昏迷、咯血等症状。既往体健，无糖尿病及传染病病史，亦无外伤、手术史。

体格检查：T37.5℃，P87次/分，R25次/分，BP128/78mmHg，患者平卧位，皮肤巩膜无黄染及出血，双肺呼吸音粗，未闻及明显干湿啰音，心前区无隆起，心尖波动向左下移位，心尖部可闻及3/6级全收缩期杂音，并向左侧腋中线传导，第一心音明显减弱，肺动脉瓣区第二心音亢进。腹软，无压痛、反跳痛，可触及肿大肝脏，肝脏肋缘下约3cm，移动浊音阴性，双下肢凹陷性水肿。

辅助检查：①心电图：异位节律，心房纤颤，电轴左偏，左心室肥大；②胸部X线平片：左心房、左心室明显增大；③心脏超声心动图：二尖瓣活动曲线异常，左心房、左心室明显扩大，二尖瓣前、后叶关闭对合差，探及二尖瓣收缩期大量反流。

问题：

1. 该患者所患何病？

2. 疾病形成的相关病因是什么？

3. 该患者还需怎样处理？

4. 若手术该选择怎样的手术方式？

风湿性二尖瓣关闭不全（mitral regurgitation or mitral insufficiency）较为多见，半数以上病例合并狭窄。主要病理改变是瓣叶和腱索增厚、挛缩、瓣膜面积缩小、瓣叶活动度受限及二尖瓣瓣环扩大等。

细菌性心内膜炎可造成二尖瓣叶赘生物或穿孔；其他原因所致的腱索断裂、乳头肌功能不全、二尖瓣脱垂等均可造成二尖瓣关闭不全。

【病理生理】 左心室收缩时，由于两个瓣叶不能对拢闭合，一部分血液反流入左心房，使排入体循环的血流量减少。由于左心房血量增多，压力升高，逐渐产生左心房代偿性扩大和肥厚，左心室也逐渐扩大和肥厚。随着左心房、左心室扩大，二尖瓣瓣环也相应扩大，使二尖瓣关闭不全加重，左心室长时期负荷加重，终于产生左心衰竭。同时导致肺静脉淤血，肺循环压力升高，最后可引起右心衰竭。

【临床表现】 病变轻、心脏功能代偿良好者可无明显症状。病变较重或历时较久者可出现乏力、心悸，劳累后气促等症状。急性肺水肿和咯血的发生率远较二尖瓣狭窄少。临床上出现症状后，病情可在较短时间内迅速恶化。

【体格检查】　主要体征是心尖冲动增强并向左向下移位。心尖区可听到全收缩期杂音，常向左侧腋中线传导。肺动脉瓣区第二心音亢进，第一心音减弱或消失。晚期病例可呈现右心衰竭及肝大、腹水等体征。

【心电图检查】　较轻的病例心电图可以正常。较重者则常显示电轴左偏、二尖瓣型 P 波、左心室肥大和劳损。

【X 线检查】　左心房及左心室明显扩大。吞钡 X 线检查见食管受压向后移位。

【超声心动图检查】　M 型检查显示二尖瓣大瓣曲线呈双峰或单峰，上升及下降速率均增快。左心室和左心房前后径明显增大。左心房后壁出现明显凹陷波。合并狭窄的病例则仍可显示城墙垛样长方波。二维或切面超声心动图可直接显示心脏收缩时二尖瓣瓣口未能完全闭合。超声多普勒检测示舒张期血液湍流，可估计关闭不全的轻重程度。

【心导管检查】　右心导管检查可显示肺动脉和肺毛细血管压力升高，心排血指数降低。

【左心室造影】　于左心室内注入造影剂，心脏收缩时可以见到造影剂反流入左心房。关闭不全程度重者造影反流量多。但左心室排血分数降低。

【治疗】　二尖瓣关闭不全症状明显，心功能受影响，心脏扩大时即应及时在体外循环下进行直视手术。手术方法可分为两种。

1. 二尖瓣修复成形术　利用患者自身的组织和部分人工代用品修复二尖瓣装置，使其恢复功能，包括瓣环的重建和缩小，乳头肌和腱索的缩短或延长，人工瓣环和人工腱索的植入，瓣叶的修复等。手术的技巧比较复杂，术中应检验修复效果，看关闭不全是否纠正；如仍有明显关闭不全，则应重新进行二尖瓣替换术。

2. 二尖瓣替换术　二尖瓣严重损坏，不适于施行瓣膜修复术的病例需做二尖瓣替换术。切除二尖瓣瓣叶和腱索，但需沿瓣环保留 0.3～0.5cm 的瓣叶组织，将人工瓣膜缝合固定于瓣环上（图30-10）。

临床上使用的人工瓣膜有机械瓣膜、生物瓣膜两大类（图30-11，图30-12），各有其优缺点，应根据情况选用。心脏瓣膜替换术疗效较好，自 20 世纪 60 年代以来，挽救了数百万患者的生命。但正确的术后处理十分重要，如心功能的维护、机械瓣替换术后的

抗凝治疗、患者的远期随访和治疗等。

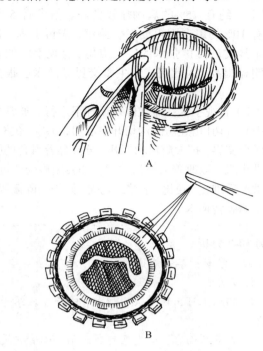

图 30-10　人造瓣膜置换术

A. 沿瓣环保留少量瓣叶组织，切除病变二尖瓣；B. 人工机械瓣膜缝合，固定于瓣环上

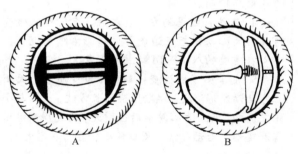

图 30-11　机械瓣膜

A. 双叶瓣；B. 单叶侧倾碟瓣

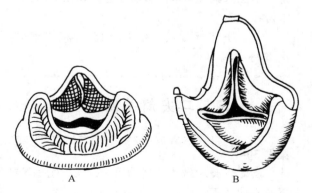

图 30-12　生物瓣膜

A. 猪瓣；B. 同种生物瓣

案例30-8分析

临床诊断：二尖瓣关闭不全。

诊断要点：

1. 乏力、心悸，劳累后气促等症状。

2. 心尖冲动增强并向左向下移位。

3. 心电图检查：电轴左偏、二尖瓣型P波、左心室肥大和劳损。

4. X线示：左心房及左心室明显扩大。

5. 超声心动图检查：M型检查二尖瓣大瓣曲线呈双峰或单峰型，上升及下降速率均增快。左心室和左心房前径明显增大。左房后壁出现明显凹陷波。合并狭窄的病例则仍可显示城墙垛样长方波。二维或切面超声心动图可直接显示心脏收缩时二尖瓣瓣口未能完全闭合。

6. 心导管检查：右心导管检查可显示肺动脉和肺毛细血管压力升高，心排血指数降低。

治疗原则：

1. 心脏扩大时即应及时在体外循环下进行直视手术。

2. 手术方式：二尖瓣修复成形术、二尖瓣替换术。

四、主动脉瓣狭窄

案例30-9

患者，男，55岁，因胸闷、气紧及心前区疼痛2年，加重2个月入院。

患者2年前劳累后出现乏力、胸闷、气促、心前区疼痛，有时伴眼花、眩晕等症状，休息时症状有所缓解，入当地医院，考虑"冠心病"可能性，予以药物治疗，症状无明显缓解，自行院外服药治疗（具体药物不详），效果差，症状持续加重，活动耐受力明显减低，2个月前症状明显加重，活动明显受限，端坐呼吸，有时伴大汗淋漓，疼痛加重。自发病以来无明显发热、咯血、晕厥等症状，高血压病史6年，无糖尿病病史及传染病病史。

体格检查：T36.8℃，P72次/分，R23次/分，BP152/88mmHg，端坐呼吸，皮肤巩膜无黄染及出血，双肺呼吸音粗，未闻及明显干湿啰音，心前区无隆起，心前区第2肋间可扪及收缩期震颤，心浊音界扩大，律齐，主动脉瓣区可闻及粗糙喷射性收缩期杂音，腹软，无压痛、反跳痛，肝脏无肿大，双下肢无水肿。

辅助检查：①心电图：窦性心律，电轴左偏，左心室肥大，ST-T段改变；②胸部X线平片：双肺血液增多，左心室增大，"靴形"心脏；③心脏超声心动图：左心房增大，左心室肥厚，升主动脉增宽，主动脉瓣瓣叶增厚、变形、钙化，活动度减小，瓣口缩小。

问题：

1. 该患者所患何病？

2. 该患者还需做哪些检查？

3. 若手术该选择怎样的手术方式？

风湿性主动脉瓣狭窄（aortic stenosis）是由于风湿性病变侵害主动脉瓣致瓣叶增厚粘连，瓣口狭窄。病程长久者可发生钙化或合并细菌性心内膜炎等。单纯狭窄的病例较少，常合并主动脉瓣关闭不全及二尖瓣病变等。

此外，先天性主动脉瓣二瓣化畸形的患者，在成年或老年时发生瓣叶钙化，瓣口狭窄。这类情况在临床上也常见到。

【病理生理】 正常主动脉瓣瓣口面积为3cm²。由于左心室收缩力强，代偿功能好，轻度狭窄并不产生明显的血流动力学改变。但当瓣口面积减小到1cm²以下时，左心室排血就遇到阻碍，左心室收缩压升高，有时可达300mmHg。左心室排血时间延长，主动脉瓣闭合时间延迟。静息时排血量尚可接近正常水平，但运动时不能相应地增加。左心室与主动脉出现收缩压力阶差。压力阶差的大小，反映主动脉瓣狭窄的程度。中度狭窄压力阶差常为30～50mmHg，重度狭窄则可达50～100mmHg或更高。左心室壁逐渐高度肥厚，终于导致左心衰竭。重度狭窄病例，由于左心室高度肥厚，心肌氧耗量增加，主动脉平均压又低于正常，进入冠状动脉的血流量减少，常出现心肌血液供应不足的症状。

【临床表现】 轻度狭窄病例没有明显的症状。中度和重度狭窄者可有乏力、眩晕或晕厥、心绞痛、劳累后气促、端坐呼吸、急性肺水肿等症状，并可并发细菌性心内膜炎或猝死。

【体格检查】 胸骨右缘第2肋间能打到收缩期震颤。主动脉瓣区有粗糙喷射性收缩期杂音，向颈部传导，主动脉瓣区第二心音延迟并减弱。重度狭窄病例常呈现脉搏细小、血压偏低和脉压小。

【心电图检查】 显示电轴左偏、左心室肥大、劳损、T波倒置，一部分病例尚可呈现左束支传导阻滞、房室传导阻滞或心房颤动。

【X线检查】 早期病例心影可无改变。病变加重后示左心室增大，心脏左缘向左向下延长，升主动脉可显示狭窄后扩大。

【超声心动图检查】 M型检查显示主动脉瓣叶开放振幅减小，瓣叶曲线增宽，舒张期可呈多线。在二维或切面超声图像上可见到主动脉瓣叶增厚、变形或钙化，活动度减小和瓣口缩小等征象。

【心导管检查】 左心导管检查可以测定左心室与主动脉之间的收缩压力阶差，明确狭窄的程度。选择性左心室造影可显示狭窄的瓣口、左心室腔大小，以及是否伴有二尖瓣关闭不全。

【治疗】 临床上呈现心绞痛、晕厥或心力衰竭者，病情往往迅速恶化，可在2～3年内死亡，故应争取尽早施行手术治疗，切除病变的瓣膜，进行人工瓣主动脉瓣膜替换术。经皮穿刺气囊导管作扩张分离术应严格选择患者，仅在少数狭窄较轻又不适合手术的患者才考虑选用。此法难以完善地解除瓣膜狭窄，且易造成关闭不全和钙化赘生物脱落，导致栓塞并发症。

案例 30-9 分析

临床诊断：主动脉瓣狭窄。

诊断要点：

1. 乏力、眩晕或晕厥、心绞痛、劳累后气促、端坐呼吸、急性肺水肿等症状。

2. 胸骨右缘第2肋间能扪到收缩期震颤。主动脉瓣区有粗糙喷射性收缩期杂音，向颈部传导，主动脉瓣区第二心音延迟并减弱。

3. 心电图检查：电轴左偏、左心室肥大、劳损、T波倒置。

4. X线示：左心室增大，心脏左缘向左向下延长。

5. 超声心动图检查：M型示主动脉瓣叶开放振幅减小，瓣叶曲线增宽。二维或切面超声图像上主动脉瓣叶增厚、变形或钙化，活动度减小和瓣口缩小。

6. 心导管检查：右心导管检查可显示肺动脉和肺毛细血管压力升高，心排血指数降低。

治疗原则：尽早施行手术治疗，切除病变的瓣膜，进行人工瓣主动脉瓣膜替换术。

五、主动脉瓣关闭不全

案例 30-10

患者，女，58岁，因劳累后胸闷、气促、乏力、心慌3年，加重15天入院。

患者3年前无明显诱因出现劳累后胸闷、气促、乏力、心慌，有时伴头晕、出汗等症状，休息后症状缓解，患者未入院系统治疗，自行去药房买药治疗（具体药物不详），症状控制差，自觉病情持续恶化，活动逐渐受限，15天前，患者症状明显加重，不能平卧，全身乏力，期间晕厥一次，自行缓解，未诉高热、心前区疼痛等症状。既往体弱，无糖尿病、高血压等病史及传染病病史，无手术史及外伤史。

体格检查：T36.5℃，P82次/分，R21次/分，BP141/68mmHg，水冲脉，端坐呼吸，皮肤巩膜无黄染及出血，双肺呼吸音粗，未闻及明显干湿啰音，心前区无隆起，心尖冲动左外下移位，搏动弥散，浊音界扩大，律齐，胸骨左缘第3、4肋间和主动脉瓣区有叹息样舒张早、中期杂音，并向心尖区传导。腹软，未触及肝大，双下肢无水肿。

辅助检查：①心电图：窦性心律，电轴左偏，左心室肥大，ST-T段改变；②胸部X线平片：左心室增大，"靴形"心脏，主动脉增大；③心脏超声心动图：左心房增大，左心室肥厚，升主动脉增宽，主动脉瓣叶关闭不全，探及中主动脉反流。

问题：

1. 该患者所患何病？

2. 该患者还需做哪些检查？

3. 若手术该选择怎样的手术方式？

风湿性主动脉瓣关闭不全（aortic regurgitation or aortic insufficiency）常伴有程度不等的主动脉瓣狭窄，由于瓣叶变形、增厚、钙化，活动受限且不能严密对合。此外，细菌性心内膜炎、马方综合征（Marfan's syndrome）、先天性主动脉瓣畸形、主动脉夹层动脉瘤等也是临床上造成主动脉瓣关闭不全的原因。

【病理生理】 主要的血流动力学改变是舒张期血液自主动脉反流入左心室。由于主动脉与左心室之间舒张压力阶差较大，瓣口关闭不全的面积即使仅为$0.5cm^2$，每分钟反流量也可达2～5L。左心室在舒张期同时接受来自左心房和主动脉反流的血液，因而充盈过度，肌纤维伸长，收缩力相应增强，逐渐扩大、肥厚。在心脏功能代偿期，左心室排血量可以高于正常。左心室功能失代偿时，出现心排血量减少，左心房和肺动脉压力升高，可导致左心衰竭。由于舒张压低，冠状动脉灌注量减少和左心室高度肥厚，氧耗量加大，因而造成心肌供血不足。

【临床表现】 轻度关闭不全病例，心脏代偿功能较好，没有明显症状。早期症状为心悸、心前区不适、头部强烈搏动感。重度关闭不全者常有心绞痛发作、气促，并可出现阵发性呼吸困难、端坐呼吸或急性肺水肿。

【体格检查】 心界向左下方增大，心尖部可见抬举性搏动。在胸骨左缘第3、4肋间和主动脉瓣区有叹息样舒张早、中期或全舒张期杂音，向心尖区传导。重度关闭不全者呈现水冲脉、动脉枪击音、毛细血管搏动等征象。

【心电图检查】 显示电轴左偏和左心室肥大、劳损。

【X线检查】 左心室明显增大，向左下方延长。主动脉结隆起，升主动脉和弓部增宽，左心室和主动脉搏动幅度增大。逆行升主动脉造影，可见造影剂在舒张期从主动脉反流入左心室。按反流量的多少，可以估计关闭不全的程度。

【超声心动图检查】 主动脉瓣开放与关闭的速度均增快，舒张期呈多线。由于舒张期血液反流入左心室，冲击二尖瓣，可呈现二尖瓣大瓣高速颤动。左心室内径增大，流出道增宽。二维或切面超声心动图常可显示主动脉瓣叶在舒张期未能对拢闭合。超声多普勒检测可估计反流程度。

【治疗】 临床上出现症状，如呈现心绞痛、左心室衰竭或心脏逐渐扩大，则可在数年内死亡，故应争取尽早施行人工瓣膜替换术。

案例 30-10 分析

临床诊断：主动脉瓣关闭不全。

诊断要点：

1. 心绞痛、气促，阵发性呼吸困难、端坐呼吸或急性肺水肿。

2. 胸骨左缘第3、4肋间和主动脉瓣区叹息样舒张早期、中期或全舒张期杂音，向心尖区传导。重度关闭不全者呈现水冲脉、动脉枪击音、毛细血管搏动等征象。

3. 心电图检查：显示电轴左偏和左心室肥大、劳损。

4. X线：左心室增大，向左下方延长。主动脉结隆起，升主动脉和弓部增宽，左心室和主动脉搏动幅度增大。

5. 超声心动图：主动脉瓣开放与关闭的速度均增快，舒张期呈多线。

治疗原则：尽早施行人工瓣膜替换术。

六、冠状动脉粥样硬化性心脏病

冠状动脉粥样硬化性心脏病（atherosclerotic coronary artery disease）简称冠心病，是西方国家造成死亡的主要原因。我国虽是冠心病的低发国家，但近20年来发病率有明显上升趋势。冠心病多在中年以上发病，男性发病率与死亡率明显高于女性。主要病变是冠状动脉内膜脂质沉着、局部结缔组织增生、纤维化或钙化，形成粥样硬化斑块，造成管壁增厚、管腔狭窄或阻塞。冠状动脉粥样硬化主要侵犯冠状动脉主干及其近段的分支。左冠状动脉的前降支与回旋支的发病率较右冠状动脉为高。

【病理生理】 正常人在静息时冠状动脉血流量每分钟为250ml，占心排血量的5%。心肌摄氧量比较恒定，从每1000ml冠状动脉血流量中摄氧约150ml。心肌细胞氧分压是调节冠状动脉血流量的主要因素。当体力活动或情绪激动时，心脏搏动次数增多，收缩力增强，以及心室壁张力增高，致心肌需氧量增大，动脉血氧分压降低，冠状动脉血流量就相应增多，以满足心肌氧的需要。如冠状动脉管腔狭窄则心肌需氧量增大时，冠状动脉供血量不能相应增多，临床上呈现心肌缺血的症状。长时间心肌严重缺血可引致心肌细胞坏死。

【临床表现】 管腔狭窄轻者可不出现心肌缺血的症状。病变严重者冠状动脉血流量可减低到仅能满足静息时心肌需要的氧量；但当体力劳动、情绪激动等情况下，心肌需氧量增加就可引起或加重心肌血氧供给不足，出现心绞痛等症状。

冠状动脉发生长时间痉挛或急性阻塞，血管腔内形成血栓，使部分心肌发生严重、持久的缺血，可以造成局部心肌坏死，亦即心肌梗死。心肌梗死最常发生在左冠状动脉前降支分布的区域。急性心肌梗死可引起严重心律失常、心源性休克、心力衰竭或心室壁破裂，目前死亡率仍然较高。

发生过心肌梗死的患者，由于坏死的心肌被瘢痕组织替代，病变的心室壁薄弱，日后可形成室壁瘤。病变波及乳头肌，或腱索坏死断裂，即产生二尖瓣关闭不全。病变波及心室间隔，可以穿孔，成为室间隔缺损。

心肌长期缺血缺氧，引起心肌广泛变性和纤维化，导致心脏扩张。临床表现为一种以心功能不全为主的综合征，称为缺血性心肌病，预后较差。

【治疗】 目前，冠心病的治疗可分为内科药物治疗、介入治疗和外科治疗三类。应根据患者的具体情况选择，而且几种治疗宜互相配合应用，以提高疗效。

冠心病外科治疗主要是应用冠状动脉旁路移植手术（简称"搭桥"）为缺血心肌重建血运通道，改善心肌的供血和供氧，缓解和消除心绞痛症状，改善心肌功能，延长寿命。手术治疗的主要适应证为心绞痛经内科治疗不能缓解，影响工作和生活，经冠状动脉造影发现冠状动脉主干或主要分支明显狭窄，其狭窄的远端血流通畅的病例。所谓明显狭窄系指冠状动脉管径狭窄超过50%，此时管腔的面积即减少超过75%，狭窄远端的血流即会明显减少，临床上出现明显的缺血症状。左冠状动脉主干狭窄和前降支狭窄应及早手术，因为这些病例容易发生猝死。冠状动脉的主要分支，如前降支、回旋支和右冠状动脉有两支以上明显狭窄者，即使心绞痛不重，也应列为"搭桥"的适应证。术前进行选择性冠状动脉造影时，除了要准确地了解冠状动脉粥样硬化病变的部位、狭窄程度和病变远端冠状动脉血流通畅情况，并测定左心室功能。冠状动脉管径狭窄超过50%，狭窄远端的冠状动脉血流通畅，吻合处的冠状动脉分支直径在1.5mm以上，左心导管测压及左心室造影显示左心室功能较好，左心室射血分数大于30%的病例，适宜施行手术治疗。

冠状动脉旁路移植术即采取一段自体的大隐静脉，将静脉的近心端和远心端分别与狭窄段远端的冠状动脉分支和升主动脉作端侧吻合术，以增加心肌血液供应量（图30-13）；或近年来较多采用的胸廓内动脉与狭窄段远端的冠状动脉分支端侧吻合术（图30-14）。对于多根或多处冠状动脉狭窄病例可用单根大隐静脉或胸廓内动脉与邻近的数处狭窄血管做序贯或蛇形端侧与侧侧吻合术（图30-15）。

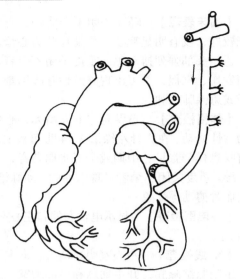

图30-14　胸廓内动脉远端与左冠状动脉吻合术

近年来提倡用动脉如胸廓内动脉、胃网膜右动脉、桡动脉等作为冠状动脉旁路手术的移植物，动脉移植物的远期通畅率大大高于自体大隐静脉，明显提高了手术的远期效果。近年来，不用体外循环，在心脏跳动下进行冠状动脉旁路移植术取得较大进展，加快了患者的恢复，缩短了住院时间，取得良好效果。

冠状动脉旁路术后约有90%以上的患者症状消失或减轻，心功能改善，可恢复工作，延长寿命。

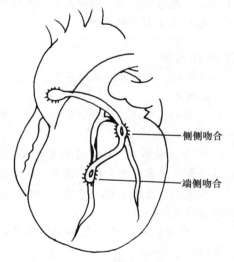

图30-15　序贯吻合术

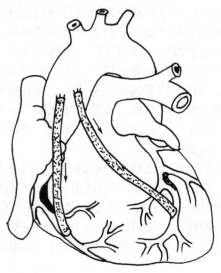

图30-13　升主动脉与冠状动脉大隐静脉旁路移植术

心肌梗死引起的室壁瘤、心室间隔穿孔、乳头肌或腱索断裂所致的二尖瓣关闭不全等并发症也可行手术治疗，如室壁瘤切除术、室间隔穿孔修补术和二尖瓣替换术等，并根据情况同时争取作冠状动脉旁路移植术。手术后冠状动脉再狭窄还可再次或三次手术。近年来曾有应用激光在左心室外膜向心腔内打孔，在心肌上建立新的血运，称为激光心肌打孔血运重建术。临床试用有一定的改善心肌供血、缓解和减轻症状的效果，现仍在继续观察和研究。对于晚期缺血性心肌病、心脏扩张、心力衰竭者可根据情况采用心室辅助手术以及心脏移植手术等治疗，以挽救患者生命。

七、心脏黏液瘤

心脏原发性肿瘤和继发性肿瘤，除黏液瘤外均较少见。心脏原发性肿瘤中良性肿瘤占 75%，如心脏黏液瘤（cardiac myxoma）（50%）、横纹肌瘤（20%）及纤维瘤、血管瘤、畸胎瘤等；恶性肿瘤占 25%，如各种肉瘤（20%）、淋巴瘤、间皮瘤等。由于心脏黏液瘤占原发性心脏肿瘤的 50%，有其独特的临床过程，在心脏外科中比较重要。

根据我国的统计资料，心脏黏液瘤患者年龄大多数在 30～50 岁（70%），男女发病率比值为 1：1.27。心脏各房室均可发生黏液瘤，但以位于左心房者最多，超过 93%；其次为右心房；心室黏液瘤较少见，少数患者可有多发性心脏黏液瘤，并有再发倾向及家族史。

【病理】 黏液瘤起源于心内膜下具有多向分化潜能的间叶细胞。心房间隔卵圆窝区富含此类细胞，因而是好发部位。肿瘤长大后呈息肉样肿块突入心脏，常有瘤蒂附着于房间隔或心房壁，瘤体能随心动周期而活动。肿瘤多呈椭圆形或圆形，有时有分叶或形似一串葡萄，长 3～5cm，重 30～100g。外观呈半透明、晶莹的胶冻，色彩多样：淡黄、浅绿或暗紫，夹杂红色出血区。质脆易碎，碎屑进入血循环可致体动脉或肺动脉栓塞。显微镜检查见大量富含酸性黏多糖的基质及少量弹性纤维和胶原纤维，基质内有散在的或排列成条索状的梭状或星状细胞。此外，尚可见到淋巴细胞、浆细胞、红细胞、含有含铁血黄素的吞噬细胞和平滑肌细胞。在肿瘤基部细胞毛细血管比较丰富。

黏液瘤多属良性，但少数病例可能发生恶变，成为黏液肉瘤或出现远处转移。

心脏黏液瘤的主要病理生理改变是突入心腔内的瘤体妨碍正常血流。左心房黏液瘤常造成二尖瓣瓣口梗阻，影响瓣膜的开放和闭合，产生二尖瓣狭窄或关闭不全。

【临床表现与诊断】 心脏黏液瘤的临床表现复杂多样，主要取决于瘤体的位置、大小、生长速度、瘤蒂的长短，以及是否发生脱落、出血、坏死等。总的说来，可归纳为以下四大表现。

1. 血流阻塞现象 左心房黏液瘤最常见的临床症状是由于房室瓣血流受阻引起心悸、气急等，与风湿性二尖瓣病变相类似。体格检查在心尖区可听到舒张期或收缩期杂音，肺动脉瓣区第二心音增强。瘤体活动度较大的病例，在患者变动体位时，杂音的响度和性质可随之改变。右心房黏液瘤造成三尖瓣瓣口阻塞时可呈现颈静脉怒张、肝大、腹水、下肢水肿等与三尖瓣狭窄或缩窄性心包炎相类似的症状。体格检查在胸骨左缘第 4、5 肋间可听到舒张期杂音。

移动度较大的黏液瘤如突然阻塞房室瓣瓣孔，患者可发作晕厥、抽搐，甚或引致猝死。

2. 全身反应 由于黏液瘤出血、变性、坏死，引起全身免疫反应，常有发热、消瘦、贫血、食欲缺乏、关节痛、荨麻疹、无力、血沉增快，血清蛋白的电泳改变等表现。

3. 动脉栓塞 少数病例（15%）出现栓塞现象，如偏瘫、失语、昏迷；急性腹痛（肠系膜动脉栓塞）；肢体疼痛、缺血（肢体动脉栓塞）等。有的病例摘除栓子经病理检查后才明确诊断。

4. 其他检查 左心房黏液瘤在胸部 X 线检查常显示左心房、右心室增大、肺部淤血等与二尖瓣病变相类似的征象。心电图表现亦与二尖瓣病变相似，但黏液瘤病例很少出现心房颤动。左心房黏液瘤的临床诊断易与风湿性二尖瓣病变相混淆。黏液瘤病例多无风湿热病史，病程较短，症状和体征可能随体位变动而改变。心电图大多显示窦性心律。超声心动图检查可以看到黏液瘤呈现的能移动的云雾状光团回声波。左心房黏液瘤在左心室收缩期时光团位于心房腔内，舒张期时移位到二尖瓣瓣口。超声心动图检查诊断准确率极高。

【治疗】 黏液瘤病例明确诊断后应尽早施行手术摘除肿瘤，恢复心脏功能，避免肿瘤发生恶变及突然堵塞房室瓣瓣口引致猝死，或肿瘤碎屑脱落并发栓塞。

施行黏液瘤摘除术需应用体外循环，目前常用经右房-房间隔切口对摘除肿瘤最为有利，必要时亦可采用左右房联合切口，将瘤体连同蒂部附着的部分房间隔组织一并切除，然后直接缝合或补片修补房间隔切口。手术过程中应注意阻断循环前不要搬动心脏、挤捏心脏或用手指做心内探查，以免瘤体脱落造成栓塞。注意避免损伤肿瘤组织，切除肿瘤后应详细检查各个心腔，并用生理盐水反复清洗心腔，以防遗漏多发性黏液瘤或残留肿瘤碎屑。

黏液瘤手术治疗效果良好，手术死亡率和复发率均低。但少数病例可以再发（2%），故术后必须定期随诊，并作超声心动图复查。

思 考 题

1. 先天性心脏病房间隔缺损的病理生理特点、诊断和外科治疗原则是什么？

2. 先天性心脏病动脉导管未闭的病理生理特点、诊断和外科治疗原则是什么？

3. 先天性心脏病法洛四联症的病理生理特点、诊断和外科治疗原则是什么？

4. 后天性心脏病二尖瓣狭窄的病理生理特点、诊断和外科治疗原则是什么？

5. 后天性心脏病主动脉瓣狭窄的病理生理特点、诊断和外科治疗原则是什么？

（梁卫东）

第三十一章 胸主动脉瘤

学习目标

了解胸主动脉瘤的病理、常见病因、临床表现、诊断及治疗原则。

由于先天性或后天性疾病，造成主动脉壁正常结构的损害，尤其是承受压力和维持大动脉功能的弹力纤维变脆弱和破坏，主动脉在血流压力的作用下逐渐膨大扩张，形成主动脉瘤胸主动脉的各个部位，如升主动脉、主动脉弓、降主动脉均可发生主动脉瘤。

【病因】

1. 动脉硬化 动脉粥样硬化时主动脉壁内皮细胞变性或脱落，胆固醇和脂质浸润沉着，形成粥样硬化斑块；或是老年性动脉硬化，发生弹力纤维层变性，均可使主动脉壁受到破坏，逐渐膨出扩张形成动脉瘤。此类主动脉瘤多见于降主动脉，常呈梭形。患者年龄均在 40 岁以上。

2. 主动脉囊性中层坏死 某些先天性疾病和遗传性疾病使主动脉壁中层发生囊性坏死，弹力纤维消失，伴有黏液性变，主动脉壁薄弱，形成的主动脉瘤常位于升主动脉，呈梭形或梨形。有时还形成夹层动脉瘤。多见于青年患者，如马方（Marfan）综合征等。

3. 创伤性动脉瘤 多因胸部挤压伤、汽车高速行驶突然减速碰撞胸部或从高处坠下，引起胸主动脉破裂。常发生在比较固定的主动脉弓与活动度较大的降主动脉近段之间。主动脉全层破裂者，伤员在短时间内即因大量失血致死。例如，主动脉内膜和中层破裂，但外层或周围组织仍保持完整，则可形成假性动脉瘤或夹层动脉瘤。

4. 细菌性感染 常继发在感染性心内膜炎的基础上。主动脉壁中层受损害，局部形成动脉瘤，大多呈囊形。

5. 梅毒 主动脉壁弹性纤维被梅毒螺旋体所破坏，形成主动脉瘤，多见于升主动脉和主动脉弓，呈梭形。梅毒感染侵入人体后，往往经历 10～20 年才产生主动脉瘤。

【病理】 按照主动脉壁病变层次和范围可分为：①真性动脉瘤，即全层瘤变和扩大；②假性动脉瘤，瘤壁无主动脉壁的全层结构，仅有内膜面覆盖的纤维结缔组织；③夹层动脉瘤。

按照病理形态可将胸主动脉瘤分为三类。

1. 囊性动脉瘤 病变仅累及局部主动脉壁，突出呈囊状，与主动脉腔相连的颈部较窄。

2. 梭形动脉瘤 病变累及主动脉壁全周，长度不一，瘤壁厚薄不均匀。动脉瘤壁及邻近主动脉壁可有钙化，动脉瘤内壁可附有血栓。动脉瘤长大后，可压迫和侵蚀邻近器官和组织，产生相应的临床症状，最后常因自行破裂引起大出血致死。

3. 夹层动脉瘤 主动脉壁发生中层坏死或退行性病变，当内膜破裂时，血液在主动脉压力的作用下，在中层内形成血肿并主要向远端延伸形成夹层动脉瘤。夹层动脉瘤可向外穿破入心包腔、胸膜腔、纵隔或腹膜腔引起出血死亡。少数病例可能再向内穿破入主动脉腔，症状得到缓解。

【临床表现】 胸主动脉瘤（thoracic aortic aneurysm）仅在压迫或侵犯邻近器官和组织后才出现临床症状。常见的为胸痛；肋骨、胸骨、脊椎受侵蚀以及脊椎神经受压迫的病例，胸痛更为明显。主动脉弓部动脉瘤压迫气管、支气管可引起刺激性咳嗽和上呼吸道部分梗阻，致呼吸困难；喉返神经受压迫，产生声音嘶哑；交感神经受压迫可引起 Horner 综合征；膈神经受压迫则产生膈肌麻痹；左无名静脉受压迫则可使左上肢静脉压高于右上肢。升主动脉根部动脉瘤长大后，可使主动脉瓣瓣环扩大，产生主动脉瓣关闭不全的症状和体征。动脉瘤长大后，可延伸到颈部胸骨切迹上方或侵蚀破坏胸廓骨骼，胸壁呈现搏动性肿块。

胸主动脉瘤破裂时可出现急性胸痛、休克、血胸、心脏压塞等很快死亡。

急性主动脉夹层动脉瘤常发生在高血压动脉硬化和中层囊性坏死的患者。症状为剧烈的胸骨后或胸背疼痛，随着壁间血肿的扩大，压迫和阻塞主动脉的分支而产生复杂多样的症状，如昏迷、偏瘫（颈动脉受压）；急腹痛（肠系膜动脉受压）、无尿、肢体疼痛等。若动脉瘤发生破裂，则患者多很快死亡。

【诊断】 动脉瘤较小，临床上尚无症状的病例，往往在胸部 X 线检查时，才发现动脉瘤块影。透视或超声扫描检查可能见到扩张性搏动。目前，对怀疑患有胸主动脉瘤的患者有许多影像学检查方法，不但可明确胸主动脉瘤的诊断和与纵隔肿瘤及其他疾病相鉴别，且可清楚地了解主动脉瘤的部位、范围、大小、与周围器官的关系，特别是胸主动脉的分支受侵的情况、动脉瘤腔内有无血栓形成和有无破裂等，为治疗提供可靠的信息。这些检查包括胸部 CT、磁共振、超速 CT 及三维成像、胸主动脉造影、数字减影造影术等，可根据患者的具体情况分别应用。

【治疗】 动脉瘤切除人工血管替换术是最有效的治疗方法，胸主动脉瘤直径大于 5cm，如无手术禁忌证，应及早手术治疗。但阻断主动脉血流的方法与主动脉的重建比较复杂，涉及不少重要器官在阻断血流时的保护问题。手术有较大的危险性，处理不当可发生严重的并发症。

（1）较小的囊形主动脉瘤，主动脉壁病变比较局限者，可游离主动脉瘤后，于其颈部放置钳夹，切除动脉瘤，妥善缝合切口或用织片缝补主动脉切口。

（2）梭形主动脉瘤或夹层动脉瘤，如病变位于降主动脉且长度比较局限者，可切除病变降主动脉后，用人工血管重建血流通道。对夹层动脉瘤，亦可环状切开主动脉，分别连续缝合近、远端主动脉壁，使分离的内层与外层相闭合，再缝合主动脉切口或用人工血管替换。

由于手术中必须阻断动脉瘤近端和远端的主动脉，血流受阻，可能引起心脏排血严重障碍，和脑、脊髓、腹腔脏器缺血性损害。因此，必须应用低温或人工心肺机作左心转流（从左心房引出血流，经人工心输入股动脉）或应用体外循环技术。在某些情况下，也可作外分流术，即在拟予切除的病变的主动脉近、远段之间暂时连接一段管道，以便在阻断主动脉时，能保证重要脏器和组织得到充足的血液供应。

（3）对于升主动脉瘤或升主动脉瘤合并主动脉瓣关闭不全的患者，则在体外循环下进行升主动脉瘤切除、人工血管重建术，或应用带人工瓣的复合人工血管替换升主动脉，并进行冠状动脉瓣移植术（Bentall 手术）或其他更复杂的手术。

（4）对于主动脉弓部动脉瘤或多段胸主动脉瘤的手术方法更为复杂。目前应用体外循环合并深低温停止循环，经上腔静脉或右锁骨下动脉进行脑灌注以保护脑组织，作主动脉弓切除、人工血管重建术或更广泛的人工血管替换术。

胸主动脉瘤手术方法复杂，对全身及主要脏器功能如心、脑、脊髓、肾、肝及腹腔器官影响较大，术后应严密监护，防止出血、感染，并积极维护重要器官功能的恢复，才能取得良好治疗效果。

（5）胸主动脉瘤的介入治疗。近年来，对于主动脉夹层动脉瘤（Ⅲ型）、胸主动脉假性动脉瘤及某些类型的胸主动脉瘤，经股动脉放入带膜支架（或称支撑性人工血管），进行封闭内膜破口、腔内血管成形术，取得良好效果。目前正在继续研究和发展中。

思 考 题

1. 诊断胸主动脉瘤的常用方法是什么？
2. 胸主动脉瘤的常见临床表现是什么？

（梁卫东）

第三十二章 颈部疾病

学习目标

1. 了解甲状腺及甲状旁腺的解剖。
2. 熟悉甲状腺肿的诊断；掌握甲状腺肿的手术适应证。
3. 熟悉甲状腺功能亢进的外科治疗原则、术前准备及术后并发症处理。
4. 熟悉甲状腺癌的临床病理特点及临床表现，掌握甲状腺癌的治疗原则。
5. 掌握甲状腺结节的评估要点。
6. 熟悉原发性甲状旁腺功能亢进的诊断。

第一节 甲状腺疾病

一、甲状腺解剖生理概要

甲状腺是人体最大的内分泌腺体，呈"H"形，由左、右两个侧叶和峡部构成，峡部时有锥状叶与舌骨相连，少数患者峡部缺如。甲状腺侧叶位于喉与气管的两侧，下极多位于第5～6气管软骨环之间，峡部多位于第2～4气管软骨环的前面。甲状腺侧叶的背面有甲状旁腺，内侧毗邻喉、气管和食管，外侧紧邻颈鞘。

甲状腺由两层被膜包裹，内层被膜紧贴腺体，称为甲状腺固有被膜或真被膜；外层被膜为气管前筋膜的延续，包绕并将甲状腺固定于气管和环状软骨上，又称为甲状腺外科被膜或假被膜。在内、外层被膜间有疏松的结缔组织、甲状旁腺和喉返神经经过，甲状腺手术时为保护甲状旁腺和喉返神经，应在两层被膜之间并紧贴固有被膜进行分离。

甲状腺的血供非常丰富，主要由成对的甲状腺上动脉（颈外动脉的分支）和甲状腺下动脉（甲状颈干的分支）供血，偶有无名动脉来源的甲状腺最下动脉。甲状腺上、下动脉的分支之间，以及与喉、气管、食管的动脉分支之间都有广泛的吻合支相互交通，两侧的甲状腺动脉也通过峡部相交通。甲状腺的静脉在腺体内形成网状，汇合后形成成对的甲状腺上静脉、中静脉和下静脉。甲状腺上、中静脉向外侧汇入颈内静脉，甲状腺下静脉向下汇入无名静脉。

甲状腺有丰富的淋巴管网，且左右侧叶的淋巴管网经峡部相互交通，逐渐向甲状腺包膜下集中，形成集合管，然后伴行或不伴行甲状腺静脉引出甲状腺，汇入颈深部淋巴结。颈部淋巴结分为七区：第I区，颏下区和颌下区淋巴结，下以二腹肌前腹为界，上以下颌骨为界；第II区，颈内静脉淋巴结上组，上以二腹肌后腹为界，下以舌骨为界，前界为胸骨舌骨肌侧缘，后界为胸锁乳突肌后缘；第III区，颈内静脉淋巴结中组，从舌骨水平至肩胛舌骨肌下腹与颈内静脉交叉处；第IV区，颈内静脉淋巴结下组，从肩胛舌骨肌下腹到锁骨上；第V区，颈后三角区，后界为斜方肌，前界为胸锁乳突肌后缘，下界为锁骨；第VI区（中央组），上自舌骨，下至胸骨上间隙，颈动脉鞘内缘至气管旁和气管前，包括环甲膜淋巴结，气管、甲状腺周围淋巴结，咽后淋巴结等；第VII区，胸骨上凹下至前上纵隔淋巴结。

甲状腺的神经由来自颈交感干的交感神经和来自迷走神经的副交感神经支配。喉返神经和喉上神经与甲状腺关系密切，喉返神经起自迷走神经，在气管、食管沟之间上行，多在甲状腺下动脉的分叉间穿过，于甲状软骨下角下内方入喉，喉返神经分为前支和后支，前支支配声带的运动，后支为感觉支，支配声门裂以下的喉黏膜。喉上神经也来自迷走神经，分为：内支（感觉支）分布于声门裂以上的喉黏膜；外支（运动支）与甲状腺上动脉贴近、并行，支配环甲肌，使声带紧张。

甲状腺由滤泡上皮细胞和滤泡旁细胞构成。甲状腺的主要功能是合成、储存和分泌甲状腺素，合成四碘甲状腺原氨酸（T_4，占90%）、三碘甲状腺原氨酸（T_3，占10%），结合甲状腺球蛋白（Tg）。T_4、T_3的作用：①调节机体耗氧与产热；②蛋白质、糖类及脂肪的分解代谢；③促进生长发育和组织分化（脑、骨骼）。滤泡旁细胞（C细胞）则合成降钙素（calcitonin），参与血钙的调节。滤泡旁细胞也是甲状腺髓样癌的起源细胞。

甲状腺功能与人体各器官系统的活动和外部环境互相联系。其功能主要受"下丘脑-垂体-甲状腺轴"和甲状腺腺体内的自身调节系统的调节。

二、单纯性甲状腺肿

案例 32-1

患者，女，15岁，因"颈部增粗2年"就诊。病程中无情绪激动、心悸、怕热、多汗、食欲亢进而体重下降等甲亢表现，无怕冷、食欲减退、体重增加等甲减的表现，也无颈部疼痛、声音嘶哑及呼吸、吞咽困难等。

既往史：无特殊。

体格检查：神志清楚，生命体征正常，无突眼及手抖，心、肺和腹部检查无异常。颈部对称，气管居中，双侧甲状腺Ⅱ度肿大，质地软，无压痛，未触及包块，甲状腺随吞咽上下移动明显。双侧颈部淋巴结未触及肿大。

辅助检查：

1. 甲状腺超声：双侧甲状腺弥漫性肿大，回声均匀，甲状腺内未探及结节。双侧颈部可探及数枚淋巴结，形态大小正常。

2. 甲状腺功能：TT_3、TT_4、FT_3、FT_4、TSH 及 TPOAb、TGAb 均正常。

问题：

1. 该患者诊断考虑什么病？

2. 诊断依据有哪些？

3. 该患者应如何治疗？

单纯性甲状腺肿（simple goiter）又称弥漫性非毒性甲状腺肿（diffuse nontoxic goiter），是由多种原因导致的甲状腺非炎症性、非肿瘤性，不伴甲状腺功能亢进或减退的甲状腺增生性疾病。

【病因】 单纯性甲状腺肿的病因可分为三类。

1. 甲状腺素原料（碘）缺乏 环境缺碘是引起单纯性甲状腺肿的主要原因。由于环境缺碘导致的甲状腺肿又称为"地方性甲状腺肿"（endemic goiter）。由于碘的摄入不足，甲状腺无法合成并释放足够的甲状腺素，通过负反馈机制引起垂体促甲状腺激素（thyroid stimulating hormone，TSH）分泌增加从而刺激甲状腺的增生和代偿性肿大。病变早期增生扩张的滤泡均匀地分布于腺体各部，形成弥漫性甲状腺肿，随着缺碘时间的延长和病变的发展，增生扩张的滤泡形成多个大小不等的结节，即形成结节性甲状腺肿（nodular goiter）。有的结节可因血液供应不良而发生退行性变，还可发生囊性变、纤维化和钙化等。

2. 甲状腺素需要量增加 人体在有些特殊时期，如青春期、妊娠期和绝经期的妇女，由于体内对甲状腺激素的需要量暂时性升高，表现为甲状腺功能的相对不足，也可导致轻度的弥漫性甲状腺肿，被称为生理性甲状腺肿。这种甲状腺肿大常在青春期以后或妊娠后自行恢复。

3. 甲状腺素合成和分泌障碍 由于先天性缺乏甲状腺素合成的酶或某些食物和药物，可引起甲状腺素合成和分泌障碍，也可导致甲状腺肿。

【临床表现】 女性多见，主要表现为甲状腺不同程度地肿大及肿大甲状腺对周围组织产生的压迫症状。起病缓慢，一般无全身症状，病变早期表现为甲状腺的弥漫性对称性肿大，腺体质地柔软，表面光滑，随吞咽上下移动明显。随后在一侧或两侧甲状腺内可出现单个或多个大小不等的结节，通常多年存在，结节的数量和体积逐渐增加。当发生结节的囊内出血时，结节可迅速增大，并可出现疼痛。体积较大的甲状腺肿可压迫气管、食管、喉返神经及颈部大血管产生相应的压迫症状。压迫气管可导致气管弯曲、移位和狭窄影响呼吸，出现刺激性干咳、气促或呼吸困难，甚至窒息，巨大的甲状腺肿长时间的压迫可导致气管软骨变性、软化。压迫食管可引起吞咽困难。压迫喉返神经可导致声音嘶哑。

体积巨大的甲状腺肿可向下垂于胸骨柄前方，也可向胸骨后延伸，进入纵隔形成胸骨后甲状腺肿，极易导致气管和食管的压迫，也可能压迫颈深部大静脉，引起头颈部静脉血液回流障碍，出现面部青紫、肿胀及胸部表浅静脉扩张。

此外，结节性甲状腺肿可继发甲亢，也可能发生恶变。

【诊断】 结节性甲状腺肿的诊断主要依靠病史、临床表现及相应的辅助检查。碘缺乏地区的甲状腺肿的患者首先要考虑为地方性甲状腺肿。甲状腺功能检查一般正常，超声检查有助于结节性甲状腺肿的诊断，主要表现为甲状腺内大小不等、性状不一（实性、囊性、囊实混合性）的多发结节。恶变时可有恶性结节的超声特征。继发甲亢时应行甲状腺核素扫描。

【预防】 全国已普遍开展了甲状腺肿的筛查和防治工作，全民加碘盐政策的实施，使碘缺乏地区甲状腺肿的流行得到了有效控制。

【治疗原则】

1. 生理性甲状腺肿宜多食含碘丰富的食物（如紫菜、海带等），可不给予药物治疗。

2. 对20岁以下的单纯性弥漫性甲状腺肿可给予小剂量甲状腺素治疗，以抑制垂体 TSH 的分泌，缓解甲状腺的增生和肿大。

3. 手术治疗 有下列情况时，应及时实施甲状腺手术。①因气管、食管或喉返神经受压产生压迫症状者；②胸骨后甲状腺肿的患者；③巨大甲状腺肿影响生活和工作者；④结节性甲状腺肿继发甲亢者；⑤结节性甲状腺肿怀疑有恶变者。

4. 手术方式 在彻底切除甲状腺结节的同时，应尽量保留正常甲状腺组织。甲状腺结节弥漫分布于双侧甲状腺者，可行甲状腺全切除或近全切除术。术后发生甲状腺功能减退者应补充甲状腺素进行甲状腺功能的维护。

案例 32-1 分析

1. 临床诊断：单纯性甲状腺肿（生理性甲状腺肿）。

2. 诊断要点

（1）青春期女性患者。

（2）病程中无甲亢及甲减表现，无气管及食管浸润压迫表现。

（3）体格检查及超声检查均提示双侧甲状腺弥漫性肿大，无包块。

（4）甲状腺功能正常。

3. 治疗：该患者为青春期的生理性甲状腺肿，目前甲状腺功能正常，无需特殊药物治疗，也无手术指征，可以给予富含碘的饮食。每隔 6 个月复查甲状腺功能及超声检查。

三、甲状腺功能亢进的外科治疗

案例 32-2

患者，女，58 岁。因"颈部增粗 10 余年，伴心悸、乏力 1 月余"入院。患者于 10 年前无明显诱因出现颈部增粗，由于无症状未至医院就诊，颈部增粗逐渐加重，于 5 年前就诊，行甲状腺超声检查，提示"甲状腺弥漫性肿大，伴甲状腺内多发囊实性结节，直径约 2cm"；甲状腺功能正常，考虑为"结节性甲状腺肿"，未给予特殊治疗。此后，患者每年定期复查甲状腺功能及超声，甲状腺功能均正常，超声提示甲状腺结节逐渐增大。近 1 个月来出现心悸、乏力等症状。复查甲状腺功能提示"甲亢"，1 个月来体重无明显下降。

体格检查：T 36.7℃，P 100 次/分，R 18 次/分，BP120/70mmHg。神志清楚，皮肤潮湿，无突眼及手抖。双侧甲状腺Ⅱ度肿大，左侧叶肿大明显，双侧叶均可触及大小不等、质地中等的结节，大者约 4cm×3cm，无压痛，边界清楚，随吞咽上下移动明显。双侧颈部淋巴结未触及肿大。

辅助检查：

1. 甲状腺功能：TSH 显著降低，TT$_3$、TT$_4$、FT$_3$、FT$_4$ 均异常升高，TPOAb、TGAb 正常。

2. 超声检查：双侧甲状腺体积增大，双侧叶内探及多个大小不等实性及囊实性结节，左侧叶大者约 4cm×3.5cm，右侧叶大者约 3.5cm

×2cm，结节内血供稀少，双侧颈部未探及确切肿大淋巴结。

3. 甲状腺摄 ^{131}I 率：2 小时、24 小时摄 ^{131}I 率均高于正常。

问题：

1. 该患者的临床诊断是什么？

2. 为了明确诊断需完善什么检查？

3. 该患者如何治疗？

4. 如果进行手术，如何进行术前准备？

5. 手术时机如何选择？

6. 该患者恰当的手术方式应该是什么？

甲状腺功能亢进（简称甲亢）（hyperthyroidism）是由各种原因引起的循环中甲状腺激素异常增多所引起全身循环代谢亢进和自主神经紊乱的疾病总称。

【病因】　根据病因，需要外科治疗的甲亢主要有三类：原发性甲亢、继发性甲亢和高功能腺瘤。

1. 原发性甲亢　最常见，是指在甲状腺肿大的同时，出现甲状腺功能亢进的症状，首先由爱尔兰的 Robert James Graves 报道，故又称为 Graves 病（Graves' disease）。常发生在 20～40 岁，两侧腺体弥漫性、对称性肿大，常伴有突眼征，故又称突眼性甲状腺肿（exophthalmic goiter）或弥漫性毒性甲状腺肿（diffuse toxic goiter）。

2. 继发性甲亢　一般较少见，是指继发于结节性甲状腺肿的甲亢，患者先有多年存在的结节性甲状腺肿，在结节增多增大的基础上出现功能亢进的症状，故又称为毒性结节性甲状腺肿（toxic nodular goiter，TNG）。发病年龄多在 40 岁以上。甲状腺呈结节性肿大，两侧腺体多不对称，一般无突眼，容易发生心肌损害。

3. 高功能腺瘤　较少见，甲状腺内出现单个自主性高功能结节，结节周围甲状腺组织萎缩，无突眼。

原发性甲亢的病因迄今尚未完全明了（内科学中已有详尽阐述）。继发性甲亢和高功能腺瘤的病因也未完全清楚，可能与自主功能结节细胞表面的 TSH 受体突变导致受体的自主激活有关。

【临床表现】　甲亢的临床表现包括甲状腺肿大或甲状腺结节以及由于甲状腺素过多造成的全身多器官系统的症候群。原发性甲亢的甲状腺肿多为对称性、弥漫性肿大；结节性甲状腺肿继发甲亢的甲状腺肿多为双侧甲状腺非对称性多结节性肿大；高功能腺瘤多表现为甲状腺内单发的边界清楚的实性结节，质地中等，活动度好。突眼是原发性甲亢的专有体征。甲亢的共同表现：性情急躁，易激惹，情绪波动大，失眠，双手颤动，怕热、多汗、皮肤潮湿、食欲亢进但体重下降，患者有心悸、心律失常、脉快有力（脉率每分钟常在 100 次以上，休息和睡眠时仍较快）、脉压增大（主要由于收缩压升高）。内分泌紊乱（如月经失调）以及脱发、易疲劳、肢体近端肌萎缩等。其中脉率增快和脉压增大是重要的临床表现，可作为判断甲亢严重程度和治疗效果的重要标志。

【诊断】 甲亢的诊断依靠临床表现结合辅助检查来诊断。常用的辅助检查包括以下几种。

1. 基础代谢率测定 临床常用脉压和脉率计算，其公式为：基础代谢率=（脉率+脉压）－111。要求在清晨、空腹并且完全安静的情况下进行测定。正常值为 ±10%；增高至+20%～30%为轻度甲亢；增高至+30%～60%为中度甲亢；超过+60%为重度甲亢。

2. 甲状腺摄 ^{131}I 率测定 正常甲状腺 24 小时摄 ^{131}I 率为 30%～40%。如果 2 小时摄 ^{131}I 率大于 25%，或者 24 小时大于 50%，并且吸收高峰提前出现均可诊断甲亢。

3. 甲状腺功能测定 甲亢时典型的功能改变为 TSH 降低而 T_3、T_4 升高。甲亢时血清中 T_4 是正常值的 2 倍而 T_3 是正常值的 4 倍，因此 T_3 对诊断甲亢有更高的敏感性。血清 TRAb 阳性应考虑原发性甲亢。

4. 甲状腺核素显像 甲亢合并存在单个（或多个）结节时，应行甲状腺 ^{131}I 或 ^{99m}Tc 核素显像，可判断某个或某些结节是否有自主摄取功能（"热结节"）。

【外科治疗】 外科手术是治疗甲亢的主要方法之一。手术的治愈率为 90%～95%。但手术也有一定的并发症风险和 4%～5%的复发率，也有患者出现甲状腺功能减退。

1. 手术适应证和禁忌证

（1）手术适应证：①中度以上的原发性甲亢；②继发性甲亢或高功能腺瘤；③腺体较大，伴有压迫症状，或胸骨后甲状腺肿等类型的甲亢；④抗甲状腺药物治疗或 ^{131}I 治疗后复发者；⑤不能坚持长期服用抗甲状腺药物者；⑥妊娠早期、中期的患者具有上述指征者，应考虑手术治疗。

（2）手术禁忌证：①青少年患者；②甲亢症状较轻者；③老年患者或有严重器质性疾病不能耐受手术者。

2. 术前准备 甲亢的手术应在充分的术前准备下实施，也是避免术后发生甲亢危象的关键。

（1）一般准备：对于过度紧张或者失眠者可适当予以镇静或者安眠药物，消除患者的紧张情绪。心率过快者可口服普萘洛尔治疗（10mg，每日三次）。如有心力衰竭患者，应予以洋地黄制剂。

（2）术前检查：除了常规的术前检查和评估外，还应完成：①颈胸部摄片，了解气管是否有压迫或者位移；②心电图检查；③喉镜检查，评估有无声带麻痹；④基础代谢率测定，评估甲亢严重程度。

（3）药物准备：是甲亢术前准备的重要环节。

1）抗甲状腺药物加碘剂：先用硫脲类药物控制甲亢，待甲状腺功能及症状基本控制后，停用抗甲状腺药物并服用碘剂 2 周，再进行手术。硫脲类药物可导致甲状腺肿大充血，增加了手术的难度和出血风险，而加用 2 周碘剂的目的在于减少腺体血流使甲状腺变硬、变小利于手术操作。

2）单用碘剂：适用于症状不重的原发性甲亢以及继发性甲亢和高功能腺瘤的患者。开始即用碘剂，服用碘剂 2～3 周后甲亢症状得到基本控制即可进行手术。如果患者在服用碘剂 2 周后，症状减轻不明显，可在继续服用碘剂的同时加用抗甲状腺药物，直至症状基本控制，停用硫脲类药物后再继续服用碘剂 1～2 周，再进行手术。

碘剂不仅有抑制腺体血管增生、减少血流、硬化腺体的作用，还可以通过抑制甲状腺素的释放，短期内可控制甲亢的作用。常用的碘剂是复方碘化钾溶液，从 3 滴开始，每日 3 次，每次增加 1 滴，至 16 滴为维持量，以 2 周为宜。但由于碘剂只抑制甲状腺素的释放，而不抑制其合成，一旦停用碘剂后，储存于甲状腺滤泡内的甲状腺球蛋白大量分解，甲亢会重新出现，甚至更为严重。因此，凡不准备手术者，禁止服用碘剂。

3）普萘洛尔：对于常规应用碘剂或合并应用硫脲类药物不能耐受或无效者，有主张单用普萘洛尔或者与碘剂合用进行术前准备。此外，术前不用阿托品，以免引起心动过速。

3. 手术时机 患者情绪稳定、睡眠改善、体重增加，脉率小于 90 次/分，基础代谢率小于+20%。

4. 手术和术后注意事项

（1）麻醉：通常选择气管插管全身麻醉。

（2）手术方式：行双侧甲状腺次全切除术，可选择开放手术或腔镜下手术。

甲状腺切除过多，易发生甲状腺功能低下；而切除不足则甲亢易复发。每侧腺体保留后背侧部分约为成人拇指末节大小组织（3～4g）为宜。也有学者采取积极的手术方式行甲状腺全切除，避免术后的复发，而术后需终身补充甲状腺素治疗，手术前应与患者充分沟通。术中应轻柔操作，仔细止血，避免损伤甲状旁腺和喉返神经。

（3）术后观察和护理：术后当日应密切观察患者的生命体征的变化，预防甲状腺危象的发生。如脉率过快、体温升高应充分注意，可肌内注射苯巴比妥或冬眠合剂Ⅱ号。患者采用半卧位，以利于呼吸和引流通畅。帮助患者及时排痰，保持呼吸道通畅。术后继续口服碘剂，从16滴开始，3次/日，每次减1滴，至3滴/次时停用。

5. 手术后的主要并发症

（1）呼吸困难或窒息：是术后最严重的并发症，多发生在术后48小时内，如不及时发现、处理，则可危及患者生命。常见原因：①出血及血肿压迫气管；②喉头水肿：由于手术创伤或者气管插管引起；③气管塌陷：气管长期受巨大甲状腺肿压迫而导致气管软化，切除巨大甲状腺肿后气管壁失去支撑而塌陷；④双侧喉返神经损伤导致声门关闭。此外，舌后坠及痰阻也可引起窒息。

呼吸困难是主要的临床表现。轻度呼吸困难不易发现；中度呼吸困难患者往往会坐立不安，烦躁；重度患者表现为端坐呼吸、喉鸣、三凹征，甚至口唇、指端发绀甚至窒息。应根据患者的表现及手术情况判断呼吸困难的原因，同时进行床旁抢救。如是舌后坠或痰阻者用舌钳将舌拉出口外或吸痰、排痰后呼吸困难可迅速缓解。如是血肿引起的呼吸困难，则应及时拆除缝线，敞开切口，解除血肿压迫，出血无法控制者则应紧急行二次止血手术。如果是喉头水肿、气管塌陷或者喉返神经引起的呼吸困难，则行气管插管或者气管切开行机械通气。

（2）喉返神经损伤：喉返神经损伤表现为声音嘶哑。术中的牵拉、挤压及电刀或超声刀灼伤等造成的非横断性损伤，多为暂时性损伤，一般能在1～3个月内恢复；如神经在术中被意外切断、缝扎或严重钳夹及热灼伤则可造成不可逆的永久性损伤，则声音嘶哑可由对侧声带的过度内收来代偿。但双侧喉返神经损伤将导致声门关闭，出现严重呼吸困难甚至窒息，需紧急行气管切开处理。避免喉返神经损伤的关键在于术中的仔细操作，直视下显露和保护显得尤为重要，避免大束结扎和盲目缝扎止血；规范使用外科能量平台器械。复杂甲状腺手术中使用神经监测仪可提高对喉返神经的保护。

（3）喉上神经损伤：喉上神经与甲状腺上动脉关系密切，在处理甲状腺上极时离上极过远的大束结扎就可能损伤喉上神经。喉上神经内侧支（感觉支）损伤则喉部黏膜感觉丧失，表现为饮水呛咳；损伤外支则环甲肌瘫痪，引起声带松弛、声音低钝。如果发生喉上神经主干损伤则患者同时有饮水呛咳及声音低钝。一般经理疗后可自行恢复。

（4）甲状旁腺功能减退：主要是由于术中意外切除甲状旁腺或甲状旁腺的血供受损所致。血钙浓度下降后神经肌肉的应激性增强，患者多在术后1～3天出现面唇部及手足的针刺样麻木感，严重者出现手足抽搐，甚至喉和膈肌痉挛，导致窒息。2～3周后由于未受损伤的甲状旁腺代偿及受损的甲状旁腺血供的恢复和增生，甲状旁腺功能恢复，上述症状也逐渐消失。半年内不能恢复者则为永久性甲状旁腺功能减退。

甲状腺术中应对甲状旁腺进行原位显露，紧贴甲状腺结扎甲状腺的3级血管，尽可能保护甲状旁腺的血供，次全切除术中应保留甲状腺体后背侧的完整。对切除的组织标本应仔细检查，发现意外切除的甲状旁腺或血供明显受损的甲状旁腺应进行胸锁乳突肌或前臂肌内自体移植。

抽搐发作时立即缓慢静脉注射10%葡萄糖酸钙10～20ml。症状轻者可口服碳酸钙治疗，2～4g/d，症状重者需加服维生素D5万～10万单位/d，以促进钙的吸收。并根据血钙及PTH的恢复情况调整钙剂的应用。对永久性甲状旁腺功能减退者，需要终生口服补钙及维生素D治疗；同种异体甲状旁腺移植远期效果不确切。

（5）甲状腺危象：是甲亢严重的并发症，与术前准备不足、甲亢症状控制不佳及手术应激有关。患者表现为高热（＞39℃）、脉快（＞120次/分）、烦躁、谵妄、大汗、呕吐及水泻等，重者可休克死亡。治疗方法：①口服肾上腺素能阻滞剂利舍平或普萘洛尔以降低周围组织对肾上腺素的反应。②口服碘剂以降低血液中甲状腺素水平。③使用皮质激素，以拮抗过多的甲状腺素的反应。④给予镇静剂。⑤用退热剂、冬眠药物和物理降温等综合方法保持患者体温在37℃左右。⑥营养支持治疗，静脉输入大量葡萄糖溶液补充能量，吸氧以减轻组织缺氧。⑦有心力衰竭者，加用洋地黄制剂。

案例32-2分析

1. 临床诊断：结节性甲状腺肿继发甲亢。

2. 需完善的检查：甲状腺核素显像。

3. 该患者的治疗：手术治疗。

4. 术前准备

（1）安慰稳定患者情绪，必要时给予镇静、安眠药物。

（2）β受体阻滞剂控制心律。

（3）进一步完善：①颈部摄片，了解气管压迫、位移情况；②心电图检查；③喉镜检查，评估声带功能；④测定基础代谢率，评估甲亢严重程度。

（4）先给予抗甲状腺药物治疗，控制甲状腺功能后给予口服复方碘化钾溶液，从3滴开始，每日3次，每次增加1滴，至16滴不再增加，不超过2周。

5. 手术时机：经积极准备：患者情绪稳定、睡眠改善、体重增加，脉率小于90次/分，基础代谢率小于+20%。

6. 恰当的手术方式：甲状腺全切除术。

四、甲状腺癌

案例32-3

　　患者，女，40岁。体检发现右侧甲状腺结节1年。患者于1年前体检行甲状腺B超检查发现右侧甲状腺0.6cm大小结节，无疼痛等其他伴随症状，未进一步就诊和治疗。1周前复查超声检查提示甲状腺结节较前稍增大，超声检查怀疑恶性肿瘤可能，并于超声引导下FNA检查，诊断为"甲状腺乳头状癌"。病程中无甲亢、甲减表现，也无颈部疼痛、声音嘶哑及呼吸、吞咽困难等。

　　既往史：否认头颈部放射线照射史，否认甲状腺癌家族史。

　　体格检查：颈软，无抵抗，气管居中。双侧甲状腺未触及肿大及结节，甲状腺区无压痛，双侧颈部未触及肿大淋巴结。

　　辅助检查：

　　1. 甲状腺功能检查：甲状腺功能各指标均正常。

　　2. 超声检查：双侧甲状腺大小正常，回声均匀，甲状腺右侧叶中份探及一约0.7cm×0.6cm大小实性低回声结节，边界欠清，内可见散在点状强回声，结节周边血流丰富，内可见部分穿支血流，对侧甲状腺未探及结节。颈部未探及可疑阳性淋巴结。

　　3. FNA结果：细胞内可见核沟及包涵体，病变符合甲状腺乳头状癌。

问题：

　　1. 该患者诊断已明确，请为该患者制定恰当的手术方案。

　　2. 若术后病理学诊断明确为 $T_{1a}N_0M_0$、Ⅰ期，

请问该患者TSH抑制治疗的目标是什么？

　　3. 该患者是否需要行 ^{131}I 治疗？

案例32-4

　　患者，男，43岁。因"发现颈部包块2年，伴声音嘶哑1周"入院。患者于2年前无意中扪及左侧颈部鹌鹑蛋大小包块，随吞咽上下移动，无疼痛及其他自觉症状，未至医院进行诊治。2年来颈部包块无明显增大，但1周前患者出现声音嘶哑，遂来就诊。

　　既往史：无特殊病史。

　　体格检查：一般情况可，生命体征平稳，声音嘶哑。颈软，无抵抗，气管居中，颈部未见包块。甲状腺左侧叶中份可触及约2.5cm×2.0cm大小包块，质硬，固定，边界不清，无压痛，可随吞咽上下移动；右侧甲状腺未触及确切包块；左颈Ⅱ、Ⅲ、Ⅳ区均可触及多枚肿大淋巴结，大者约2cm×1.5cm，其中左颈Ⅲ、Ⅳ区部分淋巴结相互融合，固定；右侧颈部未触及肿大淋巴结。

　　辅助检查：

　　1. 甲状腺功能检查：TT_3、TT_4、FT_3、FT_4、TSH等均正常，TGAg升高。

　　2. 颈部超声：甲状腺左侧叶中份背侧探及约3.3cm×2.2cm大小实性低回声包块，边缘呈多角状、边界不清，内部可见簇状分布的强回声，结节内部血供丰富，弹性评分4分。甲状腺右侧叶探及多个囊实性结节，大者约0.7cm×0.5cm。左颈Ⅱ、Ⅲ、Ⅳ区可探及数枚肿大淋巴结，淋巴结皮髓质分界不清，内部探及液性无回声区及点状强回声，淋巴结内血供丰富，部分淋巴结血流呈"周边型"。

　　3. 颈胸部增强CT扫描：甲状腺左侧叶病变多考虑恶性，左颈部多发淋巴结转移；左侧颈内静脉充盈不完全，考虑为转移淋巴结浸润；纵隔未见肿大淋巴结；双肺可见散在小结节影；食管未见明显异常。

　　4. 喉镜检查：左侧声带麻痹，固定于旁正中位。

问题：

　　1. 该患者目前考虑为甲状腺癌，为了诊断是否为甲状腺髓样癌，可做什么检查明确？

　　2. 若该患者已排除甲状腺髓样癌，临床TNM分期如何？

　　3. 请为该患者制订系统的治疗方案。

甲状腺癌（thyroid carcinoma）是最常见的甲状腺恶性肿瘤，近年来由于健康体检的筛查和高分辨率超声的广泛应用使得全球甲状腺癌的发病率迅速飙升，根据地区的不同已成为危害我国女性健康第 3 至第 5 位的恶性肿瘤。

【病理】 除髓样癌外，甲状腺癌多起源于滤泡上皮细胞。主要有以下四种病理类型：乳头状癌、滤泡状癌、髓样癌和未分化癌。其中乳头状癌和滤泡状癌又称为分化型甲状腺癌（differentiated thyroid carcinoma，DTC）。近年随病理学的发展，分化型甲状腺癌又发现了一些亚型，为临床个体化治疗提供了更多的依据。

1. 乳头状癌 甲状腺乳头状癌（papillary thyroid carcinoma，PTC）是最常见的甲状腺癌，约占成人甲状腺癌的 80%以上及儿童甲状腺癌的全部。多见于 30～45 岁的女性。乳头状癌通常生长缓慢，尽管乳头状癌有多发病灶的倾向，且易早期通过淋巴结转移，但其恶性程度相对较低，预后较好，10 年生存率在 90%以上。

2. 滤泡状癌 甲状腺滤泡状癌（follicular thyroid carcinoma，FTC）占甲状腺癌的 10%，常见于 50 岁左右的中年人。较少出现多发病灶，仅约 10%发生颈淋巴结转移，但有侵犯血管倾向，可经血行转移至肺、肝和骨及中枢神经系统，预后较乳头状癌差，10 年生存率为 70%～95%。

3. 髓样癌 甲状腺髓样癌（medullary thyroid carcinoma，MTC）占甲状腺癌的 5%～10%，是由分泌降钙素（calcitonin，CT）的甲状腺滤泡旁细胞（C 细胞）来源的肿瘤。恶性程度中等，可发生淋巴结及血行转移，预后较乳头状癌差，但较未分化癌好。

4. 未分化癌 甲状腺未分化癌（anaplastic thyroid carcinoma，ATC）是恶性程度最高的甲状腺癌，仅占甲状腺癌的 1%左右。多见于 70 岁左右的老年人，未分化癌恶性程度高，发展迅速，早期即可侵袭周围器官和组织，出现相应的压迫症状，且有 50%～90%的患者出现颈部淋巴结转移。预后极差，平均存活 3～6 个月，一年存活率仅为 5%～15%。

【临床表现】 甲状腺内发现肿块是甲状腺癌共同的临床表现。分化型甲状腺癌起病隐匿，生长缓慢，早期无特异症状。多因体检行 B 超检查发现甲状腺内结节，而对于较大的肿瘤也可为患者自己发现。部分患者以颈部淋巴结肿大为首发症状就诊，而甲状腺未发现肿块，称为隐匿性甲状腺癌。随着病情的进展，肿瘤对周围组织造成不同程度的浸润和压迫而出现不同的症状：①压迫或浸润喉返神经可出现声音嘶哑。②压迫或浸润喉上神经可出现饮水呛咳。③压迫

气管使气管移位、塌陷，并有不同程度的呼吸障碍；浸润气管可产生呼吸困难及咯血。④压迫或浸润食管可致吞咽困难、呕血。⑤压迫或浸润交感神经干可出现 Horner 综合征。⑥压迫或浸润颈丛可出现耳、枕、肩等处疼痛。晚期甲状腺癌常转移到肺、骨等器官，出现相应的临床表现。

髓样癌除有甲状腺肿块及颈部淋巴结肿大外，由于其能产生降钙素（Ct）、前列腺素（PG）、5-羟色胺（5-HT）、肠血管活性肽（VIP）等，患者可有腹泻、面部潮红和多汗等类癌综合征或其他内分泌失调的表现。

甲状腺未分化癌则肿瘤生长迅速，短期内出现喉返神经、气管、食管和颈部肌肉及神经的浸润而出现声嘶、呼吸困难、吞咽困难及颈部疼痛等表现。尤其是发生于老年患者应考虑为未分化癌的可能。

【辅助检查】

1. 彩色多普勒超声检查 甲状腺超声检查因对人体无害、费用低廉，是首选的甲状腺癌筛查手段，也是作为判断肿瘤良、恶性的基础检查，有经验的超声医师诊断准确率可达到 85%以上。甲状腺癌的典型超声特征：①低回声结节；②结节的包膜不完整或无包膜，边缘可呈角；③纵横比＞1；④结节内散在簇状或针尖样微钙化；⑤弹性评分 3～4 分。并可根据颈部淋巴结皮髓质分离、是否有微钙化灶及微囊性变等进一步判断有无淋巴结转移。

2. 细针穿刺细胞学检查（fine needle aspiration biopsy，FNAB） 超声引导下细针穿刺细胞学检查可以帮助鉴别甲状腺结节的良、恶性，但 FNAB 检查有一定的假阳性率和假阴性率。FNAB 对滤泡性肿瘤良、恶性的鉴别也有局限性。

3. CT 及 MRI 不作为甲状腺癌诊断及评估的常规检查，但可用于肿瘤巨大、局部有浸润、压迫及纵隔内肿瘤的评估，以观察肿瘤与气管、食管及颈部大血管的关系，了解气管旁、颈动脉鞘周围有无肿大的淋巴结。

4. X 线检查 可以观察甲状腺肿瘤对气管的压迫情况，了解气管是否移位，检查气管壁是否软化；食管吞钡检查可以了解食管是否受到肿瘤侵犯和压迫；可以观察甲状腺内是否有钙化灶及肺部是否有转移灶。

5. 血清降钙素测定 有助于甲状腺髓样癌的诊断。

【诊断】 甲状腺癌的诊断主要根据临床表现，若甲状腺肿块质硬、固定伴有颈部淋巴结肿大或伴有声音嘶哑、呼吸困难者要考虑甲状腺癌。借助超声检查帮助诊断，对诊断有困难者可以行超声引导下穿刺

病理学检查帮助诊断，血清 Ct 水平异常升高应考虑甲状腺髓样癌。

【临床分期】　美国癌症联合会（AJCC）第七版（2010）甲状腺癌 TNM 分类（表 32-1，表 32-2）。

表 32-1　甲状腺癌的临床分期

分期	分化型甲状腺癌		髓样癌 任何年龄	未分化癌 任何年龄
	44 岁及以下	45 岁以上		
Ⅰ期	任何 T 任何 NM_0	$T_1N_0M_0$	$T_1N_0M_0$	
Ⅱ期	任何 T 任何 NM_1	$T_2N_0M_0$	$T_2N_0M_0$	
Ⅲ期		$T_3N_0M_0$、$T_{1\sim3}N_{1a}M_0$	$T_{2\sim3}N_{0\sim1a}M_0$	
Ⅳ期		ⅣA 期：$T_{4a}N_{0\sim1a}M_0$，$T_{1\sim4a}N_{1b}M_0$， ⅣB 期：T_{4b} 任何 NM_0 ⅣC 期：任何 T 任何 NM_1	ⅣA 期：$T_{4a}N_{0\sim1a}M_0$，$T_{1\sim4a}N_{1b}M_0$ ⅣB 期：T_{4b} 任何 NM_0 ⅣC 期：任何 T 任何 NM_1	ⅣA 期：$T_{4a}N_{0\sim1a}M_0$ ⅣB 期：T_{4b} 任何 NM_0 ⅣC 期：任何 T 任何 NM_1

表 32-2　甲状腺癌 TNM 分期标准

T　原发灶：

T_x　不能评价原发肿瘤

T_0　无原发肿瘤的证据

T_1　肿瘤局限于甲状腺内，最大直径≤2cm

T_{1a}　肿瘤局限于甲状腺内，最大直径≤1cm

T_{1b}　肿瘤局限于甲状腺内，最大直径>1cm，≤2cm

T_2　肿瘤局限于甲状腺内，最大直径>2cm，≤4cm

T_3　肿瘤局限于甲状腺内，最大直径>4cm；或任何大小的肿瘤伴有最小程度的腺外浸润（如侵犯胸骨甲状肌或甲状腺周围软组织）

T_{4a}　较晚期的疾病。任何大小的肿瘤浸润超出甲状腺包膜至皮下软组织、喉、气管、食管或喉返神经

T_{4b}　很晚期的疾病。肿瘤侵犯椎前筋膜，或包绕颈动脉或纵隔血管

N　区域淋巴结转移

区域淋巴结包括颈正中部淋巴结、颈侧淋巴结、上纵隔淋巴结

N_x　不能评价区域淋巴结

N_0　无区域淋巴结转移

N_1　区域淋巴结转移

N_{1a}　转移至Ⅵ区淋巴结[包括气管前、气管旁、喉前（Delphian）淋巴结]

N_{1b}　转移至单侧、双侧或对侧颈部（Ⅰ、Ⅱ、Ⅲ、Ⅳ、Ⅴ区）、咽后或上纵隔淋巴结

M　远处转移

M_0　无远处转移

M_1　有远处转移

【治疗】　手术在甲状腺癌的治疗中占有主导地位，是治疗除未分化癌之外所有甲状腺癌的首选方法，并辅以放射性核素、内分泌治疗，是目前公认的有效方法；常规化疗因尚无有效方案而不予推荐；少数晚期甲状腺癌可选择性放疗；一些分子靶向治疗不久可望成为甲状腺癌新的治疗选择。

1. 手术治疗　甲状腺癌的手术包括甲状腺的切除及颈部淋巴结的清扫。依据肿瘤的病理类型及特点，手术范围也有不同。

（1）甲状腺的切除范围

1）分化型甲状腺癌：目前国内外关于分化型甲状腺癌的手术切除范围仍然存在分歧，但腺叶+峡部切除为分化型甲状腺癌的最小手术范围已形成共识。应根据患者的肿瘤情况实施个体化的手术治疗。

2）一侧甲状腺腺叶+峡部切除术：适用于肿瘤直径小于 1cm，且无甲状腺外浸润、无淋巴结及远处转移的患者。

3）甲状腺全切除或近全切除：适用于满足下列一条者。①有远处转移（M_1）；②甲状腺外浸润（T_4）；③肿瘤直径大于 4cm；④双侧多发癌；⑤颈部淋巴结转移（N_1）。对于单发肿瘤介于 1~4cm 且无甲状腺外浸润、淋巴结转移和远处转移者，可根据患者情况选择甲状腺全切除、近全切除或腺叶+峡部切除的手术方式。

良性病变术后病理证实为分化型甲状腺癌，若切缘阴性，对侧甲状腺无结节，且肿瘤小于 1cm 者可采取观察，否则建议再次手术。

甲状腺髓样癌：行甲状腺全切除或近全切除术。

未分化癌：未分化癌原则上不建议行手术治疗。

（2）颈部淋巴结的处理：针对甲状腺癌颈淋巴结清扫的范围目前也存在分歧，但至少应行病灶侧的中央组淋巴结预防性清扫，对甲状腺全切除或近全切除者，喉返神经及甲状旁腺得到原位显露和保护的条件下应尽可能行双侧中央组淋巴结预防性清扫，以减少中央组淋巴结复发再手术的并发症风险。中央组淋巴结清扫的范围包括Ⅵ区和Ⅶ区淋巴结。

分化型甲状腺癌颈侧方淋巴结不做预防性清扫，

颈侧方淋巴结穿刺或活检证实有转移者应在甲状腺全切除或近全切除基础上行功能性颈淋巴结清扫（Ⅱ～Ⅵ组）。髓样癌患者超声等影像学检查无淋巴结及远处转移者，可行甲状腺全切除和中央组淋巴结清扫术；中央组淋巴结或远处转移者应行预防性病灶侧甚至双侧颈淋巴结功能性清扫。对合并胸锁乳突肌、颈内静脉或副神经受累者应行传统颈部淋巴结清扫术，即同时切除病灶侧颈内静脉、胸锁乳突肌及副神经。术前、术中应充分评估患者病情，实施符合患者病情的个体化手术方案。

2. 放射性核素治疗 放射性核素治疗是 DTC 术后治疗的重要手段之一，甲状腺组织和分化型甲状腺癌细胞具有摄取 ^{131}I 的功能，利用 ^{131}I 发射的 β 射线的电离辐射效应破坏残余甲状腺组织和癌细胞，从而达到治疗肿瘤的目的。^{131}I 治疗并不适用于所有的甲状腺癌患者，^{131}I 治疗的目的之一是清除 DTC 术后残留的甲状腺组织，称为清甲治疗，利于肿瘤复发的监测，适用于淋巴结有转移的甲状腺近全切除或甲状腺全切除 TSH 抑制下 Tg 水平较高的患者。^{131}I 治疗的目的之二是清除手术不能切除的 DTC 转移或颈部残留病灶，称为清灶治疗。妊娠期、哺乳期、计划短期（6个月）内妊娠者和无法依从辐射防护指导者禁忌进行 ^{131}I 治疗。

3. 内分泌治疗 分化型甲状腺癌患者术后都应长期甚至终身口服甲状腺素补充甲状腺功能及实施 TSH 抑制治疗。分化型甲状腺癌细胞表面表达 TSH 受体，高水平的 TSH 可刺激癌细胞的生长，因此，外源性补充甲状腺素抑制 TSH 可以一定程度抑制肿瘤的复发。TSH 抑制治疗应根据患者转移复发的风险（表32-3）实施，复发风险低危的患者可将 TSH 抑制于 0.5～2mU/L，复发风险中高危的患者将 TSH 抑制于 0.1～0.5mU/L 以下。根据肿瘤的治疗效果进行 TSH 抑制深度的调整。内分泌治疗期间应注意监测心血管不良事件及骨质疏松的风险，以便及时进行治疗。甲状腺髓样癌术后无需进行 TSH 抑制治疗，维持甲状腺功能正常即可。

案例 32-3 分析

1. 手术方案：甲状腺右侧叶及峡部切除+右侧中央组淋巴结清扫。

2. TSH 抑制治疗目标：根据术后病理结果，患者属于复发低危组，可将 TSH 控制于 0.5～2mU/L。

3. 该患者术后无需进行 ^{131}I 清甲治疗或清灶治疗。

表 32-3 分化型甲状腺癌初始治疗后复发风险分组

分组	满足所有条件	分组	满足任何一条
低危	无局部或远处转移	中危	显微镜下可见甲状腺外侵袭
	已切除全部微小病灶		淋巴结受累或甲状腺外其他组织摄 ^{131}I
	肿瘤没有局部侵袭		高侵袭性组织学表现，或侵袭血管
	无高侵袭性组织学表现	高危	肉眼可见肿瘤侵袭
	无血管侵袭		瘤体未完全切除
	如果术后行 ^{131}I 治疗，治疗后显像未见甲状腺外摄取		远处转移或 Tg 提示远处转移

4. 外照射治疗 外照射治疗可用于未分化癌的治疗。不作为分化型甲状腺癌的常规治疗，但有肉眼可见的肿瘤残留或特殊部位转移（脊柱、中枢神经系统、骨盆等），又无法手术切除或 ^{131}I 治疗者，可进行外照射治疗，也可获得一定程度的局部控制的效果。

5. 化学治疗和分子靶向治疗 分化型甲状腺癌对化学治疗药物不敏感，化学治疗仅作为姑息治疗或其他手段无效后的尝试治疗。在常规治疗无效且处于进展状态的晚期分化型甲状腺癌患者、髓样癌及未分化癌患者，可以考虑使用新型靶向药物治疗，主要为酪氨酸激酶类药物，如已经上市的凡德他尼、舒尼替尼、索拉非尼等，更多的酪氨酸抑制剂类药物已进入临床试验阶段。

案例 32-4 分析

1. 甲状腺髓样癌由分泌降钙素的滤泡旁C细胞来源，可通过抽血检测血清降钙素水平明确是否为甲状腺髓样癌。

2. 该患者已排除髓样癌，临床特征也不符合甲状腺未分化癌，故该患者考虑为分化型甲状腺癌可能，临床 TNM 分期为 $T_{4a}N_{1b}M_1$，Ⅱ 期。

3. 系统的治疗方案

（1）手术治疗：甲状腺全切除+中央组淋巴结清扫+左侧颈部淋巴结功能性清扫。若术中发现左侧颈内静脉或胸锁乳突肌受累则行传统颈部淋巴结清扫。

（2）^{131}I 治疗：清甲治疗+清灶治疗。

（3）TSH 抑制治疗：患者为复发高危组，应外源性补充甲状腺素将 TSH 抑制于 0.1mU/L 以下。

五、甲状腺炎

案例 32-5

患者，女，36岁，因"颈部疼痛3天"就诊。

1 周前有上呼吸道感染病史，左侧颈部疼痛为持续性，吞咽时加重，放射至左侧颞部，伴有低热及心率增快；触诊：双侧甲状腺肿大，质硬，有触痛。

问题：

1. 初步诊断考虑为什么疾病？
2. 应完善哪些辅助检查？

（一）亚急性甲状腺炎

亚急性甲状腺炎（subacute thyroiditis）又称 De Quervain 甲状腺炎或巨细胞性甲状腺炎。常继发于病毒引起的上呼吸道感染，病毒感染破坏了部分甲状腺滤泡，释放出的胶质引起甲状腺组织内的异物反应，从而引起多形核细胞、淋巴细胞以及异物巨细胞浸润，在病变滤泡周围出现巨细胞性肉芽肿。亚急性甲状腺炎是颈部肿块和甲状腺疼痛的常见原因，多见于 30～40 岁女性。

【临床表现】　多表现为甲状腺的突然肿胀及疼痛，疼痛常向患侧耳颞区放射。偶有吞咽困难及声音嘶哑。多数患者会出现体温升高、血沉增快，甲状腺质地硬，并有明显压痛。在发病 1 周后部分患者有甲亢症状，病程约 3 个月，痊愈后甲状腺功能恢复正常。

【诊断】　患者多在发病前 1～2 周有上呼吸道感染病史，由于部分甲状腺滤泡破坏而引起血清 T_3、T_4 升高，从而导致基础代谢率略微升高，但甲状腺摄取 ^{131}I 率显著降低（分离现象），超声检查提示甲状腺内片状低回声区。诊断困难者可用泼尼松治疗，疼痛及甲状腺肿胀很快消退均有助于诊断。必要时可行超声引导下穿刺病理学检查以确诊。

【治疗】　口服泼尼松治疗，每次 10mg，每日 3 次，2 周后减量，全疗程 6～8 周。停药后如复发，予以放射治疗，效果较好。抗生素无效。

案例 32-5 分析

1. 初步诊断：亚急性甲状腺炎。
2. 待完善的辅助检查：①血沉；②甲状腺功能检查；③彩色多普勒超声检查；④甲状腺摄碘率。

（二）慢性淋巴细胞性甲状腺炎

案例 32-6

患者，女，40 岁，因"体检发现甲状腺肿大

1 周"就诊，不伴颈部疼痛及其他不适。体格检查：双侧甲状腺Ⅱ度肿大，质硬，疑有结节，无压痛，随吞咽上下移动明显。

辅助检查：

1. 甲状腺功能检查显示 TSH 升高，TT_3、TT_4、FT_3、FT_4 降低，TPOAb 和 TGAb 均明显升高。
2. 甲状腺超声：双侧甲状腺弥漫性肿大，峡部增厚，回声欠均匀，呈"网格状"改变。双侧颈部可探及多个淋巴结。

问题：

1. 拟诊断为什么疾病？
2. 如何治疗？

慢性淋巴细胞性甲状腺炎是一种自身免疫性的甲状腺炎，首先被日本学者 Hashimoto 报道，故又称桥本甲状腺炎（Hashimoto's thyroiditis），也是甲状腺肿大和甲状腺功能减退的常见原因。由于甲状腺自身抗体的损害，病变甲状腺组织被大量淋巴细胞、浆细胞和纤维组织所取代，并形成淋巴滤泡及生发中心。

【临床表现】　本病多见于 30～50 岁女性，近年来发病年龄有年轻化趋势。多表现为无痛性甲状腺肿大，双侧甲状腺对称性肿大，峡部亦增厚，质地较硬，也可表现为结节甲状腺肿大或甲状腺单发结节，较大甲状腺肿可有压迫症状；也有的患者甲状腺萎缩。血中 TPO（TMAb）和（或）TGAb 升高或呈阳性。早期部分患者有甲亢表现，后期常表现为甲减。典型的超声特征为甲状腺弥漫性肿大，回声不均，呈"蜂窝状"或"网格状"改变，甚至可见结节形成。甲状腺摄 ^{131}I 率减少。

【诊断】　甲状腺对称性肿大，质地较硬，超声检查呈"蜂窝状"或"网格状"改变，甲状腺摄 ^{131}I 率减少，血中 TPO 和（或）TGAb 升高或者阳性即可诊断。如果血清学为阴性可穿刺活检。

【治疗】　仅有血中抗体阳性而甲状腺功能正常者无需特殊治疗；有甲状腺功能亢进者无需抗甲亢治疗，可用 β 受体阻滞剂控制症状。如有甲状腺功能减退者需长期口服甲状腺素治疗。本病很少需要手术，但因甲状腺肿大有压迫症状者、影响美观或疑有恶变时可考虑手术治疗。

案例 32-6 分析

1. 诊断：慢性淋巴细胞性甲状腺炎。
2. 治疗：该患者无需特殊治疗，给予观察。每隔 6 个月复查甲状腺功能及超声检查。

六、甲状腺腺瘤

案例 32-7

患者，女，26 岁。因"发现左侧颈部包块 1 周"就诊。病程中无甲亢或甲减的表现，也无颈部疼痛、声音嘶哑及呼吸、吞咽困难等。

体格检查：左侧颈根部丰满，左侧甲状腺触及约 5cm×3cm 大小椭圆形包块，质地稍充实，表面光滑，活动度可，无压痛，随吞咽上下移动明显；右侧甲状腺未触及肿大及结节；双侧颈部未触及肿大淋巴结。

辅助检查：

1. 甲状腺功能正常。

2. 超声检查：右侧甲状腺大小形态正常，回声均匀；左侧甲状腺内探及约 4.5cm×3.5cm 大小稍高回声包块，内部回声均匀，无钙化，边界清楚并可见低回声边缘晕，结节内部血供丰富，弹性评分 2 分。双侧颈部未探及异常肿大淋巴结。

3. 胸片：气管左侧壁弧形受压。

4. FNAB：穿刺细胞学结果支持滤泡性病变。

问题：

1. 该患者的诊断是什么？

2. 恰当的治疗手段是什么？

甲状腺腺瘤是起源于甲状腺滤泡上皮细胞的良性肿瘤。根据其是否有分泌功能，可分为功能性甲状腺腺瘤和无功能性甲状腺腺瘤，无功能性甲状腺腺瘤较常见。

【临床表现】 于 40 岁以下的女性，主要表现为甲状腺单发的圆形或椭圆形结节，除高功能腺瘤外大部分患者无任何症状，当腺瘤发生囊性变或囊内出血时，肿瘤可迅速增大并出现局部胀痛或压迫症状。腺瘤生长缓慢，多年存在仍为单发。体检时甲状腺腺瘤质地中等偏硬，表面光滑，活动度可，无压痛，随吞咽上下移动明显。不引起颈部淋巴结肿大。

临床上很难将甲状腺腺瘤与单发性结节性甲状腺肿鉴别开来。组织学上则区别较为明显：腺瘤有完整的被膜，与周围正常组织分解清楚；而结节性甲状腺肿常包膜不完整。腺瘤的超声特征一般为甲状腺单发的高回声或等回声结节，边界清楚，可见完整的被膜甚至低回声边缘晕；而甲状腺肿结节多为混杂回声结节，一般无低回声边缘晕。超声引导下 FNAB 检查有助于诊断。

【治疗】 腺瘤有引起甲亢和恶变的风险。故诊断为腺瘤的单发甲状腺结节应早期行手术治疗，应行腺瘤侧甲状腺及峡部切除，腺瘤较小者可行腺体部分切除术。术中常规行冷冻病理学检查，若为恶性应按甲状腺癌的方式处理。

案例 32-7 分析

1. 诊断：左侧甲状腺腺瘤。

2. 治疗：手术治疗，行左侧甲状腺及峡部切除。

七、甲状腺结节的评估和处理原则

甲状腺结节是指甲状腺细胞在局部异常生长所引起的散在病变。甲状腺结节很常见，一般人群中通过触诊的检出率为 3%~7%，借助高分辨率超声的检出率可高达 20%~76%。5%~15% 的甲状腺结节为恶性。良恶性甲状腺结节的临床处理不同。因此，甲状腺结节评估的要点是鉴别其良恶性。

【甲状腺结节的评估】 甲状腺结节的评估主要从病史、临床表现和辅助检查等方面进行评估。

1. 病史 下述病史是甲状腺癌的危险因素：①童年期头颈部放射线照射史或放射性尘埃接触史；②全身放射治疗史；③有分化型甲状腺癌（differentiated thyroid cancer，DTC）、甲状腺髓样癌（medullary thyroid cancer，MTC）或多发性内分泌腺瘤病 2 型（MEN2 型）、家族性多发性息肉病等的既往史或家族史；④男性。

2. 临床表现 大多数甲状腺结节患者没有临床症状。合并甲状腺功能异常时，可出现相应的临床表现。部分患者由于结节压迫周围组织，出现声音嘶哑、压迫感、呼吸或吞咽困难等压迫症状。下列临床特征为恶性结节的危险因素：①结节生长迅速；②结节质地硬且不规则，与周围组织粘连固定；③伴持续性声音嘶哑、发音困难，并排除声带病变（炎症、息肉等）；④伴吞咽困难或呼吸困难；⑤伴颈部淋巴结病理性肿大。

3. 辅助检查

（1）血清 TSH 水平测定：所有甲状腺结节患者均应检测血清 TSH 水平。研究显示，甲状腺结节患者如伴有 TSH 水平低于正常，其结节为恶性的可能性低于伴有 TSH 水平正常或升高者。

（2）超声检查：高分辨率超声检查是评估甲状腺结节的首选方法。颈部超声可证实"甲状腺结节"是否真正存在，确定甲状腺结节的大小、数量、位置、质地（实性或囊性）、形状、边界、包膜、钙化、血供和与周围组织的关系等情况，同时评估颈部区域有无淋巴结和淋巴结的大小、形态和结构特点。通过超声检查鉴别甲状腺结节良恶性的能力与超声医师的临床经验相关。

（3）放射性核素显像：甲状腺放射性核素显像适用于评估直径＞1cm 的甲状腺结节。在单个（或多个）结节伴有血清 TSH 降低时，甲状腺 ^{131}I 或 ^{99m}Tc 核素显像可判断某个（或某些）结节是否有自主摄取功能（"热结节"）。"热结节"绝大部分为良性。

（4）细针穿刺抽吸活检：FNAB 在甲状腺结节评估中的应用广泛，凡直径＞1cm 的甲状腺结节或部分直径≤1cm，但超声检查怀疑恶性者均可考虑 FNAB 检查。但在下述情况下，FNAB 不作为常规：①经甲状腺放射性核素显像证实为有自主摄取功能的"热结节"；②超声提示为纯囊性的结节；③根据超声影像已高度怀疑为恶性的结节。FNAB 也有一定的假阳性和假阴性，并且不能区分甲状腺滤泡状癌和滤泡细胞腺瘤。

【甲状腺结节的治疗】

1. 良性结节的治疗

（1）非手术治疗：多数良性甲状腺结节无需特殊治疗，仅需 6～12 个月定期随访。小结节性甲状腺肿的年轻患者可考虑采用 TSH 抑制治疗，将 TSH 抑制于正常值下限。^{131}I 主要用于治疗有自主摄取功能并伴有甲亢的良性甲状腺结节。

（2）手术治疗：少数情况下，良性结节可考虑手术治疗。①出现与结节明显相关的局部压迫症状；②合并甲状腺功能亢进，内科治疗无效者；③肿物位于胸骨后或纵隔内；④结节进行性生长，临床考虑有恶变倾向或合并甲状腺癌高危因素。手术原则：在彻底切除甲状腺结节的同时，尽量保留正常甲状腺组织。

2. 恶性结节的治疗　确诊的恶性结节按甲状腺癌进行治疗。可疑恶性的结节可以选择手术治疗，一般采取腺叶+峡部切除，行冷冻病理学检查，证实为恶性则按甲状腺癌处理。也可以采取观察，每隔 3～6 个月复查，必要时重复 FNAB，确诊恶性时再行手术治疗。

第二节　原发性甲状旁腺功能亢进

案例 32-8

患者，男，56 岁，因"反复双肾结石 10 年，发现血钙升高 3 年"入院。患者 10 年来反复因肾结石多次行泌尿系结石手术。近 3 年发现血钙升高。病程中身高变矮约 5cm，无骨关节疼痛；无

多饮、多尿；无性格改变、意识障碍；无食欲缺乏；无腹痛、反酸等症状。

既往史：否认肾功能异常病史，无骨折史。

体格检查：一般情况可，T36.2℃，P 91 次/分，R 20 次/分，BP118/84mmHg，身高 165cm，体重 56kg。颈部未见肿块，双侧甲状腺未触及肿大，未触及异常及结节。双侧颈部淋巴结未触及肿大。

辅助检查：

1. 血清学检查：①PTH321.38pg/ml（正常范围 12～88pg/ml）；②血钙 2.68mmol/L（正常范围 2.1～2.5mmol/L）；③血磷 0.55mmol/L（正常范围 0.81～1.45mmol/L）；肾功能正常。

2. 颈部B超示：双侧甲状腺形态大小正常，实质回声均匀；右侧甲状腺下极背侧探及一低回声肿块，约 1.9cm×2.3cm 大小，边界清楚，血供丰富。

问题：

1. 该患者诊断考虑什么疾病？

2. 需要做什么检查进行定位诊断？

3. 该患者恰当的手术方式是什么？

案例 32-8 分析

1. 诊断：原发性甲状旁腺功能亢进（甲状旁腺腺瘤）。

2. 定位检查：甲状旁腺 ^{99m}Tc-MIBI 双时相扫描。

3. 恰当的手术方式：右侧甲状旁腺瘤切除术。

原发性甲状旁腺功能亢进（primary hyperparathyroidism，PHPT）是指甲状旁腺病变引起的自主性 PTH 分泌过多，从而引起高钙、低磷血症及一系列临床表现的疾病。PHPT 可经手术治愈，国内并不常见，但欧美等国家并不少见。

【解剖及生理概要】　甲状旁腺紧密附于甲状腺左右两侧叶背面的内侧，数目不定，一般 4 枚，每侧上下各 1 枚。呈卵圆形或扁平形，外观呈棕黄或棕红色，平均每枚重 35～40mg。从甲状旁腺独特的胚胎发育情况来看，甲状旁腺在颈部的分布较广泛。上甲状旁腺位置相对恒定，多位于以喉返神经与甲状腺下动脉交叉上方 1cm 处为中心、直径 2cm 的一个圆形区域（约占 80%）。下甲状旁腺位置变异较大，约 60% 位于甲状腺下方、后方、侧方，其余可位于甲状腺前面，或位于胸腺舌叶内，或异位于纵隔及颈鞘内等。

异位甲状旁腺并不少见，应引起足够重视。

甲状旁腺分泌 PTH，其主要靶器官为骨和肾，对肠道也有间接作用。PTH 的生理功能是调节体内钙的代谢并维持钙和磷的平衡，它促进破骨细胞的作用，使骨钙（磷酸钙）溶解释放入血，致血钙和血磷浓度升高。当血中钙和磷浓度超过肾阈时，便经尿排出导致高尿钙和高尿磷。PTH 同时能抑制肾小管对磷的回收，使尿磷增加、血磷降低。因此，当发生甲状旁腺功能亢进时，可出现高钙血症、高尿钙和低磷血症。PTH 不受垂体调控，而与血钙离子浓度之间存在反馈关系，血钙过低可刺激 PTH 释放；反之，血钙过高则抑制 PTH 释放。

【病理】 原发性甲状旁腺功能亢进是甲状旁腺的常见疾病，包括旁腺腺瘤、增生及腺癌。甲状旁腺腺瘤（parathyroid adenoma）约占原发性甲状旁腺功能亢进的 80%，多为单发腺瘤，多发性腺瘤少于 1%～5%；甲状旁腺增生（parathyroid hyperplasia）约占 12%，4 枚腺体都可能受累；腺癌仅占 1%～2%。

【临床表现】 原发性甲状旁腺功能亢进包括无症状型及症状型两类。无症状型病例可仅有骨质疏松等非特异症状，常在普查时因血钙增高而被确诊。我国目前以症状型原发性甲状旁腺功能亢进多见。按其症状可分为三型。

Ⅰ型：最为多见，以骨病为主，也称骨型。患者可诉骨痛，易于发生骨折，骨膜下骨质吸收是本病特点，最常见于中指桡侧或锁骨外 1/3 处。

Ⅱ型：以肾结石为主，故称肾型。在尿路结石患者中，约有 3% 是甲状旁腺腺瘤，患者在长期高钙血症后，逐渐发生氮质血症。

Ⅲ型：兼有上述两型的特点，表现为骨骼改变及尿路结石。

其他症状可有消化性溃疡、腹痛、神经精神症状、虚弱及关节痛。

【诊断】 主要根据临床表现，结合实验室检查、定位检查来诊断。

1. 实验室检查

（1）血钙测定：血钙是发现和诊断甲状旁腺功能亢进的首要指标，甲状旁腺功能亢进可导致不同程度的血钙升高，甚至出现高钙危象（≥3.75 mmol/L）。

（2）血磷测定：血磷的诊断价值较血钙小，血磷一般低于正常。

（3）PTH 测定：血 PTH 升高是诊断甲状旁腺功能亢进最可靠的直接证据，可高达正常值的数倍。

2. 定位检查 甲状旁腺的定位诊断可明确病变甲状旁腺的数目、大小和位置，对成功实施手术治疗具有重要意义。

（1）超声检查：是常用的检查方法。正常甲状旁腺呈圆形或卵圆形，正常甲状旁腺体积较小，回声又与周围组织相似，很难显示。甲状旁腺单个结节大于 8 mm，可诊断为甲状旁腺增生。

（2）核素显像：目前普遍采用 ^{99m}Tc-MIBI 双时相法，效果满意，定位准确率可达 90% 以上。对于异位甲状旁腺的定位尤为有用。

（3）CT 和 MRI 检查：对于异位纵隔的甲状旁腺瘤较 B 超有意义。CT 扫描对甲状旁腺癌的局部浸润情况有一定的评估价值。

3. 其他检查 骨密度检查、全身骨代谢显像可反映机体骨骼钙含量、代谢情况，协助甲状旁腺功能亢进的诊断。

【治疗】 原发性甲状旁腺功能亢进主要采用手术治疗，手术方式可选择常规或内镜手术。根据不同的病理情况手术方式也不同。

1. 甲状旁腺腺瘤 原则是切除腺瘤，对早期病例效果良好。病程长并有肾功能损害的病例，切除腺瘤后可终止甲状旁腺功能亢进的继续损害，但对已有肾功能损害，若属严重者，疗效较差。

2. 甲状旁腺增生 有两种手术方法，一是做甲状旁腺次全切除，即切除 3+1/2 枚腺体，保留 1/2 枚腺体；二是切除所有 4 枚甲状旁腺，同时做甲状旁腺自体移植，并冻存部分腺体，以备必要时应用，目前更主张后一种手术方式。

3. 甲状旁腺癌 应做病变侧甲状腺连同肿瘤的整块切除，确保瘤体不被切破，以免癌细胞种植复发。

【术后处理】 术后动态测定血 PTH 和血钙，若术后血 PTH 和钙显著性下降则表明病变组织切除较为彻底。由于血钙的迅速下降患者往往出现低钙血症，需要短期内进行静脉或口服补钙治疗。

【复发】 手术治疗甲状旁腺功能亢进也有一定的复发率，由遗漏病变腺体或病变腺体切除不够或腺体破裂种植所致。复发出现血钙升高并导致相应临床症状时需要再次手术治疗。

第三节　颈淋巴结结核

颈淋巴结结核多见于儿童和青年人。结核杆菌可经扁桃体、龋齿侵入，也可继发于肺结核或身体其他部位的结核。

【临床表现】

1. 局部表现 一侧或两侧颈部的多个大小不等的淋巴结肿大是本病的主要表现，肿大淋巴结多位于胸锁乳突肌的前后缘。早期：肿大的淋巴结质地较硬，表面光滑，无压痛，可推动。中期：随着病变的发展，结核导致淋巴结周围炎,使淋巴结与周围组织发生粘连,肿大的淋巴结也可发生粘连和相互融合,形成不易推动的肿块。晚期:淋巴结发生干酪样坏死和液化,形成寒性脓肿,脓肿可自行破溃形成经久不愈的窦道或溃疡。

2. 全身表现 多数患者无全身症状,少部分患者可有低热、盗汗、食欲缺乏和消瘦等表现。

【诊断】根据结核病接触史及局部体征,尤其是已形成寒性脓肿或已破溃形成慢性窦道者可做出诊断,必要时可行颈部淋巴结的活检帮助诊断。

【治疗】

1. 全身治疗 适当注意休息并加强营养,给予抗结核药物治疗。

2. 局部治疗

(1)淋巴结切除术:适用于局限的、较大的可推动的淋巴结。

(2)脓肿穿刺抽吸+脓腔内注射抗结核药物:适用于形成寒性脓肿而又未发生穿破者。

(3)窦道或溃疡刮除术:适用于慢性窦道或溃疡形成者,敞开创面,不予缝合。

(4)脓肿切开引流术:适用于寒性脓肿继发化脓性感染者。

第四节 颈部肿块

案例 32-9

患者,男,10岁。因"发现颈前包块3个月"就诊。患者于3个月前无意中发现颈前约鹌鹑蛋大小包块,不伴疼痛及发热等,3个月来包块无明显增大。

体格检查:颌下正中见一包块,约2cm×2cm大小,表面光滑,囊性感,无压痛,随吞咽或伸缩舌时上下移动明显,双侧甲状腺未触及包块,双侧颈部淋巴结未触及肿大。

超声检查:舌骨下方探及约3cm×2cm×2cm大小囊性包块,边界清晰,与周围组织无粘连;双侧甲状腺未探及包块,双侧颈部未探及异常肿大淋巴结。

问题:

1. 该患者诊断考虑什么疾病?
2. 诊断要点有哪些?
3. 如何治疗?

一、概 述

颈部肿块可以是颈部疾病或非颈部疾病的共同表现。据统计,恶性肿瘤、甲状腺疾病及炎症、先天性疾病和良性肿瘤各占颈部肿块的1/3。其中恶性肿瘤占有相当的比例,因此,颈部肿块的鉴别诊断具有重要意义。

(一)肿瘤

1. 原发性肿瘤 颈部原发性良性肿瘤有甲状腺瘤、舌下囊肿和血管瘤等。恶性肿瘤有甲状腺癌、恶性淋巴瘤(包括霍奇金病和非霍奇金淋巴瘤)、涎腺癌等。

2. 继发性肿瘤 原发于口腔、鼻咽部、甲状腺、肺、纵隔、乳房、胃肠道和胰腺等的恶性肿瘤均可转移至颈部淋巴结。

(二)炎症

急性、慢性淋巴结炎,淋巴结结核,涎腺炎和软组织的化脓性感染等。

(三)先天性畸形

甲状舌管囊肿或瘘、胸腺咽管囊肿或瘘,囊状淋巴管瘤,鳃裂囊肿或瘘、颏下皮样囊肿等。

根据颈部肿块的部位,结合病史和体格检查,综合分析才能明确颈部肿块的诊断。根据颈部的分区,各部位常见的肿块见下表(表32-4)。

表 32-4 颈部各分区常见肿块

部位	单发肿块	多发肿块
颌下颏下区	颌下腺炎、颏下皮样囊肿	急、慢性淋巴结炎
颈前正中区	甲状舌管囊肿、各种甲状腺疾病	
颈侧区	胸腺咽管囊肿、囊状淋巴管瘤、颈动脉体瘤、血管瘤、神经鞘瘤	急、慢性淋巴结炎、淋巴结结核、转移性肿瘤、恶性淋巴瘤
锁骨上窝		转移性肿瘤、恶性淋巴瘤
颈后区	纤维瘤、脂肪瘤	急、慢性淋巴结炎
腮腺区	腮腺炎、腮腺多发性腺瘤或癌	

二、几种常见的颈部肿块

(一)颈淋巴结炎

颈淋巴结炎多为继发于头、面、口腔和颈部的炎症性疾病,肿大的淋巴结多位于颌下颏下区和颈侧区,常为多枚淋巴结的肿大,质地中等,活动度可,可伴有压痛,常可发现原发的感染病灶。常需要与恶性疾病鉴别,必要时可行淋巴结活检。

(二)继发性肿瘤

继发性肿瘤约占恶性肿瘤的3/4,绝大部分的原发癌在头颈部，尤其以甲状腺癌和鼻炎癌转移最多见，转移淋巴结多在颈侧区；锁骨上窝淋巴结转移性癌的原发灶多来源于胸腹部，甚至是盆腔的脏器。

（三）恶性淋巴瘤

恶性淋巴瘤是来源于淋巴组织恶性增生的实体肿瘤，包括霍奇金淋巴瘤和非霍奇金淋巴瘤。多见于青年男性，表现为一侧或两侧颈侧区的淋巴结无痛性肿大，生长迅速，可粘连成团。确诊依赖于淋巴结的病理学检查。

（四）甲状舌管囊肿

甲状舌管囊肿是与甲状腺发育有关的先天性畸形。多见于 15 岁以下的儿童，男性多于女性，表现为颈前正中、舌骨下方的圆形肿块，边界清楚、表面光滑，有囊性感，并可随吞咽或伸缩舌而上下移动。宜选择手术治疗。

案例 32-9 分析

1. 诊断：甲状舌管囊肿。
2. 诊断要点：①儿童男性患者；②包块位于颈前正中，边界清楚，呈囊性感，无压痛，随吞咽或伸缩舌上下移动明显；③超声提示包块位于舌骨下方，为囊性。
3. 治疗：手术治疗。

思 考 题

1. 结节性甲状腺肿的手术指征有哪些？
2. 甲状腺功能亢进的手术指征有哪些？
3. 如何进行甲状腺功能亢进的术前准备？
4. 如何进行甲状腺结节的良恶性评估？
5. 甲状腺手术的并发症有哪些？如何预防？

（程若川）

第三十三章 乳房疾病

学习目标
1. 了解乳房的生理解剖结构，熟悉乳房查体。
2. 掌握急性乳腺炎的病因、临床表现及治疗原则。
3. 掌握各类乳腺肿瘤的临床特征、治疗方法。

成年女性的乳房是两个半球形的性征器官。乳腺疾病是妇女常见病。乳腺癌发病率近年明显上升，占妇女恶性肿瘤的首位或第二位。

成年女性的乳房在前胸第2~6肋骨水平的浅筋膜浅、深层之间，可呈现半球形、水滴形或圆锥形突出于体表，并向腋窝方向延伸形成腋尾，位于胸骨旁至腋中线、锁骨下至乳房下皱襞之间的范围，由皮肤、皮下组织和乳腺腺体组织构成。乳头富含神经末梢，感觉敏锐。乳房皮下和腺体间质含脂肪组织、结缔组织、血管、神经和淋巴管。乳腺的基本单位腺泡分泌乳汁，10~100个腺泡组成一个小叶，20~40个小叶组成一个腺叶（乳段），每侧乳房含有15~20个腺叶，以乳头为中心呈放射状排列，腺叶之间无相交通的导管，故在手术切开乳腺实质时应取放射状切口。男性乳腺无小叶结构，故男性乳腺癌无小叶癌。腺体分泌的乳汁由导管引流至乳晕下汇入乳管壶腹部，最后从乳头排出。

乳腺实质上是位于浅筋膜内的器官，它与皮肤之间存在着一个手术层面。手术时沿浅筋膜的浅层与皮肤之间进行分离，保留皮下毛细血管网，可以有效地预防术后皮瓣坏死和积液等并发症。乳腺的后方为浅筋膜的深层，与胸大肌表面的深筋膜之间为疏松结缔组织，因此乳腺在胸肌表面有一定的移动度，这个腔隙称为乳房后间隙，为乳腺手术的又一解剖标志。浅深筋膜之间有韧带相连，它是垂直于胸壁的纵向条索状纤维结构，贯穿于乳腺的小叶导管之间，起固定乳腺结构的作用，称为悬韧带（Cooper韧带）。

乳腺的动脉血供主要来源于胸肩峰动脉、胸外侧动脉、胸廓内动脉和肋间动脉穿支等。乳腺的静脉回流是乳腺癌血行转移的最重要途径，静脉与相应动脉伴行。乳腺深部的血液回流注入肋间静脉，进而注入奇静脉或半奇静脉，它们与椎静脉相交通，乳腺癌细胞可经此途径进入椎静脉系统，从而引起椎骨、颅骨和盆骨等的转移。

乳腺的主要淋巴液引流途径：①乳房大部分淋巴液经胸大肌外侧缘淋巴管流至腋窝淋巴结，再流向锁骨下淋巴结，部分乳房上部淋巴液可流向胸大肌、胸小肌间淋巴结（Rotter淋巴结）直接到达锁骨下淋巴结，继续向上侧流向锁骨上淋巴结，后者是乳腺癌术后随访的必查部位。②部分乳房内侧的淋巴液通过肋间淋巴管流向胸骨旁淋巴结，它位于胸廓内血管旁的胸膜外脂肪中，在第1~3肋间较为恒定。③两侧乳房间皮下有交通淋巴管，一侧乳房淋巴液可流向另一侧。这可造成肿瘤细胞在皮内播散或皮下转移。④乳房深部淋巴网可自腹直肌鞘到达膈下和腹膜下丛（Gerota通路），引起肝和腹膜后淋巴结转移。临床上以胸小肌为标志将腋淋巴结分为三组，I组即腋下（胸小肌外侧）组：在胸小肌外侧者包括乳腺外侧组、中央组、肩胛下组及腋静脉淋巴结和胸大肌、胸小肌间淋巴结。II组即腋中（胸小肌后）组：胸小肌深面的腋静脉淋巴结。III组即腋上（锁骨下）组：胸小肌内侧锁骨下静脉淋巴结。乳腺癌的淋巴转移并非完全按照由近及远的解剖顺序，原发肿瘤区域淋巴引流的第一组淋巴结称为前哨淋巴结。

乳腺是机体多种激素和生化物质的靶器官，其生理活动受下丘脑-垂体-卵巢轴的影响最大。青春期女性乳房发育双侧可不同步，育龄妇女的乳腺会随月经出现周期性变化，月经来潮前乳腺组织生理性充血、增生乳房胀痛月经过后可缓解，故乳房检查在月经过后1周左右为宜。妊娠哺乳时乳腺明显增生，腺泡分泌乳汁；中年妇女的腺体开始退化，间质成分增多；绝经后腺体老化萎缩，脂肪组织大量填充。临床上人为地以乳头乳晕为中心按水平线和垂直线将乳腺分为外上、外下、内下、内上及乳头乳晕所在的中央区域。临床体检时按一定顺序进行，不应漏掉任何一个区域。

第一节 乳房检查

一、乳房体检

检查室应温暖、光线明亮。最好在月经后1周左右进行。两侧乳房应充分显露以利全面检查和双侧对比。

1. 视诊 患者取坐位，观察两侧乳房的形状、大小是否对称。发现局部隆起或凹陷首先考虑肿瘤的可能。乳房静脉扩张常见于炎症和恶性肿瘤。应注意乳房皮肤有无发红、水肿及"橘皮样"改变，这是由于毛囊处的皮肤不能随其他部位皮肤肿胀而形成的点状小凹陷（图 33-1）。两侧乳头是否在同一水平，乳头移位、抬举及近期出现的内陷，可能为乳腺癌所致。乳头乳晕皮肤的糜烂和湿疹样改变常是湿疹样癌的主要征象。

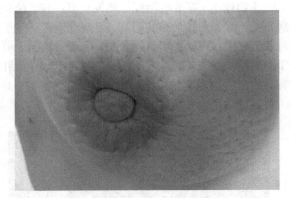

图 33-1　乳腺癌导致"橘皮样"外观

2. 触诊　患者端坐，两臂自然下垂，乳房肥大者可取平卧位，要养成顺序检查的习惯，以防漏检。触诊的手法是将手指并拢，掌指关节略弯曲，以末节指腹平放在乳房上触诊，不要用手指捏握乳房组织。触诊的力度应适合，应循序对乳房外上（包括腋尾部）、外下、内下、内上各象限及中央区做全面检查。先查健侧，后查患侧。

发现乳房肿块后应注意肿块大小、位置、数量、形状、表面性状、质地、界限、活动度等。轻轻捏起肿块表面皮肤，如有凹陷则与皮肤粘连，应警惕乳腺癌可能。恶性肿瘤的边界不清、质地硬、表面不光滑、活动度小、肿块较大。还应检查其与深部组织的关系，可将患侧手掌放于腰部向后用力紧张胸肌，如果肿块的活动度下降表示肿块与胸筋膜发生粘连。卧位触诊有助于发现深部或较小的肿块。最后轻挤乳头、依次挤压乳晕四周注意有无乳头溢液，记录溢液导管开口的位置、数量和溢液的性状。

坐位也是检查腋窝淋巴结和锁骨上窝淋巴结的最佳体位。检查者将其前臂牵拉固定于屈曲位，放置在检查者的前臂上不过度外展，右手扪左腋窝，左手扪右腋窝，自腋顶部从上而下扪查中央组淋巴结，然后手指掌面转向腋窝前壁，在胸大肌深面触诊胸肌组淋巴结。肩胛下组淋巴结可在受检者背后从前方向背阔肌表面进行触摸。最后触诊锁骨下及锁骨上淋巴结，如果有淋巴结肿大，要注意其位置、数量、大小、质地、是否触痛、有无融合及活动度等。

二、X 线 检 查

常用方法是钼靶 X 线摄片（radiography with molybdenum target tube），其辐射剂量很低，致癌危险性接近自然发病率，是目前有效的早期发现乳腺癌的方法，甚至是不可触及的乳腺癌。其 X 线表现为界限模糊、边界不规则或呈毛刺征的高密度肿块影，另一 X 线征象是微小钙化灶，一般表现为泥沙样成簇或沿导管呈区段分布，若在每平方厘米中有 15 个以上的细小钙化点，常需考虑为乳腺癌。在 X 线检查下留置引导钢丝，是准确切除不可触及病灶的重要途径。目前还有数字化 X 线显像技术，并有立体定位穿刺活检设备，可以降低假阳性率。乳头溢液性疾病还可以进行乳管造影，显示扩张的乳管和占位、阻断等征象。

三、超 声 检 查

超声检查属无损伤性，且可反复检查。可以对乳房、腋窝、锁骨上下区进行多角度检查，能发现 X 线检查尚不能显影的早期钙化。对年轻女性更为合适。对乳腺囊肿或实性肿瘤鉴别价值很大。乳腺癌表现为病灶外形不规则，边缘呈锯齿状或蟹足状，内部呈不均匀低回声，可有钙化强回声，多见丰富的粗大血流信号。对小于 0.5cm 的肿瘤超声易漏诊。

四、其他影像学检查方法

磁共振成像（MRI）检查具有良好的软组织分辨率和无 X 线辐射的优点。发现隐匿病灶的敏感性可能优于 X 线和超声，尤其对致密型乳腺可以提高早期乳腺癌、小乳腺癌及多中心性乳腺癌的检出率，并对乳腺癌术前分期有显著优势。正电子发射体层扫描（PET）对发现和鉴别恶性肿块独具价值。

五、乳 管 镜 检 查

乳头溢液未扪及肿块者可做乳腺导管内镜（乳管镜）检查。可以直接观察到放大的乳腺大、中导管内壁、腔内及小导管开口的病理变化。结合导管内冲洗液细胞学检查及病变活检，部分患者可明确病变的性质、数量及部位以提高手术的准确性。

六、细胞学和病理学检查

目前常用细针穿刺细胞学检查，多数病例可获得较肯定的细胞学诊断，确定病变为良性或恶性。细胞学检查主要有原发灶和转移灶的细针抽吸细胞学检查、乳头溢液的涂片细胞学检查、湿疹样疾病和溃疡性病灶的刮片（或印片）细胞学检查。空心针穿刺活检可连续取出条状组织，获得组织学的诊断，其诊断的可靠性和准确性都高于细胞学诊断，对疑为乳腺癌者，可将肿块连同周围乳腺组织完整切除作快速病理检查。

七、肿瘤标志物检测

目前对于乳腺癌还没有一种理想的血清肿瘤标志物，外周血 CA153、CEA 和 PSA 水平可以升高，但这些指标对早期乳腺癌的敏感性和特异性都不高，多用来对乳腺癌患者的随访。在病期较晚和复发转移患者上述标志物可以明显增高。

第二节　多乳头、多乳房畸形

> **案例 33-1**
>
> 患者，女，38 岁。左腋下经前期胀痛性肿块 3 年。
>
> 3 年前患者发现左腋下肿块，并渐增大，经前期胀痛，未经治疗。
>
> 体格检查：发育正常，营养良好，双侧乳房及乳头对称。左腋下隆起，隆起中央见一乳头状物。无分泌物，扪及 3cm×4cm 肿块，质地韧，不光滑，边界不清，轻压痛。
>
> **问题：**
>
> 如何明确诊断及处理？

【病因与分型】　胚胎期自腋窝至腹股沟连线上，由外胚层的上皮组织发生 6～8 对乳头局部增厚，即为乳房始基。出生时除胸前一对外均退化。未退化或退化不全即出现多乳头和（或）多乳房，临床也称副乳。根据副乳房的发育程度有完全发育型及不完全发育型 2 类。

【临床表现】　多乳头或多乳房最常发生于正常乳房的外上（腋部副乳房，图 33-2）或正常乳房的下内侧（正常乳房与脐之间）。副乳的类型不同，临床表现也不同。

1. 完全发育型副乳　有发育完全的乳房。受雌激素的影响，随月经周期而有肿胀，甚至微痛，月经过后消失。在妊娠期副乳也随乳房发育胀大，哺乳期可有乳汁自副乳头处排出。断奶后可变软，乳腺萎缩。

2. 不完全发育型副乳　可以表现为仅有发育不完全乳腺组织，无乳头及乳晕，或仅有色素沉着为乳晕，以局部皮肤增厚为乳头的副乳。也有仅存婴儿状态的乳头而无乳晕，或者仅有色素沉着的乳晕而无乳

头及乳腺。有发育不全的乳腺组织者，也可随月经出现胀痛。仅有乳晕或仅有乳头者则无此表现。有少数胸部副乳腺与正常乳腺相通，并将分泌物排空于正常乳腺中，但多数为分开的，为不相通的副乳腺。

【治疗】　副乳的治疗原则同正乳一样，没有疾病不需治疗，尤其是小的副乳。但副乳毕竟不是正常乳腺，治疗方式以手术切除为主，在下列情况下可以手术切除：①月经前经常不适；②副乳内有异常肿块和肿瘤；③因副乳较大，影响美观。

除此以外，副乳不需手术切除。

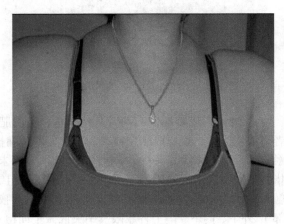

图 33-2　左右腋下副乳

> **案例 33-1 分析**
>
> 本例患者发现肿物 3 年，且存在经前期胀痛，诊断应考虑为副乳，如疼痛严重，且影响美观，如患者积极要求，可考虑手术治疗。

第三节　急性乳腺炎

> **案例 33-2**
>
> 患者，女，46 岁。发现右乳肿物红肿伴疼痛 11 天。
>
> 患者 11 天前发现右乳头下肿物伴乳头及周围皮肤红、肿、热、痛，伴乳头白色脓汁样溢液。
>
> 体格检查：双侧乳房不对称，体检发现右乳头下肿物伴右乳头及周围皮肤红肿改变，皮温增高，乳头下可触及包块，大小 3cm×2cm，质硬，界不清。
>
> **问题：**
>
> 如何诊断及处理？

急性乳腺炎是乳管内及周围结缔组织急性化脓性感染，多见于产后哺乳期的妇女（尤其是初产妇）；可发生哺乳期的任何时间，但以产后 3～4 周最为常

见。病菌一般从乳头破口或皲裂处侵入，也可直接侵入引起感染，本病虽然有特效治疗，但发病后痛苦，乳腺组织破坏引起乳房变形，影响喂奶。因此，对本病的预防重于治疗。

【病因】

1. 细菌入侵 细菌主要通过乳头皮肤的破损、皲裂处入侵，沿淋巴管扩散到腺叶或小叶间的脂肪、纤维组织，引起蜂窝织炎，继而进展形成脓肿。其次细菌通过乳腺导管开口侵入，上行到乳腺小叶，再扩散到乳房间质，形成感染病灶。病原菌以金黄色葡萄球菌最为常见，常引起深部脓肿，而链球菌感染往往引起弥漫性蜂窝织炎。

2. 乳汁郁积 是病因中的重要因素。乳头发育不良（过小或内陷）、乳汁过多或婴儿吸入过少及各种原因导致的乳管不通等常使乳汁不能充分排空，致乳汁郁积，为细菌的繁殖创造条件。

3. 机体免疫力下降 产后机体全身及局部免疫力下降也为感染创造了条件，免疫力良好者，病变可以停留在轻度炎症或蜂窝织炎期，可以自行吸收。免疫力差者，易致感染扩散，形成脓肿，甚至脓毒血症。

【临床表现】 急性乳腺炎起病时常有高热、寒战、脉搏加快等全身中毒症状，患侧乳房体积增大，患者感觉乳房肿胀疼痛，局部变硬，皮肤红肿、发热，有压痛，呈蜂窝织炎样表现，随炎症进展，数天后可形成脓肿，疼痛呈波动性，常有患侧淋巴结肿大、压痛，白细胞计数明显升高。如果短期内局部变软，说明已有脓肿形成，需要切开引流。脓肿的临床表现与其位置的深浅有关，位置浅时，早期局部红肿、隆起，而深部脓肿早期时局部表现不明显，以局部疼痛和全身症状为主，需穿刺才能确定。脓肿可以单个或多个，可以先后或同时形成；有时自行破溃或经乳头排出，亦可以侵入乳腺后间隙中的疏松组织，形成乳腺后脓肿。急性乳腺炎局部表现可有个体差异，应用抗生素治疗的患者，局部症状可被掩盖。感染严重者，可导致乳房组织大块坏死，甚至并发脓毒症。

【辅助检查】

1. 血常规 白细胞总数及中性粒细胞百分比增加。

2. B超检查 无损伤检查的首选。声像特点：①炎症肿块，边界不甚清楚，内部回声增厚增强，光点不均匀；②乳汁潴留，为无回声的小暗区；③脓肿形成，声像显示内部不均匀的液体暗区，边缘模糊，肿块局部有增厚，有时有分层现象，脓肿后方回声增强。

3. 细菌学检查 ①脓液涂片抽取脓液行涂片检查，一般可见革兰氏阳性球菌，亦可行抗酸染色查抗酸杆菌，以助于确定致病菌种类。②脓液培养及药敏试验：指导临床选用抗生素。③血液细菌培养：急性乳腺炎并发脓毒败血症时，一般应隔天 1 次，抽血做细菌培养，直到阴性为止。抽血时间最好选择在预计发生寒战、高热前，可提高阳性率。对临床表现极似菌血症而血液培养多次阴性者，应考虑厌氧菌感染的可能，可抽血做厌氧菌培养。

4. 局部穿刺抽脓 对乳房深部脓肿，炎症明显而未见波动者，可行穿刺抽脓术，有助于确定乳房深部脓肿位置。

5. 其他 钼靶 X 线摄片示乳房皮肤肿胀增厚，间质阴影增生扭曲，血管阴影明显增加，应用抗生素后炎症变化明显改变。CT 与磁共振有助于鉴别诊断。

【诊断及鉴别诊断】 产后哺乳的女性如出现乳房胀痛及局部红、肿、热、痛，并可扪及痛性肿块，伴有不同程度的全身炎性毒性表现，不难做出诊断，常与下列疾病相鉴别。

1. 乳腺增生 乳腺小叶增生病又称囊性乳腺病，是妇女多发病之一，常见于 25～40 岁。此病的发生与女性内分泌紊乱有关。可表现为局部疼痛与肿块，但常无局部的红、肿与波动性疼痛，也无发热等全身表现，可资鉴别。

2. 乳房皮肤丹毒 比较少见，有皮肤的红、肿、热、痛，且有明确的边界。局部疼痛较轻，而全身毒血表现尤为明显。乳房实质内仍松软，无炎性肿块扪及，由此可以鉴别。

3. 乳腺癌 急性乳腺癌（炎性乳腺癌）是一种特殊类型的乳腺癌，多发生于年轻妇女，尤其是在妊娠期或哺乳期，由于癌细胞迅速浸润整个乳房，迅速在乳房皮肤淋巴结网内扩散，因而引起炎症样征象，皮肤病变范围较广泛，往往累及整个乳腺 1/3 或 1/2 以上，呈橘皮样改变，患者的乳腺一般并无明显的压痛和疼痛，全身症状轻。

【治疗】 治疗原则是消除感染，排空乳汁。早期蜂窝织炎样表现时不易手术，患侧乳腺应停止哺乳，同时用吸乳器吸出乳汁，用杯罩托起乳房，局部用理疗或中药外敷，全身应用抗生素，未形成脓肿之前，应用抗菌药可获得良好的结果，因为主要病原菌为金黄色葡萄球菌，可不必等待细菌培养的结果，推荐青霉素治疗，或用耐青霉素酶的新一代青霉素（推荐苯唑西林钠，每次 1g，4 次/日，肌内注射或静脉滴注）。若患者青霉素过敏，则应用红霉素。如治疗后病情无明显改善则应重复穿刺以证明有无脓肿形成，可根据细菌培养结果选用抗菌药。抗生素可被分泌至乳汁，因此如四环素、氨基糖苷类、磺胺类和甲硝唑等药物应避免使用，因为其能影响婴儿生长发育，而以应用青霉素、头孢类、红霉素较为安全。中药治疗可用蒲公英、野菊花等清热解毒药。如脓肿形成后仍仅以抗菌药治疗，则可导致更多的乳腺组织受破坏。应在压痛最明显或波动最明显的炎症区进行穿刺，必要时可在超声引导下，抽到脓液表示脓肿已形成，脓液应该做细菌培养及药物敏感试验。

脓肿形成后，主要措施是及时做脓肿切开引流。手术时要有良好的麻醉，为避免损伤乳管而形成乳瘘，应做放射状切开，乳晕下脓肿应沿乳房下做弧形切口。深部脓肿或乳房后脓肿可沿乳房下缘做弧形切口，经乳房后间隙引流之，切开后以手指轻轻分离脓肿的多房间隔，以利于引流。脓腔较大时可在脓腔最低位另加切口做对口引流。

一般不停止哺乳，因为停止哺乳不仅影响婴儿的喂养，而且提供了乳汁淤积的机会。但患侧乳房应停止哺乳，并以吸乳器吸尽乳汁，促使乳汁通畅排出，局部热敷以利于炎症的消散。若感染严重或脓肿引流后并发乳瘘，应停止哺乳。可口服溴隐亭 1.25mg，2次/日，服用 7~14 天，或已烯雌酚 1~2mg，3 次/日，共 2~3 日，或肌内注射苯甲酸雌二醇，1 次/日，每次 2mg，至乳汁停止分泌为止。

【预防】 本病关键在于预防，避免乳汁淤积，保持乳头清洁，防止破损。指导孕产妇经常清洗乳头，矫正乳头内陷。养成良好的哺乳习惯，不让婴儿含乳头睡觉，每次哺乳应将乳汁吸空，如有淤积，可按摩或用吸乳器排净乳汁，哺乳前后洗净两侧乳头，注意乳儿口腔卫生。及时治疗乳头破损或皲裂。

第四节 乳腺囊性增生病

案例 33-3

患者，女，48 岁。双侧乳房多发结节伴经前期胀痛，经后减轻多年，发现右乳肿物 1 个月。

患者 1 个月前体检时发现右侧乳腺肿物 1 枚，约 1.0cm 大小，无发热，无疼痛，无乳房皮肤红肿、热、痛，无乳房凹陷橘皮征，无乳头凹陷及溢液，未予治疗。

体格检查：双侧乳房对称，双侧乳房无凹陷，双乳头对称，无溢液，无局部红肿及皮肤改变，右乳 1 点钟方向距乳头 3cm 可触及一肿物，大小约 1cm×1cm 不规则肿物，轻压痛，质韧，形态欠规则，边界不清楚，活动度好。

超声：于右乳腺外象限 9~10 点钟方向距乳

头 4.0cm 处乳腺腺体增厚，结构紊乱，腺体层内见一回声不均团块，范围约 2.2cm×1.4cm，边界不清晰，形态欠规则，立体感不强。

问题：

如何诊断及治疗？

本病简称乳腺病，是妇女中常见乳腺疾病，常见于育龄女性。本病是一种非炎症性非肿瘤性病变，乳腺组成成分的增生，在结构数量级组织形态上表现出异常是本病的特点。从病理学角度看，本病病理形态复杂，表现为各种乳腺结构不良，增生可发生于腺管周围并伴有大小不等的囊肿形成，或者腺管内不同程度的乳头状增生伴乳管囊状扩张。亦可发生于小叶实质者，表现为乳管及腺泡上皮增生，临床和尸体解剖发现，有上述病理学改变的妇女占成年女性的绝大多数，部分病例临床表现与乳腺癌相似，应注意鉴别。复杂多样的病理学表现造成本病的命名十分混乱，又名小叶增生、乳腺结构不良症、纤维囊性病等，以往亦有人将其命名为慢性囊性乳腺炎，但本病并无炎症改变，因此不宜应用。

【病因】 本病与内分泌功能紊乱有关。女性激素代谢障碍，雌激素、孕激素比例失调，使乳腺实质增生过度和复旧不全。乳房各部位非均一性及实质成分中激素受体的质和量的分布不同，使乳房各部位的增生程度不等。与乳腺癌的关系尚难确定，流行病学提示本病患者乳腺癌发生机会为正常人群的 2~4 倍。不足 5% 的病灶病理学检查有上皮非典型增生，这类患者患乳腺癌的相对危险性增高。

【临床表现】 多见于中年女性。乳房胀痛为最常见的主诉，轻者如针刺样，可累及肩部、上肢、胸背部。典型表现为月经来潮之前出现乳腺疼痛加重，月经来潮后减轻或消失。体检发现一侧或双侧乳腺局部弥漫性增厚，形状不规则；肿块呈结节状、扁平状或颗粒状，大小不一，质韧而不硬，常有触痛，与周围乳腺组织分界不清。双侧乳房病情可能不一，疼痛程度与结节也无绝对平行关系。病情在精神压力大、情绪波动、劳累及生活不规律时可较明显，结节硬度和触痛在月经来潮前可加重。增生结节不与腺体外组织粘连，不造成乳房局部隆起；少数患者可有乳头溢液，单孔或多孔浆液性或淡黄色多见，血性者少见。

【诊断】 根据病史与体检，诊断一般不难。重要的是乳腺癌与本病有同时存在的可能。孤立、质硬的增生结节临床上很难与乳腺癌相鉴别，乳腺癌也可表现为局部或弥漫性的腺体厚韧，常误诊为增生。不能除外恶性可能者应考虑行超声检查，35 岁以上女性还应进行钼靶 X 线摄片和针吸细胞学检查，必要时进行手术活检确诊。

【治疗】 本病绝大部分患者可用非手术方式治疗，主要为对症治疗，辅以自我调节，缓解精神压力，保持情绪平稳，调整生活规律，注重劳逸结合，放慢生活节奏，采用低脂饮食等，症状大多会逐渐减轻，也可口服中药、中成药调理，常用逍遥丸、乳癖消、小金丸等，维生素类药物为本病治疗的辅助用药，近年来多用维生素 E；激素类药物亦可用于本病的治疗如月经前口服甲睾酮 5mg，每日 3 次，或者经前 1 周开始口服孕酮，每日 5～10mg。小剂量他莫昔芬（三苯氧胺）的不良反应轻，效果较好。用法为 10mg/d 连用 2～3 个月为 1 个疗程，无效者可加倍口服一疗程。治疗后 3～6 个月要进行复查，时间安排在月经后 7～10 天进行；若肿块无明显消退或疑有恶变者，应予切除做病理检查，并注意随访。

案例 33-3 分析

该案例为中年女性，双侧乳房多发结节伴经前期胀痛，经后减轻多年，发现右侧乳房结节 1 个月，经过初步问诊，结合体格检查及 B 超检查，考虑乳腺囊性增生病的诊断，但不排除乳腺癌可能，必要时可进行钼靶 X 线摄片和切除病理检查，来排除乳腺恶性肿瘤。本例患者住院后完善相关检查，无明确手术禁忌证，于全麻下行右乳区段切除术，术中病理示：良性病变（乳腺腺病，间质增生及胶原化）。

第五节 乳房肿瘤

一、乳腺纤维腺瘤

案例 33-4

患者，女，25 岁，未婚，发现右乳肿物半年，无不适感。

体格检查：双乳及乳头对称，乳头无凹陷、溢液，无局部红肿皮肤改变。右乳外上象限扪及 2cm×2cm 肿块，圆形，表面光滑，无压痛，边界清楚，质地坚韧，与皮肤和胸肌无粘连，双侧腋窝及左右锁骨上下未触及肿大淋巴结。

B 超示右乳 11 点钟腺体边缘见一低回声团块，边界清晰。

问题：

如何诊断及治疗？

【病因】 本病产生的原因是小叶内纤维细胞对雌激素的敏感性异常增高，可能与纤维细胞所含雌激素受体的量和质的异常有关。雌激素是本病发生的刺激因子，所以纤维腺瘤（fibroadenoma）发生于卵巢功能活跃期。

【临床表现】 本病是女性常见的乳房肿瘤，高发年龄是 20～25 岁，其次为 15～20 岁和 25～30 岁，好发于乳房外上象限，约 75% 为单发，少数属多发。除肿块外，患者常无明显自觉症状。肿块增大缓慢，表现为球状、卵状或分叶状肿块，质似硬橡皮球的弹性感，表面光滑，易于推动。陈旧的或绝经后妇女的纤维腺瘤可发生变性或钙化；极少数纤维腺瘤内同时含有乳腺癌，多为原位癌或微小癌。月经周期对肿块的大小并无影响。

【治疗】 手术切除是治疗纤维腺瘤唯一有效的方法。由于妊娠可使纤维腺瘤增大，所以在妊娠前或妊娠后发现的纤维腺瘤一般都应手术切除。应将肿瘤连同其包膜整块切除，以周围包裹少量正常乳腺组织为宜，肿块必须常规做病理检查。恶变率约为 0.1%（图 33-3）。

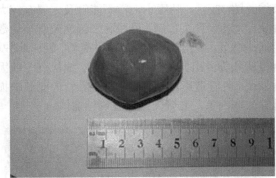

图 33-3 乳腺纤维腺瘤术后标本

案例 33-4 分析

诊断：右乳良性病变（纤维腺瘤）。

该患者为年轻女性，雌激素分泌旺盛，是乳腺纤维腺瘤的好发年龄。无意中发现乳房内肿块，查体有典型的纤维腺瘤的表现，诊断不难。治疗以手术切除为佳，标本需病理检查，彻底止血，不放置引流，皮内缝合以求美观。

二、乳管内乳头状瘤

案例 33-5

患者，女，45 岁。发现左乳头溢液半年，棕褐色偶有鲜红色。

体格检查：双侧乳房及乳头对称，外观无异

常。左乳头中央挤压可见血性溢液，量少。未扪及肿块及肿大淋巴结。

乳腺彩超：左乳4点钟位距体表0.6cm处见一乳腺导管扩张，长4.1cm，最宽内径0.3cm。距乳头2.5cm处导管内见一低回声，大小0.6cm×0.3cm，边界清，形态规则，内未见钙化灶，未见血流信号。

问题：

如何诊断及治疗？

乳管内乳头状瘤（intraductal papilloma）多见于经产妇，40～50岁为多。75%病例发生在大乳管近乳头的壶腹部，瘤体很小，带蒂有绒毛，且有很多壁薄的血管，故易出血。发生于中小乳管的乳头状瘤常位于乳房周围区域。另25%为周围型乳头状瘤或乳头状瘤病，常为双侧性，较少出现乳头溢液，治疗后复发率较高。镜下的多发性乳头状瘤又称为乳头状瘤病，其患乳腺癌风险略有增加。

【临床特点】 一般无自觉症状，常因乳头溢液污染内衣而引起注意，溢液可为血性、暗棕色或黄色液体（图33-4）。肿瘤小，常不能触及，偶有较大的肿块。大乳管乳头状瘤，可在乳晕区扪及直径为数毫米的小结节，多呈圆形，质软、可推动，轻压此肿块，常可从乳头溢出血性液体。钼靶X线检查一般无阳性发现。乳管造影可见乳管扩张、乳管内充盈缺损或乳管阻塞现象。乳管内镜检查可见瘤体。

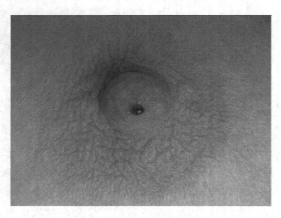

图33-4　乳头血性溢液

【治疗】 以手术为主，对单发的乳管内乳头状瘤应切除病变的乳管系统。术前需正确定位，用指压确定溢液的乳管口，插入钝头细针，也可注射亚甲蓝，沿针头或亚甲蓝显色部位做放射状切口，切除该乳管及周围的乳腺组织（图33-5）。常规进行病理检查，如有恶变应酌情施行相应手术。对年龄较大、乳管上皮增生活跃或间变且有明确乳腺癌家族史的患者，可

行预防性单纯乳房切除术。乳管内乳头状瘤一般属良性，恶变率为6%～8%，尤其对起源于小乳管内的乳头状瘤应警惕其恶变的可能。

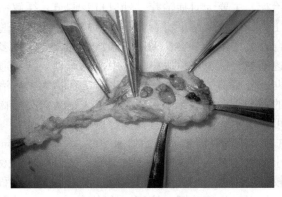

图33-5　乳管内乳头状瘤术后标本

案例33-5 分析

临床诊断：左乳管内乳头状瘤。

该患者为中年女性，左乳头血性溢液，未扪及肿块。乳管彩超发现乳管内有一低回声。有条件者可行乳管镜检查，可发现瘤体，多表现为乳管内红色或淡红色实性占位，如草莓或桑葚状，表面细小颗粒样。钼靶摄片一般无阳性发现。治疗上可在硬膜外麻醉下经溢液乳孔注入亚甲蓝，从乳头根部自乳晕外方做放射状切口，找到蓝染乳管，沿乳管周围将病变乳管和部分乳腺组织一并切除。标本需送快速病理检查，以防乳腺导管内癌。

三、乳房肉瘤

案例33-6

患者，女，44岁。发现右乳肿物1年，近来约足球大小。

体格检查：右侧乳房明显增大，大小约25.0cm×25.0cm。右侧乳头周围破溃结痂，伴色素沉着，范围为5.0cm×5.0cm。右乳乳头后可触及一肿物，大小约17.0cm×17.0cm，界欠清，质硬，与周围组织无粘连，伴压痛。

乳腺彩超：右乳实性肿物（BI-RADS Ⅴ级）；右腋下肿大淋巴结。

问题：

如何诊断及治疗？

【病因】 乳房肉瘤（breast sarcoma）是较少见的恶性肿瘤，包括中胚叶结缔组织来源的间质肉瘤、

纤维肉瘤、血管肉瘤和淋巴肉瘤。另外还有一种不同于一般肉瘤的肿瘤，是以良性上皮成分和富于细胞的间质成分组成，因其个体标本上常出现裂隙而称作分叶状肿瘤（phyllodes tumor），按其间质成分、细胞分化程度可分为良性、交界性及恶性。恶性叶状肿瘤的上皮成分可表现为良性增生，而间质成分则有明显核分裂及异型性。

【临床表现】　常见于 50 岁以上的妇女，主要表现为乳房肿块，体积可较大，但有明显境界，皮肤可见扩张静脉。除肿块侵犯胸肌时较固定外通常与皮肤无粘连而可以推动。腋淋巴结转移很少见，而以肺、纵隔和骨转移为主。

【治疗】　以单纯乳房切除即可，但如有胸肌筋膜侵犯时，也应一并切除。放疗或化疗的效果尚难评价。

案例 33-6 分析

临床诊断：右乳交界性叶状肿瘤。

该患者为中年女性，右乳巨大肿物，质硬，伴压痛，伴局部皮肤破溃。行右乳肿物穿刺活检术，穿刺病理提示：由增生的梭形细胞构成，考虑叶状细胞瘤。治疗上行右乳全乳房切除术，术后病理回报：交界性叶状肿瘤，伴黏液样变性，局部出血坏死。

四、乳 腺 癌

案例 33-7

患者，女，36 岁，以"右乳无痛性肿物伴迅速生长 6 个月"入院。6 个月前无意中发现左乳肿物，约鸽子蛋大小，生长较快，现如核桃大小。乳头血性溢液，无疼痛。

体格检查：双乳腺对称，无乳头凹陷，无橘皮样改变，右乳 9～10 点位距乳头约 3cm 触及一肿物，大小约 1.0cm×2.0cm，质硬，边界欠清，活动度欠佳，与周围组织无粘连，挤压可见少量溢液，呈血性。右腋窝可触及孤立肿大淋巴结，光滑，界不清，活动度可，不伴压痛。左乳未触及异常。

问题：

如何诊断与治疗？

乳腺癌（breast cancer）是女性最常见的恶性肿瘤之一，是危害女性健康的重要疾病。在我国占全身各种恶性肿瘤的 7%～10%，呈逐年上升趋势。因此，乳腺癌的早期诊断是提高治愈率的关键之一。

【病因和流行病学】　乳腺癌的确切病因尚不清楚，但与雌激素作用的强度和时间有关或与一些基因的先天异常或 DNA 损伤有关。雌酮和雌二醇对乳腺癌的发病有直接关系。乳腺组织和乳腺癌的生长均需雌激素的刺激，多数乳腺癌都有雌激素受体的表达，称为激素依赖性肿瘤，内分泌治疗敏感。年轻妇女发病率低，20 岁前本病少见，20 岁后发病率逐年增加，育龄妇女的发病率随着年龄的增长而快速升高，高峰在 40～50 岁，而在绝经后 5～10 年又有一个小高峰，可能与年老者雌酮含量提高有关。月经初潮年龄早、绝经年龄晚、未孕及初产年龄大者患乳腺癌的危险相对较大。多产者危险性较小。哺乳也有一定保护作用，某些乳腺良性疾病且病理证实为上皮不典型增生者、年轻时受到低剂量电离辐射者会增加患乳腺癌的机会。营养过剩、肥胖和高脂肪饮食可加强雌激素对乳腺上皮细胞的刺激，增加发病机会。不同地区乳腺癌的发病率差别很大，与西方国家相比，我国乳腺癌发病年龄更年轻。城镇居民发病率高于乡村居民。移民流行病学的研究提示低发地区居民移居到高发地区后，其后裔的发病率逐渐接近当地居民水平。因此，环境和生活方式因素在乳腺癌的发病中也具有重要意义。乳腺癌还有一定的家族聚集倾向，一级亲属中有 1 名和 2 名乳腺癌的妇女，患乳腺癌的相对危险性分别为 1.5～2.0 和 5.0。5%～10%的乳腺癌是由某种遗传基因突变引起的，如抑癌基因 *p53* 及位于第 17、第 13 染色体上的 *BRCA-1* 和 *BRCA-2* 基因。另外，每天饮酒者体内雌激素水平上升，患乳腺癌危险性也会增加。经常体育锻炼及保持适当体重者危险性下降，口服避孕药几乎不增加妇女患乳腺癌的风险。

【病理类型】　乳腺癌有多种分型方法，临床上常将乳腺癌分为四类共 18 型，这四种类型乳腺癌的 5 年和 10 年生存率差别很大，反映了乳腺癌由非浸润性癌（原位癌）→早期浸润→浸润性癌的各个不同发展阶段。目前国内多采用以下病理分型。

1. 非浸润性癌　包括导管内癌（癌细胞未突破导管壁基膜）、小叶原位癌（癌细胞未突破末梢乳管或腺泡基膜）及乳头湿疹样乳腺癌（伴发浸润性癌者，不在此列）。此型属早期，预后较好。

2. 浸润性特殊癌　包括乳头状癌、髓样癌（伴大量淋巴细胞浸润）、小管癌（高分化腺癌）、腺样囊性癌、黏液腺癌、乳头湿疹样癌、鳞状细胞癌等。此型分化一般较高，预后尚好。

3. 浸润性非特殊癌　包括浸润性小叶癌、浸润性导管癌、硬癌、髓样癌、单纯癌、腺癌等。此型一般分化低，预后较上述类型差，且是乳腺癌中最常见的类型，占 80%，但判断预后尚需结合疾病分期等因素。

4. 其他罕见癌

【转移途径】

1. 局部扩展 癌细胞沿导管或筋膜间隙蔓延，继而侵及 Cooper 韧带和皮肤。

2. 淋巴转移 主要途径：①癌细胞经胸大肌外侧缘淋巴管侵入同侧腋窝淋巴结，然后侵入锁骨下淋巴结以至锁骨上淋巴结，进而可经胸导管（左）或有淋巴管侵入静脉血流而向远处转移。②癌细胞向内侧淋巴管，沿着乳内血管的肋间穿支引流到胸骨旁淋巴结，继而达到锁骨上淋巴结，并可通过同样途径侵入血流。

3. 血运转移 以往认为血运转移多发生在晚期，这一概念已被否定。研究发现有些早期乳腺癌已有血运转移，乳腺癌是一全身性疾病已得到共识。癌细胞可经淋巴途径进入静脉，也可直接侵入血液循环而致远处转移。最常见的远处转移依次为骨、肺、肝。

【临床表现】 早期表现是患侧乳房出现无痛、单发的小肿块，常是患者无意中发现。肿块质硬，表面不光滑，与周围组织分界不清楚，在乳房内不易被推动。随着肿瘤增大，可引起乳房局部隆起。若累及 Cooper 韧带，可使其缩短而致肿瘤表面皮肤凹陷，即所谓"酒窝征"。邻近乳头或乳晕的癌肿因侵入乳管使之缩短，可把乳头牵向癌肿一侧，进而可使乳头扁平、回缩、凹陷。癌块继续增大，如皮下淋巴管被癌细胞堵塞，引起淋巴回流障碍，出现真皮水肿，皮肤呈"橘皮样"改变（图 33-6）。

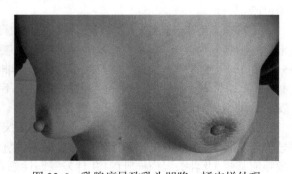

图 33-6 乳腺癌导致乳头凹陷，橘皮样外观

乳腺癌发展至晚期，可侵入胸筋膜、胸肌，以致癌块固定于胸壁而不易推动。如癌细胞侵入大片皮肤可出现多数小结节甚至彼此融合形成厚硬的"铠甲胸"征象，影响呼吸，表皮逐渐变薄而破溃，形成溃疡，常有苔、痂及分泌物，恶臭，易出血（图33-7）。

乳腺癌淋巴转移最初多见于腋窝。偶有患者在原

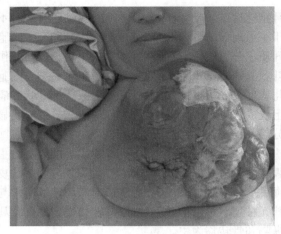

图 33-7 巨大乳腺癌导致乳头凹陷，肿物破溃

发灶还不可触及时就发生淋巴结转移，称为隐匿性乳腺癌。淋巴结转移最初多见于腋窝，质硬无压痛可推动，随病情进展转移，淋巴结逐渐增多增大，癌细胞突破淋巴结被膜后与周围组织或淋巴结融合、固定，甚至与皮肤粘连，侵犯或压迫腋神经时，可出现上肢疼痛和运动障碍，淋巴回流受阻则会出现上肢的淋巴水肿，腋静脉回流受阻则会出现上肢浅静脉充盈、青紫、水肿，癌细胞继续侵入锁骨下淋巴结以至锁骨上淋巴结，进而可经胸导管（左侧）或淋巴干（右侧）最终注入颈内静脉或锁骨下静脉。癌细胞还可通过淋巴管的侧支循环转移到对侧腋窝淋巴结、膈肌下和腹膜下淋巴丛、肝和腹膜后淋巴结，从而导致全身性转移。癌细胞除经淋巴途径进入静脉外，也可直接侵犯血循环而致远处转移。乳腺癌血行转移的最常见部位是骨、肺和肝，其中骨转移以椎骨、肋骨和盆骨最为常见。骨转移表现为局部疼痛、骨质破坏。肺转移可出现胸痛、气急和呼吸困难，肝转移可出现肝大、黄疸等。全身性转移的癌细胞恶性度高，侵袭力强是乳腺癌致死的主要原因，肿大淋巴结质硬、无痛、可被推动；以后随数目增多，并融合成团，甚至与皮肤或深部组织黏着。

炎性乳腺癌（inflammatory breast carcinoma）是一种病程进展迅速、预后差、高度恶性的乳腺肿瘤。一般为短期出现乳房皮肤 1/3 以上面积的炎症样发红、水肿为症状的疾病，病程越晚，颜色越暗，可伴有疼痛及局部皮肤温度增高。触诊感觉肿瘤普遍坚实，边界多不清楚。极少发生于妊娠哺乳期，以绝经后患者为主。炎性乳腺癌的组织学类型无特殊性，乳头湿疹样乳腺癌（Paget 病）恶性程度低、发展慢，以乳头和乳晕的湿疹样改变为突出表现。初期乳头局部发红、瘙痒和烧灼感，进一步表现为皮肤逐渐增厚粗糙、渗出、糜烂如湿疹样。病灶表面反复出现痂皮和脱落。病变逐渐累及乳晕区及周围皮肤，乳头内陷

溃烂或缺失，部分病例乳晕区可扪及肿块。病理检查可发现大而圆的 Paget 细胞。

乳头湿疹样乳腺癌少见，恶性程度低，发展慢。乳头有瘙痒、烧灼感，以后出现乳头和乳晕的皮肤变粗糙、糜烂如湿疹样，进而形成溃疡，有时覆盖黄褐色鳞屑样痂皮。部分病例于乳晕区可扪及肿块。较晚发生腋淋巴结转移。

【诊断】　详细询问病史及临床检查后，大多数乳房肿块可得出诊断。但乳腺组织在不同年龄及月经周期中可出现多种变化，因而应注意体格检查方法及检查时距行经期的时间。乳腺有明确的肿块时诊断一般不困难，但不能忽视一些早期乳腺癌的体征，如局部乳腺腺体增厚、乳头溢液、乳头糜烂、局部皮肤内陷等，以及对有高危因素的妇女，可应用一些辅助检查。诊断时应与下列疾病鉴别。

1. 纤维腺瘤　常见于青年妇女，肿瘤大多为圆形或椭圆形，边界清楚，活动度大，发展缓慢，一般易于诊断。但 40 岁以后的妇女不要轻易诊断为纤维腺瘤，必须排除恶性肿瘤的可能。

2. 乳腺纤维性增生病　多见于中年妇女，是乳腺组织的无菌性炎症。特点是乳房胀痛，肿块大小与质地可随月经周期变化。肿块或局部乳腺增厚与周围乳腺组织分界不明显。可观察 1 至数个月经周期，若月经来潮后肿块缩小、变软，则可继续观察，炎症细胞中以浆细胞为主，初期出现的乳房肿块与乳腺癌十分相似，肿块软化形成脓肿，破溃后易形成瘘管且不易愈合。本病发展缓慢，多数患者有先天性乳头凹陷。可行 X 线钼靶检查排除乳腺癌。针吸细胞学检查可确诊。急性期抗炎治疗，炎症消退后若肿块仍存在则需手术切除，严重者甚至行单纯乳房切除。

3. 浆细胞性乳腺炎　是乳腺组织的无菌性炎症，炎性细胞中以浆细胞为主。临床上 60% 呈急性炎症表现，肿块大时皮肤可呈橘皮样改变。40% 患者开始即为慢性炎症，表现为乳晕旁肿块，边界不清，可有皮肤粘连和乳头凹陷。急性期应给予抗感染治疗，炎症消退后若肿块仍存在，则需手术切除，做包括周围部分正常乳腺组织的肿块切除术。

4. 外伤性乳房脂肪坏死　亦可表现为界限不清且活动度差的乳腺肿块。质地偏硬并可有乳房皮肤凹陷、乳头内陷及移位。脂肪坏死常发生在乳腺组织的浅表部位。临床上不易与乳腺癌相鉴别，甚至影像学特征也和浸润性导管癌相似，故需针吸细胞学检查或切除活检。

5. 乳腺结核　是由结核杆菌所致乳腺组织的慢性炎症。病程长、发展慢，以中青年女性为主，乳腺肿块可有疼痛但无周期性，质地偏硬，界不清，有时

出现皮肤水肿及腋窝淋巴结肿大。穿刺细胞学检查有助于排除乳腺癌。

完善的诊断除确定乳腺癌的病理类型外，还需记录疾病发展程度及范围，以便制订术后辅助治疗方案，比较治疗效果以及判断预后，因此需有统一的分期方法。分期方法很多，现多数采用国际抗癌协会建议的 T（原发癌瘤）、N（区域淋巴结）、M（远处转移）分期法。内容如下：

T_0：原发癌瘤未查出。

T_{is}：原位癌（非浸润性癌及未查到肿块的乳头湿疹样乳腺癌）。

T_1：癌瘤长径≤2cm。

T_2：癌瘤长径>2cm，≤5cm。

T_3：癌瘤长径>5cm。

T_4：癌瘤大小不计，但侵及皮肤或胸壁（肋骨、肋间肌、前锯肌），炎性乳腺癌亦之。

N_0：同侧腋窝无肿大淋巴结。

N_1：同侧腋窝有肿大淋巴结，尚可推动。

N_2：同侧腋窝肿大淋巴结彼此融合，或与周围组织粘连。

N_3：有同侧胸骨旁淋巴结转移，有同侧锁骨上淋巴结转移。

M_0：无远处转移。

M_1：有远处转移。

根据以上情况进行组合，可把乳腺癌分为以下各期：

0 期：$T_{is}N_0M_0$。

Ⅰ期：$T_1N_0M_0$。

Ⅱ期：$T_{0\sim1}N_1M_0$，$T_2N_{0\sim1}M_0$，$T_3N_0M_0$。

Ⅲ期：$T_{0\sim2}N_2M_0$，$T_3N_{1\sim2}N_0$，T_4 任何 NM_0，任何 TN_3M_0。

Ⅳ期：包括 M_1 的任何 TN。

以上分期以临床检查为依据，实际并不精确，还应结合术后病理检查结果进行校正。分子生物学研究表明乳腺癌是异质性疾病，存在不同的分子分型，且分子分型与临床预后密切相关。目前国际上采用 4 种标志物（ER，PR，HER-2 和 Ki-67）进行近似的乳腺癌分子分型。

【预防】　乳腺癌的病因学预防（一级预防）目前尚难以做到。但应尽量减少一些发病因素的影响（如适龄生育及哺乳），积极治疗乳腺囊性增生病尤其是乳腺小叶非典型增生，通过改变生活方式来降低乳腺癌的发生率。重视乳腺癌的早期发现（二级预防）建立一套完整的筛查乳腺癌的制度和预防体系，做到早期诊断和早期治疗。乳房钼靶摄片是目前较为有效的早期发现乳腺癌的方法，对高危人群可定期进行。

另外，乳腺彩色多普勒超声检查和乳腺磁共振检查亦越来越多地应用于临床。

【手术治疗】 现在主张采用以手术为主的综合治疗。以手术治疗为主的综合性治疗是现代乳腺癌治疗的模式。结合辅助性化学治疗、放射治疗、内分泌治疗和生物治疗可获得最大的生存机会和最佳生活质量。手术适应证为临床分期0期、Ⅰ期、Ⅱ期和部分Ⅲ期的患者。全身情况差、年老体弱不能耐受手术、重要脏器有严重疾病以及有远处转移者为手术禁忌。

1. 保留乳房的乳腺癌切除术 手术目的为完整切除肿块。适合于临床Ⅰ期、Ⅱ期的乳腺癌患者，且乳房有适当体积，术后能保持外观效果者。多中心或多灶性病灶、无法获得切缘阴性者禁忌施行该手术。原发灶切除范围应包括肿瘤，肿瘤周围1～2cm的组织。确保标本的边缘无肿瘤细胞浸润。术后必须辅以放疗等。近年来随着技术的发展和患者对美容效果要求的提高，保乳手术在我国的开展逐渐增加。

2. 乳腺癌改良根治术 有两种术式：一是保留胸大肌，切除胸小肌；二是保留胸大肌、胸小肌。前者淋巴结清除范围与根治术相仿，后者不能清除腋上组淋巴结。根据大量病例观察，认为Ⅰ、Ⅱ期乳腺癌应用根治术及改良根治术的生存率无明显差异，且该术式保留了胸肌，术后外观效果较好，是目前常用的手术方式。

3. 乳腺癌根治术和乳腺癌扩大根治术 乳腺癌根治术应包括整个乳房、胸大肌、胸小肌、腋窝Ⅰ、Ⅱ、Ⅲ组淋巴结的整块切除。扩大根治术还需同时切除胸廓内动、静脉及其周围的淋巴结（即胸骨旁淋巴结）。此两种术式现已较少使用。

4. 全乳房切除术手术 范围必须切除整个乳房，包括腋尾部及胸大肌筋膜。该术式适宜于原位癌、微小癌及年迈体弱不宜做根治术者。

5. 前哨淋巴结活检术及腋淋巴结清扫术 对临床腋淋巴结阳性的乳腺癌患者常规行腋淋巴结清扫术，范围包括Ⅰ、Ⅱ组腋淋巴结。对临床腋淋巴结阴性的乳腺癌患者，应先行前哨淋巴结活检术。前哨淋巴结是指接受乳腺癌病灶引流的第一枚（站）淋巴结，可采用示踪剂显示后切除活检。根据前哨淋巴结的病理结果预测腋淋巴结是否有肿瘤转移，对前哨淋巴结阴性的乳腺癌患者可不作腋淋巴结清扫。

手术方式的选择应结合患者本人志愿，根据病理分型、疾病分期及辅助治疗的条件而定。对可切除的乳腺癌患者，手术应达到局部及区域淋巴结最大程度

的清除，以提高生存率，然后再考虑外观及功能。对Ⅰ、Ⅱ期乳腺癌可采用保留乳房的乳腺癌切除术或乳腺癌改良根治术。

【化学药物治疗】 乳腺癌是一种全身性的疾病，化学药物治疗（chemotherapy，简称化疗）在其治疗中占有重要地位。手术前后的辅助性全身化疗可以提高患者的生存率。乳腺癌是实体瘤中应用化疗最有效的肿瘤之一。手术去除了大量的肿瘤负荷，残存的肿瘤细胞易被化疗药物杀灭。目前辅助化疗强调术后早期应用。联合用药、足量用药，疗程一般6个周期以杀灭局部区域淋巴结及远处脏器的亚临床微小转移灶。一般认为除原位癌及微小癌（癌瘤直径<1cm）外均适宜辅助化疗，术前化疗又称为新辅助化疗，多用于Ⅲ期病例，可使肿瘤缩小、肿瘤降期，从而提高手术切除，提高保留乳房手术的成功率。同时能杀灭一些亚临床型的转移灶。新辅助化疗的疗程一般3～4周期，目前大多采用包含蒽环类药物的联合化疗方案。

1. CMF方案 是最早采用的联合化疗方案。剂量及疗程如下：环磷酰胺（C）$400mg/m^2$，甲氨蝶呤（M）$20mg/m^2$，氟尿嘧啶（F）$400mg/m^2$，每4周为1个疗程，每疗程中第1天、第8天静脉注射，共用6个疗程。适用于低度及中度复发危险病例、70岁以上患者、心脏功能不全或高血压患者。

2. CAF方案 20世纪80年代以后应用于临床，用于治疗晚期乳腺癌。环磷酰胺（C）$600mg/m^2$第1天、第8天静脉注射；多柔比星（A）$60mg/m^2$或表柔比星（E）$70mg/m^2$第1天静脉注射；氟尿嘧啶（F）$500mg/m^2$第1天、第8天静脉注射。每4周为1个疗程，共6～8个疗程。

3. 含紫杉类方案 紫杉醇（泰素）和多西紫杉醇（泰素帝）为抗微管类抗肿瘤药，在蒽环类化疗的基础上（4周期化疗后），加用紫杉类药物能进一步提高疗效。多柔比星（A）$60mg/m^2$，环磷酰胺（C）$600mg/m^2$。每2周一次，4周期后改用紫杉醇（T）$175mg/m^2$。每2周一次，共4个周期。

其他较常用的药物还有长春瑞滨（诺维本NVB），其属于长春碱类的抗肿瘤药物，单药或与蒽环类、铂类、紫杉类等联合应用常有较好效果。常用剂量为25～$35mg/m^2$，第1天、第8天静脉滴注，每3周为1个疗程。

化学药物治疗常见的不良反应是白细胞降低和消化道反应。化疗前患者应白细胞>4×10^9/L，血红蛋白>80g/L，血小板>50×10^9/L，如白细胞<3×10^9/L，应延长用药间隔时间。使用蒽环类药物者要注意心脏毒性，表柔比星和吡柔比星的不良反应小于

多柔比星，消化道反应较重者应给予对症处理，化疗期间还应定期检查肝、肾功能。

【内分泌治疗】 1896年，Beatson首先报道卵巢切除可使进展期乳腺癌肿块缩小。1967年Jensen发现了人类乳腺癌中含有雌激素受体（ER），癌肿细胞中ER含量高者，称激素依赖性肿瘤。这些病例对内分泌治疗（endocrinotherapy）有效。而ER含量低者，称激素非依赖性肿瘤。对内分泌治疗效果差，以后又发现乳腺肿瘤中含有孕激素受体（PgR），激素治疗相对毒性反应低、有效时间长，目前在乳腺癌病理标本中还需做ER和PgR检测。常用的内分泌治疗方法有：

1. 抗雌激素药物 他莫昔芬（tamoxifen，三苯氧胺）的结构式与雌激素相似，通过与雌二醇竞争ER而抑制后者对癌细胞的刺激作用。其作用强度与ER含量呈正相关，疗效与用药时间有关。同时能降低对侧乳腺癌的发生。他莫昔芬的用量为每天20mg，服药时间为5年。加大剂量或再延长用药时间不能提高疗效。ER阳性的患者化疗完成后，加用他莫昔芬比单用化疗和单用他莫昔芬效果都好。他莫昔芬的不良反应较轻，主要有乏力、颜面潮红、皮疹、阴道干燥、静脉血栓、体重增加和眼部副作用，极少数病例可能发生子宫内膜癌，但与其降低复发转移、预防和降低对侧乳腺癌发生的作用相比，利大于弊，对异常的阴道流血要提高警惕，定期用超声检查子宫内膜厚度。

2. 芳香化酶抑制剂 20世纪90年代相继应用于临床。主要药物为来曲唑（弗隆）和瑞宁德，其作用机制为阻断绝经后患者肾上腺分泌的雄烯二酮向雌酮的转变，减少体内雌激素的来源，用于绝经后、ER阳性的乳腺癌患者的辅助治疗，该药避免了子宫内膜增生和子宫内膜癌的问题，有资料显示其疗效优于他莫昔芬。

3. 卵巢去势术 用于绝经前患者。去除卵巢功能，减少雌激素的产生，卵巢切除术的优点是彻底阻断卵巢来源的雌激素，缺点是手术创伤及不可逆性。放疗卵巢去势所需时间长，阻断卵巢功能可能不完全及造成盆腔组织的放射损伤。现已少用，药物性卵巢去势克服了手术和放疗的缺点，对绝经前激素受体阳性患者能提高疗效和生活质量。目前以诺雷德（Zoladex）为代表，能有效抑制卵巢功能。化疗后加用诺雷德可能效果更好。

【放射治疗】 放射治疗（radiotherapy）是乳腺癌局部治疗的一项重要手段。早期乳腺癌保乳手术后放射治疗是不可或缺的，降低局部复发率。对Ⅰ期、Ⅱ期乳腺癌的患者，改良根治术后胸壁和区域淋巴结的放射治疗，可能降低局部复发率。对Ⅲ期以上患者，术后病理报道淋巴结有4个以上转移、腋中组和腋上组淋巴结有转移、原发灶位于乳房中央区内上象限而病理证实胸骨旁淋巴结有转移者多应施行放射治疗。对局部复发患者，可以手术切除后放射治疗。

【生物治疗】 生物治疗是指用药物干扰肿瘤细胞形成的分子通路反应，刺激宿主对肿瘤的防御机制或恢复肿瘤细胞正常表型，达到肿瘤治疗目的。其特征是选择性作用于肿瘤发生和发展所必需的分子靶点。20%～30%乳腺癌患者存在HER-2基因的过度表达，往往提示预后不良。赫赛汀（herceptin）是第一个直接针对细胞外HER-2受体的单克隆抗体，已在临床上用于HER-2高表达的乳腺癌的治疗并取得一定疗效。

案例 33-7 分析

临床诊断：右乳腺癌（$CT_2N_1M_0$）。

诊断要点：①乳房无痛性质硬肿块，不光滑，边界不清。②腋下扪到肿大质硬淋巴结。③钼靶提示肿块边缘毛刺状肿块内颗粒状密集细小的钙化灶。④可采用穿刺细胞学检查以利确诊。⑤可行超声检查或MRI检查了解周围组织情况。

治疗原则：①选用改良根治术。②若患者有保乳意愿，亦可行保留乳房的乳腺癌切除术，术后必须加用辅助性放、化疗。③改良根治术后加用化疗，如淋巴结转移数多于4个，还可行放射治疗。④化疗结束后进行内分泌治疗。

第六节 男性乳房肥大症

案例 33-8

患者，男，18岁，2周前无意间触及左乳肿物1枚，约花生粒大小，无乳房皮肤红肿热痛，无外伤史。

查体：双侧乳房对称，双侧乳头无凹陷。左乳房发育，双乳未触及明显肿物，双侧腋窝及左右锁骨上下未触及肿大淋巴结。

乳腺超声：左侧乳腺乳头下方皮下探及低回声，范围0.9cm×0.8cm×0.5cm，边界不清晰，形态不规整，内回声不均匀，其内部及周边未探及血流信号。超声提示：左乳低回声（考虑男性乳腺发育）。

手术治疗：病理示（左乳肿物）符合男性乳腺发育。

男性乳房肥大症（gynecomastia），是指好发于青春期前后及老年期，因不同原因导致的单侧或双侧乳房肥大。男性乳房肥大症是男性乳腺腺体的良性增殖，缺乏孕激素的刺激，故只有腺管增生而无腺泡形成。

【病因】　原发性男性乳房肥大症多见于儿童、青春期人群，常因内分泌的生理性失调，血浆雌二醇含量比睾酮含量高，产生一过性雌激素、雄激素比例失常，或乳腺组织对雌激素的敏感性增高而引起，又称生理性男性乳房肥大。继发性男性乳房肥大症多见于睾丸疾病，因性腺功能减退、肾上腺疾病、甲状腺疾病、肝脏疾病、慢性营养不良、药物性等原因导致雌激素、雄激素比例失常，出现乳房肥大症。

【临床表现与分型】　男性单侧或双侧乳腺呈女性发育，增生肥大，乳头、乳晕发育均好，在乳晕下可触及扁圆形肿块，增生的腺体小者直径1～2cm，大者近成年女性乳房大小，质地韧，有时略硬，有一定的活动性，与皮肤无粘连。一般情况无明显不适，少数患者有胀痛或轻度压痛，极少数还可能有乳头溢液。肥胖者胸部脂肪沉积可造成假性乳房肥大，但触诊肿块柔软，需要注意的是与男性乳腺癌相鉴别，乳腺癌质地硬，因浸润性生长致边界不清，活动受限，必要时手术切除病检。

根据增生、肥大的乳腺部位及大小的不同，临床上又分为三型。

1. 弥漫型增生　乳腺呈弥漫性，常位于乳晕下，呈盘状，不形成孤立结节，伴有轻微胀痛及压痛是其特点，体积中等。

2. 腺瘤型　肿块呈孤立性结节，活动良好无粘连，周围界限清楚，体积较小，此型应与男性乳腺癌相鉴别。

3. 女性型　双侧乳腺呈匀称性肥大，无明显结节，挤按乳头可有白色乳汁样溢液，乳头体积较大，外观颇似青春发育期少女乳房。

【辅助检查】　首选乳房彩超检查，再做甲状腺功能检查、肾上腺功能检查、肝肾功能检查、性腺功能检查、钼靶X线检查、鞍区MRI检查、肾上腺部CT和腹腔器官B超等检查及甲状腺或睾丸的B超检查等多种检测方法，以排除继发性因素导致男性乳房肥大症的相关疾病，若以上检查尚不能确诊原发性病变时，可行肿物活检明确诊断。

【治疗】　青春期的原发性男性乳房肥大症在发病1～2年内可恢复正常。成年人及老人原发性男性乳房肥大症，部分可自愈，部分需药物治疗，部分需手术治疗。而继发性男性乳房肥大症，则明确诊断后，针对其病因进行治疗，当原发病变治愈后，肥大的乳房常能逐渐恢复。注意去除诱因，询问用药史，及时发现垂体、生殖系统、肾上腺、肝脏等继发性因素导致的该疾病，可选择相应的原发病的治疗方案。

1. 药物治疗　可应用药物治疗，如选择雌激素受体拮抗剂（三苯氧胺），雄激素，芳香化酶抑制剂（睾内酯）等药物治疗，同时国内文献报道可应用中药来治疗该病。

2. 手术治疗　适应证：①男性乳房直径大于4cm长期不能消退者；②乳房肥大明显影响美观者；③应用药物正规治疗无明显疗效者；④患者怀疑恶变，心理紧张不安者。手术方法：皮下乳腺切除术（保留乳头、乳晕），适合于青年患者；单纯乳腺切除术（不保留乳头、乳晕），多适于年老患者。

思　考　题

1. 急性乳腺炎最常见于哪些人群？
2. 乳腺深部或后部脓肿可在乳房做什么样的切口？
3. 急性乳腺炎的病因是什么？

（罗福文）

第三十四章 腹外疝

学习目标
1. 了解腹外疝的概念、病因、病理、类型。
2. 掌握腹股沟管的解剖、Hesselbach 三角的组成和股管的解剖。
3. 掌握腹股沟斜疝的发病机制、临床表现、临床类型和斜疝与直疝的鉴别诊断。
4. 熟悉腹股沟疝的手术治疗、嵌顿性和绞窄性疝的处理。
5. 熟悉股疝的诊断要点和治疗。
6. 了解其他腹外疝的临床表现及治疗。
7. 了解嵌顿性疝和绞窄性疝的手术处理原则。

人体内某一器官或组织离开其正常解剖部位，通过先天或后天形成的缺损或薄弱点进入另一部位，称为疝。疝最常发生于腹部，腹部疝又以腹外疝最为多见。腹外疝是由腹内脏器或组织连同壁腹膜，通过腹壁先天或后天形成的孔隙、缺损或薄弱区向体表突出而形成。腹内疝是由腹内脏器或组织，经过腹腔内一个正常或异常的孔道或裂隙脱位到一个异常的腔隙而形成，如网膜孔疝、小肠系膜裂孔疝。真正的腹外疝必须位于有壁腹膜所组成的囊袋内，而内脏脱出无壁腹膜覆盖，借此可使两者相鉴别。

腹外疝是腹部外科最常见的疾病之一，并以突出的解剖部位命名。其中以腹股沟疝发生率最高，占90%以上，股疝次之，占5%左右。另外较常见的腹外疝还有切口疝、脐疝和白线疝，腰疝等罕见。

【病因】 腹壁强度降低和腹内压力增高是腹外疝发病的两个主要原因。

1. 腹壁强度降低 是腹外疝发生的解剖基础，引起它的潜在因素有很多。最常见的因素：①某些组织穿过腹壁的部位，如精索或子宫圆韧带穿过腹股沟管、股动静脉穿过股管、脐血管穿过脐环等处；②腹白线因发育不全也可成为腹壁的薄弱点；③手术切口愈合不良、外伤、感染、腹壁神经损伤、老年、久病、肥胖所致肌萎缩等也常是腹壁强度降低的原因。从病理生理学角度看，发现腹外疝患者的腹直肌前鞘比正常人薄弱，进一步研究发现其羟脯氨酸含量减少，腹直肌前鞘中的成纤维细胞增生异常，超微结构中含有不规则的微纤维，因而影响腹壁的强度。另外发现，吸烟的直疝患者血浆中促弹性组织离解活性显著高于正常人。

2. 腹内压力增高 慢性咳嗽（如吸烟者和老年人支气管炎）、慢性便秘、排尿困难（如前列腺良性增生、包茎）、腹水、妊娠、举重、婴幼儿经常啼哭及腹内巨大肿瘤等是引起腹内压力增高的常见原因。正常人虽然常有腹内压增高情况，但腹壁强度和完整性较好，因此不会发生疝。

【病理解剖】 典型的腹外疝由疝环、疝囊、疝内容物和疝被盖四部分组成。疝环亦称疝门，位于疝囊从腹腔突出的出口部位，多呈环形，相当于腹壁薄弱或缺损处。各类疝多依疝环部位而命名，如腹股沟疝、股疝、脐疝等。疝囊是腹膜壁层经疝门而突出的囊袋状结构，可分为疝囊颈、疝囊体两部分。疝囊颈指疝囊与腹腔相连接的狭窄部，位置相当于疝环，由于肠内容物经常经此而进出，故常受摩擦而增厚。特别在老年患者，病史长，受所用疝带的软压垫的长期压迫，可使疝囊颈格外肥厚坚韧。疝囊体是疝囊的膨大部分，形成的囊腔是疝内容物留居之处。

疝内容物是指从腹腔突出而进入疝囊的脏器和组织，一般活动较大，以小肠最为多见，其次是大网膜；其他有盲肠、阑尾、乙状结肠、横结肠、膀胱、卵巢、输卵管、Meckel 憩室等，但较少见。疝被盖指疝囊以外的腹壁各层组织，通常由筋膜、肌肉、皮下组织和皮肤组成，可因疝的部位有所增减。

【临床类型】 腹外疝按疝的内容物能否回纳分为易复性疝、难复性疝；按疝的内容物有无血循环障碍分为嵌顿性疝、绞窄性疝。

1. 易复性疝（reducible hernia） 疝内容物很容易回纳入腹腔的疝称为易复性疝，也称可复性疝。例如，腹外疝早期腹内容物仅在患者站立、行走以及咳嗽、用力排便等腹内压增高时疝出；而在平卧时或用手轻推可回纳入腹腔。

2. 难复性疝（irreducible hernia） 疝内容物不能回纳或不能完全回纳入腹腔，但并不引起严重症状的称为难复性疝。大多是由易复性疝内容物反复突出，疝囊颈受摩擦而损伤，二者发生粘连至疝内容物不能回纳，从而演变成难复性疝。常见疝内容物是大网膜，也有小肠。有些病程长、腹壁缺严重的巨大疝，因大量疝内容物随着重力下坠而久留在疝囊内、腹腔容积相应变小，致疝内容物无法再予回纳，也可逐渐变成难复性疝。腹腔后位的脏器，在疝的形成过程中，可随后腹膜壁层而被下牵，滑经疝门，构成疝囊的一部分，称为滑动性疝。常见脏器为盲肠、乙状结肠和膀胱。由于滑动过程容易发生粘连，滑动性疝通常也属难复性疝。与易复性疝一样，难复性疝的内容物并无血运障碍，也无严重的临床症状。

3. 嵌顿性疝（incarcerated hernia）　疝环较窄小而周围组织较为坚韧时，疝内容物可因腹内压增加而强行扩张疝囊颈进入疝囊，随后因疝囊颈的弹性收缩又将内容物卡住，使其不能回纳，这种情况称为嵌顿性疝。腹股沟斜疝、股疝和脐疝因有此解剖结构而容易发生嵌顿疝。嵌顿疝发生后，如内容物为肠管及系膜，因其静脉回流受阻，可导致组织淤血水肿，并使组织增厚，颜色由正常的淡红色变为暗红色，并在疝囊内渗出淡黄色液体。于是肠管受压情况加重而更难回纳。此时肠系膜内搏动尚能触及，嵌顿若能及时解除，病变肠管可恢复正常，若不能解除则可发展成为绞窄性疝。嵌顿性疝与难复性疝的本质不同，后者无疝内容物受卡，更无血运障碍。

有时嵌顿的内容物仅为部分肠壁，系膜侧肠壁及其系膜并未进入疝囊称为肠管壁疝或称瑞契（Richter）疝（图 34-1）。若嵌顿疝内容物为小肠憩室（通常为 Meckel 憩室），则称为 Littre 疝。有些嵌顿疝，疝囊内可有数个肠袢呈"W"形，嵌顿肠袢之间中间肠袢仍在腹腔内，这种情况称为逆行性嵌顿疝或 Maydl 疝（图 34-2）。逆行性嵌顿疝一旦发生绞窄，不仅疝囊内的肠管坏死，腹腔内的中间肠袢亦可坏死，甚至有时疝囊内的肠管尚存活，而腹腔内的肠袢已发生坏死。所以，在手术处理嵌顿或绞窄性疝时，应特别警惕有无逆行性嵌顿，术中必须把腹腔内有关肠袢牵出检查，以明确隐匿于腹腔内肠管的活力。

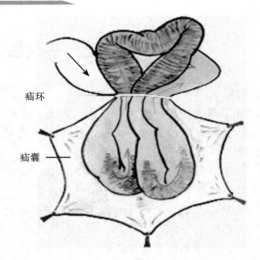

逆行性嵌顿疝

图 34-2　Maydl 疝

4. 绞窄性疝（strangulated hernia）　嵌顿性疝如不及时解除，肠管及其系膜受压情况不断加重，可使动脉血流减少，最终完全阻断而致缺血性坏死，称为绞窄性疝。此时肠系膜动脉搏动消失，肠壁失去光泽、弹性和蠕动能力，颜色变为暗红或紫黑。疝囊内渗液变为血性液，如继发感染，疝囊内渗液则为脓性。感染严重时，可引起疝外被盖组织的蜂窝织炎。积脓的疝囊可自行穿破或误被切开引流而发生粪瘘（肠瘘）。嵌顿性疝和绞窄性疝实际上是一个病理过程的两个阶段，临床上很难区分。

临床上，绞窄疝是嵌顿疝的进一步发展，是不能截然分开的两个连续性阶段。疝嵌顿或绞窄后有三大主要症状：①疝块突然疝出肿大，伴有明显疼痛，与往常不同，不能回纳入腹腔。②疝块坚实、变硬、有明显压痛，令患者咳嗽时疝块无冲击感。③出现急性机械性肠梗阻症状。根据以上典型症状，诊断不难，但有时因诊断不及时或漏诊而延误病情，特别是平时无典型可复性疝病史者，临床上股疝无典型病史者占大多数。为了做到及时确诊，对急腹症患者，不要忘记疝的相关病史的询问和体征的检查，特别是对肥胖妇女，要留意股疝嵌顿的可能。如发现有坚硬肿块、压痛、局部温度较对侧为高，X 线直立透视发现肿块附近有多个液平面聚集，均有助于诊断。

虽然腹股沟疝较股疝常见，但后者发生嵌顿多出一倍。儿童的疝，由于疝环组织一般比较柔软，嵌顿后绞窄的机会较小。

第一节　腹股沟疝

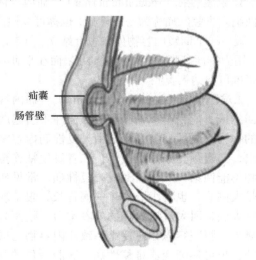

肠管壁疝

图 34-1　Richter 疝

案例 34-1

患者，男，60 岁，发现右侧腹股沟区可复性包块2个月入院。

该患者于2个月前偶然发现右侧腹股沟区有一包块，约鸽蛋大小，站立或腹压升高时出现，平卧时消失，无疼痛，无嵌顿，未在意，未经任何治疗，6小时前患者重体力劳动后肿块突出，且不能还纳入腹腔，同时伴有腹痛及局部酸胀感，腹痛呈阵发性绞痛，并伴有肛门停止排气。

个人史：患者长期有前列腺增生及慢性支气管炎病史。

查体：T 38.5℃，R 19次/分，P 96次/分，BP 130/90mmHg。心肺检查未见明显异常，腹部平坦未见明显胃肠型，无压痛反跳痛，右侧腹股沟区可见约 8cm×4cm×5cm 大小肿块，下端进入阴囊，局部触痛明显，肿块质软可以回纳至腹腔，肿块透光试验阴性。

问题：

1. 首先考虑为何诊断？
2. 腹股沟疝病因是什么？
3. 如何鉴别直疝与斜疝？
4. 如何判断有无嵌顿性疝或绞窄性疝？
5. 是否需手术治疗，如何手术治疗？

腹股沟区是前外下腹壁的一个三角形区域，其下界为腹股沟韧带，内界为腹直肌外缘，上界为髂前上棘至腹直肌外侧缘的一条水平线（图34-3）。腹股沟疝就是指发生在这个区域的腹外疝，是各种疝中最常见的类型。

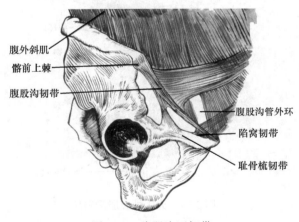

图 34-3　腹股沟区韧带

腹外斜肌
髂前上棘
腹股沟韧带
腹股沟管外环
陷窝韧带
耻骨梳韧带

腹股沟疝分为直疝和斜疝两种。疝囊经过腹壁下动脉外侧的腹股沟管深环（内环）突出，向内、向下、向前斜行经过腹股沟管，再穿出腹股沟管浅环（皮下环）而达体表，为腹股沟斜疝（indirect inguinal hernia）。在男性，疝块儿可继续向下进入阴囊，在女性则止于大阴唇。疝囊经过腹壁下动脉内侧的直疝三角区直接

由后向前突出，不经过内环，也不进入阴囊，为腹股沟直疝（direct inguinal hernia）。腹股沟斜疝是最多见的腹外疝，发病率占全部腹外疝的 75%～90%；或占腹股沟疝的 85%～95%。腹股沟疝发生于男性者占大多数，男女发病率之比约为15：1；右侧比左侧多见。

根据疝环缺损大小、疝环周围腹横筋膜的坚实程度和腹股沟管后壁的完整性，把腹股沟疝分为四型。

Ⅰ型：疝环缺损直径≤1.5cm（约一指尖），疝环周围腹横筋膜有张力，腹股沟管后壁完整；

Ⅱ型：疝环缺损直径 1.5～3.0cm（约两指尖），疝环周围腹横筋膜存在，但薄且张力降低，腹股沟管后壁已不完整；

Ⅲ型：疝环缺损直径≥3.0cm（大于两指），疝环周围腹横筋膜薄而无张力或已萎缩，腹股沟管后壁缺损；

Ⅳ型：复发疝。

【腹股沟区解剖】

1. 腹股沟区的解剖结构

（1）皮肤、皮下组织和浅筋膜。

（2）腹外斜肌：其在髂前上棘与脐之间连线以下移行为腱膜，即腹外斜肌腱膜。该腱膜下缘在髂前上棘至耻骨结节之间向后、向上反折并增厚形成腹股沟韧带。韧带内侧端一小部分纤维又向后、向下转折而形成腔隙韧带，又称陷窝韧带，它填充着腹股沟韧带和耻骨梳之间的交角，其边缘呈弧形，为股环的内侧缘。腔隙韧带向外侧延续的部分附着于耻骨梳，为耻骨梳韧带。这些韧带在腹股沟疝传统的修补手术中极为重要（图34-3）。腹外斜肌腱膜纤维在耻骨结节上外方形成一三角形的裂隙，即腹股沟管浅环（外环或皮下环）。腱膜深面与腹内斜肌之间有髂腹下神经及髂腹股沟神经通过，在施行疝手术时应避免其损伤。

（3）腹内斜肌和腹横肌：腹内斜肌在此区起自腹股沟韧带的外侧 1/2。肌纤维向内下走行，其下缘呈弓状越过精索前方、上方，在精索内后侧止于耻骨结节。腹横肌在此区起自腹股沟韧带外侧 1/3，其下缘也呈弓状越过精索上方，在精索内后侧与腹内斜肌融合而形成腹股沟镰（或称联合腱），也止于耻骨结节。

（4）腹横筋膜：位于腹横肌深面。其下面部分的外侧 1/2 附着于腹股沟韧带，内侧 1/2 附着于耻骨梳韧带。腹横筋膜与包裹腹横肌和腹内斜肌的筋膜在弓状下缘融合，形成弓状腱膜结构，称为腹横肌腱膜弓；腹横筋膜至腹股沟韧带向后的游离缘处加厚形成髂耻束（图34-4，图34-5）。在腹腔镜疝修补术中特别重视腹横肌腱膜弓和髂耻束。在腹股沟中点上方2cm、腹壁下动脉外侧处，男性精索和女性子宫圆韧

带穿过腹横筋膜而造成一个卵圆形裂隙,即为腹股沟管深环(内环或腹环)。腹横筋膜由此向下包绕精索,成为精索内筋膜。深环内侧的腹横筋膜组织增厚,称凹间韧带。在腹股沟韧带内侧 1/2,腹横筋膜还覆盖着股动、静脉,并在腹股沟韧带后方伴随这些血管下行至股部。

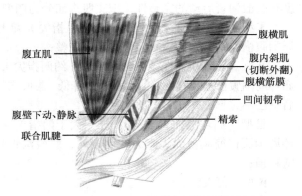

图 34-4　左腹股沟区解剖层次(前面观)

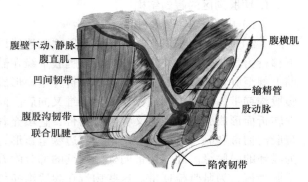

图 34-5　右腹股沟区解剖(后面观)

2. 腹股沟管的解剖结构　腹股沟管位于腹前壁、腹股沟韧带内上方,大体相当于腹内斜肌、腹横肌弓状下缘与腹股沟韧带之间的空隙。成年人腹股沟管的长度为 4～5cm。腹股沟管的内口即深环,外口即浅环。它们的大小一般可容纳一指尖。以深环为起点,腹股沟管的走向由外向内、由上向下、由深向浅斜行。腹股沟管的前壁有皮肤、皮下组织和腹外斜肌腱膜,但外侧 1/3 部分尚有腹内斜肌覆盖;管的后壁为腹横筋膜和腹膜,其内侧 1/3 尚有腹股沟镰;上壁为腹内斜肌、腹横肌的弓状下缘;下壁为腹股沟韧带和腔隙韧带。女性腹股沟管内有子宫圆韧带通过,男性则有精索通过。

3. 直疝三角　直疝三角的外侧边是腹壁下动脉,内侧边为腹直肌外侧缘,底边为腹股沟韧带。此处腹壁缺乏完整的腹肌覆盖,且腹横筋膜又比周围部分薄,故易发生疝。腹股沟直疝即在此由后向前突出,故称直疝三角(图 34-6)。直疝三角与腹股沟深环之间有腹壁下动脉和凹间韧带相隔。

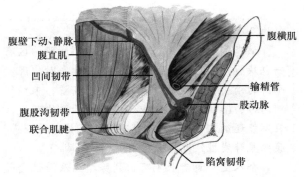

图 34-6　直疝三角

【发病机制】　腹股沟斜疝有先天性和后天性之分。

1. 先天性胚胎发育因素　胚胎早期,睾丸位于腹膜后第 2～3 腰椎旁,在胚胎第 7 个月逐渐下降,经过腹股沟管后出于外环,并推动此处皮肤和皮下组织下降而形成阴囊。睾丸下降的过程中,紧贴其前的腹膜随之下降形成鞘突。在婴儿出生不久,鞘突下端段成为睾丸固有鞘膜和阴囊鞘膜囊,其余部分自行萎缩闭锁而形成纤维索带,成为精索内容之一或消失。睾丸在下降过程中,腹壁被其所贯通,所以该处腹壁强度有所减弱。如鞘突不闭锁或闭锁不完全,就成为先天性斜疝的疝囊(图 34-7)。右侧睾丸下降比左侧略晚,鞘突闭锁也较迟,故右侧腹股沟疝较左侧多。

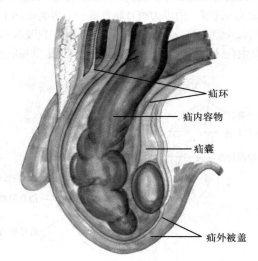

图 34-7　先天性腹股沟斜疝

2. 后天性腹壁薄弱或缺损及生理因素　任何腹外疝,都存在腹横筋膜不同程度的薄弱或缺损。此外,腹横肌和腹内斜肌发育不全对发病也起着重要作用。腹横筋膜和腹横肌的收缩可把凹间韧带牵向上外方,而在腹内斜肌深面关闭了腹股沟深环(图 34-8)。如腹横筋膜或腹横肌发育不全,这一保护作用就不能发挥而容易发生疝,所以目前有些腹股沟疝的手术是对腹横肌进行松解。已知腹肌松弛时弓状下缘与腹股沟韧带是分离的。但在腹内斜肌收缩时，弓状下缘即被拉直而向腹股沟韧带靠拢，有利于覆盖精索并加强腹股沟管前壁。因此，腹内斜肌弓状下缘发育不全或位置偏高者，易发生腹股沟疝（特别是直疝）。

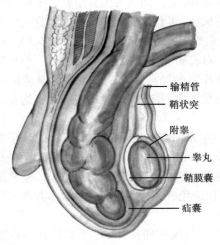

　　图 34-8　后天性腹股沟斜疝

输精管
鞘状突
附睾
睾丸
鞘膜囊
疝囊

【临床表现和诊断】　不同类型的腹股沟疝好发于不同年龄、不同人群。斜疝多发于青少年男性，直疝多发于老年人。许多婴幼儿的腹股沟斜疝，由于疝块较小并无症状而并未发现，随后由于腹肌发育健全阻挡疝块突出而未表现于临床，至老年时，腹壁肌力降低，使得疝块突出而出现临床表现。

1. 易复性斜疝　除腹股沟区有肿块和偶有胀痛外，并无其他症状。肿块常在站立、行走、咳嗽或劳动时出现，多呈带蒂柄的梨形，并可降至阴囊或大阴唇。用手按肿块并嘱患者咳嗽，可有膨胀性冲击感。如患者平卧休息或用手将肿块向腹腔推送，肿块可向腹腔回纳而消失。回纳后，以手指通过阴囊皮肤伸入浅环，可感浅环扩大、腹壁软弱；此时如嘱患者咳嗽，指尖有冲击感。用手指紧压腹股沟管深环，让患者起立并咳嗽，斜疝疝块并不出现；但一旦移去手指，则可见疝块由外上向内下鼓出。疝内容物如为肠袢，则肿块柔软、光滑，叩之呈鼓音。回纳时常先有阻力；一旦回纳，肿块即较快消失，并常在肠袢进入腹腔时发出咕噜声。若疝内容物为大网膜，则肿块坚韧，叩诊呈浊音，回纳缓慢。

案例 34-1 分析 1

　　本例患者右侧腹股沟区出现可复性肿块，可脱入阴囊，无腹胀、腹痛等症状，站立、咳嗽时脱出。可回纳入腹腔。首先考虑诊断为右侧腹股沟斜疝。

2. 难复性斜疝　在临床表现方面除胀痛稍重外，其主要特点是疝块不能完全回纳。滑动性斜疝疝块除了不能完全回纳外，尚有消化不良和便秘等症状。滑动性疝多见于右侧，左右发病率之比约为 1：6。滑动疝虽不多见，但滑入疝囊的盲肠或乙状结肠可能在疝修补手术时被误认为疝囊的一部分而被切开，应特别注意。

3. 嵌顿性疝　通常发生在斜疝，强力劳动或排便等腹内压骤增是其主要原因。临床上表现为疝块突然增大，并伴有明显疼痛。平卧或用手推送不能使疝块回纳。肿块紧张发硬，且有明显触痛。嵌顿内容物如为大网膜，局部疼痛常较轻微，如为肠袢，不但局部疼痛明显，还可伴有腹部绞痛、恶心、呕吐、停止排便排气、腹胀等机械性肠梗阻的临床表现。疝一旦嵌顿，自行回纳的机会较少；多数患者的症状逐步加重。如不及时处理，将会发展成为绞窄性疝。肠管壁疝嵌顿时，由于局部肿块不明显，又不一定有肠梗阻表现，容易被忽略。

4. 绞窄性疝　临床症状多较严重。但在肠袢坏死穿孔时，疼痛可因疝块压力骤降而暂时有所缓解。因此，疼痛减轻而疝块仍存在者，不可认为是病情好转。绞窄时间较长者，由于疝内容物发生感染，侵及周围组织，引起疝外被盖组织的急性炎症。严重者可发生脓毒症。

案例 34-1 分析 2

　　本例患者右侧腹股沟区肿块，6 小时前患者重劳动后肿块突出，且不能还纳入腹腔，同时伴有腹痛及局部酸胀感，腹痛呈阵发性绞痛，并伴有肛门停止排气。考虑由易复性腹股沟斜疝发展为绞窄性疝。

5. 腹股沟直疝　常见于年老体弱者，其主要临床表现是当患者直立时，在腹股沟内侧端、耻骨结节上外方出现一半球形肿块，并不伴有疼痛或其他症状。直疝囊颈宽大，疝内容物又直接从后向前顶出，故平卧后疝块多能自行消失，不需用手推送复位。直疝绝不进入阴囊，极少发生嵌顿。疝内容物常为小肠或大网膜。膀胱有时可进入疝囊，成为滑动性直疝，此时膀胱即成为疝囊的一部分，手术时应予以注意。

6. 直疝与斜疝鉴别　腹股沟疝诊断一般不难，但是确定是腹股沟斜疝还是直疝，有时并不容易，特别是于术前诊断时（表 34-1）。特别困难者可行疝囊造影检查以提高术前确诊率。

表 34-1 斜疝和直疝的鉴别

	斜疝	直疝
患者年龄	多见于儿童及青壮年	多见于老年人
突出途径	经腹股沟管突出，可进阴囊	由直疝三角突出，不进阴囊
疝块外形	椭圆形或梨形，上部呈蒂柄状	半球形，基底较宽
回纳疝块后压住内环	疝块不再突出	疝块仍可突出
精索与疝囊的关系	精索在疝囊后方	精索在疝囊前外方
疝囊颈与腹壁下动脉的关系	疝囊颈在腹壁下动脉外侧	疝囊颈在腹壁下动脉内侧
嵌顿机会	较多	极少

案例 34-1 分析 3

本例患者为老年男性，疝内容物可进入阴囊，6 小时前出现嵌顿并发展为绞窄性疝，可明确诊断为腹股沟斜疝。

【鉴别诊断】 腹股沟疝的诊断一般并不难，常需要与以下疾病鉴别。

1. 睾丸鞘膜积液 鞘膜积液所呈现的肿块完全局限在阴囊内，其上界可以清楚地摸到；用透光试验检查肿块，鞘膜积液多为透光（阳性），而疝块则不能透光。应该注意的是，幼儿的疝块，因组织菲薄，常能透光，勿与鞘膜积液混淆。腹股沟斜疝时，可在肿块后方扪及实质感的睾丸；鞘膜积液时，睾丸在积液中间，故肿块各方均呈囊性而不能扪及实质感的睾丸。

2. 交通性鞘膜积液 肿块的外形与睾丸鞘膜积液相似。于每日起床后或站立活动时肿块缓慢地出现并增大。平卧或睡觉后肿块逐渐缩小，挤压肿块，其体积也可逐渐缩小。透光试验为阳性。

3. 精索鞘膜积液 肿块较小，在腹股沟管内，牵拉同侧睾丸可见肿块移动。

4. 隐睾 腹股沟管内下降不全的睾丸可被误诊为斜疝或精索鞘膜积液。隐睾肿块较小，挤压时可出现特有的胀痛感觉。如患侧阴囊内睾丸缺如，则诊断更为明确。

5. 急性肠梗阻 肠管被嵌顿的疝可伴发急性肠梗阻，但不应仅满足于肠梗阻的诊断而忽略疝的存在；尤其是患者比较肥胖或疝块较小时，更易发生这类问题而导致治疗上的错误。

【治疗】 腹股沟疝如不及时处理，疝块可逐渐增大，终将加重腹壁的损坏而影响劳动力；斜疝又常

可发生嵌顿或绞窄而威胁患者的生命。因此，除少数特殊情况外，腹股沟疝一般均应尽早施行手术治疗。

1. 非手术治疗 一岁以下婴幼儿可暂不手术。因为婴幼儿腹肌可随躯体生长逐渐强壮，疝有自行消失的可能。可采用手法复位后棉线束带或绷带压住腹股沟管深环，防止疝块突出并给发育中的腹肌以加强腹壁的机会。年老体弱或伴有其他严重疾病而禁忌手术者，白天可在回纳疝内容物后，将医用疝带一端的软压垫对着疝环顶住，阻止疝块突出。但长期使用疝带可使疝囊颈经常受到摩擦变得肥厚坚韧而增加疝嵌顿的发病率，并有促使疝囊与疝内容物发生粘连的可能。

2. 手术治疗 腹股沟疝最有效的治疗方法是手术修补。如有慢性咳嗽、排尿困难、严重便秘、腹水等腹内压力增高情况，或合并糖尿病，手术前应先予处理，以避免和减少术后复发。手术方法可归纳为下述三种。

（1）传统的疝修补术：手术的基本原则是疝囊高位结扎、加强或修补腹股沟管管壁：疝囊高位结扎术：显露疝囊颈，予以高位结扎、贯穿缝扎或荷包缝合，然后切去疝囊。所谓高位，解剖上应达内环口，术中以腹膜外脂肪为标志。结扎偏低只是把一个较大的疝囊转化为一个较小的疝囊，达不到治疗目的。婴幼儿的腹肌在发育中可逐渐强壮而使腹壁加强，单纯疝囊高位结扎常能获得满意的疗效，不需施行修补术。绞窄性斜疝因肠坏死而局部有严重感染，通常也采取单纯疝囊高位结扎、避免施行修补术，因感染常使修补失败；腹壁的缺损应在以后另做择期手术加强之。

加强或修补腹股沟管管壁：成年腹股沟疝患者都存在程度不同的腹股沟管前壁或后壁薄弱或缺损，单纯疝囊高位结扎不足以预防腹股沟疝的复发，只有在疝囊高位结扎后，加强或修补薄弱的腹股沟管前壁或后壁，才有可能得到彻底的治疗。

加强或修补腹股沟管前壁的方法：以 Ferguson 法最常用。它是在精索前方将腹内斜肌下缘和联合腱缝至腹股沟韧带上，目的是消灭腹内斜肌弓状下缘与腹股沟韧带之间的空隙。适用于腹横筋膜无显著缺损、腹股沟管后壁尚健全的病例。

加强或修补腹股沟管后壁的方法：常用的有四种。①Bassini 法，提起精索，在其后方把腹内斜肌下缘和联合腱缝至腹股沟韧带上，置精索于腹内斜肌与腹外斜肌腱膜之间。临床应用最广泛。②Halsted 法，与上法很相似，但把腹外斜肌腱膜也在精索后方缝合，从而把精索移至腹壁皮下层与腹外斜肌腱膜之间。③McVay 法，是在精索后方把腹内斜肌下

缘和联合腱缝至耻骨梳韧带上。适用于后壁薄弱严重病例，还可用于股疝修补。④Shouldice法，将腹横筋膜自耻骨结节处向上切开，直至内环，然后将切开的两叶予以重叠缝合，先将外下叶缝于内上叶的深面，再将内上叶的边缘缝于髂耻束上，以再造合适的内环，发挥其括约肌作用，然后按 Bassini 法将腹内斜肌下缘和联合腱缝于腹股沟韧带深面。这样既加强了内环，又修补了腹股沟管薄弱的后壁，其术后复发率低于其他方法。适用于较大的成人腹股沟斜疝和直疝。

浅环在修补术中显露疝囊前切开，缝合切口时可再塑，使其缩小仅容精索通过。

（2）无张力疝修补术：传统的疝修补术存在缝合张力大、术后手术部位有牵扯感、疼痛等缺点。无张力疝修补术是在无张力情况下，利用人工高分子修补材料进行缝合修补，具有术后疼痛轻、恢复快、复发率低等优点。常用的无张力疝修补术有三种：①平片无张力疝修补术，使用一适当大小的补片材料置于腹股沟管后壁。②疝环充填式无张力疝修补术，使用一个锥形网塞置入已返纳疝囊的疝环中并加以固定，再用一成型补片置于精索后以加强腹股沟管后壁。③巨大补片加强内脏囊手术，又称 Stoppa 手术，是在腹股沟处置入一块较大的补片以加强腹横筋膜，通过巨大补片挡住内脏囊，后经结缔组织长入，补片与腹膜发生粘连实现修补目的，多用于复杂疝和复发疝。人工高分子修补材料主要有可吸收和不可吸收两大类，前者有聚羟基乙酸和聚乳酸羟基乙酸两种网片，后者有聚丙烯、膨体聚四氟乙烯及聚酯纤维三种网片。可吸收修补材料因易在修补部位再次形成腹壁疝，目前仅用于某些特殊情况下，如腹壁缺损同时伴有感染或污染时，可以在不引起并发症的情况下临时恢复腹壁连续性，帮助患者度过疾病的危险期，待到腹壁疝形成后再用不吸收材料进行二期修补。人工高分子修补材料毕竟属异物，有潜在的排异和感染的危险，加之价格较贵，故临床上应选择适应证应用。

（3）经腹腔镜疝修补术（LIHR）：方法有四种。①经腹膜前法（TAPA）；②完全经腹膜外法（TEA）；③经腹腔内法（IPOM）；④单纯疝环缝合法。前三种方法的基本原理是从后方用网片加强腹壁的缺损；最后一种方法是用钉或缝线使内环缩小，只用于较小的斜疝。经腹腔镜疝修补术具有创伤小、术后疼痛轻、恢复快、复发率低、无局部牵扯感等优点，并能同时检查双侧腹股沟疝和股疝，有可能发现亚临床的对侧疝并同时施以修补。此法目前应用广泛。

3. 嵌顿性和绞窄性疝的处理原则 嵌顿性疝具备下列情况者可先试行手法复位：①嵌顿时间在3～4 小时以内，局部压痛不明显，也无腹部压痛或腹肌紧张等腹膜刺激征者；②年老体弱或伴有其他较严重疾病而估计肠袢尚未绞窄坏死者。复位方法是让患者取头低足高卧位，注射吗啡或哌替啶，以止痛和镇静，并松弛腹肌。然后托起阴囊，持续缓慢地将疝块推向腹腔，同时用左手轻轻按摩浅环和深环以协助疝内容物回纳。此法虽有可能使早期嵌顿性斜疝复位，暂时避免了手术，但有挤破肠管、把已坏死的肠管送回腹腔，或疝块虽消失而实际仍有一部分肠管未回纳等可能。因此，手法必须轻柔，切忌粗暴；复位后还需严密观察腹部情况，注意有无腹膜炎或肠梗阻的表现，如有这些表现，应尽早手术探查。由于嵌顿性疝复位后，疝并未得到根治，大部分患者迟早仍需手术修补，而手法复位本身又带有一定危险性，所以要严格掌握手法复位的指征。

除上述情况外，嵌顿性疝原则上需要紧急手术治疗，以防止疝内容物坏死并解除伴发的肠梗阻。绞窄性疝的内容物已坏死，更需手术。术前应做好必要的准备，如有脱水和电解质紊乱，应迅速补液加以纠正。这些准备工作极为重要，可直接影响手术效果。手术的关键在于正确判断疝内容物的活力，然后根据病情确定处理方法。在扩张或切开疝环、解除疝环压迫的前提下，凡肠管呈紫黑色，失去光泽和弹性，刺激后无蠕动和相应肠系膜内无动脉搏动者，即可判定为肠坏死。如肠管尚未坏死，则可将其送回腹腔，按一般易复性疝处理。不能肯定是否坏死时，可在其系膜根部注射 0.25%～0.5%普鲁卡因 60～80ml，再用温热等渗盐水纱布覆盖该段肠管或将其暂时送回腹腔，10～20 分钟后再行观察。如果肠壁转为红色，肠蠕动和肠系膜内动脉搏动恢复，则证明肠管尚具有活力，可回纳腹腔。如肠管确已坏死，或经上述处理后病理改变未见好转，或一时不能肯定肠管是否已失去活力时，则应在患者全身情况允许的前提下，切除该段肠管并进行一期吻合。患者情况不允许肠切除吻合时，可将坏死或活力可疑的肠管外置于腹外，并在其近侧段切一小口，插入一肛管，以期解除梗阻；7～14 日后，全身情况好转，再施行肠切除吻合术。绞窄的内容物如系大网膜，可予切除。

手术处理中应注意：①如嵌顿的肠袢较多，应特别警惕逆行性嵌顿的可能。不仅要检查疝囊内肠袢的活力，还应检查位于腹腔内的中间肠袢是否坏死。②切勿把活力可疑的肠管送回腹腔，以图侥幸。③少数嵌顿性或绞窄性疝，临手术时因麻醉的作用疝内容物自行回纳腹内，以致在术中切开疝囊时无肠袢可见。遇此情况，必须仔细探查肠管，以免遗漏坏死肠袢于腹腔内。必要时另作腹部切口探查之。④凡施行肠切除吻合术的患者，因手术区污染，在高位结扎疝囊后，一般不宜作疝修补术，以免因感染而致修补失败。

案例34-1 分析4

本例患者诊断为腹股沟斜疝并绞窄性疝，急诊手术探查发现嵌顿段肠管坏死，切除相应坏死肠管并行一期吻合。术后患者康复出院。

---

4. 复发性腹股沟疝的处理原则 腹股沟疝修补术后发生的疝称复发性腹股沟疝（简称复发疝）。实际上，复发疝包括如下几种情况。

（1）真性复发疝：由于技术上的问题或患者本身的原因，在疝手术的部位再次发生疝。再发生的疝在解剖部位及疝类型上，与初次手术的疝相同。

（2）遗留疝：初次疝手术时，除了手术处理的疝外，还有另外的疝，也称伴发疝，如右侧腹股沟斜疝伴发右侧腹股沟直疝等。由于伴发疝较小，临床上未发现，术中又未进行彻底的探查，成为遗留的疝。

（3）新发疝：初次疝手术时，经彻底探查并排除了伴发疝，疝修补手术也是成功的。手术若干时间后再发生疝，疝的类型与初次手术的疝相同或不相同，但解剖部位不同，为新发疝。

后两种情况，又称假性复发疝。从解剖学、病因及发病时间等方面来看，上述三种情况并不完全相同，分析处理也应有所区别。但在临床实际工作中，再次手术前有时很难确定复发疝的类型。再次手术中，由于前次手术的分离、瘢痕形成，局部解剖层次发生了不同程度的改变，要区分复发疝的类型有时也不容易。疝再次修补手术的基本要求：①由具有丰富经验的、能够做不同类型疝手术的医师施行；②所采用的手术步骤及修补方式只能根据每个病例术中所见来决定，而辨别其复发类型并非必要。

第二节 股 疝

案例34-2

患者，女，50岁，因"右腹股沟区出现可复性包块3个月，包块不能回纳伴腹痛2小时"入院。

患者3个月前腹股沟区出现约鸡蛋大小包块儿，质软，行走或咳嗽时突出并有时伴有局部酸胀感，平卧位时消失。患者2小时跑步时包块再次突出，不能回纳入腹腔，同时出现腹部阵发性绞痛及腹胀，伴有肛门停止排气排便。

体格检查：一般情况尚可，心肺检查未见明显异常，腹部平坦，未见明显胃肠型，右下腹压痛，无反跳痛，无腹肌紧张，叩诊无浊音，肠鸣

音亢进，8次/分，卵圆窝处有一4cm×3cm×3cm半球形隆起，质软，压痛明显，不能回纳腹腔。

问题：

1. 首先考虑为何诊断？
2. 股疝与腹股沟斜疝如何鉴别？
3. 应如何治疗？

疝囊通过股环、经股管从卵圆窝突出的疝，称为股疝（femoral hernia）。股疝的发病率占腹外疝的3%～5%，多见于40岁以上妇女，以右侧较多。女性骨盆较宽大、联合肌腱和腔隙韧带较薄弱，以致股管上口宽大松弛而易发病。妊娠是腹内压增高的主要原因。

【**股管解剖及发病机制**】 股管是一个狭长的漏斗形间隙，长1～1.5cm，内含脂肪、疏松结缔组织和淋巴结。股管有上下两口。上口称股环，直径约1.5cm，有股环隔膜覆盖；其前缘为腹股沟韧带，后缘为耻骨梳韧带，内缘为腔隙韧带，外缘为股静脉。股管下口为卵圆窝。卵圆窝是股部深筋膜（阔筋膜）上的一个薄弱部分，覆有一层薄膜，称筛状板。它位于腹股沟韧带内侧端的下方，下肢大隐静脉在此处穿过筛状板进入股静脉。

股环位于骨盆底部，在腹内压增高的情况下，腹内器官可将覆盖此薄弱点的腹膜，连同腹膜前脂肪下推，一起进入股管而形成股疝。疝内容物常为大网膜及小肠。女性骨盆较宽大，联合肌腱及陷窝韧带常发育不全或变薄，导致股环宽大松弛，此为女性易发生股疝的解剖学基础。此外女性在妊娠时，腹内压增高，子宫压迫髂外静脉及股静脉使静脉压力增高，管径增粗，而分娩有压迫解除，使得血管周围解剖以及腹肌、腹股沟周围韧带相对松弛，使得女性更容易发生股疝。由于股管几乎是垂直的，疝块在卵圆窝处向前转折时形成一锐角，且股环本身较小，周围又多坚韧的韧带，因此股疝容易嵌顿。在腹外疝中，股疝嵌顿者最多，高达60%。股疝一旦嵌顿，可迅速发展为绞窄性疝，应特别注意。

【**临床表现和诊断**】 易复性股疝通常临床表现轻微，常不为患者注意，尤其肥胖者更易被疏忽和漏诊。疝块往往不大，常在腹股沟韧带下方卵圆窝处表现为一半圆形突起。由于疝门较小，疝内容物突出途径有多转折，所以咳嗽冲击感不明显。同理，平卧位时疝内容物多不能自行还纳，需用手推送还纳。需要注意，有时疝内容物还纳后，疝块并不完全消失，这是由于股疝疝囊前端附有腹膜前脂肪和股管内脂肪，即使疝内容物回纳入腹腔，疝囊和附于囊外的脂肪并

未进入腹腔而遗留肿块。股疝发生嵌顿时局部明显疼痛，常伴有明显的急性肠梗阻症状，肠梗阻严重者可以掩盖股疝局部症状，故对急性肠梗阻患者，尤其是中年妇女，应注意检查，有无股疝，以免漏诊。

> **案例 34-2 分析 1**
> 　　本例患者为中年女性，右腹股沟区出现可复性包块 3 个月，包块不能回纳伴腹痛 2 小时。患者卵圆窝可触及 4cm×3cm×3cm 半球形隆起，质软，压痛明显，不能还纳，并肠鸣音亢进，肛门停止排气排便。应首先考虑诊断为嵌顿性股疝，肠梗阻。

【鉴别诊断】　股疝的诊断有时并不容易，特别应与下列疾病进行鉴别。

1. 腹股沟斜疝　腹股沟斜疝位于腹股沟韧带内上方，其经过腹股沟管，只向阴囊及大阴唇延伸，无论大小均不会向腹股沟下方股三角发展。股疝则位于腹股沟韧带下外方，向下突出于卵圆窝，而不会进入大阴唇区。应注意的是，较大的股疝除疝块的一部分位于腹股沟韧带下方以外，一部分有可能在皮下伸展至腹股沟韧带上方。用手指探查腹股沟管外环（浅环）是否扩大，有助于两者的鉴别。

2. 脂肪瘤　股疝疝囊外常有一增厚的脂肪组织层，在疝内容物回纳后，局部肿块不一定完全消失。这种脂肪组织有被误诊为脂肪瘤的可能。两者的不同在于脂肪瘤基底不固定而活动度较大，股疝基底固定而不能被推动。

3. 肿大的淋巴结　嵌顿性股疝常误诊为腹股沟区淋巴结炎。

4. 大隐静脉曲张结节样膨大　卵圆窝处结节样膨大的大隐静脉在站立或咳嗽时增大，平卧时消失，可能被误诊为易复性股疝。压迫股静脉近心端可使结节样膨大增大；此外，下肢其他部分同时有静脉曲张对鉴别诊断有重要意义。

5. 髂腰部结核性脓肿　脊柱或骶髂关节结核所致寒性脓肿可沿腰大肌流至腹股沟区，并表现为一肿块。这一肿块也可有咳嗽冲击感，且平卧时也可暂时缩小，可与股疝混淆。仔细检查可见这种脓肿多位于腹股沟的外侧部、偏髂窝处，且有波动感。检查脊柱常可发现腰椎有病征。

【治疗】　股疝容易嵌顿，一旦嵌顿又可迅速发展为绞窄性。因此，股疝诊断确定后，无论疝块大小、有无症状，均应及时手术治疗。对于嵌顿性或绞窄性股疝，更应紧急手术。

最常用的手术是 McVay 修补法。此法不仅能加

强腹股沟管后壁而用于修补腹股沟疝，同时还能堵住股环而用于修补股疝。另一方法是在处理疝囊后，在腹股沟韧带下方把腹股沟韧带、腔隙韧带和耻骨肌筋膜缝合在一起，借以关闭股环。也可采用无张力疝修补法或经腹腔镜疝修补术。

嵌顿性或绞窄性股疝手术时，因疝环狭小，回纳疝内容物常有一定困难。遇此情况时，可切断腹股沟韧带以扩大股环。但在疝内容物回纳及坏死内容物被切除后，应仔细修复被切断的韧带。

> **案例 34-2 分析 2**
> 　　本例患者术中发现疝环狭小，疝内容物为小肠，还纳困难，遂切断腹股沟韧带以扩大股环，将小肠回纳入腹腔后，发现肠管失去活力坏死，遂切除病变肠管，后修复被切断的韧带。

第三节　其他腹外疝

> **案例 34-3**
> 　　患者，男，60 岁，因"结肠癌术后 3 年，发现切口下部包块半年"入院。患者 3 年前行结肠癌根治术，下腹正中切口，术后切口感染并行二次清创缝合，患者半年前发现腹部切口瘢痕处石榴大小包块，平卧位时消失，无腹痛腹胀等不适。
> 　　体格检查：一般情况尚可，心肺检查未见明显异常，腹部平坦，站立时可触及切口瘢痕处 7cm×6cm×5cm 包块，质软，无压痛，平卧位时包块消失。
> **问题：**
> 　　1. 首先考虑为何诊断？
> 　　2. 如何治疗？

一、切　口　疝

切口疝（incisional hernia）是发生于腹壁手术切口处的疝。临床上比较常见，占腹外疝的第三位。腹部手术后切口获得一期愈合者，切口疝的发病率通常在 1% 以下；如切口发生感染，则发病率可达 10%；伤口裂开者甚至可高达 30%。

【病因】

1. 切口选择　在各种常用的腹部切口中，切口疝多见于腹部纵向切口，最常发生切口疝的是经腹直肌切口，下腹部因腹直肌后鞘不完整而更多，其次为正中切口和旁正中切口。原因：除腹直肌外，腹壁各层肌及筋膜、鞘膜等组织的纤维大体上都是横向走行

的,纵向切口势必切断这些纤维,在缝合这些组织时,缝线容易在纤维间滑脱。已缝合的组织又经常受到横向牵引力而容易发生切口撕裂。此外,在腹部纵向切口(正中切口和旁正中切口除外)时,支配腹壁肌的肋间神经被切断,可导致切口内侧肌肉萎缩无力而诱发切口疝。正中切口时,腹白线血供较差且脐上段因两侧腹直肌内缘之间有一定的距离而缺乏肌肉保护,所以仍有切口疝发生。

2. 切口感染 切口感染可导致腹壁组织破坏而形成薄弱区或缺损,这是切口疝发生的最重要原因。由此引起的腹部切口疝占全部病例的 50%左右。

3. 手术操作 粗糙不规范的操作也是引起切口疝的原因。诸如大块结扎引起组织坏死、止血带不彻底形成血肿、错将不同组织对合、强行拉拢创缘使组织撕裂或血供受损、间断缝合间距过大、连续缝合缝线未抽紧等错误操作。

4. 切口预后不良 发生切口愈合不良因素较多,如肥胖、老龄、营养不良、腹水、腹壁相对薄弱等因素。另外,某些药物的使用(皮质激素、免疫抑制剂、抗凝剂等)和某些疾病(糖尿病、恶性肿瘤、类风湿关节炎等)也是其原因。

5. 其他因素 包括引流物留置过久、切口过长以致切断肋间神经过多、手术中因麻醉效果不佳、术后咳嗽等。

【临床表现和诊断】 腹部切口疝的主要症状是站立时切口处膨隆或有包块突出,通常在平卧位时变小或消失。多数切口疝疝囊并不完整,疝内容物可与附近组织发生粘连而成为难复性疝。疝内容物为肠管时,膨隆处或包块下可见肠型或肠蠕动波。切口疝疝门通常较为宽松,不易嵌顿。

案例 34-3 分析

   本例患者为结肠癌术后患者,下腹正中切口,术后有切口感染并行二次清创缝合史,站立时可触及切口瘢痕处 7cm×6cm×5cm 包块,平卧位时包块消失。考虑诊断为切口疝。

【治疗】 切口疝应选择手术治疗,以免日益加重。传统开腹手术步骤:①切除疝表面原手术切口瘢痕;②显露疝环,沿其边缘清楚地解剖出腹壁各层组织;③回纳疝内容物后,在无张力的条件下拉拢疝环边缘,逐层细致地缝合健康的腹壁组织,必要时可用重叠缝合法加强之;④对于较大的切口疝,因腹壁组织萎缩的范围过大,可用人工高分子修补材料或自体筋膜组织进行修补,切勿在张力较大的情况下强行拉拢,即使勉强完成了缝合修补,术后难免不再复发。

近年来腹腔镜切口疝修补术得到广泛的应用,其手术创伤小、康复快,并且减少了切口感染、血肿、血清肿、慢性窦道等并发症的发生。对于年老体弱、合并严重基础疾病者、肿瘤晚期患者等可非手术治疗,包括保护切口疝、防止疝内容物损伤;局部使用弹力腹带或腹围包扎,防止疝块突出;处理咳嗽、便秘等全身情况。

二、脐　疝

疝囊通过脐环突出的疝称脐疝。脐疝有小儿脐疝和成人脐疝之分,两者发病原因及处理原则不尽相同。小儿脐疝的发病原因是脐环闭锁不全或脐部瘢痕组织不够坚强,在腹内压增加的情况下发生。小儿腹内压增高的主要原因有经常啼哭和便秘。小儿脐疝多属易复性,临床上表现为啼哭时脐疝脱出,安静时肿块消失。疝囊颈一般不大,但极少发生嵌顿和绞窄。有时,小儿脐疝覆盖组织可以穿破,尤其是在受到外伤后。

临床发现未闭锁的脐环迟至 2 岁时多能自行闭锁。因此,除了嵌顿或穿破等紧急情况外,在小儿 2 岁之前可采取非手术疗法。满 2 岁后,如脐环直径还大于 1.5cm,则可手术治疗。原则上,5 岁以上儿童的脐疝均应采取手术治疗。非手术疗法的原则是在回纳疝块后,用一大于脐环的、外包纱布的硬币或小木片抵住脐环,然后用胶布或绷带加以固定勿使移动。6 个月以内的婴儿采用此法治疗,疗效较好。

成人脐疝为后天性疝,较为少见,多数是中年经产妇女。由于疝环狭小,成人脐疝发生嵌顿或绞窄者较多,故应采取手术疗法。孕妇或肝硬化腹水者,如伴发脐疝,有时会发生自发性或外伤性穿破。

脐疝手术修补的原则是切除疝囊,缝合疝环,必要时可重叠缝合疝环两旁的组织。手术时应注意保留脐眼,以免对患者(特别是小儿)产生心理上的影响。

三、白　线　疝

白线疝是指发生于腹壁正中线(白线)处的疝,绝大多数在脐上,故也称上腹疝。白线的腱纤维均为斜行交叉,这一结构可使白线做出形态和大小的改变,以适应在躯体活动或腹壁呼吸活动时的变化,如在伸长时白线变窄,缩短时变宽。但当腹胀时又需同时伸长和展宽,就有可能撕破交叉的腱纤维,从而逐渐形成白线疝。上腹部白线深面是镰状韧带,它所包含的腹膜外脂肪常是早期白线疝的内容物。白线疝进一步发展,突出的腹膜外脂肪可把腹膜向外牵出形成一疝囊，于是腹内组织（多为大网膜）可通过疝囊颈而进入疝囊。下腹部两侧腹直肌靠得较紧密，白线部腹壁强度较高，故很少发生白线疝。

早期白线疝肿块小而无症状，不易被发现。以后可因腹膜受牵拉而出现明显的上腹疼痛，以及消化不良、恶心、呕吐等症状。嘱患者平卧，回纳疝块后，常可在白线区扪及缺损的空隙。

疝块较小而无明显症状者，可不必治疗。症状明显者可行手术。一般只需切除突出的脂肪，缝合白线的缺损。如果有疝囊存在，则应结扎疝囊颈，切除疝囊，并缝合腹白线的缺损。白线缺损较大者，可用人工高分子修补材料进行修补。

思 考 题

1. 腹外疝主要有哪几类?
2. 如何判断嵌顿性疝或绞窄性疝活力?
3. 如何区分腹股沟斜疝、直疝及股疝?
4. 如何选择最优手术方式?

（张文斌）

第三十五章 腹部损伤

第一节 概 论

案例 35-1

患者，男，45 岁。10 分钟前因车祸伤与其他 3 名同受伤者送至医院急症科。医生简单询问病史发现该伤者神志清楚，问答合理，行动自如，认为此患者伤情较轻，故先处理其他几位伤情较重的患者。

问题：
1. 该患者伤情真的较轻吗？
2. 在检查伤情时应该注意什么？
3. 分析一下该伤者愈后如何？

腹部损伤(abdominal injury)是外科常见的急症，是由于致伤因素导致的腹部组织、器官的破坏，出现一系列的临床症状和体征。

【分类】 依据皮肤是否破损分为开放性和闭合性腹部损伤；开放性腹部损伤依据是否有腹膜破损分为穿透伤和非穿透。临床诊疗中，穿刺、内镜、刮宫等操作导致的腹部损伤称为医源性损伤。与开放性腹部损伤相比，闭合性腹部损伤多难确定有无内脏损伤，故闭合性腹部损伤更需要引起临床重视。

【病因】 开放性损伤多由锐器刺入、弹片、枪弹所引起，闭合性损伤常系坠落、碰撞、拳打脚踢等钝性暴力所致。开放性或闭合性腹部损伤均可导致腹部内脏损伤。严重的闭合性腹部损伤常为多发伤，常出现多个器官或组织损伤。脏器、组织本身的病理、解剖学特点及暴力的特点均影响腹部损伤的严重程度。

【临床表现】 腹部损伤的临床表现差异很大，可以从无明显临床症状、体征到出现重度休克甚至是濒死状态。无论是开放性还是闭合性腹部损伤，涉及腹腔脏器损伤严重者出现的主要病理变化多是腹腔内出血和腹膜炎。

肝、脾、胰、肾等实质器官或大血管损伤主要临床表现为腹腔内或腹膜后间隙出血，临床出现面色苍白、脉率加快，血压不稳，甚至休克。腹痛持续但不剧烈，腹膜刺激征一般不严重。胆汁和胰液刺激壁腹膜可出现明显的腹痛和腹膜刺激征。肾脏损伤时可出现血尿。

胃、小肠、胆道、膀胱等空腔脏器破裂的主要临床表现是弥漫性腹膜炎。空腔脏器内容物引起的腹膜刺激征的严重程度，通常是胃液、胆汁、胰液刺激最强，肠液次之，尿液最轻。当空腔脏器损伤时，伤者多可出现膈下游离气腹征，严重时可发生感染性休克。腹膜后十二指肠破裂的患者，需要特别重视，因为，十二指肠破裂时胆汁、胰液直接漏入腹膜后，腹膜刺激征轻，腹腔出血不多，容易被忽视。当损伤严重或损伤后时间较长时，则出现腹痛、腹胀及腹膜炎的表现，此时，病情较重，临床处理棘手，并发症多，死亡率高。

如果两类脏器同时损伤，则出血性表现和腹膜炎同时存在。

案例 35-1 分析 1

医生处理完其他几名患者后再来看望上述的伤者，见该患者面色苍白，神志不清，脉搏微弱，血压测不到。立即行抢救治疗，但是，该患者最后因心搏骤停、呼吸停止而死亡。

问题：
1. 该患者最可能的死亡原因是什么？
2. 对于这样的患者医生应该注意哪些内容？

【诊断】 根据受伤的情况，一般诊断不难，诊断的关键是明确是否有腹内脏器损伤。

开放性损伤需慎重考虑是否为穿透伤，穿透伤多数有腹腔内脏器损伤。穿透伤的诊断除了明确是否有腹内脏器伤外，还应注意：①入口或出口不在腹部而在胸、肩、腰、臀或会阴；②入口、出口与伤道不一定呈直线；③伤口大小与伤情严重程度不一定成正比。

部分早期闭合性损伤者，因腹内脏器损伤体征不明显，需要进行短时间的严密观察以了解伤情；对于同时受伤的多名伤者，既要照顾好看似较重的伤者，同时更要重视看似较轻的伤者，特别要关注那些很少发声的伤者。因为，严重的伤者可能没有能力大声呼救。部分伤者腹部损伤同时有严重的合并损伤，而掩盖了腹部内脏损伤的表现。如合并颅脑损伤时，伤者可因意识障碍而无法提供腹部损伤的症状；合并胸部损伤时，因明显的呼吸困难而忽略了腹部损伤的症状；合并骨折时，因骨折的剧痛和运动障碍而忽略了腹部情况。为了防止漏诊，必须做到如下几方面。①严密观察：给予心电监测，及时观察生命体征变化；至少每30分钟检查一次腹部体征，注意腹膜刺激征程度和范围的改变；至少每30~60分钟测定一次血常规，了解红细胞计数、血红蛋白和血细胞比容是否有所下降，白细胞数是否上升；必要时可重复进行诊断性腹腔穿刺术或灌洗术。②做到：不随便搬动伤者，以免加重伤情；不注射止痛剂，以免掩盖伤情；禁食水，以免万一有胃肠道穿孔而加重腹腔污染。积极补充血容量，并防治休克；疑有空腔脏器破裂或有明显腹胀时，应进行胃肠减压并注射广谱抗生素以预防或治疗可能存在的腹内感染。③出现如下情况，应考虑有腹内脏器损伤：早期出现休克征象（尤其是出血性休克）；持续性腹痛，进行性加重，并伴恶心、呕吐等消化道症状；明显腹膜刺激征；气腹表现者；腹部出现移动性浊音；便血、呕血或尿血；直肠指检发现直肠前壁有压痛或波动感，或指套染血。

腹部损伤在诊断中应该注意是否有多发性损伤。以下几种情况属于多发伤：①腹内同一脏器多处损伤；②腹内多个脏器损伤；③除腹部脏器损伤外，尚有腹部以外的合并损伤；④腹部以外损伤累及腹内脏器。

诊断困难时可以行下列辅助检查。

1. 诊断性腹腔穿刺术和腹腔灌洗术　对于判断腹腔内脏有无损伤和哪一类脏器损伤有一定帮助。观察抽出液体的性状，如血液、胃肠内容物、混浊腹水、胆汁或尿液，借以推断哪类脏器受损。如果抽到不凝血，提示系实质性器官破裂所致内出血，因腹膜的去纤维作用而使血液不凝。抽不到液体并不完全排除内脏损伤的可能性，应继续严密观察，必要时可重复穿刺，或改行腹腔灌洗术。严重腹内胀气，中、晚期妊娠，腹部手术或炎症史及躁动不能配合者，不宜做腹腔穿刺术。

2. X线检查　对空腔脏器损伤的诊断有一定优势。X线检查影像分辨率较低，影像重叠，受体位限制多，临床应用需要注意。腹腔游离气体为胃肠道破裂的证据，立位腹部平片可表现为膈下新月形气体影，注意左侧与胃泡鉴别。腹膜后血肿时，腰大肌影消失。左侧膈疝时多能见到胃泡或肠管突入胸腔。

3. 超声检查　主要用于诊断肝、脾、胰、肾的损伤，能根据脏器的形状和大小提示损伤的有无、部位和程度，以及周围积血、积液情况。具有快捷、重

复性好等优点，但检查结果受检查者水平的限制，临床应用需要注意。

4. CT检查　对实质脏器损伤及其范围、程度有重要的诊断价值。CT检查影像清晰，检查速度快，短时间内可以完成全身扫描，体位限制少，故临床CT检查较多用。增强CT扫描能使病变显示更清晰。

必要时行剖腹探查术：剖腹探查术既是诊断方法又是治疗方法，当上述方法无法排除腹内脏器损伤或观察期间出现以下情况时，应及时进行手术探查。①腹痛、腹膜刺激征进行性加重和（或）范围扩大；②肠鸣音逐渐减弱、消失或出现明显腹胀；③全身情况有恶化，出现口渴、烦躁、脉率增快或体温及白细胞计数上升者；④红细胞计数、血红蛋白进行性下降者；⑤血压由稳定转为不稳定甚至下降者；⑥胃肠出血者；⑦积极抗休克治疗而情况不见好转或继续恶化者。

【处理】　对于已确诊或高度怀疑腹内脏器损伤者处理原则是做好紧急术前准备，力争早期手术。处理应注意以下几点。

（1）多发性损伤，应权衡轻重缓急，首先处理对生命威胁最大的损伤，心肺复苏是压倒一切的任务。其次要迅速控制明显的外出血，处理开放性气胸或张力性气胸，尽快恢复循环血容量，控制休克和进展迅速的颅脑外伤。

（2）诊断已明确者，可给予镇静剂或止痛药。

（3）已发生休克的争取在收缩压回升至90mmHg以上后进行手术。但积极抗休克治疗后，休克仍未能纠正，则应在抗休克的同时，迅速剖腹止血。

（4）麻醉首选气管内插管全麻，既能保证麻醉效果，又能防止术中误吸。注意胸部有穿透伤者，应先做患侧胸腔闭式引流，以免发生张力性气胸。

（5）切口多选择正中切口，进腹迅速，还可根据需要延长或向侧方添加切口，甚至联合开胸。腹部有开放伤时，不可通过扩大伤口去探查腹腔，以免造成伤口愈合不良。

（6）腹腔内出血时，开腹后立即吸出积血，清除凝血块，查明出血，加以控制。如果没有腹腔内大出血，则应对腹腔脏器进行系统、有序的探查。既不遗漏，也不做反复的翻动。常规先处理出血性损伤，后处理穿破性损伤；对于穿破性损伤，先处理污染重后处理污染轻的损伤。

（7）关腹前应用生理盐水冲洗腹腔，污染严重的部位应反复冲洗，放置腹腔引流管。

案例35-1 分析2
该患者最大的可能是腹部内脏器官的损伤，尤其是实质脏器破裂而致的失血性休克死亡。

医生在诊断过程中应注意如下情况：部分早期闭合性损伤的伤者，因腹内脏器损伤体征不明显，需要进行短时间的严密观察以了解伤情；对于同时受伤的多名伤者，既要照顾好看似较重的伤者，同时更要重视看似较轻的伤者，特别要关注那些很少发声的伤者。因为，严重的伤者可能没有能力大声呼救。

第二节 脾 破 裂

案例 35-2

　　患者，男，59岁。以"左侧肢体受轿车撞击伤后15小时"为主诉入院。查体：T 36.5℃，P 94次/分，R 20次/分，BP 100/60mmHg。腹略膨隆，未见胃肠型及蠕动波，未见腹壁静脉曲张；左腹部压痛，伴轻度肌紧张，无反跳痛。墨氏征阴性，肝脾肋下未触及。血常规：HGB 110g/L。

问题：

1. 该患者还需要行哪些检查？
2. 目前诊断可能是什么？
3. 如何治疗？

　　脾是腹部最容易受损的器官。腹部闭合伤中，脾破裂（splenic rupture）占首位，腹部开放伤中，脾破裂大约占10%。当脾有慢性病理改变（如转移瘤、淋巴瘤等）时更易破裂。根据致伤源，脾破裂可分为创伤性、医源性和自发性破裂（有慢性病理改变的脾更易发生）。根据解剖部位，脾破裂可分为中央型破裂、被膜下破裂和真性破裂。中央型和被膜下破裂因脾包膜完整，脾出血暂时受到包膜限制，临床上可无呼吸急促、血压下降、神志不清等急性内出血征象，形成脾实质或被膜下血肿而最终被吸收。在轻微外力的影响下，血肿偶可突然破裂，转变为真性脾破裂，临床多称为延迟性（迟发性）脾破裂。

　　临床常见创伤性脾破裂，可由挤压伤、撞击伤、坠落伤等外伤所致，多为真性破裂，破裂多位于脾上极及膈面，同时多合并有左季肋部肋骨骨折。位于脾脏面的破裂，多有脾蒂撕裂的情况，出现血管性出血，出血量迅速，出血量大，输血补液等治疗效果差，患者短时间内出现难以纠正的休克。这时多需要积极抗休克治疗的同时，开通临床绿色通道，尽快手术治疗，否则患者短时间内可能出现失血性休克、死亡。

　　脾损伤分型和分级迄今尚未达成统一标准。我国（第六届全国脾脏外科学术研讨会，天津，2000年）

制订的Ⅳ级分级法为：Ⅰ级：脾被膜下破裂或被膜及实质轻度损伤，手术所见脾裂伤长度≤5.0cm，深度≤1.0cm；Ⅱ级：脾裂伤总长度＞5.0cm，深度＞1.0cm，但脾门未累及，或脾段血管受累；Ⅲ级：脾破裂伤及脾门部或脾部分离断，或脾叶血管受损；Ⅳ级：脾广泛破裂，或脾蒂、脾动静脉主干受损。

　　根据外伤史及内出血的临床表现，脾破裂诊断并不难。血常规示红细胞和血红蛋白进行性下降，而白细胞则可增至 $12×10^9/L$ 左右，系急性出血的反应。腹部超声可显示脾轮廓不整齐，脾包膜影像中断。同时可显示腹腔内（脾周、肝前、肝肾之间、左右髂窝）积液。腹部CT能确诊脾损伤、损伤范围及程度，具有高特异性和敏感性。

　　【处理】 脾破裂主要有两种治疗方法，即非手术治疗和手术治疗。非手术治疗主要适用于以下几方面的病例：①腹痛、腹膜刺激症状轻，范围局限。②生命体征平稳，无口渴、烦躁、脉率增加等休克表现。③红细胞计数、血红蛋白等指标经过输血、补液等治疗，相对稳定。④影像学检查提示脾破裂未伤及脾门、脾蒂血管者。治疗方法：重点是严密观察病情变化。可卧床并密切观察上述情况变化，适当地补充血容量。小儿脾破裂保守治疗成功率高于成年人。20世纪80年代后，临床发现切除脾脏后，患者抵抗感染的能力减弱，尤其是婴幼儿，部分患者可出现脾切除后凶险性感染（overwhelming postsplenectomy infection，OPSI），而肺炎球菌多为该感染的主要病原菌，并常常可导致患者死亡。随着临床对脾功能的认识逐渐加深，在坚持"保命第一，保脾第二"的原则下，尽量保脾（特别是婴幼儿）已被很多外科医生所接受。手术治疗主要适用于以下两方面：①在受伤之初临床表现较轻者，在非手术治疗过程中，发现继续出血或有其他脏器合并伤且需要手术治疗时，应即刻手术治疗，以防延误，导致患者死亡。②伤情较重者，受伤之初即出现休克表现，或者腹腔内有大量积液、积气者。手术主要有如下方式：①剖腹探查发现为Ⅰ、Ⅱ级脾破裂，可采用医用可吸收生物胶黏合、电凝凝固、缝合修补、破裂脾捆绑、脾动脉分支结扎及脾部分切除等。②剖腹探查发现为Ⅱ级（损伤较重）、Ⅲ级、Ⅳ级脾破裂，应行脾切除术。有报道将切除的脾组织切成薄片或小碎块埋于大网膜囊内，可防止婴幼儿术后发生OPSI。如果术中探查发现腹腔内无其他脏器损伤，可收集腹腔内积血，过滤后进行自体血回输。

案例 35-2 分析

　　该患者入院后进一步检查发现：T 36.5℃，P 105次/分，R 20次/分，BP 90/60mmHg，PT-T 18.4

秒，Fbg 1.57 g/L。腹部 CT 平扫（图 35-1）：脾脏密度不均，其内可见高密度影，胃小弯及脾门区可见多发迂曲血管影。胰腺大小、形态正常。腹腔、盆腔可见积液征象。诊断为脾破裂，失血性休克。考虑患者脾破裂较严重失血性休克加重，故行手术治疗。

术中所见：脾脏 3 处破裂口，脾脏膈面巨大血肿并有破口出血。腹内积血约 4000ml，予以切除脾脏治疗。

分析该病例：左侧肢体受到撞击，当时未注意，伤后 15 小时出现症状并出现休克的表现。考虑该患者受伤当时为被膜下脾破裂，15 小时后，因为出血量增多，压力增大，进而演变成真性脾破裂，导致严重的失血性休克。此病例手术及时，术后恢复良好。

术后转归：术后恢复良好，无并发症。

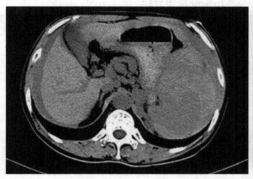
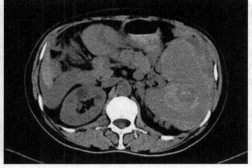

图 35-1 脾破裂 CT 检查结果

第三节 肝 破 裂

案例 35-3

患者，女，48 岁，以"腹部被轿车撞击 2 小时"为主诉入院。查体：T36.8℃，P79 次/分，R18 次/分，BP136/68mmHg。发育正常，痛苦面容，平车推入，检查合作。腹略膨隆，未见胃肠型及蠕动波。腹软，全腹压痛，右腹部反跳痛阳性，无肌紧张，肝脾肋下未触及，未触及腹部异常包块。叩诊呈鼓音，移动性浊音阴性，Murphy's 征阴性。肠鸣音正常，4～5 次/分，未闻及气过水声及血管异常杂音。

辅助检查：血常规示 WBC17.47×10⁹/L，NEUT%87.30%，HGB122.00g/L。腹部超声检查示肝表面未见明显连续性中断，肝右叶回声不均匀，呈斑片状低回声及高回声，以右前叶分布为主，边界不清，其间可见少量血流信号；腹腔扫查，肝周、脾周、下腹及盆腔可见积液，最深 3.4cm，部分区域透声差。

腹部 CT：肝周积液；腹部肠系膜周围脂肪间隙稍模糊，考虑腹水所致可能性大（图 35-2）。

问题：

1. 该患者是否有腹内脏器损伤？
2. 进一步需要进行哪项检查？
3. 如何治疗？

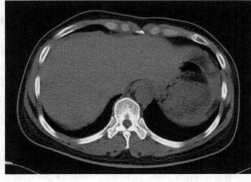
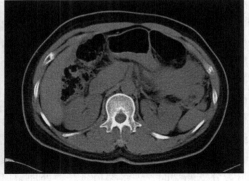

图 35-2 肝破裂 CT 结果

在腹部损伤中,肝破裂(liver rupture)占 15%～20%,因右肝相对固定,其破裂概率较左肝高。肝破裂和脾破裂的致伤源、病理分型及临床表现十分相似;但肝破裂多同时合并胆管破裂,胆汁漏入腹腔,出现胆汁性腹膜炎,所以腹痛、腹膜刺激征常比脾破裂伤者严重;同时血液可经破裂胆管进入十二指肠,患者可出现黑便、呕血,诊治中应注意鉴别。包膜下肝破裂可在外力作用下转为真性破裂,肝实质破裂因有胆汁的影响更容易出现继发性肝脓肿。

目前,肝损伤的分级暂时没有统一标准,较为广泛接受的是 1994 年美国创伤外科协会提出的 6 级分级方法(表 35-1)。国内黄志强提出简洁、实用的肝外伤分级:Ⅰ级,裂伤深度不超过 3cm;Ⅱ级,伤及肝动脉、门静脉、肝胆管的 2～3 级分支;Ⅲ级或中央区伤,伤及肝动脉、门静脉、肝总管或其 I 级分支合并伤。

表 35-1 美国创伤外科协会肝损伤分级

	血肿	裂伤	血管
Ⅰ级	被膜下,<10%肝表面积	被膜撕裂,实质裂伤深度<1 cm	
Ⅱ级	被膜下,10%～50%肝表面积;实质内血肿直径<10cm	实质裂伤,深度 1～3 cm,长度<10 cm	
Ⅲ级	被膜下,>50%肝表面积或仍在继续扩大被膜下或实质部血肿破裂 实质内血肿>10 cm 或仍在继续扩大	深度>3 cm	
Ⅳ级		实质破裂累及 25%～75%的肝叶或单一肝叶内有 1～3 个 Couinaud 肝段受累	
Ⅴ级		实质破裂超过 75%肝叶或单一肝叶超过 3 个 Couinaud 肝段受累	近肝静脉损伤(肝后下腔静脉/肝静脉主支)
Ⅵ级			肝撕脱

【治疗】 肝破裂的治疗长期以来多遵循"手术探查"这一基本原则,然而部分肝外伤患者在手术探查时发现出血已停止。近年来,随着多普勒超声、多层螺旋 CT、磁共振等影像学技术的发展以及监护手段的改进,临床上对血流动力学稳定或经补充血容量后保持稳定的患者可在严密观察下实施非手术治疗。血流动力学经补充血容量后仍不稳定或需要大量输血、补液才能暂时维持血压者,说明破裂肝脏有活动性出血,应尽早行剖腹探查治疗。

手术治疗的原则是"彻底清创、确切止血、消除胆漏、通畅引流"。探查时,首先要暂时控制住出血,吸净积血,尽快查明肝脏破裂情况。如果出血凶猛,迅速找到出血点,双手压迫肝实质暂时控制出血,等待麻醉师补足血容量(这点很重要)。可同时手握或橡皮管阻断肝十二指肠韧带,以达到阻断入肝血流的目的(常温下,正常肝脏单次阻断时间应小于 20 分钟;伴有肝硬化等病理改变的肝脏,单次阻断时间应小于 15 分钟)。然后切断镰状韧带和左、右三角韧带,迅速游离肝脏,使肝脏能完全被拖至切口处。探明伤情,决定具体手术方式。

肝创面的处理方法:①单纯缝合术。适用于Ⅰ～Ⅱ级肝裂伤。②清创性缝合术。对于肝深度裂伤伴有失活肝组织时,先行失活肝组织清除,再将裂伤对拢缝合。③切开缝合术。对于肝脏的深度裂伤,疑有大的血管、胆管分支断裂时,先将裂口延长,处理裂口内血管及胆管后再缝合。④清创性肝部分切除术。对于有大块肝组织碎裂或挫伤严重,无法用缝合等方法修复的肝破裂,应行"不规则性肝部分切除术"。以上在操作过程中,避免缝合创面留有残腔,必要时可填塞大网膜、止血纱布等,在提高止血效果同时消灭无效腔,降低术后继发性肝脓肿的概率。

经过上述方法仍无法止血时,可采用以下方法。①肝动脉结扎术:结扎肝总动脉最安全,但有分支存在,有时止血效果不满意;左或右肝动脉效果肯定,但术后肝功能会受影响;结扎肝固有动脉,有肝坏死、急性肝衰竭的可能,应慎重选择。②纱布填塞术:填塞止血注意是在肝脏周围做填塞,不是在肝脏裂口内填塞,通过填塞使裂口的断面紧贴、闭合,以达到压迫止血目的。但需要注意避免下腔静脉受压造成腹腔室综合征。③全肝血流阻断术:肝脏损伤严重,伴有肝静脉主干或下腔静脉撕裂时,需采用下腔静脉转流,暂时阻断下腔静脉及肝门诸血管,使肝脏暂时处于"无血状态",然后修补肝静脉主干或下腔静脉的裂口。

经过妥善的清创及止血处理后,应在创面或肝周放置多孔硅胶双套管,行负压吸引,以引流出血液和胆汁,既可以预防感染,也能及时发现活动性出血和胆瘘的发生。

合并胆总管损伤,可以选择修补,也可以行胆肠 Roux-en-Y 吻合处理。一侧肝叶的胆管损伤可以结扎。合并胆囊损伤，应该切除胆囊。

第四节　胰腺损伤

胰腺位于腹膜后，一般不易受到损伤。在腹部损伤中，胰腺损伤（pancreatic injury）占 1%～2%，通常由于上腹部强力挤压，暴力与脊柱相互作用而导致，损伤常见于胰颈、体部。由于胰腺解剖位置深在，损伤的早期不易发现，容易漏诊。胰腺损伤后常并发胰液漏或胰瘘，又影响消化功能，故胰腺损伤的死亡率较高，可达 20% 左右。

【临床表现与诊断】　单纯胰腺钝性伤，临床表现不明显，往往容易延误诊断。胰腺破损或断裂后，胰液可积聚于胰腺周围，表现为上腹疼痛，有明显的压痛和腹肌紧张，还可因膈肌受刺激而出现肩部疼痛，早期常无腹膜炎体征，晚期可以形成胰腺假性囊肿；胰腺损伤严重者，胰液经网膜孔或破裂的小网膜进入腹腔，出现弥漫性腹膜炎的表现。胰腺损伤一般很少出现大出血，所致腹膜炎在体征方面也无特异性，血淀粉酶和腹腔穿刺液的淀粉酶升高，有一定诊断参考价值。对于上腹部严重损伤，

特别是有上腹部挤压伤者，要首先想到胰腺损伤的可能。超声或 CT 检查可发现胰腺回声不均匀和周围积液，有助于诊断。

【处理原则】　①高度怀疑或已经诊断为胰腺损伤者，应立即手术治疗。因腹部损伤行剖腹手术，怀疑有胰腺损伤可能者，应探查胰腺。②凡在手术探查过程中发现胰腺附近腹膜后血肿者，应探查胰腺是否有损伤。手术目的：止血、清创、防止胰液漏及处理合并伤。轻度胰腺挫伤，仅做局部引流即可。主胰管未断的胰体部分破裂，可用作缝合修补。胰颈、体、尾部的严重挫裂伤或横断伤，宜作胰腺近端缝合修补、远端切除术。一般不会出现胰腺功能不足。胰腺头部严重挫裂或断裂，可结扎头侧主胰管、缝闭头侧胰腺，行远端胰腺与空肠 Roux-Y 吻合术。当胰头严重毁损无法修复时才施行胰头十二指肠切除术。术后放置双腔引流管引流，若发现胰瘘可行冲洗引流。应用生长抑素并禁食，行肠外营养。

第五节　胃和十二指肠损伤

胃损伤（gastric injury）在腹部闭合性损伤时较少见，只在胃膨胀时偶可发生；而上腹及胸部开放性损伤时常可出现，常合并肝、脾、胰及横膈等损伤。吞入锐利异物及医源性原因也可引起穿孔，但很少见。若损伤未波及胃壁全层（如浆膜或浆肌层裂伤、黏膜裂伤），可无明显症状。若全层破裂，立即出现

剧烈腹痛及腹膜刺激征。肝浊音界消失，膈下有游离气体，胃管引流出血性液体。胃后壁及胃底损伤症状常不明显，易被误诊。

胃损伤的治疗应以手术为主，手术探查必须包括切开胃结肠韧带探查胃前、后壁，并注意有无多发伤。原则上以缝合修补为主，边缘整齐的裂口，止血后可直接缝合；边缘有部分挫伤或失活组织者，需修整后缝合；广泛损伤者而修补困难者，则行胃部分切除术。

十二指肠损伤（duodenal injury）如发生在腹腔内部分，破裂后可有胰液和胆汁流入腹腔而早期引起腹膜炎。十二指肠的大部分位于腹膜后，损伤的发病率很低，约占整个腹部创伤的1.16%；约3/4以上见于十二指肠二、三部。十二指肠损伤的诊断和处理存在不少困难，死亡率和并发症发生率都相当高。术前临床诊断虽不易明确损伤所在部位，但因症状明显，一般不致耽误手术时机。但腹膜后十二指肠损伤早期症状、体征不明显，诊断较困难。进展后可因气体及十二指肠液在腹膜后扩散而导致腹膜后感染表现，主要有右上腹或腰部持续性疼痛且进行性加重，可向右肩及右睾丸放散；右上腹及右腰部有明显的固定压痛；腹膜外部分的十二指肠损伤时腹部体征相对轻微而全身情况不断恶化；有时可有血性呕吐物；血清淀粉酶升高；X线腹部平片可见腰大肌轮廓模糊，有时可见腹膜后呈花斑状改变并逐渐扩展；胃管内注入水溶性造影剂可见外溢；CT显示腹膜后及右肾前间隙有气泡；直肠指检有时可在骶前扪及捻发感，提示气体已达到盆腔腹膜后间隙。

案例35-5分析1

上述患者入院后被诊断为腹腔内出血，失血性休克，经积极抗休克治疗后急诊手术。术中发现脾破裂，腹腔内积血2000ml，结肠系膜破裂并结肠系膜血管破裂，腹膜后血肿。术中行脾切除术，肠系膜修补术。观察腹膜后血肿无增大趋势，结束手术。术后患者仍感上腹部疼痛，进而出现发热T38.7℃，P100次/分，R26次/分，BP133/58mmHg，术后第3天体温升至39℃。全腹压痛，以上腹部为主。

问题：

1. 该患者腹痛及体温升高的原因是什么？
2. 下一步需要行哪些检查？
3. 如何处理？

【治疗】 全身抗休克和及时得当的手术处理是两大关键。

手术探查时如发现十二指肠附近腹膜后有血肿，组织被胆汁染黄或在横结肠系膜根部有捻发音，应高度怀疑十二指肠腹膜后破裂的可能。此时应切开十二指肠外侧后腹膜或横结肠系膜根部后腹膜，以便探查十二指肠降部与横部。

手术方法取决于损伤部位，归纳起来主要有下列几种。①单纯修补术：适用于裂口不大，边缘整齐，血运良好且无张力者。②带蒂肠片修补术：裂口较大，不能直接缝合者，可游离一小段带蒂空肠管，将其剖开修剪后镶嵌缝合于缺损处。③损伤肠段切除吻合术：十二指肠第三、四段严重损伤不宜缝合修补时，可将该肠段切除行端端吻合。若张力过大无法吻合，则将远端关闭，利用近端与空肠行端侧吻合，或缝闭两个断端，做十二指肠空肠侧侧吻合。④损伤修复加幽门旷置术：采用上述修补、补片或切除吻合方法修复损伤后，为保证愈合，防止破裂，通过胃窦部切口以可吸收缝线将幽门做荷包式缝闭，3周后幽门可再通。⑤浆膜切开血肿清除术：十二指肠壁内血肿，除上腹不适、隐痛外，主要表现为高位肠梗阻，若非手术治疗2周梗阻仍不解除，可手术切开血肿清除血凝块，修补肠壁，或行胃空肠吻合术。

治疗十二指肠破裂的任何手术方式，都应附加减压手术，如置胃管、胃造口、空肠造口等行病灶近、远侧十二指肠减压，以及胆总管造瘘等，以保证十二指肠创伤愈合，减少术后并发症。

案例35-5分析2

上述患者经手术治疗后仍发热伴腹痛，进一步检查CT发现，胰腺周围积液、积气，腰大肌轮廓模糊，诊断为十二指肠损伤，行第二次手术治疗。手术探查发现十二指肠附近腹膜后有血肿，肿胀明显，切开十二指肠外侧腹膜发现有胆汁样液体。探查十二指肠发现其降部破裂，周围水肿明显，肾周围脂肪坏死。术中清除坏死组织，行十二指肠破裂修补术。放置引流管，并行十二指肠造瘘术。术后患者恢复欠佳，第3天自引流管引出胆汁样液体，诊断为十二指肠破裂修补术后十二指肠瘘，经抗感染、营养支持治疗，3个月后痊愈。

分析该病例：复杂腹部外伤后，十二指肠破裂漏诊，导致感染加重，再次手术时，由于组织水肿、坏死，愈合能力下降，因而，出现十二指肠瘘，经过积极的非手术治疗痊愈。该案例提示：十二指肠损伤的诊断比较困难，对于复杂的外伤患者要仔细检查，防止漏诊。

第六节　小肠破裂和结肠破裂

> **案例 35-6**
>
> 　　患者，男，43 岁。2 小时前被马踢于下腹部，自觉腹部剧痛，来医院就诊。查体：T 38.8℃，P 90 次/分，R 18 次/分，BP 120/67mmHg。发育正常，营养中等，强迫体位，神志清晰，痛苦面容，检查合作。
>
> 　　查体：腹平坦，全腹压痛，反跳痛及肌紧张，未触及明显肿块。腹部 CT：盆腹水。
>
> **问题：**
> 　　1. 该患者的诊断是什么？
> 　　2. 如何治疗？

　　小肠占据着中、下腹的大部分空间，常容易受伤。小肠破裂（small intestine rupture）后可在早期即产生明显的腹膜炎表现。若小肠裂口不大，或穿破后被食物渣、纤维蛋白素甚至突出的黏膜所堵塞，可能无弥漫性腹膜炎或腹腔积气表现。

　　小肠破裂的诊断一旦确定，应立即进行手术治疗。手术时要对整个小肠和系膜进行系统细致的探查，以免遗漏小的穿孔。手术方式以简单修补为主。一般采用间断横向缝合以防修补后肠腔发生狭窄。有以下情况时，则应采用部分小肠切除吻合术：①裂口较大或裂口边缘部肠壁组织挫伤严重者；②小段肠管有多处破裂者；③肠管大部分或完全断裂者；④肠管严重挫伤、血运障碍者；⑤肠壁内或系膜缘有大血肿者；⑥肠系膜损伤影响肠壁血液循环者。

　　结肠破裂（colon rupture）发病率较小肠为低，但因结肠内容物液体成分少而细菌含量多，故腹膜炎出现得较晚，但较严重。腹膜后的结肠壁损伤后容易漏诊，常常导致严重的腹膜后感染。细菌含量大，故结肠破裂的治疗不同于小肠破裂。除少数裂口小、腹腔污染轻、全身情况良好的结肠破裂的患者可以考虑 I 期修补或 I 期切除吻合外，大部分患者先采用肠造口术或肠外置术处理，待 3～4 周后患者情况好转时，再行关闭瘘口。故根据结肠破裂情况及患者全身状况，手术方式可分为以下几种：① I 期修补术：适用于肠管裂口小、受伤时间短、腹腔污染轻、全身情况良好的患者；② I 期修补+近端造口术：适用于肠管裂口小、受伤时间短、腹腔污染轻、全身情况良好的患者；③ I 期切除+近端造口术：适用肠管损伤范围大，但受伤时间短、腹腔污染轻、全身情况良好的患者；④肠管修补外置术：适用于肠管裂口偏大，或局部挫伤重，虽然可以修补，但有肠瘘之虞者，可以将肠管修补后外置于腹壁下或腹壁外观察，如果发生肠瘘，可以开放为造口，如果 I 期愈合，置于腹壁下的肠管不必再还纳腹腔，置于腹壁外的肠管 7～10 天可还纳入腹腔；⑤肠管外置术：适用于病情危重，不能耐受长时间手术，可将肠袢游离后拖出腹腔，待全身情况改善后再处理。

　　I 期修复手术的主要禁忌：①腹腔严重污染；②全身严重多发伤或腹腔内其他脏器合并伤，须尽快结束手术；③伴有重要的其他疾病如肝硬化、糖尿病等。失血性休克需大量输血（＞2000ml）者、高龄患者、高速火器伤者、手术时间已延误者。

> **案例 35-6 分析**
>
> 　　上述患者受伤部位为下腹部，受伤范围较局限，结合解剖学知识，下腹部脏器主要为小肠，诊断为肠破裂。急诊行手术治疗。手术中发现回肠距离回盲部 50cm 处肠管破裂，破口较整齐，予以修补术。术后恢复良好。

第七节　直肠损伤

　　直肠损伤（rectal injury）按原因可分为以下几种。①直肠开放性损伤：常见的有尖锐物穿透伤、弹片伤、爆炸伤、骨盆骨折断端的刺伤等，分娩时也可因产力过强致会阴与直肠撕破；②直肠闭合性损伤：原因有高空坠落、腹部挤压、直肠内异物刺伤等；③医源性损伤常见于下腹部手术、内镜检查、取活检或息肉电切，极少数因肛表测体温、灌肠时插管导致直肠损伤；④也有报道自发性直肠破裂者。

　　发生在腹膜反折之上，其临床表现与结肠破裂基本相同；如发生在反折之下，则将引起严重的直肠周围感染，但并不表现为腹膜炎，诊断容易延误。腹膜反折之下直肠损伤临床表现：①血液从肛门排出；②会阴部、骶尾部、臀部、大腿部的开放伤口有粪便溢出；③尿液中有粪便残渣；④尿液从肛门排出；⑤直肠指检可发现直肠内有出血，有时还可摸到直肠破裂口。怀疑直肠损伤而指检阴性者，可行直肠镜检查。

　　腹膜反折之上直肠破裂者应经腹进行修补，如属毁损性严重损伤，可切除后端端吻合，同时行乙状结肠双筒造口术，2～3 个月后闭合造口。直肠反折之下直肠破裂者，应充分引流直肠周围间隙以防感染扩散，并应施行乙状结肠造口术，使粪便改道直至直肠伤口愈合。

第八节　腹膜后血肿

案例 35-7

患者，男，40 岁。1 小时前与他人争执，被他人用刀刺伤下腹部，急诊送入医院。

查体：神清，精神萎靡。T 36.5℃，P104 次/分，R 20 次/分，BP 80/60mmHg，面色苍白，下腹部见一伤口，有少量血液溢出。

问题：

1. 该患者的诊断是什么？
2. 如何治疗？

外伤性腹膜后血肿（retroperitoneal hematoma）多系高处坠落、挤压、车祸等所致腹膜后脏器（胰、肾、十二指肠、大血管）损伤、骨盆或下段脊柱骨折和腹膜后血管损伤所致。出血后，血液可在腹膜后疏松间隙广泛扩散形成巨大血肿，还可渗入肠系膜间。

腹膜后血肿因出血程度与范围各异，临床表现并不恒定，并常因有合并损伤而被掩盖。一般说来，除部分伤者可有腰肋部瘀斑（Grey Turner 征）外，突出的表现是内出血征象、腰背痛和肠麻痹，甚至失血性休克；伴尿路损伤者则常有血尿。血肿进入盆腔者可有里急后重感，并可借直肠指检触及骶前区伴有波动感的隆起。有时因后腹膜破损而使血液流至腹腔内，故腹腔穿刺或灌洗具有一定诊断价值。B 超或 CT 检查可帮助诊断。

治疗方面，首先应输血输液治疗出血性休克，必要时急诊手术探查。对于少量出血，往往能自行局限、吸收，不需手术治疗，如大量输血仍不能纠正休克或疑有内脏损伤时，应紧急手术探查。手术中如见后腹膜并未破损，可先估计血肿范围和大小，在全面探查腹内脏器并对其损伤做相应处理后，再对血肿的范围和大小进行一次估计，如血肿有所扩展，则应切开后腹膜，寻找破损血管，予以结扎或修补；如无扩展，可不予切开，因完整的后腹膜对血肿可起压迫作用，使出血得以自控，特别是盆腔内腹膜后血肿，出血多来自压力较低的盆腔静脉丛，出血自控的可能性较大。如血肿位置主要在两侧腰大肌外缘、膈脚和骶岬之间，血肿可来自腹主动脉、腹腔动脉、下腔静脉、肝静脉及肝的裸区部分、胰腺或腹膜后十二指肠的损伤，此范围内的腹膜后血肿，不论是否扩展，原则上均应切开后腹膜，予以探查，以便对受损血管或脏器做必要的处理。剖腹探查时如见后腹膜已破损，则应探查血肿。探查时，应尽力找到并控制出血点；无法控制时，可用纱条填塞，静脉出血常可因此停止。填塞的纱条应在术后 4～7 日内逐渐取出，以免引起感染。感染是腹膜后血肿最重要的并发症。

案例 35-7 分析

上述患者入院后诊断为腹部开放性损伤，失血性休克。积极抗休克的同时手术治疗。术中见伤口延续到腹膜后，患者腹膜后血肿较大，主要位于髂窝处，腹腔内少量积血。探查腹腔脏器未受损伤。术中考虑患者腹膜后血肿可以自行止血故未切开后腹膜探查。患者术后返回病房后出现脉搏增快，血压下降，继而出现心跳呼吸骤停而死亡。尸体解剖：右侧髂动脉破裂，失血性休克。

分析该病例：该患者腹膜后出血较重，出血部位位于大血管附近，故需要切开后腹膜探查。

思 考 题

1. 如何判断腹部损伤中是否有腹部内脏器损伤？
2. 脾破裂的临床表现和治疗要点有哪些？
3. 十二指肠损伤的临床特点有哪些？
4. 腹膜后血肿在什么情况下需要切开后腹膜探查？

（任双义）

第三十六章　急性化脓性腹膜炎

第一节　急性弥漫性腹膜炎

案例 36-1

患者，女，32 岁，突发性右下腹部剧烈腹部疼痛不适 10 小时急诊入院。

患者于 10 小时前在工作单位突发性出现右下腹部剧烈腹痛，伴轻微恶心、呕吐，发病以来呕吐发作 2 次，呕吐物为胃内容物。发病以来，病情进行性加重。平素健康，无饮食不洁史和外伤史，无尿痛，尿急及肾病史。末次月经为病前 3 个月。无头痛、意识障碍，无大、小便失禁。在当地医院输液、对症治疗，效果不佳，腹痛逐渐加剧，并伴有全腹部明显压痛。伴有肛门坠胀感。

体格检查：T38.9℃，P 106 次/分，R 25 次/分，BP 80/60mmHg，表情淡漠，急性痛苦面容，面色苍白，出冷汗。浅表淋巴结不肿大，巩膜无黄染，双侧瞳孔等大，对光反射存在，颈软、气管居中。心、肺正常，腹部稍胀，右下腹部有明显压痛及反跳痛、腹肌紧张。全腹部有轻微压痛，反跳痛及腹肌紧张，肝、脾未扪及。腹部有叩痛，移动性浊音阳性，肠鸣音减弱，2 次/分。肛诊及妇科检查未见明显异常。

问题：

1. 接诊患者后，根据患者临床表现、相关辅助检查结果，初步临床诊断是什么？

2. 如果诊断尚不明确，需要完善哪些相关辅助检查？

腹膜炎是腹腔脏腹膜和壁腹膜的炎症。从广义而言，因细菌、化学、物理损伤等引起的腹膜炎症，均称为腹膜炎。但细菌引起的化脓性腹膜炎最为常见，故最具临床重要性。

【解剖生理概要】　腹膜分为互相连续的壁腹膜和脏腹膜两部分。壁腹膜贴附腹壁、横膈脏面和盆壁的内面，脏腹膜将内脏悬垂或固定于膈肌、腹后壁或盆腔壁，形成网膜、肠系膜及几个韧带，腹膜腔是壁腹膜和脏腹膜之间潜在的间隙，男性是密闭的，女性的腹膜腔则经输卵管、子宫、阴道与体外相通。腹膜腔是人体最大的体腔，正常情况下，腹腔内有 75～100ml 草黄色澄清的液体，起润滑作用。在病变时，腹膜腔内可容纳数升液体或气体。腹膜腔分为大腹腔、小膜腔两部分，即腹腔和网膜囊，二者经网膜孔相通（图 36-1）。

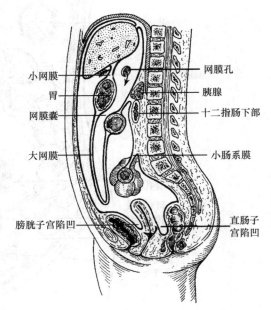

图 36-1　腹膜解剖模式图

腹膜的表面是一层扁平的间皮细胞，排列规则。深面依次为基膜、浆膜下层，含有血管丰富的结缔组织、脂肪细胞、巨噬细胞、胶原和弹力纤维。腹膜有很多皱襞，其面积几乎与全身的皮肤面积相等，为 $1.7\sim2.0m^2$。

腹膜是双向的半透性薄膜，水、电解质、尿素及一些小分子物质能透过腹膜，腹膜能向腹腔内渗出大量液体，内含淋巴细胞、巨噬细胞和脱落的上皮细胞。在急性炎症时，腹膜分泌大量的渗出液，起到稀释毒素和减少刺激的作用，渗出液中的巨噬细胞能吞噬细菌、异物和破碎组织。其中的纤维蛋白沉积在病变周围，产生粘连，以防止感染扩散并修复受损组织。但是，由此而产生的腹腔内广泛的纤维性粘连，则引起肠管成角、扭曲、成团，可导致肠梗阻，同时腹膜有很强的吸收能力，能吸收腹腔内的积液、血液、空气和毒素等。在严重的腹膜炎时，可因腹膜吸收大量的毒素物质，而引起感染性休克。

急性弥漫性腹膜炎是临床较为常见的一种。腹膜炎按病因可分为细菌性腹膜炎和非细菌性腹膜炎；按临床经过分为急性、亚急性和慢性三类；按感染途径分为原发性腹膜炎和继发性腹膜炎；按感染波及范围分为弥漫性腹膜炎和局限性腹膜炎。

【病因】

1.原发性腹膜炎（primary peritonitis） 原发性腹膜炎又称自发性腹膜炎，腹腔内无原发性病灶。常见病菌是溶血性链球菌、肺炎链球菌等。细菌进入腹腔的途径一般有以下四种。①血行播散：病原菌经呼吸道和泌尿道的感染灶，通过血行播散至腹膜腔，婴儿和儿童的原发性腹膜炎多属于这一类。②上行性感染：来自女性生殖道细菌，通过输卵管直接向上扩散至腹腔，如淋菌性腹膜炎。③直接扩散：泌尿系感染时，细菌通过腹膜层直接扩散至腹膜腔。④透壁性感染：正常情况下，肠腔细菌不能通过肠壁。但在某些情况下，如肝硬化腹水、肾病、猩红热、肠梗阻或营养不良等机体抵抗力下降时，肠腔内细菌可通过肠壁进入腹腔，引起腹膜炎。

2. 继发性腹膜炎（secondary peritonitis） 继发性化脓性腹膜炎是最常见的腹膜炎，是由腹腔内原有疾病的进一步发展恶化引起。常见原因有以下几种。①急性炎症性病变：如急性阑尾炎、急性胰腺炎、急性胆囊炎等。②急性穿孔性病变：如急性阑尾炎穿孔、胃十二指肠溃疡穿孔、急性胆囊炎穿孔等。胃肠内容流入腹腔首先引起化学性刺激，产生化学性腹膜炎，然后继发感染成为化脓性腹膜炎。③肠坏死：如急性绞窄性肠梗阻。④腹部外伤：无论是开放性或闭合性损伤都有可能引起腹腔器官穿孔或破裂。⑤腹部手术污染或吻合口瘘。⑥其他：腹腔穿刺、经皮肝穿胆道造影、腹腔异物（图 36-2）。

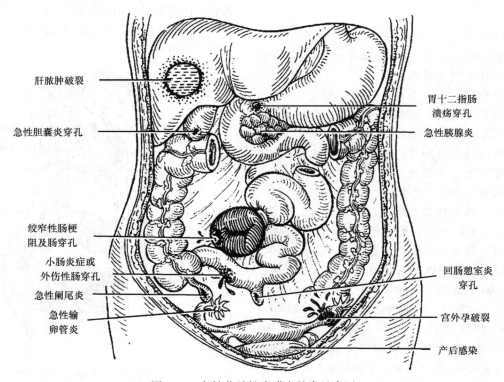

肝脓肿破裂
急性胆囊炎穿孔
胃十二指肠溃疡穿孔
急性胰腺炎
绞窄性肠梗阻及肠穿孔
小肠炎症或外伤性肠穿孔
急性阑尾炎
急性输卵管炎
回肠憩室炎穿孔
宫外孕破裂
产后感染

图 36-2 急性化脓性腹膜炎的常见病因

案例 36-1 分析 1

1. 突发性右下腹部剧烈腹部疼痛不适 10 小时。急症入院，无转移性右下腹部疼痛，无化脓性炎症征象。即使是急性阑尾炎症病变在 2 小时以内，一般不会发展到休克状态及局部出现明显局限性腹膜炎征象。因此此患者诊断为急性阑尾炎的可能性不大。

2. 患者平素体健，发病突然，无饮食不洁史和外伤史，无尿痛、尿急及肾病史。所以右下腹部如急性肠炎、肠结核、肿瘤、伤寒、右侧泌尿系梗阻性疾病、呼吸系统疾病等，外伤性内脏破裂可以排除。

【病理生理】 腹腔内进入细菌或胃、肠内容物后，机体立即产生反应，腹膜充血、水肿并失去原有光泽。接着产生大量浆液性渗出液，以稀释腹腔内的毒素，并出现大量巨噬细胞、中性粒细胞，加以坏死组织、细菌和凝固的纤维蛋白，使渗出液变混浊而成为脓液，以大肠杆菌为主的脓液呈黄绿色，常与其他致病菌混合感染而变得黏稠，并有粪便的特殊臭味。对临床诊断有重要意义。

腹膜炎形成后其结局由两种因素决定，一是患者全身和腹膜局部的防御能力，二是细菌的性质、数量和感染的时间。细菌及其产物（内毒素）刺激机体的细胞防御机制，激活许多炎性介质，如血中肿瘤坏死因子α（TNF-α）、白介素-1（IL-1）、IL-6和弹性蛋白酶等可升高。腹腔渗出液中的浓度更高。这些细胞因子多来自巨噬细胞，另一些是直接通过肠屏障逸入腹腔，或由于损伤的腹膜组织所生成。渗出液中细胞因子浓度更能反映腹膜炎的严重程度。在病程后期，腹腔内细胞因子具有损害器官的作用，除细菌因素外，这些毒性介质不能及时清除，其终末介质NO将阻断三羧酸循环而导致细胞缺氧窒息，造成多器官衰竭死亡。

此外，腹内脏器浸泡在脓液中，腹膜严重充血、水肿，渗出大量液体，引起脱水、电解质紊乱、血浆蛋白降低、贫血，加之发热、呕吐、肠麻痹，肠腔内积聚大量液体，使血容量明显减少。肠管因麻痹、扩张，使膈肌抬高，影响心、肺功能，使血循环和气体交换受到影响，加重休克导致死亡（图36-3）。

年轻体壮、抗病能力强者，如致病菌毒力弱，病变损害轻，则病变附近的肠管和其他脏器及移过来的大网膜发生粘连，将病灶包围，使病变局限于腹腔内的一个部位成为局限性腹膜炎，渗出液逐渐被吸收、炎症消散，自行修复治愈，如局限部位化脓，积聚于膈下、肠袢间、盆腔，则形成局限性脓肿。腹膜炎治愈后，腹腔内会有不同程度的粘连，但大多数无不良后果。部分肠管粘连可造成扭曲或成角，使肠管不通，

发生机械性肠梗阻，即粘连性肠梗阻。

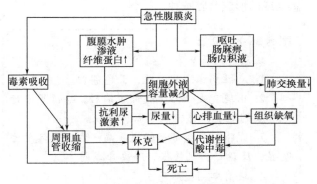

图36-3　急性腹膜炎的病理生理

【临床表现】 由于病因不同，腹膜炎可突发，也可以渐发。如空腔脏器破裂或穿孔所引起的，常突然发生，而由急性阑尾炎等引起的，则多先有原发病症状，而后再逐渐出现腹膜炎表现。

急性腹膜炎的主要临床表现有以下几种。

1. 腹痛 是最主要的症状。疼痛的程度与病因、炎症的轻重、年龄、身体素质等有关。腹痛是发病的第一症状，多较剧烈且为持续性，深呼吸、咳嗽、体位改变时疼痛加剧，腹痛多数先在病变原发部位，然后累及全腹。

2. 恶心、呕吐 为早期常见症状，开始是因腹膜受刺激，引起的反射性恶心、呕吐，呕吐物多为胃内容物。当出现麻痹性肠梗阻时，呕吐物可转变为黄绿色胆汁，甚至棕褐色粪样肠内容物。

3. 体温、脉搏 体温变化与腹膜炎症发生的时间和程度有关。发病初期体温可正常，随着病情发展，体温逐渐升高。但年老体弱或病情特别严重的患者，体温可有降低，脉搏常加快，如脉搏快而体温下降，多为病情恶化征象。

4. 感染中毒症状 开始可表现为发热、脉速、呼吸浅快、大汗、口干、表情淡漠或兴奋状态。随病情加重，逐渐出现面色苍白、眼窝凹陷、口唇发绀、皮肤干燥、四肢发冷、呼吸急促、脉搏细弱、体温骤升或下降、血压下降、神志恍惚或不清，呈现出重度缺水、代谢性酸中毒及休克表现。

5. 腹部体征 腹式呼吸减弱或消失，伴有明显腹胀。腹胀加重常是判断病情发展的一项重要指标。腹部压痛、反跳痛、肌紧张是腹膜炎的标志性体征，尤以原发病灶部位最明显。胃肠或胆囊穿孔引起的腹肌紧张最突出，常呈“木板样”强直；而老年、幼儿或极度虚弱的患者，腹肌紧张较轻，易被忽视。腹部叩诊因胃肠胀气常呈鼓音，胃、十二指肠穿孔时，肝浊音界缩小或消失，腹腔内积液较多时可叩出移动性浊音，听诊时肠鸣音减弱或消失。

直肠指检:直肠前窝饱满及有触痛表示盆腔已有感染或已形成盆腔脓肿。

【辅助检查】

1. 实验室检查 白细胞计数常明显增高,中性粒细胞比例可高达85%以上,并可出现核左移和中毒颗粒。病情危重或机体反应能力低下患者,白细胞计数可不高,仅中性粒细胞比例增高。

2. 影像学检查 腹部X线立位平片可见广泛肠胀气,并有多个小液平面,腹膜外脂肪线模糊或消失。如胃肠穿孔常可见膈下游离气体。B超和CT检查对腹水及实质器官破裂诊断有帮助,而且可指导腹腔穿刺定位。腹腔穿刺方法:一般在两侧下腹部髂前上棘内下方进行诊断性腹腔穿刺。根据抽出液体颜色、气味、混浊度、有无胃肠内容物、再结合抽出液常规检查、涂片、细菌检查及淀粉酶值测定等来判断病因。抽出液甚至可做细菌培养,抽出液可为透明、混浊、脓性、血性、含食物残渣或粪便等几种。结核性腹膜炎为草绿色透明液体。胃十二指肠穿孔多为黄色、混浊、含胆汁的液体。饱餐后穿孔可见含食物残渣。重症胰腺炎抽出为血性、胰淀粉酶含量高。绞窄性肠梗阻抽出为血性、臭味重。实质器官破裂出血,抽出为不凝的鲜血。如腹腔内液体少于100ml时,腹穿一般不易抽出液体,可向腹腔内注入一定量生理盐水后再进行抽液检查。已婚女性患者可经阴道超声检查或经后穹隆穿刺检查。

【诊断】 根据病史及结合典型的体征、白细胞计数、腹部X线检查、B超检查和CT检查等,腹膜炎诊断并不困难。但儿童在上呼吸道感染期间突然腹痛、呕吐,出现明显的腹部体征时,要综合分析是原发性腹膜炎,还是因肺部炎症刺激肋间神经所致。

进一步明确病因是急性腹膜炎诊断中的重要环节,与治疗抉择有密切关系。腹膜炎中绝大部分是继发性腹膜炎,只要详细采集病史,对各种检查材料综合分析,多能找出其原发病灶。

【治疗】 治疗原则:①去除导致急性腹膜炎的病因。②抗感染,促进腹腔渗出液尽快引流、吸收。③纠正因腹膜炎引起的全身病理、生理改变,如低血容量、高代谢、多器官损害等。

案例 36-1 分析 6

患者术中探查证实为右侧输卵管异位妊娠合并出血、急性腹膜炎的诊断（图 36-4）。行右侧输卵管切除和腹腔引流术。半月后痊愈出院。

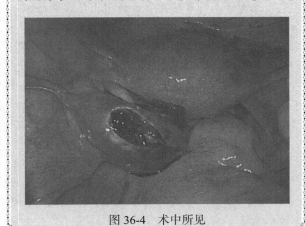

图 36-4　术中所见

治疗分为非手术治疗和手术治疗两种方法。

1. 非手术治疗　对病情较轻，或病程较长超过 24 小时，且腹部体征已减轻或有减轻趋势者，或急性腹膜炎初期，患者全身情况好，炎症有局限趋势者，可暂不手术。原发性腹膜炎或盆腔炎引起的腹膜炎，前者原发病灶不在腹腔，后者抗生素治疗效果佳，可行非手术治疗。

（1）体位：一般取半卧位，以促使腹内渗液流向盆腔，减少吸收，减轻中毒症状，且有利于局限和引流，促使内脏下移、腹肌松弛，减轻因腹胀压迫膈肌而影响呼吸和循环。鼓励患者经常活动双腿，以防发生下肢静脉血栓形成。休克患者取平卧位或头、躯干和下肢各抬高 20°的体位。

注意： 腹膜腔由于面积大，又有大网膜，因此对渗出吸收能力很强，但盆腔腹膜面积小，吸收毒素能力较差。

（2）禁食、胃肠减压：①随时可能中转手术。②胃、肠穿孔患者必须禁食。③胃肠减压，抽出胃肠道内容物和气体，可减轻胃肠膨胀，改善胃、肠壁血运。

（3）纠正水、电解质紊乱：由于禁食、胃肠减压及大量腹腔渗液，易造成体内水、电解质失衡。根据患者失水程度及出入量计算补充总量（晶体、胶体），病情轻的以补充平衡液为主。对严重患者应多输血浆、白蛋白和全血，以补充腹腔内渗出的大量血浆引起的低蛋白血症和贫血。同时监测脉搏、血压、

尿量、中心静脉压、心电图、血细胞比容、血清电解质、肌酐及血气分析等，以调整输液的成分和速度，维持尿量 30～50ml/h。急性腹膜炎中毒症状重伴有休克者，如输液、输血仍不能改善患者状况，可以用一定剂量的激素，以减轻中毒症状，对缓解病情有一定帮助，也可根据输液情况给予适量血管收缩剂或扩张剂，其中以多巴胺比较安全。

（4）抗生素应用：腹膜炎是使用抗生素治疗的指征。继发性腹膜炎多为混合性感染，致病菌以大肠杆菌、肠球菌、厌氧菌为主。要根据病因及炎症程度选用抗生素。上消化道穿孔时，青霉素和头孢菌素均有效。第三代头孢菌素足以杀死大肠杆菌而无耐药性。经大宗病例观察发现，2g 剂量的第三代头孢菌素在腹腔内的浓度足以对抗所测试的 1048 株大肠杆菌。过去较为常用的氨苄西林、氨基糖苷类和甲硝唑（或克林霉素）三联用药方案现在已很少应用。因为氨基糖苷类药物有肾毒性，在腹腔感染的低 pH 环境中效果不大。过去主张大剂量联合应用抗生素，现在认为单一广谱抗生素治疗大肠杆菌效果会更好。严格讲，根据细菌培养及药敏结果选用抗生素是比较合理的。需要强调的是，抗生素不能替代手术治疗，有些病例通过单纯手术就可以获得治愈。

（5）补充热量和营养支持：急性腹膜炎的代谢率约为正常人 140%，每日需要热量达 12 550～16 740kJ（3000～4000kcal）。热量补充不足时，体内大量蛋白首先被消耗，使患者的抵抗力及愈合能力下降，在输入葡萄糖供给一部分热量的同时，应补充白蛋白、氨基酸、支链氨基酸等。静脉输入脂肪乳可获较高热量，对长期不能进食的患者应尽早考虑使用肠外营养。手术时已作空肠造口的患者，肠功能恢复后可给予肠内营养。

（6）镇静、止痛、吸氧：可减轻患者忧虑、恐惧和痛苦心理。已经确诊、治疗方案已定的及手术后的患者，可用哌替啶止痛剂。诊断不清或需要观察的患者，暂不用止痛剂，以免掩盖病情。

2. 手术治疗　继发性腹膜炎绝大多数需要手术治疗。

（1）手术适应证：①经上述非手术治疗 6～8 小时后（一般不超过 12 小时），腹膜炎症状及体征不缓解反而加重者。②腹腔内原发病严重，如胃肠穿孔、胆囊坏疽、绞窄性肠梗阻、腹腔内脏器损伤破裂和胃肠道手术后短期内吻合口漏所引起的腹膜炎。③腹腔内炎症较重，有大量积液，出现严重的肠麻痹或中毒症状，尤其是有休克表现者。④腹膜炎病因不明确，且无局限趋势者。

（2）麻醉方法：多选用全身麻醉或硬膜外麻醉，

个别危重休克患者可以用局部麻醉。

（3）原发病灶的处理：清除腹膜炎病因是手术治疗的主要目的。但一定要根据患者耐受程度对病灶进行处理，不能因强调处理彻底而危及患者生命，手术切口应选原发病灶部位。如不能确定原发病变位于哪个脏器，则以右旁正中切口为好，开腹后根据手术需要可向上、向下延长。开腹探查要轻柔细致，避免损伤肠管和过多不必要的解剖分离。胃十二指肠溃疡穿孔时间不超过 12 小时，可做胃大部切除术。如穿孔时间较长、腹腔污染严重或患者全身状况不好，只能行穿孔修补术。坏疽的阑尾和胆囊应切除，如胆囊炎症重，解剖层次不清，全身情况不能耐受手术，宜行胆囊造口和腹腔引流。坏死肠管应切除，坏死的结肠如因病情危重不宜切除，则应将坏死肠段外置行结肠造口术。

（4）彻底清洁腹腔：开腹清除病灶后应尽可能吸尽腹腔内脓液，清除食物残渣、粪便和异物等。脓液多积聚在原发病灶附近、膈下、两侧结肠旁沟及盆腔内，可用甲硝唑及生理盐水冲洗腹腔至清洁。腹腔内有脓苔、假膜和纤维蛋白分隔时，应予清除以利引流。关腹前一般不在腹腔应用抗生素，以免造成严重粘连。

（5）充分引流：引流的目的是要把腹腔内残留渗液和继续产生的渗液引流至体外，以减轻感染和避免术后发生腹腔脓肿。引流物通常选用硅管、乳胶管或双腔引流管等；如果腹腔渗液不多、较局限，也可选用烟卷引流，引流物在腹腔内段应剪多个侧孔，其大小应与引流管内径接近。将引流管放至病灶附近和最低位。要注意防止引流管折曲或压迫肠管。严重感染应多处安放引流，必要时术后可作腹腔灌洗。安放腹腔引流管指征：①坏死病灶未能彻底清除或有大量坏死组织无法清除。②为预防胃肠道穿孔修补等术后渗漏。③手术部位有较多渗液、渗血。④已形成局限性脓肿。

（6）术后处理：继续禁食、胃肠减压、补液，应用抗生素和营养支持治疗，保证引流管通畅。根据手术时脓液的细菌培养和药物敏感试验结果，选用有效抗生素，待患者全身情况改善，临床感染消失后，可考虑停用抗生素。一般待腹腔引流量小于每日 10ml，非脓性、无发热、腹胀等，显示腹膜炎已控制后，可拔出腹腔引流管。密切观察病情，注意心、肺、肝、肾、脑等重要脏器的功能及 DIC 的发生，并进行及时有效的处理。

第二节　腹腔脓肿

案例 36-2

患者，女，36 岁，自诉下腹部坠胀不适 1 个月入院。

患者于 1 个月前无明显诱因出现腹部坠胀不适，伴有里急后重感觉。大便次数增多，3～5 次/天，无明显规律性，小便次数增多，伴有尿急、尿频等症状。平素健康，无尿痛、尿急及肾病史。月经规律。2 个月前因宫颈癌在全麻下行子宫切除术，术后恢复尚可。近 1 周来，腹痛及下腹部坠胀感明显加重，大小便次数明显增多，为求进一步治疗，遂收治我院普外科。

体格检查：T 37.9℃，P 106 次/分，R25 次/分，BP 80/60mmHg，WBC $12×10^9$/L，C 反应蛋白高于正常。下腹部明显压痛，无反跳痛，无腹肌紧张。盆腔超声提示：双附件区（盆腔）囊实混合性包块，边界模糊，直径 5cm×12cm。盆腔 CT 检查：盆腔占位性病变，脓肿可能性大。入院后给予患者抗生素治疗，未见明显好转。

问题：

根据患者临床症状、体征及相关辅助检查结果，可初步诊断为什么疾病？

脓液在腹腔内积聚，由肠管、内脏、网膜或肠系膜等粘连包围，与游离腹腔隔离，形成腹腔脓肿。腹腔脓肿可分为膈下脓肿、盆腔脓肿、肠间脓肿（图 36-5）。一般都继发于急性腹膜炎或腹腔内手术，原发性感染少见。

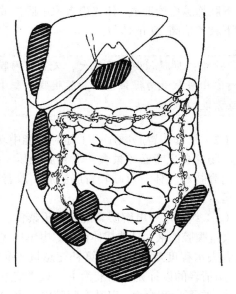

图 36-5　腹腔脓肿的好发部位

一、膈 下 脓 肿

横结肠及其系膜将大腹腔分成结肠上区和结肠下区。结肠上区亦称膈下区，肝将其分隔为肝上间隙和肝下间隙。肝上间隙又被镰状韧带分成左、右间隙。肝下间隙被肝圆韧带分成右下间隙和左下间隙。左肝下间隙又被肝胃韧带和胃分为左前下间隙和左后下间隙。肝左后下间隙即为网膜囊，由于肝左叶很小，左肝下前间隙与左肝上间隙实际上相连而成为一个左膈下间隙。此外，在冠状韧带两层之间，存在一个腹膜外间隙，脓液积聚在一侧或两侧膈肌下与横结肠及其系膜的间隙内者，通称为膈下脓肿（subphrenic abscess），脓肿可以发生在一个或两个以上的间隙。

【病理】　患者平卧时膈下部位最低，故脓液易积聚于此处。细菌亦可以由门静脉和淋巴系统到达膈下。约70%的急性腹膜炎患者经手术或药物治疗后，腔内脓液可完全被吸收；约30%的患者发生局限性脓肿。脓肿位置与原发病有关。十二指肠溃疡穿孔、化脓性胆管炎、阑尾炎穿孔等，脓肿常发生在右膈下；胃穿孔、脾切术后感染，脓肿常发生在左膈下。小的膈下脓肿可经非手术治疗吸收。较大的脓肿，可因较长时间感染使身体消耗以至衰竭，死亡率甚高。膈下感染可引起反应性胸腔积液，或经淋巴途径蔓延至胸腔引起胸膜炎，亦可穿入胸腔，引起脓胸。个别可穿透结肠形成内瘘而"自家"引流。也有因脓肿腐蚀消化道管壁而引起消化道反复出血、肠瘘或胃瘘者。如患者身体抵抗力低下，亦可发生脓毒血症。

【临床表现】　膈下脓肿的临床表现开始时往往被原发病和手术引起的机体反应所掩盖。如一般情况好转后又出现发热、乏力、上腹痛、呃逆等症状，应考虑膈下脓肿。一旦膈下脓肿形成，可出现明显的全身及局部症状。

1. 全身症状　发热，初为弛张热。脓肿形成后呈持续高热，也可为中等程度的持续发热，脉率增快，舌苔厚腻，逐渐出现乏力、衰弱、盗汗、厌食、消瘦、白细胞计数升高、中性粒细胞比例增加。

2. 局部症状　脓肿部位可有持续性钝痛，深呼吸时加重。疼痛常位于近中线的肋缘下或剑突下，并向背部放射。脓肿刺激膈肌可出现呃逆。膈下感染可引起胸膜、肺反应，出现胸腔积液或盘状肺不胀，引起咳嗽、胸痛，脓肿可破入胸腔发生脓胸。

3. 体格检查　可发现患侧下胸部或上腹部呼吸动度减弱，严重时局部皮肤凹陷性水肿，皮温升高。局部深压痛或叩击痛。患侧胸部下方呼吸音减弱或消失，右膈下脓肿可使肝浊音界扩大。近年来，由于大量应用抗生素，局部症状、体征多不典型，有10%～25%的脓腔内含有气体。

【诊断和鉴别诊断】　在急性腹膜炎或腹腔内脏器炎性病变的治疗过程中，或腹部手术数日后出现持续发热、腹痛，应想到本病，并做进一步检查。X线透视可见患侧膈肌升高，呼吸活动度受限或消失，肋膈角模糊、积液。X线片显示胸膜反应、胸膜腔积液、肺下叶部分不张等。膈下可见占位阴影，左膈下脓肿胃底可受压下降移位，脓肿含气者可有液气平面。B超检查或CT检查对膈下脓肿的诊断及鉴别诊断帮助较大。尤其是在B超指引下行诊断性穿刺，不仅可帮助诊断，而且对小的脓肿经吸脓后，可冲洗脓腔、注入抗生素进行治疗。膈下脓肿需与脓胸和肝脓肿进行鉴别。

【治疗】　膈下脓肿较小时，非手术治疗以及经皮穿刺抽脓或经皮穿刺置管引流，都能收到较好的治疗效果。但较大脓肿具较重症状的必须尽早手术引流，并应进行充分的术前准备，包括补液、输血、营养支持和抗感染治疗。

1. 经皮穿刺置管引流术　优点：手术创伤小，可在局部麻醉下施行，一般不会污染游离腹腔且引流效果较好。适应证：与体壁贴近的、局限的单房脓肿。穿刺插管需由外科医师和放射科医师配合进行，如穿刺失败或发生并发症，便于及时手术。

操作方法：根据超声或CT所显示的脓肿位置，确定穿刺的部位、方向和深度。穿刺部位应是脓肿距腹壁最近处，其间无内脏。选定部位后，常规消毒、铺巾。局部麻醉下切开皮肤少许，由超声引导，将20号四氯乙烯套管针向脓肿刺入，拔出针芯，抽出脓液5～10ml送细菌培养和做药物敏感试验。从导管插入细的血管造影导针直达脓腔后，即拔出套管，再用血管扩张器经此导管针扩张针道，然后放入一较粗的多孔导管，拔出导针，吸尽脓液，固定导管。导管接床边重力引流瓶，也可用无菌盐水或抗生素溶液定期冲洗，待症状消失，B超检查显示脓腔明显缩小甚至消失、脓液减少至每天10ml以内后，即可拔管。穿刺吸尽脓液后，也可不留置导管，因有的患者经一次抽脓后，临床症状消失，残留的少量脓液可慢慢吸收，脓腔也随之缩小、消失。如仍有脓液，可再行穿刺吸脓，约有80%的膈下脓肿可用此方法获得治愈。

2. 切开引流术　目前已应用较少。术前应根据B超和CT检查，确定脓肿的部位。按脓肿所在位置来确定切口。膈下脓肿切开引流可以通过多种切口和途径进行。目前常用的有两种。

（1）经前腹壁肋缘下切口：适用于肝右叶上、肝右叶下位置靠前或左膈下靠前的脓肿。此途径较安全而最常用。缺点是脓肿多数偏后方，此法引流不畅。加用负压吸引可弥补其不足，在局麻或硬膜外麻醉下沿着肋缘下切口，切开腹壁各层至腹膜，穿刺确定脓肿的部位，在吸出脓液的部位，沿穿刺方向和途径进入脓腔，可用手指或止血钳钝性插入脓腔。探查脓腔、分开间隔、吸净脓液，置入多孔引流管或双套管引流管，并用负压吸引，脓肿周围一般都有粘连，只要不分破粘连，脓液不会流入腹腔造成扩散，术后采用负压引流脓腔。

（2）经后腰部切口：适用于肝右叶下、膈左下靠后的脓肿。肝右叶上间隙靠后的脓肿也可采用此途径。在第 12 肋下缘做切口（图 36-6）。骨膜下切除第 12 肋，平第 1 腰椎横行切开肋骨床，然后进入腹膜后间隙（图 36-6）。检查肝下、肝后，左侧切口检查脾下及脾后有无脓肿，用针穿刺抽吸。吸到脓液后再切开脓腔，放置多孔引流管或双套管，需注意避免误入胸膜腔。

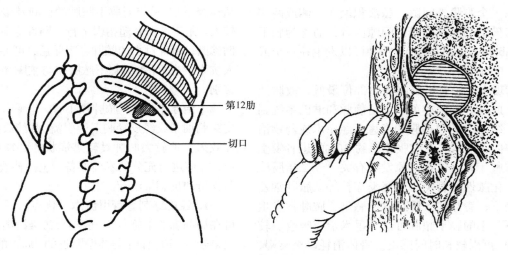

第12肋
切口

图 36-6　经后腰部切口引流肝下脓肿
左图：皮肤切口位置；右图：术者示指插入腹膜后指向脓肿

二、盆腔脓肿

盆腔处于腹腔最低位，腹内炎性渗出物或腹腔脓液易积聚于此而形成脓肿。盆腔腹膜面积小，吸收毒素也较少。因此盆腔脓肿（pelvic abscess）的全身症状较轻，而局部症状相对较显著。

【临床表现】　急性腹膜炎治疗过程中，如胃肠穿孔手术后，出现体温下降后又升高，具有典型的直肠膀胱刺激症状、下腹坠胀不适、里急后重、大便频而量少、黏液便、尿频、排尿困难等，应考虑到本病可能。腹部检查多无明显阳性体征。直肠指检可发现肛管括约肌松弛、直肠内空虚、直肠前壁扪及触痛性肿块，可有波动感。已婚妇女可进行阴道检查，以协助诊断。如是盆腔炎性包块或脓肿，可通过后穹隆穿刺抽脓，有助于诊断和治疗。腹部、盆腔及经直肠或阴道的 B 超检查可帮助明确诊断，并能了解脓肿大小、位置。必要时做 CT 检查，进一步帮助明确诊断。

案例 36-2 分析 1
诊断线索：
患者，女，36 岁，自诉下腹部坠胀不适 1 个月入院，伴有里急后重感觉。大便次数增多，3～5 次/天，无明显规律性，小便次数增多，伴有尿急、尿频等症状。
2 个月前因宫颈癌在全麻下行子宫切除术。
体格检查：T 37.9 ℃，WBC $12×10^9$/L，C 反应蛋白高于正常。盆腔超声提示：双附件区（盆腔）囊实混合性包块，边界模糊，大小为 5cm×12cm。
盆腔 CT 检查：盆腔占位性病变，脓肿可能性大。

【治疗】　盆腔脓肿较小或尚未形成时，可以采用非手术治疗。应用抗生素，辅以热水坐浴、温热盐水灌肠及物理透热等疗法。经过上述治疗，有的病例脓肿可自行完全吸收。如脓肿较大，仍须手术治疗。一般采用骶管或硬膜外麻醉，取截石位，用肛镜显露直肠前壁，在波动最明确处穿刺，抽出脓液后顺穿刺针做一小切口，再用血管钳插入扩大切口，排出脓液，然后放置多孔橡胶管引流3～4天。已婚妇女可考虑经后穹隆穿刺后切开引流。

> **案例36-2 分析2**
>
> 目前初步诊断：盆腔脓肿。
>
> 盆腔脓肿系盆腔内的局限性积脓。临床上输卵管积脓、卵巢积脓、输卵管卵巢脓肿以及由急性盆腔腹膜炎与急性结缔组织炎症所致的脓肿均属该范围，但注意与盆腔结核鉴别。
>
> 治疗原则：完善术前准备后，在局麻下行超声引导下经皮介入导管治疗。

经皮介入导管引流治疗盆腔脓肿是一项新兴技术。其效果可与传统手术治疗相媲美，同时具备操作简单、准确可靠、安全性高的特点，且有效避免麻醉、手术所带来的并发症及风险，并保留生育功能。因此认为是一种简便、安全性高，行之有效的治疗方法，值得推广。

三、肠 间 脓 肿

肠间脓肿（interloop abscess）是指脓液被包围在肠管，肠系膜与网膜之间的脓肿。脓肿可能是单个，也可能是多个大小不等的脓肿。如果脓肿周围广泛粘连，可发生不同程度的粘连性肠梗阻。临床上表现出化脓感染的症状，尚有腹胀、腹痛、腹部压痛或扪及包块等。如脓肿自行穿破入肠管或膀胱则形成内瘘，脓液可随大小便排出。X线检查时发现肠壁间距增宽及局部肠袢积气。B超、CT检查发现较大的脓肿，应用抗生素、物理透热及全身支持治疗。如非手术治疗无效或发生肠梗阻时，应考虑剖腹探查并行脓肿引流术，但手术探查时需小心，因肠管水肿分离时容易分破肠管形成肠瘘。如B超或CT检查提示脓肿局限且为单房，并与腹壁紧贴，也可采用B超引导下经皮穿刺置管引流。

第三节 腹腔间隔室综合征

正常人腹内压接近大气压，为5～7mmHg。腹内压≥12mmHg为腹腔高压，腹内压≥12mmHg伴有与腹腔高压有关的器官功能衰竭为腹腔间隔室综合征（abdominal compartment syndrome，ACS）。任何引起腹腔内容量增加或腹腔容积相对减小的因素都可以导致腹内压增加，这些因素可分为两大类。①腹壁因素：腹壁深度烧伤焦痂对腹腔的缩迫、腹壁的缺血和水肿、巨大腹壁疝修补术后勉强关腹等所导致腹壁顺应性降低；②腹腔因素：主要是腹腔内容量的增加，如腹内大出血、器官严重水肿、胃肠扩张、肠系膜静脉血栓、腹水或积脓、腹腔内大量纱布填塞止血等。需要大量液体复苏如大面积烧伤、重症胰腺炎、出血性休克等患者，均可能出现腹内压增高。

【病理生理】 腹腔内压力进行性增高，下腔静脉受压，回心血量减少，血压下降；血液循环阻力增大，心排血量减少；腹腔压力向胸腔传递，膈肌抬高，呼吸道和肺血管阻力增加，出现低氧血症和高碳酸血症；胸腔压力增高也可升高颈静脉压力，影响脑静脉回流；肠系膜血流量减少，门静脉回流减少，导致肠道和肝脏缺血；心排血量减少和血压下降导致肾血流量减少，同时肾静脉压升高，肾小球滤过率降低，出现少尿和无尿。

【临床表现】 患者胸闷气短，呼吸困难，心率加快。腹部膨隆，张力高可伴有腹痛、肠鸣音减弱或消失等。ACS早期即可有高碳酸血症（$PaCO_2$＞50mmHg）和少尿（每小时尿量＜0.5ml/kg）。后期表现无尿、氮质血症、呼吸功能衰竭及低心排血量综合征。

【诊断】 临床怀疑ACS者应常规监测腹腔压力。腹腔测压是诊断ACS最常用的方法，易于操作，可重复进行。测压时经尿道插入Foley导尿管，排空尿液后注入100ml生理盐水，连接测压器。以仰卧位耻骨联合处为零点，呼气时测压。测压时暂停呼吸机的使用。

CT检查在ACS诊断中有重要意义，表现为腹腔大量积液，圆腹征；肠壁增厚，肠系膜广泛肿胀、模糊；腹腔器官间隙闭合；肾脏受压或移位，肾动、静脉及下腔静脉狭窄。

【治疗】

1. 非手术治疗 应给予积极的综合治疗，包括科学的液体复苏，利尿脱水，早期大流量持续性血液滤过，机械辅助正压通气，减轻全身炎症反应，改善组织氧供，维护心、肺、肾功能，抑制消化液分泌，促进胃肠蠕动。合理的营养支持等。经皮穿刺引流腹水是创伤小且有效的治疗方法，可在超声或CT引导下多点穿刺，并置管持续引流。非手术治疗期应严密监测，不要错失手术时机。

2. 手术治疗 非手术治疗无效，腹内压持续＞25mmHg且威胁生命时，应实行腹腔开放术。即剖腹后不将腹壁肌层和腱膜缝合对拢，通常选择正中线纵向切口，或打开先前的腹部切口。清除血块、积液及填塞物，达到腹腔减压的目的后，采用非粘连性合成网片覆盖切口下脏器。虽然腹腔开放术挽救了一些危重患者，但其并发症也是显而易见的。因此在降低腹内压的同时，采用操作简单的手术保护腹腔脏器，避免器官尤其是肠管损伤。在腹腔高压诱因得到清除的基础上，尽早施行决定性手术，减少或避免并发症的发生。

思 考 题

1. 继发性腹膜炎的手术适应证有哪些？
2. 继发性腹膜炎手术治疗原则是什么？

（王云海）

第三十七章 胃十二指肠疾病

案例 37-1

患者,男,36 岁,因间歇性上腹部疼痛 10 年余加重 1 个月入院。

患者 10 年前因工作原因致饮食不规律出现间歇性上腹部疼痛,餐后 2～3 小时症状明显,饥饿时加重,进食后明显减轻,近 1 个月来上腹部疼痛症状明显加重,伴晨起呕吐,量大,呕吐物为宿食,门诊胃镜检查示:十二指肠溃疡,病程中偶有黑便,睡眠欠佳,父母体健。

体格检查:T 36.6℃,P 80 次/分,R 19 次/分,BP 125/80 mmHg,体重 57kg,发育正常,营养不良,神志清楚,舟状腹,腹式呼吸存在,可见胃型及蠕动波,未见腹壁静脉曲张,腹软,肝脏剑突下 2cm,脾脏未触及,上腹轻压痛,振水音阳性,全腹未触及异常包块,腹部叩诊鼓音,无移动性浊音,听诊肠鸣音 4～6 次/分,脊柱四肢无畸形,生理反射存在,病理反射未引出。

问题:
1. 考虑何种初步诊断?
2. 请找出诊断依据。

第一节 胃十二指肠溃疡的外科治疗

一、概 述

【病因和发病机制】 胃十二指肠溃疡的发病原因主要是胃炎和其他刺激因素,长期影响胃黏膜,使胃黏膜、十二指肠黏膜产生溃疡性损坏。①胃酸和胃蛋白酶分泌增多(胃酸过多);②胃黏膜屏障被破坏;③幽门螺杆菌感染:幽门螺杆菌是胃炎的主要诱因;④遗传:有的人胃和十二指肠功能低下;⑤不良习惯:吃喝生冷、辛辣、过热、粗糙食物,吸烟、饮酒等造成。吃饭不规律,饿一顿饱一顿;⑥精神情绪:紧张、生气、长期处于恐惧之中。胃溃疡主要是胃内缺少胃黏液,存在伤胃物质等因素,造成了胃黏膜屏障被破坏。

十二指肠球部溃疡的发病机制比较复杂,但可概括为两种力量之间的抗衡,一是损伤黏膜的侵袭力,二是黏膜自身的防卫力,侵袭力过强、防卫力过低或侵袭力超过防卫力时,就会产生溃疡。所谓损伤黏膜的侵袭力,主要是指胃酸/胃蛋白酶的消化作用,特别是胃酸,其他如胆盐、胰酶、某些化学药品、乙醇等,也具有侵袭作用。黏膜防卫因子主要包括黏膜屏障、黏液、HCO_3^- 屏障、前列腺素的细胞保护、细胞更新、表皮生长因子和黏膜血流量等,均能促进损伤黏膜的修复。正常时胃酸并不损伤黏膜,只有在黏膜因某种情况发生病损后胃酸/胃蛋白酶才起自身消化作用,从而导致溃疡病的发生。①胃酸/胃蛋白酶的侵袭作用:在十二指肠球部溃疡的发生过程中,胃酸/胃蛋白酶的侵袭力起主要作用。十二指肠球部溃疡时有过多的胃酸进入十二指肠球部,不能很好地被正常生理功能所中和,导致十二指肠的过度酸负荷,这是十二指肠球部溃疡发生的重要因素。②黏膜防卫力量削弱:黏膜防卫力量的削弱主要是由幽门螺杆菌感染引起的。十二指肠球炎也可直接破坏黏膜屏障,从而导致十二指肠球部溃疡的发生。③血液循环:黏膜良好的血液循环,是提供丰富的营养和去除有害代谢物质的一个重要保证,对保护黏膜的完整性起重要作用。十二指肠球部的血液供应与胃小弯一样,直接由左胃动脉分出来的终端小动脉所供应,在黏膜与相邻的血管网沟通较少,故血液供应相对较差,当黏膜有炎症水肿时更易受压迫而发生微循环障碍,助长黏膜的缺血性损伤,极易受胃酸之侵袭而发生溃疡。

案例 37-1 分析 1

患者 10 年前因工作原因致饮食不规律。体格检查:体重 57kg,营养不良,神志清楚,舟状腹,提示营养状况差。

【临床表现】 十二指肠球部溃疡的主要临床表现为上腹部疼痛,可为钝痛、灼痛、胀痛或剧痛,也可表现为仅在饥饿时隐痛不适。典型者表现为轻度或中度剑突下持续性疼痛,可被制酸剂或进食缓解。临床上约有 2/3 的疼痛呈节律性:早餐后 1～3 小时开始出现上腹痛,如不服药或进食则要持续至午餐后才缓解。食后 2～4 小时又痛,也须进餐来缓解。约半数患者有午夜痛,患者常可痛醒。节律性疼痛大多持续几周,随着缓解数月,可反复发生。十二指肠溃疡到了中后期,则可能会出现呕血、黑粪等症状。这时候,疼痛的节律渐渐打破,表示溃疡向深部穿透累及浆膜。或具有并发症，如穿孔、梗阻的发生。也有些会伴有肠易激综合征和贫血症状，因溃疡慢性失血而导致贫血和体弱。发病特点：①慢性过程呈反复发作，病史可达几年甚或十几年。②发作呈周期性，与缓解期相互交替。过去发作期可长达数周或数月，现因有效治疗而显著缩短。缓解期亦可长短不一，短的仅几周或几个月，长的可达几年。③发作有季节性，多在秋冬或冬春之交发病，可因不良精神情绪或解热镇痛药及消炎药物诱发。④多发于中青年男性。部分病例可无上述典型的疼痛，而仅表现为无规律性较含糊的上腹隐痛不适，伴腹胀、厌食、嗳气等症状。可以适当使用中药治疗。随着病情的发展，可因并发症的出现而发生症状的改变。一般来说，十二指球部肠溃疡具有上腹疼痛而部位不很确定的特点。如果疼痛加剧而部位固定，放射至背部，不能被制酸剂缓解，常提示后壁有慢性穿孔；突然发生剧烈腹痛且迅速蔓延及全腹时应考虑有急性穿孔；有突然眩晕者说明可能并发出血。

> **案例 37-1 分析 2**
>
> 　　患者餐后 2～3 小时症状明显，饥饿时加重，进食后减轻，近 1 个月来上腹不适症状明显加重，晨起呕吐，量大，呕吐物为宿食，体格检查：舟状腹，上腹轻压痛，振水音阳性，符合十二指肠溃疡临床症状，初步诊断：十二指肠溃疡合并瘢痕性幽门梗阻。

【影像学检查】　①龛影：为诊断十二指肠球溃疡的直接征象，多见于球部偏基底部。正位，龛影呈圆形或椭圆形，加压时周围有整齐的环状透亮带称"日晕征"。切线位，龛影为突出球内壁轮廓外的乳头状影。②"激惹征"：钡剂于球部不能停留，迅速排空，称为"激惹征"。③十二指肠球畸形：为十二指肠球溃疡常见的重要征象。表现为球一侧出现指状切迹，后者不恒定，随蠕动而变浅、消失，球外形呈"山"字形、花瓣形及小球状等畸形。④假性憩室：其形态大小可改变，尚可见黏膜皱襞进入憩室内，而龛影形态不变。⑤黏膜皱襞改变：膜皱襞增粗、平坦或模糊，可呈放射状纠集到龛影边缘。⑥常伴胃窦炎。⑦球后溃疡：球后溃疡较常见，大小不一，多位于肠腔内侧，外侧壁常有痉挛收缩或瘢痕形成，使管腔狭窄，多呈偏心性。凡十二指肠降段上部发现痉挛收缩，应考虑球后溃疡的可能。

【诊断与鉴别诊断】　胃溃疡发作时患者在剑突下偏左有固定而局限的压痛点。十二指肠球部溃疡的压痛点多在剑突下偏右，缓解时无明显阳性体征。胃液分析：胃溃疡患者胃酸分泌正常或稍低于正常；十二指肠球部溃疡则常有胃酸分泌过高。少数胃溃疡患者可发生癌变，若有长期慢性胃溃疡病史，年龄在 45 岁以上，症状顽固而经严格的 8 周内科治疗无效，且大便潜血持续阳性者，应考虑癌变可能，应高度警惕并进一步检查。十二指肠球部溃疡则不会发生癌变。如不能确诊者，可行胃肠饮餐透视或胃镜检查，及早明确诊断。

【并发症】

1. 溃疡出血　一般溃疡病活动期，病变均有微量出血，故粪便内有隐血存在，不足以称为本症的并发症。所谓的溃疡出血指的是一次出血量在 60～100ml 以上的有明显消化道症状的并发症。主要表现有头晕、脉速、面色苍白、出冷汗及四肢厥冷、血压下降等休克征象。若出血过多、过快，甚至可危及生命。它约占溃疡病的 25%。

2. 溃疡穿孔　溃疡急性穿孔是溃疡病最严重的并发症，约占溃疡病的 15%，也是溃疡致死的主要原因。临床分急性穿孔与慢性穿孔两种，急性穿孔危险性大，死亡率高；慢性穿孔则使胃溃疡逐渐变深，侵蚀浆膜层，穿透胃壁，与附近器官发生粘连。此后可穿入胰、肝等脏器和组织愈着，成为包裹性穿孔，在临床上不少见，一般不列为并发症。胃穿孔一般较十二指肠穿孔严重。溃疡穿孔后胃内容物流入腹腔，迅速引起腹膜炎，常产生剧烈腹痛，随后产生脓毒感染及中毒性休克，若不及时抢救，可危及生命。

3. 幽门梗阻　溃疡发生于幽门部或十二指肠球部，容易造成幽门梗阻，发生率约 10%，有暂时性和永久性两种。梗阻初期，胃内容物排出发生困难，引起反射性胃蠕动增强，胃肌代偿性肥厚，以克服梗阻障碍。随梗阻程度的加剧，胃肌活动逐渐减弱，因而进入胃内的部分食物停滞。到了晚期，代偿功能不足，肌肉萎缩，蠕动极度微弱，胃形成扩张状态。

4. 溃疡癌变　胃溃疡发生癌变多见于年龄较大有慢性溃疡病史的患者，占溃疡病的 2%～5%，青年人亦偶有癌变者。十二指肠球部溃疡恶变概率较小。

【非手术治疗】

1. 一般治疗　生活要有规律，工作宜劳逸结合，避免过度劳累和精神紧张，进餐要定时，防止饥饱过度，避免辛辣生冷、过咸食物及浓茶、咖啡等刺激性饮食物，戒除烟酒等不良习惯。

2. 药物治疗　①H_2 受体拮抗剂：常用的药物有西咪替丁、雷尼替丁和法莫替丁，西咪替丁作用最弱，法莫替丁最强，雷尼替丁则介于两者之间。这些药物对严重肝、肾功能不全者应适当减量或慎用。一般情况下，可把一日量在夜间一次服用，剂量为西咪替丁800mg，雷尼替丁300mg，法莫替丁40mg。②质子泵阻滞剂：常用药物是奥美拉唑，常用剂量为20～40mg/d，该药优于H_2受体拮抗剂的优点是能抑制幽门螺杆菌的生长。③制酸剂：是历史悠久的抗溃疡药物，现仍被应用的有胶体铝镁合剂（氢氧化铝和镁乳合剂），餐间服用可中和胃酸3～4小时，一般采用小剂量给药，15～30ml，3次/日。幽门螺杆菌治疗方法：①胃黏膜保护剂，像枸橼酸铋钾（丽珠得乐）、吉法酯（惠加强）、硫糖铝等，疗程一般要6～8个星期；②质子泵抑制剂；③阿莫西林和甲硝唑；青霉素过敏可以换四环素，甲硝唑可以换成克拉霉素。

【外科治疗】　胃十二指肠溃疡患者手术适应证：①十二指肠球部溃疡合并严重并发症者，如大出血、急性穿孔、幽门梗阻、顽固性疼痛等。②严格内科治疗（包括根治 *Hp* 措施）无效的顽固性溃疡，表现为溃疡不愈合或短期内复发；胃十二指肠复合性溃疡；过去有过穿孔、大出血或幽门梗阻病史者，近来虽经治疗，症状仍严重者。③经 X 线证实十二指肠球部溃疡龛影较大，球部有严重畸形或溃疡已穿透至邻近器官者，胃溃疡巨大（直径＞2.5cm）或高位溃疡。④溃疡不能除外恶变者。

手术治疗方式：

1. 迷走神经干切断或选择性迷走神经切断　前者在贲门上方的食管段旁侧切断左右迷走神经干；后者则仅切断支配到胃的迷走神经分支。此两类手术术后都将产生胃潴留。因此必须加作胃引流手术，如胃空肠吻合术或幽门成形术。

2. 壁细胞迷走神经切断术　仅切断支配壁细胞的迷走神经纤维，保留胃窦部的迷走神经供应。手术后胃排空不受影响，故不必加做胃引流手术。

3. 迷走神经干切断加胃窦切除术　即切断迷走神经干加远端半胃切除。胃迷走神经切断术的适应证：①胃大部切除或胃肠吻合术后有边缘溃疡发生者，一般认为迷走神经切断术比再次胃大部切除术为优。因为手术简便，危险性小。②胃小弯靠近贲门部的溃疡，如能证实无恶变，做全胃切除或近端胃切除不如做迷走神经切断术并行胃空肠吻合。③十二指肠球部溃疡患者一般情况不佳，不能负担胃大部切除者，或溃疡与胰腺、胆管等有严重粘连而不能切除时，可考虑迷走神经切断加胃空肠吻合。④在毕罗Ⅰ式胃大部切除后，为减少溃疡复发可同时行迷走神经切断术。

4. 胃次全切除术　切除2/3～3/4的远端胃，相当于去除了 1/2 的壁细胞并切除了胃窦。残余胃按Billroth Ⅰ式（胃十二指肠）或 Billroth Ⅱ式（胃空肠）吻合。远期效果良好，复发率仅2%。胃次全切除术目前仍为国内治疗溃疡的最常用术式，但尚有近期和远期并发症，有些并发症还相当严重。因此，就治疗十二指肠球部溃疡而言，如能熟练掌握壁细胞迷走神经切断术，它将会逐步取代传统的胃次全切除术。

【胃大部切除术的适应证】　手术绝对适应证：①溃疡病急性穿孔，形成弥漫性腹膜炎。②溃疡病急性大出血，或反复呕血，有生命危险者。③并发幽门梗阻，严重影响进食及营养者。④溃疡病有恶变的可疑者。手术相对适应证：①多年的溃疡病患者反复发作，病情逐渐加重，症状剧烈者；②虽然严格的内科治疗而症状不能减轻，溃疡不能愈合，或暂时愈合而短期内又复发者；③其他社会因素如患者的工作性质、生活环境、经济条件等，要求较迅速而根本的治疗者。

手术禁忌证：①单纯性溃疡无严重的并发症。②年龄在30岁以下或60岁以上又无绝对适应证者。③患者有严重的内科疾病，致手术有严重的危险者。④精神神经病患者而溃疡又无严重的并发症者。

案例 37-1 分析 3

临床诊断：十二指肠溃疡合并瘢痕性幽门梗阻。

诊断要点：

1. 间歇性上腹部不适10年余加重1月余，餐后 2 ～3 小时症状明显，饥饿时加重，进食后明显减轻，近1个月来上腹部不适症状明显加重，晨起呕吐，量大，呕吐物为宿食。

2. 舟状腹，上腹轻压痛，可见胃型及蠕动波，振水音阳性。

3. 胃镜检查示：十二指肠溃疡。

治疗原则：解除梗阻，改善患者的营养状况。

手术方式：①胃大部切除术；②胃窦部切除加迷走神经切断术。

二、胃十二指肠溃疡急性穿孔

【诊断】　溃疡急性穿孔表现为骤发性剧烈腹痛，呈持续性或阵发性加重，患者往往可叙述疼痛发生的准确时间，疼痛初始位于上腹部或心窝部，很快波及全腹，但仍以上腹部为重，若消化液沿右结肠旁沟流入右下腹，可引起右下腹痛，需与急性阑尾炎时转移性右下腹痛相鉴别，常伴有恶心、呕吐，如患者未得到及时治疗，病情进一步发展，可出现感染性休克的表现，查体时可见患者为急性痛苦面容，仰卧拒动，腹式呼吸减弱，全腹有压痛、反跳痛，腹肌紧张可呈"木板样"强直。上述体征以上腹部为重，患者肝浊音界不清楚或消失，移动性浊音可阳性，肠鸣音减弱或消失，立位腹部 X 线检查大多数患者可见右膈下游离气体。

【治疗】

1. 非手术治疗 适应证：临床表现轻，腹膜炎体征趋于局限，非顽固性溃疡，不伴有出血、幽门梗阻及可疑癌变，全身条件差，难以耐受麻醉及手术者。主要治疗措施：①胃肠减压；②补液纠正水、电解质及酸碱平衡紊乱；③应用抗生素；④静脉营养支持；⑤应用制酸剂；

案例 37-2

患者，男，30 岁，腹痛 4 小时急诊入院。5 小时前进食过量，饮酒后感上腹部不适，4 小时前剑突下突发剧痛，伴恶心、呕吐胃内容物数次，3 小时前腹痛蔓延至右侧中、下腹部。患者因疼痛腹部拒按，烦躁不安，出冷汗。急诊查体：腹平坦，广泛肌紧张，剑突下及右中、下腹部压痛明显，剑突下最著，肠鸣音偶闻，为进一步诊治经急诊入院。既往间断上腹痛 8 年，饥饿时明显，未经系统诊治。查体：T 37.6℃，P 104 次/分，R 24 次/分，BP 90/60mmHg。急性痛苦病容，烦躁，心肺检查未见明显病变，腹平坦，未见胃肠型及蠕动波，广泛腹肌紧张，剑突下区域及右侧中、下腹部压痛，反跳痛明显，剑突下最著，肝、脾未及，Murphy 征（－），移动性浊音（－）。肠鸣音偶闻，直肠指检未见异常辅助检查：急查血 WBC11×10⁹/L，Hb 140g/L；血淀粉酶正常。

问题：

1. 诊断及诊断依据是什么？
2. 鉴别诊断是什么？
3. 如何进一步检查？
4. 治疗原则是什么？

非手术治疗期间应密切观察病情发展变化，必要时手术治疗。

2. 手术治疗 非手术治疗无效且症状加重者，应及时手术治疗。

（1）穿孔修补术：该术式简便易行、手术耗时短、创伤小、安全性高；但溃疡本身并未治愈。随着非手术治疗的进步，对于年轻无幽门梗阻和其他并发症的单纯穿孔，穿孔修补术在腹腔镜时代不断增多。

（2）胃大部切除术：同时解决了穿孔和溃疡两个问题，但手术风险较穿孔修补术高。

（3）穿孔修补+迷走神经切断术：一般认为，如果患者一般情况较好，有幽门梗阻或出血史，穿孔时间在 8 小时以内，腹腔内炎症和胃十二指肠壁水肿较轻，可进行彻底性手术，否则，可做穿孔修补术。

案例 37-2 分析

诊断：十二指肠溃疡穿孔，弥漫性腹膜炎。

诊断依据：①进食过量，饮酒后感上腹部不适 5 小时，突发剧痛，伴恶心、呕吐胃内容物数次 4 小时，腹痛蔓延至右侧中、下腹部 3 小时；②查体：腹平坦，广泛肌紧张，剑突下及右中、下腹部压痛，反跳痛明显；③既往间断上腹痛 8 年，饥饿时明显；④年龄轻；⑤辅助检查：血 WBC 11×10⁹/L。

鉴别诊断：①急性胰腺炎；②急性胆道感染。

进一步检查：①立位腹部平片；②腹腔穿刺；③必要时上腹部 CT。

治疗原则：①抗休克，扩容治疗；②抗感染治疗；③纠正水、电解质失衡；④置胃管；⑤术前准备；⑥剖腹探查术。

三、胃十二指肠溃疡大出血

【诊断】 胃十二指肠溃疡大出血的临床表现取决于出血量和出血速度，主要症状为呕血和黑便，多数患者只有黑便而无呕血，出血量达 50ml 时出现黑便，出血量超过 800ml 时，可有低血容量休克的临床表现。

【治疗】

1. 非手术治疗

（1）建立静脉通道：抗休克治疗，纠正水、电解质及酸碱平衡紊乱。

（2）胃肠减压：冰生理盐水或加去甲肾上腺素（100ml：4mg）冲洗胃腔。

（3）抑制胃酸分泌：H_2 受体拮抗剂（如雷尼替丁、法莫替丁等）或质子泵抑制剂（如奥美拉唑）等。

（4）急诊纤维胃镜：明确出血病灶，直视下止血。

（5）急诊腹腔动脉造影：选择性动脉栓塞止血。

（6）生长抑素：如奥曲肽（善宁）、生长抑素（施他宁）等，可抑制胃酸分泌，减少胃黏膜血流量；非手术治疗期间，密切观察病情发展变化，估计出血不止时应急诊手术治疗。

2. 手术治疗

（1）手术指征：①较短时间内（6～8 小时）输

血量超过 800ml 仍不能维持有效循环血量，年龄较大（60 岁）并有心血管病者；②出血来自后壁溃疡或内镜直视下见到局部有活动性出血；③首次出血控制后很快又有再发出血者。

（2）手术方法：①胃大部切除术：该术式同时切除了溃疡病灶和出血血管。②单纯溃疡底部贯穿缝扎：该术式原发灶未治，有再出血及瘢痕性幽门梗阻的可能。③溃疡底部贯穿缝扎加迷走神经切断：该术式操作困难，难以在基层医院推广。

四、胃十二指肠溃疡瘢痕性幽门梗阻

【诊断】　胃十二指肠溃疡瘢痕性幽门梗阻表现为呕吐，内容物为宿食，不含有胆汁，呕吐量可达 1000～2000ml，呕吐后患者自觉症状减轻。所以患者常自行诱吐以缓解症状，久之可引起患者营养状态不良，查体可见上腹部隆起，上腹部振水音阳性，有时可见胃型及胃蠕动波。

【治疗】　胃十二指肠溃疡瘢痕性幽门梗阻是手术的绝对适应证，手术的目的是解除梗阻，消除病因，提高患者的营养状况。常用术式：①胃大部切除术；②胃窦部切除加迷走神经切断术；③胃空肠吻合术，适用于全身情况差的老年患者。

第二节　胃　癌

案例 37-3

　　患者，女，47 岁，无明显诱因出现腹痛不适，腹胀，并伴有反酸、恶心，行上消化道钡餐示胃窦占位，胃潴留。既往史：无高血压、糖尿病、冠心病等病史；无肝炎、结核等传染病病史及其密切接触史；无重大外伤史，无输血史，预防接种史不详。家族史：母亲健在，父亲因肝癌去世。否认家族中其他传染病或遗传病史。个人史：生于原籍，无外地久居史，无疫区接触史。无毒物接触史，平时生活规律，无烟酒等嗜好。

【体格检查】

　　一般状况：中年女性，神志清，精神差。发育正常，营养差。自主体位，查体合作。生命体征：T 36.6℃；P 84 次/分；R 21 次/分；BP 120/80mmHg；身高 156cm；体重 47kg；体表面积 1.46m²；KPS 70 分。皮肤：贫血貌，全身皮肤黏膜无黄染、出血点或皮疹。浅表淋巴结未扪及肿大。五官：头颅无畸形。眼睑无水肿，睑结膜

苍白，巩膜无黄染，双侧瞳孔等大形圆，对光调节反射良好。耳无异常分泌物，鼻通气良好。口唇苍白，咽部无充血，扁桃体不大。颈部：颈软，气管居中。甲状腺无肿大。颈静脉无怒张。胸部：胸廓对称无畸形，胸骨无压痛。两侧呼吸动度相等，双肺听诊呼吸音清，未闻及明显干湿啰音。心脏：心率 84 次/分，律齐，各瓣膜听诊区未闻及病理性杂音。

　　腹部：腹稍膨隆，无明显压痛及反跳痛，肝脾未触及，肝区无叩痛，移动性浊音（±），肠鸣音活跃。

　　四肢：脊柱无畸形，各关节无红肿，双下肢中度凹陷性水肿。

　　神经系统：肱二头肌、肱三头肌、腹壁反射及膝跳反射、跟腱反射存在，左侧稍减弱，脑膜刺激征阴性，巴宾斯基征阴性。

【辅助检查】

　　1. 上消化道钡餐：胃窦占位，胃潴留。

　　2. 血常规：WBC $11.6×10^9$/L；HGB 101g/L；PLT $500×10^9$/L。

　　3. 尿常规：白细胞计数 56.6 个/μl；红细胞计数 74.8 个/μl。

　　4. 大便常规：褐色，隐血试验阳性。

　　5. CT 检查：腹部、盆腔 CT 示胃窦部壁厚，腹水，右肾积水，肝内胆管稍扩张。盆腔可见肿大淋巴结。

　　6. 肿瘤标志物：CA199 44.62U/ml；CEA：19.22ng/ml。

问题：

　　1. 考虑何种初步诊断？

　　2. 请找出诊断依据并提出治疗方案。

胃癌是源自胃黏膜上皮的恶性肿瘤，占全部恶性肿瘤的第 3 位，占消化道恶性肿瘤的首位，占胃恶性肿瘤的 95%。可见胃癌是威胁人类健康的一种常见病。

【发病原因】

1. 体质因素

（1）血型因素：A 型血发病率高。

（2）遗传因素：胃癌有家庭聚集性。

（3）精神因素：易于紧张、焦虑的人群为高危人群。

（4）癌前病变：慢性萎缩性胃炎、胃溃疡、胃息肉、胃大部切除术后残胃等。

（5）幽门螺杆菌：1994 年国际癌症研究机构

得出幽门螺杆菌是一种致癌因子，在胃癌的发病中起病因作用的结论。

2. 环境因素

（1）化学因素：微量元素缺乏或过高，水中高含 SO_4^{2-}或 Se、硝酸盐类等。

（2）生物因素：如真菌、细菌等污染。

（3）饮食因素：如经常食用新鲜蔬菜、水果及蛋白类食物有保护作用，而多食腌渍、熏炸食品及不良饮食行为的人群中胃癌发病率高。

【病理】

1. 大体类型

（1）Bormann 分型

1）Ⅰ型：息肉（肿块）型；病变隆起于胃黏膜，边界清楚，表面有大小不等的结节，晚期表面可溃烂，周围黏膜常呈萎缩性改变，也可以是正常的胃黏膜。

2）Ⅱ型：无浸润溃疡型（局限溃疡型），癌灶与正常胃界限清楚；癌溃疡一般较大，边缘呈厚壁，隆起，结节状，基底为灰白色或棕色的坏死物。

3）Ⅲ型：有浸润溃疡型（浸润溃疡型），瘤灶与正常胃界限不清楚；在隆起浸润的肿块上发生溃疡。

4）Ⅳ型：弥漫浸润型（皮革胃）。

近年来，在 Bormann 分型的基础上又增添了两型，即将全部早期胃癌称为 Bormann 0 型，而把不能归入以上四型者称为 Bormann Ⅴ型。

（2）全国胃癌协作组分型：全国胃癌病理协作组制订的《胃癌病理检查及诊断规范》中规定，进展期胃癌大体形态分为以下几型。

1）结节蕈伞型：肿物主要向腔内生长，呈结节状或息肉状，中央可有溃疡，但溃疡较浅，切面界限清楚。

2）盘状蕈伞型：肿瘤呈盘状，边缘高起外翻，中央有溃疡，切面界限清楚。

3）局部溃疡型：似慢性胃溃疡，但溃疡较深，边缘隆起，界限清楚。

4）浸润溃疡型：溃疡底盘大，浸润范围广泛，切面界限不清。

5）局部浸润型：即局部革囊胃，肿物向周围扩展呈浸润性生长，表面可有糜烂或浅表溃疡。

6）弥漫浸润型：即革囊胃或皮革胃，此型特点为癌组织累及大部胃或全胃，使胃壁僵硬、胃腔变小。

7）表面扩散型：肿瘤主要在黏膜或黏膜下层浸润，范围较大，有小区域浸润至肌层或肌层以外。

8）混合型：有上述几型中之两种或两种以上病变者。

多发癌：多灶性，互不相连。

据全国胃癌病理协作组 6505 例中晚期胃癌统计，胃癌大体类型与淋巴结转移率有显著相关，淋巴结转移率依下列顺序递增：表面扩散型 50.9%，结节蕈伞型 59.3%，局限溃疡型 61.4%，盘状蕈伞型 71.2%，局限浸润型 71.8%，浸润溃疡型 72.7%，弥漫浸润型 78.2%。在 339 例胃癌尸检中，肝转移在结节蕈伞型为 47.8%、盘状蕈伞型为 38.0%，显著高于局限浸润型的 24.6%及弥漫浸润型的 17.1%。而腹膜种植则反之，局限浸润型 47.4%，弥漫浸润型 36.6%，显著高于结节蕈伞型 13.0%及盘状蕈伞型 23.8%，说明蕈伞型癌易出现肝转移，浸润型癌易发生腹膜种植。

2. 组织类型

（1）世界卫生组织（WHO）的分类：①腺癌（adenocarcinoma）；②乳头状腺癌（papillary adenocarcinoma）；③管状腺癌（tubular adenocarcinoma）；④黏液腺癌（mucinous adenocarcinoma）；⑤印戒细胞癌（signet-ring cell carcinoma）；⑥鳞状细胞癌（squamous cell carcinoma）；⑦腺鳞癌（adenoacathoma）；⑧未分化癌（undifferentiated carcinoma）；⑨未分类癌（unclassified carcinoma）；⑩类癌（carcinoid tumor）。

（2）全国胃癌病理协作组的分类（1980）：①乳头状腺癌；②管状腺癌；③低分化腺癌；④黏液腺癌；⑤印戒细胞癌；⑥未分化癌；⑦特殊型癌。

3. 胃癌转移方式

（1）直接蔓延：胃癌细胞在胃壁内的直接扩散具有一定的方向和范围，可沿水平或和垂直方向向胃壁各层扩散，癌向水平方向扩散使胃壁内的癌灶逐渐增大，其范围又与癌的生长方式有关，一般弥漫浸润生长的癌范围最广，如皮革胃，癌向胃壁深部的垂直方向扩散要比水平扩散显得重要。大量实践证明，胃癌预后的好坏不是取决于癌的面积，而是取决于癌的浸润深度，癌组织浸润越深，其淋巴结转移、腹膜种植转移、器官转移越多；预后越差。

（2）淋巴道转移：胃壁各层均存在淋巴管网，特别是黏膜下及浆膜下层的淋巴管网尤为丰富，这为胃癌的淋巴道转移提供了条件。胃癌的淋巴道转移，多按淋巴引流顺序，由近及远、由浅及深，有时可因淋巴道受阻出现逆行转移，有时还可以出现跳跃式转移；即近处淋巴结尚未出现转移灶时，远处淋巴结已发现有转移；因此，手术时应注意对应淋巴结的检查并正确确定淋巴结的清除范围。

胃周淋巴结分组：1组，贲门右；2组，贲门左；3组，胃小弯；4组，胃大弯；5组，幽门上；6组，幽门下；7组，胃左动脉旁；8组，肝总动脉旁；9

组，腹腔动脉旁；10组，脾门；11组，脾动脉旁；12组，肝十二指肠韧带；13组，胰后；14组，肠系膜上动脉旁；15组，结肠中动脉旁；16组，腹主动脉旁。

（3）血行转移

1）侵入体循环静脉的癌细胞经右心到达肺的毛细血管，于肺内被阻塞而不断增殖形成肺转移灶。

2）侵入门静脉系统的癌细胞，首先到达肝脏的毛细血管，于肝内继续增殖形成肝转移灶。

（4）腹、盆腔种植性转移：当胃癌组织浸出浆膜或浸润至相连的腹膜或转移淋巴结破裂时，由于胃肠的不断蠕动以及与其他脏器的互相摩擦，使癌细胞脱落至腹腔，形成种植性转移癌灶。

卵巢转移（Krukenberg瘤）：在女性胃癌患者中，可发生卵巢转移，可为单侧卵巢或两侧卵巢同时受累，肉眼观卵巢增大，包膜完整，切面呈实体性或黏液样，镜下多为印戒细胞癌。关于胃癌转移至卵巢的途径尚不完全清楚，Willis认为，卵巢转移可通过血道及淋巴逆流，但主要由腹膜种植性转移所致；Willis发现卵巢转移癌常见于右侧或右侧先于左侧，这是由于癌细胞脱落到腹腔后，因肠系膜根部在解剖学上从左上向右下倾斜，易于向盆腔后侧汇集卵巢位于盆腔深处表面为腹膜的一部分，易于接纳脱落于腹腔内癌细胞的种植，周期性排卵在表面留下小裂口，可提供癌细胞入侵的门户，裂口修复可使转移癌在卵巢内生长而表面保持光滑。

【临床表现】　早期胃癌多无症状或仅有轻微症状。当临床症状明显时，病变已属晚期。因此，要十分警惕胃癌的早期症状，以免延误诊治。

1. 早期表现　上腹不适是胃癌中最常见的初发症状，约80%患者有此表现，与消化不良相似，如发生腹痛，一般都较轻，且无规律性，进食后不能缓解。这些症状往往不被患者所重视，就医时也易被误认为胃炎或溃疡病。故中年患者如有下列情况，应给予进一步检查，以免漏诊：①既往无胃病史，但近期出现原因不明的上腹不适或疼痛，经治疗无效；②既往有胃溃疡病史，近期上腹痛的规律性改变，且程度日趋加重。如症状有所缓解，但短期内又有发作者，也应考虑胃癌的可能性，及时做进一步检查。

将近50%的胃癌患者都有明显食欲减退或食欲缺乏的症状，部分患者是因进食过多会引起腹胀或腹痛而自行限制进食的。原因不明的厌食和消瘦，很可能就是早期胃癌的初步症状，需要引起重视。早期胃癌患者一般无明显的阳性体征，大多数患者除全身情况较弱外，仅在上腹部出现深压痛。

2. 晚期表现　当胃癌发展扩大，尤其在浸润穿透浆膜而侵犯胰腺时，可出现持续性剧烈疼痛，并向腰背部放射。癌肿毒素的吸收，可使患者日益消瘦、乏力、贫血，最后表现为恶病质。癌肿长大后，可出现梗阻症状，贲门或胃底癌可引起下咽困难，胃窦癌引起幽门梗阻症状，腹部还可扪及肿块。癌肿表面形成溃疡时，则出现呕血和黑便。至于转移灶如直肠前触及肿块、脐部肿块、锁骨上淋巴结肿大和腹水的出现，更是晚期胃癌的证据。

胃癌常见的并发症有：

（1）出血：一般为小量出血，大出血比较少见。

（2）梗阻：胃底部胃癌延及贲门或食管时引起食管下端梗阻，邻近幽门的肿瘤易致门梗阻。

（3）穿孔：可见于溃疡型胃癌，穿孔无粘连覆盖时，可引起腹膜炎。

【诊断】　早期胃癌无特异性症状，普查是早期发现的一个重要措施，凡年龄在40岁以上。有较长时间胃病史者，或近几个月出现明显胃部症状者，应列为普查对象。对长期治疗无效的胃溃疡或直径大于2cm的胃息肉的患者均应及时手术治疗，萎缩性胃炎的患者应定期随访做胃镜检查，都具有一定的预防意义。

1. X线诊断　早期胃癌的X线诊断：早期胃癌系指肿瘤局限于黏膜或黏膜下层，不论病灶大小或有无淋巴结转移，胃低张力双重对比造影的X线检查结合纤维胃镜检查，对发现早期胃癌具有很大的价值。

进展期胃癌的X线诊断：进展期胃癌的X线表现与大体病理分型有密切关系，不同部位的胃癌与胃溃疡癌变有其特殊X线表现。

2. CT检查　CT检查可显示胃癌累及胃壁向腔内和腔外生长的范围、胃癌与邻近脏器的解剖关系以及有无转移等，胃癌通过血道转移至远处脏器均可在CT上显示。胃癌CT表现为一局限性或广泛性胃壁不规则增厚，常超过10mm；可见结节状、息肉样或分叶状软组织肿块向腔内或腔外突出，并可显示胃腔狭窄，软组织包块或溃疡影像。此外，通常能显示附近脏器如肝、胰、脾、胆囊、结肠、卵巢、肾上腺，可以判断胃癌蔓延转移的范围。

3. 纤维胃镜　纤维胃镜对胃癌的诊断具有很重要的意义，可以发现早期胃癌，对良恶性溃疡进行鉴别，确定胃癌的类型和病灶浸润的范围，并可对癌前期病变进行随访检查。由于纤维内镜技术的发展和普遍应用，早期胃癌的诊断率有了明显提高。早期胃癌手术后5年生存率可达90%以上，如能及早诊断，预后较好。

日本内镜协会把早期胃癌分为3型。

Ⅰ型（隆起型）：癌明显地隆起周围正常黏膜，其隆起高度相当于胃黏膜厚度2倍以上，呈息肉样隆起，表面有白色或污秽状渗出物覆盖。

Ⅱ型（浅表型）：表面变化不显著，根据表面黏膜凹凸情况又分3个亚型。

Ⅱa型（浅表隆起型）：表面有轻度隆起，癌区黏膜隆起的厚度不到黏膜层的两倍。

Ⅱb型（浅表平坦型）：与周围正常黏膜高低一致，无凹凸，其主要改变是胃黏膜发红或色泽变淡，黏膜变色的区域分布不整齐。

Ⅱc型（浅表凹陷型）：表面轻度凹陷，或浅表性糜烂，糜烂底部发红或附着薄苔，病灶边缘不规则。

国内统计50 336例胃镜检查的资料，胃癌检出总数为3061例，占6.1%，其中浅表型胃癌的检出率为222例，占胃癌总数的7.3%。郭孝达等报道经纤维内镜发现早期胃癌102例，其中直径在10mm以下者22例（6～10mm的小胃癌14例），5mm以下的微小胃癌8例，占全部早期胃癌的21.6%。

4. 超声内镜检查（EUS） 是在内镜顶端安装一个微型超声探头，以达到在内镜下观察胃肠道黏膜表层病变的同时，进行超声扫描，借以探查胃壁各层受侵犯的情况及胃外邻近脏器及淋巴结有无转移。这样可以扩大胃镜检查的范围，更全面地了解胃癌形态大小、浸润深度和转移范围，有助于发现黏膜下肿瘤及设计治疗方案和判断预后。

【鉴别诊断】

1. 胃溃疡 胃溃疡和溃疡型胃癌常易混淆，应精心鉴别，以免延误治疗。

2. 胃结核 胃结核多见于年轻患者，病程较长，常伴有肺结核和颈淋巴结核。胃幽门部结核多继发于幽门周围淋巴结核，X线钡餐检查显示幽门部不规则充盈缺损。十二指肠也常被累及，而且范围较广，并可见十二指肠变形。纤维胃镜检查时可见多发性匐行性溃疡，底部色暗，溃疡周围有灰色结节，应取活检确诊。

3. 胰腺癌 胰腺癌早期症状为持续性上腹部隐痛或不适，病程进展较快，晚期腹痛较剧，自症状发生至就诊时间一般平均为3～4个月。食欲减低和消瘦明显，全身情况短期内即可恶化。而胃肠道出血的症状则较少见。

4. 胃恶性淋巴瘤 胃癌与胃恶性淋巴瘤鉴别很困难，但鉴别诊断有一定的重要性。因胃恶性淋巴瘤的预后较胃癌好，所以更应积极争取手术切除。胃恶性淋巴瘤发病的平均年龄较胃癌早些，病程较长而全身情况较好，肿瘤的平均体积一般比胃癌大，幽门梗阻和贫血现象都比较少见，结合X线、胃镜及脱落细胞检查可以帮助区别。但最后常需病理确诊。

5. 胃息肉 与隆起型胃癌有相似之处，但其病程长，发展缓慢、表面光滑、多有蒂或亚蒂，X线检查及胃镜检查容易区别，但须注意息肉癌变的可能，应通过组织活检判断。

6. 胃皱襞巨肥症 可能与浸润性胃癌混淆，但其胃壁柔软。可以扩展，在X线或胃镜检查下，肥厚的皱襞当胃腔充盈时可摊平或变薄。

【治疗】

1. 手术治疗 手术切除仍是目前根治胃癌的唯一方法，对胃体、窦部癌施行远端根治性胃次全切除，对胃底部癌则施行近端胃大部切除或全胃切除，根治性胃次全切除术的范围远较治疗溃疡病的胃大部切除术为广泛，因为癌肿可浸润胃壁和伴淋巴结转移，故需将胃壁做更多的切除，并将有关的淋巴结一并清扫，淋巴结的清扫范围用D表示：

（1）D1 指N1组淋巴结清除。

（2）D2 指N1、N2组淋巴结全部清除。

（3）D3 指N1、N2、N3组淋巴结全部清除。

标准的胃癌手术通常为D2式，仅浸润黏膜层的原位癌用D1式既安全又合理如胃癌直接蔓延或浸润至食管下端、结肠、肝、胰等邻近脏器而无远处转移时，只要患者的体力尚好并能耐受较广泛的手术，一般均主张切除受累的部分脏器。外科手术的目的是尽可能多地切除瘤体，以减轻机体对肿瘤的负担，而残留在体内的少量肿瘤细胞可借机体免疫防御能力加以消灭，化疗的效果也可予以提高，这就是近代所谓的手术切除本身也是一种增强免疫措施的观点。此外，姑息性切除还能减少出血、穿孔、梗阻等严重并发症的发生；对延长患者的生命是有益的。

2. 化学疗法 晚期胃癌化疗的目的是减轻症状、延长生存。一些对照研究和meta分析的证据提示全身化疗优于支持治疗。对3个研究进行合并的meta分析提示化疗将中位生存时间由4.3个月延长到11个月（HR 0.37，95%CI 0.24～0.55）。

化疗方案：

一线化疗的选择：

单药化疗：替吉奥胶囊（替加氟、吉美嘧啶、奥替拉西钾）、卡培他滨和氟尿嘧啶。

联合化疗：

（1）氟尿嘧啶类药物+铂类：

1）5-FU+铂复合物：方案长期以来作为晚期或复发、转移胃癌的准标准一线方案，有效率为20%～35%，总生存期为7～9个月。

2）卡培他滨+铂复合物：与5-FU+铂复合物（FP）

对照显示出更高的客观疗效（41.0% vs. 29.0%，*P*=0.03）和更好的耐受性，卡培他滨+铂复合物方案已经取代铂复合物+5-FU（CF）方案成为临床试验的对照方案或靶向药物联合方案。

3）替吉奥+铂复合物：与单药替吉奥相比，在客观有效率（54.0% vs. 31.0%）、总生存期（13 个月 vs. 11 个月，*P*=0.04）均较单药替吉奥显著提高，目前替吉奥+铂复合物是日本胃癌的标准一线化疗方案。

4）XELOX（卡培他滨+草酸铂）：在包括美国国家综合癌症网络（NCCN）、欧洲肿瘤内科学会（ESMO）以及中国的胃癌指南中均获得了推荐。

（2）非铂类方案：近些年氟尿嘧啶类药物+非铂类药物方案在一线晚期和复发、转移性胃癌患者的治疗中也进行了尝试，几项Ⅲ期研究的试验组在与对照组的比较中尽管均未显示出生存优势，包括替吉奥+伊立替康（IRI）或多西紫杉醇（DOC）以及 FOLFIRI（5-FU/LV/IRI）方案，但也显示出确切的疗效，在临床应用中可作为参考。另有两项韩国和中国的Ⅱ期研究采用卡培他滨+紫杉醇 （pacli-taxel，PTX）方案，有效率为 34%～48%，中位生存期均达到 11 个月，而且耐受性很好。

（3）三药方案：三药方案高效、高毒，不作为常规推荐，须谨慎选用。

对于晚期或复发、转移性胃癌一线治疗并无标准方案，氟尿嘧啶类+铂类方案，包括 XP、SP、XELOX 和改良 FOLFOX（5-FU/LV/草酸铂）多作为首选方案；然而对于术后复发、转移的患者，由于多数接受过铂类药物辅助化疗。因此，对复发、转移患者则需要更多考虑非铂类方案。三药方案尽管在几项Ⅲ期研究中显示出确切的疗效，但考虑到相对较高的毒性反应，在临床应用中须谨慎选择患者，尤其是对于胃癌术后复发、转移的患者，大部分营养条件比较差，又多接受过辅助化疗，骨髓功能差于初治无法手术切除的晚期胃癌患者，三药方案的选择更需要慎重，避免因为毒性无法完成化疗而影响预后和生活质量；但对于一部分肿瘤负荷大，需要尽快使肿瘤缩小的患者，在身体条件允许的情况下，可以选择应用。

化疗的周期数目前多推荐一线化疗 4～6 周期，序贯单药卡培他滨或卡培他滨+紫杉醇维持治疗。

（4）二线治疗方案的选择：紫杉类药物（PTX和 DOC）和伊立替康（IRI）均可以作为二线方案选择；如何选择主要取决于既往治疗方案和患者身体情况，对于术后复发、转移患者，在经历术后辅助化疗和一线化疗后肿瘤继续进展、身体条件相对较差者，一般难以耐受两药方案，二线单药化疗推

荐为首选。

（5）靶向药物的选择：曲妥珠单抗联合化疗为HER2 阳性（IHC3+或 IHC2+、FISH 阳性）晚期或转移性胃癌的标准一线方案。二线治疗方面，针对血管内皮生长因子受体 2（VEGFR2）的人源化 IgG1单克隆抗体雷莫芦单抗（ramucirumab）在单药和与化疗联合的研究中均显示出生存优势，雷莫芦单抗也成为继曲妥珠单抗之后第 2 个被证实治疗晚期胃癌有效的靶向药物。雷莫芦单抗+PTX 二线治疗转移性胃癌，与 PTX 单药组相比，生存期明显延长。阿帕替尼是针对 VEGFR2 的小分子酪氨酸激酶抑制剂，为术后复发、转移患者提供了新的治疗机会。

3. 放射治疗　过去一直认为胃癌不适于放射治疗，理由是胃癌大多数为腺癌，而腺癌对放射线不敏感，甚至是抵抗性的。当达到杀灭肿瘤细胞的照射剂量时，正常胃黏膜已难以耐受。而且胃邻近脏器如肝脏、胰腺等对放射线的敏感性较高，容易引起放射性损伤。同时，由于胃癌常较早发生转移，放射也不可能，也无法包括肿瘤及其转移灶，故对胃癌很少采用放射治疗。近年来，由于新的放射源的发展，放射生物学的进步以及治疗放射治疗作为胃癌的辅助手段，可提高手术切除率和治疗效果。若与化疗配合应用可减轻患者的症状，延长患者的生存时间。因此，放射治疗逐渐展开，其应用于胃癌术前、术中、术后收到了积极的效果。未分化癌、低分化癌、管状腺癌、乳头状腺癌均对放射治疗有一定的敏感性。特别是对癌肿病灶小而浅在，没有溃疡形成者疗效最好，可使肿瘤全部消失。而对有溃疡的癌肿病灶也可以放射治疗，但仅能使肿瘤缩小，不能使肿瘤全部消失。黏液腺癌和印戒细胞癌对放射治疗无效，这两种类型胃癌禁忌作放射治疗。术中对第二站淋巴结组进行照射，可提高 5 年生存率，Ⅱ期以上的病例加用术中照射，其效果要比单纯手术为好。

4. 免疫治疗　随着肿瘤相关研究的深入及免疫细胞技术的进步，过继细胞治疗有望可以成为临床治疗胃癌的选择之一；CIK 细胞输注与化疗联合治疗，可以有效地降低患者血清肿瘤标志物水平，改善患者生存质量及总生存期。研究者 Her-2 肽段负载的树突状细胞治疗胃癌患者，在 9 例患者中，有1 例患者血清 CEA 及 CA199 水平出现下降，另有 2例患者的肿瘤出现了 50%以上的缩减，且并未见显著不良反应报道。另有研究者应用 MAGE-3 肽段负载树突细胞治疗 12 例进展期消化道肿瘤患者，其中有 3 例患者的肿瘤出现了缩小，7 例患者出现了血清学肿瘤标志物水平的下降。免疫节点单克隆抗体

治疗，CTLA4 及 PD1 是效应性 T 细胞无法发挥杀伤作用的免疫节点分子，针对上述二者的单克隆抗体在恶性黑色素瘤中已得到非常优异的临床效果，并已获得 FDA 的上市批准，其在胃癌中也有一些初步报道：Tremelimumab 是完全人源化的 CTLA4 单克隆抗体，在一项 II 期研究中，有 18 名患者入组，在体内可以观察到免疫反应的患者的中位生存期为 17.1 个月，而无反应者生存期仅为 4.7 个月，并且有一位患者在接受治疗 32.7 个月后，仍然存活，初步显示出了 CTLA4 单抗在胃癌中的潜力。而 KEYNOTE-012 研究则观察了 Pembrolizumab 这一 PD1 单克隆抗体治疗胃癌的初步效果，总有效率为 30.8%，有 41%的患者的肿瘤得以缩小，半年生存率为 69%，获益人群比例得以进一步提升。

5. 内镜治疗 早期胃癌患者如有全身性疾病不宜手术切除者，可采用内镜治疗术。此外，通过内镜应用激光、微波及注射无水乙醇等亦可取得根治效果，对于不能进行手术的进展期胃癌患者，为了缓解狭窄、出血等症状可采用内镜进行姑息治疗，如利用液氮气化时的低温使组织坏死、Nd-YAG 激光照射隆起病变等。

【预后】 影响胃癌生存率的因素很多，如病期、肿瘤大小、胃癌所在部位、组织学类型、病理分期以及淋巴结转移等。其中与病理分期及有无淋巴结转移的关系较密切。无淋巴结转移的胃癌患者 5 年生存率为 60%，有 1~3 个淋巴结转移的即降至 22%，淋巴结转移超过 3 个者其 5 年生存率仅 7%。

案例 37-3 分析

本例患者女性，47 岁，无明显诱因出现腹痛不适，腹胀，并伴有反酸、恶心，行上消化道钡餐示胃窦占位，胃潴留。辅助检查：①上消化道钡餐：胃窦占位，胃潴留。②大便常规：褐色，隐血试验阳性。③CT 检查：腹部、盆腔 CT 示胃窦部壁厚，腹水，盆腔可见肿大淋巴结。④肿瘤标志物：CA199 为 44.62U/ml；CEA 为 19.22ng/ml。初步第一诊断为进展期胃癌，第二诊断为消化道溃疡。首先应该行胃镜检查。

胃镜检查为胃窦部隆起肿物，直径 6cm 大小，占据胃窦大部，瘤灶与正常胃界限不清楚；在隆起浸润的肿块上发生溃疡。病理活检为低分化腺癌。

诊断为胃窦低分化腺癌，BormannIII 型（浸润溃疡型）。

1. 因盆腔已经有转移播散，故考虑为进展期胃癌。应该先行新辅助化疗，用 XELOX（卡

培他滨+草酸铂）方案 2 个周期后复查胃镜和 CT，同时应该免疫组织化学检测 Her-2 受体及生长因子受体 2（VEGFR2）。如果 Her-2 为（++）可以加用曲妥珠单抗治疗。

2. 然后考虑剖腹探查，姑息性远端胃切除术，切除胃窦癌灶行结肠前胃空肠吻合术。

3. 术后再行 4 个周期 XELOX 化疗；如果反应不佳。可单药用紫杉类药物（PTX 和 DOC）和伊立替康（IRI）；如果 VEGFR2（++），可以加用雷莫芦单抗（ramucirumab）或阿帕替尼。

第三节 胃肠间质瘤

胃肠间质瘤（gastrointestinal stromal tumor，GIST）是胃肠道最常见的间叶源性肿瘤，在生物学行为和临床表现上可以从良性至恶性，免疫组化检测通常表达 CD117，显示卡哈尔细胞（Cajal cell）分化，大多数病例具有 *c-kit* 或 *PDGFRA* 活化突变。间质瘤主要发生于胃肠道，其中 60%的 GIST 发生于胃，GIST 也可能发生于网膜、肠系膜或腹膜表面。伊马替尼的问世，给 GIST 患者的治疗提供了前所未有的生存机会，但是对于原发 GIST，手术治疗仍是唯一有治愈可能的治疗手段。由于 GIST 的特殊生物学行为，手术治疗原则不同于胃癌根治术。按照现行的诊断标准，以往所诊断的大多数平滑肌肿瘤（包括平滑肌母细胞瘤）实为 GIST；而曾被定义为胃肠道自主神经瘤（GANT）的肿瘤在临床表现、组织学形态、免疫表型和分子病理学上均与 GIST 相同，应归属于 GIST，也已不再作为一种独立的病变类型。

【病理】 免疫组化检测 CD117 阳性率为 94%~98%，DOG1 阳性率为 94%~96%。其中 CD117 与 DOG1 具有高度一致性。多数梭形细胞 GIST（特别是胃 GIST）表达 CD34，但在上皮样 GIST 中的表达不一致，在小肠 GIST 中 CD34 可为阴性。在常规工作中，推荐联合采用上述 3 项标志物。需要注意的是，少数非 GIST 的肿瘤也可表达 CD11 和（或）DOG1，如贲门平滑肌瘤、腹膜后平滑肌瘤、盆腔内平滑肌瘤病、直肠肛管恶性黑色素瘤以及子宫平滑肌肉瘤等。应联合采用其他标记（如 desmin 和 HMB45 等）加以鉴别。此外，免疫组化检测琥珀酸脱氢酶 B（SDHB）有助于识别琥珀酸脱氢酶缺陷型 GIST（SDH-deficient GIST）。该型 GIST 不表达 SDHB，临床上常伴有 Carney 三联征（GIST、副神经节瘤和肺软骨瘤）或 Carney-Stratakis 综合征（家族性 GIST

和副神经节瘤）。*c-kit* 或 *PDGFRA* 基因突变检测显示为野生型。

基因检测：存在以下情况时，应该进行基因学分析：①对疑难病例应进行 *c-kit* 或 *PDGFRA* 突变分析，以明确 GIST 的诊断；②术前拟用分子靶向治疗者；③所有初次诊断的复发和转移性 GIST，拟行分子靶向治疗；④原发可切除 GIST 手术后，中-高度复发风险，拟行伊马替尼辅助治疗；⑤鉴别 NF1 型 GIST、完全性或不完全性 Carney 三联征、家族性 GIST 以及儿童 GIST；⑥鉴别同时性和异时性多原发 GIST；⑦继发性耐药需要重新检测，且宜增加检测 *c-kit* 基因的第 14 和 18 号外显子。

GIST 的生物学行为因患者而异，《2013 年版 WHO 软组织肿瘤分类》将其分为良性、恶性潜能未定和恶性三种类型。一般良性小于 2cm，核分裂小于 5/50 高倍视野。

【临床表现】 临床表现变化多端，与肿瘤大小、部位有关，小肿瘤往往无临床症状，多在体检或腹腔手术中被发现。①出血为最常见的临床症状，这是由于肿瘤黏膜面破溃所致，患者表现为呕血、黑便以及因隐匿失血导致的贫血。②腹痛。③腹部肿块。④食欲减退、发热和体重减轻。

胃间质瘤的远处转移多见于肝脏、骨和肺。

【诊断】

1. 胃镜 内镜下可见胃腔内隆起性病变，表面光滑，色泽正常，可有顶部中心凹陷或呈溃疡样，覆白苔及血痂，用活检钳推碰可见肿瘤在黏膜下移动，活检因病变位于胃黏膜下故阳性率极低。

2. B超 表现为上腹部与胃紧密相关的不均匀性实性占位病变或均匀低回声团块。

3. CT 多为囊实性包块，与胃关系密切，无论良恶性均表现为黏膜下、浆膜下或腔内的境界清楚的团块，增强扫描为均匀中度或明显强化；恶性肿瘤可见坏死、囊变形成的多灶性低密度区，肿瘤周边实体部分强化明显，CT 检查也作为观察疗效和术后随访的手段。

4. MRI 表现同 CT，但费用较高。

5. 上消化道钡餐 胃腔内半圆形充盈缺损，轮廓较光整。

6. 穿刺活检 2011 年国内外专家均建议采用超声内镜下细针穿刺（EUS-FNA），至 2013 年 NCCN 仍建议 EUS-FNA，而国内专家共识改为推荐空心针穿刺（CNB）（获取组织的多少不同）。这样可以获得足够的组织用以临床确诊和基因分型。尽管 NCCN 指南未提及，但国内专家共识始终认为：当 GIST 累及黏膜形成溃疡（通常呈脐样）时，内镜下钳取活检常能获得肿瘤组织而明确诊断。

【治疗】

1. 手术切除 手术是胃间质瘤的主要治疗手段，《中国胃肠间质瘤诊断治疗专家共识（2008 年版）》及其 2013 年版对 GIST 的手术治疗原则明确规定，手术目的是尽量争取 R0 切除，避免肿瘤破裂和术中播散。一般情况下不必常规清扫淋巴结。胃间质瘤手术原则：切缘 2cm 可以满足 R0 要求，局部切除适用于大部分患者，尽量避免全胃切除术。腹腔镜手术及内镜手术不作为常规推荐。另一方面，由于伊马替尼临床应用已＞10 年，临床上出现越来越多的转移复发 GIST 病例，对于这些患者的外科干预是必要的，但是外科干预的原则、时机缺乏证据。楔形切除术是治疗胃间质瘤的常用手术方法。根据胃间质瘤的病理生理学特征，手术时无需周淋巴结清扫，1～3cm 的手术切缘即可以达到根治性切除的目的。对于最常见的胃体大弯侧间质瘤，即使肿瘤直径＞10cm，也可以采取胃壁楔形切除术，应避免创伤性较大的胃次全切除术导致胃功能障碍。近端胃次全切除术的指征应该严格限定于发生在贲门部的肿瘤，贲门部的肿瘤（尤其是位于贲门处的肿瘤）无论大小均有可能行近端胃切除术。远端胃次全切除术是治疗胃体巨大间质瘤比较常用的术式。对于发生于远端 1/3 胃及大部分胃体的间质瘤，远端胃次全切除术是比较合理的术式。十二指肠间质瘤应该非常慎重地把握手术指征。一般不推荐采取胰十二指肠切除术。如果术前影像评估肿瘤局部切除可能性小，没有梗阻、出血等并发症，建议经内镜取病理确诊后口服甲磺酸伊马替尼治疗。如果不能明确肿瘤与十二指肠乳头的关系，术中可以于十二指肠乳头附近的十二指肠对系膜缘纵行剖开肠壁，直视下探查；如果肿瘤发生于壶腹周围且体积较大，可以采取胰十二指肠切除术。

2. 放疗及化疗 对胃间质瘤无效。

3. 分子靶向治疗 格列卫（Gleevec STI-571，imatinib mesylate，甲磺酸伊马替尼）为信号转导抑制剂，已成为不可切除或转移的 GIST 患者最佳选择，格列卫是一种分子靶向治癌药物，为酪氨酸激酶抑制剂，能明显抑制 Kit 酪氨酸激酶的活性，阻断 Kit 向下传导信号，从而抑制 GIST 细胞增生，促进细胞凋亡和细胞死亡。推荐伊马替尼辅助治疗的剂量为 400mg/d。治疗时限：对于中危患者，应至少给予伊马替尼辅助治疗 1 年；高危患者，辅助治疗时间至少 3 年；发生肿瘤破裂患者，应考虑延长辅助治疗时间。对于应用伊马替尼后进展增加剂量，NCCN 建议增加至 800mg，鉴于中国患者耐受性和临床研究结果，国内建议加量至 600mg。*c-kit* 和 *PDGFRA* 的突变类型可以预测伊马替尼的疗效，其中 *c-kit* 外显子 11 突变者的疗效最佳；而 *PDGFRA D842V* 和 *D846V* 突变可能对伊马替尼和舒尼替尼治疗原发性耐药。舒尼替尼二线治疗原发 *c-kit* 外显子 9 突变和野生型 GIST 患者的生存获益优于 *c-kit* 外显子 11 突变患者；治疗继发性 *c-kit* 外显子 13 和 14 突变患者的疗效优于继发 *c-kit* 外显子 17、18 突变。

第四节　十二指肠憩室

十二指肠憩室的确切发病率难以统计，因为很多憩室不产生临床症状，不易及时发现，有报道胃肠钡餐检查时十二指肠憩室的发现率为 1%，而尸体解剖时的十二指肠憩室发现率可高达 22%，90%的憩室是单个的，80%位于十二指肠降部，尤其是内侧壁或凹面，本病多发生在 40～60 岁的患者，30岁以下较罕见，发病率无明显性别差异。

【临床表现】　十二指肠憩室没有典型的临床表现，所发生的症状多是因并发症而引起；上腹部饱胀是较常见的症状，系憩室炎所致，伴有嗳气和隐痛，疼痛无规律性，制酸药物也不能使之缓解；恶心或呕吐也常见；当憩室内充满食物而呈膨胀时可压迫十二指肠而出现部分梗阻症状，呕吐物初为胃内容物，其后为胆汁，甚至可混有血液，呕吐后症状可缓解；憩室并发溃疡或出血时则分别出现类似溃疡病的症状或便血，憩室压迫胆总管或胰腺管开口时，更可引起胆管炎、胰腺炎或阻塞性黄疸，憩室穿孔后，则呈现腹膜炎症状。

【诊断】　依靠胃肠钡餐检查，一些较小而隐蔽的憩室尚需在低张十二指肠造影时始能发现。

【治疗】

1. 治疗原则　没有症状的十二指肠憩室无须治疗，有一定的临床症状而无其他的病变存在时应先采用内科治疗，包括饮食调节、制酸剂、解痉药等，并可采取侧卧位或更换各种不同的姿势，以帮助憩室内积食的排空，由于憩室多位于十二指肠第二部内侧壁，甚或埋藏在胰腺组织内，手术切除比较困难，故仅在内科治疗无效或并发憩室炎、出血、穿孔或压迫邻近脏器时才考虑手术治疗。

2. 手术方法　原则上以憩室切除术最为理想，憩室较小者可单做内翻；同时存在多个憩室并遇有切除技术困难时，可采用改道手术，即行 Billroth Ⅱ 式胃部分切除术旷置十二指肠，如术中寻找憩室有困难，可将十二指肠切开自腔内找到憩室开口，将其底部翻入肠腔进行切除处理；憩室切除后，应与肠曲的长轴垂直的方向内翻缝合肠壁切口，以免发生肠腔狭窄。

第五节　胃切除后的消化道重建

胃切除后的消化道重建是胃十二指肠疾病外科治疗中的关键步骤，很多外科医生重切除而轻重建，导致重建后发生并发症，严重影响患者的生活质量。消化道重建手术始于 1881 年，Theodor Billroth 在维也纳成功开展第 1 例胃切除 Billroth 式吻合。至 1885 年，Billroth 和 VonHacker 成功施行了胃大部切除术，关闭胃和十二指肠残端，并在结肠前行胃空肠吻合术，即 Billroth Ⅱ 式，以后该术式发展成为治疗十二指肠溃疡的经典术式。

【吻合、缝合技术】　消化道虽然形态各异，但其管壁的基本结构极为相似，均由黏膜、黏膜下层、肌层和浆膜构成。在消化道重建中，吻合部位的愈合，黏膜下层起着主导性作用，对该层的严密对合、缝合至关重要。目前尚无一种对所有患者完全满意的消化道重建方法，应根据个人经验、患者情况和各式式的特点选择重建方法。消化道重建基本原则：重建后具备正常消化道生理功能，维持患者营养状态和保证患者的生活质量。在重建手术过程中注意吻合口无张力、血供良好、吻合口径适中、操作简便。缝合时注意针距不能过密，打结不能过紧，以免造成组织缺血和组织切割，影响愈合，导致吻合口漏。消化道重建、吻合技术对于手术安全与质量具有极为重要的影响。为此，掌握消化道吻合部位的修复愈合机制及特征，防止吻合所致的各种并发症，以优良的吻合技术，完成理想的吻合操作至关重要。

消化道吻合方法类型通常有以吻合消化道部位分类的端端吻合、侧侧吻合、端侧吻合，以消化道愈合方式分类的内翻、外翻吻合，按吻合缝合方法分类的单层或双层缝合，间断或连续缝合。间断缝合局部血流影响小，断端组织对合良好，缝合间距易于调整，较少造成吻合口狭窄，但止血效果差。连续缝合对局部血流影响大，断面对合差，吻合口狭窄相对多见，但止血效果确切。消化道重建吻合经典的是双层缝合包括全层加浆肌层吻合术（Albert-Lembert 法）。Lembert 曾提出吻合三原则：①黏膜与黏膜缝合不愈合。②黏膜与浆膜缝合愈合不充分。③浆膜与浆膜缝合愈合佳。胃肠道吻合中层层对合吻合至关重要，其中黏膜下层愈合最为关键。1965 年，慕尼黑大学 Zenker 小组开始把单层缝合技术应用于各种胃肠道吻合后，单层缝合技术逐渐开展起来。尽管国内外已经开展了单层缝合，但多数医院仍以双层缝合为主。消化道机械吻合是在肠腔内支架吻合的基础上发展起来的。近年来各种各样的吻合器、闭合器、缝合器等广泛用于临床，不仅缩短了手术时间，也使一些暴露困难、操作空间小的手术变得较为简便，同时减少空腔脏器的污染和组织的损伤，提高了手术治疗效果。

手工吻合法按管壁的对合方式分类有内翻缝合法（如 Albert-Lembert 法）和重视黏膜下层愈合的对端缝合法（如 Gambee 法）等。浆膜对合、全层缝合具有止血佳、抗张力强的特性，此法简便、安全，但是，内翻过多易致术后狭窄。对端对合吻合法是消化道切缘断面的各层对合缝合法。由于层层对合，黏膜下层对接，富含血管网络的黏膜下层内能够早期建立血液循环，易于血管愈合及组织修复愈合。层层对接吻合法，各层能良好对接愈合，故不易产生不良肉芽和黏膜面溃疡。因此，狭窄及漏（瘘）的发生率较低。机械吻合主要有环形吻合法和线形吻合法。机械吻合简便、安全，对手工操作缝合困难的部位有价值。圆形吻合器吻合是内翻吻合，肠管壁各层的排列与手工缝合吻合的 Albert-Lembert 法类似，但其愈合过程并不雷同，内翻吻合时浆膜可成为血液循环通过的屏障，须通过压榨组织中的血运，至浆膜退缩以及金属钉孔破损浆膜部位的血运再生重建后，方开始愈合过程。环形吻合时应避开异常状态下的肠道部位实施，如水肿、炎症部位。在自然状态的口径上进行吻合，以免肠管裂伤出血、菲薄化。非自然状态、扭曲吻合后的愈合会对肠道的功能、可动性产生负面影响。线形吻合器吻合的修复愈合是呈外翻缝合愈合的过程。外翻吻合部位的黏膜脱落以后进入愈合过程，外翻缝合中的浆膜层缝合有助于自然生理的愈合过程。吻合口漏（瘘）的主要原因是吻合口部位的血流障碍和吻合钉成形不良。易导致血流障碍的因素主要是吻合口部位系膜处理不当、剥离不合适致肠管被过度压迫、浆肌层缝合过密和强行包埋等，吻合钉成形不良多由硬的构造物（金属钉、神经）等阻隔、闭合钉高度不佳所致。

消化道重建中吻合部位愈合的影响因素包括局部因素和全身因素。局部因素有：①手术技巧问题。缝合间距过大、各层间对合不良、器械操作违规损伤、异物间置。②吻合部位局部因素。血供不良、低氧状态、肠腔内高压、肠腔外高张力、吻合部位异物存留。黏膜与浆膜缝合愈合不充分。③肠腔内、外感染因素。④放射性治疗后等。全身因素有：①合并糖尿病、肝肾功能异常等基础疾病。②免疫功能低下。免疫性疾病、使用抗肿瘤药物及激素类药物、肾透析。③高龄、营养不良、低蛋白血症、贫血。

④循环障碍、低氧血症等。所以，最大限度地减少影响吻合部位愈合的因素，严格的围手术期管理非常重要。与传统的手工吻合方式比，机械吻合优点如下：①可完成一些手工吻合困难的吻合，如位置较深的弓上、膈下或盆腔的吻合。②减少因手术及麻醉时间延长带来的创伤，减轻对肺、心、肝、肾等脏器的影响，增加手术安全性。③吻合质量高，吻合口内壁光滑、整齐，吻合后两排钉紧密可靠，吻合口血供较好，吻合口并发症低于传统的双层缝合法。④不仅适用于开腹手术，也可应用于腹腔镜手术。吻合器的吻合材料是金属钉，组织相容性好，异物刺激引起的炎性反应轻，有利于吻合口愈合。机械吻合的吻合口漏（瘘）发生率低于传统的手工双层缝合。机械吻合后吻合口狭窄的发生率与双层缝合相当，高于单层缝合。其狭窄早期主要与术中所选吻合器型号和吻合器设计有关，后期还与吻合口的瘢痕形成有关。

【胃切除后的消化道重建方式】　远端胃切除术主要重建方式包括残胃十二指肠 Billroth Ⅰ 式吻合，残胃空肠 Billroth Ⅱ 式吻合及 Billroth Ⅱ 式+Braun 吻合，以及残胃空肠 Roux-en-Y 吻合等。近端胃切除术消化道重建方式包括食管与胃前壁或后壁的端侧吻合、食管胃端端吻合等。在全胃切除术消化道重建的诸多术式中，Roux-en-Y 吻合与空肠间置术分别是食物经过与不经过十二指肠的两种最基本的重建术式，其他各种重建方式如 ρ 型吻合、双管道（Double Tract）法以及各种空肠囊袋代胃等都是在两种术式的基础上演变而来的。

腹腔镜辅助胃癌根治术（laparoscopy-assisted gastrectomy，LAG）是目前腹腔镜胃癌手术中最常应用的技术，在腹腔镜下完成胃的游离以及区域淋巴结清扫，然后在小切口下切除标本，完成消化道重建。既减少手术创伤，又能整体移除标本，在直视下完成消化道重建，重建方法与开放手术类似。LAG 与开放手术消化道重建的区别与注意事项：①在完成胃的游离和区域淋巴结清扫后，进行消化道重建需辅以开放小切口。常规取上腹剑突下正中切口，一般切口长度 5～10cm，以满足手术显露和操作安全为原则。对于选择不同重建方式时，切口的高低可略有差异。在切开腹膜前需经 trocar 排气。②LAG 的消化道重建在理论基础、操作程序和完成效果等方面均与开放手术一致，最大的区别是辅助小切口使技术上的灵活性受到限制。因此，需要在腹腔镜下将胃的游离和淋巴结清扫部分完成得充分、彻底，为在小切口下顺利完成重建奠定基础，尽量避免在小切口下再进行其他操作。③LAG 手术中，十二指肠、胃及食管的离断均可在腹腔镜下以腔内切割吻合器完成，以降低小切口下切除标本的难度。但需在腹腔镜下准确判定肿瘤的上下切缘，保证安全距离，有时需要术前或术中内镜下标记。④尽管 LAG 的小切口视野狭小、操作空间有限，但仍要求重建过程都在直视下完成，避免盲目操作带来误损伤或者吻合不确切。⑤辅助小切口对结肠下区的显露有些困难，故在 Roux-en-Y 吻合中应特别注意空肠系膜的方向和近远端关系，避免空肠系膜扭转或系膜张力过大。⑥辅助小切口难以显露全部手术野，故对术野的检查应尽量在消化道重建前，在腹腔镜下完成，特别是解剖位置较深的部位，如食管、结肠肝曲、脾曲等。⑦相对而言，小切口下暴露左侧腹腔较十二指肠断端困难，故在远端胃大部切除以吻合器操作时，需特别注意胃后壁的撕裂，以及过度牵拉脾胃韧带致血管或脾脏撕裂。在近端胃大部切除或全胃切除时，食管断端荷包缝合相对较困难，特别对于体型肥胖、肋弓夹角较小和左肝肥大的患者，需注意避免把钉砧头置入食管壁夹层，以及食管管壁在荷包线收紧打结后回缩致荷包缝合质量不佳。全腹腔镜下的消化道重建难度较大，应在有丰富腹腔镜手术经验的中心开展。三角吻合技术为完全在腹腔镜下应用腔镜下直线切割吻合器完成残胃和十二指肠后壁的功能性端端吻合方法，因吻合口内部的缝钉线呈现为三角形故称为三角吻合技术。

对于胃癌手术，延长患者生存时间是手术的主要目的，任何完美的消化道重建都必须在获得理想预后的前提下才更有意义。因此，胃癌手术消化道重建还必须考虑癌肿对机体的影响：对于早期胃癌或恶性程度较低、进展程度偏早等预计手术效果较好者，可以同良性病的手术一样，在恢复消化道连续性的基础上尽量重建胃的生理功能；对于恶性程度偏高、进展程度较重等预计复发可能性较大者，就应该充分考虑癌肿复发对患者生存时间以及腹腔各脏器的影响，重建方式宜简不宜繁；对于手术结果明确为 R2（肉眼癌残留）或不能切除者，则只能尽量恢复消化道的连续性，还必须使重建后的消化道尽量远离残留的癌肿。

思 考 题

1. 胃十二指肠溃疡的发病原因有哪些？
2. 幽门螺杆菌的治疗方法有哪些？
3. 胃十二指肠溃疡有哪些并发症？
4. 胃十二指肠溃疡的手术指征有哪些？
5. 简述胃癌的病理类型。
6. 胃癌的治疗原则是什么？
7. 简述胃的 16 组淋巴结引流区域？
8. 简述胃十二指肠间质肿瘤的定义。
9. 胃间质肿瘤的外科治疗原则有哪些？
10. 胃切除后，消化道的重建方式有哪些？

（李 铎）

第三十八章 小肠疾病

学习目标

1. 掌握肠梗阻的常见病因分类、病理生理。
2. 掌握肠梗阻的临床表现、诊断、处理原则。
3. 熟悉短肠综合征、肠系膜缺血性疾病、小肠肿瘤、肠炎性疾病的诊疗原则。
4. 了解小肠间质瘤、克罗恩病的研究及诊疗进展。

第一节 肠 梗 阻

肠内容物通过受阻,导致肠管损害及引致全身生理功能紊乱,这一组病理过程称为肠梗阻(intestinal obstruction),是仅次于急性阑尾炎及急性胆囊炎的常见外科急腹症。其病因繁杂,病情变化及临床表现均复杂多变,并且常引起腹膜炎、中毒性休克、肾衰竭及呼吸衰竭等,死亡率较高。

【病因及分类】

1. 机械性肠梗阻 肠腔堵塞、肠腔外压迫、肠壁病变。

2. 动力性肠梗阻 毒素、神经反射等病理因素致肠壁平滑肌功能紊乱、肠蠕动消失或肠痉挛。

3. 血运性肠梗阻 肠系膜的血管栓塞,血供障碍。

根据肠壁血运是否障碍分为单纯性肠梗阻和绞窄性肠梗阻(strangulated intestinal obstruction)。根据梗阻的部位分为高位(空肠以上)、低位(回肠及结肠)肠梗阻。根据梗阻程度分为完全性和不完全性肠梗阻。

【病理及病理生理】

1. 局部变化 梗阻近端肠蠕动增强,以致肠内容物向下推进,此时腹部视诊可见肠型、肠环或蠕动波。随后肠腔膨胀、积气、积液,渐进性腹胀。此时肠壁充血水肿,通透性增加,肠管膨胀、肠壁变薄。肠腔内压力不断增高,导致肠壁血运障碍。进一步发展小动脉血运受阻,小血栓形成,临床上可出现肠坏死、穿孔和血性液渗入肠腔、腹腔。

2. 全身性变化 水电解质紊乱与酸碱平衡失调。正常人消化道日分泌量约 8000ml,大部分可重吸收。急性梗阻时,频繁呕吐不能进食,重吸收功能障碍。慢性梗阻时,液体滞留肠腔内。都可造成严重缺水,电解质紊乱,酸碱平衡失调。梗阻部位不同,病理变化会有差异。小肠梗阻丢失的是碱性液、钾离子、钠离子,伴低血容量及组织缺氧,易致代谢性酸中毒。而十二指肠梗阻,则丢失大量酸性胃液及氯离子,表现为代谢性碱中毒。结肠梗阻则因大量细菌繁殖产生毒素及细菌移

位,终致腹膜炎和毒血症。休克随后可能出现。严重感染,休克的综合结果是多器官功能衰竭。

【临床表现】

1. 腹痛 梗阻部位以上强烈肠蠕动造成剧烈绞痛。

2. 呕吐 梗阻部位越高,呕吐出现越早及频繁。呕出胃及十二指肠内容物,梗阻部位低,呕吐则出现迟,呕出为粪样内容物。

3. 腹胀 其程度与梗阻部位相关。高位者不明显,低位者才较明显,且可遍及全腹。腹部隆起不均匀对称,是肠扭转等闭袢性肠梗阻特点。

4. "闭" 肛门停止排气、排便。

【诊断】 肠梗阻诊断的思路

1. 是否有肠梗阻 有无腹部肠型,伴停止排气排便。有肠蠕动波、肠鸣亢进。再结合 X 线检查一般可以判断。

2. 机械性或动力性肠梗阻 机械性肠梗阻均具以上典型表现,早期腹胀可不显著。麻痹性肠梗阻无阵发性绞痛及肠鸣音亢进,相反表现为肠蠕动减弱及消失,腹胀明显。X 线检查麻痹性肠梗阻显示广泛肠段充气扩张,而机械性则胀气限于梗阻以上肠段。

3. 是否有绞窄性肠梗阻 肠梗阻一旦绞窄是必须急诊手术的危重急腹症。具下列表现均可考虑绞窄性肠梗阻:腹痛发作急骤并且持续,肠鸣亢进不明显,呕吐出现早并频繁;腹痛后很快出现休克,抗休克治疗效果不明显;明显腹膜炎、伴发热、白细胞升高、脉搏加快;腹胀不对称,可检查到腹部不对称隆起或痛性包块;血性呕吐物;X 线检查发现孤立突出膨大的肠袢且不因时间而改变位置。

4. 完全或不完全梗阻 完全性梗阻呕吐频繁,如为低位梗阻则腹胀明显,完全停止排气排便。X 线见梗阻以上肠袢扩张积液或充气。不完全梗阻者呕吐与腹胀均较轻。X 线见充气扩张不太明显。

5. 高位或低位梗阻 高位者早期出现频繁呕吐,呕吐胃肠液体,腹胀不明显。低位梗阻则腹胀明显,呕吐出现晚,可为粪样液。X 线检查扩张肠袢若在腹中部多为低位梗阻。

6. 梗阻原因 粘连性肠梗阻最为常见,源于腹部手术或外伤史,腹膜炎史。其次可见于腹外疝的嵌顿或绞窄。新生儿见于肠道先天性畸形,婴幼儿多见于肠套叠,老年人多为肿瘤、粪块堵塞。

【治疗】 原则上是同时解除肠梗阻及其导致

的全身内环境紊乱。

1. 基础治疗　胃肠减压，吸出胃肠道内积聚的气体和液体，降低其内压力，减轻腹胀、减少肠腔内细菌和毒素。改善肠壁微循环，纠正水、电解质紊乱和酸碱失衡。输液所需容量和种类应根据呕吐情况，缺水类型，血液浓缩程度、尿量及尿比重，以及血清钾、钠、氯、血气分析监测结果而定。防治感染及中毒治疗同时进行。单纯性肠梗阻可不用抗生素，若为绞窄性肠梗阻以及手术治疗者则需要应用抗肠道病原菌的抗生素。

2. 解除梗阻　手术是主要的治疗手段。绞窄性肠梗阻、肿瘤、先天性肠道畸形所致梗阻、非手术治疗无效者，则应手术。急性肠梗阻多病程危重，手术原则是以最短时间、最简单方式解除梗阻，恢复肠腔通畅。手术方式有如下四种：

（1）解除梗阻原因的手术：如粘连松解术、肠切开取异物术、肠套叠复位术、肠扭转复位术。

（2）肠切除肠吻合术：如肿瘤、炎症狭窄、各种原因致肠管坏死等。

（3）短路手术：对于无法解除的梗阻，如晚期肿瘤、肠粘连成团块状或与周边组织广泛愈合，则做梗阻近端与远端肠袢短路吻合。

（4）肠造口或肠外置术：病情危重或局部病变所限，目的是简单地解除梗阻。

非手术治疗是在前述基础疗法的基础上，口服或胃肠灌注生物油或中药、针刺疗法、低压空气或钡灌肠等。适用于单纯粘连性肠梗阻、麻痹性肠梗阻、肠套叠早期等。

一、粘连性肠梗阻

粘连性肠梗阻是常见的类型，临床上约占总量的40%，由肠粘连或腹腔粘连所致（图38-1）。

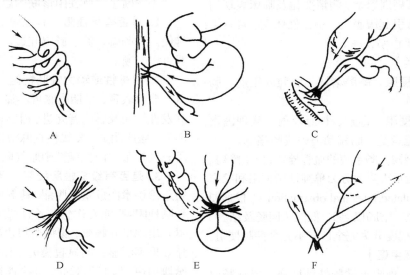

图 38-1　各种类型的粘连性肠梗阻
A. 肠袢粘连成团；B. 腹壁粘着成角；C. 系膜粘着扭折；D. 粘连带压迫；E. 粘连带内疝；F. 粘连成角、扭转

【病因和病理】　腹腔内手术、创伤、出血、异物残留刺激等均能引起粘连性肠梗阻。粘连必须在一定条件下才会引起肠梗阻。肠袢间紧密粘连成团或固定于腹壁，使肠腔变窄或影响肠管蠕动扩张。也可以是粘连牵拉使肠袢成锐角或粘连带压迫肠管，肠袢套入粘连带构成的环孔。亦有以粘连处为支点发生扭转等。对于上述病变者，肠道功能紊乱，暴饮暴食，突然体位改变都可引起肠梗阻。

【诊断】　有腹部手术、创伤、炎症性疾病史。突发急性小肠机械性肠梗阻。或长期无症状、突发出现肠梗阻均可考虑粘连性肠梗阻。

【治疗】　关键是明确粘连性肠梗阻是单纯性或绞窄性，是完全性还是不完全性。因为手术不能消除

粘连，反而可以形成新的粘连，只要是非完全、绞窄性肠梗阻，一般应非手术治疗。在非手术过程中密切观察病情变化。若症状加重有绞窄可能时，则中转手术探查治疗。对反复频繁发作者也可考虑手术。

手术方式：①粘连带和小片粘连可单纯分离及切断以解除粘连；②如肠袢紧密粘连成团引起梗阻，又不能分离，可将此段肠袢切除做一期吻合；③不宜或不能切除者可行梗阻部分的近、远端肠袢侧侧吻合，以短路解决梗阻。

案例 38-1
　　患者，男，49岁，阵发性中腹部疼痛2天，伴呕吐多次，急诊入院。该患者近2个月以来，

已是第 3 次出现类似腹痛及呕吐症状，均经就医使用解痉药、禁食、胃肠减压后，症状完全缓解，诊断为不全性肠梗阻。每次入院患者 X 线检查均发现中腹部有多个大小不等的气液平面，并显示上段小肠明显扩张。一年零三个月前曾因十二指肠球部溃疡穿孔急诊做穿孔修补术，腹痛前一天尚有正常排便一次。

入院后 T 37℃，R 24 次/分，BP126/85mmHg，急性痛苦面容、腹部视诊可见腹胀不明显，于中下腹可见肠环及肠蠕动波，但随腹痛减轻能自行消失，腹痛症状再度出现则重现。中下腹触诊轻压痛，无反跳痛，未及痛性包块。叩诊未发现转移性浊音，听诊肠鸣阵发性亢进，偶可发现气过水音。X 线腹部站立位所见与前两次入院结果相似。做血、尿常规、生化相应检查无异常发现。结合病史及本次入院检查，诊断为粘连性不全性小肠梗阻（腹部手术后）。考虑为不完全性梗阻，则按禁食、胃肠减压、补充液体及能量，密切注意电解质平衡及酸碱平衡。对症作解痉止痛，治疗过程未发现腹痛加重和生命体征变化。经前述综合治疗后约 8 小时，腹痛渐缓解，于 12 小时后自行排稀烂黄色便一次，量约 200ml。做腹部立位 X 线检查，腹部气液平面全部消失。证实肠梗阻解除。

二、肠 扭 转

一段肠袢沿其系膜长轴旋转而导致的闭袢型肠梗阻，同时伴有肠系膜血管的压迫，造成绞窄性肠梗阻。病因是异常的解剖因素，包括肠袢或其系膜过长，系膜根部附着点过窄或原有的病理粘连收缩等。亦有因暴饮暴食后肠内容物骤增，肠管动力异常，一旦体位改变则会导致肠袢扭转。扭转部分在系膜根部，以顺时针方向旋转为多。程度多在 360°以下，严重的可转 3 周以上，最常发生于乙状结肠，其次为小肠。

【临床表现】 属急性机械性肠梗阻。

1. 乙状结肠扭转 多见于习惯性便秘的老人。突发性腹痛伴明显腹胀。呕吐不明显及不严重。腹部 X 线检查见马蹄状巨大双腔充气肠袢，圆顶向上，两肢向下，立位可见两液平面，钡剂造影可清晰扭转部位。

2. 小肠扭转 常发生于饱餐后剧烈运动时。如是儿童则与先天性肠旋转不良相关。均是突发剧烈腹痛，持续不缓解，并阵发性加剧。部分多见于脐周，常可及腰背部。常取强迫体位、呕吐频繁。腹胀不明显或某一部位尤为明显，触诊可扪及压痛的肠袢，易于休克。X 线检查符合绞窄性肠梗阻。

【治疗】 因是急腹症，短时间内会发展为肠绞窄坏死，其一旦休克死亡率高达 40%，是手术适应证。

1. 扭转复位术 把扭转的肠袢做反方向的回转复位，但需确保扭转肠段及其系膜的血运尚好，并要解决复发问题。如过长的乙状结肠，将其平行折叠固定于降结肠内侧。亦可做二期手术切除过长的部分乙状结肠并吻合，对移动盲肠则将其固定于侧腹膜。

2. 肠切除术 肠与系膜坏死者，小肠做一期切除吻合，乙状结肠切除坏死肠段后宜断端造口，二期再做肠吻合术为安全。

案例 38-2

患者，男，29 岁，突发中下腹剧烈绞痛急诊就医。起病前约 1 小时饱餐后即骑单车外出办事，途中颠簸后出现腹痛。入院后查体 T37℃，P140 次/分，BP140/90mmHg，神清、强迫体位、急性痛苦面容。自述中腹脐周持续剧痛，并渐加剧，侧身屈腿稍可缓解。有恶心无呕吐，查腹不胀，可触及脐下方有一时隐时现的条索样包块，约 5cm×4cm×3cm，有明显触痛。余腹无压痛及反跳痛。转移性浊音阴性。腹部立位 X 线摄片诊断为急性完全性小肠梗阻，腹部 CT 平扫诊断符合中、下段小肠完全性梗阻。即行急诊剖腹探查术，证实为末段回肠约 25cm 长的肠袢及其系膜顺时针方向旋转 180°，并已血运障碍。手术切除病变肠段，一期做端端吻合，术后患者痊愈出院。

三、肠 套 叠

一段肠管套入与其相连的肠管腔内称肠套叠（intussusception），其发生常与肠管解剖特点（如盲肠活动度过大）、病理因素（肿瘤）和肠蠕动异常等有关，以 2 岁以下的幼儿多见。

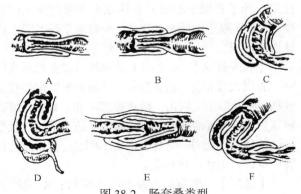

图 38-2 肠套叠类型

A. 小肠型；B. 结肠型；C. 回盲型（以回盲瓣为出发点）；D. 回结型（以回肠末段为出发点）；E. 复杂型；F. 多发型

【诊断】 小儿肠套叠三大症状即腹痛、血便和腹部肿块。表现为突发剧烈的阵发性腹痛，患儿哭闹不安，面色苍白，脉搏加快、出汗，伴呕吐、排果酱样血便。X线检查做空气或钡剂造影见空气或钡剂在套叠处受阻，断端钡影为杯口样。成人肠套叠表现为慢性不规则样反复发作的腹痛，多为肿瘤所致。

【治疗】 早期可用空气、钡剂灌肠复位。若不成功或症状已出现48小时以上，临床未排除有肠坏死，有腹膜炎症状者，均应立即手术。无肠坏死者单纯手术复位，肠壁已有血运障碍或坏死，则做肠段切除吻合术。对病情危重者，可先切除坏死的肠管，断端腹壁造口，二期再做肠吻合。成人肠套叠以肿瘤多见，寻找原发病尤为重要。

案例38-3

患者，男，2周岁，发育良好，偏肥胖，平素无特殊病症。于急诊就医前6小时突发烦躁、哭闹、急性痛苦脸容。到院后患儿面色苍白，大汗淋漓，P 118次/分，T 37℃，呕吐一次为胃液样物。随后1小时内排果酱样血便两次，量共约100ml，于右下腹可扪及圆形、质软、痛性包块。临床可疑为肠套叠，即做0X线下空气灌肠造影，发现回肠末段套入盲肠，再灌入稀钡，见钡剂断端形成杯口状影，诊断确立。

在X线造影基础上空气加压，见套管解除，患者安静，续留院观察至24小时，再次X线空气造影，显示套叠已解除。

第二节　肠系膜血管缺血性疾病

肠系膜血管急性循环障碍，导致肠管缺血坏死，尤其多见于肠系膜动脉系统病变。包括肠系膜上动脉栓塞，栓子多源于心脏的血栓或大动脉的附壁硬化斑。或肠系膜上动脉血栓形成，少数源于肠系膜上静脉血栓形成。

【临床表现】 肠系膜上动脉栓塞和血栓形成的临床表现大致相仿。起病急骤，早期为突发剧烈腹部绞痛、呕吐频繁、腹泻。检查腹部不胀、柔软。可有轻压痛，肠鸣音活跃或正常。其特点是严重的症状与轻微的体征不相符，全身表现也不明显。若累及的血管广泛，可很快出现休克。

【诊断】 依靠病史及和临床症状，X线检查能显示受累的肠袢扩张和胀气，病情后期肠腔和腹腔会大量积液。X线平片显示腹部普遍密度增高。选择性动脉造影对诊断价值较高。

【治疗】 肠系膜上动脉栓塞可行取栓术。血栓形成则可行血管内膜切除或腹主动脉-肠系膜上动脉"搭桥"术。若肠管已坏死则做肠切除。肠系膜上静脉血栓形成必须做肠切除术。切除全部受累的系膜，否则术后位于小静脉内的血栓仍会继续发展。术后还应做抗凝治疗。

第三节　短肠综合征

短肠综合征（short bowel syndrome）是指各种原因所致的小肠绝大部分丧失，导致小肠吸收面积不足引起消化吸收不良，出现的严重腹泻和严重营养不良功能障碍的临床综合病症。食物在人体的吸收主要是通过小肠。空肠吸收铁、钙。回肠吸收胆盐、胆固醇、维生素等。葡萄糖、蛋白质及脂肪则是全段小肠均参与吸收。小肠长度个体差异很大。每个个体的吸收能力都远超过正常的生理需要。这是有特定生理意义的，它保证了50%的小肠被去除后仍能维持一定营养状态。但若残存小肠不足100cm，则必定产生程度不等的消化吸收功能不良，营养状况恶化，出现短肠后的病理综合征。

【临床表现】 典型表现为水样腹泻。每日排出液体量可达2.5～5.0L，致重度脱水、电解质及酸碱平衡失调。经历一阶段（数天）腹泻会稍缓解，生命体征趋于平稳。但急剧显现体重下降、肌萎缩、重度疲乏、贫血、低蛋白血症等，促胰液素、促胆囊收缩素及肠抑胃素的分泌减少，幽门部促胃液素细胞则出现增生，使胃酸分泌亢进，个别会出现消化道溃疡。

【治疗】 早期根据生命体征变化，针对腹泻，以血气分析结果作指导，及时补充晶体溶液、胶体溶液和电解质。补充5%碳酸氢钠纠正代谢性酸中毒。待循环、呼吸等生命体征平稳后，立即开始肠外营养治疗。以葡萄糖、脂肪乳补给能量。补充蛋白质及其合成原料如氨基酸类，还要补充微量元素和维生素、各种电解质。肠外营养已为临床证实可满足机体代谢需要，并发症不多，可广泛应用。此阶段可适度使用肠动力抑制药以减少大便次数，口服烯胺类药物消除胆盐对结肠刺激，亦可减轻腹泻。口服抗酸药物及H$_2$受体阻滞剂、质子泵抑制剂等预防消化道溃疡发生。

视病情尽快恢复经口饮食，先入盐水或葡萄糖，渐增量和过渡到高糖、高蛋白、低脂肪、低渣饮食。现时肠内营养制剂品种配制合理，疗效安全可靠。谷氨酰胺、短链脂肪酸、纤维素、生长激素等对小肠功能代偿具显著促进作用，其与蛋白质制剂、葡萄糖、脂肪乳的联合应用，对病情有积极意义。

> **案例 38-4**
>
> 患者，女，63 岁，因腹痛加剧持续，急诊入院。入院后因急性腹膜炎急诊手术。术中见距离屈氏韧带 10cm 至回盲部近端 8cm 的小肠坏死，肠系膜上静脉广泛血栓形成。行小肠次全切除、空回肠吻合术，术后剩余小肠约 60cm。术后第 3 天开始出现腹泻水样便，每天 20 余次，总量约 4~5L。体重明显减轻，术后第 3 天已降至 58kg，自述原体重 64kg。脱水，电解质紊乱，予以纠正电解质及酸碱平衡、控制感染及肠外营养 3 周，病情稳定。术后 3 周开始予以部分肠内营养，至术后 5 周病情稳定，继续家庭病床治疗。

第四节　小肠肿瘤

小肠肿瘤发病率很低，仅占胃肠道肿瘤的 2% 以下。但小肠肿瘤大多数均为恶性肿瘤，以胃肠间质瘤（gastrointestinal stromal tumor）为最常见。它亦是消化道最常见的软组织肿瘤。

【病因及病理】　胃肠间质瘤起因于酪氨酸蛋白激酶（KIT）和血小板源性生长因子受体抗原（PDGFRA）突变。可以发病于消化道的任何部位。其中胃 60%，小肠 30%，余下的为十二指肠 4%~5%、直肠 4%、结肠和阑尾 1%~2%、食管 1%。

【临床表现】　由于发病部位不同而千差万别，小肠的间质瘤主要表现为腹痛、腹胀、腹部包块、消化道出血，甚至是腹腔内出血等。部分甚至由于肿瘤破裂和小肠梗阻等急腹症为突发症状。肝转移及腹腔播散是临床最常见的病情恶化表现。淋巴道转移极为罕见。亦见个别肺转移和腹腔外转移，均为晚期患者。

【诊断】　病史采集、体格检查，辅助检查推荐腹部 CT 或 MRI。病理诊断是小肠间质瘤的金标准，为获得病理标本，应用超声内镜引导下的细针穿刺是理想的获取方法。病理免疫组化结果 CD117 和 CD34 阳性则可确诊。

【治疗】　多学科治疗是小肠间质瘤治疗基础，手术是主要的治疗手段。小于 2cm 的间质瘤恶性概率较低，不需做特殊处理。但要每年做影像学检查密切观察。若出现临床症状或影像学检查病灶增大，则考虑手术。小肠间质瘤以肠段切除为原则，追求整块切除并获得阴性切缘。对手术后病理结果中，高危复发者，术中肿瘤破裂者，术后基因检测为突变者做术后辅助靶向治疗。口服伊马替尼 36 个月。

> **案例 38-5**
>
> 患者，女，52 岁，汉族，因"反复腹痛伴黑便 2 个月，加重 3 日"入院。患者于入院前 2 个月开始反复出现腹部阵发性绞痛，伴排黑色柏油状大便。近 3 天来上述症状加重。
>
> 既往体健，否认药物过敏史。
>
> 入院后查体：T 36.8℃，P 78 次/分，血压 BP115/75mmHg。神清，中度贫血貌。皮肤巩膜无黄染，未见肝掌及蜘蛛痣。双肺呼吸音清晰，无啰音；心率 78 次/分，律齐，无杂音。腹壁未见曲张静脉，腹软，肝脾肋下未触及，中下腹部可触及一约 6cm×8cm 包块，边界不清，质软，压痛（+），活动度差，肠鸣音约 9 次/分。双下肢无水肿。
>
> 实验室检查：血红蛋白 70g/L，血细胞比容 0.27，血小板 165×10⁹/L，大便隐血实验阳性。肝肾功能、凝血分析正常。
>
> 影像学检查：
>
> 腹部 B 超：腹部肿块。
>
> 胃镜：糜烂性贲门炎。
>
> 肠镜见肠腔较多陈旧性出血。
>
> 全腹 CT：中下腹囊实性肿块，密度不均，大小约 65mm×70mm×95mm，边缘分叶，邻近肠管受推。
>
> 治疗过程：完善术前准备，急诊行剖腹探查术，术中见回肠上段有一肿块，大小约 8cm×10cm×7cm，边界清，表面血管丰富，包膜完整，探查后行回肠部分切除术肠段端端吻合。术后病理示：（回肠）胃肠道间质瘤，高度危险性。免疫组化示：CD117 强（+），CD34（+），DOG-1（+），NSE（+），SMA（-），Ki67<5%（+），Actin（-），S-100（-），Des（-）。
>
> 术后恢复顺利，术后予以甲磺酸伊马替尼片治疗。

第五节　肠炎性疾病

一、急性出血性肠炎

急性出血性肠炎是一种好发于小肠的急性炎症，累及小肠各段甚至全程，极个别波及结肠。病变肠腔明显黏膜水肿，充血和程度不等坏死，可继发穿孔。原因不明。

【病理】　肠管为节段性肠壁充血、水肿、炎症细胞浸润、广泛出血、小溃疡形成。甚至穿孔，肠管内充满血性液，多为暗红色，亦可见组织坏死物，腹腔内有混浊或血性渗液。

【临床表现】　多见于有进食不洁食品史，并多发病于夏季。起病急骤，突发剧烈阵发性腹绞痛，伴寒战、发热、呕吐，随后排血便不止或出现程度不等的腹膜炎。可发生中毒性休克。

【治疗】　一般非手术治疗。以禁食、胃肠减压、纠正水及电解质代谢紊乱和酸碱失衡，应用广谱抗生素。若出现明显腹膜炎，不能控制的肠道大出血或肠梗阻等急腹症，则应立即中转手术探查。手术原则为切除坏死的肠段，充分的腹腔引流。

> **案例 38-6**
>
> 　　患者，男，46 岁，1 天前乘火车作长途旅行，进食多餐冷饮食。入院前 3 小时突发中腹剧烈绞痛伴呕吐、吐出胃液等水样液，随后寒战、发热、腹痛加剧并为持续。排暗红色稀便两次，量分别为 250g、500g。入院后查 BP100/50mmHg，T 39℃，R 26 次/分，神志淡漠，四肢湿冷，中腹部有明显压痛伴反跳痛。X 线腹部摄片未见游离气体及液气平面。血常规检查：白细胞总数 $12×10^9$/L，血红蛋白 108g/L，血细胞比容 0.708。提示消化道出血，以小肠出血可能性大，伴腹膜炎，中毒性休克（代偿期）。作抗休克治疗的同时，即作剖腹探查术，术中见约 800ml 腹腔内血性渗液。空肠段位于屈氏韧带后约 25cm 处开始往远端约 30cm 长度的空肠袢呈现节段性暗黑色坏死与正常肠袢相间。相应肠系膜未见类似改变及缺血样改变。手术切除病变小肠，并做小肠的端端吻合，并同期做盲肠置管造瘘引出腹壁。术后继续抗休克综合治疗，患者术后腹膜炎迅速纠正，维持全胃肠外营养治疗至 1 周后进食。病情稳定，痊愈出院，病理诊断符合急性出血性肠炎。

二、克罗恩病

克罗恩病（Crohn's disease）是一种病因不明的胃肠道非特异性炎症疾病，可累及从口腔至肛门的全消化道，最常见于末段回肠，其次是右半结肠。

【病理】　肠壁全层受累，病变肠段呈节段性或跳跃性分布。肠浆膜充血水肿，纤维素渗出使肠壁增厚，肉芽肿形成。病变肠段与邻近组织间、器官间产生粘连，也可因溃疡穿透而形成消化道瘘。

【临床表现】　腹痛、腹泻、发热、体重下降等全身症状。一般无便血。部分患者可出现不完全

性肠梗阻或消化道内瘘或外瘘，少部分可扪及痛性腹部肿块。

【诊断】　结合症状建议做腹部 B 超、CT、MRI 等对诊断均很有帮助，近年流行做胶囊内镜检查，对诊断有价值优势。

【治疗】　肠梗阻、消化道瘘、脓肿、慢性便血等情况出现均要进行手术探查。做病变小肠段切除。但必须明确、手术切除病灶后的复发率高达 50% 以上，复发部位主要在吻合口及其附近。

> **案例 38-7**
>
> 　　患者，女，30 岁，反复右下腹疼痛 1 年，加重 1 个月。
>
> 　　现病史：患者 1 年前无明显诱因出现右下腹疼痛，以胀痛和绞痛为主，伴腹泻，3～5 次/天，稀烂至水样便，偶有脓血样恶臭便。伴低热（38℃左右）。多次在当地医院住院，予激素治疗后缓解，但仍反复出现。1 周前当地医院胶囊内镜检查后胶囊至今未能排出，但仍有每天排稀烂便，无呕吐。既往无肿瘤病史，无腹部手术史。体格检查：T 37.9℃，P 90 次/分，R 22 次/分，BP 150/85mmHg。腹稍隆起，未见肠型及胃肠蠕动波，腹软，右下腹压痛，无反跳痛，可及包块，肠鸣音活跃，约 4 次/分。
>
> 　　辅助检查：
>
> 　　外院胶囊内镜：回肠黏膜多发浅形溃疡，呈鹅卵石样形状，肠腔狭窄，近端肠管扩张、狭窄。
>
> 　　腹部立卧位片示：中腹部数个小液气平面。下腹部高密度影，拟胶囊内镜。
>
> 　　腹部 CT 示：回肠壁多发节段性增厚，回肠黏膜强化呈靶征，累及范围约 15cm，相应肠系膜呈木梳征，该处胶囊内镜滞留。经入院后作上述检查临床诊断为小肠克罗恩病。后为手术病理确诊。

第六节　先天性肠疾病

肠闭锁和肠狭窄是新生儿肠梗阻的常见病因，且都是肠道先天发育畸形，以小肠为主，十二指肠及结肠、直肠罕见。

肠闭锁有三种类型：①肠腔内有隔膜使肠腔完全阻塞。②肠管中断，两肠段间仅为一条索状纤维带相连。③闭锁的肠管两端呈盲袋状中断，相应的肠系膜呈"U"形缺损。肠狭窄以膜型狭窄为多见。

【临床表现】

1. 呕吐　如高位闭锁，出生后首次喂奶即有呕

吐，呕吐物为水、喂食的奶及胆汁。小肠闭锁则多在出生后 2～3 天呕吐，呕出物有胆汁甚至粪水。

2. 腹胀 高位闭锁者上腹部膨隆明显，频频呕吐后腹胀缓解或消失。低位闭锁者可见全腹膨胀，肠鸣亢进、肠型。

3. 排便情况 出生后不能排胎粪。

高位闭锁者经反复多次呕吐，极易出现缺水、电解质紊乱和酸中毒。低位性闭锁可因肠管的不断扩大，继而并发穿孔、腹膜炎。肠狭窄与肠梗阻的程度呈现正相关。

【诊断】 上述的临床表现再结合 X 线检查上腹部有气液平面，而其他肠腔内无空气，这是高位肠闭锁特异性征象。低位肠闭锁可见扩大的肠管与液平面。X 线检查可用钡剂或碘水造影确定狭窄部位和程度。

【治疗】 首先迅速纠正水、电解质紊乱和酸碱平衡失调，并创造条件尽快手术。原则上十二指肠闭锁行十二指肠、十二指肠吻合术或十二指肠、空肠吻合术。空回肠闭锁则在切除两盲端后行端端吻合。肠狭窄时以切除狭窄肠段后行端端吻合为主。

思 考 题

1. 肠梗阻的典型临床表现。
2. 绞窄性肠梗阻的处理原则。
3. 克罗恩病与溃疡性结肠炎的鉴别。

（雷 建）

第三十九章 阑尾疾病

学习目标
1. 熟悉急性阑尾炎的病理和临床分类。
2. 熟悉阑尾的解剖及生理。
3. 急性阑尾炎的鉴别诊断。
4. 掌握特殊类型阑尾炎的概念、临床症状、鉴别诊断及治疗原则。
5. 掌握各特殊类型阑尾炎的临床特点。
6. 了解特殊类型阑尾炎的相关病理学特点。
7. 掌握慢性阑尾炎的病因，临床表现、鉴别诊断及治疗原则。
8. 了解慢性阑尾炎的病理。
9. 掌握阑尾肿瘤的不同类型。
10. 了解不同阑尾肿瘤类型的病因、临床表现及治疗原则。

第一节 急性阑尾炎

案例 39-1

患者，男，32 岁，转移性右下腹痛 8 小时。

患者于 8 小时前无明显诱因出现上腹部隐痛不适，呈阵发性，伴有恶心，呕吐 2 次，呕吐物为胃内容物，量少；腹泻，为稀便，无黏液和脓血。呕吐及腹泻后症状无明显缓解。

入院后测体温 38.5℃。按"急性胃肠炎"对症处理，治疗期间上述症状未见好转，腹痛呈持续性伴阵发性加重，并由上腹部转移到右下腹。发病来食欲减退，小便正常，无肛门停止排气排便。

体格检查：T 38.5℃，P 75 次/分，BP 115/70mmHg，急性病容，痛苦貌。全身皮肤和巩膜无黄染，浅表淋巴结无肿大，双肺呼吸音清，未闻及干湿啰音。心率 80 次/分，律齐，各瓣膜听诊区未闻及病理性杂音，腹平坦，未见胃肠型及蠕动波未见腹壁静脉曲张。右下腹压痛（+），以麦氏点为著。反跳痛（+），右下腹肌紧张，未扪及肿块。结肠充气试验阳性，肝脾肋下未触及。Murphy 征阴性，移动性浊音（−），肠鸣音 5 次/分。实验检查：WBC 14.0×10⁹/L，N 0.80。尿常规检查无异常。

问题：

1. 通过上述的问诊，该患者可能的诊断是什么？

2. 如有需要，还需要完善哪些相关辅助检查？
3. 还应该与哪些疾病作鉴别？
4. 进一步如何治疗？

急性阑尾炎（acute appendicitis）是最常见的外科急腹症，占外科住院患者的 10%~15%。任何年龄均可发病，但以青少年和中年人为多。Fitz（1886 年）首先正确描述了本病的病史、临床表现和病理所见，并提出阑尾切除是本病的合理治疗。McBurney（1889 年）描述了阑尾炎在穿孔前的表现，详述了阑尾炎时腹壁压痛点，称为麦氏（McBurney）点，也称阑尾点。目前，绝大多数患者能够早期就医、早期确诊、早期手术，治疗效果良好。但少数患者由于阑尾解剖位置变异和机体反应性不同，临床表现多变，易发生误诊；或由于治疗不当，有时后果严重，应引起重视。

案例 39-1 分析 1

根据患者的主诉、症状，应高度怀疑急性阑尾炎的可能。

诊断思路 1：患者为青年男性，急性发病。诊断依据：急性阑尾炎好发于青少年，男性比女性发病率高。

诊断思路 2：转移性右下腹部疼痛是急性阑尾炎最常见的临床症状，发病早期多出现剑突下隐痛，要和急性胃肠炎、胃十二指肠溃疡的症状相互鉴别。当患者腹痛逐渐转移至右下腹部时，此时需要与右侧输尿管结石、妇科疾病相鉴别。同时，上消化道穿孔溢出的消化道异物或溢液沿着升结肠旁沟转移向右下腹部，造成类似转移性右下腹部疼痛的类似表现。

诊断思路 3：询问有胃十二指肠溃疡、泌尿系结石的病史，育龄妇女要详细询问月经、有无阴道流血病史及相关妇科疾病。

【临床表现】

1. 症状

（1）腹痛：典型的急性阑尾炎具有转移性右下腹痛的特点。通常先表现为上腹或脐周疼痛，疼痛为持续性隐痛，也可呈阵发性。数小时至 10 余小时后转移并局限在右下腹，此过程的时间长短取决于病变发展的程度和阑尾的位置。

转移性右下腹部疼痛的原理

　　阑尾位于右下腹，起初的腹痛为一种内脏神经反射痛，由于阑尾的神经由交感神经纤维经腹腔丛和内脏小神经传入，传入的脊髓节段在第10、11胸节，所以当急性阑尾炎发病开始时，常表现为脐周的牵涉痛。它的腹痛特点是疼痛范围较弥散，位置不固定，且无明显压痛，腹痛转移至右下腹提示阑尾炎症已累及浆膜和壁腹膜，后者受脊神经支配，痛觉敏感，定位确切，70%～80%的患者具有这种典型的转移性腹痛的特点。

　　部分病例发病开始即出现右下腹痛。不同类型的阑尾炎其腹痛也有差异，如单纯性阑尾炎表现为轻度隐痛；化脓性阑尾炎呈阵发性胀痛和剧痛；坏疽性阑尾炎呈持续性剧烈腹痛；穿孔性阑尾炎因阑尾腔压力骤减，腹痛可暂时减轻，但出现腹膜炎后，腹痛又会持续加剧。由于阑尾位置多变，其腹痛部位也有区别，如盲肠后位阑尾炎，疼痛在右侧腰部；盆位阑尾炎，腹痛在耻骨上区，肝下区阑尾炎，可能疼痛在右上腹；极少数左下腹部阑尾炎，呈左下腹痛。

　　（2）胃肠道症状：恶心、呕吐为仅次于腹痛的常见症状。发病早期即可出现，属神经反射性呕吐，呕吐物多为胃内食物，一般恶心重，呕吐不多。呕吐与发病前有无进食有关。并发弥漫性腹膜炎时呕吐较频繁。其他胃肠道症状如厌食、便秘、腹泻等也可出现。盆腔位阑尾炎炎症刺激直肠和膀胱，引起排便、里急后重症状。弥漫性腹膜炎时可致麻痹性肠梗阻，腹胀、排气排便减少。

案例 39-1 分析 2

　　诊断思路 4：患者有无伴随恶心、呕吐等症状；全身症状如乏力、发热、心悸等，对于鉴别诊断意义的症状和体征也要详细询问。

　　（3）全身症状：急性阑尾炎的全身反应一般不重，常有低热（37～38℃）、乏力等。当炎症重时出现中毒症状，心率增快，体温增高。阑尾穿孔时体温会更高，达 39℃以上。如发生门静脉炎时可出现寒战、高热和轻度黄疸。

急性阑尾炎伴随症状

　　急性阑尾炎早期伴有食欲减退、恶心、呕吐等症状，多较年轻；部分患者有腹泻症状，主要是炎症刺激所致。阑尾炎穿孔导致弥漫性

腹膜炎时，可出现麻痹性肠梗阻表现，腹胀，排气排便减少或停止。由于是急性感染性疾病，患者可出现乏力、发热等全身症状。

2. 体征

　　（1）右下腹压痛：是急性阑尾炎最重要的体征，也是诊断阑尾炎的重要依据。发病早期腹痛位于中上腹或脐周时，右下腹便可出现固定压痛，压痛点通常位于麦氏点（McBurney 点），即位于脐与右髂前上棘连线中外 1/3 交界处，这是阑尾最常见的体表投影，压痛点也可位于左右髂前上棘连线的中、右侧 1/3 交界处，即蓝氏点（Lanz）。由于阑尾位置随盲肠解剖部位而异，以及阑尾尖端的指向不同，压痛点可以有变异，重要的是压痛点始终在一个固定的位置上，压痛的程度与病变的程度相关。炎症早期压痛范围较小，当炎症加重，压痛的范围也随之扩大，当阑尾穿孔时，疼痛和压痛的范围可波及全腹。但此时，仍以阑尾所在位置的压痛最明显。

案例 39-1 分析 3

　　本病例患者在发病过程中腹痛具有典型的转移性右下腹部疼痛的特点。

　　（2）腹膜刺激征：腹部压痛、反跳痛（Blumberg 征）、腹肌紧张构成壁腹膜刺激征。这是壁腹膜受炎症刺激出现的防卫性反应。出现腹膜刺激征可以肯定局部炎症的存在，提示阑尾炎症加重，出现化脓、坏疽或穿孔等病理改变。当阑尾穿孔，炎症波及全腹时，肌紧张加重，腹膜刺激征范围扩大。同时出现肠麻痹、腹胀、肠鸣音减弱或消失等。但是，在小儿、老人、孕妇、肥胖、虚弱者或盲肠后位阑尾炎时，腹膜刺激征可不明显。

　　（3）右下腹包块：如腹部检查发现右下腹饱满，扪及边界不清、固定、压痛的包块应考虑有阑尾周围脓肿的可能。此时，应做好鉴别诊断。

　　（4）其他辅助体征。

　　1）结肠充气试验（Rovsing 征）：仰卧位，右手压迫左下腹降结肠区，左手挤压近侧结肠，结肠内气体可传至盲肠和阑尾，引起右下腹疼痛者为阳性。但阴性不能除外阑尾炎。

　　2）腰大肌试验（Psoas 征）：患者取左侧卧位，使右大腿后伸，引起右下腹疼痛者为阳性。说明阑尾位置较深，位于腰大肌前方、盲肠后位或腹膜后位。

　　3）闭孔内肌试验（Obturator 征）：取仰卧位，右髋和右大腿屈曲，被动向内旋转，引起右下腹疼痛者为阳性，提示阑尾位置较低，靠近闭孔内肌。

4）直肠指检：直肠指检时直肠右前壁有触痛，提示阑尾位于盆腔或炎症已波及盆腔。当阑尾穿孔时直肠前壁压痛广泛，当形成阑尾周围脓肿时，有时可触及痛性肿块。

> **案例 39-1 分析 4**
>
> 结合本病例，从临床症状、体征及相关实验室检查结果可以看出：患者有典型的转移性右下

> 腹疼痛，伴有恶心、呕吐、体温升高，右下腹麦氏点有明显的压痛、反跳痛和肌紧张等腹膜刺激征以及血白细胞升高（WBC14.0×10^9/L，N 0.80）等，据此做出"急性化脓性阑尾炎"的诊断。

阑尾炎的病因分析见图 39-1。

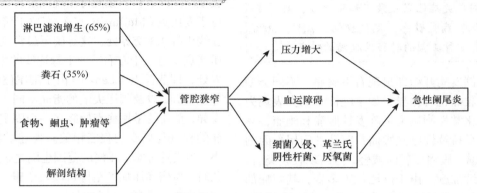

图 39-1　阑尾炎的病因

【实验室检查】 急性阑尾炎患者血常规检查常有白细胞计数和中性粒细胞比例增高，约占患者的90%，是临床诊断中的重要依据。但升高不明显者，也不能排除诊断，如单纯性阑尾炎、老年患者或免疫功能低下患者等。随着炎症加重，白细胞数随之增加，白细胞计数升高到（$10\sim20$）$\times10^9$/L，可发生核左移，尿检查一般应属正常。偶有炎性阑尾与输尿管或膀胱相靠近，尿中可出现少数红细胞、白细胞。若镜检发现多量红细胞或有明显血尿，说明存在泌尿系统的原发病变。所以，为排除类似阑尾炎症状的泌尿系统疾病。如为输尿管结石，常规进行尿液检查十分必要。如为生育期有闭经史的女患者，应检查血清β-HCG，以除外产科情况。

> **案例 39-1 分析 5**
>
> 诊断思路：急性阑尾炎作为感染性疾病，多数患者在实验室检查中可发现白细胞及中性粒细胞比例明显增高。应该注意进一步行尿常规检查，当尿中出现红细胞时，则应该考虑阑尾距离输尿管或膀胱很近，如尿中有明显大量的白细胞、红细胞，则应该考虑是否伴有泌尿系感染症状。育龄妇女有近期停经史，还需要检查尿或血中的人绒毛促性腺激素水平排除怀孕的可能。

【影像学检查】

1. 腹部平片 可见右下腹小肠、盲肠积气和液气平面，偶尔可见钙化的粪石和异物影，腰大肌阴影模糊等，发现腹腔游离气体首先应考虑为消化道穿孔，而阑尾穿孔所致腹腔游离气体极为少见。

2. 超声检查 有时可发现阑尾区积液或肿大的阑尾以及阑尾脓肿等，同时也可以显示输尿管结石、卵巢囊肿、异位妊娠、肠系膜淋巴结肿大以及腹腔肿瘤等，所以超声检查在阑尾炎的诊断和鉴别诊断中起重要作用。加之其具有方便、无创、可重复等优点，目前已被公认为是急性阑尾炎诊断中的一项有价值的方法。

3. CT 检查 可获得与超声检查相似的效果，尤其有助于阑尾炎并发阑尾周围炎性肿块或脓肿的诊断，以及排除与阑尾炎相混淆的腹部病变，仅在必要时选用。

4. 腹腔镜检查 也可用于诊断急性阑尾炎并同时做阑尾切除术。随着外科腹腔镜技术的发展和应用，腹腔镜下阑尾切除术在临床上广泛开展，并取得明显疗效（图 39-2）。具体适应证和禁忌证如下：①老年人及小儿阑尾炎；②肥胖；③急性化脓性阑尾炎、坏疽性穿孔性阑尾炎合并腹膜炎者；④不能完全排除腹部外科疾病及女性内生殖系统疾病者。但是下列情况，必须及时行开腹手术：①阑尾根部坏死穿孔，阑尾残端无法进行可靠处理；②阑尾与邻近肠管或其他脏器严重粘连，解剖关系不清；③阑尾为腹膜外位或盲肠壁内异位，解剖困难；④阑尾恶性肿瘤；⑤发生了严重的副损伤，如损伤邻近肠管。

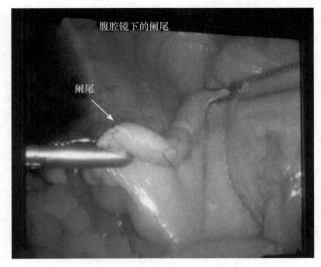

图 39-2　腹腔镜下阑尾

【诊断】　虽然疑似阑尾炎患者症状和体征不典型，但病史、体格检查及对其背后病理生理学机制的理解在诊断中仍有着不可替代的作用。急性阑尾炎的典型表现为转移性右下腹痛和右下腹固定压痛，若炎症累及壁腹膜则表现出腹膜刺激征，这三种征象被认为最有诊断价值。此外，部分患者可伴有胃肠道及全身炎症反应等症状。一些特殊的体格检查，如结肠充气试验（Rovsing 征）和腰大肌试验（Psoas 征）对确诊也有积极意义。值得一提的是，疼痛持续时间及转移性疼痛的间隔时间对于其他原因引起的右下腹痛有着鉴别价值。

> **案例 39-1 分析 6**
>
> 　　临床上急腹症包括一些非外科急腹症的症状和体征，与急性阑尾炎很相似，都可有"右下腹疼痛"，应认真做好鉴别诊断。否则，常发生误诊，尤其当阑尾穿孔发生弥漫性腹膜炎时鉴别诊断则更难。有时需要剖腹探查才能鉴别清楚。如果患者为育龄妇女，鉴别诊断较男性更为重要，应详细询问月经史、生育史及性生活史等，并排除相关妇科疾病。

【鉴别诊断】　需要与急性阑尾炎鉴别的急腹症很多，常见的有以下几种。

1. 急性胃肠炎　腹痛、呕吐、腹部压痛与阑尾炎的临床表现相似，而很多阑尾炎患者也往往先在内科就诊。急性胃肠炎往往有饮食不洁的病史，呕吐和腹泻较为突出，吐、泻先于腹痛，腹痛范围较广，部位不固定；无转移痛和右下腹局限压痛，无腹肌紧张，肠鸣音亢进，大便常规检查可有脓细胞及未消化食物残渣等。

2. 胃、十二指肠溃疡穿孔　穿孔溢出的胃内容物可沿升结肠旁沟流至右下腹部，可出现类似急性阑尾炎的转移性腹痛。如不仔细检查，容易误诊。该类患者多有溃疡病史，且多有近期溃疡症状加重现象，表现为突然发作的剧烈腹痛，迅速蔓延全腹；体征除右下腹压痛外，全腹压痛最显著的部位在上腹穿孔部位，腹肌紧张明显，呈"板状"强直，肠鸣音减弱或消失。立位腹部 X 线检查可见膈下有游离气体，诊断性腹腔穿刺有助于鉴别诊断。

3. 右侧输尿管结石　盲肠后位的急性阑尾炎可出现沿输尿管的放射痛，尿常规可发现红细胞。但输尿管结石多呈突然发生的右下腹阵发性剧烈绞痛，疼痛向会阴部、外生殖器放射。右下腹无明显压痛，或仅有右侧腰部及沿右侧输尿管走行部位的轻度深压痛，或肾区有叩痛，尿中可查到多量红细胞。此外，可伴有尿频、尿痛或肉眼血尿等症状，超声检查或 X 线摄片在输尿管走行部位可呈现结石阴影或输尿管、肾盂扩张等间接征象，患者一般体温正常，血白细胞计数不高。

4. 妇产科疾病　当育龄妇女患有急性阑尾炎时，诊断和鉴别诊断尤为重要。①异位妊娠破裂：右侧异位妊娠破裂出血刺激腹膜，出现与阑尾炎相似的腹痛和压痛，尤其是出血量较少时，鉴别困难。一旦出血量多则鉴别不难。异位妊娠破裂表现为突然下腹痛，常有急性失血症状和腹腔内出血的体征；有停经史及阴道不规则出血史；妇科检查时可有宫颈举痛、附件肿块、阴道后穹隆穿刺有血等。超声检查对诊断有所帮助。②卵巢囊肿蒂扭转：右侧卵巢囊肿蒂扭转有明显而剧烈腹痛，也可伴有恶心、呕吐。囊肿绞窄坏死可刺激腹膜而致腹部压痛和肌紧张。但腹痛位置偏低，一般疼痛重而体征相对较轻。腹部或妇科检查可扪及有压痛性的肿块。超声检查有助于诊断和鉴别诊断。③卵巢滤泡或黄体囊肿破裂：临床表现与异位妊娠相似，但病情较轻。发病与经期有密切关系，多在排卵期或月经中期以后。腹痛多为突发性，开始较剧，逐渐有所缓解。出血积存在直肠窝内，可有便意和下坠感。腹部压痛广泛，下腹部为主，腹肌紧张一般不明显，必要时妇科检查和腹腔穿刺以帮助鉴别。④急性输卵管炎和急性盆腔炎：多为已婚妇女，下腹痛逐渐发生，可伴有腰痛；腹部压痛点较低，妇科检查盆腔有对称性压痛，伴发热及白细胞计数升高，常有脓性白带，阴道后穹隆穿刺可获脓液，涂片检查细菌阳性。

5. 急性肠系膜淋巴结炎　多见于儿童。往往先有上呼吸道感染史，腹痛和发热常同时出现。腹部压痛部位偏内侧，范围不太固定且较广，并可随体位变化，无反跳痛和肌紧张。

6. 其他 如右侧肺炎、胸膜炎时可出现反射性右侧腹痛，甚至出现右侧腹肌反射性紧张；但呼吸系统的症状和体征较为明显，仔细检查可以区别。腹型紫癜系腹膜或肠系膜广泛出血所致，多有过敏史，腹痛为阵发性剧烈绞痛，范围广泛，无腹肌紧张；若伴有皮肤出血点、关节痛、血尿或便血症状时，诊断不难，胆道系统感染性疾病，如急性胆囊炎，易与高位阑尾炎相混淆，常有右上腹痛以及右肩部牵涉痛史，

常有反复发作史。病情严重时可出现胆绞痛、发热，甚至出现黄疸。超声、CT等检查可帮助诊断。此外，回盲部病变如回盲部肿瘤、克罗恩病、梅克尔（Meckel）憩室炎或穿孔、肠套叠等，亦需进行鉴别。

如患者有持续性右下腹痛，不能用其他诊断解释以排除急性阑尾炎时，应密切观察，在观察中逐步明确诊断，对一些诊断困难而又有手术指征的病例应及时手术探查，以免延误病情（图39-3）。

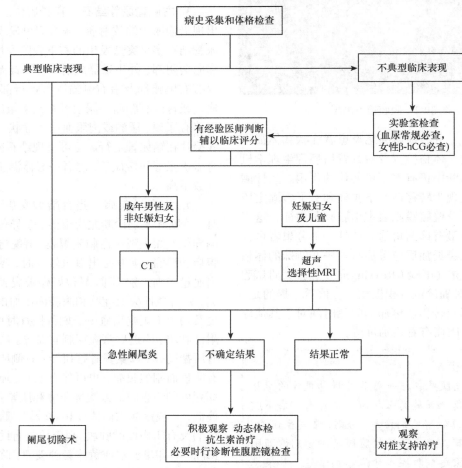

图 39-3　疑似急性阑尾炎的诊断与治疗流程图

【治疗】

1. 非手术治疗 仅适用于早期单纯性阑尾炎、合并炎性肿块、阑尾周围脓肿且病情稳定时或伴有其他严重器质性疾病有手术禁忌证者，以及患者不接受手术治疗或客观条件不允许等情况。非手术治疗采取的主要措施包括禁食、补液、应用有效的抗生素和对症治疗等。特别需要注意的是，当非手术治疗过程中病情加重时，应及时手术治疗。

2. 手术治疗 急性阑尾炎一旦确诊，原则上应早期施行阑尾切除术。对并发腹膜炎者以及小儿、老人和妊娠期急性阑尾炎更应积极处理。急性阑尾炎手术治疗中应注意以下情况。

（1）切口选择和处理：通常采用右下腹麦氏切口（McBurney切口）或横切口。如诊断不明确或腹膜炎较广泛时应采用右下腹经腹直肌探查切口，以便术中进一步探查和处理。术中应注意切口保护，防止被污染。术毕应进行切口冲洗、彻底止血、消灭无效腔等措施以预防切口感染。切口感染是急性阑尾炎最常见的术后并发症。寻找阑尾：如果阑尾不在切口下，可沿结肠带向盲肠末端寻找，即能找到阑尾。如仍未找到阑尾，应考虑可能为盲肠后位阑尾，剪开盲肠外侧腹膜，将盲肠向内翻转即可显露盲肠后方的阑尾。

（2）阑尾残端的处理：切断阑尾系膜结扎阑尾

血管后，在距盲肠 0.5cm 处结扎阑尾，再于结扎线远侧 0.5cm 处切断阑尾，阑尾残端用碘酒、乙醇、生理盐水涂擦处理，将阑尾残端荷包埋入盲肠壁，荷包缝合不宜过大，防止肠壁内翻过多，形成无效腔。近年来也有人主张阑尾根部仅单纯结扎即可。

（3）阑尾切除方法：常用的有顺行阑尾切除术和逆行阑尾切除术两种。顺行阑尾切除术是指先切断结扎阑尾系膜和阑尾动、静脉，后结扎切断阑尾根部。此方法应用最广泛。逆行阑尾切除术是指先结扎切断阑尾根部，再由阑尾根部向尖端切断结扎阑尾系膜和阑尾血管，切除阑尾。此法适用于阑尾炎症粘连不能提出切口的病例。

（4）腹腔引流：阑尾切除术后一般不放置腹腔引流。腹腔如有脓液，应仔细清除、吸尽或用湿纱布蘸净即可。如腹腔渗液较多、阑尾残端处理不理想、阑尾周围炎症较重、创面有渗血及阑尾周围脓肿手术时，应放置腹腔引流。

（5）阑尾周围脓肿：病情较稳定时原则上以非手术治疗为主。也可在超声引导下穿刺抽脓或置管引流。如脓肿扩大，无局限趋势，应行手术治疗。手术以切开引流为主，如阑尾显露方便，可同时切除阑尾，否则不宜勉强切除阑尾。待 3 个月后或炎症消退后再行阑尾切除术。

（6）临床诊断为阑尾炎而手术发现阑尾正常或仅轻度充血时，应仔细探察腹腔以除外其他疾病所致的急腹症，绝不能仅满足于阑尾炎的诊断而轻易切除阑尾。

（7）腹腔镜阑尾切除术：急性单纯性阑尾炎可采用经腹腔镜阑尾切除术。对其他病理类型阑尾炎是否适合于腹腔镜手术，意见不一。目前国内仍以开腹手术为主。

（8）阑尾切除术后的并发症：阑尾切除术后并发症的发生与阑尾炎病理类型、患者本身状况和治疗措施（包括手术操作）是否得当有关。除了最常见的并发症切口感染外，还有术后出血、腹腔残余脓肿、粘连性肠梗阻、阑尾残株炎、粪瘘等，应注意预防和积极处理。

案例 39-1 分析 7

　　本例患者入院后，经积极术前准备，在持续硬膜外麻醉下急诊行"阑尾切除术"，术中及术后病理证实为"急性化脓性阑尾炎"，术后患者恢复良好，无发热，术后 1 天恢复排气，给予流质饮食。术后第 3 天排便，复查血常规：WBC8.0×10^9/L，N 0.65。定期换药，伤口无渗出，术后 1 周拆线，切口Ⅲ/甲级愈合。

第二节　特殊类型阑尾炎

一、小儿急性阑尾炎

小儿急性阑尾炎是小儿常见的外科急腹症。由于小儿在解剖、病理、生理和免疫等方面的特殊性，使小儿急性阑尾炎的临床表现与成人有所不同。加之患儿不能提供确切病史和配合体检，导致小儿急性阑尾炎误诊率高、穿孔率高和死亡率高。

小儿急性阑尾炎是小儿外科常见的急腹症，有腹痛、呕吐和发热三大症状，其中腹痛是最典型的特征。

【病理特点】　新生儿及婴幼儿的阑尾呈漏斗状，不易发生由淋巴滤泡增生或粪石所致的阑尾管腔阻塞。因此，急性阑尾炎很少见。但随着年龄的增长，阑尾炎发病率上升，小儿阑尾淋巴组织丰富，腔大壁薄，肌层组织少，一旦感染，很容易坏疽、穿孔。小儿大网膜发育不全，薄而短，不能起到足够的保护作用，穿孔后多形成弥漫性腹膜炎。

【临床表现】

1. 腹痛　是小儿急性阑尾炎的主要症状。较大儿童可有与成人相似的转移性右下腹痛病史。但较小的儿童及婴幼儿常表现为哭闹不安。由于小儿不能清楚地提供病史，所以小儿急性阑尾炎误诊率很高。

2. 消化道症状　小儿急性阑尾炎时消化道症状较成人表现突出，早期出现恶心、呕吐、腹胀、腹泻等症状，易被误诊为急性胃肠炎。

3. 全身症状　病情发展较快且全身症状较重，早期即出现高热，有时出现寒战、惊厥、精神萎靡等。严重者可出现中毒性休克。

4. 体征　右下腹局部压痛和肌紧张，是小儿阑尾炎的重要体征，由于小儿腹肌薄，查体不合作，往往右下腹体征不明显、不典型，应仔细反复检查。

【实验室检查】　血白细胞计数升高很明显，平均在（15～20）×10^9/L，甚至更高。

【特殊检查】　医生在检查时应该特别注意小儿举止和腹部外形。急性阑尾炎儿童由于受疼痛的折磨，走路比较慢，而且往往变为弓身，行走较费力。阑尾炎的腹部触诊技巧是在取得小儿配合的情况下轻柔地检查，触诊时积极与小儿交流、分散小儿注意力。体检时如果患儿不配合可以在患儿睡眠时进行体检与相应的对比检查。

随着影像技术的发展，B 超检查逐渐被广泛应用到阑尾炎诊断中，超声诊断能够清晰地表现患者病灶图像、症状等，诊断合格率比较高。

【诊断和鉴别诊断】 较大儿童的诊断多无困难，但较小的儿童及婴幼儿的诊断有时很难，当小儿哭闹不安、发热、腹痛及伴有明显胃肠道症状时，应考虑到阑尾炎的可能。检查右下腹体征时须仔细、耐心、轻柔、反复对比。同时观察患儿对检查的反应，做出判断。同时进行全身检查，包括血常规、尿常规和大便常规以及影像学检查，帮助诊断。做出诊断的同时，应与肺炎、急性胃肠炎、肠套叠、急性肠系膜淋巴结炎、过敏性腹型紫癜等疾病相鉴别。

【治疗原则】 治疗原则是早期手术治疗，并配合输液、纠正水、电解质和酸碱失衡，应用广谱抗生素等。

二、妊娠期急性阑尾炎

该病较常见。由于妊娠期的特殊性，发生急性阑尾炎时的临床表现特殊。处理不当则影响母子安全，应高度重视，及时诊断，合理治疗。

【病理特点】 阑尾位置随妊娠子宫增大而逐月改变，由原位向外上移位，使阑尾受压或旋转，成为阑尾炎的诱因之一；也使妊娠中后期阑尾炎的临床表现不典型，压痛部位上移，由于腹壁被抬高，炎症阑尾，刺激不到壁腹膜，使腹部压痛、肌紧张和反跳痛均不明显。胀大的子宫将大网膜和小肠推向一侧，加上胎动，使炎症不易局限。当阑尾穿孔后，常引起弥漫性腹膜炎，炎症刺激可引起流产、早产及产后感染扩散，威胁母子生命安全，严重者可导致孕妇和胎儿死亡。

【临床表现】 妊娠早期急性阑尾炎的临床表现与非妊娠期阑尾炎相似。妊娠中后期，子宫增大，阑尾位置改变，腹痛和腹部压痛的位置也发生改变，可出现在右侧腹或右腰部，反跳痛和腹肌紧张不明显。

【诊断和鉴别诊断】 妊娠早期的急性阑尾炎诊断不难，当妊娠期出现恶心、呕吐和腹痛时应考虑患阑尾炎的可能。尤其在妊娠早期应与妊娠反应相区别，仔细检查腹部，可发现右下腹部固定压痛点。妊娠后期时腹痛和腹部压痛的位置发生改变，此时，患者取左侧卧位，在子宫偏后部可触及明显的压痛，对诊断阑尾炎有重要意义。实验室检查和超声检查可帮助诊断和鉴别诊断，在鉴别诊断时，妊娠早期急性阑尾炎应与异位妊娠相鉴别。

【治疗原则】 治疗以早期行阑尾切除术为主，围手术期应加用黄体酮。手术切口应根据腹部压痛部位选择。手术操作要轻柔，以减少对子宫的刺激。尽量不用腹腔引流，术后使用广谱抗生素。加强术后护理。临产期的急性阑尾炎如并发阑尾穿孔或全身感染症状严重时，可考虑经腹剖宫产术同时切除病变阑尾。

三、老年人急性阑尾炎

随着社会老龄人口增多，老年人急性阑尾炎的发病率也相应增高。由于老年人的特殊性病情复杂，易延误诊断，所以老年人急性阑尾炎往往并发症多、死亡率高，应引起重视。

【病理特点】 老年人组织、器官有退行性改变和动脉硬化，阑尾动脉也会发生改变，阑尾炎时易导致阑尾缺血坏死、穿孔，易致弥漫性腹膜炎。加之老年人常有重要脏器的病理改变或伴发心血管病、糖尿病、肾功能不全等疾病，使病情更趋复杂严重。这些疾病是老年急性阑尾炎常见的致死原因。

【临床表现】 由于老年人防御功能减退、反应差，临床症状、体征和病理改变不一致。临床表现轻而病理改变重。表现为腹痛症状不重，常缺乏转移性右下腹痛病史。体征不典型，老年人对疼痛感觉迟钝，腹肌薄弱，腹部压痛、反跳痛和肌紧张不明显。甚至无明显发热，白细胞计数升高也不明显，穿孔后如能形成局限性肿块，预后较好。如形成弥漫性腹膜炎，可出现肠麻痹和中毒性休克等，病情凶险，预后较差。

【诊断和鉴别诊断】 当老年人出现腹痛、低热、右下腹局限性压痛时，应首先考虑阑尾炎的诊断。体检时发现麦氏点压痛、反跳痛和肌紧张是诊断的重要依据。如有怀疑，可以短期观察和反复。在鉴别诊断中，常需要与消化道穿孔、消化道肿瘤（如盲肠肿瘤）等疾病相鉴别。超声检查可帮助诊断。另外，应注意老年人全身情况及对伴发疾病的诊断。

【治疗原则】 老年人急性阑尾炎一旦诊断应及时手术。术前应做好充分准备，注意处理伴发的内科疾病。重症患者应加强监护。

老年人急性阑尾炎的临床特点

①发病率相应提高；②老年人对疼痛感觉迟钝，体征不典型；③临床表现轻而病理改变却很重；④体温和白细胞升高均不明显，故容易延误诊断和治疗；⑤阑尾易缺血坏死；⑥病情复杂严重；⑦同时处理内科疾病。

小结

特殊类型的急性阑尾炎，其临床症状和体征与一般急性阑尾炎相似，但不典型，常被延误诊断和治疗，对此类患者应高度重视。掌握其临床病理特点，详细询问病史和体格检查，体检时发现右下腹固定压痛、反跳痛和肌紧张是诊断的重要依据。实验室检查和超声检查可帮助诊断和鉴别诊断，一旦诊断明确，原则上均应早期实施阑尾切除术。另外，AIDS/HIV 感染患者的阑尾炎，属于特殊类型阑尾炎，处理原则相同。

当特殊类型阑尾炎诊断有困难时，允许短期观察。但应密切注意病情变化，反复检查，一旦诊断特殊阑尾炎与慢性阑尾炎的鉴别见表 39-1。明确或病情加重均应及时手术治疗。

表 39-1 特殊阑尾炎与慢性阑尾炎的鉴别

	小儿阑尾炎	老年阑尾炎	妊娠阑尾炎	慢性阑尾炎
主诉	无	不强烈	不强烈	经常性右下腹痛
临床特征	不典型	不典型	不明显	可轻可重
穿孔率	高	高	不易包裹局限	不高
体征	不明显	不明显	不明显	局限性固定压痛
死亡率	高	高	可造成母子危险	不高
并发症	多	多	较多	不多
感染扩散	易扩散	易扩散	易扩散	不易扩散
治疗原则	早期手术	即时手术	早期手术	手术切除阑尾

第三节 慢性阑尾炎

慢性阑尾炎（chronic appendicitis） 系指阑尾的慢性炎症病变，多数由急性阑尾炎转变而来。临床上表现为反复或慢性右下腹痛，有时还会急性发作；此种情况诊断较易，但也有少数患者一开始即呈慢性过程，无明确急性阑尾炎发作史，仅表现为慢性右下腹隐痛，可合并消化不良、腹胀、腹泻等症状，诊断不易。应与可以引起右下腹痛的其他疾病相鉴别。否则，容易误诊。

案例 39-2

患者，女，40 岁，因右下腹隐痛不适 1 年余。

患者 1 年前曾患"急性阑尾炎"在当地医院给予保守治疗，好转出院。以后反复出现右下腹部隐痛不适，呈持续性，时轻时重。发作时右下腹疼痛明显，呈持续性伴阵发性加剧，有时伴有发热。体温在 37.5℃左右，经抗炎治疗后可缓解。2 年来类似症状发作 4 次，均经抗炎、输液治疗好转。平时总感右下腹部不适，隐痛为主，伴有腹胀，按压右下腹部时疼痛明显，平时无发热，无恶心、呕吐，大小便均正常。

体格查体：T 36.5℃，P 75 次/分，BP 105/70mmHg。一般情况良好，神志清楚，全身皮肤和巩膜无黄染。浅表淋巴结无肿大，心肺检查无异常，腹平坦。未见胃肠型及蠕动波，未见腹壁静脉曲张，全腹软，右下腹深压痛，无肌紧张，无反跳痛，未扪及肿块，肝脾肋下未触及，Murphy 征阴性，移动性浊音（－），肠鸣音 4 次/分。辅助检查：血 WBC 7.5×10^9/L，尿常规检查无异常。腹部超声检查：肝、胆、胰、脾、子宫及附件无异常，右下腹未探及肿块，腹腔未探及液性暗区。X 线钡灌肠检查：阑尾显影，充盈不规则；72 小时后透视观察阑尾见阑尾腔内有钡剂残留。

问题：

1. 首先应考虑为何种疾病？

2. 还应该与哪些疾病作鉴别？

3. 如何治疗？

【病因和病理】 急性阑尾炎后，可遗留阑尾形态学改变或炎症迁延形成慢性炎症。主要病变为阑尾管壁增生肥厚，阑尾粘连扭曲，管腔狭窄，甚至闭塞。阑尾呈不同程度的纤维化及慢性炎性细胞浸润，黏膜层和浆肌层可见以淋巴细胞和嗜酸粒细胞浸润为主。替代了急性炎症时的多形核白细胞，有时还可见到异物巨细胞。由于上述病变可导致阑尾排空障碍，还可压迫阑尾壁内神经而产生疼痛症状。多数慢性阑尾炎患者的阑尾腔内有粪石或其他异物。

【临床表现】 发作时常有反射性胃部不适、腹胀、便秘等症状。典型的症状为右下腹疼痛，多为隐痛或不适，剧烈活动、饮食不节、气候变化及免疫力降低时可诱发急性发作。

> **案例 39-2 分析 1**
> 临床表现：既往多有急性阑尾炎发作史，以后反复发作。发作时常有反射性胃部不适、腹胀、便秘等症状。典型的症状为右下腹疼痛，多为隐痛或不适，剧烈活动、饮食不节、气候变化及免疫力降低时可诱发急性发作。主要的体征是阑尾部位的局限性压痛，这种压痛经常存在，位置也较固定。除非有急性发作，很少有腹膜刺激征。一部分患者无明确急性阑尾炎发作史，可能症状不重亦不典型。经常有右下腹隐痛或不适，伴有较多胃肠道症状。如消化不良、腹胀、便秘或轻度腹泻等，但主要表现仍为右下腹疼痛和压痛。
> **问题：**
> 为了明确诊断，需要进行哪些检查？

【辅助检查】 应该重视对患者的专科查体及相关辅助检查。X 线、超声、CT 及腹腔镜检查等均可以选用。

钡剂灌肠：其中最重要的检查是 X 线钡剂灌肠透视检查。一方面可以了解阑尾充盈情况、盲肠位置和功能，另一方面可以排除结肠病变。慢性阑尾炎患者钡灌肠检查最典型的表现是阑尾不充盈或充盈不全，管腔不规则、狭窄变细、扭曲固定等。局部有压痛，有时阑尾充盈正常，但排空延迟，72 小时后透视复查见阑尾腔内仍有钡剂残留。有上述表现即可作为慢性阑尾炎的诊断依据。

> **案例 39-2 分析 2**
> 根据患者临床症状、体征、既往病史和个人史，应初步考虑慢性阑尾炎的可能。
> 诊断思路 1：中年女性，慢性病程，右下腹部疼痛，应排除妇科疾病，如右下腹部附件肿物、盆腔炎和附件炎等情况。
> 诊断思路 2：反复发作的右下腹部疼痛不适是慢性阑尾炎最常见的临床表现，询问病史应详细询问患者有无食欲减退、腹胀、便秘等。
> 诊断思路 3：典型的症状为右下腹疼痛，多为隐痛或不适是慢性阑尾炎经典临床表现，问诊时应该详细询问患者有无慢性阑尾炎病史。

【诊断和鉴别诊断】 诊断慢性阑尾炎的主要依据是典型的右下腹疼痛和麦氏点处的压痛。对过去有明确的急性阑尾炎病史，以后又出现典型的右下腹疼痛和麦氏点处压痛的患者，诊断不难。而那些一开始即呈慢性过程，无明确急性阑尾炎发作史的患者，诊断较难。往往需要与可以引起右下腹痛的其他疾病相鉴别，如溃疡病、慢性结肠炎、盲肠结核和肿瘤、慢性胆囊炎、慢性泌尿系感染以及女性患者的慢性输卵管炎、慢性盆腔炎等疾病。做出慢性阑尾炎的诊断应持慎重态度，只有排除了与慢性阑尾炎相似的其他疾病，才能确立慢性阑尾炎的诊断。

> **案例 39-2 分析 3**
> 本案例临床表现非常典型，有明确的急性阑尾炎发作史，保守治疗后病情缓解。以后反复发作右下腹隐痛不适，并伴有多次急性发作。体检发现右下腹有压痛，无明显腹膜刺激征。鉴于本例患者系女性，诊断和鉴别诊断尤应慎重。通过相关检查可排除与慢性阑尾炎相似的一些疾病。尤其是结合钡灌肠检查结果，即可做出慢性阑尾炎的诊断。
> 患者为中年女性，在排除妇科疾病后，慢性阑尾炎可明确诊断，收入普外科病房，完善相关辅助检查，制定下一步治疗方案。

【治疗原则】

慢性阑尾炎诊断明确后需手术切除阑尾，并行病理检查以证实诊断。慢性阑尾炎常粘连较重，手术操作尤应细致。必要时可选用剖腹探查切口。阑尾切除可获得满意效果，如术中发现阑尾炎症表现与临床不符，应详细探查腹腔，寻找病因，给予正确处理。决不能草率切除阑尾了事。否则，阑尾切除后术前症状仍然存在，甚至加重，导致误诊或漏诊。

> **案例 39-2 分析 4**
> 问题：慢性阑尾炎的手术方式该如何选择？
> 本例患者入院后完善术前准备，在连续硬膜外麻醉下行阑尾切除术。术中所见：阑周围粘连较重，阑尾长约 12cm，增厚扭曲，行逆行阑尾切除。阑尾内见一粪石，术后病理诊断：慢性阑尾炎术后患者恢复良好，痊愈出院。

慢性阑尾炎的治疗多采用手术治疗。可选用腹腔镜手术或者开腹手术。腹腔镜手术优点是创伤小、手术瘢痕小而美观，术后恢复较快，但医疗费用较高。开腹手术的切口较大，费用较低，操作简单。

案例 39-2 分析 5

临床诊断：慢性阑尾炎。

诊断要点：

1. 既往有急性阑尾炎病史。

2. 反复发作性右下腹痛伴发热一般无腹膜刺激征。

3. 入院体检有右下腹深压痛。

4. 血白细胞计数不高。

5. X 线钡剂灌肠透视检查见阑尾充盈不规则。72 小时后透视复查见阑尾腔内仍有钡剂残留。

治疗原则：阑尾切除术。

第四节 阑尾肿瘤

案例 39-3

患者，女，28 岁，主因下腹部间断性疼痛 3 年余，无明显发热、恶心、呕吐、腹泻等症状，妇科以"卵巢巧克力囊肿"收治入院。

体格检查：全身浅表淋巴结未触及肿大，颈部、胸部未见明显异常，阴道子宫未见明显异常，右侧附件可触及一直径约 7cm 的包块。B 超检查：子宫 4.8cm×4.7cm×3.2cm。子宫右侧可见囊性无回声区，7.5cm×6.5cm×2.1cm，边界清楚，内有分隔，囊壁未见明显血流信号，

实验室检查：血尿便检查均未见明显异常，肝肾功能正常，AFP（-），CEA（-），CA 125（-）。患者以"卵巢巧克力囊肿"收治我院妇科。

问题：

1. 根据患者的临床表现、体征及相关辅助检查结果，初步诊断是什么？

2. 患者入院后需要继续完善哪些相关辅助检查？

3. 如果您是一位临床医师，您下一步的治疗方案是什么？

阑尾肿瘤非常少见，术前诊断困难，多数表现为急、慢性阑尾炎。大多在阑尾切除术中或尸体解剖中被发现，治疗常延误。主要包括类癌、腺癌和囊性肿瘤三种类型。

一、阑尾类癌

阑尾类癌是阑尾肿瘤中最常见的，约占阑尾肿瘤的 90%，与胃肠道类癌的 45%。阑尾类癌起源于阑

尾的嗜银细胞。部分肿瘤伴黏液囊肿形成。阑尾类癌主要位于黏膜下层，3/4 发生在阑尾远端，少数发生在阑尾根部。阑尾类癌的典型肉眼所见为一种小的（直径 1~2cm）、坚硬的、边界清楚的黄褐色肿物。阑尾类癌不出现阑尾腔梗阻时，往往无症状，体检一般也无阳性发现，诊断较难。出现症状时其临床表现与急性阑尾炎相似，几乎总是在阑尾切除术中或术后病理检查时发现。术前超声检查可帮助诊断。最终确诊靠手术和病理检查。治疗原则：阑尾类癌肿物小（直径＜1cm）、病变局限于阑尾、无转移，可行单纯阑尾切除术。如类癌肿物较大（直径＞2cm），肿瘤位于阑尾根部并侵及阑尾系膜、回盲部，有病理证实区域淋巴结转移时，应采用根治性右半结肠切除术。有远处转移者可用化疗。

阑尾类癌治疗的关键在于术中及时发现，了解病变范围，决定手术方式。当阑尾切除手术时，若发现阑尾异常，应做仔细探查，有条件的单位应行术中快速切片检查，以明确诊断并判断有无转移，据此可选择正确的手术方式。对术中未发现而术后病理证实为类癌者，如符合扩大的根治性右半结肠切除术标准的，应再次手术。

案例 39-3 分析 1

入院 3 天后，在全麻下行剖腹探查术，术中见子宫及左侧附件正常，输卵管增粗，阑尾根部增大，基底部膨大呈 2cm×1cm 大小的硬结。切除阑尾及根部周围的约 1cm 的盲肠肠祥，切除右侧输卵管，冷冻切片检查为阑尾类癌，遂行扩大根治术，行右半结肠切除术及周围淋巴结清扫及右侧卵巢切除。术后病理检查报告：阑尾根部类癌，侵及浆肌层，系膜内有淋巴结转移（2/13），患者好转后出院。

案例 39-3 分析 2

点评：阑尾类癌大多数发生在阑尾的末端，只有 10% 的阑尾类癌发生在阑尾根部，位于阑尾根部的类癌容易侵犯盲肠，由于多数阑尾类癌发病少见，所以对其选择哪一种手术方案，存在一定的争议。本例所见的阑尾类癌在其根部，直径超过 2cm，术后病理检查肠系膜内有淋巴结转移（2/13），行右半结肠切除术的手术方式是正确的。

二、阑尾腺癌

阑尾腺癌的发病率不高，在大肠癌中不足 1%。在阑尾切除标本中，腺癌约占 0.08%。发病年龄较

高，为 50 岁左右。腺癌起源于阑尾黏膜的腺上皮，分为黏液腺癌和结肠型腺癌两种不同类型。前者较多见且预后较佳。阑尾腺癌通常无典型症状，多数表现为急、慢性阑尾炎。晚期病例伴有周围侵犯和远处转移。一般也无特殊性体征，偶有右下腹压痛。肿瘤晚期时可在阑尾区扪及肿块。钡灌肠检查可见回盲肠间隙有不规则占位病变，超声和 CT 检查可有阳性发现（图 39-4）。

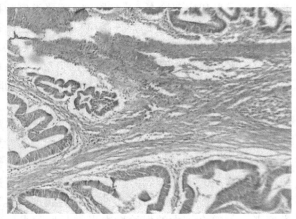

图 39-4　阑尾腺癌的病理

阑尾腺癌的治疗原则为根治性右半结肠切除术，预后与盲肠癌相近。由于阑尾腺癌极易种植转移至卵巢，女性患者术中应仔细探查附件，必要时术中快速活检以明确手术切除范围。

阑尾腺癌由于其症状和体征不典型，常易与急、慢性阑尾炎相混淆。早期诊断困难，多数患者都是在术中和术后发现，而且有 50% 患者在发现时已出现局部侵犯或远处转移。术前发现阑尾区肿块，常误以为阑尾炎性包块而延误治疗，应引起重视。

三、阑尾囊性肿瘤

此类肿瘤包括阑尾黏液囊肿和阑尾假性黏液瘤，阑尾黏液囊肿（appendiceal mucocele）是一种潴留性囊肿，并非真性肿瘤。其病因为阑尾根部梗阻，阑尾内黏膜细胞不断分泌黏液，阑尾逐渐胀大，内压增高，阑尾壁逐渐纤维化，阑尾病变为囊状结构，或含有黏液的阑尾囊状扩张。早期囊肿较小时，一般无症状。囊肿较大时，可出现类似慢性阑尾炎的症状，右下腹可扪及囊性肿块。而有些患者是以右下腹无痛性肿块为唯一主诉，如出现囊肿内继发感染，将出现急性阑尾炎的症状和体征，与急性阑尾炎很难鉴别。钡剂灌肠可见回盲肠间的间隙扩大，肠间有光滑的压迹。超声或 CT 检查也可帮助诊断和鉴别诊断，治疗原则是行阑尾切除术。重要的是要完整切除，勿使囊肿破裂；因为，如是恶性囊肿破裂可发生腹腔内播散转移。

阑尾假性黏液瘤（pseudo myxoma of appendix）是阑尾的真性肿瘤，是由阑尾分泌黏液的细胞在腹腔内种植而形成。通常无症状或类似阑尾黏液囊肿，可腹膜转移。但不转移至肝或淋巴结，腹膜种植可造成肠粘连梗阻和内瘘。体检一般无阳性发现，腹部肿块多为腹腔转移灶。超声或 CT 检查可发现阑尾或腹腔有包裹性肿块，最终确诊靠手术及病理检查。治疗原则是彻底切除或需反复多次手术处理，切除所有病灶包括回盲部、已种植的组织和器官。对腹腔广泛转移的病例，除彻底清除外，还可进行药物腹腔灌注治疗。

【知识点】

为提高原发性阑尾肿瘤术前诊断率，笔者认为在阑尾炎诊治过程中，应该注意以下几点。①详尽的病史采集：尤其对中老年阑尾炎患者应详细询问既往有无排便习惯的改变、血便史、右下腹隐痛、不明原因的贫血及体重减轻等情况；②以慢性右下腹痛为表现，经治疗症状不消失，难以用阑尾炎性病变解释者；③以阑尾包块或脓肿为表现，经长时间保守治疗近期复发或肿块不能完全消失或一度消失又复发而无消瘦、贫血等衰竭表现者；④钡剂灌肠检查阑尾不显影或有充盈缺损者；⑤阑尾类癌合并有阵发性皮肤潮红、腹泻、哮喘样发作等类癌综合征表现者，多数是肝脏广泛转移所致；⑥术中发现阑尾病灶部位呈球形膨大或增厚，阑尾呈非化脓性实体样变、质坚硬，断面组织呈灰黄色，或阑尾系膜有肿大质硬的淋巴结者；⑦对于诊断可疑者，不宜盲目追求小切口，宜行右下腹探查切口，术中应仔细探查；⑧阑尾切除术后的患者如发现有腹胀、腹痛、腹部包块，应做钡灌肠或纤维结肠镜检查。

阑尾癌的发病率很低，在临床上仅占胃肠道癌的不足 0.5%，本病在临床中诊断困难，术中容易诊断为急性或慢性阑尾炎，女性常被误诊为妇科疾病，对于年龄较大的患者，初次以阑尾炎就诊者，应该提高警惕。

手术适用于探查切口，以便必要时延长切口，扩大手术范围，日常阑尾切除术范围不能满足阑尾疾病的切除术范围和阑尾疾病的诊断，应当进一步探查阑尾的周围。如果发现阑尾异常或回盲部异常情况，应该尽量做术中快速冷冻切片检查，避免漏诊为阑尾癌或者盲肠癌。如果能在一次手术中明确诊断，则可延长切口,进一步完成根治性的回盲部切除或右半结肠切除,避免二次手术带来的经济压力和身心痛苦。

思 考 题

1. 需与急性阑尾炎进行鉴别诊断的疾病有哪些?
2. 简述急性阑尾炎的转归。
3. 简述急性阑尾炎术后并发症。

4. 小儿急性阑尾炎的临床特点是什么?
5. 特殊类型阑尾炎与慢性阑尾炎如何鉴别?
6. 慢性阑尾炎应与哪些临床常见疾病相鉴别?请举例分析说明。

（王云海）

第四十章 结、直肠与肛管疾病

学习目标
1. 直肠肛管解剖。
2. 肠息肉：临床表现，诊断，治疗。
3. 结、直肠癌：病理和分期、临床表现、诊断、手术治疗及适应证。
4. 直肠肛周脓肿、肛裂、肛瘘：诊断、治疗。
5. 直肠脱垂、便秘：临床表现、外科治疗。

结肠分为盲肠、升结肠、横结肠、降结肠及乙状结肠，下部与直肠相接。成人结肠平均长度为1.5m，大约为小肠的1/4。结肠的解剖标志有三个，即结肠带、结肠袋、肠脂垂。盲肠是大肠的起始端，上端为黏膜和环肌折叠形成的回盲瓣，能防止大肠内容物反流回小肠，并控制食糜残渣不会过快进入大肠；下端是一个盲端，平均长6.25cm，宽7.5cm，位于右髂窝内，前方和外侧覆有腹膜，前面与大网膜以及腹壁相邻，后面与髂肌和腰大肌相邻，位置不恒定。升结肠下端与盲肠相连，上缘在肝下与横结肠相连，平均长15~20cm，为腹膜间位。横结肠长40~50cm。降结肠长约20cm，与升结肠相似，前方和两侧覆有腹膜，后方借助疏松结缔组织与左肾下外侧、腹横肌腱膜起点及腰方肌相接触。乙状结肠长度差异很大，为20~70cm，多呈"乙"字形弯曲；该段结肠为腹膜内位，系膜多较长，活动度大，有时可发生扭转而引起肠梗阻。

直肠是大肠的末端部分，长为12~15cm；上部与乙状结肠相连接，终于肛管。直肠上端平第3骶椎上缘，沿骶前向下，至尾骨平面与肛管连接，形成90°的弯曲。直肠的上1/3前面两侧及中1/3的前面均覆以腹膜，下1/3位于腹膜返折平面以下，无腹膜覆盖。

肛管是消化道的末端，上接直肠，向后下绕尾骨尖终于肛门，长1.5~2cm。齿状线是直肠与肛管的分界，此线上、下覆盖的上皮、血液供应、淋巴引流及神经分布完全不同，临床上有实用意义。肛门为肛管末端的开口，相当于尾骨尖下方4cm处，通常呈矢状位纵裂。肛管周围有肛管内外括约肌环绕，内括约肌是直肠下端延伸增厚的环肌，围绕肛管上2/3。肛管外括约肌是随意肌，被直肠纵肌和肛提肌纤维穿过分为皮下部、浅部和深部三部分（图40-1~图40-3）。

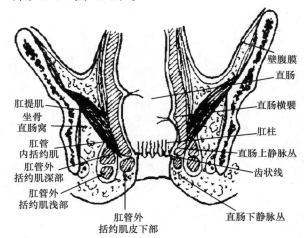

图 40-1 直肠肛管纵剖面图

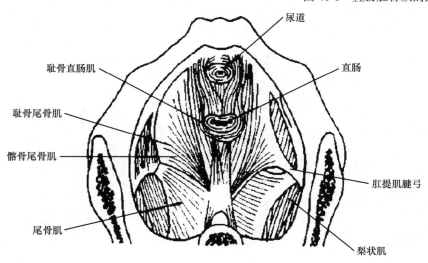

图 40-2 盆膈

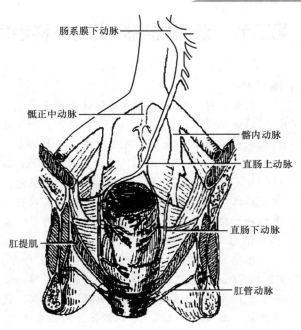

肠系膜下动脉

骶正中动脉

髂内动脉

直肠上动脉

直肠下动脉

肛提肌

肛管动脉

图 40-3　直肠肛管动脉供应

第一节　乙状结肠扭转

案例 40-1

患者，男，60 岁。中下腹阵发性疼痛伴肛门停止排气排便 1 天。

患者 1 天前无明显诱因出现中下腹阵发性疼痛，无明显加重及缓解因素，伴肛门停止排气排便，无恶心呕吐。无肝炎、结核、糖尿病史。

体格检查：T 36.5℃，P 77 次/分，R 20 次/分，BP 115/70mmHg。浅表淋巴结无肿大。心肺检查无明显阳性体征。腹部略膨隆，未见腹壁静脉曲张，左腹隐约见肠型，未见胃肠蠕动波。触诊腹壁软，左下腹轻压痛，无明显反跳痛及肌卫。腹部叩诊鼓音，移动性浊音阴性。肠鸣音微弱，未闻及气过水声。直肠指检：直肠充满粪便，未及肿块，退指无血染。

辅助检查：①WBC11.3×10^9/L；②全腹 CT 平扫：胃前方可见一段明显扩张积气的肠管，肠管黏膜呈半月状，至脐孔后方可见肠管局部狭窄呈鸟嘴状，局部肠系膜扭转呈螺旋状，余结肠及直肠未见明显积气、扩张。

问题：

1. 首先考虑什么诊断？
2. 最可能的病因是什么？
3. 如何治疗？

肠扭转（volvulus）是一段肠袢沿其系膜长轴扭

转（通常＞270°），造成闭袢性肠梗阻加绞窄性肠梗阻。病情凶险，发展迅速，死亡率高达 10%～33%。常存在肠袢及其系膜过长、系膜根部附着处过窄、肠粘连、乙状结肠冗长、游离盲肠等解剖因素，并因肠内容物重量骤增、餐后弯腰前倾、重体力劳动或突然改变体位而诱发。乙状结肠扭转（sigmoid volvulus）是结肠扭转最为常见的一种，占结肠扭转的 65%～80%。多见于 60 岁以上的老人。

【病因病理】　乙状结肠过长、活动度太大、近侧和远侧段肠管接近、系膜根部附着处过窄，容易造成扭转。粘连和瘢痕、肠壁和肠系膜内肿大淋巴结、肿瘤、囊肿、萎缩性肠肌松弛、结肠功能紊乱、长期便秘、慢性肠梗阻、巨结肠、乙状结肠内粪便积存过多，都可促使发生扭转；老年人长期卧床、有便秘习惯也是诱因。乙状结肠扭转多呈逆时针方向扭转，扭转程度为 180°～720°。扭转程度低于 360°时，直肠上方只有轻度扭转；超过 360°的扭转肠袢入口和出口均闭塞，成为闭袢性梗阻。急性扭转后乙状结肠过度膨胀，影响肠壁血液循环，肠壁血管发生栓塞引起肠壁坏死、穿孔、出血和腹腔感染。

【临床表现】　由于扭转的程度和性质不同而表现不同。急性扭转多有下腹或腹部左侧阵发性绞痛，并伴有恶心呕吐，有的也会有腹泻表现。腹部膨隆，腹肌紧张，可摸到有弹性的肿块。慢性扭转呈不完全性肠梗阻的临床表现，可有便秘、腹痛、腹胀。

【诊断与鉴别诊断】　患者多年龄偏大，男性居多。常有慢性便秘史。有多次腹痛、经排便和排气后腹痛得到缓解的病史。发病缓慢或腹痛位于左下腹，呕吐轻而腹胀重，便闭或有少量血便。

结肠镜检查不能进入乙状结肠。作低压灌肠时灌入 300～500ml 即不能再灌入，表示梗阻出现在乙状结肠。腹部 X 线平片可见充气扩张的巨大充气肠袢，由盆腔向上到膈下，占据较大部分腹腔。腹部钡剂检查显示钡影尖端呈"鸟嘴状"。腹部 CT 可见梗阻部位不规则狭窄、肠壁不规则增厚，可见"肩征""袖口征""鸟嘴征"和"漩涡征"等。梗阻近端肠管可见扩张和积气，远端肠管见塌陷。

案例 40-1 分析 1

该患者腹痛伴肛门停止排气排便，行结肠镜检查不能进入乙状结肠。全腹 CT 平扫：胃前方可见一段明显扩张积气的肠管，肠管黏膜呈半月状，至脐孔后方可见肠管局部狭窄呈"鸟嘴"状，局部肠系膜扭转呈螺旋状，余结肠及直肠未见明显积气、扩张（图 40-4）。可明确诊断为乙状结肠扭转。

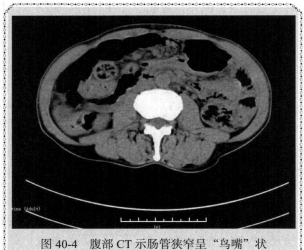

图 40-4　腹部 CT 示肠管狭窄呈"鸟嘴"状

【治疗】　乙状结肠扭转后如得不到有效治疗，会在较短时间内发生肠绞窄、坏死。因此，应根据不同情况采用不同治疗方法并及早治疗。

案例 40-1 分析 2

患者完善术前准备，于全麻下行剖腹探查术。术中见腹腔内乙状结肠扩张明显，全长 50cm，最扩张处直径 10cm，在乙状结肠系膜根部处扭转 180°，近端结肠扩张明显，小肠、胃、肝、胆囊及十二指肠未见明显异常。遂行"乙状结肠切除+近端结肠造瘘术（Hartmann 术）"。

1. 非手术治疗　适用于发病初期。早期乙状结肠扭转，在有经验的医生指导下，可试行乙状结肠镜减压复位。

2. 手术治疗　可根据情况行扭转复位术、切除术、结肠造口术、二期吻合术、固定术和其他手术。

案例 40-1 分析 3

临床诊断：乙状结肠扭转。

诊断要点：

1. 左下腹痛，伴停止排气排便。

2. 血常规示 WBC 升高。

3. 肠镜检查不能进入乙状结肠。

4. CT 提示肠管黏膜呈半月状，至脐孔后方可见肠管局部狭窄呈"鸟嘴"状，局部肠系膜扭转呈螺旋状。

治疗原则：

1. 急诊行手术治疗。

2. 全身治疗。

第二节　溃疡性结肠炎的外科治疗

案例 40-2

患者，男，44 岁。黏液血便伴腹痛 2 年。

患者 2 年前出现腹泻，每天 2～3 次，粪便成形，表面带有黏液。3 个月后大便次数渐增多，每天 4～6 次，粪便不成形，粪便中混有鲜血、黏液。伴有下腹部阵发性疼痛，疼痛后即有便意，排便后疼痛可暂时缓解。未做特殊诊治。病程中无呕吐、腹胀、黄疸、发热、消瘦、心悸等。无乙型肝炎、结核、糖尿病史。

体格检查：T 36.6℃，P 85 次/分，R 20 次/分，BP 125/80mmHg。巩膜无黄染。口腔无溃疡。浅表淋巴结无肿大。心肺检查无明显阳性体征。腹部平软，无压痛、反跳痛、肌紧张，未触及包块。Murphy 征阴性。肝脾肋下未触及。移动性浊音阴性。肠鸣音 6 次/分。

辅助检查：①血常规示 Hb 100g/L。②大便隐血阳性。③X 线钡剂灌肠示直肠、乙状结肠及部分降结肠黏膜粗乱、多发性龛影。

问题：

1. 首先应考虑何诊断？

2. 还有哪些辅助检查有助于诊断？

3. 最可能的病因是什么？

4. 如何处理？

溃疡性结肠炎（ulcerative colitis）是一种病因不明的弥漫性直肠和结肠黏膜炎症，生成脓肿，破溃后形成溃疡。腹泻、腹痛、粪内有脓血和黏液。可发生在结、直肠的任何部位，但以直肠和乙状结肠最为常见，也可累及结肠的其他部位或者整个结肠。

【病因病理】　发病诱因多种。肠内细菌多是继发感染，引起感染化脓、黏膜破坏等。另外，变态反应、对食物或者其他物质过敏、大肠自主神经功能紊乱、缺乏营养、新陈代谢失调和自身抗原也被认为是发病的因素。病变多起于直肠，向上蔓延；近侧界限不定，可止于乙状结肠、降结肠、脾曲、横结肠中部和肝曲。少数止于盲肠。初期肠黏膜充血、水肿、变脆、呈颗粒状、容易出血。以后生成很多小型脓肿，破溃后形成溃疡。溃疡可形成瘢痕，肠黏膜增厚。很多溃疡相互连合成为凹凸不平的大溃疡，严重病例的溃疡广泛，只剩下很少的黏膜。组织病理改变主要在黏膜和黏膜下层；初期改变在黏膜固有层内，可见水肿，淋巴细胞、浆细胞和嗜酸粒细胞浸润。以后黏膜上皮细胞脱落，生成溃疡，肠壁血栓形成，有时肌层也发生改变。

【临床表现】　因溃疡性结肠炎的类型不同，发病有缓急，症状也有轻重不同。

案例 40-2 分析 1

在本病例，患者 2 年前出现腹泻，每天 2～3 次，粪便成形，表面带有黏液。3 个月后大便次数渐增多，每天 4～6 次，粪便不成形，粪便中混有鲜血、黏液。伴有下腹部阵发性疼痛，疼痛后即有便意，排便后疼痛可暂时缓解。

1. 消化系统表现

（1）腹痛：轻型患者可无腹痛或仅有腹部不适。一般诉有轻度至中度腹痛，多为左下腹或下腹的阵痛，亦可涉及全腹。有疼痛—便意—便后缓解的规律，常有里急后重。若并发中毒性巨结肠或炎症波及腹膜，有持续性剧烈腹痛。

（2）腹泻、便血：见于绝大多数患者。腹泻主要与炎症导致大肠黏膜对水钠吸收障碍以及结肠运动功能失常有关，粪便中的黏液脓血则为炎症渗出、黏膜糜烂及溃疡所致。黏液脓血便是本病活动期的重要表现。其程度随病变的范围和病情轻重而不同。

临床表现分为四期：第一期，腹部不适，腹泻较少，粪内无血丝；第二期，腹部不适加重，日排便超过 4 次，粪内有少量血液，黏膜内有溃疡容易出血，钡剂灌肠显示有炎症；第三期，日排便超过 6 次，体温超过 38℃，内镜和钡剂显示加重；第四期，有发热、腹痛、出血、腹泻、容易发生中毒性巨结肠。

腹部体征：轻、中型患者仅有左下腹轻压痛，有时可触及痉挛的降结肠或乙状结肠。重型和暴发型患者常有明显压痛和鼓肠。若有腹肌紧张、反跳痛、肠鸣音减弱应注意中毒性巨结肠、肠穿孔等并发症。

2. 全身表现　一般出现在中、重型患者。中、重型患者活动期常有低度至中度发热，高热多提示存在合并症或见于急性暴发型。重症或病情持续活动可出现衰弱、消瘦、贫血、低蛋白血症、水与电解质平衡紊乱等表现。

3. 肠外表现　本病可伴有多种肠外表现，包括外周关节炎、结节性红斑、坏疽性脓皮病、巩膜外层炎、前葡萄膜炎、口腔复发性溃疡等，这些肠外表现在结肠炎控制或结肠切除后可以缓解或恢复；骶髂关节炎、强直性脊柱炎、原发性硬化性胆管炎及少见的淀粉样变性、急性发热嗜中性皮肤病等，可与溃疡性结肠炎共存，但与溃疡性结肠炎本身的病情变化无关。

【诊断】　根据病史和较长时间发生的症状和体征，如腹泻、腹痛和便血，诊断本病并不困难。应做进一步检查以证实本病。检查方法：①乙状结肠镜检查；②钡剂灌肠检查；③纤维结肠镜检查。

案例 40-2 分析 2

该患者腹泻、腹痛和便血症状明显，溃疡性结肠炎可作初步诊断，进一步行纤维结肠镜检查。经钡剂灌肠检查，示直肠、乙状结肠及部分降结肠黏膜粗乱、多发性龛影。可明确诊断为溃疡性结肠炎。

【治疗】　溃疡性结肠炎的手术治疗约占 20%。适用于中毒性巨结肠、穿孔、出血、难以忍受的结肠外症状及癌变等。应按照病变的分布和类型、是否发育异常和癌变，选择不同的手术方法。

1. 全直肠、结肠切除永久性回肠造口术　该手术彻底切除了病变可能复发的部位，也解除了癌变的可能性，是根治性手术，适用于全结肠炎症和直肠活动性炎症、肠腔缩小和狭窄、严重发育异常和已经发生癌变的患者。

2. 全结肠、直肠切除回肠贮袋肛管吻合术　这种手术能保留肛管括约肌，避免永久性回肠造口。术后并发症发生率高达 25%～36%，适用于结肠和直肠全部炎症、严重发育异常和发生结肠癌的患者。

3. 全结肠切除、回肠直肠吻合术　这种手术是最简单的保留肛管括约肌的手术，避免了回肠造口，并发症较少。适应证是直肠能膨胀、容量未减少、黏膜平滑、无狭窄、括约肌完好，特别是青年患者适用这种手术。手术缺点是保留的直肠存在复发和癌变的危险，可能需再切除直肠。因此，手术后需定期检查。

4. 全结肠切除直肠黏膜剥除回肠肛门吻合术　该手术适用于直肠有发育异常的患者。

5. 姑息性直肠切除术　该手术切除全部结肠和直肠，切除肛管上部黏膜，保留肛管下部黏膜和内外括约肌。

6. 次全结肠切除术　升结肠无炎症和轻微炎症，保留 10～20cm 升结肠，切除其余结肠，剥除直肠远端黏膜，将升结肠经直肠拉出与肛门吻合。只限于直肠、乙状结肠和降结肠炎症的患者，做左半结肠和直肠切除，横结肠造口术。

案例 40-2 分析 3

临床诊断：溃疡性结肠炎。

诊断要点：

1. 腹泻、腹痛病史。

2. 入院时有明显腹泻、便血、腹痛症状。

3. 大便隐血阳性。

4. X 线钡剂灌肠示直肠、乙状结肠及部分降结肠黏膜粗乱、多发性龛影。

5. 结肠镜检查黏膜有多发性浅溃疡，黏膜粗糙呈细颗粒状，炎性息肉形成。活检组织学见炎症性反应。

治疗原则：

1. 手术治疗。

2. 全身治疗。

第三节　肠息肉及肠息肉病

肠息肉（polyps）是指在没有确定病理性质前，任何起源于胃肠黏膜表面并凸入肠腔内的隆起性病变。息肉为单个或者多个。从病理上大致可以分为肿瘤性息肉和非肿瘤性息肉。肿瘤性息肉包括管状腺瘤、绒毛状腺瘤和混合性腺瘤，存在恶变倾向；非肿瘤性息肉包括增生性息肉、幼年性息肉、色素沉着息肉综合征等。

肠息肉病（polyposis）指在肠道广泛出现数目非常多（>100 颗）的息肉，并且具有其特殊临床表现。息肉病的意义在于其引起出血及恶性转变的倾向。

【病因病理】

1. 肠息肉　发病原因与家族遗传因素、炎症及其他慢性刺激、种族、饮食成分及结构等因素有关。

2. 肠息肉病

（1）色素沉着息肉综合征（Peutz-Jeghers 综合征）：以青少年多见，常有家族史，可癌变，属于错构瘤一类。多发性息肉可出现在全部消化道，以小肠为最多见。在口唇及其周围、口腔黏膜、手掌、足趾或手指上有色素沉着，呈黑斑，也可为棕黄色斑。

（2）家族性肠息肉病：与遗传因素有关。5 号染色体长臂上的 APC 基因突变。其特点是婴幼儿期并无息肉，常开始出现于青年时期，癌变的倾向性很大。直肠及结肠常布满腺瘤，极少累及小肠。乙状结肠镜检查可见肠黏膜遍布不带蒂的小息肉。

（3）肠息肉病合并多发性骨瘤和多发性软组织瘤（Gardner 综合征）：与遗传因素有关。此病多在 30～40 岁出现，癌变倾向明显。

【临床表现】　小肠息肉症状不明显，可表现为反复发作的腹痛和肠道出血。儿童型息肉是一种错构瘤，大多发生在 10 岁以下。炎性息肉的临床表现与其原发病有关。

大肠息肉临床表现不一，早期可无任何症状。一般临床表现可有腹痛、腹泻、便血、粪便中可含有黏液，或伴有里急后重感。息肉大小不等，可以为带蒂的，也可以为广蒂的。可以分布于结肠、直肠的某一段，也可以累及全结肠和直肠。可以为单个或分散分布，也可以为很多息肉聚集在一起，多见于直肠和乙状结肠部位。

1. 家族性结肠息肉病　多有家族遗传史，青少年发病较多。可无症状，或出现腹痛、腹泻、血便或黏液血便、贫血、低蛋白血症、低血钾、肠梗阻等。

2. 结肠息肉　便血或黏液便，可有里急后重、便血或排便次数增多等。

3. 直肠息肉　大便带血，色鲜红、量不多，无自觉疼痛，且不与粪便相混。排便时息肉可脱出，排便后还纳。偶可见粪便上有勾槽，多见于儿童。如继发感染，可出现黏液脓血便。

【诊断】

1. 家族性结肠息肉病　结肠镜检查，息肉形态多样，呈球形、梨形或有分叶；单个或多个；多有蒂，表面光滑或有糜烂渗血。病理活检可以确诊。X 线钡剂检查可见充盈缺损。

2. 结肠息肉　X 线钡剂灌肠可有充盈缺损。纤维肠镜检查，可见单个或多个肿块。病理切片可明确诊断。

3. 直肠息肉　主要依靠直肠指检、乙状结肠镜和纤维结肠镜检查。肛指检查可触及圆形、质软、有弹性、带蒂或无蒂之大小不等、单个或多个肿物。直肠镜或乙状结肠镜检查，常可见肿物，并可取活体组织明确诊断。X 线钡剂灌肠，可确定息肉部位及数目。

【治疗】

1. 肠息肉　根据肠息肉的诊断、部位、数目、形态、患者年龄及有无癌变，决定治疗方案，结肠息肉一般予以切除或破坏。

2. 肠息肉病

（1）色素沉着息肉综合征：由于消化道病变范围广泛，无法手术根治。通常在发现有较大的息肉或有反复发作的腹痛，并发肠套叠、肠梗阻或肠道大出血时，才给予手术治疗。

（2）家族性肠息肉病：如直肠息肉病变轻，可做全结肠切除及末端回肠直肠吻合术；直肠内腺瘤则经直肠镜行电灼切除或灼毁。为防止残留直肠内腺瘤以后发生癌变，故需终身随诊。如直肠的病变严重，应同时切除直肠，做永久性回肠末端造口术。

（3）肠息肉病合并多发性骨瘤和多发性软组织瘤：治疗原则与家族性肠息肉病相同；对肠道外伴发的肿瘤，其处理原则与有同样肿瘤而无肠息肉病者相同。

第四节 结 肠 癌

案例 40-3

患者，男，55 岁。腹痛、黏液血便 4 个月。

患者 4 个月前出现大便次数增多，每天 4~5 次，粪便中带有黏液脓血。伴右下腹疼痛，呈持续性隐痛。轻微腹胀。有乏力消瘦，体重减轻约 5kg。未作特殊诊治。病程中无呕吐、腹水、黄疸、血尿、发热等。无乙型肝炎、结核、糖尿病史。

体格检查：T 36.6℃，P 75 次/分，R 20 次/分，BP 140/80mmHg。消瘦面容，精神可。巩膜无黄染。浅表淋巴结无肿大。心肺检查无明显阳性体征。腹部平软，右下腹可触及包块，直径 5cm，Murphy 征阴性。肝脾肋下未触及。移动性浊音阴性。肠鸣音 5 次/分。

辅助检查：①血常规示 Hb 90g/L。②大便隐血试验阳性。③X 线钡剂灌肠示升结肠充盈缺损影。

问题：

1. 首先应考虑何诊断？
2. 还有哪些辅助检查有助于诊断？
3. 最可能的病因是什么？
4. 如何处理？

结肠癌是胃肠道中常见的恶性肿瘤。以 41~65 岁发病率最高。在我国近 20 年来尤其在大城市，本病发病率明显上升，且有结肠癌多于直肠癌的趋势。

【病因病理】 结肠癌病因不明确，半数以上来自腺瘤癌变。结肠癌相关高危因素逐渐被认识，如过多的动物脂肪及动物蛋白饮食，缺乏新鲜蔬菜及纤维素食品；缺乏适度的体力活动。遗传易感性在结肠癌的发病中也具有重要地位，如遗传性非息肉性结肠癌的错配修复基因突变携带的家族或成员，应视为结肠癌的高危人群组。有些病如家族性肠息肉病，已被归为癌前期疾病；结肠腺瘤、溃疡性结肠炎及结肠血吸虫病肉芽肿，与结肠癌的发生有较密切的关系。

根据肿瘤的大体形态可区分为：

1. 肿块型 肿瘤向肠腔内生长，好发于右侧结肠，特别是盲肠。

2. 浸润型 沿肠壁浸润，容易引起肠腔狭窄和肠梗阻，多发生于左侧结肠。

3. 溃疡型 其特点是向肠壁深层生长并向周围浸润，是结肠癌常见类型。

根据显微镜下组织学表现，较常见的有①腺癌：占结肠癌的大多数。②黏液癌：预后较腺癌差。③未分化癌：易侵入小血管和淋巴管，预后最差。

根据我国对 Dukes 法的补充，结肠癌的分期为：

Dukes A 期：癌仅限于肠壁内。

A_1 期：癌局限于黏膜内者即穿透黏膜肌层达黏膜下层。

A_2 期：癌穿透黏膜下层，累及浅肌层。

A_3 期：癌穿透黏膜下层，累及深肌层。

Dukes B 期：癌穿透肠壁但无淋巴结转移。

Dukes C 期：癌穿透肠壁且有淋巴结转移。

C_1 期：淋巴结转移仅限于癌肿附近如结肠壁及结肠旁淋巴结者。

C_2 期：转移至系膜和系膜根部淋巴结者。

Dukes D 期：远处转移或腹腔转移或广泛侵及邻近脏器无法切除者。

结肠癌的转移方式有淋巴转移、血行转移、直接浸润和种植转移。其中以经淋巴转移为主，癌细胞随淋巴首先转移到结肠壁和结肠旁淋巴结，再到肠系膜血管周围和肠系膜血管根部淋巴结。血行转移多见于肝，其次为肺、骨等。直接浸润可侵犯邻近器官，如乙状结肠癌侵犯膀胱、子宫、输尿管，横结肠癌可侵犯胃壁。

【临床表现】 结肠癌随其病灶大小、部位及病理类型不同，而产生不同的临床表现。早期结肠癌可毫无症状，随着病程的发展，可产生下列主要症状。

1. 排便习惯与粪便性状的改变 常为最早出现的症状。多表现为排便次数增加、腹泻、便秘、粪便中带血、脓或黏液。

2. 腹痛 也是早期症状之一，常为定位不确切的持续性隐痛，或仅为腹部不适或腹胀感；出现肠梗阻时则腹痛加重或为阵发性绞痛。

3. 腹部肿块 多为瘤体本身，有时可能为梗阻近侧肠腔内的积粪。肿块大多坚硬，呈结节状。如为横结肠和乙状结肠癌可有一定活动度。例如，癌肿穿透并发感染时，肿块固定，且有明显压痛。

4. 肠梗阻症状 一般属结肠癌的晚期症状。多表现为慢性低位不完全肠梗阻，主要表现是腹胀和便秘。腹部胀痛或阵发性绞痛。当发生完全梗阻时，症状加剧。左侧结肠癌有时会以急性完全性结肠梗阻为首先出现的症状。

5. 全身症状 由于慢性失血、癌肿溃烂、感染、毒素吸收等，患者可出现贫血、消瘦、乏力、低热等。

案例 40-3 分析 1

本病例患者粪便中带有黏液脓血，提示感染。Hb90g/L，提示慢性失血，以致贫血伴乏力消瘦，体重减轻约 5kg。

病情晚期可出现肝大、黄疸、水肿、腹水、直肠前凹肿块、锁骨上淋巴结肿大及恶病质。

临床上一般以横结肠中部为界，将结肠分成右半及左半两部分；左、右半结肠的血运、肠径、功能、内容物均不同，其发生癌肿的临床表现也有区别。一般右侧结肠癌以全身症状、贫血、腹部肿块为主要表现，左侧结肠癌则以肠梗阻、便秘、腹泻、便血等症状为显著。

> **案例 40-3 分析 2**
>
> 在本病例，患者 4 个月前出现大便次数增多，每天 4～5 次，粪便中带有黏液脓血，伴有右下腹疼痛，呈持续性隐痛。轻微腹胀。伴有乏力消瘦，体重减轻约 5kg。体检时右下腹可触及直径约 5cm 的肿块。该患者粪便性状的改变、腹痛、腹部肿块及贫血、消瘦全身症状表现显著，提示右半结肠癌。

【诊断】 结肠癌早期症状多不明显，易被忽视。凡 40 岁以上有以下任意一项表现者，应列为高危人群：①一级亲属有结直肠癌史者；②有癌症史或肠道腺瘤或息肉史；③大便隐血试验阳性者；④以下五种表现具有两项以上者：黏液血便、慢性腹泻、慢性便秘、慢性阑尾炎史及精神创伤史。

对此组高危人群或疑为结肠癌时，行 X 线钡餐灌肠或气钡双重对比造影检查，以及纤维结肠镜检查，不难明确诊断。B 型超声和 CT 扫描检查对了解腹部肿块和肿大淋巴结，发现肝内有无转移等均有帮助。约 60% 的结肠癌患者血清癌胚抗原（CEA）值高于正常，但特异性不高，对术后判断预后和复发有一定帮助。

> **案例 40-3 分析 3**
>
> 该患者，55 岁，黏液血便 4 个月，大便隐血试验阳性，属高危人群且高度怀疑为结肠癌。X 线钡剂灌肠示升结肠充盈缺损影。

【治疗】 原则是以手术切除为主的综合治疗。

1. 结肠癌根治性手术 切除范围需包括癌肿所在肠袢及其系膜和区域淋巴结。

（1）右半结肠切除术：适用于盲肠、升结肠、结肠肝曲的癌肿。对于盲肠和升结肠癌，切除范围包括右半横结肠、升结肠、盲肠，包括长 15～20cm 的回肠末端，做回肠与横结肠端端或端侧吻合。对于结肠肝曲的癌肿，除上述范围外，需切除横结肠和胃网膜右动脉组的淋巴结。

> **案例 40-3 分析 4**
>
> 本病例为升结肠癌肿，应做右半结肠切除术。

（2）横结肠切除术：适用于横结肠癌。切除包括肝曲和脾曲的整个横结肠，以及胃结肠韧带的淋巴结组，行升结肠和降结肠端端吻合。倘若因两端张力大而不能吻合，对于偏左侧的横结肠癌，则可切除降结肠，行升结肠、乙状结肠吻合术。

（3）左半结肠切除术：适用于结肠脾曲和降结肠癌。切除范围包括横结肠左半、降结肠，并根据降结肠癌位置的高低切除部分或全部乙状结肠，然后做结肠间或结肠与直肠端端吻合术。

（4）乙状结肠癌的根治切除术：要根据乙状结肠的长短和癌肿所在的部位，分别采用切除整个乙状结肠和全部降结肠，或切除整个乙状结肠、部分降结肠和部分直肠，作为结肠直肠吻合术。

2. 结肠癌并发急性肠梗阻的手术 应当在进行胃肠减压、纠正水和电解质紊乱及酸碱失衡等适当的准备后，早期施行手术。右侧结肠癌，可做右半结肠切除一期回肠结肠吻合术。如患者情况不许可，则先做盲肠造口解除梗阻，二期手术行根治性切除。如癌肿已不能切除，可切断末端回肠，行近切端回肠横结肠端侧吻合，远切端回肠断端造口。左侧结肠癌并发急性肠梗阻时，一般应在梗阻部位的近侧做横结肠造口，在肠道充分准备的条件下，再二期手术行根治性切除。对肿瘤已不能切除者，则行姑息性结肠造口。

在结肠癌手术切除的具体操作中，首先要将肿瘤所在的肠管远、近端用纱布条扎紧，以防止癌细胞在肠腔内扩散、种植。随即结扎相应的血管，以防止癌细胞血行转移。然后再行肠袢切除。

结肠癌手术的肠道准备非常重要，主要包括排空肠道和适量肠道抗生素的应用。①全肠道灌洗法：于术前 12～14 小时开始口服 37℃左右等渗平衡电解质液（用氯化钠、碳酸氢钠、氯化钾配制），引起容量性腹泻，以达到彻底清洗肠道的目的。一般灌洗全过程需 3～4 小时，灌洗液量不少于 6000ml。灌洗液中也可加入抗菌药物。但此法有的患者不能耐受；对年迈体弱、心肾等重要器官功能障碍和肠梗阻者，不宜选用。②于术前 2 日进流质饮食，口服肠道抗菌药物（如氯霉素、磺胺脒及甲硝唑等）和泻剂（如蓖麻油 10～30ml 或硫酸镁 15～20g，每日 1 次），术前晚清洁灌肠。③口服 5%～10% 甘露醇溶液，较前法简便。但因甘露醇在肠道内被细菌酵解，可产生术中使用电刀会引发爆炸的气体，应予注意，对年迈体弱、心功能差者，也应慎用。上述这些术前肠道准备措施可使结肠排空，并尽量减少肠腔内细菌数量，减少手术后感染。

3. 化疗　不论辅助化疗或肿瘤化疗均以 5-FU 为基础用药。辅助化疗适用于根治术后，Dukes B 及 C 期病人。常用方案；①FOLFOX6 方案：奥沙利铂 $100mg/m^2$，亚叶酸钙（CF）$200mg/m^2$，化疗第一天静脉滴注，随后氟尿嘧啶（$2.4\sim3.6$）g/m^2 持续 48 小时滴注，每两周重复，共 $10\sim12$ 疗程。②XELOX 方案：为奥沙利铂和 Xeloda 的联合用药。③MAYO 方案：是氟尿嘧啶和 CF 的配伍。

分期是主要预后因素。不到 50 岁的比 $50\sim70$ 岁的预后较好，女性比男性预后较好。右侧和左侧结肠癌对生存无明显关系；出现第一症状与手术间隔无明显关系。经根治手术治疗后，Dukes A、Dukes B 及 Dukes C 期的 5 年生存率分别可达 80%、65% 及 30%。

案例 40-3 分析 5

临床诊断：结肠癌（升结肠癌）。

诊断要点：

1. 入院时有明显排便习惯改变、黏液血便，伴腹痛，全身症状明显。

2. 血常规示贫血，大便隐血阳性。

3. X 线钡餐灌肠见肠管充盈缺损影。

4. 入院后纤维结肠镜及病理明确诊断。

治疗原则：

1. 全身支持疗法。

2. 术前肠道准备。

3. 右半结肠切除术。

4. 术后辅助化疗。

第五节　直　肠　癌

案例 40-4

患者，男，65 岁。排便习惯改变 2 个月。

患者 2 个月出现排便习惯改变，大便频繁，每天 $4\sim6$ 次。有便前肛门下坠感，排便不尽感，且大便变细，大便表面带血及黏液，自服药物无效。既往无肝炎结核病史，无高血压、糖尿病病史。

体格检查：T 36.8℃，P 81 次/分，R 20 次/分，BP 140/85mmHg，平静面容，精神可，巩膜无黄染，体表淋巴结无肿大，心肺检查无明显阳性体征；腹部平软，Murphy 征阴性，肝脾肋下未触及，移动性浊音阴性，肠鸣音 5 次/分。直肠指检：距肛缘 6cm 可触及肿块，表面凹凸不平，约占肠管 1/2 周，肿块质硬、固定、轻触痛，上端未触及，指套血染。

辅助检查：①血常规示 Hb 105 g/L；②大便隐血试验阳性；③CT 示直肠前壁局部增厚，盆腔未见肿大淋巴结。

问题：

1. 首先应考虑何诊断？

2. 还有哪些辅助检查有助于诊断？

3. 最可能的病因是什么？

4. 如何处理？

直肠癌（carcinoma of rectum）是乙状结肠直肠交界处至齿状线之间的癌，是消化道常见的恶性肿瘤，占消化道癌的第二位。直肠癌根治性切除术后总的 5 年生存率在 60% 左右，早期直肠癌术后的 5 年生存率为 80%～90%。由于消化道吻合器的应用，使许多原来需做肠造口的直肠癌患者免去了人工肛门的苦恼，提高了患者的生活质量。

【病因病理】

1. 病因　直肠癌的病因尚不清楚，可能与下列因素有关。

（1）饮食及致癌物质。

（2）直肠慢性炎症。

（3）癌前病变。

（4）遗传因素。

2. 大体分型

（1）溃疡型：多见，占 50% 以上。

（2）肿块型：亦称髓样癌、菜花形癌。

（3）狭窄型：亦称浸润型癌或硬癌。

3. 组织学分类

（1）腺癌：占 75%～85%。

（2）黏液腺癌：占 10%～20%。

（3）未分化癌。

（4）其他。

4. 临床病理分期　1932 年 Dukes 提出直肠癌的分期以来，先后出现了不少改良的 Dukes 分期方法。但至今 Dukes 分期的基本原则仍为国际所公认。目前仍采用 Dukes 临床病理分期法作为大肠癌分期的依据。

Dukes 分期（1935 年）：

Dukes A 期：癌肿浸润深度限于直肠壁内，未超过浆肌层，且无淋巴转移。

Dukes B 期：癌肿超过浆肌层，亦可侵入浆膜外或直肠周围组织，但尚能整块切除，且无淋巴结转移。

Dukes C 期：癌肿侵犯肠壁全层，伴有淋巴结转移。

C_1 期：癌肿伴有癌灶附近肠旁及系膜淋巴结转移。

C_2 期：癌肿伴有系膜动脉根部淋巴结转移，尚能根治切除。

Dukes D 期：癌肿伴有远处器官转移，或因局部广泛浸润或淋巴结广泛转移不能根治切除。

5. 扩散与转移

（1）直接浸润：癌肿首先直接向肠管周围及向肠壁深层浸润性生长，向肠壁纵轴浸润发生较晚。估计癌肿浸润肠壁一圈需 1.5～2 年。直接浸润可穿透浆膜层侵入临近脏器如子宫、膀胱等，下端直肠癌由于缺乏浆膜层的屏障作用，易向四周浸润，侵及附近脏器如前列腺、精囊、阴道、输尿管等。

（2）淋巴转移：是主要的转移途径。上段直肠癌向上沿直肠上动脉、肠系膜下动脉及腹主动脉周围淋巴结转移。发生逆行性转移的现象非常少见。多组大样本临床病理资料也表明：直肠癌标本向远侧肠壁浸润超过 2cm 的不足 3%，所以大部分的下段直肠癌只需切除全直肠系膜仍可行保肛手术。齿状线周围的癌肿可向上方、侧方、下方转移。向下方转移可表现为腹股沟淋巴结肿大。淋巴转移途径是决定直肠癌手术方式的依据。

（3）血行转移：癌肿侵入静脉后沿门静脉转移至肝；也可由髂静脉转移至肺、骨和脑等。直肠癌手术时有 10%～15%的病例已发生肝转移；直肠癌致肠梗阻和手术时挤压，易造成血行转移。

（4）种植转移：直肠癌种植转移的机会较小，上段直肠癌偶有种植转移发生。

【临床表现】　直肠癌早期无明显症状，癌肿破溃形成溃疡或感染时才出现症状。直肠癌主要临床表现有几种。

1. 直肠刺激症状　便意频繁，排便习惯改变；便前肛门有下坠感、里急后重、排便不尽感，晚期有下腹痛。

2. 肠腔狭窄症状　癌肿侵犯致肠管狭窄，初时大便变形、变细；当造成肠管部分梗阻后，有腹痛、腹胀、肠鸣音亢进等不全性肠梗阻表现。

3. 癌肿破溃感染症状　大便表面带血及黏液，甚至脓血便。

症状出现的频率依次为便血 80%～90%、便频 60%～70%、便细 40%、黏液便 35%、肛门痛 20%、里急后重 20%、便秘 10%。

案例 40-4 分析 1
　　在本病例，患者最初表现为直肠刺激症状，大便频繁，每天 4～6 次，便前肛门有下坠感，排便不尽感。后病情进展表现为肠腔狭窄症状。癌肿破溃感染，如大便变细，不成形，大便表面带血及黏液。

癌肿侵犯前列腺、膀胱，可出现尿频、尿痛、血尿。侵犯骶前神经可出现骶尾部剧烈持续疼痛。晚期出现肝转移时可有腹水、肝大、黄疸、贫血、消瘦、水肿、恶病质等。

【诊断】　根据病史、体检、影像学和内镜检查，不难做出直肠癌的临床诊断，准确率亦可达 95%以上。但多数病例常有不同程度的延误诊断，其中有患者对便血、排便习惯改变等症状不够重视，亦有医生警惕性不高的原因。

直肠癌的检查应遵循由简到繁的步骤进行。常用的检查方法有以下几项。

1. 大便潜血检查　是大规模普查时或对一定年龄组高危人群作为结、直肠癌的初筛手段。阳性者再做进一步检查。无症状阳性者的癌肿发现率在 1%以上。

2. 直肠指检　是诊断直肠癌最重要的方法。由于中国人直肠癌 75%以上为低位直肠癌，都能在直肠指检时触及。因此凡遇患者有便血、大便习惯改变、大便变形等症状，均应行直肠指检。指检可查出癌肿的部位、距肛缘的距离及癌肿的大小、范围、固定程度、与周围脏器的关系等。

3. 内镜检查　包括直肠镜、乙状结肠镜和结肠镜检查。门诊常规检查时可用直肠镜或乙状结肠镜检查，操作方便、不需肠道准备。但在明确直肠癌诊断需手术治疗时应行结肠镜检查，因为结、直肠癌有 5%～10%为多发癌。内镜检查不仅可在直视下肉眼做出诊断，而且可取活组织进行病理检查。

4. 影像学检查

（1）钡剂灌肠检查：是结肠癌的重要检查方法，对直肠癌的诊断意义不大，用以排除结、直肠多发癌和息肉病。

（2）腔内 B 超检查：用腔内探头可检测癌肿浸润肠壁的深度及有无侵犯临近脏器，内镜超声已逐步在临床开展应用，可在术前对直肠癌的局部浸润程度进行评估。

（3）CT 检查：可以了解直肠癌盆腔内扩散情况，有无侵犯膀胱、子宫及盆壁，是术前常用的检查方法。腹部 CT 可扫描有无肝转移癌。

案例 40-4 分析 2
　　该患者大便隐血阳性、直肠指检阳性、CT 示直肠前壁局部增厚，可以初步做出直肠癌的临床诊断。进一步行内镜检查及组织病检，可明确诊断直肠癌。

5. 肿瘤标志物　目前公认的对大肠癌诊断和术

后监测有意义的肿瘤标志物是癌胚抗原（carcin-oembryonic antigen，CEA）。

【治疗】　手术切除仍然是直肠癌的主要治疗方法。术前的放疗和化疗可一定程度地提高手术疗效。

从外科治疗的角度，临床上将直肠癌分为低位直肠癌（距肛门 5cm 以内）、中位直肠癌（距肛门 5～10cm）和高位直肠癌（距肛门 10cm 以上）。本案例患者为中位直肠癌。这种分类对直肠癌根治手术方式的选择有重要参考价值。

1. 手术治疗　凡能切除的直肠癌如无手术禁忌证，都应尽早施行直肠癌根治术。切除的范围包括癌肿、足够的两端肠段、已侵犯的邻近器官的全部或部分、四周可能被浸润的组织及全直肠系膜和淋巴结。如不能进行根治性切除时，亦应进行姑息性切除，使症状得到缓解。如伴发能切除的肝转移癌应同时切除肝转移癌。

手术方式的选择应根据癌肿所在部位、大小、活动度、细胞分化程度及术前的排便控制能力等因素综合判断。最近大量的临床病理学研究提示，直肠癌向远端肠壁浸润的范围较结肠癌小，只有不到 3% 的直肠癌向远端浸润超过 2cm；这是手术方式选择的重要依据。

（1）局部切除术：适用于早期瘤体小、局限于黏膜或黏膜下层、分化程度高的直肠癌。主要手术方式：①经肛局部切除术；②骶后径路局部切除术。

（2）腹会阴联合直肠根治术（Miles 手术）：原则上适用于腹膜返折以下的直肠癌。切除范围包括乙状结肠远端、全部直肠、肠系膜下动脉及其区域淋巴结、全直肠系膜、肛提肌、坐骨肛门窝内脂肪、肛管及肛门周围约 5cm 直径的皮肤、皮下组织及全部肛门括约肌，于左下腹行永久性乙状结肠单腔造口。Miles 手术也有人用股薄肌或臀大肌代替括约肌行原位肛门成形术；但疗效尚待肯定。

（3）经腹直肠癌切除术（直肠前切除术，Dixon手术）：是目前应用最多的直肠癌根治术，适用于距肛缘 5cm 以上的直肠癌。亦有更近距离的直肠癌行 Dixon 手术的报道。但原则上是以根治性切除为前提，要求远端切缘距癌肿下缘 3cm 以上。由于吻合口位于齿状线附近，在术后的一段时期内患者出现便次增多，排便控制功能较差。

（4）经腹直肠癌切除术、近端造口、远端封闭手术（Hartmann 手术）：适用于因全身一般情况很差，不能耐受 Miles 手术或急性梗阻不宜行 Dixon 手术的直肠癌患者。

直肠癌根治术有多种方式，但经典的术式仍然是 Miles 手术和 Dixon 手术。许多学者曾经将 Dixon 手术改良演变成其他多种术式，但由于吻合器可以完成直肠、肛管任何位置的吻合，所以其他各种改良术式在临床上已较少采用。腹腔镜手术具有创伤小、恢复快的优点，但对淋巴结清扫、周围被侵犯脏器的处理尚有争议。

直肠癌侵犯子宫时，可一并切除子宫，称为后盆腔脏器清扫；直肠癌侵犯膀胱，行直肠和膀胱（男性）或直肠、子宫和膀胱切除时，称为全盆腔清扫。

行直肠癌根治术时，要充分考虑患者的生活质量，术中尽量保护排尿功能和性功能。两者有时需权衡利弊，选择手术方式。

晚期直肠癌，当患者发生排便困难或肠梗阻时，可行乙状结肠双腔造口。

2. 放射治疗　放射治疗作为手术切除的辅助疗法，有提高疗效的作用。术前的放疗可以提高手术切除率，降低患者的术后复发率。术后放疗仅适用于晚期患者、手术未达到根治或术后局部复发的患者。

3. 化疗　化疗亦是作为根治性手术的辅助治疗，可提高 5 年生存率。给药途径有动脉灌注、门静脉给药、静脉给药、术后腹腔置管灌注给药及温热灌注化疗等。化疗时机、如何联合用药和剂量等依患者的情况、个人的治疗经验有所不同（参见本章第四节）。

4. 其他治疗　如基因治疗、导向治疗、免疫治疗等，但尚处在摸索阶段，疗效尚待评价。

> **案例 40-4 分析 3**
>
> 临床诊断：直肠癌。
>
> 诊断要点：
>
> 1. 患者有直肠刺激症状、癌肿破溃感染症状、肠腔狭窄症状。
> 2. 大便隐血试验阳性。
> 3. 直肠指检触及肿块。
> 4. CT 提示直肠前壁局部增厚。
> 5. 内镜检查及病检可明确诊断。
>
> 治疗原则：
>
> 1. 手术治疗（Dixon 或 Miles 手术）。
> 2. 放射治疗。
> 3. 化疗。

第六节　直肠肛管先天性疾病

一、先天性直肠肛管畸形

先天性直肠肛管畸形（congenital anorectal

malformation）是胚胎时期后肠发育障碍所致的消化道畸形，是小儿肛肠外科的常见病，占先天性消化道畸形的首位。发病率为 1∶（1500～5000），中国的调查资料表明约在 1∶4000，男女发病无差异。约有 50%以上的先天性直肠肛管畸形伴有直肠与泌尿生殖系之间的瘘管形成。直肠盲端在肛提肌以上为高位畸形；位于肛提肌中间或稍下方为中间位畸形；位于肛提肌以下为低位畸形。男孩直肠肛管畸形 50%为高位畸形，女孩高位畸形占 20%，低位畸形男女均为 40%。

【分类】　采用 Wingspread 分类方法，按性别分男、女两组（表 40-1）。

表 40-1　直肠肛管畸形 Wingspread 分类法

女性	男性
1. 高位	1. 高位
（1）肛管直肠发育不全	（1）肛管直肠发育不全
1）合并直肠阴道瘘	1）合并直肠尿道前列腺瘘
2）无瘘	2）无瘘
（2）直肠闭锁	（2）直肠闭锁
2. 中间位	2. 中间位
（1）直肠前庭瘘	（1）直肠尿道球部瘘
（2）直肠阴道瘘	（2）无瘘的肛管发育不全
（3）无瘘的肛管发育不全	
3. 低位	3. 低位
（1）肛管前庭瘘	（1）肛管皮肤瘘
（2）肛管皮肤瘘	（2）肛管狭窄
（3）肛管狭窄	
4. 一穴肛畸形	4. 少见畸形
5. 少见畸形	

【临床表现】　绝大多数先天性直肠肛管畸形的新生儿，病症明显，在正常位置无肛门，易于发现。肛管闭锁，出生后无胎粪，之后表现为腹胀、呕吐情况。畸形合并有瘘管者因瘘管大小而情况有所不同，瘘口狭小者从瘘口排出胎粪，以后仍会出现腹胀乃至肠梗阻症状；瘘口较大者在出生后短时间无排便困难，逐渐出现排便困难症状。高位直肠闭锁，肛门、肛管正常的患儿表现为无胎粪排出，或从尿道排出混浊液体，直肠指检可以发现直肠闭锁。女孩往往伴有阴道瘘。泌尿系瘘几乎都见于男孩。从尿道口排气和胎粪是直肠泌尿系瘘的主要症状。

【诊断】　诊断较易。生后无胎粪排出，检查无肛门即可确诊。直肠闭锁肛管正常时，直肠指检多可确诊。阴道流粪，表明有阴道瘘；尿道口不随排尿动作而排气、排粪为尿道瘘；全程排尿均有胎粪，尿液呈绿色为膀胱瘘。辅以影像学检查多可明确直肠肛管畸形的类型。

影像学检查：先天性直肠肛管畸形的诊断并无困难，但要确定直肠闭锁的高度、直肠末端与耻骨直肠肌的关系以及有无泌尿系瘘，还需影像学检查。X 线倒置位摄片法可以了解直肠末端气体阴影位置，判断畸形位置。倒置侧位片上耻骨与骶尾关节的连线称 PO 线，相当于耻骨直肠肌平面，以此区分高位、中位与低位畸形。瘘管造影可显示瘘管的方向、长短与粗细。直肠盲端穿刺造影可显示直肠盲端的形态及与会阴皮肤间的距离。B 超检查对直肠末端的定位较 X 线更准确。MRI 也逐渐在临床应用，准确可靠。

【治疗】　低位畸形手术较为简单。单纯肛膜闭锁仅切除肛膜，缝合直肠黏膜与肛门皮肤即可。即使肛管闭锁也只需经会阴游离直肠盲端，自肛门拖出行肛管成形术。

高位畸形需要经腹、会阴部或后矢状切口入路行肛门直肠成形术，从腹腔内或者会阴部游离直肠盲端，将直肠牵下，切开盲端与皮肤缝合成形。合并有瘘管的切口入路还需要解剖出瘘管，将瘘管切除修复。一般情况下，先进行结肠造口，6～12 个月后再进行二期手术。

二、先天性巨结肠

先天性巨结肠（congenital megacolon）　是由于直肠或结肠远端的肠管持续痉挛，粪便淤滞在近端结肠，使其肥厚、扩张。本病是小儿常见的先天性肠道畸形，发病率与先天性直肠肛管畸形相近，男女比例约为 4∶1。

【病因病理】　发病原因主要是胚胎时期骶部副交感神经在发育过程中，因母体有病毒感染或者代谢紊乱等原因，出现发育停顿，使得远端肠管（如直肠、乙状结肠）肠壁肌间神经节细胞缺如，以致受累肠管持续收缩，经常处于痉挛状态，大量粪便滞留在近端结肠，引起扩张与肥厚，形成巨结肠。实际上巨结肠的主要病变是在痉挛肠段。90%左右的病例无神经节细胞肠段位于直肠和乙状结肠远端，个别病例波及全结肠、末端回肠或仅在直肠末端。新生儿期常因病变段肠管痉挛而出现全部结肠甚至小肠极度扩张，反复出现完全性肠梗阻的症状；年龄越大结肠肥厚扩张越明显、越趋局限。

【临床表现】

（1）出生后胎粪排出很少或者无胎粪，逐渐出现顽固性便秘腹胀，甚至出现急性肠梗阻。患儿因病变肠管长度不同而有不同的临床表现。痉挛段越长，出现便秘症状越早越严重；多于生后 48 小时内无胎便排出或仅排出少量胎便，可于 2～3 日内出现低位部分甚至完全性肠梗阻症状，呕吐、腹胀、不排便。

痉挛段不太长者,经直肠指检或温盐水灌肠后可排出大量胎粪及气体而症状缓解。肠梗阻症状缓解后仍有便秘和腹胀,需经常扩肛灌肠方能排便,严重者发展为不灌肠不排便,腹胀逐渐加重。

（2）营养不良、发育迟缓:长期腹胀便秘,可使患儿食欲下降,影响了营养的吸收。粪便淤积使结肠肥厚扩张,腹部可出现宽大肠型,有时可触及充满粪便的肠袢及胃（肠）石。

（3）巨结肠伴发小肠结肠炎:是最常见和最严重的并发症,尤其是新生儿时期。其病因尚不明确,一般认为长期肠梗阻、近端结肠继发肥厚扩张、肠壁循环不良是基本原因。在此基础上,一些患儿因机体免疫功能异常或过敏性变态反应体质而产生了小肠结肠炎。也有人认为是细菌和病毒感染引起,但大便培养多无致病菌生长。结肠为主要受累部位,黏膜水肿、溃疡、局限性坏死,炎症侵犯肌层后可表现为浆膜充血、水肿、增厚,腹腔内有渗出,并形成渗出性腹膜炎。患儿全身症状突然恶化,腹胀严重、呕吐、有时腹泻;由于腹泻及扩张肠管内大量肠液积存,产生脱水酸中毒、高热、脉快、血压下降,若不及时治疗,死亡率较高。

【诊断与鉴别诊断】 诊断并不困难。多有典型的排便困难症状,以后伴有顽固性便秘和明显腹胀。新生儿先天性巨结肠要与其他原因引起的肠梗阻如低位小肠闭锁、结肠闭锁、胎便性便秘、新生儿腹膜炎等鉴别。

检查方法多种:①直肠测压;②钡灌肠;③诊断困难时可进行直肠括约肌测压和直肠黏膜的组织化学检查或肌层组织切片检查。

【治疗】 痉挛肠段短、便秘症状轻者,可先采用综合性非手术疗法,包括定时用等渗盐水洗肠（灌洗出、入量要求相等,忌用高渗、低渗盐水或肥皂水）、扩肛、甘油栓、缓泻药,并可用针灸或中药治疗,避免粪便在结肠内淤积。若以上方法治疗无效,虽为短段巨结肠亦应手术治疗。凡痉挛肠段长、便秘严重者必须进行根治手术,目前采用最多的手术:①拖出型直肠乙状结肠切除术（Swenson 术）;②结肠切除、直肠后结肠拖出术（Duhamel 手术）;③直肠黏膜剥除、结肠于直肠肌鞘拖出切除术（Soave 手术）。如患儿发生急性小肠结肠炎、危象或营养发育障碍,不能耐受一次性根治手术,应行静脉补液输血,改善一般情况后再行根治手术,如肠炎不能控制、腹胀呕吐不止,应及时做肠造瘘,以后再行根治术。

第七节 肛　裂

案例 40-5

　患者,男,36 岁。大便时肛门疼痛反复发作 3 月余。

　患者 3 月前大便时觉肛门剧痛,大便干结,大便表面少许新鲜血。便后疼痛缓解,未予特殊处理。其后便时疼痛渐加重,便后好转但又复持续性疼痛,以致患者害怕排便而只敢进流质饮食。

　检查时膝胸位 12 点处见纵行溃疡灶,深及皮下,灰白色,不易出血,轻触痛,无活动性出血。

问题:

　1.考虑如何诊断? 应与哪些疾病鉴别?

　2.如何处理?

肛裂（anal fissure）是常见的肛门直肠疾病。急性病变时患者的不舒适感和对其劳动力的影响可能超出了人们的预料。肛裂是肛管或肛缘部的裂伤或深及全层的皮肤溃疡,方向与肛管纵轴平行,长 0.5～1.0cm,呈梭形或椭圆形,常引起肛周剧痛。多见于青中年人,绝大多数发生在后正中部位,少数发生在前正中部位且多见于女性;侧方出现肛裂极少,若出现应考虑是否患有肠道炎性疾病（溃疡性结肠炎、Crohn 病及结核等）或肿瘤的可能。

【病因与病理】 肛裂的病因可能与多种因素有关。长期大便秘结的患者,因粪块干而硬,便时用力过猛,排出时裂伤肛管皮肤,反复损伤使裂伤深及全层皮肤;这种机械性创伤是大多数肛裂形成的直接原因。肛管外括约肌浅部在肛管后方形成的肛尾韧带伸缩性差、较坚硬,此区域血供亦差;肛管后正中部皮肤较固定,直肠末端位置由后方向前弯曲,因此肛门后方承受的压力较大,是肛裂的常见部位。粗暴的检查亦可造成肛裂。

急性肛裂可见裂口边缘整齐,底浅,呈红色并有弹性,无瘢痕形成。慢性肛裂因反复发作,底深不整齐,质硬,边缘增厚纤维化,肉芽灰白。裂口上端的肛门瓣和肛乳头水肿,形成肥大乳头;下端皮肤因炎症、水肿及静脉、淋巴回流受阻,形成袋状皮垂向下突出于肛门外,称“前哨痔”。肛裂、前哨痔、乳头肥大常同时存在,称为肛裂“三联征”。

【临床表现】 肛裂患者的典型症状是疼痛、便秘、出血。疼痛多较剧烈,具有典型的周期性:排便时由于肛裂内神经末梢受刺激,立刻觉肛管烧灼样或刀割样疼痛,称为排便时疼痛;便后数分钟即可缓解,此为“间歇期”;但其后因肛管括约肌收缩痉挛，再次剧痛，可持续半到数小时，临床称为括约肌挛缩痛。直至括约肌松弛后疼痛缓解，但再次排便时又发生疼痛。以上称为肛裂疼痛周期。因此肛裂患者恐惧排便，使便秘更加重，形成恶性循环。创面裂开可有少量出血，在粪便表面或便后滴血，大量出血少见。检查时用双手拇指轻轻分开肛门，即见溃疡面。新发生的肛裂边缘整齐、软、溃疡底浅，无瘢痕组织、色红、易出血。慢性肛裂深而硬，灰白色，不易出血。肛指和肛镜检查会引起患者剧烈疼痛，不宜进行。

【诊断及鉴别诊断】 根据典型的临床病史、肛检时发现肛裂"三联征"，不难诊断。但应与可以引起肛管溃疡的疾病相鉴别，如 Crohn 病、溃疡性结肠炎、结核、肛周肿瘤、梅毒、软下疳等鉴别，必要时取活组织行病理检查明确诊断。肛门指检和肛镜检查会引起患者剧烈疼痛，必要时需在局麻下进行。

【治疗】 新鲜肛裂，经非手术治疗可愈合，如局部热水坐浴，可促使肛门括约肌松弛。慢性肛裂可用坐浴、润便加以扩肛的方法；口服缓泻剂，使大便松软、润滑；疼痛剧烈者可用普鲁卡因局部封闭或保留灌肠，使括约肌松弛。经久不愈、保守治疗无效、且症状较重者可采用手术治疗。

1. 非手术治疗 原则是解除括约肌痉挛，止痛，协助排便，中断恶性循环，使局部愈合。具体方法：①便后用 1∶5000 高锰酸钾温水坐浴，使局部清洁。②口服酚酞（果导）等缓泻剂或液状石蜡，使大便松软、润滑，纠正便秘，保持大便通畅。③病情严重者可局麻下先以示指扩肛后逐渐伸入两中指，维持扩张 5 分钟。扩肛后可解除括约肌痉挛，扩大创面，促进裂口愈合。不过复发率高，有并发出血、肛周脓肿、大便失禁等的可能。

2. 手术治疗

（1）肛裂切除术：即切除全部病变裂缘、前哨痔、肥大的乳头、发炎的隐窝和深部不健康组织直至暴露肛管括约肌。可同时切断部分外括约肌皮下部或内括约肌，创面敞开引流，缺点是愈合较慢(图 40-5)。

（2）肛管内括约肌切断术（internal anal sphincterotomy）：根据是肛管内括约肌为环形的不随意肌，其痉挛收缩是引起肛裂疼痛的主要原因。方法是在肛管一侧距肛缘 1~1.5cm 做小切口达内括约肌下缘，确定括约肌间沟后分离内括约肌至齿状线，剪断内括约肌，然后扩张至四指，电灼或压迫止血后缝合切口；可一并切除肥大乳头、前哨痔。往往在数周后肛裂自行愈合。尽管该方法有引起肛门失禁的可能，但治愈率高。

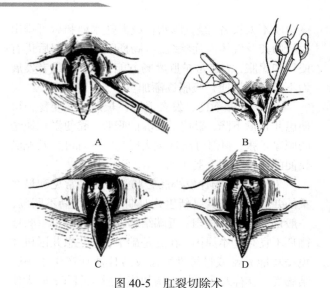

图 40-5　肛裂切除术
A.梭形切口；B.切除溃疡；C.显露外括约肌皮下部；D.切断外括约肌皮下部

第八节　直肠肛管周围脓肿

案例 40-6

患者，男，33 岁。肛门口肿痛 5 天。

患者 5 天前无明显诱因自觉肛门部疼痛不适，局部肿胀，坠胀不适，偶有跳痛，5 天来局部呈持续性胀痛，排便时加重，无排尿困难及里急后重，无发热、食欲缺乏、寒战等。

查体：左侧肛旁距肛缘 1cm，触及一约 5cm 红肿、压痛的包块，触诊有波动感。直肠指检时患侧无压痛，未扪及肿块。

问题：

1. 此为何种直肠肛管周围脓肿？

2. 还可以进行何种检查以明确诊断？

直肠肛管周围脓肿是指直肠肛管软组织内或其周围间隙内的急性化脓性感染，发展成为脓肿。多数脓肿在溃破或切开后形成肛瘘。脓肿是肛管直肠周围炎症的急性期表现，而肛瘘为其慢性期表现。

【病因和病理】 多数直肠肛管周围脓肿起源于肛管直肠壁内的感染，如肛腺感染引起。肛腺多开口于肛窦，常位于内、外括约肌之间。因其开口向上，腹泻或便秘时易引发肛窦炎，延及肛腺后首先易发生括约肌间感染。直肠肛管周围间隙为疏松脂肪结缔组织，感染极易蔓延、扩散。感染灶向上可达直肠周围形成高位肌间脓肿或骨盆直肠间隙脓肿；向下达肛周皮下，形成肛门周围脓肿；向外穿过外括约肌，形成坐骨肛管间隙脓肿；向后可形成肛管后间隙脓肿或直肠后间隙脓肿。

以肛提肌为界将直肠肛管周围脓肿分为肛提肌上部脓肿和肛提肌下部脓肿。前者包括骨盆直肠间隙脓肿、直肠后间隙脓肿及高位肌间脓肿；后者包括肛门周围脓肿、坐骨直肠间隙脓肿（图40-6）。

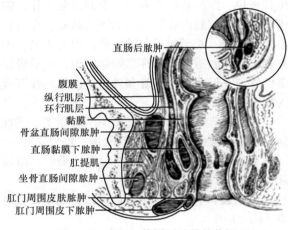

直肠后脓肿
腹膜
纵行肌层
环行肌层
黏膜
骨盆直肠间隙脓肿
直肠黏膜下脓肿
肛提肌
坐骨直肠间隙脓肿
肛门周围皮肤脓肿
肛门周围皮下脓肿

图 40-6　直肠肛管周围脓肿的位置

直肠肛管周围脓肿也可继发于肛周皮肤感染、肛裂、损伤、内痔、骶尾骨骨髓炎等。Crohn病、溃疡性结肠炎及血液病患者易并发直肠肛管周围脓肿。

【临床表现】

1. 肛门周围脓肿　肛门周围皮下脓肿最常见。常位于肛门后方或侧方皮下部，病灶一般不大。主要症状为局部持续性跳痛，排便加重，全身症状不明显。初起时局部红肿、发硬、压痛，脓肿形成则波动明显，穿刺有脓液。

2. 坐骨肛管间隙脓肿　又称坐骨肛门窝脓肿，也较常见。由于坐骨直肠间隙较大，形成的脓肿较大而深，容量为60～90ml。症状较重，局部呈持续性胀痛并逐渐加重为跳痛，排便可加重，有时出现排尿困难和里急后重症。全身感染症状明显，如头痛、乏力、发热、食欲缺乏、恶心、寒战等。检查肛周，病初无明显体征，以后出现患侧红肿、压痛，双臀不对称；局部触诊或直肠指检时患侧有深压痛，可扪及柔软有波动、有压痛的肿块，穿刺可抽出脓液。如不及时切开，脓肿多向下穿入肛管周围间隙，形成肛瘘。

3. 骨盆直肠间隙脓肿　又称为骨盆直肠窝脓肿，较为少见，但很重要。由于此间隙位置较深，空间较大，引起全身症状更明显而局部症状轻，造成诊断上困难。早期就有全身中毒症状，如持续高热、寒战、全身疲倦不适、头痛、恶心等。局部表现为肛门坠胀感，便意不尽，排便时尤感不适，常有排尿困难。检查肛周区无异常发现，指检在直肠侧壁外有隆起肿块

或波动感。诊断主要依靠穿刺抽脓，经直肠以手指定位，从肛门周围皮肤进针。必要时可以行肛管超声或CT检查证实。

4. 其他　如肛门括约肌间隙脓肿、直肠后间隙脓肿、高位肌间脓肿、直肠壁内脓肿（直肠黏膜下脓肿）等。由于位置较深，局部症状不明显，诊断较困难。主要表现为会阴、直肠局部坠胀感，常有便意等，排便时加重。患者有不同程度的全身感染症状。直肠指检往往可触及痛性包块。

【治疗】

1. 手术治疗　如感染未形成脓肿时，可采用非手术治疗。①应用抗菌药物，选用1～2种对革兰氏阴性杆菌有效的抗生素或清热解毒利湿的中药；②温水坐浴；③局部理疗；④口服缓泻剂或液体石蜡以减轻患者排便时疼痛。

2. 非手术治疗　脓肿一旦确诊，就需手术切开引流。手术方式因脓肿部位不同而各异。肛门周围脓肿在局麻下就可进行，以波动明显部位为中心，做肛门周围放射形切口，要足够大，以保证引流通畅。坐骨肛管间隙脓肿部位较深，范围亦大，应在腰麻或鞍麻下切开引流。先行粗针头穿刺出脓液后，做一平行于肛缘的弧形切口，切口应距肛缘3～5cm以免损伤括约肌，切口要足够大，术者手指能进入脓腔，置管或油纱条保证引流通畅。骨盆直肠间隙脓肿要在腰麻或全麻下进行，手术切开部位因脓肿来源不同而异：①括约肌间脓肿应在肛镜下行相应部位直肠壁切开引流，切缘以肠线缝扎止血；若经由坐骨直肠间隙引流，日后易出现肛管括约肌外瘘。②脓肿源于经括约肌肛瘘感染者，引流方式与坐骨直肠间隙脓肿类似，若经直肠壁引流，易导致棘手的肛管括约肌上瘘。其他部位的脓肿，较高的需通过肛镜经直肠切开引流，较低位的可直接在肛周皮肤切开引流（图 40-7～图40-9）。

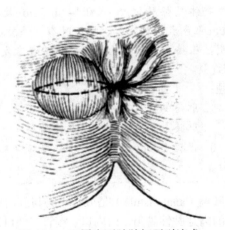

图 40-7　肛周皮下脓肿切开引流术

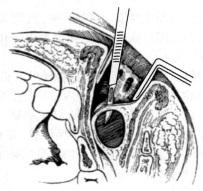

图 40-8　直肠黏膜下脓肿切开引流术

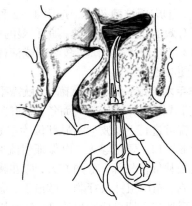

图 40-9　骨盆直肠间隙脓肿切开引流术

第九节　肛　瘘

案例 40-7

　　患者，女，32 岁。肛周结节伴稀便样分泌物 5 个月。

　　患者近 5 个月来发现内裤时有稀便样物，量不多，反复发作。会阴部皮肤潮湿、瘙痒不适。大便无明显异常，无肛周肿痛，无发热等。患者半年前曾有肛周脓肿病史，后脓肿自行破溃愈合。

　　查体见膝胸位 5 点距肛门 3cm 处有一约 0.3cm 红色乳头样突起，挤压时有少许黏液溢出，无明显压痛。直肠指检及直肠镜检查未发现明显异常。

问题：

　　1. 肛瘘的分类有哪些？

　　2. 肛瘘最终的治疗手段是什么？

　　3. 根据 Goodsall 规律，此肛瘘内口大致位于何处？

　　肛瘘（anal fistula）是肛管直肠与肛门周围皮肤相通的肉芽肿性管道，由内口、瘘管、外口组成。其内口位于直肠下部或肛管，多为一个；外口位于肛门

周围皮肤上，多为一个或多个，经久不愈或间歇性发作。多见于青壮年男性。

　　【病因和病理】　大部分肛瘘由直肠肛管脓肿引起，因而内口多在齿状线上肛窦处；脓肿破溃或切开排脓处即为外口，位于肛周皮肤上。外口皮肤生长较快，脓肿常假性愈合，引起反复发作；脓肿逐渐缩小，但肠内容物仍不断进入脓腔，在愈合缩小的过程中，常形成迂曲的腔道，引流不畅，不易愈合。日久腔道周围有许多瘢痕组织，形成慢性感染性管道并形成多个瘘管和外口，使单纯性肛瘘成为复杂性肛瘘。

　　其他如结核、Crohn 病、溃疡性结肠炎、恶性肿瘤、肛管外伤感染等也可引起肛瘘，较为少见。

　　【分类】　肛瘘分类方法很多，简单介绍如下几类。

　　1. 按瘘口和瘘管的位置、深浅、高低及数目分类（图 40-10）

　　（1）外瘘和内瘘：外瘘至少有内、外两个瘘口，一个在肛门周围皮肤上，多数距肛门 2～3cm，称为外口；另一个在肠腔内，多数在齿线处肛窦内，称为内口，少数内口在齿线上方，直肠壁上。内瘘的内口与外瘘相同，但无外口。临床所见 90% 为外瘘。

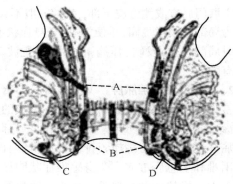

图 40-10　肛瘘按内外口分类图

A.单口内瘘；B.内外瘘；C.单口外瘘；D.全外瘘

　　（2）低位瘘和高位瘘：瘘管位于外括约肌深部以下者为低位瘘，在此平面以上为高位瘘。此种分类与治疗方法的选择有关，临床上较为常用。

　　（3）单纯性肛瘘和复杂性肛瘘：前者只有一个瘘管，后者可有多个瘘口和瘘管。

　　2. 按瘘管和括约肌的关系分类　①肛管括约肌间型：最常见，约占70%，多因肛管周围脓肿引起。内口位于齿状线附近，瘘管在内外括约肌间行走，外口在肛门周围皮肤，为低位肛瘘。②经肛管括约肌型：约占25%，多因坐骨肛管间隙脓肿引起，可为低位或

高位肛瘘。瘘管穿过外括约肌及坐骨肛管间隙而在肛周围皮肤上穿出。③肛管括约肌上型：约占4%，为高位肛瘘。瘘管在括约肌间向上越过耻骨直肠肌，再向下经由坐骨直肠间隙穿透肛周皮肤。④肛管括约肌外型：最少见，约占1%。多为骨盆直肠间隙脓肿合并坐骨肛管间隙脓肿的后果。瘘管从会阴皮肤向上经由坐骨直肠间隙和肛提肌入盆腔或直肠。此类肛瘘常因外伤、恶性肿瘤、Crohn病引起，治疗常很困难（图40-11）。

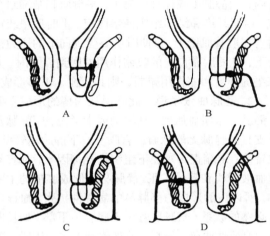

图40-11　肛瘘的四种类型

A.括约肌间肛瘘（低位肛瘘）；B.经括约肌肛瘘（低位或高位肛瘘）；
C.括约肌上肛瘘（高位肛瘘）；D.括约肌外肛瘘（高位肛瘘）

【临床表现】　肛瘘外口流出少量脓性、血性、黏液性分泌物是主要症状。黏液多少与瘘管长短、多少有关，新生瘘管流脓较多。较大较高位的肛瘘，常有粪便或气体从外口排出。分泌物刺激皮肤而潮湿、瘙痒不适，有时形成湿疹。当外口阻塞或假性愈合，瘘管内脓液积存，局部肿胀疼痛，甚至发热；以后封闭的瘘口破溃或切开引流后，症状方消失。这些症状反复发作是肛瘘的特点。

由于引流不畅，脓肿反复发作，也可溃破出现多个外口。检查时外口常为一红色乳头状突起或是肉芽组织的隆起，挤压有少量脓液或脓血性分泌物排出。多为单一外口，在肛门附近，也有多个外口。直肠指检在病变区可触及硬结或条索状物，有触痛，随条索状物向上探查，有时可扪及内口。若外口不整齐，不隆起，有潜行边缘，肉芽灰白色或有干酪样稀薄分泌物，应怀疑为结核性肛瘘。

外口的数目及与肛门的位置关系对肛瘘诊治很有帮助：外口数目越多，距离肛缘越远，肛瘘越复杂。根据Goodsall规律，若外口在肛门中间横线的后方，瘘管常是弯形，且内口常在肛管后正中处；若外口在线前方，瘘管常是直型，内口常在附近的肛窦处。外口在肛缘附近，一般为括约肌间瘘；距离肛缘较远，则为经括约肌瘘。

肛瘘内口是原发病灶部位，定位不清必然造成治疗失败，因为切除或切开内口是治愈肛瘘的关键。肛门指检时在内口处有轻压痛，有时可扪及硬结样内口及条索样瘘管。肛镜检查有时可看到内口，自外口探查时宜用软质探针，以免形成假道。还可将干纱布放入直肠内，将亚甲蓝1～2ml由外口徐徐注入，然后拉出纱布，观察染色部位，以判断内口位置。碘油瘘管造影是临床常规检查方法。

【治疗】　肛瘘不能自愈，不治疗会反复发作形成直肠肛管周围脓肿。手术治疗的原则是将瘘管切开，形成敞开的创面，促进愈合。手术方式应根据内口位置的高低、瘘管与肛门括约肌的关系决定。手术的关键是尽量减少肛门括约肌损伤，避免肛门失禁，尽量减少肛瘘复发。

1. 瘘管切开术（fistulotomy）　适用于低位单纯性肛瘘，是将瘘管全部切开开放，使肉芽组织生长达到伤口愈合。切开瘘管仅损伤部分内括约肌、外括约肌皮下部及浅部，不会引起术后肛门失禁。

一般在骶麻或局麻下进行，患者截石位或侧卧位。以亚甲蓝溶液自外口注入以确定内口位置；然后用探针探透瘘管的内口穿出；沿探针方向切开瘘管，刮去瘘管内的肉芽组织及坏死组织。为保证瘘管从底部向外生长，可将切口两侧皮肤剪去少许，呈底小口大的"V"形伤口；同时注意有无分支管道，如有，也应一一切开。创口内填入油纱条引流。

2. 挂线疗法（seton division）　利用橡皮筋或有腐蚀作用的药线的机械性压迫作用，缓慢切开肛瘘的方法。适用距肛门3～5cm，有内外口、低位或高位单纯性肛瘘，或者作为复杂性肛瘘治疗的辅助措施。其最大优点是不会造成肛门失禁。采用瘘管挂线，使要扎断的括约肌肌肉组织结扎后局部缺血、坏死、断开，但因为炎症反应引起的纤维化使切断的肌肉与四周组织先产生粘连，肌肉不会收缩太多且逐渐愈合，从而防止肛管直肠环被切断回缩引起的肛门失禁。一般经10～14天后自行断裂，瘘管敞开成创面，达到逐渐愈合。同时挂线也引流瘘管，防止急性感染发生。

手术在骶麻或局麻下进行。将探针从外口经瘘管在内口穿出，探针引导一无菌粗丝线或橡皮筋，将此线从内口经瘘管在外口引出，然后扎紧丝线。挂线时须注意：①找到内口的确切位置，不可造成假道，以免手术失败；②收紧丝线或橡皮筋前，要切开皮肤及括约肌皮下部，以减轻术后疼痛，缩短脱线日期；③结扎要适当收紧，过松不易勒断瘘管。术后热水坐浴，经3～5天再拉紧一次，一般在10～14天可完全断裂。挂线疗法有操作简单、出血少、换药方便、皮肤切口在挂线脱落前不会愈合的优点。

3. 肛瘘切除术（fistulectomy）（图 40-12） 适用低位单纯性肛瘘。与切开术不同之处在于将瘘管及周围健康组织分开并切除，直至显露健康组织。创面内小外大，一般不缝合。创面较大可部分缝合。术后坐浴、换药，直至愈合。

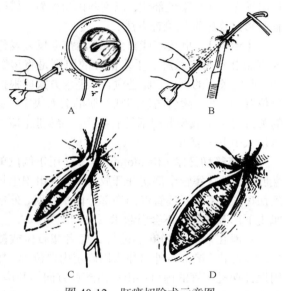

图 40-12 肛瘘切除术示意图
A.探查内口；B.切开瘘管；C.切除瘘管；D.敞开创面

第十节 痔

案例 40-8

患者，男，45岁。反复便后肛门滴鲜血2年余，肛门肿物脱出半月余。

患者近年来反复发作便后肛门滴血，为鲜血，量不多，鲜血黏附于大便表面，尤以大便干结时明显。无便时疼痛，无腹胀等。近月余便时觉有肿物自肛门脱出，便后可用手还纳。

查体：直肠指检于膝胸位5点处齿线上方可及一约1.5cm质软的肿物，表面黏膜完整，指套无血染；肿物可脱出肛外，色暗红，还纳可。

问题：
1. 痔疮的病因及分类是什么？
2. PPH的适应证是什么？

痔（hemorrhoid）是最常见的肛肠疾病，见于任何年龄，但随年龄增大发病率增高。肛垫的支持结构、静脉丛及动静脉吻合支发生病理性改变或移位导致内痔（internal hemorrhoid）；齿状线下方皮下静脉丛的病理性扩张或血栓形成导致外痔（external hemorrhoid）。内痔、外痔通过丰富的静脉丛吻合支相互融合则形成混合痔（mixed hemorrhoid）。

【**病因**】 病因尚未完全明了，目前主要有以下学说。

1. 肛垫下移学说 Thomson 指出痔由肛垫下移形成。此学说认为在肛管的黏膜下有一层特殊的组织，称为肛管血管垫，简称肛垫。该组织在胎儿时即有，位于肛管的左侧、右前、右后三个区域，突向肛管内，由静脉（或称静脉窦）、平滑肌和结缔组织组成，由肌纤维和结缔组织使垫固定。平时肛垫疏松地附着在肛管肌壁上，排便时主要受到向下的压力被推向下，排便后靠自身的收缩作用缩回到肛管内。如果肛垫的弹性回缩作用减弱，则其充血、下移形成痔。

2. 静脉曲张学说 此学说认为痔的形成主要由于静脉扩张淤血所致。从解剖因素考虑，门静脉及其分支直肠静脉无静脉瓣；直肠上、下静脉丛管壁薄、位置浅；末端直肠黏膜下组织松弛等因素，都容易引起血液淤积和静脉扩张。静脉丛是形成肛垫的主要结构，所以痔的形成与静脉丛的病理性扩张、血栓形成有必然的联系。直肠肛管位于腹腔最下部，如长期坐立、习惯性便秘、妊娠、前列腺肥大排尿困难、盆腔肿瘤等因素，可引起直肠静脉回流受阻，从而引起直肠静脉淤血扩张形成痔。

其他能诱发痔的发生的因素：肛周感染可引起静脉周围炎，静脉失去弹性而扩张；长期饮酒和大量刺激性食物可使局部充血；营养不良可使局部组织萎缩无力等。

【**分类和临床表现**】 痔根据所在部位不同分为三类（图 40-13）。

1. 内痔 主要临床表现是便时出血和痔块脱出。无痛性间歇性便后出鲜血是内痔的常见症状。无血栓、嵌顿、感染的单纯性内痔无疼痛，部分患者可伴有排便困难。内痔的好发部位常见于肛管左侧、右前、右后三处，即截石位3、7、11点。

内痔的分度：Ⅰ度：便时带血、滴血和喷射状出血，便后出血自行停止，痔块不脱出肛门外，仅肛镜检查可见；Ⅱ度：常有便血，便时痔块脱出肛门外，便后自行还纳；Ⅲ度：偶有便血，排便或咳嗽、负重、劳累时痔块脱出肛门外，需用手还纳；Ⅳ度：偶有便血，痔脱出不能还纳或还纳后又脱出。

2. 外痔 主要表现为肛门不适、潮湿不洁，乃至瘙痒。如发生血栓（血栓性外痔）及皮下血肿则有剧痛，血栓性外痔最常见。结缔组织外痔（皮垂，是肛缘皮肤皱褶变大，内有结缔组织增生，血管少，底宽尖长，有单个，也有多发）及炎性外痔也较常见。

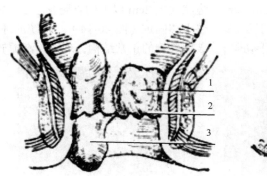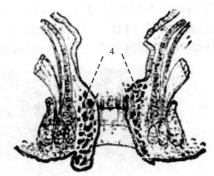

图 40-13　痔的分类示意图

1.内痔；2. 齿线；3.外痔；4.混合痔

3. 混合痔　表现为内痔和外痔的症状并存。内痔发展到Ⅲ度以上时多已形成混合痔。混合痔逐渐加重呈环状脱出肛门外，脱出的痔块在肛周呈花瓣状时称为环状痔。脱出的痔块若被痉挛的括约肌嵌顿致水肿、淤血甚至坏死，临床上称为嵌顿性痔或绞窄性痔。

【诊断与鉴别诊断】　根据痔的典型症状、直肠指检和肛门镜检查，一般不难诊断，但应与下列疾病鉴别。

1. 直肠息肉　无痛性便血是常见症状，低位带蒂息肉可脱出肛门外，可与痔脱出相混淆。但指检可触及圆形、实质性、大多有蒂、可活动的肿块，多见于儿童。

2. 直肠癌　严格讲两者不难鉴别，只要认真做直肠指检和肛镜检查，直肠癌块都可发现。临床上常将直肠癌误诊为痔而延误治疗，主要原因是仅凭症状及血便而诊断，未进行肛门指检和直肠镜检查。直肠癌在指检时可触及高低不平的硬块；而痔为暗红色圆形柔软的血管团。

3. 直肠脱垂　排便时脱出，一般为全层直肠壁、黏膜为同心环状皱襞，易误诊为环状痔。直肠脱垂黏膜呈环形，表面平滑，括约肌松弛；环形痔黏膜呈梅花瓣状，括约肌不松弛。

【预防】　养成每日定时排便的习惯，防止便秘和排便时间过长。注意饮食卫生，多吃蔬菜，少吃辣椒等刺激性大的食物，避免大量饮酒。经常锻炼身体，坚持体育活动。久站久坐或年老体弱的人要坚持工间操。保持肛门部清洁，及时治疗肛管直肠炎性疾患。

【治疗】　遵循三个原则：①无症状的痔不需治疗。②有症状的痔重在消除或减轻症状，而非根治。③以保守治疗为主。

1. 一般治疗　适用于痔初期，偶有大便带血。以调理排粪为主，增加纤维性食物，保持大便通畅，便后热水坐浴可改善局部血液循环。肛门内可用栓剂，如痔疮栓，有消炎、滑润、收敛的作用。血栓性外痔局部外敷消炎止痛膏或理疗，可使疼痛缓解而有时无需手术。若内痔脱出嵌顿初期，可及时将痔团推回肛门内，防止再脱出。

2. 硬化剂注射疗法　适用Ⅰ、Ⅱ度内痔，效果较好。将药物注射入母痔基部黏膜下层，从而使痔和痔块周围发生无菌性炎症反应，达到小血管闭塞和痔内纤维增生，硬化萎缩。常用的硬化剂有 5%鱼肝油酸钠溶液、5%苯酚植物油、4%复方明矾注射液、5%盐酸奎宁尿素水溶液等。忌用腐蚀性药物。

操作方法为患者排空大便，局麻下胸膝位肛镜显露痔块。消毒后在痔核上方针头刺入黏膜下层注药 2～3ml，注射后轻轻按摩注射部位。应避免将硬化剂注入黏膜层，以免导致黏膜坏死。当药物注射到黏膜层时，黏膜立即变白，应将针头进一步插深，但也不能进入肌层。如果一次注射效果不够理想，可在 1 个月后重复一次。痔块较多时，也可以分 2～3 次注射。

3. 红外线凝固疗法　适用于Ⅰ、Ⅱ度内痔。它也是一种能使蛋白凝固的硬化疗法。探头焦点对着痔块基底部肛管上部黏膜，凝固 15 秒，每个痔块凝固 6 个小点。术后常有少量出血，复发率高，目前临床应用不多。

4. 胶圈套扎疗法　用于治疗Ⅰ、Ⅱ、Ⅲ度内痔，是将特制的 0.2～0.3cm 宽的乳胶圈套在痔根部，使痔缺血、坏死、脱落而愈合。术后有继发出血的可能。Ⅱ、Ⅲ度内痔应分 2～3 次套扎，间隔 3 周，因为一次套扎可引起剧烈疼痛；Ⅰ度内痔可一次套扎完毕。

5. 手术疗法

（1）痔单纯切除术：主要用于Ⅱ、Ⅲ度内痔和混合痔的治疗。麻醉下扩肛显露痔团，"Ⅴ"形切开痔块基底部两侧皮肤及黏膜；将曲张静脉团剥出，直至显露肛管外括约肌，结扎切除痔核；齿线以上黏膜用可吸收线缝合，皮肤切口敞开引流。创面用凡士林纱布填塞。嵌顿痔可用同样方法急诊切除。

（2）吻合器痔上黏膜环切术（procedure for prolapse and hemorrhoids，PPH）：主要适用于Ⅱ、Ⅲ度内痔，环状痔和部分Ⅳ度内痔。方法是环形切除齿状线上2cm以上的直肠黏膜2～3cm，使下移的肛垫上移固定（图40-14）。传统的环形痔切除术严重破坏肛管的正常结构，现已逐渐摒弃。

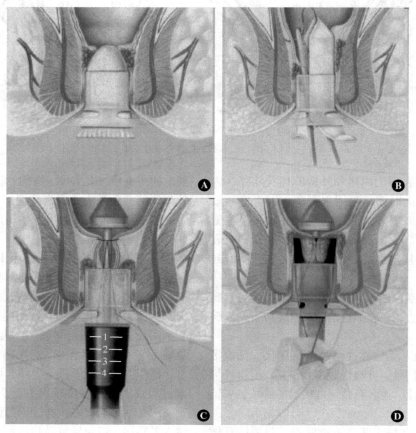

图40-14　吻合器痔上黏膜环切术（PPH）示意图

（3）血栓外痔剥离术：用于治疗血栓性外痔。局麻下将痔表面的皮肤梭形切除，摘除血栓，创面不缝合，以油纱布填入即可（图40-15）。

痔的治疗方法很多，由于非手术疗法对大部分痔的治疗效果良好，注射疗法和胶圈套扎疗法成为痔的主要治疗方法。手术治疗只限于保守治疗失败或不适宜保守治疗的患者。

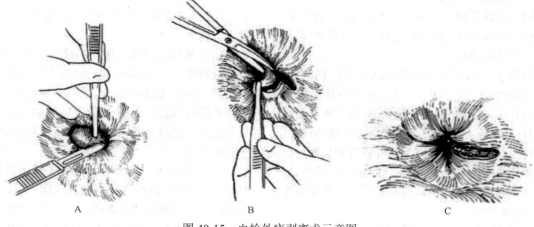

图40-15　血栓外痔剥离术示意图

A.梭形切开皮肤；B. 剥离血栓；C.创面引流

第十一节 直肠脱垂

案例 40-9

患者，女，46岁，反复便时肛门内肿物脱出20余年。

患者 20 余年前出现肛门内肿物脱出，初始时可自行还纳，症状逐年加重，肿物逐渐增大，现需手托还纳入肛。伴有肛门内溢黏液，大便时可见有黏液附着。腹泻时，排便无法自制，排软便时控便尚可。无排便疼痛，无腹胀等。有手纸染血。无消瘦、乏力、纳差等症状。有慢性便秘病史。

查体：侧卧位，肛外未见明显异常。直肠指检：肛门括约肌松弛，肛管可容 2 指通过。直肠指检所及直肠腔内未触及肿物，可触及直肠黏膜环形松弛堆积于直肠腔内。嘱患者做收肛动作时，肛门收缩乏力；蹲位做排便动作时，直肠向外脱出，长约 7cm，呈半球状，黏膜皱襞呈同心环状，轻度水肿糜烂，未见溃疡，未见齿状线脱出。

问题：

1. 直肠脱垂如何分型？
2. 直肠脱垂的手术适应证有哪些？
3. 本病例的术式选择有哪些？

直肠壁部分或全层向下移位，称为直肠脱垂（rectal prolapse）。直肠壁部分下移，即直肠黏膜下移，称黏膜脱垂或不完全脱垂；直肠壁全层下移称完全脱垂。若下移的直肠壁在肛管直肠腔内称内脱垂；下移到肛门外称外脱垂。

【病因与病理】 直肠脱垂的病因尚不完全明了，认为与多种因素有关。

1. 解剖因素 幼儿发育不良、营养不良者、年老衰弱者，易出现肛提肌和盆底筋膜薄弱无力；小儿骶骨弯曲度小、过直；手术、外伤损伤肛门直肠周围肌或神经等因素都可减弱直肠周围组织对直肠的固定、支持作用，直肠易于脱出。

2. 腹压增加 如便秘、腹泻、前列腺肥大、排尿困难、慢性咳嗽、多次分娩等，经常致使腹压升高，推动直肠向下脱出。

3. 其他 内痔、直肠息肉经常脱出，向下牵拉直肠黏膜，诱发黏膜脱垂。

直肠黏膜脱垂病理改变为直肠下段黏膜层与肌层之间结缔组织松弛，黏膜层下移；完全脱垂则是固定直肠的周围结缔组织松弛，以致直肠壁全层下移。脱出的直肠黏膜可发生炎症、糜烂、溃疡、出血，甚至嵌顿坏死。肛门括约肌因持续性地伸展、被动松弛，

可发生肛门失禁，失禁后更加重了脱垂。幼儿直肠脱垂多为黏膜脱垂，往往在 5 岁前自愈；成年型直肠脱垂只要产生脱垂的因素存在，会日益加重。

【临床表现】 主要症状为直肠黏膜自肛门脱出。初发时较小，排便时脱出，便后自行复位。以后肿物脱出渐频，体积增大，便后需用手托回肛门内，伴有便不尽和下坠感。最后在咳嗽、用力甚至站立时亦可脱出。随着脱垂加重，引起不同程度的肛门失禁，常有黏液流出，致使肛周皮肤湿疹、瘙痒。因直肠排空困难，常出现便秘。黏膜糜烂、破溃后有血液流出。内脱垂常无明显症状，偶尔在行钡灌肠时发现。

检查时嘱患者下蹲后用力屏气，使直肠脱出。部分脱垂可见圆形、红色、表面光滑的肿物，黏膜皱襞呈放射状；脱出长度一般不超过 3cm；黏膜不完全脱垂时（图 40-16），指检感觉直肠内充满黏膜，无正常空虚感。直肠指检时感到肛门括约肌收缩无力，嘱患者用力收缩时，略有收缩感觉。若为完全性直肠脱垂（图 40-17），表面黏膜有同心环形皱襞；脱出较长，脱出部分为两层肠壁折叠，触诊较厚；直肠指检时可见肛门口扩大。感到肛门括约肌松弛无力；当肛管未脱垂时，肛门与脱出肠管之间有环状深沟。排粪造影检查时可见到近端直肠套入远端直肠内。

【治疗】 幼儿直肠脱垂以非手术治疗为主；成人的直肠黏膜脱垂多采取硬化剂注射治疗；成人的完全性直肠脱垂则以手术治疗为主。同时尽量消除直肠脱垂的诱发因素。

1. 一般治疗 幼儿直肠脱垂有自愈的可能。非手术治疗主要是便后立即将脱出直肠复位，取俯卧位，用胶布固定双臀等。成人也应积极治疗便秘、咳嗽等引起腹压增高的疾病，以避免加重脱垂程度和手术治疗后复发。

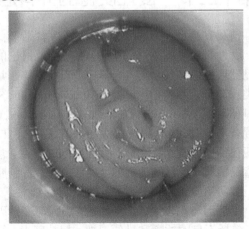

图 40-16 直肠黏膜脱垂肛门

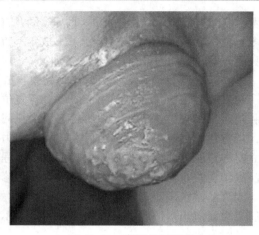

图 40-17 直肠全层脱垂

2. 注射治疗 将硬化剂注射到脱垂部位的黏膜下层内，使黏膜与肌层产生无菌性炎症，粘连固定。主要适用于黏膜脱垂。常用硬化剂为5%苯酚植物油、5%盐酸奎宁尿素水溶液。对儿童与老人疗效尚好，成年人容易复发。

3. 手术治疗 成人完全性直肠脱垂的手术方法很多，各有优缺点和不同的复发率。手术途径有四种：经腹部、经会阴、经腹会阴和经骶部。前两种途径应用较多。

直肠悬吊固定术治疗直肠脱垂疗效较肯定。术中游离直肠后，可通过多种方法将直肠、乙状结肠固定在周围组织上，主要为骶前两侧的组织上，注意勿损伤周围神经及骶前神经丛；可同时缝合松弛的盆底筋膜、肛提肌、切除冗长的乙状结肠、直肠。

经会阴手术操作安全，但复发率高。可将脱出的直肠甚至乙状结肠自肛门直接切除缝合。直肠黏膜脱垂可采用痔环形切除术方法切除脱垂黏膜。年老、体质虚弱者可行直肠环缩术、乙状结肠造口术等。

第十二节 慢性便秘的外科治疗

便秘在胃肠道疾病中非常常见，多见于女性患者，女性是男性的2～3倍。本章节主要讨论的是无明显器质性疾病的功能性便秘。功能性便秘通常分为三类：慢传输型便秘（slow transit constipation，STC）、出口梗阻型便秘（outlet obstructed constipation，OOC）和混合型便秘（mixed constipation）。引起出口梗阻型便秘的原因复杂，常有多种因素同时存在，常见的有直肠内脱垂、直肠前突、盆底疝、耻骨直肠肌综合征、会阴下降综合征、内括约肌失弛缓症等。

【病因与病理】 引起便秘的病因与多种因素有关，包括不良的饮食和排便习惯、精神因素、结直肠的神经肌肉病变、内分泌紊乱等。近年来通过电生理

学、放射影像学、病理组织学、肠动力学等多方面的研究，从形态功能等方面阐明了慢性便秘的一些病理生理基础。

1. 大肠神经肌肉病变 便秘患者大肠肠壁肌间神经节细胞的灶性变性、减少、空泡形成或缺如。

2. 肠神经肽的变化 某些神经肽类物质作为肠神经递质在肠神经信息传递中发挥重要作用，便秘患者肠壁内的5-羟色胺、多巴胺、β-羟基化酶含量高于正常者，这可能与结肠运动功能障碍有关。

3. 女性激素水平变化 女性患者的孕酮、17-羟孕酮、雌激素、睾丸激素等均较正常者明显降低。

4. 损伤 分娩可引起支配盆底横纹肌的阴部神经损伤，胎儿过大、产程延长、应用肠钳等因素均会造成阴部神经损伤，使协助排便的盆底肌功能障碍，影响正常排便功能。

5. 炎症刺激 慢性炎症刺激可引起肛门括约肌痉挛，排便时肌肉不能有效舒张，各肌肉舒张活动不协调，甚至排便时括约肌反而形成收缩，致使直肠内压增高，排便困难。

6. 心理因素 一部分便秘患者有心理障碍，自觉症状较实际病变重，心理障碍是否与便秘有关，尚无定论。

【临床表现】 慢性便秘常见的临床表现为大便量少、太硬，排出困难，排便费时费力，或是排便不尽感、直肠肛门坠胀感，甚至需用手帮助排便，排便频率为7天内排便次数少于2次，不用泻药几乎没有松软大便。

【诊断】 罗马Ⅲ诊断标准是目前最常用和最被广泛接受的便秘诊断标准（表40-2）。

表 40-2 便秘诊断标准

功能性便秘诊断标准*	功能性排便紊乱诊断标准*
1.必须包括以下2条以上：	1. 患者必须符合功能性便秘的诊断标准
a. 至少25%排便需要用力排便	2. 在反复试图排便期间至少包含以下2条以上：
b. 至少25%排便是干硬粪便	a. 球囊排出试验或影像学检查证明排便功能损害
c. 至少25%排便有不尽感	b. 盆底肌肉反常收缩（如肛门括约肌或耻骨直肠肌），或测压、影像学、肌电表明肛门括约肌压力放松时小于20%
d. 至少25%排便有肛门直肠梗阻感	
e. 至少25%排便需要手协助（如手助排便或盆地支撑）	
f. 每周排便少于3次	c. 测压或影像学检查表明排便推进力不足
2. 不用泻药时极少有软便	
3. 不够IBS的诊断标准	

* 代表有症状满足标准至少3个月，发病至诊断前至少6个月

在罗马Ⅲ标准的基础上，还应结合以下检查来明确诊断。

1. 排粪造影 通过将糊状钡剂注入直肠内从而在 X 线下观察肛管、直肠在静息和排便过程的形态变化。排粪造影对直肠前突、直肠内脱垂、盆底痉挛综合征和耻骨直肠肌综合征有诊断意义。

2. 结肠传输试验 通过该试验来判断是否存在结肠传输减慢。

3. 直肠测压 通过测定肛肠压力的异常变化，可以了解某些肌肉的功能状况，有利于疾病的诊断。

4. 盆底肌电图 主要用来了解肛门内外括约肌、耻骨直肠肌功能。

5.电子结肠镜检查 主要用于排除大肠器质性病变。

【治疗】

1. 非手术治疗 慢性便秘患者非手术治疗主要包括多进食纤维素食品、养成良好的排便习惯，必要时辅以泻药、灌肠等治疗。

2.手术治疗 对于非手术治疗无效，且各种检查显示有明确的病理解剖和确凿的功能性异常部位，可考虑手术治疗。便秘往往是两种或者多种疾病或症状混杂在一起的综合征，必须严格把握手术指征，慎重选择手术治疗方案。手术治疗的目的主要针对粪便在输送和排出过程中的两种缺陷：出口梗阻型便秘需依据出口梗阻的原因做出相应处理，慢传输型便秘则需切除无传输力的结肠。

（1）结肠切除术：主要有两种术式，即结肠次全切除、盲肠直肠吻合和全结肠切除、回肠直肠吻合术。主要适用于结肠慢传输型便秘的治疗，效果肯定。

（2）直肠悬吊固定术：主要适用于直肠脱垂的治疗。方法有经肛直肠黏膜固定术和经腹直肠固定术。

（3）耻骨直肠肌部分切除术：主要适用于耻骨直肠肌综合征的治疗。

（4）直肠前突修补术：主要适用于直肠前突的治疗。封闭式修补和切开修补两种，手术目的都是修补缺损的直肠阴道隔薄弱区。

慢性便秘原因复杂，不同的病因应采用不同的手术方式。慢传输型便秘与出口梗阻型便秘或两种以上原因的便秘有时可以同时存在，术前诊断不完全是术后便秘复发及手术效果不佳的重要原因。

思 考 题

1. 直肠指检有何临床意义？
2. 直肠癌如何分期？手术原则是什么？
3. 结肠癌的手术方式有哪些？
4. 什么是痔？
5. 直肠肛管周围脓肿如何分类？治疗原则是什么？

（尹 路）

第四十一章 肝 疾 病

学习目标

1. 掌握肝脏解剖和生理功能；细菌性肝脓肿的临床表现、诊断及治疗原则；原发性肝癌的临床表现、诊断及治疗原则。

2. 熟悉继发性肝癌和肝良性肿瘤的诊断及治疗。

3. 了解阿米巴性肝脓肿和肝囊肿的临床表现及治疗。

　　肝是人体内最大的实质性脏器。外观为不规则楔形，左右径约 25cm，前后径约 15cm，上下径约 6cm，成人肝重 1200～1500g，约占体重的 2%，在新生儿约占 5%，肝主要位于右侧季肋部，隐匿在右侧膈下和季肋深面，其左外叶横过腹中线而达左上腹。肝的右上界相当于右锁骨中线第 5 肋间，下界齐右肋缘；肝的左下缘可在剑突下扪到，但一般在腹中线处不超过剑突与脐连线的中点。肝的膈面和前面分别有左、右三角韧带、冠状韧带、镰状韧带和肝圆韧带，使其与膈肌及前腹壁固定（图 41-1）。在肝的脏面还有肝胃韧带和肝十二指肠韧带，后者

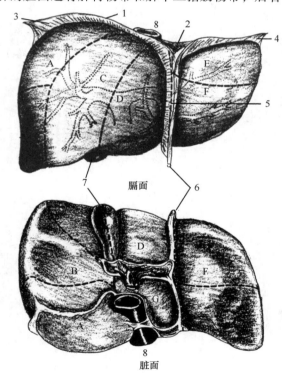

图 41-1　肝外观

1. 冠状韧带；2. 膈肌；3. 右三角韧带；4. 左三角韧带；5. 镰状韧带；
6. 肝圆韧带；7. 胆囊；8. 下腔静脉；
A. 右后叶上段；B. 右后叶下段；C. 右前叶；D. 左内叶；E. 左外叶
上段；F. 左外叶下段；G. 尾状叶

包含有门静脉、肝动脉、胆总管、淋巴管、淋巴结和神经，又称肝蒂。门静脉、肝动脉和肝总管在肝脏面横沟各自分出左、右干进入肝实质内，称第一肝门。在肝实质内，由于门静脉、肝动脉和肝胆管的管道分布大体上一致，且共同被包裹在 Glisson 纤维鞘内，因此可以由门静脉的分布来代表，称为门静脉系统。肝静脉系统是肝内血液的流出管道，其分布与门静脉系统不相一致而单独构成一个系统。三条主要的肝静脉即肝右静脉、肝中静脉和肝左静脉，在肝后上方的静脉窝汇入下腔静脉，称第二肝门，进入肝的血液 90% 以上经过这三条静脉汇入下腔静脉，还有小部分血液经数支肝短静脉流入肝后下腔静脉，又称第三肝门。这几个肝门在肝外科手术中具有十分重要的地位。

　　通过对肝内血管、胆管的分布规律的研究，看到肝内有若干平面缺少管道的分布，这些平面是肝内分区的自然界面，将肝分为左、右两半。左、右半肝又分成左外叶、左内叶、右前叶、右后叶和尾状叶；左外叶和右后叶又分成上、下两段，尾状叶也分成左、右两段（图 41-2）。临床上还常用以肝静脉及门静脉在肝内分布及走向为基础的 Couinaud 分段法，将肝分为 8 段（图 41-3）。

　　肝的血液供应 25%～30% 来自肝动脉，70%～75% 来自门静脉。虽然肝动脉血流量少，但血液的含氧量高，但由于其压力大，故供给肝所需氧量的 40%～60%，与门静脉供氧量相当。门静脉汇集来自肠道的血液，供给肝营养。肝的总血流量约占心排血量的 1/4，正常可达到 1500ml/min。

　　肝显微结构的基本单位是肝小叶。小叶中央是中央静脉，围绕该静脉为放射状排列的单层肝细胞索，肝细胞索之间为肝窦（窦状隙），肝窦的壁上附有 Kupffer 细胞，它有吞噬能力，属于单核-吞噬细胞系统。在几个肝小叶之间是结缔组织组成的汇管区，其中有肝动脉和门静脉的小分支和胆管。肝窦实际上是肝的毛细血管网，它一端与肝动脉和门静脉的小分支相通，另一端和中央静脉连接（图 41-4）。电子显微镜下肝细胞呈多边形，大小不等，在肝窦一面的肝细胞膜上具有很多微绒毛，伸向肝细胞膜与肝窦壁之间存在的狄氏（Disse）间隙内，主要起着与肝窦内血液之间进行物质交换的作用。毛细胆管是相邻的两个肝细胞接触面之间的管状间隙，其

壁由肝细胞膜构成, 肝细胞将胆汁直接排泄到毛细胆管。肝细胞核与细胞膜之间是细胞质, 内含有线粒体、内质网、溶酶体、高尔基复合体等多种亚微结构。

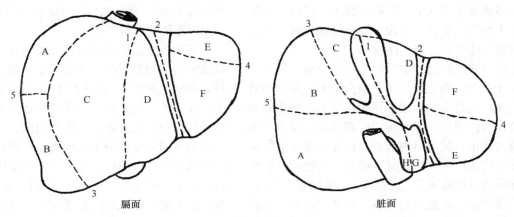

图 41-2　肝的分叶与分段

1. 正中裂; 2. 左叶间裂; 3. 右叶间裂; 4. 左段间裂; 5. 右段间裂;

A. 右后叶上段; B. 右后叶下段; C. 右前叶; D. 左内叶; E. 左外叶上段; F. 左外叶下段; G. 尾状叶左段; H. 尾状叶右段

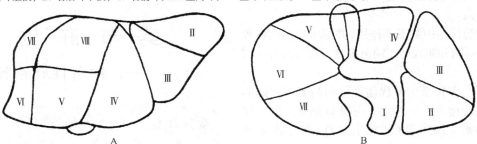

图 41-3　Couinaud 肝分段法

A. 膈面; B. 脏面

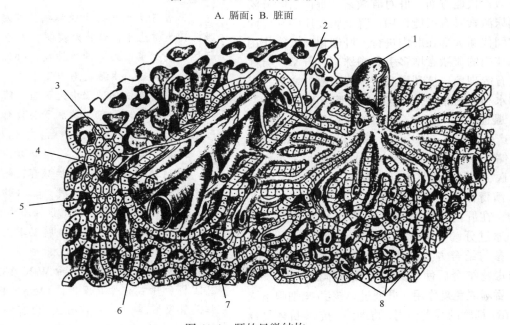

图 41-4　肝的显微结构

1. 中央静脉; 2. 肝动脉分支; 3. 毛细血管; 4. 胆管; 5. 肝动脉; 6. 肝细胞; 7. 淋巴管; 8. 狄氏间隙

肝担负着重要而复杂的生理功能, 其中主要是:

1. 分泌胆汁　每日持续不断地分泌胆汁 600~1000ml, 经胆管流入十二指肠, 帮助脂肪消化及脂溶性维生素 A、维生素 D、维生素 E、维生素 K 的吸收。

胆汁排入肠道，参与肝肠循环。

2. 代谢功能 食物消化后由肠道吸收的营养物质经门静脉系统进入肝。肝能将糖类、蛋白质和脂肪转化为糖原，储存于肝内。当血糖减少时，又将糖原分解为葡萄糖，释入血液。

在蛋白质代谢过程中，肝主要起合成、脱氨和转氨 3 个作用。蛋白质经消化液分解为氨基酸而被吸收，在肝内再重新合成人体所需要的各种重要的蛋白质，如白蛋白、纤维蛋白原和凝血酶原等。如果肝损害严重，就可出现低蛋白血症和凝血功能障碍。体内代谢产生的氨是对人体有毒的物质，肝能将大部分的氨合成尿素，经肾排出。肝细胞受损时，脱氨作用减退，血氨因此增高。肝细胞内有多种转氨酶，能将一种氨基酸转化为另一种氨基酸，以增加人体对不同食物的适应性。肝细胞受损而伴有细胞膜的变化时，转氨酶被释放到血液中，血内转氨酶浓度就升高。

肝在脂肪代谢中起重要作用，并能维持体内各种脂质（包括磷脂和胆固醇）的恒定性，使之保持一定浓度和比例。

肝也参与多种维生素代谢。肝内胡萝卜素酶能将胡萝卜素转化为维生素 A，并加以储存。肝还储存维生素 B 族、维生素 C、维生素 D、维生素 E 和维生素 K。

在激素代谢方面，肝对雌激素、垂体后叶分泌的抗利尿激素具有灭能作用；肾上腺皮质醇和醛固酮的中间代谢大部在肝内进行。肝硬化时灭能作用减退，体内的雌激素增多引起蜘蛛痣、肝掌及男性乳房发育等现象；抗利尿激素和醛固酮的增多，促使体内水和钠的潴留，引起水肿和腹水形成。

3. 凝血功能 肝除合成纤维蛋白原、凝血酶原外，还产生凝血因子 V、Ⅶ、Ⅷ、Ⅸ、Ⅹ、Ⅺ和Ⅻ。另外，储存在肝内的维生素 K 对凝血酶原和凝血因子Ⅶ、Ⅸ、Ⅹ的合成是不可缺少的。

4. 解毒作用 代谢过程中产生的毒物或外来的毒物，在肝内主要通过单核-吞噬细胞系统进行吞噬和通过分解、氧化和结合等方式而成为无毒产物。参与结合方式的主要是葡糖醛酸、甘氨酸等，与毒物结合后使之失去毒性或排出体外。

5. 吞噬或免疫作用 肝通过单核-吞噬细胞系统的 Kupffer 细胞的吞噬作用，将细菌、抗原-抗体复合物、色素和其他碎屑从血液中除去。

6. 造血和调节血液循环 肝内有铁、铜、维生素 B_{12}、叶酸等造血因素，间接参与造血。肝又储藏

大量血液，具有一定调节血液循环的作用。正常情况下，肝血流量为 1000～1800ml/min，平均 1500ml/min。当急性失血时，能输出约 300ml 血液以维持有效循环血量而不影响肝功能。

肝的再生能力和潜力很大。动物实验证明将大鼠或犬的肝切除 70%～85%，余下部分的肝仍可维持正常的生理功能，且能在 4～8 周后再生到原肝大小。在人体，切除肝右三叶后，余下的约 25% 的正常肝组织仍可维持正常的生理功能，一般认为约需 1 年后才能恢复到原来肝的重量。因此，当肝有局限性病变时，可施行肝段、肝叶乃至更大范围（如右三叶）肝切除术，另一方面，肝对缺氧非常敏感，在常温下阻断注入肝的血流超过一定的时限，将可能引起严重的血压下降和不可逆的肝细胞缺氧坏死。故在肝外科临床实践中，常温下一次阻断注入肝的血流一般不应超过 15～20 分钟为宜。

第一节 肝 脓 肿

一、细菌性肝脓肿

案例 41-1

患者，男，45 岁。右上腹疼痛伴发热 5 天，加重 2 天。

患者 5 天前感右上腹疼痛，伴发热，自行口服头孢类抗生素，症状无缓解。近 2 天右上腹及肝区疼痛加重，为持续性钝痛，每天上午、下午各有一次高热，体温最高 40℃。患者感乏力、食欲缺乏，患者发病过程中无黄疸、腹水、呕血、黑便等。患者既往有 2 次胆管炎发作史，均经保守治疗而愈。无乙型肝炎、结核、糖尿病等病史。

体格检查：T 39.3℃，P 106 次/分，R 22 次/分，BP 125/88mmHg，急性病容，精神萎靡。巩膜无黄染，浅表淋巴结无肿大。心肺检查无明显阳性体征，腹部平软，右上腹轻压痛，Murphy 征（-），肝区叩痛（+），肝、脾肋下未触及，移动性浊音（-），肠鸣音 5 次/分。

辅助检查：①血常规示 WBC 13.5×10^9/L；②B 超示肝右前叶液性暗区 4cm×4cm×5cm，胆总管壁增厚，直径 14mm，内有一枚结石，约 0.5cm×0.5cm×1.0cm，胆囊 5cm×6cm，壁毛糙；③CT 示肝右前叶低密度影 4cm×4cm×5cm，胆总管结石，肝外胆管扩张。

问题：

1. 初步诊断是什么？
2. 应做哪些辅助检查鉴别诊断？
3. 最可能的病因是什么？
4. 治疗原则是什么？

【病因】 细菌性肝脓肿（bacterial liver abscess）由化脓性细菌引起，最常见的致病菌为大肠杆菌和金黄色葡萄球菌，其次为厌氧链球菌、类杆菌属等。胆源性及门静脉播散者以大肠杆菌最为常见，其次是厌氧链球菌；经肝动脉播散者以金黄色葡萄球菌为常见。全身化脓性细菌侵入肝，如患者抵抗力弱，即可发生肝脓肿。

细菌可经以下途径侵入肝。①胆道：胆道蛔虫症、胆管结石等并发化脓性胆管炎时，细菌沿着胆管上行，是引起细菌性肝脓肿的主要原因；②肝动脉：体内任何部位的化脓性病变，如化脓性骨髓炎、中耳炎、痛等并发菌血症时，细菌可经肝动脉侵入肝；③门静脉：已较少见，如坏疽性阑尾炎、痔核感染、菌痢等，细菌可经门静脉入肝内。此外，肝毗邻感染病灶的细菌可循淋巴系统侵入。开放性肝损伤时，则细菌可直接经伤口进入肝，引起感染而形成脓肿。

【病理】 化脓性细菌侵入肝后，引起局部炎症反应，形成单个或多个脓肿。经及时抗感染治疗，单个小脓肿多能吸收消失，如治疗不当或失效，感染继续扩散，多个脓肿则可融合成一个或数个较大的脓肿。由于肝血运丰富，在脓肿形成发展过程中，大量毒素被吸收入血而引起较严重的毒血症状。当脓肿进入慢性期后，脓腔周边肉芽组织增生、纤维化，肝脓肿亦可向膈下、腹腔或胸腔穿破而引起膈下脓肿、腹膜炎和脓胸等严重的并发症。

【临床表现】

1. 寒战、高热 最常见的症状，体温可高达39～40℃，热性为弛张热，伴有大量出汗，脉率增快等感染中毒症状。

2. 肝区疼痛 呈持续性钝痛或胀痛，系因肝大引起肝包膜急性膨胀所致。若炎症刺激横膈或向胸部扩散，亦可出现右肩放射痛或胸痛等。

3. 全身症状 主要表现为恶性、呕吐、乏力、食欲减退等。因肝脓肿对机体的营养消耗大，患者可在短期内出现重病消耗面容。

【体征】 肝区压痛和肝大最为常见。右下胸部及肝区叩击痛，肿大的肝有压痛；如脓肿在肝前下缘比较表浅部位时，可伴有右上腹肌紧张和局部明显触痛。巨大的肝脓肿可使右季肋呈现饱满状态，有时甚至可见局限性隆起，局部皮肤可出现凹陷性水肿。严重时或并发胆道梗阻者，可出现黄疸。

【辅助检查】 实验室检查白细胞计数和中性粒细胞百分比多明显增高，有核左移现象或中毒颗粒，有时出现贫血。肝功能检查血清转氨酶、碱性磷酸酶可轻度升高。X线胸腹部检查：右叶脓肿可使右膈肌升高，肝阴影增大或有局限性隆起，有时出现右下肺肺不张、右侧反应性胸膜炎或胸腔积液等。B超可作为首选的检查方法，其阳性诊断率可达96%以上，显示为肝病变内部液性无回声暗区，内可见分隔，脓肿壁厚呈强回声，内壁不光滑，病变后方回声增强。在B超定位引导下肝脓肿穿刺时，穿刺脓液可做细菌涂片检查和培养以及药敏试验，从而选择有效的抗菌药物。CT平扫呈圆形或卵圆形低密度区，脓液密度稍高于水，边缘多不清楚；增强扫描脓肿壁呈环状强化，而脓液不强化。MRI可在T_1加权像呈圆形或卵圆形低信号，T_2加权像脓腔呈高信号表达。

【诊断】 根据病史，临床上的寒战高热、肝区疼痛、肝大，以及B超和X线检查，即可诊断本病。必要时可在肝区压痛最剧处或超声探测导引下施行诊断性穿刺，抽出脓液即可证实本病。

【鉴别诊断】 主要应与阿米巴性肝脓肿（amebic liver abscess）鉴别，见表41-1。此外，应与右膈下脓肿、胆道感染及肝癌等鉴别，参考有关章节。

表41-1 细菌性肝脓肿与阿米巴性肝脓肿的鉴别

	细菌性肝脓肿	阿米巴性肝脓肿
病史	继发于胆道感染或其他化脓性疾病	继发于阿米巴痢疾后
症状	病情急骤严重，全身脓毒症状明显，有寒战、高热	起病缓慢，病程较长，可有不规则发热
脓液	多为黄白色脓液，涂片和培养可发现细菌	大多为棕褐色脓液，无臭味，镜检时可找到阿米巴滋养体
脓肿	较小，常为多发性	较大，多为单发，多见于肝右叶
血液化验	白细胞及中性粒细胞可明显增加，血液细菌培养可阳性	白细胞可增加，如无继发细菌感染，血液细菌培养阴性。血清学阿米巴抗体检测阳性

续表

	细菌性肝脓肿	阿米巴性肝脓肿
粪便检查	无特殊表现	部分患者可找到阿米巴滋养体，或结肠溃疡面黏液或刮取涂片可找到阿米巴滋养体或包囊
诊断性治疗	抗阿米巴药物治疗无效	抗阿米巴药物治疗好转

【治疗】

1. 非手术治疗 对急性期肝局限性炎症，脓肿尚未形成或多发性小脓肿，应非手术治疗。

（1）全身支持治疗：给予充分营养，纠正水和电解质平衡失调，必要时多次少量输血和血浆等以纠正低蛋白血症增强机体抵抗能力等。

（2）抗生素治疗：应使用较大剂量有效的抗生素。由于肝脓肿的致病菌以大肠杆菌、金黄色葡萄球菌、厌氧性细菌为常见，在未确定病原菌以前，可首选对此类细菌有作用的抗生素。然后根据细菌培养（以原发化脓病灶的脓液或血液作培养）和抗生素敏感试验结果选用有效抗生素。

2. 手术治疗

（1）经皮肝穿刺脓肿置管引流术：适用于单个较大的脓肿，在 B 超引导下行穿刺置管引流术后的第二日或数日起即可用等渗盐水（或加抗菌药物）缓慢冲洗脓腔和注入抗菌药物，待治疗到冲洗出液体变清澈，B 超检查脓腔直径约小于 2cm，即可拔管。

（2）切开引流：适用于较大脓肿，估计有穿破可能，或已穿破胸腔或腹腔；胆源性肝脓肿，位于肝左外叶脓肿，穿刺易污染腹腔；以及慢性肝脓肿。常用的手术途径：①经腹腔切开引流。适用于多数患者，但手术中应注意用纱布妥善隔离保护腹腔和周围脏器，避免脓液污染。脓腔内安置多孔橡胶管引流。②经腹膜外切开引流。主要适用于肝右叶后侧脓肿。可经右侧第 12 肋骨切口，在腹膜外用手指钝性分离至脓腔，行切开引流。

手术治疗中，必须注意：①脓肿已向胸腔穿破者，应同时引流胸腔；②胆道感染引起的肝脓肿，应同时引流胆道；③血源性肝脓肿，应积极治疗原发感染灶。

（3）肝切除术：病期长的慢性局限性的厚壁脓肿切开引流后脓腔不易塌陷而留有无效腔或窦道长期流脓不愈，或肝内胆管结石合并左外叶多发性脓肿，肝叶严重破坏失去正常功能者，也可行肝叶切除术。

案例 41-1 分析
临床诊断：肝脓肿（胆源性）。

诊断要点：
1. 胆管炎发病史。
2. 入院时有明显肝区疼痛、弛张热，伴乏力、食欲缺乏。
3. 血常规示 WBC 升高。
4. B 超、CT 提示：肝右前叶脓肿。
治疗原则：
1. 全身支持疗法。
2. 抗生素治疗。
3. 可试行经皮穿刺脓肿置管引流术。
4. 如效果不佳，则可行经腹腔脓肿切开引流术。

二、阿米巴性肝脓肿

阿米巴性肝脓肿（amebic liver abscess）是肠道阿米巴感染的并发症，绝大多数是单发的，主要应与细菌性肝脓肿鉴别。首先应考虑非手术治疗，以抗阿米巴药物（甲硝唑、氯喹等）治疗和必要时反复穿刺吸脓以及支持疗法为主。大多数患者可获得良好疗效。阿米巴性肝脓肿主要在《内科学》中讲授，这里着重讨论其外科治疗问题。其手术治疗包括以下三种。

1. 经皮肝穿刺置管闭式引流术 适用于病情较重、脓肿较大、有穿破危险者，或经抗阿米巴治疗，同时行多次穿刺吸脓，而脓腔未见缩小者，应在严格无菌操作下，行套管针穿刺置管闭式引流术。

2. 切开引流术 适用于：①经抗阿米巴治疗及穿刺吸脓，而脓肿未见缩小，高热不退者；②脓肿伴继发细菌感染，经综合治疗不能控制者；③脓肿已穿破入胸腹腔或邻近器官；④脓肿位于左外叶，有穿破入心包的危险，穿刺抽脓又易误伤腹腔脏器或污染腹腔者。切开引流后也应采用闭式引流。

3. 肝切除术 慢性局限性的厚壁脓肿，切开引流后脓腔不易塌陷，而药物治疗又无效；或脓肿切开引流后形成长期不愈的无效腔或窦道，可行肝叶切除术。

第二节 肝 脏 肿 瘤

肝肿瘤（tumor of the liver）分良性和恶性两种，良性肿瘤少见，主要有肝海绵状血管瘤、肝腺瘤等；恶性肿瘤最常见的是肝癌，它又分为原发性和继发性（即转移性）两种。

一、原发性肝癌

> **案例 41-2**
>
> 患者，男，50 岁，右上腹持续性隐痛伴乏力、体重减轻 1 个月。
>
> 患者 1 个月前感右上腹肝区疼痛，呈持续性隐痛，夜间或运动后加重，2 周来自感乏力、食欲减退，近 1 个月体重减轻 3kg。
>
> 患者有乙肝病史 20 余年，未进行抗病毒治疗，无胆囊结石病史。
>
> 体格检查：T 36.7℃，P 80 次/分，R 17 次/分，BP 130/85mmHg，神清，对答切题，巩膜无黄染，浅表淋巴结无肿大，心肺检查无明确阳性体征，腹稍胀，腹肌软，Murphy 征（－），剑突下和右季肋下可触及肝脏约两横指，边钝，质稍硬，有轻压痛，肝区叩击痛，无移动性浊音，肠鸣音 3 次/分。
>
> 辅助检查：①AFP 560ng/ml，CA 199 0.5ng/ml；②B 超提示肝右前叶实质性占位病变，肝癌不能排除。
>
> **问题：**
>
> 1. 初步诊断是什么？
> 2. 还需完善哪些辅助检查加以鉴别？
> 3. 治疗原则是什么？

原发性肝癌（primary liver cancer）是我国常见的恶性肿瘤之一，高发于东南沿海地区，根据 1995 年卫生部的统计，我国肝癌年死亡率占肿瘤死亡率的第二位。我国肝癌患者的中位年龄为 40～50 岁，男性比女性多见，为 5∶1～11∶1。

【病因】　原发性肝癌的病因和发病机制迄今尚未完全清楚。目前认为与肝硬化、病毒性肝炎、黄曲霉素等某些化学致癌物质有关。

1. 肝硬化　肝癌合并肝硬化的发生率比较高，我国为 53.9%～85.0%，有的报道高达 90% 以上。肝癌中以肝细胞癌合并肝硬化的发生率最高，占 64.1%～94%；而胆管细胞癌很少或不合并肝硬化（占 0～33.3%）。

肝硬化发展成肝癌的大致过程：肝细胞变性坏死后，间质结缔组织增生，纤维间隔形成，残留肝细胞结节状再生，形成假小叶，在反复肝细胞损害和增生的过程中，增生的肝细胞可能发生间变或癌变，损害越重，增生越明显，癌变的机会也越高。

2. 病毒性肝炎　肝癌患者常有急性肝炎发展为慢性肝炎，进而发生肝硬化，再发生肝癌的病史，提示肝炎与肝癌可能有因果关系。近来研究表明，与肝癌有关的肝炎病毒有乙型（HBV）、丙型（HCV）和丁型（HDV）三种，我国肝癌患者中约 90% 有 HBV 感染背景，而 HCV 发生率较低（约 10% 左右），多与输血有关。

3. 黄曲霉毒素　主要是黄曲霉毒素 B_1，研究发现肝癌相对高发地区粮食被黄曲霉菌及其毒素污染的程度高于其他地区，采集肝癌高发区居民常用含黄曲霉毒素的玉米、花生等饲养动物能诱发肝癌，诱发率最高达 80%。

4. 其他　如亚硝胺是一类强烈的化学致癌物质，能在很多动物中引起肝癌。肝癌发病与农作物中硒含量也有一定关系。此外还有寄生虫、营养、饮酒、遗传等与人类肝癌的关系也在研究之中。

【病理】

1. 按病理形态分类　结节型、巨块型和弥漫型。

2. 按肿瘤大小分类　传统上分为小肝癌（直径≤5cm）和大肝癌（直径＞5cm），由于诊断和治疗技术不断提高，单以 5cm 为界将肝癌分为大小两个类型已不能满足临床需要，故又提出新的分类：微小肝癌（直径≤2cm）、小肝癌（2cm＜直径≤5cm）、大肝癌（5cm＜直径≤10cm）和巨大肝癌（＞10cm）。

3. 按生长方式分类　分为浸润型、膨胀型、浸润膨胀混合型和弥漫型。

4. 按组织学类型分类　分为三类：肝细胞型、胆管细胞型和混合型，其中肝细胞癌最多见，占 91.5%；其次是胆管细胞癌，占 5.5%，混合型肝癌只占 3.0%。

5. 根据癌细胞分化的程度分类　分为四级：Ⅰ级为高度分化；Ⅱ、Ⅲ级为中度分化；Ⅳ级为低度分化。

原发性肝癌极易侵犯门静脉分支，形成门静脉癌栓，癌栓经门静脉系统形成肝内播散，甚至阻塞门静脉主干引起门静脉高压的临床表现；肝外血行转移最多见于肺，其次为骨、脑等；淋巴转移至肝门淋巴结最多，其次为胰周、腹膜后、主动脉旁及锁骨上淋巴结；此外，向横膈及附近脏器直接蔓延和腹腔种植性转移也不少见。

【临床表现】　原发性肝癌早期缺乏典型症状，常见中晚期临床表现如下所述。

1. 肝区疼痛 疼痛多为持续性隐痛、胀痛或刺痛，夜间或劳累后加重。疼痛系因癌肿迅速生长使肝包膜紧张所致，如肝病患者的肝区疼痛转变为持续性痛，且逐渐加重，虽经休息或治疗，仍不见好转时，应提高警惕。肝区疼痛部位与病变部位有密切关系，如病变位于右半肝，可表现为右上腹和右季肋部疼痛；位于左半肝则常表现剑突下痛；位于膈顶靠后，疼痛可放射至肩部或腰背部，如突然发生剧烈腹痛并伴腹膜刺激征甚至出现休克，可能为肝癌自发性破裂。门静脉或肝静脉有癌栓时，常有腹胀、腹泻、顽固性腹水、黄疸等。

2. 全身和消化道症状 早期常不易引起注意，主要表现为乏力、消瘦、食欲减退、腹胀等。部分患者可伴有恶心、呕吐、发热、腹泻等症状晚期则出现贫血、黄疸、腹水、下肢水肿、皮下出血及恶病质等。

3. 癌旁表现 主要有低血糖、红细胞增多症、高钙血症和高胆固醇血症；也可表现为皮肤卟啉症、女性化、类癌综合征、肥大性骨关节病、高血压和甲状腺功能亢进。其中大多数表现为特征性的生化改变，而且先于肝癌局部症状出现，应予以注意。

【体征】

1. 肝大 为中、晚期肝癌最常见的主要体征。肝大呈进行性，质地坚硬，边缘不规则，表面凹凸不平呈大小结节或巨块。癌肿位于肝右叶顶部者可使膈肌抬高，肝浊音界上升。在不少情况下，肝大或肝区肿块是患者自己偶然扪及而成为肝癌的首发症状的。肝大显著者可充满整个右上腹或上腹，右季肋部明显隆起。

2. 黄疸 多见于弥漫型肝癌或胆管细胞癌。常由于癌侵犯肝内主要胆管，或肝门外转移淋巴结压迫肝外胆管所致。

3. 腹水 产生原因是腹膜受浸润、门静脉受压、门静脉或肝静脉内的癌栓形成及合并肝硬化等。癌肿破裂可引起腹腔积血。

【诊断】 肝癌出现了典型症状，诊断并不困难，但往往已非早期。所以，凡是中年以上，特别是有肝病史的患者，如有原因不明的肝区疼痛、消瘦、进行性肝大者，应及时做详细检查。采用甲胎蛋白（AFP）检测和B超等现代影像学检查，有助于早期发现，甚至可检出无症状、体征的极早期小肝癌患者。

1. 肝癌血清标志物检测

（1）血清甲胎蛋白（AFP）检测：对诊断肝细胞癌有相对专一性，是目前诊断肝癌常用而又重要的方法。放射免疫法测定持续血清 AFP≥400ng/ml，并能排除妊娠、活动性肝病、生殖腺胚胎源性肿瘤等，即可考虑肝癌的诊断。AFP 低度升高者，应做动态观察，并结合肝功能变化或其他血液酶学等改变及影像学检查加以综合分析判断。临床上约 30% 的肝癌患者 AFP 正常。如同时检测 AFP 异质体，可使肝癌的诊断率提高。

（2）血液酶学及其他肿瘤标志物检查：肝癌患者血清中 γ-谷氨酰转肽酶及其同工酶、异常凝血酶原、$α_1$-抗胰蛋白酶、α-L-岩藻糖苷酶、酸性同工铁蛋白、碱性磷酸酶、5′-核苷酸磷酸二酯酶同工酶 V 和乳酸脱氢酶同工酶等可高于正常，但由于缺乏特异性，多作为辅助诊断，用于与 AFP、AFP 异质体等联合检测结合 AFP 分析，有助于提高肝癌的确诊率。

2. 影像学检查

（1）B超检查：可显示肿瘤的大小、形态、所在部位以及肝静脉或门静脉内有无癌栓等，其诊断符合率可达 90% 左右。有经验超声科医生能发现直径 <2cm 的微小癌灶，是目前有较好诊断价值的非侵入性检查方法，并可用作高发人群中的普查工具。另外，用 B 超显像同时能提取超声多普勒血流频谱信号及彩色多普勒血流成像三功仪检查，可提高肝癌的确诊率，并有助于与转移性肝癌、肝血管瘤等的鉴别。

（2）CT 检查：CT 具有较高的分辨率，能明确显示肿瘤的位置、数目、大小及与周围脏器和重要血管的关系，可检出直径约 1.0cm 的微小肝癌，对肝癌的诊断符合率可达 90% 以上。应用动态增强扫描可提高分辨率，有助于鉴别血管瘤。应用 CT、动态扫描与动脉造影相结合的 CT 血管造影（CTA），可显示直径仅 2mm 的微小肝癌，从而提高小肝癌的检出率。多层螺旋 CT、三维 CT 成像更提高了分辨率和定位的精确性。

（3）磁共振成像（MRI）：诊断价值与 CT 相仿，对良、恶性肝内占位病变，特别是与血管瘤的鉴别优于 CT，且可进行肝静脉、门静脉、下腔静脉和胆道重建成像，可显示这些管腔内有无癌栓。

（4）选择性腹腔动脉或肝动脉造影检查：对血管丰富的癌肿，其分辨率低限约 1.0cm，对 <2.0cm 的小肝癌其阳性率可达 90%，由于属于创伤性检查，当上述检查不易确诊，必要时才考虑采用。

（5）放射性核素肝扫描：应用 ^{198}金、^{99m}锝、^{131}碘、^{113m}铟等进行肝扫描，有助于诊断大肝癌，但不易发现直径小于 3cm 的肿瘤。采用放射性核素发射型计算机断层成像（ECT）则可提高诊断符合率。

（6）X 线检查：腹部平片可见肝阴影扩大。肝右叶的癌肿常可见右侧膈肌升高或呈局限性凸起。位于肝左叶或巨大的肝癌，X 线钡餐检查可见胃和横结肠被推压现象。

（7）肝穿刺行针吸细胞学检查：有确定诊断意义，目前多采用在 B 超引导下行细针穿刺，有助于提高阳性率。适用于经过各种检查仍不能确诊，但又高度怀疑或已不适应手术而需定性诊断以指导下一步治疗者。必要时还可行腹腔镜检查或做剖腹探查。

【鉴别诊断】

1. 转移性肝癌 转移性肝癌病情发展一般较慢，AFP 检测大多为阴性，多无肝炎病史或肝硬化表现；多数患者有其他脏器原发癌的相应症状或手术史。患者血中癌胚抗原（CEA）升高，有助于鉴别诊断。

2. 肝硬化 大的肝硬化结节，影像学检查可显示为肝占位性病变，特别是 AFP 阳性或低度升高时，很难与肝癌进行鉴别，应予以注意。

3. 肝良性肿瘤 患者全身情况好，病情发展慢，病程长，往往不伴有肝硬化。常见的有肝海绵状血管瘤、肝腺瘤等。借助 AFP、B 超、CT、MRI 等可以鉴别。

【治疗】 早期诊断，早期治疗，根据不同病情进行综合治疗，是提高疗效的关键。而早期施行手术切除仍是目前首选的、最有效的治疗方法。

1. 手术治疗

（1）手术切除

1）手术适应证（中华外科学会肝外科学组，2008年）：①患者一般情况较好，无明显心、肺、肾等重要脏器器质性病变；②肝功能正常，或仅有轻度损害，按肝功能分级属 A 级或属 B 级，经短期护肝治疗后，肝功能恢复到 A 级（肝功能分级见表41-2）；③无广泛肝外转移性肿瘤。

表 41-2 **Child-Pugh 肝功能分级**

检查项目	分级标准		
	A	B	C
血清胆红素（mg/dl）	<2.3	2.3～3.0	>3.0
血清白蛋白（g/l）	>35	30～35	<30
腹水	无	易控制	难控制
中枢神经症状	无	轻度	重度
凝血酶原时间（延长，秒）	1～4	4.1～6.0	≥6.1
手术风险（死亡率）	低（<10%）	中等（30%）	高（>40%）

2）下述情况可做根治性肝切除：①单发的微小肝癌；②单发的小肝癌；③单发的向肝外生长的大肝癌或巨大肝癌，表面较光滑，周围界限较清楚，受肿瘤破坏的肝组织少于30%；④多发性肿瘤，肿瘤结节少于3个，且局限在肝的一段或一叶内。

3）下述情况仅可做姑息性肝切除：①3～5个多

发性肿瘤，局限于相邻 2～3 个肝段或半肝内，影像学显示无瘤肝组织明显代偿性增大，达全肝的 50%以上；如肿瘤分散，可分别做局限性切除。②左半肝或右半肝的大肝癌或巨大肝癌，边界较清楚，第一、第二肝门未受侵犯，影像学显示无瘤侧肝明显代偿性增大，达全肝组织的 50% 以上。③位于肝中央区（肝中叶或Ⅳ、Ⅴ、Ⅷ段）的大肝癌，无瘤肝组织明显代偿性增大，达全肝的 50% 以上。④Ⅰ或Ⅷ段的大肝癌或巨大肝癌。⑤肝门部有淋巴结转移者，如原发肝肿瘤可切除，应做肿瘤切除，同时进行肝门部淋巴结清扫；淋巴结难以清扫者，术后可进行放射治疗。⑥周围脏器（结肠、胃、膈肌或右肾上腺等）受侵犯如原发肿瘤可切除，应连同受侵犯脏器一并切除。远处脏器单发转移性肿瘤（如单发肺转移），可同时做原发肝癌切除和转移瘤切除术。

肝癌合并胆管癌栓、门静脉癌栓和（或）腔静脉癌栓时，如癌栓形成时间不长，患者一般情况允许，原发肿瘤较局限，应积极手术。切除肿瘤，取出癌栓。伴有脾功能亢进和食管静脉曲张者，切除肿瘤同时切除脾，并做断流术。

（2）对不能切除的肝癌的外科治疗：可根据具体情况，术中采用肝动脉结扎、肝动脉化疗栓塞、射频、冷冻、激光、微波等治疗，都有一定的疗效。另外，对仅能行姑息性切除或不能切除的肝癌，行放射性粒子（如 ^{125}I）组织间永久植入内放射治疗，局部控制较好，对提高中、晚期肝癌患者的生活质量和生存期等方面均有积极意义。且粒子植入具有创伤小、肿瘤靶区剂量准确分布均匀、操作简便、疗效显著、不良反应少等特点。

（3）根治性切除术后复发肝癌的再手术治疗：对根治性切除术后患者进行定期随诊，监测甲胎蛋白和 B 型超声等影像学检查，早期发现复发，如一般情况良好、肝功能正常，病灶局限允许切除，可施行再次切除。

（4）肝癌破裂出血的治疗：可行肝动脉结扎或动脉栓塞术，也可做射频或冷冻治疗，情况差者或仅做填塞止血。如全身情况较好、病变局限，在技术条件具备的情况下，可行急诊肝叶切除术治疗。对出血量较少，血压、脉搏等生命体征尚稳定，估计肿瘤又不可能切除者，也可在严密观察下进行输血，应用止血剂等非手术治疗。

2. 肝移植治疗 手术指征：①肝功能属 C 级或长期为 B 级，经护肝治疗不能改善；②肿瘤直径≤5cm 且数目少于 3 个；③无血管侵犯；④无肝外转移。

3. B 超引导下治疗 B 超引导下经皮穿刺肿

瘤行射频、微波或注射无水乙醇治疗，以及体外高能超声聚焦疗法等。这些方法适用于瘤体较小而又不能或不宜手术切除者，特别是肝切除术后早期肿瘤复发者。它们的优点是安全、简便、创伤小，有些患者可获得较好的治疗效果。

4. 介入治疗 原则上不做全身化疗。经剖腹探查发现癌肿不能切除；或作为肿瘤姑息切除的后续治疗者可采用肝动脉和（或）门静脉置泵（皮下埋藏式灌注装置）做区域化疗或化疗栓塞；对未经手术而估计不能切除者，也可行放射介入治疗，即经股动脉做超选择性插管至肝动脉，注入栓塞剂（常用如碘化油）和抗癌药行化疗栓塞。常用化疗药物为氟尿嘧啶、丝裂霉素、顺铂、卡铂、表柔比星、多柔比星等，有一定姑息性治疗效果，常可使肿瘤缩小，部分患者可因此获得手术切除的机会。

5. 放射治疗 对一般情况较好，肝功能尚好，不伴有肝硬化，无黄疸、腹水，无脾功能亢进和食管静脉曲张，癌肿较局限，尚无远处转移而又不适于手术切除或手术后复发者，可采用放射为主的综合治疗。

6. 生物治疗 主要是免疫治疗。常用的有卡介苗、自体或异体瘤苗、免疫核糖核酸、转移因子、干扰素、白细胞介素-2、左旋咪唑、胸腺素、肿瘤坏死因子等，可与化疗等联合应用。还有应用淋巴因子激活的杀伤细胞（LAK）、肿瘤浸润淋巴细胞（TIL）等免疫活性细胞，行过继性免疫治疗等，但多在探索之中。

7. 中医中药治疗 多根据不同病情采取辨证施治、攻补兼施的方法，常与其他疗法配合应用。可提高机体抗病力，改善全身状况和症状，减轻化疗、放射治疗不良反应等。

8. 靶向药或（和）免疫检查点治疗 根据国际和国内的指南共识，对于不可切除的中晚期肝癌，推荐使用酪氨酸激酶抑制剂（TKI）或（和）免疫检查点治疗（如 PD-1 或 PD-L1 抗体）进行治疗，能使部分患者生存期延长，甚至获得根治性手术的机会。

以上各种治疗方法，多以综合应用效果为好。

随着原发性肝癌早期诊断、早期治疗和肝外科的进展，我国的肝癌手术切除率已大大提高，手术死亡率大大降低，总体疗效显著提高。小肝癌的手术切除率高达 80% 以上，手术死亡率低于 2%，术后 5 年生存率达 60%～70%。有资料表明，肝癌直径<3cm 者，术后 5 年生存率高达 85.3%；肝癌直径<5cm 者，术后 5 年生存率高达 79.8%；不能切除的肝癌经综合治疗肿瘤缩小后行二期切除，5 年

生存率达 61.5%。但总体上讲，肝癌即使获得根治性切除，5 年内仍有 60%～70% 的患者出现转移复发，故肝癌患者治疗后应坚持随诊。术后用 AFP 检测及超声波检查定期观察以早期发现转移复发患者。有统计显示，根治性切除后复发性肝癌再切除术后 5 年生存率达 53.2%。

> **案例 41-2 分析**
>
> 初步临床诊断：原发性肝癌。
>
> 诊断要点：
>
> 1. 有乙肝病史 20 余年。
>
> 2. 肝区持续性疼痛、食欲减退、消瘦、腹胀等。
>
> 3. AFP：560ng/ml。
>
> 4. B 超示肝右叶直径 4cm 的占位性病变。
>
> 进一步辅助检查：
>
> 1. 血常规、肝肾功能。
>
> 2. 肝脏 CT 及增强 CT。
>
> 3. 全身骨扫描、肺部 CT 等以排除远处转移。
>
> 治疗原则：以手术为主的综合治疗。
>
> 1. 手术治疗。
>
> 2. 放射治疗。
>
> 3. 药物治疗（包括化疗、生物治疗、免疫治疗、基因治疗、中药等）。
>
> 4. 物理治疗（包括冷冻、射频、微波、超声、高能聚焦等）。

二、继发性肝癌

继发性肝癌（secondary liver cancer）又称转移性肝癌（metastatic cancer of the liver）。许多脏器的癌肿均可转移到肝，尤以腹部内脏的癌肿如胃癌、结肠癌、胆囊癌、胰腺癌、子宫癌和卵巢癌等较为多见。此外，乳腺、肺、肾、鼻咽等部位的癌肿也可转移到肝。

癌转移到肝的途径有以下几种。①经门静脉转移：为主要转移途径。消化道及盆腔部位的恶性肿瘤多经此途径转移至肝，占转移性肝癌的 35%～50%；②经肝动脉转移：肺癌、乳腺癌、肾癌、恶性黑色素瘤、鼻咽癌等可经此途径转移到肝；③经淋巴道转移：胆囊癌可沿胆囊窝淋巴管扩展至肝内，也可通过肝门淋巴结经淋巴管逆行转移到肝；④直接蔓延：如胃癌、胆囊癌等可直接蔓延侵犯肝。

继发性肝癌可为单个或多个结节，但多数为弥漫型。癌结节外观呈灰白色，质地较硬，与周围肝组织之间有明显分界。结节的中央常因坏死而凹陷。其病理组织结构与肝外原发癌相似，如来自胃腺癌

的继发性肝癌，其组织中显示腺状结构；来自眼部黑色素瘤的转移性肝癌结节呈煤黑色。转移性肝癌很少合并肝硬化，而肝硬化也较少发生转移癌。

根据临床上发现原发癌与继发癌先后时间不同，将继发性肝癌分为三种类型。①早发型：即未发现原发癌，而先发现肝转移。这种类型肿瘤恶性程度较高，预后差。②同步型：原发癌与肝转移同时被发现。③迟发型：原发癌手术数月或数年后，发现肝转移癌。转移性肝癌结节较小时，一般无临床症状。转移瘤长大后，可出现上腹或肝区闷胀不适或隐痛；随着病情发展，患者又出现乏力、食欲差、消瘦或发热等。体检时在上腹部可扪到肿大的肝，或质地坚硬有触痛的癌结节。晚期患者可出现贫血、黄疸和腹水等。诊断转移性肝癌的关键在于查出原发癌灶。B超检查发现"牛眼征"，有利于转移性肝癌的诊断。血清AFP测定多为阴性，胃肠道癌肝转移患者，CEA阳性率约为50%。

在治疗上，如为单发转移癌或癌肿局限于半肝内，而原发癌又可切除，应在切除原发癌的同时，切除肝转移癌。如果原发癌切除一定时期后才出现孤立的或局限于半肝内的转移癌结节，未发现其他部位有转移，也适合手术切除。对不能切除的转移性肝癌，可根据患者身体情况及原发癌的病理性质，术中行冷冻或射频治疗，或经肝动脉置入皮下埋藏式储药器行肝动脉栓塞化疗或肝动脉持续灌注化疗，也可作介入法肝动脉插管栓塞化疗。对肿瘤比较小又不宜手术治疗者，也可以在B超引导下行射频、微波固化治疗，或向肿瘤内注入无水乙醇治疗，对缩小肿瘤、延长生存期有一定作用。此外，对无法切除的转移性肝癌，行肝移植手术治疗，也能达到一定效果。

三、肝良性肿瘤

由于B超、CT等影像学检查广泛应用，临床上发现的肝良性肿瘤或病变明显增多，如肝海绵状血管瘤、肝腺瘤、脂肪瘤、神经纤维瘤、局灶性结节性增生和黏液瘤等，其中以肝海绵状血管瘤较多见。

1. 肝海绵状血管瘤（cavernous hemangioma of the liver） 常见于中年女性患者，多为单发，也可多发，左、右肝的发生率大致相等。肿瘤质地柔软，切面呈蜂窝状，内充满血液，可压缩，形状似海绵，故称肝海绵状血管瘤。

肿瘤生长缓慢，病程常达数年以上，瘤体较小时无任何临床症状，多因做B超检查或其他疾病做剖腹术时才发现，增大后主要表现为肝大或压迫胃、十二指肠等邻近器官，引起上腹部不适、腹胀、嗳气、腹痛等症状。如肿瘤破裂则出现失血性休克或急腹症症状，也有在肝内形成动静脉瘘，因回心血量增多，引起充血性心力衰竭。

上腹部肿块是常见的体征，腹部肿块与肝相连，表面光滑，质地柔软，有囊性感及不同程度的压缩感，有时可呈分叶状，一般无压痛或仅有轻度压痛，偶尔在肝区可闻及血管杂音。

影像学检查中B超是最为常用的方法，海绵状血管瘤内部回声强弱不等，可呈条索状或蜂窝状，并有形态不规则、大小不等的无回声区，如有钙化灶可见强回声伴声影。彩色多普勒检查与病变中间可见散在斑点状彩色血流信号，较大血管瘤可见周围血管受压、移位现象。根据病史，B超、CT、AFP等检查，本病诊断一般不难。

肝海绵状血管瘤的治疗取决于肿瘤的大小、部位、生长速度、有无临床症状及诊断的准确性。小的、无症状的肝海绵状血管瘤不需治疗，可每隔3～6个月做B超检查以动态观察其变化。一般认为，手术治疗的指征：①血管瘤直径>10cm；②肿瘤直径5～10cm，但位于肝边缘，有发生外伤性破裂大出血的可能；③肿瘤直径3～5cm，肿瘤虽小，但有明显症状，或不能排除肝癌可能。我国手术切除的最大的一例肝海绵状血管瘤的体积为63cm×48.5cm×40cm，重达18kg，是目前全球手术切除成功的最大的肝海绵状血管瘤病例。

2. 肝腺瘤 是一种女性多发的肝良性肿瘤，总体较少见。国外报道认为本病的发生与口服避孕药有关，长期服用避孕药者该病发病率为（3～4）/1万，而在不服用避孕药的妇女中该病的发病率仅为1/100万。

肝腺瘤生长缓慢，早期多无临床症状，往往于体检或剖腹手术时发现。随着肿瘤的逐渐增大，可出现腹胀、隐痛或恶心等压迫症状。

本病术前诊断较难，容易与肝癌相混淆，特别是AFP阴性的肝癌病例。已婚女患者且有长期口服避孕药史则对本病的诊断有参考价值。

肝腺瘤有恶变和发生破裂出血的可能性。因此，一旦明确诊断或考虑为本病，应予以手术切除。大多数学者认为直径大于5cm的肝腺瘤应积极手术治疗，直径小于5cm的肿瘤，若无症状或症状较轻者，可定期行CT或B超检查，若有继续增大，则行手术治疗。对无法切除的肝腺瘤，可做肝动脉结扎或附加肝动脉栓塞术，对抑制肿瘤生长及防治肿瘤破裂出血有一定作用。

3. 肝局灶性结节性增生　肝局灶性结节性增生是一种少见的良性病变，无恶变趋势。其病因尚未明了，多数学者认为是肝脏局限性再生性病变的一种表现，局部肝细胞在炎症、创伤等因素的作用下发生局限性血供减少或血管畸形，最终引起肝细胞萎缩和肝组织的代偿性增生。

肝局灶性结节性增生的 B 超检查有多种表现，典型表现为肝包膜下肿块，边界清楚，实质回声可高于或低于正常组织。可见中央线状星形回声。由于无特异性临床表现，因此其诊断主要依赖影像学检查。综合 B 超、彩色多普勒及 CT 等可对该病做出较为准确的诊断。

在明确诊断后，无症状或肿瘤体积较小的患者一般不予以治疗，可定期进行影像学观察。有明确症状、肿瘤体积较大和不能排除恶变者，积极行肝部分切除术是较为安全的方法。对于诊断尚不能完全明确的患者，应采取积极的手术治疗方法以明确诊断。

第三节　肝　囊　肿

肝囊肿是一种比较常见的良性肝疾病，根据发病原因不同，可将其分为非寄生虫性肝囊肿和寄生虫性肝囊肿两种，后者主要为肝棘球蚴病。

1. 非寄生虫性肝囊肿　可分为先天性、创伤性、炎症性和肿瘤性囊肿，临床多见先天性肝囊肿，它可分为单发性和多发性。单发性肝囊肿以 20～50 岁女性多见，囊肿多发生于肝右叶，囊肿小的直径仅数毫米，大的含液量可达 1000ml 以上，甚至可占整个肝叶。肝内有两个或两个以上囊肿者称多发性肝囊肿，以 40～60 岁女性多见，囊肿大小不等，多累及全肝，肝大变形；但也可局限于一段或一叶。囊壁内层上皮细胞可因肝囊肿大小而不同，呈现为柱状、立方形、扁平状或缺如，外层为胶原样组织；囊液澄清透明，多不含胆汁。

先天性肝囊肿生长缓慢，小的囊肿不引起任何症状，多系 B 超、CT 等影像学检查或其他腹部手术中发现，囊肿增大到一定程度，则可因压迫邻近脏器而出现食后饱胀、恶心、呕吐、右上腹隐痛不适等症状。体格检查可能触及右上腹肿块和肝大。肿块与肝相连，表面光滑，带囊性感，无明显压痛而可随呼吸上下移动。多发性肝囊肿可能在肝表面触及多个囊性大小不等的结节。病变十分广泛的多发性肝囊肿晚期患者，由于肝组织破坏严重，肝功能受损，可出现腹水、黄疸和引起门静脉高压症。合并多囊肾者，最终影响肾功能，并可因肾衰竭死亡。

B 超检查是诊断肝囊肿的首选方法。CT 检查可明确囊肿的大小、部位、形态和数目。大的肝囊肿可因其所在部位不同，X 线检查可显示膈肌抬高或胃肠受压移位等征象。多发性肝囊肿患者还应检查肾、肺、胰以及其他脏器有无囊肿（多囊病）或先天性畸形。

小的肝囊肿而又无症状者，不需特殊处理；大而又出现症状者，应予适当治疗。常用的方法：在 B 超引导下囊肿穿刺抽液术。囊肿"开窗术"或"去顶术"，即在剖腹术下或经腹腔镜切除部分囊壁，吸净囊液后使囊腔向腹腔开放。囊肿切除术则适用于肝边缘部位、带蒂突向腹腔的囊肿。肝左外叶巨大肝囊肿，可做肝叶或肝部分切除术对并发感染、囊内出血或囊液染有胆汁者，可在"开窗术"后放置引流或穿刺置管引流，待囊腔缩小和萎瘪后拔出引流。与胆管相沟通的厚壁囊肿，也可行囊肿空肠 Roux-en-y 吻合术，但此法常易引起继发感染。多发性肝囊肿一般不主张手术治疗，仅限于处理引起明显症状的大囊肿，可行囊肿穿刺抽液或行"开窗术"，以缓解症状。病变局限于肝的一段或一叶，且伴有症状，患者情况允许，则可行病变肝段或肝叶切除术。对病变广泛的多发全肝囊肿的晚期患者，肝组织破坏严重，肝功能受损，出现腹水、黄疸和引起门静脉高压等严重并发症者可考虑实施肝移植治疗。

2. 寄生虫性肝囊肿　多由肝棘球蚴病导致，本病是由犬绦虫（棘球绦虫）的囊状幼虫（棘球蚴）寄生在肝所引起的流行于畜牧区的一种常见寄生虫病，绝大多数是细粒棘球蚴侵入人体肝内所致，少数由多房性或泡状棘球蚴所致，多见于我国西北和西南牧区。

【病因】　犬绦虫最主要的终宿主为犬，中间宿主主要为羊、牛、马，人也可作为中间宿主。犬绦虫寄生在犬的小肠内，虫卵随粪便排出，污染草场和水源。当人吃了被虫卵污染的饮水或食物，即被感染。被吞食的虫卵在肠内经消化液的作用，发育成棘球蚴，穿过肠黏膜进入门静脉系统，大部分棘球蚴停留在肝内发育为包虫囊（约75%），少数可通过肝随血流而到肺（约15%），甚至散布到全身各处（如脑、眼眶、脾、肾、肌肉和脊柱等）。

【病理】　病理形态结构分为内囊和外囊，内囊为包虫的本体，由两层构成，内层为生发层，较薄，为 20～25μm；外层是白色透明状多层角质层，半透明，有光泽。外囊在内囊周围形成一层纤维包膜，病程久时外囊增厚，可达 1～2cm，常有钙化形成。囊内容物有囊液、育囊、原头节、生发囊和子囊。一个直径 10cm 的囊内可含大约 100 万个原头节，囊内的生发囊可形成多个子囊，病史长的子囊内又产生孙囊。囊液无色透明，囊壁破裂可使囊内容物外溢导致过敏反应，甚至过敏性休克，并可在腹腔内播散种植形成新的棘球蚴囊。

【临床表现】 患者常具有多年病史，初期症状不明显，发展至一定阶段，可因偶尔发现上腹部肿块而引起注意。腹部检查时，往往可看到右肋缘略鼓出或上腹有局限性隆起。囊肿位于肝上部，可将肝向下推移；囊肿如在肝下缘，则可扪及与肝相连的肿块；肿块多呈圆形或半球形，表面光滑，边界清楚，质坚韧而有弹性，一般无压痛，能随呼吸上下移动，扣之有震颤，即包虫囊肿震颤征。可伴有上腹部胀满感、轻微疼痛或压迫邻近器官所引起的症状。如肿块压迫胃肠道时，可有上腹不适、食欲减退、恶心、呕吐和腹胀等；压迫胆道，可引起阻塞性黄疸；压迫门静脉和下腔静脉，可有脾大、腹水和下肢肿胀等。病程中常有过敏反应史，如皮肤瘙痒、荨麻疹、呼吸困难和腹痛等。

肝棘球蚴病常见的并发症是囊肿破裂，其次是继发细菌感染。包虫囊肿如因外伤挤压或误行局部穿刺而使囊肿破裂，囊液流入腹腔，可突然发生腹部剧烈疼痛，腹部肿块骤然缩小或消失，伴有皮肤瘙痒、荨麻疹、胸闷、恶心、腹泻等过敏反应，甚至出现休克。溢入腹腔内的生发层、头节、子囊经数月后，又逐渐发育成多发性包虫囊肿。囊肿破裂可穿过膈肌破入肺内，引起支气管-肝包虫囊肿瘘，但较少见。咳出囊液、子囊、内囊碎片及胆汁性脓痰，经久不愈。囊肿破入肝内胆管，由于破碎囊膜或子囊阻塞胆道，合并感染，可引起胆绞痛、化脓性梗阻性胆管炎，反复出现寒热、黄疸和右上腹绞痛等症状。有时粪便内可找到染黄的囊膜和子囊。继发细菌感染时临床表现为细菌性肝脓肿的症状，但因有厚韧的外囊，故中毒症状一般较轻。

【诊断】 早期临床表现不明显，往往不易发觉。在询问病史时应了解患者居住地区，是否有与犬、羊等接触史。除注意上述临床表现外，可进行以下检查帮助诊断。

1. 包虫囊液皮内试验（Casoni 试验） 其阳性率可达 90%～95%。

2. 补体结合试验 其阳性率可达 80%～90%。切除囊肿 2～6 个月后，该试验转为阴性，有助于判断疗效。如手术 1 年后补体结合试验仍呈阳性，提示体内仍有包虫囊肿存留。

3. 间接血凝法试验 阳性率可达 80%，假阳性反应罕见，特异性较高。摘除包虫 1 年后常转为阴性，可借此确定手术效果和有无复发。

4. B超检查 能显示囊肿的大小和所在部位，对肝包虫囊肿的诊断有很大意义。囊肿部位多为液性暗区，边缘光滑，边界清晰，外囊壁肥厚钙化时呈弧形强回声伴声影，有时暗区内可见漂浮光点反射。

5. X 线检查 有时显示圆形、密度均匀、边缘整齐的阴影，或有弧形钙化囊壁影。必要时可做 CT 或 MRI。

需要指出，疑有包虫囊肿的可能时，严禁做诊断性穿刺，以免囊液外漏引起严重的并发症。

肝包虫囊肿诊断确定后，应检查身体其他部位特别是肺部有无包虫囊肿存在。肝包虫囊肿应与右侧肾盂积水、胆囊积液等鉴别。并发感染后，常被误诊为细菌性肝脓肿。囊肿破入肝内胆管，应与胆道结石病鉴别。

【治疗】 以手术治疗为主，根据囊肿有无并发症而采用不同的手术方法。手术原则是彻底清除内囊，防止囊液外漏。消灭外囊残腔和预防感染，为了预防万一在手术时囊肿破裂，囊液溢入腹腔引起过敏性休克，可在术前静脉滴注氢化可的松。

1. 包虫囊肿内囊摘除术 最常用，适用于无继发感染者。手术显露包虫囊肿后，用厚纱布垫严密保护切口与周围器官，以免囊内容物污染腹腔。用粗针穿刺并尽量吸除内容物后，在无胆瘘的情况下，向囊内注入适量 30%氯化钠溶液，等待 5 分钟以杀死头节，如此反复 2～3 次；再用吸引器将囊内容物吸尽，使内囊塌陷，易与外囊分离。如囊内容物过于黏稠或有大量子囊，可用匙掏尽。然后切开囊壁，摘除内囊，并用浸有 30%氯化钠溶液或 10%甲醛溶液的纱布擦抹外囊壁，以破坏可能残留下来的生发层、子囊和头节，再以等渗盐水冲洗干净。最后将外囊壁内翻缝合。如囊残腔较大，不易塌陷，可用带蒂大网膜填塞。囊液呈黄色者表示存在胆瘘，应将其缝合，并在缝合外囊壁残腔的同时，在腔内置多孔或双套管引流；胆瘘瘘口大或术前有黄疸者，则除残腔置引流管外，并需做胆总管切开引流术。

2. 包虫囊肿合并感染的处理 因子囊和头节均死亡，可切开外囊壁，清除所有内容物，摘除内囊后用双套管负压吸引引流，术后配合抗生素治疗。如感染严重，残腔大，引流量多，外囊壁增厚而不能塌陷以消灭残腔时，可在彻底清除内囊及内容物后，行空肠-外囊 Roux-en-Y 吻合建立内引流。

3. 肝切除术 下列情况可考虑做肝部分切除术或肝叶切除术：①手术后囊腔长期不闭合或残留胆瘘；②多个囊肿局限于肝的一叶或巨大囊肿已将该叶肝组织严重破坏；③病变局限、囊壁坚厚或钙化而不易塌陷的较大囊肿；④囊肿继发感染形成慢性厚壁肝脓肿等。

当发生包虫囊肿破入腹腔时,应尽量吸除腹腔内的囊液和囊内容物,并放置橡胶管引流盆腔数日。对囊肿破入胆管内伴有胆道梗阻的患者,应切开胆总管,清除包虫囊内容物,并做胆总管引流。手术中应同时探查并处理肝包虫囊肿。

对不能外科手术治疗或经多次手术后复发不能根治者,可用阿苯达唑或甲苯咪唑治疗。也可在手术前应用,以防止播散和复发。

思 考 题

1. 简述细菌性肝脓肿的临床表现及治疗。
2. 肝棘球蚴病病因是什么?
3. 简述原发性肝癌的新分类方法、临床表现、鉴别诊断及治疗方法。

（夏　强）

第四十二章 门静脉高压症

学习目标

1. 掌握门静脉解剖，门静脉高压症的病理生理机制。

2. 熟悉食管胃底曲张静脉破裂出血的外科治疗。

案例 42-1

患者，男，55岁，反复黑便半年，呕血2次。

患者半年前吃坚硬食物后出现黑便，到当地医院就诊，诊断不详，给予禁食、止血药物治疗，病情好转。近1个月来患者自感腹胀，食欲缺乏，体重减轻约3kg。3天前食坚硬食物后再次出现黑便约300ml，并呕吐一次，呕吐物为胃内容物及咖啡样液体，今晨食花生后再次出现呕吐，呕吐物为胃内容物及鲜血，量大约600ml，伴头晕、心慌、寒战。

患者有乙肝病史20余年，未到过血吸虫流行地区。

体格检查：T 37.1℃，P 115次/分，BP 95/60mmHg，轻度贫血貌，神志清，急诊推入病房。皮肤无出血斑点，无蜘蛛痣，巩膜无黄染，睑结膜苍白，胸廓无畸形，双肺叩诊清音，听诊未听到干湿啰音，心界不大，心律齐，心率115次/分，各瓣膜区未听到病理性杂音，腹部略膨隆，下腹壁可见曲张静脉，全腹无压痛，无反跳痛，无肌紧张，肝脏剑突下4cm，质硬，脾大肋下6cm，质韧，无触痛，移动性浊音（±），肠鸣音无异常。

辅助检查：①实验室检查：Hb 80g/L，WBC 2.1×10⁹/L，PLT 40×10⁹/L，血清总胆红素 16mmol/l，ALT、AST 正常，γ-GT 150U/L，血清总蛋白 60g/L，白蛋白 29g/L，球蛋白 31g/L，乙肝两对半示大三阳；②彩色多普勒超声检查：肝脏体积增大，门静脉直径 15mm，脾大，肋下 6cm，脾静脉内径 7mm，胆囊壁厚 5～6mm，双边征，内有多个强光团，后伴声影，胆总管内径 7mm。

问题：

1. 本例患者的诊断是什么？诊断依据有哪些？
2. 急诊该做哪些处理？

门静脉系统血流受阻和（或）血流量增加，导致门静脉及其属支血管内压力升高，称为门静脉高压

症。门静脉正常压力为 1.24～2.35kPa（13～24cmH₂O），平均值为 1.76kPa（18cmH₂O）。门静脉高压症时，压力大都增至 2.9～4.9kPa（30～50cmH₂O），临床上主要表现为脾大、脾功能亢进，进而发生食管胃底静脉曲张、呕血和黑便，以及腹水等症状。在我国，90%以上的门静脉高压症是由于肝炎后肝硬化引起的。

【**门静脉解剖概要**】 肝脏是机体内唯一享受双重血液供应（门静脉和肝动脉）的器官。正常肝血流量每分钟约1500ml，相当于心排血量的20%～25%，其中门静脉血流量每分钟约1100ml，占全肝血流量的60%～80%，门静脉和肝动脉之间关系密切，当门静脉血流减少，肝动脉血流即增加，这种关系称为肝动脉缓冲反应。其意义在于当门静脉入肝血流量发生变化时，以维持肝窦内血液灌注的相对稳定。

门静脉主干是由肠系膜上静脉和脾静脉汇合而成，后者又收集肠系膜下静脉的血液。门静脉主干在肝门处分为左、右两支，分别进入左、右半肝，逐渐分支，其小分支和肝动脉小分支的血流汇合于肝小叶内的肝窦，然后流入肝小叶的中央静脉，再经肝静脉流入下腔静脉。门静脉系统在解剖上主要有以下特点：①门静脉系位于两个毛细血管网之间。一端是胃、肠、脾、胰的毛细血管网，另一端是肝小叶内的肝窦（肝的毛细血管网）。②门静脉系统血管内无静脉瓣。③门静脉系与腔静脉系之间存在有四个交通支。这四个交通支分别如下所述（图 42-1）。

1. 胃底、食管下段交通支 门静脉血流经胃冠状静脉、胃短静脉，通过食管胃底静脉与奇静脉、半奇静脉的分支吻合，流入上腔静脉。

2. 直肠下端、肛管交通支 门静脉血流经肠系膜下静脉、直肠上静脉与直肠下静脉、肛管静脉吻合，流入下腔静脉。

3. 前腹壁交通支 门静脉（左支）的血流经脐旁静脉与腹上深静脉、腹下深静脉吻合，分别流入上、下腔静脉。

4. 腹膜后交通支 在腹膜后，有许多肠系膜上、下静脉分支与下腔静脉分支相互吻合，称为 Retzius 静脉丛。

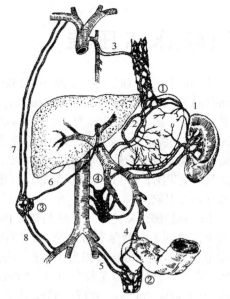

图 42-1　门静脉系统与腔静脉系统之间的交通支

1. 胃短静脉；2. 胃冠状静脉；3. 奇静脉；4. 直肠上静脉；5. 直肠下静脉；6. 脐旁静脉；7. 腹上深静脉；8. 腹下深静脉
①胃底、食管下端交通支；②直肠下端、肛管交通支；③前腹壁交通支；④腹膜后交通支

在这四个交通支中，最主要的是胃底、食管下段交通支，这些交通支在正常情况下都很细小，血流量都很少。

【病因】　门静脉无瓣膜，其压力通过流入的血量和流出阻力形成并维持。门静脉血流阻力增加，常是门静脉高压症的始动因素。按门静脉血流受阻部位不同可将门静脉高压症分为肝前、肝内和肝后三型。

肝前型门静脉高压症的常见病因是肝外门静脉血栓形成(脐炎、腹腔内感染如急性阑尾炎和胰腺炎、创伤等)、先天性畸形（闭锁、狭窄或海绵样变等）和外在压迫（转移癌、胰腺炎等）。单纯脾静脉血栓形成多继发于胰腺炎症或肿瘤，此时肠系膜上静脉和门静脉压力正常，胃底静脉曲张较食管下段静脉曲张显著，这是一种特殊类型的门静脉高压症，称为左侧门静脉高压症。这种肝外门静脉阻塞的患者，肝功能多正常或轻度损害，预后较好。

肝内型门静脉高压症又分为窦前、窦后和窦型。在我国，肝炎后肝硬化是引起肝窦和窦后阻塞性门静脉高压症的常见病因。由于增生的纤维索和再生的肝细胞结节挤压肝小叶内的肝窦，使其变窄或闭塞，导致门静脉血流受阻，门静脉压力也就随之增高，其次是由于位于肝小叶间汇管区的肝动脉小分支和门静脉小分支之间的许多动静脉交通支，平时不开放，而在肝窦受压和阻塞时大量开放，以致压力高 8～10 倍的肝动脉血流直接注入压力较低的门静脉小分支，

使门静脉压力增加更为显著。肝内窦前阻塞的常见病因是血吸虫病性肝硬化。

肝后型门静脉高压症的常见病因包括 Budd-Chiari 综合征（Budd-Chiari syndrome）、缩窄性心包炎、严重右心衰竭等。Budd-Chiari 综合征是肝静脉和（或）肝段下腔静脉阻塞引起的一组症状及体征。典型表现主要有两方面：一是门静脉高压症的表现，如右上腹疼痛、肝大、脾大、腹水及食管胃底静脉曲张等；二是下腔静脉阻塞的表现，如躯干浅静脉曲张（以腹部两侧明显，血流方向是由下向上）、下肢静脉曲张和下肢水肿等。

【病理生理】　门静脉高压症形成后，可以发生下列病理变化。

1. 脾大（splenomegaly）、**脾功能亢进**（hypersplenism）　门静脉血流受阻后，首先出现充血性脾大。门静脉高压症时可见脾窦扩张，脾内纤维组织增生、单核-吞噬细胞增生和吞噬红细胞现象。临床上除有脾大外，还有外周血细胞减少，最常见的是白细胞和血小板减少，称为脾功能亢进。

2. 交通支扩张　由于正常的肝内门静脉通路受阻，门静脉又无静脉瓣，上述的四个交通支大量开放并扩张、扭曲形成静脉曲张，在扩张的交通支中最有临床意义的是在食管下段、胃底形成的曲张静脉，它离门静脉主干和腔静脉最近，压力差最大，因而经受门静脉高压的影响也最早、最显著。门静脉高压时血管内血容量增加，而即使是少量的血容量增加也会引起食管曲张静脉管壁张力不成比例地大幅度增加。肝硬化患者常有胃酸反流，腐蚀食管下段黏膜引起反流性食管炎，或因坚硬粗糙食物的机械性损伤，以及咳嗽、呕吐、用力排便、重负等使腹腔内压突然升高，可引起曲张静脉的破裂，导致致命性的大出血。其他交通支也可以发生扩张，如直肠上、下静脉丛扩张可以引起继发性痔；脐旁静脉与腹上、下深静脉交通支扩张，可以引起前腹壁静脉曲张；腹膜后的小静脉也明显扩张、充血。

3. 腹水　门静脉压力升高，使门静脉系统毛细血管床的滤过压增加。同时，肝硬化引起的低蛋白血症、血浆胶体渗透压下降及淋巴液生成增加，促使液体从肝表面、肠浆膜面漏入腹腔而形成腹水。门静脉高压症时虽然静脉内血流量增加，但中心血流量却是降低的，继发刺激醛固酮分泌过多，导致钠、水潴留而加剧腹水形成。

4. 肝性脑病（hepatic encephalopathy）　门静脉高压症时由于自身门体血流短路或手术分流，造成大量门静脉血流绕过肝细胞或因肝实质细胞功能严重受损，致使有毒物质（如氨、硫醇和 γ-氨基丁酸）不

能代谢与解毒而直接进入体循环，从而对脑产生毒性作用并出现精神神经综合征，称为肝性脑病或门体性脑病，门静脉高压症患者自然发展成为肝性脑病的不到 10%，常因胃肠道出血、感染、过量摄入蛋白质、镇静药、利尿药而诱发。

【临床表现】　门静脉高压症多见于中年男子，病情发展缓慢。症状因病因不同而有所差异，但主要是脾大、脾功能亢进、呕血或黑便、腹水或非特异性全身症状（如疲乏、嗜睡、厌食）。

1. 呕血和（或）黑便　曲张的食管、胃底静脉一旦破裂，立刻发生急性大出血，呕吐鲜红色血液。由于肝功能损害引起凝血功能障碍，又因脾功能亢进引起血小板减少，因此出血不易自止。由于大出血引起肝组织严重缺氧和肠道内积血，容易导致肝性脑病。柏油样便一般发生在呕血之后，部分出血量较小的患者可仅出现柏油样便而无呕血。门静脉高压症患者出现呕血或柏油样便，不完全都是食管、胃底静脉破裂所致，门脉高压性胃病和并发胃溃疡也可能是原因。

2. 脾大、脾功能亢进　脾大的程度不一，大者可达脐下。巨型脾大多见于血吸虫性肝硬化患者。早期，脾大的脾脏质软、活动；晚期，脾内纤维组织增生而变硬，脾周围粘连而活动度减少，脾大均多有脾功能亢进，表现为白细胞计数和血小板计数减少，还可逐渐出现贫血。

3. 腹水　腹水是肝功能损害的表现，常发生在大出血后。患者表现为腹胀、腹围增加、食欲缺乏等。大量腹水时可呈现蛙状腹。

【体征】　查体的表现主要是脾大、腹水、前腹壁静脉曲张、黄疸等体征。患者可触到质地较硬、边缘较钝而不规整的肝脏，部分患者肝脏常因硬化缩小而难以触到，患者还可有慢性肝病的其他征象如蜘蛛痣、肝掌、男性乳房发育、睾丸萎缩等。

【诊断】　根据病史（肝炎或血吸虫病）和 3 个主要临床表现：脾大和脾功能亢进、呕血或黑便、腹水，一般诊断并不困难。但由于个体反应的差异和病程的不同，实验室检查和其他辅助检查有助于确定诊断。下列辅助检查有助于门静脉高压症的诊断。

1. 血常规检查　脾功能亢进时，血细胞计数减少，以白细胞计数和血小板计数减少最为明显。出血、营养不良、溶血或骨髓抑制都可以引起贫血。

2. 肝功能检查　常可见血浆白蛋白降低而球蛋白增高，白蛋白、球蛋白比例倒置。由于许多凝血因子在肝脏合成，加上慢性肝病患者有原发性纤维蛋白溶解，所以凝血酶原时间可以延长。谷草转氨酶和谷丙转氨酶超过正常值的 3 倍，表示有明显肝细胞坏死。碱性磷酸酶和谷氨酰转肽酶显著升高，表示有胆汁淤积。在没有输血因素影响的情况下，血清总胆红素超过 51mmol/L，血浆白蛋白低于 30g/L，说明肝功严重失代偿。另外还应作肝炎病原免疫学和甲胎蛋白检查。

3. 腹部超声检查　可以显示腹水、肝密度及质地异常、门静脉扩张；多普勒超声可以显示血管开放情况，测定门静脉主干、肠系膜上静脉和脾静脉的血流量。另外还可确定门静脉系统是向肝血流还是离肝血流。

4. 食管吞钡 X 线检查　在食管为钡剂充盈时，曲张的静脉使食管的轮廓呈虫蚀状改变；排空时，曲张的静脉表现为蚯蚓样或串珠状负影。应当注意的是，急性出血时不宜行此检查。

5. 胃镜检查　纤维或电子胃镜能清楚显示曲张静脉的部位与程度，在并发上消化道出血时，对探明出血部位和病因有重大价值。

6. 腹部 CT 及 MRI 检查　可显示肝脏形态的改变，表现为肝外形不规则，左、右叶比例失调，肝裂增宽、脾增大，门静脉、脾静脉增粗，门静脉、肝静脉成像对判断门静脉高压的病因及选择手术方式有参考价值。

7. 门静脉压力测定　是最重要的了解门静脉系统血流动力学变化的方法，测定技术分为两类：直接法和间接法。直接法是基于门静脉插管的侵入性检查方法，可通过手术中的门静脉属支插管、经皮经肝门静脉穿刺等途径完成；间接法主要采用肝静脉插管、脾髓压测定等方法来了解门静脉压力。

8. 腹腔镜检查　可直接观察肝脏表面、色泽、边缘及脾脏情况，并可在直视下有选择性地穿刺活检，对鉴别肝硬化、慢性肝炎、原发性肝癌，以及明确肝硬化的病因都很有帮助。

当急性大出血时，应与胃十二指肠溃疡大出血、胆道出血等其他原因所致的上消化道出血相鉴别。

【食管胃底静脉曲张出血及预测】　最新的专家共识认为[《肝硬化门静脉高压症食管、胃底静脉曲张破裂出血诊治专家共识（2015）》]近 50%门静脉高压症患者可出现食管、胃底静脉曲张，其程度与肝功能损害的严重程度有关。肝功能 Child-Pugh 分级中 A 级患者仅 40%有静脉曲张，C 级患者则为 85%。HVPG ＜12mmHg 时不会形成静脉曲张；HVPG≥12mmHg 时，易形成静脉曲张。当 HVPG≥20mmHg 时则易发生早期再出血（入院第 1 周复发出血）或不可控制的大出血，而且 1 年内病死率较高。未经治疗的患者约 60%会发生迟发性再出血，多在上次出血后 1～2 年内发生。无静脉曲张或曲张静脉小的患者每年以 8%

的速度出现静脉曲张或发展成大的静脉曲张。静脉曲张出血的发生率为 5%～15%。对于出血最重要的预测因子是曲张静脉的大小，大的静脉曲张患者出血风险最高（每年 15%）。尽管 40%的食管静脉曲张出血可以自行停止，但目前 6 周内病死率仍高达 20%。胃底静脉曲张比食管静脉曲张少见，仅见于 5%～33%的门静脉高压症患者。

【治疗】 外科治疗门静脉高压症，主要是针对食管胃底曲张静脉破裂出血来进行。肝硬化门静脉高压症急性大出血治疗流程如图 42-2 所示。

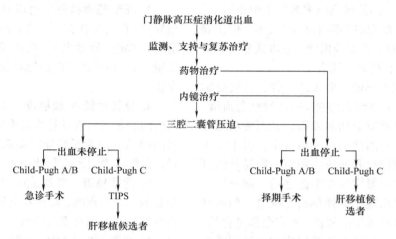

图 42-2　肝硬化门静脉高压症急性大出血治疗流程

1. 食管胃底曲张静脉破裂出血的治疗 食管胃底曲张静脉破裂出血是门静脉高压症最严重的并发症，不仅可直接引起患者死亡，而且对肝硬化患者肝功能的损害严重，是诱发肝衰竭的重要因素。外科治疗的主要目的在于紧急制止食管胃底曲张静脉破裂所致的大出血，而决定食管胃底曲张静脉破裂出血的治疗方案，要依据门静脉高压症的病因、肝功能储备、门静脉系统主要血管的可利用情况和医师的操作技能及经验来选择。

（1）非手术治疗：食管胃底曲张静脉破裂出血，尤其是对肝功能储备 Child C 级的患者，尽可能采用非手术治疗。

1）补充血容量：维持血流动力学稳定并使血红蛋白水平维持在 80g/L 以上。血容量补足的指征：①收缩压稳定在 90～120mmHg；②脉搏＜100 次/分；③尿量＞40ml/h，血 Na^+ 浓度＜140mmol/L；④神志清楚或好转，无明显脱水征。

2）注射血管加压素：血管加压素为最强内脏血管收缩剂，能减少所有内脏器官的血流，导致入门静脉血液减少并降低门静脉压力，但因有较高的心、脑血管并发症，临床较少应用。特利加压素是合成的血管加压素类似物，可持久有效地降低 HVPG、减少门静脉血流量，且对全身血流动力学影响较小。其使用方法为首剂 2mg 静脉输注，然后 2mg 每 4 小时一次。若出血控制可逐渐减量至 1mg，每 4 小时一次。特利加压素最高有效剂量应用不能超过 24 小时。

3）生长抑素及其类似物：首选生长抑素类药物（如奥曲肽、生长抑素等），首次剂量 250μg 静脉冲击注射，以后每小时 250μg 静脉滴注维持，连用 3～5 天。

4）三腔二囊管压迫止血：原理是利用充气的气囊分别压迫胃底和食管下段的曲张静脉，以达止血目的。通常该管（图 42-3）有三腔，一通圆形气囊，充气后压迫胃底；一通椭圆形气囊，充气后压迫食管下段；一通胃腔，经此腔可行吸引、冲洗和注入止血药，气囊压迫可有效地控制出血，但再出血率较高，需与药物、内镜治疗联合使用。应注意其并发症如吸入性肺炎、气管阻塞及食管、胃底黏膜压迫坏死再出血等。应根据病情 8～24 小时放气囊 1 次，拔管时机应遵循先放气，气囊放气后观察 24 小时，若无活动性出血即可拔管。

5）内镜治疗：旨在预防或有效地控制曲张静脉破裂出血，并尽可能使静脉曲张消失或减轻以防止其再出血。内镜治疗包括内镜下食管曲张静脉套扎（EVL）、食管曲张静脉硬化剂注射（EIS）和组织黏合剂等一线疗法，疗效可靠，与生长抑素及其类似物相近。因此，食管、胃底静脉曲张破裂急性出血应首选药物和内镜套扎治疗，二者联合治疗则更为有效，并发症则更少。

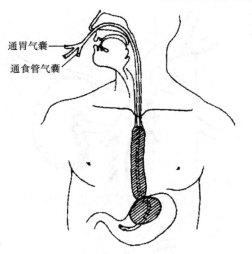

通胃气囊
通食管气囊

图 42-3　三腔管压迫止血法

6）经颈静脉肝内门体分流术（transjugular intrahepatic portosystemic shunt，TIPS）：是采用介入放射方法，经颈静脉途径在肝静脉与门静脉主要分支间建立通道，置入支架以实现门体分流，展开后的支架口径通常为 8～12mm，TIPS 可明显降低门静脉压力，一般可降低 50%，能治疗急性出血和预防复发出血，TIPS 适用于食管胃底曲张静脉破裂出血经药物和内镜治疗无效，肝功能失代偿（Child C 级）不宜行急诊门体分流手术的患者。主要并发症包括肝性脑病和支架狭窄或闭塞，由于 TIPS 一年内支架狭窄和闭塞发生率高达 50%，因此限制了其在预防再出血中的应用（图 42-4）。

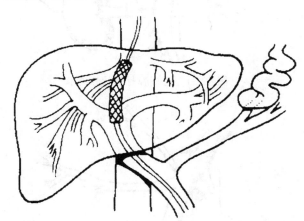

图 42-4　经颈静脉肝内门体分流术示意图

（2）手术疗法：可在食管胃底曲张静脉破裂出血时急诊施行，也可为预防再出血择期手术。通常应用在肝功能较好的患者（Child A/B 级）。急诊手术的指征：患者既往有大出血病史，或本次出血来势凶猛，出血量大，或经短期治疗仍有反复出血者，经过严格内科治疗 48 小时内仍不能控制出血者，手术治疗主要分为两类：分流手术和断流手术。急诊手术以断流术（贲门周围血管离断术）为首选。

1）门体分流术（portosystemic shunts）：将门静脉主干或其主要属支血管与下腔静脉干或其主要属支血管吻合，使压力高的门静脉系统血流通过吻合口流向压力低的下腔静脉系统，从而降低门静脉压力，达到预防出血的目的，此种手术称为分流术。分流术可分为全门体分流术（非选择性分流）和选择性分流术两大类。

全门体分流术常用的术式有门腔侧侧分流术（图 42-5）、脾肾分流术（图 42-6）、脾腔分流术（图 42-7）及肠腔侧侧分流术（图 42-8）。全门体分流术减低门静脉压力幅度较大，治疗食管胃底曲张静脉破裂出血效果好，但肝脏供血明显减少，肝性脑病发生率高达 30%～50%，易引起肝衰竭。而且门腔分流由于破坏了第一肝门的结构，给日后肝移植造成了困难。

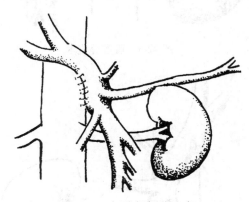

图 42-5　门腔侧侧分流术

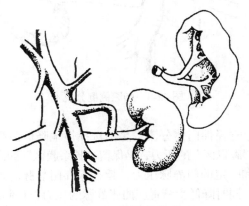

图 42-6　脾肾分流术

限制性门体分流是近年来门体分流的一种新趋势。其目的是既有效地降低门静脉压力，制止食管胃底曲张静脉出血，同时还保证部分入肝血流，术后肝性脑病的发生率明显降低。此种分流术吻合口一般应控制在 8～12mm，常用的术式有附加限制环的限制性门腔侧侧分流术、门腔静脉桥式分流（图 42-9）、肠腔静脉桥式分流（图 42-10）。各种桥式分流术中，搭桥所用的血管材料选择非常重要，多采用口径 8～12mm 的人造血管，另外可选用自体静脉（颈内静脉、髂总静脉），将自体肝圆韧带取下，扩张再通闭锁的脐静脉，亦可作为搭桥的血管材料。

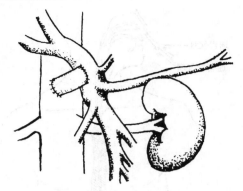

图 42-9　门腔静脉桥式分流

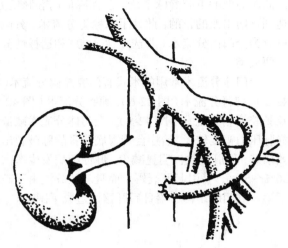

图 42-7　脾腔分流术

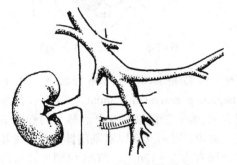

图 42-10　肠腔静脉桥式分流

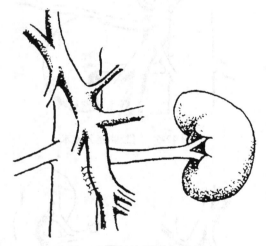

图 42-8　肠腔侧侧分流术

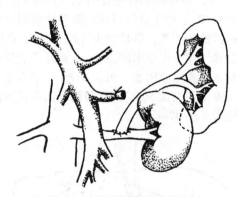

图 42-11　远端脾肾静脉分流术

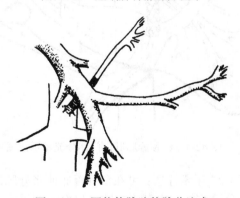

图 42-12　冠状静脉腔静脉分流术

选择性门体分流术是指选择性地降低门静脉系统"脾胃区"的压力，仍保留"肠系膜区"的高压状态和一定的门静脉压力，旨在保存门静脉的入肝血流，同时降低食管胃底曲张静脉的压力，控制出血。该术式的优点是肝性脑病发生率低。代表术式是远端脾肾静脉分流术（图 42-11）和冠状静脉腔静脉分流术（图 42-12）。远端脾肾静脉分流术是将脾静脉远端与左肾静脉进行端侧吻合，同时离断门-奇静脉侧支，包括胃冠状静脉和胃网膜静脉，保留脾脏。冠状静脉腔静脉分流术是将胃左静脉与下腔静脉行端侧吻合，常需要一段搭桥的静脉。此两种手术操作困难，在临床上应用得不多。

2）断流手术：通过阻断门奇静脉间的反常血流，以达到止血的目的。手术方式很多，阻断部位和范围也各不相同。其中以贲门周围血管离断术（periesophagogastric devascularization）最为有效，该术式不仅离断了食管胃底的静脉侧支,还保存了门静脉入肝血流。这一术式还适合于门静脉循环中没有可供与体静脉吻合的通畅静脉,肝功能差（Child C级）,既往分流手术和其他非手术疗法失败而又不适合分流手术的患者。贲门周围静脉血管可分成四组（图42-13A）。①冠状静脉:包括胃支、食管支及高位食管支;②胃短静脉:一般为3～4支,分布于胃底的前后壁,注入脾静脉;③胃后静脉:起始于胃底

后壁,注入脾静脉;④左膈下静脉:可单支或分支进入胃底或食管下段左侧肌层。门静脉高压症时,上述静脉都显著扩张,高位食管支的直径常达0.6～1.0cm,手术时,首先切除脾脏,然后彻底切断上述静脉,包括高位食管支或同时存在的异位高位食管支;同时结扎、切断与静脉伴行的同名动脉,才能彻底阻断门奇静脉间的反常血流（图42-13B）。

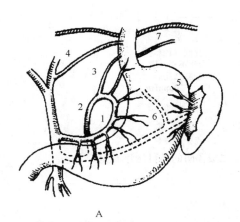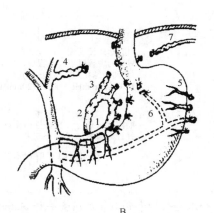

图42-13 贲门周围血管解剖（A）和贲门周围血管离断术（B）

1. 胃支;2. 食管支;3. 高位食管支;4. 异位高位食管支;5. 胃短静脉;6. 胃后静脉;7. 左膈下静脉

3）分流加断流手术:近年来,分流加断流的联合术式正引起人们的浓厚兴趣。临床上较为常用的是贲门周围血管离断加肠腔静脉侧侧分流术或肠腔架桥式分流术。实验研究和临床观察显示,联合术式既能保持一定的门静脉压力及门静脉向肝血供,又能减轻门静脉系统的高血流状态,是一种较理想的治疗门静脉高压症的手术方法。

2. 严重脾大伴脾功能亢进的治疗 严重脾大伴脾功能亢进最多见于晚期血吸虫病性肝硬化患者,也见于脾静脉栓塞引起的左侧门静脉高压症,对于这类患者单纯行脾切除术效果良好。近年来,为保留脾脏的免疫功能,有人采用脾大部切除术,但确切效果有待确定。

3. 肝移植治疗门静脉高压症 肝移植是治疗终末期肝病并发门静脉高压症患者的理想方法,既替换了病肝,又使门静脉系统血流动力学恢复到正常。新的高效低毒的免疫抑制剂的不断出现,以及肝移植手术技术的不断发展与成熟,使肝移植的手术适应证不断扩展,近期疗效和远期存活率不断提高。在一些发达国家,肝移植已成为治疗晚期肝病的常规手术,我国近几年在肝移植方面也有了很大的进展。主要适应证是伴有食管胃底静脉曲张出血的终末期肝病患者:①反复上消化道大出血经内、外科和介入治疗无效者;②无法纠正的凝血功能障碍;

③肝性脑病。禁忌证:①肝硬化基础上进行性肝功能衰竭、深度昏迷;②严重脑水肿、脑疝形成、颅内压>54cmH$_2$O;③心、肺功能严重受损。

【门静脉高压症的二级预防】 首次食管、胃底静脉曲张破裂出血停止后,1～2年内再次出血发生率为60%～70%,病死率高达33%。因此,预防再次出血至关重要。肝硬化门静脉高压症二级预防的外科诊疗流程如图42-14所示。

案例42-1分析

诊断:门静脉高压症,食管胃底静脉曲张破裂出血,乙肝肝硬化,失血性贫血。

诊断要点:

1. 有乙肝病史多年。

2. 上消化道出血,表现为呕血和黑便。

3. 查体:肝脾肿大,贫血貌,心率增快,血压降低。

4. 辅助检查:血常规示三系下降,肝功能示白蛋白下降,乙肝大三阳,腹部B超示肝脾肿大,门静脉和脾静脉内径增粗。

急诊处理:

1. 密切监视生命体征,禁食,及时补充血容量。

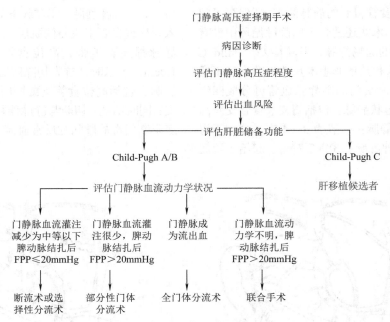

图 42-14　肝硬化门静脉高压症二级预防的外科诊疗流程

2. 予以生长抑素和血管加压素进行药物止血。

3. 药物止血效果不明显可行三腔二囊管压迫止血。

4. 如果仍有活动性出血，予以内镜治疗、介入治疗或手术治疗。

思 考 题

1. 简述门静脉高压症的病理生理过程。

2. 门静脉高压症临床表现是什么？

3. 门静脉高压症的外科治疗是什么？

（夏　强）

第四十三章　胆道疾病

学习目标

1. 掌握胆道解剖生理概要，胆石病、胆道感染和胆道恶性肿瘤的临床表现特点、诊断要点和治疗原则。

2. 熟悉先天性胆管扩张症和胆道损伤的临床表现特点、诊断要点和治疗原则。

3. 了解胆囊息肉和胆道蛔虫病的临床表现特点和治疗原则。

第一节　胆道的解剖生理概要

一、胆道的应用解剖

胆道分肝内胆管和肝外胆管两部分。

1. 肝内胆管　肝内毛细胆管依次汇集为肝段、肝叶胆管和左、右肝管。肝内胆管、肝内门静脉和肝动脉分支伴行，被结缔组织鞘所包绕，称为格利森鞘（Glisson sheath）。胆管分为三级，左、右肝管为一级胆管，左内叶、左外叶、右前叶及右后叶胆管为二级胆管，各肝段胆管为三级胆管。

2. 肝外胆管　肝外胆管包括肝外左肝管、右肝管、肝总管、胆囊和胆总管。左、右肝管在肝门处"Y"形汇合成肝总管（common hepatic duct, CHD）。胆囊管汇入肝总管的位置决定了肝总管的长度（图43-1）。

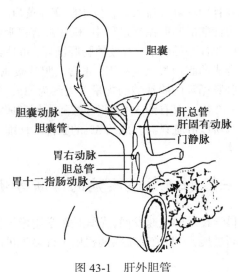

图 43-1　肝外胆管

（1）胆囊：为囊性器官，梨形，长 5~8cm，宽 3~5cm，容积为 40~60ml，分底、体、颈三部分。胆囊颈上部囊性扩张，称 Hartmann 袋，胆囊结石易滞留于此部位。胆囊近端变细为胆囊管，汇入肝总管，也是肝总管和胆总管的分界点。胆囊管内壁黏膜形成螺旋状皱襞，称海斯特瓣（Heister's valve）。胆囊管汇入肝管的部位和路径存在多种变异，具有重要的临床意义（图43-2）。胆囊的血供主要来自胆囊动脉，绝大多数胆囊动脉由肝右动脉发出，但也有多种变异。胆囊动脉在胆囊三角内靠近胆囊管，分为前、后两支供应胆囊血运。胆囊黏膜能分泌黏液，并具有吸收功能。

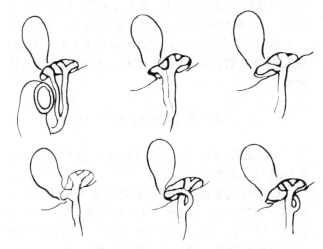

图 43-2　胆囊管的常见解剖变异

胆囊三角（Calot 三角）是由胆囊管、肝总管和肝下缘围成的三角区（图 43-1），内有肝右动脉及其分支胆囊动脉，还有副右肝管。胆囊淋巴结（Calot's 淋巴结）位于胆囊管和肝总管汇合交角的上方，引流胆囊的淋巴，在胆囊炎症或肿瘤时会有增大，是术中寻找胆囊动脉和胆管的重要标志。胆囊三角是胆道手术，尤其胆囊切除术极易发生误伤的危险区域。

（2）胆总管（common bile duct, CBD）：是胆囊管与肝总管汇合点以下，肝总管的延续。胆总管全长 7~9cm，直径 0.4~0.8cm，可分为 4 段。①十二指肠上段；②十二指肠后段；③胰腺段：位于胰头背面浅沟内或完全穿行胰腺实质，胰头癌常可侵及此段造成阻塞性黄疸；④十二指肠壁内段：位于十二指肠降段中部后内侧壁内，斜行走行，长 1.5～2.0cm。约 80% 的胆总管与主胰管在肠壁内汇合，膨大形成壶腹亦称为 Vater 壶腹，形成共同通路开口于十二指肠乳头；另有约 20% 的胆总管与主胰管分别进入十二指肠或有间隔。Vater 壶腹周围有括约肌（Oddi 括约肌）包绕，包括胆管括约肌、胰管括约肌和壶腹括约肌。它们具有控制和调节胆总管和胰管的排放，防止肠液反流等作用。胆总管的血供主要来自胃十二指肠动脉的分支，在胆总管周围相互吻合形成微细的小动脉丛，滋养胆总管。

3. 肝门区及肝十二指肠韧带的解剖特点 肝门位于肝横沟内，是左肝管、右肝管、肝固有动脉、门静脉及神经和淋巴管出入肝脏的区域。在肝十二指肠韧带内，胆总管、肝固有动脉和门静脉呈倒"品"字排列。肝总管和胆总管位于肝十二指肠韧带的右前方，左、右肝管的汇合点位置最高；肝固有动脉位于肝十二指肠韧带的左前方，其分支最低；门静脉分叉居中，位于胆总管和肝固有动脉后方偏左（图 43-1）。了解肝门部的解剖特点对胆道外科手术十分重要。胆囊和肝外胆管的解剖变异较多，正常的解剖不足 50%。

二、胆道系统的生理功能

胆道系统的主要生理功能是输送、储存和调节肝脏分泌的胆汁进入十二指肠。

1. 胆汁的生成、分泌和代谢 成人每日分泌胆汁 800～1200ml，其中约 3/4 为肝细胞分泌，1/4 为胆管分泌产生。胆汁中约 97% 是水，其他成分主要有胆汁酸及胆盐、胆固醇、磷脂和胆红素等。胆汁呈中性或弱碱性。胆汁中的电解质成分与细胞外液相似，与血浆等渗。胆汁中胆汁酸、胆固醇和磷脂三者比例的失调被认为与胆道结石形成有关。

胆汁的主要生理功能：①排泄肝脏代谢产物；②乳化、水解脂肪，刺激胰脂肪酶的分泌并使之激活，促进胆固醇和脂溶性维生素（如维生素 A、维生素 D、维生素 E、维生素 K）的吸收；③中和胃酸；④刺激肠蠕动；⑤分泌 IgA 和细胞因子等，抑制肠道内致病菌的生长繁殖；⑥胆汁中某些激素有利于机体，尤其是新生儿肠道的生长和发育。

胆汁维持胆固醇溶解的关键是胆汁酸-磷脂-胆固醇构成的微胶粒（micelle），但微胶粒并不是运输胆固醇的唯一形式。胆固醇与磷脂构成的泡（vesicle）是胆汁中运输胆固醇的非微胶粒形式。两种运输胆固醇的形式在胆汁中处于复杂的动态平衡：当胆汁中胆盐的浓度高，则胆固醇主要以微胶粒的形式存在；当胆固醇浓度较高时，超过微胶粒的溶解限度，过量的胆固醇与磷脂以泡的形式存在。而当胆固醇过饱和时，胆固醇则从泡中析出结晶，导致胆固醇结石的形成。

2. 胆囊、胆管的生理功能 胆囊具有储存、浓缩和排出胆汁的作用。肝脏每日分泌的胆汁大部分经胆囊浓缩并储存在胆囊内，胆囊可将胆汁浓缩 5～20 倍。胆囊黏膜每日分泌黏液约 20ml，具有保护胆道黏膜的作用。小肠黏膜释放的缩胆囊素（cholecystokinin，CCK）具有收缩胆囊和舒张胆总管下端及 Oddi 括约肌的作用，促进胆囊的收缩和排空。餐后 90～120 分钟胆囊排空最大（达 80%～90%）。胆囊收缩时可产生 $25cmH_2O$ 的内压，迫使胆汁排入十二指肠。实际上，胆囊在非消化期也有节律地收缩，持续不断地排放胆汁。

胆管输送胆汁至十二指肠是由胆囊和 Oddi 括约肌协调完成。首先肝细胞的分泌压（$30cmH_2O$）为最高，使毛细胆管的胆汁向肝外胆管流出。禁食时 Oddi 括约肌收缩，使胆管内压升高（$15～20cm H_2O$），大部分肝胆汁便流向压力较低的胆囊储存并被浓缩，直到胆囊内压与胆管内压达到平衡（$10cmH_2O$）为止。进餐时，当脂肪、蛋白或酸性食物接触十二指肠黏膜后便释放促胰液素和 CCK，引起胆囊收缩并使括约肌松弛，此时胆囊压力明显高于胆管内压和十二指肠内压（$5cmH_2O$），使胆汁从胆囊排至胆总管和十二指肠。任何原因造成的胆道梗阻均将引起胆道内压力增高，此种情况下，梗阻近端的胆管和胆囊必将代偿性地扩张和增大以便缓解胆道高压。当胆道内压超过 $40cmH_2O$ 时，肝脏将停止胆汁的分泌，导致胆道梗阻，并且胆汁可反流入血，发生阻塞性黄疸。

胆汁酸的肠肝循环过程中，机体具有再吸收和重复利用胆汁酸的功能。有效的肠肝循环，可使约 95% 肝脏合成的胆汁酸重复利用。正常人胆汁酸池（每次参与肝肠循环的胆汁酸的含量）大约为 3g，每天循环 6～12 次，仅有约 5% 的胆汁酸随粪便和尿液排出体外，所以肝脏只需合成约 5% 的胆汁酸便能达到完全补偿。

三、胆道系统疾病的诊断方法

科学技术的飞速发展，尤其是医学影像学及内镜的不断进展，为胆道系统疾病提供了许多先进的诊断方法。

1. 超声检查（ultrasonography） 因其安全、简便、经济和准确性高，是诊断胆道疾病的首选。B 超能检出直径 2mm 以上结石，诊断准确率达 95% 以上。

超声探查肝内、外胆管有无扩张，扩张的部位和原因，对黄疸进行定性和定位诊断，准确率为93%～96%。胆囊结石的典型声像图为强回声团伴声影，可随体位改变移动。息肉或肿瘤则显示中强回声、无声影、不移动。内镜超声（endoscopic ultrasound，EUS）是在内镜下用内镜超声探头观察内脏及病变的方法，克服了一般 B 超难以观察到胆总管下端病变的缺点。术中应用 B 超检查可进一步提高肝胆疾病的诊断率。在 B 超引导下还可行经皮经肝胆管穿刺、引流、取石及放置胆道支架等操作。

2. 放射学及磁共振检查

（1）腹部 X 线检查：腹部 X 线平片对胆道疾病诊断价值有限。约15%胆囊结石可在腹部平片显示。腹部立位平片有助于鉴别消化性溃疡穿孔、肠梗阻及右下肺叶肺炎等病变。口服胆囊造影及静脉胆道造影已逐渐被其他新技术方法所取代，较少使用。

（2）上腹部 CT（computed tomography）检查：可显示肝胆系统不同水平、不同层面的图像。诊断胆石不如超声，但能提供胆道扩张的范围，梗阻的部位，胆囊、胆管及胰腺肿块等。螺旋 CT（spiral CT）胆道成像在胆道疾病诊断中具有重要价值。增强 CT 扫描对鉴别胆道、肝脏和胰头肿瘤及确定治疗方案有重要意义。

（3）MRI 及 MRCP：单用磁共振成像（magnetic resonance imaging，MRI）诊断胆道系统疾病无特异性。磁共振胆胰管成像（magnetic resonance cholangiopancreatography，MRCP）可显示整个胆道系统的影像，在诊断先天性胆管囊性扩张症及阻塞性黄疸等方面具有特别重要的价值。因其具有无创、可胆道完整成像等优点，在大型医院已广泛应用，并在一定程度上取代了内镜逆行胰胆管造影，但价格较为昂贵，不能取活检是其不足之处。

（4）PTC 和 PTCD：经皮经肝胆道造影（percutaneous transhepatic cholangiography，PTC）是用细针（chiba 针）在 X 线或超声引导下，穿刺肝内胆管并注入造影剂，显示胆道，多用于阻塞性黄疸，判断阻塞的部位和原因。此法为有创性，可发生胆汁漏、腹膜炎等并发症，近年来已不常使用。经皮经肝胆道引流（percutaneous transhepatic cholangial drainage，PTCD）是在 PTC 基础上，借助导丝向扩张的肝内胆管置入导管减压并引流胆汁，既可达到诊断目的，又可术前减黄；对不能手术的阻塞性黄疸患者也可作为姑息性减黄治疗措施。

（5）内镜逆行胰胆管造影（endoscopic retrograde cholangiopancreatography，ERCP）：在阻塞性黄疸的诊断中具有重要应用价值。借助内镜可观察十二指肠及乳头有无病变，并可活检，插管后注入造影剂使胆管和胰管显影，显示梗阻的部位和病因（图 43-3），但有诱发急性胆管炎或胰腺炎的风险。ERCP 的成功率受操作者技术水平等因素影响。近年来，诊断性 ERCP 部分被 MRCP 或螺旋 CT 所替代。

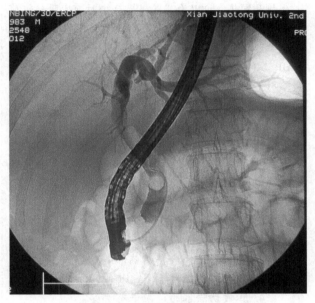

图 43-3　胆管梗阻的 ERCP

（6）术中或术后胆道造影：胆道手术中，包括腹腔镜手术，经胆囊管置管注入造影剂直接造影，可清楚地显示肝内、外胆管，了解胆管内病变以便决定是否需要探查胆道。术后（＞2 周）可经 T 管注入造影剂造影，以判定有无残余结石或胆管狭窄。胆道 T 管引流拔管前应常规行胆道造影。

（7）核素闪烁成像：核素 ^{99m}Tc-EHIDA 闪烁显像（biliary scintigraphy）对肝胆外科疾病的诊断有一定帮助。核素检查属功能性试验，首先要依靠肝细胞对放射性核素的清除能力，可显示胆管的解剖结构和功能。临床较少采用。

3. 胆道镜检查（choledochoscopy）　术中或术后应用胆道镜直接观察胆道系统。术中观察有无胆管狭窄或肿瘤、有无残余结石，或术中用胆道镜和网篮取出二、三级胆管内结石。术后如有残余结石（术后＞6 周）可经 T 管瘘管送入胆道镜观察并取出残余结石。

第二节 胆石症

胆石症（cholelithiasis）是指胆道系统，包括胆囊和胆管内发生结石的疾病。胆石症在我国和世界范围都是常见病。西方国家主要为胆囊胆固醇结石。我国胆结石患病率为 0.9%～10.1%，平均为 5.6%。女性明显多于男性，且患病率随年龄增长而增高。随着生活水平的提高，饮食习惯的改变，我国的胆结石已由以胆管的胆色素结石为主逐渐转变为以胆囊的胆固醇结石为主。

一、胆石的分类和成因

（一）按化学成分分类

1. 胆固醇结石 胆固醇为主要成分，胆固醇含量超过 70%，80% 位于胆囊内，成石与脂类代谢紊乱有关。结石质硬，呈皂白色或黄色，卵圆形或多面体状，表面光滑或呈桑葚状，剖面呈放射性条纹状，X 线多不显影。

2. 胆色素结石 以胆色素为主，其胆固醇含量低于 45%。可分为棕色胆色素结石和黑色胆色素结石，前者形成多与胆道感染有关，好发于肝内外胆管，形状大小不一，颗粒状、长条状或呈管形，一般为多发；后者好发于胆囊，体积小，质硬，色黑有光泽，形如珊瑚或细小煤渣，常见于溶血性贫血、肝硬化患者。

3. 混合性结石 由胆固醇、胆红素、钙盐等多种成分混合组成。

（二）按胆石所在部位分类

1. 胆囊结石 70% 以上为胆固醇结石，棕色胆色素结石约占 20%，黑色胆色素结石约占 5%。少数结石含钙量高，X 线片上可显影。

2. 肝外胆管结石 原发于胆管内的为原发性胆管结石，多为胆色素混合结石。自胆囊坠入胆总管者为继发结石，其成分与胆囊结石相同。

3. 肝内胆管结石 绝大多数为多发，多见于肝左叶，分布在二、三级肝胆管内，小块状或铸形，可有蛔虫残体为核心。均为胆色素混合结石。

上述 3 种胆结石也可联合存在，如胆囊结石可合并胆总管结石，胆总管结石可合并肝内胆管结石。

（三）胆石的成因

胆石的成因非常复杂，胆固醇结石和胆色素结石的成因又截然不同。以下简略介绍胆石形成的主要原因。

1. 胆固醇结石的成因 胆固醇结石均在胆囊内形成。目前认为胆固醇结石的形成必须具备以下 3 个条件。①胆汁中胆固醇过饱和：当胆汁中胆固醇浓度明显升高，超过了胆汁中胆汁酸和磷脂所能助溶的胆固醇浓度，就会有胆固醇结晶析出，此胆汁为胆固醇过饱和胆汁。②胆汁中胆固醇的成核过程异常：胆固醇过饱和胆汁中，胆固醇-磷脂泡聚集融合形成大泡，使溶解状态的胆固醇析出胆固醇结晶。在此过程中，在成石胆汁中某些成核因子（糖蛋白、免疫球蛋白和钙离子等）有明显的促成核作用，缩短成核时间。③胆囊功能异常：胆固醇结石患者的胆囊对水和电解质的吸收增加，使胆汁浓缩；成石性胆汁刺激导致胆囊黏膜分泌黏蛋白增加，在成核过程中起重要作用；胆囊排空减慢，如长期禁食、胃肠外营养、迷走神经切断术后及长期应用生长抑素等情况下，胆汁淤滞于胆囊内，提供胆固醇结晶形成、聚集和生长所必要的时间和场所。

2. 胆色素结石的成因 胆石中胆红素与多种金属离子形成盐和螯合物，其主要成分为胆红素钙。正常胆汁中的胆红素约 80% 为葡萄糖醛酸胆红素，称为结合型胆红素。胆道感染是胆色素结石形成的诱因。感染胆汁中的细菌能产生 β-葡萄糖醛酸酶和磷脂酶 A_1，前者使结合性胆红素水解为非结合性胆红素，

它与 Ca^{2+} 结合生成胆红素钙沉淀；后者使磷脂水解，释放出游离脂肪酸，包括棕榈酸（又称软脂酸、十六烷酸）和硬脂酸（十八烷酸），与 Ca^{2+} 结合生成棕榈酸钙和硬脂酸钙，二者也是胆色素混合结石的重要成分。胆道感染还使胆道黏膜分泌大量糖蛋白，作为基质把上述各种沉淀物凝聚在一起形成结石。胆道蛔虫症是胆道感染的重要原因，蛔虫残体又可作为胆石核心，在胆色素结石形成中起重要作用。

二、胆囊结石

胆囊结石（gallbladder stone）为常见病。近年来有增多趋势。女性多见，男女之比约为 1:（2～3）。胆囊结石主要为胆固醇结石或以胆固醇为主的混合结石和黑色胆色素结石。肥胖是诱发胆固醇结石的重要因素之一。

【临床表现和诊断】

1. 临床表现

（1）约 1/3 的胆囊结石患者无明显临床症状，称为无症状性胆囊结石。

（2）消化道症状：多数患者表现为消化道症状，即上腹部或右上腹饱胀不适，嗳气等，尤以进油腻饮食后诱发加重，多误以为"胃病"而没及时就诊。

（3）胆绞痛（biliary colic）：常为典型的首发症状，呈右上腹阵发剧痛，向右肩背部放射，常伴恶心、呕吐，可在几小时后自行缓解。多为胆囊结石嵌顿胆囊出口，胆囊平滑肌痉挛，胆汁酸刺激胆囊黏膜所致。如胆囊结石嵌顿不缓解，则胆囊增大、积液，合并感染时则可发展为急性化脓性胆囊炎或胆囊坏疽。如胆囊结石较小，可通过胆囊管排入胆总管，胆绞痛症状暂时缓解。

（4）胆囊积液：胆囊结石长期嵌顿阻塞胆囊管，但尚未继发细菌感染，其内胆汁中胆色素被吸收，胆囊内呈无色水样黏液，呈白胆汁。长期不治可导致胆囊壁增厚、纤维化和萎缩。

（5）Mirizzi 综合征：如胆囊管与肝总管并行过长或胆囊管与肝总管汇合位置较低，长期嵌顿于胆囊颈部的结石就会压迫肝总管，引起肝总管狭窄和阻塞性黄疸，反复炎症发作还可导致胆囊肝总管瘘，胆囊管消失，结石阻塞肝总管（图 43-4）。临床表现为反复发作的胆囊炎和胆管炎，伴明显的阻塞性黄疸。

（6）胆囊小结石可通过胆囊管进入胆总管，成为胆总管结石；进入胆总管的结石嵌顿于胆总管下端壶腹部还可引起急性胆源性胰腺炎；胆囊结石压迫，胆囊慢性炎症穿孔与十二指肠或结肠形成胆囊十二指肠或胆囊结肠瘘。大的结石还可引起胆石性肠梗

阻；胆囊结石慢性炎症刺激可导致胆囊癌的发生。

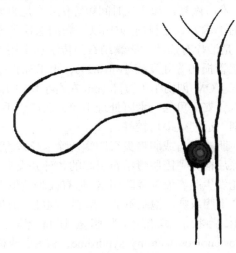

图 43-4　Mirizzi 综合征

（7）胆囊结石体征常不明显，右上腹胆囊区可有压痛，有时可扪及肿大的胆囊。

2. 辅助检查　B 超为首选检查，诊断胆囊结石的准确率接近 100%，可发现胆囊内有结石光团和声影（图 43-5），并随体位改变而移动。有 10%～15% 胆囊结石含有钙，可在腹部 X 线平片显示。CT、MRI 也可显示胆囊结石，但敏感性不如 B 超，价格昂贵，不作为首选检查。

3. 诊断　根据典型病史、临床表现、查体及影像学检查，诊断多无困难。

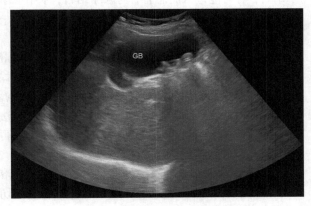

图 43-5　胆囊结石的超声图像

【治疗】　以外科手术治疗为主。

1. 手术治疗　胆囊切除术是治疗胆囊结石的首选方法。对有症状或并发症的胆囊结石及判断已无胆囊生理功能的胆囊结石应积极行胆囊切除术。胆囊切除主要包括三种术式：开腹胆囊切除术（open cholecystectomy，OC）、腹腔镜胆囊切除术（laparoscopic cholecystectomy，LC）及小切口胆囊切除术（open minicholecystectomy，OM）。LC 具有

损伤小、手术时间短、效果确切、对腹腔内脏器干扰小、术后恢复快和住院时间短等优点，是胆囊结石首选的手术方式，目前 95%以上病例选择了该术式。OC 是治疗有症状性胆囊结石的传统和常用术式，术中胆管损伤等并发症小于 0.2%，手术死亡率低，效果好。OM 创伤小（腹部 5cm 左右小切口），直视下手术，安全可靠，术野处理干净，属微创手术范围，近期、远期效果均较好。

胆囊结石或胆囊炎行胆囊切除术疗效肯定。胆囊切除后根除了因胆囊结石引起的各种并发症，去除了可能发生胆囊癌的危险因素。但有极少数患者术后仍有右上腹绞痛、饱胀不适、恶心、呕吐、消化不良等临床症状，笼统称为胆囊切除术后综合征（postcholecystectomy syndrome，PCS）或称胆囊切除术后胆道功能障碍（biliary dyskinesia）。常见原因：①胆总管内残余结石；②Oddi 括约肌狭窄；③胆囊管残留过长；④胆道功能紊乱，与 Oddi 括约肌痉挛有关；⑤其他与胆囊结石相混淆的并存病。明确原因后对症处理，上述临床症状多可消除。

行胆囊切除术时，有下列情况需同时行胆总管切开探查术：①术前诊断或高度怀疑胆总管梗阻，如阻塞性黄疸，胆总管结石、蛔虫、肿块，反复发作的胆管炎、胰腺炎；②胆总管扩张直径大于 1cm，术中扪及或胆道造影发现胆总管内结石、蛔虫、肿块，或术中胆管穿刺抽出脓性、血性或泥沙样胆汁者；③胆囊小结石，有可能进入胆总管，为取净结石，术中应争取行胆道造影或胆道镜检查。胆总管切开探查术后一般需放置 T 管引流。

2. 胆囊结石的其他疗法 ①口服或灌注药物溶石治疗；②体外冲击波碎石治疗；③微创保胆取石术。应该强调胆囊结石患者的胆汁属成石性胆汁，其胆囊也属病理性胆囊，因此企图保留胆囊的各种治疗方法都缺乏理论基础；其共同的缺点是结石的复发率和再生率很高，应用范围明显受限。

3. 无症状性胆囊结石的处理 由于胆囊结石溶石效果不确切，且研究发现胆囊结石与胆囊癌密切相关，因此近年来对无症状性胆囊结石的手术指征有所放宽：①结石直径＞2cm 或胆囊内充满结石或合并胆囊息肉；②胆囊壁增厚，胆囊壁钙化或出现"陶瓷样"胆囊或胆囊萎缩；③胆囊造影不显影或 B 超胆囊功能检查示胆囊无功能；④儿童胆囊结石；⑤合并有糖尿病、心肺功能障碍，或居住在无手术条件地区，应在处理好合并症后择期手术；⑥发现胆囊结石 10 年以上；⑦有胆囊造瘘手术者或有其他疾病需要开腹手术；⑧有较长胆胰共同通道者；⑨疑为胆囊癌者。

三、肝外胆管结石

肝外胆管结石分为原发性和继发性胆管结石，前者指在肝外胆管内形成的结石，多位于胆总管中下段，又称为胆总管结石，在我国和东南亚各国较多见。原发性结石多为棕色胆色素结石或混合性结石。继发性结石是由胆囊排入胆总管，主要为胆固醇结石或黑色胆色素结石，其临床表现与原发性胆总管结石相同。

【临床表现和诊断】

1. 临床表现 大多数肝外胆管结石平时无症状或仅有上腹部不适，常因阻塞胆管和出现急性胆管炎而表现典型的临床症状。

（1）腹痛：剑突下或右上腹阵发性绞痛，或持续性疼痛阵发性加剧，可向右肩、背部放射，伴恶心、呕吐。这是由于结石下移嵌于胆总管下端或壶腹部，引起括约肌痉挛和胆道高压所致。

（2）黄疸：胆管梗阻后 1～2 日可出现黄疸，其轻重程度和持续时间取决于胆管梗阻的程度、部位及是否并发感染。表现为巩膜黄染，皮肤黄染伴瘙痒，尿黄，粪色变浅。部分患者胆石可漂浮上移，或小结石通过壶腹部排入十二指肠，使上述症状缓解。这种间歇性黄疸，是肝外胆管结石的特点。如阻塞性黄疸长期未得到解决，将会导致严重的肝功能损害。

（3）寒战高热：是胆管梗阻合并感染，胆管内压升高，胆道感染逆行扩散，致使细菌和毒素通过肝窦入肝静脉内，引起全身感染。腹痛、寒战高热和黄疸称为夏科氏三联征（Charcot 三联征），是肝外胆管结石合并胆道梗阻和感染的典型表现。

（4）体征：无胆道梗阻或胆管炎时无明显阳性体征。合并有胆管炎时可出现巩膜及皮肤黄染，剑突下或右上腹部深压痛，感染严重时可有局限性腹膜炎，肝区叩击痛。如胆总管下端梗阻可扪及肿大、有触痛的胆囊。

2. 辅助检查 血白细胞及中性粒细胞计数升高，血清总胆红素升高，其中直接胆红素升高明显，转氨酶及碱性磷酸酶升高，尿胆红素升高，粪胆原减少。超声检查是首选诊断方法（图 43-6），可见肝内外胆管扩张，胆囊增大，胆总管内见结石影。如诊断困难还可选用 MRCP（图 43-7）、ERCP、CT 或 EUS。

3. 诊断与鉴别诊断 根据典型病史、临床表现、实验室及影像学检查，诊断多无困难。

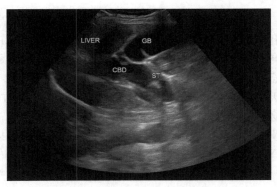

图 43-6　胆总管结石的超声图像

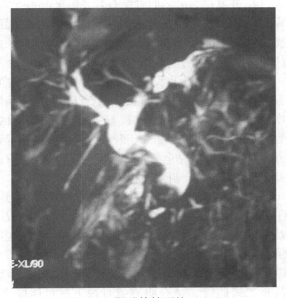

图 43-7　胆总管结石的 MRCP

　　肝外胆管结石应与下列疾病相鉴别。①壶腹癌和胰头癌：无腹痛或仅有上腹部不适，黄疸多呈进行性加深，肝大并可触及肿大的胆囊，B 超和 CT 等检查可见胰头或壶腹部肿物影；②右肾绞痛：疼痛部位始于右腰部或肋腹部，向股内侧及会阴部放射，腹柔软，无腹膜刺激征，肾区有叩痛，尿常规可见红细胞，影像学检查可见泌尿系结石影；③肠绞痛：疼痛以脐周为著，如为机械性肠梗阻，伴有恶心及呕吐，腹胀，肛门停止排气和排便，可见肠型，肠鸣音亢进并有气过水声，有不同程度的腹部压痛及腹膜刺激征，立位腹部 X 线平片可见阶梯状气液平面；④心绞痛：可表现为剑突下疼痛，有冠心病史，伴胸闷、气短，有典型心电图改变。

　　【治疗】　肝外胆管结石主要采用外科手术治疗。治疗原则：①取净结石；②解除胆道梗阻；③保持胆汁引流通畅，预防结石复发；④合理应用抗生素。由于胆总管结石可引起胆道梗阻，继而发生胆道感染甚至急性重症胆管炎，给患者带来生命危险。因此，一旦诊断肝外胆管结石就应积极手术。对于反复发

作、术后残余结石或复发结石也应积极手术。对胆道梗阻出现黄疸者，或合并感染者更应尽早急诊手术。因为长期存在的胆管结石，即使无黄疸发生也可导致胆汁性肝硬化。等待出现胆道感染、休克时再急诊手术对患者更无益处，危险性增大，增加手术死亡率。

　　1. 非手术治疗　①胆管炎患者应使用抗生素控制感染，应选取针对革兰氏阴性菌，主要经胆道排泄的抗生素；②解痉、镇痛；③防治水、电解质和酸碱平衡紊乱；④利胆：消炎利胆片或排石汤等具有增加胆汁分泌和排泄、收缩胆囊、松弛 Oddi 括约肌、抑制胆道细菌等作用；⑤保肝、营养支持等治疗。非手术治疗可作为手术前的准备治疗。

　　2. 手术治疗

　　（1）胆总管切开探查、取石、T 管引流术：可采用开腹或腹腔镜途径。对胆总管结石并继发化脓性感染所致的 ACST 应争分夺秒行胆总管切开，胆管减压，引流胆道，其他情况二期处理。如伴有胆囊结石和胆囊炎，应同时行胆囊切除术。胆总管探查术后一般常规放置 T 管引流。腹腔镜下胆总管探查术有两种术式：一是通过胆囊颈管取石，另一种是腹腔镜下直接切开胆总管前壁取石。术后保持 T 管引流畅通，术后 2 周左右，患者黄疸消退，无发热，胆汁清亮，可行 T 管造影，证实无胆石残留且胆总管下端畅通，开放 T 管引流 24 小时以上，再连续闭 T 管 24～48 小时，无不适，可拔出 T 管。如有残余结石可在术后 6 周用胆道镜经 T 管形成的纤维瘘管取石。

　　（2）胆肠吻合术：适用于胆总管远端有炎性狭窄难以手术解除的梗阻，胆总管扩张，上段胆管通畅无狭窄；胆胰汇合部异常，胰液直接流入胆总管；结石呈泥沙状不易取净，有结石残留或结石复发；胆管因病变部分切除后无法再吻合。最常用的吻合方式为胆管空肠鲁氏 Y 形（Roux-en-Y）吻合，"Y" 形引流袢长度应大于 40cm，以防胆道逆行感染。胆总管十二指肠吻合虽操作简单，但易形成"盲袋综合征"，故已较少采用。胆肠吻合术后，胆囊功能消失，故应同时行胆囊切除术。

　　（3）内镜十二指肠乳头括约肌切开术（endoscopic sphincterotomy，EST）取石：是通过内镜到达十二指肠乳头括约肌开口处，用切开刀切开进行取石的手术方法。与传统手术相比，EST 操作简单、安全、微创，易为患者接受，尤其适用于胆囊切除术后胆总管结石，胆总管下端良性狭窄和老年、高危患者。同时，可向胆总管放置取石篮取出胆管内结石，合并胆道感染或者为预防胆道感染的发生可采用内镜鼻胆管引流术（endoscopic nasobiliary drainage，ENBD）。但该方法也有其局限性，对结石较大，狭窄段过长，合

并有肝内胆管结石，近期有胰腺炎发作，凝血功能异常，十二指肠乳头区有憩室者不易用该法。因 EST 破坏了 Oddi 括约肌功能，术后胆道肠液反流，胆道感染率增加，所以对肝内胆管结石合并胆总管结石者不宜行 EST 治疗。

（4）经内镜乳头气囊扩张术（endoscopic papillary ballon dilation，EPBD）：操作较 EST 简单、安全、不破坏 Oddi 括约肌，保留了 Oddi 括约肌的生理功能，被认为是可能代替大部分 EST 治疗胆管疾病的新方法。

四、肝内胆管结石

肝内胆管结石（hepatolithiasis）在我国东南沿海、西南和长江流域多发，农村比城市多见。

【病因及病理】 肝内胆管结石的成因与胆道感染、胆道寄生虫、胆汁淤滞、胆管变异、营养不良等因素有关。肝内胆管结石几乎全部为胆色素混合结石。由于肝左外叶和右后叶胆管与肝总管汇合的解剖关系，易引起胆汁引流不畅，故肝内胆管结石好发于此两叶。肝内胆管结石常合并肝内胆管狭窄，以左侧肝管最明显，呈节段性分布，狭窄处常有胆管分支，狭窄远端胆管扩张，其内存在或充满结石。肝内胆管结石与合并胆管狭窄和扩张，两者互为因果。长期存在的结石，合并肝内胆管感染及胆汁淤滞，导致胆石存在的肝段（叶）实质萎缩并与膈肌粘连，对侧肝脏呈代偿增大，肝的外形改变，肝门向患侧不同程度地扭转。长期肝内胆管结石刺激可发生癌变。

【临床表现和诊断】

1. 临床表现 不如肝外胆管结石那样典型和严重。位于周围胆管的小结石平时可无症状。位于二、三级胆管的结石平时只有肝区不适或轻微疼痛。结石位于一、二级胆管或整个肝内胆管充满结石，患者会有肝区胀痛，常无胆绞痛，一般无黄疸。如合并肝外胆管结石，其临床症状则被肝外胆管结石的症状所掩盖。如合并感染时则出现寒战、高热、轻度黄疸，甚至休克，称为急性梗阻性化脓性肝胆管炎（acute obstructive suppurative hepatocholangitis，AOSHC）。如合并肝脓肿，则表现为肝区疼痛，高热。病史长者，虽无明显黄疸，可出现胆汁淤积性肝硬化、门静脉高压症及肝功能障碍的临床表现。

慢性期常无特异临床体征，可有肝大、肝区叩痛；合并门静脉高压者可有脾大。急性期合并梗阻或感染者，可出现 AOSHC 的表现，与急性化脓性胆管炎相同。

2. 辅助检查 实验室检查血白细胞明显升高，肝功能检查见血清转氨酶、胆红素和 γ-GT、ALP 升高。糖类抗原 CA19-9 或 CEA 明显升高，应怀疑有癌变。高热时血细菌培养阳性，以大肠杆菌最多见，厌氧菌感染也属常见。影像学检查 B 超、CT 和 MRCP、ERCP、PTC 等检查可显示肝内胆管结石及狭窄、扩张胆管的位置，有无肝萎缩。并可提供是否合并肝硬化、脾大、门脉高压及肝外胆管结石等信息。

3. 诊断 根据病史、临床表现、影像学检查可做出明确诊断。

4. 并发症 肝内胆管结石合并感染时可导致休克、败血症及肝脓肿；脓肿破溃至肝动脉支或门静脉支，造成肝内胆管出血；晚期合并胆汁淤积性肝硬化、门脉高压症、肝肾功能损害等。

【治疗】 以手术治疗为主。原则是尽量取净结石、解除胆道狭窄和梗阻、去除结石部位和感染病灶、恢复和建立通畅的胆汁引流，防止结石复发。肝内胆管结石的治疗难度明显高于肝外胆管结石。各种治疗方法其结果尚不完全满意，关键问题是残余结石率高，再手术率高，肝功能损害致肝衰竭。

原发性肝胆管结石的手术方法主要有四类。①肝胆管切开取石术：是治疗原发性肝胆管结石最基本的方法。单纯胆道取石引流多用于急重症病例，暂时引流胆道，控制感染，改善肝功能，为二期确定性手术做准备。充分切开肝门部狭窄胆管，甚至二级胆管，结合胆道镜直视下尽可能取净胆石，高位胆管切开后常需行胆肠吻合术。②肝部分切除术：切除病变肝段，最大程度清除含结石、狭窄和扩张胆管的病灶，是治疗肝内胆管结石最有效的方法。其适应证主要是肝内胆管结石局限于肝段或肝叶的损毁性病变，如肝段或肝叶萎缩，肝段和肝叶内结石无法取净，胆管出血、狭窄或囊性扩张，并慢性肝脓肿，并肝内胆管癌变。③胆肠吻合术：多采用肝管空肠 Roux-en-Y 吻合术。适用于肝内胆管结石无法取净，近端胆管狭窄已去除者。还可将空肠袢残端顺位置埋置于皮下作为术后取石的通路。当 Oddi 括约肌仍有功能时，应尽量避免行胆肠吻合术。④肝移植术：适用于肝胆管系统弥漫性不可逆性损害，肝功能衰竭者。

第三节 胆道感染

胆道感染属常见疾病，按发病部位可分为胆囊炎和胆管炎两类。根据胆囊内有无结石，将胆囊炎分为结石性和非结石性胆囊炎。非结石性胆囊炎较少见。

一、急性胆囊炎

急性胆囊炎（acute cholecystitis）是常见急腹症，女性居多。

【病因及病理】　急性胆囊炎的病因主要有两点：①胆囊管梗阻，胆汁排出受阻，其中80%～90%是由胆囊结石引起的，称为结石性胆囊炎，尤其小结石易于嵌顿在胆囊颈部引起梗阻；②细菌感染：致病菌通过胆道逆行进入胆囊，也可经血液循环或淋巴途径入侵。入侵的细菌主要为革兰氏阴性杆菌，以大肠杆菌最常见，常合并有厌氧菌感染。一旦胆囊胆汁排出不畅或梗阻时，胆囊的内环境则有利于细菌的繁殖和生长。

急性胆囊炎被分为急性单纯性胆囊炎、急性化脓性胆囊炎。如胆囊内压继续增高，致囊壁血液循环障碍，引起胆囊壁组织坏疽，即为急性坏疽性胆囊炎；如胆囊坏疽穿孔发生过程较慢，周围粘连包裹，则形成胆囊周围脓肿。急性胆囊炎因周围炎症侵及邻近脏器，可穿破十二指肠或结肠而形成内瘘，急性炎症可因内瘘减压而迅速消退。

【临床表现和诊断】

1. 临床表现　急性胆囊炎常在饱餐或进油腻食物后或夜间发作，表现为右上腹部的剧烈绞痛或胀痛，可持续或阵发性加剧，疼痛常放射至右肩、背部，伴恶心呕吐，合并感染化脓时伴高热，体温可达40℃。急性非结石性胆囊炎的临床表现不甚典型，但基本相似。急性胆囊炎患者很少出现黄疸，或有轻度黄疸。

早期可有右上腹胆囊区压痛或叩痛。左手掌平放于患者右胸下部，拇指指腹钩压于右肋缘下胆囊点处，嘱患者缓慢深吸气，如出现突然疼痛并中止吸气，称为 Murphy 征阳性，是急性胆囊炎的阳性体征，有别于单纯胆绞痛。胆囊化脓坏疽时可扪及肿大的胆囊，压痛明显，范围增大，可出现反跳痛和肌紧张。如胆囊被大网膜包裹，可触及边界不清、固定压痛的肿块。如胆囊发生坏疽、穿孔可出现弥漫性腹膜炎体征。

2. 辅助检查　实验室检查约85%患者血白细胞和中性粒细胞计数明显增高，老年患者可不升高。血清转氨酶和血清总胆红素可有升高。约1/3患者可有血淀粉酶轻度升高。影像学检查B超检查为首选检查方法，对急性胆囊炎的诊断准确率为85%～95%。B超检查可显示胆囊增大，囊壁增厚（正常胆囊壁＜2mm），明显水肿时可见"双边征"（图43-8），囊内可探及强回声伴声影。CT和胆道核素扫描对诊断也有一定帮助。

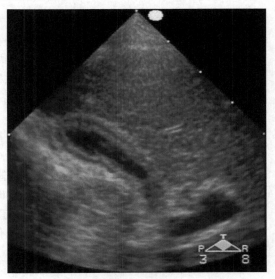

图43-8　急性胆囊炎B超示囊壁增厚，"双边征"

3. 诊断　根据临床表现、查体所见及影像学检查，确诊多无困难。如果胆囊管结石引起胆囊炎，同时压迫肝总管，引起肝总管堵塞；或者结石嵌入肝总管引起胆管炎和黄疸，称为 Mirizzi 综合征（图43-4），表现为反复发作的胆囊炎、胆管炎及阻塞性黄疸。

【治疗】　急性结石性胆囊炎一般在发病72小时内尽早急诊手术，如超过72小时可积极保守治疗，6周后择期手术。如保守治疗病情无缓解，或者已诊断为化脓性或坏疽穿孔性胆囊炎，并发急性化脓性胆管炎等均需急诊手术治疗。急性非结石性胆囊炎，病情进展快，易发生胆囊壁坏死、穿孔，所以需急诊手术。手术治疗的方法主要有开腹或腹腔镜胆囊切除术和胆囊造瘘术，首选腹腔镜胆囊切除术。近来研究表明，胆囊炎急性发作1周内行腹腔镜胆囊切除术，手术并发症发生率、死亡率、住院时间和中转开腹率均等同甚至优于延期手术。

1. 非手术治疗　禁饮食，输液，营养支持，防治水、电解质及酸碱代谢失衡，在此基础上给予解痉止痛，针对革兰氏阴性杆菌的抗生素和消炎利胆等。

2. 手术治疗

（1）胆囊切除术：开腹胆囊切除术是急性胆囊炎、胆囊结石治疗的常规术式。手术的方法有顺行切除法和逆行切除法及顺逆结合切除法。顺行切除法和逆行切除法的主要区别是前者先解剖胆囊颈部，分离出胆囊管和胆囊动脉后先予以分别妥善结扎和切断，再做胆囊切除；后者则是先自胆囊底向胆囊颈方向剥离胆囊，再将胆囊动脉妥善结扎，最后切断、结扎胆囊管。其中逆行切除法较为安全。胆囊切除术最重要的技术要点是必须认清胆囊管与肝总管、胆总管三者的关系，保留0.5cm长的胆囊管，切除胆囊，避免胆管损伤。

（2）腹腔镜胆囊切除术：胆囊炎症较轻者也可施行腹腔镜胆囊切除术（LC），但急性化脓、坏疽性胆囊炎不宜采用 LC 治疗，即使在 LC 施行过程中如发现胆囊炎症重、周围组织粘连严重等异常情况，应果断地转为开腹手术，确保安全。

（3）胆囊造口术：在极特殊情况下，包括患者情况极差，不能耐受此手术；或者手术者技术水平差，不胜任胆囊切除术，也可行胆囊切开取石胆囊造瘘术。

（4）经皮经肝胆囊穿刺引流（percutaneous transhepatic gallbladder drainage，PTGD）：B 超或 CT 引导下 PTGD 适用于病情危重，不宜手术的化脓性胆囊炎患者。

二、慢性胆囊炎

慢性胆囊炎（chronic cholecystitis）是胆囊的慢性炎症性改变。超过 90% 的患者有胆囊结石，称为慢性结石性胆囊炎。急性胆囊炎反复多次发作致使囊壁增厚，胆囊萎缩，胆囊失去功能。

【临床表现和诊断】 临床症状常不典型，多被诊断为"胃病"而接受内科治疗。患者大多数有胆绞痛发作病史，常出现右上腹痛，多为隐痛或胀痛，牵涉到右肩背部，偶有胆绞痛发作，少有黄疸、畏寒及高热。体检：可发现右上腹胆囊区有轻压痛或不适，Murphy 征可为阳性。超声检查：发现胆囊缩小、壁厚、内存结石或充满结石，胆囊收缩功能很差，诊断常无困难。

【治疗】 对临床症状明显的慢性结石性胆囊炎或慢性非结石性胆囊炎应行胆囊切除术，首选腹腔镜胆囊切除术。手术可防止胆囊癌变。对年迈体弱，伴有重要器官严重器质性病变者可采用非手术治疗，包括限制脂肪饮食，口服胆汁酸和利胆药物，或中西医结合治疗。

案例 43-1 分析

临床诊断：胆囊结石伴慢性胆囊炎急性发作。

诊断要点：

1. 多在油腻饮食后诱发右上腹痛，并向右肩背部放射。

2. 右上腹压痛，Murphy 征阳性。

3. 血常规示 WBC 升高，腹部 B 超可见胆囊壁增厚，胆囊内结石影。

鉴别诊断：消化性溃疡，胆管结石，急性胰腺炎，胆道肿瘤，急性心梗等。

治疗原则：手术治疗。

三、急性梗阻性化脓性胆管炎

案例 43-2

患者，女，62 岁，因腹痛 2 周，寒战、发热，皮肤黄染 4 小时入院。2 周前餐后出现上腹部胀痛，厌食，因既往有胆结石病史，口服消炎利胆片和抗生素后腹痛稍缓解，未在意，4 小时前腹痛加重，恶心、呕吐，伴寒战、高热，体温达 39℃，家人发现皮肤巩膜淡黄染，尿少、色黄，急来医院就诊。

体格检查：T 39.3℃，P 110 次/分，R 22 次/分，BP 88/55mmHg，急性面容，表情淡漠，皮肤巩膜黄染，心肺查体阴性，腹部平软，右上腹压痛，无反跳痛，Murphy 征阳性，肝脾肋下未触及，无移动性浊音，肠鸣音 2 次/分。

辅助检查：①血常规：WBC 18.2×10^9/L，N 0.92；②腹部 B 超：胆囊壁增厚，体积增大，内有结石影，胆总管直径 2cm，肝内胆管轻度扩张。

问题：

1. 主要临床诊断是什么？

2. 还需做何辅助检查明确诊断？

3. 该病治疗原则是什么？

【病因和病理】 急性梗阻性化脓性胆管炎（acute obstructive suppurative cholangitis，AOSC）是急性胆管梗阻继发化脓性感染所致，是胆道感染性疾病中的严重类型，亦称为急性重症胆管炎（acute cholangitis of severe type，ACST）。胆总管结石是最常见的梗阻原因，其他原因还有胆道蛔虫、胆道良性狭窄、吻合口狭窄或肿瘤等。梗阻的部位可在肝内，最多见于胆总管下端。造成化脓性感染的致病菌几乎都是肠道细菌逆行进入胆管，革兰氏阴性杆菌检出率最高，其中大肠杆菌最常见，铜绿假单胞菌、变形杆菌和克雷伯杆菌次之，厌氧菌亦多见，也可混合感染。梗阻越完全，管腔内压越高；当胆管内压高达 30cmH₂O 时，胆汁中的细菌和毒素即可逆行进入肝窦，产生严重的脓毒症和菌血症、感染性休克。可见胆道梗阻是 AOSC 的首发原因，而梗阻所致的胆管内高压是 AOSC 发展和恶化的首要原因，肠源性多菌种联合感染而产生大量细菌毒素，是引起本病严重感染症状、休克及多器官衰竭的重要原因。梗阻加感染犹如火上加油，使病情急骤加剧。AOSC 的基本病理变化是胆管的梗阻和胆管内化脓性感染。管腔内充满脓性胆汁或脓液，胆管黏膜充血水肿，上皮细胞变性、坏死脱落，管壁各层呈不同程度的中性粒细胞浸

润等病理改变。

【临床表现和诊断】　青壮年多见，男女比例接近。大多数患者有胆道感染病史，部分患者有胆道手术史。根据患者胆管梗阻的部位、梗阻的程度及胆道感染程度的不同，其临床表现也不完全相同。

1. 临床表现

（1）肝内胆管炎：左、右肝管汇合以上梗阻合并感染者，腹痛轻微，一般无黄疸，以寒战高热为主要临床表现。腹部多无明显压痛及腹膜炎体征，常表现肝大，一侧肝管梗阻可出现不对称性肝大，患侧肝区叩痛和压痛。重症肝胆管炎时，也可出现感染性休克等症状。

（2）肝外胆管梗阻合并感染：首发症状是腹痛，多位于剑突下，呈阵发性绞痛，很快出现寒战高热和黄疸，Charcot（1877）首先描述该病，故又称为夏科三联征（Charcot's triad）。上述三联征是胆管炎的基本表现和早期症状。当胆管梗阻和感染进一步加重时，其临床表现将继续发展，出现低血压或休克和神志改变（神情淡漠，嗜睡、神志不清，甚至昏迷）。Reynolds（1959）补充了后2项，统称为雷诺五联征（Reynolds' pentad），是诊断AOSC不可缺少的诊断依据。AOSC是胆道外科的急症，起病急骤，发展迅猛，如未予及时有效的治疗，病情继续恶化，将发生急性呼吸衰竭和急性肾衰竭，严重者可在短期内死亡。

（3）体征：患者体温可高达39℃以上或低于36℃，脉率可大于120次/分，血压降低，收缩压<70mmHg，呼吸浅快，轻度黄疸，剑下区压痛和肌紧张，肝区叩痛，有时可扪及肝大和胆囊肿大。

2. 辅助检查　实验室检查：血白细胞计数显著升高，常>20×10^9/L，中性粒细胞核左移并有中毒颗粒，血胆红素升高，尤其直接胆红素升高，ALP升高，肝功能改变，尿胆红素阳性，多数患者出现代谢性酸中毒。寒战时做血培养，多有细菌生长。影像学检查：上腹部B超、CT和MRCP可提供胆道中胆管扩张的范围、程度、梗阻部位及梗阻可能的原因等信息。尤其是B超的诊断符合率高达90%，加之可在床旁检查、价格低廉，是首选的检查方法。

3. 诊断　根据病史，临床表现具有Charcot三联征，已构成胆管炎的诊断，是AOSC的早期表现。如出现休克和精神症状，具备Reynolds五联征即可诊断为AOSC。应该注意，即使不完全具备五联征，如尚未出现黄疸或神志改变等，也不应除外本病诊断。一旦出现血压下降，感染性休克及神志改变时，已构成重症胆管炎的诊断。在急性梗阻性肝胆管炎中，由于梗阻的部位较高，肝外胆管无梗阻，临床症状不典型，疼痛不重，可无黄疸或黄疸很轻，无腹膜

刺激征象，而以全身感染和肝区叩痛为主要表现。诊断时应加以注意。

【治疗】　治疗原则是紧急手术解除胆道梗阻并引流。

1. 非手术治疗　积极非手术治疗，为手术做好准备。首先建立通畅的静脉输液通道，输注晶体液和胶体液，快速恢复有效循环血量；给予足量针对革兰氏阴性菌和厌氧菌的有效抗生素；纠正水、电解质和酸碱失衡；对症降温、营养支持治疗；可使用多巴胺维持血压，肾上腺皮质激素保护细胞膜和对抗细菌毒素，抑制炎症反应，防止病情恶化。短期上述治疗不见好转，应在抗休克治疗同时进行手术。

2. 手术治疗　紧急手术胆道减压。手术以切开胆总管减压并引流胆管挽救生命为主要目标，应力求简单有效，胆总管内结石应力争取净，应尽量缩短手术时间。大多数患者当手术切开胆总管后血压就会有回升。术中应冲洗肝内外胆管，吸出脓液减轻中毒症状。选择合适的T管引流以备术后取石。胆囊造口术难以达到充分减压和引流胆管的目的，不宜采用。对伴有肝内胆管结石合并肝胆管狭窄者，用胆道探子扩张狭窄处，冲洗肝内胆管并将引流管放置在狭窄以上的肝胆管内。术中不必强求取净结石，残余结石待术后用胆道镜取出。术中抽取胆汁做细菌培养和药物敏感试验，对术后抗生素的选择有指导意义。

ENBD对胆总管结石引起的AOSC不但可以引流胆汁，还行括约肌切开（EST），用网篮取出结石，EST后置入胆道内支架（stent）引流，特别对老年人，创伤小，更显其优越性，死亡率和并发症发生率明显低于开腹手术。PTBD对肝内胆管结石造成的肝胆管炎有一定疗效，属有创治疗，存在出血、胆汁漏腹膜炎等可能发生的并发症。手术胆道引流后患者一般状况改善，1～3个月后根据病因选择彻底的手术治疗。

案例43-2分析

主要临床诊断：急性梗阻性化脓性胆管炎。

诊断要点：

1. 多有胆囊结石和（或）胆总管结石病史。

2. 起病急，进展快，有典型Charcot三联征或Reynolds五联征。

3. 化验WBC显著升高，肝功能损害，影像学检查提示胆总管结石梗阻表现。

治疗原则：

1. 全身支持治疗，纠正休克。

2. 给予全身足量有效抗生素。

3. 改善全身状况的同时，急诊手术解除胆道梗阻。

第四节　胆道蛔虫病

蛔虫（ascaris lumbricoides）寄生在人体小肠的中下段，有厌酸喜碱特性，由于饥饿、胃酸降低或驱虫不当等因素，蛔虫向上活动可钻入胆道引起临床症状。胆道蛔虫病常见于少年儿童，农村多于城市。近年来，随着我国人群饮食习惯和卫生条件的改善，肠道蛔虫和胆道蛔虫已很少见，但是在不发达的地区仍是常见病。

【临床表现和诊断】　典型的临床表现为突发剑突下钻顶样绞痛，疼痛剧烈，阵发性加重，可向右肩部放射，常伴恶心及呕吐，患者疼痛难以忍受，坐卧不宁，呻吟不止。疼痛可突然平息，又可突然再犯，无一定规律。合并胆道感染时，可出现寒战、高热，也可合并急性胰腺炎的临床表现。体征甚少或轻微，当患者胆绞痛发作时，除剑突下方有深压痛外，并无其他阳性体征是本病的特点。一般不出现黄疸，少数可有轻微的黄疸。超声检查可显示胆管内平行双边影，又称等号影或双轨征的蛔虫体特征性声影，内镜超声诊断会更准确。

本病需与胆石症、急性胰腺炎、胃十二指肠溃疡急性穿孔、胃痉挛和心绞痛等病鉴别。

【治疗】　本病治疗原则包括解痉、镇痛、利胆、驱虫、控制感染等。大多数患者经非手术治疗可治愈或缓解症状，仅在出现严重并发症（胆管炎）时才考虑手术治疗。

1. 非手术治疗　①解痉镇痛：口服 33%硫酸镁或注射胆碱能阻滞剂阿托品、山莨菪碱（654-2）等缓解 Oddi 括约肌痉挛，必要时可用哌替啶止痛。②利胆驱虫：酸性环境不利于蛔虫活动，发作时可口服食醋、乌梅汤使虫静止，减轻刺激而止痛。经胃管注入氧气也有驱虫止痛作用。待症状缓解后可口服驱虫药物驱虫治疗，驱虫后服用消炎利胆药物利于将虫体残骸排出。③控制胆道感染：多为大肠杆菌感染，选择合适的抗生素。④用纤维十二指肠镜、取石钳或网篮取出钻入胆道的蛔虫。

2. 手术治疗　对非手术治疗无效，或合并有胆总管结石、急性重症胆管炎、肝脓肿等合并症者，可手术切开胆总管探查、T 管引流。术中或术后驱虫治疗，防止胆道蛔虫复发。

第五节　先天性胆管扩张症

先天性胆管扩张症（congenital cystic dilatation of the bile duct）是指肝内和（或）肝外胆管的先天性囊状扩张，因好发于胆总管，故曾称为先天性胆总管囊肿（congenital choledochal cyst）。此病男女比约为 1：（3～4），约 80%在儿童期发病。部分患者儿童期无明显发病，到成人阶段才表现出临床症状。Todani（1977）将胆管囊状扩张症分为五种类型，至今被国际外科界应用（图 43-9）。其中先天性胆总管囊肿最多见。肝内胆管囊状扩张（Caroli 病）可单独发生，也可与胆总管囊肿合并发生。本段重点叙述先天性胆总管囊肿。

【病因及病理】　其病因有多种学说，其中先天性胰胆管合流异常被公认，通过 ERCP 造影显示胆总管与胰管汇合处距 Vater 壶腹部较远，胆胰管合流后的共同通道较长（2～3.5cm）；胰管与胆总管汇合处呈直角。如此导致胰液反流入胆总管，胰液反流并被激活，使胆管黏膜被破坏，胆管壁纤维化，当压力增高时形成囊状扩张。扩张的囊壁因炎症、胆汁潴留而发生溃疡，甚至癌变，癌变率约为 10%，成人近 20%。

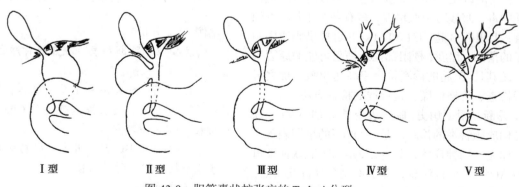

Ⅰ型　　Ⅱ型　　Ⅲ型　　Ⅳ型　　Ⅴ型

图 43-9　胆管囊状扩张症的 Todani 分型

【临床表现和诊断】　腹痛、黄疸和腹部肿块为本病三联征。腹痛和肿块主要位于右上腹。80%的患者右上腹可触及表面光滑的囊性包块。合并胆道感染可出现畏寒、发热，黄疸和腹痛加重。晚期可出现胆汁性肝硬化和门静脉高压症表现。超声检查是首选的诊断方法。其他诊断方法包括上腹部

CT、胆道核素扫描及 ERCP 等，MRCP 能够显示肝内外胆管的完整影像，具有重要的诊断价值（图43-10）。

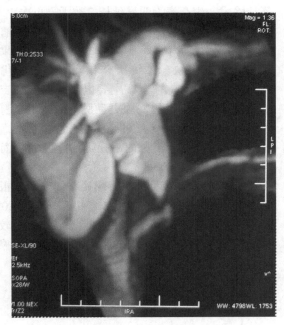

图 43-10　先天性胆管扩张症的 MRCP

术中如何鉴别先天性胆总管囊肿和胆管梗阻致胆道扩张是胆道外科需要注意的临床问题。先天性胆总管囊肿的肝外胆管呈囊状扩张，扩张上端的肝胆管直径可正常；术中穿刺抽取胆汁做淀粉酶测定常异常增高。术中直接穿刺胆道造影，也可明确诊断。

【治疗】　本病一经确诊，应及时手术治疗，彻底切除囊肿，行胆肠 Roux-en-Y 吻合。切除囊肿仅需将囊肿黏膜在囊内完整剥离，无需切除整个囊肿。紧贴囊壁剥离囊肿至囊肿下端，需注意保护主胰管，防止损伤。单纯囊肿与十二指肠或空肠吻合内引流术是不可取的，因囊肿壁无排空能力，仍可造成胆汁滞留和感染，并且随着年龄的增长，囊肿壁的癌变率明显增高。

单发肝内胆管囊状扩张可选择肝部分切除术；如肝内胆管扩张病变累及全肝或已并发肝硬化，可选择施行肝移植术。

第六节　胆道肿瘤

胆道肿瘤包括胆囊和胆管的肿瘤。胆道良性肿瘤较为少见。胆囊恶性肿瘤为胆囊癌，是胆道最常见的恶性肿瘤，我国胆囊癌的发生率在消化系统肿瘤中占第 6 位，仅次于胃癌、大肠癌、食管癌、肝癌和胰腺癌。胆管肿瘤多为恶性，即胆管癌。胆囊癌和胆管癌的发病率近年来有逐年增高的趋势。

一、胆囊息肉和良性肿瘤

胆囊息肉样病变（polypoid lesion of gallbladder，PLG）是指来源于胆囊壁并向胆囊腔内突出或隆起的病变，是术前形态学和影像学诊断的概念，较为实用。病理学划分主要包括胆囊息肉和胆囊腺瘤两种。前者为非肿瘤性病变，如胆固醇息肉、炎性息肉等，而后者为胆囊的良性肿瘤，可恶变，尤其是直径大于 1cm 者。因此，胆囊腺瘤被认为是癌前病变。多无明显临床症状，部分患者因右上腹隐痛来院就诊。临床诊断主要依靠超声或 CT 检查。

手术切除是主要治疗方法，对有外科手术指征者可行腹腔镜胆囊切除术，如病理已有恶变者按胆囊癌处理。无手术指征者可定期观察，随访。

外科手术治疗的指征：①有临床症状患者；②胆囊多发息肉样病变或单发、短蒂、基底较宽或瘤体大于 1cm 者；③胆囊颈部息肉，影响胆囊排空者；④胆囊息肉伴胆囊结石者；⑤年龄大于 50 岁的患者。

二、胆　囊　癌

胆囊癌（gallbladder cancer）较少见。不同地区、国家、种族之间发病率有明显差异。女性胆囊癌的发病率比男性高 2～3 倍。随年龄增长发病率增高，原发性胆囊癌多发于 50～70 岁。胆囊癌的病因尚不十分清楚。胆囊癌与胆囊结石的存在有密切关系，70% 以上伴有胆囊结石，胆石越大发生胆囊癌的危险性越高，可能与胆石的长期慢性刺激造成胆囊上皮形态的改变有关。其转移方式主要为直接浸润肝实质及邻近器官，包括十二指肠、横结肠和胰腺；淋巴转移，从胆囊淋巴结、肝十二指肠韧带内的淋巴结到胰头后方、肝动脉及腹腔动脉的淋巴结；血行转移比较少见。

【临床表现和诊断】

1. 临床表现　胆囊癌早期缺乏特异的症状和体征，合并胆囊结石者早期多表现为胆囊结石和胆囊炎症状，甚至是"胃病"的临床特点。肿瘤进展侵犯至浆膜或胆囊床，可出现右上腹痛，向肩背部放射，食欲下降。能触及右上腹肿块，腹胀、纳差、贫血、肝大，甚至黄疸、腹水时肿瘤已发展至晚期。少数胆囊癌因并发胆囊穿孔或内瘘而表现为急性腹膜炎、消化道出血。

2. 辅助检查　实验室检查：肿瘤标志物 CA19-9、CEA、CA125 等均可升高，对该病的诊断有提示意义，其中以 CA19-9 较为敏感，但缺乏特异性。影像学检查：B 超、CT（图 43-11）、MRI、肝动脉造影及 EUS 等先进手段可提高术前诊断率。显示胆囊壁不均匀增厚，胆囊腔内有软组织团块影，基底较宽，B 超回声不均，不伴声影，增强 CT 扫描有强化，密度较肝实质低而较胆汁高。

3. 诊断　由于患者来诊多较晚，很难获得早期诊断。早期诊断有困难时可行 ERCP 收集胆汁、B 超引导下经皮经肝胆囊穿刺抽取胆汁或肿块穿刺抽吸组织活检行细胞学检查定性，但较少应用。

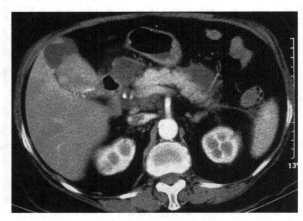

图 43-11　胆囊癌的 CT

Nevin（1976）依据胆囊癌组织浸润生长和扩散范围及细胞分化程度将胆囊癌分为 5 期 3 级，现仍为临床广泛采用。分期：Ⅰ期，黏膜内癌；Ⅱ期，侵犯黏膜和肌层；Ⅲ期，侵犯胆囊壁全层；Ⅳ期，侵犯胆囊壁全层并有周围淋巴结转移；Ⅴ期，侵及肝和（或）转移到其他脏器。

【治疗】　首选手术切除。化学治疗和放射治疗效果不理想。

1. 手术治疗　胆囊癌的手术治疗方式主要取决于胆囊癌的临床病理分期。Nevin Ⅰ、Ⅱ期，行单纯胆囊切除术；Ⅲ期应行根治性切除术，包括胆囊切除和距胆囊 2cm 的肝脏楔形切除，另外还需行肝十二指肠韧带淋巴结清扫；Ⅳ、Ⅴ期手术治疗已无价值。对不能切除的胆囊癌可行胆汁引流术，解除阻塞性黄疸对机体的损害，改善患者生活质量。内引流术主要有胆肠吻合术、胆道内支架放置术等，外引流主要为 PTCD。

近年来腹腔镜胆囊切除术广泛开展，少数术前以良性病变行腹腔镜胆囊切除术，术后病理报告为胆囊癌，称为意外胆囊癌，其发生率为 0.3%～0.8%。对于原位癌和黏膜内癌行单纯胆囊切除已足够，无需行二次手术；对于浆膜内或已浸透浆膜并侵犯一个邻近脏器，浸润肝脏深度<2cm 的胆囊癌，应行二次根治性切除及淋巴结清扫；对于肿瘤浸润肝脏深度>2cm 和（或）侵及 2 个以上邻近脏器者，即使行根治性胆囊切除术，生存率无明显延长，故无需再次手术。

2. 非手术治疗　放疗可作为胆囊癌的辅助治疗，但疗效尚存争议。胆囊癌的化学治疗效果并不理想，目前也缺少系统研究和确实有效的化疗方案，较为常用的化疗方案主要以氟尿嘧啶和吉西他滨为基础。术中经胃网膜右动脉插管入肝动脉，皮下埋置化疗泵灌注化疗可减少化疗全身毒性反应。肿瘤免疫治疗、分子靶向治疗等治疗胆囊癌尚处于探索阶段。

3. 预后　临床见到的胆囊癌多属晚期，根治切除率低（20%～38%），术后 1 年生存率小于 80%，5 年生存率不足 5%。分化较好的乳头状癌预后较好。早期切除合并结石或息肉的胆囊，对预防胆囊癌的发生是必要的。

三、胆　管　癌

胆管癌（cholangiocarcinoma）是指发生在左、右肝管至胆总管下端的肝外胆管的恶性肿瘤，较少见。男女发病无差异。50 岁以上多见。约 2/3 胆管癌位于肝门部，为肝门胆管癌；十二指肠上缘以上的胆总管癌占 10%～25%；胰腺段的远端胆总管癌占 10%～20%。壶腹癌不包括在胆管癌的范畴内。另有一种表现为弥漫性的胆管癌，也很少见。胆管癌的病因尚不清楚。先天性胆总管囊肿的癌变率达 17.5%。华支睾吸虫感染可致胆管癌。大多数胆管癌为腺癌，分化好；少数为未分化癌、乳头状癌或鳞癌。肿瘤多为小病灶，呈扁平纤维样硬块，呈同心圆生长，引起胆管梗阻，并直接浸润相邻组织；少数呈腺瘤向胆管内生长堵塞胆管。沿肝外胆管的淋巴分布及流向转移，并沿肝十二指肠韧带内神经鞘浸润是其转移的特点。

【临床表现和诊断】

1. 临床表现　胆管癌的主要临床表现为无痛性阻塞性黄疸，肝内胆管扩张，远端胆管不扩张，肝大，高位胆管癌胆囊不大或萎陷，低位胆管癌胆囊肿大。还可有厌食、恶心等症状。

2. 辅助检查　实验室检查：血总胆红素和直接胆红素明显升高，ALP 升高，尿胆红素阳性；肝功能损害，转氨酶升高；肿瘤标志物 CA19-9、CEA、CA125 等可升高，对该病的诊断有提示意义。影像学检查：B 超诊断为首选检查方法。腹部 B 超和 CT 显示胆管扩张，可初步确定诊断。如发现胆囊扩张增大，则肿瘤位于胆囊管与胆总管汇合以下。相反，如肝内胆管扩张，而胆囊空虚，胆总管不扩张，在肝门胆管区见到较小的软组织肿块，则肿瘤位于肝门部胆管。MRCP能清楚地显示肝内外胆管的影像，显示病变的部位（图43-12），明显优于PTC、ERCP、超声和CT。肝门部胆管癌临床上按Bismuth介绍的方法分成4型（图43-13）。

3. 诊断　根据临床表现和辅助检查可以提示该病的诊断。

【治疗】　胆管癌具有生长缓慢、转移较晚的生物学特性，手术切除肿瘤是主要的治疗手段，根据肿瘤存在的部位采取不同的手术方式。治疗的目的是切除肿瘤、解除黄疸和引流胆汁。

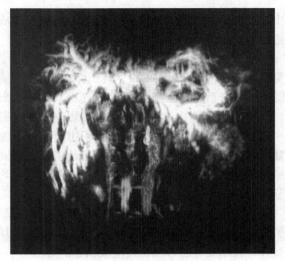

图43-12　肝门部胆管癌的MRCP

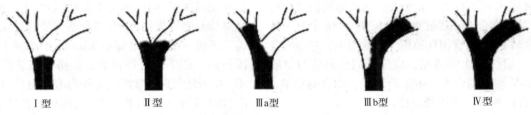

| Ⅰ型 | Ⅱ型 | Ⅲa型 | Ⅲb型 | Ⅳ型 |

图43-13　肝门部胆管癌的Bismuth-Corlette分型

1. 肝门胆管癌　又称为Klatskin瘤。根据患者临床分型不同选择不同的手术式。手术切除肿瘤及邻近肝叶切除；骨骼化清扫肝十二指肠韧带，保留肝动脉和门静脉，切除胆囊及肝十二指肠韧带内肝外胆管、淋巴、神经、脂肪和结缔组织；拼接缝合多个肝管开口，行肝门胆管与空肠Roux-en-Y吻合和肝管支撑引流。5年生存率为17%~45%。不能切除的肝门部胆管癌，肝移植也是一种选择性的治疗方法。放射治疗和化疗对患者的生存尚未证明有效。

2. 中、下段胆管癌　中下段胆管癌根治术的标准术式为胰十二指肠切除术。

第七节　胆道损伤

胆道损伤是指由于创伤或上腹部手术导致的胆管中断、胆道闭锁、胆管缺损、胆汁漏等病损。

【胆道损伤的分类】　分为创伤性和医源性胆道损伤两大类。

1. 创伤性胆道损伤（traumatic bile duct injury）很少见。单独肝外胆道损伤更为罕见，常合并在上腹的复合伤中。手术探查时应仔细寻找有无肝外胆道损伤，小的损伤也不容遗漏。其处理原则同医源性胆道损伤。

2. 医源性胆道损伤（iatrogenic bile duct injury）是指在上腹部手术过程中造成的肝外胆道损伤。最多见于胆囊切除术，尤其是腹腔镜胆囊切除术，其次为胆道手术和其他上消化道手术。损伤的最常见部位为左右肝管及肝总管（占70%），胆总管下端的损伤经常不被察觉。

【胆道损伤的因素】　导致手术中胆道损伤的因素是多方面的。

1. 局部因素　患者肥胖，局部解剖关系不易辨认清楚。

2. 解剖变异　右肝管及胆囊管与胆总管汇合的解剖变异较多。

3. 手术操作不规范　①如顺行胆囊切除术，在未认清胆囊管与胆总管汇合点的解剖关系时，将胆总管误认为是胆囊管而切断结扎。腹腔镜胆囊切除术也多采用顺行胆囊切除，易造成肝外胆管损伤。②胆囊切除术中胆囊牵拉过度，钳夹胆囊管过多，损伤肝总管和（或）胆总管。③胆囊三角区用电刀解剖，造成热源性损伤，产生迟发性肝管狭窄。④胆囊动脉出血，匆忙止血中钳夹肝总管或右肝管。⑤胆总管下端探查取石或扩张造成胆总管及十二指肠后壁损伤。⑥肝叶切除术中，第一肝门的结构保护不够，损伤保留侧肝管。⑦在胃大部切除术中，强行切除十二指肠溃疡，十二指肠残端缝合过程中将胆总管下段缝闭造成胆道梗阻。

【诊断】　术中及时发现胆道损伤非常重要。常见的胆道损伤征象：①术中发现胆汁漏出；②胆囊切除标本剖开后，如胆囊管处出现两个开口或喇叭形开口，应疑胆管损伤；③术中胆道造影显示胆管影像中断、狭窄或造影剂外溢；④术后患者出现上腹胀痛、黄疸、高热，腹腔引流管有胆汁引出，应疑为胆管损伤。术后 B 超、MRCP、PTC 及 ERCP 均对诊断有帮助。

【治疗】　医源性胆道损伤后果严重，处理棘手，关键在于预防。其处理方法尚缺少成熟的经验。用显微外科技术处理胆管损伤是应被借鉴的方法。

（1）术中发现胆管损伤的处理：①小裂伤（≤3mm）用 5-0 可吸收线或 6-0 无损伤线直接缝合修补，不必放内支撑管。②较大裂伤或横断伤可直接修补或对端吻合，并通过吻合口长期（＞6 个月）放置内支撑管。③胆管损伤范围大，缺损多，对端吻合张力大，组织缺血等情况，应施肝门部胆管与空肠 Roux-en-Y 端侧吻合术。由于胆管细，吻合要精细，并经吻合口放置内支撑管支撑。

（2）肝外胆管横断损伤并结扎，术中没能发现，术后出现阻塞性黄疸，应在术后 3 周后再手术。此间胆管被动扩张，便于再次手术吻合。一般应行肝总管与空肠 Roux-en-Y 吻合术。术中应切除不健康的胆管组织及瘢痕，用可吸收线连续缝合，或间断缝合，线结扎在缝合口外。经吻合口放置支撑管长期支撑。

（3）肝外胆管损伤致胆管狭窄，虽无胆汁漏，但术后远期出现反复发作胆管炎，近端胆管扩张，形成结石，出现不同程度的黄疸，也可能发生胆汁性肝硬化，门脉高压症。需手术处理，建立大口、无张力、黏膜对黏膜的近端扩张胆管与空肠端侧吻合，同时取出结石，冲洗出脓液。少数肝外胆管短段狭窄，可采用经皮经肝胆道穿刺置管扩张狭窄段并放置记忆合金支架治疗，远期疗效尚待观察。

【预后及预防】　胆囊损伤经妥善处理预后较好。肝外胆管损伤即使经过适当的修补或吻合处理，由于胆管损伤的修复和愈合是以广泛的瘢痕形成和纤维化为特征的，因此，处理不当易致胆管狭窄甚而完全闭塞，诱发反复发作的胆管炎和阻塞性黄疸，如长期未经合理治疗，将产生肝损害、胆汁性肝硬化，预后不良。

医源性胆管损伤是能够预防的，关键在于养成细致的手术作风，掌握肝外胆管的解剖知识，仔细解剖，认清肝外主要胆管的走行，手术操作应规范。必要时行术中胆道造影。当行胆囊切除手术时，宜采用逆行性胆囊切除法，必须认清胆囊管与胆总管汇合关系后，再上钳切断胆囊管，胆囊管保留 0.5cm 长。胆囊管上钳切断时，如解剖不甚清楚，胆囊管的保留宜宁长勿短。当施行肝手术时，要重点保护第一肝门，保证健侧胆管不受损伤。胆总管下端探查时，尽量不用金属胆道探子，因胆道探子太硬，易致十二指肠后壁、胆总管及胰腺损伤，最好用合适口径的导尿管或胆道镜。胆道下端取石最好用 Kocher 手法将十二指肠降段游离，用手双合诊将胆石推挤至胆总管切开处取出。接近胆管时，禁用电刀作电凝止血或组织切开分离，防止胆管的热灼伤。要注意保护胆管的滋养血管，防止因缺血造成胆管营养障碍而狭窄。

思　考　题

1. 简述肝外胆道的解剖结构，何谓 Calot 三角？
2. 胆囊切除术的手术适应证有哪些？
3. 试述肝外胆管结石的治疗原则及常用手术方法。
4. 简述急性梗阻性化脓性胆管炎的治疗原则。
5. 胆道疾病的常见并发症有哪些？
6. 简述胆囊癌的 Nevin 分期和治疗原则。

（李宗芳　张　健）

第四十四章 消化道大出血的鉴别诊断和处理原则

学习目标

1. 掌握消化道出血的临床表现、病情评估的原则。

2. 掌握消化道出血的临床诊治流程及治疗原则。

3. 了解消化道出血常用的辅助检查方法及各自的特点。

消化道出血是常见的临床问题，出血可以发生在胃肠道任何部位，包括胰腺、肝脏和胆道的出血，随着年龄的增加，发病率也有所增加。消化道大出血通常是指一次失血量超过总循环血量的 20%（800～1200ml），患者会出现低血压、脉率增快、视物模糊、头晕、手足发冷、冷汗、直立位晕厥等临床表现。

临床上以十二指肠悬韧带为界，根据出血的不同位置将消化道出血分为上消化道出血和下消化道出血。上消化道大出血表现为呕血和便血，也可仅表现为便血。下消化道大出血通常表现为便血。

大多数急性消化道出血的患者出血可以自行停止，这为进一步诊治提供了宝贵的时间，但仍有大约15%的患者持续大量出血，需要紧急处理。消化道大出血的诊治通常需要包括急诊科、消化科、重症医学科、普外科、介入放射科、核医学科等多学科协作。尽管现代诊断技术有了很大的进步，消化道大出血的死亡率仍然在 5%以上。

第一节 上消化道大出血

案例 44-1

患者，男，30 岁，因反复呕血、黑便 2 天，加重 1 小时入院。

2 天前患者无明显诱因出现呕吐，呕吐物为血性液体，色鲜红并含有血凝块，量100～200ml，伴有柏油样便。无腹痛、发热等。于外院行补液、止血治疗，1 小时前患者再次出现呕血，为鲜血，约 800ml，并排暗红色血便数次，伴有心慌、头晕、出冷汗。既往有"慢性胃炎"病史。

体格检查：T 37℃、P 130 次/分、R 20 次/分、BP 80/50mmHg。贫血貌，烦躁不安，双眼结膜苍白，皮肤巩膜无黄染，心率130 次/分，心律齐，双肺呼吸音清，腹平坦，腹式呼吸存在，未见胃肠型及蠕动波，无压痛、反跳痛及肌紧张，肝脾肋下未扪及，移动性浊音阴性，肠鸣音活跃。

辅助检查：血常规示 WBC 10.5×10^9/L，Hb 64g/L，HCT 26%，PLT 212×10^9/L。

问题：

1. 该患者初步诊断是什么？

2. 如何鉴别诊断？

3. 该患者的诊治原则是什么？

上消化道出血是指发生在十二指肠悬韧带（Treitz 韧带）近端的消化道出血，包括食管、胃、十二指肠、肝脏、胰腺及胆道的出血，占急性消化道出血的 80%，其中消化性溃疡和门静脉高压症是两个最常见的原因。

【病因】 急性上消化道出血的常见原因如下所述。

1. 消化性溃疡 占上消化道出血的30%～50%。消化性溃疡出血老年人多见。出血的发生是因为溃疡侵蚀了黏膜下的动脉，或者是因为穿透性溃疡侵蚀了更大的动脉。较为严重的出血常常发生于十二指肠溃疡侵蚀胃十二指肠动脉或胃溃疡侵蚀胃左动脉。虽然十二指肠溃疡发病率高于胃溃疡，但是胃溃疡出血更为常见。

2. 门静脉高压症 占上消化道出血的 20%，其中90%以上为食管胃底静脉曲张破裂出血。食管胃底曲张的静脉破裂出血多是肝硬化门静脉高压的并发症，曲张的静脉直径可以达到 1～2cm，同时覆盖其上的黏膜变得非常菲薄，易被粗糙食物损伤。由于肝硬化等原因造成门静脉系统压力很高，所以曲张静脉一旦破裂常会导致发生难以自止的大出血。患者多表现为突发的大量呕血。

3. 食管贲门黏膜撕裂综合征（Mallory-Weiss 综合征） 占上消化道出血的 15%～20%。食管贲门黏膜撕裂综合征是发生于食管胃结合部的黏膜和黏膜下层撕裂，多发生于剧烈呕吐之后，特别是大量饮酒后。

4. 出血性胃炎 又称糜烂性胃炎或应激性溃疡，占上消化道出血的 10%～15%。多有大量饮酒、服用非甾体抗炎药或肾上腺皮质激素类药物的病史，也可发生于休克、严重感染、严重创伤或大手术后。

5. 胃癌 占上消化道出血的 2%～4%。癌组织缺血坏死溃烂或侵蚀血管引起出血。胃癌引起的上消化道出血多为以黑粪为主要表现的慢性失血，大出血较为少见。

6. 其他原因 包括胃十二指肠动静脉畸形、胆道出血等。

【初步诊治】 无论是上消化道出血还是下消化道出血，其临床表现取决于出血速度和失血量。对于一个消化道大出血患者，接诊后第一步工作是初步评估病情和复苏。首先必须确保气道通畅和维持呼吸。其次是循环状态的评估，即初步判断失血量。意识淡漠或躁动、低血压（平卧位时收缩压<90mmHg），并伴有四肢湿冷表示失血量已超过患者总血容量的 40%。如果平静时心率超过 100 次/分并伴有血压下降提示失血量为 20%～40%。血压较平常下降超过 10mmHg 或心率较平时上升 20 次/分反映失血量达到了全身总血容量的 20%。失血越严重越需要积极地复苏。如果患者循环不稳定或怀疑出血仍在持续则需要开放两条大静脉并快速补液，乳酸林格液常为首选。

初步评估患者和积极复苏同时应该全面了解患者病史并进行相应的体格检查及实验室检查。病史中出血的特点至关重要。呕血常由上消化道出血引起，可以表现为呕吐鲜血或咖啡色液体。而便血和黑便则需要进一步检查明确是由上消化道还是下消化道出血所致。除此之外既往病史对于明确消化道出血的原因也很有价值。特别是既往有无消化性溃疡病史、慢性肝炎病史、肝硬化病史、腹部手术史以及药物应用史等。查体应排除鼻咽部出血，腹部检查重点是有无腹部包块、脾脏增大。如果查体发现黄疸、腹水、肝掌、腹壁静脉曲张则消化道出血首先考虑食管胃底静脉曲张所致。肛门指检和肛门镜检查可以排除低位直肠癌或痔出血。实验室检查包括血常规、肝肾功能、凝血功能等，另外还包括血型和交叉配血。需要强调，对于实验室检查结果的解读要根据患者的病史和查体综合判断。例如，在消化道出血的早期，血红蛋白和血细胞比容可能不会发生明显变化，一般来说要待出血 3～4 小时后，组织液回吸收入血管内使血液稀释才能真实反映失血的程度。

对于血流动力学不稳定的消化道出血应视为紧急情况，收住院或重症监护病房，对严重上消化道出血的患者的初步处理应遵循下列原则。

1. 监护 密切观察血压、脉率、呼吸、中心静脉压。

2. 开放静脉 迅速建立两条静脉通道，其中一条是中心静脉置管（经颈内静脉或锁骨下静脉）以便快速输液和监测中心静脉压。

3. 留置导尿管 观察每小时尿量。

4. 快速补液 快速滴注平衡盐溶液、乳酸钠等渗盐水或血浆代用品。根据患者失血的情况，初始输液速度可以达到 500～1000ml/h，然后根据血压、心率、尿量及中心静脉压的情况调整输液速度。

5. 配血输血 留取血样进行血型检测和交叉配血，对于失血量较大或仍有持续出血的患者应及时输血。

6. 胃肠减压 对于上消化道出血患者留置胃管非常重要。通过胃管可以观察上消化道出血情况，如胃管内持续引出鲜血，说明出血仍在继续且出血量较大，如果胃管内引流血性液体颜色逐渐变暗、变淡，说明出血变缓或停止。通过胃管给予冰盐水或肾上腺素盐水洗胃以及其他一些止血药物还可以达到一定的止血治疗作用。经过胃管积极地洗胃也为下一步胃镜检查创造良好的条件。

> **案例 44-1 分析 1**
>
> 患者表现为呕血和黑便，伴有心慌、头晕、出冷汗。查体心率增快量（P 130 次/分），血压低（BP 80/50mmHg），烦躁不安。血常规 Hb 64g/L，HCT 26%。上消化道出血诊断明确且有明显休克表现。
>
> 经过上述初始治疗，心率维持在 100～110 次/分，血压升至 100/60mmHg，烦躁不安消失，补液输血后复查血常规 Hb 75g/L，HCT 28%。经洗胃，胃管内仍有少量鲜红的血液引出。

【辅助检查】 如果呕血则上消化道出血诊断基本明确。如果仅有便血或黑便则首先应该给患者留置胃管胃肠减压。上消化道出血需要根据病史、查体和实验室检查首先判断是门静脉高压性出血还是非门静脉高压性出血。如果是非门静脉高压性上消化道出血，需要进一步定位诊断。定位诊断常用检查如下。

1. 胃镜 上消化道出血的首选检查方法。90%的上消化道出血可以在胃镜下得到诊断。检查应在患者血流动力学相对稳定时立刻进行。胃镜检查前应放置大口径胃管充分洗胃以改善内镜下视野，提高诊断率。同时胃镜也是治疗的重要手段，如食管胃底静脉曲张出血可以通过内镜下套扎或注射硬化剂止血，消化道溃疡出血可以应用电凝、止血夹夹闭出血血管等手段止血。

2. 结肠镜　在排除了上消化道出血之后通过结肠镜可以检查全部直肠和结肠,查找出血原因并可以予以内镜下的止血治疗。但消化道出血时结肠内往往积存较多新鲜或陈旧血性液体,影响内镜下视野,因此宜在出血较为缓慢时进行且需尽量予以清洁灌肠肠道准备。结肠镜检查的另一作用是进镜到回盲部观察是否有血性液从回盲瓣流出,或进镜至末段回肠,观察末段回肠内是否有血性液体,如观察到有血性液体从回盲瓣流出或末段回肠内有血性液体则考虑为小肠出血。

3. 血管造影　使用介入放射技术经股动脉对腹腔干、肠系膜上动脉、肠系膜下动脉行选择性插管并造影也是消化道出血重要的检查手段。理论上出血速度大于 0.5ml/min 即可在造影时见到造影剂外溢。同时血管造影也具有诊断和治疗的双重作用,血管造影后可以对出血部位注入收缩血管药物或栓塞剂以达到止血的目的。

4. 同位素扫描　常用的方法是静脉注射 ^{99m} 锝标记的红细胞,然后进行腹部扫描,同位素会聚集在出血部位。该检查耗时较长,定位精确性有限,但敏感性较好,出血速度达 0.05～0.1ml/min 即可显影。

5. 胶囊内镜　通过口服内置摄像与信号传输装置的胶囊,在胶囊通过消化道过程中拍摄图像,这样医生可以了解患者整个消化道特别是小肠的情况。胶囊内镜有助于小肠出血的诊断,但其仅有诊断作用,而且不能在有明显活动性出血时进行。

案例 44-1 分析 2

患者急行胃镜检查,胃镜见胃内可见鲜血,于十二指肠球部后壁见一直径约 1.0cm 的溃疡,仍有活动出血,内镜下予以电凝止血。胃镜治疗后 24 小时患者胃管内再次引出鲜血,再次胃镜检查见十二指肠球后壁溃疡仍有活动出血,于是急诊行剖腹探查术,术中切开幽门前壁,直视下对十二指肠球部溃疡缝扎止血。

【进一步治疗】　根据检查的结果对不同部位、不同原因的消化道出血采取针对性的治疗措施,如药物治疗、内镜下治疗、介入治疗及外科手术。

1. 消化性溃疡出血　首先是药物治疗,H_2 受体拮抗剂(西咪替丁、雷尼替丁、法莫替丁)和质子泵抑制剂(奥美拉唑、兰索拉唑、泮托拉唑)等可以抑制胃酸分泌,促进溃疡愈合。胃镜下止血是首选的治疗手段,有效率高达 90% 以上,虽然有再次出血可能但是再次出血后内镜下止血仍有大约 75% 的成功率。

内镜止血失败则需要外科手术止血,通常来说大约有 10% 的消化性溃疡出血病例最终需要外科手术。手术方式包括胃前壁切开缝扎止血和胃大部切除手术。手术方式的选择以控制出血为首要目的,根据患者的病情轻重以及主刀医生的经验来选择。

2. 门静脉高压性出血　门静脉高压食管胃底静脉曲张破裂出血治疗的首选药物是生长抑素。生长抑素能收缩内脏血管,减少门静脉血流,可以有效控制食管胃底静脉曲张破裂出血。其他药物包括血管加压素、硝酸甘油等。非药物治疗包括内镜下注射硬化剂或套扎治疗、经颈静脉肝内门体分流术、外科分流或断流手术。通常胃镜操作简便、快速有效,常为首选。由于食管胃底静脉曲张破裂出血患者往往合并肝功能异常,因此急诊行外科手术止血并发症发生率和死亡率均较高,宜慎重选择。

其他原因如食管贲门黏膜撕裂综合征(Mallory-Weiss 综合征)、出血性胃炎、胃癌出血等绝大部分经药物治疗和内镜下治疗出血可以控制。

第二节　下消化道大出血

案例 44-2

患者,男,35 岁,间断黑便 2 天入院。

2 天前无明显诱因出现排黑便,每日 4～5 次,伴乏力。

既往史:平素体健。个人史、家族史无特殊。

体格检查:T 36.7℃、P 100 次/分、R 22 次/分、BP 100/60mmHg。贫血貌,双眼结膜苍白,皮肤巩膜无黄染,心率 100 次/分,心律齐,双肺呼吸音清,腹平坦,未见胃肠型及蠕动波,无压痛、反跳痛及肌紧张,肝脾肋下未扪及,移动性浊音阴性,肠鸣音活跃。

辅助检查:血常规示 WBC $12.5×10^9$/L,Hb 94g/L,HCT 29%,PLT $108×10^9$/L。大便常规:黑色软便,潜血(++)。

入院后 8 小时突然出现便血,排暗红色血便,混有血凝块,量约 1000ml,伴有失血性休克表现,经输血、输液、止血、扩容等综合治疗后便血仍不能缓解。

问题:

1. 该患者初步诊断是什么?

2. 如何鉴别诊断?

3. 如何处理?

下消化道出血是指发生在十二指肠悬韧带

（Treitz 韧带）远端的消化道出血，便血是下消化道大出血的常见表现。下消化道出血以结肠出血为主，憩室和血管发育不良是最常见的原因。仅有不到5%的患者是小肠出血。

【病因】 下消化道出血的常见原因如下所述。

1. 结肠憩室出血 占下消化道出血的 30%～40%。当小动脉破入憩室时引起出血，大多表现为缓慢出血或仅为大便隐血，出血常可自行停止，但再出血率达 20%～30%。

2. 血管发育不良 这类血管病变可发生在胃、十二指肠、小肠和结肠。出血的特点常呈急性，且反复发作。

3. 肛管直肠疾病 内痔、直肠癌等肛管直肠疾病也是下消化道出血的常见原因之一。通常通过肛诊诊断并不困难。

4. 其他原因 包括梅克尔憩室、炎性肠病、息肉、放射性肠炎等。

【诊断】 患者就诊主诉以黑便为主，住院期间出现便血和失血性休克表现，除了前述的复苏、输血、补液、监护等常规治疗外首先要胃肠减压判断是否为上消化道出血，其次是肛诊除外肛管直肠疾病导致的便血。然后根据患者出血的速度选择进一步定位诊断的检查。出血速度较快，患者生命体征不稳定时可以选择血管造影。出血速度较慢，患者生命体征稳定可以选择结肠镜或 ^{99m} 锝标记的红细胞同位素扫描。

> **案例 44-2 分析**
> 患者便血伴失血性休克表现，考虑持续下消化道出血，在积极补液、输血、复苏的基础上急行血管造影检查，造影显示回结肠血管分支可见造影剂外溢。造影定位后行急诊手术，剖腹探查见距回盲部 40cm 处末段回肠可见梅克尔憩室并出血，行小肠部分切除肠吻合术。术后出血控制，患者痊愈出院。

【治疗】 初步处理同上消化道大出血，包括输血、补液、复苏及止血药物的应用。选择性动脉插管滴注血管加压素或栓塞靶血管有止血效果，但须警惕栓塞后肠坏死的发生。经内镜电凝也是有效的止血手段。与上消化道出血不同，下消化道出血需要手术治疗的仅 15%。对于定位诊断明确而非手术治疗无效的下消化道出血应积极手术治疗。

思 考 题

1. 上消化道出血和下消化道出血的临床表现有何不同？

2. 消化道出血的常见病因有哪些？

3. 消化道出血的初步治疗包括哪些内容？

4. 上消化道出血首选的检查是什么？

5. 下消化道出血应如何通过辅助检查进行鉴别诊断？

（李 非）

第四十五章 急腹症的诊断和鉴别诊断

学习目标

掌握急腹症的概念、特点及其鉴别诊断要点。

案例 45-1

患者，男，50 岁，因"间断上腹部隐痛 2 年，突发全腹痛 4 小时"急诊入院。患者 2 年前出现上腹部隐痛，餐后偶有胸口烧灼感，伴有反酸、嗳气。4 小时前饭后突感上腹疼痛加剧，为持续性刀割样疼痛，疼痛难忍并迅速蔓延全腹，伴大汗，呕吐一次，量少，呕吐物为胃内食物，并出现明显腹胀。

体格检查：T39℃，P88 次/分，BP 105/70mmHg，神志清楚，急性病容，呈痛苦貌，皮肤湿冷，皮肤、巩膜无黄染，心肺正常，全腹肌紧张，呈板状腹，全腹压痛，以剑突下最明显，反跳痛（＋），肝脾触诊不满意，肝浊音界消失。叩诊腹部呈鼓音，肝浊音界消失。肠鸣音弱，1 次/分。

辅助检查：WBC 15×10^9/L，NE 85%。腹部平片提示右侧膈下游离气体。

问题：

1. 首先考虑哪一类疾病？
2. 如何诊断及鉴别诊断？
3. 应如何处理？

急腹症（acute abdomen）是指以急性腹痛为主要临床表现的临床病症，具有起病急、病情重、病因复杂、发展变化快、涉及范围广等特点。腹腔脏器的炎症、梗阻、出血、穿孔或破裂、血液循环障碍等因素均可引起急性腹痛。某些腹腔外脏器或全身性疾病也可引起类似腹部疾病的急性腹痛，可涉及内科、外科、妇科、儿科等多个学科。其中需要外科处理的急腹症称为"外科急腹症"。对于急腹症，临床医生必须在短时间内完成病史资料的收集，迅速做出诊断和鉴别诊断并对病情的危重程度和是否需要紧急手术作出判断，以便及时给予恰当的治疗。一旦诊断延误、治疗不当，将会给患者带来严重危害甚至死亡。因此，急腹症的诊断和鉴别诊断以及正确处理是非常重要的。

案例 45-1 分析 1

患者的主要临床表现为急性腹痛，属于急腹症类疾病。

一、急腹症的诊断

（一）病史收集

1. 性别和年龄 胆道及肠道的先天性疾病多见于婴幼儿。肠套叠、胆道蛔虫、蛔虫性肠梗阻等多见于幼儿。急性胃十二指肠溃疡穿孔、急性胰腺炎、急性阑尾炎多见于青壮年。胆囊炎、胆石症、消化道肿瘤以中老年多见。异位妊娠破裂主要发生在生育期妇女。

2. 发病诱因及既往史 急性胰腺炎、胆绞痛常与暴饮暴食、情绪剧变等因素有关。肠套叠多与饮食突变有关。嵌顿性疝多与腹内压增加因素有关。胃十二指肠溃疡穿孔常有多年慢性胃病史。胆道蛔虫和蛔虫性肠梗阻常有蛔虫史。剧烈活动后突然腹痛应考虑肠扭转的可能。

3. 腹痛部位 一般情况下，腹痛开始部位或疼痛最显著部位，往往与病变部位一致。因此，根据腹腔内脏器官的解剖位置，即可初步判断病变所在脏器。如胃十二指肠溃疡穿孔疼痛开始于上腹部，后波及全腹。值得注意的例外情况：①急性阑尾炎的腹痛始于上腹或脐周，后转移至右下腹阑尾区；②腹腔外疾病引起的腹痛，如右侧肺炎、胸膜炎，由于炎症刺激肋间神经和腰神经分支（$T_6 \sim L_1$），可引起右侧上、下腹痛，易被误诊为胆囊炎、阑尾炎。

4. 腹痛性质 具有重要的诊断价值。持续性腹痛多因炎症、缺血、出血或肿瘤浸润引起。阵发性腹痛多为空腔脏器的平滑肌痉挛或梗阻所致，如胃肠、胆道、输尿管等，绞痛为其中最剧烈者。持续性腹痛伴阵发性加剧，多表示炎症和梗阻并存，如绞窄性肠梗阻、胆囊结石并急性胆囊炎等。刀割样腹痛是化学性腹膜炎的特点，如胃十二指肠溃疡穿孔、急性出血坏死性胰腺炎等。胆道蛔虫病表现为钻顶样疼痛。某些部位的特殊牵涉痛对诊断很有帮助，如急性胆囊炎牵涉右肩背部疼痛，输尿管结石牵涉大腿内侧或会阴部疼痛。

5. 急性腹痛与伴随症状的关系 急性腹痛伴腹胀、呕吐、肛门停止排气排便，提示为肠梗阻。腹痛伴血便，提示肠套叠、绞窄性肠梗阻、急性出血坏死性肠炎、肠系膜动脉栓塞或肠系膜静脉血栓形成等。腹痛伴血尿，多为泌尿系结石。急性腹痛伴腹泻，多为急性胃肠炎、细菌性痢疾、急性阑尾炎、急性盆腔炎等。急性腹痛伴寒战、发热，多为胆道系统炎症、腹腔脏器脓肿等。

6. 其他　育龄期女性患者出现急性腹痛时，应询问月经及婚育史。停经1～2个月出现腹痛、失血表现，应考虑异位妊娠破裂。卵巢滤泡或黄体破裂亦表现为急性腹痛和失血。

> **案例45-1分析2**
> 　　患者为中年男性，既往有上腹部隐痛病史，并餐后灼烧感，4小时前出现急性刀割样疼痛，并弥漫全腹。病史提示胃十二指肠穿孔并弥漫性腹膜炎可能。

（二）体格检查

1. 一般检查　通常患者营养状态无明显变化，但晚期肿瘤、结核、肠伤寒、肝脓肿等患者营养状态较差。急腹症患者通常为急性病容、表情痛苦。腹腔炎症性和穿孔性疾病患者多采取固定体位，如侧卧蜷曲，以减轻腹膜刺激。阵发性绞痛患者则坐卧不宁，辗转反侧。皮肤、结膜苍白见于贫血、休克、肿瘤等消耗性疾病及内出血。黄疸多见于肝脏、胆道或胰腺疾病。黄疸伴腹痛、高热、休克、昏迷是急性梗阻性化脓性胆管炎的表现。

2. 腹部检查　是诊断外科急腹症的重要环节。腹部检查范围上至乳头，下至腹股沟，并按视诊、听诊、触诊、叩诊的顺序进行。

（1）视诊：腹部弥漫性胀大见于胃肠道梗阻，尤其是低位肠梗阻，或肠麻痹、腹膜炎晚期，表现为全腹对称性膨胀。局限性腹部膨隆可见于腹腔脓肿、肿瘤、肠扭转、肠套叠、嵌顿性疝或股疝。胆囊胀大时可表现为右上腹随呼吸运动的梨形肿块。中上腹膨隆，可见于急性胃扩张。舟状腹见于胃十二指肠溃疡穿孔早期。急性腹膜炎时，腹式呼吸运动减弱或完全消失。胃蠕动波由剑突下开始，向右下方移动，最后消失于幽门区，而幽门梗阻时则相反。小肠蠕动波由左上腹向右下腹移动，而一旦出现肠型及蠕动波，则多提示为肠梗阻。

（2）听诊：闻及振水音提示胃肠内大量积液，如幽门梗阻、急性肠梗阻、急性胃扩张等。肠鸣音亢进，或伴有气过水声或金属音，多为机械性梗阻。肠鸣音减弱或消失，见于麻痹性肠梗阻、腹膜炎、肠管穿孔或坏死。闻及血管杂音提示腹内血管病变。

（3）触诊：应由无疼痛处开始，逐渐移向痛处，并由浅入深逐层触诊。腹部压痛、反跳痛和腹肌紧张是腹膜炎的重要体征，局限性抑或弥漫性代表腹膜炎的程度与范围。腹部压痛最显著的部位往往是病变所在部位。随着病情变化，腹部压痛、反跳痛和腹肌紧张会发生相应变化。急性胃肠穿孔时，胃肠内容物流入腹腔刺激腹膜，引起化学性腹膜炎，腹肌紧张可呈"木板样"强直。胰腺炎时，因胰腺位置深在，腹肌紧张一般为轻度至中度。通常，细菌性腹膜炎时腹肌紧张较显著，其次是阿米巴性、血性腹膜炎腹肌紧张较轻；但年老体弱者，腹肌紧张通常不明显；腹部脂肪厚而松弛，或肌肉不发达者，腹肌紧张亦不明显。触诊时发现的腹部包块，应注意其部位、大小、硬度、活动度、边界、表面情况、压痛反应等，炎症性包块多有明显压痛，恶性肿块表面不光滑、多无压痛，囊性包块触软、表面光滑或有波动感；源于大网膜、肠系膜、胃肠的肿块多活动良好，而肝、胰腺和腹膜后肿物多不活动。男性患者应检查睾丸是否正常、有无扭转。

（4）叩诊：应从无疼痛处开始，用力要均匀。叩痛见于腹膜炎症。叩诊呈鼓音，提示胃肠胀气或气腹。叩诊呈浊音或实音提示腹内有肿块或积血、积液。腹内积液超过500ml时，移动性浊音征可阳性。肝浊音界缩小或消失可见于胃肠道穿孔、严重腹胀或肺气肿患者。

（5）直肠指检：对于诊断不明确的患者，是必要的检查。指套带黏液及血液可能为肠套叠、直肠癌和肠炎。触痛明显或有波动感提示盆腔积脓或积血。宫颈触痛、饱满、后穹隆穿刺见不凝血时，应疑为异位妊娠破裂。

> **案例45-1分析3**
> 　　患者腹部稍有膨隆，全腹压痛反跳痛并呈板状腹，叩诊呈鼓音，听诊肠鸣音减弱，1次/分。提示胃肠道穿孔及弥漫性腹膜炎。

（三）辅助检查

1. 血液学检查　血细胞比容测定、红细胞计数、血红蛋白定量等有助于诊断肝脾破裂，异位妊娠破裂等出血性疾病。白细胞计数有助于了解机体抗感染反应能力，升高可见于消化系统、泌尿生殖系统等炎症。各种损伤如闭合性腹外伤等，白细胞也升高。重度感染时，可见中性粒细胞核左移。血电解质测定及血气分析有助于判断机体水、电解质代谢状态和酸碱平衡状况。

2. 尿液、粪便检查　血尿提示急性肾炎、泌尿系结石，若发生于外伤后，则提示泌尿系统损伤可能。尿白细胞增多或呈现为脓细胞，则表明有泌尿系感染的可能。粪便内带鲜红色血，提示下消化道（尤其直肠、肛门）出血，柏油样便提示上消化道出血，脓血便伴腹痛多为细菌性痢疾或阿米巴痢疾。

3. 诊断性腹腔穿刺或灌洗 对诊断不明确的急腹症患者，如腹部叩诊有移动性浊音，可做腹腔穿刺。穿刺点多选择在两侧下腹部脐与髂前上棘连线的中外 1/3 交界处。穿刺液为血液，应置于管内观察，若迅速凝固，可能是误穿血管所致；若为不凝血，则提示腹腔内出血；但需注意，腹腔内大量活动性出血时亦常很快凝固。黄色或黄绿色混浊无臭液体多为胃十二指肠溃疡穿孔或小肠穿孔，而恶臭的混浊液体多为大肠穿孔或合并产气杆菌感染。胆汁样液体来自胆道或十二指肠。血性腹水多为重症急性胰腺炎、绞窄性肠梗阻、肠系膜血管病变等。如穿刺未抽出液体，可注入等渗盐水至少 500ml，然后对抽吸液做涂片镜检，如红细胞多于 0.1×10^{12}/L，或白细胞超过 0.5×10^9/L，则有诊断价值。但对诊断已明确或严重腹胀者，不宜采用此方法。

4. X 线检查 是急腹症辅助诊断的重要项目之一。胸腹立位片或透视可观察有无肺炎、胸膜炎、膈肌位置及运动，膈下有无游离气体，胃泡大小，小肠有无积气、积液平面，结肠内有无气体，有无阳性结石影等。膈下游离气体是消化道穿孔或破裂的证据。气体进入腹膜后，提示十二指肠或升结肠、降解肠后壁穿孔。多个液气平面或较大液气平面说明存在机械性小肠梗阻，此时结肠内很少或无气体存在，在肠梗阻的诊断中具有重要作用。钡剂灌肠透视在低位结肠梗阻中具有诊断价值。异常的钙化影，包括胆结石、肾结石或输尿管结石、阑尾粪石、胰管内结石等，结合临床表现可辅助诊断。

5. B 超检查 对实质性脏器的损伤、破裂、占位性病变等具有重要的诊断价值。对胆囊结石、胆囊炎及胆总管结石，B 超检查可提供准确的诊断依据。B 超检查阑尾粪石、管壁增厚及阑尾脓肿等方面较敏感。对腹腔内出血和积液，不但可以探查积血、积液的量，而且可在 B 超引导下行腹腔穿刺抽液。泌尿系结石可见患侧肾盂积水、输尿管扩张及结石影像。B 超检查还有助于鉴别妇科急症，如卵巢囊肿扭转、异位妊娠破裂等。

6. CT 检查 在急腹症诊断中具有重要作用，普遍应用于某些急腹症的诊断，如对实质性脏器自发破裂或创伤后破裂出血，急性胰腺炎的蜂窝织炎、液体积聚、出血坏死、囊肿形成等均具有重要的诊断价值。

7. 血管造影 在疑有肝破裂出血、胆道出血、小肠出血、肠系膜血管栓塞等疾病时，可采用选择

性或超选择性动脉造影，常可确定出血或栓塞的部位和原因，部分出血性或栓塞性病变可同时行选择性动脉栓塞止血或溶栓治疗。

8. 内镜检查 对上消化道急性出血者，胃镜检查可明确出血部位和病变性质。对可疑有结肠梗阻或伴有下消化道出血者，可采用纤维结肠镜检查。

9. 腹腔镜检查 对于急腹症，特别是不能排除妇科急症者，可采用腹腔镜检查。除可发现病变，还可除外某些可疑病变。对急性胆囊炎、急性阑尾炎、肝囊肿破裂、异位妊娠破裂等疾病可同时进行腹腔镜手术治疗。

> **案例 45-1 分析 4**
> 患者 WBC 15×10^9/L，N85%提示存在严重感染，X 腹部平片右侧膈下游离气体提示空腔脏器穿孔。

二、常见急腹症的诊断与鉴别诊断要点

1. 急性胆囊炎 进食油腻食物后发作右上腹绞痛，向右肩及右背部放射。检查时右上腹有压痛、反跳痛，肌紧张 Murphy 征阳性。胆石症所致腹痛多在午夜发作，不少患者被误诊为"胃病"，超声检查可见胆囊壁炎症，增厚，胆囊结石有助于诊断。

2. 胃十二指肠急性穿孔 "板状腹"和腹部 X 线平片检查膈下游离气体是溃疡穿孔的典型表现。患者既往有溃疡病史，突发上腹部刀割样疼痛，迅速蔓延至全腹部，明显腹膜刺激症状。典型的"板状腹"，肝浊音界消失，X 线检查膈下游离气体可以确诊。但部分患者发病前无溃疡病史。

3. 急性胆管炎 上腹部疼痛伴高热、寒战、黄疸是急性胆管炎的典型表现。急性胆管炎由于胆管的近端是肝血窦这一解剖特殊性，一般感染，细菌很容易进入血液循环，导致休克和精神症状。

4. 急性胰腺炎 常见于大量饮酒后或暴食后。腹痛多位于左上腹，疼痛剧烈，呈持续性，可向肩部放射。腹痛时常伴有恶性、呕吐，呕吐后腹痛无缓解。血清和尿淀粉酶明显增高，增强 CT 可见胰腺弥漫性肿胀，胰周积液。胰腺后坏死时可见皂泡征。

5. 急性阑尾炎 转移性右下腹压痛和右下腹固定压痛是急性阑尾炎的典型表现。疼痛常始于脐周或上腹部，待炎症波及阑尾浆膜后，可出现右下腹局限性腹膜炎体征。阑尾若一旦穿孔，可形成阑尾周围脓肿或腹膜炎体征扩大到全腹。但压痛仍以右下腹为重。

6. 急性肠梗阻 肠梗阻时常有腹痛、腹胀、呕

吐和停止排气排便四大典型症状。但视梗阻部位的不同有所变化。高位梗阻常以呕吐为主，腹胀可不明显。反之，低位梗阻时腹胀明显，但呕吐出现较晚。梗阻初期肠蠕动活跃，肠鸣音增强，可闻"气过水声"。梗阻后期，出现肠坏死时，肠鸣音减弱或消失。X线立位腹部平片可见液气平面，肠腔扩张。应进一步完善相关检查，明确具体梗阻原因。

7. 妇产科疾病所致急性腹痛　①急性盆腔炎：多见于年轻人，常由淋病奈瑟菌感染所致。表现为下腹部疼痛伴发热，腹部有压痛及反跳痛，一般压痛点比阑尾点偏内、偏下。阴道分泌物增多，直肠指检有宫颈提痛、后穹隆触痛，穿刺可抽到脓液，涂片镜检可见白细胞内有革兰氏阴性双球菌可确诊。②卵巢肿瘤蒂扭转：其中最常见的是卵巢囊肿扭转。患者有卵巢囊肿史。疼痛突然发作，出现腹膜炎体征提示有肿瘤缺血坏死。③异位妊娠：最常见为输卵管妊娠破裂。有停经史，突发下腹部疼痛，伴腹膜炎体征，应警惕异位妊娠。有出血征象，如心率快、血压下降，提示内出血。腹部压痛和肌紧张可不明显，但有明显反跳痛。阴道不规则流血，宫颈呈蓝色，后穹隆抽得不凝血可确诊。实验室HCG阳性和盆腔B超可协助确诊。

> **案例 45-1 分析 5**
> 综合患者病史、体格检查、辅助检查，患者诊断为胃十二指肠穿孔并急性弥漫性腹膜炎。

三、急腹症处理原则

（1）尽快明确诊断，针对病因采取相应的处理措施。如暂时不能明确诊断，应采取相应措施维持生命体征及重要脏器功能，并严密观察病情，采取进一步措施明确诊断。并对病情危重程度有大致估计。

（2）对于明确诊断的患者，应根据具体情况，采取相应措施治疗，并且明确是否需要紧急手术治疗。

（3）对于未能明确诊断，但有下列情况存在患者需手术探查：①脏器有血运障碍，如肠坏死。②腹膜炎不能局限有扩散倾向。③腹腔内有活动性出血。④非手术治疗，病情无改善或恶化。

> **案例 45-1 分析 6**
> 本例患者明确诊断为胃十二指肠穿孔并急性弥漫性腹膜炎，积极完善术前准备，急诊手术治疗，术后康复出院。

思 考 题

1. 有哪些常见急腹症？
2. 常见急腹症如何诊断及鉴别诊断？
3. 如何明确急腹症患者有无急诊手术指征？

（张文斌）

第四十六章　胰腺疾病

胰腺是人体仅次于肝的第二大腺体，是腹膜后位器官，较为隐蔽。常见的胰腺外科疾病包括急性胰腺炎、慢性胰腺炎、胰腺囊性肿瘤、胰腺神经内分泌瘤和胰腺癌。

第一节　胰　腺　炎

一、急性胰腺炎

案例 46-1

患者，男，32 岁，因上腹部胀痛伴恶心呕吐 1 天入院。

一天前进食大量油腻饮食及饮酒后出现上腹部胀痛，伴发热，恶心，呕吐。既往胆囊结石病史 6 年。

入院查体：T 37.4℃，P 90 次/分，R 22 次/分，BP 140/90mmHg。皮肤巩膜无黄染。腹膨隆，上腹部及脐周压痛，轻度反跳痛，无肌紧张，肝脾未及，移动性浊音阴性，肠鸣音未及。

辅助检查：血常规示 WBC 16×10^9/L，N 80%，Hb 13g/L，HCT 39%；血生化示 TBIL 9.4μmol/L，GGT 111U/L，TG 2.0mmol，LPS 1040U/L，AMY 1159U/L；B 超示胆囊多发性结石并胆囊炎，胆总管直径 0.4cm，胰腺肿大，回声减低，胰周少许积液。

问题：

1. 根据以上资料，拟诊断什么疾病？

2. 还有哪些辅助检查有助于诊断？

急性胰腺炎（acute pancreatitis，AP）是指多种病因引起的胰酶激活，继以胰腺局部炎症反应为主要特征的疾病，病情重者可伴有器官功能衰竭。

【诊断标准】　急性胰腺炎的诊断标准在临床上符合以下 3 项特征中的 2 项，即可诊断。①与 AP 符合的腹痛（急性突发持续剧烈的上腹部疼痛，常向背部放射）；②血清淀粉酶和（或）脂肪酶至少高于正常上限值 3 倍；③腹部影像学检查具有 AP 的特征性改变。

【病因】

1. 胆石　胆石症是中国目前急性胰腺炎的主要致病因素，当小结石或微小结石通过"共同通道"的远端，导致嵌顿或局部水肿和括约肌痉挛时胆汁不能顺畅地流入十二指肠内而反流入胰管，使胰管内压力增高，导致小胰管和腺泡破裂。经过"自身消化"作用，导致胰腺组织的出血坏死。所有急性胰腺炎患者均应行腹部超声检查评估有无胆囊结石，进一步根据血清胆红素、转氨酶等实验室检查及 CT、磁共振等影像学检查明确有无胆管结石和胆道梗阻。

2. 高甘油三酯血症　高甘油三酯血症也是急性胰腺炎发病的重要原因之一。其导致急性胰腺炎的原因可能是由高甘油三酯血症使得血甘油三酯的代谢产物游离脂肪酸大量增加。游离脂肪酸可以诱发酸中毒，并进一步激活胰蛋白酶原，导致胰腺自身消化。游离脂肪酸还能破坏内皮细胞，导致微循环障碍。急性胰腺炎并静脉乳糜状血或血甘油三酯＞11.3mmol/L 可以明确诊断。

3. 酒精　长期大量饮酒刺激胃壁细胞产生大量胃酸，胃酸至十二指肠刺激肠壁产生缩胆囊素-促胰酶素，在短时间内形成胰管高压环境，同时长期饮酒使胰管内蛋白质分泌增多，而形成胰管内的"蛋白栓"，造成胰管梗阻。在此基础上当某次大量饮酒和暴食的情况下，促进胰酶的大量分泌，致使胰管内压力骤然上升，引起胰腺泡破裂，胰酶进入腺泡之间的间质而促发急性胰腺炎。

4. 其他病因　包括高钙血症、胰腺肿瘤、某些药物、感染病原体、胰腺解剖和生理异常、Oddi 括约肌功能障碍及遗传缺陷等。

【病程分期】　根据中华医学会外科学分会胰腺学组制定的《急性胰腺炎诊治指南（2021）》，急性胰腺炎的病程分为早期和后期。

1. 早期　指发病至发病后 2 周，其特点为出现全身炎症反应综合征及器官功能障碍。

2. 后期　指发病 2 周后，其特点为有可能持续存在 SIRS、器官功能障碍和局部并发症。

【严重度分级】　同样根据中华医学会外科学分会胰腺学组制定的《急性胰腺炎诊治指南（2021）》，急性胰腺炎的严重度分为三级。

1. 轻型急性胰腺炎 占急性胰腺炎的多数，不伴有器官功能衰竭及局部或全身并发症。通常在1~2周内恢复，病死率极低。

2. 中重症急性胰腺炎 急性胰腺炎伴有一过性（＜48小时）的器官功能障碍和（或）局部或全身并发症。早期死亡率低，后期如坏死组织合并感染，死亡率增高。

3. 重型急性胰腺炎 急性胰腺炎伴有持续的（48小时以上）器官功能衰竭，病死率高，如后期合并感染则病死率更高。

器官功能衰竭的诊断标准依据改良 Marshall 评分系统（表46-1）。

表46-1 改良 Marshall 评分系统

器官系统	评分				
	0	1	2	3	4
呼吸（PaO₂/FiO₂）	>400	301~400	201~300	101~200	<101
肾脏* 血肌酐（μmolL）	<134	134~169	170~310	311~439	>439
循环#（收缩压，mmHg）	>90	<90，补液有效	<90，补液无效	<90，pH<7.3	<90，pH<7.2
非机械通气患者 FiO₂ 按以下估算					
吸入氧（L/min）	FiO₂				
空气	21				
2	25				
4	30				
6~8	40				
9~10	50				

任何系统评分2分或以上诊断器官功能衰竭

*已经存在慢性肾衰竭患者的评分基于肾功能较基线进一步恶化的程度而定。对于血肌酐>134的患者，没有正式的校正标准。

#未使用正性肌力药物。

案例46-1 分析

该患者有急性胰腺炎的腹痛症状，伴有血淀粉酶、脂肪酶的明显升高，急性胰腺炎诊断明确。进一步确诊可以行腹部CT检查。

该患者既往有胆囊结石病史，本次发作血GGT明显升高，应首先考虑胆源性胰腺炎。

患者目前处于发病早期，无器官功能障碍。

问题：

如何治疗？

急性胰腺炎的治疗原则是对于轻型急性胰腺炎以非手术治疗为主，而对于中重症和重型急性胰腺炎则在非手术治疗的同时对合并胰腺坏死感染者行手术治疗。

针对病因的治疗：本病例为胆石性急性胰腺炎，如伴有胆道梗阻或胆道感染者应尽早外科治疗。治疗方法包括经十二指肠镜下取石、内引流或外引流及外科手术。若无胆道梗阻和胆道感染者先行非手术治疗，待病情缓解尽早进行进一步诊断和治疗。胆源性胰腺炎的病因有时很隐蔽，如微小结石或胆泥阻塞，需要通过密切的临床观察、肝功能化验和影像检查加以鉴别。轻型急性胰腺炎恢复后仍存在胆囊结石的患者，应尽量同次住院行胆囊切除术，防止急性胰腺炎再发。中型和重型患者胆囊切除应在全身情况稳定，胰腺炎并发症缓解后实施。如果是其他病因导致的急性胰腺炎应针对病因予以不同治疗。

非手术治疗：主要包括禁食、胃肠减压、抑酸和抑酶治疗及止痛处理；液体复苏及重症监护治疗；营养支持；抗生素应用及中药治疗。

器官功能的维护治疗：针对呼吸衰竭，给予鼻导管或面罩吸氧，将氧饱和度维持在95%以上，必要时应用机械通气；针对急性肾衰竭，早期容量复苏，维持血流动力学稳定可以预防急性肾衰竭的发生，而治疗急性肾衰竭的主要措施是连续肾脏替代疗法；肝功能异常时可予以保肝药物；弥散性血管内凝血时可使用肝素；消化道出血需应用质子泵抑制剂。

外科治疗：主要针对胰腺局部并发症继发感染或产生消化道梗阻、胆道梗阻等症状。根据最新国际共识，胰腺局部并发症分为以下四类：①急性胰周液体积聚，指发生于病程4周以内，表现为胰周间隙液体积聚，并缺乏完整包膜；②急性坏死物积聚，也发生于病程 4 周以内，表现为混合有液体和胰腺及胰周坏死组织的积聚；③包裹性坏死，发生于起病 4 周以后，是一种包含胰腺及胰周坏死组织且具有界限清晰炎性包膜的囊实性结构；④胰腺假性囊肿，起病 4 周以后形成的有完整非上皮性包膜包裹的液体积聚。四类局部并发症每一类又再分为无菌性和继发感染两种。胰腺局部并发症的诊断首选强化 CT 扫描，继发感染的诊断除了临床上出现脓毒血症，CT 检查出现气泡征，或细针穿刺抽吸物涂片或培养找到细菌或真菌者，可诊断为感染性坏死，需考虑手术治疗。手术方式可分为 PCD、内镜、微创手术和开放手术，各种手术方式可以单独或联合应用。

二、胰腺假性囊肿

案例 46-2

患者，男，40 岁，因上腹部胀痛不适 1 周入院。

一天前无明显诱因出现上腹部胀痛不适，无发热，无恶心呕吐。

既往 2 年前因重症急性胰腺炎行非手术治疗，后诊断胰腺假性囊肿，定期复查。

入院查体：T 36.6℃，P 70 次/分，R 18 次/分，BP 120/90mmHg。皮肤巩膜无黄染。上腹局部隆起，可及一直径约 8cm 包块，边界不清，可及压痛，无反跳痛，无肌紧张，肝脾未及，移动性浊音阴性，肠鸣音未及异常。

辅助检查：上腹部 CT 示胰腺体尾部囊状低密度影，大小约 10.0cm×5.2cm×5.7cm，边缘光滑，增强后囊状低密度影未见明显强化。

问题：

1. 根据以上资料，拟诊断什么疾病？
2. 治疗方案是什么？

胰腺假性囊肿是继发于急、慢性胰腺炎或胰腺损伤后的并发症。

【病理】 急性胰腺炎或胰腺损伤后胰腺实质及胰管破裂，胰液、血液、渗出液、坏死组织等液体集聚在胰周并刺激周围组织引起纤维组织增生逐渐形成包裹性积液，因囊壁无上皮细胞覆盖，故称假性囊肿。通常，4 周后囊壁才成熟。

【临床表现和诊断】

1. 症状 胰腺假性囊肿多邻近胃后壁，较大囊肿常压迫胃，使上腹饱胀不适，进食后加剧；胰头部的囊肿可压迫十二指肠及胆总管下端引起十二指肠阻塞及阻塞性黄疸等症状。较大的胰腺假性囊肿常表现上腹胀痛，合并感染时上腹胀痛加重，感染

严重时常伴畏寒发热，如囊肿破裂则产生腹膜炎症状。少数患者因感染腐蚀血管引起囊内出血，上腹胀痛会加剧。

2. 查体 大部分患者可在上腹部扪到肿块，呈圆形或椭圆形，表面光滑，囊性感，边界不清，不能移动，可有深压痛。

3. 影像学检查 B 超及 CT 能显示囊肿的大小和部位。强化 CT 对鉴别真性或肿瘤性囊肿有一定作用。

【治疗】 假性囊肿如无明显症状可动态观察，约有 50% 的病例假性囊肿可以自行吸收。如果胰腺假性囊肿有疼痛、压迫胃肠道引起消化道阻塞、压迫胆管造成阻塞性黄疸，或进行性增大则需要外科处理。胰腺假性囊肿的手术方式需根据囊肿大小、位置、有无分隔、是否与胰管相通、是否含有坏死组织等因素综合考虑。胰腺假性囊肿的手术方式主要有以下三种。

1. 单纯外引流术 主要是在 B 超或 CT 引导下经皮穿刺置管引流假性囊肿。这一方法主要用于治疗假性囊肿继发感染。如果是无菌性的胰腺假性囊肿采用这一方法治疗容易形成胰瘘，引流管需要长期留置，并且可能因逆行感染导致假性囊肿由无菌性变为感染性。因此这一手术方式基本废弃。

2. 内引流术 这是治疗胰腺假性囊肿的经典术式。根据囊肿的位置，将囊肿与胃后壁或与空肠吻合。与胃吻合假性囊肿需贴近胃后壁，囊壁与胃后壁距离小于 1cm。与空肠吻合时通常采用 Roux-Y 吻合，不用考虑假性囊肿位置。内引流术的优点是安全有效。据文献统计，目前内引流术治疗胰腺假性囊肿复发率为 5%～10%，手术死亡率小于 5%。需要注意的是术中应做囊壁组织活检排除肿瘤可能。当前，随着内镜技术的进展，部分贴近胃后壁的胰腺假性囊肿病例可以在内镜下完成内引流，即在内镜超声引导下经胃后壁穿刺并置入支架管，达到和手术一样的内引流效果。

3. 胰体尾切除术 仅适用于局限于胰体尾部的假性囊肿，目前此术式极少被采用。

案例 46-2 分析

该患者 2 年前有急性胰腺炎病史，结合影像学检查胰腺假性囊肿诊断明确。

目前患者胰腺假性囊肿伴有腹痛、腹胀等症状，经长期动态观察囊肿无吸收，因此手术指征明确。

手术方式首选内引流术，视假性囊肿位置决定行囊肿胃吻合或囊肿空肠吻合。

第二节 胰腺肿瘤

一、胰 腺 癌

案例 46-3

患者，男，67 岁，因上腹部隐痛不适伴皮肤巩膜黄染 1 周入院。

患者 1 周前无明显诱因出现上腹部隐痛不适，尤以餐后多见，无恶心、呕吐，全身皮肤及巩膜黄染并进行性加重。患者发病以来无发热，伴纳差，皮肤瘙痒，尿色呈浓茶样，大便颜色明显变浅。既往体健。

入院查体：T 36.7℃，P 80 次/分，R 22 次/分，BP 140/90mmHg。皮肤巩膜明显黄染。浅表淋巴结未及肿大。腹平坦，上腹部轻压痛，无反跳痛和无肌紧张，肝脾未及，右侧肋缘下可及胀大胆囊，张力高。移动性浊音阴性。肠鸣音正常。

辅助检查：血常规示 WBC 6.6×10^9/L，N 68%，Hb 12g/L；血生化示 TBIL 169.4μmol/L，DBIL 102.2μmol/L，GGT 411U/L；B 超示肝内外胆管扩张，胆总管直径 1.7cm，胆囊增大，其内未见结石；腹部 CT 扫描示肝内外胆管扩张，胰头部增大并可见低密度占位，静脉注射造影剂后胰头部低密度病灶有轻度强化。

问题：

1. 根据以上资料，拟诊断什么疾病？
2. 还有哪些辅助检查有助于诊断？
3. 如何处理？

胰腺癌是恶性程度很高的消化道肿瘤，由于胰腺解剖位置特殊，胰腺癌早期没有明显症状，因此早期确诊率很低。患者出现症状到医院就诊时肿瘤往往已处于进展期，手术切除率低，预后极差。胰腺癌的病理类型 90%是来源于胰腺导管上皮细胞的导管腺癌，其他病理类型如黏液性囊腺癌等较为少见。

【临床表现】 胰腺癌根据肿瘤生长位置不同大致可分为胰头癌和胰体尾癌。肿瘤位置不同，相应临床表现亦不同。

1. 上腹部胀痛不适 常常是胰腺癌最早出现的症状，但其缺乏特异性，往往易被忽视。早期症状是肿瘤压迫导致胰管梗阻等因素所造成，可向肩背部或腰肋部放射。晚期胰腺癌由于肿瘤侵犯腹腔神经丛，腹痛呈持续性，并出现腰背痛，腹痛多剧烈且持续，严重影响患者睡眠和饮食。

2. 消化道症状 早期上腹饱胀、食欲减退、消化不良。如果胰头部肿瘤浸润压迫十二指肠，引起梗阻会导致恶心呕吐。如果胰头部肿瘤侵透十二指肠，形成溃疡会导致呕血或黑便。

3. 黄疸 是胰头癌最常见的首发临床表现，属阻塞性黄疸，呈进行性加重，尿色变深呈浓茶色，大便颜色变浅，呈陶土色，可同时伴有皮肤瘙痒，胆囊因胆汁淤积呈无痛性肿大。

4. 消瘦乏力 这也是胰腺癌的常见临床表现，与食欲减退、消化不良、睡眠不足及癌肿消耗密切相关。

5. 其他 如出现胆道感染可表现为寒战、高热。晚期患者查体时可能发现腹部肿块、腹水征阳性及左锁骨上淋巴结肿大。

【实验室检查】

1. 血生化检查 血清碱性磷酸酶、γ-谷氨酰转移酶、乳酸脱氢酶及转氨酶均会有不同程度升高，血清胆红素进行性升高，以直接胆红素升高为主。

2. 免疫学检查 血清肿瘤相关抗原的检查对胰腺癌的诊断有一定帮助，如癌胚抗原（CEA）、CA19-9 等，在胰腺癌时有一定的阳性率。其中 CA19-9 对胰腺癌的诊断敏感性、特异性较好，目前在临床上应用比较广泛。需要注意的是当存在胆道感染时 CA19-9 也会升高，需要仔细鉴别。

【影像学检查】

1. B 超 是筛查的首选检查方法，能对胆道梗阻部位、病变性质做初步评估，并且对于与胆道结石鉴别诊断有重要作用。但由于胰腺解剖位置较深，受周围肠道气体的干扰以及操作者技术及经验水平的影响，对于胰腺癌的诊断的敏感性及特异性均不高，诊断价值有限。

2. 胰腺 CT 是诊断胰腺疾病最为常用的检查方法。通过对比剂加强扫描，包括薄层（<3mm）、平扫、动脉期、实质期、门静脉期及三维重建等，CT 扫描可清晰显示胰腺的形态、肿瘤的大小、位置及与邻近血管的关系，胰周淋巴结有无肿大。目前对于胰腺肿瘤可切除性的判断，CT 扫描是金标准。

3. 胰腺磁共振扫描（MRI） MRI 对于判定肿瘤和血管的关系、淋巴结转移、肝转移等具有较高的准确率。并且 MRI 能清晰地显示胰、胆管梗阻的部位和胰胆管扩张的程度。在排除及检测肝转移病灶方面，敏感性及特异性优于 CT。

4. PET/CT 向身体内注射含有放射性的示踪剂（一般是携带同位素氟的葡萄糖）后，由于肿瘤组织代谢较正常组织旺盛，所以对携带同位素的葡萄糖摄取能力大大超过正常组织，因此会出现同位素在肿瘤病变组织中的浓聚。通过 CT 扫描可以将浓聚放射性同位素的肿瘤精确定位。PET/CT 有助于发现隐匿的微小原发或转移肿瘤病灶。但由于设备及检查费用昂贵，与 CT 和 MRI 相比优势不明显，因此不能作为常规检查。

5. 内镜超声检查（EUS） 超声内镜可紧贴胃壁或十二指肠壁对胰腺进行扫描，可清晰地显示全部胰腺组织，对于发现胰腺小的肿瘤、胰腺癌的术前分期有重要的作用。在内镜超声的引导下，还可以经胃壁或十二指肠壁对胰腺肿瘤实施穿刺活检，取得病理学诊断，特别是已经无法手术切除的胰腺肿瘤，在实施放化疗前必须病理学确诊。EUS 的准确性受操作者技术及经验水平的影响较大。

6. 腹腔镜探查 不建议常规应用。对于瘤体较大、疑有腹腔种植或远处转移的患者，可行腹腔镜探查，以避免不必要的开腹探查。

7. 其他 除上述影像学检查手段外，对于胰头癌的检查还包括经皮经肝胆管造影及置管引流（PTCD）、经内镜逆行胰胆管造影（ERCP），这两项检查除了可以显示胆道梗阻部位，观察胆管狭窄、充盈缺损、中断等改变外，更为重要的是可以放置支架或胆道引流管以缓解胆道梗阻。但它们都具有有创性，可能引起出血、穿孔、急性胰腺炎、胆道感染等并发症。此外还可以通过胃肠钡餐造影显示胃和十二指肠受压的间接征象。

【诊断与鉴别诊断】 胰腺癌往往缺少特异性症状，临床诊断多依靠影像学检查和血清 CA19-9 检测。胰腺癌需要与慢性胰腺炎、胆管结石、病毒性肝炎等疾病相鉴别，特别是胰头癌与胰头部的慢性炎性肿块在临床上不易鉴别，对于难以鉴别的病例需超声内镜下穿刺活检取得病理学诊断。

【治疗】 手术目前仍然是治疗胰腺癌最有效的方法。

1. 根治性手术 胰腺癌根治性手术的实施需结合患者年龄、一般状况、临床症状、合并症、血清学及影像学检查结果，完成诊断及鉴别诊断，评估病灶的可切除性。胰腺癌病灶可切除标准：①无远处转移；②影像学显示肠系膜上静脉/门静脉形态结构正常；③腹腔动脉干、肝动脉、肠系膜上动脉周围脂肪境界清晰。如符合以下条件属于可能切除：①无远处转移；②肠系膜上静脉/门静脉局限受累、狭窄、扭曲或闭塞，但其远近端正常，可切除重建；③肿瘤包裹，胃十二指肠动脉或肝动脉局限性包裹，但未浸润至腹腔动脉干；④肿瘤紧贴肠系膜上动脉，但未超过 180°。胰头癌不可切除的标准：①远处转

移；②肠系膜上动脉包裹超过 180°，肿瘤紧贴腹腔动脉干；③肠系膜上静脉或门静脉受累，不可切除重建；④主动脉或下腔静脉浸润或包裹。胰体尾癌不可切除标准：①远处转移；②肠系膜上动脉或腹腔动脉干包裹超过 180°；③肠系膜上静脉/门静脉受累，不可切除重建；④主动脉浸润。如果手术切除范围以外存在淋巴结转移应视为不可切除。根治性手术切除的术式包括以下几种。

（1）胰头癌可施行胰十二指肠切除术：此手术又名 Whipple 手术，于 1935 年由 Whipple 实施，切除范围包括胰头（含钩突部）、肝总管以下胆管（包括胆囊）远端胃（也有保留幽门的术式）、全部十二指肠和部分空肠，同时清除肝十二指肠韧带内、腹腔动脉旁、胰头周围及肠系膜血管根部淋巴结，然后胆肠、胰肠、胃肠重建。重建的术式有多种，目前一般以 Child 重建方法为最多见，按胰肠吻合、胆肠吻合、胃空肠端侧吻合的顺序完成。

（2）胰体尾癌需行胰体尾部切除（联合脾脏切除）：胰体尾癌确诊时已多属晚期，手术切除率较胰头癌更低。

2. 姑息性手术 适应高龄、全身情况差、已有肿瘤转移或肿瘤不能切除的患者。姑息性手术的主要目的是解除胆道梗阻，缓解黄疸，除了胆肠内引流术外也可经内镜下放置内支架以解除黄疸。如果出现十二指肠梗阻需行胃空肠吻合术。

3. 化疗 胰腺癌根治手术后辅助化疗在防止或延缓肿瘤复发方面效果确切，推荐的化疗方案包括吉西他滨联合白蛋白紫杉醇或 FOLFIRI-NOX 方案化疗。对于不可切除的局部进展期或转移性胰腺癌，积极的化疗有助于缓解症状、延长生存期及改善生活质量，可选择的方案包括吉西他滨单药、氟尿嘧啶单药、吉西他滨＋氟尿嘧啶类药物、吉西他滨+白蛋白结合型紫杉醇、FOLFIR- INOX 方案等。

4. 放疗 主要应用于全身状况良好的不可切除的局部晚期胰腺癌。常用方案是采用以吉西他滨或氟尿嘧啶类药物为基础的同步放疗、化疗或诱导化疗后放疗。

5. 其他治疗 主要针对晚期患者，包括射频消融、冷冻、高能聚焦超声、放射性粒子植入、免疫治疗、中医治疗等，目前尚没有明确证据显示其能够延长生存期。

案例 46-3 分析

临床诊断：胰头肿物、胰头癌可能性大、阻塞性黄疸。

诊断要点：

1. 病史：上腹部隐痛不适伴皮肤及巩膜黄染1周。黄疸进行性加重。

2. 查体：皮肤巩膜明显黄染。上腹部轻压痛，右侧肋缘下可及胀大胆囊，张力高。

3. 实验室检查：血 TBIL 169.4μmol/L、DBIL 102.2μmol/L、GGT 411U/L。

4. 影像学检查：B 超示肝内外胆管扩张，胆总管直径 1.7cm，胆囊增大，其内未见结石；腹部 CT 扫描示胰头部增大并可见低密度占位，静脉注射造影剂后胰头部低密度病灶有轻度强化。

治疗原则：根治性手术——胰十二指肠切除术。

二、胰腺囊性肿瘤

案例 46-4

患者，女，59 岁，发现胰腺肿物入院。

病史：6 个月前因发现血糖升高就诊，内分泌科诊断糖尿病，行腹部 CT 检查时发现胰体尾部囊性肿物。半年后复查 CT 显示胰腺肿物增大，遂收入院。无明显腹痛、腹胀、恶心、呕吐，无发热、黄疸。

查体：腹平坦、无压痛、未及明显包块。

实验室检查：血 CA19-9 28U/mL。

影像学检查：CT 扫描提示胰体尾部 2.6cm×2.4cm×2.4cm 囊性肿物，边界清晰，密度均匀，无强化。

半年后复查 CT 显示胰腺肿物增大，3.7cm×2.9cm×3.0cm。

问题：

1. 根据以上资料，拟诊断什么疾病？

2. 如何处理？

【胰腺囊性疾病定义】　胰腺囊性疾病是指由胰腺上皮和（或）间质组织形成的肿瘤或非肿瘤性含囊腔的病变，主要包括胰腺假性囊肿和胰腺囊性肿瘤。随着医学影像学的进展，胰腺囊性疾病的检出率有了很大提高。

【胰腺囊性疾病的分类】　分为非肿瘤性和肿瘤性两类。非肿瘤性最常见的是胰腺假性囊肿。胰腺肿瘤性囊性疾病种类繁多，目前较为广泛接受的分类方法是 2010 年 WHO 胰腺肿瘤的分类规则，其中最为常见的是浆液性囊性肿瘤、黏液性囊性肿瘤、导管内乳头状黏液性肿瘤、实性假乳头状肿瘤。

【临床表现】　胰腺囊性肿瘤往往生长缓慢，多数无症状，由体检影像学检查发现。如果肿瘤增大可因压迫邻近器官或肿瘤囊内压力增高出现相应症状，如上腹部疼痛不适、阻塞性黄疸、消化道出血、急性胰腺炎等。

【影像学检查】　影像学检查是诊断胰腺囊性肿瘤的主要手段。通过影像学检查，可以明确肿瘤的生长部位、单发或多发、病变大小、胰管直径、病变是否与胰管相通、有无囊壁结节、有无钙化等。腹部 CT 扫描和磁共振成像及磁共振胰胆管造影均为常用手段，往往需要多种检查手段相结合以提高诊断的准确性。对于仍无法明确诊断者，可依据情况采用内镜超声下针吸囊液进行病理学、肿瘤标志物、淀粉酶或分子生物学检测。

【诊断和鉴别诊断】　具有典型临床表现的胰腺囊性肿瘤诊断并不困难，但是对于临床表现不典型的病例就要综合考虑患者疾病的特点以及患者的年龄、一般状况、治疗意愿、医疗及随访条件等诸多因素。常见胰腺囊性肿瘤临床特点如下所述。

浆液性囊性肿瘤：好发于老年患者，女性发病率高于男性，约 50% 发生在胰体尾部，影像学表现为肿瘤呈多微囊，蜂窝状，囊壁较薄，中心可见星状瘢痕及钙化。浆液性囊性肿瘤很少恶变。

黏液性囊性肿瘤：好发于中年女性患者，女性发病率远高于男性，80%～90% 发生在胰体尾部，影像学表现为肿瘤多单囊，囊壁较厚，可见壁结节、蛋壳样钙化及分隔。黏液性囊性肿瘤具有恶变倾向。

导管内乳头状黏液性肿瘤：好发于老年患者，发病率男女比例相近，好发于胰头及钩突部，影像学表现为胰管扩张，肿瘤囊实性混合，边界清晰。如果主胰管受累则有较高的恶变倾向。

实性假乳头状肿瘤：好发于青年患者，女性多见，胰头、体、尾部发病率比例相近，影像学表现为囊实性占位，低度恶性但常见局部侵犯。

【治疗原则】　胰腺囊性肿瘤对其他治疗均不敏感，外科手术是最主要、最关键的治疗手段。但由于大部分胰腺囊性肿瘤为良性或低度恶性，因此治疗方案的制定不但要根据病变局部的评估，还要根据患者的年龄、一般状况、治疗意愿、医疗及随访条件等诸多因素综合考虑。

胰腺囊性肿瘤伴有临床症状或进行性增大是明确的手术指征。对于无症状的胰腺囊性肿瘤，要根据不同肿瘤类型予以不同处理，目前对于无症状的胰腺囊性肿瘤的手术指征尚存在一定争议。总体而言黏液性囊性肿瘤、实性假乳头状肿瘤和主胰管受累的导管内乳头状黏液性肿瘤因具有潜在恶性倾向，一经临床诊断即可考虑手术治疗。而对于无症状的浆液性囊性肿瘤如果直径超过 6cm，可以考虑手术治疗，直径小于 6cm 的可以观察随访。无症状的导管内乳头状黏液性肿瘤如果仅有分支胰管受累，肿瘤小于 3cm 可以随访，大于 3cm 考虑手术切除。所有胰腺囊性肿瘤如可疑恶性，均推荐手术治疗。

案例 46-4 分析

病例特点：患者为中年女性，无症状胰腺囊性肿瘤，随访半年肿物明显增大。

治疗方案：胰腺囊性肿瘤进行性增大，具有明确手术指征。手术方式为胰体尾切除术，脾脏可根据具体情况予以保留或一并切除。

三、胰腺神经内分泌肿瘤

案例 46-5

患者，女，74 岁，体检发现胰腺肿物 2 周入院。

病史：2 周前体检行超声检查发现胰腺肿物，无其他特殊不适。既往：高血压和糖尿病病史 10 年。

查体：皮肤巩膜无黄染，腹平坦、无压痛、未及明显包块，移动性浊音阴性。

实验室检查：血 CA19-9 CEA 均正常。

影像学检查：CT 扫描提示胰体尾部直径约 6cm 肿物，边界清晰，密度不均，注射造影剂后动脉期可见明显不均匀强化。

问题：

1. 根据以上资料，拟诊断什么疾病？
2. 如何处理？

神经内分泌肿瘤是一类起源于胚胎的神经内分泌细胞、具有神经内分泌标志物和可以产生多肽激素的肿瘤，胰腺是常见的好发部位。神经内分泌肿瘤可以分为功能性的和无功能性的。功能性的肿瘤能够产生胰高血糖素、胰岛素、促胃液素或促肾上腺皮质激素等，从而引起相应临床表现。无功能性的肿瘤可能仅在血和尿液中检测到相应激素水平升高，却无相关症状。

【临床表现】 胰腺神经内分泌肿瘤临床表现多样，经常延误诊断。

1. 功能性胰腺神经内分泌肿瘤 常见的有胰岛素瘤和胃泌素瘤，比较罕见的包括胰高血糖素瘤、生长抑素瘤、血管活性肠肽瘤等。

（1）胰岛素瘤：胰头、体、尾部的发生率各占 1/3，肿瘤大多数较小，最为典型的表现是 Whipple 三联征，即低血糖，血糖水平≤2.2mmol/L，进食或静脉推注葡萄糖后症状改善时。

（2）胃泌素瘤：症状主要由胃酸分泌过多造成。常见的临床表现有单发的十二指肠溃疡、消化道症状、胃食管反流和腹泻。当前由于质子泵抑制剂的广泛应用，胃泌素瘤的症状越来越不典型，多数患者是因长期难治的消化道溃疡而最终确诊。

（3）其他功能性胰腺神经内分泌肿瘤：症状与所分泌激素密切相关，大部分容易误诊。

2. 无功能性胰腺神经内分泌肿瘤 首发症状往往是因肿瘤体积增大而产生的压迫症状，或者转移相关症状。

【实验室检查】 胰腺神经内分泌肿瘤常用的血清学指标包括嗜铬粒蛋白 A（chromogranin A，CgA）和神经元特异性烯醇化酶（neuron specific enolase，NSE），异常升高提示有神经内分泌肿瘤的可能。

【影像学检查】

1. 常规检测手段 包括增强 CT、MRI、超声、超声内镜。增强 CT 和 MRI 多表现为动脉相早期强化的富血供病灶。超声内镜可用于可疑患者的进一步检查，必要时可在超声内镜引导下行穿刺活检。

2. 特殊检测手段 奥曲肽扫描对于胰腺神经内分泌肿瘤的诊断具有较高的灵敏度和特异度，用于判断肿瘤分期以及有无远处转移具有重要意义。^{68}Ga 标记生长抑素类似物的 PET/CT 较奥曲肽扫描以及其他检测手段更为灵敏。但上述检查对于设备要求较高，目前仅能在少数中心开展。其他检查还包括血管造影、术中超声等。这些检查手段的创伤性较大，建议在经验丰富的中心开展。

【病理诊断】 神经内分泌肿瘤的病理诊断应当按组织分化程度和细胞增殖活性进行分级。增殖活性分级推荐采用核分裂象数和（或）Ki-67 阳性指数两项指标。根据 2019 WHO 神经内分泌肿瘤分级，神经内分泌肿瘤分为 G_1、G_2 和 G_3 三个级别，G_1 指每高倍视野核分裂象数 1 个、Ki-67 指数<3%；G_2 指每高倍视野核分裂象数为 2～20 个、Ki-67 指数 3%～20%；G_3 指每高倍视野核分裂象数为>20 个、Ki-67 指数>20%。

【治疗】

1. 手术治疗 局限的胰腺神经内分泌肿瘤除非患者合并有危及生命的其他疾病或高手术风险，否则应建议手术切除，但是对于偶然发现的≤2cm 的无功能性神经内分泌肿瘤是否需要手术治疗尚有争议。手术要求切除肿瘤且切缘阴性，清扫区域淋巴结。对于合并远处转移的胰腺神经内分泌肿瘤，为预防局部并发症，缓解原发病灶造成的局部压迫症状，可以考虑原发病灶切除。对于伴有转移的功能性肿瘤，为缓解相关的激素分泌引起的症状，可以实施减瘤手术（切除＞90%的病灶）。

2. 局部治疗　通过射频消融、激光热疗、动脉栓塞和选择性内放射治疗等局部治疗手段，可以控制肝转移灶，有效减轻肿瘤负荷，减少激素分泌，从而改善患者的生活质量。

3. 药物治疗　主要针对无法手术的局部晚期及转移性胰腺神经内分泌肿瘤。可选择的药物包括生长抑素类似物、氟尿嘧啶、表柔比星、替莫唑胺、贝伐珠单抗、依托泊苷、卡培他滨、奥沙利铂、伊立替康、舒尼替尼、依维莫司等。

案例 46-5 分析

　　病例特点：患者为老年女性，无症状胰腺肿瘤，根据 CT 强化扫描特征临床诊断胰体、尾神经内分泌肿瘤。

　　治疗方案：全面检查除外远处转移后行胰体尾切除术，根据术后病理分级决定术后治疗方案。

思 考 题

1. 急性胰腺炎的诊断标准是什么？
2. 急性胰腺炎的治疗原则是什么？
3. 胰腺假性囊肿的手术方式包括哪些？
4. 胰腺囊性肿瘤的鉴别诊断要点包括哪些？
5. 胰腺囊性肿瘤的手术指征是什么？
6. 简述胰腺癌的诊断及治疗原则。

（李　非）

第四十七章　脾　疾　病

学习目标

1. 熟悉和掌握脾脏的主要生理功能、脾切除的适应证和脾切除术后常见并发症。

2. 了解脾脏研究的最新进展。

案例 47-1

患者，男，47 岁，左上腹包块伴纳差、乏力 2 年，因反复呕血、黑便 3 个月之主诉入院。2 年前无意中发现左上腹有一肿物，同时感纳差、乏力及腹胀，因无大碍未引起重视。3 个月前进硬食后出现恶心、呕血，解柏油样黑便，当地医院诊断为门静脉高压症消化道出血，给予输血、止血等治疗，1 周后呕血、黑便停止，3 周前再次黑便，在当地医院采用同样方法保守治疗后黑便消失，但腹胀、纳差、乏力明显。患者 5 年前发现乙肝，进行口服保肝、抗病毒药物治疗，但时有时无。

体格检查：T 37.4℃，P 88 次/分，R 18 次/分，BP 142/85mmHg，肝病面容，巩膜轻度黄染，心肺查体阴性，腹部平软，压痛，无反跳痛，肝浊音界缩小，脾大，Ⅰ线 8cm，Ⅱ线 14cm，Ⅲ线 4cm，无移动性浊音，肠鸣音 4 次/分。

辅助检查：①血常规：WBC $2.7×10^9/L$，Hb 106g/L，PLT $21×10^9/L$。②肝功能：TBIL 48.4μmol/L，DBIL 34μmol/L，ALT 25U/L，ALB 32g/L。③上腹部 CT：肝脏呈肝硬化表现，脾脏明显大。④上消化道造影：重度食管胃底静脉曲张。⑤骨髓穿刺检查：三系细胞检查，骨髓增生活跃，成熟障碍。

问题：

1. 该病的诊断是什么？需要与什么疾病鉴别诊断？

2. 还需做什么检查明确诊断？

3. 脾切除的适应证有哪些？

4. 脾切除术后并发症有哪些？

脾脏是人体内最大的淋巴器官，约占全身淋巴组织总量的 25%。具有参与机体免疫、制造和存储血液细胞以及血液过滤等功能。正常成人脾质量 100～250g，大小为（12～14）cm×（7～10）cm×（3～4）cm，每天滤血量约 350L。

一、脾切除适应证及其疗效

脾切除的主要适应证为外伤性脾破裂，门静脉高压症脾功能亢进，脾原发性疾病及占位性病变，造血系统疾病。

1. 外伤性脾破裂无法保留者　参见第三十五章第一节。

2. 门静脉高压症脾功能亢进　参见第四十二章。

3. 脾原发性疾病及占位性病变　下列疾病有手术指征者需行脾切除或部分脾切除。

（1）游走脾（floating spleen）：又称异位脾。脾蒂和韧带先天性过长或缺失，脾沿左侧腹向下移动至盆腔。表现为腹部可推动的肿块和压迫邻近脏器引起的症状。游走脾可并发急性脾蒂扭转，脾充血肿大，急性坏死。表现为急性剧烈腹痛，可伴休克。

（2）脾囊肿（splenic cyst）：可分为真性和假性两种。真性囊肿有皮样囊肿、淋巴管囊肿或寄生虫性囊肿等，其中以包虫性囊肿较为常见。假性囊肿是脾损伤后陈旧性血肿或脾梗死后局限性液化而成，多位于脾被膜下。

（3）脾肿瘤（tumor of spleen）：脾脏原发性肿瘤极少见。良性肿瘤多为血管瘤、淋巴管瘤、错构瘤、纤维瘤、脂肪瘤等。良性肿瘤切除效果好。恶性肿瘤多为肉瘤，如淋巴肉瘤、网织细胞肉瘤、纤维肉瘤、血管肉瘤等。肉瘤发展迅速，如无转移，首选脾切除加放疗或化疗。

（4）脾脓肿（splenic abscess）：多来自血行感染，为全身感染的并发症。脾中央破裂可继发感染，形成脾脓肿。临床表现为寒战、高热，左季肋区疼痛，左上腹压痛，脾区叩痛。血常规、B 超、CT 可确定诊断。需要抗感染治疗，脓肿较大者，如脾与腹壁粘连，可在 B 超引导下脓肿穿刺置管引流，如无合适路径只能行手术引流或脾切除治疗。

4. 造血系统疾病

（1）遗传性球形红细胞增多症（hereditary spherocytosis）：本病为常染色体显性遗传病。球形红细胞膜缺陷，过早衰老，易在脾内滞留、破坏。临床表现为贫血、慢性黄疸、脾大，周围血球形红细胞及网织红细胞增多，一半左右患者并发胆石症。脾切除对本病有明显效果。术后黄疸、贫血很快纠正。因 4 岁以下儿童脾切除术后容易发生严重感染，不宜施行脾切除治疗。

（2）遗传性椭圆形红细胞增多症（hereditary elliptocytosis）：是一种少见的常染色体显性遗传病。脾切除可消除黄疸和贫血，但血液中椭圆形红细胞依然增多。同样 4 岁以下儿童不宜施行脾切除治疗。

（3）丙酮酸激酶缺乏症（pyruvate kinase deficiency）：是一种常染色体隐性遗传性疾病。红细胞内缺乏丙酮酸激酶，生存期缩短，脾脏中破坏增多。临床主要表现为慢性溶血性贫血，伴有轻度黄疸及肝脾肿大。溶血严重者可考虑脾切除。切脾后可减少对红细胞的破坏而减轻溶血，减少输血量。

（4）珠蛋白生成障碍性贫血（thalassemia）：又称地中海贫血，是由于血红蛋白的珠蛋白链合成异常引起的一组遗传性溶血性贫血，多见于儿童。重型者出现黄疸，肝脾肿大，脾切除可减少红细胞在脾中的破坏，对减轻溶血和减少输血量有帮助。脾切除适用于严重贫血，需反复输血，或巨脾伴脾功能亢进的重症患者。脾切除宜 4 岁以后施行。

（5）自身免疫性溶血性贫血（autoimmune hemolytic anemia）：本病为后天获得性溶血性贫血。体内产生自身抗体，其结合在红细胞膜上，在肝脏、脾脏中被巨噬细胞吞噬、破坏。多见于中青年女性，起病缓慢，有轻度黄疸，脾大。急性发作多见于小儿，血红蛋白可低于 40g/L。治疗以输血、应用糖皮质激素和免疫抑制药物为主。激素治疗无效，或需长期大量应用激素者，可行脾切除治疗。温抗体型术后有效率为 60%，但远期效果稍差。冷抗体型脾切除效果不理想。

（6）免疫性血小板减少性紫癜（immune thrombocytopenic purpura）：血小板吸附自身抗体，寿命缩短，在肝脾内破坏。急性型多见于儿童，发病前常有感染史。全身皮肤出现瘀斑，牙龈、口腔和鼻黏膜出血，甚至有胃肠道出血，发病数周或数月后可缓解。慢性型多见于年轻女性，为持续性或反复发作，有的表现为月经过多。血小板计数常在 50×10^9/L 以下，脾轻度肿大。治疗仍以输血和应用糖皮质激素为主。脾切除适用于以下情况：①出血难以控制，甚至有颅内出血可能，危及生命；②糖皮质激素治疗 6 个月以上仍无效，或治疗后缓解期较短，多次反复发作；③需大剂量激素维持，鉴于激素的副作用，但又不能减少激素用量者；④激素应用禁忌者。脾切除术后近 80%患者效果显著，出血停止，血小板计数很快回升。

（7）慢性淋巴细胞白血病（chronic lymphocytic leukemia）：2/3 发生在 60 岁以上。主要表现为淋巴结及肝脾肿大，外周血液中有大量异常的、小的幼淋巴细胞。部分患者并发进行性血小板减少和溶血性贫血。糖皮质激素或脾区放射治疗无效时，可行脾切除术。术后血红蛋白和血小板计数常能升高，在一定程度上缓解病情。

（8）慢性粒细胞白血病（chronic granulocytic leukemia）：病情缓慢，约 70%可出现急变表现。突出的体征是显著脾大。脾切除适用于巨脾伴明显脾亢，尤其伴血小板减少者或脾梗死症状明显者。脾切除可缓解症状，但并不能防止急变、延长生存期。

（9）毛细胞白血病（hairy cell leukemia）：为少见的慢性白血病。有明显脾大，多伴有全血细胞减少，α-干扰素和 2-脱氧肋间型霉素治疗有效。对全血细胞减少，反复出血和感染及巨脾患者可行脾切除术，可改善症状，延长生存。

（10）恶性淋巴瘤（malignant lymphoma）：是原发于淋巴结或淋巴组织的肿瘤。根据病理组织学的不同可分为霍奇金病和非霍奇金淋巴瘤两大类。脾切除可作为临床分期的依据。目前临床已很少应用。

二、脾切除术后常见并发症

1. 腹腔内大出血　常见于创面渗血（如脾窝和膈面渗血）和血管出血（如脾蒂及胰尾结扎线松脱）。多发生于术后 12～24 小时内。表现为腹腔引流管短时间内引出大量鲜红色或暗红色血液，患者出现血容量不足甚至休克表现。血细胞比容进行性下降，腹部 B 超提示脾窝积液。如考虑为创面渗血，应在积极纠正血容量不足的同时，给予止血，输注新鲜冰冻血浆和凝血因子，必要时开腹创面止血，但预后差。如考虑为血管性出血，应急诊再次手术止血。术前保肝、纠正凝血功能障碍，术中严密止血是防止该并发症的关键。

2. 膈下积液和感染　脾切除术后腹腔引流管引流不畅、胰尾损伤渗液、免疫力低下等造成脾窝及左膈下积液，积液感染形成膈下脓肿。表现为术后不明原因的发热，腹部 B 超提示左膈下积液、脓肿，左侧胸腔反应性积液。可在 B 超引导下穿刺置管引流及手术切开引流。术后保持脾窝引流管通畅是预防的关键。术后可对脾窝引流管接负压吸引，如发现引流不畅，可试用 30～50ml 无菌生理盐水冲洗引流管。

3. 血小板增多，血栓形成　血小板增多在脾切除术后非常常见。血小板增多、血液黏稠度增加，可出现脾静脉内形成血栓，栓子可向门静脉和肠系膜上静脉蔓延，形成门静脉和肠系膜上静脉血栓。脾切除术后需监测血小板计数和凝血功能，如血小板计数超

过 300×10^9/L，可给予患者口服阿司匹林肠溶片防止血栓形成；如血小板计数大于 1000×10^9/L，则需给予肝素抗凝治疗。

4. 脾后热 脾切除术后持续 2~3 周的发热，如能排除感染性并发症，则称为脾后热。脾后热原因不明，有人认为与免疫因素或脾静脉血栓、腹水等有关。脾后热一般不超过 38.5~39℃，多在 1 个月内自行消退，可给予非甾体抗炎药对症处理。

5. 脾切除后凶险性感染（overwhelming postsplenectomy，OPSI）主要发生于婴幼儿。脾切除术后免疫功能削弱，抗感染力下降，易出现严重细菌感染，以肺炎球菌和嗜血流感杆菌为常见。OPSI 临床特点是起病隐匿，开始为轻微感冒症状，发病突然，来势凶猛，骤起寒战高热、头疼、恶心、呕吐、腹泻，甚至昏迷、休克，常并发弥散性血管内凝血。对 5 岁以下儿童不宜做脾切除。手术后时间长短与感染的发生无明显的关系，一旦发生暴发性感染，死亡率在 50%~70%。

案例 47-1 分析

1. 临床诊断：门静脉高压症，病毒性肝炎肝硬化失代偿期，脾功能亢进。

鉴别诊断：胃十二指肠溃疡、胃癌等。

2. 进一步检查：胃镜、肝炎病毒系列等。

3. 脾切除的主要适应证：外伤性脾破裂，门静脉高压症，脾功能亢进，脾原发性疾病及占位性病变，造血系统疾病。

4. 脾切除术后常见并发症：腹腔内大出血、膈下积液和感染、血小板增多及血栓形成、脾后热和脾切除后凶险性感染等。

思 考 题

1. 脾的生理功能有哪些？

2. 脾切除的适应证具体如何掌握？

3. 脾切除常见的并发症及其防治原则有哪些？

（李宗芳 张 健）

第四十八章 动 脉 瘤

学习目标

1. 掌握动脉瘤的分类；熟悉周围动脉瘤和内脏动脉瘤的表现、诊治方法。

2. 熟悉腹主动脉瘤的发病特点；掌握腹主动脉瘤的临床表现、诊断和治疗方法。

第一节 周围动脉瘤

案例 48-1

患者，男，68 岁。因右腘窝肿痛 3 个月，加重伴小腿乏力 7 天入院。3 个月前无诱因偶发右腘窝疼痛，局部肿胀发热，未在意。近 7 天胀痛加重，并向下放射，伴右小腿乏力。有高血压病史 15 年。冠心病 4 年。

体格检查：一般状态良好。血压 168/106mmHg，右腘窝可触及鸡蛋大小肿物，有搏动感，无活动性。右下肢腓肠肌轻度萎缩，肌力近端 V 级，远端 II 级，足跖屈力弱，感觉正常。

辅助检查：彩色多普勒超声检查于右腘窝探及囊性肿物，形状欠规整，大小为 2.8cm×4.4cm；囊壁厚，回声强，囊壁周围可见块状物回声，肿物内可见彩色血流信号，呈漩涡状，为湍流，呈动脉频谱，股动脉、胫前动脉、胫后动脉及足背动脉未见异常。肌电图检查：右腓肠肌神经源性损害。

问题：

1. 首先做何诊断？
2. 简述诊断依据及处理建议。

案例 48-2

患者，男，22 岁。因右大腿中上段肿痛 1 个月，加重 5 天入院。患者 1 个月曾被刀刺伤右大腿；局部逐渐疼痛、肿胀；近 5 天症状明显加重，伴右下肢活动障碍。

体格检查：右下肢强迫屈髋、屈膝位，大腿中上段肿胀明显，局部皮肤可见不规则青紫和瘀斑，可触及约 6cm×8cm 边界不清的搏动性肿块，压痛明显；局部可闻及粗糙的血管杂音。右下肢活动受限，感觉正常，足背动脉搏动减弱。

辅助检查：彩超显示右股动脉假性动脉瘤。

问题：

1. 首先考虑做何诊断？
2. 简述诊断依据及处理建议。

周围动脉瘤（peripheral arterial aneurysm）通常指主动脉以外的动脉区域发生的局限性扩张，可发生于四肢动脉、颈动脉及锁骨下动脉等处，以股动脉瘤及腘动脉瘤最为常见，占周围动脉瘤的 90% 左右。瘤壁由动脉内膜、中膜和外膜构成者称为真性动脉瘤，而瘤壁由纤维组织构成者称为假性动脉瘤，有内膜撕裂者称夹层动脉瘤（图 48-1）。假性动脉瘤可以理解为动脉管壁破裂，血肿形成。

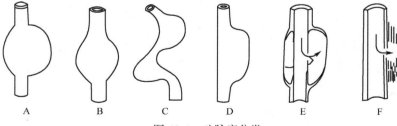

图 48-1 动脉瘤分类

A. 囊状动脉瘤；B. 梭形动脉瘤；C. 蜿蜒状动脉瘤；D. 舟状动脉瘤；E. 夹层动脉瘤；F. 假性动脉瘤

【病因】

1. 损伤 是我国最常见的病因。多见于青年人，锐性损伤多为刀刺伤，钝性损伤可因挫伤或骨折后所致。长期吸毒者穿刺注射所致的动脉瘤在局部地区偶有发生。动脉损伤可在局部形成假性动脉瘤，瘤体内常伴有附壁血栓形成。

2. 动脉粥样硬化 多发生于中年以上人群，常伴有高血压、冠状动脉硬化性心脏病。动脉粥样硬化使动脉壁层弹力肌纤维遭到破坏，发生真性动脉瘤。此类动脉瘤可为多发性。

3. 感染 结核、细菌性心内膜炎或脓毒症时，细菌可经血循环侵袭动脉管壁，形成滋养血管或血管壁小脓肿，导致动脉中膜薄弱形成感染性动脉瘤；梅毒螺旋体侵袭动脉壁后产生囊性或梭形动脉瘤，多为假性动脉瘤。

4. 先天性动脉中层缺陷 如 Marfan 综合征及 Ehlers-Danlos 综合征，常见于青年人。前者与胶原代谢缺陷有关，并伴有躯体多种畸形；后者与胶原形成异常有关。

5. 动脉炎性疾病 大动脉炎、川崎病、白塞综合征等动脉非细菌性炎性疾病侵犯动脉系统，可形成动脉瘤。有多发趋势、炎症活动期易破裂出血。

6. 医源性 医源性损伤所致的动脉瘤有增多的趋势。如人造血管移植于人体动脉后，少数因吻合口破裂形成假性动脉瘤。多次动脉穿刺和插管造影检查也可能发生损伤性动脉瘤。

> **案例 48-1 分析**
>
> 　　患者，68 岁，有高血压病史及冠心病史，存在动脉粥样硬化即发生真性动脉瘤的基础。患者右腘窝有搏动性肿物，伴疼痛；有神经压迫症状：疼痛向下放射，右腓肠肌萎缩，远端肌力降低。均符合动脉瘤表现。

> **案例 48-2 分析 1**
>
> 　　患者，22 岁，1 个月前曾被刀刺伤右大腿中上段，有动脉损伤的可能。存在发生假性动脉瘤的基础。

【临床表现】 周围动脉瘤的主要临床表现为搏动性肿物、压迫症状及瘤体远端肢体或器官的栓塞症状。

1. 搏动性肿物 是动脉瘤最典型的临床表现。肿物表面光滑，触诊时具有膨胀性而非传导性搏动，且与心脏搏动一致，可伴有震颤和收缩期杂音。当压迫病变近端动脉时可使肿物缩小，搏动、震颤及杂音均可明显减轻或消失。

2. 局部疼痛 随着瘤体增大，张力逐渐增加，患者可感局部胀痛及跳痛；瘤体增大较快或先兆破裂者，局部疼痛明显。

3. 压迫症状 主要压迫周围神经和静脉及邻近器官。颈动脉瘤压迫喉返神经可引起一侧声带麻痹，出现声音嘶哑；压迫颈交感神经节可出现霍纳综合征（Horner's syndrome）；压迫气管可引起呼吸困难；压迫食管则引起吞咽困难等。四肢动脉瘤压迫神经或静脉时可出现麻木、放射痛及静脉怒张和肿胀。

4. 肢体远端缺血 瘤体内的附壁血栓或硬化斑块碎片脱落，造成远端栓塞而发生脑或肢体缺血；发生在颈动脉瘤时可出现一过性脑缺血，重者可致偏瘫或死亡；发生在四肢动脉瘤时则多表现为肢端缺血，上肢缺血者较下肢少见。

5. 瘤体破裂 动脉越扩张，动脉壁所受压力越大；动脉瘤有不断扩张、增大的特性，最终可突然破裂，导致局部血肿、出血性休克和死亡。如破入伴行静脉可导致动静脉瘘。

6. 其他症状 可有全身感染表现。如发热、周身不适等。

> **案例 48-2 分析 2**
>
> 　　患者右大腿中上段搏动性肿物，伴压痛，可闻及血管杂音；有压迫症状：被动体位，足背动脉搏动减弱。均符合动脉瘤表现。结合病史及局部瘀斑，考虑假性动脉瘤可能性大。

【诊断和检查】 根据周围动脉瘤的临床表现和瘤体所在部位进行详细体格检查可以诊断。有些动脉瘤可因瘤体小或患者肥胖而漏诊。当动脉瘤伴周围组织炎症或腔内血栓闭塞时搏动不十分明显。一侧股动脉或腘动脉真性动脉瘤常同时伴有对侧下肢动脉瘤或主髂动脉瘤。

彩色超声多普勒检查简便、无创伤，可测量动脉瘤大小、血流量、是否存在附壁血栓，并可鉴别真性、假性动脉瘤。数字减影动脉造影（DSA）可直观动态地显示动脉瘤的形态、大小及分支情况。CTA、磁共振（MRI/MRA）可以很好地显示动脉瘤及其周围组织的情况（图 48-2）。

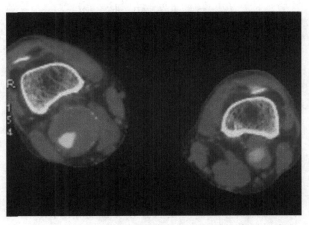

图 48-2　CTA 显示右侧腘动脉瘤可见为真性动脉瘤，管壁外周有钙化

【治疗】　手术是动脉瘤唯一有效的治疗方法，一经确诊应早期手术。手术原则是动脉瘤切除和动脉重建。主要方法有以下几种：①动脉瘤切除及动脉端端吻合术；②动脉瘤切除，自体静脉或人工血管移植术；③动脉瘤近、远端结扎，自体静脉或人工血管旁路术；④动脉瘤腔内修复术等。

第二节　内脏动脉瘤

内脏动脉瘤是指腹主动脉所属内脏动脉及其分支所产生的动脉瘤，以脾动脉瘤最常见（60%），其次为肝动脉瘤（20%）、肠系膜上动脉瘤（6%）、腹腔干动脉瘤（4%）、肾动脉瘤及网膜动脉和肠系膜下动脉瘤。22% 的内脏动脉瘤以急腹症为表现，其主要威胁为瘤体突然破裂，大出血休克而死亡，即刻死亡率 8.5%。

一、脾动脉瘤

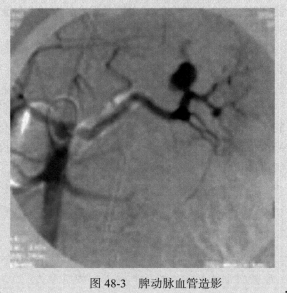

图 48-3　脾动脉血管造影

脾动脉瘤在腹腔动脉瘤中仅次于肾下腹主动脉瘤和髂动脉瘤，居内脏动脉瘤之首。脾动脉瘤多见于脾动脉远 1/3 及近脾门处，以单发多见。多见于妇女，尤其是多次妊娠者。呈囊状或球状扩张，其壁常钙化。脾动脉瘤破裂的总死亡率高达 25%。

【病因】　脾动脉瘤的病因与下列因素或疾病相关。

1. 妊娠　以妊娠妇女居多，并以多产妇为常见。与妊娠期激素水平的变化、脾动脉壁弹力纤维形成异常、全身血容量增加、门静脉淤血等有关。

2. 门静脉高压　门静脉高压患者可因脾动脉血流增加而发生。

3. 胰腺炎　急慢性胰腺炎可诱发假性脾动脉瘤的形成。

4. 损伤　胰腺癌、胃癌、腹膜后肿瘤及淋巴结清除等腹部外科大手术，可直接损伤或损伤胰腺而继发形成脾动脉瘤。另外，血管的介入治疗可直接损伤血管壁导致动脉瘤的发生。

【临床表现】　大多数患者是因其他症状行腹部影像学检查时被偶然发现的。常见主诉是不明确的左上腹痛，可向左肩胛下区放射。正在扩大的动脉瘤的症状更为明显。压迫神经丛或刺激胃后壁可造成间歇性恶心、呕吐等消化道症状；动脉瘤破裂时表现为突发性急性腹痛，可放射至背部或肩部和急性失血性休克的表现。

> **案例 48-3 分析 1**
>
> 　　患者妊娠 34 周，突发下腹部持续胀痛 6 小时，并向背部放射，有恶心、呕吐等消化道症状，有腹腔移动性浊音、贫血貌等腹腔内出血、出血性休克表现。均符合脾动脉瘤破裂表现。

【诊断】

1. 腹部 X 线检查　因 50%～70%的脾动脉瘤有严重钙化，脾动脉瘤区可见明显的钙化区。

2. 腹部 B 超　虽阳性率不如 CT 和 MRI，但可作为一种初步检测。

3. CTA、MRI　可准确地区分脾动脉及膨大的瘤体，利用其血管流空效应可协助诊断脾动脉瘤。

4. 选择性数字减影血管造影（DSA）　诊断价值最大，可明确诊断。能了解瘤体的大小、形态、部位及与周围的关系，并能指导介入治疗（图 48-4）。

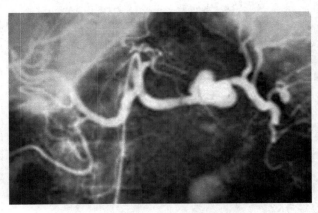

图 48-4　选择性数字减影血管造影

> **案例 48-3 分析 2**
>
> 　　患者经彩超检查提示宫内死胎、腹水；脾动脉瘤破裂。另行 DSA 检查支持脾动脉瘤破裂。临床确定诊断：脾动脉瘤破裂、孕 34 周并死胎。

【治疗】　主要有手术治疗和介入治疗两种方法。手术治疗适用于瘤体直径≥2cm，有增大趋势

者，以及准备妊娠或妊娠期间发现的脾动脉瘤。破裂的或有症状的脾动脉瘤需要紧急处理。传统手术方法为血管近远端结扎、切除动脉瘤，同时行脾切除术或（如果可能的话）保留脾脏。腹腔镜下使用夹闭或隔离的方法修复的技术已有报道。近年来，血管腔内隔绝术的应用普遍获得成功。治疗方案包括动脉瘤主体近端和远端脾动脉用弹簧圈栓塞及支架植入等。

> **案例 48-3 分析 3**
>
> 　　治疗：输血，积极抗休克；立即行检查确诊的同时，行介入脾动脉栓塞术，控制出血。急诊术前准备后行开腹血肿清除、脾动脉瘤切除、剖宫取胎术。

> **案例 48-4**
>
> 　　患者，女，51 岁。因"发现脾动脉瘤 1 年余，脾动脉瘤术后 2 个月"入院。患者于体检时发现脾动脉有瘤样改变，病程中偶有左上腹针刺样不适。曾行腹部彩超检查提示脾动脉瘤，三次行脾动脉栓塞术。CT：脾动脉起始部可见局限性膨隆，其内可见金属影，动脉瘤内仍有血流充盈。既往有胆囊结石病史。
>
> 　　体格检查：一般状态良好，生命体征平稳。
>
> 　　专科检查：视、触、叩、听诊均无阳性发现。
>
> 　　辅助检查：CT 检查示脾动脉瘤，脾动脉区可见高低混杂密度影。

> **案例 48-4 分析**
>
> 　　该病例脾动脉瘤瘤体较大（图 48-5A），位置靠近腹腔干分叉处（图 48-5B），介入下经多次弹簧圈栓塞，仍未能封闭瘤体入口（图 48-5A、C）。鉴于介入技术能够明显降低开腹手术的创伤，故再次尝试腔内修复治疗。先向脾动脉中段栓入弹簧圈阻断动脉瘤远端血流（图 48-5D），再向腹腔干及肝总动脉内植入一枚覆膜支架遮蔽脾动脉入口（图 48-5E），从而达到隔绝脾动脉瘤、减少其破裂风险的目的。由于脾动脉远端侧支循环的存在，此病例术后未发生腹痛等脾缺血坏死表现。

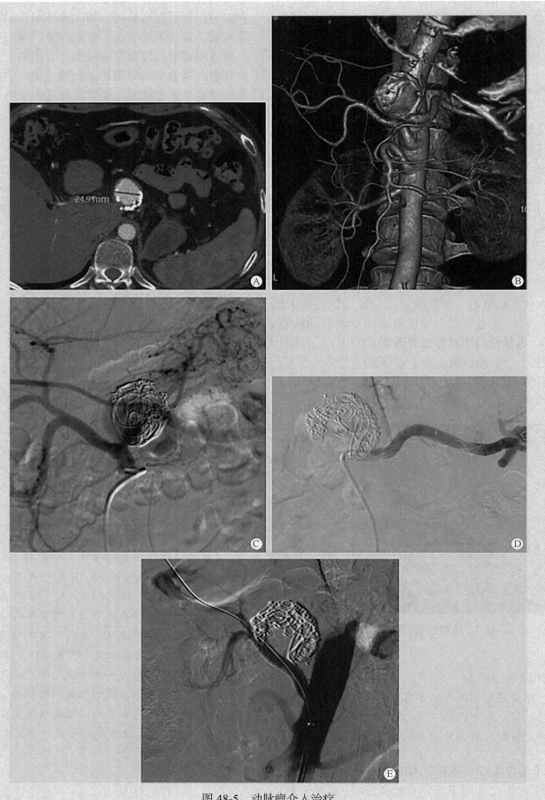

图 48-5　动脉瘤介入治疗

A、B. 术前 CTA 资料；C. 术前曾行弹簧圈栓塞术；D. 脾动脉中段栓入新的弹簧圈；E. 腹腔干至肝总动脉植入覆膜支架

二、肝动脉瘤

　　肝动脉瘤在所有内脏动脉瘤中破裂率最高，可分为肝内型（约占80%）和肝外型（约占20%），肝内型以右侧多见。主要病因为动脉粥样硬化、感染、创伤、动脉中层变性和罕见的结节性动脉外膜炎。最突出的临床特征是右上腹痛或上腹痛。当瘤体增大压迫胆道时可出现发热、黄疸等胆道系统症状。瘤体破裂可出现出血性休克，破入胆道和消化道则出现胆道出血或消化道出血。结合临床表现和影像学检查，可做出正确的诊断。

　　手术治疗是唯一有效的治疗方法。诊断一经确立，即须手术治疗。治疗方法包括动脉瘤切除、血管移植修复术，亦可行近、远端动脉结扎术。近年来使用弹簧圈栓塞隔绝或覆膜支架人工血管的技术治疗肝动脉瘤的报道日渐增多。

三、肾动脉瘤

　　肾动脉瘤约占全部动脉瘤的 1%，更常见于高血压患者，主要继发于动脉粥样硬化或动脉中层坏死。临床上分为夹层动脉瘤和非夹层动脉瘤两种类型，后者又分为：①囊状动脉瘤（最常见）；②梭形动脉瘤；③肾内动脉瘤。

> **案例 48-5**
>
> 　　女，患者，25 岁。因反复头痛、心悸、呕吐 1 月余入院。休息后症状减轻。动态心电图及主动脉造影示："窦性心律、频发室性早搏、左肾动脉瘤样扩张"。既往高血压病史 13 年余，腰痛病史 10 年余，13 年前行左肾动脉-腹主动脉吻合术，曾行射频消融术治疗心律失常。
>
> 　　体格检查：一般状态良好。血压 160/90mmHg。腹部可见约 15cm 手术瘢痕。腹平软，左侧肾区有压痛及叩击痛，腹部可闻及血管杂音，腹无反跳痛及肌紧张。移动性浊音阴性。CTA 检查示左肾动脉瘤样扩张（图 48-6）。
>
> **问题：**
>
> 　　1. 首先考虑做何诊断？
>
> 　　2. 简述诊断依据及处理建议。

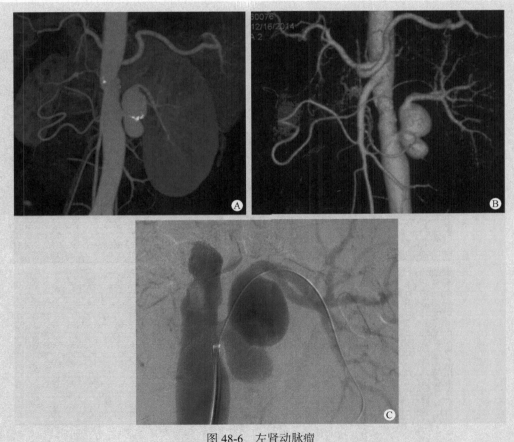

图 48-6　左肾动脉瘤

A、B. 为术前 CTA 显示左肾动脉瘤位置和形态；C. 为 DSA 下显示肾动脉瘤体近端正常血管过短，瘤体远端分为两支，不适合支架植入

（一）肾动脉瘤

肾动脉瘤主要原因为动脉硬化，其次为先天性因素及创伤、医源性损伤。临床大多数患者没有症状，有的可表现为高血压、疼痛和血尿；肾动脉瘤破裂时可出现失血性休克。超声、CTA、MRA 或 DSA 可明确诊断。

治疗方法是动脉瘤切除、肾动脉重建或肾动脉腔内覆膜支架植入术，部分患者行自体肾移植术。对无法切除或血管重建者，需行肾切除手术。

> **案例 48-5 分析**
>
> 患者，女，25 岁，有高血压史，有动脉粥样硬化的可能。左肾动脉-腹主动脉吻合术后，存在动脉瘤的发病基础。左肾区有压痛及叩击痛，腹部可闻及血管杂音。腰痛病史 10 年，均符合肾动脉瘤表现。CTA 检查示左肾动脉瘤样扩张（图 48-6A、B）。诊断是左肾动脉瘤。
>
> 行左侧肾动脉造影显示肾动脉瘤体近端治疗正常血管过短，瘤体远端分为两支，不适合介入下覆膜支架植入（图 48-6C）。暂行控制血压。最终行左肾动脉瘤切除、左肾动脉搭桥术。

（二）肾动脉夹层动脉瘤

肾动脉夹层动脉瘤主要由各种原因引起的肾动脉内膜撕裂所致。临床表现主要为肾绞痛、血尿和肾性高血压等，可发生急性肾衰竭。超声、CT、MRI 及静脉肾盂造影可协助诊断，但以选择性肾动脉造影最明确。治疗以保留肾和保护肾功能为原则。一般行夹层动脉瘤切除、肾动脉重建或自体肾移植，或以介入的方法行腔内修复术。

四、肠系膜动脉瘤

肠系膜动脉瘤并不常见。多认为其发生与感染有关，其他病因包括动脉粥样硬化、创伤和动脉中层变性。临床特征主要是不明确的腹部不适症状，一般有腹痛，常被误诊。此动脉瘤的破裂率和死亡率都很高，临床上常因急性腹痛、腹腔内大出血、急诊手术探查时才明确诊断。肠系膜动脉也可出现自发性夹层动脉瘤（图 48-7）。一旦明确诊断，不论大小都应迅速处理。手术治疗是唯一有效的治疗方法。方法是手术切除动脉瘤，并直接重建或结扎肠系膜动脉，以及近年兴起的腔内介入治疗方法如弹簧圈、微粒栓塞或支架植入技术等。

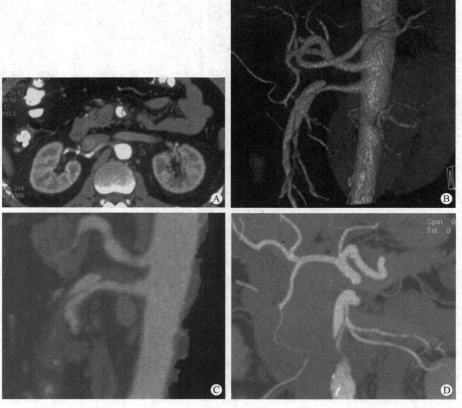

图 48-7　肠系膜上动脉夹层 CTA

第三节　腹主动脉瘤

案例 48-6

患者，男，71 岁。因持续性脐周钝痛 3 个月入院。患者无明显诱因出现持续性脐周钝痛，无放射。既往有高血压病史 15 年。

体格检查：生命体征稳定，轻度贫血外观。心肺未见明显异常。腹平软，中下腹可触及质软包块，边界清楚，有搏动感，轻压痛，无反跳痛。肠鸣音正常。

辅助检查：①彩色超声多普勒检查：腹主动脉和双侧髂总动脉起始部形态失常，内径明显增宽，管腔内壁见中强回声团块附着（图 48-8）。②螺旋 CT：肾动脉分支以下腹主动脉和双侧髂总动脉局部扩张，动脉壁布满大片斑块，未见夹层和假腔。

问题：

1. 首先考虑做何诊断？

2. 简述诊断依据及处理建议。

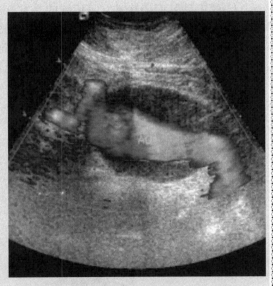

图 48-8　彩色超声多普勒图

案例 48-7

患者，男，66 岁。因脐周搏动性肿物 10 年余入院。患者无意中发现脐周有一搏动性肿物，自诉约鹅蛋大小，未予关注。10 日前活动时突发腹部疼痛，并放射至左大腿中上部。腹部原肿物突然增大，出现脐周压痛，伴有频繁呃逆、干呕。有高血压病史。

体格检查：BP 126/86mmHg，平卧位可触及脐周偏左一搏动性肿物，节律与心跳一致，大小约 9cm×8cm×7cm，质韧，边缘清，有压痛。右侧股动脉及远动脉搏动可及。左侧股动脉波动不明显。

辅助检查：CTA 显示腹主动脉下段管径增宽，管壁见钙化及混合斑块，管腔外可见不规则低密度影包裹，最大直径 5.82cm（图 48-9）。

问题：

1. 首先考虑做何诊断？

2. 简述诊断依据及处理建议。

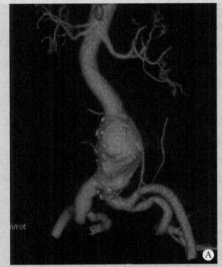

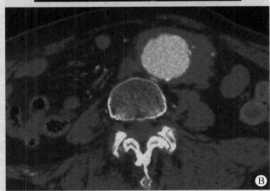

图 48-9　腹主动脉瘤螺旋 CT 三维重建

A. 三维重建；B. 横断面

腹主动脉瘤（abdominal aortic aneurysm，AAA）是一种常见的动脉扩张性疾病，其发病率占所有动脉瘤的第一位。西方国家年龄超过 50 岁的人群中腹主动脉瘤的发病率为 3%～10%，男性发病率为女性的 2～6 倍。本病以腹主动脉壁局限性、永久性扩张为特点。绝大部分腹主动脉瘤位于肾动脉以下。临床上，习惯于将发生于肾动脉以上的主动脉瘤称为胸腹主动脉瘤。

【病因】　腹主动脉瘤形成的直接原因是动脉壁机械强度下降，致使动脉壁局限性膨出而成瘤。其形成认为与生物化学、免疫炎性反应、遗传、解剖、血流动力学及环境等因素有关。动脉粥样硬化、吸烟、创伤、高血压、高龄和慢性阻塞性肺疾病等均为腹主动脉瘤的易患因素。

【临床表现】　多数患者无症状，常在体格检查、腹部手术或患者无意中被发现。

1. 腹部搏动性肿物　自诉脐周或心窝部有异常搏动感。典型所见为脐部或脐上方偏左可触及球形膨胀性搏动性肿物，其搏动与心跳一致，并可扪及震颤或听到收缩期杂音。

2. 疼痛　主要为腹部，多位于脐周或中上腹。疼痛性质不一，多为胀痛或刀割样痛。亦可有腰痛发生。若有腹痛加剧或突发剧痛，多为瘤体破裂的先兆。

3. 压迫症状　胃肠道压迫症状最为常见，也可出现泌尿系统梗阻、下肢深静脉血栓形成、阻塞性黄疸等表现。

4. 栓塞症状　瘤腔内的血栓或粥样斑块脱落，可导致下肢动脉栓塞，产生肢体缺血甚至坏死。

5. 破裂症状　腹主动脉瘤破裂是本病最严重的临床表现，可造成失血性休克，也是其最主要的致死原因。腹主动脉瘤可直接破入腹腔，也可破入腹膜后形成限制性血肿。破裂的主要症状为突发性剧烈腹痛和失血性休克。

几种特殊类型的腹主动脉瘤：①炎性腹主动脉瘤：其病理改变为腹主动脉瘤壁增厚，周围炎症反应与纤维化明显且与毗邻脏器粘连。②感染性腹主动脉瘤：主要由细菌感染引起，伴有感染中毒症状。③合并下腔静脉瘘的腹主动脉瘤：腹主动脉瘤破入下腔静脉形成内瘘，伴有心力衰竭、下腔静脉系统高压等临床表现。④合并消化道瘘的腹主动脉瘤：主要表现为消化道出血、感染。

> **案例 48-6/48-7 分析 1**
> 两例患者均为老年男性，有高血压病史，存在腹主动脉瘤的易患因素。均有脐周搏动性包块，是腹主动脉瘤的典型表现。

【诊断】　多数患者无症状。详细询问病史，结合体格检查发现脐周及左上腹搏动性肿物常可做出初步诊断。彩色超声多普勒能显示瘤体位置、大小、有无斑块及血栓，是无创、首选的检查方法。CTA、磁共振成像（MRI）及磁共振血管造影，血管造影或数字减影血管造影（DSA）等检查，能提供动脉瘤各部位的详细数据，可为手术方案的制定提供重要的依据。

> **案例 48-6 分析 2**
> 患者中下腹搏动性包块，结合彩色超声多普勒、检查，发现腹主动脉、双侧髂总动脉明显增宽、动脉壁斑块、附壁血栓，可以确诊腹主动脉瘤累及双侧髂动脉并附壁血栓形成。

> **案例 48-7 分析 2**
> 根据多年腹部搏动性肿物和突发疼痛等症状，临床考虑腹主动脉瘤。CTA 显示腹主动脉管腔外可见不规则低密度影包裹，诊断为腹主动脉瘤限制性破裂。

【治疗】　腹主动脉瘤如不治疗不可能自愈。破裂可以致命。死亡率高达 70%～90%，而择期手术死亡率已下降至 5% 以下。因此，绝大多数腹主动脉瘤都应接受手术治疗。

1. 腹主动脉瘤切除术　是传统的手术方法。根据动脉瘤的位置分离周围组织、器官，探查动脉瘤形态、范围，充分显露动脉瘤的边缘及分支内脏动脉，切除动脉瘤，移植人工血管重建腹主动脉及其分支（图 48-10）。

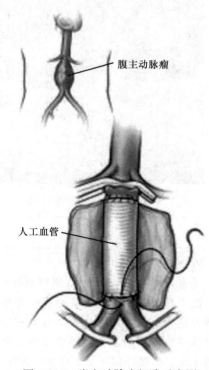

图 48-10　腹主动脉瘤切除示意图

2. 腔内修复术（endovascular aortic repair，EVAR） 经股动脉入路，将人工血管覆膜支架送入腹主动脉瘤腔内，两端分别固定于动脉瘤两侧的动脉壁（图48-11）。覆膜血管支架在瘤腔内重建了新的血流通道，隔绝了高压血流对腹主动脉瘤壁的冲击。因此腔内修复术又称为腔内隔绝术，其最大的特点是微创、失血量少、并发症轻和住院时间短等。EVAR术后需要密切随访内漏、人工血管的形态、结构和位置的变化等。

【**术后并发症**】 ①急性肾衰竭：与术中发生肾动脉缺血或低血压时间较长有关。②心脑血管意外：患者多为老年，有时难以耐受由手术引起的血流动力学变化。③截瘫和下肢缺血。④结扎肠系膜下动脉有时引起乙状结肠缺血、坏死。⑤人工血管感染。⑥其他并发症包括术后出血、肠梗阻、切口破裂、肺部感染和吻合口假性动脉瘤等。

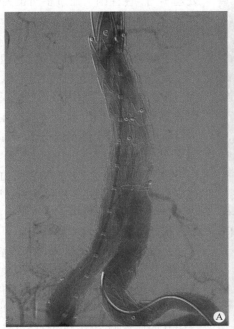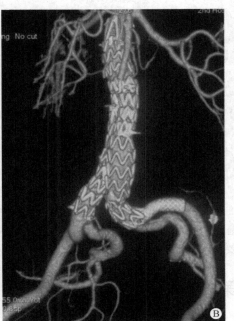

图 48-11　腹主动脉瘤及腔内修复术

A. EVAR 术中；B. 术后 CTA 随访

案例 48-6 分析 3
　　行腹主动脉瘤和双侧髂总动脉瘤切除，人工血管置换重建术。

案例 48-7 分析 3
　　急诊行腹主动脉腔内隔绝术治疗。术后症状消失，复查 CTA 后出院。

思 考 题

1. 简述动脉瘤的病理类型。
2. 动脉瘤的诊断方法有哪些？
3. 试述腹主动脉瘤的临床表现。
4. 腹主动脉瘤的治疗原则是什么？

（吴德全）

第四十九章　周围血管和淋巴管疾病

学习目标

1. 熟悉周围血管损伤的表现和处理原则；熟悉血栓闭塞性脉管炎的发病特点。

2. 掌握动脉硬化闭塞症的表现、诊断方法；熟悉其治疗方法；掌握动脉栓塞的病因、表现及诊断方法和治疗原则。

3. 熟悉大动脉炎和雷诺综合征的特点、表现。

4. 掌握原发性下肢静脉曲张和静脉功能不全的发病机制、临床表现和诊治方法；掌握下肢深静脉血栓形成的病因、表现和诊断、治疗方法；掌握肺栓塞并发症的预防和治疗方法。

5. 了解先天性和后天性动静脉瘘形成的成因、表现及诊治方法；了解淋巴水肿的病因、表现及诊治方法。

周围血管病发病率高，种类繁多，主要病理类型有狭窄、闭塞、扩张、破裂及静脉瓣膜关闭不全等。淋巴管疾病主要包含淋巴水肿，发病率较低。

第一节　周围血管损伤

案例 49-1

患者，男，32 岁。因右肘部刀刺伤术后进行性肿胀、疼痛 7 天入院。患者 7 天前被刀刺伤右肘部，出血明显，行清创缝合，加压包扎。4 天前自觉局部肿胀、疼痛，并逐渐加重，伴肘关节伸直受限，小指麻木。

体格检查：生命体征稳定。右上肢被动屈肘位，上臂下段至前臂中段肿胀明显，其中见瘀斑约 6cm×8cm，已缝合伤口 2cm，未见渗血，局部未触及包块。肘关节活动受限，腕、指活动好。桡动脉搏动有力，尺动脉搏动微弱。小指浅感觉迟钝，末梢血运好。Allen 试验尺动脉呈阳性。

彩超检查示右尺动脉起始部血流中断，两端见血栓形成，远段动脉血流减慢；周围巨大血肿形成。

问题：

1. 首先考虑做何诊断？

2. 明确诊断之前，做何检查？

3. 简述诊断依据及处理建议。

周围血管损伤（peripheral vascular trauma）多见于战争时期，和平时期也屡有发生。主干血管损伤、动脉损伤多于静脉；伴行的动脉和静脉合并损伤及单独的静脉损伤也可见。严重的血管损伤如延误诊断或处理不当，往往因失血过多而丧失生命，或者受伤肢体因有不同程度缺血而发生功能障碍，重者可以发生坏死以致截肢。

【病因】　血管损伤的致伤因素分为以下两类。

1. 直接损伤　包括锐性损伤，由尖锐利器或物件引起，如刀伤、刺伤、枪弹伤、手术及血管腔内操作等，损伤范围比较局限，一般存在皮肤伤口及伤道，可伴有其他组织、器官的损伤，占血管损伤的多数，约为 70%；钝性损伤，由于钝性暴力的撞击，如挤压伤、挫伤等损伤了血管壁，特别是血管内膜发生挫伤，形成血栓，通常不伴有皮肤伤口，常可合并其他组织或器官的损伤，如骨折、关节脱位或神经挫伤、撕裂等，血管外膜常保持完整而无渗血。

2. 间接损伤　血管本身未受到直接损伤，但由于钝性暴力的传导及空腔形成现象，致使附近有关的血管发生过度伸展、严重扭曲或过度牵拉而造成撕裂伤，包括创伤造成的动脉强烈持续痉挛、过度伸展动作引起的血管撕裂伤、快速活动中突然减速造成的血管震荡伤，如降主动脉减速伤。

部分血管损伤患者由于在急性损伤时症状及体征不够明显，疏忽了病史中的主要内容及应做的体格检查，因而未及时诊断和处理。后期可形成慢性血管病变，如动脉血栓形成、损伤性动脉瘤及损伤性动静脉瘘（图 49-1）。

【病理】　主要病理类型有以下几种。

1. 血管痉挛　钝性暴力刺激血管，血管中层平滑肌持续、强烈收缩，不一定伴有血管壁器质性改变。长时间严重痉挛也可导致肢体缺血、坏疽。

2. 血管连续性破坏　如血管壁穿孔，部分或完全断裂，甚至一段血管缺损。多是血管锐性损伤的后果，少数也可以在闭合性损伤中，骨折断端刺破附近血管而形成。血管壁部分损伤的主要特征是血管伤口发生持续性或反复性出血。血块可以阻塞血管伤口而使出血停止，而血管腔仍可保持通畅。膨胀性血肿的形成是产生损伤性动脉瘤的基础。

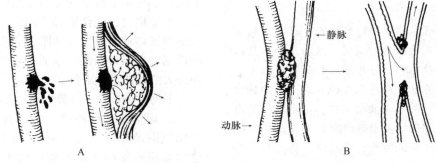

图 49-1 损伤性动脉瘤（A）和损伤性动静脉瘘（B）

3. 血管壁损伤但血管连续性未中断 多为钝性暴力所致。可表现为外膜损伤、血管壁血肿、内膜撕裂或卷曲，最终因继发血栓形成导致管腔阻塞。

4. 热力损伤 多见于枪弹伤。除了直接引起血管破裂外，同时引起血管壁广泛烧灼伤，造成继发血栓形成或血管坏死缺损。

5. 继发性病理改变 包括继发性血栓形成、血管损伤部位周围血肿、假性动脉瘤、损伤性动静脉瘘等。

【病理生理】 ①血管痉挛：是由于血管受到损伤的一种防御性反应。一般在受伤后 1～2 小时即可缓解，若血管痉挛性反应的时间过长，常提示伴有血管内膜的挫伤，需要及时分析和处理。②血栓形成及蔓延：受伤后 6 小时内，血栓尚局限于血管损伤部位；6～24 小时则血栓扩展蔓延，24 小时后血栓与血管内壁粘连，取栓后容易部分残留，是延期手术失败的原因之一。③侧支循环的建立：当损伤致血流中断后，周围侧支循环则开放和建立，以维持远端组织或肢体血液循环的需要。侧支血管建立的范围和数量因人而异。血管损伤血流阻断后，远端组织是否出现缺血或坏死要根据受伤者局部侧支循环建立的情况来决定。休克时间过长，周围血管痉挛及血流缓慢也能影响侧支血管的建立，不利于缺血组织的恢复。④心功能损害：发生动静脉瘘时，回心血量大大增加，加重心脏的负荷，发生心力衰竭。其出现的时间及程度与受累血管的大小和分流血量有密切关系。

案例 49-1 分析 1

患者在清创缝合时未处理损伤血管。加压包扎、血肿堵塞血管裂口，均能暂时止血。随着以后患肢活动，牵拉损伤血管，使血管裂口拉开、扩大，损伤血管再度出血。

【临床表现】 多数血管损伤患者可有出血、休克、血肿或远端肢体缺血的表现。少数患者可无明显症状及体征，以致发生慢性的血管损伤后遗病变才初步获得诊断。此外，血管损伤如合并脑部、胸部、腹部脏器或四肢骨骼和神经损伤时，伴有各种不同的临床表现。血管损伤的症状与体征也可由于损伤部位、损伤机制和病理类型的不同而有所差异，但其常见的临床表现如下所述。

1. 出血 锐性血管损伤一般在受伤当时均有明显的伤口出血。出血呈急速的搏动性鲜红色是动脉出血。而持续的暗红色出血是静脉出血。胸、腹部血管损伤出血是游离性的，出血量大，易致急性血容量锐减。

2. 休克 由于出血、创伤及疼痛，可发生不同程度的创伤性或失血性休克，严重者可造成死亡。

3. 血肿 位于损伤部位的皮下血肿常与血管裂孔相通，表现为膨胀性或搏动性血肿；在某些锐性血管损伤病例中，血肿常是唯一的局部阳性体征。有时血肿可呈炎性反应，显示红、肿、热、痛现象，临床上可误诊为脓肿而做切开引流，造成术中处理困难。有时血肿增大，可压迫周围神经及静脉而引起肢体疼痛和肿胀。

4. 震颤和杂音 当受伤部位出现交通性血肿，动脉血液流入血肿而产生涡流，听诊时即可闻及收缩期杂音，触诊时感到震颤。

5. 缺血表现 肢体动脉损伤发生断裂或内膜挫伤伴有广泛性血栓形成后，远端肢体将发生明显的缺血现象：①周围动脉如足背动脉、胫后动脉或肱动脉、桡动脉的搏动减弱或消失。②皮肤血流减少发生苍白。③肢体缺血发生疼痛。④肢体感觉神经缺血而失去功能，出现麻木、触觉减弱或消失。⑤肢体运动神经也将失去功能，出现肌肉麻痹。颈动脉发生严重损伤、血流阻断后可出现同侧大脑缺血，对侧肢体肌肉无力、失语、偏瘫甚至昏迷等。

案例 49-1 分析 2

患者右上臂、前臂进行性肿胀、疼痛，局部大片瘀斑，右尺动脉搏动微弱，试验尺动脉呈阳性，提示有尺动脉损伤并周围血肿的可能性大。继发性的小指麻木、浅感觉迟钝可能是血肿压迫尺神经所致。肘关节的被动体位、活动障碍是因血肿压迫局部所致。尺动脉微弱的搏动是桡动脉经过掌深、浅弓回流所致；桡动脉血供足够营养患肢，故末梢血运好。

【检查和诊断】 在主干动、静脉行程中任何部位的穿通伤、严重的骨折及关节脱位等创伤时，均应疑及血管损伤的可能性。

血管损伤临床诊断的依据：①具有确定诊断意义的症状、体征。动脉搏动消失伴有肢体远端缺血征象；搏动性出血；进行性或搏动性血肿。②具有高度拟诊意义的症状、体征：与创伤不相称的局部肿胀；邻近主干血管的穿通伤出现伴行神经损伤症状；不能用已知创伤解释的休克；血管穿刺、插管后出现肢体缺血或明显肿胀。③静脉损伤的临床诊断依据。自伤口深部持续涌出暗红色血液；出现缓慢增大的非搏动性血肿。

下列检查有助于血管损伤的诊断。

1. 超声多普勒检查 可以直观地显示血管的损伤范围及程度。可测量血肿的范围、有无活动性出血或者动静脉瘘的破口大小和位置。结合彩色多普勒血流描记，还可测算血管的直径和流速。

2. 血管造影（图 49-2） 指征如下：①需要排除或确定有无主干血管损伤；血管损伤的临床征象模糊，或创伤部位的手术切口不能直接探查可疑的损伤血管。②已有明确的血管损伤临床表现，需做血管造影明确血管损伤部位和范围，为选择术式提供依据。

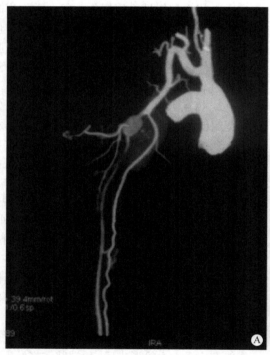
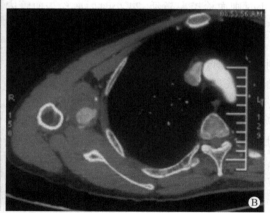

图 49-2　CTA 显示右腋动脉假性动脉瘤

3. 术中检查 术中对血管壁连续性损伤的诊断并无困难，主要在于辨认血管壁损伤的程度和范围。钝性挫伤的血管壁色泽暗淡，失去弹性，或伴有血管壁血肿，外膜出现瘀斑。出现上述情况，即使仍有搏动存在，也应视为严重损伤。

案例 49-1 分析 3

患者有刀刺伤史，局部进行性肿胀、疼痛、瘀斑，尺动脉搏动微弱，Allen 试验尺动脉阳性，临床可以确诊为右尺动脉损伤并周围血肿形成。彩超检查进一步明确了诊断及损伤的具体情况。

【治疗】　首先必须抢救危及生命的复合性损伤。胸部损伤有呼吸困难者应立即做气管切开插管，施行人工机械呼吸，及时供氧，创伤性或出血性休克时应及时止血和输血补液。血管损伤的处理包括急救止血及手术治疗两个方面。

1. 急救止血　创口垫以纱布，局部加压包扎止血。在紧急情况下，可采用手指压迫近端动脉暂时控制动脉出血，如压迫颈根部、腋部或股三角区以控制颈动脉、肱动脉或股总动脉远端的出血。用止血带压迫包扎有增加静脉出血及远端肢体缺血的可能，现较少应用，除非在紧急情况下运送或转院时可暂时应用，但应用时间不能超过 1～2 小时。胸、腹部血管损伤出血要立即手术治疗。

2. 手术处理　原则上血管损伤的诊断一经确立，一般都应采取手术治疗。选择手术时间应及早为好，肢体血管损伤一般最好在 4～6 小时内手术。时间过晚将发生血栓蔓延及远端肢体严重缺血。早期手术操作较为容易，延期手术因组织粘连，增加手术困难、感染机会及截肢风险。

手术指征：①病史中曾有伤口搏动性出血。②膨胀性或搏动性血肿。③伤口部位有明显杂音。④伤肢远端有缺血表现。⑤伤口靠近主干动脉，如在颈、腋、肘、股及腘部，而动脉造影显示有动脉损伤。⑥内出血伴休克，胸、腹部穿刺证实。

手术基本原则：止血清创，处理损伤血管。

（1）止血清创：用无损伤血管钳夹，或经血管断端插入 Fogarty 导管并充盈球囊阻断血流。彻底切除血管挫伤部分，特别注意内膜挫伤而外膜保持正常的血管，清除血管腔内的血栓、组织碎片及异物。

（2）处理损伤血管：因主干动、静脉结扎后，可能造成远端缺血或静脉回流障碍，因此在病情和技术条件允许时，应积极争取修复。对于非主干动、静脉损伤，或患者处于严重休克，或重要器官功能衰竭不可能耐受血管重建术等情况下，可结扎损伤的血管。肢体的浅表静脉，膝或肘远侧动、静脉中某一支，颈外动、静脉和颈内静脉，髂内动、静脉等，结扎后一般不致造成不良后果。

损伤血管重建的方法：①血管修补缝合术，适用于创缘整齐的血管裂伤。②补片移植术，可取自体静脉制成补片或人工血管补片植入。③端端吻合术，适用于血管断裂后较为整齐的伤口，或经清创后血管缺损在 2cm 以内者。④血管移植术，清创处理后血管缺损较长的，不能做端端吻合者可植入自体静脉或人工血管。严重污染的创伤应尽可能避免人造材料植入后发生感染。合并骨折时，如肢体处于严重缺血，宜先修复损伤血管；如果骨折不稳定

且无明显缺血症状时，则可先做骨骼的整复固定。⑤腔内治疗，经导管止血剂或弹簧圈栓塞技术适用于栓塞出血血管和动静脉瘘治疗。还可应用带有移植物的支架，修复假性动脉瘤或大的动静脉瘘。

> **案例 49-1 分析 4**
>
> 　患者完善术前准备后，行血肿清除、右尺动脉探查、自体静脉移植修复术。

【术后观察及处理】　首先应注意患者的全身情况，特别是有合并损伤者，严密观察生命指标，包括神志、呼吸、脉搏、血压及尿量。有异常时，及时做出相应的处理。

手术后 24 小时内需密切观察患肢的血液循环。必要时利用超声多普勒定期检测，可查出重建的血管是否通畅。如果缺血表现短时期内再次出现，应考虑到发生吻合口狭窄或远端血管阻塞的可能，必要时再次手术探查修复。肌间隔高压时，应立即作深筋膜切开减压。术后常规应用抗生素预防感染，每隔 24～48 小时观察创面；一旦发生感染，应早期引流，清除坏死组织。必要时可以选用肝素等抗凝药物（应权衡出血风险）防止术后血栓形成。

第二节　动脉疾病

动脉是供血的通道，严重的管腔狭窄或闭塞可造成动脉血供不足而引起组织缺血的临床表现。病程往往呈进展性，可致肢体残疾或脏器功能障碍，甚至危及患者生命。

一、血栓闭塞性脉管炎

> **案例 49-2**
>
> 　患者，男，25 岁。因"左下肢间歇性跛行 5 个月"入院。无明显诱因出现左下肢间歇性跛行，步行约 200m 后左下肢酸痛、无力，休息后症状消失，伴有左足发凉和麻木。现加重至跛行距离缩短至不足 100m。既往无高血压、糖尿病、房颤、高脂血症及免疫性疾病，无手术及外伤史。有吸烟史 7 年，平均每日 20 支。
>
> 　体格检查：一般状态良好。心肺无异常，左足皮色苍白，皮温冰冷，末梢毛细血管充盈缓慢，双侧股动脉搏动可及，左侧胫后动脉及足背动脉无动脉搏动。右足动脉搏动稍弱，皮温、皮色正常。
>
> 　彩超：左下肢腘动脉血栓形成。

双下肢动脉CTA显示：左侧股动脉下段、腘动脉、胫前动脉、胫后动脉及腓动脉闭塞，内未见造影剂充盈，周围可见侧支血管，右下肢动脉显影良好。

左下肢ABI：0.36；右下肢ABI：1.11。

问题：

1. 首先考虑做何诊断？
2. 简述诊断依据及处理建议。

血栓闭塞性脉管炎（thromboangitis obliterans，Buerger disease）是一种累及血管的炎症性、节段性和周期发作的慢性闭塞性疾病。主要侵袭四肢中、小动静脉，以动脉为主，尤其是下肢血管。多发生于亚洲地区，欧美各国均少见。我国以北方地区为多见，好发于男性青壮年。

【病因】 病因尚未明确，一般认为与多种因素有关。①吸烟：本病的发病与吸烟活动关系非常密切。戒烟可使病情好转；再吸烟后，又再度复发。②遗传免疫机制：人类白细胞抗原等遗传基因异常，或动脉抗原、肢体抗原等自身免疫功能紊乱，可能与本病有关。③口腔感染-炎症途径。④激素影响：患者绝大多数为男性，又都在青壮年发病，很可能与前列腺功能紊乱有关。⑤血管神经调节障碍。

案例 49-2 分析 1
病因分析：患者，男，25岁，无高血压、糖尿病、房颤、高脂血症及免疫性疾病，无手术及外伤史。有吸烟史7年。排除动脉粥样硬化、心源性血栓脱落及免疫性疾病。符合脉管炎的发病特点和发病规律。

【病理】 本病有如下特点：①通常始于动脉，然后累及静脉，由远端向近端进展。②病变呈节段性分布，两段之间血管比较正常。③活动期为血管全层非感染性炎症；管腔被血栓堵塞。④后期，炎症消退，血栓机化，新生毛细血管形成。⑤虽有侧支循环逐渐建立，但不足以代偿，因而神经、肌和骨骼等均可出现缺血性退行性改变。受累静脉的病理变化与动脉大体相同。

【临床表现和分期】 本病起病隐匿，进展缓慢，常呈周期性发作，一般要经过4~5年后症状逐渐明显和加重。临床表现包括如下几种。

1. 疼痛 是最突出的症状。早期起因于血管壁炎症刺激末梢神经，疼痛一般并不严重。后因动脉阻塞造成缺血性疼痛，疼痛的程度不等，即间歇性跛行或静息痛。

2. 发凉和感觉异常 患肢怕冷，皮肤温度降低是常见的早期症状。因神经末梢受缺血性影响，患肢（趾、指）可出现胖胀感、针刺感、麻木或烧灼感等感觉异常。

3. 皮肤色泽改变 动脉缺血而致皮色苍白。伴有浅层血管张力减弱而皮肤变薄者，尚可出现潮红或发绀。

4. 游走性浅静脉炎 在发病前或发病过程中出现复发性游走性浅静脉炎，多位于足背和小腿浅静脉。

5. 营养性变化 包括：皮肤干燥、脱屑、皲裂、汗毛脱落、趾（指）甲增厚、变形和生长缓慢；小腿周径缩小、肌肉松弛、萎缩；严重者，患肢末端出现缺血性溃疡或坏疽。

6. 脉搏变化 足背动脉或胫后动脉和桡动脉或尺动脉的搏动减弱或消失。

案例 49-2 分析 2
左下肢间歇性跛行，步行约200m后出现左下肢酸痛、无力，休息后症状消失，伴有左足的发凉和麻木，患足无脉。符合血栓闭塞性脉管炎的典型表现。

临床上按肢体缺血的程度，可分为三期。①第一期：局部缺血期。以间歇性跛行为主要表现。②第二期：营养障碍期。出现持续性静息痛，夜间更为剧烈。缺血体征明显。③第三期：坏疽期。出现肢端发黑、坏疽、溃疡形成。严重者可出现高热、畏寒、烦躁不安等毒血症症状。

【检查和诊断】 临床诊断要点：①大多数患者为青壮年男性，多数有吸烟嗜好；②患肢有不同程度的缺血性症状；③有游走性浅静脉炎病史；④足背动脉或胫后动脉搏动减弱或消失；⑤一般无高血压、高脂血症、糖尿病等易致动脉粥样硬化的因素。下列检查有助于确定诊断，并观察闭塞的部位、性质和程度。

1. 一般检查 ①记录跛行距离和跛行时间。②皮肤温度测定：双侧肢体对应部位皮肤温度相差2℃以上，提示皮温降低侧有动脉血流减少。③患肢远侧动脉搏动减弱或不能扪及。④肢体抬高试验（Buerger试验）：试验阳性者，提示患肢有严重供血不足。⑤解张试验，麻醉后温度升高越明显，痉挛因素所占比重越高；如果没有明显改变，说明病变严重，血管都已处于闭塞状态。

2. 特殊检查

（1）节段动脉压测定：了解病变部位和缺血严

重程度。踝/肱指数（ABI），即踝压（踝部胫前或胫后动脉收缩压）与健侧肱动脉压之比，正常值为＞0.9，如为0.5～0.85，应视为缺血性疾病；＜0.5表示严重缺血。

（2）超声多普勒检查：可以直观地显示患肢血管，尤其是肢体远端动、静脉的病变范围及程度。结合彩色多普勒血流描记，还可测算血管的直径和流速，对选择治疗方案有一定的指导意义。

（3）动脉造影：可以明确患肢动脉阻塞的部位、程度、范围及侧支循环建立情况。中、小动脉多节段狭窄或闭塞是血栓闭塞性脉管炎的典型X线征象。动脉滋养血管显影，形如细弹簧状，沿闭塞动脉延伸，是重要的侧支动脉，也是本病的特殊征象。

（4）CTA（CT血管造影）和磁共振血管造影（MRA）：可以整体上显示患肢动、静脉的病变节段及狭窄程度，其显像效果一定程度上可以替代血管造影（尤其是下肢股腘段的动脉），对四肢末梢血管的显像效果不佳（图49-3）。

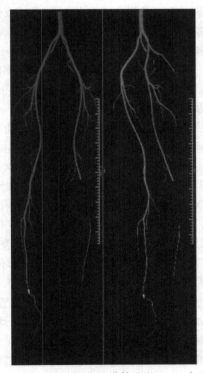

图49-3　血栓闭塞性脉管炎的CTA表现

【鉴别诊断】

1. 动脉粥样硬化性闭塞症　是最常混淆的疾病。发病年龄多在45岁以上；常伴有冠状动脉粥样硬化、高血压、高脂血症或糖尿病；病变常位于大、中动脉，X线检查可显示动脉壁有钙化斑块。无游走性静脉炎。

2. 原发型游走性血栓性浅静脉炎　血栓闭塞性脉管炎可以出现游走性血栓性浅静脉炎，与原发类型相同，只有等到前者出现动脉功能不全时，才能鉴别。

3. 其他动脉炎性疾病　包括大动脉炎和结节性多动脉炎。活动期常有红细胞沉降率增速，免疫球蛋白升高等，病变更加广泛，常累及肾、心等内脏，皮下可有循动脉排列的结节，血液检查可有高球蛋白血症（α和α_2）。活组织检查可以明确诊断。动脉造影可见动脉狭窄或阻塞。

【预防和治疗】　处理原则应该着重于防止病变进展，改善和增进下肢血液循环。

1. 一般疗法　严格戒烟、防止受冷、受潮和外伤。疼痛严重者，可用止痛剂及镇静剂。患肢应进行适度锻炼，如反复Burger运动，即患者平卧，先抬高患肢45°以上，维持1～2分钟后再在床边下垂2～3分钟，然后水平位放置2分钟，并做足部旋转、伸屈活动10次，促使侧支循环建立。

2. 药物治疗

（1）中医中药：根据中医辨证论治的原则，常用的方剂有阳和汤、活血通脉饮、血府逐瘀汤、四妙勇安汤以及顾步汤。

（2）扩张血管及抑制血小板聚集的药物：常用的药物有：①前列腺素E_1（PGE_1），具有血管舒张和抑制血小板聚集作用。②α受体阻滞剂和β受体兴奋剂。③阿司匹林及低分子右旋糖酐，能降低血黏度，对抗血小板聚集，防止血栓繁衍和改善微循环。

（3）抗凝治疗：防止血栓蔓延，可使用肝素类或口服抗凝药治疗。

（4）抗生素：并发溃疡感染者，应选用广谱抗生素或根据细菌培养及药物敏感试验选用有效抗生素。

3. 高压氧疗法　在高压氧舱内，通过血氧量的提高，改善组织的缺氧状况。

4. 手术疗法　目的是增加肢体血供和重建动脉血流通道，改善缺血引起的后果。

（1）腰交感神经节切除术：适用于腘动脉远侧动脉狭窄的患者。先施行腰交感神经阻滞试验，证实痉挛因素超过闭塞因素，可施行交感神经节切除术。近期常有效，但远期疗效并不理想。

（2）动脉重建术：手术方法有两种，即旁路转流术和血管内膜剥脱术。均适用于主干动脉闭塞，但脉管炎多累及细小的终末动脉，所以动脉重建手术的机会并不多。

（3）截肢术：对趾（指）、肢端已坏死者，可将坏死部分切除；另当有顽固疼痛不能忍受或难以控制时，亦可考虑截肢术。

5. 创面处理　干性坏疽创面，应予消毒包扎，预防继发感染。感染创面可作湿敷处理。

二、动脉硬化性闭塞症

动脉硬化性闭塞症（arteriosclerosis obliterans，ASO）是一种全身性动脉疾患，可以发生在全身大、中动脉，但以腹主动脉远侧及髂动脉、股动脉、腘动脉最为多见，后期可累及腘动脉远侧的主干动脉。本病多见于男性，男：女为 6：1，发病年龄多在 45 岁以上。随着老龄人口逐渐增多，本病发生率有增高趋势。

【病因和病理】　发病原因和机制至今不详。高脂血症、高血压、吸烟、糖尿病、肥胖和高密度脂蛋白低下等，是高危因素。可能发病机制：①内膜损伤及平滑肌细胞增殖。②动脉壁脂代谢紊乱，脂质在动脉壁积聚。③血流冲击的剪切力，或外在压迫如内收肌腱管等形成的慢性机械性损伤。主要病理表现为内膜出现粥样硬化斑块，中膜变性或钙化，腔内有继发血栓形成，最终使管腔狭窄，甚至完全闭塞。患肢发生缺血性病变，严重时可引起肢端坏死。

【临床表现】　不论闭塞性病变范围如何广泛，只要病变发展缓慢，均能建立有效的侧支循环，临床上即可没有明显的症状；反之，则于早期出现典型的临床表现。早期症状为间歇性跛行，远侧动脉搏动减弱或消失。如病变位于主-髂动脉者，疼痛在下腰、臀、髂、大腿后侧或小腿腓肠肌部位，有时伴阳痿；病变在股-腘动脉者，疼痛发生于小腿肌群。肢体慢性缺血时，皮肤苍白、发凉、萎缩变薄、发亮、骨质疏松、肌萎缩、毛发脱落、趾甲增厚和变形。后期可出现静息痛，皮肤温度明显减低、发绀，肢体远端坏疽和溃疡形成，并可出现全身中毒症状。

【检查】

1. 一般检查　包括血脂测定，如胆固醇、三酰甘油、脂蛋白电泳、载脂蛋白等；心电图和心功能检测，以及眼底检查等。

2. 无创伤性血管检查　超声多普勒血流检查及节段动脉压测定（踝肱指数测定）、电阻抗或光电容积描记等检查可了解患肢的血流状况，双功彩超可以显示血管壁、血管腔形态及血流状况。

3. X 线摄片　平片可见病变动脉段有不规则钙化斑块；患肢末段有骨质疏松等退行性变化。

4. CT 血管造影（CTA）和磁共振血管造影（MRA）　CTA 可提供病变肢体动脉血管及侧支循环的详细状况，包括狭窄程度、闭塞范围、钙化程度等，并可形成三维重建。CTA 已经成为术前最常用的血管造影检查手段。MRA 利用磁共振成像，也能够显示动脉病变的范围和程度，但对钙化显示不如 CTA。

5. 数字减影血管造影（DSA）　能清晰显示病变的部位、范围、程度、侧支和闭塞段远侧动脉主干的情况，并能动态观察血流情况。肢体动脉疾病的腔内介入治疗需要在 DSA 下操作完成。

【鉴别诊断】

1. 血栓闭塞性脉管炎　多在 45 岁以前发病，且伴有吸烟史，可有游走性浅静脉炎。患者一般均无高血压、冠心病、高脂血症和糖尿病史。详见本节第一部分。

2. 雷诺综合征　好发于青年女性。有寒冷或情绪波动时手指出现序贯性苍白及发冷、青紫及疼痛、潮红后复原的典型症状。详见本节第五部分。

3. 大动脉炎　多见于青年女性，主要为主动脉和其分支起始部发生狭窄或闭塞。由于病变部位不同，可出现脑、肾、上肢或下肢缺血症状。

4. 脊柱和脊髓疾病引起的下肢感觉运动障碍　患肢可出现麻木、发凉、跛行等症状，但查体动脉搏动正常，皮肤颜色和血液充盈速度正常。

> **案例 49-3 分析 1**
>
> 　　患者，男，71 岁，有糖尿病史，存在动脉粥样硬化的基础。右下肢搏动消失，左下肢动脉搏动减弱。均符合动脉粥样硬化闭塞症。双下肢直腿抬高试验阴性。双下肢病理征未引出，腰椎管狭窄所导致症状的可能性较小。

【治疗】　必须对易患因素加以控制。症状明显影响生活和工作时，可考虑手术或介入治疗。同时也要关注伴随心脑血管疾病的处理。

1. 非手术治疗　主要目的是监控血脂、血压和血糖，改善血液高凝状态，促进侧支循环形成。减轻体重；严格禁烟和适当活动。常用药物有降血脂、抗凝药物及血管扩张剂，如非诺贝特、阿司匹林、妥拉唑啉、烟酸和前列腺素等。合并血栓时可行动脉腔内溶栓治疗，一般选用尿激酶或 rt-PA 等。

2. 手术治疗　根据每个患者的不同病情，以下方法可能会配合使用。

（1）内膜剥脱术和取栓术：内膜剥脱术适用于短段闭塞患者。可同时进行自体血管或补片动脉成形术。如合并血栓可进行动脉取栓术。

（2）旁路转流术：采用自体大隐静脉或人造血管，于闭塞段的近、远侧之间作搭桥转流。施行旁路转流术时，应具备通畅的动脉流入道和流出道，吻合口应有适当口径，尽可能远离动脉粥样硬化病灶。

（3）动脉腔内介入技术：因为下肢动脉硬化的病例通常高龄，并伴有心脑血管等其他重要脏器及高血压等病变，目前有越来越多的病例选择微创的动脉腔内介入治疗。主要方法有以下几种。

1）动脉腔内成形术（PTA）：单独或多处短段狭窄者，可行狭窄的动脉段球囊扩张。近年兴起的药物涂层球囊的应用，使长段狭窄甚至闭塞的病变也得到良好的治疗。对于膝下小动脉或者跨越关节的病变，可根据病情进行反复的 PTA 治疗。

2）支架植入术：下肢动脉支架植入技术属于微创的治疗技术。下肢动脉的支架植入技术一般需要先进行充分的球囊扩张之后才能进行。通畅率一般是髂动脉高于股腘动脉。发生支架后再狭窄或闭塞时，可应用腔内技术或开放式手术再次开通病变血管，进一步提高保肢率。

3）介入下溶栓和吸栓治疗：介入下将溶栓导管插入到目标动脉内的血栓中进行溶栓治疗，也是一种有效的治疗方法。另外还可选用动脉内血栓抽吸设备，介入下清除动脉管腔内的血栓。

> **案例 49-3 分析 2**
>
> 　　根据以上症状、体征及实验室检查，临床考虑动脉粥样硬化闭塞症。行下肢动脉 CTA 检查以确诊主髂动脉闭塞（图 49-4 A、B）。行右髂动脉球囊扩张、支架植入术（图 49-4C），术后抗凝、扩血管治疗。右侧股动脉恢复搏动，症状消失。

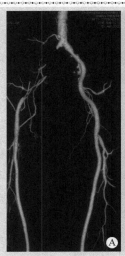
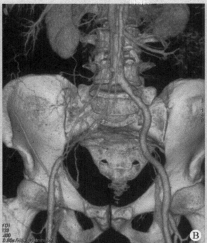
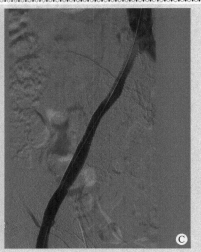

图 49-4　影像学检查

A、B. CTA 显示右侧髂动脉闭塞性病变；C. 右髂动脉支架植入术

三、动脉栓塞

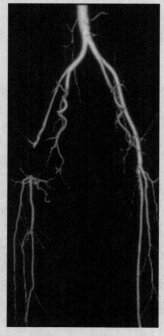

图 49-5　CTA 示左侧股总动脉血流突然中断，符合动脉栓塞表现

动脉栓塞（arterial embolism）是指血块或进入血管内的异物成为栓子，随着血流冲入并停顿在口径与栓子大小相似的动脉腔内，造成血流阻塞，引起急性缺血的临床表现。90%以上的血栓栓子来自心脏，随血流向远侧流动，并嵌塞于腹主动脉末端和下肢动脉内。特点是起病急骤，症状明显，进展迅速，预后严重，需积极处理。

【病因和病理】　动脉栓塞主要由心源性异物或血栓造成，此外，空气、脂肪、癌栓及导管折断等异物也能成为栓子。栓子的主要来源如下所述。

1. 心源性　如风湿性心脏病、冠状动脉硬化性心脏病及细菌性心内膜炎时，心室壁的血栓脱落；人工心脏瓣膜上的血栓脱落等。心源性为最常见的栓子来源。

2. 血管源性　如动脉瘤或人工血管腔内的血栓脱落；动脉粥样斑块脱落。

3. 医源性　动脉穿刺插管导管折断成异物，或内膜撕裂继发血栓形成并脱落等。

栓子可随血流沿升主动脉通过无名动脉、右颈总动脉，流入脑部动脉、内脏动脉（肠系膜上动脉和肾动脉等）和上肢动脉；较大或大的血栓栓子常阻塞于腹主动脉末端和下肢动脉（约占70%以上），一般停留在动脉分叉处。在周围动脉栓塞中，下肢较上肢多见，依次为股动脉、髂总动脉、腘动脉和腹主动脉分叉部位。如停留在腹主动脉分叉部位称为腹主动脉骑跨栓，累及范围广，预后严重。

【主要病理变化】　早期动脉痉挛；以后受累的动脉和其远段动脉严重缺血、缺氧，发生内皮细胞变性，动脉壁退行性变。动脉腔内可继发血栓形成。严重缺血后 6 小时，组织可以发生坏死，肌肉及神经功能丧失；12 小时以后，就有不同程度的坏疽。栓塞发生后，受累肢体会发生大面积组织坏死，造成代谢方面的障碍。一般栓塞后 10～12 小时，就会出现一定程度的氮质血症、高钾血症、肌蛋白尿和代谢性酸中毒，最终导致肾衰竭。

【临床表现】　动脉栓塞的症状轻重，决定于栓塞的位置、程度、继发血栓形成多少、侧支循环是否发挥作用，以及对全身影响等因素。急性动脉栓塞的临床表现，可以概括为"5P"，即疼痛（pain）、感觉异常（paresthesia）、麻痹（paralysis）、无脉（pulselessness）和苍白（pallor）。

1. 疼痛　往往是最早出现的症状。一般都很严重，属于急性锐痛。患肢常处于轻度屈曲的强迫体位。体检时，在疼痛部位可有触痛。

2. 皮色和温度改变　缺血肢体的皮肤可呈苍白色。栓塞远侧肢体因供血不足，皮温降低并有冰冷感觉。用手指自趾（指）端向近侧顺序检查，常可扪到骤然改变的变温带，其平面一般要比栓塞平面约低一手宽的距离，对栓塞部位的定位有一定临床意义。

3. 动脉搏动减弱或消失　动脉主干栓塞加上血管痉挛和继发血栓形成，使栓塞平面以下的动脉搏动减弱，以致消失。

4. 感觉和运动障碍　由于周围神经缺血，引起栓塞平面远侧肢体皮肤感觉异常、麻木甚至丧失。在感觉丧失的近侧部分，可有感觉受损征象。进展后可以出现深感觉丧失、运动功能障碍及不同程度的足或腕下垂。

5. 全身影响　可出现血压下降、休克和左心衰竭，甚至造成死亡。可发生严重的代谢障碍，表现为高钾血症、肌红蛋白尿和代谢性酸中毒，最终导致肾衰竭、多器官衰竭，威胁患者生命。

【**检查和诊断**】　凡有心脏病史伴有心房纤颤动或前述发病原因者，突然出现"5P"特殊征象，即可做出临床诊断，而且可以估计栓塞的部位。应用一些特殊检查，能进一步确定诊断，并提供更为详细的客观依据；还能进一步追查引起动脉栓塞的病因。

1. 皮肤测温试验　能精确指示皮肤温度正常与降低交界处转移带的部位、温度降低的幅度，明确变温带的平面；以及在解张试验下，可了解动脉痉挛解除的效应。

2. 超声多普勒检查　能探测动脉血管、血流，精确地了解栓塞平面。

3. 动脉造影　造影术可通过 CT 或者 DSA 进行，能了解栓塞部位，远侧动脉是否通畅，侧支循环状况，有否继发性血栓形成等情况。对于缺血严重的病例，如果造影检查不能很快进行，可以进行急诊手术探查。不要因为依赖造影检查延误宝贵的治疗时机。

4. 其他　心电图、心脏 X 线检查、心脏彩超、生化和酶学检查等，以协助处理时对病因的控制。

【**鉴别诊断**】

1. 急性动脉血栓形成　起病不如动脉栓塞那样急骤，往往有一段时间的明显血管功能不全前驱期。血栓形成造成的皮肤苍白、寒冷、搏动消失等症状的分界平面比较模糊，不如动脉栓塞那样清晰。超声及造影检查可极为相似。

2. 急性深静脉血栓形成　患肢水肿和发绀，温度如常或升高，搏动存在，浅静脉扩张，疼痛在小腿部，沿大腿内侧的股静脉附近，并延及腹股沟部，有压痛。

【**治疗方法**】

1. 非手术治疗　是手术治疗的有效辅助方法。

应重视伴随的严重心血管疾患正确处理。动脉栓塞的单独非手术疗法适用于：①小动脉栓塞，如下肢胫腓干远端动脉栓塞、上肢肱动脉远端的动脉栓塞，侧支循环已良好地建立，能维持远段患肢的血液供应。②全身情况严重，不能耐受手术者。③肢体已出现明显的坏死征象，手术已不能挽救肢体，待分界明确后，施行截肢术。

非手术疗法的主要内容是防止血栓蔓延、解除动脉痉挛和促进侧支循环建立。

（1）一般处理：严格观察生命指标和患肢的病情变化，并作详细记录。要求患者绝对卧床休息，患肢体位应比心脏平面稍低。患肢注意保暖，禁忌热敷（组织代谢增强，加重缺血），禁忌冷敷（血管收缩，加重缺血），同时注意心脏病的治疗。

（2）防止血栓蔓延

1）抗凝疗法：动脉栓塞一旦发生后，应立刻采用抗凝疗法。急性期间，通常使用肝素类药物抗凝；肝素可经静脉内注射、栓塞动脉近端穿刺注射及经动脉内导管利用输液泵持续给药，或皮下注射低分子肝素；控制高血压，以免引起脑出血等严重并发症。双香豆素类药物起效慢，一般在慢性期应用。

2）祛聚疗法：抑制血小板黏附、聚集，常用肠溶阿司匹林、双嘧达莫、低分子右旋糖酐 40、复方丹参等。

（3）解除动脉痉挛和建立侧支循环

1）解痉：首先使用鸦片类镇静止痛药，解除疼痛，促进患者睡眠，辅助动脉舒张。

2）血管扩张剂：血管扩张药物具有一定疗效，常用的药物有前列腺素 E_1、罂粟碱等。罂粟碱需要动脉注射法使用，可重复使用。

2. 手术治疗　手术方法主要是取栓术。凡是动脉栓塞的患者，除非肢体已发生坏疽，或有良好的侧支建立可以维持肢体的存活，如果患者全身情况允许，应及时做手术取栓。最理想的时间为起病 6～8 小时以内。取栓术有两种主要方法。

（1）切开动脉直接取栓。因定位困难及创伤大等原因，已很少使用。

（2）利用 Fogarty 球囊导管取栓：导管取栓不仅简化操作，缩短手术时间，而且创伤小，安全度高，有较好的疗效。只要备有球囊导管都应采用该法取栓。

术后除了严密观察肢体的血供情况外，应关注维护心脏功能及心脏节律，以防止再发生急性栓塞，并减少手术死亡率。重视肌病肾病性代谢综合征的防治：高血钾、酸中毒、肌红蛋白尿及少尿、无尿，必须及时处理。术后患肢出现肿胀，肌组织僵硬、疼痛，应及时做肌筋膜间隔切开术。患肢坏疽可能给患者带来更严重的影响。如出现感染中毒迹象，必须尽快施行截肢手术。

案例 49-4 分析

患者，48 岁，有 ICD 植入史，有心源性血栓脱落可能，导致下肢动脉栓塞。出现突发左下肢疼痛、发凉、无脉等动脉栓塞的典型表现。行彩超检查确诊为左下肢动脉栓塞。行左下肢动脉取栓术，术后抗凝，支持、止痛对症治疗，症状明显缓解。

四、多发性大动脉炎

案例 49-5

患者，女，28 岁。因双下肢间歇性跛行伴下半身冰冷 2 年入院。2 年前无明显诱因双下肢间歇性跛行，下半身冰冷。症状逐渐加重，间伴低热、全身乏力。

体格检查：脐平面以远皮温明显降低、苍白。双下肢稍萎缩，浅感觉减退，肌力 Ⅳ 级。双股动脉搏动消失，双腘动脉搏动微弱，足趾毛细血管充盈反应明显减慢。

辅助检查：血沉为 25mm/h。彩超检查示腹主、双侧髂总动脉管壁弥漫性不规则增厚，回声增强，管腔狭窄，部分闭塞，无血流通过，近侧血流速度增快。动脉造影示腹主动脉下段、双侧髂总动脉不显影，周围侧支丰富。

问题：

1. 首先考虑做何诊断？
2. 简述诊断依据及处理建议。

多发性大动脉炎（Takayasu's arteritis）又称 Takayasu 病、无脉症，是主动脉及其分支的慢性、多发性、非特异性炎症，引起局部动脉内膜纤维化，中层变性、碎裂，外膜纤维化，造成罹患动脉狭窄或闭塞，引起组织或脏器缺血性改变。本病以亚洲青年女性多见。

【病因和病理】 本病的确切病因尚未明确，可能与下列因素有关。

1. 自身免疫反应 抗体和细胞介导的免疫机制被认为是大动脉炎的发病机制之一。发病初期常有低热，四肢关节及肌肉疼痛，伴有血沉、黏蛋白、γ 球蛋白及 IgG、IgM 测定值增高，血清中抗主动脉抗体和类风湿因子阳性。

2. 雌激素水平过高 本病多见于青年女性，长期应用雌激素后，动脉壁的损害与大动脉炎相似。

3. 遗传因素 已有报告证实：近亲（母女、姐妹）先后发病，提示本病与某些显性遗传因子相关。

【病理改变】 动脉壁全层炎性反应，以纤维化为主，外膜和中层由纤维组织替换，管壁呈广泛不规则性增厚和硬化，呈节段性分布。早期的病理改变为动脉外膜和动脉周围炎；浆细胞及淋巴细胞浸润，肌层及弹性纤维破坏，内膜水肿、增生、肉芽肿形成。最后导致动脉壁纤维化，管腔不规则狭窄及继发血栓形成，甚至完全闭塞。阻塞动脉远侧区缺血而近侧区高血压。根据动脉阻塞的部位和程度而有不同的影响。

【临床表现】 以青少年多见，70% 在 30 岁以内。女性的发病率比男性高，为（2~4）：1。疾病的早期或活动期，常有低热、乏力、肌肉或关节疼痛、病变血管疼痛及结节红斑等症状，伴有免疫检测指标异常。当病程进入稳定期，病变动脉形成狭窄或阻塞时，即出现特殊的临床表现。

根据动脉病变的部位不同，可分为下列 4 种类型。

1. 头臂型 病变在主动脉弓。病变可累及左锁骨下动脉、左颈总动脉和（或）无名动脉的起始部。其中以锁骨下动脉受累较多，尤其是左侧。主要临床表现为①脑部缺血：一过性黑矇、头晕，严重时可出现失语、抽搐，甚至偏瘫。②眼部缺血：视物模糊、偏盲。③基底动脉缺血：眩晕、耳鸣、吞咽困难、共济失调，或昏睡、意识障碍等。④上肢缺血：患肢无力、麻木，在运动后更加明显；肱动脉和桡动脉搏动微弱或不能扪及，患侧上肢血压下降以至不能测出，故有"无脉症"之称。在锁骨上下区以及颈侧部可闻及粗糙的 Ⅲ～Ⅳ 级收缩期杂音。在锁骨下动脉闭塞而椎动脉通畅的情况下，当上肢活动时，可因椎动脉血流逆向供应上肢而出现脑缺血症状，即"锁骨下动脉窃血综合征"。

2. 胸、腹主动脉型 病变在左锁骨下动脉远端的降主动脉及腹主动脉，呈长段或局限性狭窄或闭塞，以躯干上半身和下半身动脉血压分离为主要特点。在上半身出现高血压，因而有头晕、头胀、头痛和心悸等症状；下半身则因缺血而呈低血压、下肢发凉，行走运动后可有酸麻无力感，甚至出现间歇性跛行。严重病例尚可有心力衰竭表现。累及内脏动脉时，出现相应脏器的缺血症状。当肾动脉受累时，以持续性高血压为主要临床症状。

3. 肺动脉型 肺缺血可由支气管动脉侧支循环代偿。部分患者可同时累及单侧或双侧肺动脉。一般仅在体检时发现肺动脉区收缩期杂音，重者可有活动后气急、阵发性干咳及咯血。

4. 混合型 兼有上述各型的动脉病变，并出现相应的临床症状。大多有明显的高血压和所属动脉的缺血症状。

【检查和诊断】 在年轻患者尤其是女性，曾有低热、乏力、关节酸痛病史，出现下列临床表现之一者，即可做出临床诊断。①一侧或双侧上肢无力，肱动脉和桡动脉搏动减弱或消失，上肢血压明显降低或不能测出，而下肢血压和动脉搏动正常。②一侧或双侧颈动脉搏动减弱或消失，伴有一过性脑缺血症状，颈动脉部位闻及血管杂音。③持续性高血压，在上腹部或背部闻及血管杂音。④不明原因低热，伴血管杂音，四肢动脉搏动异常改变。

下列检查有助于判断病情或诊断：①红细胞计数减少，白细胞计数增高，血沉增速，C反应蛋白、抗链球菌溶血酶"O"反应阳性，血清抗主动脉抗体阳性，α_1、α_2 及 γ 球蛋白增加，白蛋白降低。②超声多普勒检查动脉狭窄的部位和程度，以及流量和流速，血管壁呈弥漫性或节段性增厚。③动脉造影检查（CTA、MRA 或 DSA），能确定动脉病变的部位、范围、程度和类型，显示侧支建立情况，为手术提供依据、判断手术疗效及了解病程进展情况。④动脉病变涉及相关脏器时，应做有关的特殊检查，如心电图及心脏彩色超声检查；脑血流图或颅脑 CT 扫描；同位素肾图及肾素活性测定及放射性核素肺扫描等。

> **案例 49-5 分析**
>
> 年轻女患，有低热、乏力，血沉升高及典型的双下肢缺血表现，符合大动脉炎的发病特征。彩超检查示腹主、双侧髂总动脉狭窄，部分闭塞。符合典型大动脉炎（腹主动脉型）的表现。动脉造影示腹主动脉下段、双侧髂总动脉不显影，周围侧支丰富，进一步支持诊断。

【治疗】 疾病的早期或活动期，服用肾上腺皮质激素类药物（如泼尼松、地塞米松）及免疫抑制剂（如甲氨蝶呤、环磷酰胺），可控制炎症，降低血沉、缓解症状。但在停药后，症状易复发。伴有动脉缺血症状者，可服用妥拉唑啉等扩张血管药物；或服用双嘧达莫、肠溶阿司匹林，以降低血小板黏聚、增进微循环、防止继发血栓形成和蔓延。如病变动脉已有明显狭窄或闭塞，出现典型的脑缺血、肢体血供不足及重度高血压等症状时，应做手术治疗。手术时机应选在大动脉炎活动期已被控制，器官功能尚未丧失前施行。

给予泼尼松、环磷酰胺控制炎症，前列腺素 E_1 扩张血管，阿司匹林、低分子右旋糖酐、丹参改善微循环，但双下肢缺血无明显改善。待血沉正常后行人工血管旁路术，重建双下肢血供。术后双下肢红润、温暖，无疼痛及跛行。

手术治疗的主要目的是改善脑部供血不足及肢体缺血症状；治疗引起高血压的主动脉和肾动脉狭窄。手术治疗的主要方法为旁路转流术，重建动脉血供。可根据受累血管可选择不同的旁路转流术；动脉病变广泛者，可行自体肾移植术。个别病例可试行介入疗法及扩张术治疗。

五、雷诺综合征

> **案例 49-6**
>
> 患者，女，38 岁。因双手反复麻木、疼痛 3 年入院。近 3 年来双手受冷后反复出现苍白、青紫、潮红、麻木、疼痛，约 20 分钟后可自行缓解。渐加重，以右侧明显。无高血压、吸烟史。近来因感情问题精神忧郁。
>
> 体格检查：双上肢皮肤红润、温暖，双侧腋动脉、肱动脉、桡动脉、尺动脉搏动好。发作时双手皮肤顺次出现苍白、青紫、潮红，皮温低。双上肢血压 116/70mmHg。
>
> 辅助检查：手指复温时间约 40 分钟。双上肢动脉造影示双手灌注良好，浸泡于冰水 20 秒后灌注明显减少，指动脉几乎看不到灌注（图 49-6）。
>
>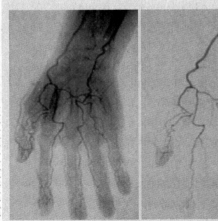
>
> 图 49-6 动脉造影示对寒冷刺激敏感
>
> **问题：**
> 1. 首先考虑做何诊断？
> 2. 简述诊断依据及处理建议。

雷诺综合征（Raynaud's syndrome）是指小动脉

阵发性痉挛，受累部位程序性出现苍白及发冷、青紫及疼痛、潮红后复原的典型症状。常于寒冷刺激或情绪波动时发病。多见于青壮年女性。多发生于手指，偶尔亦可累及下肢。

【病因和病理】 传统上将雷诺症状分为雷诺病和雷诺现象两类。单纯由血管痉挛引起，无潜在疾病的称为雷诺病，病程和症状往往稳定；血管痉挛伴随其他系统疾病的称为雷诺现象，病程和症状较为严重，可以发生手指坏疽。近年来的临床观察和研究结果认为：大多数患者都伴有其他系统性疾病，均会出现免疫功能缺陷的结缔组织病变。因而目前趋向于统称为雷诺综合征。

发病的确切原因虽未完全明确，但与免疫功能异常有密切关系。还与下列因素有关：寒冷刺激、情绪波动、精神紧张、感染、疲劳、性腺功能、交感神经功能紊乱及遗传因素相关。病理改变与病期有关：早期可出现序贯性动脉痉挛、皮色苍白、青紫及潮红，是一种反应性痉挛、缺血、充血的过程。发作停止，皮色恢复正常。后期出现动脉内膜增厚，弹性纤维断裂及管腔狭窄和血流量减少。如有继发血栓形成致管腔闭塞时，出现营养障碍性改变，指（趾）端溃疡甚至坏死。

【临床表现】 多见于青壮年女性，好发于手指，常为双侧性，偶可累及趾、面颊及外耳。典型的临床表现是顺序出现苍白、青紫、潮红后皮色恢复正常。在疾病的早期，多在寒冷季节发病，一次发作的延续时间为 15~30 分钟。随着病情进展，不仅发作频繁，症状持续时间延长，即使在气温较高的季节遇冷刺激也可发病。发作时，往往伴有极不舒适的麻木，但很少剧痛。发作间歇期，除手指皮温稍低外，无其他症状。桡动脉（或足背动脉）搏动正常。指尖溃疡很少见到。如果为长期单侧、单指发病，多由于局部动脉器质性阻塞所引起。

【检查和诊断】 诊断的依据主要依靠病史、受寒可以激发典型发作、可能找到免疫功能异常或结缔组织病的迹象，以及排除任何可能酿成动脉供血障碍的病变。特殊检查有下列两种。①手指温度恢复时间：手浸泡于冰水 20 秒后测定手指皮温，显示复温时间延长（正常为 15 分钟左右）。②上肢动脉造影：在患手浸入冰水 20 秒钟前、后，各做造影摄片 1 次，以资对照。

案例 49-6 分析 1

　　女性患者，38 岁，寒冷刺激是发作的明显诱因，精神忧郁也可能是诱因之一。有顺序出现苍白、青紫、潮红的典型表现。手指复温时间延长及造影所见，可确诊为雷诺综合征。

【治疗】 疾病初期，症状轻而发作不频繁者，采用保暖措施，往往就能达到治疗要求；吸烟者应戒烟。药物治疗方面，首选能够削弱交感神经肌肉接触传导类药物，如胍乙啶，可与酚苄明（氧苯苄胺）合用，也可用妥拉唑啉或利舍平。尚可应用前列腺素 E_1（PGE_1），具有扩张血管并抑制血小板聚集的作用。甲基多巴，多可预防症状发作。有自身免疫性疾病或其他系统性疾病，应同时进行治疗。

大多数患者经药物治疗后症状缓解或停止发展。长期内科治疗无效的患者，可以考虑手术治疗。交感神经末梢切除术，即将指动脉周围的交感神经纤维连同外膜一并去除，近期效果较好。

案例 49-6 分析 2

　　该患者采取双上肢保暖、心理治疗舒缓精神问题，再使用前列腺素 E_1、妥拉唑啉、甲基多巴治疗后，症状明显好转。

第三节　静脉疾病

静脉疾病比动脉疾病更为常见。静脉曲张可发生于任何静脉系统，但最好发于下肢。按血流动力学变化，主要分为两类：下肢静脉逆流性疾病和下肢静脉回流障碍性疾病。静脉的解剖与血流动力学具有不同于动脉的特性，在静脉疾病的发病机制中起着重要影响。

一、解剖结构与血流动力学

【下肢静脉解剖】 下肢静脉由浅静脉、深静脉、交通静脉和肌肉静脉组成。

1. 浅静脉 包括大隐静脉、小隐静脉两条。大隐静脉是起自足背静脉网的内侧，经内踝前方沿小腿和大腿内侧上行，在腹股沟韧带下穿过卵圆窝注入股总静脉。大隐静脉在膝平面下有多支与小隐静脉交通；在末段主要有五个分支。小隐静脉起自足背静脉网的外侧，自外踝后方上行，逐渐转至小腿背侧中线并穿入深筋膜，多数经腓肠肌两头间上行注入腘静脉（图 49-7）。

2. 深静脉 小腿深静脉由胫前、胫后和腓静脉组成。胫后静脉与腓静脉汇合成胫腓干后在腘肌下缘与胫前静脉组成腘静脉，经腘窝进入内收肌管裂孔上行为股浅静脉。在股骨小粗隆平面，股深静脉与股浅静脉汇合为股总静脉，于腹股沟韧带下缘移行为髂外静脉（图 49-8）。

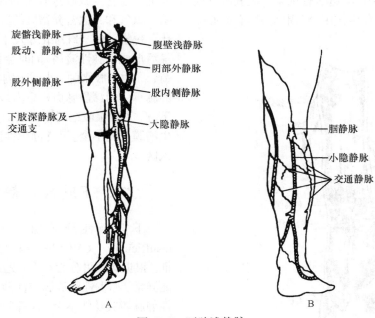

图 49-7　下肢浅静脉

A. 大隐静脉及其分支；B. 小隐静脉及其分支

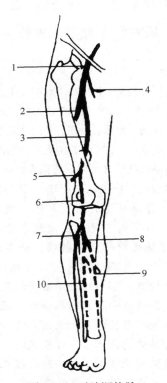

图 49-8　下肢深静脉

1. 股静脉；2. 股深静脉；3. 股浅静脉；4. 大隐静脉；5. 小隐静脉；6. 腘静脉；7. 胫前静脉；8. 胫腓干静脉；9. 胫后静脉；10. 腓静脉

3. 小腿肌肉静脉　分为腓肠肌静脉和比目鱼肌静脉，直接汇入深静脉。

4. 交通静脉　穿过深筋膜连接深、浅静脉，有10余支交通静脉。小腿内侧的交通静脉，多数位于距足底（13±1）cm、（18±1）cm 和（24±1）cm 处；小腿外侧的交通静脉大多位于小腿中段。大腿内侧的交通静脉大多位于中、下1/3。

【静脉壁结构】　静脉壁由内膜、中膜和外膜组成。内膜由内皮细胞与内膜下层组成；中膜含有平滑肌细胞及结缔组织网，与静脉壁的强弱及收缩功能相关；外膜主要为结缔组织，内含供应静脉壁的血管、淋巴管与交感神经的终端。与动脉相比，静脉壁薄，肌细胞及弹性纤维较少，但富含胶原纤维，对维持静脉壁的强度起着重要作用。静脉壁结构异常主要是胶原纤维减少、断裂、扭曲，使静脉壁失去应有强度而扩张。

【静脉瓣膜】　瓣膜由两层内皮细胞折叠而成，内有弹力纤维，具有良好的韧性和弹性。正常瓣膜为双叶瓣，每一瓣膜包括瓣叶、游离缘、附着缘和交会点（图 49-9）。越是周围静脉，瓣膜数量越多，排列越密集。静脉瓣膜和静脉壁离心越远，强度也越差；静脉压力都是离心越远而越高。静脉瓣膜具有向心单向开放功能，以阻止逆向血流。瓣膜结构异常可有先天性和继发性两种。

【血流动力学】　在下肢，浅静脉占回心血量的10%～15%，深静脉占85%～90%。下肢静脉血流能对抗重力作用向心回流，主要依赖于：①静脉瓣膜向心单向开放功能。②肌关节泵的动力功能。这种泵在小腿高度发达，即使是站立位也足以压迫肌肉内的静脉，随着每次肌肉收缩，血液就向心推进。因此又称

"周围心脏"（图 49-10）。③其他因素：胸腔吸气期与心脏舒张期产生的负压作用，对周围静脉有向心吸引作用。

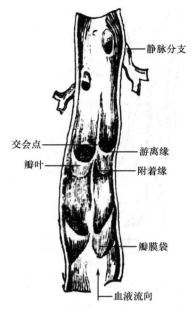

图 49-9　下肢静脉瓣膜和解剖结构

图中标注：静脉分支、交会点、瓣叶、游离缘、附着缘、瓣膜袋、血液流向

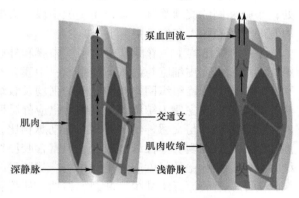

图 49-10　肌关节泵的动力功能

图中标注：泵血回流、肌肉、交通支、肌肉收缩、深静脉、浅静脉

下肢静脉压和活动与否密切相关。以踝部平均静脉压为例，在静息态仰卧位时仅 12～18mmHg，坐位时升至 56mmHg，立位时高达 85mmHg。下肢活动时，小腿肌肉收缩产生的压力超过 200mmHg，以压迫肌肉内的静脉，每次收缩排血量 30～40ml，使肌组织血容量降低 50%，足部静脉压下降 60%～80%。因此长时间的静息态坐、立位，下肢远侧的静脉处于高压与淤血状态，会出现水肿和淤斑。

【病理生理】　下肢静脉疾病的血流动力学主要变化是主干静脉及皮肤毛细血管压力增高。前者引起静脉内压力增高；浅静脉扩张，外膜内感觉神经末梢受刺激，可有怠倦和重垂、酸胀不适和疼痛感觉。皮肤微循环障碍，引起毛细血管扩张和毛细血管周围炎及通透性增加；纤维蛋白原、红细胞等渗入组织间隙

及毛细血管内微血栓形成，形成阻碍皮肤和皮下组织摄取氧气和其他营养物质的屏障。皮肤发生营养性变化，色素沉着、纤维化、皮下脂质硬化和皮肤萎缩，最后形成静脉性溃疡。同时会再吸收障碍和淋巴超负荷，导致下肢水肿。小腿下内侧的皮肤、皮下组织的静脉承受的深静脉血栓重力最大；交通静脉又在肌泵下方，当肌泵收缩时所承受的反向压力最高，容易发生瓣膜关闭不全。因此静脉性溃疡常特征性地出现于该区。

二、下肢慢性静脉功能不全

下肢慢性静脉功能不全（chronic venous insufficiency，CVI）是一组由静脉血液逆流引起的病征。根据病因可分为三类：先天性瓣膜结构及关闭功能异常；原发性浅静脉或深静脉瓣膜功能不全；继发性静脉瓣膜功能不全（深静脉血栓形成后，静脉外来压迫等）。根据血流动力学改变可以分为静脉逆流；静脉阻塞引起回流障碍；二者兼有。本节对原发性下肢静脉曲张和原发性深静脉瓣膜功能不全详述如下。

（一）原发性下肢静脉曲张

案例 49-7

患者，女，57 岁。因"右下肢浅静脉迂曲、扩张、成团 20 年"入院。20 年前无明显诱因出现双下肢浅静脉迂曲、扩张、成团，于站立后明显，平卧或抬高下肢时减小，伴有双下肢反复肿胀，久站后显著，休息或抬高患肢后可缓解。有高血压病史。

体格检查：一般状态良好。BP 130/80mmHg，右下肢浅静脉可见迂曲、扩张、成团，以右小腿为著，右下肢可见散在皮肤色素沉着，浅静脉团内可触及硬结，有触痛，边界清，质软，局部有红肿，皮温、皮色可，下肢动脉搏动良。

辅助检查：彩超检查示右下肢股总静脉、股浅静脉、腘静脉小腿肌间丛静脉内径正常，管壁光滑，血流充盈良好，血流谱正常。双侧髂总静脉、髂外静脉内径正常，管壁光滑，血流充盈良好，血流频谱正常。下腔静脉内径正常，管壁光滑，血流充盈良好，血流频谱正常。

问题：

1. 首先考虑做何诊断？
2. 简述诊断依据及处理建议。

原发性下肢静脉曲张（primary lower extremity varicose veins）指单纯涉及隐静脉，只有隐-股静脉瓣和大隐静脉中瓣膜功能不全者，浅静脉伸长、迂曲而

呈曲张状态。起病原因归咎于静脉瓣膜功能不全、静脉壁薄弱和静脉内压力持久地升高。多发生于从事持久站立工作、体力活动强度高，或久坐少动的人。

【病因和病理生理】　静脉壁薄弱、静脉瓣膜缺陷及浅静脉内压力升高，是引起浅静脉曲张的主要原因。静脉壁薄弱和静脉瓣膜缺陷，是全身支持组织薄弱的一个表现，与遗传因素有关。任何增加血柱重力的后天性因素，如长期站立、重体力劳动、妊娠、慢性咳嗽、习惯性便秘等，使瓣膜承受过度的压力，静脉扩张，从而形成相对性瓣膜关闭不全。当隐-股静脉或隐-腘静脉连接处的瓣膜遭到破坏而关闭不全后，就可影响远侧和交通静脉的瓣膜。由于静脉瓣膜和静脉壁离心越远，强度也越差，离心越远的静脉承受的静脉压越高，因此曲张静脉在小腿部远比大腿部明显，而且病情的远期进展比开始阶段迅速。曲张浅静脉的位置都在大隐静脉分布的下肢内侧面和后面，小隐静脉一般不受影响。

【临床表现和诊断】　原发性下肢静脉曲张以大隐静脉"蚯蚓状"曲张为多见，单独的小隐静脉曲张较为少见；以左下肢多见，但双侧下肢可先后发病。在浅静脉开始扩张的阶段，可有酸胀不适和疼痛感觉，站立时明显，行走或平卧时消失。所以单纯性浅静脉曲张早期常常以症状为主，后期则以下肢浅静脉扩张、伸长、迂曲和相关并发症为主。如病程继续进展，当深静脉、交通静脉瓣膜破坏后，可出现踝部轻度肿胀和足靴区皮肤营养性变化，包括皮肤萎缩、脱屑、瘙痒、色素沉着、皮肤和皮下组织硬结、湿疹和溃疡形成。

根据下肢静脉曲张的临床表现，诊断并不困难，下列传统检查有助于诊断。①大隐静脉瓣膜功能试验（Trendelenburg 试验）：大腿根部扎止血带，阻断大隐静脉；然后让患者站立；释放止血带，如出现自上而下的静脉逆向充盈，提示大隐静脉瓣膜功能不全（图 49-11）。②深静脉通畅试验（Perthes 试验）：大腿上 1/3 扎止血带阻断浅静脉主干；嘱患者用力踢腿或做下蹲活动连续 10 余次。在活动后浅静脉曲张更为明显，张力增高，甚至有胀痛，则表明深静脉不通畅（图 49-12）。③交通静脉瓣膜功能试验（Pratt 试验）：在大腿根部扎止血带；用两根绷带依顺序缠绕的方法检查功能不全的交通静脉。④双功多普勒超声检查法：B 型超声成像可显示血管，使脉冲信号能准确地测出特定血管的血流。用挤压小腿肌肉等方法，可使流向心脏的静脉血流增加。挤压过后出现逆行血流，表明静脉有关闭不全。

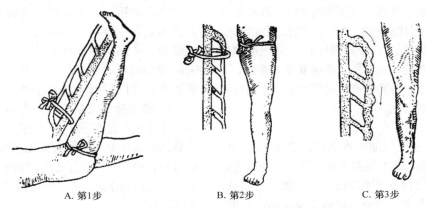

A. 第1步　　　B. 第2步　　　C. 第3步

图 49-11　大隐静脉瓣膜功能试验（Trendelenburg 试验）

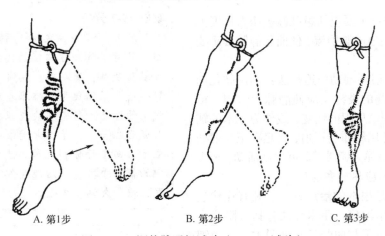

A. 第1步　　　B. 第2步　　　C. 第3步

图 49-12　深静脉通畅试验（Perthes 试验）

现有的检测方法：

超声多普勒检查：双功彩超可显示静脉腔内强回声、静脉不能压缩，或无血流等血栓形成的征象。采用超声多普勒检测仪，利用压力袖阻断肢体静脉，放开后记录静脉最大流出率，也可以判断下肢主干静脉是否有阻塞。本法是简便有效而非创伤性的检查方法，可反复检查，能迅速做出结论。

原发性下肢静脉曲张的诊断，必须排除下列几种疾病才能确立。①原发性下肢深静脉瓣膜功能不全：下肢浅静脉曲张与原发性下肢深静脉瓣膜关闭不全常常以共发病出现，但也可以是后者的继发症状。原发性下肢深静脉瓣膜关闭不全症状相对严重，做下肢活动静脉测压试验时，站立活动后压力不能降至正常。最可靠的检查方法是下肢静脉造影，能够观察到深静脉瓣膜关闭不全的特殊征象。②下肢深静脉血栓形成后遗综合征：由于深静脉血栓形成回流受阻出现的代偿性浅静脉曲张。Perthes 试验阳性。如鉴别诊断仍有困难，应做双功彩超或下肢静脉造影检查。③动静脉瘘：可有受伤病史；可扪及震颤或有血管杂音，抬高肢体时不像原发性浅静脉曲张那样容易瘪缩；静脉血的含氧量增高；穿刺静脉时为鲜红色氧合血。必要时做动脉造影以明确诊断。④静脉畸形骨肥大综合征：大多累及下肢。静脉回流受阻多数被纤维束带、异常肌肉或鞘膜压迫。它的三联征为血管痣、软组织和骨皮质增生，以及浅静脉曲张。通过静脉造影可以确诊。⑤其他：先天性下肢深静脉无瓣症、下腔静脉阻塞综合征、盆腔肿瘤压迫髂静脉等，均可引起下肢浅静脉曲张。

【治疗】

1. 非手术疗法 仅能改善症状，适用于：①病变局限，症状轻微。②妊娠期发病，鉴于分娩后症状有可能消失，可暂行非手术疗法。③症状虽然明显，但手术耐受力极差者。此外，还应避免久站、久坐，间歇抬高患肢。

（1）压迫疗法：主要包括患肢佩戴压力梯度弹力袜或弹力绷带，促进静脉回流，使曲张静脉处于萎瘪状态。

（2）硬化剂注射和辅助压迫疗法：利用硬化剂注入曲张静脉后引起的炎症反应使静脉管壁相互粘连闭塞。适用于少量、局限的病变，或作为手术的辅助疗法。注射后局部用纱布卷压迫，自足踝至注射处近侧穿弹力袜或缠绕弹力绷带后，可主动活动。至少在注射后的一星期内应尽量多走动。

2. 手术疗法 是根本的治疗方法。凡有症状且无禁忌证者都可手术治疗。手术疗法包括大隐或小隐静脉高位结扎及主干与曲张静脉剥脱术。较为细小的扩张静脉，也可采用硬化剂注射和压迫疗法。已确定交通静脉功能不全的，可选择筋膜外、筋膜下或借助内镜做交通静脉结扎术。近年处理静脉曲张的微创方法有采用机械刨吸方法去除曲张静脉，以及对于轻症静脉曲张，采用激光烧灼方法闭塞静脉主干，辅助加压包扎处理。

【并发症及其处理】 原发性下肢静脉曲张的病变程度较轻，长期发展可能产生血栓性静脉炎、湿疹、溃疡形成、出血等并发症。

1. 血栓性浅静脉炎 表现为局部曲张静脉及其周围骤然出现红、肿、热、痛，范围较大反应剧烈者，可有体温升高。应抬高患肢减轻下肢静脉压力，予以消肿、抗凝措施。炎症消退后，常遗有局部硬结与皮肤粘连，必要应施行静脉曲张的手术治疗。若伴有感染性静脉炎，可用抗生素治疗。

2. 溃疡形成 踝上足靴区是承受压力较高的部位，又有恒定的交通静脉，一旦瓣膜功能破坏，易在皮肤损伤破溃后引起经久不愈的溃疡，大多并发感染，愈合后常复发。典型的表现是在踝上区，多数在内侧，有面积不等的色素沉着区，皮肤变薄而呈暗红色，汗毛稀疏，往往有湿疹和溃疡。容易继发葡萄球菌或链球菌感染。单纯局部创面处理和全身应用广谱抗生素来控制感染的方法往往并不能控制溃疡复发。应抬高患肢以利回流，外缠弹力绷带或穿弹力袜控制静脉高压。应尽可能采取手术治疗，去除溃疡周围的静脉高压因素。必要时可同时行清创植皮，可以缩短创面愈合期。

3. 曲张静脉破裂出血 大多发生于足靴区及踝部。可以表现为皮下淤血，或皮肤破溃时外出血，因静脉压力高加上静脉管壁又无弹性，而出血速度快，很难自行停止，需紧急处理。抬高患肢和局部加压包扎，一般均能止血，必要时可以缝扎止血，以后再作手术治疗。

案例 49-7 分析

患者，57 岁，久站。存在发生静脉曲张的诱因。具有下肢静脉曲张的典型表现。浅静脉团内可触及硬结，有触痛，局部有红肿，提示有继发静脉炎。根据典型的临床表现容易确立下肢静脉曲张的诊断。行彩超检查以排除下肢深静脉血栓形成后综合征。予以大隐或小隐静脉高位结扎及主干与曲张静脉剥脱术。使用硬化剂注射作为术中的辅助手段。术后应穿弹力袜延缓静脉曲张复发，避免久站、久坐。

（二）原发性下肢深静脉瓣膜功能不全

> **案例 49-8**
>
> 患者，男，59 岁。因左下肢沉重 20 年、内踝皮肤破溃 2 个月入院。20 年前自觉久站后左下肢沉重、酸胀不适，平卧后可缓解，未做处理。症状逐渐加重，10 年前发现小腿静脉扩张突起，肿胀疼痛，晨轻暮重。2 个月前擦破内踝部皮肤后伤口渗液多，至今不愈。
>
> 体格检查：左小腿浅静脉明显扩张、迂曲、串珠状突起；小腿和踝部轻度肿胀，足靴区皮肤变薄、脱屑、色素沉着；内踝部皮肤溃疡 2cm×2cm，肉芽老化，渗出多，无明显坏死组织和脓性分泌物。足背动脉搏动有力。
>
> 辅助检查：彩超检查示股静脉管腔增宽，静脉窦扩张，血液逆流明显。静脉造影示左股静脉呈直筒状，管腔增宽，瓣窦鼓出不明显，重度反流。
>
> **问题：**
>
> 1. 首先考虑做何诊断？
> 2. 简述诊断依据及处理建议。

原发性下肢深静脉瓣膜功能不全（primary lower extremity deep vein valve insufficiency）是指深静脉瓣膜结构依然存在，只是有不同程度的关闭不全，引起血液逆流。但无继发性原因，有别于深静脉血栓形成后瓣膜功能不全。

【病因和病理生理】 该病的发病原因至今尚未明确，可能的发病因素有以下几种。

1. 瓣膜结构薄弱 在持久的逆向血流及血柱重力作用下，瓣膜游离缘变薄、伸长、松弛，因而不能紧密闭合，造成静脉血经瓣叶间的裂隙向远侧逆流。

2. 持久的超负荷回心血量 导致静脉管腔扩大，以致造成瓣膜相对短小而关闭不全，故又称"相对性下肢深静脉瓣膜关闭不全"。

3. 深静脉瓣膜发育异常 瓣膜仅有单叶，或虽有三叶但不在同一平面，或瓣膜缺如，必然失去正常的瓣膜关闭功能。

4. 小腿肌关节泵缺陷 泵血无力，引起静脉血液积聚，导致静脉高压和瓣膜关闭不全。

当仅有股浅静脉第一对瓣膜关闭不全时，引起轻度静脉血液向远侧逆流，但受阻于第 2 对瓣膜，尚不致产生明显症状。随着病程进展，将顺序影响远侧瓣膜关闭功能，静脉血液的逆流量随之加重。当瓣膜破坏一旦累及腘静脉甚至小腿深静脉瓣膜破坏后，小腿肌泵收缩时，血液向心回流的同时也向远侧深静脉及浅静脉逆流，从而出现明显的症状。深静脉瓣膜功能不全的临床表现，完全由倒流性静脉高压和淤血所引起。当瓣膜功能不全随着重力性泄漏逐渐影响远侧小腿，向心回流逐渐减少，淤血增重，除了浅静脉曲张外，临床上产生两个明显的症状，即久站时出现酸胀和疼痛，并伴有水肿。一旦足靴区交通静脉瓣膜破坏后，皮肤将迅速发生营养性变化，脱屑、变薄、增硬、粗糙、有色素沉着和溃疡形成。

【临床表现和诊断】 根据临床表现的轻重程度不同，可分为以下三种。①轻度：久站后下肢沉重不适，浅静脉扩张或曲张，踝部轻度水肿。②中度：浅静脉明显曲张，伴有轻度皮肤色素沉着及皮下组织纤维化，下肢沉重感明显，踝部中度肿胀。③重度：短时间活动后即出现小腿胀痛或沉重感，水肿明显并累及小腿，浅静脉明显曲张，伴有广泛色素沉着、湿疹或溃疡（已愈合或活动期）。

鉴于浅静脉曲张是多种疾病的主要症状，因此需作深静脉瓣膜功能不全检查方能明确诊断。

1. 静脉造影 静脉造影术是迄今最可靠的检查方法，能够明确诊断，并根据倒流程度，可以估计深静脉瓣膜破坏范围和程度。下肢静脉顺行造影能够明确深静脉全程是否通畅及瓣膜反流情况。在下肢静脉逆行造影中，根据造影剂向远侧逆流的范围，分为如下五级：0 级，造影剂受阻于股浅静脉第 1 对瓣膜，未向远侧反流，提示深静脉中段无倒流性病变；Ⅰ级，有造影剂逆流，不超过大腿近端；Ⅱ级，造影剂逆流不超过膝关节平面；Ⅲ级，造影剂逆流超过膝关节平面；Ⅳ级，造影剂向远侧逆流至小腿深静脉，甚至达踝部。0 级，示瓣膜关闭功能正常；Ⅰ～Ⅱ级逆流，应结合临床表现加以判断；Ⅲ～Ⅳ级，表示瓣膜关闭功能明显损害。

2. 无损伤血管检查 如双功多普勒超声检查和光电容积描记仪检查，也能诊断静脉有无逆流。双功多普勒超声检查，可以观察瓣膜关闭活动及有无逆向血流，已成为评估静脉功能不全的新的标准方法。

3. 下肢活动静脉压测定 可间接地了解瓣膜功能，常作为筛选检查。正常时，站立位活动后足背浅静脉压平均为 10～30mmHg，原发性下肢静脉曲张为 25～40mmHg。深静脉瓣膜关闭不全时，高达 55～85mmHg。

【鉴别诊断】

1. 下肢深静脉血栓形成后遗综合征 这是最易和原发性深静脉瓣膜功能不全相混淆的病变，二者的临床表现相似，但是病因各异。前者多由于管腔堵塞，引起回流障碍而酿成静脉高压和淤血，后者却是因为瓣膜功能不全而致血液倒流，导致同样的病变。二者治疗方法不尽相同，因而应重视它们的鉴别诊断（表 49-1）。

表 49-1　原发性深静脉瓣膜功能不全与下肢深静脉血栓形成后遗综合征鉴别

项目		原发性深静脉瓣膜功能不全	下肢深静脉血栓形成后遗综合征
病史		大都长期站立或强体力劳动者	多有血栓形成病史
病理解剖		静脉管腔扩大，瓣膜松弛、脱垂而关闭不全	多数闭塞，少数后期再通，瓣膜破坏
病理生理		倒流型淤血	回流障碍型淤血为主
浅静脉曲张		局限于下肢	范围广泛，可涉及下腹壁
Perthes 试验		阴性	多数阳性
静脉造影	主干静脉	全程通畅，呈直管状，腘-股静脉的粗细与髂-股静脉相等。大隐静脉明显扩张	由完全闭塞□间断而不连续的再通-特殊的不规律扩张和迂曲。大隐静脉不一定扩张
	侧支静脉	浅静脉扩张比深部侧支明显，局限于下肢，远侧比近侧严重	肌肉内深部侧支静脉扩张比浅静脉明显，范围广泛达下腹部消失
	瓣膜	模糊	

2. 单纯性大隐静脉曲张　随着对下肢静脉系统病变认识水平逐渐提高，它很可能是与原发性深静脉瓣膜功能不全属于同一范畴的病变；属于它的组成部分，只是病变尚局限于大隐静脉系统，或者潜在的深静脉瓣膜功能不全未被认识。双功多普勒超声检查、深静脉造影可做出正确诊断。

【治疗】　凡诊断明确的轻症患者优先考虑非手术治疗，如压力梯度弹力袜及改善静脉回流的药物治疗。对顽固性溃疡可考虑施行深静脉瓣膜重建术，以控制淤血、恢复肢体功能。此类手术目前已很少实施。由于深静脉瓣膜关闭不全同时伴有浅静脉曲张，因此需要同时做大隐静脉高位结扎、曲张静脉剥脱。已有足靴区色素沉着或溃疡者，尚需做交通静脉结扎术。

案例 49-8 分析

　　患者左下肢沉重、酸胀不适，小腿和踝部肿胀、浅静脉曲张，足靴区皮肤变薄、脱屑、色素沉着，内踝部溃疡。符合重度深静脉瓣膜功能不全的表现。超声及造影显示左股静脉重度反流表现。临床诊断：左股静脉原发性瓣膜功能不全（重度）。施行左股静脉瓣膜重建、大隐静脉高位结扎剥脱术。术后穿阶梯压力弹力袜。

三、深静脉血栓形成

案例 49-9

　　患者，女，53 岁。因左下肢肿痛 1 天入院。1 天前无明显诱因出现左大腿根部疼痛，持续性并逐渐加重。随后逐步出现左下肢肿胀、胀痛，平卧休息后不能缓解。患者 2 周前因子宫肌瘤住院手术治疗，已治愈出院。

　　体格检查：左下肢肿胀、张力高，无水泡，皮温稍高；稍发绀，以远端明显；浅静脉明显扩张，无突起。腹股沟处轻压痛。足背动脉搏动减弱，毛细血管充盈反应增快。

　　辅助检查：彩超检查示左髂外-股静脉管径增宽，管腔结构不清，腔内充满实质性低回声，无彩色血流显示。

问题：

　　1. 首先考虑做何诊断？

　　2. 简述诊断依据及处理建议。

案例 49-10

　　患者，男，62 岁。因"左下肢胀痛 2 日"入院。2 天前无明显诱因出现左下肢肿胀症状。患者有脑梗死病史。有右下肢深静脉血栓形成病史。

　　体格检查：一般状态良好。BP 130/85mmHg，双下肢等长，左下肢明显肿胀，肿胀呈均匀一致性，张力升高，皮温升高，皮色加深，腓肠肌挤压痛（+），Homans 征（+），左侧足背动脉搏动良好，右下肢未见明显异常。

　　辅助检查：彩超检查示左侧股总静脉、股浅静脉、腘静脉、胫后静脉管径略粗增宽，管腔可见等、低回声（不均匀回声）部分充填，探头加压后管腔不能完全闭合，左下肢肌间静脉管腔增宽，探头加压后管腔不能闭合。右侧下肢静脉内径正常，管腔内血流通畅，未见反流及附壁血栓。

　　肺动脉 CTA 示右肺动脉主干，右肺上、中、下叶动脉，左肺上、下动脉栓塞，可见多发低密度充盈缺损（图 49-13）。凝血象示 D-二聚体为 5976ng/ml，纤维蛋白原为 5.35g/L。

问题：

　　1. 首先考虑做何诊断？

　　2. 简述诊断依据及处理建议。

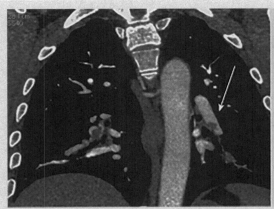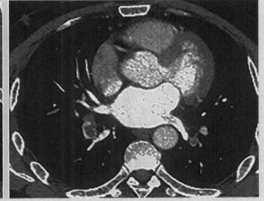

图 49-13　肺动脉 CTA 显示双侧肺动脉栓塞

深静脉血栓形成（deep venous thrombosis，DVT）是指血液在深静脉腔内不正常凝结，阻塞静脉腔，导致静脉回流障碍，如未予及时治疗，将造成慢性深静脉功能不全，影响生活和工作能力，甚至致残。全身主干静脉均可发病，尤其多见于下肢；上肢也可发生。

【病因和病理】　静脉损伤、血流缓慢和血液高凝状态是造成深静脉血栓形成的三大因素。

1. 静脉损伤　内膜下层及胶原裸露，或创伤造成静脉内皮及其功能损害，均可引起多种具有生物活性物质释放，启动内源性凝血系统，同时静脉壁电荷改变，导致血小板聚集、黏附，形成血栓。

2. 血流缓慢　久病卧床、术中、术后及肢体固定等制动状态及久坐不动等情况时，因静脉血流缓慢，在瓣窦内形成涡流，使瓣膜局部缺氧，引起白细胞黏附分子表达，白细胞黏附及迁移，促成血栓形成。

3. 血液高凝状态　妊娠、产后或术后、创伤、长期服用避孕药、肿瘤组织裂解产物等，使血小板数增多、凝血因子含量增加而抗凝血因子活性降低，导致血管内异常凝结形成血栓。

在上述三种因素中，任何一个单一因素都不足以致病，必须是各种因素的组合，尤其是血流缓慢和高凝状态，才可能酿成血栓形成。血栓形成后可向主干静脉的近端和远端滋长蔓延。其后，在纤溶酶的作用下，血栓可溶解消散，有时崩解断裂的血栓可成为栓子，随血流进入肺动脉引起肺栓塞。但血栓形成后一定时间后可发生再通。同时，静脉瓣膜被破坏，以致造成继发性下肢深静脉瓣膜功能不全。

> **案例 49-9 分析 1**
>
> 患者因子宫肌瘤住院手术后 2 周，存在诱发血流缓慢和高凝状态的高危因素。患者左下肢肿痛 1 天，肿胀疼痛明显，伴有浅静脉扩张、腹股沟压痛，符合典型的下肢深静脉血栓形成（中央型）的表现。

【临床表现和分型】

1. 上肢深静脉血栓形成　多见于肿瘤、透析及局部外伤患者。发生在腋-锁骨下静脉时，主要临床表现为上肢突然肿胀，伴有上臂、肩部、锁骨上和患侧前胸壁等部位的浅静脉扩张。上肢下垂位时，肿胀和胀痛加重；抬高后减轻；极少发生溃疡。

2. 上、下腔静脉血栓形成　上腔静脉血栓形成大多数起因于纵隔器官或肺的恶性肿瘤。可有上肢静脉回流障碍的临床表现，并有面颈部肿胀、球结膜充血水肿、眼睑肿胀等症状。下腔静脉血栓形成，多系下肢深静脉血栓向上蔓延所致。其临床特征为双下肢深静脉回流障碍，躯干的浅静脉扩张，血流方向向头端。如果累及肾静脉可出现疼痛、血尿、蛋白尿。若两侧肾静脉均阻塞，可引起急性肾衰竭。当血栓累及下腔静脉肝段，影响肝静脉回流时，则有门静脉高压和布-加综合征的临床表现。

3. 下肢深静脉血栓形成　最为常见。下肢深静脉血栓形成可以发生于不同部位。临床上根据血栓形成的解剖部位分为 3 类（图 49-14）。

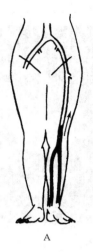
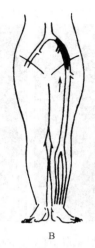
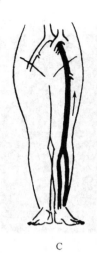

图 49-14 下肢深静脉血栓形成的分类

A. 周围型；B. 中央型；C. 混合型

（1）周围型：局限于股静脉的血栓形成，主要临床特征为大腿肿痛，由于髂-股静脉通畅，不至于影响血液回流，故下肢肿胀往往并不严重。局限在小腿部的深静脉血栓形成，临床特点为突然出现小腿剧痛，患足不能着地踏平，行走时症状加重；小腿肿胀且腓肠肌段有深压痛，将足快速过度背屈，使腓肠肌及比目鱼肌迅速拉长，可以刺激血栓引发起剧痛，称 Homans 征阳性。

（2）中央型：指髂总、髂外到股总静脉的范围内有血栓形成。发病率比小腿肌肉静脉丛血栓形成低，左侧多见。主要表现有起病急，疼痛和压痛、肿胀、浅静脉曲张。血栓在髂-股静脉内引起炎症反应，产生局部持续性疼痛，伴有压痛；淤血可引起胀痛。在股三角区，常可扪到股静脉充满血栓所形成的条索状物。患肢肿胀，一般比较严重。全身反应较轻，体温升高多不超过 38.5℃。

（3）混合型：指小腿肌肉静脉丛血栓顺行繁衍，或髂-股静脉血栓逆行扩展累及整个下肢深静脉系统。主要临床表现为全下肢明显肿胀、剧痛，股三角区、腘窝、小腿肌层都可有压痛，常伴有体温升高和脉率加速（股白肿）。严重者导致下肢动脉血供障碍，出现足背动脉和胫后动脉搏动消失，进而小腿和足背往往出现水疱，皮肤温度明显降低并呈青紫色（股青肿）。如不及时处理，可发生静脉性坏疽。此时全身反应强烈，体温多超过 39℃，由于大量体液迅速流入肿胀的肢体而出现休克，这是最严重的类型，临床上并不多见。

【检查和诊断】

1. 一般检查 突然发生的肢体肿胀、疼痛和浅

静脉曲张是下肢 DVT 的三大症状，当三大症状同时出现时应考虑下肢深静脉血栓形成。小腿肌肉静脉丛血栓形成的症状隐匿，且不典型，难以确诊；髂股静脉血栓形成和股青肿具有鲜明的临床表现，诊断并不困难。但是为了达到确诊，明确病变范围，仍然应该取得各种辅助检查的证据。

案例 49-9 分析 2

检查发现静脉管腔内低回声、无血流，可诊断为急性血栓形成（图 49-15）。

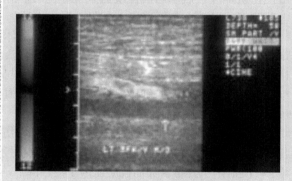

图 49-15 超声多普勒检查血栓形成

2. 下肢静脉顺行造影 能直接显示静脉形态，有效地判断有无血栓、血栓的位置、范围、形态和侧支循环情况（图 49-16）。

3. 静脉测压 主干静脉有血栓形成堵塞者，无论静息或活动时的压力，均明显升高；回升时间增速，一般在 10 秒左右。

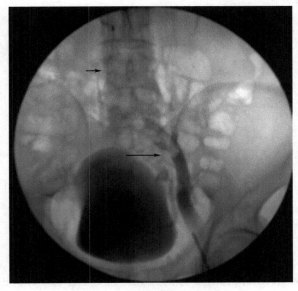

图 49-16　下肢静脉顺行造影图
箭头所示大量血栓使左髂静脉完全堵塞

在下肢深静脉血栓形成的诊断中，特别要重视原发性和继发性髂-股静脉血栓形成的鉴别，因为它不仅关系到治疗方法的选择，而且直接影响到预后。原发性髂-股静脉血栓形成的处理原则是早期诊断和早期治疗，如果延误时机，待血栓机化，或者逆行扩展，演变为混合型病变，任何治疗方法都难以取得满意效果。在另一方面，起源于小腿肌肉静脉丛的继发性类型，从开始时就是属于混合型病变，如果误以为是原发性类型而进行处理，往往不能取得良好效果。

【预防和治疗】　下肢深静脉血栓形成常与手术所致的血栓形成三因素关系密切。用电刺激法加强腓肠肌运动，或使用下肢间歇充气加压装置，以加速静脉血回流；术后早期离床活动是预防下肢静脉血栓形成的有效方法。必要时应用小剂量肝素或低分子右旋糖酐等抗凝、祛聚治疗。以上预防措施也适用于其他非手术原因的高危患者，如长期卧床或恶性肿瘤晚期。

明确诊断为下肢深静脉血栓形成的患者，治疗方法可分为非手术治疗和手术治疗两类，应根据病变类型和实际病情而定。

1. 一般处理　卧床休息，减少因活动使血栓脱落而发生肺栓塞的危险。切忌按摩挤压肿胀的下肢，抬高患肢。可使用马栗种子提取物等药物减轻肢体肿胀。能活动时应佩戴压力梯度弹力袜或用弹力绷带包扎。

2. 抗凝治疗　是下肢深静脉血栓治疗中最基本和最重要的治疗措施，可贯穿整个病程，甚至终生。抗凝不能使血栓溶解，但可抑制血栓的蔓延，同时减少肺栓塞的发生。各种类型的下肢深静脉血栓形成症状消退后，至少应进行为期 3 个月的长期抗凝治疗。如致栓的危险因素持续存在，应在此基础上适当延长抗凝治疗的时间，以减少静脉血栓的复发。

（1）肝素：通过增加抗凝血酶 **Ⅲ** 的活性，抑制血栓形成，起效快，半衰期短。肝素可以静脉持续滴注或间歇注射，也可皮下注射。具体方法是首剂静脉注射 6250U，以 150U/h 维持。控制部分凝血酶原时间是正常值的上限或 1.5 倍。

（2）低分子肝素：有良好的组织吸收性、长半衰期，出血的危险性低，使用简单，逐渐替代肝素。每 12 小时皮下注射 1 次，每次不超过 0.1ml/10kg。

（3）口服凝血因子抑制剂：如利伐沙班、达比加群等，为单靶点作用的新型口服抗凝剂，药物个体差异较少，无须检测凝血功能，适用于急性期或慢性期的血栓预防和治疗。

（4）华法林：一般在服药后 2～3 天起效，成人剂量，第一天为 10～15mg，第二天为 5mg，维持量为 2.5mg 左右。用药期间，应监测凝血酶原时间，控制国际标准化比值（international normalized ratio，INR）在 1.5～2.5。一般用于慢性期治疗。

3. 溶栓治疗　利用溶栓药物激活体内纤溶酶原，使之变成有活性的纤溶酶，促进血栓的溶解，达到清除血栓的目的。一般用于急性期治疗和并发肺栓塞时。可分为全身静脉溶栓和局部介入溶栓。最常见副作用是出血，因此需监测、控制部分凝血酶原时间不超过正常值的 2 倍或纤维蛋白原不小于 1g/L。常用的药物有尿激酶、链激酶及 rt-PA 等。

4. 静脉血栓去除手术　①静脉取栓术：最常用于下肢深静脉血栓形成重症病例。可应用 Fogarty 取栓导管拉出血栓；配合用驱血带或手法挤压小腿及大腿，将血栓挤出（图 49-17）。②机械性静脉血栓去除术或抽吸术：介入下利用专门的血栓抽吸设备进行血栓去除，是近年逐渐兴起的微创高效的治疗方法，适用于血栓形成急性期，一般配合滤器植入和（或）溶栓使用，能够促进症状消退并能减少血栓后综合征的发生。

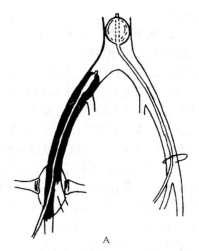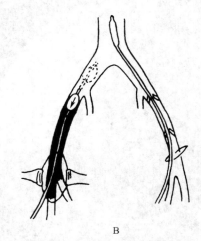

A　　　　　　　　　　　　　　　　　　　　　　　　B

图 49-17　右髂-股静脉血栓形成，用 Fogarty 导管取栓术

A.通过左大隐静脉分支插入第一根 Fogarty 导管至下腔静脉，鼓胀气囊阻断血流，以防取栓时栓子脱落引起肺栓塞等。做右股静脉切口并向上插入第二根 Fogarty 导管达血栓近端。B.鼓胀右侧导管气囊后将导管缓慢地拉出，血栓亦拉出。萎瘪第一根导管的气囊，恢复血流

> **案例 49-9 分析 3**
> 施行 Fogarty 导管取栓术，术后使用抗凝治疗，效果好。

5. 下腔静脉滤网置放术　通过在下腔静脉植入永久性或可回收滤网，使静脉血栓脱落后不致引起致命性肺栓塞。适用于：有抗凝治疗禁忌，或抗凝过程中出现较严重出血，或正规抗凝仍发生肺栓塞的下肢深静脉血栓患者；多次发生肺栓塞的患者；需行肺动脉切开取栓的下肢深静脉血栓患者；发现血栓近心端有漂浮的大的血栓团块的患者。对于一过性血栓高危因素的年轻患者，应考虑使用临时滤器（可回收型），待危险因素消除后，二期将滤网取出。

6. 静脉血管旁路术　旁路血管首选自体静脉，长期通畅率不如动脉血管。应严格控制适应证，仅用于经保守治疗无效、有明显症状的下肢深静脉阻塞者。

【并发症和后遗症】　下肢深静脉血栓形成向近侧扩展，可连累下腔静脉，大都终止于肾静脉平面的远段，引起双下肢静脉回流障碍的下腔静脉阻塞综合征。深静脉血栓如脱落进入肺动脉（约占总数的 40%），可引起肺栓塞，大块肺栓塞可致猝死，应十分重视。肺栓塞 70% 以上的病因是下肢深静脉血栓形成，是住院患者的重要死亡原因之一。下腔静脉滤网植入术，对于防止致命性肺栓塞的发生起到重要意义。

下肢深静脉血栓形成最主要而常见的后遗症，是下肢深静脉血栓形成后遗综合征。深静脉血栓形成后，随着血栓机化、再通的进展，会出现深静脉瓣膜破坏，造成的静脉功能不全表现。处理方法根据病变类型而异。以前述非手术疗法为主，耻骨上静脉转流或旁路术现已较少应用。已完全再通者，因深静脉瓣膜破坏，静脉逆流已成为主要病变，可采用原发性深静脉瓣膜关闭不全所介绍的方法治疗。凡有浅静脉曲张及足靴区溃疡者，应做曲张静脉剥脱和交通静脉结扎术。

> **案例 49-10 分析**
> 患者，62 岁，有脑梗死及右下肢深静脉血栓形成病史。存在发生下肢深静脉的危险因素。左下肢明显肿胀，肿胀呈均匀一致性，张力升高，皮温升高，皮色加深，腓肠肌挤压痛（＋），Homans 征（＋），D-二聚体升高，纤维蛋白原升高，均符合下肢深静脉血栓的表现。有胸闷、气短，有咳嗽，无咳痰及咯血，符合肺栓塞的表现。
>
> 案例分析：左下肢肿胀症状，腓肠肌挤压痛（＋），Homans 征（＋），有胸闷、气短，有咳嗽，无咳痰及咯血，临床考虑左下肢深静脉血栓形成和肺栓塞。行彩超检查以确诊左下肢深静脉血栓，行肺动脉 CTA 检查以确诊肺栓塞。予以放置下腔静脉滤器，酌情给予肺动脉溶栓及左下肢静脉溶栓术。患者卧床休息，患肢抬高。常规给予祛聚药物及抗凝药物。

第四节　动静脉瘘

动静脉瘘指动脉与静脉间出现不经过毛细血管网的异常短路通道，包括先天性畸形、后天性病变和医源性的分流等，大多见于四肢。可分为两类：先天性动静脉瘘（congenital arteriovenous fistula），起因于未能消退或发育异常的胎儿交通血管发育异常；后天性动静脉瘘，大多数由创伤引起，故又称损伤性动静脉瘘（traumatic arteriovenous fistula）。

一、先天性动静脉瘘

案例 49-11

患儿，男，5 个月。因右上肢增粗入院。生后发现右上肢较左上肢增粗、多汗。精神、胃纳、睡眠好。哭闹时无明显气促、发绀。

体格检查：右上肢较左上肢增粗，皮温明显增高，无明显水肿，皮色无明显异常，浅静脉稍扩张。于右肘部下侧体表可触及震颤，并可闻及收缩期隆隆样杂音。

辅助检查：双功超声检查：右肱动脉在肘部外下 2cm 处与一伴行血管相交通，交通处管腔迂曲扩张，内径 0.5cm，肱动脉血流部分流入伴行血管，伴行血管内可测得动脉血流及静脉血流。提示右上肢动静脉瘘。

问题：

1. 首先考虑做何诊断？
2. 简述诊断依据及处理建议。

【**病因和分类**】　先天性动静脉瘘形成于胚胎发育期。血管的胚胎发育分为三个时期。①毛细血管网状形成期；②管腔扩张期，有一根轴心动脉和两根边缘静脉，与周围毛细血管和吻合管道广泛连接；③血管基干定型期，原始的血管结构消失。先天性动静脉瘘在婴幼儿期呈隐匿状态，至学龄期，尤其是进入发育期后，随着活动量增加而迅速发展和蔓延，可以侵犯邻近的肌肉、骨骼及神经等组织。先天性与后天性动静脉瘘的不同在于：瘘口细小而广泛，多不引起全身性影响，如心力衰竭等。

病理上可以分为三种类型。①干状动静脉瘘：在动、静脉主干间有一个或多个细小瘘口，伴有局部静脉压增高、浅静脉扩张或曲张、震颤及杂音。②瘤样动静脉瘘：在动、静脉主干的分支间存在瘘口，伴有局部血管瘤样扩张的团块，分流量较少，无杂音和震颤。③混合型：兼有上述两种的病理改变。瘘口小者影响不大；瘘口大者可影响心脏功能。

案例 49-11 分析 1

患儿，男，5 个月。出生 5 个月以来发现右上肢较左上肢逐渐增粗、多汗。提示先天性疾病。

【**临床表现**】　在婴幼儿期，一般无明显症状，或仅有轻度软组织肥厚。至发育期可出现明显的临床表现，主要有①由于动、静脉血流量增加，血氧增高，刺激骨骺，致使患肢增长，软组织肥厚，伴有肢体沉重、胀痛。可以出现跛行、骨盆倾斜及脊柱侧曲。②患肢皮肤温度明显升高，多汗，可以伴有皮肤红色斑块状血管瘤。③浅静脉扩张，一般无震颤及血管杂音；瘘多而瘘口较大者，局部可出现散在性杂音和震颤。④由于静脉高压致远端静脉曲张、色素沉着、湿疹，甚至形成静脉性溃疡，或因远端动脉缺血致组织坏死。周围血管阻力降低，因而使心搏出量增加，但很少引起心力衰竭。在皮肤破损时可以引发严重出血。

案例 49-11 分析 2

患儿出生 5 个月以来，发现右上肢较左上肢逐渐增粗、多汗。体格检查发现右上肢较左上肢增粗，皮温明显增高，浅静脉稍扩张，于右肘部下侧体表可触及震颤，并可闻及收缩期隆隆样杂音。符合先天性动静脉瘘致动、静脉血流量增加的表现，而且瘘口较大。

【**检查和诊断**】　根据典型的临床症状：出生后或自幼即出现肢体软组织较肥厚，随年龄增长而逐渐加重，并有肢体粗大、增长、皮温升高、多汗等临床表现，即可作出临床诊断。

下列检查有助于作出诊断：①周围静脉压明显升高，静脉血氧含量增高。②患肢 X 线平片可见骨骼增长、增粗。③动脉搏动描记法：由于局部血流量增加，可出现振幅增高。多普勒超声波检查：可鉴别是否有收缩期或舒张期杂音，也可明确病变的严重程度。④动脉造影显示患肢动脉主干增粗、扭曲，血流加快；动脉分支增多，紊乱且呈扭曲状；静脉早期显影。必要时，可加做静脉造影，进一步明确诊断和病变范围。⑤MRI 和 CT 可用于证实动静脉交通的位置和范围，包括累及的肌群和骨骼。

案例 49-11 分析 3

　　双功超声检查：右肱动脉在肘部外下 2cm 处与一伴行血管相交通，交通处管腔迂曲扩张，内径 0.5cm；肱动脉血流部分流入伴行血管，伴行血管内可测得动脉血流及静脉血流。提示右上肢动静脉瘘。

【治疗】　　有手术疗法和栓塞疗法两种。局限的先天性动静脉瘘，手术效果较好。但大多数患者为多发性瘘，散在分布，定位困难，而且可以是多支主干动脉与静脉间存在交通，因此手术难以彻底，术后易复发。所以，采用手术治疗前，必须慎重考虑。一般认为，凡是动静脉瘘伴有明显症状或发展趋势者，伴有并发症，如感染、出血、溃疡或心力衰竭者，或内脏病变有占位表现者，才适应手术疗法。栓塞疗法可以减轻症状，以后还可以做病变部位的切除术。病变广泛时，可做多次动脉注射和分期动静脉瘘切除术。

　　当骨骺尚未闭合，双侧下肢长度差异大且有明显跛行者，可考虑做患肢骨骺抑制术。以胀痛为主要症状者，可使用弹性长袜，以减轻症状。并发下肢静脉性溃疡者，可做溃疡周围静脉剥脱和筋膜下交通静脉结扎，以改善局部静脉淤血，促使溃疡愈合。个别病情严重的，可根据造影提示，沿主干动脉解剖并结扎动静脉间吻合支，可获得一段时期的症状缓解。

案例 49-11 分析 4

　　施行手术结扎交通血管，关闭瘘口。

二、损伤性动静脉瘘

案例 49-12

　　患者，男，42 岁。因"右下肢肿胀伴乏力 3 月余，加重 2 周"入院。3 个月前无明显诱因出现右下肢反复肿胀，以久站后为著，休息或抬高患肢后可缓解，近 2 周来症状逐渐明显加重，右下肢乏力伴肿胀，表浅静脉可触及吹风样搏动，有皮肤破溃形成有皮肤瘙痒感。2 年前有小腿刀刺伤史。

　　体格检查：一般状态良好。BP 130/80mmHg，右下肢表浅静脉可触及吹风样搏动，可见皮肤破溃形成，可见散在皮肤色素沉着，未见皮肤抓痕，浅静脉团内未触及硬结，无触痛，边界清，质软，局部有红肿，皮温高，下肢动脉搏动良。

　　辅助检查：下肢动脉 CTA 示右侧下肢动脉全程管腔扩张，深静脉管腔扩张，浅静脉迂曲扩张、交织成网状，下肢软组织肿胀（图 49-18）。

问题：

　　1. 首先考虑做何诊断？

　　2. 简述诊断依据及处理建议。

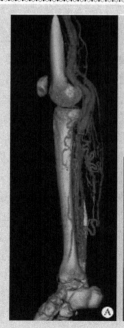
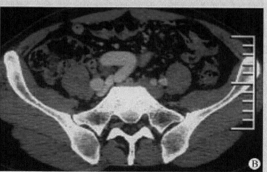

图 49-18　右小腿损伤性动静脉瘘形成（CTA）

A. 同侧下肢静脉在动脉期显影，且呈明显迂曲扩张；B. 横断面显示长期动静脉瘘形成造成右侧髂静脉迂曲扩张增宽

【病因和分类】　大多数损伤性动静脉瘘由贯通伤引起，如刺伤、枪弹伤及金属碎片伤等。同一血管鞘内的动、静脉一起受到损伤，在数天后就可形成交通，称直接瘘。如动静脉的创口间存在血肿，在血肿机化后形成囊形或管状的动脉和静脉间的交通，称间接瘘（图 49-19）。少数病例也可由于钝性挫伤引起，如骨折断端挫伤周围的动静脉。此外，医源性血管损伤引起者，如肱动、静脉和股动、静脉穿刺或插管后；动脉瘤破入邻近静脉，或因血管壁细菌感染破溃；手术损伤或大面积结扎含有动、静脉的组织；用 Fogarty 导管做取栓术时损伤动、静脉，也可产生本病。

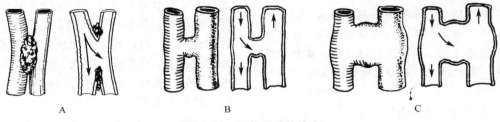

图 49-19　损伤性动静脉瘘

A. 直接瘘；B、C. 间接瘘

案例 49-12 分析 1

　　患者 2 年前被刀刺伤右侧小腿，有损伤性动静脉瘘形成的诱因。

【临床表现】　根据病程可以分为以下 2 期。

1. 急性期　损伤局部出现血肿。瘘口可被血块堵塞，因而常在数天内出现搏动性肿块，大多有震颤和杂音。多数患者在瘘的远端动脉仍可扪及搏动。

2. 慢性期　主要是血流动力学变化产生的各种表现。可出现肢端动脉供血量减少和静脉淤血，皮肤温度反而降低，出现营养性变化，如皮肤变薄、色素沉着、溃疡形成等，甚至因缺血而并发指、趾坏死。瘘口越大，离心脏越近，会越早导致心力衰竭。局部症状往往十分典型：沿瘘口的两侧可以听到粗糙连续的血管杂音，邻近瘘的静脉明显扩张，并有血管杂音及震颤。

【检查和诊断】　创伤后局部出现搏动性肿块，震颤，粗糙而连续的血管杂音，伴有浅静脉扩张，远端组织缺血或静脉淤血性改变，即可做出临床诊断。

下列检查有助于做出诊断。①指压瘘口检查（Branham 征）：即压迫瘘口阻断血流时，可使心率变慢，脉压增加。②静脉压测定：患肢浅静脉压力升高。③静脉血含氧量测定：含氧量明显增高。④双功彩超检查：可以观察到动脉血经瘘口向静脉分流。⑤动脉造影检查：瘘口邻近的静脉几乎与动脉同时显影；瘘口近侧的动脉变粗而且弯曲、远侧动脉不能全程显示，而邻近瘘口的静脉明显扩大。尚能了解瘘口的部位和数目，以及周围血管的病变程度。

【治疗】　动静脉间压力差明显，一旦形成瘘难以自行闭合，一般均需手术重建动、静脉正常通路，以免出现全身和局部循环障碍，以及可能发生的心内膜炎等并发症。最理想的手术方法是直接关闭或切除瘘口，保持动脉和静脉的连续性。对于长期的慢性动静脉瘘，周围已有广泛的侧支及曲张血管，上述方法难以处理，可施行四头结扎术，即在尽可能靠近瘘口处，分别结扎动脉和静脉的输入端和输出端。随着介入技术的发展，可给予动-静脉腔内修复术。以胀痛为主要症状者可使用弹力袜以减轻症状。并发下肢溃疡者可作溃疡周围静脉剥脱术和筋膜下交通静脉结扎。

案例 49-12 分析 2

　　患者，42 岁，患者右下肢反复肿胀，表浅静脉可触及吹风样搏动，有皮肤破溃形成有皮肤瘙痒感，局部有红肿，皮温高。根据典型症状，结合外伤病史，临床考虑外伤性动静脉瘘。行下肢动脉 CTA 检查以确诊，是动静脉瘘。予以动静脉瘘腔内修复术。

第五节　淋　巴　水　肿

案例 49-13

　　患者，女，56 岁。因右乳腺癌术后 5 年，右上肢渐进性肿胀 4 年入院。患者 5 年前因右乳腺癌行乳腺癌根治术和放疗、化疗。4 年前开始出现右上肢肿胀，自远端向近端发展，伴有沉重感，活动受限，渐进性加重。

体格检查：右上肢从肩峰下至手指均匀增粗。肘上10cm上肢周径：右侧23cm，左侧19cm；肘下10cm上肢周径：右侧27cm，左侧22cm。皮肤色微红、皮温稍高，失去光泽，弹性差，呈皮革样硬变，非凹陷性，以远端明显。右肩、肘、腕及各指关节活动基本正常，但这些部位均较左侧粗。皮肤感觉正常。右腋下组织质硬，皮肤轻度色素沉着，移动性差，局部无红肿、压痛。

问题：

1. 首先考虑做何诊断？
2. 明确诊断之前，做何检查？
3. 简述诊断依据及处理建议。

淋巴水肿（lymphedema）是一种慢性进展性疾病，由淋巴循环障碍及富含蛋白质的组织间液持续积聚在皮下组织，继而引起纤维增生，脂肪硬化，筋膜增厚，皮肤粗糙，硬韧如象皮，故有"象皮肿"之称。好发于四肢，下肢更为常见。淋巴管与淋巴结损伤后，常于数年后才出现症状。淋巴水肿的治疗迄今仍较为困难。

【解剖和病理生理】 淋巴系统由收集组织间液的毛细淋巴管、输送淋巴管和淋巴结所组成。毛细淋巴管遍布全身吸收组织间液。四肢淋巴管分浅、深两组。淋巴管有完整的外膜，中膜含平滑肌细胞，内膜菲薄，无基膜，内皮细胞间隙较大，可容细菌、红细胞甚至淋巴细胞透过，具有自主收缩功能，瓣膜则有导向作用。

淋巴管是组织间液回流通道，淋巴结具有过滤与诱发免疫保护功能。平卧位时，动脉端滤过压为7mmHg；而静脉端滤过压为–5mmHg。上述压力差，使毛细动、静脉与组织间液得以交换、循环。当组织间液的产生和淋巴系统输送之间不平衡时可发生水肿。正常情况下自血管渗出的液体量，超过静脉端回吸收量，依靠淋巴回流（2~4L/d）维持平衡，尤其是组织间液中的大分子物质（蛋白质），不能通过毛细血管内皮间隙，主要依赖淋巴管重吸收。在病理状态下，如静脉高压、低蛋白血症等，自血管渗出液增加、回吸收减少；淋巴系统本身疾病，直接影响淋巴的吸收与循环功能，组织间液积聚引起水肿。

【病因和分类】 淋巴水肿可按病因学（原发或继发）、遗传学（家族性或单纯性）及病发时间（先天性及迟发性）加以分类。目前较为常用的是将淋巴水肿分为两类。

1. 原发性淋巴水肿 比较常见。①先天性淋巴水肿：1岁前即起病，最常见于下肢，右侧较多见，部分为双侧。有家族史的称Milroy病。②早发性淋巴水肿：是最常见的类型，约占80%以上。于1~35岁发病，有家族史者称Meige病。③迟发性淋巴水肿，35岁后发病。发病原因至今尚未明确。

2. 继发性淋巴水肿 起因为淋巴管病理性阻塞，常见的原因有局部淋巴结受到肿瘤浸润，治疗恶性肿瘤时切除局部淋巴结，或感染、炎症或放疗后的纤维化。乳腺癌术后或放疗后、前列腺癌及盆腔脏器肿瘤，是造成上肢或下肢淋巴水肿的常见原因。部分丝虫病流行地区与结核病高发区，仍是淋巴水肿的重要病因。

案例49-13分析1

患者，女，56岁，5年前因右乳腺癌行乳腺癌根治术和放疗。4年前开始出现右上肢肿胀，右腋下组织纤维瘢痕化。提示有腋窝淋巴损害的原因。

【临床表现】 先天性淋巴水肿以男性多见，男女比为3∶1。常为双侧性累及整个下肢。早发性则女性多见，单侧下肢发病，通常不超越膝平面。迟发性淋巴水肿半数患者发病前有感染或创伤史。有家族史者，水肿可累及生殖器及内脏。

主要临床表现：①水肿，为肢体由远及近的慢性进展性无痛性水肿。②皮肤改变，色泽微红，皮温略高；早期皮肤正常，晚期毛发增加，皮肤增厚、粗糙，苔藓状或橘皮样变；疣状增生；后期呈"象皮腿"（图49-20）。③继发感染，多数为β

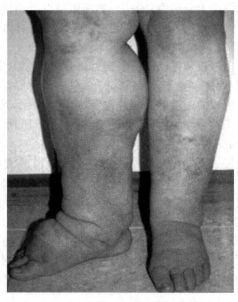

图49-20 下肢淋巴水肿晚期（象皮腿）

型溶血型链球菌感染，出现局部红、肿、热、痛及全身感染症状。④溃疡，轻微皮肤损伤后出现难以愈合的溃疡。⑤恶变，少数病例可恶变成淋巴管肉瘤。

按照病程进展，可以分为三期。Ⅰ期，呈凹陷性水肿，抬高肢体可大部分或完全缓解，无纤维化样皮肤损害。Ⅱ期，非凹陷性水肿，抬高肢体不能缓解，皮肤明显纤维化。Ⅲ期，肢体不可逆性水肿，反复感染，皮肤及皮下组织纤维化和硬化，呈典型"象皮腿"外观。

> **案例 49-13 分析 2**
> 　　患者乳腺癌术后出现右上肢肿胀，自远端向近端发展，伴有沉重感，活动受限，渐进性加重。右上肢从肩峰下至手指均匀增粗，皮肤色微红、皮温稍高、失去光泽，弹性差，呈皮革样硬变，非凹陷性，以远端明显。是Ⅱ期淋巴水肿的典型表现。

【检查和诊断】 根据病史及体检不难做出临床诊断。原发性淋巴水肿以慢性进展性无痛性肢体水肿为特点，依据发病年龄及是否有家族史可予分类；继发性淋巴水肿存在起病原因；晚期病例出现"象皮腿"。有时须与非淋巴管疾患所致的水肿相鉴别。

进一步检查的目的是确定淋巴阻塞的类型、部位及原因。①淋巴核素扫描显像检查。核素标记的胶体如人血清白蛋白注入皮下后，被淋巴系统吸收回流，利用 γ 相机追踪摄取淋巴显像。如果出现积聚在注射部位、淋巴管与淋巴结显影缓慢或不显影、淋巴管扩大等征象，可以作为病因及定位诊断的依据。此项技术有良好敏感性和特异性。②CT 与 MRI 检查。淋巴水肿的皮下组织，呈粗糙的蜂窝样改变，尚有可能发现与淋巴水肿相关的其他病变。③淋巴造影。从趾蹼皮下注入亚甲蓝使淋巴管显示，暴露后直接穿刺注入含碘造影剂；或者在水肿区皮内注入可吸收造影剂，然后摄片。

> **案例 49-13 分析 3**
> 　　患者行 MRI 检查，以排除乳腺癌腋下淋巴结转移。

【预防和治疗】 原发性淋巴水肿目前尚无预防方法。继发性者可通过预防措施降低发生率，预防和及时治疗肢体蜂窝织炎或丹毒；尽可能减少为诊断或治疗目的施行的淋巴组织切除范围；控制丝虫病、结核等特殊感染性疾病。治疗方法主要有下述两种。

1. 手术治疗 主要有三种方法：①切除纤维化皮下组织后植皮术。或掀起薄层带蒂皮瓣，切除水肿的皮下组织及筋膜，然后将掀起的皮瓣重新覆盖创面。病变范围广泛者，应做分期手术。②重建淋巴循环，应用显微手术技术做淋巴管-静脉吻合术、淋巴结-静脉吻合术，或取用正常淋巴管、静脉，直接植入或旁路移植，重建淋巴回流通路。③带蒂组织移植术，如大网膜、去表皮组织、带蒂皮瓣，移植至患肢深筋膜浅面，建立侧支回流通路。

2. 非手术治疗 包括：①注意皮肤的卫生，弹力护套，抬高肢体和避免局部外伤。适当选用利尿剂，佩戴具有压力梯度的弹力袜。②严重肿胀患者可考虑用机械性气体压迫装置，自水肿肢体远侧向近侧程序加压，促进淋巴回流。③微波疗法是利用高频辐射波，组织吸收后迅速产生热效应，促进淋巴回流与淋巴管再生和复通。

> **案例 49-13 分析 4**
> 　　治疗建议：注意皮肤卫生，抬高肢体和避免局部外伤，穿着具有压力梯度的弹性护套。行右腋下瘢痕切除松解、背阔肌肌皮瓣转移修复，以建立侧支回流通路。

思 考 题

1. 血管损伤的手术处理原则是什么？

2. 血栓闭塞性脉管炎和动脉硬化闭塞症在发病特点上有哪些主要区别？

3. 急性动脉栓塞的病因主要有哪些？确诊的主要依据和急诊处理原则是什么？

4. 动脉硬化闭塞症的治疗方法目前有哪些？

5. 原发性下肢静脉曲张的并发症有哪些？

6. 下肢深静脉血栓形成的病因有哪些？对于高危患者，应如何预防院内下肢深静脉血栓形成及其肺栓塞并发症的发生？

（吴德全）

第五十章 泌尿外科症状学

学习目标
1. 掌握泌尿外科各种症状学。
2. 了解泌尿系疼痛的机制。
3. 熟悉尿失禁的分类及病因。
4. 掌握血尿的原因及鉴别诊断。

泌尿外科疾病的常见症状有泌尿系统及周围脏器的肿块、疼痛、尿路的排泄异常，如排尿异常、尿液异常、尿道分泌物等，这些症状为泌尿系疾病的诊断提供了一定的依据。但泌尿外科疾病有时也可无明显症状，仅在其他检查中发现，如偶然发现的肾结石、肾或膀胱肿瘤等；也有一些全身症状，如发热，可见于尿路感染、睾丸附睾炎或肾脏肿瘤等；而胃肠道症状，如恶心呕吐，可见于肾结石或肾积水引起的肾衰竭。本章重点介绍泌尿系统特有的症状。

【肿块】 泌尿系统脏器及周围脏器的肿块常常为增大的肿瘤、尿路梗阻引起肾积水或膀胱尿潴留、外伤引起尿外渗或出血形成包块、尿路结核等。

上腹部肿块应区别是正常肾脏还是肾肿瘤等病变。体型瘦长者及肾下垂时在腰腹部可触及肾脏，但大小正常，表面光滑。肾下极较中上极更容易触及，常常表现为突起于肾脏的包块，质硬。如果肾脏较为固定，说明肾脏周围存在炎性粘连或肿瘤已浸润周围组织。肾脏损伤可引起出血或尿外渗，在肾周或包膜下形成包块，体查时患者常合并腰部疼痛不适。小儿上腹部包块以巨大肾母细胞瘤及肾积水为多见。

下腹部包块常见于膀胱尿潴留及肿瘤。尿潴留引起膀胱内充满尿液，下腹部隆起，可伴或不伴有胀痛。膀胱区的实性肿块可为膀胱肿瘤或盆腔恶性肿瘤，体表能扪及说明多已晚期。

腹股沟肿物最常见为疝，有时候可触摸到下降不全的睾丸，精索及输精管的肿瘤少见。

阴囊内肿块以斜疝最多见，其特征是可还纳性肿块；其次是睾丸鞘膜积液、精索鞘膜积液、交通性鞘膜积液及精索静脉曲张为多见。积液的透光实验多为阳性，而精索静脉曲张透光实验阴性。睾丸肿瘤坚实而沉重。睾丸扭转常见于青少年，急性发病，需与急性附睾炎相鉴别。

阴茎肿块少见，常为阴茎癌，主要位于阴茎头部，或阴茎硬结症，主要位于阴茎海绵体，肿块多硬无触痛，但阴茎勃起时可引起疼痛及阴茎弯曲。尿道触到肿块应考虑尿道结石、尿道瘢痕并狭窄，

或肿瘤。经直肠指诊触及的前列腺部肿块应考虑前列腺癌，前列腺癌瘤体坚硬，表面不光滑，可有硬性结节。

【疼痛】 疼痛是泌尿生殖系统疾病的常见症状，常常与梗阻和炎症相关。梗阻造成空腔脏器的膨胀，如输尿管结石引起肾积水、输尿管扩张致腰部胀痛、尿潴留引起膀胱胀痛。炎症可引起实性器官的充血水肿，膨胀和张力增加，如急性前列腺炎、急性肾盂肾炎、附睾炎等，引起较严重的疼痛。而空腔脏器炎症，如膀胱黏膜、尿道黏膜等炎症，一般表现为不适感，疼痛并不明显，在排尿时膀胱收缩及尿液刺激，膀胱区及尿道可有疼痛。

肾脏疼痛通常由于肾脏的炎症或梗阻致肾被膜受牵拉，疼痛可绕过腰部向前放射至上腹部和脐周，也可放射至会阴。肾脏疼痛可伴有消化道症状，如恶心、呕吐、腹胀等，其原因是腹腔神经丛的反射性刺激和邻近脏器（肝、胆囊、结肠等）的影响。炎症引起的疼痛常持续，性质为钝痛，见于肾内或肾周感染、脓肿等，钝痛也可见于肾挫伤、肾结石、肾积水等；梗阻所致疼痛常为阵发性，疼痛性质为绞痛。肾绞痛常因结石、血凝块、脱落的肿瘤组织等阻塞肾盂出口或输尿管，刺激平滑肌痉挛性收缩，输尿管蠕动性增加，肾盂压力增加引起绞痛；尿液通过梗阻部位，压力减低后疼痛缓解，疼痛常为阵发性。肾绞痛典型的表现是患侧腰部突然发生剧烈绞痛沿输尿管走行向下腹部、腹股沟、睾丸、外阴或大腿内侧放射，此时体检可发现同侧肾区有叩击痛，并伴有恶心呕吐，梗阻解除则疼痛缓解。

输尿管疼痛通常是急性的，输尿管梗阻引起输尿管过度蠕动扩张、平滑肌痉挛引起输尿管疼痛，前者常为持续性钝痛，而后者多为绞痛。输尿管上段梗阻，疼痛常向会阴放射；输尿管终端梗阻时，腹部下方疼痛，右侧需与阑尾炎鉴别；输尿管下段感觉神经通过神经节支配盆腔内的主要器官，因此输尿管下段梗阻表现为膀胱刺激征和耻骨上不适感。

膀胱区的疼痛通常由急性尿潴留引起膀胱胀痛，或者膀胱非特异性炎症、结核、结石、异物等也可引起。膀胱炎症常使患者感耻骨上膀胱区不适，可在憋尿时出现，也可在排尿时向尿道放射痛，表现多样。

前列腺炎在急性期除有寒战、高热等全身症状及尿路刺激症状外，耻骨上区、腰骶部可有疼痛。肛门指检前列腺有灼热感，并有明显压痛，形成脓

肿时疼痛异常剧烈，并伴有直肠刺激症状。慢性前列腺炎的疼痛范围与急性炎症相似，但程度较轻，持续时间长。前列腺癌仅在晚期可引起腰骶部及臀部疼痛或坐骨神经痛，表明骨盆、腰椎及神经周围已有转移。急性精囊炎疼痛与前列腺相似，性冲动及排精时加重，可有血精。

睾丸疼痛常见于急性睾丸炎、睾丸肿瘤与损伤、精索扭转等。附睾和精索疼痛常见于炎症及精索静脉曲张。急性附睾炎时附睾肿大疼痛，触痛明显；慢性附睾炎仅局部有轻度疼痛及触痛，有时可触及硬结。精索静脉曲张主要表现为患侧阴囊坠胀感并放射至下腹部、腹股沟或腰部，常在站立过久或行走劳累时发生，于平卧后缓解。阴茎疼痛可源于包皮嵌顿，阴茎硬结病可引起勃起时疼痛。

【排尿异常】　排尿异常可因泌尿系炎症、梗阻、排尿功能障碍引起，常见以下症状：

1. 尿频（frequent urination）　即排尿次数增多。正常人白天排尿4～6次，夜间排尿0～1次，每次尿量约300ml。总尿量增多，如尿崩症、醛固酮症、糖尿病、急性肾功能不全多尿期，可引起排尿次数显著增多。膀胱炎、膀胱黏膜水肿等刺激膀胱而致尿频，尿量常少于正常。如同时伴有尿频与尿急、尿痛，合称膀胱刺激症状。结核性膀胱炎时可发生膀胱挛缩，膀胱容量减小，导致尿频持续存在。前列腺增生或尿道狭窄等所致尿路梗阻，可致膀胱残余尿增加，膀胱有效容量减少而出现尿频。神经源性膀胱由于膀胱逼尿肌反射亢进，使膀胱内压过高，引起尿频或急迫性尿失禁。膀胱邻近器官的病变如阑尾炎、盆腔脓肿、输尿管下段结石等刺激膀胱，也可引起尿频；妊娠子宫、子宫肌瘤、子宫脱垂等压迫膀胱，使其有效容量减少，也可致尿频；精神紧张、焦虑、恐惧均可使排尿次数增多。此外，尿道炎、前列腺炎、阴茎包皮炎也可引起尿频。

2. 尿急（urgency）　指突然有强烈尿意而迫不及待要排尿。膀胱容量及功能正常时，有尿意也可适当延迟排尿；但当膀胱有炎症、膀胱顺应性下降时，则难以自控。尿急症状常伴有尿频、尿痛，多见于尿路感染、输尿管下段结石、神经源性膀胱（逼尿肌亢进型）等。

3. 尿痛（dysuria）　指排尿时膀胱区及尿道疼痛，常见于膀胱结石、膀胱结核及异物、膀胱癌、膀胱炎、尿道炎、前列腺炎等。尿道炎常引起排尿时尿道或尿道口的灼感，常在排尿开始时出现；而膀胱炎常在排尿终末出现，疼痛在膀胱区。前列腺炎除有尿痛外，常有会阴区不适。膀胱结石或异物除尿痛外，可伴有尿线中断。

4. 排尿困难　指排尿不畅，包括排尿等待，排尿费力、尿线无力、分叉、变细、滴沥，尿不尽感等。排尿困难与膀胱功能及尿道梗阻等相关。排尿费力指需要增加腹压来协助排尿；尿线分叉、变细、滴沥，多因尿道梗阻引起，如尿道狭窄、前列腺增生症。排尿困难常见于尿道外伤、尿道狭窄、前列腺增生症、尿道结石或异物、膀胱癌、神经性膀胱功能障碍等。

5. 尿潴留（urinary retention）　指膀胱充满尿液而不能排出，分为急性尿潴留和慢性尿潴留。前者发病突然，耻骨上可触及膨胀膀胱，常见于尿道创伤、尿道结石等。后者病程缓慢，历时长久，常见于前列腺增生症、尿道狭窄、神经性膀胱功能障碍等。长期尿潴留可引起双侧输尿管及肾积水，导致肾功能受损。

6. 尿失禁　由于膀胱括约肌损伤或神经功能障碍而丧失排尿自控能力使尿液不自主地流出，有四种类型：①真性尿失禁：膀胱括约肌受损，或神经功能障碍致膀胱括约肌丧失控尿能力，常见于前列腺切除术损伤尿道括约肌、神经源性膀胱等。②压力性尿失禁：由于尿道括约肌功能减退，腹内压增加的活动（如咳嗽、喷嚏、跑步、搬动重物等）时出现尿失禁，多见于经产妇。③急迫性尿失禁：指在急迫的排尿感觉后，尿液快速流出。常发生于有膀胱炎、神经源性膀胱或膀胱顺应性降低的患者。④充盈性尿失禁：又称假性尿失禁，尿潴留时膀胱过度充盈，膀胱内压等于或大于尿道括约肌的阻力，尿液不断自动涌出，见于前列腺增生症、尿道狭窄、神经性膀胱功能障碍等。

7. 尿量异常（少尿、无尿、多尿）　正常人每天尿量约1000 ml。24小时尿量在400ml以下称少尿，100ml以下称无尿，其原因一般有肾前性、肾性、肾后性：肾前性主要由于大出血、休克、严重脱水等；肾性是肾脏本身疾病，如肾小球肾炎、多囊肾、慢性肾盂肾炎等；肾后性主要因为双侧尿路梗阻，如肾或输尿管结石，或孤立肾输尿管梗阻等。多尿指24小时尿量超过正常尿量，见于醛固酮症、糖尿病、尿崩症或急性肾功能不全多尿期。

8. 漏尿　指尿液经尿道口以外的部位排出体外，见于外伤、产伤、手术、感染、肿瘤等所致的尿道瘘、尿道阴道瘘、膀胱阴道瘘、尿道直肠瘘、输尿管阴道瘘、先天性输尿管异位开口、膀胱外翻、脐尿管瘘等。应与尿失禁相鉴别。

9. 遗尿　指3岁以上儿童睡眠时不自主排尿。遗尿的原因有大脑皮质发育迟缓、睡眠过深、泌尿系统病变等，需要与输尿管异位开口鉴别。

【尿液异常】　许多泌尿外科疾病都可引起尿液

异常，常见的改变有血尿、脓尿、细菌尿、乳糜尿和结晶尿等。

1. 血尿　即尿中带血。正常人尿镜检每高倍视野可见到0～2个红细胞，如超过2个即为不正常。血尿程度决定于尿内出血量多少、尿液酸碱度等。出血多时肉眼可见，称为肉眼血尿，其颜色呈浅粉红色至深褐色不等，甚至有血凝块。出血少时肉眼看不出血色，仅在显微镜检查时发现红细胞数超出正常，称为镜下血尿。血尿常见的病因为泌尿系感染、结石、肿瘤，前列腺增生、损伤及结核等。

红细胞位相检查可查看红细胞是否完整，区分红细胞是否经肾小球滤过或直接从破损血管流出，有助于明确血尿原因。临床上根据血尿在排尿过程中出现的情况分为尿道溢血、初始血尿、终末血尿和全程血尿四类。根据血尿出现的情况可初步判断病变的部位：①尿道溢血：血由尿道口不自主地流出，与排尿无关，病变在尿道括约肌以下。②初始血尿：排尿开始时尿内有血，以后逐渐转清，病变多在尿道或膀胱颈。③终末血尿：排尿终了时尿内有血或血色加深，病变多在膀胱三角区、膀胱颈或尿道内口。④全程血尿：血尿多来自膀胱颈以上病变。

血尿伴有的一些症状可有助于疾病的诊断。当有炎症和梗阻存在时，血尿常合并疼痛不适，有助于疾病诊断。膀胱炎患者排尿时可有尿痛和血尿；输尿管结石或血块、脱落坏死的肾组织及肿瘤等，经过输尿管排出时常合并肾绞痛。血块呈蚯蚓状，说明出血来自上尿路，经过输尿管排出时形成细条状血凝块。泌尿系结石引起的血尿常伴有疼痛，而无痛性血尿常见于膀胱肿瘤，血尿程度与肿瘤大小数目等不完全一致，无痛性血尿也见于肾盂肿瘤、肾肿瘤。

2. 脓尿　即尿内有脓细胞，常见原因有非特异性感染与特异性感染两类。非特异性感染包括肾盂肾炎、肾积脓、膀胱炎、前列腺炎或脓肿、尿道炎及邻近器官炎症（如盆腔脓肿）等，最常见细菌为大肠杆菌，其他有变形杆菌、葡萄球菌等。特异性感染主要为结核和淋病。

3. 细菌尿　指尿内存在细菌，菌落数大于10^5/ml。污染收集的尿液细菌菌落计数小于10^4/ml，介于10^4～10^5/ml，应重复培养。

4. 乳糜尿　指尿内含有乳糜或淋巴液，尿呈乳白色，含脂肪、蛋白质、红细胞及纤维蛋白原等。乳糜尿表明存在尿路淋巴管瘘，常见原因是丝虫病，也可见于腹膜后肿瘤、创伤、结核等。乳糜易溶于乙醚，借此与脓尿、结晶尿相鉴别。

5. 结晶尿　尿中含有无机盐物质和有机盐，在饱和状态下，这些物质刻印温度、酸碱度等改变，以及缺乏抑制这些物质沉析的因素时发生晶体的沉淀和析出，形成结晶尿。尿内晶体常见的有草酸盐、磷酸盐、尿酸、尿酸盐等，与脓尿的鉴别在于后者在显微镜下可见许多脓细胞。

【尿道分泌物】　尿道分泌物是尿道和生殖系疾病的常见症状，其性状可呈黏液性、血性或脓性。慢性前列腺炎患者常在清晨自尿道口流出少量黏液，镜检有较多白细胞及脓细胞。血性分泌物为尿道出血或血精，前者见于尿道损伤、后尿道及精阜肿瘤；后者是精囊炎的特征，也见于精囊肿瘤、结石、结核。脓性分泌物见于非特异性及淋菌性尿道炎，应做分泌物细菌培养及药敏试验。常见的有淋病，其致病菌为淋病双球菌，临床表现主要为急性尿道炎的症状，在不洁性交后尿道口红肿疼痛，并有稀薄黏液流出，随后变为黄色黏稠脓液，尿道分泌物涂片染色可查到革兰氏阴性淋病双球菌。

思 考 题

1. 血尿的病因诊断与鉴别诊断。
2. 腰痛的发生机制与鉴别诊断。

（曾国华）

第五十一章 泌尿、男性生殖系统先天性畸形

学习目标
1. 了解肾和输尿管先天畸形的病因病理、诊断及治疗。
2. 了解膀胱和尿道先天畸形的病因病理、诊断及治疗。
3. 了解男性生殖器官先天畸形的病因病理、诊断及治疗。

第一节 肾和输尿管先天性畸形

一、多囊肾

多囊肾是指肾实质中有无数的大小不等的囊肿，肾体积增大，表面呈高低不平的囊性突起，使肾表现为多囊性改变。

【病因】 在胚胎发育期，肾曲细管与肾集合管或肾直细管与肾盏，在全部或部分连接前，肾发育中止，使尿液排泄障碍，肾小球和肾细管产生潴留性的囊肿。

【病理】 肾表面为大小不等的囊泡，囊壁与囊壁及肾集合系统之间互不相通。囊壁内面为立方形上皮细胞覆盖。肾小球呈玻璃样变，肾小动脉管壁硬化，故常有高血压症状。肾功能随年龄增长而逐步减退。

【诊断】

（1）多在40岁以上发病，上腹部可发现包块及局部胀痛或胃肠道症状。由于肾功能不良，往往出现面部浮肿、头昏、恶心及高血压。还常有贫血、体重下降、血尿等临床表现。

（2）尿常规一般变化不大，部分患者可有蛋白尿及脓细胞。尿渗透压测定可提示肾浓缩功能受损，血肌酐呈进行性升高。

（3）B超表现为肾形增大，肾内无数大小不等囊肿，肾实质回声增强。IVU显示肾盂肾盏受压变形，盏颈拉长呈弯曲状，且为双侧性改变。CT显示双肾增大、分叶状，有较多充满液体的薄壁囊肿，往往可同时发现肝囊肿等。基因间接连锁分析方法有可能在产前或发病前做出诊断。

【鉴别诊断】 本病要与双肾积水、双肾肿瘤、错构瘤相鉴别。B超、IVU及CT检查有助于鉴别。

【治疗】 目前无有效的治疗方法。一般对饮食及水、电解质摄入不过分强调限制，但要避免腰腹部外伤，防止感染。对早、中期患者可行减压手术。发生肾衰竭尿毒症时，做相应的处理及肾移植。对合并结石而又不能自行排出者，可考虑手术治疗。选用恰当的降压药物对控制高血压亦有帮助。

【预后】 本病预后不佳。如能早发现早治疗，及时对晚期病例采用透析及肾移植术，有望延长患者生存时间。

二、马蹄肾

马蹄肾是指两侧肾的下极或上极在身体中线融合，形成马蹄形畸形。

【病因】 胚胎早期两侧肾脏的生肾组织细胞，在两脐动脉之间被挤压而融合所致。

【病理】 蹄铁肾的融合部分大都在下极，构成峡部；峡部为肾实质及结缔组织所构成，位于腹主动脉及下腔静脉之前及其分叉之上。两肾因受下极融合的制约不能进行正常旋转。

【诊断】

1. 临床表现 有三项症状，即脐部隐痛及包块，胃肠道功能紊乱，泌尿系症状如感染、结石、积水等。

2. 腹部平片 可显示峡部阴影或结石。静脉或逆行性肾盂造影对诊断本病有重大意义，可见两肾下极靠拢及肾轴向内下倾斜，输尿管在肾盂及峡部前方，常有肾积水征象。膀胱造影可发现有反流。

3. CT 显示出肾上极或下极的融合部，肾门位于前方。B超及肾核素扫描均有一定诊断价值。

【鉴别诊断】 由于一侧肾功能较差或技术因素未显影，往往将显影侧误诊为肾转位不全；仔细分析病史，辅以其他检查，当可避免。

【治疗】 本病肾功能常无异常，若无合并症，无需特别治疗。手术治疗主要是针对并发症，对肾积水如为输尿管反流者可行输尿管膀胱吻合术，有狭窄者行肾盂成形术。峡部切除对缓解腰部疼痛及消化道症状可能有一定效果，但目前持谨慎态度。

对一侧有恶性肿瘤、脓肾、严重积水、严重感染或导致高血压者，可行经腹病侧马蹄肾切除加对肾位置调整固定术。

三、重复肾、输尿管

重复肾、输尿管是指一侧肾有两个肾盂和两条输尿管。若在某一侧有两条输尿管则为输尿管重复畸形（duplex systems）。国内资料表明，此病发病率

占泌尿外科住院患者的 0.16%～0.7%。女性发病高于男性。

【病因】 在胚胎早期，中肾管上如同时发出两个输尿管原基，或由一个原基分为两个原基，到胎儿后期即发展成重复肾和重复输尿管。

【病理】 重复肾上肾段的肾盂及输尿管多发育不良、功能差或积水，可合并感染。不完全性输尿管畸形的输尿管呈 Y 形，其汇合处可位于输尿管任何部位，常并发输尿管反流。完全性畸形时，两根输尿管分别引流两个肾盂的尿液。

【诊断】

1. 临床表现 一般无明显症状。若重复肾的上半肾有结石，感染时可有腰痛、不适、血尿等情况。若重复输尿管开口位于膀胱内可无症状；若开口于外阴前庭、阴道等处，患者从小就有遗尿又有正常排尿情况，对此类患者要注意检查有无异位开口。

2. 膀胱镜检查 可发现膀胱内有两个以上的输尿管开口，诊断即可成立。

3. 特殊检查 IVU 检查有重要诊断价值，大部分患者可由此检查明确诊断。逆行性肾盂造影可清楚显示病变情况。B 超及肾扫描对诊断亦有帮助。

【治疗】

（1）无症状者无须治疗。

（2）有合并症者作上段病肾切除。

（3）有尿失禁者将异常之输尿管移植于膀胱内。

四、肾盂输尿管连接处梗阻

肾盂输尿管连接处梗阻是小儿及青少年期肾积水常见的原因，为肾盂输尿管连接处正常蠕动受阻所致。有疼痛、血尿、感染、腹部肿物等症状。IVU、RPG（逆行肾盂造影）和利尿性肾图有助于明确诊断。以手术治疗为主要措施，主要行肾盂输尿管连接部成形术。

【病因病理】 肾盂输尿管连接处梗阻是小儿及青少年期肾积水常见的原因。约 25% 于 1 岁内得到诊断，50% 于 5 岁内诊断。可见于各年龄组，但儿童及男性发病更多，亦多见于左侧。电镜检查发现，肾盂输尿管连接处（UPJ）有大量胶原纤维位于肌细胞之间，使肌细胞失去正常的排列，互相分离，阻断了正常蠕动的传送。过去以为这种胶原纤维与肌细胞异常只存在于 UPJ，但近年发现这种异常亦出现于扩张的肾盂壁上，提示手术中要考虑切除更多的肾盂壁。

引起 UPJ 梗阻的其他原因包括肾下极的异位血管或纤维索压迫；输尿管在肾盂高位处开口，并有肾盂输尿管粘连和成角；输尿管腔内胎儿皱襞不消失而引起梗阻。但这些不一定是原发原因，可能只是加重梗阻的因素，故手术时必须考虑输尿管肾盂连接处内部存在的发育异常。

【诊断】

1. 临床表现 因年龄而异。疼痛、血尿或感染多见于儿童，婴儿则以腹部肿物为主。腹痛颇似胃肠道疾患，尤其是间歇性疼痛并有呕吐者。血尿多见于轻度外伤后。另一特点是大量饮水后出现腰痛，说明肾盂因利尿被突然扩张。

2. 影像学检查 可在产前经 B 超检出有肾积水，但应于小儿出生后复查。IVU 可见肾盂肾盏扩张，或造影剂突然中止于肾盂输尿管连接处，其下输尿管不显影或正常。RPG 有助于 IVU 检查结果的进一步明确。利尿性肾图对于混淆不清和有轻度 UPJ 梗阻的病例意义重大，可很敏感地检查出 UPJ 梗阻。

【治疗】

（1）轻度肾盂肾盏扩张，可继续观察至 3～6 个月；如病情加重或有明显肾盂肾盏扩张，3 周龄后手术较为理想。

（2）不能用药物控制且合并感染的肾积水，应先做经皮肾穿刺造瘘引流。

（3）绝大多数梗阻的肾保存 1/3 以上的功能，应做离断性肾盂成型术，成功率达 97% 以上。

（4）双侧肾积水，一般可行一期双侧离断性肾盂成型术。手术后症状消失，但已扩张的肾盂肾盏仅 10% 能恢复正常。

（5）如对侧肾脏正常，患肾功能严重丧失，经引流后患肾功能小于 10% 或合并有肾发育异常时，应做肾切除。

五、其他肾和输尿管异常

1. 单侧肾发育不全 是指肾体积小于 50% 以上或先天性孤立肾。临床处理肾损伤作肾切除时必须首先确定对侧肾是否有发育不全或缺如。

2. 异位肾 根据肾停留部位不同，分为盆腔肾、腹部肾及交叉异位肾等。临床上需与腹部肿块鉴别，以避免误将异位肾切除。

3. 输尿管狭窄 狭窄部位大多在肾盂输尿管连接处或在输尿管膀胱连接处，严重的需要做整形手术。

4. 先天性巨输尿管 可为双侧性，病变常在输尿管盆腔段，病因不明。如有症状及感染、结石，并影响肾功能者，可做输尿管裁剪和抗逆流输尿管膀胱再植术。

5. 输尿管囊肿 是指输尿管末端的囊性扩张。

囊肿的内层为输尿管黏膜，外层为膀胱黏膜，中层则为少量平滑肌和纤维组织，囊上有小的输尿管开口。治疗可通过膀胱镜切除囊肿。

6. 下腔静脉后输尿管 右侧上端输尿管经过腔静脉之后，再绕过下腔静脉前方下行，由于输尿管受压而引起上尿路梗阻，严重的需手术治疗。

第二节　膀胱和尿道先天性畸形

一、膀胱外翻

膀胱外翻（bladder exstrophy）包括腹壁、脐、耻骨及生殖器畸形，表现为下腹壁和膀胱前壁缺损，膀胱后壁向前外翻，输尿管口显露，可见尿液喷出。这是一种少见的先天异常，每 3 万～4 万出生婴儿中有 1 例。男性为女性的 1.7～2.3 倍。Shapim 等（1984年）报道膀胱外翻和尿道上裂患者子女共 225 人中，有 3 例膀胱外翻，发病率为 1/70，是正常人群发病率的 500 倍。本病虽少见，但是在外翻性异常中最多见，它可发生从泄殖腔外翻到远端尿道上裂等一系列异常，这些异常包括泌尿系、肌肉骨骼系统及肠道等。多伴发其他畸形如肛门直肠畸形、脊柱裂、马蹄肾、腹股沟斜疝。

【病因】 胚胎 3 周时后肠末端和尿囊总部的扩大部分成为泄殖腔。泄殖腔末端有一层由内、外胚层组成的薄膜与羊膜腔分隔，称为泄殖腔膜。正常情况下，泄殖腔的脂肪部分和泄殖腔膜直接接触，胚胎第 4～7 周泄殖腔被尿生殖隔分为背侧的直肠与腹侧的生殖窦。尿直肠隔与泄殖腔膜会合处形成会阴体。直到胎儿 6～7 周，脐下间叶组织移入此区，形成下部腹壁、生殖结和耻骨支。如脐下间叶组织移位失败而泄殖腔膜破裂，中胚层未能插入外、内胚层间，则影响下腹壁发育，后膀胱壁暴露。泄殖腔破裂的位置和时间的异常决定了膀胱外翻及尿道上裂的各种类型，如膀胱外翻、泄殖腔外翻及尿道上裂等。

【临床表现】 典型膀胱外翻由于下腹壁、膀胱前壁及尿道背壁缺如，故从腹壁上可见外翻的膀胱黏膜及喷尿的输尿管口。外翻膀胱黏膜鲜红，异常敏感，容易出血，常伴有尿道上裂，尿液不断地从输尿管口外流，浸渍下腹壁、会阴和大腿内侧皮肤使之潮红，衣裤常湿，臭味外扬，故小儿出生后很容易诊断。脐位置低，常于外翻膀胱黏膜上缘形成瘢痕。新生儿期上尿路是正常的，以后由于膀胱黏膜长期暴露化生，可引起梗阻，而发生肾、输尿管积水。外翻膀胱经手术闭合后，绝大多数病例因输尿管位置过低，其背侧缺乏肌肉支持，没有膀胱壁段输尿管作用而发生反流。

由于腹部肌肉发育反常，患者可有腹股沟疝或股疝。因骨盆发育反常，耻骨联合分离，两侧股骨外旋，患儿有摇摆步态。

在男孩，典型膀胱外翻伴有尿道上裂。由于骨盆的旋转畸形造成阴茎短缩，阴茎海绵体分离较早，附着于耻骨下支，向前外侧旋转，加之阴茎上翘，故阴茎短小，海绵体发育差，阴茎头扁平，包皮堆于腹侧，阴茎基底及阴囊分离加宽。约 40% 的病例合并隐睾。肛管正常，但多向前移位。由于盆肌薄弱及提肛肌复合体前部肌力不足，加之患儿常有下坠感及暴露膀胱的刺激，引起腹压增加，常伴有脱肛。如闭合膀胱并拉拢分离的耻骨联合，可减少脱肛的发生。女性的阴蒂变成一对组织，位于尿道上裂的两侧阴唇在腹侧中线上分为两侧。阴道口亦向前移并可能狭窄，有些病例苗勒管组织是重复的。女性可以生育，但经阴道生育后易发生子宫脱垂。

【治疗】 治疗的目的是保护肾功能，控制排尿，修复膀胱、腹壁及外生殖器。了解心肺功能是否正常，B 超检查双肾、输尿管是否有畸形。行肾同位素扫描，了解肾功能、肾血流情况。由于膀胱壁纤维化和膀胱壁长期暴露而有水肿及慢性炎症，故应于生后 72 小时内做单纯膀胱内翻缝合术。若不做骨盆截骨术可在膀胱推回到盆腔后于中线缝合筋膜及耻骨的纤维软骨组织。如耻骨联合间距过宽，估计不能缝合，则手术延期到出生后 7～10 天做骨盆截骨术及膀胱内翻缝合术。初期成功的缝合对日后膀胱容量及控制排尿非常重要。在膀胱内翻缝合时应留置膀胱造瘘管 3～4 周，不需放尿道支架管；术后 3～4 周应用 Bryant 牵引以防伤口裂开。如小儿恢复良好，到 1.5～2.5 岁时在麻醉下测量膀胱容量，如膀胱容量在 60ml 以上，可同时修复膀胱颈及尿道上裂；如容量在 40ml 以下，则仅修复尿道上裂，以使容量增加，至 3～5 岁时再修复膀胱颈。在修复尿道上裂前 5 周，肌内注射丙酸睾酮 2mg/kg，可使阴茎增大，这种作用于术后 4 周消失。应用 YoungDees-Le- sdetter 式式修复膀胱颈后可无须间歇性导尿。

术后需随诊上尿路情况，有无反流、梗阻及尿排空情况。术后 4 个月复查静脉尿路造影及排尿性膀胱造影，以检测有无上尿路扩张、反流，以及有无残余感染。尿流率检查有助于诊断膀胱颈修复术后膀胱尿液排空有无梗阻。

若患儿膀胱容量小，或手术时小儿年龄大，术后仍不能控制排尿，需考虑膀胱扩大术或可控性尿路改流术。

女性患者产后易并发子宫脱垂。因阴道短浅、盆底薄弱，又曾接受膀胱颈手术，最好行剖宫产以免产后出现尿失禁。

二、尿 道 上 裂

尿道上裂（epispadias）是指尿道背壁部分或全部缺如，尿道外口开口于阴茎背侧，尿道口的远端呈沟状，完全者常发生膀胱外翻。Burkholder 在 3 万新生儿中发现 1 例。Campbell 在 4764 例尸体解剖中仅见 1 例。尿道上裂单独畸形时，约 9.5 万出生儿中有 1 例，男女均可发生，男女之比为（3～4）：1。

【类型】　先天性睾丸发育不全综合征。

1. 阴茎型　尿道外口开口于阴茎背侧。有的开口于阴茎头，有的开口于阴茎远端、中部或近端。阴茎型亦称不完全型。阴茎体短、宽、上翘，阴茎头扁平；包皮悬垂于阴茎的腹侧。

2. 耻骨联合下型　尿道外口开口于耻骨联合的下面，男女均可发生，这种类型最常见。

3. 完全型　尿道口位于膀胱颈呈漏斗状，有尿失禁，并伴有不同程度的膀胱外翻和耻骨联合分离。膀胱颈部肌肉发育不全，前面为裂缝，仅有些纤维组织相连。

【治疗】　治疗尿道上裂的目的是正常排尿和维持正常的性交及生殖功能，为此必须进行：①膀胱颈成形；②矫正阴茎畸形；③尿道重建。

三、尿 道 下 裂

尿道开口于阴茎腹侧、正常尿道口后部，即为尿道下裂（hyposadias）。

【病因】　尿道下裂为常染色体显性遗传疾病。妊娠期应用雌、孕激素可增加发病率，雄激素的缺乏可使尿道沟两侧皱褶的融合障碍，使尿道腹侧壁缺如，形成下裂。

【病理】　按尿道海绵体发育所到部位，本病分为阴茎头型、阴茎型、阴囊及会阴型。阴茎头型多见。由于尿道口远侧的尿道海绵体不发育，而在腹侧形成纤维索带，造成阴茎下曲，影响排尿和生殖功能。

【诊断】　体检时尿道开口于阴茎腹侧、正常尿道口后部，即可做出诊断。

【鉴别诊断】　本病主要与两性畸形相鉴别。必要时行性染色体与性激素检测，以及直肠指诊、B 超和 CT 检查，以便鉴别。

【治疗】

（1）阴茎头型除尿道外口狭窄需要扩张者外，一般无需手术。

（2）手术分下曲矫正术及尿道成形术。前者应

在学龄前进行，待瘢痕软化后再施行成形术；亦可采用游离膀胱黏膜形成新尿道，本法可一起施行。

第三节　男性生殖器官先天性畸形

一、先天性睾丸发育不全综合征

先天性睾丸发育不全综合征亦称 Klinefelter 综合征，其主要临床表现为两侧睾丸小，不发育，青春发育延迟；成年期 80% 左右出现乳房女性化，不长胡须，阴毛、腋毛少，无喉结，发音尖细，皮肤细白，皮下有较多脂肪堆积等女性化性征；大多具有一定性功能，但由于精液中无精子而没有生育能力；细胞核分析为 47，XXY 而确诊。

治疗可采用雄激素补充治疗，以促进男性第二性征发育、维持性欲和性功能。

二、隐 睾 症

睾丸未下降至正常阴囊内位置者，称为隐睾（cryptorchidism）。

【病因】　胚胎早期睾丸位于膈下平面的腹膜后间隙，随胚胎的发育而逐渐下降，此下降过程受垂体作用和睾丸引带牵引而完成。若垂体功能不足，下降过程中有解剖异常、或睾丸引带终止位置不正常，均可产生隐睾。

【病理】　睾丸不在正常位置，在 3 岁左右将停止发育；曲精细管的细胞停留于单层细胞，无生精功能。至青春发育期，睾丸虽不发育，但间质细胞仍继续发育，所以其第二性征是完善的。隐睾患者常发生睾丸萎缩、恶性变，易受外伤及引起睾丸扭转和并发腹股沟疝。

【诊断】

（1）体检可见单侧或双侧阴囊内无睾丸，阴囊发育差。多数隐睾可在腹股沟区扪及，但不能推入阴囊。

（2）检查尿中 17-酮类固醇、FSH 及血清睾酮，有利于寻找病因。

（3）B 超探测腹膜后和腹股沟区，有时可发现异位的隐睾，并可测定睾丸大小。CT 对检查腹内隐睾也可能有帮助。此外，辅助检查还有腹腔镜探查等。

【治疗】

1. 内分泌治疗　使用 HCC 或 LHRH 进行治疗。对 10 个月的小儿可采用 LHRH 制剂（cryptocur）喷鼻，0.2mg，每天 3 次。若不成功可用 HCG 500U，每周肌内注射 2 次，共 4～5 周。

2. 手术治疗　其目的是游离松解精索，修复疝

囊及将睾丸固定于阴囊内。手术应在 2 周岁前进行。对青春期前睾丸萎缩不明显者，也可施行睾丸下降固定术，必要时做自体睾丸移植。对经活检证实有原位癌、睾丸萎缩、成人单侧隐睾，而对侧睾丸正常者可行睾丸切除术。

案例 51-1

　　患儿，男性，18 月龄。出生后即发现左侧阴囊空虚，右侧阴囊内可触及睾丸。生长至 18 月龄时左侧阴囊仍空虚。右侧阴囊可扪及睾丸，且较出生时明显增大。余处患儿家长未提示有异常发现。

　　体格检查：患儿生长状态可，营养状态良好。T 36.7℃，P 103 次/分，R 26 次/分，BP 95/60mmHg，检查配合欠佳。心、肺、腹部检查未发现异常。腹部未发现包块，双侧腹股沟区未发现异常，左侧阴囊空虚，右侧阴囊内可扪及睾丸，生长状态无异常。余无异常发现。

　　辅助检查：彩超提示左侧腹股沟内环口除疑又有睾丸回声，直径 0.8cm，可移动，有血供。

问题：

　　1. 患儿的诊断是什么？

　　2. 对患儿应如何治疗？

三、输精管附睾精囊发育异常

　　输精管来源于中肾，在胚胎早期，若中肾管停止发育或有缺陷，均可导致输精管发育异常，甚至缺如。由于输精管和射精管均同源于中肾管，因此常伴有这些器官的发育不全或缺如，而睾丸发育正常，这是由于睾丸来源于生殖嵴之故。

　　阴囊检查睾丸体积正常，而输精管扪摸不清。精液检查为无精子，精浆果糖很低或为零，这是因为精囊缺如而不能分泌果糖所致。

　　治疗本病引起的不育症，对部分输精管附睾发育不全，可采用输精管附睾吻合术；对输精管附睾缺损严重者，可采用附睾或睾丸抽取精子做卵细胞质内注射，体外受精或胚胎移植而获生育。

四、包茎和包皮过长

　　【病因和病理】　包皮过长指包皮覆盖于全部阴茎头及尿道外口，但能上翻、龟头外露。小儿包皮过长是正常现象。随着年龄增长，阴茎头逐渐外露，至青春期可全部外露。包茎指包皮不能翻转使阴茎头外露。由于包皮口狭窄，强行翻转包皮时，狭窄的包皮口在冠状沟形成紧束的绞窄环，使阴茎头血循环障碍，因绞窄不能复回原位，成为包茎嵌顿，需及时处理。包茎可分为先天性和后天性。先天性包茎分为萎缩型和肥大型。后天性包茎系炎症、外伤等使包皮口粘连狭窄所致。

　　【诊断】

　　（1）根据病史、体检即可诊断。萎缩型包茎包皮短薄，紧包阴茎头，影响阴茎发育。勃起时不适或疼痛，影响性功能。包皮口狭窄严重者排尿不畅。肥大型包茎包皮肥厚过长，排尿费力，尿线变细分叉。包皮口狭窄严重者排尿时包皮囊先充盈呈球状，然后排出尿液。

　　（2）合并阴茎头包皮炎时，包皮肿胀，表面充血水肿、糜烂或溃疡。

　　（3）包皮嵌顿时，阴茎头及包皮水肿，疼痛明显。绞窄处可有糜烂、溃疡；长期血循环障碍可导致阴茎头坏死。

　　【治疗】

　　（1）包皮过长需经常上翻包皮，清洗阴茎头、冠状沟，保持局部清洁。如包皮垢蓄积或反复炎症，应作包皮环切术。

　　（2）包茎需做包皮环切术。

　　（3）包皮嵌顿后，应尽早手法复位。方法：用手挤压肿胀的包皮和阴茎头，减轻水肿；以油类润滑剂涂抹阴茎头和冠状沟后，拇指向内推挤阴茎头，其余手指将水肿包皮向阴茎头推送。如手法复位失败应行包茎背侧切开术，切断绞窄环，待炎症消退后再做包皮环切术。

思　考　题

1. 简述马蹄肾的诊断标准。
2. 简述肾盂输尿管连接处梗阻的病理病因。
3. 简述包茎和包皮过长的诊断及治疗。

（范治璐）

第五十二章 泌尿系统损伤

学习目标

1. 掌握肾损伤的临床表现、诊断及治疗原则，膀胱损伤的临床表现、诊断及治疗原则。

2. 掌握尿道损伤的临床表现、诊断及治疗原则。

3. 了解输尿管损伤的临床表现、诊断及治疗原则。

泌尿系统大部分器官位于身体隐蔽的部位，所以一般情况下不易发生损伤，单独泌尿系统损伤的发生率仅占全身性损伤的1%左右。泌尿系统损伤常伴有其他器官的损伤，即以复合性损伤多见。日常生活中遇到的泌尿系损伤多为闭合性损伤，而战时开放性损伤更多见。泌尿系统最主要的功能是分泌尿液，同时肾脏需要大量的血液供应，因此泌尿系统发生损伤后主要病理变化是出血和尿外渗。泌尿系统损伤如能早期发现、早期治疗，常会取得满意的治疗效果。

第一节 肾 损 伤

肾脏位于脊柱两侧腹膜后隙，受到周围结构和器官的良好保护，一般不易发生损伤。肾损伤约1/3合并其他器官损伤。

【病因】

1. 闭合性损伤 是指因直接暴力、间接暴力或肌肉强烈收缩造成的损伤，其损伤处与外界不相通。直接暴力是对肾脏产生的致伤暴力直接作用于肾脏或者暴力通过骨折端作用至肾脏，如腰部或上腹部直接受到暴力撞击。间接暴力则是指致伤暴力不直接作用于肾脏，而是通过传导作用造成肾脏损害，常见的间接暴力是高处坠落或交通事故中的减速性损伤，肾脏在腹膜后间隙处于运动状态突然止动，造成肾血管的过度伸展或肾包膜、肾实质的撕裂。

2. 开放性损伤 是指致伤暴力穿透肾脏周围的被覆组织直接作用于肾脏造成的损伤；其损伤处与外界相通，如枪弹伤、刺入伤等。这类损伤几乎均为复合性损伤。

【病理】

1. 肾挫伤 肾脏实质轻微损伤，肾包膜和肾盂黏膜完整。影像学检查通常无异常发现。

2. 肾裂伤 肾包膜或肾盂黏膜完整性被破坏，肾实质部分裂开。表现有血尿或血肿，有影像学改变。以上两种损伤属肾脏轻度损伤，一般不需要手术治疗。

3. 肾横断伤或碎裂伤 肾实质的严重损伤，伴有肾包膜、肾盂黏膜的完整性破坏。常表现有严重血尿、休克或尿外渗，有异常的影像学变化，此类损伤有可能需要手术治疗。

4. 肾蒂损伤 肾动静脉血管的损伤，表现为大出血或血管栓塞性缺血。对肾动脉内膜损伤的患者早期辅助检查常无异常发现。

【临床表现】 肾损伤的临床表现与受伤的方式、损伤的类型、损伤的范围和程度及是否有合并伤等因素有关。

1. 疼痛 一般为钝痛。由于肾包膜张力增加或组织损伤水肿，在受伤局部即腰部或上腹部感到钝痛。严重的肾损伤，同时造成后腹膜破裂或有合并伤，血液或外渗尿液流到腹腔可引起全腹疼痛；严重血尿伴血块可造成输尿管阻塞引起肾绞痛。

2. 肿胀、肿块 受伤局部可出现肿胀、皮下淤血、瘀斑；部分损伤严重的患者肾筋膜内淤血、血肿或尿外渗，可触及弥漫性肿块。少数情况下较大的动脉血管损伤形成包裹性血肿可触及搏动性肿块，这常表示出血较为严重，多需手术处理且手术时要做好大出血的抢救准备。

3. 休克 严重的肾损伤或合并性肾损伤，常出现休克，且多为失血性休克。休克在损伤早期出现，表明伤情比较严重，需要用积极措施进行处理。

4. 血尿 绝大多数肾损伤的患者出现血尿，血尿可为镜下血尿，也可能是肉眼血尿。镜下血尿可能是轻微肾损伤唯一的异常指标。一般来说，血尿的严重程度与肾损伤的程度有相关性，但不一定完全一致。有以下情况可能不出现血尿：①肾蒂损伤；②严重的肾或肾盂裂伤，尿液经破裂处渗至肾周围或腹腔；③输尿管被血块堵塞或合并有输尿管断裂；④休克肾无血流。

【辅助检查】

1. 尿液检查 对一般伤前健康的人，尿液检查为镜下血尿即可诊断为泌尿系统损伤。对疑有泌尿系统损伤的患者应尽早收集尿液，必要时导尿收集尿液进行检查。在观察治疗期间，多次尿检对判断病情的变化有帮助。

2. 血液检查 血常规及血细胞比容的测定对判定失血程度有帮助，可作为肾损伤程度及伤情变化判定的指标，动态观察更具有指导意义。

3. CT 检查 因能够提供极为有价值的形态及功能变化的资料，现在已作为肾脏损伤的首选影像学检查，对诊断的确立有高度的敏感性和特异性。加强 CT 检查可对尿外渗情况和对侧肾脏功能形态等提供判断证据；对肾血管损伤也能提供一定的诊断帮助。

4. 腹部平片及静脉尿路造影检查 腹部平片（KUB）可以了解有无骨折、肾影及腰大肌阴影的变化等，对肾损伤提供初步判断。静脉尿路造影（IVP）对诊断有无肾脏损伤及损伤程度，对侧肾脏形态功能状况等提供非常有价值的资料。IVP 可能表现以下几种情况：①可见肾脏阴影但肾脏不显影：肾动脉损伤和血栓或严重肾损伤；②肾形态功能基本正常：轻微肾损伤；③肾外形不规则或肾引流系统完整性破坏：肾裂伤；④肾影不规则，腹膜后团块状阴影，腰大肌影模糊，内脏异位、膈肌抬高：严重肾损伤出血、血肿或尿外渗形成包裹肿块。

5. 超声检查 B 超具有简便、安全、无创、无射线、可床边等优点，所以可反复多次进行，对肾脏大小、血肿情况、尿外渗范围有一定诊断价值。彩色多普勒超声对肾血管损伤及肾实质血运判定有诊断价值。

6. 肾动脉造影 一般可作为肾损伤的常规检查。下述情况可考虑肾动脉造影：①疑有肾动脉损伤或损伤后动静脉瘘形成；②局限性肾损伤持续性出血或继发性出血拟同时进行栓塞治疗；③后期出现肾血管性高血压。

7. 其他检查 肾图检查对两侧肾功能情况有诊断价值。核素扫描对肾动脉有诊断意义；逆行尿路造影虽对肾引流系统损伤有确诊的价值，但因有侵入性易诱发感染，因此已少应用。

【诊断】

1. 病史 腰部、上腹部或胸部外伤史或伤后出现血尿，肾区疼痛。

2. 体检 肾体表投影区见外伤性出血或瘀斑。

3. 尿检 表现有血尿。

4. 影像学检查 肾脏表现为损伤性改变。根据以上证据在做出肾脏损伤的诊断的同时，还应对肾损伤的程度、有无合并伤做出判断，以利选择合理的治疗。

【治疗】 肾脏损伤因损伤程度不同、合并性损伤的有无及就诊时间的差异，治疗方式差别很大。

1. 急救治疗 肾损伤患者因失血、多部位受伤、应激及疼痛等因素，部分会出现休克。

2. 保守治疗 肾挫伤、肾部分裂伤通过保守治疗多可治愈。所以对伤情较轻、生命体征稳定、无合并伤的患者，一般采取保守治疗，但需注意以下几点：①绝对卧床休息：肾损伤患者应绝对卧床休息，卧床时间需至血尿停止后 2～3 周，2 个月避免剧烈活动或重体力劳动。②密切观察病情变化：严密监测生命体征，血压不稳定者应注意血压、脉搏的监测。注意尿液的变化并需动态观察。注意红细胞、血红蛋白、血细胞比容的动态监测：如可触及肿块应观察肿块的变化；条件许可需定期进行影像学复查。③适当应用止血药：氨甲环酸、氨甲苯酸或血凝酶静脉滴注，连用 3 天。④应用抗生素：可选用一种广谱抗生素预防感染。⑤对症治疗：给予镇静、止痛等药物。⑥支持疗法：输血补液、补充能量，维持水电解质平衡。

3. 手术治疗

（1）手术适应证：①开放性肾损伤；②肾血管损伤；③持续性严重出血，或血红蛋白、血细胞比容进行性下降，严重的血性尿液难以控制；④肾周肿块迅速增大或发现搏动性肿块；⑤证实有肾盂破裂或尿外渗范围广。

（2）手术切口：上腹正中切口有开关腹快捷，便于扩大切口，能够控制腹腔大血管，可同时处理其他器官的合并性损伤等优点，适用于绝大多数伤者。

（3）手术目的：在保证患者安全的情况下，尽可能保存功能性肾组织，降低并发症，促进患者尽早康复。

（4）手术要点：对疑有肾血管损伤、肾严重损伤、腹膜后搏动性肿块的患者，应在进入腹腔后，迅速显露肾血管开口处下腔静脉、腹主动脉，以利于对肾脏出血的有效控制。切忌在未能控制肾蒂情况下，盲目切开、探查后腹膜血肿，以免造成突然的难以控制的出血。

（5）手术方式：对肾损伤的具体手术方式应根据损伤的程度、部位，对侧肾脏功能状况及全身情况等因素决定。①肾裂伤：清创后用可吸收缝线妥善缝合修补；必要时可用肾周脂肪、大网膜等充填加固；肾上极或下极横断伤，清创缝合有困难的可行肾部分切除；②肾脏严重横断伤或碎裂伤难以修复（对侧肾功能正常）：肾切除；③肾盂裂伤：缝合修补；④肾蒂损伤：破裂口修补、动脉内膜切除、血栓清除、损伤处切除再吻合或架桥旁路术、自体移植术等。

（6）术后处理：行肾裂伤修补或肾部分切除肾脏保留者，术后应卧床 2～3 周；注意观察肾周引流量及颜色的变化；注意尿液的变化；观察生命体征；应用抗生素预防感染。而行肾切除又无合并伤者按一般肾切除术后处理。

案例 52-1

患者，男，38 岁，无业。左上腹部外伤 3 小时。

患者 3 小时前因饮酒与人争执后被推倒在路边，左上腹部撞于台阶处，因醉酒状态未予重视。现感背部疼痛持续加重，期间伴血尿一次。诉心悸，伴口渴。既往体健。

体格检查：T 37.8℃，P 123 次/分，R 24 次/分，BP 93/58 mmHg。面容苍白，四肢发凉，精神恍惚。左背部皮下瘀斑；左上腹和左肾区有明显压痛，触及肾区包块，大小 4cm×4cm。上腹部轻度肌紧张，无反跳痛。无移动性浊音。

辅助检查：①血常规：WBC 11.4×10^9/L，RBC 2.5×10^{12}/L，血细胞比容 30%。②泌尿系超声提示左肾周有液性暗区，肾包膜不完整。③腹部平片显示左侧肾影增大，腰大肌阴影模糊。

问题：

1. 患者最可能的诊断是什么？
2. 还需要完善哪些相关检查？
3. 如何对患者进行治疗？

第二节　输尿管损伤

输尿管是一种纤细的肌性管道，有柔韧性和活动度；有强大的脊柱和肌肉、腹腔脏器及骨盆保护。输尿管损伤少见，多为医源性损伤。

【病因】

1. 手术损伤　最多见，下腹手术、盆腔手术、妇科手术、结直肠手术均可造成输尿管损伤，所以进行上述部位的手术应高度警惕。

2. 器械损伤　行输尿管插管、输尿管镜检查、输尿管镜下气压弹道碎石等，可造成输尿管穿孔或撕脱。

3. 放射性损伤　盆腔肿瘤放疗，可造成放射性损伤。

4. 外伤　见于开放性贯通伤，少数可造成输尿管部分裂伤或完全断裂。闭合性损伤很少造成输尿管损伤。极少数情况下因腰部过度伸展可引起肾盂输尿管交界处断裂。

【临床表现】　输尿管损伤的临床表现因输尿管损伤的病因、损伤程度、单侧或双侧、发现时间、尿瘘或感染等差异，变化比较大。

1. 局部表现　患侧腰部疼痛、肿胀，外伤引起的比较明显；而医源性损伤则可能表现为腰区胀痛，

无其他症状。

2. 休克　常见于外伤性输尿管损伤。

3. 血尿　常见于外伤性输尿管损伤。医源性损伤，血尿少见。

4. 尿外渗　伤后即时或数天内伤口漏尿，腹腔积尿。术后发现手术切口大量异常渗液应引起警惕。对术后不明原因突然发现腹水者应引起注意，必要时可穿刺抽腹水做肌酐浓度测定，可以鉴别。

5. 无尿　双侧输尿管损伤或孤立肾输尿管损伤会出现无尿，需注意与肾前性、肾性急性肾衰竭鉴别。

6. 梗阻　手术、放射或器械损伤可致输尿管水肿、扭曲狭窄，引起同侧梗阻，造成梗阻以上部位积水，出现腰部胀痛。双侧同时受损可引起慢性肾功能不全。

【诊断要点】

（1）损伤、手术、放疗等病史。

（2）造影检查：首选静脉尿路造影。良好的造影片能够发现造影剂外渗，肾脏输尿管不显影、移位扭曲，后期表现为扩张、积水等。静脉尿路造影诊断不明时，可行膀胱镜逆行造影检查。

【治疗】

（1）急救治疗外伤性输尿管损伤通常是复合性损伤，可能出现休克。所以应积极抗休克，处理其他严重的合并伤，条件允许再对输尿管损伤进行分析判断。而医源性损伤则可以通过相应检查，对损伤的部位、性质等做出明确的诊断。

（2）手术治疗

1）目的：恢复输尿管连续性，保全患侧肾脏功能。

2）原则：尽早明确诊断、早期治疗。清除失活组织，进行无张力吻合；引流外渗尿液；抗感染。

3）方式：断裂伤行修补，置支架引流；缝扎误扎行松解，若已坏死缺血行切除吻合；穿孔伤或部分裂伤置支架修补；下段损伤可行再移术；输尿管缺损较多，根据下、中、上段位置不同行膀胱肌瓣管成形术、肾脏下移术、与对侧输尿管吻合术或肠代输尿管术、肾自体移植术进行治疗。

【预防】　由于输尿管损伤多是医源性的，因此应注意预防。在行盆腔手术、直肠手术等近输尿管处病变时，应仔细操作，解剖正确；估计手术伤及输尿管可能性比较大时，术前留置输尿管导管，便于术中辨认减少损伤；已分离出输尿管，不要过度游离，保护输尿管血运；进行器械检查时应轻柔、准确，切忌暴力；放射治疗时应准确立位，控制总量。

第三节　膀 胱 损 伤

膀胱为盆内器官，前方为耻骨联合，后方有直肠骶骨，女性还有子宫阴道，下为尿道生殖膈，两侧为骨盆壁，所以膀胱受伤的机会很少。一旦发生损伤常伴有骨盆骨折及合并伤。膀胱高度充盈后，突出到耻骨联合以上，同时顶后壁变薄，在受到暴力作用后易受损伤，而且几乎多为腹膜内伤。

【病因】

1. 闭合性损伤　膀胱在充盈情况下受到直接暴力、间接暴力的作用使膀胱内压突然增加，使膀胱薄弱处破裂，多为腹膜内型膀胱破裂。骨盆骨折、骨折端直接刺破膀胱，造成膀胱破裂。

2. 开放性损伤　利刃、刀器直接穿入膀胱，造成膀胱损伤，膀胱破裂口与体表相通，这种损伤常伴有合并伤。

3. 医源性损伤　侵入性检查、手术或放射治疗引起膀胱损伤。

【分类】

1. 膀胱挫伤　膀胱完整性存在，仅在膀胱壁内造成局部出血、血肿，无尿外渗。

2. 腹膜外型膀胱破裂　膀胱完整性破坏，破裂口位于腹膜外的膀胱壁，常由骨盆骨折引起。尿外渗主要局限在膀胱周围，不进入腹腔。

3. 腹膜内型膀胱破裂　膀胱完整性破坏，破裂口位于腹膜内与腹腔相通，尿液直接渗入腹腔。

4. 混合型膀胱破裂　膀胱完整性破坏，腹膜内外同时存在膀胱破裂口。常为开放性损伤或膀胱充盈时骨盆骨折造成损伤。

【临床表现】

1. 休克　合并性损伤特别是伴骨盆骨折的患者，因大量出血可引起休克。单纯性膀胱破裂少有休克。

2. 疼痛　耻骨下或下腹疼痛。腹膜内型破裂可引起全腹痛。

3. 排尿困难　膀胱完整性破坏，内压下降，出现排尿困难或仅有尿意无尿排出。

4. 血尿　膀胱挫伤或裂口较小的损伤，可表现有血尿。

5. 感染　因尿外渗、继发感染或血肿吸收，可引起发热或腹膜炎症状。

6. 肾功能不全　少数隐匿性膀胱破裂，尿液直接流入腹腔前被吸收。如此反复，多日后可出现特殊性急性肾后性肾衰竭。

【诊断依据】

1. 病史　有外伤史或骨盆骨折后出现血尿、排尿困难、腹痛。

2. 体检　下腹、耻骨上区有瘀斑、压痛或有骨折。

3. 导尿及注水实验　外伤后导尿仅引流少量尿液。注水实验阳性（150ml 生理盐水注入后 5～10 分钟回抽，抽出的量与注射量相差 50%以上）。

4. 膀胱造影　是确诊膀胱破裂最可靠的检查，准确性近 100%。造影片上可观察到造影剂外渗至腹腔内或腹膜外膀胱周围。

【治疗】

1. 急救治疗　输血补液抢救休克，处理严重的合并伤，稳定病情。选择可靠的检查以明确诊断，拟定治疗方案。

2. 保守治疗　对明确为膀胱挫伤、腹膜外型膀胱破裂，尿外渗不明显者，可保守治疗。保守治疗主要是留置导尿 2 周左右，防治感染、保持引流通畅，同时预防应用广谱抗生素等。

3. 手术治疗　对腹膜内型膀胱破裂、腹膜外型膀胱破裂伴广泛尿外渗或有骨折片刺入膀胱者，应手术治疗。手术要点：修补腹膜和膀胱破裂口；有碎骨片刺入膀胱时应予清除或复位；保持膀胱造瘘管或导尿管引流通畅；处理合并伤，引流外渗尿液。同时术后注意防治感染。膀胱肌层厚实、血运丰富，黏膜愈合能力强，膀胱破裂多能良好康复。

第四节　尿 道 损 伤

案例 52-2

患者，男，24 岁。因骑跨于单车横杆上尿道滴血 3 小时入院。

患者与人玩耍骑飞车，不慎跳上单车时坐于坐凳前的横杆上，当时会阴疼痛、肿胀，逐渐青紫，继而发现尿道外口不断有鲜血滴出。入院前半小时因尿涨如厕小便未排出，后觉会阴部和阴囊肿胀更甚，遂急诊入院。

体格检查：P 80 次/分，BP 120/67mmHg，会阴青紫，阴囊明显肿大，球尿道处触痛。在无菌操作下用柔软尿管试行导尿，不能插入膀胱。

问题：

1. 患者最可能的诊断是什么？

2. 如何对患者进行处理及治疗？

尿道损伤主要发生在男性，女性尿道损伤仅占

1%左右，所以尿道损伤主要是指男性尿道损伤。男性尿道以尿生殖膈为界分为后尿道和前尿道;后尿道包括尿道前列腺部和尿道膜部,前尿道包括尿道球部和阴茎部。女性尿道损伤虽少见,一旦发生常为合并伤,在临床处理时应引起注意。

【病因】

1. 骨盆骨折 外伤造成骨盆骨折,骨折移位与尿生殖膈形成的剪力很容易造成尿道膜部损伤;骨折断端直接刺伤后尿道;骨盆骨折是后尿道损伤的最主要原因。

2. 骑跨伤 尿道受到来自下方座杆的作用,与耻骨联合形成挤压力造成损伤,而对应的部位是尿道球部,所以骑跨伤主要是造成尿道球部损伤。

3. 开放性损伤 锐器经会阴刺入可造成开放性尿道损伤。这种损伤虽不常见,但常是复杂性的损伤。

4. 医源性损伤 在进行经尿道的检查治疗时,暴力操作会造成尿道挫伤、穿孔、假道,甚至穿透直肠壁。

【分类】

1. 按损伤部位分类

(1)前尿道损伤:盆外尿道损伤,受伤部位是尿道球部或会阴部,致伤因素主要是骑跨伤。

(2)后尿道损伤:盆内尿道损伤,受伤部位是尿道膜部或前列腺尖部,致伤因素主要是骨盆骨折。

2. 按损伤程度分类

(1)尿道挫伤:指尿道黏膜或尿道海绵体的损伤,尿道连续性完整,属轻度尿道损伤。

(2)尿道裂伤:尿道壁的部分完全断裂,另一部分仍完整,尿道连续性部分完整。

(3)尿道断离:尿道全层、全部断离,尿道连续性丧失,两断端可以有较大移位。

【临床表现】

1. 休克 骨盆骨折或同时有合并伤,因出血或创伤使部分患者发生休克,后尿道损伤的患者尤为多见。

2. 排尿困难 尿潴留、尿道损伤、后尿道连续性中断或疼痛,患者多不能自行排尿,出现排尿困难或尿潴留。

3. 尿道口滴血 损伤部位位于尿道球部,因无括约肌的限制,伤处出血直接经尿道流出,表现为尿道滴血,属前尿道损伤的典型表现。后尿道损伤因受括约肌的限制,尿道流血仅在排尿时或排尿后出现。尿道出血的程度与损伤的程度不一定一致。

4. 疼痛、肿胀损伤 局部疼痛,排尿时疼痛加剧。损伤局部肿胀,皮下淤血,尿外渗时肿胀明显,范围波及会阴、阴囊,甚至下肢部。

5. 尿外渗 尿道裂伤或断裂后,尿液及血液经裂口渗至周围组织内,受组织筋膜的限制局限在一定范围内。破裂部位不同尿外渗范围差异明显,与此相关的三个结构是阴茎筋膜、尿生殖膈、会阴浅袋。①前尿道损伤:阴茎部尿道破裂,阴茎筋膜完整,尿外渗局限在阴茎,表现为阴茎肿胀;②后尿道损伤:尿生殖膈完整时,外渗尿液积聚在前列腺和膀胱周围间隙;尿生殖膈破裂,尿液也可渗入会阴、阴囊。

【诊断】

1. 病史 尿道、下腹、会阴部外伤史,伤后表现有尿道口滴血、排尿困难、会阴部肿胀。

2. 体格检查 前尿道破裂表现为会阴、阴囊或阴茎部尿外渗。后尿道损伤,可以表现为阳性骨盆挤压征,肛诊检查可能发现前列腺尖部游离、前列腺抬高等。

3. 辅助检查

(1)诊断性导尿:疑有尿道损伤的患者,在严格无菌条件下,轻柔操作进行导尿。如尿管插入一定深度后,引流出清亮尿液或淡红色尿液,表明尿道损伤程度较轻。

(2)骨盆 X 线片及尿道造影:骨盆 X 线片能够明确骨盆骨折及骨折程度和移位情况。尿道造影正斜位片能够显示尿道损伤的部位、程度等,是诊断尿道损伤最可靠的方法。

【治疗】 尿道损伤部位不同、程度差异、有无合并伤,影响治疗的方式。但应遵循以下原则:抢救休克、挽救患者生命,恢复尿道连续性,引流尿外渗,预防感染,防治并发症。

1. 急救治疗 输血补液抗休克,处理合并伤。

2. 尿道挫伤或裂伤 保留导尿 10～14 天,尿外渗明显予以引流,适当应用抗生素。

3. 尿道断裂

(1)前尿道断裂:对尿道损伤时间较长(＞12小时),缺损尿道较长或伴有感染无吻合术条件,可行膀胱造瘘术。手术同时注意清除血肿,引流尿外渗,应用抗生素预防感染。

(2)后尿道断裂:后尿道断裂的处理稍显复杂,意见不完全一致。有以下三种处理方式:

1)尿道会师术:对后尿道断裂而病情比较平稳的患者,一般主张首选尿道会师术。虽不能清除坏死组织及血肿、不能对断离的尿道进行对端吻合,且有加重损伤、增加错位的可能,但该术式具有适应证广、操作难度小、方便快捷、适应基层医院开展等优点,不失为一种较为实用的治疗方法。有时治疗结果不理想,往往通过尿道内切开最终可以获得满意的效果。

2)尿道吻合术:对骨盆骨折轻、骨盆环稳定、患者全身情况良好，术者具有较丰富的经验，可以实施后尿道端端吻合术。手术如获成功，排尿功能可恢复满意。但有学者认为损伤时实施手术，局部解剖不清楚，有可能增加勃起障碍及尿失禁的发生率。

3）膀胱造瘘术：对病情重、伤情复杂的患者可选用膀胱造瘘术，暂时进行尿液转流，3个月后再处理尿道损伤。在尿道切开普及初期，这种术式提倡得较多。现在看来，损伤处尿道在造瘘术后往往闭锁，给尿道内口切开增加了难度，所以有条件时还是选择前两种术式。

4. 并发症治疗

（1）尿道狭窄：是尿道损伤后最常见、也是较难处理的并发症。轻度尿道狭窄可行定期尿道扩张治疗，较重尿道狭窄或尿道闭锁应行尿道内切开或尿道吻合术。由于尿道狭窄在尿道损伤或手术后易于发生。所以无论行何种术式治疗尿道损伤，拔管后患者都应进行一定时间的随诊，发现尿道狭窄进行定期扩张，这点在患者出院时应明确告知。

（2）尿失禁：后尿道损伤的患者部分可能会发生尿失禁。有作者认为尿道损伤先行膀胱造瘘术，后期再行尿道内切开会降低尿失禁的发生率。发生尿失禁的患者多数经功能性训练后可恢复满意尿控。

（3）阳痿：后尿道损伤的患者常见，特别是急诊行吻合术的患者，与支配供应阴茎的神经、血管损伤或手术再损伤有关，部分病例经一定时间能够自行恢复。

思 考 题

1. 简述肾损伤的临床表现。
2. 简述肾损伤的手术指征。
3. 简述膀胱损伤的诊断及治疗。
4. 简述尿道损伤的分类及临床表现。
5. 简述尿道损伤的治疗原则。

（范治璐）

第五十三章 泌尿、男性生殖系统感染

学习目标

1.掌握急慢性肾盂肾炎及细菌性膀胱炎的临床表现、诊断与治疗原则。

2.掌握急慢性前列腺炎及附睾炎的临床表现、诊断与治疗原则。

3.了解肾周围炎、肾积脓及急慢性睾丸炎的临床表现、诊断与治疗原则。

第一节 概 述

泌尿、男性生殖系统感染主要是由病原体侵入泌尿生殖道并繁殖而引起的炎症反应,病原体大多为革兰氏阴性杆菌。由于解剖上泌尿道和生殖道关系密切并与外界相通,因而两者易同时感染或相互传播。泌尿系统感染又称尿路感染(urinary tract infection, UTI),分为上尿路感染和下尿路感染。上尿路感染包括肾盂肾炎和输尿管炎,下尿路感染包括膀胱炎和尿道炎。尿路感染的发病率很高,在感染性疾病中仅次于呼吸道感染。

【病原微生物】 病原微生物是泌尿、男性生殖系统感染的重要病原条件,最常见的为来自胃肠道的革兰氏阴性杆菌,60%~80%为大肠杆菌,其次为副大肠杆菌、克雷伯杆菌、变形杆菌、产碱杆菌、铜绿假单胞菌等。革兰氏阳性菌约占20%,包括葡萄球菌、链球菌、粪链球菌等。还有结核杆菌、淋球菌支原体、衣原体、厌氧菌、真菌和病毒等,其中结核杆菌和淋球菌引起的感染为特异性感染。

【发病机制】 尿路感染是病原体和宿主之间相互作用的结果,在一定程度上是由细菌的毒力、细菌数和宿主的防御机制不完全造成的。正常人的尿道外口和黏膜停留一些细菌,称为正常菌群,如乳酸杆菌、链球菌、葡萄球菌、小棒杆菌等。在致病菌数量及毒力未达到一定程度时,正常菌群对致病菌起到平衡和抑制作用,且正常人尿液的酸碱度和尿液中的尿素与有机酸不利于细菌的生长和繁殖,正常的排尿活动可将细菌排出体外,所以正常人的尿路对致病菌具有一定的防御能力。

在发病机制中,致病菌细菌的毒力具有重要作用,例如,大肠杆菌表面附着的一层酸性多聚糖抗原,称为K抗原,表达特殊K抗原的大肠杆菌的毒力强,更易引起尿路感染。致病菌表面菌毛产生的黏附能力也是致病的重要环节,但是尿路上皮分泌的黏液含黏蛋白、氨基葡萄糖聚糖、糖蛋白、黏多糖等,均具有抵御细菌黏附和结合力的作用。黏液作为保护屏障,一旦致病菌与黏液结合,损害保护层,致病菌就能黏附于尿路上皮表面而引起感染。此外,尿路感染的易感性可能还与血型抗原、基因型特征、内分泌因素等相关。

【诱发因素】

1. 梗阻因素 如泌尿生殖系统畸形、结石、肿瘤、狭窄、前列腺增生、神经源性膀胱等引起的尿流不畅,引起尿液滞留,降低尿路上皮及生殖道上皮防御细菌的能力。

2. 机体抗病能力减弱 如糖尿病、妊娠、贫血、慢性肝病或肾病、营养不良、肿瘤及先天性免疫缺陷或长期应用免疫抑制剂治疗等。

3. 医源性因素 如留置导尿管、造瘘管、尿道扩张、前列腺穿刺活检、膀胱镜检等操作,由于黏膜擦伤或忽视无菌观念,易引入致病菌而诱发或扩散感染。

4. 性别 女性尿道短,易招致上行性感染,特别是经期、更年期及性交时更易发生。妊娠时由于内分泌和机械性因素使输尿管管口扩张,加之尿液排出受阻,更易引起上行性感染。尿道口狭窄或尿道口附近有感染灶,如尿道旁腺炎、阴道炎也是诱发因素。

【感染途径】

1. 上行感染 病原菌经由尿道上行至膀胱,甚至输尿管、肾盂引起的感染称为上行感染,约占尿路感染的95%,其中约50%是由下尿路感染发展而来。正常情况下前尿道和尿道口周围定居着少量细菌,如链球菌、乳酸菌、葡萄球菌和类白喉杆菌等,但不致病。某些因素如性生活、尿路梗阻、医源性操作、生殖器感染等可导致上行感染的发生。

2. 血行感染 指病原菌通过血运到达肾脏和尿路其他部位引起的感染。此种感染途径少见,不足2%。多发生于患有慢性疾病或接受免疫抑制剂治疗的患者。常见的病原菌有金黄色葡萄球菌、沙门菌属、假单胞菌属和白色念珠菌属等。

3. 直接感染 泌尿系统周围器官、组织发生感染时,病原菌直接侵入到泌尿系统导致感染,如阑尾脓肿、盆腔化脓性炎症等。

4. 淋巴道感染 盆腔和下腹部的器官感染时,病原菌可从淋巴道感染泌尿系统,但极为罕见。

【诊断方法】 根据典型的临床表现,尤其是急性期，诊断并不困难。但是明确泌尿系感染首先取决于尿液中找到致病菌或出现白细胞。由于留取尿液标本时往往因污染而出现假阳性，混淆诊断，因此采用正确的尿标本采集方法在诊断中极为重要。

1. 尿标本的采集方法 ①分段采集尿液，一般收集中段尿；②导尿，常用于女性患者；③耻骨上膀胱穿刺，适用于新生儿及截瘫患者，此法留取的尿液标本最为可靠。尿培养常采用清洁中段尿或耻骨上膀胱穿刺标本。尿标本采集后应在 2 小时内处理，避免污染和杂菌生长。

2. 尿液镜检 尿液标本应立即进行涂片检查，最简单的方法是用亚甲蓝染色，显微镜下可以辨别革兰氏阴性杆菌和阳性球菌，同时进行尿液细菌培养及药物敏感试验。此外还应观察尿液中有无白细胞，如白细胞数超过 5 个每高倍镜视野则为脓尿，提示尿路感染。如为无菌性脓尿，应警惕泌尿系统结核等疾病。

3. 细菌培养和菌落计数 是诊断尿路感染的主要依据。如菌落计数 $>10^5$/ml 应认为有感染，$<10^4$/ml 则为可能污染，应重复培养，介于两者之间时则为可疑感染。以上数值仅适用于急性感染且未使用抗生素的患者。

4. 定位诊断 泌尿系感染分为上、下尿路感染，上尿路感染以肾盂肾炎为代表，下尿路感染以膀胱炎为代表。两者的诊疗方法不同，因此应加以区分。区分方法包括临床表现及膀胱镜检查等。

5. 影像检查 包括超声、泌尿系平片、静脉尿路造影、CT、放射性核素扫描及磁共振水成像等。这些检查的主要目的是明确有无泌尿生殖系统畸形、结石、肿瘤、狭窄及前列腺增生等引起泌尿系感染的诱因存在。

【治疗原则】 尿路感染的治疗原则在于消除致病菌，缓解症状，避免肾功能损害及感染扩散等。

1. 抗生素 根据尿培养结果及药敏试验选择敏感且肾毒性小的抗生素，一般应持续到症状消失，尿培养转阴后 2 周，停药第 2 周及第 6 周复查尿培养均为阴性方可视为治愈，否则应继续治疗。

2. 对症治疗 给予黄酮哌酯、酒石酸托妥罗啶等药物缓解膀胱痉挛症状。

3. 处理诱发尿路感染的因素 如泌尿生殖系统畸形、结石、肿瘤、狭窄、前列腺增生等。

4. 其他 注意营养及休息，多饮水，保持每天尿量在 2000ml 以上。

第二节 上尿路感染

案例 53-1

患者，女，35 岁，因寒战、高热、腰部疼痛 2 天就诊。患者 10 天前无明显诱因发现尿频、尿急、尿痛、尿不尽感及下腹部隐痛，2 天前突然发热、寒战，体温高达 39.8℃，伴有双侧腰部胀痛，同时出现头痛、乏力，既往有慢性膀胱炎病史。

体格检查：T 39.8℃，P 102 次/分，R 25 次/分，BP 130/85mmHg。急性病容，精神萎靡，浅表淋巴结不肿大。胸部、心、肺检查无明显阳性体征，腹部无压痛，双肾区叩痛阳性，膀胱区浊音界未叩出。

辅助检查：①血常规：WBC $12.5×10^9$/L。②尿常规：WBC 35 个/HP，RBC6～8 个/HP，蛋白（＋）。③中段尿细菌培养 3 次，均培养出大肠杆菌。

问题：
1. 初步诊断是什么？
2. 进一步的辅助检查有哪些？
3. 如何处理？

一、急性肾盂肾炎

急性肾盂肾炎（acute pyelonephritis）是肾盂和肾实质的急性细菌性炎症，女性的发病率远高于男性。致病菌多经膀胱逆行感染肾盂，再经肾盂感染肾实质，也可经血液直接播散到肾盂和肾实质。上行感染的致病菌主要为革兰氏阴性菌，主要为大肠杆菌和其他肠杆菌。血行感染的病原菌主要为革兰阳性菌。上尿路梗阻、膀胱输尿管反流及尿潴留时，可以继发肾盂肾炎。

【病理】 肾盂黏膜充血水肿，出现散在小出血点。显微镜下可见多量中性粒细胞浸润，肾盂和肾间质化脓性炎，形成脓肿。上行性，肾盂和肾间质首先累及；下行性，肾皮质肾小球首先累及。

肾脏体积增大，质地较软。肾脏表面和切面有大小不等，形状不规则脓肿灶。髓质内可见黄色条纹状病变。肾盂黏膜有脓性分泌物或积脓。早期肾小球多不受影响，病变严重时可见肾小管、肾小球受破坏。化脓灶愈合后可形成微小的纤维化瘢痕，一般无损于肾功能；病灶广泛而严重者，可使部分肾单位功能丧失。在致病菌及感染诱因未被彻底消除时，肾盂肾炎可由于病变迁延或反复发作而转为慢性。

【临床表现】 急性肾盂肾炎一般表现为腰部疼痛，恶心呕吐，发热（＞38℃），肋脊角压痛，这些症状可在没有膀胱刺激症状的前提下发生。

1. 泌尿系统症状 包括尿频、尿急、尿痛、血尿、排尿困难，患侧或者双侧腰部胀痛，肋脊角有明显的压痛或叩击痛等。

2. 全身症状 寒战、高热，体温可上升到 38℃以上，伴有头痛、恶心呕吐、食欲缺乏等，常伴有血中白细胞计数升高和红细胞沉降率增快。

【特殊患者的表现】 孕期妇女患有急性肾盂肾炎需要特别的关注，这种感染不仅使得母亲可有严重的贫血、肾衰竭和呼吸衰竭，而且更容易引起胎儿早产。

大多数男性在发热性的泌尿系统感染中伴随有前列腺的感染，这时前列腺的体积及 PSA 值均会一过性地上升。因此，只要是男性发热性的泌尿系统感染、肾盂肾炎、反复发作的泌尿系统感染，或者怀疑有复杂性的因素时，均需要常规做泌尿系的评估。

在糖尿病患者中，急性肾盂肾炎往往伴有各种代谢异常，如高血糖和低血糖、高渗性脱水、酮症酸中毒等，这些异常需要被密切地关注。糖尿病患者有时由于产气细菌的感染可能会导致肾实质的感染，这种感染有较高的死亡率。这种感染表现在病理上为急性化脓性渗透所导致的微小脓肿。

【诊断】 根据病史可以进行初步诊断，特别注意询问有无下尿路感染、前列腺炎及身体其他部位有无感染病灶。

尿常规检查，其中包括白细胞及红细胞计数，亚硝酸盐的检查，是被推荐的常规检查。可发现白细胞、红细胞、蛋白、管型和细菌。细菌的菌落计数＞10^4个/ml 被认为是有临床意义的菌尿。

X 线、B 超、CT 等影像学检查有助于了解上尿路有无梗阻或其他疾病。以发现可能存在的尿路解剖结构或功能异常。

【治疗】

1. 全身治疗 卧床休息，输液、多饮水，维持每天尿量达 1500ml 以上，有利于炎症产物排出。

2. 抗菌药物治疗 对于轻中度感染，可口服有效抗生素 14 日，如三代头孢、氟喹诺酮类。症状严重者，应肌内或静脉给予抗生素，如三代头孢、喹诺酮类、氨基糖苷类、碳青霉烯类抗生素，必要时联合两种以上药物。体温正常、症状缓解后继续应用 3 天，然后改为口服抗生素。治疗效果不明显者，可根据细菌培养结果更换抗生素。如果没有泌尿系梗阻、反流、糖尿病等高危因素，在合理治疗的前提下，急

性肾盂肾炎很少发展成为慢性肾盂肾炎，预后良好。

3. 缓解症状药物 碱性药物如碳酸氢钠、柠檬酸钾，可降低酸性尿液对膀胱的刺激，以缓解膀胱刺激症状。钙离子通道拮抗剂酒石酸托特罗定、高选择 M 受体抑制剂盐酸索利那新，可解除膀胱痉挛，缓解刺激症状。

二、肾 积 脓

肾积脓（pyonephrosis）也称脓肾，是肾实质严重感染所致广泛的化脓性病变，或是在梗阻因素下肾积水，感染形成一个积聚脓液的囊腔。多继发于肾结石、输尿管结石、肾盂肾炎等疾病，致病菌多为革兰氏阴性杆菌。肾积脓的临床表现有两种类型。急性发作时可出现全身感染症状，如寒战、高热、腰部疼痛及肿块等。慢性肾积脓时病程较长，患者可有消瘦、贫血、反复尿路感染，部分患者症状不明显，体检时发现。如尿路有不完全性梗阻，脓液可沿输尿管排入膀胱而出现膀胱炎症状。膀胱镜检查可见患侧输尿管口喷脓尿。尿液检查可见大量脓细胞。若尿路有完全性梗阻，尿常规检查可完全正常。排泄性尿路造影、放射性核素肾图、B 超、CT 及磁共振等检查，可以了解尿路梗阻程度和患侧肾功能情况。右侧肾积脓需与化脓性胆囊炎鉴别。

【治疗】 急性期如伴有梗阻需要在使用抗生素的前提下尽快解除梗阻，以利于感染的控制及保护肾功能。解除梗阻的方式以肾造瘘为首选。如肾功能已经丧失，则行患侧肾切除术。以上治疗的同时应注意加强营养支持，纠正水、电解质紊乱。

三、肾皮质多发脓肿

肾皮质多发脓肿为致病菌随血液循环侵入肾，造成肾皮质感染，从而形成肾皮质多发脓肿，目前由于抗生素的使用已经较少见。多发生在 25～50 岁，且男性多见，约 1/3 伴有糖尿病。以往以金黄色葡萄球菌最为常见，目前大肠杆菌及变形杆菌引起者越来越常见。感染原多来自疖、痈等体表及口腔、呼吸道感染。感染菌经血行感染，形成肾皮质多发小脓肿，称为肾疖。小脓肿融合形成肾痈。严重时脓肿可侵破肾被膜形成肾周脓肿。

【临床表现】 发病突然，高热、寒战等菌血症症状明显。腰部剧痛、肾区压痛，肌紧张和肋脊角叩痛。实验室检查：血白细胞升高、中性粒细胞增加、血培养有细菌生长。部分病例脓肿与集合系统相通，出现脓尿和菌尿，尿细菌培养为阳性。尿路平片示肾

轮廓不清，腰大肌阴影模糊、消失，静脉肾盂造影显示患侧肾盂肾盏受压变形。B超下可见肾皮质内液性暗区，轮廓不规则。CT可见肾皮质内多发低密度影。

【治疗】 早期肾皮质脓肿应及时应用广谱抗生素抗感染治疗。如肾痈形成或并发肾周围脓肿，可在超声或者CT引导下穿刺或切开引流。本病如治疗不及时可形成败血症，危及患者生命。

四、肾周围炎

肾周围炎（perinephritis）是发生在肾周围脂肪囊内的炎症。多由肾的感染性病灶发展而来，如肾盂肾炎、肾实质感染、肾积脓等。也可由肾外伤血肿、尿外渗等继发感染引起，少数来自肾以外的感染，如胰腺炎等。若形成脓肿则称肾周围脓肿。脓肿可向周围蔓延形成腰大肌脓肿、膈下脓肿，严重时引起继发性腹腔或胸腔内感染。致病菌以金黄色葡萄球菌、大肠杆菌和变形杆菌多见。

【临床表现】 主要为腰痛、肾区压痛、叩击痛和肌紧张；形成脓肿后可有全身中毒症状，如畏寒、发热等。血白细胞及中性粒细胞升高。单纯肾周围炎尿常规无异常，但由于肾周围炎多伴有肾实质感染，尿常规检查可见脓细胞。若脓肿蔓延腰大肌，可出现明显的腰大肌刺激症状，腹部平片可见脊柱弯向患侧，腰大肌阴影消失。若累及膈肌，可有胸膜炎性反应，同侧胸膜增厚、胸腔积液、膈肌抬高、活动受限。

B超和CT可显示肾周围脓肿有助于本病的定位、定性诊断。B超引导下做肾周围穿刺抽取脓液涂片培养，有助于明确致病菌类型和抗生素的选择。

【治疗】 未形成脓肿前，治疗首选敏感的抗生素和局部热敷。肾周围脓肿形成后，则很少能自行吸收，应早期在超声或者CT引导下穿刺或切开引流，并加强全身支持治疗。

第三节 下尿路感染

一、急性细菌性膀胱炎

急性细菌性膀胱炎（acute bacterial cystitis）是一种常见病，女性多发，因女性尿道短而直，尿道外口畸形及会阴部常有大量的细菌存在，如有性交、导尿、个人卫生不洁及个体对细菌抵抗力降低等诱因，易导致上行感染，尤其在新婚期及绝经期后更容易发病。绝经期妇女尿路感染与体内雌激素缺乏引起阴道内乳酸杆菌减少和致病菌的繁殖增加有关。而男性尿道较长，且前列腺液具有抗感染的特性，单纯急性细菌

性膀胱炎较少发生，常继发于其他疾病，如前列腺增生、尿道狭窄、包皮炎、尿结石、肾感染、留置导尿管等。感染途径几乎均为上行感染，所致病原菌多数为大肠杆菌，其次为葡萄球菌。

【病理】 浅表膀胱炎症多见，以尿道内口及膀胱三角最明显。膀胱黏膜弥漫性充血、水肿，肉眼呈深红色，黏膜下有出血，可有溃疡形成或脓苔覆盖。炎症一般比较表浅，仅累及黏膜及黏膜下层，显微镜下可见毛细血管扩张和白细胞浸润。炎症有自愈倾向，愈合后不留痕迹。

【临床表现】 发病突然，临床表现为尿频、尿急、尿痛。尿频程度不一，严重者数分钟排尿一次。排空后仍有尿不尽感。可有急迫性尿失禁。排尿时尿道有烧灼感，甚至不敢排尿。常见终末血尿，有时为全程血尿，甚至有血块排出。

部分患者有耻骨上区疼痛。全身症状不明显，体温正常或仅有低热，当并发急性肾盂肾炎或急性前列腺炎、附睾炎时才出现高热。青壮年女性患者发病常与经期、性交等有关。男性如有慢性前列腺炎，可在性交或饮酒后诱发膀胱炎。

【实验室检查】 尿液中白细胞和红细胞增多，除尿细菌培养外，还应做菌落计数和药物敏感试验，典型病例常获得阳性结果，肾功能一般不受影响。尿道有分泌物时应做涂片细菌学检查。

【诊断与鉴别诊断】 诊断时特别要注意询问患者有无尿路感染的诱因和泌尿系统及全身疾病史，并进行相应的检查。耻骨上膀胱区可有压痛。在急性感染期禁忌做膀胱镜检查及尿道扩张。

膀胱炎需要与尿道炎、阴道炎鉴别。尿道炎也有尿频、尿急、尿痛等症状，但不如膀胱炎严重，性传播性尿道炎尿道多有脓性分泌物，无畏寒、发热，常见致病原为淋球菌、衣原体、支原体、单纯疱疹病毒和滴虫等。阴道炎常有排尿刺激症状伴阴道刺激症状，有恶臭性阴道分泌物。

【治疗】 应多饮水、注意休息，避免辛辣刺激的饮食。膀胱区热敷及口服碳酸氢钠碱化尿液，应用颠茄、阿托品、黄酮哌酯、酒石酸托妥罗啶等药物可减少炎性物质对尿路的刺激，解除膀胱痉挛。

根据病原菌种类和药物敏感性试验结果选用抗生素治疗，采用3天短疗程大剂量冲击治疗。可选用复方磺胺甲恶唑、头孢菌素类、喹诺酮类、呋喃妥英等药物。

绝经期女性患者可以使用雌激素替代治疗，维持正常的阴道内环境，增加乳酸杆菌并清除致病菌，可减少尿路感染的发生。

还应积极治疗诱发尿路感染发作的各种全身或

尿路方面的疾病,若治疗不彻底或有异物、残余尿多、上尿路感染等情况,炎症可转为慢性。

二、慢性细菌性膀胱炎

慢性细菌性膀胱炎(chronic bacterial cystitis)常是上尿路急性感染的反复发作、迁延和慢性感染所致,可继发于下尿路疾病,如慢性前列腺炎、前列腺增生、尿道狭窄、膀胱结石及异物、处女膜伞、尿道口处女膜融合、尿道旁腺炎等。

【病理】 膀胱黏膜苍白、粗糙、肥厚,表面有时呈颗粒或小囊状,偶见溃疡。镜下可见固有膜内有较多浆细胞、淋巴细胞浸润和结缔组织增生。炎症累及肌层可使逼尿肌纤维化,膀胱容量缩小,收缩力减弱,严重时影响肾功能。

【临床表现】 尿频、尿急、尿痛反复发作或持续存在,症状较急性发作时轻微,患者可耐受,耻骨上膀胱区或会阴部不适,膀胱充盈时疼痛较明显。

【实验室检查】 尿液混浊,尿中可见白细胞和红细胞。尿培养可呈阳性。多为大肠杆菌,多次中段尿细菌培养阴性,应考虑泌尿系结核的可能,此时应进行尿结核菌检查和结核菌培养。

【影像学检查】 B超、静脉尿路造影、CT、MRI成像等可以帮助了解有无尿路畸形、结石、肿瘤等。膀胱镜检可见膀胱黏膜充血、水肿及小梁,有无憩室、结石、异物或肿瘤等。

【诊断及鉴别诊断】 根据病史及临床表现,慢性细菌性膀胱炎的诊断一般不难。但应与肾结核进行鉴别,肾结核的临床表现为尿路刺激症状反复发作并且进行性加重,一般抗菌药物治疗无效,尿呈酸性,尿沉淀涂片抗酸染色及尿结核分枝杆菌培养阳性。另外,腺性膀胱炎、间质性膀胱炎、膀胱原位癌都可表现为膀胱刺激症状,膀胱镜检查及活体组织病理检查可鉴别。

【治疗】 应积极寻找并处理慢性膀胱炎反复发作或持续存在的病因。治疗原则以应用抗菌药物为主,保持排尿通畅。慢性细菌性膀胱炎病程较长,抗菌药要足量使用,一般交替使用2~3种抗生素,至少应用2周。

三、尿 道 炎

近年来通过性接触传播造成的尿道炎(urethritis)患者人数逐年增加,给人类健康所带来的影响及危害越来越引起人们的重视。本节主要叙述由淋病奈瑟菌或非淋病奈瑟菌所致的急、慢性尿道炎。

(一)淋菌性尿道炎

淋病奈瑟菌引起的尿道感染,常累及泌尿、生殖系的黏膜。淋病奈瑟菌为革兰氏阴性的奈瑟双球菌。人是淋病奈瑟菌唯一天然宿主,有易感性,发病后免疫力极低下,可再度感染。淋菌性尿道炎(gonorrheal urethritis)主要由性接触直接传播,间接接触带淋病奈瑟菌的衣裤、毛巾、浴盆、便桶和手等也可传播,而新生儿感染多为患淋病的孕妇垂直传播。

【临床表现】 淋病奈瑟菌急性感染后,经过2~5日潜伏期发病。感染初期患者尿道口黏膜红肿、发痒和轻微刺痛。尿道排出多量脓性分泌物,排尿不适。病情可发展到使黏膜红肿延伸到前尿道全部,阴茎肿胀,尿频、尿急、尿痛明显,有时可见血尿。及时治疗大约1周后症状逐渐减轻,尿道口红肿消退,尿道分泌物减少而稀薄,排尿正常,1个月后症状可消失。部分患者可继发急性后尿道炎、前列腺炎、精囊炎及附睾炎。未彻底治愈者可形成慢性淋菌性尿道炎;反复发作还可以引起炎性尿道狭窄。

【实验室检查】 尿道分泌物涂片可发现成对排列的淋病奈瑟双球菌。尿三杯实验以第一杯脓尿最明显。慢性期,淋病奈瑟菌潜伏于腺、窦及前列腺等处,不易发现。

【诊断及鉴别诊断】 有典型的临床表现及不洁性交史,不难诊断此病。

【治疗】 治疗以青霉素类药物为主,亦常用头孢曲松钠、大观霉素等。若合并尿道狭窄,则以定期逐渐扩张尿道为主,同时口服抗菌药物,必要时尿道口狭窄切开或经尿道膀胱镜作尿道内切术。配偶同时治疗,性生活应使用安全套,避免感染。

(二)非淋菌性尿道炎

病原体包括沙眼衣原体、支原体、滴虫、单纯疱疹病毒、肝炎病毒、白念珠菌、包皮杆菌等,传播途径主要为性接触,其发病率在性传播疾病中占首位。

【临床表现】 一般在感染后1~5周发病。表现为尿道刺痒、尿痛和分泌少量白色稀薄液体。可仅表现为裤裆污秽或痂膜封口,常见于晨间。感染可侵犯附睾引起急性附睾炎,导致男性不育。

【实验室检查】 清晨排尿前收集尿道分泌物做支原体、衣原体接种培养。

【诊断及鉴别诊断】 有典型的临床表现及不洁性交史,不难诊断此病。因非淋菌性尿道炎与淋菌性尿道炎可以在同一患者同一时期中发生双重感染,且症状相似,鉴别诊断时应仔细。尿道分泌物涂片镜下检查能否找到支原体或衣原体的包涵体，细胞内有无革兰氏阴性双球菌，据此可与淋菌性尿道炎相鉴别。

【治疗】　常用米诺环素、红霉素等治疗。配偶同时治疗，性生活应使用安全套，避免感染。

第四节　男性生殖系统感染

案例 53-2

患者，男，32 岁，腰骶部及会阴部疼痛伴尿道不适 1 年。1 年前无明显诱因出现会阴、腰骶部及腹股沟区胀痛不适，伴有阴囊内坠痛，尿不尽及尿道内烧灼感，饮酒、久坐及房事后加重。近半年来性欲减退、阴茎勃起不坚。

体格检查：胸部心肺无异常；腹部平坦、软、无压痛；外生殖器外观正常，双侧精索无结节，双侧睾丸及附睾等大、无异常；肛诊：前列腺无肿大、表面尚光滑、中央沟存在，左右叶不对称、轻微压痛及酸胀感。

辅助检查：①血常规、尿常规均正常；②前列腺液常规：WBC15～20 个/HP，RBC3～5 个/HP；卵磷脂小体 20%；③前列腺液病原体培养：先后两次细菌、支原体、衣原体检查均为阴性。

问题：

1. 首先考虑何诊断？哪一型？
2. 可能的病因是什么？
3. 生活上需注意什么？
4. 如何治疗？

一、前列腺炎

前列腺炎是一种常见的男性泌尿生殖系统的疾病，常引起骨盆疼痛、排尿异常、性功能障碍等，多发于年龄＜50 岁的青壮年男性，给其生活带来诸多不便，影响了患者的生活质量。流行病学资料表明，世界上约 50% 的男性一生中至少一次受到前列腺炎的影响。在欧美等西方国家，前列腺炎的发病率可高达 15% 左右。亚洲地区相对较低，但最高也达到了 8.7%。我国已知的前列腺炎发病率为 8.4%。据不完全统计，世界范围内因患前列腺炎而就诊的患者比例为 8%～25%。目前认为饮食、性活动、泌尿系感染、职业、心理等因素均与前列腺炎发病有关。现阶段对于前列腺炎的发病发展的机制及其病理生理学改变还不是十分了解，这也成为了临床医生治疗前列腺炎棘手的原因之一。

现如今，前列腺炎有两种分类方法，传统的分类方法将前列腺炎分为急性细菌性前列腺炎（acute bacterial prostatitis，ABP）和慢性前列腺炎，慢性前列腺炎又包括慢性细菌性前列腺炎（chronic bacterial prostatitis，CBP）、慢性非细菌性前列腺炎（chronic nonbacterial prostatitis，CNP）和前列腺痛（prostatodynia，PD）三种类型。新的分类方法是由美国国立卫生研究院 1995 年提出的：Ⅰ型，急性细菌性前列腺炎（acute bacterial prostatitis，ABP）；Ⅱ型，慢性细菌性前列腺炎（chronic bacterial prostatitis，CBP）；Ⅲ型，慢性前列腺炎（chronic prostatitis，CP）/慢性骨盆疼痛综合征（chronic pelvic pain syndromes，CPPS）；Ⅳ型，无症状性前列腺炎（asymptomatic inflammatory prostatitis，AIP）。在临床工作中，不同类型的前列腺炎有不同的临床表现。

（一）急性细菌性前列腺炎

急性细菌性前列腺炎多为血型感染及经尿道逆行感染所致，多发生在机体抵抗力下降、劳累、饮酒、性生活过多之后，或继发于慢性细菌性前列腺炎，病原体感染前列腺且大量繁殖引起。另外，留置尿管、经尿道内镜检查、经直肠前列腺穿刺活检等也可引起急性细菌性前列腺炎。其主要致病因素为病原体感染，常见病原为革兰氏阴性肠道杆菌，即大肠杆菌，其他病原体感染如肺炎克雷伯菌、变形杆菌、金黄色葡萄球菌等也有报道。

【临床表现】

患有急性细菌性前列腺炎的患者起病突然，表现为高热、寒战、全身无力并有尿路刺激症状，部分患者还伴有会阴部或耻骨上疼痛及腹股沟牵涉痛，严重者会出现梗阻症状，如尿等待、排尿困难，甚至是急性尿潴留。

【诊断】

有类似的临床表现及相关病史。尿常规可发现尿白细胞增多，部分患者有尿脓细胞及潜血；尿培养结果多为革兰氏阴性杆菌。直肠指诊可触及肿大的前列腺伴有触痛，局部温度增高。有脓肿形成的患者还可触及波动感。细菌性前列腺炎急性期禁忌前列腺按摩，防止细菌进入血液而导致败血症的发生。超声检查前列腺可发现前列腺有不同程度的增大，内部回声欠均匀，部分患者还可见前列腺内有致密钙化点。

【治疗】　注意休息及大量饮水以缓解患者症状，一般给予退热、解痉、止痛、抗感染等对症治疗。若出现急性尿潴留，应用解痉药物无效后可留置导尿或者行耻骨上穿刺造瘘术来解决尿潴留问题。

（二）慢性前列腺炎

慢性前列腺炎占前列腺炎的主要部分，多见于青壮年，分为慢性细菌性前列腺炎、慢性非细菌性前列腺炎及前列腺痛三大类。

慢性细菌性前列腺炎

慢性细菌性前列腺炎主要致病因素和急性细菌性前列腺炎相同，亦由病原体引起，病原体主要为葡萄球菌，大肠杆菌、肠球菌次之。其主要致病途径为尿路逆行感染，多数患者存在前列腺内尿液反流、前列腺结石、生物膜等致病因素，也可由过度饮酒、性刺激、下尿路梗阻等因素诱发，也有部分患者是由急性细菌性前列腺炎转变而来。

【临床表现】　慢性细菌性前列腺炎的临床表现多样，症状轻重程度不同。无症状或症状轻者多由健康体检发现，而症状重者严重影响其生活质量。

1. 排尿异常　多有尿频、尿急、尿痛等尿路刺激症状，排尿时可有尿等待、排尿不畅、尿线变细、尿道灼热感等，部分患者还有尿道"滴白"现象，即排尿终末或排便时尿道口有白色分泌物流出。

2. 疼痛　几乎所有患者均有不同程度疼痛表现，主要表现为骨盆区域疼痛，常见于会阴部及耻骨部，也可见于阴茎、肛周部、尿道、腹股沟等部位。部分患者还有射精痛。

3. 性功能障碍　由于慢性疼痛长时间不愈，患者生活质量下降，可出现早泄或阴茎勃起功能障碍。

4. 精神神经症状　可出现焦虑、失眠、抑郁、记忆力严重下降等。

5. 并发症　如虹膜炎、关节炎、神经炎、不育等。

【诊断】　有典型的临床表现或急性前列腺炎病史。前列腺液检查可见白细胞增多（＞10 个/HP），磷脂小体减少；前列腺液细菌培养可呈阳性表现。为避免前列腺液培养检查与尿道污染混淆，可分别做中段尿及前列腺液培养检查，即"四杯法"：检查前充分饮水，待膀胱充盈有尿意后消毒尿道外口，保留初段尿液 10ml 为标本 VB1（voided bladder one）；保持排尿通畅，待排出约 200ml 左右时取中段尿 10ml 为 VB2；停止排尿，患者膝胸位，检查者按摩患者前列腺，取出前列腺液为标本 EPS（expressed prostatic secretion）；患者再次排尿 10ml 为标本 VB3。四个标本全部进行细菌培养，若有细菌性前列腺炎，EPS 及 VB3 的细菌数要比 VB1 和 VB2 高。直肠指诊可发现前列腺饱满并有轻度增大，可有触痛，质地较软。长时间不愈者前列腺变小，质韧。超声检查可发现前列腺内部回声不均，前列腺组织结构界限不清、混乱，

膀胱镜检查也有一定价值。

【治疗】　由于前列腺上皮的类脂质膜可阻止大部分抗生素穿透使病灶局部达到有效的药物浓度，所以慢性前列腺炎治疗起来效果往往不理想。根据细菌培养结果及药物穿透前列腺的能力大小来选择抗生素。目前首选药物为复方新诺明和喹诺酮类药物，疗程为 4～6 周，红霉素、头孢菌素等也有较好疗效，也可联合用药或者交替用药。但应注意用药期间对患者进行疗效评价，对于症状无改善的患者可更换其他敏感抗生素。除药物治疗外，还可行健康教育、忌酒辛辣食物、保暖、避免久坐、热水坐浴、理疗、前列腺按摩等综合治疗。

三、非细菌性前列腺炎

慢性非细菌性前列腺炎及前列腺痛在慢性前列腺炎中最为常见，但对于此类病的致病原因未明，并且说法不一。目前认为，此类病可能由病原体感染、排尿功能障碍、精神心理因素、神经内分泌因素、免疫反应异常、氧化应激学说、盆腔相关疾病因素及下尿路上皮功能障碍等八个方面中的一个或者多个方面引起。

【临床表现及诊断】　非细菌性前列腺炎与慢性细菌性前列腺炎的临床表现类似，多有疼痛、排尿异常及精神心理症状。尿培养检查无细菌生长，但尿道拭子检查及尿液支原体及衣原体检查可发现沙眼衣原体、支原体等病原体。直肠指诊前列腺饱满并有轻度增大，可有触痛，质地较软。超声可发现前列腺内部回声不均等炎症表现。

【治疗】　若尿道拭子检查及尿液支原体与衣原体检查可发现沙眼衣原体、支原体，可给予四环素类、大环内酯类抗生素治疗；若未发现衣原体与支原体，可先行经验治疗，给予氟喹诺酮类治疗 2～4 周，症状明显缓解后再行继续治疗。另外，α 受体阻滞剂、植物制剂、非甾体抗炎镇痛药、M 受体阻滞剂、抗抑郁药、中医中药治疗对于缓解患者症状也有一定帮助。前列腺按摩、生物反馈治疗、热疗等可辅助治疗此类前列腺炎。

二、睾 丸 炎

（一）急性睾丸炎

【病因】　急性睾丸炎（acute testitis）分为细菌性睾丸炎和病毒性睾丸炎，多由身体其他部分感染经血源或经淋巴途经感染而成；也有附近感染直接或通过正常解剖管道（输精管、附睾等）蔓延导致；还有

经尿道逆行感染而致，如流行性腮腺炎，尿液中的病毒可逆行致急性睾丸炎。

【病理】 急性睾丸炎病理上肉眼观察主要是睾丸增大、充血、紧张。切开睾丸时见有小脓肿。组织学见局灶性坏死，结缔组织水肿及分叶核粒细胞浸润，生精小管有炎症、出血、坏死，严重者可形成睾丸脓肿及睾丸梗死。

【临床表现】 急性睾丸附睾炎发病多较急，有全身不适，高热及白细胞数上升等症状，多发生于一侧，双侧少见，一侧阴囊坠胀，疼痛较剧，可放射至同侧腹沟区及下腹部，阴囊肿大，皮肤红，检查一侧睾丸肿大，发现明显触痛。

【诊断和鉴别诊断】 体征有流行性腮腺炎或其他急性传染病表现。一侧或双侧睾丸肿大，明显压痛。与附睾界限不清。有时继发急性睾丸鞘膜积液。实验室检查：血白细胞增高，小便常规正常或偶有蛋白，或镜下血尿。流行性腮腺炎对肾功能有一定损害，小便中可查得特种病毒。根据临床表现及体征，化验检查即可明确诊断，临床上还需与急性附睾炎相鉴别。急性睾丸炎早期可打得发炎的附睾，但后期则与睾丸界限不清。尿道无分泌物、脓尿，以及没有全身性传染性疾病，可以帮助鉴别诊断。

【治疗】 一般处理：卧床休息、局部热敷及抬高阴囊等。药物治疗：应用抗生素，但对病毒性睾丸炎无效；止疼药缓解疼痛。手术治疗：可行手术引流或输精管结扎术，损害严重者可行患侧睾丸切除术，术后对症治疗。

（二）慢性睾丸炎

【病因】 慢性睾丸炎（chronic testitis）多由非特异性急性睾丸炎治疗不彻底所致；也可因霉菌、螺旋体、寄生虫感染造成，如睾丸梅毒，既往有睾丸外伤者，可发生肉芽肿性睾丸炎；睾丸局部或全身放射性同位素磷照射，也可发生睾丸炎症，破坏睾丸组织。

【病理】 睾丸肿大或硬化萎缩，生精小管的基膜呈玻璃样变及退行性变，生精上皮细胞消失。生精小管周围可能有硬化，也可形成小的增生灶。

【临床表现】 慢性睾丸炎患者常见睾丸呈慢性肿大，质硬而表面光滑，有轻触痛，失去正常的敏感度。有的睾丸逐渐萎缩，严重者几乎找不到睾丸，显示附睾相对增大，多数病例炎症由附睾蔓延至睾丸，两者界限不清。双侧慢性睾丸炎者常可造成不育。

【诊断和鉴别诊断】 体征检查：一侧或者双侧睾丸肿大，在按压的时候会明显有痛感。急性发作之后，睾丸肿大疼痛，阴囊红肿，无尿路症状。与附睾界限不清。B超检查：可较准确测定睾丸的大小、形态及有无肿瘤发生。尿常规检查：可以发现白细胞或脓细胞，对睾丸炎致病菌诊断具有一定意义。急性期血白细胞增加。部分患者可有尿道分泌物，可作涂片和细菌学检查。鉴别诊断：临床上需要与急性附睾炎相鉴别。急性疾病早期可发现发炎的附睾，但后期容易模糊。尿道没有分泌物、脓尿，没有全身性传染性疾病，可以帮助诊断。

【治疗】 如果是急性睾丸炎需要及时诊治，以防止越拖越久成为慢性疾病。应该获得充分的休息，病初应冷敷。使用抗生素来控制感染和消除炎症。应根据具体的病因进行治疗。如阴囊和鞘膜破溃或形成窦道，应将病变组织切除、冲洗、引流。睾丸严重损伤或发生脓肿，或慢性睾丸炎长期治疗无效时，应摘除睾丸。

三、附睾炎

（一）急性附睾炎

【病因】 急性附睾炎（acute epididymitis）为附睾的非特异性感染，是阴囊内最常见的感染性疾病。多由于后尿道炎、前列腺炎及精囊炎沿输精管逆行感染所致，血行感染少见。致病菌以大肠杆菌和葡萄球菌为多见，常见于中青年，尿道狭窄、尿道内器械使用不当、膀胱及前列腺术后留置导尿管等，常会引起附睾炎的发生。其次为淋巴途径，血行感染最为少见。

【病理】 早期附睾炎是一种蜂窝织炎，始于射精管并蔓延至附睾的尾部。在急性期，附睾肿胀，质地较硬，感染由附睾的尾部向头部扩散。在病理切片上，可以看到小脓肿，鞘膜常分泌一些浆液性液体（炎症性附睾水囊肿）。光镜下可见组织水肿，中性粒细胞、浆细胞及淋巴细胞浸润，随后可见脓肿形成，上皮可见坏死，炎症可完全吸收，但附睾小管周围纤维化常常导致管腔阻塞，如果是双侧附睾炎，可致不育。

【临床表现】 急性附睾炎常在重体力劳动后发生，如举扛重物后等，也可以在较强烈的性兴奋后出现。急性附睾炎常继发于前列腺炎。阴囊内疼痛常突然发生，可沿精索放射至腹股沟区及腰骶部，疼痛通常较重，肿胀进展较快，可在3～4小时内使附睾体积增大1倍，体温可达40℃左右，尿道内可有分泌物出现，此时可伴有膀胱炎，尿液混浊。全身症状明显，可有畏寒、突发高热，患侧阴囊明显肿胀，阴囊皮肤发红、发热，附睾睾丸及精索均有增大或增粗肿大，以附睾头尾界限不清，下坠时疼痛加重，可伴有膀胱刺激症状，血白细胞及中性粒细胞升高。合并精囊炎时，可有血精。性功能减退可有阳痿、早泄、遗精或射精痛。精神神经症状出现头昏、头胀、乏力、疲惫、失眠、情绪低落、疑虑焦急等。

【诊断和鉴别诊断】 除了上述临床体征外，实验室检查相关诊断依据：血白细胞计数增多，核左移，尿培养可有致病菌生长。B超检查可见附睾弥漫均匀性增大，也可局限性增大，其内部回声不均匀，光点增粗，可将附睾与睾丸肿胀及炎症范围显示出来。

鉴别诊断：①睾丸扭转常见于青春期前儿童，30岁以上少见，普雷恩征阳性，而急性附睾炎患者普雷恩征阴性。彩超见睾丸内血流减少或消失。②睾丸肿瘤为无痛性包块，质地坚硬、沉重感明显，正常睾丸形态消失，附睾常不易扪及，透光试验阴性。B超及CT有助于诊断，血甲胎蛋白（AFP）或人绒毛膜促性腺激素（HCG）常增高。③附睾结核一般很少有疼痛及发热，触诊附睾与睾丸界限清，包块质硬，病灶常与阴囊壁粘连或有脓肿、窦道形成，输精管可有串珠样改变，前列腺及精囊亦有结核病灶。

【治疗】 由于附睾炎的病因是细菌性而不是尿液逆流，所以应采用药物治疗。急性附睾炎的致病菌常由肠道细菌或铜绿假单胞菌引起，多见于中老年男性。抗菌药物的选择应按细菌培养及抗菌药物敏感试验来决定。若局部红肿明显，血白细胞数增多，体温上升，应静脉滴入抗生素，至体温正常，改口服抗生素。其他一般支持疗法：在急性附睾炎期间应卧床休息。阴囊用人工托，可以减轻疼痛。如附睾疼痛较重，可用1%利多卡因20ml由睾丸上端处精索行局部注射，减轻不适，亦可用口服止痛及退热药。在早期可将冰袋放在附睾处，防止肿胀。晚期可用热敷，加速炎症消失，减轻患者不适。急性期避免性生活、体力活动，两者均可加重感染症状。绝大多数急性附睾炎经药物治疗后自行消失，但有3%~9%的病例在急性期1个月发生脓肿，脓肿形成后可行脓肿切开引流术，组织损害严重者可行附睾切除或睾丸附睾切除术。

（二）慢性附睾炎

【病因】 慢性附睾炎（chronic epididymitis）可分为三类。第一类，慢性炎症性附睾炎，指伴有异常肿胀、硬结及其他炎症表现的疼痛或不适。第二类，阻塞性慢性附睾炎，指伴有先天性、获得性或医源性的附睾或输精管梗阻所致的疼痛或不适（如先天性梗阻或输精管结扎术后瘢痕形成）。第三类，慢性附睾痛，指触诊附睾形态质地正常，无明确病因的附睾痛或不适。一般认为慢性炎症性附睾炎的致病菌是通过输精管腔逆行进入，通过淋巴系统入侵。

【病理】 附睾受感染后易发生肿胀、组织机化甚至结节形成，显微镜下瘢痕非常显著，常可看到附睾管闭塞，组织被淋巴细胞及浆细胞浸润。

【临床表现】 部分患者因急性期未能彻底治愈而转为慢性，但多数并无明确的急性期。慢性附睾炎的症状变异较大。患者可有轻微性局部不适、坠胀感或阴囊疼痛，疼痛可放射至下腹部及同侧大腿内侧。也可表现为剧烈性、持续性疼痛。有时可有急性发作症状。有时可合并继发性鞘膜积液。某些活动如射精可加重患者的症状。

【诊断和鉴别诊断】 除了上述临床表现外，查体可触及患侧附睾肿大、变硬，或仅能触及附睾上有一硬块，无压痛或有轻压痛。超声检查在慢性附睾炎的诊断及鉴别诊断中，有重要的临床价值。彩色多普勒血流显像（CDFI）检测，可作为慢性附睾炎的首选诊断方法。实验室检查可见尿白细胞升高，尿细菌培养阳性。

鉴别诊断：附睾结核表现为附睾硬结、疼痛。患者多有泌尿系结核病史，其输精管增粗、变硬，呈串珠样改变。附睾结节则多位于尾部，质硬、不规则，有时还与阴囊皮肤粘连、溃破并形成流脓窦道。分泌物镜检可找到抗酸杆菌。附睾肿瘤也表现为附睾肿块，有时可出现阴囊胀痛。但肿块多位于附睾尾部，表面不光滑，界限不清，质地坚硬。手术病理组织学检查可确定诊断。

【治疗】 对于症状轻、持续时间短的患者，可等待观察。给予抬高阴囊、局部热敷、热水坐浴、理疗等可缓解症状。同时注意避免诱发和加重的因素，如房事过度、长时间坐骑等。抗生素是最常用的治疗药物，但目前并无明确的治疗方案，慢性附睾炎单纯应用抗菌药物效果不一定理想。若有慢性前列腺炎，必须同时进行治疗，同时应重视前列腺的综合治疗。反复发作来源于慢性前列腺炎的附睾炎，可考虑结扎输精管后再进行治疗。如局部疼痛剧烈，反复发作，影响生活和工作，可考虑作附睾切除。

思 考 题

1. 上尿路感染与下尿路感染如何鉴别？
2. 急性前列腺炎与急性附睾炎如何鉴别？
3. 简述慢性前列腺炎分类及其特点。

（佟 明）

第五十四章 泌尿、男性生殖系统结核

学习目标

1. 掌握肾结核的病理、临床表现、诊断与治疗原则；膀胱结核的病理、临床表现、诊断与治疗原则。

2. 掌握泌尿系结核并发症的治疗。

3. 掌握男性生殖系统结核的临床表现、诊断与治疗原则。

4. 了解男性生殖系统结核的病理表现。

全球范围内，结核病的发病率有明显回升趋势，而且无论从致病菌的种属，还是临床表现都与传统概念的结核病有一定的变化，泌尿生殖系统结核也不例外。对于长期反复尿频、尿急、尿痛的患者，不少医生未做仔细考虑和检查便轻率地诊断为非特异性尿路感染，这是泌尿系统结核诊断中最易犯的错误。近年来不典型肾结核病例数量显著增多。所谓的不典型肾结核是指没有典型的严重尿频、尿急症状，仅表现为轻微的尿频或以血尿、腰痛为主要表现，甚至无任何临床症状，只有影像学的一些改变。不典型病例的首诊误诊率相当高，一些患者长期误诊误治可导致严重后果，应当引起高度重视。结核病治疗不规范，也造成耐药结核菌株和多药耐药结核菌株的产生。大部分患者确诊时已为中晚期，单纯使用药物疗效欠佳，或并发药物难以控制的并发症，手术仍是治疗泌尿系结核的主要手段。

泌尿、男性生殖系统结核是全身结核病的一部分，其中最主要的是肾结核（renal tuberculosis）。肾结核绝大多数起源于肺结核，少数继发于骨关节结核或消化道结核。肾结核是由结核分枝杆菌引起的慢性、进行性、破坏性病变。结核分枝杆菌自原发感染灶经血行播散引起肾结核，如未及时治疗，结核分枝杆菌随尿液下行可播散到输尿管、膀胱、尿道致病，还可以通过前列腺导管、射精管进入男性生殖系统，引起前列腺、精囊、输精管、附睾和睾丸结核，男性生殖系统结核也可以经血行直接播散引起。泌尿、男性生殖系统结核往往在肺结核发生或愈合后 3～10 年或更长时间才出现症状。也常在一些消耗性疾病、创伤、皮质激素使用、免疫抑制性疾病、糖尿病、艾滋病患者中出现。

第一节 泌尿系统结核

案例 54-1

患者，男，35 岁，尿频、尿急、尿痛 2 年。2 年前无明确诱因出现尿频，尿次：3～4 次（夜间），7～8 次（白天），同时伴有尿急和尿痛，口服消炎药，效果不明显，症状时轻时重，经久不愈，尿液呈淘米水样混浊，偶有终末血尿，无明显发冷发热，不伴有腰腹痛，大便正常。既往：15 年前曾患肺结核。

体格检查：T 37.3℃，P 76 次/分，R 18 次/分，BP 110/76mmHg。营养发育一般，皮肤巩膜无黄染，全身浅表淋巴结无肿大；胸部物理检查无异常，腹部检查无异常，双侧肾区未触及包块、无叩痛；双侧输尿管走行无压痛，耻骨上膀胱区叩诊为鼓音；外生殖器检查未见异常。

辅助检查：血细胞分析正常；尿常规：潜血 ++，WBC 25～35 个/HP，RBC 8～10 个/HP；pH 5.6；中段尿一般细菌培养：无菌生长；泌尿系彩超检查：右侧肾体积略增大，其中下部内部结构紊乱，中下盏扩张，不规则液性暗区，边缘回声增强；尿路造影（IVU）：右侧肾中下盏正常形态消失，呈不规则扩张及融合，右侧输尿管僵直。

问题：

1. 临床诊断是什么？
2. 还应做哪些检查？
3. 如何治疗？

【病理】 结核分枝杆菌经血行感染进入肾，主要在双侧肾皮质的肾小球周围毛细血管丛内，形成多发性微小结核病灶。由于该处血液循环丰富，修复力较强，如患者免疫状况良好，感染细菌的数量少或毒力小，这种早期微小病变可以全部自行愈合，临床上常不出现症状，称为病理性肾结核。但此期肾结核可以在尿中查到结核分枝杆菌。如果患者免疫力低下，细菌数量大或毒力较强，肾皮质内的病灶不愈合逐渐扩大，结核分枝杆菌经肾小管达到髓袢处，由于该处血流缓慢、血液循环差，易发展为肾髓质结核。病变在肾髓质继续发展，穿破肾乳头到达肾盏、肾盂，发生结核性肾盂肾炎，出现临床症状及影像学改变，称为临床肾结核。绝大多数为单侧病变。

肾结核的早期病变主要是肾皮质内多发性结核结节，是由淋巴细胞、浆细胞、巨噬细胞和上皮样细胞形成的结核性肉芽组织，中央常为干酪样物质，边缘为纤维组织增生。随着病变发展，病灶浸润逐渐扩大，侵入肾髓质后病变不能自愈，进行性发展，结核结节彼此融合，形成干酪样脓肿，从肾乳头处破入肾盏肾盂形成空洞性溃疡，逐渐扩大蔓延累及全肾。肾盏颈或肾盂出口因纤维化发生狭窄，可形成局限的闭合脓肿或结核性脓肾。结核钙化也是肾结核常见的病理改变，可为散在的钙化斑块，也可为弥漫的全肾钙化。少数患者全肾广泛钙化时，其内混有干酪样物质，肾功能完全丧失，输尿管常完全闭塞，含有结核分枝杆菌的尿液不能流入膀胱，膀胱继发性结核病变逐渐好转和愈合，膀胱刺激症状也逐渐缓解甚至消失，尿液检查趋于正常，这种情况称之为"肾自截"（autonephrectomy）。但病灶内仍有大量具有活性的结核分枝杆菌，仍可作为病源复发，不能因症状不明显而予以忽视。

输尿管结核表现为黏膜、黏膜下层结核结节、溃疡、肉芽肿和纤维化，病变是多发性的。病变修复愈合后，管壁纤维化增粗变硬，管腔呈节段性狭窄，致使尿流下行受阻，引起肾积水，加速肾结核病变发展，肾功能受到进一步损害，甚至发展成为结核性脓肾，肾功能完全丧失。输尿管狭窄多见于输尿管膀胱连接部，肾盂输尿管连接处及中段者少见。

膀胱结核起初为黏膜充血、水肿，散在结核结节形成，病变常从患侧输尿管口周围开始，逐渐扩散至膀胱的其他地方。结核结节可互相融合形成溃疡、肉芽肿，有时深达肌层。结核性溃疡较少见，但可以累及全膀胱，病变愈合致使膀胱壁广泛纤维化和瘢痕收缩，使膀胱壁失去伸张能力，膀胱容量显著减少（50ml），称为膀胱挛缩（contractural bladder）。膀胱结核病变及挛缩膀胱常可致健侧输尿管口狭窄或闭合不全，形成洞穴样输尿管口，膀胱内压升高，导致肾盂尿液梗阻或膀胱尿液反流，引起对侧肾积水。挛缩膀胱和对侧肾积水都是肾结核常见的晚期并发症。膀胱壁结核溃疡向深层侵及，偶可穿透膀胱壁与邻近器官形成瘘，如结核性膀胱阴道瘘或膀胱直肠瘘。

尿道结核主要发生于男性，常为前列腺、精囊结核形成空洞破坏后尿道所致，少数为膀胱结核蔓延引起。其病理改变主要是结核性溃疡、纤维化导致尿道狭窄，引起排尿困难，加剧肾功能损害。

【临床表现】 肾结核常发生于20~40岁的青壮年，男性比女性多见。儿童和老人发病较少，儿童发病多在10岁以上，婴幼儿罕见。约90%为单侧性。

肾结核症状取决于肾病变范围及输尿管、膀胱继发结核病变的严重程度。肾结核早期常无明显症状及影像学改变；致使尿检有少量红细胞、白细胞及蛋白，尿液呈酸性，尿中可能发现结核分枝杆菌。随着病情的发展，可出现下列典型的临床表现。

1. 尿频、尿急、尿痛 尿频往往最早出现，常是患者就诊时的主诉。最初是因含有结核分枝杆菌的脓尿刺激膀胱黏膜引起，以后当结核病变侵及膀胱壁，发生结核性膀胱炎及溃疡，尿频加剧并伴有尿急、尿痛。晚期膀胱挛缩，容量显著缩小，尿频症状加重，每日排尿数十次，甚至出现尿失禁现象。

2. 血尿 主因是结核性膀胱炎及溃疡，在排尿终末膀胱收缩时出血所致。少数肾结核因病变侵及血管，也可以出现全程肉眼血尿；出血严重时，血块通过输尿管偶可引起肾绞痛。肾结核的血尿常在尿频、尿急、尿痛的症状发生以后出现，但也有以血尿为初发症状者。

3. 脓尿 肾结核患者均有不同程度的脓尿。也可以出现脓血尿或脓尿中混有血丝。

4. 腰痛和肿块 肾结核虽然主要病变在肾，但一般无明显腰痛。仅少数肾结核病变破坏严重和梗阻，发生结核性脓肾或继发肾周感染，或输尿管被血块、干酪样物质堵塞时，可引起腰部钝痛或绞痛。较大肾积脓或对侧巨大肾积水时，腰部可触及肿块。

5. 男性生殖系统结核 肾结核男性患者中有50%~70%合并生殖系统结核。虽然病变主要从前列腺、精囊开始，但临床上表现最明显的是附睾结核，附睾可触及不规则硬块。输精管结核病变时，变得粗硬并呈"串珠样"改变。

6. 全身症状 肾结核患者的全身症状常不明显。晚期肾结核或合并其他器官活动结核时，可以有发热、盗汗、消瘦、贫血、虚弱、食欲差和红细胞沉降率快等典型结核症状。严重双肾结核或肾结核对侧肾积水时，可出现贫血、水肿、恶心、呕吐、少尿等慢性肾功能不全的症状，甚至突然发生无尿。

【诊断】 肾结核是慢性膀胱炎的常见原因，因此，凡是无明显原因的慢性膀胱炎，症状持续存在并逐渐加重，伴有终末血尿；尤其青壮年男性有慢性膀胱炎症状，尿培养无细菌生长，经抗菌药物治疗无明显疗效；附睾有硬结或伴阴囊慢性窦道者，应考虑有肾结核的可能。近年来，部分肾结核患者的临床表现不典型，此类肾结核称为不典型肾结核。下列检查有助于诊断。

1. 尿液检查 尿呈酸性，尿蛋白阳性，有较多红细胞和白细胞。尿沉淀涂片抗酸染色有50%~70%的病例可找到抗酸杆菌，以清晨第一次尿液检查阳性率最高，至少连续检查3次。若找到抗酸杆菌，不应作为诊断肾结核的唯一依据,因包皮垢杆菌、枯草杆菌也是抗酸杆菌,易和结核杆菌混淆。尿结核分枝杆菌培养时间较长但可靠,阳性率可达90%,这对肾结核的诊断有决定性意义。

2. 影像学检查　对确诊肾结核,判断病变严重程度,决定治疗方案非常重要。

(1)超声:简单易行,对于中晚期病例可初步确定病变部位,常显示病肾结构紊乱,有钙化则显示强回声,超声也较容易发现对侧肾积水及膀胱有无挛缩。

(2)X线检查:尿路平片可能见到病肾局灶或斑点状钙化影或全肾广泛钙化。局限的钙化灶应与肾结石鉴别。静脉尿路造影(IVU)可以了解分侧肾功能、病变程度与范围,对肾结核治疗方案的选择必不可少。早期表现为肾盏边缘不光滑如虫蚀状,随着病变进展,肾盏失去杯形,不规则扩大或模糊变形。若肾盏颈纤维化狭窄或完全闭塞时,可见空洞充盈不全或完全不显影。肾结核广泛破坏肾功能丧失时,病肾表现为"无功能",不能显示出典型的结核破坏性病变。根据临床表现,如果尿内找见结核分枝杆菌,静脉尿路造影一侧肾正常,另一侧"无功能"未显影,虽然造影剂不能显示典型的结核性破坏病变,也可以确诊肾结核。逆行肾盂造影可以显示病肾空洞性破坏,输尿管僵硬,管腔节段性狭窄且边缘不整。

(3)CT和MRI:CT对中晚期肾结核能清楚地显示扩大的肾盏肾盂、皮质空洞及钙化灶,三维呈现还可以显示输尿管全长病变。MRI水呈像对诊断肾结核对侧肾积水有独到之处。在双肾结核或肾结核对侧肾积水,静脉尿路造影显影不良时,CT、MRI有助于确定诊断。

3. 膀胱镜检查　可见膀胱黏膜充血、水肿,浅黄色结核结节,结核性溃疡,肉芽肿,以及瘢痕等病变,以膀胱三角区和患侧输尿管口周围较为明显。结核性肉芽肿易误诊为肿瘤,必要时取活组织检查以明确诊断。患侧输尿管口呈"洞穴"状,有时可见浑浊尿液喷出。膀胱挛缩容量<50ml或有急性膀胱炎时,不宜做膀胱镜检查。

延误肾结核的诊断,临床上常见下列两种情况:其一是满足于膀胱炎的治疗,长时间使用一般抗感染药物而疗效不佳时,却未进一步追加引起膀胱炎的原因。其二是发现男性生殖系统结核,尤其附睾结核,而不了解男性生殖系统结核常与肾结核同时存在,未做尿检查和尿找抗酸杆菌检查,同时还应做静脉尿路造影检查及泌尿系CT、CT三维重建检查。

【鉴别诊断】　肾结核主要需与非特异性膀胱炎和泌尿系统其他引起血尿的疾病进行鉴别。

肾结核引起的结核性膀胱炎,症状常以尿频开始,膀胱刺激症状长期存在并进行性加重,一般抗感染治疗无效。非特异性膀胱炎主要系大肠杆菌感染,多见于女性,发病突然,开始即有显著的尿频、尿急、尿痛,经抗感染治疗后症状很快缓解或消失,病程短促,但易反复发作。

肾结核的血尿特点是常在膀胱刺激症状存在一段时间后才出现,以终末肉眼血尿多见,这和泌尿系统其他疾病引起的血尿不同。泌尿系统肿瘤引起的血尿常为全程无痛性肉眼血尿。肾输尿管结石引起的血尿常伴有肾绞痛,膀胱结石引起的血尿,排尿时尿线突然中断,并伴尿道内剧烈疼痛。非特异性膀胱炎的血尿主要在急性阶段出现,血尿常与膀胱刺激症状同时发生。但最主要的是肾结核尿中可找到抗酸杆菌或尿结核分枝杆菌培养阳性,而其他疾病的尿中不会发现。

【治疗】　肾结核是全身结核病的一部分,治疗时应注意全身治疗,包括营养、休息、环境、避免劳累等。临床肾结核是进行性破坏性病变,不经治疗不能自愈,在有效抗结核药物问世之前死亡率很高,主要治疗手段是施行肾切除手术。随着链霉素(streptomycin)、异烟肼(isoniazid)、利福平(rifampicin)、吡嗪酰胺(pyrazinamide)等抗结核药物相继应用于临床治疗以后,对肾结核的治疗效果有很大的提高。肾结核的治疗应根据患者全身和病肾情况,选择药物治疗或手术治疗。药物治疗原则为早期、适量、联合、规律、全程。

1. 药物治疗　适用于早期肾结核,如尿中有结核分枝杆菌而影像学上肾盏、肾盂无明显改变,或仅见一两个肾盏呈不规则虫蚀状,在正确应用抗结核药物治疗后多能治愈。

抗结核药物种类很多,首选药物有吡嗪酰胺、异烟肼、利福平和链霉素等杀菌药物,其他如乙胺丁醇、环丝氨酸、乙硫异烟胺等抑菌药为二线药物。

目前常用抗结核药物治疗方法:吡嗪酰胺,1.0～1.5g/d(2个月为限,避免肝毒性),异烟肼300mg/d(可引起末梢神经炎),利福平600mg/d,维生素C 1.0g/d,维生素B₆60mg/d顿服。如果膀胱病变广泛,膀胱刺激症状严重,头2个月可加用肌肉注射链霉素1.0g/d(需皮试),服用吡嗪酰胺2个月后改用乙胺丁醇1.0g/d。因抗结核药物多数有肝毒性,服药期间应同时服用保肝药物,并定期检查肝功能。链霉素对第8对脑神经有损害,影响听力,一旦发现应立即停药。

药物治疗最好用三种药物联合服用的方法,以降低治疗过程中耐药的发生可能性,并且药量要充分,疗程要足够长,早期病例用药6～9个月,有可能治愈。实践证明，药物治疗失败的主要原因是治疗不彻底。治疗中应每月检查尿常规和尿找抗酸杆菌，必要时行静脉尿路造影，以观察治疗效果。连续半年尿中未找到结核分枝杆菌为稳定阴转。5 年不复发即可认为治愈，但如果有明显膀胱结核或伴有其他器官结核，随诊时间需延长至 10～20 年或更长。

2. 手术治疗 凡药物治疗 6～9 个月无效，肾结核破坏严重者，应在药物治疗的配合下行手术治疗。肾切除术前抗结核治疗不应少于 2 周。

（1）肾切除术：肾结核破坏严重，而对侧肾正常，应切除患肾。双侧肾结核一侧广泛破坏呈"无功能"状态，另一侧病变较轻，在抗结核药物治疗一段时间后，择期切除严重的一侧患肾。肾结核对侧肾积水，如果积水肾功能代偿不良，应先引流肾积水，保护肾功能，待肾功能好转后再切除无功能的患肾。近年来已展开腹腔镜下结核肾切除术，取得较好的效果。

（2）保留肾组织的肾结核手术：如肾部分切除术，使用病灶局限于肾的一极；结核病灶清除术，适用局限于肾实质表面闭合性的结核性脓肿，与肾集合系统不相通。上述结核病变经抗结核药物治疗 3～6 个月无好转，可考虑做此类手术。近年这类手术已很少采用。

（3）解除输尿管狭窄的手术：输尿管结核病变致使管腔狭窄引起肾积水，如肾结核病变较轻，功能良好，狭窄段较局限，狭窄位于中上段者，可以切除狭窄段，行输尿管对端吻合术；狭窄靠近膀胱者，则施行狭窄段切除术，输尿管膀胱吻合术，放置双 J 形输尿管支架引流管，术后 1～2 个月拔出。

3. 并发症治疗

（1）肾结核对侧肾积水：在有效抗结核药物治疗下，肾结核或肾积水处理根据积水程度及肾功能变化情况确定。如果对侧肾积水较轻，肾功能及一般情况较好，能耐受手术，血尿素氮、肌酐基本正常，且结核肾脏无功能时，可在抗结核药物治疗至少 2～4 周后先行结核肾切除，待膀胱结核好转后，再处理对侧肾积水。如果结核肾脏功能良好，先抗结核药物治疗。如果肾积水梗阻严重，伴肾功能不全或继发感染应先解除梗阻挽救肾功能，可行积水肾脏造瘘引流，同时给予抗结核药物治疗，待肾功能及一般情况好转后再行结核肾切除。

（2）膀胱结核、挛缩膀胱的治疗：①膀胱扩大手术：膀胱挛缩时因输尿管口狭窄及反流引起肾功能不全，只要肌酐清除率不小于 15ml/min，可行膀胱扩大手术。膀胱挛缩是引起肾结核对侧肾积水最常见的原因，但是膀胱炎性痉挛导致的膀胱挛缩更为常见，膀胱痉挛引起的膀胱挛缩经过积极治疗有改善的可能。对于挛缩膀胱，在结核肾切除及抗结核治疗 3～6 个月后，如无输尿管口狭窄及反流引起肾功能不全，肌酐清除率不小于 15ml/min，可行膀胱扩大术。在有效的抗结核药物治疗的基础上，膀胱感染或未愈合的结核不列为膀胱扩大手术的禁忌证。②尿流改道手术：对尿失禁及膀胱颈、尿道狭窄者不宜行肠膀胱扩大手术，而应行尿流改道手术。术前患者至少接受 4 周的抗结核药物治疗。

（3）肾和输尿管积水的治疗：肾和输尿管积水的治疗取决于引起梗阻的原因。如果无膀胱挛缩，而仅有输尿管口或下段狭窄，则治疗同输尿管下段狭窄。如果有膀胱挛缩，则治疗按照膀胱挛缩处理。肾和输尿管积水患者，在早期进行尿液分流，对保留肾脏功能有显著的意义。肾输尿管积水严重，肾功能不全或已发生无尿，挛缩膀胱不适合膀胱扩大手术的患者，可采用尿流改道术。

（4）尿道狭窄的治疗：尿道结核引起的尿道狭窄，在抗结核治疗 4～6 周无效后，可采取手术治疗，治疗的方法与传统治疗尿道狭窄的方法一样。尿道结核引起的尿道狭窄，多采用尿道扩张术。应先采用药物治疗，待结核治愈后再行尿道扩张治疗。一般患者需多次定期扩张。如狭窄局限可行狭窄切除尿道吻合术，或尿道镜下尿道内切开术。狭窄段长且膀胱挛缩不明显的，可行狭窄段切除，皮瓣法尿道成形术。狭窄段长且膀胱挛缩明显者，可行尿流改道手术。

第二节　男性生殖系统结核

男性生殖系统结核大多数继发于肾结核，一般来自后尿道感染，少数由血行直接播散所致。首先在前列腺、精囊中引起病变，再经输精管蔓延到睾丸和附睾。单纯前列腺、精囊结核，因部位隐蔽，临床症状常不明显，不易发现。附睾结核（epididy- mal tuberculosis）临床症状较明显，容易被患者和临床医生发现。

【病理】

1. 前列腺和精囊 前列腺、精囊的病变与体内其他腺体结核相似，结核病变在前列腺中靠近导管管口或射精管开口，也可在黏膜下血管附近开始，结核结节融合或发展成干酪样变，形成空洞和纤维化，最后波及整个前列腺与精囊，使之成为质硬的坏死纤维块，精囊的瘢痕有时可于膀胱的后方引起输尿管梗阻。前列腺与精囊脓肿可穿破至前列腺周围，在会阴部形成窦道，也可破入膀胱、尿道和直肠。

2. 附睾和睾丸 主要病变为干酪样变和纤维化，

结核侵犯输精管时，管壁增厚，输精管变硬变粗呈串珠样。病变可沿输精管蔓延到附睾尾，然后波及整个附睾和睾丸。镜下早期病变可见附睾小管内含有脱落的上皮细胞、白细胞及大量的结核杆菌，继之出现小管坏死，形成肉芽肿。血行播散时，病变线位于附睾间质内，可见多数粟样微小的肉芽肿，然后侵犯附睾管，输精管多无明显改变。附睾的干酪样变很快蔓延到附睾之外，与阴囊粘连，形成寒性脓肿，破溃流脓，经久不愈。附睾结核可直接蔓延至睾丸，引起睾丸萎缩。睾丸固有鞘膜受累时，可有少量渗出液，睾丸固有鞘膜可阻止结核侵犯睾丸，常可见到附睾已完全破坏，而睾丸尚完好无损。

【临床表现】　发病年龄多见于 20～40 岁。临床上最常见的男性生殖系统结核为附睾结核，附睾结核可在肾结核症状发生之前出现，故临床上遇到生殖系统结核患者，必须注意泌尿系统的检查。附睾结核一般发展缓慢，附睾逐渐肿大，无明显疼痛，肿大的附睾可与阴囊粘连形成寒性脓肿，如寒性脓肿有继发感染，则局部红肿疼痛，脓肿破溃流出脓汁及干酪样坏死组织后，形成窦道。个别患者，起病急骤、高热、疼痛、阴囊迅速增大，类似急性附睾炎，待炎症消退后，留下硬结、皮肤粘连、阴囊形成窦道。附睾结核的压痛多不明显，严重者附睾、睾丸分界不清，输精管增粗，呈串珠状，偶有少量的鞘膜积液，直肠指诊时，前列腺有硬结。

前列腺、精囊结核多无明显症状，直到附睾结核出现临床症状，行直肠指诊时才发现前列腺精囊硬结。偶感直肠内和会阴部不适，患精囊前列腺结核者可出现血精及精液减少，如病变引起双侧输精管梗阻，患者将失去生育能力。少数严重的前列腺结核，形成空洞并于会阴部破溃，流脓形成窦道。

【诊断】　有上述临床表现，直肠指检扪及前列腺、精囊硬结或触及附睾硬结，疑有男性生殖系统结核时，需全面检查泌尿系统有无结核病变，应做尿常规，尿液抗酸杆菌、尿结核分枝杆菌培养和静脉尿路造影等检查以除外肾结核。前列腺或精液中有时可发现结核分枝杆菌；骨盆平片偶可发现前列腺结核钙化；尿道造影可显示前列腺部尿道变形或扩大，造影剂可进入前列腺空洞内。精囊造影价值不大，极少应用。

【鉴别诊断】　前列腺结核需与非特异性前列腺炎及前列腺癌鉴别。慢性前列腺炎患者的症状一般较为明显，有结节形成者，范围较局限，常有压痛，经抗感染治疗后，结节可缩小甚至消失。前列腺癌患者多为老年人，PSA 测定、直肠指检及影像学检查有助于诊断，前列腺穿刺活组织检查可明确诊断。附睾结核需与非特异性慢性附睾炎鉴别，附睾结核硬块常不规则，病程缓慢，常可触及"串珠"样、硬粗的输精管，如附睾病变与皮肤粘连或形成阴囊皮肤窦道，附睾结核诊断不太困难。非特异性慢性附睾炎很少形成局限性硬结，一般与阴囊皮肤无粘连，常有急性炎症发作史或伴有慢性前列腺炎病史。附睾结核有时需与睾丸肿瘤鉴别，B 超有助于鉴别。

【治疗】　前列腺、精囊结核一般用抗结核药物治疗，不需要用手术方法，但应清除泌尿系统可能存在的其他结核病灶，如肾结核、附睾结核等。早期附睾结核应用抗结核药物治疗，多数可治愈。如果病变较重，疗效不好，已有脓肿或有阴囊皮肤窦道形成，应在药物治疗配合下做附睾及睾丸切除术。手术应尽可能保留附睾、睾丸组织。

男性生殖系统结核的手术治疗：

1. 附睾结核　手术方法可采用附睾切除术，输精管高位切除、残端结扎。适应证：①药物治疗效果不明显；②病变较大并且有脓肿形成；③局部干酪样病变严重；④合并睾丸病变，应同时切除睾丸。术前至少使用抗结核药物 2 周。睾丸正常者术中应予以保留。

2. 睾丸结核　手术时机：单纯睾丸结核应至少使用抗结核药物 2 周。手术方法：附睾睾丸切除术。

思　考　题

1. 简述肾结核与膀胱结核的病理常见类型。
2. 肾结核的典型临床表现有哪些？
3. 泌尿系统结核的药物治疗原则是什么？
4. 肾结核的手术治疗原则与方式是什么？

（佟　明）

第五十五章 泌尿系统梗阻

尿液在肾内形成后，经过肾盏、肾盂、输尿管、膀胱和尿道排出体外。尿液的正常排出，有赖于尿路管腔通畅和排尿功能正常。泌尿系统梗阻也称为尿路梗阻（obstruction of urinary tract）。泌尿系统本身及其周围的许多疾病都可导致泌尿系统梗阻，造成尿液排泄障碍，引起梗阻近端尿路扩张积水。梗阻如果不能及时解除，终将导致肾积水、肾功能损伤，甚至肾衰竭。

尿路梗阻分为上尿路梗阻和下尿路梗阻，梗阻发生在输尿管膀胱开口以上梗阻称上尿路梗阻。上尿路梗阻后积水发展较快，对肾功能影响也较大。临床上单侧多见，亦可为双侧。梗阻发生在膀胱及其以下者称下尿路梗阻。由于膀胱的缓冲作用，梗阻后对肾功能影响较缓慢，但最终可造成双侧肾积水。按梗阻的严重程度可分为部分性梗阻和完全性梗阻。突然发生的梗阻称急性梗阻，缓慢而逐渐加重的梗阻称为慢性梗阻。梗阻还可以分为先天性梗阻和后天性梗阻。而按病因的不同又可分为机械性梗阻与动力性梗阻，前者指尿路管腔被病变阻塞，如结石、肿瘤、狭窄等。后者是指中枢或周围神经疾病造成某部分尿路功能障碍，影响尿液排出，如神经源性膀胱功能障碍。尿路梗阻病因在不同年龄和性别有一定差异。儿童以先天性疾病常见，如肾盂输尿管连接处狭窄、输尿管膀胱开口处狭窄等。青壮年以结石、损伤、炎症狭窄常见；妇女可能与盆腔内疾病有关；老年男性以良性前列腺增生最常见，其次为肿瘤。

泌尿系梗阻后，由于梗阻的部位及程度不同，尿路各器官的病理改变亦各有异处，但基本病理改变是梗阻部位以上压力增加，尿路扩张积水。长时间梗阻将导致肾积水和肾功能损害。泌尿系统有些疾病与尿路梗阻常互为因果，如感染和结石引起梗阻，而梗阻又可以继发感染和结石。

第一节 肾 积 水

尿液从肾盂排出受阻，蓄积后肾内压力增高，肾盂肾盏扩张，肾实质萎缩，功能减退，称为肾积水（hydronephrosis）。肾积水容量超过 1000ml 或小儿超过 24 小时尿液总量时，称为巨大肾积水。

【病理生理】 上尿路梗阻时，梗阻部位以上压力增高，输尿管收缩力增加，蠕动增强，管壁平滑肌增生，管壁增厚。如梗阻不解除，后期失去代偿能力，平滑肌逐渐萎缩，张力减退，管壁变薄，蠕动减弱乃至消失。梗阻可导致肾积水，肾盂肾盏内压升高，压力经集合管传至肾小管和肾小球；压力增高到一定程度时，可使肾小球滤过压降低，滤过率减少。但肾内血液循环仍保持正常，肾脏的泌尿功能仍能持续一段时间，主要是因为部分尿液通过肾盂静脉、淋巴、肾小管回流，以及经肾窦向肾盂周围外渗，使肾盂和肾小球的压力有所下降，肾小球泌尿功能得以暂时维持。如果尿路梗阻不解除，当尿液的回流无法缓冲不断分泌的尿液时，肾盂内压力将持续增高，压迫肾小管、肾小球及其附近的血管，造成肾组织缺血缺氧，肾实质逐渐萎缩变薄，肾盂肾盏积水逐渐增多，最后肾脏成为一个无功能的巨大水囊。急性完全性梗阻，如输尿管被结扎，肾盂扩张积水常不明显，但肾实质很快萎缩、功能丧失。慢性部分性梗阻常可致巨大肾积水。

【临床表现】 泌尿系统梗阻由于原发病因、梗阻部位、程度和时间长短不同，肾积水的临床表现也不相同，甚至可全无症状。如先天性肾盂输尿管连接处狭窄、肾下极异位血管或纤维束压迫输尿管等引起的肾积水，由于发展常较缓慢，症状不明显或仅有腰部胀痛不适，当肾积水达到严重程度时，腰部可出现肿块。泌尿系统各部位的结石、肿瘤、炎症或结核引起的继发性肾积水，多数表现为原发病变的症状和体征，很少显现出肾积水的病象。上尿路梗阻如结石等急性梗阻时，可出现肾绞痛、恶心、呕吐、血尿、肾区压痛等。亦有的仅出现腰腹部肿块或无任何临床症状，常为超声检查发现。下尿路梗阻时，主要表现为排尿困难和膀胱不能排空，甚至出现尿潴留，而引起肾积水出现的症状常较晚，临床多表现为不同程度的肾功能损害，严重者出现贫血、乏力、衰弱、食欲差、恶心、呕吐等尿毒症症状。

肾积水如并发感染，则表现为急性肾盂肾炎症状，出现寒战、高热、腰痛及膀胱刺激症状等。如梗阻不解除，感染的肾积水很难治愈，或可发展成为脓肾。腹部有可能扪及肿块，患者常有低热及消瘦等。

尿路梗阻引起肾积水，如梗阻长时间得不到解除，最终导致肾功能减退甚至衰竭。双侧肾脏或孤立肾完全性梗阻时可出现无尿。

【诊断】 肾积水的诊断一般不困难。除确定肾积水存在及程度外，还应弄清楚引起积水的病因、梗阻部位、有无感染及肾功能损害情况。常见的诊断方法如下。

1. 影像学检查 包括超声、尿路平片、尿路造影、MRI 及 CT 检查等。超声可以明确判定增大的肾是实质性肿块还是肾积水，并可确定肾积水的程度和肾皮质萎缩情况，简便易行无创伤，应作为首选的检查方法。但对肾外壶腹型肾盂和多发性肾囊肿，有时不易与肾积水鉴别。X 线检查对肾积水的诊断有重要价值。如肾积水是结石所致，尿路平片可见尿路结石影及积水增大的肾轮廓。静脉尿路造影早期可见肾盏、肾盂扩张，肾盏杯口消失或呈囊状显影；当肾功能减退时，肾实质显影时间延长，显影不清楚，此时，采用大剂量延迟造影或可获得较好的显影效果。静脉尿路造影肾显影不清晰时，可行逆行肾盂造影。经膀胱镜将输尿管导管插至梗阻部位以上时，可见尿液快速滴出。逆行肾盂造影常可获得清晰的肾积水影像。但采用该方法检查有引起感染的危险，逆行插管时必须严格无菌操作及应用抗生素。如逆行插管失败，可改为超声引导下经皮肾穿刺造影。MRI 水成像对肾积水的诊断有独到之处，可以代替逆行肾盂造影和肾穿刺造影。CT 能清楚地显示肾积水程度和肾实质萎缩情况，对输尿管行三维成像可以确定梗阻的部位及病因。

2. 内镜检查 输尿管镜及膀胱镜可用于部分尿路梗阻患者的检查，对腔内病变引起的梗阻如结石、肿瘤、狭窄等可明确诊断，而且还可以同时进行治疗，如腔内碎石、肿瘤电切、狭窄切开及腔内置管等。

3. 肾功能检查 除检验血肌酐、尿素氮、肌酐清除率等总肾功能外，放射性核素肾显像可以了解肾实质损害程度及分侧肾功能测定。肾图检查，尤其是利尿肾图，对判定上尿路有无机械性梗阻及梗阻的程度有一定的帮助。

【治疗】 肾积水的治疗应根据梗阻的病因、发病缓急、梗阻严重程度、肾功能损害情况等综合考虑。肾积水是尿路梗阻所致，梗阻时间长短对肾功能的影响起到关键性的作用，应尽快解除梗阻。治疗方法取决于梗阻病因，如先天性肾盂输尿管狭窄的离断成型术、尿路结石的体外冲击碎石或者内镜下的碎石取石术。

如果患者病情较危重，不允许做较大手术或梗阻暂时不能去除时，可在超声引导下经皮肾穿刺造瘘，将尿液直接引流出来，以利于感染的控制和肾功能的改善；待患者身体条件许可时，再治疗梗阻的病因。

如梗阻病因不能去除，肾造瘘则作为永久性治疗措施。对于输尿管难以修复的炎性狭窄、晚期肿瘤压迫或侵犯等梗阻引起的肾积水，经膀胱镜如能放置双 J 管长期内引流肾盂尿液，既可保护肾功能，又可显著改善患者的生活质量。

双侧上尿路梗阻导致氮质血症或尿毒症，如患者没有生命危险，应优先选择解除梗阻、引流尿液，不应先做血液透析，如引流尿液后肌酐不下降或者有明显高钾血症等情况，则行血液透析。

重度肾积水，肾实质显著破坏、萎缩、引起肾性高血压或合并严重感染，肾功能严重丧失，而对侧肾功能正常时，可切除病肾。

第二节 良性前列腺增生症

良性前列腺增生症（benign prostatic hyperplasia, BPH）简称前列腺增生。病理学表现为细胞增生，是引起男性老年人排尿障碍原因中最为常见的一种良性疾病。

案例 55-1

患者，男，72 岁。进行性排尿困难 6 年，近 1 周出现排尿疼痛伴发热，体温 39℃。患者 6 年前出现排尿困难，排尿迟缓、尿线变细无力。未行治疗，症状进行性加重，目前排尿极度费力，尿液滴沥状流出。1 周前，因气候变化受凉，突排尿疼痛伴发热。既往身体健康，无糖尿病、高血压、肺心病病史等。

体格检查：T39℃，P90 次/分，R21 次/分，BP137/178mmHg。痛苦面容。心肺检查无阳性体征。直肠指检：前列腺增大明显、表面光滑、质韧、边界清楚，中央沟变浅；肛门括约肌张力正常。

辅助检查：①血常规：正常。②尿常规：WBC 30～50 个/HP。③肾功能检测：BUN 14mmol/L，Cr 320μmol/L。④B 超：前列腺重度增生，突向膀胱腔，残余尿量 400ml，双肾积水。

问题：

1. 首先应考虑何诊断？
2. 还需行哪些辅助检查？
3. 如何处理？处理方案如何选择？

【病因病理】 有关前列腺增生发病机制的研究很多，但至今病因仍不完全清楚。目前一致公认老龄和有功能的睾丸是前列腺增生发病的两个重要因素，两者缺一不可。组织学上前列腺增生的发病率随年龄的增大而增加。随着年龄增大，前列腺也随之增生，

男性在 45 岁以后前列腺可有不同程度的增生，多在 50 岁后出现症状。前列腺的正常发育有赖于雄激素，青春期前切除睾丸，前列腺即不发育，老年后也不会发生前列腺增生。前列腺增生的患者在切除睾丸后，增生的上皮细胞会发生凋亡（apoptosis），腺体萎缩。受性激素的调控，前列腺间质细胞与腺上皮细胞相互影响，各种生长因子相互作用，随着年龄增长体内性激素平衡失调及雌、雄激素的协同效应等，可能是前列腺增生的重要病因。

前列腺腺体增生开始于围绕尿道精阜的腺体，这部分腺体称为移行带，未增生之前仅占前列腺组织的 5%。前列腺其余腺体由中央带（占 25%）和外周带（占 70%）组成。中央带似楔形包绕射精管，外周带组成前列腺的背侧及外侧部分，是前列腺癌最常发生的部位。前列腺增生主要发生于前列腺尿道周围移行带，增生组织呈多发结节，并逐渐增大。增生的腺体将外围的腺体挤压萎缩形成前列腺外科包膜，与增生腺体有明显界限，手术中易于分离。增生腺体突向后尿道，使前列腺部尿道伸长、弯曲、受压变窄，尿道阻力增加，引起排尿困难。此外，前列腺内尤其是围绕膀胱颈部的平滑肌内含有丰富的 α 肾上腺素能受体，这些受体的激活使该处平滑肌收缩，可明显增加前列腺尿道的阻力。

前列腺增生及 α 肾上腺素能受体兴奋致后尿道平滑肌收缩，造成膀胱出口梗阻，为克服排尿阻力，逼尿肌增强其收缩能力，逐渐代偿性增生，肌束形成粗糙的网状结构，加上长期膀胱内压增高，膀胱壁出现小梁小室或假性憩室；如膀胱容量较小，逼尿肌退变，顺应性差，出现逼尿肌不稳定收缩，患者有明显尿频、尿急和急迫性尿失禁，可造成输尿管尿液排出阻力增大，引起上尿路扩张积水。如梗阻长期未能解除，逼尿肌萎缩，失去代偿能力，收缩力减弱，导致膀胱不能排空而出现残余尿。随着残余尿量增加，膀胱壁变薄，膀胱腔无张力扩大，可出现充溢性尿失禁或无症状慢性尿潴留，尿液反流引起上尿路积水及肾功能损害。梗阻引起膀胱尿潴留，还可继发感染和结石形成。

【临床表现】　前列腺增生症多在 50 岁以后出现症状，60 岁左右症状更加明显。症状与前列腺体积大小之间并不一致，而取决于引起梗阻的程度、病变发展的速度及是否合并感染等，症状可时轻时重。

尿频是前列腺增生最常见的早期症状，夜间更明显。尿频的原因，早期是因增生的前列腺充血刺激引起。随着病情发展，梗阻加重，残余尿量增多，膀胱有效容量减少，尿频逐渐加重。此外，梗阻诱发逼尿肌功能改变，膀胱顺应性降低或逼尿肌不稳定，尿频

更为明显，并出现急迫性尿失禁等症状。

排尿困难是前列腺增生最重要的症状，病情发展缓慢。典型表现是排尿迟缓、断续、尿线变细无力、射程短、终末滴沥、排尿时间延长。如梗阻严重，残余尿量较多时，常需要用力并增加腹压以帮助排尿，排尿终末常有尿不尽感。

当梗阻加重达一定程度时，可使膀胱逼尿肌功能受损，收缩力减弱，残余尿逐渐增加，继而发生慢性尿潴留。膀胱过度充盈致达到膀胱容量极限时，使少量尿液从尿道口溢出，称为充溢性尿失禁。前列腺增生的任何阶段中，可因气候变化、劳累、饮酒、便秘、久坐等因素，使前列腺突然充血、水肿导致急性尿潴留，患者不能排尿，膀胱胀满，下腹疼痛难忍，常需急诊导尿处理。

前列腺增生合并感染或结石时，可出现明显尿频、尿急、尿痛症状。增生腺体表面黏膜较大的血管破裂时，亦可发生不同程度的无痛性肉眼血尿，应与泌尿系肿瘤引起的血尿鉴别。梗阻引起严重肾积水、肾功能受损时，可出现慢性肾功能不全，如食欲差、恶心、呕吐、贫血、乏力等症状。长期排尿困难导致腹压增高，还可引起腹股沟疝、内痔与脱肛等。

【诊断】　50 岁以上男性出现排尿不畅的临床表现，需考虑有前列腺增生的可能。通常需做下列检查：

1. 直肠指检　是重要的检查方法，前列腺增生患者均需做此项检查。多数患者可触到增大的前列腺，表面光滑、质韧、有弹性、边缘清楚、中央沟变浅或消失，即可做出初步诊断。指诊时应注意肛门括约肌张力是否正常，前列腺有无硬结，这些是鉴别神经性膀胱功能障碍及前列腺癌的重要体征。

2. 超声　采用经腹壁或直肠途径进行。经腹壁超声检查时膀胱需要充盈，扫描可清晰显示前列腺体积大小，增生腺体是否突入膀胱，还可以测定膀胱残余尿量。经直肠超声检查对前列腺内部结构分辨度更为精确。超声还可以了解膀胱有无结石及上尿路有无继发性积水等病变。

3. 尿流率检查　可以确定前列腺增生患者排尿的梗阻程度。检查时要求排尿量在 150ml 以上，如最大尿流率＜15ml/s 表明排尿不畅；如＜10ml/s 则表明梗阻较为严重，常是手术指征之一。如需进一步了解逼尿肌功能，明确排尿困难是否由于其他神经源性病变所致，应行尿流动力学检查。

4. 血清前列腺特异性抗原（PSA）测定　在排除前列腺癌，尤其前列腺有结节或质地较硬时十分必要。但许多因素都可影响 PSA 的测定值，如年龄、前列腺增生、炎症、前列腺按摩及经尿道的操作等因

素均可使 PSA 增高。

此外，IVU、CTU 和膀胱镜检查等，可以除外合并有泌尿系统肿瘤的可能。放射性核素肾图有助于了解上尿路有无梗阻及肾功能损害。

【鉴别诊断】 前列腺增生引起排尿困难，应与下列疾病鉴别。

1. 前列腺癌 若前列腺有硬结，质地硬，或血清 PSA 异常，鉴别需行 MRI 和前列腺穿刺活检。

2. 膀胱颈挛缩 亦称膀胱颈纤维化。多为慢性炎症所致，发病年龄较轻，多在 40～50 岁出现排尿不畅症状，但前列腺体积不增大，膀胱镜检查可以确诊。

3. 尿道狭窄 多有尿道损伤及感染病史，行尿道膀胱造影与尿道镜检查，不难确诊。

4. 神经源性膀胱功能障碍 临床表现与前列腺增生相似，有排尿困难、残余尿量较多、肾积水和肾功能不全，前列腺不增大，为动力性梗阻。患者常有中枢或周围神经系统损害病史和体征，如下肢感觉和运动障碍、会阴皮肤感觉减退、肛门括约肌松弛或反射消失等。静脉尿路造影常显示上尿路有扩张积水，膀胱常呈"圣诞树"形。尿动力学检查可以明确诊断。

【治疗】 前列腺增生未引起明显梗阻者一般不需处理，可观察等待。梗阻较轻或不能耐受手术者可采用药物治疗或非手术微创治疗。当排尿梗阻症状严重、残余尿量＞50ml，或出现前列腺增生导致的并发症如反复尿潴留、反复泌尿系感染、膀胱结石、继发上尿路积水，药物治疗疗效不佳而全身状况能够耐受手术者，具有外科治疗适应证，应采用外科手术治疗。对前列腺增生的治疗如下。

1. 观察等待 若症状较轻，不影响生活与睡眠，一般不需治疗可观察等待。但需密切随访，一旦症状加重，应开始治疗。

2. 药物治疗 治疗前列腺增生的药物很多，常用的药物有 α 肾上腺能受体阻滞剂、5α 还原酶抑制剂和植物类药等。雌激素不宜常规应用，因对心血管系统副作用大。

α 受体分为 1、2 型，其中 α1 受体对排尿影响较大，α1 受体主要分布在前列腺基质平滑肌中，阻滞 α1 受体能有效降低膀胱颈及前列腺的平滑肌张力，减少尿道阻力，改善排尿功能。常用的药物有特拉唑嗪（terazosin）、阿夫唑嗪（alfazosin）、多沙唑嗪（doxazosin）及坦索罗辛（tamsulosin）等，对症状较轻、前列腺体积较小的患者有良好的疗效。不良反应多较轻微，主要有头晕、鼻塞、体位性低血压等。

5α 还原酶抑制剂是通过在前列腺内阻止睾酮转变为有活性的双氢睾酮，进而使前列腺体积部分缩小，改善排尿症状。一般在服药 3 个月左右见效，停药后症状易复发，需长期服药，对体积较大的前列腺效果较明显，与 α 受体阻滞剂联合治疗效果更佳。常用的药物有非那雄胺（finasteride）和度他雄胺（dutasteride）。

3. 手术治疗 对症状严重、存在明显梗阻或有并发症者应选择手术治疗。如有尿路感染、残余尿量较多或有肾积水、肾功能不全时，宜先留置导尿管或膀胱造瘘引流尿液，并抗感染治疗，待上述情况明显改善或恢复后再择期手术。手术疗效肯定，但有一定痛苦与并发症等。经尿道前列腺切除术（TURP）适用于大多数良性前列腺增生患者，是目前最常用的手术方式。开放手术仅适用于巨大的前列腺或有合并膀胱结石者选用，多采用耻骨上经膀胱或耻骨后前列腺切除术。

4. 其他疗法 经尿道激光治疗：目前应用钬激光、绿激光、铥激光等治疗前列腺增生，疗效肯定；经尿道球囊高压扩张术；前列腺尿道网状支架及经直肠高强度聚焦超声（HIFU）等对缓解前列腺增生引起的梗阻症状均有一定疗效，适用于不能耐受手术的患者。

案例 55-1 分析

临床诊断：良性前列腺增生症合并慢性尿潴留，肾功能不全，尿路感染。

诊断要点：①老年男性；②进行性排尿困难 6 年；③直肠指检：前列腺增大明显，表面光滑、质韧、中央沟变浅；④B 超：前列腺重度增生，残余尿量增多，双肾积水；⑤肾功能受损，尿常规提示合并感染；⑥还应行尿流动力学检查，明确梗阻程度，了解膀胱逼尿肌功能状况；⑦排泄性尿路造影，明确上尿路形态、功能状况。

治疗原则：①留置尿管持续引流，改善肾功能；②使用抗生素，控制感染；③择期行开放手术或经尿道前列腺切除术，解除梗阻。

第三节 尿 潴 留

尿潴留（urinary retention）是指膀胱内充满尿液而不能排出，常常由排尿困难发展到一定程度引起。尿潴留分为急性与慢性两种。前者突然发病，膀胱内胀满尿液不能排出，患者十分痛苦，临床上常需急诊处理；后者起病缓慢，病程较长，下腹部可扪及充满尿液的膀胱，但患者却无明显痛苦症状。

【病因】 引起尿潴留的病因很多，可分为机械性和动力性梗阻两类。其中以机械性梗阻病变最常见，如良性前列腺增生、前列腺肿瘤；膀胱颈梗阻性病变如膀胱颈挛缩、膀胱颈口肿瘤；先天性后尿道瓣膜、各种原因引起的尿道狭窄、肿瘤、异物和尿道结石；此外，盆腔肿瘤、处女膜闭锁后阴道积血、妊娠的子宫压迫等均可以引起尿潴留。动力性梗阻是指膀胱出口、尿道无器质性梗阻病变，尿潴留系排尿功能障碍所引起。最常见的原因为中枢和周围神经系统病变，如脊髓或马尾神经损伤、肿瘤、糖尿病等，造成神经性膀胱功能障碍引起尿潴留。直肠或妇科盆腔根治性手术损伤了副交感神经分支；痔疮或肛瘘手术及腰麻术后可出现排尿困难，引起尿潴留。此外，各种松弛平滑肌的药物如阿托品、山莨菪碱等，偶尔亦可致排尿困难引起尿潴留。

【临床表现】 急性尿潴留发病突然，膀胱内充满尿液不能排出，胀痛难忍，辗转不安，有时从尿道溢出部分尿液，但不能减轻下腹胀痛。慢性尿潴留多表现为排尿不畅、尿频，常有排尿不尽感，有时出现尿失禁现象。少数患者虽无明显慢性尿潴留梗阻症状，但已有明显上尿路扩张、肾积水，甚至出现尿毒症症状，如全身衰弱、食欲差、恶心、呕吐、贫血、血清肌酐和尿素氮显著升高等。

【诊断】 根据病史及典型的临床表现，尿潴留诊断并不困难。体检时耻骨上区常可见到半球形膨胀，用手按压有明显尿意，叩诊为浊音。可通过超声检查。

尿潴留应与无尿鉴别，后者是指肾衰竭或上尿路完全梗阻，膀胱内空虚无尿，两者含义不同，不能混淆。

【治疗】

1. 急性尿潴留 治疗原则是尽快解除病因，恢复排尿。如病因不明或梗阻一时难以解除，应先引流膀胱尿液解除胀痛，然后做进一步检查明确病因并进行治疗。急诊处理可行导尿术，是解除急性尿潴留最简便常用的方法。尿潴的病因短时间内不能解除者如良性前列腺增生等，宜放置导尿管持续引流，1 周后拔出。急性尿潴留患者在不能插入导尿管时，可采用粗针头耻骨上膀胱穿刺方法吸出尿液，可暂时缓解患者的痛苦。有膀胱穿刺造瘘器械可在局麻下直接或超声引导下行耻骨上膀胱穿刺造瘘，持续引流尿液。若无膀胱穿刺造瘘器械，可手术行耻骨上膀胱造口术。如梗阻病因不能解除，可以永久引流尿液。急性尿潴留放置导尿管或膀胱穿刺造瘘引流尿液时，应间歇缓慢地放出尿液，避免快速排空膀胱，内压骤然降低而引起膀胱内大量出血。

2. 慢性尿潴留 若为机械性梗阻病变引起，有上尿路扩张肾积水、肾功能损害者，应先行膀胱尿液引流，待肾积水缓解、肾功能改善后，经检查病因明确后，针对病因择期手术或采取其他方法进行治疗，解除梗阻。如系动力性梗阻引起，多数患者需间歇清洁自我导尿；自我导尿困难或上尿路积水严重者，可做耻骨上膀胱造瘘术或其他尿流改道术。

思 考 题

1. 危重型肾积水的治疗原则是什么？
2. 良性前列腺增生症常用的检查方法是什么？
3. 尿潴留的病因有哪些？

（钟惟德）

第五十六章 泌尿系统结石

学习目标
1. 了解泌尿系统结石的病因。
2. 掌握上尿路结石的临床表现。
3. 熟悉泌尿系统结石的诊断方法。
4. 熟悉上尿路结石的治疗方法。
5. 掌握下尿路结石的临床表现。

第一节 概　　述

泌尿系统结石又称尿路结石,包括上尿路结石和下尿路结石,是肾结石、输尿管结石、膀胱结石和尿道结石的总称,是最常见的泌尿外科疾病之一。尿路结石一般在肾脏和膀胱形成,原发的输尿管结石和尿道结石较少见,主要是由肾脏或膀胱排出过程中滞留在输尿管或尿道形成。

尿路结石的形成机制复杂,有多种因素可引起结石形成,如肾钙化斑、晶体过饱和沉析、晶体抑制物减少等。近年来研究显示,尿路结石是由多种因素引起的,可分为全身与局部因素。

最近一项中国成年人群尿石症患病率横断面调查显示,尿石症患病率为 6.50%,男性患病率为 7.65%（290/3792）,女性患病率为 5.71%（315/5518）;农村地区患病率为 7.96%（385/4837）,城市地区为 4.92%（220/4473）;南方地区患病率为 8.85%（501/5661）,北方地区为 2.85%（104/3649）。全国人口标化患病率为 6.06%,其中男性为 6.85%,女性为 5.25%。

尿路结石发病好发于 25~40 岁,而女性有两个高峰,分别是 25~40 岁及 50~65 岁,特别是绝经之后雌激素水平下降,尿路感染增加,女性尿路结石发病率增加。老年男性患者因前列腺增生引起下尿路梗阻,膀胱残余尿增多,可继发膀胱结石;儿童尿路结石常与尿路畸形、感染、营养不良有关。

地区、气候、水质:硬水地区的硬水易使尿盐溶解状态改变,气候干燥或炎热多汗,尿易浓缩,尿量减少,使盐类和有机物质的浓度增高而易形成结石。大量饮水有助于稀释尿液中的矿物盐浓度,饮水不足则容易形成结石,尤其是南方湿热的环境下。在我国南方地区,泌尿外科住院患者以尿路结石为最常见疾病。

代谢异常,如甲状旁腺功能亢进、高尿酸血症、高草酸血症等,是结石形成的危险因素。嘌呤代谢异常可引起尿酸结石,高尿酸血症患者进食海鲜则增加尿酸代谢,容易形成尿酸结石。高蛋白摄入,可导致尿液中钙和尿酸含量增加及柠檬酸盐减少,是上尿路结石形成的重要因素。

草酸钙结石是尿路结石最常见的成分之一,病因学研究主要侧重于钙及草酸的代谢。一般情况下,成人每天在食物中吸收钙 0.5~1g,而肠道中的钙主要通过十二指肠以主动转运的方式吸收,进入体内后则主要沉积在骨骼,其余的部分则排泄出体外。由于正常情况下,骨钙的沉积和释放的速度是平衡的,因此钙平衡的重要影响因素是尿钙的排出及重吸收。甲状旁腺激素促进肾小管髓袢粗升支的皮质部及远曲小管对钙的重吸收,使骨钙释放和肠道钙的吸收增加,从而升高血钙的浓度。降钙素则能够抵消甲状旁腺素对骨的作用,使肾脏排泄钙磷增加。维生素 D 在体内转化为 $1,25-(OH)_2-D_3$ 可以促进骨钙释放及肠道钙的吸收,升高血钙,间接引起尿钙增加。甲状旁腺功能亢进引起钙磷代谢异常,尿钙磷排出增加,因而增加尿内晶体浓度,容易引起结石。食物中包含草酸,能引起草酸钙结石患者致高草酸尿症的食物有菠菜、花生、巧克力、草莓、茶叶等,其中以菠菜和茶叶最值得注意。各种原因的胃肠道功能紊乱如肠炎、胰腺疾病等都可以伴有高草酸尿症和泌尿系结石。原发性高草酸尿症是一种罕见的常染色体隐性遗传的草酸代谢障碍性疾病,遗传性酶的缺失导致了体内的草酸形成过多,并经尿液排出。由于草酸钙的溶解度低,因此容易形成结晶并形成结石。由于尿液中草酸浓度的增加对于改变尿液草酸钙饱和水平的影响比尿钙浓度增加的作用大,因此高草酸尿症对于促进草酸钙结石形成的危险性更大。

局部因素:①尿路感染:尿液中大量细菌和组织坏死物可积聚成结石核心。尿路感染常常促进鸟粪石的形成,含尿素酶的细菌能够将尿液中的尿素分解为氨,随后碳酸氢盐、碳酸盐等形成结石。②尿路梗阻、尿路畸形:肾盂输尿管连接部狭窄、输尿管狭窄、肾盏憩室等,容易引起尿流滞缓,尿内有形成分易于沉淀、析出形成结晶体,晶体滞留形成尿路结石。③异物:可成为晶体沉积的核心,随后诱发晶体在它们表面沉积并逐渐形成结石。医源性的异物包括不被机体吸收的缝线、长期留置的输尿管导管等。④尿液 pH 改变:可导致尿液中晶体成分沉淀,形成结石。尿酸结石和胱氨酸结石在酸性尿中形成;磷酸镁铵及磷酸钙结石在碱性尿中形成。

尿路结石病因学诊断对于术后结石复发预防特别重要,尤其是代谢相关病因学分析,现在越来越得到重视。尿液中的无机盐及有机盐析出形成晶体是尿路结石形成的第一步,因此尿液分析对于查明结石病因具有重要意义。收集 24 小时尿液,并对尿液中的钠、钙、镁、柠檬酸等物质进行测量,是分析尿路结石形成的危险因素的重要手段。特别是,柠檬酸是尿液中含钙结石结晶形成的抑制物,它通过与尿液中的钙离子形成螯合物的形式来降低尿液的饱和度,减少钙盐结晶形成。尿中低柠檬酸引起尿钙增加,促进了尿液中晶体的形成和增长,容易发生泌尿系结石。尿液 pH 影响肾脏转运柠檬酸,临床中发现糖尿病酸中毒、远曲小管酸中毒等常常出现低柠檬酸尿症;而丙二酸、马来酸等都是细胞内线粒体柠檬酸分解的抑制剂,促进尿的柠檬酸排泄。

结石成分分析也是必要的检查,能揭示结石的具体成分。尿路结石以草酸钙最为常见,其他成分可有磷酸钙、尿酸、磷酸镁铵、胱氨酸等。不同成分的结石形成原因有所差异,明确结石成分后根据不同的形成原因,予以相应的饮食等干预,有助于结石预防复发。

草酸钙结石多为黄褐色,质硬,粗糙不规则,平片显影。磷酸镁铵结石也称感染性结石,呈灰白色,质软或呈脓渣样,与尿路感染有关。尿酸结石多为淡黄色,质硬,光滑,纯尿酸结石在 X 线下不显影。胱氨酸结石由罕见的家族性遗传性疾病引起,质硬,光滑,蜡样,为淡黄色至黄棕色,平片显影淡。

尿路结石可引起泌尿道的梗阻、感染、直接损伤及恶变。

1. 尿路梗阻 尿路结石引起梗阻,可造成梗阻以上部位积水,如下输尿管结石可造成肾积水,输尿管扩张、积水。阻塞以上部位压力增大,肾脏血流减少,最终可发生肾单位坏死,使肾功能下降甚至完全消失。代谢产物在体内蓄积,导致一系列临床症状,如恶心、呕吐、食欲减退等消化道症状,此外可引起皮肤色素沉着、皮肤瘙痒等;进入晚期尿毒症阶段后,全身系统都会受累,出现贫血、心力衰竭、精神异常、昏迷等严重情况,危及患者生命。肾积水可形成巨大的包块,压迫周围的组织器官等,引起腹胀、呼吸困难等。

2. 疼痛及血尿 结石活动度大,可引起明显的疼痛;大而固定的结石,可使肾盂肾盏黏膜损伤,形成血尿,并出现溃疡、纤维组织增生,以致间质纤维化。移行上皮长期受结石刺激后,可发生鳞状上皮化生,多年后可引起尿路上皮癌变,常为鳞癌。

3. 感染 梗阻常引起肾积水,并容易并发感染,引起发热等,而且感染加重肾功能损害,也促进结石的增长,形成恶性循环。急性期表现为发热,反复出现的尿路刺激症状如尿频、尿急、尿痛等,常伴有乏力、食欲不振、腰酸痛等;慢性感染也可出消耗性消瘦、多尿、夜尿增多等。

随着内镜设备的更新及腔内泌尿外科临床经验的丰富,在尿路结石的治疗中,开放手术所占比例越来越低,或被腹腔镜技术替代,而体外冲击波碎石、输尿管(软)镜碎石术、经皮肾镜取石术等腔内技术成为主流,能够处理各种尿路结石,具有创伤小、并发症少、结石清除率高等优点。

第二节 上尿路结石

上尿路结石包括肾结石、输尿管结石,输尿管结石一般由肾结石排出进入输尿管滞留引起。

【临床表现】 上尿路结石可有不同的临床表现,疼痛、血尿、感染发热是主要症状,症状主要取决于结石的大小、部位,梗阻的程度,以及有无继发感染等。

1. 疼痛 是上尿路结石的常见症状,常常与梗阻和炎症相关。肾或输尿管结石致梗阻引起肾积水、输尿管扩张,肾被膜、输尿管及肾盂等受牵扯而发生疼痛;上尿路结石常合并感染,炎症可引起肾脏充血水肿,肾包膜张力增加,引起较严重的疼痛。肾脏和胃肠的神经支配同属腹腔神经丛,故肾绞痛常可伴恶心、呕吐及肠麻痹症状,或大汗淋漓、面色苍白等症状。

上尿路结石在活动后阻塞肾盂出口或输尿管,刺激平滑肌痉挛性收缩,输尿管蠕动性增加,肾盂压力增加,常引起绞痛;尿液通过梗阻部位,压力减低后疼痛缓解,因此疼痛常为阵发性。肾绞痛典型的表现是患侧腰部突然发生剧烈绞痛沿输尿管走行向下腹部、腹股沟、睾丸、外阴或大腿内侧放射,此时体检可发现同侧肾区有叩击痛,并伴有恶心呕吐,梗阻解除则疼痛缓解。输尿管下段感觉神经通过神经节支配盆腔内的主要器官,因此输尿管下段结石常表现为膀胱刺激征和耻骨上不适感。

结石停顿在肾盂肾盏中但不活动,而又无继发感染时,可长期无症状,甚至结石已引起肾积水及功能损害严重时还无自觉症状,只在例行检查,如泌尿系 B 超、腹部平片时偶然发现。而有些肾结石患者,结石较小,在肾内活动度较大,刺激肾盂黏膜,或移动至肾盂出口,引起肾盂输尿管连接部梗阻,早期即有疼痛。因此,疼痛与结石大小不成正比。

2. 血尿 上尿路结石引起血尿的典型特点是，血尿伴有同侧的腰痛或上腹部疼痛，血尿往往发生在体力活动较多时，如劳动、运动和乘车时。血尿一般较轻，有时肉眼不能看出，但几乎每个尿路结石患者尿液都能在显微镜下见到红细胞，因此尿的显微镜检查很重要。

上尿路结石患者出现血尿主要是因为结石在肾、输尿管内移动，造成尿路黏膜的机械性损伤，小血管破裂出血而产生血尿。另外，尿路结石造成肾、输尿管梗阻，常合并尿路感染，造成黏膜炎性水肿充血，也可引起血尿。当尿路结石合并肿瘤时，因肿瘤血管异常丰富而且容易破裂，也会引起血尿。因此，要重视血尿的病因学检查，除了常见的上尿路结石，重要的是要排除有无尿路肿瘤。

3. 其他 上尿路结石引起梗阻，如继发感染，可出现发热、寒战等；梗阻解除有利于感染的控制。上尿结石并肾衰竭者，常表现为电解质紊乱相关的恶心、呕吐等症状。

双侧上尿路同时梗阻或一侧肾无功能另一侧梗阻可发生无尿，称之为结石性无尿。肾绞痛发作时，肾盂输尿管压力增加，甚至尿液反流进入组织；此时肾小球滤过阻力增加，出现无泌尿现象。如果上尿路梗阻持续不缓解时，将会发生一系列病理生理改变。在急性上尿路梗阻模型中，早期肾盂压力和肾血流量都是增加的，最初的肾血流量增加是由前列腺素介导的，同时它还可导致利尿，增加肾盂内压力，以及使肾血浆流量在皮质和髓质重新分布。而在随后的4小时里，肾盂压力仍高但肾血流量却开始衰减；过了这段时间后，肾盂压力和肾血流量都开始衰减；随着血流量的进一步减少，还将影响肾小球滤过率、肾血流量和肾氧化代谢。因此，急性输尿管梗阻引起肾绞痛的时候，即便是只有一侧输尿管结石，也会引起两侧肾脏"暂时性"无泌尿，引起尿少或无尿。

【诊断与鉴别诊断】

1. 病史 与活动有关的腰腹部疼痛伴有血尿应考虑为上尿路结石。询问病史，需要明确疼痛及血尿的性质，发作及缓解的情况，既往的病史，以及家族史。腹部疼痛除考虑胃肠疾病外，上尿路结石也可以合并有消化道症状。单纯的血尿患者要注意查明血尿原因，排除尿路肿瘤。

2. 实验室检查 尿常规可见镜下血尿，伴有感染时可出现脓尿，必要时做中段尿细菌培养。合并恶心、呕吐等消化道症状时，注意测定电解质生化，了解电解质及血清肌酐、尿素氮等。

3. 影像学检查

（1）超声（ultrasonography）：B超检查最为便捷，能显出2mm以上的结石，包括X线不显影的阴性结石，表现为强回声团伴有声影。对于造影剂过敏、妊娠、肾绞痛急性发作、肾衰竭等不适合静脉肾盂造影的病例，B超可作为诊断方法。超声还可以发现肾积水并测量评估肾积水的深度、肾实质的厚度，以及明确是否合并有肾囊肿、肾脏肿瘤、肾周及包膜下血肿等。对于输尿管中下段结石，在有肠气干扰等情况下，超声检查准确度下降。

（2）腹部平片（plain film of kidney, ureter and bladder, KUB）：常作为诊断输尿管结石的基础，常规的KUB应包括双肾、输尿管、膀胱和后尿道，上至T_{11}上缘，下至耻骨联合或稍低。在未做肠道准备的急诊患者行KUB可评估尿路是否存在阳性结石影；KUB也可了解肠道气体和便粪的情况，以判断是否适合静脉肾盂造影（intravenous urography, IVU），必要时完善肠道准备后再安排IVU。

（3）IVU：常规IVU检查前应做好肠道准备，以减少肠气和粪便的干扰。IVU前先行KUB检查，初步确定结石的部位；随后静脉注射造影剂，肾脏泌出含有造影剂的尿液进入集合系统，可以显示尿路形态，对比KUB片可显示出结石的具体部位。因此，IVU可粗略评估肾功能，确定结石部位，了解尿路形态及梗阻情况。不足之处在于：难以显示小的阴性结石；有时难于与其他病变引起的充盈缺损鉴别；严重的梗阻需多次延时摄片，增加了X线曝光量；造影剂可引起过敏、超敏反应和肾毒性等。尿路梗阻合并感染引起的发热、肾功能不全（中度以上）、妊娠等是IVU检查的禁忌证。口服降糖药二甲双胍的患者在IVU检查前应停药48小时。

（4）螺旋CT平扫（unenhanced helical CT, UHCT）：是诊断尿路结石最准确的检查方法，其敏感性和特异性均可达95%以上。对比IVU，UHCT具有明显的优越性：①诊断价值更高；②可清楚显示结石所在部位及其大小；③检查费时短（通常5分钟内可完成），无须肠道准备；④不需要使用造影剂；⑤可以鉴别由于其他疾病引起的疼痛。UHCT的不足在于设备较昂贵，UHCT的放射剂量高于IVU。

（5）磁共振尿路成像（magnetic resonance urography, MRU）：利用尿液具有长T2值呈高信号，而周围组织T2值呈低信号，这样尿液的白色高信号在黑色低信号背景下形成鲜明对比，产生类似静脉或逆行尿路造影的影像。MRU能清楚显示尿路，特别是梗阻引起的扩张积液的尿路，能明确尿路梗阻的原因和位置。由于成像原理，MRU不能直接显示尿路结石，因此MRU对伴有梗阻的尿路结石的诊断较准确，但不作为常规检查。

（6）顺行及逆行造影（antegrade/retrograde urography）：当不宜行IVU或IVU显影不满意且不能通过其他方法明确诊断时，可考虑行顺行经皮肾造影及输尿管插管逆行尿路造影。造影显影清楚，且不受肾功能的影响，但本法为有创性检查，操作者需要一定的经验。

（7）放射性核素显像（ECT）：双肾ECT主要用来评估肾小球滤过率，了解肾功能，评估术前肾功能状态及愈后。

（8）输尿管镜探查（ureteroscopy，URS）：当用上述影像学检查方法难以明确诊断，而输尿管梗阻的表现明显或难以与其他疾病鉴别时可考虑行URS。URS的优点是在明确诊断的同时完成治疗，但URS为侵袭性手术，需要专业的手术设施，操作者要也需一定经验，故只有当患者具有明确的手术指征时才能采用。

【治疗】 由于结石的病因复杂，目前除尿酸结石、胱氨酸结石、感染性结石病因相对明确外，占尿路结石大多数的草酸钙结石等，病因尚不明确，因此目前还不能做到所有尿路结石都得到病因治疗。

外科手术治疗的主要目的是解除结石引起的梗阻，并控制尿路感染，以避免肾功能进一步损害。手术治疗方案主要根据结石的大小、部位，梗阻情况，肾功能以及全身情况等来决定，具体手术方法的选择也需要根据以上情况来判定，也需要考虑术者的手术经验及医疗条件。一般而言，输尿管结石引起梗阻更明显，而且输尿管结石相对容易处理。当然，也要注意手术安全，在保证安全的前提下手术。双侧上尿路结石的手术治疗原则：①双侧输尿管结石时，一般先处理梗阻严重侧，条件许可时可处理一侧后对侧置管或肾造瘘引流，或同时取出双侧输尿管结石。②一侧肾结石另一侧输尿管结石时，先处理输尿管结石。③双侧肾结石，根据结石情况及肾功能决定，原则上应尽可能保留肾脏。一般先处理肾结石易于取出和相对安全的一侧，若肾功能严重受损、积水严重、全身情况差，宜先行经皮肾造瘘待患者情况改善后再处理结石。④孤立肾上尿路结石或双侧上尿路结石引起急性完全性梗阻无尿时，一旦诊断明确，只要患者全身情况许可应及时施行手术。若病情严重不能耐受手术，也应试行输尿管插管通过结石后留置导管引流，不能通过结石时则改行经皮肾造瘘，目的是引流尿液改善肾功能，病情好转后再选择适当的治疗方法。

1. 病因及药物治疗 只有少数患者能够找到明确的结石病因。如甲状旁腺功能亢进，切除腺瘤可降低尿钙，减少含钙结石的形成风险。因输尿管梗阻引起肾积水合并尿路结石，宜手术解除梗阻。取得结石

标本并进行结石成分分析，有利于对结石的防治。对于感染性结石，必须控制尿路感染。因嘌呤代谢异常可引起尿酸结石，高尿酸血症患者进食海鲜增加了尿酸代谢，容易形成尿酸结石，因此宜控制蛋白质摄入；尿酸结石患者可碱化尿液，饮食调节及口服别嘌醇有治疗作用。

胱氨酸结石患者存在氨基酸代谢问题，应限制富含甲硫氨酸的食物（如肉、家禽、奶制品等），以减少胱氨酸的排泄。由于胱氨酸是一种必需氨基酸，对生长期的儿童不宜过于限制，以免对大脑及生长造成一定的影响。口服碱性药物碱化尿液至尿 pH＞8.4，是一个非常重要的措施。同时增加液体摄入，可以增加胱氨酸在尿中的溶解度，不仅能预防新的结石形成，而且能使已经形成的结石溶解。口服降低胱氨酸排泄的药物，如青霉胺（D-青霉胺）等，这些药物能与胱氨酸中的巯基（—SH）结合而增加其溶解度。由于胱氨酸结石是一种遗传性疾病，必须坚持长期治疗。

2. 观察排石 对于结石直径＜0.6cm，光滑，无尿路梗阻，无感染，纯尿酸结石及胱氨酸结石，可采用口服药物观察排石。但输尿管结石如果服药观察2周无排石，宜尽早手术处理。

3. 体外冲击波碎石（extracorporeal shock wave lithotripsy，ESWL） 其原理是利用X线或B超对结石进行定位，使用高能冲击波聚焦后作用于结石，使结石裂解粉碎随尿液排出体外。ESWL创伤小，可在门诊实施。

ESWL适用于各种上尿路结石，但ESWL的疗效主要与结石的大小、成分及位置、尿路解剖有关。结石越大，需要多次治疗的可能就越大，因此推荐2cm以下结石行ESWL治疗，而直径2cm以上结石首选经皮肾镜取石术。肾下盏的结石由于碎石后需要自行排出，受到肾下盏漏斗部与肾盂夹角、肾下盏漏斗部长度及宽度等影响，推荐直径1.5cm以下的下盏结石采取ESWL治疗。嵌顿的输尿管结石被组织包裹，ESWL碎石效果差。胱氨酸结石由于为有机结石，ESWL碎石效果也较差，难以击碎。感染性结石，尤其是棉絮状脓苔包裹者，ESWL碎石效果差，无法自行排出。另外，为避免ESWL造成损害，应注意控制短期内ESWL治疗次数，不宜超过3～5次，每次间隔10～14天以上为宜。

ESWL术后多数患者出现短暂性肉眼血尿，一般无需特殊处理，注意多饮水并休息后多自行缓解。肾周血肿及包膜下血肿是比较少见的并发症，但需要引起重视。结石较大行ESWL后短期内从输尿管排出，可形成输尿管石街引起梗阻，患者可有腰痛

等不适，常合并继发感染，需要手术解除梗阻。

4. 经皮肾镜取石术（percutaneous nephrolithotomy，PCNL）　通过经皮穿刺进入集合系统，随后在导丝引导下扩张组织并建立经皮肾通道，随后内镜监视下使用气压弹道碎石器或钬激光等，将上尿路结石击碎并取出。随着经验的丰富及器械的改良，PCNL技术已经成为一项非常成熟的、高效且并发症少的上尿路结石治疗手段。所有需要外科治疗的肾结石及输尿管上段结石，包括肾鹿角状结石、有症状的肾盏或憩室结石、ESWL治疗失败的肾结石均可考虑PCNL。一般推荐2cm以上肾结石首选PCNL治疗，但2cm以下肾结石，或输尿管上段（L_4以上）结石，如果ESWL或输尿管（软）镜等治疗失败，也可采用PCNL治疗。PCNL也可用于特殊类型的肾结石治疗：孤立肾、马蹄肾、移植肾、脊柱侧弯畸形等，但复杂病例的PCNL需要有经验的医生开展，注意并发症的防治。多发肾结石、鹿角状肾结石，可分期PCNL治疗，或结合ESWL、输尿管软镜治疗。禁忌证主要包括未纠正的全身出血性疾病、严重心肺功能不全无法耐受手术者、肾周重要脏器包裹者。术前应控制尿路感染，调整好血压及血糖；服用阿司匹林、华法林等抗凝药物者，需要停药2周。

PCNL严重并发症包括术中术后出血，严重出血常为动脉损伤所致，需要选择性肾动脉介入栓塞；尿源性脓毒血症，由于术前未控制尿路感染，术中灌注压力过高引起反流，手术时间长，患者术后发生尿源性脓毒血症，常致感染性休克，严重者可致死亡；肾周脏器损伤，包括结肠穿孔、肝脾损伤，发生率较低，但临床处理棘手，高位穿刺可致胸膜穿孔形成液气胸。但只要遵循一定的原则，这些严重并发症是可以预防的。

5. 输尿管硬镜碎石术　使用输尿管镜进入输尿管，将结石使用碎石器击碎并取出至膀胱。适用于输尿管结石，目前常用钬激光和气压弹道碎石等方法。将输尿管结石击碎后取出至膀胱这一过程比较耗时，因此较大（直径>1.5cm）的输尿管上段结石可采用PCNL治疗。逆行输尿管镜下碎石过程中注意控制灌注压力和流量，避免肾盂压力升高引起反流，导致术后尿源性脓毒血症。

6. 输尿管软镜碎石术　作为逆行肾内手术（retrograde intrarenal surgery，RIRS）的一种，输尿管软镜碎石术主要适用于肾及输尿管上段结石，结石直径<2.0cm为宜。随着结石直径的增大，RIRS治疗时间增加，术后并发症相应增加。对于特殊病例又不适合PCNL者，如孤立肾肾结石、盆腔异位肾肾结石，即使结石直径>2.0cm以上者，也可考虑分次RIRS治疗。

输尿管硬镜及软镜的区分主要在于软镜具有可弯曲的尾端，可进入肾集合系统内处理肾盂肾盏结石，而硬镜无法处理肾盏结石。手术风险主要在于输尿管损伤，远期输尿管狭窄，以及术后发热、尿源性脓毒血症等。

7. 开放手术　过去大多数泌尿系结石均采用开放手术取石，但手术亦给患者造成较大的创伤，术后出血、肾盂输尿管连接部狭窄、肾萎缩等并发症高，尤其是对于结石复发患者再次开放手术困难。由于腔内泌尿外科及ESWL技术的发展，目前绝大多数上尿路结石已不再需要开放手术。开放手术主要术式：①肾盂切开取石术：适用于肾外型肾盂伴发结石，结石主要集中在肾盂。肾盂切开缝合需要注意技巧，避免远期肾盂出口狭窄。②肾实质切开取石术：适用于肾盏结石尤其是肾盂切开不易取出或多发性肾盏结石，宜选择肾盏局部实质变薄处做局部小切口，为避免出血需要对肾实质切开处缝扎，但可能引起肾局灶性缺血，远期肾萎缩。③肾部分切除术：适用于位于肾脏一极或肾盏有明显扩张局部实质萎缩或有明显复发因素的结石。④肾切除术：因结石导致肾结构严重破坏，功能丧失或合并肾积脓而对侧肾功能良好可将患肾切除。⑤输尿管切开取石术：适用于嵌顿较久或其他方法治疗无效的输尿管结石。

8. 腹腔镜技术　从技术层面来讲，腹腔内技术在泌尿系结石治疗中的地位与开放手术相当，创伤较开放手术要小，但体内同样存在一定范围的组织切开损伤区域；而且腹腔镜操作存在一定的技术难度，如肾实质切开后的缝合。因此，腹腔镜技术治疗上尿路结石，主要限于肾盂切开取石、输尿管切开取石等容易处理的病例，对于复杂的肾结石，如果需要多处肾实质切开取石，腹腔镜下操作困难，无法显示腹腔镜技术的优势。对于肾部分切除或肾全切，腹腔镜技术也可以替代开放手术完成，但需要一定的手术经验。

第三节　下尿路结石

下尿路结石主要包括膀胱结石和尿道结石。

原发性膀胱结石与营养不良、低蛋白饮食有关，多见于小儿。继发性膀胱结石与膀胱出口梗阻、膀胱内异物有关，多见于老年男性前列腺增生患者；也可因肾、输尿管结石排至膀胱并滞留，逐渐增大形成膀胱结石。尿道结石多为肾、输尿管、膀胱结石随尿流进入尿道滞留引起，少数因尿道狭窄或憩室形成引起。

【临床表现】　膀胱结石患者排尿突然中断为典型症状。常伴有尿痛,并向阴茎头部及远端尿道放散,活动或改变体位后又能继续排尿,活动后常出现血尿。尿道结石患者排尿时尿呈滴沥状态,伴有会阴部疼痛,严重者引起尿潴留。男性前尿道结石可在尿道外触及,而后尿道结石可经直肠指诊触及,金属导尿管插入尿道有触石感。

【诊断】

1. 排尿中断,排尿困难,尿痛及血尿。

2. X 线平片、B 超、CT 扫描可确定下尿路结石的大小、数目、位置。

3. 尿道膀胱镜检查能检查到结石,并明确有无尿道狭窄、前列腺增生等病因。

【治疗】　在治疗膀胱结石的同时,应治疗引起膀胱结石的原发病,如良性前列腺增生、尿道狭窄等。

1. 经尿道内腔镜手术　输尿管镜或膀胱镜下,将尿道结石推入至膀胱,随后使用钬激光碎石及超声或弹道气压碎石将结石击碎;对于膀胱结石,可直接经尿道插入内镜,在内镜下碎石。

2. 开放手术　耻骨上膀胱切开取石适合于膀胱结石,或合并良性前列腺增生、膀胱颈部狭窄者,在取出结石的同时,手术去除原发病。

案例 56-1

患者,女,44 岁,3 周来反复出现右侧腰痛不适,向下腹部及会阴放射,活动后伴有全程肉眼血尿,无明显血块,休息及饮水增多则血尿减轻,无明显尿频、尿急、尿痛,无发热等不适。起病以来,精神食欲可,大便正常,睡眠可,无明显体重变化。既往无特殊疾病史及手术史。

体格检查:T 37.6℃,P 88 次/分,R 19 次/分,BP 112/76mmHg。腹软,未扪及包块,无压痛及反跳痛。双肾区无隆起,无红肿等;右肾区叩击痛(+),右上输尿管点压痛(+),余输尿管行程无压痛;膀胱区无膨隆,无压痛。

问题 1:通过上述病史,该患者的可疑诊断是什么?

根据患者的主诉症状(腰痛伴血尿)和体格检查(肾区叩击痛及输尿管行程压痛),应高度怀疑输尿管结石的可能。

思路 1:根据临床表现,腰痛伴血尿,是典型的尿路结石表现。结石移动刺激引起输尿管痉挛,梗阻致肾包膜张力增加,均可以引起腰痛不适。结石活动损伤输尿管黏膜,合并炎性水肿时更易出血,表现为全程肉眼血尿。

尿路结石患者多为镜下血尿,也可形成肉眼血尿,需要注意与尿路上皮癌的血尿相鉴别。结石梗阻合并感染,以及结石物理刺激,引起黏膜下血管损伤出血,多为镜下血尿,也可形成全程肉眼血尿,严重出血者甚至形成蚯蚓状条形血块。血尿的轻重与结石对尿路黏膜的损伤程度有关。轻者休息后,血尿常好转;或饮水增多,尿量增加,血尿颜色变淡甚至难以察觉。

腰痛是一个很模糊的概念,有些患者所讲的腰痛,并不是指肾区痛,而是泛指整个腰背部,甚至包括腰骶部疼痛。尿路结石引起的腰痛主要在肾区,相当于两个肾脏在腰背部的体表投影,即从脊柱外侧起向外 5cm,上至 T_{11}、下至 L_3 之间的区域。肾实质并无感觉神经分布,是无痛感的。而所谓的肾区痛,是由肾被膜、输尿管及肾盂等受牵扯而发生的疼痛。肾区痛可分为三种:肾绞痛、肾区钝痛、肾区胀痛。肾绞痛是肾盂输尿管连接部或输尿管阻塞、肾内压增高而引起的痉挛性疼痛,表现为突发间歇性肾区剧痛,常沿输尿管方向放射到同侧下腹部、会阴部及大腿,伴恶心、呕吐、大汗淋漓等。肾区钝痛为一种隐痛,多为持续性,常有肾区叩击痛,多见于急性肾炎、急性肾盂肾炎、肾积水等。肾区胀痛则为一种持续性剧烈疼痛,常伴明显全身症状及肾区叩击痛,多见于肾周疾病,如肾周脓肿、肾周围炎、肾囊肿破裂、肾周血肿等。但肾区痛(腰痛)也可以由其他原因引起,如腰肌劳损、腰椎骨质增生、腰部扭伤等。

输尿管结石的其他临床表现:输尿管膀胱壁段结石可引起尿急、尿频,这可能因为输尿管下端肌肉与膀胱三角区肌肉相连,并直接附着于后尿道所致;输尿管结石合并尿路感染,膀胱炎性充血,也可引起尿频、尿急。肾积水及肾功能损害:输尿管管腔较小,结石容易造成梗阻,引起同侧肾积水和感染,致肾功能损害、肾功能不全,有的患者可出现胃肠道症状、贫血等。

思路 2:输尿管结石患者的体格检查可有阳性发现,主要表现为输尿管压痛点的深压痛,或肾区叩击痛。

输尿管结石引起梗阻致肾内压增加,肾包膜紧张,叩击肾区可有疼痛。输尿管形成三个压痛点:上输尿管点位于腹直肌外缘平脐处;中输尿管点位于髂前上棘水平腹直肌外缘,相当于输尿管第二狭窄处;下输尿管点可通过直肠或阴道进行检查。

问题 2:为进一步明确诊断,需要进行何种检查?

怀疑存在输尿管结石,可以通过一系列物理检查,明确是否存在输尿管结石及由于输尿管结石存在而带来的其他并发疾病,如肾积水等。泌尿系 B 超、腹部 X 线正位片、静脉肾盂造影是最常用的物理检查，CT 扫描可用于以上检查不明确的患者。

思路 1：泌尿系 B 超具有简便、经济、无创伤等特点，可以发现直径 2mm 以上的输尿管结石（包括阴性结石），了解结石的位置和大小、集合系统的扩张程度、肾皮质厚度等，可以作为输尿管结石的常规检查方法。对肾绞痛、碘造影剂过敏、妊娠合并结石、无尿、慢性肾功能不全等不能行静脉尿路造影或 CT 尿路造影者，可首选 B 超检查。由于腹腔脏器的干扰，B 超诊断输尿管中下段结石或较小的上段结石敏感性较低，此时需结合病史或其他检查方法以明确诊断。

思路 2：90% 以上的输尿管结石可以在 KUB 上显影。通过 KUB 检查，可以大致确定结石的位置、形态、大小和数量。KUB 上的高密度影有时需与胆囊结石和腹腔内的一些钙化影，如肠系膜淋巴结钙化、静脉石和髂血管淋巴结钙化等相鉴别，此时可行侧位片或 IVU。

思路 3：IVU 一般应结合 KUB 进行，此项检查可以了解尿路的解剖结构，进一步明确结石在输尿管的位置、结石引起的尿路梗阻情况及对肾功能的影响。此外，IVU 还可以发现 KUB 上不能显示的阴性结石，并可与腹腔内的钙化影像鉴别。

结石的阳性或阴性是针对在 X 线检查下是否可以显示致密影而言。大部分的结石成分主要含钙盐，那么在 X 线透视下为不透光结石，可以看到密度较深的影像，就是我们平时所称的阳性结石。有些结石不含钙盐成分或者含钙量很少，不能够在 X 线下观察到的是透光结石，我们称为阴性结石。阴性结石的成分多为尿酸结石、胱氨酸结石。B 超、CT 对不透 X 线及透 X 线结石均能检查到，但后者灵敏度更高。

IVU 是临床诊断的一种常用技术，是通过有机碘液经静脉注射后，经肾小球滤过排入尿路而使肾盏、肾盂、输尿管及膀胱显影的一种方法。它不但可显示尿路的形态，还可了解肾脏的排泄功能。凡需了解泌尿系统器官功能、形态、位置、通畅情况及其与周围结构关系者，均适用该检查。适应证：①肾脏、输尿管及膀胱结核、肿瘤等。②原因不明的血尿。③泌尿系结石，确定结石的部位，了解有无阴性结石。④输尿管狭窄等。禁忌证：①肾衰竭：造影剂可对肾脏产生毒性，导致肾功能恶化，另外由于尿液内造影剂浓度低、显影差，达不到检查效果，因此肾衰竭患者不宜做此项检查。②碘过敏：对碘过敏的患者，可使用不含碘的造影剂。③妊娠妇女：避免 X 线对胚胎发育有影响。④多发性骨髓瘤：本病患者做静脉尿路造影时，可能发生尿闭，故不宜进行此项检查。

问题 3：如果 B 超、IVU 检查存在矛盾，或均不

明确，可选择什么影像学检查？

由于 B 超及 X 线检查均存在一定的局限性，输尿管结石在以上检查中可能漏诊，CT 检查具有更高的敏感性，可用于进一步明确诊断。

思路：CT 检查分辨率较 B 超、IVU 要高，不易受肠道内气体干扰，不受结石成分、肾功能和呼吸运动的影响，而且螺旋 CT 能够同时对所获得的图像进行二维或三维重建，将横切面图像转换成类似 IVU 图像，可以清楚地显示包括阴性结石在内的结石的形态和大小。对肾绞痛患者，如果有条件可首选 CT 平扫。CT 增强能够发现是否合并有尿路肿瘤。

CT 是用 X 线束对人体检查部位一定厚度的层面进行扫描，由探测器接收透过该层面的 X 线，转变为可见光后，由光电转换器转变为电信号，再经模拟/数字转换器（analog/digital converter）转为数字信号，输入计算机处理，即构成 CT 图像。为了提高 CT 扫描的分辨率，可给患者静脉注射造影剂，增加病变组织和正常组织间的密度对比，提高诊断率。

> **案例 56-1 分析**
> **第二次门诊记录**
>
> 患者接受了系列物理检查。
>
> B 超：左肾下盏可见多发强光团，大小 0.8cm ×0.7cm，伴声影；右输尿管上段可见 1.1cm × 0.8cm 强光团，梗阻以上输尿管扩张积水，右肾轻度积水。

问题 4：该患者目前诊断是什么？

从病史及体格检查上初步怀疑右输尿管结石；泌尿系 B 超明确左肾及右输尿管强光团，同时伴有右肾积水；KUB+IVU 及 CT 发现右输尿管上段结石，右肾盂肾盏积液扩张，左肾下盏结石（图 56-1～图 56-3）。

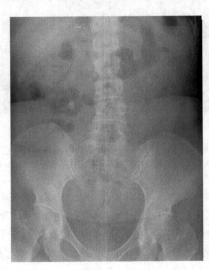

图 56-1　KUB

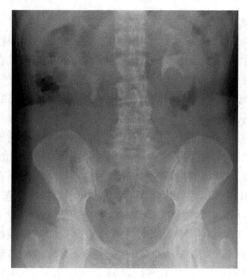

图 56-2 IVU

右输尿管上段（平 L₃ 下缘水平）有一粒约 1.1cm×0.8cm 大小结石伴
不全性梗阻，梗阻以上输尿管和肾盂肾盏积液扩张，左肾下盏可见
0.7cm×0.6cm 结石

目前诊断：右输尿管上段结石并右肾积水、左肾结石。

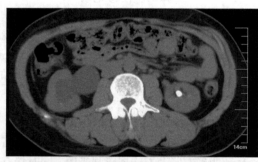

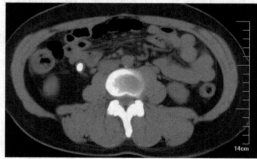

图 56-3 泌尿系 CT

右肾盂肾盏扩张积水，右侧输尿管上段扩张，可见结石，大小约 1.1cm
×0.7cm，CT 值为 956HU；左肾下盏结石 0.8cm×0.7cm

输尿管为细长的肌性管道，长度平均男性为 26.5cm，女性为 25.9cm，管径为 0.5～0.7cm。输尿管的三个生理狭窄部：①肾盂与输尿管移行处；②与髂血管交叉处；③壁内段。这些狭窄处常是输尿管结石滞留的部位。依此三个狭窄，可将输尿管分为上、

中、下三段，称为腹段、盆段、膀胱段。腹段自肾盂输尿管交界处，到跨越髂动脉处；盆段，自髂动脉到膀胱壁；膀胱段，自膀胱壁内斜行至膀胱黏膜、输尿管开口。

输尿管另一种分段为影像学分段，以骶髂关节为界，也将输尿管分为三段：第一段即输尿管上段，从肾盂输尿管连接处到骶髂关节的上缘；第二段即输尿管中段，从骶髂关节上缘到骶髂关节下缘；第三段即输尿管下段，从骶髂关节下缘处开始穿过盆腔终于膀胱。这也是临床中常用的分段方法。

问题 5：该患者是否适合门诊药物排石治疗？

输尿管上段结石直径 1.1cm，肾积水轻度，腰痛伴血尿 3 周，考虑自行排出的机会较小；且患者目前主观症状明显，不适合药物排石治疗。

排石治疗的适应证：①结石直径≤0.6cm。②结石表面光滑。③结石以下尿路无梗阻。④结石未引起尿路完全梗阻，停留于局部时间少于 2 周。⑤特殊成分的结石，对尿酸结石和胱氨酸结石推荐采用排石疗法。⑥经皮肾镜、输尿管镜碎石及 SWL 术后协助治疗。

该患者收治住院。入院后行术前常规检查，包括血尿常规、出凝血时间、电解质生化、胸片和心电图等，均正常。尿常规提示 WBC+++，进一步行中段尿培养及药敏试验。术前给予抗生素抗感染治疗，复查尿常规转阴。

问题 6：该患者采取何种治疗方式？

按照双侧上尿路结石治疗原则，先处理右侧输尿管上段结石，左肾结石较小，暂继续观察。右输尿管上段结石 1.1cm，合并轻度肾积水，外科有多种治疗方式可选。按照指南，直径<1.0cm 上段结石首选 SWL，而直径>1.0cm 上段结石可选 ESWL、URL 或 PCNL。因此，该患者需要在 ESWL、URL、PCNL 中选择一种安全有效的方式。综合考虑手术的风险及各自的成功率，初步选择 URL。

思路 1：ESWL 是通过体外碎石机产生冲击波，由机器聚焦后对准结石，经过多次释放能量而击碎体内结石。结石击碎后，经过尿路自然通道排出体外。

思路 2：URL 是通过输尿管镜直接接近输尿管结石，使用碎石工具，常用气压弹道碎石或钬激光，将结石击碎，并使用异物钳取出至体外。

思路 3：PCNL 是指在腰背部皮肤穿刺进入肾集合系统，建立经皮肾通道，随后内镜进入肾集合系统及输尿管上段，寻找到尿路结石，使用碎石工具击碎后取出至体外。

ESWL 碎石时，冲击波在传播中碰到密度相差较大的介质时，如从软组织到结石时，因阻力突然增大，

在结石的向波面产生巨大压力；当冲击波从结石背波面穿透时，因阻力突然降低而产生巨大拉力，结石经过这样反复多次拉压后而终将碎成细粒。ESWL 碎石过程受多种因素的影响：冲击波的聚焦及穿透力、结石的大小、结石是否被包裹等。因此，ESWL 主要用于直径 10mm 以内的上尿路结石治疗，对于较大的结石可分期碎石。禁忌证：孕妇，未纠正的全身出血性疾病，结石以下尿路有梗阻，严重肥胖或骨骼畸形，高危患者如心力衰竭、严重心律失常等，未接受治疗的急性尿路感染或泌尿系活动性结核。

输尿管镜分为输尿管硬镜及输尿管软镜，前者更为常见，主要用于输尿管结石、狭窄等的处理。输尿管硬镜临床常用规格：8/9.8Fr 输尿管硬镜，前端 8Fr 外径，后端 9.8Fr 外径；另一种，4.5/6.5Fr 输尿管硬镜，前后端差异不大，也称小儿输尿管镜。输尿管软镜，又称软性输尿管肾镜，镜体纤细，前段柔软可弯曲，经尿道通过输尿管可达肾脏，观察和处理输尿管硬镜不能达到的肾盂、肾盏结石。

PCNL 需要经皮穿刺建立经皮肾通道，主要风险在于肾实质的损伤出血。PCNL 治疗输尿管结石的适应证：①输尿管上段 L_4 横突水平以上的结石。②ESWL 无效或输尿管镜逆行失败的输尿管上段结石，包括尿流改道患者。③结石长径在 1.0cm 以上、息肉包裹、或梗阻较重。④合并肾结石、肾盂输尿管连接部梗阻（UPJO）等需要顺行经皮穿刺肾造瘘（PCN）一并处理者。禁忌证：①未纠正的全身出血性疾病。②严重心脏疾病或肺功能不全，无法耐受手术者。③未控制的糖尿病或高血压。④结石近端输尿管扭曲严重者。⑤服用抗凝药物者，需要停药 2 周，复查凝血功能正常者才能安排手术。

问题 7：患者术后结石成分分析为磷酸镁铵，术后 KUB 提示左输尿管内支架位置好，出院指导有哪些？

尿路结石的治疗不仅仅是取出结石去除梗阻，还需要进一步的饮食控制等方式来预防结石的复发。

思路 1：磷酸镁铵结石为感染性结石，在尿路感染未控制的情况下极易复发，因此应注意尿路感染的控制，抗生素的选用依据是中段尿培养及药敏试验。

泌尿系结石的成分主要有一水或二水草酸钙、尿酸、磷酸铵镁、胱氨酸、碳酸磷灰石、碳酸钙、磷酸氢钙等。

感染性结石指由持续性或复发性尿路感染引起的尿路结石，通常指分解尿素细菌感染而形成的磷酸镁铵和磷酸钙结石（即鸟粪石和磷灰石）。主要病原体是变形杆菌。病原体产生的尿素酶使尿中尿素分解，致尿铵、碳酸氢离子浓度增加，尿液变碱性，尿中磷酸镁铵和碳酸磷灰石的成分达超饱和状态，结晶析出，从而形成感染性结石。

思路 2：URL 手术操作可引起输尿管黏膜水肿，术后留置内支架引流尿液，防止梗阻引起肾绞痛。该患者合并肾积水，且为感染性结石，内支架引流对恢复有一定的帮助。但不宜留置时间过长，以免形成继发结石，因此嘱患者术后 1～2 周复诊拔出内支架。期间避免剧烈活动引起血尿、腰痛等不适。

思 考 题

1. 简述输尿管结石引起肾绞痛的急诊处理。
2. 针对泌尿系结石的各项物理检查的各自特点，如何选择合适的检查方法？
3. 双侧上尿路结石治疗原则的制订有何依据？

（曾国华）

第五十七章　泌尿、男性生殖系统肿瘤

学习目标

1. 掌握泌尿、男性生殖系肿瘤的概况：肾癌、肾母细胞癌和肾盂肿瘤的病理特点、转移途径、临床表现、X线检查、诊断和鉴别诊断、手术治疗原则及放射与化学治疗的评价。

2. 掌握膀胱肿瘤的病因和病理、临床表现、诊断和治疗原则。

3. 熟悉睾丸肿瘤、阴茎癌、前列腺癌的病因和病理、临床表现、诊断和治疗原则。

4. 了解睾丸、前列腺肿瘤的诊断和治疗原则。

泌尿及男性生殖系统肿瘤是泌尿外科最为常见的疾病之一。其发病率和死亡率逐年增加。泌尿、男生殖系统各部位均能发生肿瘤。最常见的是膀胱癌，其次是肾肿瘤。欧美国家最常见的是前列腺癌。在我国比较少见，但近年来有明显增加趋势。我国过去最为常见的生殖系统肿瘤阴茎癌的发病率已显著下降。

第一节　肾　肿　瘤

肾肿瘤（tumor of the kidney）恶性者占多数，是较为常见的泌尿系统肿瘤，肾细胞癌在成人恶性肿瘤中占2%～3%。肾盂癌较少见。临床上常见的肾肿瘤包括：①源自肾实质的肾癌、肾母细胞瘤；②源自尿路移行上皮细胞的肾盂癌。其中成人肾肿瘤绝大部分是肾癌，肾盂癌较少见，而婴幼儿最常见的肾肿瘤是肾母细胞瘤。

一、肾　癌

肾细胞癌（renal cell carcinoma，RCC）是起源于肾实质泌尿小管上皮系统的恶性肿瘤，又称肾腺癌，简称为肾癌，占肾脏恶性肿瘤的80%～90%。包括起源于泌尿小管不同部位的各种肾癌亚型，但不包括来源于肾间质以及肾盂上皮系统的各种肿瘤。

【病因】　肾癌的病因未明。其发病与遗传、吸烟、肥胖、高血压及抗高血压治疗等有关。少数肾癌与遗传因素有关，称为遗传性肾癌或家族性肾癌。遗传性肾癌或家族性肾癌占肾癌总数的2%～4%。不吸烟及避免肥胖是预防发生肾癌的重要方法。非遗传因素引起的肾癌称为散发性肾癌。

【病理】　肾癌绝大多数发生于一侧肾脏，常为单个肿瘤。肿瘤多位于肾脏上、下两极，瘤体大小差异较大，直径平均为7cm，常有假包膜与周围肾组织相隔。瘤体呈不规则结节状球型块，质地较硬，外有假包膜，切面呈黄色或灰白色，可有出血灶和壳状钙化。少数呈囊性结构。可能因局部坏死溶解所致。

肾癌的组织病理多样，约半数的肾癌可同时由两种肿瘤细胞构成。透明细胞癌是其主要构成成分，由肾小管上皮细胞发生，是肾癌主要构成部分。典型的肿瘤细胞为多边形，胞质内含有大量胆固醇，在切片染色过程中胆固醇被溶解，故细胞质在镜下呈透明状。其他病理类型还有肾乳头状腺癌（或称为嗜色细胞癌，源自肾脏集合管上皮）、肾嫌色细胞癌、集合管癌、未分类肾细胞癌。

肾癌局限在包膜内时，恶性度较小，当肿瘤逐渐增大时穿透包膜后，可侵犯肾周筋膜和邻近器官组织，向内侵及肾盂肾盏引起血尿。还可直接扩散至肾静脉、下腔静脉形成癌栓。肾癌沿肾静脉、下腔静脉形成癌栓是其主要扩散转移途径，甚至可以进入右心房内。此外肿瘤增大突破假包膜后可侵及肾周筋膜和邻近器官，向内侵及肾盂肾盏引起血尿，其次是淋巴结转移，最先到达肾蒂淋巴结群。肾癌经血行远处转移多发生于肺、脑、骨、肝等。

影响肾癌预后的重要因素，其中最重要的是病理分期。目前临床上应用较多的是Robson分期：A期，肿瘤局限于肾实质，未突破肾包膜。B期，肿瘤突破肾包膜达肾周脂肪，但在肾周筋膜（Gerota筋膜）内。C期，肿瘤突破肾周筋膜，累及肾静脉或区域淋巴结。D期，肿瘤有远处转移或邻近器官受累。

【临床表现】

1. 血尿、疼痛和肿块　被称为"肾癌三联征"。临床出现"肾癌三联征"者已经不到6%～10%，这些患者诊断时往往为晚期，出现其中任何一项都是病变发展到较晚期的临床表现，组织学上为进展性病变。肾癌引起的血尿常为间歇性、无痛性、全程肉眼血尿，表明肿瘤已侵及肾盂肾盏。临床上也可见到以镜下血尿就诊的肾癌患者。疼痛常为腰部钝痛和隐痛，多由肿瘤增大牵张肾包膜或侵犯腰肌、邻近器官所致。少数严重血尿因血块通过输尿管可引起肾绞痛。肿瘤体积较大时在腰腹部可触及肿块。多数肾癌患者仅出现上述三联征中的一项或两项，三联征齐全的患者仅占10%左右。

2. 副瘤综合征　以往称肾外表现，常见的有发热、高血压、红细胞沉降率增快等。20%的肾癌患者可出现副瘤综合征。肾是内分泌器官，肿瘤可产生红细胞生成素、甲状旁腺激素、胰高血糖素、促肾上腺皮质激素等多种内分泌激素，引起红细胞增多、高血钙、高血糖、淀粉样变性和Cushing综合征等。发热可能因肿瘤坏死、出血、毒性物质吸收引起。高血压可能是瘤体内动-静脉瘘或肿瘤压迫动脉及其分支，肾素分泌过多所致。红细胞沉降率增快可能是肿瘤分泌内生致热原引起。其他表现还有高钙血症、高血糖、肝肾功能异常、消瘦、贫血体重减轻、精索静脉曲张等。

3. 转移症状　肾癌转移到肺、脑、骨等器官而相应出现咯血、神经麻痹、病理性骨折及转移部位疼痛等。临床上约30%的患者是因转移症状而就医。40%～50%的患者在初次诊断后出现远处转移。

【诊断】　肾癌的临床表现多变，亦可无任何症状，造成诊断困难。肾癌三联征包括血尿、疼痛和肿块，是肾癌比较常见的主要症状。任何40岁以上的中老年患者，只要出现其中任何一项症状，即应考虑肾癌的可能性。肾癌的肾外表现和转移表现也须值得注意。约有半数患者在体检时由超声或CT偶然发现，称之为偶发肾癌或无症状肾癌。肾癌的术前诊断依赖于医学影像学检查结果，能提供最直接的诊断依据，指导拟定合理的治疗方案。

1. 超声　是最常用、简便经济和无创的检查方法，可以发现肾内直径1cm以上的占位病变。在常规体检中用于早期肾癌的诊断。肾癌在超声中表现为中、低回声实性肿块，体积小的肾癌有时表现为高回声，需CT、MR诊断。当肿瘤出现出血、坏死、钙化和囊性变时，回声不均匀，多普勒超声可探及瘤体周围及内部血供情况。超声能准确地区别肾肿块是囊性或者是实性的，是肾癌或是肾血管平滑肌脂肪瘤。

2. X线检查　肾癌较大时，泌尿系平片可见到肾外形改变，有时亦可见到瘤体内或边缘散在絮状、壳状钙化影。IVU可见肾盏肾盂因肿瘤挤压和侵犯，出现不规则变形、狭窄、拉长、扭曲、移位或充盈缺损。IVU也可在术前了解双肾功能尤其是健侧肾功能情况。肿瘤破坏严重导致患肾无功能而不显影，可做逆行肾盂造影来显示患肾内占位性病变情况。超声、CT不能确诊的肾癌做肾动脉造影（DSA），可以显示肿瘤内有病理性新生血管、动-静脉瘘造影剂池样聚集与包膜血管增多等肾癌标志。必要时注入肾上腺素，正常肾实质血管收缩而肿瘤血管无反应。

3. CT　对肾癌的分辨率高，能发现肾内直径0.5cm以上的占位病变，是目前诊断肾癌最可靠的影像学方法。肾癌在CT中表现为肾实质内不均质肿块。平扫CT值略低于或与肾实质相似，增强扫描后，肿瘤不如正常肾实质强化明显。平扫CT与增强CT的结合对肾癌分期诊断有决定意义，能够准确地测定肿瘤大小，清楚地显示肿瘤部位、与周围组织和邻近器官的关系、血管和淋巴结的改变等。同时通过增强前后CT值的对比，说明肿瘤的血管供应情况。CT增强血管造影及三维重建，可以见到增粗、增多和紊乱的肿瘤血管，可代替传统的肾动脉造影（图57-1）。

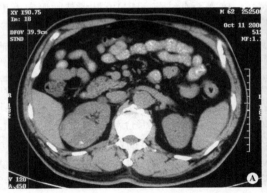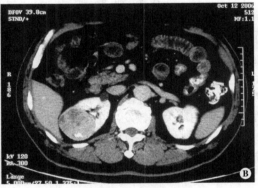

图 57-1　肾癌 CT

A.CT平扫：发现右肾肿瘤，突出于肾轮廓，密度与肾实质相当，界限不明显，其中有钙盐沉积。B.CT增强：右肾肿瘤强化，密度不均，CT值明显低于肾实质，清楚显示出肿瘤与正常肾脏的界限

4. MRI　在肾癌诊断中发现肿瘤的准确性与CT相仿，甚至不如CT。但在显示肾静脉或腔静脉有无癌栓、邻近器官有无受侵犯则优于CT。肾癌在MRI的T1加权相表现为不均质的低信号或等信号，T2加权相则表现为高信号。

5. 放射性核素检查（ECT）　肾图及肾小球GFR显像可在术前了解双肾功能，尤其是健侧肾功能情况。全身核素骨扫描用于术前排除肾癌骨转移。

【治疗】

1. 根治性肾癌切除术　是肾癌最主要的治疗方

法。切口可以选择经腹或经腰途径，亦可通过腹腔镜进行手术。首先结扎肾蒂血管以减少出血和癌细胞的扩散，切除范围包括患肾、肾周脂肪及肾周筋膜、肾门区域淋巴结和上1/2输尿管。肾上极肿瘤或肿瘤邻近肾上腺时，需切除同侧肾上腺。发现肾静脉或下腔静脉内癌栓应同时在直视下取出。

2. 保留肾单位的肾癌切除术 对于肿瘤表浅或位于肾上、下极且直径<3cm的肾癌，保留肾单位的肾部分切除术或肾肿瘤剜除术可以达到良好的治疗效果。主要适用于小肾癌、肾功能不全或者孤立肾癌患者。

3. 肾动脉栓塞术 对于晚期肾癌或不能耐受手术治疗的患者，肾动脉栓塞可作为缓解症状的一种姑息性治疗方法。此外，肾动脉栓塞术也适于肿瘤体积较大的肾癌患者术前辅助治疗，可减少术中出血，增加根治性手术机会。

4. 生物免疫治疗 是治疗转移性肾癌和预防术后肾癌复发较为有效的方法。目前干扰素-α（INF-α）和白细胞介素-2（IL-2）是肾癌生物免疫治疗的一线用药。其他还包括淋巴活性杀伤细胞（LAK细胞）及肿瘤浸润淋巴细胞（TIL细胞）等联合应用。

5. 放疗和化疗 肾癌具有多药物耐药基因，对放射治疗和化学治疗不敏感。不推荐肾癌患者常规进行放疗和化疗。分子靶向药物氨酸激酶抑制剂已应用于晚期肾癌（透明细胞癌）的治疗，可提高治疗晚期肾癌的有效率，但存在相关毒副作用。

二、肾母细胞瘤

肾母细胞瘤（nephroblastoma）亦称肾胚胎癌或Wilms瘤。1899年MaxWilms详尽论述了该瘤的特性，故又命名为Wilms瘤。肾母细胞瘤是小儿泌尿系统最常见的恶性肿瘤，约占15岁以下小儿泌尿生殖系肿瘤的8%。该病绝大多数发生在小儿，少数成人及老年人亦可发生。男女发病无差别，双侧肾脏病发生率相同。

【病理】 肾母细胞瘤可发生于肾实质的任何部位，起源于未分化的胚胎性肾组织，是由间质、上皮和胚芽三种成分组成的恶性混合瘤，内含腺体、神经、胶原结缔组织、平滑肌和横纹肌纤维、脂肪及软骨等多种成分。肿瘤外观呈椭圆形或圆形，增长迅速，有纤维假膜与正常肾组织分界明显，当肿瘤生长较大时肾脏被挤压变形，有时呈帽状覆盖在瘤体上。肿瘤质地坚实，切面呈鱼肉样灰白色，晚期常伴出血、坏死和囊性变。肿瘤突破肾包膜，可广泛侵犯周围组织和邻近器官。淋巴结转移不多见，主要累及肾蒂及主动脉旁淋巴结。肾母细胞瘤血行转移甚为多见，可播散到全身多个器官，以肺转移最常见，其余依次为肝、脑和骨等。

【临床表现】 腹部肿块是最常见、最重要的症状，一般系父母替小儿洗澡或穿衣时被发现。肿块呈椭圆形，常固定位于腹部一侧季肋部，表面光滑，质地坚实，无压痛。少数肿瘤巨大往往超过腹中线，将腹腔内脏器推向对侧。血尿发生于20%的患儿，镜下血尿多见，肉眼血尿少见。血尿是较晚期的症状，常提示肿瘤侵入肾盏肾盂。其他症状有腹痛、发热、高血压和红细胞增多症等。偶有肿瘤自发性破裂，患儿可骤然出现剧烈腹痛。晚期往往伴发消瘦、食欲减退、恶心呕吐和贫血等症状。如果肿瘤发现转移，则可出现肝功酶学的异常。

【诊断及鉴别诊断】 小儿出现上腹部光滑肿块，即应考虑肾母细胞瘤的可能。B超、X线、CT及MRI对诊断有一定意义，但很难通过术前影像学检查明确诊断。B超可显示来自肾脏的实质性肿瘤包块。X线平片可显示脊柱旁大片软组织阴影。IVU可显示患侧肾盂肾盏受压、积水、变形、拉长、移位和缺损，若肿瘤较大不显影，则可见大片软组织影，亦可显示对侧肾脏形态和功能情况。CT和MRI可显示肿瘤范围及有无累及侵犯邻近器官、淋巴结、肾包膜、肾静脉和下腔静脉。

肾母细胞瘤须与巨大肾积水、肾上腺神经母细胞瘤鉴别。巨大肾积水腹部肿块柔软，有囊性感，B超检查易于鉴别。肾上腺神经母细胞瘤靠近腹中线，瘤体表面有结节，IVU可见到被肿瘤向下推移的正常肾脏。但少数肾上腺神经母细胞瘤亦能广泛侵入肾脏，通过儿茶酚胺代谢产物测定及骨髓穿刺检查可确定诊断。

【治疗】 半个世纪来联合应用手术、化疗和放疗，肾母细胞瘤的治疗效果取得巨大进步，显著提高了生存率，是综合治疗效果最好的小儿恶性实质肿瘤。此病如在早期发现并治疗，生存率可达100%，不良组织类型者预后较良好组织类型者差。

1. 手术 早期积极经腹部行根治性患肾切除。

2. 化疗 适用于所有的肾母细胞瘤。术前首选化疗药物有放线菌素D（ACTD）、长春新碱（VCR），两者联合应用效果更好。术前静脉注射VCR，可代替术前照射。术后放疗并配合化疗：ACTD 15μg/kg体重，自手术当日起每日静脉滴注共5天，第1疗程与第2疗程间隔6周，以后每3个月一疗程共5次。亦有用VCR 1.5mg/m²体表面积，每周1次共10次，以后每两周静脉注射1次作为维持量，可用至完成化疗期。

3. 放疗 术前放疗适用于化疗后肿瘤缩小不明

显的巨大肾母细胞瘤。术后放疗应不晚于手术后10天，否则局部肿瘤易复发。术后放疗配合支持治疗，包括均衡的营养供应一级补液。双侧肾母细胞瘤可配合上述辅助治疗行双侧肿瘤切除。单侧的肾母细胞瘤在行手术切除之前都应该确认对侧肾的存在。

综合治疗2年后，肾母细胞瘤生存率可达90%以上，2～3年无复发可被认为已治愈。

三、肾盂肿瘤

肾盂肿瘤（tumor of renal pelvis）是由肾盂黏膜发生的上皮性肿瘤，以尿路上皮癌最常见，鳞状细胞癌和腺癌少见。约占尿路上皮肿瘤的5%，其中90%以上为移行上皮肿瘤，下段输尿管肿瘤较上段输尿管肿瘤更常见。致病危险因素主要是吸烟、长期服用镇痛药、喝咖啡、应用环磷酰胺以及慢性感染、结石等。

【病理】

1. 移行细胞乳头状瘤 少见，常单发，呈乳头状生长，局限于黏膜无浸润，为良性上皮性肿瘤。

2. 移行细胞癌 常见，呈乳头状或结节状生长，质脆易出血。多个肿瘤融合形成2cm以上较大肿瘤，呈菜花状，充塞肾盂，肾盂扩张积水。

3. 鳞状细胞癌和腺癌 罕见，恶性度高，易形成肾盂内溃疡，多与长期结石、感染等刺激有关。肿瘤沿肾盂黏膜扩散，可逆行侵犯肾集合管和肾实质。肾盂壁薄，周围淋巴组织丰富，淋巴结转移发生早。

【临床表现】 发病年龄为40～70岁，男：女约为 2∶1。肾盂癌早期即可出现间歇性、无痛性、肉眼全程血尿，有时出现条形样血块，少数病例为镜下血尿。部分患者有腰部钝痛症状，主要继发于逐渐加重的尿路梗阻和肾盂积水，少数严重血尿因血块堵塞输尿管可产生肾绞痛。晚期患者出现消瘦、贫血、衰弱、腹部肿块及骨痛等转移症状。少数患者可无症状，为偶然发现。

【诊断及鉴别诊断】 肾盂癌体征常不明显，需通过一些特殊检查进行诊断，并应与其他疾病如肾癌、阴性结石、炎症等进行鉴别。

1. 尿脱落细胞检查 取新鲜尿标本行尿细胞学检查，可发现癌细胞，阳性率40%～60%，但需反复多次检查。

2. IVU 为诊断上尿路病变的传统方法，可发现肾盂肾盏积水，肾盂内充盈缺损、梗阻或充盈不全，以及集合系统未显影，但需与肠气、凝血块、阴性结石与外部压迫等鉴别（图57-2）。

肾盂癌的逆行尿路造影显示右肾盂内不规则的充盈缺损，梗阻引起肾脏上盏的轻度积水改变。

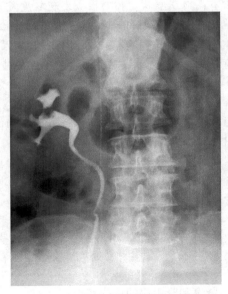

图 57-2 肾盂癌的逆行尿路造影

3. B超、CT、MR 可发现肾盂内直径0.5cm以上占位性病变，并显示肿瘤浸润肾盂、肾实质情况及周围淋巴结、器官有无累及。同时在肾盂癌与其他疾病的鉴别诊断中具有重要价值。

4. 膀胱镜检查 有时可见患侧输尿管口喷血。必要时做逆行插管肾盂造影以进一步了解肾盂充盈缺损改变，还可收集肾盂尿行细胞学检查，癌细胞阳性发现率相对较高。

5. 输尿管肾镜检查 可直接观察到肿瘤并可行活检病理学检查。但应考虑此项目为有创的操作，除非传统的放射影像学诊断存在疑虑，或输尿管镜检查后可能改变治疗方案时，方采用此方法。该方法可能穿透输尿管，创伤尿路上皮黏膜，容易引起肿瘤种植。

【治疗】 手术治疗是肾盂肿瘤的主要治疗方法。①标准手术方式为根治性肾盂癌切除术，切除范围包括肾脏、肾周脂肪及肾周筋膜、肾门区域淋巴结、输尿管全段并对输尿管开口处膀胱做袖套状切除，适用于体积较大、高级别的浸润性肿瘤；体积较大、多发或复发的无浸润性肾盂、近输尿管肿瘤。②对孤立肾或肾功能不全的肾盂癌患者，经活检细胞分化良好、无浸润的带蒂乳头状肿瘤，也可做局部切除。③个别小的肾盂肿瘤可通过内镜手术切除或激光切除。术后定期行膀胱化疗药物灌注及免疫治疗以预防复发。定期随诊，每3个月复查尿脱落细胞及膀胱镜检，排除其他尿路上皮器官发生肿瘤的可能。

> **案例57-1 分析1**
> 　　该病例为老年患者，主要表现为无痛性肉眼全程血尿和左腰部隐痛，具有肾癌三联征中的两项。体格检查无发热，肾区未及肿块，叩痛（－），但有高血压症状。辅助检查发现轻度贫血，红细胞增多，红细胞沉降率快，尿脱落细胞检查（－），B超及CT（平扫+增强）提示左肾内实质性占位，有强化。首先应考虑左肾癌。进一步检查应选择：①血尿生化检查：以检测有无肝功能异常、副癌综合征等其他肾外表现，排除手术禁忌。②IVU：通过了解患侧肾癌X线征象进一步明确诊断，并对双肾功能尤其是对侧肾功能进行判定。③MRI：以排除肾静脉或腔静脉癌栓可能。④胸片：排除肾癌肺部转移。⑤放射性核素骨扫描：排除肾癌骨转移。
> 　　该病例患者在行根治性肾癌切除术后，建议选择生物免疫治疗用以预防术后肿瘤复发和转移。

肾癌和肾盂癌的诊疗特点：

1. 临床表现 ①肾癌和肾盂癌在临床上都可以表现为无痛性全程肉眼血尿。肾癌出现血尿时往往已到晚期，而肾盂癌血尿出现早，有时还伴有条形血块；②除血尿肾癌还会出现多种肾外表现，而肾盂癌的肾外表现相对较少。

2. 辅助检查 ①肾癌尿脱落细胞检查往往为阴性，而肾盂癌尿脱落细胞阳性率较高；②IVU中肾癌更多表现为肾脏的移位、受压和肾盂的变形、扭曲，而肾盂癌更多表现为肾盂的充盈缺损和积水扩张；③膀胱镜和逆行肾盂造影对早期肾癌的诊断价值不大，而在肾盂癌中往往会有阳性发现；④B超、CT、MRI在肾癌中表现为肾实质内的占位，有时会发现肾静脉和腔静脉癌栓，而在肾盂癌中表现为肾盂内占位，肾静脉和腔静脉癌栓少见，相对更多见的是淋巴结转移；⑤在两者鉴别诊断困难时，可行肾动脉造影、输尿管肾镜检及活检帮助区别。

3. 治疗 肾癌根治术的切除范围是患肾、肾周脂肪及肾周筋膜、同侧肾上腺、肾门区域淋巴结和上1/2输尿管，术后选择生物免疫治疗预防肿瘤的复发。而肾盂癌根治术的切除范围是患肾、肾周脂肪及肾周筋膜、肾门区域淋巴结、输尿管全段，并对输尿管开口处膀胱作袖套状切除，术后定期行膀胱化疗药物灌注预防复发。

> **案例57-1 分析2**
> 　　临床诊断：左肾癌。
> 　　诊断要点：
> 　　1. 老年患者。
> 　　2. 无痛性肉眼全程血尿、左腰部隐痛，间歇性发作。
> 　　3. 高血压、轻度贫血、红细胞沉降率快、红细胞增多、尿脱落细胞检查（－）。
> 　　4. B超及CT：提示左肾内实质性占位。
> 　　治疗原则：
> 　　1. 根治性肾癌切除术。
> 　　2. 生物免疫治疗预防肿瘤复发和转移。

第二节　膀　胱　肿　瘤

> **案例57-2**
> 　　患者，男，65岁。因间歇性、无痛性肉眼全程血尿20天入院。
> 　　患者 20 天前无明显诱因出现无痛性肉眼全程血尿，呈洗肉水样，间歇性发作，有时伴片状

血块；多饮水后减轻。病程中无发热，无尿频、尿急、尿痛，无排尿困难，无咳痰、咯血，无恶心、呕吐。既往无外伤史，无肝炎、结核病史。有吸烟史 30 年。

体格检查：T 36.4℃，BP 135/90mmHg。全身浅表淋巴结不大，心肺腹无异常。双肾区无肿块，无叩击痛，膀胱区无充盈，压痛（−），外生殖器无异常。直肠指诊：前列腺稍大、质地软，无结节及压痛。

辅助检查：①血常规：WBC 8.2×10^9/L，RBC 4.5×10^9/L，Hb 130g/L。②尿常规：白细胞 5～7 个/HP，红细胞满视野。③尿脱落细胞学检查：2 次未查见癌细胞，1 次查见癌细胞。④B超：膀胱左侧壁低回声占位，乳头状，不随体位改变而活动，内示血流信号。⑤膀胱镜检：膀胱左壁粉红色新生物 2.5cm×2cm×2cm，菜花状生长，有窄蒂。瘤体可活动，其分叶似水草样漂浮。表面附少许白色絮状物，无钙化，周围膀胱黏膜局限性充血水肿。双侧输尿管开口正常，无喷血尿。病理活检：移行细胞癌Ⅰ级。

问题：

1. 应考虑什么诊断？
2. 进一步还需做哪些特殊检查？
3. 如何为该患者选择治疗方案？

膀胱肿瘤（tumor of the bladder）是泌尿系常见的肿瘤。在欧美，膀胱癌发病率居男性恶性肿瘤的第 4 位，位列前列腺癌、肺癌和结肠癌之后，在女性恶性肿瘤中亦排在第10位以后。在我国，膀胱癌发病率也较高，且呈逐年增高趋势。膀胱癌可发生于膀胱的各层组织，按其组织发生学分为上皮性和非上皮性两大类，绝大多数为上皮性肿瘤。

【病因】 膀胱肿瘤的病因尚不明确，但可能与下列危险因素相关。

1. 职业和化学物质 从事染料、橡胶、皮革、塑料、油漆、纺织、印刷及农药等职业的从业人员，长期接触过多的化工用品及其原料。目前认为芳香胺为膀胱癌主要的致癌物质，包括联苯胺、β-萘胺、4-氨基联苯等。

2. 吸烟 是最常见的致癌因素，约1/3的膀胱癌与吸烟有关，但吸烟诱发膀胱癌的特异性化学致癌物质至今尚不清楚。一般认为吸烟量越多、吸烟史越长，发生膀胱肿瘤的危险性越大。

3. 膀胱慢性炎症和异物的长期刺激 膀胱结石、膀胱憩室、长期异物存留、埃及血吸虫病膀胱炎等可导致膀胱移行上皮鳞状化生，容易诱发膀胱癌，且以鳞癌多见。

4. 其他 长期滥用镇痛药物非那西丁易导致膀胱癌，此外咖啡、茶叶、病毒等均为膀胱癌的诱因。近年来研究表明，多数膀胱癌由癌基因导致，癌基因可使移行上皮基因组多处发生突变，引起细胞增殖，最后形成癌肿。

【病理】 影响膀胱癌预后的重要因素包括组织类型、细胞分化程度、生长方式和浸润深度。其中影响最大的是细胞分化程度和浸润深度。

1. 组织类型 ①上皮组织发生的肿瘤，主要包括尿路上皮肿瘤、腺癌及鳞状上皮癌，98%的膀胱肿瘤来自上皮组织，其中95%为尿路上皮组织，90%为移行细胞乳头状瘤和移行细胞癌，鳞状细胞癌和腺癌各占2%～3%。②非上皮性肿瘤，为来自间叶组织的肿瘤，占全部膀胱肿瘤的2%以下，少见，包括血管瘤、恶性淋巴瘤、肉瘤如横纹肌肉瘤等，好发于婴幼儿。

2. 细胞分化程度 按肿瘤细胞大小、形态、排列、染色质改变及分裂相等可分为：①低度恶性倾向尿路上皮乳头状肿瘤；②低分级尿路上皮肿瘤；③高分级尿路上皮癌。

3. 生长方式 膀胱癌可分为非肌层浸润性膀胱癌（Tis、Ta、T1）和肌层浸润性膀胱癌（T2 以上）。原位癌局限于膀胱黏膜内，无乳头状突起，亦无浸润基膜现象。原位癌（Tis）虽然也属于非肌层浸润性膀胱癌，但一般分化差，向肌层浸润性进展的概率较高，属于高度恶性的肿瘤。因此，应将原位癌与Ta、T1期膀胱癌加以区别。

4. 浸润深度 癌浸润膀胱壁的深度（乳头状瘤除外），是决定肿瘤临床（T）分期的依据（图57-3）。按TNM临床分期标准（WHO，1998）分为：①Tis，原位癌。②Ta，无浸润的乳头状癌。③T1，浸润黏膜固有层。④T2，浸润肌层。又分为T2a，浸润浅肌层（肌层内1/2）；T2b，浸润深肌层（肌层外1/2）。⑤T3，浸润膀胱周围组织。⑥T4，侵犯前列腺、子宫、阴道或盆壁等邻近器官。临床上习惯将Tis、Ta和T1期肿瘤称为表浅性膀胱癌，将T2、T3和T4期肿瘤称为浸润性膀胱癌。

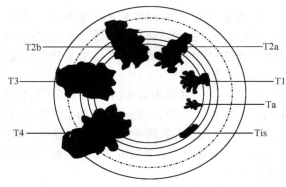

图 57-3　膀胱肿瘤分期

膀胱癌的扩散转移主要通过向膀胱壁内浸润，可直接侵犯膀胱外组织和邻近器官。淋巴结转移是膀胱癌最主要的转移途径，主要转移到盆腔淋巴结，如闭孔，髂内、外及髂总淋巴结群。浸润浅肌层者约50%有淋巴管转移，浸润深肌层者100%有淋巴管转移，浸润到膀胱周围者多数已有远处淋巴结转移。膀胱癌的血行转移多在晚期，主要转移到肝、肺、骨和皮肤等处。肿瘤细胞分化不良者常较早发生浸润和转移。

【临床表现】　膀胱癌的发病年龄多为 50～70 岁，男女发病比例约为 4：1。老年人的膀胱癌恶性程度普遍较高。

1. 血尿　绝大多数膀胱癌的患者有典型的间歇性无痛性肉眼血尿，是膀胱癌最常见和最早出现的症状，多为全程血尿，偶伴有血块。血尿出现的时间及出血量和肿瘤恶性程度、分期、大小、数目、形态并不一致。血尿分为肉眼血尿或镜下血尿，据报道表现为肉眼血尿的膀胱癌发病率为 17%～18.9%，镜下血尿的膀胱癌发病率为 4.8%～6%。血尿可自行减轻或停止，易给患者造成"好转"或"治愈"的错觉而贻误诊断和治疗。值得注意的是，血尿出现的时间和出血量多少与肿瘤大小、数目、分期及恶性程度不成比例。

2. 膀胱刺激征　膀胱癌患者可出现尿频、尿急、尿痛。肿瘤发生坏死、溃疡和感染，或病变集中在膀胱三角区及颈部时，膀胱刺激征出现较早，此外亦可能为广泛的原位癌或浸润性癌所致，此为膀胱癌另一类常见的症状，常与弥漫性原位癌或浸润性膀胱癌有关，而Ta、T1期肿瘤常无此类症状。

3. 浸润表现　浸润性膀胱癌晚期，可出现下腹部耻骨上坚硬肿块。肿瘤侵犯膀胱颈可导致排尿困难、尿潴留。肿瘤侵犯输尿管开口，可导致肾积水、肾功能不全。肿瘤侵犯盆壁，可出现腰骶部疼痛。另外肿瘤坏死脱落，尿中会混有"腐肉"组织排出。

4. 晚期恶病质　表现为消瘦、贫血、发热、下肢浮肿及衰弱等症状。鳞癌和腺癌为浸润性癌，恶性

度高，病程短，预后差。鳞癌多数因长期膀胱结石刺激导致，可兼有下尿路结石表现。腺癌尿中可出现尿中黏液样物质。小儿横纹肌肉瘤肿瘤体积较大，易造成排尿困难和尿潴留，有时尿中排出组织碎屑。

【诊断】　任何40岁以上患者出现无痛性肉眼可见的全程血尿，都应想到膀胱癌的可能。尤其是持续或反复出现的血尿，需要做进一步检查进行确诊。

1. 尿液检查　在膀胱癌患者新鲜的尿液中，可发现脱落的肿瘤细胞，简单易行，故尿细胞学检查可作为血尿的初步筛选。但其阳性率与肿瘤分化程度相关，可出现较多阴性结果，需反复多次检查，尿标本的采集一般是通过自然排尿，也可以通过膀胱冲洗，这样能得到更多的癌细胞，有利于提高诊断率。近年来应用尿检查进行端粒酶、膀胱肿瘤抗原（BTA）、核基质蛋白（NMP22）、BLCA-4 等测定，有助于膀胱癌的检出率。

2. X 线检查　泌尿系平片可了解有无并发膀胱结石，有时还能见到肿瘤钙化影。IVU 可了解上尿路是否同时合并有肿瘤，此外可了解肾功能情况，如有肾积水或肾显影不良，常提示肿瘤已经侵犯输尿管开口。当膀胱显影后可见到膀胱内充盈缺损。

3. 超声检查　简单易行，可作为最初的筛选检查。能发现直径0.5cm以上肿瘤，并能了解肿瘤部位、大小、数目及浸润深度，初步进行膀胱癌的临床分期（图57-4）。

4. CT和MRI　能更为准确地显示肿瘤部位、大小、范围、数目及浸润膀胱壁的深度，了解有无淋巴结转移，是否侵犯邻近器官。根据CT和MR结果可在术前进行膀胱癌的临床分期，但是原位癌仍不易被发现。MRI有助于肿瘤分期。动态增强MR在显示是否有尿路上皮癌存在及肌层浸润深度方面的准确性高于CT 或非增强MRI（图57-5）。

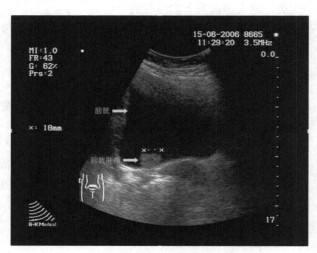

图 57-4　膀胱肿瘤的 B 超表现

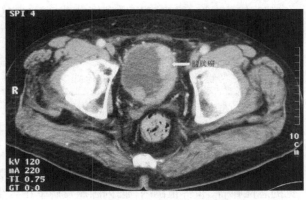

图 57-5　膀胱肿瘤的 CT 表现

5. 膀胱镜检查加活检　是诊断膀胱癌最可靠的方法。通过膀胱镜检查可以明确膀胱肿瘤的数目、大小、形态（乳头状的或广基的）、部位，以及周围膀胱黏膜的异常情况，同时可以对肿瘤和可疑病变进行活检以明确病理诊断。如有条件，建议使用软性膀胱镜检查，与硬性膀胱镜相比，该方法具有损伤小、视野无盲区、相对舒适等优点。可以直接观察到肿瘤所在部位、大小、数目、形态、有蒂还是广基，初步判定肿瘤浸润程度，还可直接进行病理活检。①膀胱肿瘤最多位于膀胱侧壁和后壁，其次位于三角区和顶部，可单发亦可多中心发生。②原位癌（Tis）可见局部黏膜呈天鹅绒状红色突起，外观与充血的黏膜相似。③表浅的乳头状癌（Ta、T1）呈浅红色，蒂细长，肿瘤有绒毛状分支，似水草在水中漂浮。④浸润性乳头状癌（T2、T3）呈深红色或褐色，草莓样或团块状，基底部较宽，附近黏膜充血、水肿、增厚，肿瘤活动度小。⑤浸润性癌（T3、T4）局部隆起呈褐色结节团块状，表面坏死形成溃疡，附有絮状脓苔和钙盐沉积，广基，界限不清。膀胱镜检查应细致、全面观察，防止遗漏，尤其是膀胱憩室内肿瘤。同时还应注意肿瘤与输尿管开口及膀胱颈的关系。

【治疗】　以手术治疗为主，化疗放疗为辅。一般膀胱肿瘤按肿瘤浸润深度分为非肌层浸润性膀胱癌（Tis、Ta、T1）和肌层浸润性膀胱癌（T2 以上），不同肿瘤的生物学行为有较大差异，因此治疗上应该区别对待。

1. 非肌层浸润性膀胱癌的治疗

（1）手术治疗

1）经尿道膀胱肿瘤切除术（TURBT）：既是非肌层浸润性膀胱癌的重要诊断方法，同时也是主要的治疗手段。膀胱肿瘤的确切病理分级、分期都需要根据首次TURBT后的病理结果确定。经尿道膀胱肿瘤切除术有两个目的：一是切除肉眼可见的全部肿瘤，二是切除组织进行病理分级和分期。TURBT 术应将肿瘤完全切除直至露出正常的膀胱壁肌层。肿瘤切除

后，建议进行基底部组织活检，便于病理分期和下一步治疗方案的确定。

2）经尿道激光手术。

3）其他治疗选择：膀胱部分切除术、根治性膀胱切除术等。

（2）术后辅助化疗

1）膀胱灌注化疗：TURBT术后即刻膀胱灌注化疗能显著降低非肌层浸润性膀胱癌的复发率，其原理是术后即刻灌注化疗能够杀灭术中播散的肿瘤细胞和创面残留的肿瘤细胞。为了预防肿瘤细胞种植，应在术后24 小时内完成。术后维持膀胱灌注化疗能够降低肿瘤的复发率，但不能预防肿瘤进展。膀胱灌注化疗：建议灌注方案应包括早期灌注（诱导灌注），术后4～8周，每周1次膀胱灌注，之后维持灌注，每月1次，维持6～12个月。常用灌注化疗药物包括吡柔比星（常用剂量为每次30～50mg）、表柔比星（常用剂量为每次50～80mg）、多柔比星（常用剂量为每次30～50mg）、起喜树碱（常用剂量为每次10～20mg）、丝裂霉素（常用剂量为每次20～60mg）。吉西他滨也可用于膀胱灌注化疗。

2）免疫治疗：通过膀胱内灌注免疫制剂，诱导机体局部免疫反应，使膀胱壁内和尿液中细胞因子表达增加、粒细胞和单核细胞聚集，以预防膀胱肿瘤复发、控制肿瘤进展。主要包括卡介苗（BCG）膀胱灌注治疗，其他还包括干扰素、匙孔虫戚血蓝蛋白等。BCG膀胱灌注免疫治疗的绝对适应证包括高危非肌层浸润性膀胱癌和膀胱原位癌，相对适应证是中危非肌层浸润性膀胱癌，而低危非肌层浸润性膀胱癌不推荐BCG 灌注治疗。

3）膀胱原位癌（CIS）虽然属于非肌层浸润性膀胱癌，但通常分化差，属于高度恶性肿瘤，发生肌层浸润的概率明显高于Ta、T1 期膀胱癌。CIS的治疗方案包括TURBT术+术后辅助膀胱灌注治疗和根治性膀胱切除术。

2. 肌层浸润性膀胱癌的治疗（T2、T3、T4期）

（1）分化良好、有窄蒂的T2期肿瘤可行经尿道膀胱肿瘤电切术或膀胱部分切除术。

（2）分化良好、单发局限的T3期肿瘤者也可采用膀胱部分切除术。切除范围包括肿瘤及距离肿瘤2cm的全层膀胱壁，如肿瘤侵犯输尿管开口，切除后需做输尿管膀胱再植术。

（3）根治性膀胱切除术同时行盆腔淋巴结清扫术，是肌层浸润性膀胱癌的标准治疗，是提高浸润性膀胱癌患者生存率、避免局部复发和远处转移的有效治疗方法。根治性膀胱切除术的基本手术指征为：T2-T4a、N0-X、M0浸润性膀胱癌、高危非肌层浸润

性膀胱癌T1G3（高级别）肿瘤；BCG 治疗无效的Tis；反复复发的非肌层浸润性膀胱癌；TUR和膀胱灌注治疗无法控制的广泛乳头状病变及膀胱非尿路上皮癌等。手术范围包括：膀胱及周围脂肪组织、输尿管远端，并行盆腔淋巴结清扫术；男性应包括前列腺、精囊，女性应包括子宫、部分阴道前壁、附件。手术方式可以分为开放手术和腹腔镜手术两种，腹腔镜手术包括常规腹腔镜手术和机器人辅助腹腔镜手术。

（4）T4期肿瘤：常失去根治性手术机会，平均生存10个月。采用姑息性放疗或化疗可减轻症状，延长生存时间。化学药物可选用甲氨蝶呤、长春碱、多柔比星、顺铂及5-氟尿嘧啶等。

案例 57-2 分析

综合该案例中实验室检查、影像学检查、膀胱镜检查、病理活检等几方面结果，术前诊断该患者膀胱癌为 T2 期肿瘤，同时排除了上尿路合并肿瘤及输尿管开口侵犯可能。因肿瘤恶性度较低、有窄蒂且单发局限，故选择经尿道膀胱肿瘤电切术给予治疗。术后定期进行膀胱内化疗药物灌注治疗，并定期随诊。临床诊断：膀胱癌（T2 期）。

进一步需做特殊检查：①IVU：因尿路上皮细胞肿瘤存在着多器官发生肿瘤的现象，故膀胱癌患者必须进一步做 IVU 检查。一方面排除上尿路同时合并有肿瘤情况，另一方面可了解肿瘤是否侵犯输尿管开口，引起肾脏积水和输尿管扩张。②CT：仅靠膀胱镜检查不能准确地判断肿瘤浸润膀胱壁的深度，必须依靠 CT 来进行诊断，同时了解有无膀胱外淋巴结转移，是否侵犯邻近器官。从而在术前决定膀胱癌的临床分期，拟定合理的手术方案。进一步检查结果：IVU 示膀胱左侧充盈缺损，双侧肾盂和输尿管形态正常，无充盈缺损，亦无积水扩张征。CT：膀胱左侧壁有 2.5cm×2cm×2cm 肿块，呈乳头状突入膀胱腔，CT 值为 38HU，基底部窄，局部膀胱壁增厚，膀胱外无浸润，盆腔淋巴结无肿。

诊断要点：

1. 老年患者，吸烟史 30 年。
2. 无痛性肉眼全程血尿，间歇性发作伴有血块。
3. 尿脱落细胞检查（＋）。
4. B 超、CT 及 IVU：膀胱左侧壁肿瘤，单发，呈乳头状突入膀胱腔，基底窄。排除输尿管开口侵犯及上尿路合并肿瘤，排除淋巴结转移及邻近器官累及。
5. 膀胱镜检查：膀胱左壁肿瘤，菜花状生长，有窄蒂，可活动，周围膀胱黏膜局限性充血水肿。双侧输尿管开口正常。

---

6. 病理活检：移行细胞癌Ⅰ级。

治疗原则：

1. 经尿道膀胱肿瘤电切术。
2. 定期膀胱内化疗药物灌注治疗。

第三节 前列腺癌

前列腺癌（carcinoma of prostate）是老年男性常见的恶性肿瘤。世界范围内，前列腺癌发病率在男性所有恶性肿瘤中位居第一。在美国前列腺癌的发病率已经超过肺癌，成为危害男性健康最大的肿瘤。其在我国发病率很低，随着社会的老龄化及饮食结构的改变，近年来发病率呈持续增长趋势。

【病因】 前列腺癌的病因尚不清楚，相关的危险因素包括年龄、种族、遗传、饮食、地理环境和性激素等。美国黑人前列腺癌发病率为全世界最高。此外，前列腺癌患者具有显著的家族性聚集现象。近年来研究发现，某些基因的功能丢失和突变在前列腺癌的发病、进展和转移中起着重要作用。

【病理】

1. 组织类型 前列腺癌绝大多数为腺癌，起源于腺细胞。其他少见的有移行细胞癌、鳞癌及未分化癌等。前列腺外周带是发生肿瘤最常见的部位。

2. 激素依赖 前列腺癌大多数为雄激素依赖型，其发生和发展与雄激素水平密切相关。少数为雄激素非依赖型。雄激素依赖型前列腺癌后期可发展成为雄激素非依赖型前列腺癌。

3. 病理分级 目前最常使用Gleason评分系统。将前列腺癌组织分为主要分级区和次要分级区，每区的Gleason分值为1～5分。Gleason评分是把主要分级区和次要分级区的Gleason分值相加，形成癌组织分级常数。Gleason 2～4分属于分化良好癌，5～7分属于中等分化癌，8～10分属于分化不良癌。

4. 临床分期 前列腺癌临床分期多采用TMN分期系统。T表示原发肿瘤的局部情况。Tx：原发肿瘤不能评价。T0：无原发肿瘤证据。T1：不能被扪及和影像学难以发现的临床隐匿肿瘤。其中，T1a：偶发肿瘤，体积小于所切除组织体积的5%；T1b：偶发肿瘤，体积大于所切除组织体积的5%；T1c：穿刺活检发现的肿瘤（如由于PSA 升高）。T2：局限于前列腺内的肿瘤。其中，T2a：肿瘤限于单叶的1/2（≤1/2）；T2b：肿瘤超过单叶的1/2，但限于该单叶；T2c：肿瘤侵犯两叶。T3：肿瘤突破前列腺包膜。其中，T3a：肿瘤侵犯包膜外（单侧或双侧）；T3b：肿瘤侵犯精囊。T4：肿瘤固定或侵犯除精囊外的其他邻近组织结构，如膀胱颈、尿道外括约肌、直肠、肛提肌和（或）盆壁。N表示淋巴结情况。Nx：区域淋巴结不能评价；N0：无区域淋巴结转移；N1：区域淋巴结转移。M分期主要针对骨骼转移，全身核素骨显像、MRI、X线检查是主要的检查方法。Mx：远处转移无法评估。M0：无远处转移。M1a：有区域淋巴结以外的淋巴结转移；M1b：骨转移；M1c：其他器官组织转移。

临床分期可反映疾病的真实情况，为患者和医生提供有价值的信息，对治疗方案的选择提供指导。

前列腺癌可直接侵犯邻近器官，如膀胱颈、精囊、直肠等，也可经淋巴、血行转移，以血行转移到脊柱、骨盆最为常见。其他转移部位是肺、肝、膀胱和肾上腺等。

【临床表现】 前列腺癌早期往往无明显的临床症状，仅在直肠指诊或前列腺增生手术标本中偶然发现。随着肿瘤的不断长大，会表现出以下几方面的症状：

1. 膀胱出口梗阻症状 类同于前列腺增生症，会出现尿频、尿急、尿流缓慢、尿流中断、排尿不尽，甚至出现尿潴留或尿失禁。

2. 浸润症状 侵犯直肠会出现排便困难，侵犯精囊和射精管会出现血精和射精痛，侵犯输尿管会出现少尿或无尿，侵犯前列腺血管神经束会导致勃起障碍。

3. 转移症状 有骨痛、病理性骨折及脊髓神经压迫症状等。少数患者仅以转移症状来就诊。

4. 晚期恶病质 消瘦、贫血、发热、下肢浮肿及衰弱等症状。

【诊断】 临床上对表现为膀胱出口梗阻症状的老年患者，在诊断前列腺增生症的同时要想到前列腺癌的可能。直肠指诊、影像学检查、血清前列腺特异性抗原（prostatic specific antigen，PSA）及前列腺穿刺活检，是诊断前列腺癌的四个基本方法。

1. 直肠指诊 是诊断前列腺癌最有帮助的第一线检查。可发现前列腺腺体增大，扪及高低不平、质地坚硬的结节。大多数前列腺癌起源于前列腺的外周带，直肠指诊对前列腺癌的早期诊断和分期都有重要价值。考虑到直肠指诊可能影响PSA值，应在抽血检查PSA后进行直肠指诊。

2. PSA PSA＞4ng/ml为异常。作为单一检查，PSA具有最好的前列腺癌阳性诊断预测率，和直肠指诊结合是早期发现前列腺癌最有效的筛选方法。在前列腺癌治疗过程中，PSA的变化也作为判定疗效和预后的指标。此外，为提高处于灰色地带（PSA为4～10ng/ml）的前列腺癌诊断率、检测的敏感性和特异

性，提出了游离PSA（f-PSA）、PSA密度（PSAD）、PSA速率（PSAV）等检测指标。同时，研究表明，如患者tPSA在4～10ng/ml，fPSA/tPSA＜0.1，则该患者发生前列腺癌的可能性高达56%；相反，fPSA/tPSA＞0.25，发生前列腺癌的可能性只有8%。fPSA/tPSA＞0.16时前列腺穿刺阳性率为11.6%，fPSA/tPSA＜0.16时，前列腺穿刺阳性率为17.4%。因此国内推荐fPSA/tPSA＞0.16为正常参考值（或临界值）。

3. 经直肠超声检查（TRUS） 典型的前列腺癌的征象是在外周带的低回声结节，而且通过超声可以初步判断肿瘤的体积大小。但TRUS对前列腺癌诊断特异性较低，发现一个前列腺低回声病灶要与正常前列腺、前列腺增生症、急性或慢性前列腺炎、前列腺梗死等鉴别。而且很多前列腺肿瘤表现为等回声，在超声上不能发现。TRUS还可用于引导前列腺穿刺活检。

4. CT和MRI 可测出T1期和T2期的前列腺癌，只能显示T3期和T4期癌肿向外侵犯的情况。当前列腺癌突破包膜后，CT和MRI表现出病灶的低密度或低信号区、前列腺包膜轮廓不规则、腺体周围脂肪消失、精囊角消失或不对称、邻近脏器结构破坏及盆腔内淋巴结肿大等征象。

5. 前列腺穿刺活检 是诊断前列腺癌最可靠的检查。一般经直肠或在TRUS引导下经会阴进行前列腺针刺活检。其阳性结果是前列腺癌的确诊依据。①直肠指检发现前列腺结节，任何PSA值。②B超，CT或MRI发现异常影像，任何PSA值。③PSA＞10ng/ml时，任何fPSA/tPSA和PSAD值。④PSA为4～10ng/ml时，fPSA/t PSA异常或PSAD值异常。

6. 放射性核素检查（ECT） 全身核素骨显像用于早期发现前列腺癌骨转移病灶。前列腺癌的最常见远处转移部位是骨髓。ECT可比常规X线片提前3～6个月发现骨转移灶，敏感性较高但特异性较差。

【治疗】 前列腺癌的治疗应根据患者的年龄、全身状况、临床分期、Gleason评分等综合因素加以考虑。

1. 观察等待 前列腺增生手术标本发现，一般病灶小，细胞分化良好，可以不再做进一步处理，严密观察随诊。观察等待的指征：①晚期（M1期）前列腺癌患者，仅限于个人强烈要求避免治疗伴随的不良反应，对于治疗伴随的危险和并发症的顾虑大于延长生存和改善生活质量的预期。②预期寿命＜5年的患者，充分告知但拒绝接受积极治疗引起的不良反应。③临床T1b～T2b期，分化良好（Gleason2～4分）的前列腺癌，患者预期寿命＞10年、经充分告知但拒绝接受积极治疗。对于观察等待的患者，应主

动监测，如明确诊断 1 年后、每 3～5 年重复穿刺检查等。

2. 根治性前列腺切除术 局限在包膜内的（T1～T2c 期）癌可以行根治性前列腺切除术（简称根治术）。目前认为根治术在 T3a 期前列腺癌治疗中占据重要地位，辅助内分泌治疗或辅助放疗，亦可取得良好的治疗效果。T3b～T4 期：严格筛选后（如肿瘤未侵犯尿道括约肌或未与盆壁固定，肿瘤体积相对较小）可行根治术并辅以综合治疗。根治性前列腺切除术是治愈局限性前列腺癌最有效的方法之一。主要术式有传统的开放性经会阴、经耻骨后前列腺癌根治术，以及近年发展的腹腔镜前列腺癌根治术和机器人辅助腹腔镜前列腺癌根治术。

3. 内分泌治疗 已转移的前列腺癌如部分 T3、T4 期，N1 和 M1 期，局限早期前列腺癌或局部进展前列腺癌，无法行根治性前列腺切除术或放射治疗，可行前列腺癌的内分泌治疗。任何去除雄激素和抑制雄激素活性的治疗均可称为内分泌治疗。内分泌治疗包括去势即去除产生睾酮器官或抑制产生睾酮器官的功能，包括手术或药物去势（黄体生成素释放激素类似物，阻断雄激素与受体结合即应用抗雄激素药物竞争性阻断雄激素与前列腺细胞上的雄激素受体的结合，抑制肾上腺来源雄激素的合成，以及抑制睾酮转化为双氢睾酮等。）临床上内分泌治疗方案有单纯去势（手术或药物去势）、单一抗雄激素治疗、雄激素生物合成抑制剂、最大限度雄激素阻断、根治性治疗前新辅助内分泌治疗、间歇内分泌治疗、根治性治疗后辅助内分泌治疗等。手术去势可行睾丸切除手术去势。自首个人工合成的黄体生成素释放激素类似物（LHRH-α）——长效的亮丙瑞林（leuprorelin）上市以来，亮丙瑞林、戈舍瑞林（goserelin）、曲普瑞林（triptorelin）等药物在临床应用已经超过 15 年，是目前雄激素剥夺治疗的主要方法。也可每月皮下注射促黄体释放激素类似物（LHRH-A）缓释剂进行药物去势，具有去睾的效果。近年来提出全雄激素阻断治疗的概念，即无论手术去势还是药物去势，都要配合抗雄激素药物如比卡鲁胺（康士得）、氟他胺（氟硝丁酰胺）等治疗。全雄激素阻断治疗能够同时阻断睾丸和肾上腺雄激素水平，提高前列腺癌患者的生存率。此外，还可应用雌激素或磷酸雌二醇氮芥进行晚期前列腺癌的内分泌治疗，但其不良反应较大，现已较少使用。内分泌治疗是治疗晚期前列腺癌的最有效方法，但是对于雄激素非依赖型前列腺癌疗效欠佳。

4. 其他 对内分泌治疗无效的患者，可进行外放射治疗或者化学治疗，但总的效果并不理想。前列腺癌的局部治疗还有冷冻治疗、高强度聚焦超声、组织内肿瘤射频消融等。

案例 57-3

患者，男，74 岁。因进行性尿频、排尿困难 3 年入院。

患者 3 年前开始出现尿频、排尿困难，尿线分叉乏力，夜尿 3～4 次，无血尿。未特殊治疗，症状进行性加重，出现尿流缓慢乏力，尿后滴沥。病程中无发热，无尿潴留及排尿失禁现象。既往无外伤史，无肝炎、结核病史。

体格检查：T 36.5℃，BP 150/90mmHg。心肺听诊正常，腹平软。双肾区无肿块，无叩击痛。膀胱区无充盈，压痛（－）。外生殖器无异常。直肠指诊：前列腺Ⅱ度增大，质地坚硬，局部结节状隆起，无压痛，中央沟消失。

辅助检查：①血常规：WBC 7.2×10^9/L，RBC 4.0×10^9/L，Hb 110g/L。②尿常规：白细胞 1～3 个/HP，红细胞 0～2 个/HP。③PSA：38ng/ml。④碱性磷酸酶：206U/L。⑤B 超：前列腺增生，回声不均，残余尿 70ml。⑥CT：前列腺增大，5.5cm×5.2cm×50cm，密度不均匀，包膜不规则。腺体周围脂肪消失，精囊角消失，盆腔淋巴结无肿大。

问题：

1. 首先考虑什么诊断？
2. 该患者是否可行根治性前列腺切除术？

案例分析：

该患者为老年男性，主要表现为进行性尿频、排尿困难等膀胱出口梗阻症状。直肠指诊发现前列腺增大，质地坚硬，并扪及局部结节隆起。辅助检查：PSA 异常增高，碱性磷酸酶亦升高明显。B 超及 CT 提示前列腺质地不均匀，包膜侵犯及精囊结构破坏等。综合以上因素应首先考虑前列腺癌诊断。该案例中患者前列腺癌已到 T4 期，分化不良，已失去根治性前列腺切除手术时机。选择全雄激素阻断内分泌治疗方案，行睾丸切除或药物去势后配合口服抗雄激素药物，定期 PSA 检测随诊。

第四节 睾 丸 肿 瘤

睾丸肿瘤（tumor of testis）比较少见，仅占全身恶性肿瘤的 1%，好发于青壮年，占泌尿系统肿瘤的 5%。然而在 15～34 岁的年轻男性中其发病率列所有肿瘤之首。我国的睾丸肿瘤发病率为 1/10 万左右，占男性全部恶性肿瘤的 1%～2%，占泌尿生殖系统恶性肿瘤的 3%～9%。睾丸癌多为一侧发病，双侧睾丸癌仅占 1%～2%。

【病因】　睾丸肿瘤的病因尚不清楚，可能与睾丸下降不全（隐睾）、遗传、化学致癌物质、损伤、感染、激素及内分泌失调有关。其中与隐睾关系较密切，隐睾患者发生睾丸肿瘤的机会比正常人高 20～40 倍，即使将睾丸复位后也不能完全防止其发生恶变，但有助于肿瘤的早期发现。

【病理】　睾丸肿瘤是泌尿生殖系统肿瘤中组织学成分最复杂、表现最多变、肿瘤分类与治疗关系最密切的肿瘤。分为原发性和继发性两大类。

1. 原发性睾丸肿瘤　分为生殖细胞肿瘤和非生殖细胞肿瘤两类。

（1）生殖细胞肿瘤：占 90%～95%，分为精原细胞瘤（seminoma）和非精原细胞瘤（non seminoma）两类。非精原细胞瘤包括：胚胎癌、畸胎癌、畸胎瘤、绒毛膜上皮细胞癌和卵黄囊肿瘤等。睾丸肿瘤可以由多种成分共同组成。

（2）非生殖细胞肿瘤：占5%～10%，包括间质细胞瘤和支持细胞瘤。

2. 继发性睾丸肿瘤　主要来自单核-吞噬细胞系统组织肿瘤和转移性肿瘤。睾丸肿瘤早期可发生淋巴转移，最先转移到邻近肾蒂的腹主动脉及下腔静脉旁淋巴结。

【临床表现】　睾丸肿瘤多发生于 20～40 岁，左右两侧睾丸发病率无明显差异。其中精原细胞瘤发病年龄偏大，好发于 30～50 岁。胚胎癌、畸胎癌常见于 20～35 岁。绒毛膜上皮细胞癌多发于青少年，卵黄囊肿瘤则易发于婴幼儿。睾丸肿瘤较小时，临床症状不明显。肿瘤无痛性缓慢增大，表明光滑，质地坚硬，有时伴沉重下坠感。少数病例起病较急，突然出现阴囊疼痛性肿块，局部红肿伴发热，多因肿瘤出血、梗死所致，易误诊为急性附睾炎或睾丸炎。原有隐睾患者突然出现腹部或腹股沟肿块，且逐渐增大，常是隐睾发生恶变的表现。少数分泌绒毛膜促性腺激素（HCG）的睾丸肿瘤可引起男性乳房增大。睾丸肿瘤发生远处转移可引起胸痛、咳嗽、咯血、颈部肿块等症状。

【诊断】　临床上体格检查发现患者出现睾丸无压痛性增大，扪及肿块，质地较硬，与睾丸界限不清，手托沉重，透光试验阴性者，要考虑睾丸肿瘤的可能。

1. B 超　能较准确地测定睾丸大小、形态，显示睾丸血流增多，确定肿块的性质及有无转移，并与阴囊内其他肿物进行鉴别。

2. CT及MRI　确定有无腹部、腹膜后、盆腔淋巴结及其他器官转移。

3. 胸部X线检查　胸部X线检查是最基本的放射学检查，也是睾丸肿瘤的常规检查之一，可以发现直径1cm以上的肺部转移灶。

4. 血清瘤标　检测血清甲胎蛋白（AFP）和人绒毛膜促性腺激素β-亚基（β-HCG）等肿瘤标记物，有助于了解肿瘤的组织学性质、临床分期，术后监视转移复发和估计预后。绒毛膜上皮细胞癌和精原细胞瘤患者AFP正常，而卵黄囊肿瘤和胚胎癌患者有75%～90%升高。绒毛膜上皮细胞癌患者HCG100%升高，其他非精原细胞瘤40%升高，而精原细胞瘤仅5%升高。睾丸肿瘤切除后，若HCG持续升高，提示有转移，而术后HCG正常后又升高，表明肿瘤复发。

【治疗】　睾丸肿瘤的治疗一般采用手术、化疗及放疗等综合疗法，根据睾丸肿瘤的组织类型和临床分期选择不同的治疗方案。无论何种类型睾丸肿瘤，首先应早期行根治性睾丸切除术，根治性睾丸切除术应取腹股沟切口，游离精索至腹股沟管内环处离断，然后沿精索向阴囊方向剥离并切除睾丸。术后根据病理切片检查结果，如为精原细胞瘤，加以放疗和化疗，综合治疗 5 年生存率可达 50%～100%。如为胚胎癌、畸胎癌或成人畸胎瘤等非精原细胞瘤，应进一步行腹膜后淋巴结清扫术，术后辅以化疗，综合治疗 5 年生存率可达 30%～90%。睾丸肿瘤的化疗药物可选择顺铂（DDP）、博莱霉素（BLM）、依托泊苷（VP-16）、长春碱（VLB）、放线菌素 D（ACTD）及环磷酰胺（CTX）等。

思 考 题

1. 简述肾癌、肾母细胞癌和肾盂肿瘤的临床表现、诊断及其治疗原则。

2. 根治性膀胱切除术的基本手术指征有哪些？

3. 前列腺癌的内分泌治疗指征及其治疗方案有哪些？

（钟惟德）

第五十八章 泌尿、男性生殖系统的其他疾病

学习目标

1. 掌握精索静脉曲张的病因和临床表现，熟悉精索静脉曲张常见术式。

2. 熟悉鞘膜积液的分类、病因和治疗原则。

3. 了解肾下垂的病因、临床表现及治疗原则。

4. 了解肾血管性高血压的病因、发病机制和诊断方法。

案例 58-1

李某，女，41 岁，因"右侧腰部酸胀不适 2 年，全程肉眼血尿 2 周"入院。久站久坐后感右腹部酸胀不适，活动后常腰部加重，无恶心呕吐，无高血压及神经官能症等症状。既往有"肾下垂"病史多年，行保守治疗。查体：瘦长体型，平卧位肋下可触及右肾下极，直立位可触及右肾中下部。实验室检查：肾功能正常，尿常规示隐血++，RBC+++，WBC+。B 超检查示：右肾位置偏低，右侧肾体积 12cm×6cm×4cm，轻度积水，肾血管及输尿管未发现明显异常征象，站立位比平卧位右肾下移约 8cm。IVP 示右肾下移，立位时右肾门平对第 5 腰椎上缘，右侧输尿管迂曲伴右肾轻度积水。

问题：

1. 首先考虑何种疾病？

2. 需要与哪些疾病相鉴别？

3. 本例患者是否需要治疗？治疗方案是什么？

第一节 肾 下 垂

正常肾门的位置在第 1、2 腰椎之间，由于肝脏的原因右肾稍低于左肾约半个椎体。此外肾脏可随呼吸、体位改变上下移动，但其移动范围不超过 1 个椎体（2～4cm），直立位时肾从正常位置下移超过 4cm 称为肾下垂（nephroptosis）。下垂的肾脏可沿其纵轴及横轴旋转，若肾脏移动越过中线则称为游走肾。

【病因和发病机制】 肾脏位于腹膜后脊柱两侧的肾窝内，依靠脂肪组织、肾脏动静脉和肾周筋膜维持其正常的解剖位置，一般不会过多地移位。但是由于肾周脂肪囊下方是一个潜在的疏松的间隙，因此当腹压降低时，肾脏就可能向下移位造成肾下垂。肾下垂好发于 20～40 岁瘦长体型的女性，这可能与瘦弱体型女性的肾周脂肪过少、腹壁肌肉松弛等因素有关。

【病理】 肾脏的下移可牵拉肾血管或使其扭曲从而影响肾脏的血液循环以致发生肾绞痛、血尿、蛋白尿等。轻度肾下垂对健康无多大影响，但严重的肾下垂可致肾脏下方的输尿管扭曲，尿液排出受阻引发肾积水，可有腰痛等不适，合并尿路感染则进一步损害肾功能。少数患者由于移位肾脏牵拉十二指肠和结肠曲出现消化道梗阻症状，肾下垂也可伴有其他内脏器官下垂。

【临床表现】

1. 症状 下垂一侧的腰部往往出现酸痛，呈钝痛或牵扯痛，并在劳累、行走、久站后加重，平卧时缓解或消失。部分患者可出现肉眼或镜下血尿，由于肾脏下垂活动幅度增大，可使肾脏的血管受到牵拉，甚至扭曲，引起肾脏瘀血，诱发血尿。少数患者可出现尿路感染的症状，可伴有低热。下垂的肾脏牵拉腹腔神经丛引起神经反射紊乱，导致消化功能紊乱，以致消化不良、上腹胀满、胃纳减退、恶心、呕吐等。少数患者可出现紧张，伴有失眠、头晕、乏力、记忆力减退等神经官能方面的症状。极少数患者因肾蒂突然牵拉或输尿管发生急性梗阻而出现 Dietl 危象，表现有肾绞痛、恶心、呕吐、虚脱、脉搏增快等症状。

2. 体征 轻度肾下垂多无明显体征，一般不能扣及或仅触及肾下极。有的患者肾区有叩痛。中、重度肾下垂一般可于肋弓下缘扣及肾脏。

【影像学检查】

1. X 线检查 立位泌尿系平片可见肾影有不同程度的下移，排泄性和逆行尿路造影可进一步了解肾脏的位置和功能，以及有无旋转、肾积水、输尿管扭曲、肾盂内造影剂排空延迟等。

2. B 超检查 卧位和立位肾脏位置相差 3cm 以上。B 超也用来评估患肾积水程度。

【实验室检查】 尿常规可以正常或有血尿、蛋白尿等，但均无特异性。

【诊断与鉴别诊断】

1. 病史与体检 一般从患者主诉泌尿系、胃肠道与神经官能方面的症状，结合肾区双合诊能扣及光滑肾脏下极，比较平卧与直立时肾脏的位置和活动度，即能做出初步诊断。

2. 超声检查 分别采用卧位和站立位，用超声检查平卧时肾脏的位置与活动后肾脏的位置，可得出肾脏的活动度，常用于初步筛查。

3. 静脉尿路造影（IVU） 为首选影像学检查方法，分别拍摄卧位和立位片以了解其活动程度。根据肾脏下垂的程度，可分成轻、中、重三度。轻度：肾活动度在一个椎体之内（肾门降至第 3 腰椎水平）；中度：肾活动度在两个椎体之内（肾门降至第 4 腰椎水平）；重度：肾活动度在两个椎体以上（肾门降至第 5 腰椎水平）或伴有肾盂积水，输尿管扭曲。

【鉴别诊断】 本病需与肾上极或肾外肿瘤压迫推移使肾位置降低、腹腔或盆腔肿瘤及异位肾相鉴别。

【治疗】 大多数肾下垂患者症状轻微或无症状，不需特殊治疗。如疼痛较重或出现肾积水等并发症时可考虑治疗，包括非手术治疗与手术治疗。

1. 非手术治疗 诊断肾下垂后，均宜先行非手术治疗，尤其是仅有轻微临床症状而无并发症的患者。非手术治疗包括增加体重以增加肾周脂肪；加强体育锻炼，增加腹壁张力，增加腹部对肾脏的支撑作用；用各种类型的腹带及肾托，利用宽腰带或特制的肾托将肾脏托起使肾脏固定在肾窝内。

2. 硬化剂注射 肾周脂肪囊内注射硬化剂可产生化学性炎症，使肾脏与周围组织发生粘连固定。常用药物有奎宁明胶、醋酸酚和自体血液等，注射后应平卧 1 周后方可起床活动。

3. 肾下垂固定术 手术适应证：①严重疼痛超过 3 个月；②立位肾明显下垂导致肾积水；③合并泌尿系感染、血尿、肾结石、高血压等。手术原则是将肾脏与肾周脂肪完全分离，然后将其固定在应有的解剖位置上。肾下垂固定术一直存有争议，近年来较少进行，手术需慎重。手术方法是将肾被膜与腰肌或者肋骨缝合固定，将肾脏悬吊固定在正常的解剖位置，避免再下垂。随着微创技术的发展，腹腔镜肾下垂固定术具有创伤小、术后恢复快等优点，势必取代传统开放手术。

第二节 精索静脉曲张

案例 58-2

王某，男性，26 岁，一直从事站立的体力劳动工作。患者因左侧阴囊下坠、胀痛伴婚后 1 年未育就诊。主要症状为站立、久坐时或劳累后，阴囊表面可见团块蚓蚓状曲张的静脉，在当地医院做精索静脉结扎手术后，左侧阴囊坠胀不适，阴囊无红肿热痛，疼痛有时累及腹股沟及下腹部。

体格检查：外生殖器及第二性征发育正常，左侧睾丸偏小，左侧精索处及明显的蚓蚓状静脉团状，增加腹压时团块增大，平卧位后可缩小。左侧睾丸质地偏软并小于对侧，右侧睾丸及精索静脉未及异常。阴囊彩超：左侧阴囊内可探及蚓蚓状液性暗区，平静呼吸时最宽约 4.5mm，Valsalva 试验时约 5.8mm，可探及血液反流信号，右侧未见异常。精液检查：精子密度 1200 万/ml，精子活动率 A+B 级为 30%，成活率为 40%。

问题：

1. 本例首先考虑何种疾病？
2. 精索静脉曲张为何多发于左侧？
3. 精索静脉曲张为何能导致不育？

精索静脉曲张是指精索内静脉蔓状静脉丛的异常伸长、扩张和迂曲，是青壮年男性常见疾病，青春期之前发生较少，其发病率占男性的 10%～15%，其中 90% 好发于左侧，双侧发生者占 10%～40%，占男性不育人群的 40%，是男性不育最常见的原因。极少数情况下由于腹腔内或腹膜后肿瘤、肾积水或异位血管压迫上行的精索静脉，亦可导致单侧或双侧精索静脉曲张，称之为继发性精索静脉曲张。

【病因和发病机制】 根据病因不同，精索静脉曲张一般分为原发性和继发性两种。原发性精索静脉曲张是青壮年男性常见的疾病，指静脉因回流受阻，而出现的精索蔓状静脉丛（静脉血管丛）的伸长、扩张及迂曲。先天性无瓣膜或静脉瓣关闭不全造成精索静脉回流受阻、血液逆流是精索静脉曲张的主要原因。精索蔓状静脉丛分为三组：精索内静脉、输精管静脉、提睾肌静脉。三组静脉各有侧支互相吻合，同时可与阴囊纵隔及阴囊静脉相沟通。与发病最密切的是精索内静脉，但亦可累及各组静脉。

青春期后青壮年男性雄激素分泌旺盛，阴囊内容物的血液供应也较为丰富，性冲动活跃等可反射性地引起盆腔及精索内静脉充血，导致精索静脉曲张的发生率明显增加。精索静脉曲张也可以因为肾肿瘤或其他腹膜后肿瘤甚至腔静脉瘤栓等引起，称为症状性或继发性精索静脉曲张。精索静脉曲张多见于左侧，主要原因为左侧精索静脉比右侧回流路径长，而且呈直角汇流至左肾静脉，血液回流阻力增大，同时左侧精索静脉还受乙状结肠压迫等，左肾静脉位于主动脉与肠系膜上动脉之间，肾静脉受压可能影响精索内静脉回流，形成所谓的近端钳夹现象；右髂总动脉可能使左髂总静脉受压,影响左侧精索输精管静脉回流,形成所谓的远端钳夹现象。这些原因造成了左侧发病率明显高于右侧。但左右睾丸之间的蔓状静脉丛互相交错,因此一旦左侧精索内静脉曲张,静脉压力升高,达到一定程度后,亦可累及右侧精索静脉而发生双侧静脉曲张。

少数精索静脉曲张可伴有睾丸萎缩和精子生成障碍,造成男性不育。其主要原因在于肾上腺的代谢产物,如皮质醇、儿茶酚胺及毒性代谢产物如 5-羟色胺等,都会随精索静脉血逆流至睾丸,同时血液淤积导致 CO_2 蓄积,对睾丸的生精上皮有较强的毒副反应,进而抑制睾丸的生精功能。同时精索静脉内血流淤滞,睾丸生精所需的营养和氧气供应缺乏,同时可使睾丸温度高于正常 $0.6\sim1℃$,影响睾丸曲细精管内间质细胞的内分泌功能,从而干扰了精子的发生进而导致男性不育。近年研究表明,精索静脉曲张不育者血液和精液中存在抗精子抗体,可导致免疫性不育。精索静脉曲张是男性不育症最常见的原因,所以对男性不育患者应常规检查阴囊、睾丸,查明有无精索静脉曲张及其程度和睾丸的大小,以确定是否需要手术治疗。一般精索静脉曲张手术后精液改善率为 $60\%\sim70\%$,妊娠率为 $30\%\sim40\%$。多数患者术后半年到一年精液质量即有所改善,但也有许多需要 $1\sim2$ 年的时间恢复。

【临床表现】　主要表现为阴囊坠胀、疼痛不适,可放射至下腹部和腰部,运动、站立过久或劳累后症状加重,平卧和休息后减轻。曲张程度并非与临床症状呈正相关。一般说来,轻度精索静脉曲张的患者大部分无症状,而中重度者因人而异,多数有阴囊坠胀不适感。

【诊断与鉴别诊断】　明显的精索静脉曲张通过查体即可诊断,曲张的静脉平卧后消失。若不消失应考虑为继发性精索静脉曲张,应进一步检查引起静脉曲张的原因。对于中老年男性出现的精索静脉曲张应警惕腹膜后、肾脏肿瘤等压迫引起的继发性精索静脉曲张。

1. 体格检查　根据体征可将精索静脉曲张分为三级:①轻度:触诊不明显,患者吸气后屏气,并增加腹压(Valsalva 法)后,可在阴囊上方精索触到曲张的静脉。②中度:触诊可触到曲张的静脉,但阴囊外观正常。③重度:可见阴囊内曲张的静脉如成团蚯蚓状,触诊更为明显。对于体检无阳性发现而彩色多普勒超声发现静脉内径超过 2mm 同时伴有血液反流者称为亚临床型精索静脉曲张。

2. 彩色多普勒超声　为最常用的影像学检查方法,通过测量精索静脉内径及有无血液反流可明确诊断。对于临床怀疑继发性精索静脉曲张者还可以检查静脉回流受阻的原因,以明确诊断。

【治疗】

1. 保守治疗　无症状或症状轻微的患者,建议采取保守治疗,常用方法有阴囊托带、局部冷敷、避免过度性生活造成盆腔及会阴部充血等,休息和保守治疗后大部分症状可缓解。

2. 手术治疗　对于症状较重,经非手术治疗症状不缓解者,以及精索静脉曲张伴有精液异常(包括精子数目减少、活力降低和形态异常),尤其是青少年患者伴有睾丸萎缩者应尽早手术,以预防不育症。

3. 手术方式

(1)开放手术:途径主要有两种,即经腹股沟管和经腹膜后精索内静脉高位结扎术。其中经腹股沟管精索内静脉高位结扎术具有手术位置较表浅,解剖变异较小等优点。缺点是静脉分支及伴行动脉分支较多,淋巴管丰富,如果损伤,可能引起术后睾丸萎缩,而且复发率较高(1%~3.3%)。经腹膜后高位结扎精索内静脉,其优点是此处误伤精索内动脉亦不会引起睾丸萎缩。显微镜精索静脉结扎术的优点在于能够结扎除输精管静脉外的所有引流静脉,保留动脉、淋巴管及神经,因此具有术后复发率低(0.8%~4%),并发症少的优点。目前显微镜下精索静脉结扎术是治疗精索静脉曲张的主流术式。

(2)腹腔镜精索静脉高位结扎术:是指在腹股沟管内环口上 1~2cm 处结扎精索内静脉所有分支,术中尽可能保留动脉及淋巴管。如果动静脉难以分别游离,也可采用集束结扎,因为高位结扎精索内动脉一般不会导致睾丸缺血萎缩。腹腔镜手术具有可同时处理双侧病变的优点,但费用较高。对于有美观要求的患者也可采用经脐单孔腹腔镜手术。

案例 58-3

患者,男,22 岁,因右侧阴囊肿大 2 年,阴囊坠胀不适加重 1 周就诊。肿物大小不随体位变化,否认有局部炎症及外伤、手术史。查体:右侧精索上方囊性肿块,表面光滑呈纺锤形,大小约 4cm×3cm,牵拉右侧睾丸及精索后肿物随之移动,透光实验阳性,挤压肿物体积无变化。B 超检查:双侧睾丸附睾大小形态正常,内部回声均匀,睾丸鞘膜腔内未见明显液性暗区。双侧精索静脉未见明显扩张。右侧睾丸鞘膜腔上方见一大小约 42cm×27mm 的无回声囊性病变,边界清,形态规则,内透声好。CDFI 示睾丸、附睾及精索静脉未见异常血流信号,囊性回声内未见血流信号。

> 问题：
>   1. 本例考虑诊断为何种疾病？
>   2. 睾丸鞘膜积液典型的体征是什么？
>   3. 常见的鞘膜积液的分类有哪些？

第三节 鞘膜积液

在正常情况下睾丸鞘膜内含有少量液体，鞘膜有分泌和吸收浆液的功能并使其容量保持稳定。当鞘膜本身或睾丸、附睾等发生病变时，液体的分泌增加或吸收减少，鞘膜囊内积聚的液体超过正常量而形成囊肿者，称之为鞘膜积液（hydrocele）。

【病因和发病机制】 鞘膜积液可发生于各年龄组，先天性鞘膜积液均发生于婴幼儿，鞘膜积液与淋巴系统发育迟缓有关，正常胎儿发育早期，睾丸在腹膜后，7～9个月时睾丸经腹股沟管下降到阴囊，而随睾丸下降的鞘突则在出生后完全闭合成为条索状物。若鞘突未完全闭合，腹水可沿未闭合的管腔流至睾丸周围或集聚于精索上形成先天性或交通性鞘膜积液。由于腹腔内液体与鞘膜囊内液体相通，鞘膜积液可时大时小。随着年龄增长，鞘膜壁层淋巴管吸收功能逐渐成熟，90%先天性鞘膜积液常在24个月内被吸收。成人鞘膜积液病因不明，炎症、肿瘤、外伤、寄生虫病等可造成鞘膜渗出与吸收功能失去平衡，导致液体异常聚集，从而形成鞘膜积液。

【分类】 临床上按鞘膜积液所在部位及鞘状膜突闭锁程度，分为四种类型：

1. 睾丸鞘膜积液 最常见，鞘状突闭合正常，但睾丸鞘膜囊内有较多积液，呈球形或卵圆形。原发性病因不明，继发性多由于炎症、外伤引起。

2. 睾丸精索鞘膜积液（混合型） 腹膜鞘状突闭合位于内环处或内环至精索部。呈梨形囊肿，梨柄朝向腹股沟区，可延伸至内环。不与腹腔相通，不能压缩，囊肿大小不随体位改变而变化。液体多、张力大时睾丸、附睾和精索不易扪及。

3. 交通性鞘膜积液（先天性） 是幼儿中最常见的一种类型。由于鞘状突未闭合，鞘膜囊可经鞘状突与腹腔相通。平卧时鞘膜囊内液体可流入腹腔，站立时腹腔内液体又可流入鞘膜囊内，所以鞘膜囊可时大时小。

4. 精索鞘膜积液 由于鞘状突的两端闭合，而中间的精索鞘膜囊未闭合且积液局限在精索部位，常在阴囊上部即睾丸上方，也可在腹股沟管内，可为长卵圆形或棱形，积液与腹腔、睾丸鞘膜囊都不相通，又称精索囊肿。

【临床表现】 鞘膜积液可见于各种年龄，是一种临床常见疾病，睾丸鞘膜积液表现为阴囊内囊性肿块，积液量少时无不适，量较多时于立位或者牵引精索可引起钝痛，严重者可影响日常生活。精索鞘膜积液时囊肿常局限在睾丸上方精索部位，也可在腹股沟管内或睾丸上方，与睾丸有明显分界，呈长卵圆形，和睾丸鞘膜及腹腔不相通，一般无不适感。交通性鞘膜积液肿物可时大时小，多在平卧位或用手压时变小，甚至消失，但活动或咳嗽等增加腹压后肿物又恢复原状。而非交通性鞘膜积液的肿物可长期保持体积不变或慢慢增大，用手触诊时感觉较硬，加压时亦不缩小。由于鞘膜囊内是透光的液体，将手电筒从阴囊下面照射阴囊，光线能透过囊肿，阴囊皮肤仍呈鲜红色，称为透光试验阳性，几乎所有类型的鞘膜积液透光实验均为阳性。

【诊断】 鞘膜积液诊断较易，根据症状及体征，早期通过透光试验及阴囊彩超等即可明确诊断，对于继发性鞘膜积液尤其是老年人要积极寻找病因。睾丸鞘膜积液质软，有弹性和囊性感，往往触摸不到睾丸和附睾，透光试验阳性，但在继发炎症出血时可为阴性。精索鞘膜积液常位于腹股沟或睾丸上方，积液的鞘膜囊与睾丸有明显分界，牵拉精索随之下移。交通性鞘膜积液站立位时阴囊肿大，卧位时积液流入腹腔，鞘膜囊缩小或消失，睾丸可触及。睾丸、精索鞘膜积液时阴囊有梨形肿物，睾丸亦触摸不清。对怀疑继发性鞘膜积液者，B超检查可进一步明确诊断，尤其是对继发性睾丸鞘膜积液有重要意义。

【鉴别诊断】

1. 睾丸肿瘤 为实质性肿块、质地坚硬。患侧睾丸有沉重感，透光试验阴性，超声有助于诊断。

2. 腹股沟斜疝 腹股沟斜疝的肿大包块的上极边缘不清，在卧位时肿块可回纳，咳嗽时内环处有冲击感，由于疝囊内是肠管，不易透光，即透光试验阴性，可作为鉴别诊断的常用方法。

【治疗】 大部分婴儿及新生儿的鞘膜积液在2岁之内可自愈，可以密切观察而不需手术，但是如果合并腹股沟疝或积液量较大且不能自行吸收者需手术治疗。2岁以上患儿交通性鞘膜积液需手术治疗。成人较小的鞘膜积液无症状也无需治疗，但对于较大的鞘膜积液伴有明显症状并影响日常生活时也需手术治疗。

1. 交通性鞘膜积液应经腹股沟切口，近内环处结扎腹膜鞘状突并将远端鞘膜囊翻转或切除，避免结扎不完全导致复发。

2. 鞘膜翻转术 临床最常用，尤其适用于鞘膜无明显增厚者。

3. 鞘膜切除术 临床常用。适用于鞘膜明显增厚者，手术复发机会少。

4. 交通性鞘膜积液 需做鞘状突高位切断及结扎手术，同时行鞘膜翻转术或切除术。

5. 精索鞘膜积液 需将囊肿全部剥离切除。

案例 58-4

患者，女，43 岁，因"头疼伴血压升高 2 年余，加重 6 天"入院。患者 2 年前无明显原因出现头晕头疼，伴有腰部不适，在当地医院诊断为"高血压"，予依那普利治疗数月，症状好转。以后高血压时有反复，持续口服降压药物控制。6 天前再次头疼，血压最高时可达 180/110mmHg。患者无高血压家族史。入院查体：体温 36.4℃，脉搏 84 次/分，血压 170/100mmHg，心率 84 次/分，律齐，心音有力，未闻及杂音。左肾区叩击痛阳性，双下肢无水肿。实验室检查：血钾 3.5 mmol/L，肌酐（Cr）78μmol/L，尿素氮（BUN）5.6 mmol/L，立位血浆肾素 4.94 ng/ml、血管紧张素 68.8pg/ml、醛固酮 197 pg/ml。化验尿常规示尿蛋白（＋）、红细胞（＋）。彩色多普勒超声：左肾萎缩伴肾动脉血流减少；CT 示左肾明显缩小，左肾动脉未见显示；右肾代偿性增大，右肾血管未见明显异常。CTA 显示左侧肾脏动脉主干管腔"串珠"样狭窄，狭窄明显处可达 90%。动态显像肾脏 20 分钟排泄率左、右两侧分别为 39% 和 11%。肾小球滤过率（GFR）左、右两侧分别为 10 ml/min 和 78 ml/min。

问题：

1. 本例高血压的原因是什么？
2. 肾血管性高血压的发病机制如何？
3. 肾血管性高血压的治疗方法有哪些？

第四节　肾血管性高血压

肾血管性高血压（renal vascular hypertension，RVH）是由于各种病因引起的一侧或双侧肾动脉及其分支狭窄到一定程度，引起肾血流量减少和肾缺血，进而导致高血压，是一种常见的继发性高血压。肾血管性高血压占所有高血压病例的 5%～10%，是继发性高血压的常见原因之一。其高血压特点为病程短，为进展性或难治性高血压，舒张压升高明显（＞110mmHg），这类高血压单纯药物治疗往往效果不佳，需要通过治疗血管病变或切除患肾而得以控制。

【病因和发病机制】 多发性大动脉炎、动脉粥样硬化和肾动脉纤维肌性发育不良是肾动脉狭窄的常见病因。在 20 世纪 90 年代前，大动脉炎是我国肾动脉狭窄的首位病因，而目前动脉粥样硬化已成为肾血管性高血压的首要病因。①大动脉炎：多见于青年女性，累及主动脉及其主要分支动脉壁全层的非特异性炎症。肾动脉病变多发生在起始部，大动脉炎患者约 70% 合并肾动脉狭窄。②动脉粥样硬化：病变好发于肾动脉主干开口处及近端 1/3 处，且多为双侧性，是老年人肾脏动脉狭窄最常见的病因，约占肾动脉狭窄病例的 80%。③纤维肌性发育不良：病变常发生在肾动脉中部或近端 1/3 处。④其他：结节性多动脉炎、外伤或肾动脉周围组织纤维化、肾动脉内膜损伤致内膜增生等导致的肾动脉狭窄。

肾血管性高血压的发病机制：主要是由于肾动脉狭窄或闭塞导致肾脏血流量不足，缺血导致肾素-血管紧张素-醛固酮系统激活。缺血还可刺激肾脏球旁细胞分泌大量肾素，引起血管紧张素Ⅱ生成增多，该物质是一种强烈的血管收缩剂。醛固酮分泌增多，引起钠水潴留，导致血压升高。

【临床表现】 腰痛是较常见的症状，可由肾段动脉栓塞或肾动脉内壁分离所引起。单侧肾动脉狭窄所致肾血管性高血压，如果血压长期控制不佳，还能引起对侧肾脏的损害。肾脏病变主要表现为肾功能缓慢进行性减退，由于肾小管对缺血敏感，故其功能减退常在先，而后肾小球功能才受损（患者肾小球滤过率下降，出现蛋白尿，进而血清肌酐增高）。后期肾脏体积缩小，且两肾大小常不对称。严重时可出现肾脏功能不全乃至尿毒症。此外，约 15% 的本病患者因血浆醛固酮增多可出现低钾血症。

【诊断】 青少年（特别是年轻女性）或者＞55 岁的患者突发迅速进展的恶性高血压或原先稳定的高血压突发加重、常用降压药物无效或疗效不佳，而转化酶抑制剂和血管紧张素拮抗剂治疗有效，尤其是上腹部或者腰背部出现收缩-舒张期杂音者，应高度怀疑肾血管性高血压。

目前，诊断肾动脉狭窄主要依靠影像学检查。方法包括彩色多普勒、磁共振血管成像、计算机断层扫描血管成像及外周血肾素测定等。而肾动脉造影仍是确诊肾血管性高血压的"金标准"。

1. 彩色多普勒超声检查 多普勒超声对于确定在肾动脉主干有无明显的狭窄（如＞60%）是一种可靠的无创性方法，其敏感性和特异性接近 90%。

2. 肾动脉血管造影 需经皮血管穿刺插管后行选择性肾动脉造影，能准确显示肾动脉狭窄部位、范围、程度及侧支循环形成情况，是诊断有无肾血管狭窄及狭窄程度最直接可靠的方法。

3. 螺旋 CT 血管成像（CTA） 通过使用最大强度投影（MIP）或三维表面阴影显示技术（SSD）可以清晰地显示肾血管图像，是诊断肾动脉狭窄的一种敏感的无创性检查，对不同程度 RAS 诊断敏感性和特异性均较高。

4. 磁共振血管成像（MRA） 以钆为显影剂的 MRA 能够对肾动脉、外周血管、肾实质甚至是肾功能提供较好的显像，但无法对体内有植入金属的患者进行显像。

5. 肾素测定 包括周围循环肾素活性的测定、分侧肾静脉肾素测定、周围循环肾素的水平或对侧肾静脉肾素与周围血肾素的比值。若周围循环肾素值＜5nGAI/（ml·hr）时可基本上除外肾血管性高血压；若大于此值则提示有肾血管性高血压的可能，应进一步做分侧肾静脉肾素的活性或做血管紧张素阻滞剂试验。

【治疗】 肾血管性高血压治疗的目的在于控制血压，恢复肾血流量，改善肾功能。对肾血管性高血压治疗方法的选择仍存在较多争议，目前有关不同治疗方法的大宗病例长期疗效对比分析的数据有限，而且对血管重建手术的长期治疗效果尚有待进一步评估。

1. 保守治疗 药物治疗不能阻止肾动脉狭窄进展，但能控制血压改善症状。药物治疗适合于不能耐受介入性或外科手术治疗的患者，肾血管性高血压多属于肾素依赖性，对一般降压药物反应不佳，内科药物治疗单侧肾动脉狭窄呈高肾素者，常首选血管紧张素抑制剂（ACEI）和钙拮抗剂，可使血压明显下降并延缓肾脏疾病的进展，但双侧肾动脉狭窄者应禁用 ACEI 药物。

2. 外科治疗 手术原则为使肾脏血流恢复通畅，尽量保存患侧肾脏功能。肾血管性高血压可通过外科手术使病变血管重新通畅从而得到有效治疗，肾功能和高血压在一定程度上具有可逆性，手术有效率可达 72%～94%，因而深受临床医生的重视。

（1）各种肾动脉重建手术：肾血管性高血压的治疗一般根据具体病变选用多种肾血管重建手术，使肾脏重新获得血供。

（2）自体肾移植：对于大动脉炎引起的腹主动脉-肾动脉狭窄可采用自体肾移植术，方法是将患肾移植至同侧髂窝，肾动、静脉分别与髂血管进行吻合。

（3）肾切除术：如果患侧肾萎缩小于健侧 1/2 以上，或功能严重丧失而对侧肾功能良好，可切除患肾。由于高血压对两肾都有影响，切除患肾要慎重。

经皮腔内血管成形术（percutaneous transluminal angioplasty，PTA）：方法为经股动脉插入带囊导管，再选择性肾动脉插管，胀大囊袋以扩张狭窄部位。由于动脉粥样硬化及大动脉炎患者在扩张术后易发生再狭窄使治疗失败，故这些患者扩张术后应放置血管支架。90%以上的肾血管性高血压在 PTA 治疗 1 个月内血压可显著下降，主要适用于肾动脉主干或其主要分支狭窄，尤其是管腔狭窄＞50%且不伴明显肾萎缩及不能耐受外科手术者。也适用于血管肌纤维发育不良、单侧肾动脉粥样硬化（非钙化、非闭塞性）的肾动脉狭窄，以及动脉炎、PTA 术后复发性狭窄及手术后的狭窄者。若肾动脉开口完全阻塞或其远端分支有多发狭窄或缺血侧肾脏重度萎缩者，则不宜做 PTA。

思 考 题

1. 精索静脉曲张的临床表现是什么？
2. 鞘膜积液有哪几种类型？
3. 肾性血管性高血压的常见病因有哪些？
4. 如何诊断肾下垂？

（牛远杰）

第五十九章　肾上腺疾病的外科治疗

学习目标

1. 掌握肾上腺肿瘤的临床表现、诊断及鉴别诊断。

2. 熟悉肾上腺肿瘤的分型、病因和治疗原则。

3. 了解肾上腺肿瘤的病因。

由于影像诊断技术的不断提高和体检的普及，无症状的偶发性肾上腺肿瘤日益增加。在需要外科治疗的肾上腺疾病中，以皮质醇症、原发性醛固酮增多症和儿茶酚胺增多症最为常见。此外，转移性肾上腺癌也受到重视，它比原发性皮质癌更为多见，具有一定的临床重要性。肾上腺位于双肾脏的上极，它由皮质和髓质两个部分组成。皮质又分为球状带、束状带和网状带三部分。球状带主要分泌盐皮质激素(醛固酮)，束状带主要分泌糖皮质激素（皮质醇），网状带主要分泌性激素；髓质分泌肾上腺素和去甲肾上腺素。

第一节　皮质醇症

皮质醇症又称为库欣综合征（Cushing's syndrome）是由于体内皮质醇过多而产生的临床症候群，此病多见于女性，发病年龄在 15～30 岁。

根据导致皮质醇症的原因不同分为 ACTH 依赖型和非 ACTH 依赖型两大类：

1. ACTH依赖型皮质醇症　包括：①病变在垂体或下丘脑，占70%～80%，是由于腺瘤或增生分泌过多的ACTH刺激双侧肾上腺皮质增生，可引起皮质醇过多分泌，故属ACTH依赖型。若为腺瘤，应由神经外科做手术，效果满意。若为组织增生，则可放射治疗垂体，但疗效不满意。库欣综合征患者的双侧肾上腺都是弥漫性增生，在大量ACTH的持续兴奋下，可出现双侧肾上腺皮质增生，进一步发展在某些患者中可出现结节，甚至小腺瘤。这种腺瘤往往为多发性的，大小不一。在发展过程中，肾上腺增生性结节的分泌功能可逐步变为自主性的，称结节性增生。如果对这类患者仅针对肾上腺作双侧肾上腺切除，则原来的垂体微腺瘤缺乏血中皮质醇的负反馈抑制，会逐渐增生，甚至破坏蝶鞍，过度分泌ACTH，血浆中ACTH的水平将会极度增高，造成皮肤色素沉着，称尼尔森综合征。②异位ACTH综合征，占15%。少数病例由于垂体-肾上腺以外的肿瘤，产生具有ACTH或CRH活性的物质，可刺激垂体及肾上腺分泌过量的皮质醇

而发病。异位ACTH综合征时最多见的是肺癌，特别是燕麦细胞癌（约占50%），其次为胸腺癌（约占20%）、胰腺癌（约占15%），其他还有起源于神经嵴组织的肿瘤、甲状腺髓样癌及消化系统和泌尿系统的癌等。其治疗方法是切除有关肿瘤。

2. 非 ACTH 依赖型皮质醇症　原发于肾上腺本身的肿瘤，肾上腺肿瘤的生长与分泌功能有自主性，不受垂体分泌的 ACTH 的控制，故称非 ACTH 依赖型。其中皮质腺瘤约占成人库欣综合征的 20%，皮质腺癌约占 5%。而对于儿童，50%以上的腺瘤是恶性的。因血皮质醇较高，反馈抑制垂体分泌 ACTH 使无病变的肾上腺皮质萎缩。结节性肾上腺增生是一种特殊类型，起病时可能与 ACTH 过度分泌有关，但又自主分泌皮质醇，形成机制尚不明，其预后与腺瘤相仿。医源性库欣综合征是由于长期使用糖皮质激素或 ACTH 所致。

【临床表现】　常见的临床表现有：

（1）向心性肥胖、满月脸、水牛背、悬垂腹、颈短、四肢肌肉萎缩相对消瘦。

（2）皮肤菲薄，下腹壁、大腿内侧、腋下皮肤可见紫纹，皮肤可见痤疮和多毛。

（3）高血压：部分患者轻度或中度高血压。

（4）糖尿病：部分患者血糖和尿糖升高。

（5）性腺功能紊乱：女性月经不调，甚至闭经，男性性欲减退。

（6）其他症状：如骨质疏松症引起腰背痛及易发生病理性骨折，精神症状表现为失眠、记忆力减退、注意力分散等。

需要注意的是儿童肾上腺肿瘤约一半以上由恶性肿瘤引起，此外女性男性化或男性女性化表现明显，也提示恶性肿瘤的可能性大。

【诊断与鉴别诊断】

1. 常用的实验室检查

（1）血浆游离皮质醇测定：早晨 8：00 和下午 16：00 分别抽血测定，血浆皮质醇增高且昼夜分泌规律消失。

（2）测定 24 小时尿游离皮质醇含量升高，24 小时尿 17 酮和 17 羟含量也会出现升高。

（3）血浆 ACTH 测定：对病因鉴别有参考意义，而正常人血浆 ACTH 浓度为 4～22pmol/L。

2. 特殊检查

（1）小剂量地塞米松试验：23：30～24：00 顿

服地塞米松 1mg（或 1.5mg），次日晨 8：00 抽血测定血浆游离皮质醇，测定值较对照值下降超过 50% 可诊断为单纯性肥胖症。

（2）大剂量地塞米松试验：23：30～24：00 顿服地塞米松 8mg，次日晨 8：00 抽血测定血浆游离皮质醇。皮质醇抑制超过 50% 提示为垂体性皮质醇增多症，而肾上腺皮质肿瘤或异位 ACTH 综合征则不被抑制。

3. 常用的影像学检查

（1）B超：对肾上腺 1.0cm 以上肿瘤的检出率达 90% 以上。

（2）CT：对肾上腺肿瘤、癌和增生的诊断准确率较高，一般良性腺瘤直径为 2～5cm，而恶性肿瘤直径多＞6cm。若肾上腺未发现病变则应做蝶鞍冠状薄层 CT 扫描，可发现垂体增生、微腺瘤、腺瘤等病变。

（3）MRI：做蝶鞍冠状薄层扫描可以提高垂体微腺瘤发现率，对较大的肾上腺癌 MRI 有助于判断有无相邻器官和血管侵犯。

【治疗】

1. 药物治疗　药物仅是辅助治疗，主要应用于以下情况：①手术前准备；②存在手术放疗禁忌证，或其他治疗失败，或不愿手术者；③隐匿性异位 ACTH 综合征者；④严重的或恶性相关的库欣综合征的姑息性治疗。药物主要包括皮质醇合成抑制剂和直接作用于下丘脑-垂体的药物，可作为辅助治疗：①密妥坦（邻、对二氯苯二氯乙烷）：直接作用于肾上腺皮质，抑制皮质醇合成，对肿瘤组织有一定破坏作用，适用于肾上腺皮质癌。常用量为 6～10g/d，分 3～4 次口服。②氨鲁米特：阻断胆固醇向孕烯醇酮的转变，抑制肾上腺素及甲状腺素的合成，主要用于较大的肾上腺肿瘤的治疗。常用量为 0.75～1.0g/d，分 3～4 次口服。注意部分患者用药后出现皮质功能低下。③美替拉酮：抑制 11β 羟化酶，作用与氨鲁米特相似。④酮康唑：抑制碳链酶和 17-羟化酶，开始剂量为 0.8～1.2g/d，皮质醇降低至正常后适当减量。⑤赛庚啶：抑制 5-羟色胺的分泌，作用于下丘脑-垂体，抑制 ACTH 释放。⑥溴隐亭：抑制 ACTH 和皮质醇分泌。此外，还可采用皮质醇受体阻断剂米非司酮。

2. 手术治疗

（1）库欣病：确定为垂体腺瘤时行神经外科手术，若未能证实有垂体腺瘤而有肾上腺皮质增生者，可考虑施行肾上腺手术。由于认识到 Nelson 综合征（垂体肿瘤和色素沉着）的发生，限制了双侧肾上腺切除的应用。而采用包括一侧肾上腺切除加垂体放射治疗或一侧全切和对侧大部分切除加单纯垂体照射等，治疗效果都不十分满意。双侧肾上腺切除者需坚持皮质激素终生替代治疗，一般情况下每天补充可的松 37.5～50mg，在应激情况下如遇感染、创伤、手术、发热等需增加可的松补充量。

（2）肾上腺肿瘤：采用外科手术切除，效果满意。由于腺瘤的自主分泌抑制了下丘脑-垂体-肾上腺轴，使对侧肾上腺皮质功能低下，术前、术中及术后应补充皮质激素，以防止肾上腺危象的发生。手术前 12h 和 2h，肌内注射醋酸可的松 100mg，术中可用氢化可的松 100～200mg 静脉滴注。术后继续用肾上腺皮质激素补充，肾上腺皮质癌无远处转移者手术治疗疗效佳。有远处转移者应尽可能切除原发病灶，以提高药物治疗和放射治疗的疗效，不能切除或复发肿瘤用药物治疗。

（3）结节性肾上腺皮质增生：按肾上腺肿瘤治疗原则处理，若为双侧性尽可能保留肉眼观察正常的肾上腺组织。

（4）异位 ACTH 综合征：病变部位已确定者应手术切除肿瘤，若无法确定或不能切除时可按库欣病原则作肾上腺切除以减轻症状。

第二节　原发性醛固酮增多症

案例 59-1

王某，女，45 岁，因"乏力伴反复低血钾及夜尿增多 1 年"住肾内科。既往高血压病史 4 年，最高 170/100mmHg，应用缬沙坦胶囊（代文）80mg，每日 1 次，控制不佳。近半年来出现四肢无力，走路时曾出现摔倒情况。自觉夜尿量较前增多。

体格检查：T 36.8℃，P 75 次/分，R 28 次/分，BP170/100mmHg，无满月脸，无向心性肥胖，周身皮肤无痤疮。心肺腹无异常，腹平软，双肾区无叩痛，外阴发育正常。

辅助检查：① 血 K⁺ 2.5mmol/L，Na⁺ 154mmol/L，Cl⁻ 98mmol/L，血糖 6.8mmol/L。ECG 提示：窦性心律，病理性 U 波，Q-T 间期延长。血肾素水平 0.04ng/（ml·h）[正常值 0.05～0.8ng/（ml·h）]，血醛固酮 640pg/ml（正常值 98～275pg/ml）。24 小时尿儿茶酚胺正常，血皮质醇水平及节律正常。②超声：左肾上腺区等回声实性包块 2.0cm×2.0cm。③CT 及增强：肾上腺 CT 示左侧肾上腺 2cm 结节状肿物，平扫 CT 值 10HU，增强扫描 CT 值 20Hu，考虑左侧肾上腺肿瘤。

> **问题：**
> 1. 根据实验室检查及影像学检查结果该患者做何诊断？
> 2. 患者低血钾、乏力的原因是什么？
> 3. 肾上腺肿瘤该如何治疗？
> 4. 手术前药物准备包括哪些？

原发性醛固酮增多症简称原醛症，是由于肾上腺皮质分泌过量醛固酮，引起以高血压、低血钾、低血浆肾素活性和碱中毒为主要表现的临床综合征，因1953 年 Conn 首次描述本病，故亦称 Conn 综合征。临床多见有分泌醛固酮的肾上腺肿瘤和原发性肾上腺皮质增生，还有病变不在肾上腺的原醛症，需予以鉴别。

【病因病理】

1. 特发性醛固酮增多症 是最常见的临床亚型，其发病机制可能是由于肾上腺外的可兴奋醛固酮分泌的因子引起，本病对血管紧张素敏感。站立位时肾素活性和醛固酮分泌升高，有人认为本病是原发性高血压多种临床类型中的一个组成部分，症状多不典型，病理为双侧肾上腺球状带增生，醛固酮分泌较一般腺瘤轻（可排除）。

2. 醛固酮腺瘤 曾认为占原发性醛固酮增多症的 60%～70%，但血浆醛固酮/肾素活性比值（aldosterone/renin ratio，ARR）用于筛查后，其比例占 40%～50%。临床表现典型。肿瘤呈圆形、橘黄色，以单个肿瘤多见，一般较小，直径仅 1～2cm，多数直径<3cm。直径>3cm 者肾上腺醛固酮腺癌的可能性增加。

3. 单侧肾上腺增生 占 1%～2%，其内分泌生化测定结果类似皮质腺瘤，做一侧肾上腺切除或肾上腺次全切除有一定疗效。

4. 醛固酮腺癌 临床罕见，由于癌细胞还可分泌糖皮质激素和性激素，而可出现相应临床表现，肿瘤直径常超过 5cm，形态不规则。

5. 糖皮质激素可抑制性原醛症（家族性醛固酮增多症） 病因未明，可能与 17α 羟化酶缺乏有关。一般有家族史，可出现高血醛固酮及类似原醛症表现。测定血浆 17-去氧皮质酮升高，服用地塞米松每次 2mg，每日一次，3 周后患者血钾、血压、醛固酮分泌量恢复正常则可确诊。此症不应手术，而需终身服用地塞米松。

6. 异位分泌醛固酮的肿瘤 罕见，可发生于肾脏内的肾上腺残余或卵巢肿瘤（如畸胎瘤）。这些肿瘤具有分泌醛固酮的功能，但对 ACTH 和血管紧张素不起反应。

【临床表现】

1. 高血压 以舒张压升高为主，血压正常的原醛症罕见。血钾正常、高血压是大部分患者的早期症状，而低血钾可能是症状加重的表现。

2. 肌无力，甚至周期性瘫痪 首先累及四肢，重者发生软瘫并影响呼吸和吞咽。

3. 多饮多尿 多饮、烦渴、多尿，以夜尿多为主。

【诊断】

1. 实验室检查 原醛症是由于体内分泌过多的醛固酮、水钠潴留，肾排钾增多，体液容量过多而抑制了肾素-血管紧张素系统等，引起机体一系列改变。实验室检查应注意以下几方面：①低血钾、高血钠。②碱中毒，血 CO_2 结合力正常高值或高于正常。③尿钾排出增多，24 小时超过 25～30mmol/L。④血和尿醛固酮含量升高。⑤血浆肾素活性降低，激发试验往往无反应，但该测定对原醛症并不特异，因为 25%的高血压患者有肾素抑制现象。其中血浆 ARR 为首选筛查试验，需标化试验条件（直立体位、纠正低血钾、排除药物影响），以使 ARR 结果更加准确可靠。血浆醛固酮>15ng/dl，肾素活性>0.2ng/（ml·h），计算 ARR 才有意义。多种药物治疗可能干扰 ARR 的测定：如螺内酯、β 受体阻滞剂、钙通道阻滞剂、血管紧张素转换酶抑制剂、血管紧张素受体阻滞剂等，建议试验前至少停用螺内酯 6 周以上，其他上述药物 2 周。α 受体阻滞剂和非二氢吡啶类钙拮抗剂等对肾素和醛固酮水平影响较小，推荐在诊断过程中短期应用控制血压。

2. 特殊检查 原发性醛固酮增多症的定性诊断，下列四项检查之一用于确诊：①高盐饮食负荷试验；②氟氢可的松抑制试验；③生理盐水滴注试验；④卡托普利抑制试验。

目前证据尚不能证明四种试验何者更优，敏感性和特异性均在 90%以上。

3. 影像学定位诊断

（1）B 超：直径<1cm 的肾上腺肿瘤 B 超常难以发现。

（2）CT：为首选检查。首选肾上腺 CT 平扫加增强：上腹部 CT 薄层扫描（2～3mm）可检出直径>5mm 的肾上腺肿物。醛固酮腺瘤直径多<1～2cm，低密度或等密度，强化不明显，CT 值低于分泌皮质醇的腺瘤和嗜铬细胞瘤；直径>3～4cm 者可能为醛固酮癌。因为 CT 不能区分结节样增生的特发性醛固酮增多症，而且小的肾上腺肿瘤可能漏诊，所以不能单独依赖 CT 定位。

（3）MRI：空间分辨率低于 CT，而且可能出现运动伪像，仅用于 CT 造影剂过敏者，一般临床很少采用。

【鉴别诊断】　临床上还有一些疾病表现为高血压、低血钾，在确诊和治疗原发性醛固酮增多症之前需要进行鉴别诊断。

1. 继发性醛固酮增多症　如分泌肾素的肿瘤、肾动脉狭窄等。

2. 原发性低肾素性高血压　15%～20% 的原发性高血压患者的肾素是被抑制的，易与特发性醛固酮增多症相混淆，但卡托普利试验血浆醛固酮水平被抑制。

3. Liddle 综合征　又称假性醛固酮增多症，由于肾小管上皮细胞膜上钠通道蛋白异常，多为蛋白的 β、γ 亚单位基因突变，使钠通道常处于激活状态，临床表现中除醛固酮低外，其他与原发性醛固酮增多症几乎一致。

【治疗】

1. 手术治疗　手术指征：①醛固酮瘤（APA）；②单侧肾上腺增生（UNAH）；③分泌醛固酮肾上腺皮质癌或异位肿瘤；④由于药物不良反应不能耐受长期药物治疗的特发性醛固酮增多症者。

术前准备包括口服螺内酯以控制高血压，纠正低血钾、高血压、碱中毒后才可施行手术。其中单个肾上腺腺瘤可将瘤体与同侧肾上腺切除，原发性肾上腺皮质增生做一侧肾上腺次全切除或全切除，特发性原醛症做肾上腺手术往往效果不佳，可选用药物治疗。肾上腺皮质腺癌及异位分泌醛固酮肿瘤应作肿瘤根治术。腹腔镜肾上腺肿瘤切除术具有创伤小、术后恢复快的优点，目前已成为手术治疗肾上腺肿瘤的金标准。

2. 药物治疗　特发性醛固酮增多症及不能手术者主要是盐皮质激素受体拮抗剂，钙离子通道阻断剂、血管紧张素转换酶抑制剂（ACEI）等也具有一定疗效。

（1）螺内酯（安体舒通）：推荐首选。结合盐皮质激素受体，拮抗醛固酮。初始剂量为 20～40mg/d，渐递增，最大 <400 mg/d，2～4 次/d，以维持血钾在正常值上限内为度。如血压控制欠佳，联用其他降压药物如噻嗪类。

（2）依普利酮：推荐于不能耐受螺内酯者。高选择性醛固酮受体拮抗剂，50～200 mg/d，分 2 次，初始剂量为 25 mg/d。

（3）钠通道拮抗剂：阿米洛利。保钾排钠利尿剂，初始剂量为 10～40mg/d，分次口服，能较好地控制血压和血钾。

（4）钙离子通道阻断剂：抑制醛固酮分泌和血管平滑肌收缩。如硝苯地平、氨氯地平、尼卡地平等。

（5）ACEI 和血管紧张素受体阻断剂：常用卡托普利、依那普利等。

第三节　儿茶酚胺增多症

案例 59-2

患者，女，37 岁，因"阵发性头痛伴视物不清 4 年，加重 2 个月"就诊。现觉头晕头痛，伴耳鸣，视物模糊，血压升高时可伴恶心、出汗、心悸等。

既往有高血压病史 6 年，最高至 240/140mmHg。曾口服寿比山、硝苯地平，血压控制在 150～160/80～90mmHg，经常波动。近 2 个月来头痛、心悸发作频繁，每月发作约 2 次，一直服用降压药物硝苯地平缓释片等治疗，效果不佳。

体格检查：T 36.8℃，P 115 次/分，R 28 次/分，BP 160/115mmHg。听诊双肺未闻及异常，心率快，律齐，腹部未叩及明显包块。

辅助检查：心电图示左室高电压，超声心动显示左心房增大，二尖瓣轻度关闭不全。腹部 CT 示左侧肾上腺区占位病变，大小约 5cm，边界清，CT 值为 10～25HU，其内可见点状钙化灶，病灶与左侧肾上腺内侧支分界不清，增强后病灶未见强化。右侧肾上腺形态、密度正常。血液和尿液儿茶酚胺代谢物显著增加，血甲氧基肾上腺素 >50.00nmol/L（正常范围 0.00～0.49nmol/L），血去甲氧基肾上腺素 47.10nmol/L（正常范围 0.00～0.89nmol/L）。尿 VMA：38mg/24h（正常值 <10mg/24h）。

问题：

1. 本例血压增高的机制是什么？

2. 术前如何准备药物？

3. 最佳的治疗方法是什么？

由于肾上腺嗜铬细胞瘤、副神经节瘤（肾上腺外嗜铬细胞瘤）与肾上腺髓质增生的共同特点是肿瘤或肾上腺髓质的嗜铬细胞分泌过量的儿茶酚胺（肾上腺素、去甲肾上腺素和（或）多巴胺），引起相似的临床症状统称为儿茶酚胺增多症。

【病因】　嗜铬细胞瘤来源于肾上腺髓质及交感神经系统的嗜铬组织，如腹腔神经丛、纵隔、颈部交感神经节、颅内及膀胱等处，肾上腺嗜铬细胞瘤约占 90%，其中 10% 为双侧病变，10% 左右为肾上腺外的嗜铬细胞瘤。肿瘤有完整的包膜，呈圆形或椭圆形，富有血管，还可见出血灶、坏死和囊性变。肿瘤细胞胞质丰富并含有较多颗粒，铬盐染色后胞质内可见棕色或黄色颗粒，故称嗜铬细胞瘤。不能根据瘤细胞的形态判断肿瘤的良、恶性，恶性嗜铬细胞瘤的发生率不足10%，瘤体常很大。恶性肿瘤的 WHO 诊断标准是在没有嗜铬组织的区域出现嗜铬细胞（转移灶），如骨、淋巴结、肝、肺等。局部浸润和肿瘤细胞分化程度均不能用于区分嗜铬细胞瘤的良恶性。肾上腺髓质增生病因不明，表现为双侧肾上腺体积增大，可不对称，有时可见结节样改变，此病罕见。

【临床表现】

1. 高血压　是最常见的临床症状，发生率为80%～90%。50%～60%为持续性，40%～50%为发作性，10%～50%可出现体位性低血压，5%血压正常。可伴有典型的头痛、心悸、多汗"三联征"，其发生率为50%以上。部分患者可能会以心肌病、高钙血症、血尿、糖尿病、库欣综合征、肠梗阻，甚至视力下降等原因就诊。少见情况以急症形式出现：如高血压危象、休克、急性心力衰竭、肺水肿、心肌梗死、严重心律失常、急性肾功能不全、高热等。嗜铬细胞瘤在肾上腺偶发瘤的发生率约 5%，约有 8% 的患者无任何症状，多见于家族性发病者或瘤体巨大的囊性嗜铬细胞瘤。

2. 代谢紊乱　大量儿茶酚胺分泌可引起多种代谢紊乱，由于基础代谢增高，肝糖原分泌加速和胰岛素分泌受抑制，可出现高血糖、糖尿和糖耐量异常，由于脂肪代谢加速血中游离脂肪酸和胆固醇浓度增高，少数患者还可能有低血钾表现。

3. 特殊类型的表现　①儿童嗜铬细胞瘤：以持续性高血压多见，肿瘤多为双侧多发性，易并发高血压脑病和心血管系统损害。②肾上腺外嗜铬细胞瘤，如膀胱嗜铬细胞瘤，常在排尿时和排尿后出现阵发性高血压，有心悸、头晕、头痛等症状。其他肾上腺外的嗜铬细胞瘤，可能出现受累器官的相应症状。

【诊断】

1. 实验室检查　测定血浆和尿的游离儿茶酚胺及其代谢产物如香草扁桃酸（vanillyl mandelic acid, VMA）是诊断的重要方法。但儿茶酚胺在瘤细胞内的代谢呈持续性，其中间产物甲氧基肾上腺素类物质（metanephrines, MNs）以"渗漏"形式持续释放入血，血浆游离 MNs 和尿分馏的甲氧肾上腺素的诊断敏感性优于儿茶酚胺的测定。

（1）24 小时尿儿茶酚胺：仍是目前定性诊断的主要生化检查手段。敏感性为 84%，特异性为 81%，假阴性率为 14%。结果阴性而临床高度可疑者建议重复多次和（或）高血压发作时留尿测定，阴性不排除诊断。某些食物和药物（如咖啡、香蕉、柑橘类水果，阿司匹林等）可干扰其测定值，故做上述检查前必须停用。

（2）血浆游离 MNs：包括甲氧基肾上腺素（MN）和甲氧基去甲肾上腺素（NMN）。敏感性为 97%～99%，特异性为 82%～96%，适于高危人群的筛查和监测。

（3）24 小时尿分馏的 MNs：需经硫酸盐的解离步骤后检测，故不能区分游离型与结合型，为两者之和。但可区分 MN 和 NMN。特异性高达 98%，但敏感性略低，约为 69%，适于低危人群的筛查。

（4）24 小时尿 VMA：敏感性仅 46%～67%，假阴性率为 41%，但特异性高达 95%。

（5）血浆儿茶酚胺（CA）（可选）：检测结果受多种生理、病理因素及药物的影响。

血浆游离 MNs 和尿分馏的 MNs 升高≥正常值上限 4 倍以上，诊断嗜铬细胞瘤的可能几乎为 100%。临床疑诊但生化检查结果处于临界或灰区者应标化取样条件，推荐联合检测以提高准确率。曾经有可乐定抑制试验及胰高血糖素激发试验等用以诊断和鉴别诊断，但由于心、脑血管意外风险等可能，国内已基本摒弃。

2. 定位诊断

（1）影像学定位：主要是 CT 和 MRI。CT 平扫+增强是推荐首选检查方法，优点是敏感性高、扫描时间短，可发现肾上腺直径 0.5 cm 和肾上腺外直径 1.0 cm 以上的肿瘤。肿瘤内密度不均和显著强化为其特点，能充分反映肿瘤形态特征及与周围组织的解剖关系。CT 的初始扫描范围为腹部+盆腔，目的在于检出肾上腺和（或）肾上腺外多发病变。

（2）MRI：优点是无电离辐射、无造影剂过敏的风险，尤其适用于儿童、孕妇及对 CT 造影剂过敏者，评价肿瘤与周围大血管的关系等。全身 MRI 弥散加权成像（DWI）有助于探测多发或转移病灶。

（3）超声检查：具有简便、价格低廉等优点，但其敏感性低，可作为初筛检查，特别是婴幼儿及孕妇等，但不推荐用于定位。

【治疗】

1. 药物治疗　术前充分的准备是手术成功的关键，充分的药物准备可使手术死亡率低于 3%。术前药物准备的目标在于阻断过量儿茶酚胺的作用，维持正常血压、心率，纠正有效血容量不足，防止手术、麻醉诱发血压剧烈波动，减少急性心力衰竭、肺水肿等严重并发症的发生。控制高血压常用的药物包括：①α 受体阻滞剂：最常用的是长效非选择性 α 受体阻滞剂酚苄明，初始剂量为 5～10mg，2 次/日，据血压调整剂量，每 2～3 日递增 10～20mg；发作性症状控制、血压正常或略低、体位性低血压或鼻塞出现等提示药物剂量恰当，一般每日 30～60mg 已足。也可选用其他 α_1 受体阻滞剂如哌唑嗪（2～5mg，2～3 次/日）、特拉唑嗪（2～5mg/d）、多沙唑嗪（2～16mg/d）等。服药期间饮食中增加含盐液体的摄入，以减少体位性低血压的发生，并有助于扩容。②钙离子通道阻滞剂：钙拮抗剂能够控制血压和心律失常，它还能防止冠状动脉痉挛，有利于改善心功能。其疗效几乎与 α 受体阻滞剂相当，但不会引起体位性低血压。高血压危象的处理，推荐硝普钠、酚妥拉明或尼卡地平静脉泵入。③对于心动过速（>100～120 次/分）等需加用 β 受体阻滞剂，使心率控制在<90 次/分。但 β 受体阻滞剂必须在 α 受体阻滞剂使用 2～3 日后，常用的 β_1 受体阻滞剂如阿替洛尔、美托洛尔等。

术前药物准备的时间至少 10～14 天，发作频繁者需 4～6 周。血压稳定在 120/80mmHg 左右，心率<80～90 次/分；无阵发性血压升高、心悸；血细胞比容<45%；轻度鼻塞，四肢末端发凉感消失或有温暖感，甲床红润等表明微循环灌注良好。为此在使用肾上腺素能受体阻滞剂的同时应考虑扩充血容量，儿茶酚胺症患者的周围血管长期处于收缩状态，切除肿瘤后可引起血压急剧下降，术中术后出现难以纠正的低血容量休克，甚至危及生命。对不能忍受手术或未能切除的恶性嗜铬细胞瘤，或手术后肿瘤复发等患者可使用酚苄明、哌唑嗪等药物以改善症状，也可采用 ^{131}I-MIBG 内放射治疗。放射性核素治疗用于无法手术或多发转移、MIBG 或奥曲肽显像阳性者。最常用的药物是 ^{131}I-MIBG，其治疗效应与每克肿瘤组织吸收剂量和肿瘤体积密切相关，肿瘤直径应<2cm 以保证 ^{131}I-MIBG 的良好摄取。大剂量 ^{131}I-MIBG 治疗能延长生存。

2. 手术治疗 手术切除是最有效的治疗方法。推荐全麻，实时监测动脉血压和中心静脉压，必要时漂浮导管。积极扩容的同时注意防治心力衰竭。根据病情，肿瘤的大小、部位及与周围血管的关系，术者的经验合理选择开放性手术或腹腔镜手术。

腹腔镜手术：与开放手术相比，腹腔镜嗜铬细胞瘤切除术具有术中儿茶酚胺释放少、血压波动幅度小、创伤小、术后恢复快、住院时间短等优点，是肾上腺嗜铬细胞瘤推荐首选的手术方式。其选择主要决定于肿瘤的大小和术者的经验。但肿瘤大小并非绝对限制，多数学者推荐肿瘤直径<6cm。经腹和经腹膜后途径没有显著差异，但后者术后恢复快。可能保留肾上腺，特别是双侧、家族性或具有遗传背景者。

开放手术：推荐于肿瘤巨大、疑恶性、肾上腺外多发需探查者。腹主动脉主干及肠系膜上动脉区有丰富的副神经节嗜铬体，为肿瘤的好发部位，是探查的主要区域；对来自胸腔、纵隔或膀胱的副神经节瘤，应根据肿瘤位置，选择相应手术径路。推荐保留正常肾上腺组织。

术后处理：术后高血压、低血压、低血糖较常见，应常规适量扩容和 5%葡萄糖液补充，维持正平衡。

第四节　偶发性肾上腺瘤及肾上腺转移癌

偶发性肾上腺瘤是指临床上无症状、偶然发现的肾上腺占位性病变。随着诊断技术进步和健康普查展开，偶发性肾上腺瘤及肾上腺转移癌的发现率增高。为确定其来源和性质应做肾上腺功能的实验室检查，最重要的是排除嗜铬细胞瘤及注意是否为转移病灶。肾上腺转移癌较原发性肾上腺皮质癌多见，最常见的原发灶为黑色素瘤、肺癌、乳癌和肾癌等。肾上腺转移癌的处理依原发肿瘤的情况而定，有指征时在切除原发病灶后切除肾上腺转移癌病灶。

思　考　题

1. 原发性醛固酮增多症的主要表现有哪些？

2. 原发性醛固酮增多症与嗜铬细胞瘤有哪些相同与不同点，鉴别要点有哪些？

3. 嗜铬细胞瘤术前准备包括哪些要点？

（牛远杰）

第六十章 男性性功能障碍、不育和节育

学习目标

1. 掌握勃起功能障碍和男性不育症的定义、诊断和治疗。

2. 了解计划生育的重要意义，了解男性避孕措施。

3. 了解输精管结扎的适应证和禁忌证。

4. 了解输精管结扎的术前准备、操作步骤、术后处理。

第一节 男性性功能障碍

一、男性生殖生理的基本概念

男科学（andrology）是研究男性生殖系统结构、功能和疾病的学科，是医学和生殖生物学相互渗透的学科。临床男科学主要解决男性不育、节育、性功能障碍和性传播疾病。

男性生殖生理与下丘脑-垂体-睾丸性腺轴密切相关。下丘脑分泌促性腺激素释放激素（GnRH、LHRH），刺激腺垂体分泌黄体生成素（LH）和促卵泡素（FSH）。LH作用于睾丸间质细胞，调节间质细胞合成并释放睾酮；FSH促进精子生成。男性90%以上的雄激素来自睾丸，其余来自肾上腺皮质。男性最主要的雄激素是睾酮和双氢睾酮。睾酮在胚胎期对男性性器官分化和发育起关键作用；在青春期促使性器官生长发育及第二性征的出现；在成年期促使精子的发生和成熟，维持正常性征和性功能。睾丸由精曲小管和间质组成。精曲小管内衬生精上皮，由不同发育阶段的生殖细胞和支持细胞组成。睾丸间质内有间质细胞。生殖细胞包括精原细胞、初级精母细胞、次级精母细胞和精子细胞。精原细胞发育为精子的过程，称生精周期。人的生精周期约74天。精原细胞经有丝分裂分化为初级精母细胞；初级精母细胞经1次减数分裂分化成2个次级精母细胞，再经第2次减数分裂分化成4个精子细胞；精子细胞经变态过程发育成精子。精子进入附睾后才逐渐发育成熟，具备受精能力，70%的成熟精子储存于附睾尾部。

二、勃起功能障碍

勃起功能障碍（ED）指持续或反复不能达到或维持足够阴茎勃起以完成满意性生活。一般认为，病程至少应在3个月以上方能诊断为ED。阴茎勃起生理机制复杂，ED病因多变。目前认为，勃起功能障碍分为心理性和器质性（动脉性、静脉性、神经性、内分泌性ED）以及混合型（心理性和器质性同时存在）。目前发现器质性ED和混合型ED占较大的比例。

【病史与临床表现】

1. 病史询问 病史询问应当建立良好的信任和沟通，在此基础上着重记录：ED起病情况、病程、进展及严重程度；配偶对ED的客观反映；晨勃状况以及对性感刺激的反应；性欲、射精、性高潮情况；有无射精痛；配偶的性功能、性要求如何。在询问病史过程中应当注意区分心理性ED与器质性ED。

应当详细询问以了解是否有原发疾病造成继发性ED。主要询问以下疾病：高血压、糖尿病、高血脂、肝肾功能障碍等全身性疾病；多发性硬化症、脑萎缩等神经系统疾病；阴茎硬结症；甲状腺功能异常、性腺功能低下、高泌乳素等内分泌疾病；神经系统损伤、骨盆骨折以及会阴部损伤；用药史；吸烟、酗酒、滥用药物等不良生活习惯。

2. 临床检查 对第二性征和生殖器重点检查。头发和脂肪的分布、身体的一般状况能对性腺功能状况做出提示。通过触诊可了解睾丸的大小和硬度。许多性腺功能减退和曲细精管发育不全（klinefelter syndrome）的患者，常因勃起障碍作为首发症状而被诊断。阴茎触诊可发现阴茎硬结症（Peyronie病）的患者，此症不仅导致阴茎弯曲，还可引起勃起障碍。但是，先天性的阴茎弯曲在体格检查时无阳性发现，只有在勃起时才能诊断。

临床上经常采用简易的勃起功能评分表对患者的勃起功能进行简单评价（表60-1）。常用的国际勃起功能评分表（IIEF5）可以便捷、相对客观地对患者的症状进行评估。一般而言，IIEF5评分小于7分为重度勃起功能障碍，8～11分为中度勃起功能障碍，12～21分为轻度勃起功能障碍。IIEF5评分结果常受到患者主观因素影响较大，可用于临床初步评估。

【诊断】

1. 实验室检查 实验室检查可以初步排除造成ED的潜在病因。常规的实验室检查项目包括：血常规、尿常规、肝肾功能检查、血脂、血糖以及晨起睾酮水平测定。

2. 诊断性治疗 由于口服药物PDE5I临床治疗ED安全有效，对ED患者可选择口服PDE5I诊断性

治疗。诊断性治疗可使用任何一种 PDE5I,剂量达到足量，使用方法得当，需要有足够的性刺激，通常需要连续服用 5 次以上。诊断性治疗无效的患者根据需要进行必要的特殊检查。

表 60-1 国际勃起功能评分表（IIEF5）

请根据您过去 6 个月的性生活实际情况回答以下问题，选择适当的编号标记(√)						
	0	1	2	3	4	5
1.对阴茎勃起及维持勃起有多少信心？		很低	低	中等	高	很高
2.受到性刺激后，有多少次阴茎能够坚挺地插入阴道？	无性活动	几乎没有或完全没有	只有几次	有时或大约一半时	大多数时	几乎每次或每次
3.性交时有多少次能在进入阴道后维持阴茎勃起？	没有尝试性交	几乎没有或完全没有	只有几次	有时或大约一半时	大多数时	几乎每次或每次
4.性交时，保持勃起至性交完毕有多大的困难？	没有尝试性交	非常困难	很困难	有困难	有点困难	不困难
5.性交时是否感到满足？	没有尝试性交	几乎没有或完全没有	只有几次	有时或大约一半时候	大多数时候	几乎每次或每次
IIEF5 评分：						

3. 特殊检查

（1）适应证

1）PDE5I 诊断性治疗无效。

2）年轻患者骨盆部及会阴部外伤或手术，可能需要进行血管重建术者。

3）阴茎硬结症、阴茎弯曲需要手术治疗者。

4）工伤、交通事故以及涉及法律鉴定的患者。

5）各种方法治疗失败、需要进一步选择下一步治疗者。

6）夫妻性生活不协调患者要求明确临床诊断。

（2）检查方法

1）内分泌功能检查：ED 患者除了通常首先检测血浆睾酮水平和泌乳素水平，必要时需要检测 LH，FSH，E2 等。根据病情个别患者需要评估甲状腺功能等。

2）夜间阴茎勃起和硬度检测（NPT）：健康男子在睡眠的快速动眼相有 3～6 次的生理性勃起，每次持续 20～30 分钟。即使存在心理性的病因，这种勃起也不会受到影响。因此，NPT 试验对于鉴别器质性和心理性的 ED 具有重要的参考价值。在性心理治疗之前或者手术之前，有必要进行 NPT 的检测。

目前，有几种不同的试验方法来检查阴茎夜间勃起。纸带试验和 snap-gauge 装置仅能判断阴茎有无勃起，试验精确性较差，不包括阴茎硬度的检查。应用硬度测试仪（Rigiscan）检查阴茎夜间勃起状况，可以连续测定阴茎勃起的硬度变化，包括峰值和基础值，它是衡量阴茎插入能力的最好指标。目前多采用住院留观，连续测定 3 次夜间阴茎勃起的情况，来了解有无器质性勃起功能障碍。NPT 检查的结果解释必须综合考虑其他试验结果。此外，NPT 检查并未考虑到患者的睡眠质量，因此不适用于有失眠症者。

同时，一些药物和精神疾病如抑郁症等也能影响夜间勃起。另外需要注意的是，老年男子和性腺机能减退的患者，夜间阴茎勃起次数减少，硬度显著降低。

3）阴茎海绵体注射血管活性药物诱导勃起试验（ICI）：ICI 可以初步判断阴茎血管灌流保持能力和海绵体平滑肌的功能完整性，进而对海绵体闭合机制做出评价。小剂量的血管活性物质可以诱导阴茎充分勃起，尤其适合于血管性 ED 的诊断。同时，阴茎海绵体试验联合其他临床检查可对神经性、功能性/心理性 ED 做出鉴别。

血管活性药物（罂粟碱：30～60mg，PGE1：10～20mg）的注射部位在阴茎体两侧，以避开背神经、血管和尿道。注射后无需对阴茎根部挤压。血管活性药物注射后 15 分钟，在站立状态下对阴茎勃起程度和硬度进行评价：

●E0：无反应。

●E1：轻度膨胀，无硬度。

●E2：中等膨胀，无硬度。

●E3：完全膨胀，无硬度。

●E4：完全膨胀，中等硬度，可以插入。

●E5：完全膨胀，坚挺有力。

反应在 E0 和 E3 之间，认为血管活性反应为阴性，患者对刺激无反应。如果血管活性药物注射后勃起硬度能维持插入，评级在 E4～E5 之间，结果判断为阳性。

阴茎海绵体血管活性试验最常见的并发症是血肿，一般可以自行缓解，无需特殊治疗。并发症中最需引起重视的是阴茎勃起时间延长和阴茎异常勃起。一些学者认为阴茎充分勃起 3～6 小时为勃起时间延长，＞6 小时为异常勃起。随着异常勃起时间的延长，阴茎海绵体将会发生代谢性酸中毒，进而损害平滑肌结构，使阴茎海绵体纤维化。如果异常勃起时间超过12小时将导致不可逆的改变。出现这种情况要紧急处理。如果发生阴茎持续勃起4小时以上，立即阴茎海绵体内注射1/3量去氧肾上腺素溶液（去氧肾上腺素10mg加生理盐水10ml），可10分钟间隔反复使用。如果效果不佳，立即转专科医院进一步急诊治疗。

4）彩色双功能超声多普勒检查（CDDU）：阴茎海绵体内注射血管活性药物（罂粟碱：30～60mg，PGE1：10～20mg）后，利用彩色双功能超声多普勒诊断仪，使用高频探头（5～10MHz）检查阴茎海绵体结构和动脉直径、阴茎动脉收缩期最大血流速度（PSV）和收缩末期血流速度（EDV），并计算阻力指数（RI=EDV/PSV），分别评价海绵体深动脉的动脉灌注情况和静脉闭合功能。药物注射后CDDU检测结果动脉直径<0.7mm，PSV<25cm/s时，可考虑动脉灌注功能障碍；如果EDV>5cm/s，RI<0.75可以考虑静脉关闭功能障碍，需要进行进一步放射线检查。CDDU检查受检查医生熟练程度以及药物、周围环境、患者状态的多种因素影响，有时需要重复检查。

5）放射线检查

a. 选择性阴茎海绵体动脉造影：由于CDDU检查结果90%与选择性血管造影相吻合，且具有非侵入性、价格低、费时少的特点，目前只在怀疑患者是由先天性血管畸形导致原发性ED时，才采用阴茎血管造影技术。此外，还用于阴茎动脉血管重建手术前了解阴部内动脉和下腹壁动脉的状况。

b. 阴茎海绵体静脉造影：对疑有静脉关闭功能障碍者，需要进一步采取阴茎海绵体造影术明确诊断。通常也需使用血管活性药物诱导勃起后灌注造影剂，观察阴茎海绵体结构和静脉影像。

6）神经功能评价：临床上勃起相关神经功能检查有球海绵体反射潜伏期测定（BCRLT），它反应阴茎和骶髓勃起中枢（S2至S4）的神经通路是否通畅。此试验是应用电脉冲刺激套在阴茎体上的环状电极，通过放置在球海绵体肌的针式电极测定反射潜伏期；同时在头皮记录皮层诱发电位的阴茎背神经感觉诱发电位（DNSEP）。如果BCRLT和DNSEP的神经传导潜伏期延迟，应考虑神经性ED。

【治疗】

1. 生活方式和心理治疗 对于某些特殊患者，不良生活习惯例如肥胖、吸烟、酗酒或滥用成瘾物品，需要首先处理。心理因素包括男女双方关系（例如双方关系紧张）、情绪问题和抑郁，或者其他性心理异常。

2. 口服药物治疗 ①常用的有降压药物(如利尿剂、β受体阻滞剂)、精神类药物、抗心律失常药物和抗雄激素、类固醇类药物。②激素替代治疗：适用于性腺功能低下、高泌乳素等激素异常患者。治疗前需有临床影像学和实验室检查依据。

3. 局部药物治疗 口服药物治疗失败、有用药禁忌证及不能耐受药物副作用的患者可考虑局部疗法。

（1）阴茎海绵体内血管活性药物注射疗法：前列地尔、PGE1可局部注射到阴茎海绵体。盐酸罂粟碱单独或与酚妥拉明联合应用，或罂粟碱，酚妥拉明和PGE1联合应用，已经在临床中使用。海绵体注射的副作用主要表现在局部反应，包括急性疼痛和异常勃起（罕见），慢性纤维化和弯曲。

（2）尿道内给药：优点为侵袭性较小；缺点包括局部和全身性的副作用、费用较高和配偶的阴道刺激，配偶如怀孕应使用避孕套。

（3）真空负压装置：真空负压装置是通过负压将血液吸入到阴茎中，并依靠阴茎根部的弹力圈加以维持。

副作用包括阴茎疼痛、麻木、瘀斑和射精中断。

4. 外科治疗

（1）血管手术：动脉搭桥术(又称血管重建术)的最佳适应证是动脉性勃起功能障碍的年轻患者，而这种动脉性勃起功能障碍多是由于骨盆或阴部外伤引起，并无全身性动脉硬化症、无内分泌性及神经性因素的动脉性勃起不全患者。

存在静脉漏的ED患者可以采用静脉手术减少静脉回流。术前重复进行阴茎海绵体测压或阴茎海绵体造影，对明确静脉泄漏径路和确定手术方式很有帮助。

（2）阴茎起勃器植入手术：对于重度ED患者，药物治疗无效，可考虑外科手术植入可弯曲或可膨胀的阴茎勃起器。这种治疗方法的优点是作用持久和满意度高，不影响性快感、射精以及排尿。缺点包括不可逆、侵袭性、有外科并发症和阴茎勃起机械故障，只有在其他方法都无效的情况下才考虑应用。

三、早 泄

早泄定义尚有争论。一般认为是性交时阴茎能勃起，但对射精失去控制能力，阴茎插入阴道前或刚插入即射精。

传统观点认为早泄大都是心理性原因。近年来研究发现，这类病人还存在阴茎感觉过敏，或由于包皮阴茎头炎和前列腺炎等疾病诱发。

治疗早泄需根据其发病原因，首先治疗诱发病因，并由妻子密切合作，采用性感集中训练法，克服对性行为的错误认识和自罪感,建立和恢复性的自然反应,可取得较好效果。

第二节　男性不育症

男性不育症(male infertility)系指夫妇婚后同居3年以上未用避孕措施,由于男方原因造成女方不孕者。美国生育协会认为婚后1年不避孕而未怀孕者为不育。大约15%的夫妻不能生育。不育因素中20%完全归因于男子,30%与夫妻双方有关,故约50%的不育因素与男子有关。

【病因】

当精子的发生、成熟、获能、运输等过程中任何一个环节有缺陷,即可导致男性生育能力低下或男性不育。

1. 先天性发育异常

(1)阴茎先天性发育异常:如先天性阴茎发育不良、小阴茎或异位阴茎。

(2)尿道先天性发育异常:如尿道下裂、尿道上裂等。

(3)睾丸先天性发育异常:如无睾、睾丸发育不全、隐睾、睾丸附睾分离等。

(4)其他先天性发育异常:先天性输精管梗阻或缺如、精囊发育不全或缺如、前列腺发育不良或憩室等。

2. 遗传性疾病

(1)性染色体异常:多伴有内分泌异常,如①Klinefelter综合征,又称原发性小睾丸症或曲细精管发育不良。②XYY综合征。③Noonan综合征,又称男性Turner综合征。④46,XX男性综合征,又称为性逆转综合征等。

(2)常染色体异常:包括D-D易位、环状染色体异常、倒转、易位及Robertssonian畸变等。

(3)遗传性酶缺陷:如先天性雄激素合成酶缺陷等。

3. 内分泌疾病

(1)下丘脑-垂体-睾丸轴疾病

1)下丘脑-垂体疾病:为继发性性腺腺机能减退症,或称为促性腺激素分泌减少型性腺机能减退症。其中先天性下丘脑-垂体疾病:主要包括①性幼稚-嗅觉丧失综合征。②性幼稚-多指畸形综合征。③性幼稚-肌张力低下综合征。④选择性LH缺陷症(生育无睾综合征,又称能生育阉人综合征)。⑤选择性FSH缺陷症。⑥血色素沉着症等。后天性下丘脑垂体害:肿瘤、炎症、创伤、放射损伤、系统性疾病以及药物等均可影响下丘脑垂体的功能而导致不育。

2)睾丸疾病:为原发性性腺机能减退症,或称为促性腺激素分泌增多型性腺机能减退症。其中先天性疾病主要包括①Klinefelter综合征。②XYY综合征。③Noonan综合征。④46,XX男性综合征。⑤肌强直性营养不良。⑥唯支持细胞综合征。⑦隐睾。⑧无睾症,又称青春期前去势综合征或睾丸消失综合征。⑨睾丸间质细胞发育不良和不发育等。后天性睾丸异常包括睾丸的某些后天性异常,如炎症(腮腺炎性睾丸炎等)、创伤或扭转、放射损伤、系统性疾病(如慢性肾衰尿毒症、肝硬化和镰状细胞贫血等)以及影响生精的药物(如多种抗癌药、类固醇药物、单胺氧化酶抑制剂、棉酚等)均可影响睾丸功能障碍,而导致不育。

(2)雄激素合成和作用异常

1)雄激素合成异常:先天性雄激素合成酶缺陷主要包括:①P450m缺陷(类脂性肾上腺增生)。②P45c17缺陷。③3β-羟类固醇脱氢酶缺陷。④17β-羟类固醇脱氢酶缺陷等。

抑制睾酮合成的药物:主要有①干扰类固醇激素合成的药物,如氨基导眠能、氨体舒通、大麻等。②酮康唑。③乙醇等。

2)雄激素作用异常:5α-还原酶缺乏:又称家族性不完全男性假两性畸形Ⅱ型。雄激素受体异常:包括①完全性睾丸女性化,又称为雄激素全不敏感综合征,为完全男性假两性畸形。②不完全性睾丸女性化。③Reifenstein综合征。④男性不育综合征等。

(3)引起不育的其他内分泌疾病:主要有①高催乳素血症。②甲状腺疾病,如甲状腺功能亢进或减退症。③肾上腺疾病,主要有先天性肾上腺皮质增生和Cushing综合征。④糖尿病等。

4. 生殖系感染　如腮腺炎合并睾丸炎,或双侧附睾结核、淋病性附睾炎、慢性前列腺炎等引起生精障碍或输精管道梗阻。

5. 性功能障碍和射精障碍　如严重早泄、阳痿、逆行射精、不射精等。

6. 免疫性原因

(1)血-睾屏障破坏:可导致免疫反应发生,引起抗精子抗体(AsAb)形成。临床上某些疾病如①输精管吻合术。②精子肉芽肿。③单侧或双侧,先天或后天的输精管梗阻。④睾丸活检。⑤生殖道损伤。⑥隐睾症。⑦生殖道感染。⑧精索静脉曲张等不育时存在免疫性因素。

(2)免疫抑制功能障碍:如①某些不育患者外周血T辅助/诱导($T_{H/I}$)亚群升高,而T抑制/细胞毒($T_{S/C}$)亚群降低。②精液中抗补体物质的活性明显下降。③精浆免疫抑制活性物质的含量或抑制活性降低或缺乏等。

（3）遗传及其他因素：许多患者找不到 AsAb 形成的原因。有人发现 AsAb 的形成与 HLAA-28 抗原有关。

7. 精索静脉曲张　略。

8. 理化因素　吸烟、酗酒、吸毒、放射线、环境毒物等。

9. 其他因素　如纤毛不动综合征、Young 综合征、囊性纤维化等。

【诊断】

1. 病史　询问婚后的不育时间长短，曾经采取的避孕措施，性生活的情况，既往所进行过的不育检查与治疗及治疗效果。

应当询问有无慢性呼吸道疾病。还应注意肾功能衰竭、肝脏疾病以及其他不常见的代谢性疾病。有无结核性附睾炎和前列腺炎。睾丸癌、霍奇金病、非霍奇金淋巴瘤以及白血病等疾病及其治疗可能对生育能力有损害。生殖器官部位进行放疗、癌症化疗药中一些烷基化合物，常导致生殖功能不可逆的损害。注意有无睾丸损伤、精索静脉曲张、睾丸下降异常等病史。

询问有无尿道感染以及性传播性疾病史。应当注意到衣原体感染是引发附睾炎的常见病因。部分外科手术将直接影响生育功能，应当详细询问。此外，还应当询问用药史和环境、职业因素。

2. 体格检查

（1）阴茎检查：应注意有无尿道下裂或外科创伤性瘢痕、硬块或其他病理变化。应注意确定有无性传染性疾病。

（2）睾丸检查：注意检查其位置、体积和质地。如果睾丸体积小于 11ml，则提示生精功能不良。正常睾丸有弹性，如睾丸质软常伴有生精功能损害。睾丸体积正常或增大但质硬，有睾丸肿瘤的可能。若睾丸小而软常见于低促性腺激素型性腺功能低下者。

（3）附睾检查：正常的附睾可勉强触及，其轮廓规则而质软。轻轻扪诊不引起疼痛。疼痛性结节表明有附睾炎或精子肉芽肿，附睾头的痛性结节提示为衣原体感染。附睾尾部的痛性肿胀或结节表明有淋球菌感染或炎症或一般尿道病菌感染。输精管结扎术后也可在尾部出现精子肉芽肿。附睾的囊性畸形可能与梗阻有关，也可能无关。

（4）输精管检查：应触摸双侧输精管。正常的输精管通过两指间检查，感觉呈细的管状结构。然而，有时临床医生会遗漏双侧输精管缺如。因此，对所有无精子症患者，特别是那些睾丸体积正常而射精量少的患者，均有必要重复检查是否正常，有无增粗、结

节或触压痛，这些可提示有炎症。阴囊检查：应当注意有无阴囊肿物以及精索静脉曲张。

（5）前列腺检查：前列腺直肠指诊时柔软、规则、无痛，很容易辨认中央沟。疼痛的软性肿胀提示有炎症，疼痛常表现为向阴茎尿道放射的灼热感。

3. 实验室检查

（1）精子质量的标准化十分重要。精液分析的各项指标的标准值如表 60-2。

表 60-2　精液分析标准（WHO，1999）

体积	≥2.0ml
pH	7.0～8.0
精子密度	≥20×10^6 个/ml
精子数量	≥40×10^6 个/次
活力	前向运动精子≥50%或射精 60 分钟内快速运动精子≥25%
形态	正常形态精子≥14%
活度	活动精子≥50%
白细胞	<1×10^6 个/ml
免疫珠试验	黏附颗粒阳性精子<50%
混合抗球蛋白试验（MAR-test）	黏附颗粒阳性精子<50%

（2）精液的生化检测：中性 α-葡萄糖苷酶的测定可作为附睾的功能指标，还可用于鉴别梗阻性与非梗阻性无精子症。果糖定量分析可作为精囊的定量分析，判断精囊部位是否存在梗阻。

（3）内分泌功能检查：激素检查包括卵泡刺激素（FSH）、促黄体生成素（LH）和雄激素。在精子贫乏症和极典型 OAT 病例，激素水平可用来鉴别阻塞性和非阻塞性不育症；前者 FSH 水平正常，同时双侧睾丸体积正常。

（4）微生物学检查：适应证包括：尿液异常、尿路感染、MAGI（前列腺炎、附睾炎、隐性射精感染）性传播疾病，通常精液中可查到白细胞。但是在精液量少时，常提示射精管道的部分阻塞，常由前列腺或精囊的慢性炎症引起。生殖道感染可使氧自由基产生增多从而损坏生精功能。淋病和沙眼衣原体感染可导致附睾和输精管阻塞。

（5）遗传学评估

1）染色体数量异常：如 Klinefelter 综合征（47XXY）是最常见的性染色体异常。无精子症患者中约 10%存在这种染色体异常。

2）染色体结构异常：精液质量极差患者常可发现染色体转位和缺失（Y 染色体上无精子因子（AZF）区域发生缺失的概率较高。

3）基因异常：如发现先天性的双侧输精管缺失（CBAVD），应检查是否存在囊性纤维化跨膜调节因

子基因的突变。

（6）精子功能检测分为：活力检查、体内体外精子黏液相互作用检查，以及获能、顶体反应、透明带结合和穿透卵子各个步骤的检查。只有将这些结果结合起来才能判断精子的活力如何。

4. 影像学检查

（1）超声检查：可定位阴囊内疾病。30%不育症患者可通过彩色 Doppler 超声检查发现精索静脉曲张，0.5%的患者可查出睾丸肿瘤，5%的患者可发现睾丸内微小钙化（常发生恶性变，患者常有隐睾病史）。在精液量少（<1.5ml）患者，可行经直肠超声检查（TRUS）排除前列腺囊肿、精囊囊肿或射精管道狭窄。超声检查有助于确定主要的附睾异常。

（2）精道造影：包括经皮输精管穿刺造影、附睾穿刺造影、精囊穿刺造影、经精阜头逆行插管造影等方法。由于穿刺有一定创伤，并且泛影葡胺等含碘造影剂对输精管内膜的损伤作用不能排除，因此目前对诊断性精道造影持审慎态度。

5. 睾丸活检　睾丸体积和血清 FSH 水平正常而不能解释的无精子症患者，可考虑睾丸活体组织检查。睾丸组织不能用常规的甲醛液固定，因为将造成组织学和细胞学的检验评估更为困难。最常用的固定液是 BOUIN 液。

【治疗】

1. 药物（激素）治疗　目前还没有研究证明激素治疗，如 HMG/HCG、雄激素、抗雌激素（克罗米酚和他莫西芬）、泌乳刺激素抑制剂(溴麦亭)和类固醇治疗，能够提高特发性 OAT 综合征患者的妊娠率。但是对于一些原发性的内分泌病理异常，可以使用激素药物治疗。

（1）低睾酮水平：建议行睾酮替代治疗。

（2）脑垂体性腺机能减退：间歇性的 GnRH 静脉注射或皮下注射。通常开始剂量是 5μg，必要情况下可以增加到 10～20μg，每 90 分钟一次。在某些情况下，也可以采用 HCG1500U 和 HMG150U 肌内注射，每周两次。

（3）高 PRL 血症：多巴胺促效剂治疗。

（4）抗生素：对于生殖道感染导致的感染性不育，可根据精液培养和药敏结果选择敏感的抗生素进行治疗。但抗生素仅可清除微生物，并不能改变生殖道功能和解剖异常。

（5）中医药：部分轻、中度少、弱、畸形精子症，精液不液化，免疫性不育患者，可通过中医药治愈而达到生育的目的。此外，在精索静脉高位结扎术后结合活血化瘀、养阴清热和补肾益精等中药可提高妊娠率。对于感染性不育，在应用抗生素的同时结合

清热利湿、活血化瘀等中药也可提高妊娠率。

（6）对有自身抗精子抗体的患者不建议类固醇治疗，因为其副作用和疗效还未得到证实。

2. 手术治疗

（1）精索静脉曲张的手术治疗。

（2）显微外科

1）输精管吻合术：包括传统的非显微外科手术方法吻合输精管和显微外科输精管吻合术，后者在复通率和受孕率方面有明显的优势。术后初始妊娠的可能性跟时间间隔呈负相关，8 年后妊娠可能性降至50%以下。大约 20%接受输精管吻合术的病人在一年内精子质量恶化到无精症或极度少精症程度。

2）显微外科输精管附睾吻合术：显微外科输精管附睾吻合术是目前最具挑战性显微外科技术之一，其适应证包括先天性和后天性的附睾源性梗阻，睾丸活检精子的发生功能正常。常用的方法包括端-端吻合，端-侧吻合，三角针三叠套输精管附睾吻合术和横向或纵向两针吻合，其中纵向两针叠套吻合已经成为目前欧美国家的首选术式。

3. 辅助生殖技术　辅助生殖技术(asisted reproductive technologies，ART)是指采用医疗手段使不育夫妇受孕的一系列由简单到复杂的方法。包括人工授精（AI）、体外受精和胚胎移植（IVF-ET）、配子输卵管移植（GIFT）、显微授精技术、胚胎种植前遗传学诊断及其他相关的助孕技术如赠卵、赠胚胎、胚胎冻存等。

（1）人工授精：人工授精一般是指由医生把精液直接注入女性生殖道以达到受孕目的的一种技术。根据精液来源分为两类，即丈夫精液人工授精（artificial insemination with husband's sperm，AIH）和供者精液人工授精（artificial insemination with donor sperm，AID）。AIH 与 AID 在原则上与技术上基本相同。

1）AIH 的适应证

a. 性交障碍：精液正常，但由于丈夫或妻子生殖器和性功能异常，不能进行正常性交所致不孕者。

b. 精子在女性生殖道内运行障碍：精液正常，但由于女性生殖道异常使精子不能正常上行达到子宫腔而致不孕。

c. 精液异常：精子数量、质量异常、精液量减少、免疫性不育和精液不液化。

2）AID 的适应证

a. 绝对性男性不育：无精子症、死精子症及严重的少精子症。

b. 男方有不良遗传因素：严重遗传性疾病及精神病等。

c. 夫妻间特殊的血型不容或免疫不合。

3）人类精子库：人类精子库以治疗不育症以及预防遗传病、性传播疾病等为目的，利用超低温冷冻技术，采集、检测、保存和提供精子。作为成熟的辅助生殖技术之一，精子库和人工授精在治疗不可逆性男子不育、生殖保险、生殖研究等方面具有独特的优势。

（2）体外授精和胚胎移植（IVF-ET）：由两部分的工作组成：第一步是体外授精，即在体外特定条件下使精子和卵子结合形成受精卵，并使受精卵在特定条件下分裂繁殖，形成 8 个细胞的胚胎。随即转入第二步，把此胚胎移植到母体的子宫中去（embryo transfer，ET），如能种植于子宫，即初步获得成功。

以后有人将取得的精子和卵子直接输入到正常生理条件下的受精部位-输卵管壶腹部，使精子和卵子在那里相遇并受精，这就是所谓的配子输卵管内移植（gamete intrafallopian transfer，GIFT），其成功率比 IVF 高（图 60-1）。

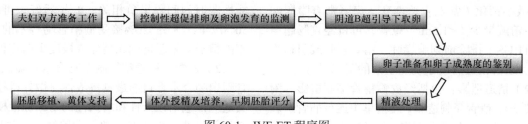

图 60-1　IVF-ET 程序图

（3）显微授精技术：男性少、弱精在体外授精最大的困难是精子不能超过卵母细胞透明带达到精卵融合，因而受精率低下。显微辅助授精技术是从透明带手术或直接将精子引入卵母细胞内，从而提高受精率。显微注射授精技术可分两种：一种是透明带下显微注射技术（subzoual insemination），即将所选择的精子直接注射于透明带下的卵黄周间隙；另一种是卵细胞内显微注射授精技术（intra cyto plasmic sperm injection，ICSI），即把精子直接注射到卵细胞的胞质内。

ICSI 的适应证为严重的少、弱、畸形精子症和阻塞性及部分非阻塞性无精子症，生精功能障碍，男子免疫性不育，IVF-ET 受精失败者，精子无顶体或顶体功能异常。ICSI 每个周期的受精率 60%～70%、妊娠率 20%～60%、活产率 30%～40%（其中单胎率 60%～70%、多胎妊娠率为 30%～35%）、新生儿畸形率 2%～3%、宫外孕发生率 1.2%～1.7%。

ICSI 在帮助不可能穿越自然选择机制的精子同时，也可能将男性遗传缺陷(Y 染色体缺失、CBAVD、染色体结构异常等)传给下一代。目前大多数调查发现 ICSI 婴儿的出生缺陷率（2%～3%）与一般人群相比无显著性差异，且发育正常，但 ICSI 的安全性始终令人担忧。所以在 ICSI 之前必须进行染色体检查和遗传咨询。种植前诊断和产前检查可避免严重畸形儿的出生。

第三节　男性节育

一、男性计划生育的常用措施

计划生育是我国的基本国策。计划生育的目标是不但要控制人口数量，更要提高人口素质，达到优生优育的目的。计划生育的基本措施夫妻双方均可进行，但男方的避孕方法更为简便有效。常用的男性节育措施有避孕套、输精管结扎术、输精管粘堵等。

1. 避孕套避孕　避孕套又称阴茎套，通常是由乳胶薄膜制成的套子，性交时套在阴茎上，阻止精液流到阴道里，达到避孕目的。正确使用避孕套又是预防艾滋病和其他性传播疾病的一种简便而有效的方法。

（1）效果及优缺点：避孕套避孕效果是屏障避孕法中最有效的一种避孕法，若正确而持续使用，第一年意外妊娠率低于 3/100 妇女年。

避孕套避孕的主要优点：方法简便，特别适用于轻度早泄者、女性对配偶精液过敏者、妊娠晚期性交、预防宫颈间变从而减少宫颈癌变发生。

避孕套使用的缺点：有些使用者会发生性感迟钝，每次使用感到麻烦，少数使用者对乳胶过敏或因使用不当造成避孕失败。

（2）使用方法和注意事项：正确使用方法包括选用避孕套大小、规格适当。每次性交均使用新套，使用前用吹气法检查确定无破损。戴前先捏瘪套的前端小囊，放在勃起的阴茎头上，边推边套至阴茎根部。射精后，在阴茎尚未软缩前，按住套口与阴茎一起拔出。

2. 自然避孕法　根据女性月经周期，判断排卵前后的易受孕期，进行周期性禁欲。该方法最符合自然状态，只要夫妇密切配合，可达到较好的避孕效果，为广大育龄夫妇接受。目前判断易受孕期的方法，主要有日历表法、基础体温法、症状-体温法和宫颈黏液法四种。对易受孕期判断有困难者，宜采用其他避孕措施。

3. 杀精子药物避孕法　是在性生活前将外用杀精子药物放入阴道内，使排入阴道的精子杀伤，达到避孕目的。现常用的有孟苯醇醚和壬苯醇醚，配伍各种惰性基质制成泡沫剂、霜剂、胶冻栓剂、片剂及避孕药膜等。外用避孕方法简单，若使用正确，避孕效果可达 94/100 妇女年。本法对全身无毒，局部刺激轻微，不干扰妇女内分泌，不影响男女双方生理健康，不影响性交快感，副作用少，对阴道杆菌无害等。孟苯醇醚和壬苯醇醚制成的外用避孕药膜还可男用，其方法是性交时阴茎进入阴道后，待阴茎头部被阴道分泌物湿润后退出阴茎，将一张药膜包贴于阴茎头上，推入阴道深处停留 1～2 分钟，使药膜在阴道分泌物中溶解，起到杀精子作用而获得避孕效果。

4. 男性绝育　是通过手术切断、结扎输精管，或植入堵塞物于输精管腔内，或用电凝、化学等方法闭塞输精管，或在管外加压闭合输精管，使输精管通道被阻断的一种持久性节育措施。目前常用的是输精管结扎术和输精管粘堵术。

（1）输精管结扎术（vasoligation）：适用于已婚男子，为实行计划生育，经夫妇双方同意，均可施行。有出血素质、严重神经官能症、精神病、急性病和其他严重慢性疾病者，以及睾丸、附睾、前列腺、阴囊皮肤有炎症者，应暂缓施行手术；对患有严重精索静脉曲张、腹股沟疝、鞘膜积液等可在上述疾病手术的同时做输精管结扎术。

（2）输精管粘堵术：是用注射针头经阴囊皮肤直接穿刺输精管，然后注入快速凝固石炭酸 504 混合剂，使输精管管腔发生堵塞的绝育方法。

输精管绝育术后，遇到特殊情况（如子女死亡等），要求再生育者，可进行输精管吻合术；采用显微外科输精管吻合术，术后有 95% 以上能获得解剖上再通。长期随访妊娠率达 75% 左右。

二、输精管结扎

【适应证】　已婚男子，为实行计划生育，经夫妇双方同意，无出血素质、严重神经官能症、精神病、急性病和其他严重慢性疾病者，以及睾丸、附睾、前列腺、阴囊皮肤有炎症者，均可施行。

【禁忌证】　夫妇单方或双方不同意，有出血素质、严重神经官能症、精神病、急性病和其他严重慢性疾病者，以及睾丸、附睾、前列腺、阴囊皮肤有炎症者，应不予施行或其他疾病好转后方施行。

（一）术前准备

【受术者的准备】

（1）手术前应由专业人员向受术者及其家属详细介绍输精管绝育术的原理，各种绝育方法的特点，同时也应介绍手术可能发生的并发症及防治办法，以及受术者应注意的事项。这是一项细致的工作，通过交谈可以解答受术者存在的问题和解除不必要的顾虑，以取得密切配合，对预防术后产生的心理障碍有极大帮助。

（2）受术者在术前 1 日应淋浴，并更换清洁内衣。

（3）术前刮除阴毛，并用肥皂水、清水洗净阴囊部。

【手术者的准备】　术者在施术前应对受术者详细询问病情，并亲自进行体格检查，以了解有无手术禁忌证；尤其是仔细检查阴囊及其内容物，估计手术的难易及可能发生的问题，以做到心中有数。

和其他外科手术一样，术者必须严格按照无菌术的要求进行各项准备，包括戴口罩、帽子，更衣，刷手，以及进行手术野皮肤的消毒等。

（二）操作步骤

（1）用碘伏消毒术野三遍，铺洞巾。用左手拇指和食指在阴囊的前外方寻找输精管，并固定挤于皮下，将坚韧的输精管摸清捏住。在固定着输精管的皮肤处用 1% 利多卡因做局麻，边进针边推药，使药液从皮肤弥散到输精管的周围（图 60-2）。

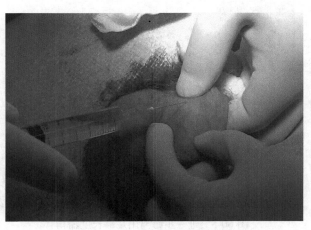

图 60-2　1% 利多卡因局部浸润麻醉

（2）用小尖刀从局麻针眼处做小切口，切口长度不超过0.4cm，也有人用尖钳直接刺穿阴囊而不用手术刀，分离钳固定输精管直达输精管，并沿输精管纵轴稍加分离，再将输精管固定钳伸入切口中夹住输精管并牵出切口外（图60-3、图60-4）。

（3）用尖钳分离输精管鞘膜及血管，将输精管游离出1～1.5cm后，用两把蚊式止血钳在分离段的上下钳夹输精管，随后去掉固定钳（图60-5）。

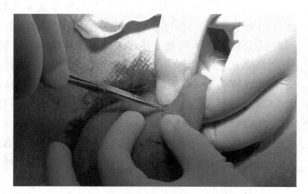

图60-3　拇指与食指固定输精管，尖头钳穿破阴囊皮肤分离输精管

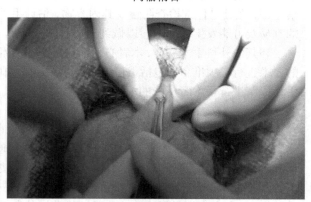

图60-4　输精管钳拉出并固定输精管

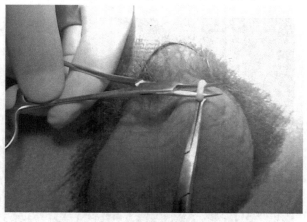

图60-5　进一步游离出足够长度输精管

（4）剪断、结扎游离的输精管部分，以止血钳

捻挫后，用1号丝线结扎两端，间距1.5cm，提起结扎线剪去输精管约1cm，检查无出血，剪断结扎线，将分离的断端用精索外筋膜将其与远端隔离，然后纳入皮肤创口内，仔细止血，皮肤创口可不缝合，但需将皮肤边缘对齐（图60-6）。

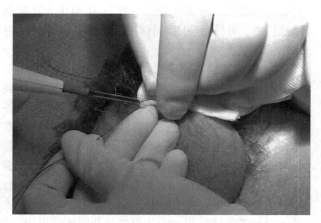

图60-6　将输精管双重结扎并剪断，两断端用线固定在一起回送阴囊

（5）同法处理另侧输精管。术毕用无菌纱布覆盖创口并胶布固定。

（三）注意事项

（1）严格遵守无菌操作。切开精索内筋膜及输精管外膜。

（2）必须妥善固定输精管，勿使滑脱。

（3）手术操作必须轻巧，选择阴囊皮肤无血管区做切口，仔细止血。

（4）游离输精管时，鞘膜要剥离干净，结扎线不宜太粗，亦不宜将其他组织扎入。

（5）为确保效果，结扎前可于精囊端注入杀精药，常用的杀精药有1%普鲁卡因、维生素C及0.01%醋酸苯汞，每侧注射2～3ml。

（6）熟悉阴囊、睾丸局部解剖。如在阴囊、精索等处有丰富的静脉丛，且局部组织疏松，术中损伤血管或止血不彻底均可引起出血、血肿，且易继发感染。手术操作要仔细、轻柔，减少过多组织损伤或出血。输精管剥离及切除的长度要适当，结扎时勿带入其他组织，结扎线的松紧、粗细要适度，少留线头，以利于减少局部组织的反应及发生粘连。在结扎近附睾端的输精管时要留出一段距离，以容储睾网液及附睾液。

（四）术后处理

（1）注意出血情况，输精管结扎术后24小时内，如发现纱布条上有渗血现象，应立即请医生检查，及时处理。

（2）输精管结扎术后留院观察1～2小时，没有异常现象就可回家。最好乘车或慢步行走，不要自己骑车。回家后也要注意多休息，不要过多活动，以防止坠痛和引起血肿。根据工作性质不同，手术后休息7～14天。

（3）要注意不要碰掉切口处的纱布，不要用手去摸伤口。输精管结扎术后切口愈合前不要洗澡，以防感染。对个别较敏感的人，为防止坠痛可用丁字带或手巾兜起阴囊约1周。

（4）阴囊皮肤愈合能力强，如未做缝合或用皮下缝合者就不用再拆线了。如果皮肤缝一针，可以在输精管结扎术后4～5天拆除缝线。

（5）输精管结扎术后2周内应避免性生活。

（6）要注意的是输精管结扎术后还会有很多活精子停留在输精管的远端和输精管壶腹。

（五）并发症

1. 出血和血肿　手术时如有皮缘渗血应缝扎一针。如阴囊血肿不明显，提出输精管则可用冷敷、加压包扎，适当应用止血药。如经上述处理血肿仍继续增大，应即行手术止血，清除血块并引流，术后给予抗生素。

2. 感染　如有感染征象应及早应用抗生素治疗。

3. 痛性结节　常发生在手术1个月后。处理方法：①可用醋酸氢化可的松12.5mg+1%普鲁卡因2ml，或加用抗生素，也可加用糜蛋白酶5mg局部注射，每周1次，5次为1个疗程。②超短波直流电药物离子透入：可用庆大霉素或中药，每日1次，10～15次为1个疗程。③久治不愈者可在非急性炎症期手术切除。

4. 附睾淤积　常见于近附睾端结扎者，术后半年以上附睾持续肿胀、压痛，酸胀不适，可采用：①0.25%普鲁卡因局部封闭；②超短波或红外线理疗，每日1次，6～10次为1个疗程；③活血化瘀中药内服；④对久治不愈者，可考虑做附睾切除术或经计划生育机关审批后慎行输精管吻合术。

案例60-1

病史：男，35岁，汉族，已婚已育。已生育两孩，要求行绝育术。跟患者及其配偶沟通后，夫妻双方均表示理解后，拟门诊手术行输精管结扎术。

术前检查血常规、凝血功能均正常。遂在局麻下行双侧输精管结扎术。(图60-5)

问题：

1. 输精管结扎术的术后并发症是什么？

2. 为什么输精管结扎两断端最后固定于一起才回送到阴囊？

思　考　题

1. 男性性功能障碍有哪些临床表现？

2. 导致男性不育有哪些常见原因？

3. 男性节育有哪些措施？

4. ED主要治疗方法有哪些？

5. 男性不育治疗方法有哪些？

（刘春晓）

第六十一章 骨折概论

学习目标

1. 掌握：骨折的定义、成因、分类、临床表现、治疗原则；骨折的早期和晚期并发症；影响骨折愈合的因素；骨折的治疗原则；开放性骨折与关节损伤的处理原则。

2. 熟悉：骨折的愈合过程及急救原则；骨折延迟愈合、不愈合及畸形愈合的处理原则。

问题：

1. 首先应考虑何诊断？
2. 诊断依据是什么？
3. 早期和后期如何处理？

第一节 骨折的定义、成因、分类

【定义与成因】

骨的完整性或连续性中断称为骨折（fracture）。其形成原因包括：①直接暴力：骨折发生于暴力直接作用的部位。如打伤、撞伤及火器伤等。②间接暴力：暴力通过传导、杠杆或旋转作用使远处发生骨折。例如，摔倒时手掌撑地可发生桡骨远端骨折（图61-2）、肱骨髁上骨折或锁骨骨折等。③肌拉力：肌肉骤然收缩，拉断肌附着处的骨质。例如，跪倒时，股四头肌突然收缩，可发生髌骨横骨折（图61-3）。④积累性劳损：长期、反复、轻微的直接或间接伤力可集中在骨骼的某一点上发生骨折。如远距离行军造成的第2、3跖骨疲劳性骨折，也称为应力性骨折（stress fracture），此类骨折愈合慢。⑤骨骼疾病：已有病理改变的骨骼（如骨髓炎、骨肿瘤、严重骨质疏松等），遭受轻微外力即断裂，称为病理性骨折（pathologic fracture）。在本病例中，汽车撞伤属直接暴力引起的骨折。

案例 61-1

患者，男，27岁，因车祸致右小腿出血、肿痛、畸形1小时入院。

患者于1小时前被汽车撞倒，致右小腿皮肤裂开、出血，小腿肿胀疼痛、短缩畸形，伴活动受限。无昏迷、腹痛、血尿及下肢麻木等伴随症状。

体格检查：神志清，全身一般情况可，体温37.4℃。右小腿短缩，远端足外旋畸形，中段肿胀明显。前内侧中下1/3皮肤斜行2cm创口，污染轻，无活动性出血。小腿中下段压痛，纵向叩击痛阳性，骨擦感及局部反常活动均存在，下肢活动受限。足背动脉搏动可，远端皮肤感觉无减退，足趾活动可。

辅助检查：①血常规：WBC 10.5×10⁹/L。②胸片未见心肺异常。③B超未见肝胆脾胰及双肾输尿管异常。④X线片：右胫腓骨中下段粉碎性骨折。（图61-1）。

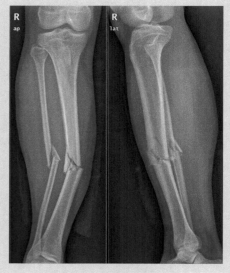

图61-1 右小腿X线片

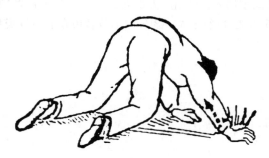

图61-2 间接暴力导致骨折

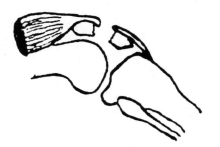

图61-3 肌拉力引起髌骨横骨折

【分类】

对骨折进行分类有利于确定最佳的治疗方案。常用的分类方法有以下几种：

1. 根据骨折是否与外界相通分类 ①闭合性骨折：骨折处皮肤或黏膜完整，骨折端不与外界相通。②开放性骨折：骨折处皮肤或黏膜破裂，骨折端与外界相通。耻骨骨折引起的膀胱或尿道破裂，尾骨骨折引起的直肠破裂，也属于开放性骨折。

2. 根据骨折的程度及形态分类

（1）不完全骨折：骨的完整性或连续性仅有部分中断。包括：①裂缝骨折：骨折无移位，呈裂纹状，如颅骨、肩胛骨及长骨的裂缝骨折。②青枝骨折：多发生于儿童，因其骨质较柔韧，发生骨折不易完全断裂，与青嫩的树枝被折的情况相似。

（2）完全骨折：骨的完整性或连续性完全中断。根据骨折线的方向常分为（图61-4）：①横形骨折：骨折线几乎与骨的纵轴垂直。②斜形骨折：骨折线与骨的纵轴不垂直。③螺旋形骨折：骨折线呈螺旋形。④粉碎性骨折：骨碎裂成三块以上。骨折线呈"T"形或"Y"形时，又称"T"形或"Y"形骨折。⑤嵌插骨折：常发生于长管骨干骺端皮质骨与松质骨交界处。例如，股骨颈和肱骨外科颈骨折，皮质骨嵌插入松质骨内。⑥压缩性骨折：松质骨因压缩而变形，常见于椎体和跟骨的骨折。⑦骨骺分离：通过骨骺的骨折，骨骺的断面可带有数量不等的骨组织。多见于青少年，因其骨骺未闭合。

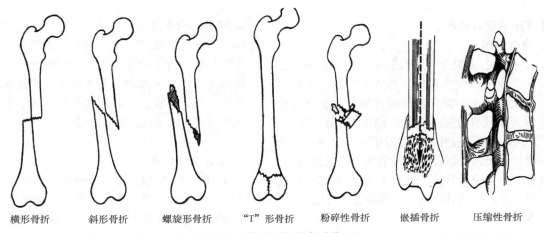

| 横形骨折 | 斜形骨折 | 螺旋形骨折 | "T"形骨折 | 粉碎性骨折 | 嵌插骨折 | 压缩性骨折 |

图 61-4 完全骨折的各种类型

3. 根据骨折的稳定程度分类 ①稳定骨折：骨折端不易移位或复位后经适当外固定不易发生再移位的骨折，如横形骨折、嵌插骨折、压缩性骨折等。②不稳定骨折：骨折端易移位或复位后易于发生再移位的骨折，如斜形骨折、螺旋形骨折、粉碎性骨折等。

案例 61-1 分析 1

该患者右小腿骨折处皮肤裂开、出血，属于开放性骨折。根据X线片所示属于粉碎性骨折，也属于不稳定骨折。

【移位】

骨折发生时暴力的性质、大小和方向，肢体远端的重量，肌肉牵拉的力量，以及搬运或治疗不当，均可造成骨折移位。临床常分为（图61-5）：①成角移位：两骨折段之纵轴交叉成角，以顶角方向为准称为向前、向后、向内或向外成角。②侧方移位：远侧骨折段移向侧方。以近段为基准，按远段的移位方向分为向前、向后、向内或向外侧方移位。③缩短移位：骨折断端互相重叠或嵌插，骨的长度因而缩短。④分离移位：骨折段在同一纵轴上互相分离。⑤旋转移位：骨折段围绕骨的纵轴旋转。

案例 61-1 分析 2

该患者右小腿短缩，X线片发现骨折远端向内侧移位成角。前三种移位均存在。

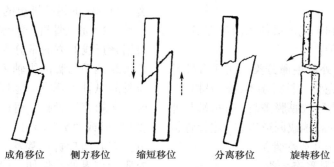

| 成角移位 | 侧方移位 | 缩短移位 | 分离移位 | 旋转移位 |

图 61-5　骨折端移位的类型

第二节　骨折的临床表现及 X 线检查

【临床表现及诊断】

1. 全身表现

（1）休克：多见于多发性骨折、股骨骨折、骨盆骨折和严重的开放性骨折。患者常因广泛的软组织损伤、大量出血、剧烈疼痛或并发重要脏器损伤等多种因素导致有效循环血量急剧下降，引起休克。

（2）发热：一般骨折后体温正常，只有在严重损伤如股骨骨折、骨盆骨折、多发骨折有大量内出血，血肿吸收时体温略有升高，通常不超过 38℃。开放性骨折患者体温持续升高时，应考虑感染可能。

2. 局部表现

（1）骨折的特有体征：①畸形：骨折段移位后，患肢的形状发生改变，可出现畸形，如缩短、成角或旋转畸形。②反常活动：在肢体非关节部位，骨折后出现异常的活动。③骨擦音或骨擦感：骨折端互相摩擦时，可听到骨擦音或摸到骨擦感。

以上三种体征只要发现其中之一，即可确诊。但未见此三种体征时，也不能排除骨折，如青枝骨折、嵌插骨折、裂缝骨折。骨折端间有软组织嵌入时，可以没有骨擦音或骨擦感。反常活动及骨擦音或骨擦感两项体征在检查时应加以注意，不可故意摇动患肢使之发生，以免增加患者的痛苦，或使锐利的骨折端损伤血管、神经及其他软组织，或使嵌插骨折松脱而移位。

（2）骨折的其他体征：①疼痛与压痛：骨折处均感疼痛，在移动肢体时疼痛加剧，体查时骨折局部有压痛和纵向叩击痛。②肿胀及瘀斑：因骨折发生后局部有出血、创伤性炎症和水肿改变，受伤 1~2 日后肿胀更为明显，可使皮肤发亮，产生张力性水疱。浅表的骨折及骨盆骨折皮下可见瘀斑。③功能障碍：由于失去了骨骼的支架和杠杆作用，活动时引起骨折部位疼痛，使肢体活动受限。

以上体征可见于新鲜骨折，也可见于脱位、软组织损伤等。有些骨折，如嵌插、不完全骨折，可没有这些临床表现，此时需 X 线片检查才能确诊。

案例 61-1 分析 3

该患者体温 37.4℃，考虑为血肿吸收热。右小腿短缩，远端足外旋畸形，中段肿胀明显。小腿中下段压痛，纵向叩击痛阳性，骨擦感及局部反常活动均存在，下肢活动受限。结合三项特有体征考虑诊断为右侧胫腓骨骨折。

【影像学检查】

1. 骨折的 X 线检查　诊断骨折主要依据病史和体征、X 线片检查来进行。骨折一般要求拍正、侧位片，同时包括一个临近的关节。有些骨折还需加拍特殊的投照位置，如腕舟骨的蝶位片，或者健侧相应部位 X 线片进行对比。

案例 61-1 分析 4

该患者 X 线片报告为:右胫腓骨中下段粉碎性骨折，远端短缩，向内侧移位成角。这对诊断骨折及骨折类型意义重大。显然本病例的临床诊断为右胫腓骨中下段粉碎性骨折。

2. 骨折的 CT 和 MRI 检查　X 线片是诊断骨折必不可少的检查，但是在有些情况下，仅靠单纯的 X 线片难以确诊，而 CT 和 MRI 检查则是重要的辅助手段。CT 检查对于复杂骨折或者深部的骨折具有优势，如髋关节、脊柱、骨盆骨折等，尤其是通过 CT 三维重建技术可将骨折立体显示出来，指导骨折的诊断、分型和治疗。而 MRI 检查对于合并脊髓损伤的脊柱骨折、膝关节半月板损伤、关节软骨损伤及软组织损伤等具有优势。

第三节　骨折的并发症

【早期并发症】　①休克：严重创伤、骨折引起大出血或重要器官损伤所致，多为创伤性休克。②血管损伤：邻近骨折的大血管可被刺破或压迫，引起肢体循环障碍。如股骨髁上骨折可伤及腘动脉、伸直型肱骨髁上骨折可伤及肱动脉。③周围神经损伤：如肱骨干骨折可伤及桡神经，桡骨下端骨折可伤及正中神经，腓骨颈骨折可伤及腓总神经。④内脏损伤：如骨盆骨折的骨刺可刺破膀胱、尿道和直肠，肋骨骨折可刺破胸膜和肺引起血气胸，颅骨骨折常合并颅脑损伤、颅内出血等。⑤脊髓损伤：为脊柱骨折和脱位的严重并发症，多见于脊柱颈段和胸腰段，出现损伤平面以下的截瘫。⑥脂肪栓塞综合征：多见于成人，一般认为骨折或其他原因使骨髓腔内脂肪进入破裂的血管内，引起肺或脑血管脂肪栓塞。⑦骨筋膜室综合征：最多见于前臂掌侧和小腿，常因骨折的血肿或组织水肿使骨筋膜室内容物体积增加，或外包扎过紧、局部压迫使骨筋膜室容积减少，从而导致骨筋膜室内压力增高所致。

【晚期并发症】　①缺血性肌挛缩：肢体由于严重缺血造成肌肉坏死进而瘢痕挛缩，常伴有神经功能障碍，使肢体严重残废，典型的畸形是爪形手（图61-6）和爪形足。常为骨筋膜室综合征处理不当所致。②感染：开放性骨折易发生感染，如化脓性骨髓炎、破伤风与气性坏疽。③关节僵硬：长期固定或未行功能锻炼可引起关节僵硬，伴骨质脱钙和肌肉萎缩，造成肢体功能障碍。④骨化性肌炎：骨折后骨膜被撕裂形成血肿，随后机化成肉芽组织，进而骨化，又称损伤性骨化。X线片上相当于肌肉位置显示骨化阴影，多见于肘关节。⑤无菌性骨坏死：又称缺血性骨坏死，即骨折后因循环不足引起骨质坏死，如腕舟状骨骨折致近侧骨折端坏死、股骨颈骨折致股骨头坏死及距骨骨折致距骨体坏死等。⑥创伤性关节炎：关节内骨折，关节面遭到破坏或未能准确复位，导致骨愈合后使关节面不平整，长期磨损易引起创伤性关节炎。⑦急性骨萎缩：即损伤所致关节附近的痛性骨质疏松，亦称反射性交感神经性骨营养不良，好发于手、足骨折后。典型症状是疼痛和血管舒缩紊乱。⑧褥疮：多由于长期卧床护理不当或石膏压迫引起，脊柱骨折合并截瘫时更易发生。常见于有骨隆突部位，如骶尾部、足跟、股骨大粗隆等。⑨坠积性肺炎：长期卧床、年老体弱或翻身困难的患者，易发生坠积性肺炎。⑩下肢深静脉栓塞：多见于骨盆骨折或下肢骨折，下肢长时间制动使得静脉血回流缓慢，同时创伤致血液高凝状态，易发生血栓。

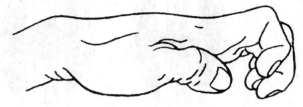

图61-6　典型的爪形手畸形

案例61-1分析5

　　该患者无昏迷、腹痛、血尿及下肢麻木等伴随症状。右下肢足背动脉搏动可，远端皮肤感觉无减退，足趾活动可。胸片未见心肺异常。B超未见肝胆脾胰及双肾输尿管异常。可排除血管、神经、内脏或脂肪栓塞等早期并发症的存在。但小腿中下段开放性骨折伴明显肿胀，需要防止骨筋膜室综合征和感染的发生，前者晚期易引起缺血性肌挛缩。此病例若处理不当，如长期超关节石膏固定或卧床，也易引起关节僵硬、急性骨萎缩或下肢深静脉栓塞等晚期并发症的发生。

第四节　骨折愈合过程

【骨折的愈合过程】

　　骨折的愈合是一个连续不断的过程，是一方面破坏清除，一方面新生修复的过程；新生骨修复的过程由膜内化骨与软骨内化骨共同完成。骨折愈合的过程也是暂时性紧急连接过程到永久性坚固连接的过程。为了叙述方便，通常将骨折愈合分为三个阶段（图61-7）。

　　1. 血肿机化期　骨断裂后，髓腔内、骨膜下和周围软组织内出血，形成血肿。血肿于伤后6～8小时即开始形成血凝块。骨折端由于损伤和局部血液供应断绝，有数毫米长的骨质发生坏死。断端间、髓腔内的血肿凝成血块和损伤坏死的软组织引起局部无菌性炎症反应，新生的毛细血管和吞噬细胞、成纤维细胞等从四周侵入，逐步形成肉芽组织，进一步转化为纤维组织。这一过程需2～3周。

　　同时，骨折断端附近骨外膜深层的成骨细胞在伤后短期内即活跃增生，约1周后开始形成与骨干平行的骨样组织，由远离骨折处逐渐向骨折处延伸增厚。骨内膜也有同样的组织学变化，但出现较晚。

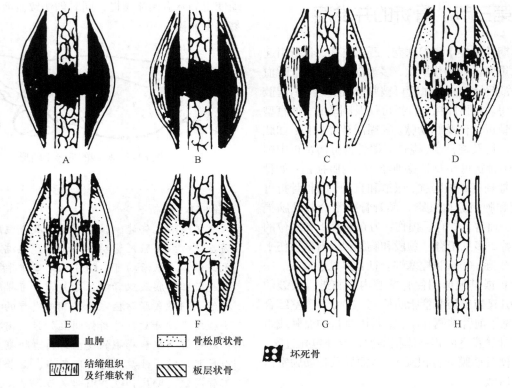

图 61-7　骨折愈合演进过程

2. 原始骨痂形成期　由骨内、外膜的骨样组织逐渐钙化而成新生骨（即膜内化骨），两者紧贴在断端骨皮质的内、外两面，逐渐向骨折处汇合，形成两个梭形骨痂，将两断裂的骨皮质及其间由血肿机化而成的纤维组织夹在中间，分别称为内骨痂和外骨痂。

骨折断端间和髓腔内的纤维组织先逐渐转化为软骨组织，然后软骨细胞增生、钙化而骨化，即软骨内化骨，分别形成环状骨痂和腔内骨痂。断端坏死骨亦经爬行替代作用而"复活"。膜内化骨和软骨内化骨的相邻部分是互相交叉的，但前者的发展过程显然较后者简易而迅速，故临床上应防止产生较大的血肿，减少软骨内化骨范围，使骨折能较快愈合。

原始骨痂不断加强，并能抗拒由肌肉收缩而引起的各种应力时，骨折已达临床愈合阶段。一般需 4～8 周。X 线片可见骨干骨折四周包围有梭形骨痂阴影，骨折线仍隐约可见。

3. 骨痂改造塑形期　原始骨痂由不规则的骨小梁所组成，尚欠牢固，应防止外伤，以免发生再骨折。随着肢体的活动和负重，在应力轴线上的骨痂不断地得到加固和改造，在应力轴线以外的骨痂逐步被清除，使原始骨痂逐渐被改造成为永久骨痂，后者具有正常的骨结构，骨髓腔亦可再通。此过程一般需 8～12 周。

【骨折临床愈合的标准】

1. 局部标准　骨折局部无异常活动，无压痛及纵向叩击痛。

2. 影像学标准　X 线片显示骨折处有连续性骨痂，骨折线已模糊。

3. 功能标准　外固定解除后伤肢能达到以下要求：上肢能向前平举 1kg 重量达 1 分钟；下肢能不扶拐在平地连续步行 3 分钟，并不少于 30 步；连续观察 2 周骨折处不变形。

第五节　影响骨折愈合的因素

骨折的愈合过程中破坏清除和新生修复同时存在，易受多种因素的影响。其中有有利因素，亦有不利因素。有利因素可促进骨折的愈合，缩短治疗的时间；而不利因素则可延缓骨折的愈合，甚至导致骨的不连接或再次骨折的发生。

【全身因素】

1. 年龄　在不同的年龄阶段骨折愈合的速度不同。如新生儿的股骨骨折 2 周即可达到坚强愈合，而成年人一般需要 3 个月，老人所需时间更长。

2. 健康状况　健康状况欠佳，如合并骨质疏松、糖尿病、营养不良、恶性肿瘤等慢性消耗性疾病患者，骨折后所需的愈合时间较长。

3. 不良习惯 吸烟、酗酒等不良嗜好也可引起骨折愈合的明显延长，甚至导致骨不愈合或股骨头坏死。

【局部因素】

1. 骨折类型 斜形或螺旋形骨折，断面接触面比横形骨折大，因此骨折愈合前者较快。而多发骨折或粉碎性骨折愈合相对较慢。

> **案例 61-1 分析 6**
> 该患者属于粉碎性骨折，由于骨折部血运的影响，愈合可能较慢。

2. 骨折部位的血液供应 骨折的部位不同，骨折段的血液供应状况也不相同，一般有以下四种情况：

（1）两骨折段血液供应均好。多见于干骺端骨折，干骺端多为关节囊、韧带和肌腱附着，许多小血管由此进入骨内，因此血液供应丰富，骨折愈合快。如胫骨平台骨折、股骨髁部骨折等。

（2）一骨折段血液供应较差。

> **案例 61-1 分析 7**
> 该患者为胫骨干中、下 1/3 骨折，而胫骨干主要靠其中、上 1/3 处后侧进入髓腔的滋养动脉自上而下的血液供应，骨折后滋养动脉断裂，远侧骨折段仅靠骨膜下小血管维持，血液供应明显减少，因此骨折愈合较慢。

（3）两骨折段血液供应均差。如胫骨中上段与中下段两处同时发生骨折，上段骨折仅一骨折段血液供应较差，下段骨折处则两段均差，因此上段骨折较下段愈合快。

（4）骨折段完全丧失血液供应。如股骨颈囊内骨折，股骨头血液供应几乎完全中断，容易发生缺血性坏死。

3. 软组织损伤程度 软组织损伤的严重程度也会影响骨折区域的血供。

> **案例 61-1 分析 8**
> 该患者为汽车撞伤，暴力巨大可带来严重的软组织损伤，特别是开放性损伤，这将直接损伤骨折段附近的肌肉、血管和骨膜，破坏从其而来的血液供应，影响骨折愈合。

4. 软组织嵌入 若有肌、肌腱等组织嵌入两骨折端间，不仅会影响骨折的复位，而且会阻碍两骨折端的对合和接触，导致骨折难以愈合甚至不愈合。

5. 感染 开放性骨折局部感染可导致化脓性骨髓炎，出现软组织坏死和死骨形成，严重影响骨折愈合。

【治疗不当】

1. 反复多次的手法复位 可损伤局部软组织和骨外膜，不利于骨折愈合。手法复位虽能较少地影响骨折部的血运，但常难达到解剖复位，因此已达到功能复位标准者，不宜再行复位。

2. 不恰当的切开复位 切开复位时软组织和骨膜剥离过多，会影响骨折段血供，可导致骨折延迟愈合甚至不愈合。除了掌握严格的手术指征外，术中还应尽可能少地干扰和破坏局部血液供应。

3. 不恰当的清创 开放性骨折清创时，过多地摘除碎骨片，造成骨缺损，也可导致骨折延迟愈合或不愈合。

4. 过度牵引 骨折行持续性骨牵引治疗时，牵引力过大可造成骨折段分离，加上血管痉挛致局部血液供应不足，均可影响骨折愈合。

5. 骨折固定不牢固 若复位后固定不牢固，骨折处可受到持续剪力和旋转力的影响，干扰骨痂生长和血管新生，导致骨折延迟愈合或不愈合。

> **案例 61-1 分析 9**
> 该患者为开放性的不稳定骨折，本身具有局部软组织和骨外膜的损伤。在清创时应注意对碎骨片的保护。为防止切开复位时软组织和骨膜剥离过多，可选择交锁髓内钉固定。粉碎性骨折应适当减少术后下肢负重，以免妨碍骨折固定的牢固性。

6. 不恰当的功能锻炼 过早或不适当的功能锻炼，可妨碍骨折固定的牢固性，从而影响骨折愈合。而正确和适当的功能锻炼则可促进肢体血液循环，消除肿胀；促进骨痂生长；防止肌萎缩、骨质疏松和关节僵硬，利于关节功能的恢复。

第六节 骨折的急救

骨折急救的目的，在于用简便而有效的方法抢救生命、保护肢体、预防感染和防止增加损伤，安全而迅速地运送伤员，以便进行有效的治疗。

一、急救的步骤

首先应判断伤员有无紧急情况，如心搏骤停、窒息、大出血、休克及开放性气胸等，应有针对性地进行急救，伤员情况平稳后再进行骨折的处理。治疗休克应给氧、保暖，迅速输液输血以恢复血循环。

案例 61-1 分析 10
　　该患者虽为车祸，但伤后患者无昏迷，神志清，生命体征平稳。胸部 X 线片和 B 超可基本排除胸腹部器官损伤，故可急诊处理骨折。但仍必须同时观察神志和生命体征变化，防止迟发性出血。

二、出血的处理

　　①加压止血法：宜用较厚的无菌纱垫或纱布作衬垫，用绷带或三角巾加压包扎，一般即可止血。②止血带止血法：如大出血不能用加压包扎止血时，应在标准部位加适当衬垫后，用充气止血带止血，并注意记录所用压力和时间。③钳夹或结扎止血法：如转送时间过长，可先清创后将血管结扎或钳夹，然后运送进一步处理，可以避免长时间使用止血带带来的合并症和伤口的感染，结扎线应留足够的长度及标记。

案例 61-1 分析 11
　　该患者无活动性出血，急救时无菌纱垫和绷带加压包扎骨折部即可止血。

三、固　　定

　　将伤肢固定，有减少疼痛、防止骨端继发损伤血管及神经的作用。固定肢体时应做到固定牢靠、松紧适当。一般可用预制的夹板固定伤肢的上下关节；也可就地取材，如木板、树枝、枪支；如无合适固定物，上肢可贴胸固定，下肢可采用与健侧下肢固定的方法等。

案例 61-1 分析 12
　　该患者右小腿骨折，急救时可用预制夹板超膝踝关节固定，也可将伤肢绑于健侧肢作为临时固定。

四、安全迅速地转运

　　患者经初步处理，妥善固定后，应尽快送到医院进行处理。

第七节　骨折的治疗原则

　　骨折的治疗有三大原则：复位、固定和康复治疗。复位是将移位的骨折段恢复正常或接近正常的解剖关系，重建骨骼的支架作用，是骨折固定和功能锻炼的基础。复位后骨折愈合需要一定的时间，因此还得用固定的方法将骨折维持于复位后的位置，待其坚固愈合，固定是骨折愈合的关键。康复治疗的目的是在不影响固定和愈合的前提下，尽快恢复患肢肌肉、肌腱、韧带、关节囊的舒缩活动，防止发生肌肉萎缩、骨质疏松、肌腱挛缩、关节僵硬等并发症，康复治疗是恢复患肢功能的重要保证。

一、骨折的复位

【复位标准】
　　1. 解剖复位　通过复位使骨折段恢复正常的解剖关系，对位（骨折端接触面）和对线（骨折段纵轴关系）完全正常时，称为解剖复位。
　　2. 功能复位　通过复位虽未使骨折段恢复正常的解剖关系，但在骨折愈合后对肢体功能无明显影响者，称为功能复位。根据不同年龄、不同部位的骨折，其功能复位的要求亦不相同：旋转和分离移位必须完全矫正；下肢骨干的短缩移位，儿童不超过 2cm，成人不超过 1cm；允许下肢轻微地前后成角（不超过 10°），但侧方成角移位则必须完全纠正；肱骨干稍有畸形对功能影响不大；为防止前臂旋转功能的影响，前臂双骨折应要求对位对线均好。
　　【复位方法】　复位方法有手法复位和切开复位。
　　1. 手法复位　应用手法使骨折复位的方法称为手法复位。其步骤分为：①麻醉解除疼痛。②关节置于肌松弛位。③远端对准近端方向。④对抗施加拔伸牵引。⑤根据骨折类型和移位，分别采用反折、回旋、端提、捺正、分骨、扳正等手法予以复位。
　　2. 切开复位　即手术切开直视下将骨折复位。切开复位指征包括：①手法复位未达到功能复位标准，将严重影响患肢功能者。②关节内骨折，手法复位后对位不良，将影响关节功能者。③骨折端间有软组织嵌入，手法复位失败者。④骨折并发主要血管、神经损伤需切开修复者。⑤多处骨折，为便于护理和治疗，防止并发症。

二、骨折的固定

骨折固定的方法有外固定和内固定两种。
1. 外固定（ external fixation ）　主要用于骨折

经手法复位后的患者，也有骨折切开复位内固定术后，需要加用外固定者。目前常用的外固定方法包括小夹板、石膏绷带、外展架、持续牵引和外固定支架等。

2. 内固定（internal fixation）　主要用于切开复位后，采用金属或可降解材料，将骨折段于解剖复位的位置予以固定，如钢丝、钢针、接骨板、可吸收螺钉、髓内钉和加压钢板等。有些骨折，如股骨颈骨折，可于手法复位后在 X 线监测下，从股骨大转子下方向股骨颈穿入三刃钉或空心加压螺钉固定。

> **案例 61-1 分析 13**
>
> 　　该患者非手术治疗卧床和石膏固定时间较长，不利于骨折的愈合，也易引起晚期并发症发生。开放性骨折亦需要清创处理，因此选择切开复位内固定治疗，将有利于术后及早的下肢功能锻炼和康复治疗的进行（图 61-8）。
>
>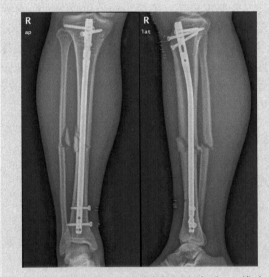
>
> 图 61-8　右胫腓骨骨折髓内钉固定术后 X 线片

三、康复治疗

康复治疗是骨折治疗的重要阶段，是防止并发症发生和及早恢复肢体功能的重要保证。康复治疗时应遵循动静结合、主动被动相结合、循序渐进的原则，鼓励患者早期进行功能锻炼，必要时须在专业医师的指导下进行适当的物理治疗，促进骨折愈合和功能恢复。

1. 早期　骨折后 1～2 周内。此期康复治疗的目的是促进患肢血液循环，消除肿胀，防止肌萎缩。功能锻炼以患肢主动舒缩活动为主，除骨折临近关节外的其他各部位关节均应进行功能锻炼。

2. 中期　骨折 2 周以后。此时骨折已有纤维连接，日趋稳定，应开始进行骨折临近关节的活动。根据骨折稳定程度，逐步增加活动范围和强度，此期康复治疗的目的是防止肌萎缩和关节僵硬。

3. 后期　骨折已达临床愈合，外固定可拆除。此时是功能锻炼的关键时期，除尽早消除残余肿胀和关节僵硬外，还应患肢部分负重促进骨性愈合，必要时可辅以物理治疗和外用药物，促进关节活动范围和肌力的恢复。

第八节　开放性骨折的处理

开放性骨折时覆盖骨部位的皮肤或黏膜破裂，骨折处与外界相通，从而使病理变化更加复杂，治疗更为困难。由于存在已污染的伤口给骨折带来了感染的危险，因此开放骨折的治疗必须建立在防止感染这一基础上。

开放性骨折根据软组织损伤轻重，可分为三度：

第一度：皮肤由骨折端由内向外刺破，软组织损伤轻。

第二度：皮肤割裂或压碎，皮下组织或肌组织中度损伤。

第三度：广泛的皮肤、皮下组织和肌肉严重损伤，常合并血管、神经损伤。

开放性骨折的处理原则是及时正确的清创术，尽可能地防止感染。在此基础上采取可靠的手段固定骨折端，力争将开放创口转化为闭合伤口。

术前应注意：①排除休克和其他危及生命的重要器官损伤。②判断有无血管、神经和肌腱的合并伤。③估计损伤深度、范围，污染程度，以及骨折类型和移位。原则上清创时间越早，感染机会越少，治疗效果越好，伤后 6～8 小时内是清创术的最佳时间；某些特殊病例，如污染较轻的面部伤口，在 12 小时后还可以进行清创缝合。清创处理要点：①正确辨认开放骨折皮肤损伤。②彻底清创。③采取可靠的手段固定骨折端。④采取有效的方法闭合伤口，消灭创面。本病例术后还应合理应用抗生素及破伤风抗毒素以预防感染。

> **案例 61-1 分析 14**
>
> 　　该患者伤后 1 小时入院，6～8 小时内清创，创口可一期缝合。

第九节　开放性关节损伤的处理

开放性关节损伤即皮肤和关节囊破裂，关节腔与外界相通。其处理原则与开放性骨折基本相同，治疗目的着重于防止关节感染和恢复关节功能。损伤程度不同，处理方法和术后效果亦不同，一般分为三度：

第一度：创口较小，多由锐器刺破关节囊，关节软骨和骨无损伤。此类损伤无须打开关节，以免感染进一步扩散。创口行清创缝合后，可于关节内注入抗生素，适当固定3周后开始功能锻炼。治疗后可保留关节功能，如有关节肿胀、积液则按化脓性关节炎早期处理。

第二度：软组织损伤广泛，关节软骨及骨部分破坏，创口内异物存在。应在局部软组织清创完成后，更换手套、敷单和器械，再扩大关节囊切口，充分暴露关节，用大量生理盐水反复冲洗。彻底清除关节内异物、血肿和小的骨碎片。大骨片应予复位，尽量保证关节软骨面的完整，可用克氏针或可吸收螺钉固定。关节囊和韧带应尽量保留，并予以修复。关节囊的缺损可用筋膜修补。必要时关节腔内放置硅胶管，术后林格液加抗生素灌洗引流，术后48小时内拔出。治疗后可恢复部分关节功能。

第三度：软组织毁损，韧带断裂，关节软骨和骨严重损伤，创口内异物存留，或合并关节脱位及血管、神经损伤等。应彻底清创，敞开创口，无菌敷料湿敷3～5天后行延期缝合。还可彻底清创后用肌皮瓣或皮瓣移植来修复大面积的软组织缺损。关节面严重破坏，关节功能无恢复可能者，亦可行一期关节融合术。

第十节　骨折延迟愈合、不愈合和畸形愈合的处理

【骨折延迟愈合】　骨折经治疗，超过一般愈合时间（通常为4～8个月），断端仍未出现骨连接，称为骨折延迟愈合（delayed union）。X线片显示骨折端骨痂少，排列紊乱，轻度骨吸收，骨折线明显，但无骨硬化征象。

骨折延迟愈合除患者全身营养不良等因素外，主要原因是骨折复位后固定不确实、骨折端存在剪力和旋转力或牵引过度所致的骨端分离。骨折延迟愈合表现为骨折愈合较慢，但仍有继续愈合的能力和可能性，针对原因经过适当处理，仍可达到骨折愈合。

【骨折不愈合】　骨折延迟愈合经再度延续治疗（通常为骨折8个月后），仍达不到骨性愈合，称为骨不愈合或骨不连（nonunion）。临床上拆除固定后，骨折处可有假关节活动。X线片显示骨折端萎缩光滑，骨端分离，骨折线明显，骨髓腔被致密硬化的骨质封闭。骨折端硬化和髓腔闭塞是骨折不愈合的前兆。

骨折不愈合多由于骨折端间嵌夹较多软组织，开放性骨折清创时去除骨片较多造成骨缺损，或多次手术对骨的血液供应破坏较大等因素所致。骨折不愈合，不可能再通过延长治疗时间而达到愈合，需切除硬化骨，打通骨髓腔，修复骨缺损。一般需行植骨、内固定，必要时加用外固定治疗。带血管蒂的骨膜或骨移植已成为治疗某些类型骨不愈合的重要方法，近年来还有应用电磁刺激、高压氧等方法治疗骨折不愈合。

【骨折畸形愈合】　骨折愈合后未达到功能复位的要求，存在成角、旋转或重叠畸形，称为畸形愈合（malunion）。

畸形愈合多由于骨折复位不佳、固定失效或过早拆除、受肌肉牵拉、不恰当的负重或锻炼影响所致。畸形较轻对功能影响不大者，可不予处理，而畸形明显且影响肢体功能者需行矫正。2～3个月内的骨折，骨痂尚不牢固，可麻醉下手法折骨，重新复位和固定。如骨折已坚固愈合则应行截骨矫形术，手术以改善功能为首要目的，改善外观为次。

案例 61-1 分析 15

　　临床诊断：右胫腓骨中下段粉碎性骨折（一度开放性）

　　诊断要点：

　　1. 车祸致右小腿出血、肿痛、畸形史。

　　2. 查体右小腿局部短缩畸形、反常活动及骨擦感三项特有体征均存在。

　　3. 骨折处皮肤存在 2cm 开放性创口。

　　4. X 线片示：右胫腓骨中下段粉碎性骨折。

　　治疗原则：

　　1. 急诊清创，可行骨折复位交锁髓内钉内固定术，一期关闭创口。

　　2. 术后肌注破伤风抗毒素和抗生素治疗。

　　3. 及早行下肢功能锻炼，必要时辅以物理治疗。

学 习 小 结

通过学习掌握骨折的诊断及治疗原则，骨折常见的并发症，以及影响骨折的愈合因素；熟悉开放性骨折和关节损伤如何处理，以及骨折延迟愈合、不愈合及畸形愈合的处理原则。

思 考 题

1. 简述骨折的成因和分类。
2. 影响骨折愈合的因素有哪些?
3. 骨折常见的并发症有哪些?
4. 简述骨折的愈合过程。

5. 骨折的急救和治疗原则是什么?
6. 开放性骨折如何处理?
7. 开放性关节损伤如何处理?
8. 简述骨折延迟愈合、不愈合及畸形愈合的处理原则。

（白　波）

第六十二章　上肢骨、关节损伤

学习目标

1. 掌握肱骨干骨折、桡骨下端骨折的移位特点、诊断和治疗。

2. 熟悉肩关节脱位及小儿桡骨头脱位的诊断及复位方法。

3. 了解锁骨骨折、肱骨髁上骨折和前臂双骨折的移位特点、诊断和治疗原则；了解肩关节脱位的诊断及复位方法。

第一节　锁骨骨折

【解剖概要】　锁骨全长是一"S"形长管状骨，连接于肩胛骨与躯干之间，内侧半弯凸向前，外侧半弯凸向后，锁骨中 1/3 直径最小，且没有肌肉、韧带附丽加固，是锁骨的力学薄弱点。内侧与胸骨相连构成胸锁关节，外端与肩峰构成肩锁关节，并有肩锁韧带、喙锁韧带、三角肌和斜方肌所稳定。

【病因、病理与分类】　锁骨骨折（fractures of the clavicle）好发于儿童，摔伤是锁骨骨折的主要原因，多由直接暴力引起，产伤是新生儿锁骨骨折的常见原因。间接暴力的受伤机制是摔倒时肩部着地，力传导至锁骨，或因手、肘着地，外力自前臂或肘部沿上肢向近心端冲击。以斜行或横行骨折多见。直接暴力常造成锁骨中 1/3 与第一肋骨撞击，可导致锁骨中 1/3 螺旋或粉碎性骨折。锁骨骨折可合并第一肋骨骨折、胸膜和肺损伤、臂丛神经及锁骨下血管损伤等，因暴力作用的大小、方向差异，骨折可发生在外侧、中段和内侧，以中段骨折多见。成人骨折形态可以为横行、粉碎和斜行，儿童多为青枝骨折。锁骨外侧骨折常因肩部的重力而使骨折远端向下移位，骨折近端由于胸锁乳突肌的牵拉向后上移位。移位程度较大者应怀疑喙锁韧带损伤。锁骨中段骨折、骨折近端由于胸锁乳突肌的牵拉可向后上移位，远折端由于上肢重力的作用和胸大肌的牵拉向前下移位并伴有重叠（图 62-1）。

【临床表现与诊断】

1. 症状和体征　成人及大龄儿童能主诉病史和症状，一般易于诊断。锁骨骨折部位局部肿胀、压痛和畸形，肩关节活动使疼痛加重。患者常用健手托住患侧肘部，以减轻上肢重量牵拉引起的疼痛，患者头部向患侧偏斜，以缓解因胸锁乳突肌牵拉骨折端引起的疼痛。检查时可触摸到骨折断端，有局限性压痛，

有骨擦感和反常活动。

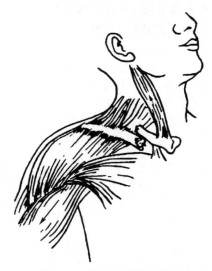

图 62-1　锁骨中段骨折移位方向

2. X 线检查　怀疑锁骨骨折时需拍 X 线片明确诊断。无移位或儿童的青枝骨折单靠物理检查诊断较困难，可于伤后 5～10 天复查。

3. 诊断　一般锁骨骨折诊断容易，凭借物理学检查及 X 线表现可明确，但要注意并发症的诊断。锁骨后方有臂丛神经及锁骨下血管经过，若直接暴力作用强大，骨折移位明显，局部肿胀严重应考虑合并神经和血管损伤的可能，应仔细检查上肢的血供和神经功能情况以免漏诊而引起严重后果。

【治疗】

1. 新生儿及婴儿锁骨骨折　不需要特殊固定，只需注意避免压迫。

2. 儿童青枝骨折及成人无移位骨折　用三角巾悬吊 3～6 周即可开始活动，无须特殊治疗。

3. 有移位骨折　手法复位，横行"8"字绷带外固定 6～8 周。

（1）复位方法：患者取坐位、双手叉腰、挺胸收腹，可采用血肿内麻醉，术者站在患者背后，用膝顶住患者上背部正中，两手握住患者肩部向后牵拉使双肩向外、后、上伸展，以利于复位（图 62-2）。

（2）固定方法：复位成功后，术者维持复位姿势，助手采用横行"8"字绷带固定，固定松紧适度。固定时双腋下需加棉垫以防止腋下血管、神经受压（图 62-3）。复位后严密观察双上肢血液循环、感觉及运动功能，若出现肢体肿胀、麻木，表示固定过紧，应及时放松固定。术后 1 周左右，由于骨折区肿胀减

退、绷带松动致固定不牢而引起骨折再移位，应注意及时调整。锁骨骨折复位并不难，但外固定不易保持位置，即使轻度移位，愈合后上肢功能无明显影响，所以临床不强求解剖复位。

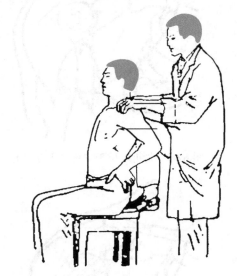

图 62-2　锁骨骨折手法复位

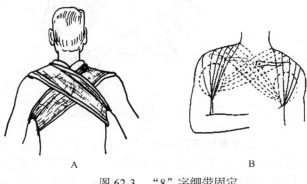

A　　　　　　　　　　　　　　B

图 62-3　"8"字绷带固定

A. 前面观；B. 后面观

（3）以下情况考虑手术切开复位内固定。①合并神经、血管损伤；②开放性骨折；③陈旧性骨折不愈合；④锁骨外端骨折合并喙锁韧带断裂；⑤锁骨骨折合并同侧肩胛颈骨折，形成浮动肩；⑥锁骨粉碎性骨折，骨块间夹有软组织或有穿破皮肤风险者；⑦多发损伤，肢体需早期开始功能锻炼时；⑧患者不愿接受复位后骨折再移位影响外观；⑨患者不能忍受横"8"字绷带固定的痛苦。

第二节　肱骨近端骨折

【解剖概要】　肱骨近端骨折（proximal humeral fractures）是包括肱骨外科颈在内及其以上部分的骨折。在肱骨头与大、小结节之间有一很短的相对稍狭窄的部分称为肱骨解剖颈，在大、小结节之下部分称为肱骨外科颈，位于解剖颈下 2～3cm，为松质骨和皮质骨的交界处，是临床上骨折好发部位，由于骨折断端均有血液供应，因此骨折容易愈合。肩峰下滑囊是一层滑膜包绕的囊性组织，是一利于肩关节活动的装置，肱骨外科颈骨折时，可损伤此结构，导致滑囊壁粘连，影响肩关节活动。

【病因、病理与分类】　肱骨近端骨折常发生在老年人，老年人肱骨上端骨质变疏松，骨强度明显减弱，较为轻微的暴力也可引起骨折。年轻患者常表现为骨折伴肩关节脱位。暴力作用是肱骨近端骨折的主要原因，间接暴力多见，最常见的是上肢在伸展位摔伤，手掌着地或上肢外展及过度旋转位摔伤，肱骨上段与肩峰撞击而发生骨折。若外伤是直接暴力作用于肩部侧方，常伴有肱骨大结节骨折。由于暴力作用的大小、方向，肢体的位置，以及患者原来的骨质量等因素可发生不同类型的骨折。

临床上常用肱骨近端骨折分型为 Neer 分型和 AO 分型。Neer 分型的主要依据是骨折移位的程度，以移位＞1cm 或成角畸形＞45° 为标准进行分类。

一部分骨折：肱骨近端骨折，包括多处骨折，只要未达到上述移位标准，都属于一部分骨折，一部分骨折多为轻度移位或无移位骨折，

二部分骨折：某一主骨折块与其他三个部分有明显的移位，包括解剖颈骨折、大结节骨折、小结节骨折、外科颈骨折。

三部分骨折：指有两个主要骨折块之间，以及与另两部分之间均有明显的移位，常见的有大结节、外科颈骨折，另有小结节、外科颈骨折。

四部分骨折：是肱骨上端四个主要骨折块之间均有明显移位，形成四个分离的骨块。肱骨头呈游离状态，血液供应中断，极易发生肱骨头坏死。

【临床表现与诊断】　明显外伤史，伤后肩部疼痛、肿胀、瘀斑、活动障碍。肱骨近端压痛、主被动活动引起疼痛加重，有时有骨擦感。肩部正位及腋位 X 线片可明确诊断，复杂病例行 CT 检查。

【治疗】　治疗原则是争取理想复位，尽可能保留肱骨头血液供应，保持骨折稳定，早期功能锻炼。

1. 非手术治疗　肱骨近端骨折中多数的轻度移位骨折，一般可采用非手术治疗；大多数二部分骨折也可手术治疗，一般可使用颈腕吊带、三角巾将患肢悬吊 3～4 周，逐步锻炼肩关节功能，锻炼期间要复查 X 线片，了解有无骨折移位、指导肩关节锻炼。

2. 手术治疗　Neer 三部分、四部分骨折和一些移位的二部分骨折可行切开复位、钢板螺丝钉内固定，便于早期肩关节功能锻炼、康复。复杂的老年人四部分骨折可选用人工肱骨头置换术，术后能较好地

恢复肩关节功能。

第三节　肱骨干骨折

【解剖概要】　肱骨干骨折（humeral shaft fractures）是指肱骨外科颈以下 2cm 至肱骨髁上 2cm 之间的骨折。肱骨干上半段呈圆柱形、下半段呈三棱柱形，有多块肌肉分别附着于骨的各缘或面上，骨折后容易发生移位。肱骨干有由内上斜向外下的桡神经沟，桡神经和肱深动脉紧贴骨面由后内向前外方行走，因此肱骨中下 1/3 骨折容易合并桡神经损伤（图 62-4）。

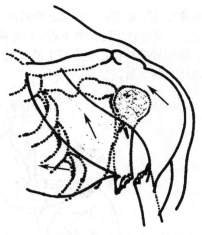

图 62-5　骨折线位于三角肌止点以上

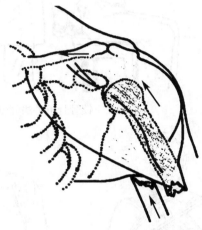

图 62-6　骨折线位于三角肌止点以下

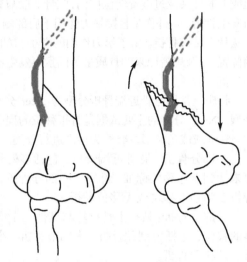

图 62-4　肱骨下段骨折合并桡神经损伤

【病因、病理与分类】　肱骨干骨折可由直接或间接暴力引起，直接暴力是最常见的原因，多发生于 30 岁以下成年人。按发生部位可分上、中、下 1/3 骨折，直接暴力打击肱骨干中段常导致横形、粉碎性，或开放性骨折，肱骨上、中 1/3 骨折更为常见。间接暴力通过力的传导作用于肱骨干而引发骨折，常发生中、下 1/3 骨折，旋转暴力因投掷运动或"掰腕"常导致中、下 1/3 典型的螺旋形或斜形骨折。骨折的移位方向取决于暴力作用的方向、骨折的部位和骨折断端两侧肌牵拉方向等。在三角肌止点以上、胸大肌止点以下的骨折，骨折近段受胸大肌、背阔肌、大圆肌的牵拉向内、向前移位，骨折远段因三角肌、喙肱肌、肱二头肌、肱三头肌的牵拉向外、向近端移位。骨折线位于三角肌止点以下，骨折近段由于三角肌的牵拉向前外移位，骨折远段因肱二头肌、肱三头肌的牵拉向近端移位（图 62-5、图 62-6）。无论哪一部位骨折，由于肢体重力的牵拉和不恰当外固定物的重量，均可引起骨折断端分离移位或旋转畸形，分离移位可导致骨折延迟愈合或不愈合。

【临床表现与诊断】　外伤后上臂出现疼痛、肿胀、畸形、皮下瘀斑、反常活动、上肢活动障碍等。检查可发现压痛、反常活动、骨擦感、被动活动疼痛等，X 线可确定骨折的类型、移位方向，X 线应包括肱骨的远端和肘关节，或近端及肩关节，若合并桡神经损伤可出现典型垂腕、垂指畸形，伸拇、伸掌指关节功能障碍，第 1～2 掌骨间背侧（虎口背侧）皮肤感觉丧失，前臂旋后障碍。

【治疗】　原则：利于骨折尽早愈合，利于患肢的功能恢复，减少并发症。

1. 非手术治疗　指征：①移位不明显的简单骨折；②有移位的骨折经手法复位能达到功能复位标准。

手法复位外固定：肱骨干各部位骨折均可在局麻下或臂丛麻醉下行手法整复。麻醉后助手握住前臂，在屈肘 90° 位沿肱骨干纵轴持续牵引，矫正重叠移位、成角畸形，术者用双手握住骨折远、近端，按骨折移位的相反方向进行手法复位，X 线片确认骨折的对位、对线情况，复位成功后减少牵引力、维持复位，可选择小夹板固定,用四块合适长度的小夹板分别置于上臂前、内、外、后侧捆扎固定,在屈肘 90° 位用三角巾悬吊。成人固定 6~8 周,儿童固定 4~6 周。复位后较稳定的骨折可使用"O"形石膏固定,若中下段长斜形骨折或长螺旋形骨折、手法复位后不稳定者可采用上肢悬垂石膏固定,若石膏过重可能会造成骨端分离,影响骨折愈合,因此宜采用轻质石膏,并定期复查 X 线片,密切观察骨折位置情况。

2. 手术治疗　切开复位内固定。

（1）手术指征:下列情况可采用切开复位内固定治疗。

1）手法复位达不到功能复位要求者。

2）骨折断端分离移位或骨折断端间嵌入软组织。

3）8~12 小时内、污染不重、能彻底清创的开放性骨折。

4）肱骨多段骨折或同一肢体多发性骨折。

5）肱骨骨折合并桡神经或血管损伤需手术探查处理者。

6）骨折不愈合或畸形愈合。

7）病理性骨折。

（2）手术方法

1）麻醉:臂丛阻滞麻醉或气管插管全麻。

2）体位:仰卧位,伤肢外展90° 放在手术桌上。

3）切口与暴露:从肱二头肌、肱三头肌间切口,沿肌间隙暴露骨折端,上 1/3 骨折切口向上经三角肌、肱二头肌间隙延长,下 1/3 骨折切口向下经肱二头肌、肱桡肌间隙延长,注意防止桡神经损伤。

4）复位与固定:在直视下尽可能解剖复位,根据具体情况选择带锁髓内针固定、钢板螺丝钉内固定或外固定支架固定（图 62-7、图 62-8）。术后不用外固定,可早期进行功能锻炼。对合并桡神经损伤患者应术中探查桡神经,若完全断裂可一期修复桡神经;若为挫伤、神经连续性存在,则切开神经外膜,减轻神经继发性病理改变。

3. 康复治疗　无论是手法复位、外固定还是切开复位内固定,术后都应该早期进行康复治疗、锻炼。复位后应抬高患肢,主动练习手指屈伸运动,协助血液回流、减轻肢体远端水肿。2~3 周后开始主动的腕、肘关节屈伸活动和肩关节的外展、内收活动,但活动度不宜过大,应根据患者具体情况逐渐增加活动量和活动频率。6~8 周后可加大活动量,并开始做肩关节旋转活动。在锻炼过程中,要定期复查 X 线片,随时检查骨折对位、对线及愈合情况,骨折完全愈合后去除外固定,内固定可在骨折愈合后一年取出。康复治疗还可以结合理疗,以促进肢体消肿、肢体功能的早日康复。

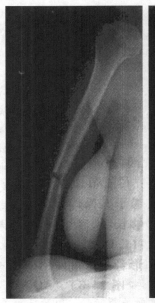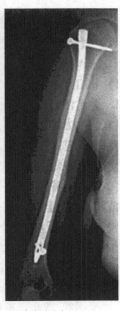

图 62-7　肱骨骨折髓内钉固定

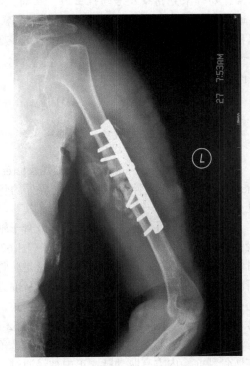

图 62-8　陈旧性肱骨骨折植骨钢板固定

第四节　肱骨髁上骨折

案例 62-1

患儿,女,3 岁 9 个月,因跌伤致右肘部疼痛、活动受限 4 小时入院。病史由家属代述,可靠。

患儿 4 小时前骑自行车跌倒后,右肘关节半屈位,手掌着地,即感右肘部疼痛、轻微肿胀、活动受限，无右上肢、指端麻木，右手腕及五指活动无困难，局部无伤口及活动性出血，无头晕、呕吐及胸痛不适。为进一步诊治住院治疗。

患儿既往体健，无地中海贫血、肝炎、结核病史，无手术外伤史，无药物及食物过敏史，按计划接受疫苗注射。父母体健，无家族遗传疾病史。

查体：T 36.2℃，P 120 次/分，R 20 次/分，BP 118/68mmHg。发育正常，营养中等，神志清楚，自动体位，对答切题，检查合作。皮肤黏膜无黄染，双侧胸廓对称，双肺呼吸音清，未闻及干湿啰音。心率 120 次/分，律齐，未闻及病理性杂音。腹平软，未及包块，无压痛，无反跳痛，肝脾肋下未及，肝区无叩击痛，双肾区无叩击痛。脊柱无畸形，活动正常。

专科检查：右肘关节畸形，肘后三角关系正常，局部未见伤口及活动性出血，压痛，右肱骨远端可触及骨擦感，右桡动脉搏动无减弱，右手指甲床充盈可，手指无被动牵拉痛，指端血运良好，无感觉异常。

问题：

1. 需进一步作何检查？
2. 还需要排除哪些并发症？
3. 选择何种治疗方案？

肱骨髁上骨折（supracondylar fractures of humerus）指发生在肱骨干与肱骨髁交界处的骨折，是儿童常见的肘部损伤，多发生在 10 岁以下。

【解剖概要】 从肱骨侧面看，肱骨干轴线与肱骨髁轴线之间有 30°～50° 的前倾角（图 62-9），肱骨髁上是密质骨与松质骨的交界处，这是肱骨髁上骨折的解剖因素。在肘关节完全伸展时，从前方看上臂与前臂纵轴之间形成的外翻夹角称为提携角，男性正常为 5°～10°，女性为 10°～15°（图 62-10），肱骨髁上骨折患者易发生肘内翻畸形，使提携角变小。在肱骨髁前、内方有肱动脉、正中神经通过，在神经血管束的前面是坚韧的肱二头肌腱膜，后方是肱骨，一旦发生骨折，神经血管容易受到骨折近端的压迫或损伤，骨折后处理不当容易发生 Volkmann 缺血性肌挛缩。在肱骨髁的内侧有尺神经，外侧有桡神经，肱骨髁上骨折的侧方移位可引起相应神经损伤。在儿童期，肱骨下端有骨骺，若骨折累及骺板可能会影响骨骺的发育，常出现肘内翻或肘外翻畸形。根据受伤的机制和骨折移位的方向，肱骨髁上骨折可分为屈曲型和伸直型，其中多数为伸直型髁上骨折。

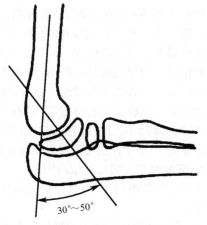

图 62-9 肱骨远端前倾角

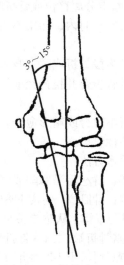

图 62-10 提携角

一、伸直型肱骨髁上骨折

【病因与病理】 伸直型肱骨髁上骨折最为常见，占 90% 以上，跌倒时肘关节过伸、手掌撑地，暴力经前臂传达至肱骨下端，尺骨鹰嘴向前施加杠杆应力而造成肱骨髁上骨折。通常是骨折近段向前移位、骨折远段向后移位，骨折近端常刺破肘前方肌肉及损伤正中神经和肱动脉（图 62-11）。伸展型骨折还根据侧方暴力不同分为尺偏型和桡偏型，尺侧移位导致发生肘内翻的可能性增加。

【临床表现与诊断】 外伤后肘部弥漫性肿胀、疼痛、瘀斑、功能障碍并有后突畸形，肘部处于半屈曲位，检查局部明显压痛，有骨擦感及反常活动，肘部前方可扪到骨折断端，肘后三角关系正常。在诊断中要特别注意有无血管、神经损伤，注意观察前臂肿胀程度、手部温度、桡动脉搏动、运动及感觉。损伤严重患者延误治疗或处理不当可出现前臂缺血症状，表现疼痛难忍（pain），桡动脉搏动消失（pulselessness），皮肤苍白（pallow），感觉异常（paresthesia）和肌肉无力或瘫痪（paralysis），即所谓的"5P"征。辅助检查主要是拍摄肘部正侧位X线片，以明确骨折的诊断、分型及移位方向，为治疗方案的选择提供参考依据。

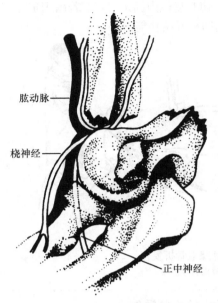

图 62-11　伸直型肱骨髁上骨折

> **案例 62-1 分析 1**
>
> 　1. 女性，3 岁 9 个月，是肱骨髁上骨折的好发年龄。
>
> 　2. 右肱骨远端可触及骨擦音及骨擦感，右肘后三角关系正常，提示可能为肱骨髁上骨折。
>
> 　3. 肘关节伸直位受伤，提示可能为伸直型骨折。
>
> 　4. 借助 X 线可明确诊断并了解骨折的类型及移位方向（图 62-12、图 62-13）。
>
> 　5. 主要诊断：肱骨髁上伸直型骨折。
>
>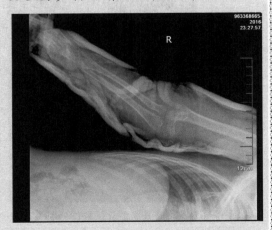
>
> 图 62-12　肱骨髁上骨折复位前肘关节正位片

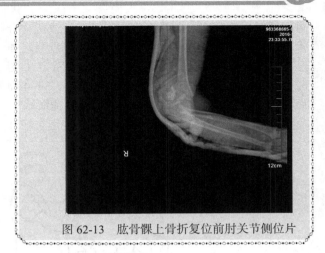

图 62-13　肱骨髁上骨折复位前肘关节侧位片

【治疗】

1. 手法复位外固定

（1）适应证：受伤时间短、局部肿胀轻、没有血液循环障碍者可先行手法复位外固定。

（2）方法：①麻醉：选择臂丛麻醉或全麻。②体位：患者取仰卧位。③牵引：在屈肘约 50°，前臂中立位时沿前臂纵轴牵引，以同侧腋窝向上作反向牵引。④复位手法：先纵向牵引纠正重叠移位，再侧方挤压纠正侧方移位，桡偏型侧方移位不必完全纠正，尺偏型侧方移位应矫枉过正以免发生肘内翻畸形，最后纠正前后移位。持续牵引下术者双拇指顶住骨折远背侧推，双手 2～5 指在骨折近端掌侧用力向后方挤，同时缓慢屈曲肘关节 90° 或 100° 多能复位（图 62-14）。X 线证实骨折端对位、对线良好用外固定维持复位位置。复位时要注意恢复肱骨下端的前倾角和肘部提携角，屈肘固定的角度以能清晰摸到桡动脉搏动、无感觉运动障碍为度。在屈肘超过 100° 复位后骨折端较稳定，但要注意观察肢体远端的血液循环情况。⑤固定：一般以后侧石膏托固定，若软组织肿胀严重，也可以尺骨鹰嘴牵引复位固定（图 62-15）；一般石膏固定 4 周左右，X 线证实骨折愈合后拆除石膏行肘关节功能锻炼。⑥最好不要过多反复手法复位，以免诱发或加重神经、血管损伤。

2. 手术治疗

（1）适应证：①手法复位失败；②合并血管神经损伤；③不稳定髁上骨折。

（2）手术方法：在臂丛麻醉或全麻下手术，合并正中神经、血管损伤者多采用肘前正中"S"形切口，其余可选用肘后正中切口或肘关节内外纵形切口。若合并神经、血管损伤，应切开肘前深筋膜及肱二头肌腱膜，探察正中神经及肱动脉，根据实际情况做相应处理。若为血管痉挛，在骨折复位后大多数可以缓解，可切除血管外膜或利多卡因沿外膜封闭缓解血管痉挛。若为血管破裂可修补或行吻合术。若伴正中神经挫伤，可切除神经外膜以减轻神经内压力，骨折复位后用交叉克氏针固定（图62-16）。术后以石膏托固定于屈肘90°位，3~4周后拔掉克氏针、拆除石膏，进行肘关节功能锻炼。

3. 康复治疗　不管是手法复位外固定还是切开复位内固定，术后都要密切观察患肢血液循环和浅感觉、手指运动功能，抬高患肢早期进行手指及腕关节屈伸活动，有利于减轻肢体水肿。手法复位外固定4周左右可拆除外固定，开始进行肘关节屈伸活动锻炼。切开复位内固定患者，若内固定足够稳定，术后2周即可开始功能锻炼。

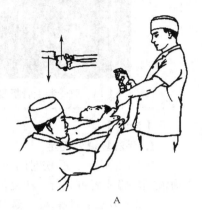
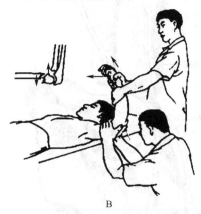

图 62-14　伸直型肱骨髁上骨折复位

A.矫正侧方移位；B.矫正前后移位

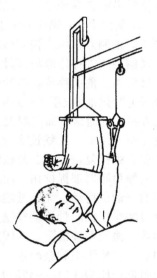

图 62-15　肱骨髁上骨折尺骨鹰嘴悬吊牵引

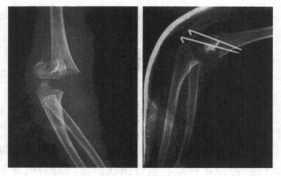

图 62-16　伸直型肱骨髁上骨折闭合复位经皮穿针内
固定+石膏托外固定

案例 62-1 分析 2

1. 因无合并神经血管损伤，采用手法复位石膏外固定治疗方案。

2. 予以脱水、消肿治疗。

3. 复查X线评估复位情况（图62-17、图62-18）。

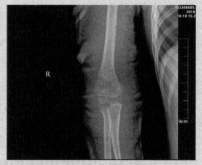

图 62-17　肱骨髁上骨折复位后肘关节正位片

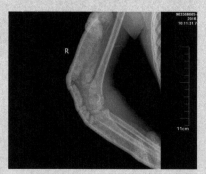

图 62-18　肱骨髁上骨折复位后肘关节侧位片

【Volkmann 肌挛缩】　伸直型肱骨髁上骨折由于骨折远端向后下移位，骨折近端容易挤压肱动脉或刺破肱动脉,损伤后局部出血和组织反应也使局部软组织严重肿胀,局部压力增高,阻断动脉血液供应,引起前臂骨筋膜室综合征。如果未能早期诊断及有效治疗,可导致前臂缺血性肌挛缩,严重影响手的功能及肢体的发育。因此,在治疗肱骨髁上骨折的过程中,要严密观察前臂肿胀程度及手腕、手指的感觉、运动功能,若患者在复位固定后出现疼痛加剧,检查可发现前臂肿胀,手指主动活动障碍,被动活动剧烈疼痛,即使桡动脉搏动清楚、末梢血液循环良好,也应高度怀疑骨筋膜室高压存在,应紧急手术切开前臂掌、背侧深筋膜,充分减压,并使用脱水剂、扩张血管药等治疗,以预防前臂缺血性肌挛缩的发生,若出现 5P 征时即便手术减压也难以恢复前臂肌肉的功能。

二、屈曲型肱骨髁上骨折

【病因与病理】　屈曲型肱骨髁上骨折较少见,跌倒时,肘关节处于屈曲位,暴力经肱尺关节向上传递至髁上骨折,骨折线方向与伸直型相反,较少发生血管、神经损伤。

【临床表现与诊断】　外伤后肘部疼痛、肿胀、肘后凸畸形、皮下瘀斑。查体上臂下方明显压痛,肘部后方可触及骨折断端,肘后三角关系正常,有骨擦感及反常活动。肘部正侧位 X 线片可以协助骨折的诊断及分型,典型的移位方向是骨折近端向后下移位,骨折远端向前移位,骨折线自后下斜向前上。由于肘后方软组织较少,若骨折端锐利,可刺入肱三头肌内,严重者能刺破皮肤形成开放性骨折(图 62-19)。

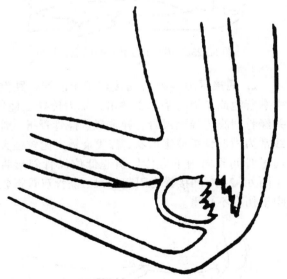

图 62-19　屈曲型肱骨髁上骨折骨折移位方向

【治疗】　治疗的基本原则与伸直型肱骨髁上骨折相同,但复位手法方向相反。手法复位后于伸肘位固定 7～10 天,再改为屈肘 40° 左右固定,固定 4 周左右开始主动练习肘关节屈伸活动。对于骨折移位明显或手法复位失败的患者可行切开复位、以交叉克氏针或拉力螺丝钉固定。儿童肱骨髁上骨折复位时若桡侧或尺侧畸形未得到纠正,尤其是尺侧畸形或合并骨骺损伤者,即便达到解剖复位也可能发生肘内、外翻畸形,部分畸形不严重的可能在儿童生长发育过程中逐渐纠正。若经观察畸形有加重的趋势,或合并功能障碍者,在 12～14 岁骨骺基本闭合时,可行肱骨下端截骨矫形术,术者应注意防止桡神经或尺神经的损伤,应先解剖神经作保护、再行截骨矫正畸形。

第五节　前臂双骨折

案例 62-2

患者,男,16 岁,因跌倒致左前臂肿胀疼痛 3 小时入院。

患者 3 小时前打篮球跌倒在地,左手掌着地,即感左前臂疼痛难忍,尚可轻微活动,伴左前臂及左手腕肿胀,无左上肢、指端麻木,左手腕及五指活动尚可,局部无伤口及活动性出血,无头晕、呕吐及胸痛不适,为进一步诊治住院治疗。

既往体健,无地中海贫血、肝炎、结核病史,无手术外伤史,无药物及食物过敏史,按计划接受疫苗注射。父母体健,无家族遗传疾病史。

查体:T 36.8℃,P 80 次/分,R 20 次/分,BP 126/72mmHg。发育正常,营养中等,神志清楚,自动体位,对答切题,检查合作。皮肤黏膜无黄染,双侧胸廓对称,双肺呼吸音清,未闻及干湿啰音。心率80 次/分,律齐,未闻及病理性杂音。腹平软,未及包块,无压痛,无反跳痛,肝脾肋下未及,肝区无叩击痛,双肾区无叩击痛。脊柱无畸形,活动正常,除患肢外其余肢体肌力正常。生理反射存在,病理反射未引出。

专科检查:左上肢前臂轻度肿胀,局部未见伤口及活动性出血,压痛(+),活动受限,骨折部可触及骨折断端,骨摩擦感(+),前臂纵向叩击痛(+),骨传导音减弱,左桡动脉搏动无减弱,左手指甲床充盈可,手指无被动牵拉痛,指端血运良好,无感觉异常。

辅助检查:入院后查左侧尺桡骨正侧位:左侧尺桡骨粉碎性骨折,桡骨对线差,周围软组织肿胀(图 62-20、图 62-21)。

问题：

1. 尺桡骨双骨折可能出现哪种严重并发症？

2. 尺桡骨双骨折切开复位内固定的手术指征是什么？

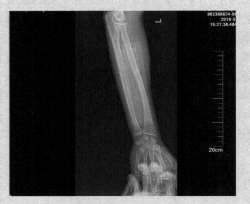

图 62-20　尺桡骨正位片

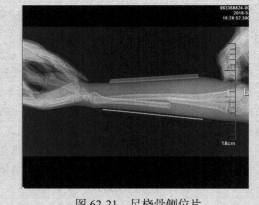

图 62-21　尺桡骨侧位片

尺桡骨双骨折较为常见，多发生于青壮年。前臂旋转的功能对手部灵巧功能的发挥具有重要作用，因此前臂双骨折后恢复其旋转功能尤为重要。

【解剖概要】　前臂由尺骨及桡骨组成，两骨以骨间膜相连。尺骨近端粗大远端细小，近端的半月切迹与肱骨远端的滑车形成肱尺关节。尺骨远端形成尺骨小头与三角纤维软骨盘相对，侧方关节面与桡骨远端尺骨切迹关节面形成下尺桡关节。桡骨近端细远下端膨大，以桡骨头的杯状面与肱骨小头形成肱桡关节。尺桡骨远端还与腕骨构成腕关节。前臂的旋转活动由上下尺桡关节完成，桡骨和尺骨有一定的弯曲弧度，使尺桡骨之间的宽度不一致，最宽处为 1.5～2.0cm，两者之间有由桡骨上方斜向尺骨下方的骨间膜相连，前臂处于中立位时骨间膜最紧张，旋后位次之，旋前位最松弛。当只有尺骨或桡骨骨折时，暴力可通过骨间膜传递到另一骨干引起不同平面的双骨折，或发生一侧骨干骨折，另一骨的近端或远端关节脱位。尺、桡骨干有多块肌肉附着，且起、止部位分

布不一，骨折后由于肌肉的牵拉常导致旋转、分离、缩短等移位，用手法达到功能复位非常困难，常需要切开复位（图 62-22）。

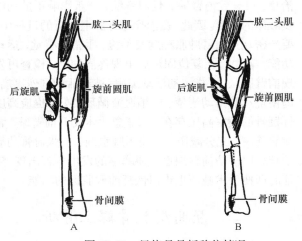

图 62-22　尺桡骨骨折移位情况

A.桡骨上 1/2 骨折（旋前圆肌止点以上）；B.桡骨下 1/2 骨折（旋前圆肌止点以下）

【病因与分类】　前臂双骨折的不同特点是所受的暴力性质不同所致，暴力主要分为以下几类：

1. 直接暴力　暴力直接作用于尺、桡骨，如碰撞、打击或刀砍伤等，尺、桡骨骨折线多在同一水平，骨折多为横形、蝶形或粉碎性（图 62-23），多伴有不同程度的软组织损伤或开放性骨折。

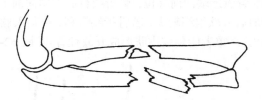

图 62-23　直接暴力引起的尺桡骨骨折

2. 间接暴力　暴力间接作用于前臂，跌倒时手掌着地或车祸时手掌受冲击，暴力传导至桡骨，并经骨间膜传导至尺骨，导致尺、桡骨骨折，骨折线常为横形骨折或锯齿状，若残余暴力比较强大则通过骨间膜向内下方传导引起低位尺骨斜形骨折（图 62-24），间接暴力引起的尺、桡骨双骨折软组织损伤多不严重。

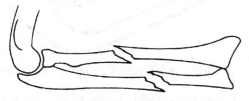

图 62-24　间接暴力引起的尺桡骨骨折

3. 扭转暴力　多为不慎将前臂卷入旋转的机器、前臂发生极度旋转而发生的骨折，常造成尺、桡骨多段骨折，骨折形态多为螺旋形或斜形，多为高位尺骨骨折和低位桡骨骨折，同时可伴有严重软组织损伤或撕脱、合并肘关节和肱骨的损伤。

【临床表现和诊断】

1. 症状和体征　伤后前臂肿胀、疼痛、畸形及活动受限，前臂压痛，骨摩擦音及骨擦感、前臂纵向叩击痛、骨折处有反常活动，还要注意检查肢端血液循环和浅感觉情况，因严重尺、桡骨骨折可合并神经血管损伤或因严重肿胀而发生骨筋膜室综合征。

2. X 线表现　X 线片必须包括肘关节和腕关节的正侧位片，可发现骨折的部位、类型和移位方向，以及是否合并桡骨头脱位或尺骨小头脱位。如尺骨上1/3 骨折合并桡骨头脱位称为孟氏（Monte-ggia）骨折，脱位的桡骨头可损伤桡神经深支，应注意仔细检查以免遗漏。桡骨干下 1/3 骨折合并尺骨小头脱位称为盖氏（Galezzzi）骨折。

3. 诊断　根据外伤史和临床表现一般能做出诊断，主要注意骨折是否合并上下尺桡关节脱位。

【治疗】

1. 手法复位外固定　尺、桡骨骨折手法复位要求较高，要达到解剖复位才能最大限度地恢复旋转功能。因此，治疗的目标除了良好的对位、对线以外，应特别注意消除旋转移位。一些移位不明显，或较为稳定的尺、桡骨骨折在有经验的医生手中仍然可以闭合复位外固定获得良好的治疗效果，但多数骨折需要切开复位内固定才可解剖复位。复位方法：麻醉后仰卧位，先纠正旋转畸形，再牵引纠正缩短、重叠、成角畸形，然后分骨并纠正侧方移位。

2. 固定　手法复位成功后可使用小夹板（图 62-25）或石膏固定，可在尺桡骨之间掌侧及背侧各放置一纸压垫以防止骨折断端靠拢，用四块小夹板分别放置于前臂掌侧、背侧、尺侧和桡侧，用布带捆扎固定，肘关节屈曲 90°、前臂中立位，将前臂放在防旋板上三角巾悬吊患肢（图 62-26）。也可使用上肢前、后石膏夹板或"U"形石膏固定，待肿胀消退后改为上肢管形石膏固定，一般 8～12 周可达到骨性愈合。无论是夹板或石膏固定，固定后均应密切观察患肢的感觉及血循情况，以防止夹板或石膏固定过紧引起前臂骨筋膜室综合征。

3. 切开复位内固定　尺、桡骨骨折复位较困难、骨折不稳定、复位后易发生再移位，对成人前臂骨折的治疗应该积极手术。

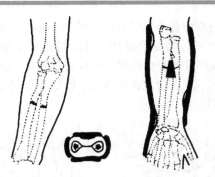

图 62-25　尺桡骨骨折夹板固定

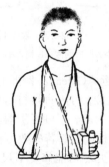

图 62-26　前臂防旋板三角巾悬吊固定

（1）手术指征：①手法复位失败；②受伤时间较短、伤口污染不重的开放性骨折；③合并神经、血管、肌腱损伤；④同侧肢体有多发性损伤；⑤陈旧骨折畸形愈合或交叉愈合。

（2）手术方法：麻醉后仰卧，患肢外展 80°置于手术桌上，上肢驱血后在止血带控制下手术。根据骨折的部位选择切口，一般应在尺、桡骨上分别做切口，沿肌间隙暴露骨折断端，在直视下解剖复位，用钢板螺丝钉固定，也可用髓内钉固定，术后一般不需使用外固定。

4. 康复治疗

（1）无论手法复位外固定还是切开复位内固定，术后均应抬高患肢，严密观察患肢末端肿胀程度、感觉、运动功能及血液循环情况，警惕骨筋膜室综合征的发生，一旦出现骨筋膜室高压存在即应尽早行筋膜间室切开减压。

（2）闭合复位外固定术后 2 周开始练习手指屈伸活动和腕关节活动，4 周后开始练习肘、肩关节活动，8～10 周后拍片证实骨折愈合了才进行前臂旋转活动。

1）孟氏骨折（Monteggia 骨折）：是指尺骨近侧1/3 骨折合并桡骨头脱位（图 62-27），跌倒时手和前臂常常是完全旋前的，当手固定于地面时，体重使前臂极度旋前发生孟氏骨折。由于暴力大小、方向、机制不同，损伤程度不同，治疗方法也不一样。多数儿童患者可用手法复位外固定治疗。先复位桡骨，恢复前臂长度，随着桡骨小头的复位，可撑开重叠的尺骨，使尺骨骨折端较易复位成功。陈旧骨折畸形愈合或不愈合，或伴有神经血管损伤时应切开复位、钢板螺丝钉内固定，术中应复位桡骨头、修复环状韧带，然后再复位固定尺骨。

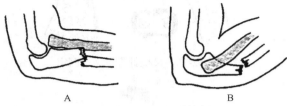

图 62-27　孟氏骨折

A.桡骨小头脱向前侧；B.桡骨小头脱向后侧

2）盖氏骨折（Galeazzi 骨折）：桡骨下 1/3 骨折合并尺骨小头脱位，可因直接打击桡骨远端 1/3 段桡背侧或传导暴力引起，还可因机器绞轧造成。首先采用手法复位、夹板固定，若失败可行切开复位、钢板螺丝钉内固定，并尽可能修复下尺桡关节的稳定性。

> **案例 62-2 分析**
>
> 　　诊断为左侧尺、桡骨双骨折，严重者可能出现骨筋膜室综合征，需严密观察。治疗采用切开复位钢板螺钉内固定（图 62-28、图 62-29）。

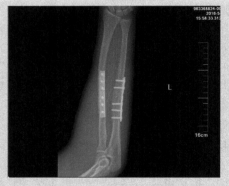

图 62-28　骨折切开复位钢板螺钉内固定术后尺、桡骨正位片

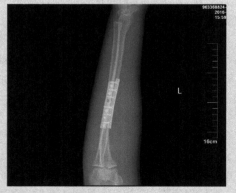

图 62-29　骨折切开复位钢板螺钉内固定术后尺、桡骨侧位片

第六节　桡骨远端骨折

> **案例 62-3**
>
> 　　患者，女，73 岁，因跌倒致左手腕部疼痛、活动受限 2 小时就诊。
>
> 　　患者 2 小时前不慎跌倒，左手掌着地，即感左手腕部疼痛剧烈，伴有左手腕部活动困难，左手腕轻度肿胀，局部无伤口及活动性出血，无头晕、呕吐及胸痛不适。直接到医院　就诊。
>
> 　　患者既往体健，无冠心病、糖尿病、地中海贫血、肝炎、结核病史，无手术外伤史，无药物及食物过敏史，无家族遗传疾病史。
>
> 　　查体：T 37.1℃，P 115 次/分，R 20 次/分，BP 140/85mmHg。发育正常，营养中等，神志清楚，自动体位，对答切题，检查合作。皮肤黏膜无黄染，双侧胸廓对称，双肺呼吸音清，未闻及干湿啰音。心率 115 次/分，律齐，未闻及病理性杂音。腹平软，未及包块，无压痛，无反跳痛，肝脾肋下未及，肝区无叩击痛，双肾区无叩击痛。脊柱四肢无畸形，活动正常，肌力正常。生理反射存在，病理反射未引出。
>
> 　　专科检查：左前臂远端未见明显畸形、皮下未见瘀斑，局部可触及骨折远端向背侧移位，局部压痛明显，腕关节活动障碍。
>
> **问题：**
>
> 　　1. 该患者可能的诊断是什么？
>
> 　　2. 还应做哪些检查？
>
> 　　3. 该患者的治疗方案是什么？手法复位的方法是什么？

　　桡骨远端骨折（fractures of the distal radius）是指距桡骨远端关节面 3cm 以内的骨折，桡骨远端骨折是人体最常发生的骨折之一，尤多见于老年骨质疏松患者。

　　【解剖概要】　桡骨远端为松质骨与密质骨的交界处，是解剖薄弱处，遭受外力后容易发生骨折。桡骨远端关节面呈向掌侧和尺侧倾斜，分别形成掌倾角（10°～15°）和尺倾角（20°～25°），桡骨远端尺骨切迹与尺骨小头侧方关节面构成下尺桡关节，参与前臂的旋转活动，与上尺桡关节组成前臂旋转活动的解剖基础。桡骨茎突位于尺骨茎突平面以远 1～1.5cm（图 62-30）。

　　【病因与分类】　桡骨远端骨折多为间接暴力引起，跌倒时手部着地，地面的反作用力向上传导，躯体的重力及惯性力向下传导，在桡骨远端交界发生桡骨远端骨折，直接暴力引起的桡骨远端骨折少见。

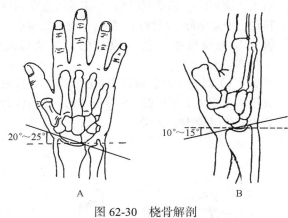

图 62-30　桡骨解剖

A.尺倾角；B.掌倾角

　　根据骨折受伤的机制和移位方向不同，桡骨远端骨折可分为伸直型骨折、屈曲型骨折、关节面骨折伴腕关节脱位三种类型。

> **案例 62-3 分析 1**
>
> 　　1. 患者老年女性，为桡骨远端骨折好发年龄。
> 　　2. 跌倒时手掌着地，感左腕部剧烈疼痛、活动受限，提示可能为桡骨远端伸直型骨折。

一、伸直型骨折

　　伸直型骨折（Colles 骨折）是桡骨远端骨折最常见的一种类型，其受伤机制为跌倒时腕关节处于背伸位、前臂旋前。

【临床表现与诊断】

　　1. 症状和体征　腕部疼痛、肿胀、瘀斑，可见典型畸形，骨折移位严重者从侧面看呈"餐叉样"畸形，正面看呈"枪刺样"畸形（图 62-31），局部压痛明显，腕关节、前臂旋转活动受限。

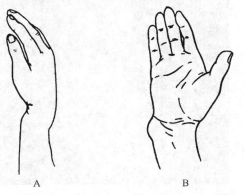

图 62-31　伸直型桡骨远端骨折后手的畸形

A. "餐叉样"畸形；B. "枪刺样"畸形

　　2. X 线表现　腕关节侧位片可见骨折远端向背侧

移位，掌倾角减小或消失甚至变为负角。腕关节正位片桡骨远端向桡侧移位，近端向尺侧移位，尺倾角小于正常的 20°～25°，甚至变成 0°（图 62-32），骨折线可波及腕关节面，可伴有下尺桡关节脱位。

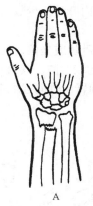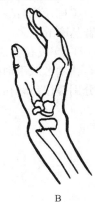

图 62-32　伸直型桡骨远端骨折移位方向

A. 骨折远端向桡侧移位；B. 骨折远端向背侧移位

> **案例 62-3 分析 2**
>
> 　　1. 患者左前臂骨折远端向背侧移位，提示桡骨远端伸直型骨折。
> 　　2. 诊断：桡骨远端伸直型骨折。
> 　　3. 还需要做腕关节正侧位 X 线检查（图 62-33、图 62-34）。

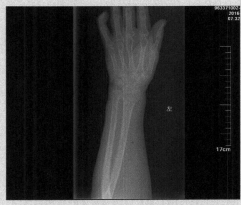

图 62-33　患者左侧腕关节正位 X 线片

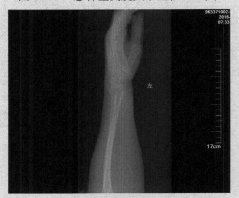

图 62-34　患者左侧腕关节侧位 X 线片

【治疗】　绝大部分伸直型桡骨远端骨折可手法复位外固定，很少需要手术治疗。无论是手法复位或手术复位，都应最大限度地恢复掌倾角和尺倾角。

1. 手法复位外固定

（1）麻醉：一般采用血肿内麻醉，少数患者可用臂丛麻醉。

（2）复位方法：患者取仰卧位或坐位，肩外展90°，术者双手拇指压在骨折远端背侧，其余 2～5 指分别握住鱼际和小鱼际，沿前臂纵轴向远端牵引，另一助手握住前臂向近端牵引，充分牵引拉开骨折端后术者突然将患腕掌屈尺偏，纠正骨折远端向桡背侧移位，恢复掌倾、尺倾角，然后缓慢放松牵引，在屈腕、尺偏位检查骨折对位对线情况及稳定情况（图 62-35）。

（3）固定：复位后先用超腕关节小夹板或石膏夹板固定腕关节于屈腕、尺偏位 2 周，然后改为腕关节中立位继续固定 2 周。

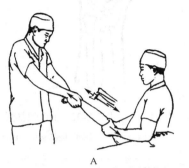
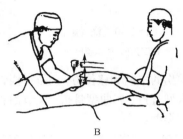

图 62-35　伸直型桡骨远端骨折手法复位

A.持续牵引；B.将患腕掌屈尺偏

2. 切开复位内固定　手术目的是恢复下尺桡关节的正常解剖关系，恢复桡骨远端关节面的完整性。

（1）手术指征

1）伴桡骨远端关节面骨折、估计愈合后会影响腕关节功能者。

2）手法复位后掌倾角仍为负角，或复位成功但外固定不能维持复位。

（2）方法：根据骨折具体情况选择腕背侧或掌侧切口，充分暴露骨折端后直视下复位，可用钢板（图62-36）、松质骨螺钉或克氏针固定。也可复位后选择桡骨及第 2 掌骨行外固定支架固定，取髂骨或人工骨植骨充填骨缺损，6～8 周后去除外固定支架。

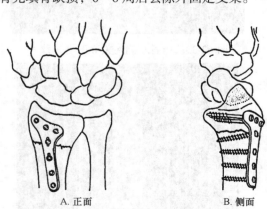

A. 正面　　　B. 侧面

图 62-36　桡骨远端骨折钢板固定

3. 术后处理　无论手法复位或切开复位，术后应早期进行手指主动屈伸功能锻炼和肘、肩关节功能锻炼。4～6 周去除外固定后，逐渐开始腕关节锻炼，若桡骨远端关节面骨折移位或桡骨远端短缩未能纠正，桡骨远端关节面不平整或下尺桡关节不协调，常导致后期腕关节疼痛及旋转障碍。

案例 62-3 分析 3

1. 根据 X 线表现确定治疗方案，若 X 线表现为单纯桡骨远端骨折，骨折未波及关节面可考虑手法复位石膏夹板外固定治疗（图 62-37、图 62-38）。

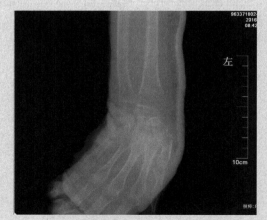

图 62-37　左侧 Colles 骨折复位后腕关节正位 X 线片

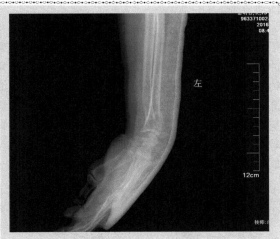

图 62-38   左侧 Colles 骨折复位后腕关节侧位 X 线片

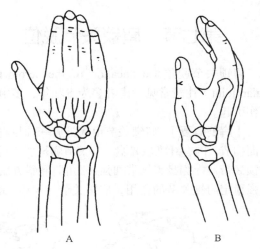

图 62-39   屈曲型骨折移位方向

2. 若伴关节面骨折或骨折复位后掌倾角恢复不理想、估计会影响患腕功能活动则考虑手术治疗。

二、屈曲型骨折

屈曲型骨折（Smith 骨折）是一少见创伤，其畸形表现与 Colles 骨折相反，因此也称为反 Colles 骨折，常由于跌倒时手背着地，腕关节急骤掌曲所致，也可由腕背部受到直接暴力打击发生，常合并下尺桡关节脱位。

【临床表现及诊断】

1. 症状和体征   伤后腕部剧烈疼痛、肿胀，腕背侧皮下瘀斑，腕部下垂，明显压痛，活动受限。

2. X 线表现   侧位片可见骨折近端向背侧移位，骨折远端向掌侧移位，正位片骨折远端向桡侧移位（图 60-39）。

【治疗】   Smith 骨折复位后维持困难，一般采用腕关节功能位固定，复位手法与伸直型骨折相反，基本原则相同，复位后若固定维持困难可行切开复位，用钢板或克氏针内固定。

三、桡骨远端关节面骨折伴腕关节脱位

该骨折也称 Barton 骨折，较少见，是桡骨远端骨折的一种特殊类型，临床上将桡骨远端背侧、掌侧缘骨折，合并腕关节的半脱位通称为 Barton 骨折。Barton 背侧缘骨折多由间接暴力引起，跌倒时腕背伸而前臂旋前，腕骨撞击桡骨远端背侧，腕关节也随之而移位。Barton 掌侧缘骨折多为跌倒时手背着地，应力沿腕骨冲击桡骨远端掌侧发生骨折。根据受伤时腕关节所处的位置不同 Barton 骨折可表现为与 Colles 骨折或 Smith 骨折相似的畸形及相应的体征，若腕关节伸直位受伤，则 X 线片表现为桡骨远端背侧缘关节面骨折，腕关节随骨折块一起向背侧、近侧移位。若腕关节屈曲、手背着地受伤则 X 线表现为与上述相反的桡骨下端掌侧关节面骨折及腕骨向掌侧移位。Barton 骨折复位固定困难，若手法复位失败或固定困难可切开复位内固定（图 62-40）。

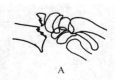 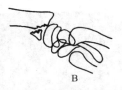 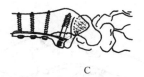

A   B   C

图 62-40   Barton 骨折

A. Barton 背侧缘骨折；B. Barton 掌侧缘骨折；C. Barton 骨折钢板固定

第七节 肩锁关节脱位

肩锁关节脱位（dislocation of the acromioclavicular joint）比较常见，患者多为青壮年，多由运动创伤引起。

【解剖概要】 肩锁关节由锁骨肩峰端与肩峰关节面构成，内有纤维软骨盘，其关节囊薄弱，周围有肩锁韧带及内侧喙锁韧带加强，三角肌和斜方肌也有加强稳定肩锁关节的作用，肩锁关节有大约 20° 的活动范围。

【病因、病理与分类】 肩锁关节脱位最常见于摔倒时肩外侧着地，受直接暴力引起。直接暴力冲击肩峰，通过肩锁关节传至锁骨，可造成稳定肩锁关节的韧带破裂或损伤。间接暴力多为跌倒时肩部与肘部均处于 90° 屈曲位置，肱骨头顶住肩胛盂与肩峰，向后方传导的暴力使肩锁韧带和喙锁韧带破裂或损伤。根据损伤程度，可将肩锁关节脱位分成三型（图 62-41）。

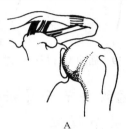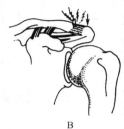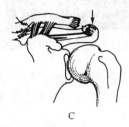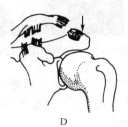

图 62-41 肩锁关节脱位分度

A. 正常肩锁关节；B. Ⅰ度脱位；C. Ⅱ度脱位；D. Ⅲ度脱位

1. **Ⅰ型** 肩锁关节囊与韧带扭伤，并无确切的韧带断裂，肩锁关节稳定。

2. **Ⅱ型** 肩锁韧带断裂，锁骨肩峰端轻度向上移位，肩锁关节发生水平方向前后的不稳定，但喙锁韧带完整（半脱位）。

3. **Ⅲ型** 肩锁韧带与喙锁韧带均断裂，表现为锁骨外端翘起，锁骨肩峰端移位明显（全脱位）。

【临床表现与诊断】

1. **Ⅰ度损伤** 肩锁关节处轻度肿胀与压痛，肩关节活动时疼痛加重，临床检查与 X 线摄片均无锁骨肩峰端移位。

2. **Ⅱ度损伤** 肩锁关节处肿胀、疼痛症状加重，与健侧相比较锁骨肩峰端移位高出肩峰，用力按压时有浮动感，锁骨外端水平方向前后移动范围增大。X 线片上可见锁骨肩峰端轻度上移。

3. **Ⅲ度损伤** 肩锁关节处肿胀、疼痛症状明显，锁骨的肩峰端突出于肩峰的上方，呈现阶梯样畸形，肩关节活动受影响，X 线检查可发现肩峰端明显移位，与健侧比较，患侧喙锁间隙明显增宽。X 线检查可以显示出肩锁关节的脱位程度，可与对侧的肩锁关节做比较，肩锁关节脱位不明显时可在应力下摄片，即患者手提重物下摄片，此时锁骨外侧端移位情况更为明显。

【治疗】

1. **Ⅰ度损伤** 不必特殊处理，用三角巾悬吊固定 2～3 周后行肩关节功能锻炼。

2. **Ⅱ度损伤** 目前无统一意见，多数人主张保守治疗，根据患者意愿选择。可根据情况选择手法复位外固定或切开复位内固定。

3. **Ⅲ度损伤** 一般主张手术治疗，切开复位，复位后坚强固定，采用张力带钢丝或钩状钢板固定肩锁关节，固定牢固后可不修复喙锁韧带，或加用锁骨-喙突拉力螺钉固定术（图 62-42），亦可手术重建喙锁韧带（图 62-43）。

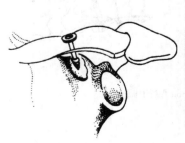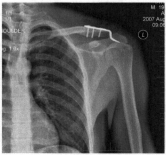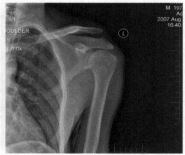

图 62-42 肩锁关节脱位喙突钉固定

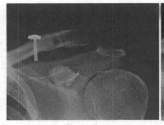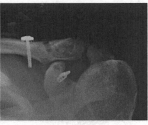

图 62-43 喙锁韧带重建治疗肩锁关节脱位

第八节 肩关节脱位

肩关节（盂肱关节）脱位（glenohumeral dislocations）是最常见的大关节脱位，约占全身关节脱位的 1/2，多发生在青壮年，以男性较多见。

【解剖概要】 肩关节由肱骨头和肩胛盂构成，是全身活动范围最大的关节，参与肩关节活动的关节包括盂肱关节、肩锁关节、胸锁关节及肩胛胸壁间活动。肱骨头大，肩胛盂关节面浅而小，周围关节囊和韧带松弛而又薄弱，这种解剖特点虽有利于肩关节的大范围活动，但是缺乏稳定性，受到外来暴力易发生脱位，肩关节的前下方关节囊最为薄弱，且无韧带加强，因此肩关节前脱位最为常见。

【分类】 一般将肩关节脱位按方向不同分为前脱位、后脱位、上脱位、下脱位四种类型，以前脱位最多见。根据脱位后肱骨头的位置不同分为喙突下脱位、盂下脱位、锁骨下脱位和胸内脱位，各种脱位中以喙突下脱位最为多见（图 62-44）。

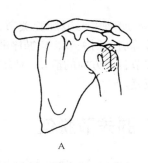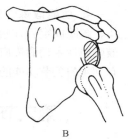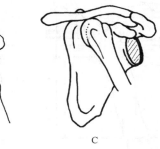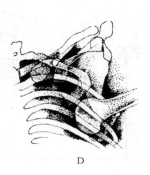

A   B   C   D

图 62-44 肩关节脱位类型

A. 喙突下脱位；B. 盂下脱位；C. 锁骨下脱位；D. 胸腔内脱位

【病因病理】 肩关节脱位多由跌倒时手或肘部着地的间接暴力引起，肩关节外展、外旋两种力量使肱骨头顶向前方发生前脱位，肩关节脱位除了损伤关节囊外，可伴有关节盂的软骨撕脱，称为 Bankart 损伤，也可造成肩袖的损伤，造成肩关节不稳定，成为肩关节习惯性脱位的潜在因素。

【临床表现与诊断】

1. 一般表现 肩部疼痛、肿胀、关节活动明显受限，患侧肘关节屈曲，患者常以健手扶持患肢前臂，头倾向患肩以缓解疼痛，上臂处于轻度外展、外旋、前屈位，严重者可合并神经、血管损伤。

2. 局部特异体征 ①方肩畸形：从前方观察患者，患肩失去正常饱满圆钝的外形，呈方肩畸形（图 62-45）；②弹性固定：上臂保持固定在轻度外展前屈位，任何方向上的活动都会导致疼痛；③关节窝空虚：触诊可发现肩峰下空虚，可在腋窝、喙突或锁骨下触到脱位的肱骨头；④Dugas 征阳性：患肢肘部贴近胸壁，患手不能触及对侧肩，或者患手已放到对侧肩而患肘不能贴近胸壁，称为 Dugas 征阳性。患肩不能内收、内旋。

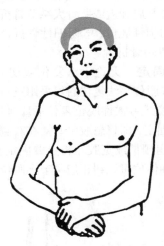

图 62-45 方肩畸形

3. X 线表现 肩关节脱位的临床诊断容易，但 X 线检查是必需的，X 线检查可以了解脱位的病理类型及是否伴有骨折，最常见的为肱骨大结节骨折。

4. CT 检查 可显示有无合并隐匿性骨折。

【治疗】 新鲜脱位的治疗原则是尽早闭合复位。

1. 手法复位 手法复位的方法较多，手牵足蹬法（Hippocrates 法）（图 62-46）是最为古老的方法，至今仍广泛使用。麻醉后，患者仰卧位，术者站在患侧床边，患者腋窝垫棉垫，以双手牵拉患肢前臂，同侧足蹬于患侧腋窝（左侧用左足，右侧用右足），开始顺患肢畸形方向牵引，牵引时缓慢持续用力，牵引一段时间后逐渐增加牵引力量，以足为杠杆支点轻微内、外旋患肢，并逐渐内收，同时用足向外上蹬肱骨头，如果听到有弹响声提示复位成功，再作 Dugas 征检查为阴性，肩关节恢复一定活动度。陈旧性肩关节脱位可先在麻醉下试行复位，试行复位失败者需及时切开复位及修复关节囊。

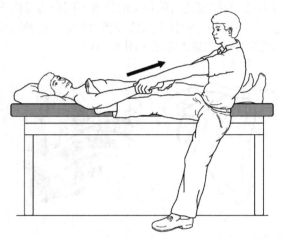

图 62-46　手牵足蹬法（Hippocrates 法）

2. 切开复位　切开复位的指征：①手法复位失败；②合并肩胛盂或肱骨大结节骨折；③严重肩袖损伤；④习惯性脱位；⑤陈旧性骨折合并大、小结节骨折或肱骨颈骨折者。

3. 固定　无论手法复位或切开复位都需要固定。新鲜脱位手法复位后可采用三角巾悬吊 3 周。陈旧性脱位或习惯性脱位复位后应采用搭肩位绷带或宽胶布固定，即将患肢手掌搭在对侧肩部，肘部贴近胸壁，用绷带或宽胶布将上臂固定在胸壁并托住肘部，这种体位可以纠正肩关节半脱位（图 62-47），固定时间一般为 3～4 周，老年患者固定时间可适当缩短以防止肩关节僵硬。

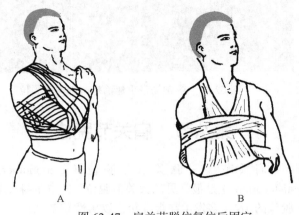

图 62-47　肩关节脱位复位后固定

4. 功能锻炼　固定期间主要锻炼腕关节及手指，解除固定后开始锻炼肩、肘关节，应循序渐进，鼓励患者主动锻炼肩关节各个方向的活动，配合理疗有利于肩关节功能的康复。

第九节　肘关节脱位

肘关节脱位（dislocation of the elbow joint）最常见，约占全身四大关节脱位的 50%。

【解剖概要】　肘关节由肱骨远端关节面和尺桡骨近端构成，肱骨下端内外径宽厚，前后扁薄状，两侧有坚韧的侧副韧带，前后关节囊相对薄弱，尺骨冠状突较鹰嘴突小，因此，对抗尺骨向后移位的能力比对抗尺骨向前移位的能力差，故肘关节后脱位远比其他方向脱位多见。

【分类】　按尺、桡骨近端移位的方向可以分为后脱位（图 62-48）、尺侧侧方脱位、桡侧侧方脱位及前脱位，以后脱位最为常见。

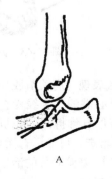

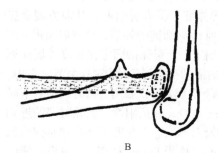

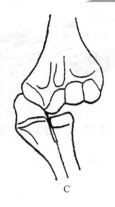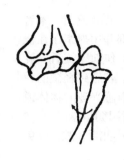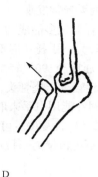

图 62-48 肘关节脱位类型

A. 肘关节后脱位；B. 肘关节前脱位；C. 肘关节内侧脱位；D. 肘关节外侧脱位

【脱位机制】 肘关节脱位多为间接暴力所致，患者跌倒时手掌着地、前臂旋后、暴力沿前臂传导至肘部，尺骨鹰嘴在鹰嘴窝产生杠杆作用使尺、桡骨近端被推向肱骨远端的后方，严重后脱位者可伴有肘关节骨折和桡神经过度牵拉损伤。肘关节脱位可伴有内外侧副韧带损伤或断裂，引起肘关节不稳。

【临床表现与诊断】

1. 病史 有外伤病史，多有跌倒时手掌撑地。

2. 症状和体征 伤后局部肿胀、疼痛、功能活动受限，查体可见肘关节半屈曲、后突畸形、肘后三角关系改变、肘关节窝空虚、鹰嘴高突于内外髁，肘关节弹性固定，查体时要注意检查肢端的血循环及感觉，了解有无神经损伤和血供障碍。

3. X 线表现 常规需作肘关节正侧位片以了解脱位的方向和程度，以及有无合并骨折。

【治疗】 肘关节脱位应及早闭合复位，超过 3 周的陈旧性脱位如在充分麻醉下手法复位困难，应尽早切开复位。

1. 手法复位 绝大部分肘关节新鲜脱位能成功闭合复位，可予肘关节腔内局麻，复位时两助手沿畸形方向对前臂和上臂对向牵引，牵引维持一段时间后术者双手四指从前方环抱肘关节，双拇指在肘后置于鹰嘴上方用双拇指向前下方推压尺骨鹰嘴，助手在复位过程中配合维持牵引并逐渐屈肘，出现弹响表明复位成功，此时肘后三角关系正常，被动活动正常（图62-49）。

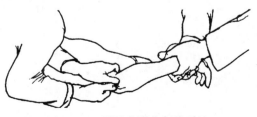

图 62-49 肘关节脱位复位手法

2. 固定 用长臂石膏托固定肘关节于屈曲 90°位，3 周后去除外固定。

3. 功能锻炼 复位固定后即可开始手指和腕关节屈伸功能锻炼，解除固定后逐渐主动作肘关节屈、伸和前臂旋转活动锻炼。

第十节 桡骨头半脱位

桡骨头半脱位（subluxation of the radial head）又名牵拉肘，是小儿常见的损伤，多发生在 5 岁以内。

【脱位机制】 小儿肌肉、关节囊、韧带薄弱、松弛、富于弹性，其桡骨头横截面呈椭圆形，矢状径大于冠状径。桡骨颈部的环状韧带只是一片薄弱的纤维膜，当小儿的前臂被提拉、前臂旋前时、桡骨头向远端滑移，直径短的部分从冠状位转为矢状位、环状韧带才会滑过桡骨头嵌于肱桡关节间隙（图 62-50）。

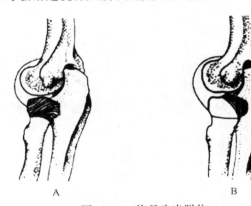

图 62-50 桡骨头半脱位

A. 正常上尺桡关节；B. 桡骨小头半脱位后环状韧带嵌于关节间隙

【临床表现与诊断】

（1）病史：小儿的手、腕有被牵拉病史。

（2）症状和体征：牵拉后患儿出现哭闹，不愿意用患肢取物和活动，不让触摸患部，查体前臂多呈旋前位，肘关节桡侧压痛。

（3）X线检查无异常发现。

【治疗】　闭合复位多能成功，无须麻醉，术者一手握住小儿腕部，另一手托住肘部并用拇指压在桡骨头部位，肘关节屈曲至 90° 轻柔作前臂旋后、旋前活动，并用拇指轻轻推压桡骨头，若感到轻微的弹响声，小儿停止哭闹并能用患手来取感兴趣的物体说明复位成功（图 62-51），复位后可用绷带悬吊 3～5天，但须告诫家长不可再暴力牵拉小儿手、腕，以免再发。

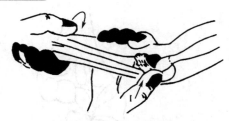

图 62-51　桡骨头半脱位复位手法

（卢伟杰）

第六十三章 手外伤及断肢（指）再植

学习目标

1. 掌握断肢（指）的急救和离断肢（指）体的保存。

2. 熟悉手外伤的治疗方法和原则。

3. 了解断肢（指）的手术原则、程序和术后观察处理。

第一节 手外伤

案例 63-1

医院急诊科接 120 电话，有一位 32 岁女性患者大约 10 分钟前在家里因洗衣机绞伤左手需要出诊。

问题：

1. 医护人员到现场后怎么处理？

2. 患者到达急诊科后怎么处理？

3. 需要做哪些检查明确诊断？

4. 接下来如何进行手术治疗？

5. 手术后怎么处理？

手既是运动器官，又是感觉器官。手部创伤在临床上多见，治疗目的是防止感染、挽救损伤部分和促进一期愈合，尽可能恢复手的正常功能。及时而正确地处理，直接关系到患者的手部功能恢复情况，应当十分重视。

一、损伤原因和特点

【刺伤】 手刺伤常见被尖刀、玻璃片、竹尖、钉、木片等刺伤。其特点是进口小、损伤深，可伤及深部组织，容易漏诊，还可将污染物带入深部组织内，导致异物残留及深部组织或腱鞘内污染等。

【切割伤】 手切割伤包括日常生活中刀、玻璃、罐头等切割伤和工作中的切纸机、电锯伤等。其特点是伤口整齐、污染不重，伤口出血较多。重者可致深部组织如神经、肌腱、血管等切断，更严重者可致指端缺损、断指或断肢等。

【撕脱伤】 如高速离心机、钻床或脱粒机等，可将肢体卷入致伤。其特点是损伤较重，皮肤软组织撕脱伴血运丧失。轻者单个手指脱套，重者致整个手的皮肤和神经、血管等软组织自腕部脱套，并常伴肌腱、骨及关节等也受到不同程度的损伤。

【钝器伤】 手钝器伤指钝器砸击引起的组织损伤。其特点是表面看起来不严重，但可造成深部复合组织挫伤，严重者可致皮肤撕脱，肌腱、神经损伤，以及骨折，甚至可致手指或全手复合组织严重毁损。

【挤压伤】 门窗挤压可引起甲下积血、甲床破裂、远节指骨骨折等。但车轮或机器滚轴等挤压可致皮下组织广泛剥脱，骨折和关节脱位，以及深部组织严重破坏。机器滚轴还可致热压伤。

【火器伤】 如鞭炮、雷管爆炸伤和高速弹片伤等。其特点是伤口极不整齐，组织损伤范围比肉眼所见更为广泛，大面积软组织灼伤毁损，常伴多发开放性骨折和脱位等。该类毁损污染重，坏死组织较多，易发感染。

案例 63-1 分析 1

该患者左手被洗衣机绞伤，损伤复杂，可能涉及切割、撕脱、挤压等，可造成严重的手复合组织损伤。

二、现场急救

首先是处理危及患者生命的重要部位和重要器官的损伤，然后才能处理手外伤。

【目的】 现场急救的目的是止血、减少伤口进一步污染、防止加重组织损伤以利于迅速转运，争取早期治疗。

【手外伤急救处理方法】

1. 止血 患者仰卧和患手抬高可减少出血，局部加压是最简便而有效的止血方法，必要时应用止血带止血。上止血带的位置应在上臂上 1/3 处，局部要有衬垫，记录时间，并应每隔 1 小时松开止血带 5～10 分钟，以防肢体组织缺血坏死。

2. 创面包扎 局部创面无须清洗与涂药，用无菌敷料或清洁布料包扎伤口，防止伤口进一步被污染。

3. 局部固定 无论是否有骨折，均应适当加以固定，以减轻患者疼痛和避免进一步加重组织损伤。没有夹板，可就地采用硬纸板、木板和竹片等。

三、初步诊查和评估

　　单纯的手外伤一般不引起全身症状，再次排除有可能危及患者生命的重要部位和重要器官的损伤，然后有针对性地获得手外伤方面相关病史，同时系统而全面地对手部伤情进行初步检查，获得相关信息，决定处理方法和制订治疗策略。

　　【病史采集】　要准确地获得以下信息：

　　1. 损伤的确切时间　确定损伤后至治疗前经过的时间间隔，判断可能的组织缺血时间和感染的可能性。

　　2. 已经采取的处理措施和处理地点或医院　判断处理的合理性和及时性，决定下一步处理措施。

　　3. 已经接受过的药物处理的名称、数量和时间　决定是否需要使用抗生素、镇静剂、输液输血和预防破伤风等。

　　4. 损伤的原因和确切机制　帮助判断组织的损伤程度、损伤范围及污染程度，可能需要采取的手术方式和方法，并利于估计预后。

　　5. 患者最后摄取食物、水和饮料的名称、时间和数量　有助于决定手术时间、判断手术风险和选择麻醉方法。

　　6. 患者的年龄、职业、工作性质、既往手外伤和全身健康情况。

　　【检查和评估】

　　1. 创面或伤口检查　要了解伤口的部位、大小，损伤性质，皮肤活力，缺损情况。根据局部解剖特点，推测皮下重要组织如肌腱、神经和血管等损伤的可能性。

　　2. 血管损伤检查　注意腕部尺、桡动脉搏动是否减弱或消失，通过观察手指的颜色、温度和毛细血管回充盈试验判断有无血运障碍。艾伦试验可检查尺、桡动脉及两指固有动脉通畅和两者间的吻合情况（图63-1、图63-2）。

　　3. 神经损伤检查　根据正中神经、尺神经与桡神经的运动和感觉支配范围（图63-3），通过检查手部感觉功能和手内肌功能障碍表现，并与健康侧对比，判断可能的神经损伤。

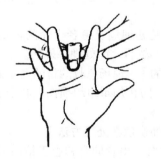
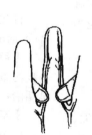
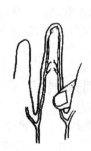
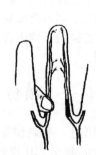

图 63-1　手指艾伦试验

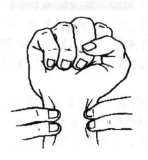
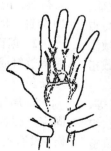
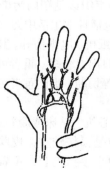
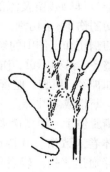

图 63-2　手艾伦试验

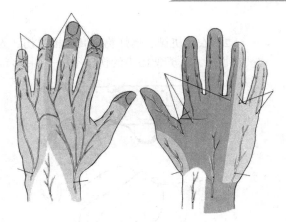

图 63-3　手部感觉的神经支配区

4. 肌腱损伤检查　肌腱断裂表现为手指的主动屈指或伸指功能的丧失，并出现手的休息位发生改变。

（1）拇长屈肌腱断裂：固定拇指掌指关节，指间关节不能主动屈曲。

（2）指深屈肌腱断裂：固定患指中节，远侧指间关节不能主动屈曲（图 63-4）。

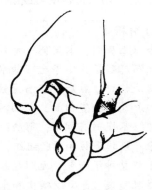

图 63-4　指深屈肌腱断裂

（3）指浅屈肌腱断裂：固定除患指外的其他三个手指于伸直位，不能主动屈曲近侧指间关节（图 63-5）。

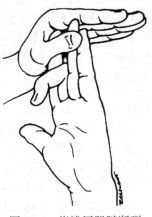

图 63-5　指浅屈肌腱断裂

5. 骨与关节损伤检查　局部疼痛、肿胀与功能障碍，要考虑有骨折或关节损伤，如出现明显短缩、成角畸形和异常活动，可初步诊断骨折。

6. X 线检查　可能的情况下，应该常规进行放射学检查以确定是否有骨折、脱位或异物。

> **案例 63-1 分析 3**
>
> 　　该患者到急诊科后，急诊科医生立即检查左手伤情，发现患者左手桡掌侧横纹处有一 6cm 长不规则伤口，皮肤向远侧撕脱至左示指和中指指蹼平面，皮肤边缘有渗血，伤口内有喷射性出血，左示指指腹尺侧和左中指指腹桡侧感觉缺失，手指血运正常，指腹饱满，左示指掌指关节可屈曲，近侧指间关节和远侧指间关节不能主动屈曲，伸指功能正常，左中指中节畸形向掌侧成角。给予照相留下影像资料后生理盐水冲洗，无菌敷料重新加压包扎。通知手外科医生会诊，并详细询问外伤过程、既往手术等病史和家族史。开具常规术前检查和手部 X 线片，X 线片结果回报为左手中指中节骨折。手外科医生会诊，根据急诊医生的记录描述、照相和阅片，诊断为左手掌侧皮肤撕脱伤，左手第 1 指总神经断裂，左示指指浅屈肌和指深屈肌肌腱断裂，左中指中节骨折，安排急诊手术治疗。

四、治疗方法和原则

【早期彻底清创】　清创的目的是清除异物，彻底切除被污染和遭受严重破坏失去活力的组织，使污染伤口变成清洁伤口，避免感染，达到一期愈合。要点如下：

（1）良好的麻醉和在止血带控制下进行。

（2）按由外及里、从浅入深的顺序对各种组织进行清创。

（3）创缘皮肤不宜切除过多，尽量保留。

（4）当清洁伤口深部时，应仔细寻找异物，尤其在怀疑有碎玻璃、木屑或处理火器伤时。

（5）既要保证清创彻底，又尽可能保留肌腱、神经和血管等重要组织。

【再次检查评估】　清创完毕，污染伤口转变为清洁伤口后，再次检查伤口。伤口深部的组织，包括暴露的骨骼、肌腱、血管和神经按解剖结构有序进行评估。

（1）确定骨缺损、骨膜剥离的程度和骨折的稳定性。

（2）直视下确定肌腱和神经是否损伤，被动活动手指常会使断裂的肌腱进入伤口。

（3）评估皮肤损伤和缺损的情况，当皮肤有挫伤或有撕脱的皮瓣，要考虑坏死的可能。

（4）放松止血带，观察皮肤颜色和边缘出血情况。保留活性不确定的皮肤会发生坏死、感染和形成瘢痕。

【按顺序修复深部组织】

1. 骨折和脱位　无论伤口情况和损伤程度如何，都要准确复位和牢固固定骨折与脱位，骨折可采用克氏针和钢板固定（图63-6），也可选择外固定支架。为软组织修复提供稳定的支架，并可为早期功能锻炼创造条件。

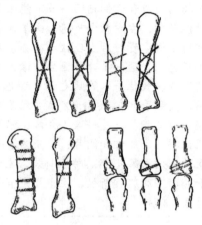

图63-6　掌指骨骨折复位内固定

2. 肌腱　是手部关节活动的传动装置，具有良好的活动功能，肌腱损伤将导致严重的手部功能障碍，故肌腱损伤时应强调一期修复。如伤口感染可能性大，可留待二期修复。肌腱缝合方法较多，常采用双"+"字缝合法、邦内尔缝合法和改良凯斯勒缝合法。近年多提倡采用显微外科缝合方法（图63-7），目的是尽量减少对肌腱血供的影响，促进肌腱愈合和减少粘连。

3. 血管　影响手部或手指血液循环的血管损伤应立即修复，不论桡动脉和尺动脉单独损伤还是同时损伤，都应该修复，保证手部充足的血运，有利于愈合和耐寒。

4. 神经　应尽可能一期修复，如果感染可能性大，可二期手术修复，但应将神经断端用细线标记，缝在附近的软组织上。

【闭合伤口】

（1）清洁伤口要争取一期缝合。目的是获得早期愈合和防止产生感染、肉芽组织、水肿和广泛瘢痕。

（2）农业机械、爆炸物、高速枪弹伤、人咬伤和被动物或人类粪便污染的伤口不应一期缝合。

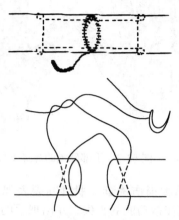

图63-7　肌腱显微外科缝合方法和双"+"字缝合

（3）有皮肤缺损者可行游离植皮修复。

（4）有深层组织如神经、肌腱和皮质骨显露不适合植皮者，需行皮瓣移植覆盖，可行局部转移皮瓣，但通常是自远处切取带蒂皮瓣或游离皮瓣移植修复。

案例63-1 分析4

结合以上原则，本案例手术处理顺序：①臂丛神经阻滞麻醉后，给予生理盐水、过氧化氢溶液和碘伏洗伤口，然后常规消毒铺巾。②上止血带后，由表及里检查创面，创面污染不严重，发现皮肤边缘不规则有挫伤，剪除约 1mm 挫伤皮肤，去除碎裂的脂肪和筋膜组织，见第 1 指总动脉和第 1 指总神经断裂，无明显缺损，指浅屈肌和指深屈肌断裂。再次以碘伏和生理盐水反复冲洗创口。③切开复位中指中节骨折，并以交叉克氏针固定。手术放大镜下以改良凯斯勒法缝合食指指浅和指深屈肌腱。④放松止血带，见动脉近端断口喷血好，撕脱皮肤边缘有渗血，颜色红润。⑤再次上止血带，手术显微镜下对指总动脉和指总神经清创和修整，指总动脉以 11-0 缝线行端端吻合，指总神经以 10-0 缝线行神经外膜缝合。⑥放松止血带，双极电凝仔细止血，间断缝合闭合伤口。

【术后处理】　神经、肌腱、血管和骨骼修复后予以石膏托固定制动。血管损伤修复后固定 3 周，肌腱修复后固定 3～4 周，神经修复后固定 4～5 周，关节脱位复位后固定 3 周，骨折修复后多固定 4～6 周。应用破伤风血清，并应用抗生素预防感染。早期进行未固定关节的功能锻炼，固定解除后进行专业的手部康复训练，防止关节僵硬，最大限度地恢复功能。

第二节　断肢（指）再植

我国陈中伟等 1963 年首次报告断肢再植成功，1966 年又成功地进行断指再植。50 年来，我国断肢（指）再植取得了一系列突破性的进展，一直处于国际领先地位。断肢（指）再植在我国已普及到基层医院，成为常规的手术技术。目前，国内外断指再植的成活率都在 90% 以上，有的甚至达到了 96.7%。断肢（指）再植成功与否不能仅以成活率来衡量，还应该考虑到再植肢体（指）的功能与外形。

一、急救和肢（指）体的保存

【急救处理】

（1）发生外伤的现场急救处理非常重要。机械致伤要迅速切断电源，停止机器运转，将伤员搬出现场，快速止血，包扎伤口，根据离断部位采用不同方法进行止血，肢体近端较长时，应采用止血带或用其他条状物如布带等绑扎止血，断面大动脉活动出血用止血钳钳夹止血，无止血钳，则用纱布或其他干净布料填塞加压包扎。上止血带者，标明时间，每小时松一次，每次持续 15 分钟左右，防止肢体缺血时间过长，造成神经、肌肉组织变性坏死，影响功能。

（2）注意防治休克，迅速止血是防止休克的重要环节，如果呈现休克前兆或已出现休克，有条件应给予输液、保暖、止痛等措施。

（3）注意有无身体其他部位复合伤，如腹部脏器伤、脊柱外伤、颅脑外伤，给予相应的急救处理。

（4）迅速将伤员送至医院，转送途中按照伤员搬运原则处置。不全离断的肢体，应用夹板做好固定，防止运送途中加重损伤。

【离断肢（指）体的保存】

（1）离断肢（指）体不能用任何液体浸泡。

（2）如受伤地点距离医院较近（1～2 小时以内到医院），可将离断肢体用无菌敷料或清洁布类包好，连同患者一起迅速送到医院即可。

（3）如远距离运送，采用冰桶法或冰塑料袋干燥冷藏保存，即将离断的肢（指）体断面用湿纱布覆盖，并用无菌敷料包好放入塑料袋中，扎紧袋口，使袋口朝上，再放在加盖的容器内，塑料袋外周加冰块，不能让断肢（指）与冰块直接接触，以防冻伤（图 63-8）。

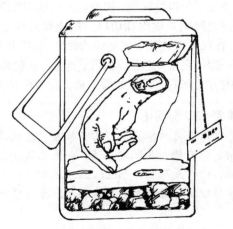

图 63-8　离断肢（指）体保存方法

（4）送达医院后，断肢（指）置入 4℃冰箱内冷藏，切忌不能放入冷冻层内。若为多指离断，应分别标记，清创前后都应冷藏，按手术程序逐个取出，以缩短温缺血时间。

二、断肢（指）的分类和特点

【按肢（指）体离断程度分类】

1. 完全离断 是指离断肢（指）体的远端和近端完全分离，无任何组织相连；或断肢（指）只有极少量损伤的组织相连，但做再植手术清创时，必须将这部分相连的组织切断或切除而后再植者。

2. 不完全离断 伤肢（指）的组织大部分断离，断面有骨折或脱位，残留相连的软组织少于该断面软组织的 1/4，且重要的血管断裂或栓塞，不吻合血管离断肢（指）体将不能成活者。

【按肢（指）体损伤性质分类】

1. 整齐离断伤 离断肢体断面整齐或比较整齐，断端没有严重的组织挫伤或缺损。常由于铡刀、切纸刀、电锯、剪板机、菜刀和铣床等造成。这类伤的断肢（指）再植比较容易，肢体不用缩短太多，成活率高，且术后外形和功能均较好。

2. 不整齐离断伤 离断肢体断面参差不齐，有严重的组织挫伤或毁损，清创后造成肢体较多缺损。常由于和面机、水泥搅拌机、冲压机、车轮等压砸、碾轧、绞榨造成，甚至动物咬断致伤。由于组织挫伤较重，再植难度较大，成活率相对较低，肢体短缩也影响功能的恢复。这类伤再植与否，要综合考虑。

3. 撕脱伤 除了肢体离断外，血管、神经和肌腱等从近端或远端抽出，常由皮带夹住肢体猛力撕拉或高速旋转撕脱引起。上臂撕脱性离断，常有臂丛神经根性撕脱，再植不可能恢复功能，不适合再植。如果神经不是根性撕脱，神经从近或远端撕断，再植时在神经断端处做附加切口，把撕断的神经引过去缝接，往往可以收获意想不到的效果。拇指撕脱性离断，只要指体完整无挫伤，血管、神经、肌腱均可采用转位的方法修复，再植效果不错，应该尽量再植。

> **案例 63-2 分析 1**
> 　　该患者为机器压砸右手拇指，造成右拇指离断，虽有拇长屈肌腱相连，但应该属于完全性离断，由于是压砸性损伤，属于不整齐离断，组织挫伤较重，对血管床影响也大，再植难度大。

三、断肢（指）再植的适应证

断肢（指）再植的目的是恢复一个完整有功能的肢体。患者的全身情况和强烈要求、肢体的创伤情况、离断肢体（指）的完整性、是否保存良好和缺血时间等是考虑能否再植的主要因素，而离断平面和

患者年龄是次要因素。迄今报道的再植年龄最小的只有几周，最大的有 80 岁。

【全身综合情况】

全身情况良好是再植的必要条件。

（1）有无休克：大肢体离断伤的患者出血较多，加之剧烈疼痛、紧张等因素，患者常有休克。只有休克纠正后，才能进行再植手术。

（2）有无合并伤：存在生命危险的合并伤优先处理，先抢救生命。无生命危险的合并伤，可与再植手术同时进行。

（3）有无慢性疾病：若患者有全身性疾病不能耐受长时间手术，或有出血倾向、精神性疾病等不宜再植。

（4）本人无再植手术要求且不能合作者不宜再植。

【肢体创伤和离断肢体（指）情况】 离断的肢体（指）能否进行再植很大程度取决于肢体创伤情况及离断肢体（指）的完整性。

（1）肢体广泛性挫伤毁损、粉碎性骨折和血管床破坏，无法进行再植者，就应放弃。

（2）上肢的节段性毁损，去除毁损部分，再植后能够保留部分功能，值得再植。

（3）手指的节段性缺损，可用节段性足趾桥接再植，能够恢复手指的长度和功能。

（4）下肢的节段性毁损，再植后肢体短缩过多，造成严重跛行，功能不如假肢，就不宜再植。

（5）撕脱性离断要视情况决定，对于上肢肩部附近的离断，如果臂丛神经广泛性根性撕脱，无法修复，再植后不可能恢复功能，应放弃再植。对于腕部撕脱性离断，如果前臂伸侧和屈侧尚保留部分动力肌肉，应积极再植，能恢复一些功能；如果无正常肌肉保留，应放弃再植。

【缺血时限】 一般认为，肌肉丰富的高位断肢，常温下肢体缺血 6～8 小时不宜再植，否则会导致毒素吸收和肾衰竭，危及患者生命，伤后早期冷藏可适当延长时间。断指不含肌肉组织，耐缺血时间相对较长，但常温下不宜超过 10 小时，低温冷藏不宜超过 20 小时。

> **案例 63-2 分析 2**
> 　　该患者右手拇指虽然为右拇指压砸性完全离断，再植难度大，但因为：①拇指占手功能的 50%；②患者全身情况良好；③年轻男性；④患者是右利手；⑤离断时间短。应积极再植。

四、断肢（指）再植手术原则及程序

【清创】　彻底清创是防止术后感染，使再植肢体（指）顺利成活，伤口一期愈合的有效措施。

（1）单个手指离断，一个手术组完成，一般先清创远断端，再清创近断端。大的肢体离断或多个手指离断，为争取时间宜分成两组同时进行清创。双侧多指离断，则要分成四个手术组清创。

（2）大肢体在肉眼下清创，手指要在显微镜下清创，以免损伤血管、神经等重要组织。

（3）修剪断面皮缘及软组织，使断面形成一个新鲜创面。手指要剪除1～2mm正常皮缘，大肢体剪除3～5mm皮缘。

（4）标记断面血管、神经和肌腱等组织，尽可能多地标记血管、神经。血管神经断端周围不要留脂肪组织，使其完全裸露，便于再植操作。

（5）挫伤的肌肉彻底去除。修整和缩短骨骼，短缩程度以在骨固定后血管、神经能够无张力缝合，皮肤软组织覆盖良好为原则。

（6）下肢骨缩短不宜过多，如果血管、神经及软组织不够，采取桥接的办法来解决。

（7）不全离断的肢（指）体，相连的皮肤和软组织对血液循环有帮助，不要轻易剪断。相连的神经或肌腱对功能恢复有利，要尽量保留。

【骨骼固定】　清创后首先要进行骨骼固定，恢复其支架作用。根据不同部位和条件选择钢板、髓内针、克氏针、钢丝、骨拴等固定方法，要求简便迅速和确实稳定，有时外固定架也可以考虑。关节部位的离断，很难保留关节，根据不同情况选择融合或关节成型。小儿在生长发育期，骨骼固定不要损伤骨骺。由于小儿皮肤软组织弹性较好，可尽量保留关节。

【肌肉肌腱修复】　肌肉肌腱的正确修复对肢体功能恢复至关重要。如果肌肉肌腱无明显挫伤，应该一期全部修复，早期的修复有利于防止粘连，早期功能锻炼，尽快恢复功能。修复后的肌腱及肌肉可作为血管床，有利于血管张力的调节。选择简便快捷的方法，一般用3-0的无创尼龙线"8"字法或津下套圈缝合术端端缝合。

【血管吻合】　血管吻合是决定再植肢体成活的关键步骤。一般先吻合静脉，再吻合动脉，保证动脉通血后一次性建立血液循环。有时再植肢体缺血时间较长，为了尽快通血，也可以先吻合动脉，从断端放血，使再植肢体得到及时供血，然后再吻合静脉。此方法导致一定程度的失血，必须进行适量的输血以补充血容量。吻合血管的数目尽可能多，其动、静脉比例应以1：2为宜，要尽可能多地吻合静脉。血管吻合的质量是确保通畅的关键，要注意无创操作。如果血管缺损，应做血管移植，切忌在张力下勉强直接吻合。还要注意调整移植血管的长度，不能过长或扭曲，否则会影响血流的通畅性。

【神经修复】　再植肢体功能的恢复很大程度上取决于神经的修复，没有神经支配的肢体是无用的，要争取一期修复全部运动和感觉神经。在手术显微镜下用9-0的线外膜间断缝合，根据神经粗细确定缝合针数，指神经缝2～4针，大肢体神经缝4～8针。如果神经缺损，应采用神经移植的办法修复。为了缩短缺血时间，先吻合血管再修复神经比较合理。

【创面闭合】　一期完全闭合创面对保证再植肢体顺利成活、降低血管危象、防止感染和恢复良好的功能至关重要。再植过程中通常先操作背面，闭合背侧创面，再进行掌面结构的修复，最后缝合掌侧皮肤。皮肤缝合要做到宽松平整无张力对合，如果张力过大，采用不同形式的皮瓣桥接覆盖。

多层敷料松松包扎，指端外露，便于观察血液循环，石膏托外固定保护。

> **案例 63-2 分析 3**
>
> 结合以上原则，本案例手术处理顺序：①急诊手术，臂丛阻滞麻醉后，在上臂上止血带。②常规以生理盐水、过氧化氢溶液和碘伏冲洗。③常规消毒铺巾，清创，咬骨钳咬除不规则骨折端，短缩0.5cm，以克氏针纵行固定。④背侧皮肤缘"Z"形切开，寻找拇长伸肌腱和指背静脉，修整后双"+"字缝合法缝合拇长伸肌腱，寻找出两条指背静脉，修整后在手术显微镜下端端吻合，然后间断疏松缝合关闭背侧皮肤。⑤将患者手掌朝上，同法切开掌侧皮肤，修整并保留拇长屈肌腱，探查位于拇指尺侧的主要动脉远近断端，因动脉内膜有损伤，显微镜下清创修整后缺损约2cm，自右腕掌侧皮下切取约2cm长静脉，倒置后行血管移植。神经外膜缝合法缝合拇指掌侧2条指固有神经，放松止血带，见血流通过吻合口，拇指远端变红润，指腹变饱满。间断缝合关闭掌侧皮肤。⑥敷料疏松包扎，石膏托固定腕关节于功能位。

五、术后观察和处理

再植手术后的观察和处理不容忽视，如果观察不及时，处理不当，可导致手术失败，甚至患者出现生命危险。

【术后处理】

1. 一般护理 术后要绝对卧床一周。病房要宽敞、舒适和安静。室温保持在 23～25℃。室内禁止抽烟。患肢置于 60 瓦单头烤灯下，灯泡与患肢距离 30～40cm。

2. 伤口的处理 及时更换敷料和拔出引流条，保持伤口清洁，防止干涸的敷料对患肢（指）造成压迫。

3. 综合治疗 患者遭受较大创伤，加之经受长时间的手术，要注意补充液体和营养，必要时输血。保护肾功能、止痛和应用缓泻剂保持大便通畅。

4. 三抗治疗 是再植术后必不可少的治疗措施。

（1）抗感染：应用广谱抗生素。有感染的根据细菌培养药敏结果应用敏感抗生素。

（2）抗痉挛：常用药物为罂粟碱，成人剂量为 30～60mg，每 6 小时肌内注射一次。3 天后改为每 8 小时肌内注射一次，第 5～7 天每 12 小时注射一次，第 8 天停用。小儿根据体重计算用量。此外还有其他扩血管药物如妥拉唑林、烟酸等可选择应用。

（3）抗凝：常用药物有低分子右旋糖酐，成人量 500ml，每天 2 次静脉滴注，连用 5 天，然后减半用 2 天后停药。阿司匹林 25mg，每天 3 次口服，小儿可不用。此外还有丹参注射液、肝素、新双香豆素、前列腺素 E 等可选择应用。

5. 小儿应用冬眠疗法 婴幼儿的断肢（指）再植术后，常因疼痛、打针或换药等，出现剧烈哭闹，不配合治疗，引起血管痉挛，甚至出现血管栓塞。因此术后常规给予冬眠疗法，待术后 4～5 天病情平稳，患儿适应，不再哭闹，可逐渐停用。具体方法是：氯丙嗪 50mg、异丙嗪 50mg、哌替啶 50mg，加生理盐水至 20ml，以一种药计算，每公斤体重 1mg，缓慢静脉注射，到患儿熟睡为止。注意不要推药过快，防止呼吸抑制。4 小时用药一次，让患儿始终保持睡眠状态。

> **案例 63-2 分析 4**
> 本案患者术后绝对卧床，患肢抬高至心脏平面以上 5～10cm，给予止痛和广谱抗生素；低分子右旋糖酐 500ml，每天 2 次静脉滴注，罂粟碱 30～60mg，每 6 小时肌内注射一次；阿司匹林 25mg，每天 3 次口服。

【术后观察】

1. 密切观察全身反应 对高位断肢再植，特别是缺血时间较长的断肢再植，除了注意因血容量不足引起的休克和肢体血液循环不良外，还可能因心、肾、脑中毒而出现生命体征改变及血红蛋白尿，甚至无尿，均应及时处理。如保留肢体有危及生命时，应截除再植肢体。

2. 再植肢体（指）的血液循环观察 血液循环观察指标主要有如下几项：

（1）皮肤色泽：正常循环的皮肤颜色红润，如果肢体缺血时间较长，通血后可呈樱桃红色，几天后可逐渐转变为正常红色。颜色苍白说明动脉供血不足，或者无动脉供血，是动脉痉挛或血栓的表现。颜色暗紫是静脉回流不够的表现。有时虽无动脉供血，由于静脉比较通畅，静脉血瘀积在指端，也可呈现出淤紫的颜色。两者注意鉴别，后者指腹张力低，切开放血时出血不活跃。

（2）毛细血管回充盈试验：轻压指腹或指甲，颜色由红变白，松开后 1 秒钟左右由白变红润应视为正常。回充盈加快表示静脉回流不畅，回充盈变慢说明动脉供血不足。

（3）皮肤温度：有两种测试方法，①一种是测试者直接用手触摸，感知其温度的高低，比较直接简便；②另一种方法是用指温计测试，直接显示温度数，较为准确。血液循环好的再植指通常比正常指指温低 2～3℃。如果皮温低于正常指 4℃以上，要高度注意可能发生动脉或静脉危象。

（4）指腹张力：高表示静脉回流不够，低表示动脉供血不足。

（5）出血实验：在指端侧方切一小口，长约 5mm，深 2～3mm，观察其出血情况，出血很活跃表明动脉供血充足，不出血或出血很缓慢表示无动脉供血。有的用拔指甲观察甲床出血的方法也能达到同样的效果。有的再植指因种种原因难以重建静脉回流，用此方法间断放血，保持低度的循环，待静脉侧支循环建立，停止放血，断指得以成活，起到治疗的作用。

（6）脉搏与多普勒超声检测：采用触诊或多普勒超声检测再植肢体的动脉搏动情况，是测定动脉血管是否通畅的一种简单、准确的方法。

上述几个指标要综合评价，才能正确判断血液循环情况，不能凭单一指标下结论。术后 3 天内每小时观察一次，第 4～5 天 2 小时观察一次，第 6～7 天 4 小时观察一次。用表格详细记录，便于分析掌握，一旦发现问题及时处置，提高再植成活率。

案例 63-2 分析 5

　　术后应密切注意观察血液循环情况，一旦出现动脉或静脉危象，应及时手术探查，本案例术后护士每小时严密观察患者右拇指末梢指腹的颜色和饱满度，虽然为压砸性离断，由于术中对血管进行了严格清创，对损伤段动脉进行了切除和血管移植，做到了吻合口没有张力，因此再植手指术后恢复顺利，没有出现动脉或静脉危象。

思 考 题

　　1. 简述手部常见开放性损伤的分类。

　　2. 简述手外伤的治疗原则。

　　3. 通常手外伤需要一期关闭伤口，但有些情况下不能一期关闭，是哪些情况？

　　4. 简述断肢（指/趾）再植程序，手术适应证和断肢（指）保存。

　　　　　　　　　　　　　　　　　（向剑平）

第六十四章　下肢骨与关节损伤

学习目标

1. 掌握股骨颈骨折、胫腓骨干骨折的解剖特点、分类、临床表现、诊断依据、并发症及治疗原则。

2. 熟悉股骨转子间骨折、踝部骨折的解剖特点、分类、临床表现及治疗原则。

3. 了解髌骨骨折、股骨干骨折、跟骨骨折、跟腱断裂和膝关节半月板损伤的解剖特点、分类、临床表现和治疗原则。

第一节　髋关节脱位

髋关节外伤性脱位占四大关节（肘、肩、髋、膝）脱位的第三位，脱位多见于青壮年男性。髋关节是人体最大的关节，髋臼与股骨头两者形态上紧密配合，构成典型的杵臼关节，周围又有坚强的韧带与强壮的肌群，结构十分稳固。因此，只有强大的暴力才会引起髋关节脱位。在外伤情况下，特别是在车祸中，暴力往往是高速和高能量的，因此多发性创伤并不少见。依据脱位后股骨头所在的位置，将髋关节脱位分为三类：髋关节前脱位、后脱位和中心型脱位；以后脱位最为常见，占全部髋关节脱位的 85%～90%。

一、髋关节后脱位

【脱位机制】　髋关节后脱位最多见，多由间接暴力引起，大部分髋关节后脱位发生于交通事故。当髋关节处于屈曲、内收、内旋位时，股骨头关节面大部分已超越髋臼后缘，当膝部受到由前向后的暴力时，股骨头即可冲破后下方关节囊由髂股韧带和坐骨韧带之间的薄弱区脱出，造成后脱位。有时合并髋臼后缘或股骨头骨折，亦可合并坐骨神经损伤。

【分类】　按有无合并骨折可以分成下列五型：

（1）单纯性髋关节后脱位，无骨折，或只有小片骨折。

（2）髋臼后缘有单块大骨折片。

（3）髋臼后缘有粉碎性骨折，骨折块可大可小。

（4）髋臼缘及壁亦有骨折。

（5）合并有股骨头骨折。

【临床表现与诊断】　有明确外伤史，如交通事故、塌方或高处坠落等。患部疼痛，髋关节不能活动。患肢缩短，髋关节呈屈曲、内收、内旋畸形，

有弹性固定，大转子明显上移（图 64-1），臀部触及脱出的股骨头。如坐骨神经损伤可出现该神经支配区的感觉、运动障碍。X 线检查可了解脱位情况及有无骨折。

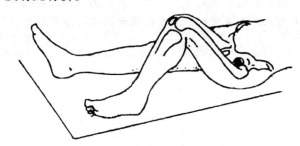

图 64-1　髋关节后脱位典型体位

【治疗】

（1）复位：常用的复位方法有三种。复位应争取时间，尽量在 24 小时内完成。复位前应对患者施以全身麻醉或椎管内麻醉，以保持肌肉松弛。

1）提拉法（Allis 法）：患者仰卧位，用布带固定骨盆，助手用双手按住髂嵴固定骨盆。术者双手套住患肢腘窝部，使髋、膝关节屈曲 90°，并用双膝夹住患肢小腿下部，双手徐缓用力向上提拉牵引，待肌松弛后，略做外旋，便可使股骨头还纳入髋臼内。复位时可感到明显的弹跳与响声，畸形消失，关节被动活动恢复，表示复位成功（图 64-2）。此法最为常用。

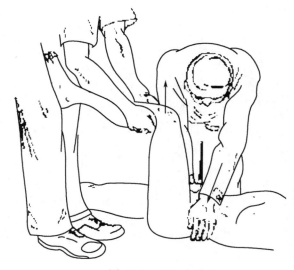

图 64-2　Allis 复位法

2）旋转法（Bigelow 法）：患者仰卧于地上，一助手同上法按住骨盆。术者一手握住踝部，另一侧

以前臂上部托住腘窝,慢慢屈髋、屈膝,在持续牵引下内收、内旋髋关节,持续牵引不放松,做髋关节外展、外旋及伸直动作。

3)悬垂法(Stimson法):即利用肢体自身的重量帮助复位。患者取俯卧位,将患髋垂于手术台边缘,屈髋屈膝各90°。助手固定骨盆,术者取蹲位,将伤肢踝关节前面置于膝上,一手固定踝部,另一手置于患肢腘窝下方,用力向下按压,边按压边摆动及旋转患肢,助手亦可用手向前推动大转子,协助股骨头纳入髋臼。

(2)固定和功能锻炼:复位成功后,患肢以外展、伸直位做持续皮牵引或丁字鞋固定2~3周。固定期间做股四头肌舒缩活动,卧床4周后扶双拐下地活动,3个月后X线检查无股骨头坏死后可逐渐负重。

(3)对于2~5型合并骨折的髋关节后脱位,一般应早期手术切开复位和内固定。

二、髋关节前脱位

【脱位机制】　髋关节前脱位少见。当大腿急剧强力外展并外旋时,股骨大转子与髋臼后上缘相顶撞,以此为支点形成杠杆作用,迫使股骨头穿破关节囊,由髂股韧带与耻骨韧带之间的薄弱区脱出。如高空坠下,下肢外展位着地,或劳动时突然被重物从侧方砸压于一侧髋部时可发生。

【分类】　前脱位可分成闭孔下、耻骨下与髂骨下脱位(图64-3、图64-4)。

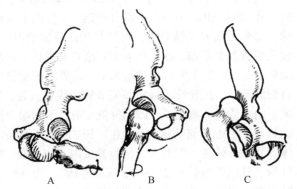

图64-3　髋关节前脱位的三种类型

A.闭孔下脱位;B.耻骨下脱位;C.髂骨下脱位

1. 闭孔下脱位　股骨头位于闭孔处,极罕见者可出现股骨头穿入闭孔内。

2. 耻骨下脱位　股骨头上移至耻骨上支水平。

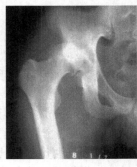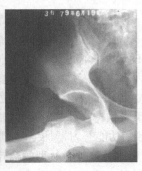

图64-4　髋关节前脱位的X线片

3. 髂骨下脱位　股骨头上移至髂嵴水平。

【临床表现与诊断】　有明确外伤史。伤后患髋疼痛,患肢呈外展、外旋和屈曲畸形,并较健肢为长。腹股沟处肿胀或可见局部隆起,并可触及移位的股骨头,髋关节功能丧失。X线片可以明确诊断。

【治疗】

(1)复位:Allis法最为常用。麻醉方式同髋关节后脱位。患者仰卧,术者握住患侧腘窝部位,屈髋并外展,沿股骨纵轴持续牵引。一助手协助固定骨盆,另一助手以双手按压大腿上1/3内侧面与腹股沟处。术者在牵引下做内收、内旋动作,若听到弹响声,则提示复位成功。若两次复位不成功,则要行切开复位内固定。

(2)固定和功能锻炼同后脱位。

三、髋关节中心脱位

【脱位机制】　股骨大转子受到直接打击,如人在横过马路时被车碰撞或倒塌的房屋砸在侧卧的人体髋部,暴力沿股骨颈头传导至髋臼,可以使股骨头水平状移动,穿过髋臼内侧壁而进入骨盆腔。因受伤时体位不同,可出现不同的损伤类型。

【分类】

1. 第1型　单纯性髋臼内侧壁骨折(耻骨部分),股骨头脱出于骨盆腔内可轻可重。

2. 第2型　后壁有骨折(坐骨部分),股骨头向后方脱出可有可无。

3. 第3型　髋臼顶部有骨折(髂骨部分)。

4. 第4型　爆破型骨折,髋臼全部受累。

【临床表现与诊断】　强大暴力外伤病史,伤后患髋疼痛,功能丧失,患肢短缩。局部软组织肿胀,时间长者臀部可出现皮下瘀斑。骨盆挤压分离试验可阳性。注意有无创伤性休克或盆腔内脏损伤。X线片可明确损伤的类型。三维CT重建可更清楚地显示髋臼骨折的类型及移位情况。

【治疗】

1. 第 1 型的治疗 轻度股骨头内移，髋臼骨折不重的可不必复位，需卧床休息 10～12 周。股骨头内移明显者应立即在全身麻醉或硬膜外麻醉下手法复位，多数可达满意复位。术后患肢外展位骨牵引，重量维持在 5～10kg。3 周后减量，4～6 周后去除牵引，功能练习器加强髋、膝关节训练，3 个月后负重。

2. 第 2～4 型的治疗 这类损伤髋臼损毁比较明显，治疗比较困难。一般主张做切开复位与合适的内固定。第 4 型病例，髋臼毁损严重往往会发生创伤性骨关节炎，必要时可施行关节融合术或全髋置换术。

3. 合并伤处理 髋关节中心脱位可以有低血容量性休克及合并有腹部内脏损伤，必须及时处理。

第二节 股骨颈骨折

案例 64-1

患者，女，72 岁。因外伤后左髋部疼痛 2 小时入院。

患者于 2 小时前下楼梯时跌倒，左侧肢体着地。伤后左髋部疼痛剧烈，为持续性锐痛，左下肢不能活动。患者家属急用担架将其送入医院。病程中患者无头晕或呕吐。否认乙型肝炎、结核、糖尿病等病史。

体格检查：T 36.5℃，P 90 次/分，R 28 次/分，BP 130/85mmHg。发育正常，营养中等，神志清楚，急性病容。全身皮肤、黏膜无黄染，浅表淋巴结无肿大。头颅大小形态正常，无压痛。颈软。胸廓对称无畸形，双肺呼吸音清晰，心律规整，心音有力，未闻及杂音。腹部平软，肝脾肋下未及。左下肢短缩呈外旋畸形（约 45°），左侧髋部压痛，纵向叩击痛，左侧大转子上移，左髋部皮肤完整，未见皮下瘀斑。右下肢活动如常，无压痛或叩击痛。脊柱及双上肢均无畸形。生理反射存在，病理反射未引出。

辅助检查：左髋关节 X 线片示左股骨颈骨质连续性中断，可见透亮骨折线，左侧大小转子骨质未见异常。

问题：

1. 首先考虑做何诊断及鉴别诊断？

2. 还有哪些体格检查及实验室检查有助于明确诊断？

3. 明确诊断之后，如何处理？

【**解剖概要**】 股骨颈的轴心线与股骨干的纵轴线形成一个颈干角，正常范围是 110°～140°，平均为 127°，大于此角称为髋外翻，小于此角为髋内翻（图 64-5）。在矢状面上，股骨颈的长轴与股骨干的额状面又形成一个角度，称为前倾角（图 64-6）。在儿童生长过程中，它随年龄的增长而逐渐变小，至成人为 12°～15°。骨折后前倾角及颈干角将会改变，治疗时必须使其恢复正常。

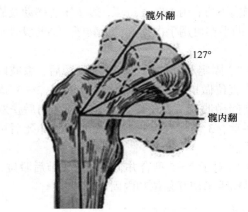

图 64-5 股骨的颈干角

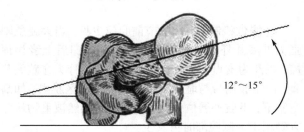

图 64-6 股骨颈前倾角

股骨头的血液供给有三个来源：①圆韧带支：来自闭孔动脉，供应头内下小部分血运，又称内上骺动脉。②骨干滋养动脉升支：对股骨颈血液供给很少，仅及股骨颈基底部。③关节囊支：来自旋股内、外侧动脉的分支，是主要血液供给来源。旋股内侧动脉来自股深动脉，在股骨颈基底部关节囊滑膜反折处，分成三组血管进入股骨头，即骺外侧动脉、干骺端上侧动脉及干骺端下侧动脉，分别由上下方距离股骨头边缘下 0.5cm 处进入股骨头，在股骨头内互相交通。骺外侧动脉供应股骨头 2/3～4/5 区域血运。旋股外侧动脉也来自股深动脉，它的血供量少于旋股内侧动脉。旋股内、外侧动脉的分支在股骨颈基底组成一个动脉环。旋股内侧动脉损伤是导致股骨头缺血性坏死的主要因素。

【**病因**】 股骨颈骨折大多数是外旋暴力所引起的螺旋形骨折或斜形骨折，损伤原因主要是在绊倒时，扭转伤肢，暴力传导至股骨颈，引起断裂。老年患者的骨骼骨质疏松，所以只需很小的扭转暴力，就能引起骨折。而中青年患者，需要承受较大的暴力，才会引起骨折，所以骨折不易愈合。

【分类】

1. 按骨折部位分类（图 64-7） ①头下型：全部骨折面均位于头颈交界处，骨折近端不带颈部，此型较少见。②头颈型：骨折面的外上部分通过头下，而内下方带有部分颈内侧皮质，呈鸟嘴状，此

型最多见。③经颈型：骨折面完全通过颈部，此型甚为少见。有人认为在老年患者中几乎不存在这种类型。④基底型：骨折面接近转子间线。头下型、头颈型、经颈型均系囊内骨折；基底型系囊外骨折，因其血运好，愈合佳，与囊内骨折性质不同，故应列入股骨粗隆部骨折。

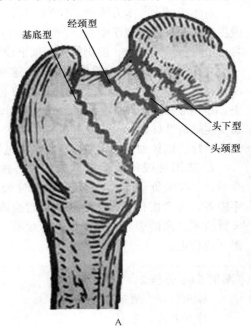
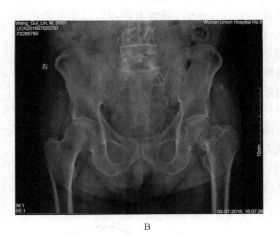

图 64-7 股骨颈骨折

A.股骨颈骨折按骨折线部位分型；B.股骨颈骨折 X 线片

2. Pauwels 分类法（图 64-8） 依骨折线与股骨干垂直线所成的角度分为：Ⅰ型，外展型<30°；Ⅱ型，中间型 30°～50°；Ⅲ型，内收型>50°。骨折线之倾斜度越大，越不稳定。<30°，骨折面互相嵌压，

位置稳定，易愈合；>50°者，承受剪式应力较大，位置不稳，预后不佳。但此角度的测量应将骨折远端置于内旋位，消除前倾角之后，才能准确测量，故在复位前应用价值不大。

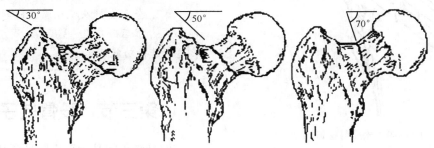

图 64-8 股骨颈骨折 Pauwels 分类法

3. Garden 分类法 依错位程度分为：Ⅰ型，不完全性骨折；Ⅱ型，完全骨折，无移位；Ⅲ型，有部分移位；Ⅳ型，完全移位。

【临床表现及诊断】 患者有外伤史，伤后髋部疼痛，伤肢不能活动。患侧肢体呈短缩45°～60°外旋畸形，患髋压痛，纵向叩击痛。大转子上移。外展型有嵌插者，伤后有时仍能行走，但患肢外旋畸形，

纵向叩击有震痛。X 线片可明确骨折类型。三维 CT重建有助于骨折空间定位。

案例 64-1 分析 1

该患者下楼时跌倒，左侧肢体着地，伤后左髋部疼痛，左下肢短缩呈外旋 45° 畸形，左侧髋部压痛、纵向叩击痛，左侧大转子上移。

【治疗】

1. 无明显移位的外展或"嵌插"型骨折　对于稳定性骨折，年龄过大，全身情况差，或合并有严重心、肺、肝、肾等功能障碍者，可用持续皮牵引6～8周。老年患者应鼓励取半卧位，做股四头肌舒缩运动，踝关节和足趾做屈伸运动。3个月后可考虑扶拐杖下地行走。骨折愈合后，一般在6个月后，可逐渐弃拐行走。对全身情况很差的高龄患者，应以挽救生命、治疗并发症为主，骨折可不进行特殊治疗，可能发生骨折不愈合，但仍能扶拐杖行走。

2. 内收骨折或有移位的股骨颈骨折　先做皮牵引或胫骨结节处骨牵引，或暂时固定患肢于外展内旋位。7～10天内进行内固定。内固定的方法很多，较常用的是在X线透视下，在股骨颈内用2根或3根松质骨螺钉作低角插入固定（图64-9）。也可用滑动螺钉钢板固定。三刃钉目前很少使用，因为钉击入股骨颈中央，将破坏髓腔内的唯一血供，造成术后的股骨头无菌性坏死。此外，它没有加压作用，击入后反会造成骨折线分离容易引起骨不连接。如果固定确实，术后应鼓励患者早期进行股四头肌舒缩活动和踝、足活动，患者取半卧位。2个月后，可扶拐杖下地行走，5个月后可脱离拐杖行走。

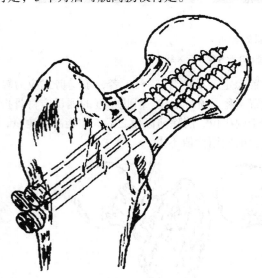

图 64-9　松质骨螺钉固定

若手法复位失败，或固定不可靠，或青壮年的陈旧骨折不愈合，宜采用切开复位内固定术。经前外侧切口暴露骨折后，清除骨折端的硬化组织，直视下经大转子打入加压螺纹钉，同时取带旋髂深血管蒂的髂骨块植骨，促进骨折愈合，防止股骨头缺血坏死。也可采用后外侧切口进行复位内固定，用股方肌蒂骨块植骨治疗。

65岁以上患者的股骨头下骨折，有明显移位或

旋转者，发生股骨头缺血性坏死的机会较多，容易引起骨折不愈合，也不能耐受长期的卧床治疗。如全身情况许可，可根据患者身体情况选择人工股骨头置换术或全髋关节置换术。3周后即可扶拐杖下地部分负重，但可发生假体松动或股骨头陷入髋臼，故应慎重使用。

对年龄过大，体力较差，不宜行手术治疗者，可做皮牵引，保持下肢于中立位，患者取半卧位。3个月后，骨折虽未愈合，但仍能扶拐杖下地活动。

3. 儿童和青壮年的股骨颈骨折　这种损伤往往需要很大的暴力才会造成骨折，以低位经颈骨折为主。由于儿童股骨头血液供应与成人不同，因而很容易发生缺血性坏死。应尽量达到解剖复位，采用手术方法治疗，钢针加压固定后，不宜负重过早。

4. 陈旧性股骨颈骨折不愈合　可做转子间截骨术，以改变负重线，增宽负重面。对65岁以上老年患者，可考虑接受人工全髋关节置换或人工股骨头置换术。高龄患者也可简单卧床疗养，然后再扶拐下地行走。

案例 64-1 分析 2

临床诊断：左股骨颈骨折。

诊断要点：

1. 左髋部外伤病史。

2. 伤后左髋部疼痛及左下肢不能活动症状。

3. 入院查体有左髋部压痛、纵向叩击痛，左下肢外旋45°畸形，左大转子上移。

4. 左髋关节X线片示左股骨颈骨折。

治疗原则：

1. 闭合复位加压螺钉内固定术。

2. 全身支持及抗生素预防感染。

3. 术后卧床2～3周，6周后扶拐下地行走，逐渐进行功能锻炼。

第三节　股骨转子间骨折

股骨转子间骨折系指股骨颈基底至转子下5cm部位之骨折（图64-10），占全身骨折的1.4%，多见于老年人，男性多于女性，属关节囊外骨折。由于股骨转子部位的血液供应丰富，很少发生骨折不愈合或股骨头缺血性坏死。至19世纪初除局部外固定外，采用皮肤牵引维持外展，防止髋内翻，给非手术疗法奠定了基础。

【解剖概要】　股骨上端上外侧为大转子，下内侧为小转子。在大转子、小转子及转子间均为松质骨。

转子间处于股骨干与股骨颈的交界处，是承受剪切应力最大的部位。由于力线分布的特殊性，在股骨颈、干连接的内后方，形成致密的纵形骨板，称为股骨矩。股骨矩的存在决定了转子间的稳定性（图 64-10）。

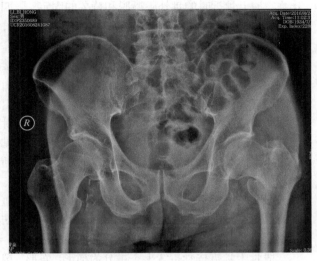

图 64-10　股骨转子间骨折的 X 线片

【病因与分类】　老年人因骨质疏松、内分泌失调、骨质脆弱、肢体不灵活，即使轻微外伤，如下肢突然扭转、跌倒或大转子直接触地，即可引起该部位骨折。青壮年因直接暴力可造成转子下粉碎性骨折。由于转子部受到内翻及向前成角的复合力，引起髋内翻畸形和以小转子为支点嵌压，形成小转子蝶形骨折。亦可因髂腰肌突然收缩造成小转子撕脱骨折。因转子部骨质松脆，故骨折常为粉碎性。当该部位发生骨折时，股骨干与股骨颈所形成的颈干角及前倾角不易维持。转子间亦可因囊性变等发生病理性骨折。

按骨折部位及骨折线方向分型：

1. 顺转子型　骨折线的走行方向与转子间成平行。

2. 反转子型　骨折线与转子间线方向相反。

3. 转子下型　骨折线经过大小转子的下方，成为横形、斜形或锯齿形，骨折也可能轻度粉碎性。

按股骨矩的完整性，可分为稳定与不稳定两类。参照 Tronzo-Evans 的分类方法，可将转子间骨折分为五型（图 64-11）：Ⅰ型，为单纯转子间骨折，骨折线由外上斜向内下，无移位。Ⅱ型，在Ⅰ型的基础上发生移位，合并有小转子撕脱骨折，但股骨矩完整。Ⅲ型，合并小转子骨折，骨折累及股骨矩，有移位，常伴有转子间后部骨折。Ⅳ型，伴有大、小转子粉碎性骨折，可出现股骨颈和大转子冠状面的爆裂骨折。Ⅴ型，为反转子间骨折，骨折线由内上斜向外下，可伴有小转子骨折，股骨矩破坏。

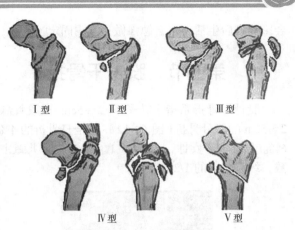

图 64-11　股骨转子间骨折 Tronzo-Evans 分类

【临床表现与诊断】　患者多为老年人。受伤后髋部疼痛，不能站立或行走，下肢短缩及内收、外旋畸形无移位的嵌插骨折或移位较少的稳定骨折，上述症状比较轻微。按压大转子引起疼痛，叩击足跟有纵向叩击痛，局部肿胀严重，有大面积皮下瘀斑，有时触及骨擦音或骨擦感。由于骨折线在关节囊和髂股韧带附着点的远侧，故远侧骨折段处于 90° 外旋位。这是与股骨颈囊内骨折的不同点。X 线检查可确定骨折类型、移位方向，并进一步确定治疗方案。

【治疗】　患者多为高龄老人，首先注意全身情况，预防由于骨折后卧床而引起危及生命的各种并发症，如肺炎、褥疮等。骨折治疗的目的是防止发生髋内翻畸形。具体治疗方案应根据骨折类型、移位情况、患者全身情况等，分别采取不同方法。

近年来，对转子间骨折做内固定和早期活动可减少病死率和致残率已有认识。内固定治疗后，可减少内科方面的并发症，危险性较非手术疗法为少。

1. 稳定性骨折　由于股骨矩保持完整或股骨矩仍保持其支撑作用，可用皮牵引或胫骨结节骨牵引于外展位 6~8 周然后逐步扶拐杖下地，部分负重。

2. 不稳定骨折　可手法复位。先用手力牵引，纠正至中立位，然后外展，用皮牵引或胫骨结节骨牵引 8~10 周，然后逐步负重行走。若手法复位不理想，可采用手术疗法，其目的是整复骨折，取得稳定的内固定。可用滑槽加压拧紧螺钉加接骨板，或采用髓内钉内固定，其形式有：①标准髓内钉；②EndeR 可屈性髓内钉；③交锁髓内钉；④ZiCkd 内固定装置。若骨折位置在较远侧和粉碎不太严重，髓内钉内固定能取得较好的效果。若髓腔宽大或骨折粉碎较重，则髓内钉固定就不能牢固地控制骨折。

3. 其他　对一些年龄过大，不宜长期卧床牵引或手术者，仍可做简单的皮牵引，尽早使患者取半卧位，即使后遗跛行，但骨折仍能在畸形位愈合，并不会影响日后生活，不必勉强做手术内固定。

第四节　股骨干骨折

股骨干骨折系指小转子下 2～5cm 至股骨髁上 2～5cm 的股骨骨折（图 64-12），占全身骨折的 4%～6%。男性多于女性，约 2.8∶1。10 岁以下儿童占多数，约占总数的 1/2。

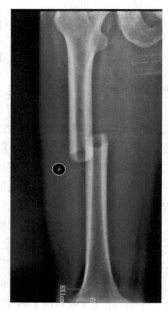

图 64-12　股骨干骨折的 X 线片

【解剖概要】　股骨是人体最长、最粗的管状骨。它可承受较大的应力，对负重、行走、跑跳等下肢活动，起重要的传导和支撑作用。骨的两端有较多的松质骨，但骨干的密质骨很致密，中国人股骨密质骨的弹性模量为 1.605×10³kg/mm²，松质骨为 0.105×10³kg/mm²。全股骨的抗弯强度与铸铁相近，弹性比铸铁更好。由于股骨的解剖与生物力学特点，只有强大暴力才能引起股骨干骨折，骨折的愈合需要较长时间的塑型，才能恢复正常强度。

股骨干有一个轻度向前向外的弧形，骨干后面有一条隆起的粗线，称股骨嵴，是股后肌群的附着处。在切开复位时，以此作为对合正确与否的重要骨标志。

在股骨干后外侧，有四根股深动脉分支。骨折时，这些动脉分支很容易断裂，造成骨折后软组织内严重出血，偶尔也可发生股动脉的挫伤或断裂。股骨的滋养动脉来自四根穿通动脉的分支，沿股骨嵴进入股骨。因此在手术时，应避免损伤股骨的后侧。如果做髓内钉固定，髓腔内的滋养动脉必将破坏，因此骨的愈合只能依靠骨外膜毛细血管，形成外骨痂，所以骨折愈合所需的时间将延长。

股骨外面的肌和筋膜犹如一个张力性支架，形成间室，包围股骨。它可吸收股骨所承受的各种应力，是对股骨的有力支持。特别是伸肌装置，对膝关节的屈伸活动起重要作用。股骨干骨折后，局部将有广泛出血，加上骨折时的骨外膜撕脱和持久的固定，股四头肌将失去弹性和活动功能，从而影响恢复。因此，应该注意防止股四头肌发生纤维变性、挛缩或粘连。

【病因与分类】　多数股骨干骨折由强大的直接暴力引起，如打击、挤压等一部分骨折由间接暴力引起，如杠杆作用、扭转作用、高处跌落等。前者多引起股骨的横形骨折或粉碎性骨折，而后者多引起股骨的斜形骨折或螺旋形骨折。此外，病理性骨折虽少见但也不能忽视。儿童的密质骨韧软，骨折时可以折断一侧骨密质，而对侧骨密质保持完整，即青枝骨折。成人股骨干骨折后，内出血可达 500～1000ml，出血多者，在骨折数小时后可能出现休克现象。由挤压伤所致股骨干骨折，有引起挤压综合征的可能性。

股骨干骨折按骨折线形态可分为横形、斜形、螺旋形、粉碎性及青枝骨折。按骨折部位可分为上 1/3、中 1/3 和下 1/3 骨折。骨折的移位将按肌肉的拉力和不同的暴力而异。股骨上 1/3 骨折后，近折段受髂腰肌、臀中肌、臀小肌和髋关节外旋诸肌的牵拉而屈曲、外旋和外展，而远折段则受内收肌群的牵拉而向上、向后、向内移位，导致向外成角和缩短。股骨中 1/3 骨折后，其畸形主要是按暴力的撞击方向而成角，远折段又因内收肌的牵拉而向外成角。股骨下 1/3 骨折后，远折段受腓肠肌的牵拉而向后倾倒，可压迫或刺激腘动脉、腘静脉和腓总神经。

【临床表现与诊断】　患者伤后肢体剧痛，活动障碍，局部肿胀压痛，有异常活动，患肢短缩，远端肢体常旋外。特别重要的是检查股骨转子及膝部特征，以免遗漏存在的其他损伤，如髋关节脱位、膝关节骨折或血管、神经损伤。股骨干骨折，因暴力大、移位多、明显肿胀、畸形严重、异常疼痛，完全骨折可有骨擦音，但不可随意测试。对股骨干骨折，特别是下 1/3 骨折，应触摸足背动脉和胫后动脉。意识模糊者常提示有失血性休克，或疼痛性休克，或伴有其他脏器损伤。X 线片可证实和明确骨折的部位、类型及移位情况，作为复位的依据。

【治疗】　股骨干骨折多由高度暴力引起，同时可能存在其他脏器损伤。如果不采取合适的治疗，能造成长期失用或残废。因此，合理的伤后就地固定患肢非常重要。股骨干骨折的治疗方法很多，但必须考虑到骨折的类型、部位、移位程度，患者的年龄、经济情况，以及其他因素。绝大多数患者可用非手术疗法，取得良好效果。

1. 非手术疗法　比手术治疗的危害要小，大多数的股骨干骨折都能用非手术疗法治疗，只是住院时间略长些，不负重的时间也长些。对横形骨折，可在全身麻醉下做手法复位，然后用牵引装置维持复位，大腿用4块夹板固定，必要时内加衬垫。一般需牵引8～10周。牵引方法很多。在成人，可采用 Braun 架固定持续牵引，或 Thomas 架平衡持续牵引。在早期，应定期摄片复查，同时加强大腿肌的训练，直至有明确的牢固 X 线愈合现象，才能负重。对斜形、螺旋形和粉碎性骨折，一般可直接做持续骨牵引。为了缩短患者卧床时间，可用功能性石膏支架固定：即牵引3～4周后，用大腿石膏加膝以下支架固定，鼓励患者扶杖下地活动。产伤引起的新生儿股骨干骨折，可将伤肢用绷带固定于胸腹部，2周后拆除绷带，骨折即可愈合。3岁以内的儿童一般均可采用垂直悬吊牵引。将两下肢用皮牵引向上悬吊，通过滑车系统，使臀部悬离床面，恰好可放置便盆。依靠体重做对抗牵引。若臀部触及床面应及时调节至臀部离开床面（图64-13）。3～4周后，可有良好骨愈合。对儿童的股骨干骨折，要求对线良好，但对位要求不高，1～2cm 的重叠反而可克服因骨折完全对合所发生的伤肢过长的缺点，因为骨折将促进伤侧骨骺板充血而刺激生长，使伤肢反而见长，所以 1～2cm 的重叠可减少两下肢的长度差异。超过3岁的儿童，一般不宜用此悬吊牵引法，因血液供应不能达到足趾而可引起缺血性坏死。用此法时应经常检查两足的血循环和感觉有无异常，以防止发生并发症。可采用大腿石膏支架固定或两下肢外展位石膏固定，以便儿童下地活动。

2. 手术疗法

（1）手术治疗的指征：非手术疗法失败。同一肢体或其他部位有多处骨折；合并神经血管损伤；老年人的骨折，不宜长期卧床者；陈旧性骨折不愈合或有功能障碍的畸形愈合；无污染或污染很轻的开放性骨折。

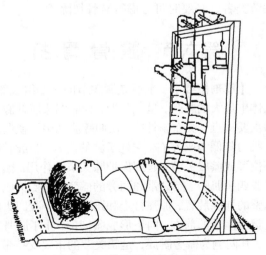

图 64-13　儿童垂直悬吊皮牵引

（2）手术治疗方法：股骨中下段形骨折，可采用加压钢板螺钉内固定（图64-14）。内固定坚强，可早期下床活动，但存在应力遮挡效应，影响再生骨重建。股骨干上、中 1/3 横形骨折，可用髓内钉作内固定。内固定可防止成角和缩短，但愈合速度并不加快。手术本身将冒感染的危险，不可轻易施行。髓内钉内固定的明确指征有：①非手术治疗失败；②伴有多发性损伤，如头部损伤；③伴有股动脉损伤而需修补者；④老年患者不宜卧床过久者；⑤病理性骨折。最理想的方法是闭合插钉，但需要影像增强器设备。近年来采用闭合交锁髓内钉内固定，经皮插入螺钉，可控制骨段旋转和套叠，适用于粉碎性、斜形、螺旋形骨折，也适用于股骨干下段骨折，但需有良好的 X 线设备和精湛的技术。有些学者主张作加压接骨板内固定或经皮穿针外固定，但应慎重使用。

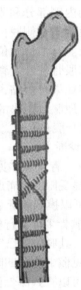

图 64-14　股骨干骨折加压钢板螺钉内固定

对陈旧性骨折而有严重成角畸形者，在早期可用手法折骨，再按新鲜骨折处理。若时间过久，可切开凿断，做内固定和植入自体骨。术后用髋人字形石膏固定。固定时间应偏长。若缩短较多、软组织（包括血管、神经）已挛缩，凿断后，以做持续骨牵引为妥。因急剧的一次牵引复位，可损伤血管神经，引起不良后果。

第五节　髌骨脱位

【解剖概要】　髌骨是膝关节的组成部分，股四头肌腱膜覆盖包绕着髌骨，股内侧肌附着于髌骨内上缘，向上牵拉髌骨，是阻止髌骨向外脱位的主要稳定因素。髌骨有两斜关节面，在其中央部呈纵嵴形隆起，与股骨下端凹形的滑车关节面相对应，可阻止髌骨左右滑动。股四头肌收缩和关节囊紧张使髌骨紧贴滑车关节面，阻止髌骨左右活动。但膝关节有 10°～15°外翻角，股四头肌起止点不在一条直线上，当肌肉收缩时，有自然向外脱位的趋向。

【病因及分类】 暴力致股内侧肌及扩张部撕裂，向外促使髌骨脱出，或由于膝关节骨与软组织发育缺陷，易出现髌骨习惯性或先天性脱位。习惯性脱位往往也是外伤性脱位未及时处理的后果。暴力作用于正常膝关节外侧使其向内脱位罕见。按髌骨脱位不同的原因，可将其分为外伤性、习惯性和先天性。

【病理变化】 外伤性脱位可分为向上脱位和向外侧脱位。髌骨向上脱位的病理变化是髌韧带完全断裂；髌骨向外侧脱位的病理变化是膝关节囊从髌骨内缘附着处撕脱，软组织损伤范围广泛，股四头肌腱膜扩张部的内侧部分和股内侧肌附着处都可以有撕脱。髌骨通常向外侧脱位，也可伴有半月板和内侧副韧带损伤。习惯性脱位往往有先天性因素存在，如小髌骨和股骨外髁发育不良有膝外翻等。髌骨外侧的支持带如果有短缩，或因髂胫束止点附着在髌骨外侧时，屈膝时紧张的纤维束对髌骨的牵拉作用大，易致髌骨脱位。

【临床表现和诊断】

1. 外伤性脱位 青少年多见，外伤后患膝部肿胀、疼痛，活动明显受限。压痛点以髌骨的内侧缘明显。膝关节屈曲位可以摸到髌骨不在股骨髁间凹内而向外移位。脱位的髌骨多可自行整复，或被他人手法推回。患者就诊时，其脱位多已完全整复。如果是髌骨关节内脱位，可见髌上皮肤凹陷，下极隆起和胫骨内翻。向上脱位者可以查到髌骨位置偏高。膝关节正位片可见髌骨向上移，脱离了股骨髁间凹，侧位片上显示髌骨长度与髌韧带长度不等。髌骨向外侧脱位常规 X 线片难以察觉，宜于屈曲 20°～30°位置下摄髌骨轴位片，可发现髌骨有无半脱位。

2. 习惯性脱位 有创伤性脱位病史。先天性发育不良者可无明显创伤或急性脱位史，或仅有轻微外伤就发生脱位，双侧性的不少见。脱位时感觉膝部发软、疼痛、行走困难，但伸膝或用手轻推可以复位。由于反复脱位，髌骨与股骨外髁经常摩擦，软骨面受损，致关节腔积液，关节疼痛。休息后疼痛缓解。平时行走时感觉腿软无力，跑步时常跌倒，多有不同程度的股四头肌萎缩。膝关节轴位 X 线片可显示股骨外侧髁低平，脱位时可见髌骨脱出于股骨外髁之上，或在股骨外髁之外上缘。磁共振成像检查有助于发现关节内病变。

【关节镜检查】 关节镜检查主要是评价关节软

骨的损害程度，并可根据髌骨软骨面退变程度决定采用何种手术。可以分为四级：Ⅰ级，仅软骨变软；Ⅱ级，有直径不到 1.3cm 的纤维病灶；Ⅲ级，纤维化病灶直径＞1.3cm；Ⅳ级，软骨下骨皮质已暴露。

【治疗】

1. 外伤性脱位 韧带及关节囊损伤轻微者可采用手法复位（图 64-15）。术者站在患侧，一手持踝，一手持膝上，在向远端牵引的同时，将膝关节伸直，脱出的髌骨即可弹回复位。术后长腿石膏固定 4～6周。髌韧带断裂者宜立即修复。内侧关节囊破裂者原则上应手术治疗。手术方法为清除关节内积血、软骨碎屑，并缝合从髌骨缘撕脱的关节囊。

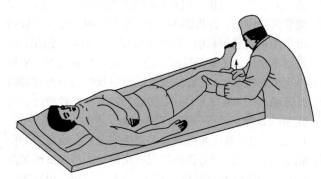

图 64-15 髌骨外脱位牵引手法复位

2. 习惯性脱位 应采用手术治疗。选择治疗方法时应根据患者的年龄、膝关节的病理变化采用一种或数种手术治疗。对幼年患者而骨质畸形严重者，可采用单纯软组织手术。对于青少年患者特别是骨质畸形严重者，除采用软组织手术外应同时选择施行骨性手术，如股骨髁上截骨术以矫正膝外翻畸形，胫骨结节内移术以纠正股四头肌力线，或股骨外髁植骨垫高术。髌骨关节面软骨退变明显者做胫骨结节抬高术。成人习惯性髌骨脱位若合并严重创伤性关节炎者，必要时可考虑行髌骨切除术。

第六节 髌 骨 骨 折

【解剖概要】 髌骨是膝关节的一个组成部分，人体中最大的籽骨，呈三角形，为股四头肌伸膝作用的主要支点。切除髌骨后，在伸膝活动中可使股四头肌肌力降低 30%左右。它处于膝的前方，与股骨髁上部位形成髌股关节，起到保护膝关节的作用。髌骨结合股四头肌腱、髌韧带和两旁的髌旁腱膜，构成一组完整的伸膝装置，加强行走和跑跳作用。股四头肌的肌腱沿髌骨的前方，向下形成髌韧带，止于胫骨结节上。其两侧为髌旁腱膜，是膝关节的重要支持带。髌骨横断骨折有移位者，均有股四头肌腱部断裂，致股四头肌失去正常伸膝功能。治疗髌骨骨折应修复肌腱的连续性。

【病因与发生机制】 直接或间接暴力均可导致髌骨骨折。直接暴力多因外力直接打击在髌骨上，如撞伤等骨折多为粉碎性，股四头肌及髌骨两侧腱膜和关节囊多保持完好，骨折移位较小亦可为横断形骨折。间接暴力，多由于股四头肌猛烈收缩，髌骨受到杠杆力的作用，如突然滑倒，膝关节半屈曲位，股四头肌骤然收缩，牵髌骨向上，髌韧带固定髌骨下部，而股骨髁部向前顶压髌骨形成支点，三种力量同时作用造成髌骨骨折。间接暴力多造成髌骨横断骨折，移位大，髌前筋膜及两侧扩张部撕裂严重。直接暴力与间接暴力可先后作用，导致髌骨粉碎性骨折。

【分类】 髌骨骨折可以分为两大类，即横形骨折和粉碎性骨折（星状骨折）。按有无移位（图64-16）可分为：①无移位的髌骨骨折（约占20%）。②有移位的髌骨骨折（约占80%），包括髌骨横断骨折（髌骨中1/3和髌骨下1/3）；髌骨粉碎性骨折；髌骨下极粉碎性骨折；髌骨上极粉碎性骨折，较少见；髌骨纵形骨折。

【临床表现及诊断】 髌骨位置表浅，本身构成膝关节的一部分。外伤后局部有压痛、肿胀、血肿和皮下瘀血。膝关节不能完全伸直，不能负重。髌骨骨折多见于30～50岁的患者。刚骨折不久，横形骨折有明显的横形凹陷，两骨块可上下推动，挤压髌骨疼痛加重。由于关节内积血，可出现浮髌试验阳性。超过6小时，肿胀明显，髌骨外形模糊。膝关节正侧位X线检查可明确骨折的部位、类型和移位程度，是选择治疗方案的重要依据。

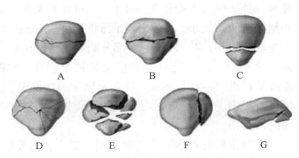

图64-16 髌骨骨折的类型

A. 无移位裂隙性骨折；B. 有移位裂隙性骨折；C. 上极或下极骨折；D. 粉碎性无移位骨折；E. 粉碎性有移位骨折；F. 垂直型骨折；G. 骨软骨损伤

【治疗】 不论是横形骨折还是粉碎性骨折，都应尽早治疗。最好的治疗时间是在伤后5～6小时之内。待肿胀出现，很快会出现瘀斑，产生水疱，将影响骨折的治疗。

1. 手法复位外固定 适用于无移位骨折或移位在0.5cm以内的横形骨折，其关节软骨面光滑完整，髌旁腱膜与关节囊无撕裂者。保持膝关节于伸直位，用石膏托或下肢支架固定4～6周，即可开始股四头肌等长收缩。6周后开始做膝关节主动屈伸活动训练。若关节有积血，应在无菌条件下，抽尽血肿，保持膝于伸直位，加压包扎。

2. 张力带钢丝内固定或钢丝捆扎内固定 适用于移位＞0.5cm的髌骨横形骨折及下极横形骨折，能复位的髌骨粉碎性骨折及下极粉碎骨折。对于髌骨上下极骨折，折块较大，可采用上述方法治疗；若折块较小可去除。用钢丝缝合重建髌韧带，术后伸直位固定4～6周。若严重粉碎性骨折无法恢复关节面完整性时，可做髌骨切除术，修补股四头肌扩张部分和关节囊，重叠缝合伸膝装置，防止软组织松弛。重叠缝合不宜过多，以免影响关节屈曲。术后用石膏固定3～4周后，进行功能锻炼。

3. 记忆合金聚髌器（髌骨抓） 是利用记忆合金在常温下的记忆原理，设计的爪形髌骨固定装置，将断裂髌骨整复后，将聚髌器置于冰水中软化。其固定钩拉开并安置于髌骨前面，使设计的爪形钩固定于髌骨的上下极，待恢复体温后记忆合金硬化并回复原状，从而获得牢固固定。

第七节 膝关节韧带损伤

【解剖概要】 膝关节的周围有内、外侧副韧带，在关节内有前、后交叉韧带。它们又和关节囊一起构成一个完整的韧带关节囊网，成为稳定膝关节的基本结构。这些韧带，在功能上应视为一个整体，相互协同，相互制约，一旦某一韧带遭受损伤，必将引起失衡。具体而言，韧带关节囊网的作用有二：①限制活动，即限制膝关节仅在正常范围内的活动。②导向作用，即引导膝关节在一个固定轨迹上活动。内侧副韧带位于股骨内上髁与胫骨内髁之间，有深浅两层纤维。浅层为三角形，甚为坚韧，深层纤维与关节囊融合，部分与半月板相连。外侧副韧带起于股骨外上髁，其远端与股二头肌腱汇合成联合肌腱结构，共同附着于腓骨小头上。外侧副韧带与外侧半月板有滑囊相隔。前交叉韧带起自股骨髁间窝的外侧面，向前内下方止于胫骨髁间嵴的前方。当膝关节完全屈曲和内旋胫骨时，此韧带牵拉最紧，防止胫骨向前移动。后交叉韧带起自股骨髁间窝的内侧面，向后下方止于胫骨髁间嵴的后方。膝关节屈曲时可防止胫骨向后移动。

【损伤机制】

1. 内侧副韧带损伤 膝外侧的暴力及膝外翻损伤可造成内侧副韧带损伤。当膝关节半屈曲时，小腿突然外展外旋也会使内侧副韧带断裂是最常见的膝韧带损伤。多见于运动创伤，通常合并有前交叉韧带损伤。

2. 外侧副韧带损伤 外侧暴力或内翻损伤，有或无膝旋转。外侧副韧带较内侧副韧带宽大，故通常部分撕裂，不会造成膝关节不稳定。可合并腓总神经损伤。

3. 前交叉韧带损伤 常见于高速运动无外力情况下突然减速、屈曲、旋转。膝关节伸直位下内翻损伤或膝关节屈曲位下外翻损伤，都可以使前交叉韧带损伤。往往合并有内、外侧韧带与半月板损伤。暴力来自膝关节后方，胫骨上端的力量也可使前交叉韧带损伤。多见于竞技运动。患者受伤时听到弹响，关节内出血常致肿胀出现。

4. 后交叉韧带损伤 常需强大暴力，如"仪表盘损伤"（屈曲的膝关节受到来自前方的暴力）。后交叉韧带损伤出现在前交叉韧带撕裂之后。单独后交叉韧带损伤极为少见。前、后交叉韧带提供前后方向的稳定，内外侧副韧带提供侧方之稳定。通常发生复合韧带损伤。损伤可分为：Ⅰ级，韧带受牵拉，但无撕裂；Ⅱ级，部分撕裂；Ⅲ级，完全撕裂。

【临床表现及诊断】 多有明确的外伤史。以运动员多见。局部疼痛、肿胀，有时有皮下瘀血，关节不能伸直。受伤时关节内有撕裂感，随即关节松弛无力，不稳定。侧副韧带损伤时，检查局部压痛点明显。有时还可以摸到蜷缩韧带的断端。

1. 侧方应力试验 先将膝置于完全伸直位，然后屈至30°位，分别做膝的被动外翻和内翻检查，与健侧对比。若超出正常外翻或内翻范围，则为阳性。例如外翻应力试验阳性者，提示内侧副韧带损伤，反之则提示外侧副韧带损伤（图64-17）。

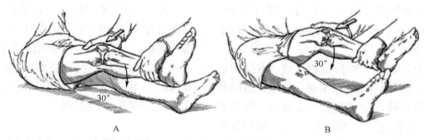

图 64-17 侧副韧带侧方应力试验

A.侧副韧带；B.检查内侧

2. 抽屉试验 膝关节屈曲，检查者握住胫骨上段作拉前和推后动作，并注意胫骨结节前后移动的幅度。前移增加表示前交叉韧带断裂，后移增加表示后交叉韧带断裂。由于正常膝关节在关节屈曲90°位置下胫骨亦能有轻度前后被动运动，故需将健侧与患侧做对比。单独前交叉韧带断裂时，胫骨前移幅度仅略大于正常，若前移明显增加，说明可能还合并有内侧副韧带损伤。

3. 轴移试验 主要用来检查患膝有无一种突然错动的主观感觉，来检查前交叉韧带断裂后出现的膝关节不稳定。常出现于步行中，当患膝屈至30°位时，既疼痛，又感极不安全。检查时，屈膝30°，膝可前后错动并有疼痛者，即为阳性。这主要是由胫骨外髁突然向前错位，而股骨外髁同时滑向胫骨外髁的后坡所致。在伸膝过程中，又可出现股骨外髁突然复位的体征。

4. 旋转试验 将膝分别置于90°、45°和0°位，做内、外旋活动，与健侧对比。如一侧旋转范围增加，并不意味旋转不稳定，而只表明某组韧带的断裂或松弛。

【影像学检查与关节镜检查】 膝关节正侧位X线片的直接征象是显示撕脱的骨碎片。在局麻后膝内翻和膝外翻位置下摄膝关节正位片，可比较膝关节内外侧关节间隙大小。一般认为两侧间隙相差4mm以下为轻度扭伤，4~12mm为部分断裂，12mm以上为完全断裂，还可能合并有前交叉韧带损伤。MRI膝关节检查可清晰显示前、后交叉韧带损伤情况，并可以对损伤进行分级，还可发现隐匿骨折线或意料外的韧带损伤。

关节镜检查对诊断交叉韧带损伤是十分重要的。75%的急性损伤关节血肿可发现前交叉韧带损伤，其中2/3的病例同时伴有内侧半月板撕裂，1/5有关节软骨面损坏。

【治疗】

1. 内侧副韧带损伤 对于扭伤或部分断裂者可采用长腿管形石膏固定4~6周后功能锻炼。如为完全断裂者应及早修补。若合并有半月板或前交叉韧带损伤也应在手术时同时处理。

2. 外侧副韧带损伤　扭伤或部分断裂采取保守治疗，完全断裂者手术修补。

3. 前交叉韧带损伤　单纯前交叉韧带断裂，可在关节镜下做韧带修补，再用长腿石膏固定 4～6 周。若韧带体部断裂亦可再移植一根肌腱以增强交叉韧带的稳定性。一般选用髌韧带的中下 1/3 作为移植材料。

4. 后交叉韧带损伤　单纯后交叉韧带扭伤或部分断裂可先将血肿抽净，加压包扎，用长腿石膏固定 6 周。现多主张在关节镜下早期修复。

第八节　膝关节半月板损伤

【解剖概要】　股骨两髁与胫骨平台之间，两侧各有一个圆弧形软骨，即半月板。它们附着于胫骨两髁的边缘。因周边部较厚而中央部较薄，故其作用是加深胫骨髁的凹度，以适应股骨髁的凸度，加强膝关节稳定的同时与交叉韧带协同，控制和引导膝关节的轻度螺旋形活动。它属纤维软骨，基本无血液供应，其营养主要来自滑液，只有与胫骨髁缘连接的边缘部分（即外围的 10%～30%），能从滑膜得到血液供应。因此半月板的游离缘一旦破裂，很难自行修复。

内侧半月软骨较大，呈"C"形，前窄后宽，有前后两角。前角附着于前交叉韧带前方的髁间窝，而后角则附着于后交叉韧带前方的髁间窝。中部外缘与内侧副韧带相连。所以内侧半月板的活动受到限制。

外侧半月板较小，近似"O"形。前角附着于前交叉韧带前方的髁间窝，而后角则附着于胫骨隆突和内侧半月板后角之前。外缘不与外侧副韧带相连，所以外侧半月板的活动度较内侧为大。外侧半月板常常发生先天性盘状畸形，称盘状半月板。其外形椭圆，可因轻微外伤而破裂。在我国，外侧盘状半月板较多见，所以外侧损伤率比内侧高，与国外报道相反。

【半月板的功能】　内外侧半月板充填于股骨与胫骨之间，其外厚内薄的形态增加了膝关节的稳定性。半月板富有弹性，能吸收震荡，承载重力。半月板可前后活动，协同膝关节的屈伸，散布滑液，润滑关节。

【病因与发病机制】　半月板损伤可发生在外侧、内侧或内外两侧。在我国外侧盘状半月板多见，故外侧半月板损伤率高于内侧。当膝关节完全伸直时，两侧副韧带均处于紧张状态，关节稳定。当膝关节处于半屈状态时，半月板向后方移动，如果此时突然将膝关节伸直，并伴有旋转，重力在受挤压的软骨上研磨，半月板即发生破裂。因此造成半月板损伤必须有四个因素：即膝的半屈、内收外展、

挤压和旋转。例如，内侧半月板损伤的典型病史是患膝略屈，足固定于地面，上身如突然向前、向中线扭转，股骨内髁急骤强力内旋，内侧半月板将在股骨内髁与胫骨内侧面间碾轧，使内侧半月板挤破（图 64-18）。长期于蹲位工作，可使外侧半月板遭受慢性损伤。所以不同类型的半月板撕裂可因不同的暴力而产生。损伤可发生在前角、后角、体部或边缘等不同部位，损伤形态也各不相同（图 64-19）。

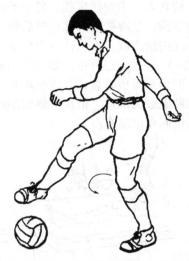

图 64-18　导致内侧半月板损伤的典型姿势性损伤

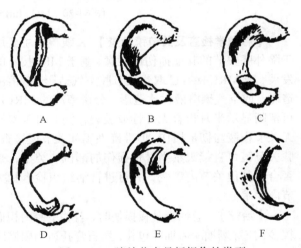

图 64-19　膝关节半月板损伤的类型

A. 纵裂；B. 中 1/3 撕裂；C. 前角撕裂；D. 前 1/3 撕裂；E. 后 1/3 撕裂；F. 分层裂

【临床表现与诊断】　半月板损伤多见于运动员、矿工、搬运工等，男性略多于女性。大多数患者有明确膝扭伤史，少数无明显损伤。受伤后，膝关节有剧痛，不能自动伸直。关节肿胀，有时有积血。休息 4～5 天后，肿胀渐消，关节逐渐恢复功能，但始终感到关节不稳定，关节有压痛。少数患者有关节交锁，活动时可听到"咔嗒"声，关节于是能伸直。检查时可发现股四头肌萎缩，以股内侧肌明

显。急性期往往不易明确诊断。待急性期消失后，再做进一步检查，就能明确诊断。膝关节间隙处的压痛是半月板损伤的重要诊断依据。常用试验有：

1. 膝关节过伸试验 遇有破裂，或游离软骨片卡于关节内，膝过伸时将引起剧痛。

2. 膝关节过屈试验 特别是后角破裂，膝关节过屈将引起剧痛。

3. 半月板回旋挤压试验（McMurray's 试验） 伤员仰卧，检查者一手按住患膝，另一手握住踝部，将膝完全屈曲，足踝抵住臀部。然后将小腿极度外旋外展，或内旋内收，在保持应力位下，逐渐伸直（图 64-20）。在伸直过程中，如能听到或感到"咔嗒"声，即为半月板破裂，并按响声和疼痛出现的部位，推断破裂的部位。但应注意假阳性，如滑膜增厚，也可同样出现响声。

4. 研磨试验（Apley 试验） 患者俯卧、膝屈至90°，在加压情况下，研磨（即旋转）膝关节，破裂的半月板可引起疼痛。

5. 蹲走试验 主要用来检查半月板后角有无损伤。嘱患者蹲下走鸭步，并不时变换方向。如果患者能够很好完成这些动作，可以除外半月板后角损伤。如果因疼痛不能完成动作，于蹲走时出现响声及膝部疼痛不适，为阳性结果。该试验仅适于检查青少年患者，特别适于大规模检查。

每个试验均有其特定意义，如回旋挤压试验主要是用以检查后角撕裂，必要时应反复多次检查。没有一个试验是诊断膝关节半月板损伤的唯一依据，应综合临床症状、压痛点及各种阳性试验，才能做出最后诊断。

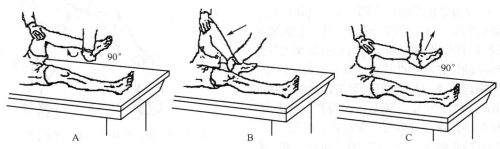

图 64-20　MC Murray 试验（检查内侧半月板）

【影像学检查及关节镜检查】 X 线检查主要用于除外膝关节的其他损伤性疾病。基于 MRI 技术的发展，现 MRI 检查已取代关节腔空气造影、碘溶液造影，或空气碘溶液对比造影。分辨率高的 MRI 片可清晰显示半月板有无变性或破裂，同时可观察有无关节积液与韧带损伤，但准确性不如关节镜检查。膝关节镜可直接观察半月板损伤的部位、类型，是否合并其他关节内病变，并可进行活组织检查和关节内手术。

【治疗】 急性半月板损伤时，若关节腔内积血较多，应穿刺抽净后加压包扎，用石膏托适当限制膝部活动。局部可用消肿止痛的中药外敷。膝部疼痛减轻后，开始作股四头肌功能锻炼，以避免肌萎缩。

经确诊为膝关节半月板破裂，而保守疗法无效时，应及时做半月板撕裂部分摘除术，如此可防止日后发生创伤性关节炎。现主张手术可通过关节镜进行。术后用棉垫加压包扎，加强股四头肌的舒缩活动。3 周后拆除敷料，开始下地活动。过早负重将引起滑膜增厚，影响日后功能恢复。

通过关节镜进行撕裂部分半月板摘除术，是近年来骨科领域里的一项重大进展。它是在关节腔完整的情况下进行手术的，较符合关节的生理状态。它不但

手术创伤少，而且可将破裂的游离部分切除，保留完整部分，减少骨关节病的提早发生，同时也可将关节腔内合并存在的病损一同处理。术后患者恢复快，可早期起床活动，已成为常规处理方法（图 64-21）。

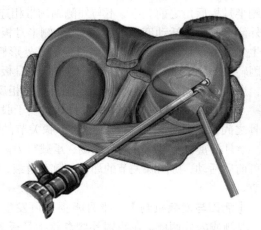

图 64-21　关节镜下半月板修补术

第九节　胫骨平台骨折

【解剖概要】 胫骨上端呈两个微凹面，中央为胫骨隆突。这两个微凹面又称为平台，与股骨髁互成

关节。胫骨平台主要是松质骨，容易被股骨髁撞击，造成塌陷。胫骨平台两侧各有侧副韧带与股骨髁相连，平台塌陷骨折时，内侧副韧带仍保持完整，但前交叉韧带可断裂，同时可有腓骨颈骨折，严重时可伴有半月板损伤，因而易于造成不良后果：关节疼痛、僵硬、不稳定或畸形。

【病因与发生机制】 胫骨平台骨折多为严重暴力所致。常见于交通事故及生活伤或高处坠下。膝关节受轴向压力及内翻或外翻应力的联合作用，而造成多种类型的骨折。

1. 外翻暴力 最多见。造成胫骨平台外髁的压缩和劈裂。如坐或站立时膝外侧遭受暴力打击，或自高处坠落时膝外翻位着地，常合并内侧副韧带和半月板损伤。有时合并腓骨头骨折和腓总神经损伤。

2. 内翻暴力 较少见。造成胫骨平台内髁的压缩和劈裂。往往伴有外侧副韧带损伤和半月板损伤。

3. 垂直暴力 外力沿股骨两髁向下冲击胫骨平台，引起胫骨内外髁同时骨折，骨折线呈"Y"形或"T"形。

【分类】 根据暴力的大小、方向不同，胫骨平台骨折可分为以下类型：

（1）单纯外髁劈裂骨折（图64-22A）。

（2）劈裂加凹陷骨折（图64-22B）。

（3）单纯中央凹陷骨折（图64-22C）。

（4）内侧平台骨折，可有两种类型（图64-22D）：一是单纯劈裂骨折，二是胫骨内侧平台凹陷骨折，前者多见于年轻人且有严重创伤，后者多见于老年人且创伤较轻。

（5）单纯双髁骨折或倒"Y"形骨折（图64-22E）。

（6）胫骨平台骨折同时有胫骨干骺端或胫骨干骨折（图64-22F）。

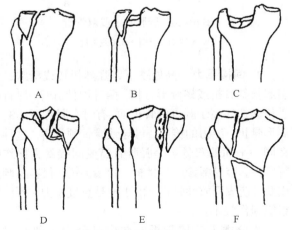

图 64-22 胫骨平台骨折的六种类型

【临床表现与诊断】 伤后膝关节肿胀、疼痛、活动受限，膝部压痛，骨擦音及异常活动。纵向叩击痛。有侧副韧带断裂时，侧向应力试验阳性，若交叉韧带断裂时，则抽屉试验阳性。如有腓骨小头骨折，则出现相应的骨折表现，应注意有无腓总神经损伤。膝关节正侧位 X 线片可显示骨折类型（图64-23），三维 CT 重建可更直观显示移位情况。

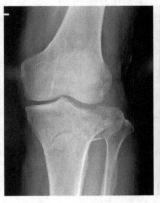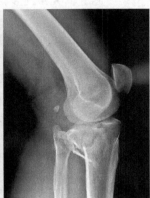

图 64-23 胫骨平台骨折 X 线片

【治疗】 胫骨平台骨折的治疗方式选择，主要根据不同的骨折类型，以及是否伴有侧副韧带、交叉韧带、半月板的损伤而定。治疗原则及目的是恢复关节面的平整，使塌陷及劈裂的骨折块复位，纠正膝外翻或内翻畸形，减小创伤性关节炎的发生。

1. 单纯劈裂骨折 主要见于外侧平台，楔形骨块向外向下劈裂。若能整复，可用石膏固定4～6周或切开复位松质骨螺钉或支撑钢板内固定。

2. 劈裂加凹陷骨折 若凹陷<1cm，主要在后方，可做闭合整复，于内翻位用石膏固定于伸直位4～5周。若凹陷超过1cm，又发生于胫骨平台前方，应切开整复，用拱顶钢板和松质骨螺钉固定，再加植骨片于空隙内。

3. 单纯中央凹陷骨折 若凹陷<1cm，关节仍稳定，可用石膏固定4～6周。若凹陷超过1cm，或有明显外翻不稳定，应行手术切开复位，将凹陷骨抬起，植骨片填塞，石膏固定4～6周后功能锻炼。

4. 内侧平台骨折 若无明显移位，可用长腿石膏固定4～6周。若凹陷超过2mm，应切开撬起，用松质骨螺钉固定。若内侧平台有凹陷骨折，往往伴有前交叉韧带损伤，应切开整复，撬起骨片、植骨，进行前交叉韧带修复或重建。术后固定4～6周。

5. 双髁倒"Y"形骨折 较少见。因为它起于高速损伤，软组织损害严重，故骨折极不稳定。应切开整复，用螺栓或松质骨螺钉固定，再加植骨。

6. 胫骨平台骨折伴有干骺端和骨干骨折 这主要是胫骨近端的斜形和横形骨折。属于不稳定骨折，非手术疗法难以奏效，应行手术切开复位，用长的拱顶钢板固定。

第十节　胫腓骨干骨折

【解剖概要】　胫骨是连接股骨下方的支承体重的主要骨骼，腓骨是附连小腿肌的重要骨骼，并承担1/6的承重。通过上、下胫腓关节联结和骨间膜，将胫、腓骨接合成为一个整体，增强下肢的持重力量。胫骨的横切面是三棱形，至下1/3呈四方形，故在中1/3与下1/3交接处，骨的形态转变，是容易发生骨折的原因之一。胫骨的前内侧位于皮下，故骨折端极易穿破皮肤而形成开放性骨折。胫骨虽有生理弓形，但膝、踝两关节面是相互平行的，故两关节仍能均匀持重。两关节的平行关系是作为胫腓骨干骨折复位是否符合要求的一个标准。自腘动脉分出胫前动脉和胫后动脉后。胫前动脉跨越骨间膜上缘而进入小腿前方，所以胫骨上1/3骨折时，由于下骨折段向上移位，腘动脉分叉处受压，可造成小腿下段的严重缺血或坏疽，如不及时处理，将造成严重危害。

胫骨中1/3骨折时，如严重挤压伤，淤血可关闭在小腿的骨筋膜室内，增加室内的压力，造成缺血性肌挛缩或坏疽。在这种情况下，必须尽早切开深筋膜，打开骨筋膜室，减除压力，才能挽救肢体。

胫骨中下1/3交接处骨折时，很容易发生骨折延迟愈合，甚至不愈合。这主要是由于胫骨的滋养动脉从胫骨干上、中1/3交接处后侧的滋养孔进入骨内，在胫骨密质内下行3~4cm后，进入髓腔。在中、下1/3处发生骨折时，滋养动脉容易发生断裂。由于骨干下1/3处无肌肉附着，从骨膜来的血液供应又不足，所以容易引起骨折延迟愈合，骨折固定时间要偏长。腓总神经自腘窝绕过腓骨颈向前行，所以腓骨上端骨折很容易伤及腓总神经。

【病因与发病机制】

1. 直接暴力　常因撞伤、挤压伤、重物砸伤等所致。暴力多来自小腿前外侧，以粉碎性骨折、横骨折、短斜骨折多见。胫腓骨双骨折时，骨折线多在同一平面上（图64-24），骨折移位大、成角明显、不稳定，易造成开放性骨折。软组织损伤重，有时伴有神经血管损伤。

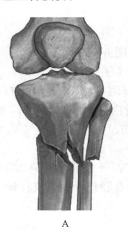
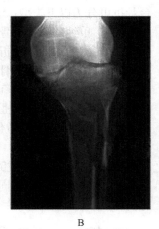

A　　　　　　　　　　　　B

图 64-24　胫腓骨上段双骨折

A.解剖示意图；B.X线表现

2. 间接暴力　高处跌下，强烈扭转或滑跌，可引起长斜骨折或螺旋形骨折。两骨均骨折时，腓骨的骨折面往往高于胫骨的骨折面。有时在胫骨下1/3的斜形骨折，经力的传导，可导致腓骨颈骨折。这种不在同一平面的双骨折是胫腓骨遭受间接暴力损伤的特殊性，容易漏诊腓骨骨折。骨端尖锐，很容易刺破皮肤，造成开放性骨折。由于不是直接暴力，所以软组织损伤较小。

【分类】　按骨折的部位可分为三种类型：①胫腓骨干双骨折；②单纯胫骨干骨折；③单纯腓骨骨折。临床上以胫腓骨干双骨折为最多见。按骨折稳定程度分为：①稳定性骨折，如青枝骨折、横断骨折；②不稳定性骨折，如粉碎性、多段或螺旋形骨折（图64-25）。

【临床表现与诊断】　外伤后患肢疼痛肿胀，功能丧失，可有骨擦音和异常活动。骨折移位者，表现肢体短缩、成角和足外旋畸形。应注意是否同时伴有

腓总神经损伤，胫前、胫后动脉损伤，胫前区和腓肠肌区张力是否增加。往往骨折引起的并发症比骨折本身所产生的后果更严重。小儿青枝骨折或裂隙骨折，临床症状可能很轻，但患儿拒绝站立或行走，局部有轻微肿胀及压痛。患肢 X 线检查可明确骨折部位、移位程度及方向。

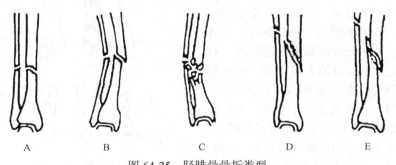

图 64-25　胫腓骨骨折类型

A.横断骨折；B.短斜骨折；C.粉碎性骨折；D.长斜骨折；E.螺旋形骨折

> **案例 64-2 分析 1**
>
> 　　该患者外伤后出现左小腿疼痛，不能站立。左小腿内翻畸形，左小腿中、上 1/3 可触及骨擦音及骨擦感，有纵向叩击痛。

【治疗】　小腿骨折治疗的主要目的是矫正成角、旋转畸形，恢复胫骨上下关节面的平行关系，恢复小腿的长度和负重功能。胫骨的复位与腓骨的复位同样重要，但一般应首先满足胫骨的复位。

1. 稳定性横骨折和短斜骨折　可利用完整的骨膜侧作为支点进行闭合手法复位，使完整的骨膜绷紧，保持复位的稳定性，也可防止过度复位。然后用小夹板加压垫或管形石膏保持骨膜绷紧于复位状态。固定期间应注意小夹板及石膏的松紧度，并定时行 X 线检查，发现移位或松动应调整。6～8 周后扶拐行走。一般在 3～4 个月后可获得愈合。

2. 不稳定的胫腓骨双骨折　可采用跟骨结节牵引，克服短缩畸形后行手法复位，小夹板固定。避免过度牵引而导致骨折不愈合。6 周后停止牵引，改用小腿功能架固定，或行石膏固定，可下地负重行走。不稳定性胫腓骨干双骨折切开复位内固定的指征：①手法复位失败；②严重粉碎性骨折或双段骨折；③污染不严重，受伤时间短的开放性骨折；④合并神经血管损伤。直视下复位成功后，可采用钢板螺钉或髓内钉固定。软组织损伤严重的开放性骨折在彻底地清创后，进行内固定，同时做局部皮瓣覆盖创面。

3. 单胫骨骨折　较少见，但较稳定，因完整的腓骨提供稳定性。治疗可按稳定性横骨折处理。

4. 单腓骨骨折　更为少见。在做出诊断以前，

应该检查是否伴有上、下胫腓关节分离。由于腓骨仅负重 1/6，故不一定严格固定，可较早负重。

> **案例 64-2 分析 2**
>
> 　　临床诊断：左胫腓骨上段双骨折。
>
> 　　诊断要点：
>
> 　　1. 左小腿外伤病史。
>
> 　　2. 外伤后左小腿疼痛，不能活动。
>
> 　　3. 左小腿中、上 1/3 压痛，可触及骨擦音及骨擦感，左小腿内翻畸形。
>
> 　　4. 左小腿正侧位 X 线片示左胫腓骨上段双骨折。
>
> 　　治疗原则：
>
> 　　1. 切开复位钢板螺钉或髓内钉内固定术，矫正成角、旋转畸形，恢复肢体长度。
>
> 　　2. 术后石膏固定左小腿，4～6 周后逐渐负重行走，功能锻炼。

第十一节　踝部骨折

【解剖概要】　踝关节由胫、腓骨下端和距骨组成。胫骨下端内侧向下的骨突称为内踝，胫骨下端后缘也稍向下突出，称为后踝。腓骨下端的突出部分是构成踝关节的重要部分，称为外踝。外踝较内踝窄，但较长，其尖端在内踝尖端下 0.5cm，且位于内踝后约 1cm。腓骨下端的骨骺线相当于胫骨下端关节的平面。内、外、后三踝构成踝穴，距骨位于踝穴内。距骨体前宽后窄，其上面的鞍状关节面与胫骨下端的凹状关节面相接，其两侧面与内、外踝的关节面正好嵌

合成屈戌关节，故当做背伸运动时，距骨体之宽部进入踝穴，腓骨外踝稍向后侧分开，而踝穴较跖屈时能增宽 1.5～2.0mm，以容纳距骨体。胫腓骨下端之间被坚强而有弹性的下胫腓韧带连接在一起。当下胫腓韧带紧张时，关节面之间紧贴，关节稳定，不容易扭伤，但暴力太猛仍可造成骨折。踝关节处于跖屈位时，下胫腓韧带松弛，关节不稳定，容易发生扭伤。踝关节的关节面前后松弛，两侧较紧，前后韧带亦菲薄，以利踝的屈伸活动。但内外侧副韧带比较坚强。内侧为三角韧带，分深浅两层；外侧为跟腓及距腓前、后韧带。内侧较外侧为强，故阻止外翻的力量较强。

【病因与分类】 高处坠落、下楼梯、下斜坡、走崎岖不平的路及直接暴力打击等均可引起踝部骨折，多由间接暴力所引起。根据暴力的大小、方向和受伤时足所处的位置，可产生不同类型的骨折。常用的分类是依据受伤时足的姿势和致伤方向而定，但并不完全符合临床所见。最近所用的分类是依据腓骨骨折的部位与下胫腓韧带联合处的关系的改变而定。这两种分类都用以指导治疗，其目的是抵消骨折力，不使之再变位。将这两种分类结合在一起，可更好指导治疗。

1. **Ⅰ型** 内翻内收型。受伤时，踝部极度内翻（即旋后）。首先外侧副韧带牵拉外踝，使腓骨下端在韧带联合水平以下被撕脱。若暴力持续下去，距骨向内踝撞击，致使内踝发生斜形骨折（图64-26A）。

2. **Ⅱ型** 可表现为两个亚型。①外翻外展型：受伤后，踝关节极度外翻（即旋前），或被重物压于外踝，使踝关节极度外翻。先是内侧副韧带牵拉内踝，造成内踝撕脱骨折。若暴力持续下去，腓骨将在韧带联合的水平位发生斜形骨折，同时出现胫骨后唇（即后踝）骨折，造成三踝骨折。②内翻外旋型：伤力先造成外踝斜骨折，在韧带联合水平位，向上伸延，形成粉碎性骨折，但下胫腓关节不分离，使胫骨后唇（后踝）发生骨折，最后撕脱内踝，形成三踝骨折，但其伤力与外翻外展的伤力不同（图64-26B）。

3. **Ⅲ型** 外翻外旋型。受伤后，先是内踝发生撕脱骨折，如外翻（旋前）伤力持续下去，将造成下胫腓关节分离，腓骨则在韧带联合水平位以上发生腓骨斜形骨折或粉碎性骨折。有时骨折可发生于高位，如腓骨颈（图64-26C）。

【临床表现与诊断】 踝部肿胀，皮下淤血，功能障碍。局部压痛是踝关节损伤后的主要症状。有内翻或外翻畸形，严重者可出现开放性骨折、脱位。根据 X 线片（图64-27），可分析其损伤类型和机制，指导治疗。对Ⅲ型骨折，需检查腓骨全长，若有局部

压痛，应明确有无腓骨高位骨折的诊断。

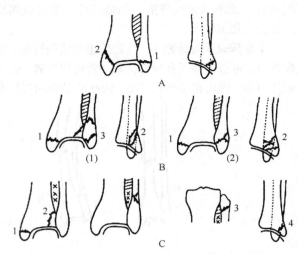

图64-26 踝部骨折的分类（Davis-weBeR 和 Lauge-Hansen 法）
图中 1、2、3、4 系指伤力发生的顺序。A. Ⅰ型；B. Ⅱ型；C. Ⅲ型

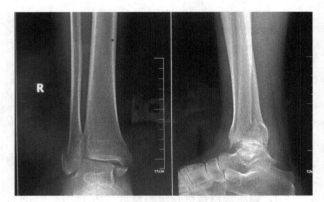

图64-27 踝部骨折的 X 线片

【治疗】 治疗原则是在充分认识损伤特点的基础上，以恢复踝关节的结构及稳定性为原则，灵活选择治疗方案。按一般原则，先手法复位，失败后则采用切开复位的方式治疗。在治疗前，应了解一些有关因素。距骨与胫腓骨下端紧密接触，是骨折复位的关键，因为两踝均通过韧带与距骨相连。如果采用与损伤相反方向，将距骨与胫骨远端的关系恢复正常，踝的解剖位置将恢复。由于该位置很难保持，故需用内的固定。内踝如此，外踝也如此。外踝或腓骨下端是处理关节损伤中的一个很重要的骨组织，有时需依靠腓骨的内固定来保持踝关节的完整性。此外，下胫腓关节的分离也应完全纠正，必要时需用内固定。

Ⅰ型骨折为双踝骨折，为恢复韧带功能，一般采取切开复位，松质骨螺钉固定 8～12 周，或使用可吸收螺钉固定。Ⅱ型及Ⅲ型骨折均采用切开复位内固定。

（1）内踝孤立性骨折：外展损伤可自关节线下撕脱内踝，而内收或外旋损伤可在关节线以上扭断内

踝。闭合复位不困难，但很不稳定。有时有一片骨膜嵌插，应做切开复位，将嵌插骨膜片剔出，进行内固定，用膝以下管形石膏固定，4周后开始负重，8周后拆除石膏。

（2）外踝孤立性骨折：外展或外旋可在关节线处扭断外踝。一般不需复位。若伴有下胫腓关节分离，说明踝关节不稳定，应进行腓骨内固定，然后用管形石膏固定6周。

（3）外踝骨折伴有内侧副韧带撕裂：这种二度损伤是因外展或外旋损伤所引起。除外踝被扭断外，内侧副韧带也撕裂，致使距骨向外侧变位。X线片显示距骨与内踝间的距离增宽。一般可用闭合复位，若复位不完全，应做切开复位，内固定腓骨，用石膏固定6周。

（4）下胫腓关节分离：严重外展损伤可以撕裂胫腓韧带，撕脱内踝或撕裂内侧副韧带，有时还可伴有腓骨干骨折，距骨向外侧变位。这种损伤很不稳定，需在胫腓关节置一枚螺丝钉，然后用膝以下管形石膏固定8周，拔出贯穿螺丝钉，否则此钉容易折断。

第十二节 踝部扭伤

【解剖概要】 踝关节由胫骨远端、腓骨远端和距骨体构成。内踝是胫骨远端内侧的突出部分，而外踝则是腓骨远端的突出部分。胫骨远端后缘呈唇状突出，常称为"后踝"。踝穴由胫骨远端关节面、内踝、外踝和"后踝"组成。外踝比内踝略偏后，距骨体紧凑于踝穴内，使足略呈外展位。踝关节背屈时，距骨与踝穴密切接触，无活动余地；但在跖屈时，距骨可向两侧轻微活动，所以踝关节往往在跖屈位容易扭伤。

踝关节周围有三组主要韧带：①下胫腓韧带，位于胫骨下端与腓骨下端之间，连接两骨。若此韧带断裂，踝穴增宽，踝关节将不稳定。②内侧副韧带，又称三角韧带。起自内踝顶端，向下呈扇形分布，分别附着于舟骨、距骨前内侧、下跟舟韧带和载距突，是一条较坚强的韧带。③外侧副韧带，起自外踝顶端分别附着于距骨前外侧、跟骨外侧和距骨后外侧，即所谓距腓前韧带、跟腓韧带和距腓后韧带，是较薄弱的韧带，所以踝关节容易内翻，引起外侧副韧带扭伤。

【病因】 走在高低不平的路上，或下台阶不慎，足处于跖屈内翻，外侧副韧带过度牵拉，引起踝部扭伤。轻则拉松或部分撕裂；重则完全断裂，并有踝关节半脱位，或并发骨折或骨折脱位。

【临床表现与诊断】 有明显扭伤史，跛行。踝部出现疼痛，肿胀，皮下瘀斑。检查时局部压痛明显，足内翻或外翻将加重疼痛。应鉴别韧带的部分撕裂、完全撕裂、踝关节半脱位或骨折脱位。部分撕裂时，内外翻角度不增加，但有剧痛。完全撕裂时，内外翻角度明显增加。内外翻位的X线正位片上可见关节间隙增宽。伴有骨折时，外踝骨突有明显压痛。X线片也可见骨片撕脱。

【治疗】

（1）急性期应立即冷敷，以减轻损伤部位出血及肿胀。48小时后可局部热敷等理疗，以促进血肿吸收及组织愈合。

（2）韧带部分损伤：理疗，外敷消肿活血化瘀药物，每2～3天更换一次，起消肿、止痛作用。10天后基本痊愈。韧带损伤较重者，可在踝关节背屈90°位，极度内翻位（内侧副韧带损伤）或外翻位（外侧副韧带损伤），靴形石膏固定或宽胶布、绷带固定2～3周。

（3）韧带完全断裂或半脱位者：手法复位后，用管形石膏固定伤足于90°位和外翻位。然后拆除石膏，鼓励患者活动。亦可切开复位内固定，直接修复断裂的韧带，术后石膏固定3～4周。

（4）习惯性扭伤者：主要是由于早期处理不当而发生关节松弛，是一种脱位现象。可穿包帮鞋，保护踝部，并将鞋跟外侧加高1～1.5cm，维持足于外翻位，防止足内翻。后期由于慢性不稳定，关节软骨退变致骨关节炎，可关节腔内注射药物如玻璃酸钠等，或采用关节成形术。

附：跟腱断裂

【解剖概要】 小腿后的肌肉为腓肠肌、比目鱼肌和跖肌。腓肠肌和比目鱼肌向下合并成为坚强的腱膜，连接于跟骨的后侧，称为跟腱。主要功能是跖屈踝关节。在跟腱的内侧有跖肌，为一细长的肌腱。膝关节伸直、踝关节背屈时，跟腱将拉紧。若超过拉力限度，可发生断裂。

【病因与分类】 跟腱断裂较常见。暴力损伤是主要的原因，有三种损伤方式：①直接暴力，跟腱因挫伤而断裂；②间接拉伤，小腿后肌群突然收缩，拉断跟腱；③切割伤。在断裂前，有时跟腱本身已有退行性变。它可在三处发生断裂：①在肌肉与肌腱交接处；②在肌腱中央；③在跟骨附着处（图64-28）。前两处的撕裂端呈乱麻状，后一处的撕裂端呈横形。

【临床表现】 跟腱断裂时，可听得响声，然后无力，不能提跟，立即出现肌痉挛痛。跟腱完全断裂后，不一定丧失跖屈功能，有足趾的屈肌和胫后肌腱代偿。检查时可摸到断裂处有空隙，部分损伤者功能障碍不明显，以致当作软组织损伤治疗，部分病例发展为完全断裂。

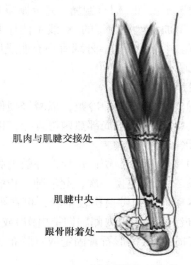

图 64-28　跟腱断裂的常见部位

肌肉与肌腱交接处

肌腱中央

跟骨附着处

【治疗】　闭合性部分跟腱断裂，可用小腿管形石膏保持踝关节于功能位 4 周，然后拆除石膏，开始行走。若完全断裂，应作早期缝合。由于断端呈乱麻状，应采用十字交叉缝合。术后屈膝、踝关节跖屈位用石膏固定 4～6 周后开始功能锻炼。开放性跟腱断裂应早期清创，修复跟腱。陈旧性跟腱完全断裂应手术治疗，一般采用跟腱成形术。

第十三节　足部骨折

每只足共有 28 块骨，其间由韧带相联结，受内在肌和小腿肌操纵。正常足有三个主要足弓：①内侧纵弓；②外侧纵弓；③前面的横弓。足有三项功能：①负重；②走、跑和跳；③吸收震荡力。治疗目的是恢复上述的正常解剖关系及其功能。

一、跟骨骨折

【解剖概要】　跟骨是最大的跗骨，前部窄小，后部宽大，是一块长而带弓形的骨体。跟骨上面有三个关节面，这些关节面分别与距骨底面的关节面形成关节，跟骨前端与骰骨形成关节，成为足纵弓的外侧部分。跟骨的载距突承受距骨颈，也是跟舟韧带的附着处，此韧带很强固，足以支持距骨头，承担体重。跟骨结节为跟腱附着处，腓肠肌、比目鱼肌收缩，可做强有力的跖屈动作，跟骨结节上缘与跟距关节面形成 30°～40°的结节关节面，为跟距关节的重要标志。

【病因与分类】　跟骨骨折多见于自高处跌下、后跟着地，垂直暴力自距骨传导至跟骨，使跟骨压缩或劈开。亦有少数因跟腱牵拉而致撕脱骨折，即跟骨结节横形骨折。暴力也可自下而上，如士兵足踏地雷，也可引起跟骨骨折。有时跟骨骨折不易被发现，所以凡自高处跌下而引起脊柱骨折时，一定要检查有无跟骨骨折。对于明确跟骨骨折者，约有 5%合并有胸腰椎骨折，注意检查胸腰段脊柱，避免漏诊。

由于暴力作用的大小、受伤部位及伤前骨质量不同，可发生多种类型的跟骨骨折。跟骨骨折的分类取决于是否波及距骨下关节。若已波及，再按其严重程度进行分类。

1. **不波及距骨下关节的跟骨骨折**　①跟骨前端骨折，波及跟骰关节；②跟骨结节的垂直骨折；③载距突骨折；④结节的"鸟嘴状"骨折（图 64-29）。

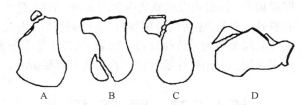

图 64-29　不波及距骨下关节的跟骨骨折

A. 前端骨折；B. 结节垂直骨折；C. 载距突骨折；
D. 结节"鸟嘴状"骨折

2. **波及距骨下关节的骨折**　①垂直压缩骨折：跟骨后关节面被相应距骨面垂直挤压塌陷；②单纯剪切暴力骨折：距骨楔入跟骨，分成前内块的距骨前面部分和载距突前端及后面的内侧部分，即第一度损伤；③剪切和挤压暴力骨折：除前后两骨块外，前骨块有纵裂，形成跖面的三角骨块和跗跖的柱状骨片，后骨块内有半月形的后关节面，包括内室块，嵌入后骨块内，即第二度损伤，也是较多见的一种骨折；④粉碎性骨折：跟骨的前、后及关节面均发生骨折，即第三度损伤（图 64-30）。

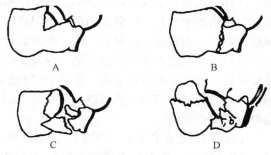

图 64-30　波及距骨下关节的跟骨骨折

A. 垂直压缩骨折；B. 单纯剪切暴力骨折；C. 剪切和挤压暴力骨折；
D. 粉碎性骨折

【临床表现与诊断】　外伤后足跟疼痛、肿胀、瘀斑、足底扁平，增宽和外翻畸形。压痛明显，患足跟不敢着地。应注意是否伴随脊柱及骨盆骨折。X 线片对识别骨折类型很重要，从侧位片可识别原发骨折线、断块和外侧密质骨的关系，以及半月形骨块的旋转程度。特殊的斜位片能更清楚地显示距骨下关节（图 64-31）。跟骨轴位片能显示距骨下关节和载距突。

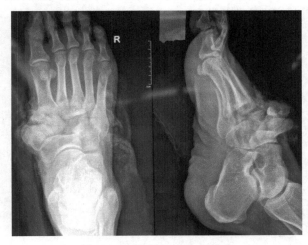

图 64-31　跟骨骨折的 X 线片

【治疗】　跟骨骨折的治疗原则是恢复距下关节的对位关系和跟骨结节关节角，维持正常的足弓高度和负重关系。

1. 不波及距骨下关节的跟骨骨折　一般只需管形石膏固定 4～6 周，然后开始锻炼。鸟嘴状骨片分离者若手法复位失败，做切开复位，用松质骨 64-9 螺丝钉固定。鼓励早期活动。

2. 波及距骨下关节的跟骨骨折　其治疗以达到解剖复位为目标。若无明显移位或第一度骨折，可用管形石膏固定 4～6 周，然后开始锻炼。对于有移位的一度骨折和二、三度骨折，应切开复位，将塌陷骨块撬起，使关节面平整，用钢针做内固定，防止塌陷，外用石膏固定。对粉碎性骨折，先用手法塑捏成型，再用管形石膏固定。有人不主张做任何复位，认为这类严重粉碎性骨折，不可能用任何方法达到理想复位，最后必须做距骨下关节融合。所以在早期仅用厚实的绷带包扎，任其自然愈合，早期进行功能锻炼。对于功能差，症状严重，功能恢复不满意者，最后选择距骨下关节融合术或三关节融合术治疗。

二、跖骨骨折

跖骨骨折在足部骨折中最常见，各年龄均可发生，占足部骨折的第一位，占全身骨折的 4.15%。多因直接暴力，如挤压、重物打击而引起。以第 2、3、4 跖骨较多见，可几个跖骨同时骨折（图 64-32）。第 5 跖骨基底部骨折常单独存在，由腓骨短肌强力牵拉所致。对儿童，应与正常骨骺线做鉴别。少数情况下，因长期慢性损伤（长途跋涉、行军等）可致第 2 或第 3 跖骨干发生疲劳骨折。跖骨骨折可发生在跖骨基底部、跖骨干和跖骨颈部。骨折线常呈斜形，并存重叠移位，因而丧失跖骨头连线的正常弧形，这将引起横弓塌陷，跖骨头疼痛，应予以纠正。跖骨颈骨折后，跖骨头将倒向足底，如不纠正，每走一步均有疼痛。

【临床表现与诊断】　受伤后患足局部疼痛、肿胀、压痛、活动障碍，有局部压痛、纵向叩击痛。疲劳性骨折为前足痛，劳累后加剧，休息后缓解。前足的正、侧位及斜位 X 线片可准确判断骨折的部位、类型及移位情况。

【治疗】　跖骨干骨折，若无移位或轻度移位，不需特殊治疗，3～4 周后开始行走。若有移位，跖骨头形成的正常弧形被破坏，应做牵引，恢复正常弧形，或做髓内钉固定，4～6 周后，开始行走。

第 2～4 跖骨基底部骨折常有移位，并可导致前足血液循环障碍，伤后应紧急手法复位，石膏外固定。手法复位失败，经跖骨头下方打入髓内针做内固定。第 5 跖骨基底部骨折：用胶布固定足于外翻位，或用行走石膏固定 6 周，开始功能锻炼。

跖骨颈骨折：用手法复位和管形石膏固定后，在足底塑成弓形。4 周后开始行走。若复位失败，作趾骨牵引或切开复位，用髓内钉固定，早期开始活动。

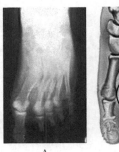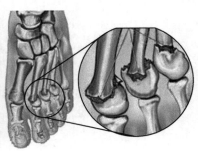

图 64-32　左足第 2、3、4 跖骨颈骨折

A. X 线表现；B. 解剖示意图

三、趾骨骨折

【解剖概要】　趾骨分为近、中及远节趾骨。趾骨之间为关节囊及韧带连接，是除踝关节以外活动度最大的部位，又由于位于足的前端，因此也是最容易

受伤的部位。

【病因】　直接暴力和间接暴力均可引起趾骨骨折，以直接暴力最常见，多为粉碎性骨折。重物打击或走路时踢及硬物较常见，可同时合并趾甲损伤，开放骨折多见。趾骨骨折可发生在趾骨的任何部位。可单发于任一趾骨，也可多根趾骨同时骨折。

【临床表现与诊断】　外伤后患趾剧烈疼痛，不能用前足着地行走。伤趾肿胀，局部触痛，常有甲床下瘀血，亦可多趾损伤。X线检查可显示骨折部位及移位情况。

【治疗】　对于无移位的趾骨骨折，不需要特殊治疗，仅休息 2～3 周后即可行走。有移位的单个趾骨骨折常用的治疗方法是邻趾固定法。即在患趾与邻趾间垫数层纱布，用胶带将患趾固定于邻趾上。多个趾骨骨折复位后，可采用足底托板或石膏固定，3～4 周即可进行功能锻炼。治疗趾骨骨折必须保持骨折端跖面平整，并恢复跖趾与趾间关节的自如活动。

思　考　题

1. 股骨颈骨折的常用分类方法有哪些？

2. 胫腓骨骨折的主要并发症有哪些？为什么容易产生这些并发症？

3. 试述半月板损伤的治疗原则。

4. 髋关节后脱位的主要临床特点有哪些？

（刘先哲）

第六十五章　脊柱和骨盆骨折

学习目标

1. 掌握：脊柱骨折的临床表现、诊断及急救搬运；脊髓损伤的临床表现、诊断方法、常见并发症和治疗原则。

2. 熟悉骨盆骨折的分类、临床表现、诊断方法、常见并发症和治疗原则。

3. 了解脊柱的基本解剖；脊柱骨折的分类、产生机制和治疗方法。

第一节　脊柱骨折

案例 65-1

患者，女，22 岁，摔伤后腰痛 4 小时入院。

患者于 4 小时前不慎从二楼阳台坠下，伤后腰部剧烈疼痛，呕吐一次，为胃内容物，急送到医院，患者清醒，无昏迷及肢体运动障碍。大小便正常。既往健康。

体格检查：T 36.5℃，P 84 次/分，R 20 次/分，BP 92/56mmHg，神志清楚，问话能正确回答，全身皮肤未见皮疹及出血点，无黄染，臀部见一鹅卵大小瘀斑，脊柱胸腰段见轻度的后突畸形，腰 1 椎体棘突叩压痛明显，四肢形态、感觉及功能活动正常，腹壁反射正常，骨盆挤压试验（－），膝和跟腱反射正常，双侧 Babinskin 征（－）。

辅助检查：①X 线：第 1 腰椎椎体压缩骨折，前缘压缩高度为原高度的 1/5。②腰段 CT：第 1 腰椎椎体压缩骨折，无明显游离骨块，椎管无明显变窄（图 65-1）。

问题：

1. 首先诊断什么？

2. 在明确诊断之前，应做哪些实验室检查？

3. 如何明确诊断，如何处理？

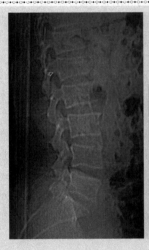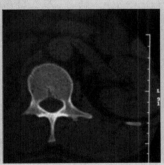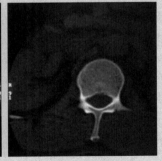

图 65-1　影像学表现

脊柱骨折十分常见，占全身骨折的 5%～6%，其中胸腰段脊柱骨折最多见，胸椎最少。脊柱骨折常并发脊髓或马尾神经损伤，尤其是颈椎骨折-脱位合并有脊髓损伤者，据报告最高可达 70%，严重者可致残甚至危及生命。

脊柱有 32 块椎骨，每块分椎体和附件两部分。1983 年 Denis 提出可以将整个脊柱分成前、中、后三柱，后来 Ferguson 进一步完善了三柱概念，前柱为椎体和椎间盘的前 2/3，以及前纵韧带；中柱为椎体和椎间盘的后 1/3，以及后纵韧带；后柱为关节突关节和关节囊，上下棘间韧带和黄韧带。其中中柱和后柱包裹了脊髓和马尾神经，该区的损伤可以累及神经系统，特别是中柱的损伤，碎骨片和髓核组织可以突入椎管的前半部，损伤脊髓，因此对每个脊柱骨折病例都必须了解有无中柱损伤。胸腰段脊柱（T$_{10}$～L$_2$）处于两个生理弧度的交汇处，是应力集中之处，因此该处骨折最多见。本节结合上述病例，着重讨论脊柱骨折。

【病因和分类】 暴力是引起胸腰椎骨折的主要原因，作用方向可通过 X、Y、Z 轴。脊柱有六种运动：在 Y 轴上有压缩、牵拉和旋转；在 X 轴上有屈、伸和侧方移动；在 Z 轴上则有侧屈和前后方向移动。例如，作用于中轴的力量有三种：轴向的压缩、轴向的牵拉和在横断面上的移动。胸腰椎骨折和颈椎骨折损伤的分类有以下几种：

（一）胸腰椎骨折的分类

1. 压缩骨折 脊柱前方受屈曲压缩呈楔形，后方的结构很少受影响，压缩程度以椎体前缘高度占后缘高度的百分比计算，Ⅰ°为 1/3 以内，Ⅱ°为 1/2，Ⅲ°为 2/3。此类骨折通常为高空坠落伤，足、臀部着地，身体猛烈屈曲，产生了椎体前半部压缩。该型骨折不损伤中柱，脊柱仍保持其稳定性，但Ⅱ°以上压缩骨折常伴后方棘韧带损伤。此类骨折一般无神经症状。

> **案例 65-1 分析 1**
> 　该患者即是从高处坠下，臀部着地，为垂直暴力，X 线显示第 1 腰椎椎体压缩骨折，前缘压缩 1/5，为Ⅰ°。

2. 爆裂骨折 暴力来自垂直方向压缩。通常亦为高空坠落伤，足臀部着地，脊柱保持垂直，椎体受挤压而破碎，其中胸腰椎椎体受力最大。椎体的前后径、横径增加，两侧椎弓根距离加宽。前、中、后柱均可受到损伤，若损伤累及后柱，则脊柱不稳定。破碎的骨折块可向四周移位，向后移位可损伤脊髓而产生神经症状。

3. Chance 骨折 为椎体水体状撕裂性损伤，骨折线经椎体、椎弓及棘突的横向骨折，常见于安全带损伤。这种骨折移位不大，脊髓损伤少，临床上比较少见。

4. 屈曲-牵拉型损伤 前柱部分因压缩力量而损伤，而后、中柱则因牵拉的张力力量而损伤。中柱部分损伤形成后纵韧带断裂；后柱部分损伤表现为脊椎关节囊破裂、关节突脱位、半脱位或骨折。这种损伤往往还有来自旋转力量的参与，因此这类损伤往往是潜在性不稳定性骨折，原因是黄韧带、棘间韧带和棘上韧带都有撕裂。

5. 脊柱骨折-脱位 又名移动性损伤，脊柱骨折合并脱位。例如，车祸时暴力直接来自背部后方的撞击；弯腰工作时，重物高空坠落直接打击背部。在强大暴力作用下，椎管的对线对位已经完全被破坏，通常累及三柱。脱位可为椎体向前或先后移位，并有关节突关节脱位或骨折；伴旋转力量时可为旋转脱位。这类损伤极为严重，可伴关节交锁，脊髓损伤难免，预后差。

另外还有一些单纯性附件骨折如椎板骨折与横突骨折，不会产生脊椎的不稳定，称为稳定性骨折。如过伸过屈损伤时，韧带附着点的撕脱骨折，或旋转损伤时的横突骨折。

（二）颈椎骨折的分类

1. 屈曲型损伤 这是前柱压缩、后柱牵张损伤的结果。暴力经 Z 轴的矢状面，产生单纯软组织性、单纯骨性或混合性损伤。临床上常见的有：

（1）前方半脱位（过屈型扭伤）：脊椎过屈导致后柱韧带破裂，有完全性与不完全性两种。这种损伤可伴迟发性脊椎畸形及四肢瘫痪，是一种隐匿型颈椎损伤。

（2）双侧脊椎间关节脱位：脊柱过度屈曲导致中后柱韧带断裂，同时暴力使脱位的脊椎关节突超越至下一个节段小关节的前方与上方。椎体脱位程度至少要超过椎体前后径的 1/2，脱位椎体的下关节突移位于下一个节段上关节突的前方。可伴小关节突骨折，常有脊髓损伤。

（3）单纯性楔形（压缩性）骨折：较多见。X 线侧位片为椎体前缘骨皮质嵌插成角，或为椎体上缘终板破裂压缩，多见于骨质疏松者。除骨折外，还伴不同程度后方韧带结构破裂。

2. 垂直压缩所致损伤 暴力经垂直方向传递，无过屈或过伸力量。如高处坠下。

（1）寰椎前、后弓骨折：又名 Jefferson 骨折，头部受垂直暴力致枕骨髁撞击寰椎导致寰椎侧块与前后弓交界处骨折。X 线片上很难发现骨折线，有时在正位片上看到 C$_1$ 关节突双侧性向外移位，侧位片上看到寰椎前后径增宽及椎前软组织肿胀阴影。CT 检查最为清楚，可以清晰地显示骨折部位、数量及移位情况，而 MRI 检查只能显示脊髓受损情况。骨折向四周移位，故不压迫脊髓，不产生脊髓受压症状。

（2）爆裂骨折：为下颈椎椎体粉碎性骨折，多见于 C$_5$、C$_6$ 椎体，破碎的骨折片不同程度凸向椎管内，因此瘫痪发生率高，可合并颅脑损伤。椎体骨折粉碎状，骨折线多为垂直状，可有后弓骨折。

3. 过伸损伤

（1）过伸性脱位：最常发生于高速驾驶汽车时，因急刹车或撞车，由于惯性作用，头部撞于挡风玻璃或前方座椅的靠背上，并迫使头部过度仰伸，接着又过度屈曲，使颈椎发生严重损伤。其病理变化为前纵韧带破裂，椎间盘水平状破裂，上一节椎体前下缘撕脱骨折和后纵韧带断裂。损伤的结果是颈椎向后移动，并有脊柱后凸，使脊髓夹于皱缩的黄韧带和椎板之间而造成脊髓中央管周围损伤。本病的特征性体征是颜面部有外伤痕迹。

（2）枢椎椎弓骨折：又称绞刑者骨折，骨折后枢椎向后移位，椎体向前移位。目前多发生于高速公路上的交通事故。

4. 不甚了解机制的骨折 齿状突骨折：引起齿状突骨折的机制还不甚了解，暴力可能来自水平方向，或复合暴力。可分为三型：Ⅰ型为齿状突尖部骨折；Ⅱ型为齿状突基底部与枢椎交界处骨折；Ⅲ型为齿状突骨折延伸及枢椎体部。

【临床表现、检查和诊断】

（1）有明显外伤史，如高空坠落、重物撞击腰背部、车祸等。

（2）胸腰椎损伤后，主要症状为局部疼痛，如颈项痛、胸背痛等，可伴活动受限。腰椎骨折引起的腹膜后血肿，因刺激了腹腔神经致使肠蠕动减慢，常出现腹痛、腹胀甚至肠麻痹症状。

（3）检查时要详细询问病史、受伤方式、受伤时姿势、伤后有无感觉及运动障碍。

（4）注意多发伤：多发伤病例往往合并有颅脑、胸腹脏器的损伤。要先处理紧急情况，抢救患者生命。

（5）检查脊柱时暴露面应足够，必须用手指从上至下逐个按压棘突。脊柱可有畸形，骨折部有压痛及叩击痛。

检查有无脊髓或马尾神经损伤的表现，如有神经损伤表现，应及时告诉家属或陪伴者，并及时记载在病史卡上。

> **案例 65-1 分析 2**
> 该患者外伤史明确，伤后腰部剧烈疼痛，呕吐一次，为胃内容物，清醒，无昏迷及肢体运动障碍。大小便正常。

（6）影像学检查：凡是怀疑有脊柱骨折者，均应拍摄 X 线片，了解骨折部位、损伤类型、骨折-脱位的程度。通常要拍摄正侧位两张片子，必要时要加拍特殊位置 X 线片，如斜位片（了解有无椎弓峡部骨折）和张口位（了解有无寰枢椎脱位）。

X 线检查有其局限性，它不能显示出椎管内受压情况。凡有中柱损伤或有神经症状者均需做 CT 检查。CT 检查可以了解脊柱的骨折情况，显示出有无碎骨片凸出于椎管内，可计算出椎管容积的改变。CT 片不能显示出脊髓受损情况，为此必要时应作 MRI 检查。在 MRI 片上可了解脊髓受压情况及脊髓损伤后的异常信号改变。

> **案例 65-1 分析 3**
> 本病例中 X 线显示：第 1 腰椎椎体压缩骨折，前缘压缩高度为原高度的 1/5，为Ⅰ° 压缩改变。腰段 CT 示：第 1 腰椎椎体压缩骨折，无明显游离骨块，椎管无明显变窄。

【急救搬运】 脊柱骨折者从受伤现场运输至医院内的急救搬运方式至关重要。不恰当的搬运方法十分危险，如一人抬头、一人抬脚或搂抱，会因增加脊柱的弯曲将碎骨片向后挤入椎管内，加重脊髓损伤。正确的方法是采用担架，木板甚至门板运送。先使伤员上下肢伸直，木板放在伤员一侧，三人用手将伤员平托至门板上；或二三人采用滚动法，使伤员保持平直状态，成一整体滚动至木板上（图 65-2）。

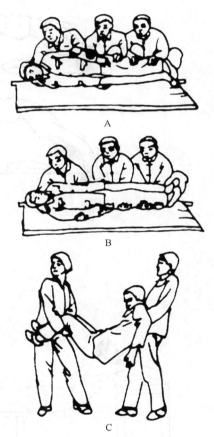

图 65-2 脊柱骨折的搬运

A. 滚动法；B. 平托法；C. 脊椎骨折不正确搬运法

【治疗】 如有多发伤者，应优先治疗其他严重损伤，把抢救生命放在首位。

（一）胸腰椎骨折的治疗

1. 压缩骨折 脊柱前柱损伤而中柱完整，治疗因前柱损伤情况而定。

脊柱前柱压缩＜Ⅰ°，或后凸成角＜30°，可采用非手术治疗，手法复位后用石膏（图 65-3）或胸腰骶支具固定于过伸位 3 个月，然后去除外固定加强腰背肌功能锻炼（图 65-4）。复位方法有两桌法和悬吊法（图 65-5）。年老体弱不能耐受复位及固定者可仰卧于硬板床上，骨折部位垫厚枕，使脊柱过伸，3 日后开始逐步腰背部肌锻炼，3 个月后逐渐增加下地活动时间。

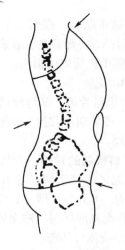

图 65-3 石膏背心固定

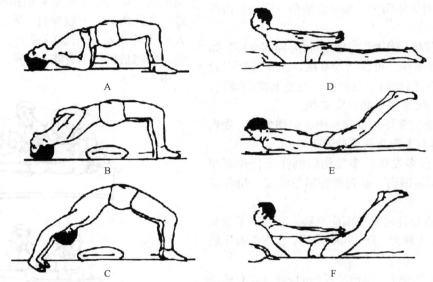

图 65-4 脊柱骨折功能疗法

A～C. 拱桥式；D～F. 燕式

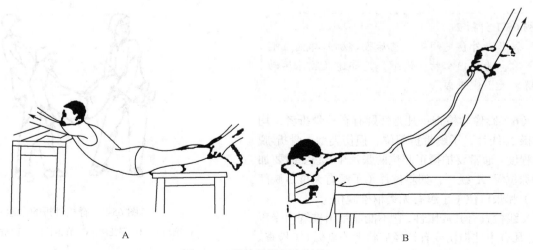

图 65-5 脊柱骨折闭合复位

A. 两桌法；B. 悬吊法

若脊柱前柱压缩近Ⅱ°或Ⅲ°，后凸成角超过 30°，则需手术复位固定，并行脊柱融合。

2. 爆裂骨折　若脊柱后凸成角小，椎管受累 <30%，神经检查正常，嘱患者卧床休息 2 个月后戴支具下床活动；若脊柱后凸明显、椎管受累>30% 或有神经症状，则需手术治疗，行脊柱前路或后路复位、减压和内固定。

3. 屈曲-牵拉型骨折　常累及椎骨和韧带。Chance 骨折可用过伸位石膏或支具外固定 3～4 个月。屈曲-分离型损伤如有明显脊柱韧带结构断裂及椎间盘损伤，需行手术治疗，可行脊柱后路复位、内固定和植骨融合术。

4. 骨折-脱位　常合并脊髓神经损伤，故大多数患者需手术治疗。

5. 其他　如横突骨折，可卧床休息，制动，疼痛缓解后可下地活动。

（二）颈椎骨折的治疗

（1）对颈椎半脱位病例，在急诊时往往难以区别出是完全性撕裂或不完全性撕裂，为防止迟发性并发症，应予以石膏颈围固定 3 个月。虽然韧带一旦破裂愈合后能否恢复至原有强度仍有争论，但早期诊断与固定无疑对减少迟发性并发症有很大的好处。如后期出现颈椎不稳定与畸形的病例可采用经前路或经后路的脊柱融合术。

（2）对稳定性的颈椎骨折，如轻度压缩的可采用枕颌带牵引卧位牵引复位（图 65-6A），牵引重量为 3kg，复位后用头颈胸石膏固定 3 个月，石膏干硬后可起床活动；压缩明显的、C₁ 前后弓骨折和有双侧椎间关节脱位者可以采用持续颅骨牵引复位（图 65-6B），再辅以头颈胸石膏固定，牵引重量为 3～5kg，必要时可增加到 6～10kg，及时摄 X 线片复查，如已复位，可于牵引 2～3 周后用头颈胸石膏固定，固定时间约 3 个月。有四肢瘫者及牵引失败者需行手术复位内固定，必要时可切去交锁的关节突以获得良好的复位。

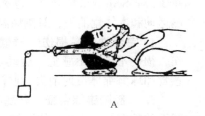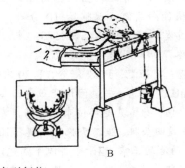

图 65-6　颈椎骨折脱位牵引复位

A.枕颌带牵引；B.颅骨牵引

（3）单侧小关节脱位者一般无神经症状，可以持续颅骨牵引复位，牵引重量逐渐增加，从 1.5kg 开始，最多不能超过 10kg，牵引时间约 8 小时。在牵引过程中不宜手法复位，以免加重神经症状。复位困难者予手术治疗，必要时可将上关节突切除，并加做颈椎植骨融合术。

（4）对爆裂骨折有神经症状者，原则上应该早期手术治疗，通常采用经前路手术，切除碎骨片、减压、植骨融合及内固定手术。如有严重并发伤，必要时需待情况稳定后手术。

（5）对过伸性损伤，大都采用非手术治疗。特别是枢椎椎弓骨折，伴发神经症状者很少，没有移位者可采用保守治疗，牵引 2～3 周后上头颈胸石膏固定 3 个月；有移位者应作颈前路 C₂～C₃ 椎体间植骨融合术。而对有脊髓中央管周围损伤者一般采用非手术治疗。有椎管狭窄或脊髓受压者一般在伤后 2～3 周作椎管减压术。

（6）对于齿突状骨折，Ⅰ 型、Ⅲ 型和没有移位的 Ⅱ 型一般采用非手术治疗，Ⅰ 型可用颈围固定 6～8 周，Ⅲ 型和没有移位的 Ⅱ 型可用头颈胸石膏或支具固定 3 个月。Ⅱ 型骨折如移位超过 4mm 者，因局部血运较差，愈合率极低，一般主张手术治疗，可经前路用 1～2 枚螺钉内固定，或经后路 C₁～C₂ 植骨及钢丝捆扎术。

1. 22岁女性，高空坠落伤。

2. 伤后腰痛，无感觉及运动障碍。

3. 脊柱胸腰段见轻度的后突畸形，腰1椎体棘突叩压痛明显。

4. X线、腰段CT显示：第1腰椎椎体压缩骨折。

治疗原则：

1. 手法复位，脊柱过伸位下石膏或胸腰骶支具固定。

2. 3个月后去除外固定，加强腰背肌功能锻炼。

第二节 脊 髓 损 伤

案例65-2

患者，女，40岁，于20分钟前在擦玻璃时不慎从四楼坠下，地面为硬土地，尚平坦。伤后立即被他人救起，20分钟后送到医院，入院时患者尚不清醒。目击者介绍，当时伤者俯卧在地，两手呈屈曲状伸向头侧。入院后10分钟，患者清醒，但对所发生的具体情况回忆不起来。患者自诉后背部疼痛，双下肢不能活动。

体格检查：T 37℃，P 88次/分，R 20次/分，BP 105/67mmHg，神志清楚，问话能正确回答，面部有小面积擦伤，身体其他部位未见外伤，裤子被尿湿。双下肢股四头肌、股二头肌及小腿各肌群肌力为0级，被动活动正常。躯干于脐以下痛觉消失，腹壁反射中下部分消失，肛门括约肌反射消失，膝和跟腱反射消失，双侧Babinskin征（-）。

辅助检查：①X线：第11胸椎椎体压缩成楔形，压缩高度为原高度的1/2。②胸腰段MRI：第11胸椎压缩骨折，脊柱后突畸形，脊髓受压。

问题：

1. 首先诊断什么？

2. 诊断脊髓损伤最常用的辅助检查有哪些？

3. 脊髓损伤常见的分类有哪些？

4. 如何明确诊断，如何处理？

脊髓损伤（spinal cord injury）是脊柱骨折的严重并发症，多为脊髓受压、挫伤，横贯性完全断裂较少见。骨折后椎体移位或碎骨片突出于椎管内，使脊髓或马尾神经产生不同程度的损伤。胸腰段损伤可使下肢的感觉与运动产生障碍，成为截瘫；而颈段脊髓损伤后可导致四肢瘫痪，简称"四瘫"。

【病理】 按脊髓损伤的部位和程度，可分为：

1. **脊髓震荡** 与脑震荡相似，脊髓震荡是最轻微的脊髓损伤。脊髓遭受强烈刺激而发生超限抑制。损伤平面以下感觉、运动、反射及括约肌功能完全丧失，为迟缓性瘫痪。因脊髓实质无损伤，只是暂时性功能抑制。一般经数分钟或几小时即开始恢复，无神经系统后遗症。

2. **脊髓休克** 各种较重的脊髓损伤使得脊髓与高级中枢联系中断，断面以下弛缓性瘫痪，但脊髓休克只是暂时现象，损伤后不久即开始恢复，持续数周或数月。恢复过程中，原始简单的反射先恢复，复杂高级的后恢复，并从尾端向头端恢复。最早出现的是球海绵体反射和肛门反射。恢复后根据脊髓实质性损害程度而有不同程度的后遗症。

3. **不完全性脊髓损伤** 损伤平面以下仍保留部分感觉和运动功能，并有球海绵体反射。可分为四种：①前脊髓综合征，脊髓前侧受损，常见于屈曲压缩型脊柱损伤，影响受损平面以下运动功能为主，预后差。②后脊髓综合征，受损平面以下运动功能存在，感觉消失。③中央脊髓综合征，因上肢的皮质脊髓束位于脊髓中央，故上肢功能丧失重于下肢功能丧失，脊髓远端运动功能优于近端运动功能，或脊髓远端功能丧失表现一致，肛周感觉存在。常为脊柱过伸损伤。④Brown-Sequared综合征，也称脊髓半切综合征，伤侧运动和本体觉消失，对侧痛温觉消失。

4. **完全性脊髓损伤** 脊髓实质完全性横贯损伤，损伤平面以下感觉、运动功能完全消失，肛周感觉和球海绵体反射消失，肛门括约肌松弛。

5. **脊髓圆锥综合征** 脊髓圆锥指 S_{3-5} 脊髓。支配下肢的感觉、运动功能存在，但有马鞍区（会阴、骶区）感觉障碍，尿道括约肌、肛门括约肌、膀胱逼尿肌功能丧失，跟腱反射、肛门反射、球海绵体反射消失。

6. **马尾神经损伤** L_2 椎体以下骨折脱位可产生马尾神经损伤，表现为周围神经损伤。

【临床表现】

1. **颈髓损伤** 上颈椎损伤的四肢瘫均为痉挛性瘫痪，由于 C_4 以上颈髓损伤致膈肌和腹肌瘫痪，影响患者呼吸而危及生命，需气管切开控制呼吸；下颈椎损伤的四肢瘫上肢表现为弛缓性瘫痪，下肢仍为痉挛性瘫痪，胸式呼吸消失，而较低位的颈髓损伤，上肢可保留部分感觉和运动功能。

2. **胸髓损伤** 表现为截瘫，如为 T_1、T_2 损伤，上肢可有感觉，但运动障碍。损伤平面以下感觉、运动和大小便功能丧失，下肢肌张力升高，浅反射消失，膝腱反射、跟腱反射亢进，Babinski 征、Chaddock 征阳性。

3. 腰髓、脊髓圆锥损伤　腰髓和脊髓圆锥位于 $T_{10} \sim L_1$ 椎体间。$L_1 \sim S_1$ 脊髓圆锥损伤后，下背部和腹股沟以下感觉障碍，L_1 节段以上横贯性损伤表现为下肢痉挛性瘫痪，L_2 节段以下则表现为下肢迟缓性瘫痪。脊髓圆锥损伤，表现为会阴部皮肤呈马鞍状感觉减退或消失，括约肌功能丧失致大小便不能控制和性功能障碍，两下肢的感觉和运动仍保持正常。

案例 65-2 分析 1

该患者高处坠落后背部疼痛，双下肢不能活动。尿失禁，双下肢股四头肌、股二头肌及小腿各肌群肌力为 0 级，被动活动正常。躯干于脐以下痛觉消失，腹壁反射中下部分消失，肛门括约肌反射消失，膝和跟腱反射消失。患者损伤后呈迟缓性瘫痪，损伤平面位于脊髓 L_2 节段以下。

---

4. 马尾神经损伤　L_2 椎体以下为马尾神经，一般终止于 L_1 椎体下缘。马尾神经损伤很少为完全性的。表现为损伤平面以下弛缓性瘫痪，有感觉及运动功能障碍及括约肌功能丧失，肌张力降低，腱反射消失，没有病理性锥体束征。

5. 瘫痪指数　脊髓损伤后各种功能丧失的程度可以用瘫痪指数来表示。"0"代表功能完全正常或接近正常；"1"代表功能部分丧失；"2"代表功能完全丧失或接近完全丧失。一般记录肢体运动、感觉及两便的功能情况，相加后即为该患者的截瘫指数，如某患者自主运动完全丧失，而其他两项为部分丧失，则该患者的截瘫指数为 $2+1+1=4$。三种功能完全正常的截瘫指数为 0；三种功能完全丧失则截瘫指数为 6。从截瘫指数可以大致反映脊髓损伤的程度、发展情况，便于记录，还可比较治疗效果。

【辅助检查】　脊髓损伤时 X 线检查和 CT 检查是常规检查，可了解脊髓损伤部位的脊椎骨折或脱位情况。而 MRI 检查可了解脊髓形态学变化，可观察到脊髓信号强度、信号改变的范围和脊髓萎缩情况。脊髓电生理检查可了解脊髓的功能情况，分为体感诱发电位检查（SEP）和运动诱发电位检查（MEP），分别检查感觉和运动功能。

案例 65-2 分析 2

根据患者 X 线和胸腰段 MRI 可看出其 T_{11} 压缩性骨折，脊柱后突畸形，脊髓受压。而 T_{11} 椎体对应脊髓 L_2 节段，故出现下肢迟缓性瘫痪，伴损伤平面以下痛觉消失，浅反射消失。

【并发症】

1. 呼吸衰竭与呼吸道感染　人的呼吸分胸式呼吸和腹式呼吸，其中胸式呼吸由肋间神经支配的肋间肌管理，而腹式呼吸来自膈肌的收缩。颈髓损伤后，肋间肌完全麻痹，因此伤者的呼吸依赖腹式呼吸。而膈神经由 C_3、C_4、C_5 组成，C_4 是主要的成分。C_1、C_2 的损伤往往伤者在现场即已死亡，C_3、C_4 的损伤由于影响到膈神经的中枢，也常于早期因呼吸衰竭而死亡，只有下颈椎损伤才能保住腹式呼吸，但即使是 $C_4 \sim C_5$ 以下的损伤，也会因伤后脊髓水肿而产生呼吸功能障碍。由于呼吸功能障碍导致呼吸道的分泌物不易排出，易产生坠积性肺炎。通常 1 周内便可发生呼吸道感染，吸烟者更是提前发生，往往伤者因呼吸道感染或痰液堵塞气管窒息而死亡。

而气管切开可以减少呼吸道无效腔，及时吸出呼吸道内分泌物，安装呼吸机进行辅助呼吸，还可以经气管给予药物；一般认为下列病员应做气管切开：①上颈椎损伤；②有呼吸衰竭者；③呼吸道感染痰液不易咳出者；④已有窒息者。

选用合适的抗生素控制感染，鼓励患者做深呼吸，经常翻身、端坐、拍背。

2. 泌尿生殖道的感染和结石　由于括约肌功能丧失，在自动膀胱形成之前不能自行排尿，需长期留置导尿管，容易发生泌尿道的感染与结石。防治方法：①训练自动膀胱，夹闭导尿，每 3～4 小时开放一次，防止持续开放导致膀胱挛缩，同时可在膀胱区按摩加压辅助排尿。此法对马尾神经损伤者尤其有效。②插尿管时严格遵守无菌操作，每周更换尿管一次，更换时拔出尿管后 3～4 小时后再插入；定期膀胱冲洗，可用生理盐水或 0.05% 呋喃西林液 200ml，每日 1～2 次。③需长期留置导尿管而又无法控制泌尿生殖道感染者，可做永久性耻骨上膀胱造瘘术。④截瘫患者取坐位或半卧位，利于尿液顺体位排出；鼓励患者多饮水，每日饮水 3000ml 以上，可减少泌尿系感染和结石发生；定期检查尿液，有感染者加用抗生素。

大部分患者可于 1 年左右显著地恢复膀胱功能，并能控制大便，部分患者尚可不同程度地恢复性功能，功能的恢复取决于损伤的节段。

3. 褥疮　截瘫患者长期卧床，骨隆突部位的皮肤长时间受压而发生缺血坏死，因此易产生褥疮。最常发生的部位为骶部、股骨大粗隆、髂嵴和足跟等处（图 65-7）。它可分成四度：①Ⅰ度，皮肤发红，周围水肿；②Ⅱ度，皮肤出现水疱，色泽紫黑，有浅层坏死；③Ⅲ度，皮肤全层坏死；④Ⅳ度，坏死范围深达韧带与骨骼。由于褥疮的炎性渗出，导致蛋白质丢失和组织坏死感染，患者可因消耗衰竭或脓毒症而致死。防治方法是：①床褥应柔软，或用气垫床，保持皮肤清洁干燥；②每 2～3 小时翻身一次，日夜坚持

（图 65-8）；③对骨隆突部位每日用 25%~50%乙醇擦洗，滑石粉按摩；④若已发生浅表褥疮，尽量避免继续受压，保持局部清洁，加强营养，并定期换药或用生肌膏外敷；⑤褥疮如累及深部肌肉或骨骼，应彻底清创，剪除坏死组织，用肌皮瓣转移覆盖消灭创面。

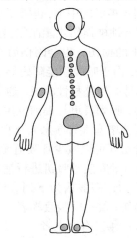

图 65-7 褥疮好发部位

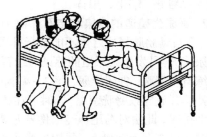

图 65-8 轴向翻身

4. 体温失调 颈脊髓损伤后出现交感神经紊乱，受伤平面以下皮肤失去出汗和血管收缩功能，对气温的变化丧失了调节和适应能力，易产生中枢性高热，可达 40℃以上。处理方法是：①将患者安置在设有空调的室内；②物理降温，如冰敷、乙醇擦浴等；③药物疗法，输液和冬眠药物。

【治疗原则】

1. 非手术治疗 伤后 6 小时是关键治疗时期，24 小时内为急性期，应尽早治疗。

（1）合适的固定：一般可采用颌枕带牵引或持续的颅骨牵引，防止脊髓再损伤。

（2）药物治疗：可减轻脊髓水肿和继发性损害。①地塞米松，10~20mg 静脉滴注，连续应用 5~7 天后，改为口服，每日 3 次，每次 0.75mg，维持 2 周左右。②20%甘露醇 250ml，静脉滴注，每日 2 次，连续 5 天。③甲泼尼龙冲击疗法，首次 30mg/kg 体重，15 分钟静脉注射完毕；间隔 45 分钟，再以 5.4mg/（kg·h）静脉滴注，持续 23 小时，本法只是用于受伤后 8 小时以内者，应用时需心电监测，观察有无心

律失常、心脏停搏及循环性虚脱的发生。

（3）高压氧治疗：伤后数小时内进行，以达到增加脊髓血氧饱和度，改善脊髓缺氧。0.2MPa 氧压，每次 1.5 小时，10 次为一疗程。

2. 手术治疗 手术的目的保护残余存活的脊髓组织，减少或防止继发性损伤。手术原则是：脊柱骨折的复位，解除对脊髓的压迫和恢复脊柱的稳定性。手术的途径和方式视骨折的类型和致压物的部位而定。手术指征是：①脊柱骨折-脱位有关节突交锁者；②脊柱骨折复位不满意，或仍有脊柱不稳定因素存在者；③影像学显示有碎骨片凸出至椎管内压迫脊髓者；④截瘫平面不断上升，提示椎管内有活动出血者。

> **案例 65-2 分析 3**
> 该患者伤后出现下肢迟缓性瘫痪，伴损伤平面以下痛觉消失，浅反射消失，影像学检查显示其 T_{11} 压缩性骨折，脊柱后突畸形，脊髓受压。为保护脊髓，减少继发性损伤，此患者需行手术治疗，手术方法可选用切开复位、椎板减压、GSS 椎弓根钉内固定术。

若 MRI 显示脊髓内有出血者，清除血块与积液，有利于水肿的消退。

手术后的效果术前难以预料，一般而言，手术后截瘫指数可望至少提高一级，对于不完全性瘫痪而言，提高一级意味着可能改善生活质量。为此，对于不完全性瘫痪者更应持积极态度。这一原则更适用于陈旧性病例。

3. 并发症的治疗 具体见前。

4. 康复治疗 加强体能锻炼，鼓励截瘫患者尽早用拐、支具或轮椅下地活动，减少并发症。

> **案例 65-2 分析 4**
> 临床诊断：T_{11} 压缩性骨折伴脊髓损伤。
> 诊断要点：
> 1. 高空坠落伤。
> 2. 伤后背痛，双下肢不能活动，小便失禁。
> 3. 反射及括约肌功能丧失，脐以下平面痛觉丧失。
> 4. X 线显示：T_{11} 锥体压缩成楔形。
> 5. 胸腰段 MRI 示：T_{11} 压缩性骨折，脊柱后突畸形，脊髓受压。
> 治疗原则：
> 1. 尽早手术治疗：切开复位、椎板减压、GSS 椎弓根钉内固定术。

2. 药物治疗：甘露醇、地塞米松减轻脊髓水肿和继发性损害。

3. 其他：高压氧治疗，并发症的防治及合理的康复治疗。

第三节　骨盆骨折

案例 65-3

患者，男，37 岁，于 4 小时前被车撞伤，当时瘫倒在地，被他人救起，急送到医院，入院时患者清醒，自诉后臀部疼痛，双下肢活动不灵活。尿道外口流鲜血，不能排尿，无恶心呕吐，无头晕头痛。

体格检查：T 35.5℃，P 110 次/分，R 20 次/分，BP 90/60mmHg，神志清楚，问话能正确回答，下腹部压痛明显，有反跳痛和肌紧张，膀胱浊音界位于耻骨上三指，尿道外口流鲜血，阴囊肿胀，骨盆挤压试验阳性，双侧臀部均有大片瘀斑，左足趾、踝跖屈运动正常，背伸运动丧失。左足背及小腿外侧皮肤感觉障碍。腹壁反射正常，膝和跟腱反射正常，双侧 Babinski 征（－）。

辅助检查：

1. 尿道造影：后尿道损伤。

2. 腹部超声示：膀胱内凝血块。

3. X 线显示：右侧耻骨降支，双侧坐骨降支，右侧耻骨体骨折。

4. 骶骨 CT 三维成像示：骶骨左侧部骨折。

问题：

1. 首先诊断什么？

2. 骨盆骨折要注意哪些并发症？

3. 如何明确诊断？如何处理？

骨盆是由髂、耻、坐骨组成的髋骨连同骶尾骨组成的环状骨性结构。后方借骶髂关节与脊柱相连，前方有耻骨联合，两侧借髋关节与下肢相连。骨盆是脊柱与下肢间的桥梁，可将躯干的重量传递至下肢，将下肢的震荡传达到脊柱，它还起着支持脊柱的作用。

骨盆呈环形，其中耻、坐骨支构成前环，骶骨、髂骨、坐骨结构构成后环，而后环具有负重支持作用。骨盆的稳定性依赖后方骶髂复合体的完整性，骶髂复合体由骶髂关节、骶髂骨间韧带、骶髂后韧带、骶结节韧带、骶棘韧带和盆底肌及筋膜组成。

骨盆保护着盆腔内脏器、血管、神经，骨折时很容易损伤这些器官（图 65-9、图 65-10）。盆腔内脏器排列由前至后分别为泌尿、生殖和消化器官，其中膀胱、尿道和直肠最容易损伤。

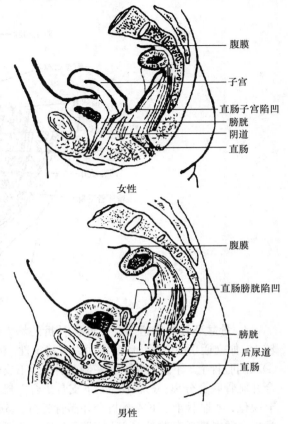

女性

男性

图 65-9　骨盆内脏器

【分类】

（一）按骨盆位置与数量分类

1. 骨盆边缘撕脱性骨折　发生于肌肉猛烈收缩而造成骨盆边缘肌附着点的撕脱性骨折，骨盆环不受影响。最常见的有：①髂前上棘撕脱骨折：原因为缝匠肌猛烈收缩；②髂前下棘撕脱骨折：原因为骨直肌猛烈收缩；③坐骨结节撕脱骨折：原因为腘绳肌猛烈收缩。上述骨折多见于运动损伤。另有一种因直接暴力挤压导致的髂翼骨折，骨折块较大，有时为粉碎性，亦不影响骨盆环。

2. 骶尾骨骨折　一般不影响骨盆环，包括：①骶骨骨折：可分成三个区，Ⅰ区在骶骨翼部，Ⅱ区在骶孔处，Ⅲ区在正中骶管区。Ⅱ区与Ⅲ区损伤分别会引起骶神经根与马尾神经终端的损伤。②尾骨骨折：往往连带骶骨末端一起骨折，通常于滑跌坐地时发生，一般移位不明显。

3. 骨盆环单处骨折　一般不会引起骨盆环的变形，属于该类的有：①髂骨骨折；②闭孔环处有 1～3 处出现骨折；③轻度耻骨联合分离；④轻度骶髂关节分离。

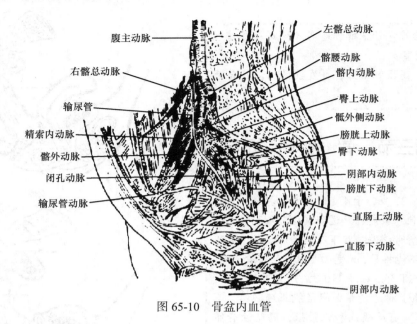

图 65-10 骨盆内血管

4. 骨盆环双处骨折 产生此类骨折的暴力通常较大，如交通事故，骨盆环变形而失去稳定性。包括：①双侧耻骨上、下肢骨折；②一侧耻骨上、下支骨折合并耻骨联合分离；③耻骨上、下支骨折合并骶髂关节脱位；④耻骨上、下支骨折合并髂骨骨折；⑤髂骨骨折合并骶髂关节脱位；⑥耻骨联合分离合并骶髂关节脱位（图 65-11）。

（二）按暴力的方向分类

1. 暴力来自侧方的骨折（LC 骨折） 侧方的挤压力量可以使骨盆的前后部结构及骨盆底部韧带发生一系列损伤，它可分成：①LC-Ⅰ型：耻骨支横形骨折，同侧骶骨翼部压缩骨折。②LC-Ⅱ型：耻骨支横形骨折，同侧骶骨翼部压缩性骨折及髂骨骨折。③LC-Ⅲ型：耻骨支横形骨折，同侧骶骨翼部压缩性骨折；髂骨骨折，对侧耻骨骨折，骶结节

和骶棘韧带断裂，对侧骶髂关节轻度分离。

2. 暴力来自前方（APC 骨折） 它又可分成三型：①APC-Ⅰ型：耻骨联合分离。②APC-Ⅱ型：耻骨联合分离，骶结节和骶韧带断裂，骶髂关节间隙增宽，前方韧带已断，后方韧带仍保持完整。③APC-Ⅲ型：耻骨联合分离，骶结节和骶韧带断裂，骶髂关节前、后方韧带都断裂，骶髂关节分离，但半个骨盆很少向上回缩。

3. 暴力来自垂直方向的剪力（VS 骨折） 通常暴力很大，在前方会发生耻骨联合分离或耻骨支垂直性骨折，骶结节和骶棘韧带都断裂，骶髂关节完全性脱位，半个骨盆可以向前上方或后上方移位。

4. 暴力来自混合方向（CM 骨折） 通常是混合型骨折，如 LC/VS，或 LC/APC。各类骨折中以Ⅲ性骨折与 VS 骨折最为严重，并发症也多见。下面的叙述都以这两型骨折为准则。

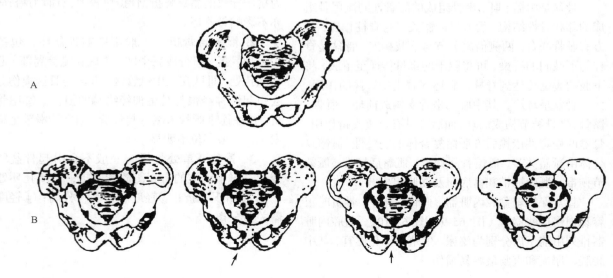

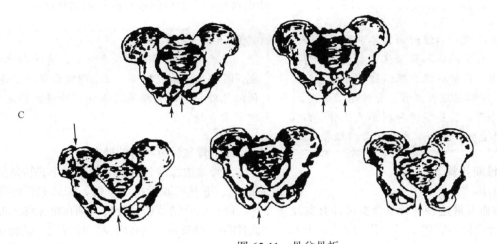

图 65-11　骨盆骨折

A. 骨盆边缘撕脱性骨折；B. 骨盆环单处骨折；C. 骨盆环双处骨折

案例 65-3 分析 1

　　本病例患者为车撞伤，X 线显示右侧耻骨降支、双侧坐骨降支、右侧耻骨体骨折。骶骨 CT 三维成像示：骶骨左侧部骨折。患者所受暴力大，属骨盆环双处骨折。

【临床表现】　有明显的外伤史，如车祸、高空坠落和运动损伤，局部疼痛、肿胀、皮肤瘀斑或擦伤。表浅骨折局部压痛。如为较大暴力所致损伤，常为多发伤，可合并低血压和休克。如有耻骨联合分离或移位，可扪及分离间隙或两侧耻骨棘有上下移位。如有骨盆环变形，可有以下体征：

　　（1）骨盆分离试验与挤压试验阳性。

　　（2）肢体长度不对称：用皮尺测量胸骨剑突于两髂前上棘之间的距离。向上移位的一侧长度较短。也可测量脐孔与两侧内踝尖端的距离。

　　（3）会阴部瘀斑是耻骨和坐骨骨折的特有体征。

　　（4）测量脐棘距及髂后上棘高度：脐棘距指脐部至髂前上棘的距离，压缩型骨盆后环损伤时变短，分离型损伤时因髂骨外翻而增大。伤侧髂后上棘高度在压缩型损伤时更为突出，分离型损伤时伤侧的髂后上棘高度较对侧变平。

【影像学检查】

　　1. X 线检查　可显示骨折部位、类型、损伤程度及移位情况，骨盆前后位片为常规检查，必要时加拍骨盆入口位和出口位 X 线片。

　　2. CT 检查　可显示局部微小骨折，还可通过显示软组织影了解骨盆损伤后的稳定性，还能辅助骨折脱位的治疗。只要情况许可，骨盆骨折病例都应该做 CT 检查。

　　3. 螺旋 CT　螺旋 CT 三维重建技术在骨盆骨折中的应用越来越多，它可将骨折立体、完整地展现出来，对判断骨折的类型和决定治疗方案有指导作用。

【并发症】　骨盆骨折常伴有严重合并症，而且常较骨折本身更为严重，应引起重视。常见的并发症有：

　　1. 腹膜后血肿　骨盆各骨主要为松质骨，邻近又有许多动脉、静脉丛，血液供应丰富。骨折可引起广泛出血，血肿可沿腹膜后疏松结缔组织间隙蔓延至肠系膜根部、肾区与膈下，还可向前至侧腹壁。如为腹膜后主要大动、静脉断裂，可以迅速致死。

　　2. 腹腔脏器损伤　分实质性脏器损伤与空腔脏器损伤。实质性脏器为肝、肾与脾破裂，表现为腹痛与失血性休克；空腔脏器损伤如胃、小肠等，在暴力与脊柱的夹击下可以穿孔或断裂，表现为急性弥漫性腹膜炎。

　　3. 尿道或膀胱损伤　尿道损伤较膀胱损伤多见，耻骨联合分离和耻骨支骨折常合并尿道、膀胱损伤。尿道损伤后，尿道口可见血迹，不能排尿，会阴部肿胀，皮下瘀斑。

　　4. 直肠、肛管及阴道损伤　耻骨下支、坐骨支骨折可刺破导致此损伤。直肠破裂如发生在腹膜反折以上可引起弥漫性腹膜炎；如在反折以下，则可发生直肠周围感染。肛门指检如发现指套染血，需行直肠镜、窥阴镜检查。

　　5. 神经损伤　大多数为骨盆两侧损伤导致，主要是腰骶神经丛与坐骨神经损伤。腰骶神经丛损伤大都为节前性撕脱，预后差；骶骨Ⅱ区与Ⅲ区的骨折容易发生 S_1 及 S_2 神经根损伤，骶神经损伤会发生括约肌功能障碍；髋臼骨折可合并坐骨神经和闭孔神经损伤。

线电视监控下做单侧或双侧髂内动脉栓塞。

> **案例65-3 分析 2**
>
> 　　本病例患者尿道外口流鲜血，不能排尿，下腹部压痛明显，有反跳痛和肌紧张，膀胱浊音界位于耻骨上三指，阴囊肿胀，尿道造影示后尿道损伤；左足趾、踝跖屈运动正常，背伸运动丧失，左足背及小腿外侧皮肤感觉障碍提示左坐骨神经损伤。因此该患者合并尿道、左侧坐骨神经损伤。

【骨盆骨折诊断步骤】

（1）监测血压。

（2）建立输血补液途径：骨盆骨折可伴有盆腔内血管损伤，输液途径不宜建立于下肢，应建立于上肢或颈部。

（3）视病情情况及早完成 X 线和 CT 检查，并检查有无其他合并损伤。

（4）嘱患者排尿，如尿液清澈，表示泌尿道无损伤；导出血尿，提示有肾或膀胱损伤；导不出尿液，可于膀胱内注入无菌生理盐水后再予以回收，注入多抽出少提示有膀胱破裂可能。尿道口流血，导尿管难以插入膀胱内提示有后尿道断裂。

（5）诊断性腹腔穿刺：有腹痛、腹胀及腹肌紧张等腹膜刺激症状者可进行诊断性腹腔穿刺。如抽吸出不凝血，提示有腹腔内脏器破裂的可能。阴性结果不能否认有腹腔内脏器损伤的可能，必要时可重复进行。

【治疗】　骨盆骨折的治疗原则是：首先处理威胁生命的合并伤，如颅脑、胸、腹部等重要脏器及盆腔大血管的损伤；积极救治创伤性休克，生命体征平稳后再处理骨盆骨折。

（1）骨盆骨折往往有严重并发伤，应先积极抢救危及生命的损伤。急救可按 McMurtry 的 ABCDEF 的救治方案：A（airway，气道），通畅呼吸道，注意胸部损伤，可行气管插管、闭式引流等；B（bleeding，出血），快速补充血容量，控制出血，因为失血性休克是骨盆骨折早期死亡的主要原因；C（centeral nervous system，中枢神经系统），过度通气，保持 $PaCO_2$ 在 30～35mmHg，应用肾上腺皮质激素；D（digest，消化），处理消化系统损伤；E（excretion，排泄），处理泌尿生殖系统损伤；F（fracture，骨折），处理骨盆骨折。

急救时可用骨盆外固定器固定骨盆，有助于控制出血和搬运。在进行腹腔手术时，应注意切勿打开腹膜血肿。对腹膜后出血，应密切观察，进行输血、补液。若低血压经大量输血补液仍未好转，血压不能维持时，有条件的医院可做急诊动脉造影，还可在 X

> **案例65-3 分析 3**
>
> 　　该患者血压下降，心率加快，有早期休克表现，同时合并尿道损伤，应立即输血补液抗休克，请泌尿外科急诊处理尿道损伤，待情况稳定后处理骨盆骨折。

（2）骨盆骨折本身的处理

1）骨盆边缘性骨折：无移位者不必特殊处理。髂前上、下棘撕脱骨折可于髋、膝屈曲位卧床休息 3～4 周；坐骨结节撕脱骨折，则在卧床休息时采用大腿伸直、外旋位。只有极少数骨折拍片翻转移位明显者才需手术处理。髂骨翼部骨折只需要休息 3～4 周即可下床活动；但也主张对移位者采用内固定。

2）骶尾骨骨折：采用非手术治疗。以卧床休息为主，骶部垫气圈或软垫，3～4 周疼痛症状逐渐消失。有移位的骶骨骨折，可将手指插入肛门内，将骨折片向后推挤复位，但易再移位。不稳定的骶骨骨折可采用骶骨棒内固定。

3）骨盆环单处骨折：这类骨折无明显移位，对骨盆稳定性影响小，只需卧床休息数周。症状缓解后即可下床活动。

4）耻骨联合分离：单纯性耻骨联合分离且较轻者，可用骨盆兜悬吊固定，依靠骨盆挤压合拢的力量，使耻骨联合分离复位（图 65-12）。但本法治疗时间长，愈合差，目前大都主张手术治疗，在耻骨弓上缘用钢板螺钉做内固定。

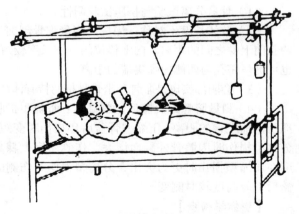

图 65-12　骨盆兜悬吊牵引固定

5）骨盆环联合骨折：大都主张手术复位及内固定，可使得骨折获得良好复位，缩短治疗时间，减少后遗症的发生。以 LC-Ⅲ、LPC-Ⅲ和 VS 型骨折为例，如果患者有低血压伴有腹腔内出血或有尿道损伤需作剖腹手术者，则于剖腹术结束后立即做骨盆前半部骨折或脱位的切开复位内固定术；间隔7～9天待情况稳定后做外固定支架固定，在髂嵴上钉骨针，安装上三角形支架，视暴力方向决定撑开骨盆，还是合拢骨盆；如果患者不需伤日做剖腹术的，一般延迟至7～9天后再做切开复位内固定与外固定支架安装手术。

案例65-3分析4

该患者属于X线显示右侧耻骨降支、双侧坐骨降支、右侧耻骨体骨折。骶骨CT三维成像示：骶骨左侧部骨折。属于骨盆环联合骨折，可采用手术治疗，切开复位内固定。

6）骨盆外固定的应用：对于有严重合并伤的患者，早期使用骨盆外固定器可稳定骨折、控制出血、减轻疼痛，便于搬运和抢救。此外，可结合骨盆外固定器和股骨髁上牵引，治疗垂直剪力型骨折及难复位的骶髂关节脱位，一般固定10～12周，注意防止针道感染。

案例65-3分析5

临床诊断：

1. 失血性休克。

2. 右侧耻骨降支、右侧耻骨体骨折、双侧坐骨降支、骶骨左侧部骨折。

3. 并后尿道损伤、左坐骨神经损伤。

诊断要点：

1. 车撞伤史。伤后臀部疼痛，双下肢活动不灵活，尿道外口流鲜血，不能排尿。

2. 血压90/60mmHg，骨盆挤压试验阳性，膀胱浊音界位于耻骨上三指，阴囊肿胀，左足趾、

踝跖屈运动正常，背伸运动丧失，左足背及小腿外侧皮肤感觉障碍。

3. 尿道造影示后尿道损伤，X线显示右侧耻骨降支、双侧坐骨降支、右侧耻骨体骨折。骶骨CT三维成像示：骶骨左侧部骨折。

治疗：

1. 输血，补液，积极抗休克治疗；同时应用抗生素抗感染。

2. 请泌尿外科会诊急诊处理尿道损伤。

3. 情况稳定后行手术治疗，切开复位内固定。

学习小结

通过本章学习需掌握脊柱骨折的临床表现、诊断及急救搬运，脊髓损伤的临床表现、诊断、常见并发症和治疗原则；同时也要熟悉、了解骨盆骨折的分类、并发症和治疗原则，脊柱的基本解剖和骨折分类。

思考题

1. 胸腰椎骨折的分类、临床表现、急救搬运和治疗原则是什么？

2. 脊髓损伤的临床表现和治疗原则是什么？常见并发症有哪些？

3. 颈椎骨折的治疗原则是什么？

4. 骨盆骨折的临床表现和治疗原则是什么？常见并发症有哪些？

（叶 劲）

第六十六章　周围神经损伤

第一节　概　　论

案例 66-1

患者，男，30 岁。因左上肢麻木、活动受限 3 个月入院。

患者于 3 个月，因摩托车翻车致伤，当时觉左肩疼痛，左上肢无力，活动受限，无昏迷史。经当地医院检查，诊断为左锁骨中段闭合性骨折，手术治疗，锁骨骨折切开复位并用工业圆针内固定。复查 X 线片证实锁骨骨折愈合，未见明显畸形。但患者一直感觉左上肢无力，活动受限，出现肌肉萎缩。经针灸治疗无好转。

体格检查：T 36.8℃，P 72 次/分，R 20 次/分，BP 130/85mmHg。神志清，头颅五官端正，心肺检查无明显阳性体征。左肩关节不能主动上举和外展，肘关节不能屈曲，伸腕无力。各关节被动活动好。左腕桡侧皮肤浅感觉减退。肱二头肌腱反射未引出。

辅助检查：左锁骨 X 线片见内固定钢针，骨折端对位对线良好，骨折线基本消失。

问题：

1. 首先应考虑如何诊断？

2. 还有哪些必要辅助检查有助于诊断？

3. 如何处理？

周围神经损伤（injury of peripheral nerve）比较常见，可造成严重的功能障碍，甚至肢体残废，治疗上非常困难。自从应用显微外科技术治疗周围神经损伤后，临床治疗效果明显提高。

案例 66-1 分析 1

该患者因车致伤，左上肢骨折，左上肢无力及活动受限，经过治疗，骨折临床愈合，但左上肢功能无改善。显然，这症状已不能够用锁骨骨折和关节强直作解释了。究竟是什么原因？是否周围神经损伤？是否应在受伤当时立即进行手术

探查？

解答这些问题之前，我们必须要对周围神经操作的基本表现和总体治疗原则进行学习和了解。

该患者骨折愈合后，仍存在有运动功能障碍和感觉功能障碍，应首先考虑周围神经损伤。

【应用解剖】　神经系统主要由脑、脊髓、脊神经和自主神经组成，其中脑和脊髓组成中枢神经，其余构成周围神经。一条完整的周围神经干由神经纤维、支持组织和营养血管组成。神经纤维是神经元的细胞突起，由轴索（axon）、髓鞘（myelin sheath）和施万鞘（Schwann 鞘）组成（图 66-1）。轴索构成神经纤维的中轴，起传导神经冲动作用。支持组织为包裹神经纤维的结缔组织膜，最外层是神经外膜，向内延伸分隔包绕神经束，形成神经束膜，进一步分隔包绕神经纤维构成神经内膜。周围神经干的血液供应来源于神经束膜。

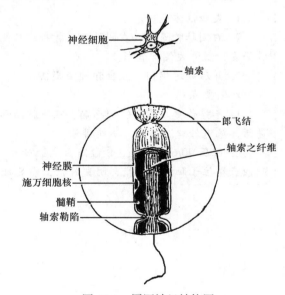

图 66-1　周围神经结构图

【病理】　神经断裂后，其近、远端神经纤维将发生华勒（Waller）变性。远端轴索及髓鞘伤后数小时即发生结构变化，2～3 天后逐渐分解成小段或碎片，5～6 天后吞噬清除碎裂溶解的轴索与髓鞘，同时施万（Schwann）细胞增生，伤后 3 天达到高峰，持续 2～3 周，使施万细胞鞘形成中空管道，近端再生的神经纤维可长入其中。近端亦发生类似变化，但仅限于 1～2 个郎飞结。神经断裂后其胞体发

生改变，称为轴索反应，即胞体肿大，胞浆尼氏体溶解或消失。损伤部位距胞体越近反应越明显，甚至发生细胞死亡。

伤后 1 周，近端轴索长出许多再生支芽，神经两断端相连接时，再生的支芽可长入远端的施万鞘空管内，并以 1～2mm/d 的速度向远端生长，直至终末器官恢复其功能，其余的支芽则萎缩消失。施万细胞逐渐围绕轴索形成再生髓鞘，如神经两端不连接，近端再生的神经元纤维组织迂曲呈球形膨大，称为假性神经瘤。

周围神经内含有感觉神经纤维和运动神经纤维，两者在神经内相互交叉，修复神经时需准确对合，各自长入相应的远端才能发挥功能。神经断伤后其终末器官肌纤维和感觉小体发生萎缩，之后运动终板发生变性、消失而影响功能恢复。神经修复后，需经过变性、再生、穿越神经吻合口及终末器官生长成熟等过程，而后逐渐恢复功能。

【神经损伤的分类】　周围神经可因切割、牵拉、挤压等而致损伤，使其功能丧失，按损伤程度（Seddon 分类法）可分为三类：

1. 神经传导功能障碍（neuropraxia）　神经暂时失去传导功能，神经纤维不发生退行性变。临床表现为明显的运动及部分感觉功能障碍，肌肉无明显萎缩，痛觉迟钝而不消失。数日或数周内，功能可自行恢复，不留后遗症。如手术中止血带麻痹等。

2. 神经轴索中断（axonotmesis）　神经受钝性损伤或持续压迫，轴索断裂致远端的轴索和髓鞘发生变性，神经内膜管完整，轴索可沿施万鞘管长入末梢。临床表现为该神经分布区运动、感觉功能丧失，肌萎缩和神经营养性改变，一般多能自行恢复；严重者神经内形成瘢痕，需行神经松解术。

3. 神经断裂（neurotmesis）　神经完全断裂，神经功能完全丧失，需行手术修复，将两断端对合缝接，方能使再生轴索长入远端，恢复终末器官功能。

【临床表现与诊断】

1. 运动功能障碍　即受损伤神经支配的肌肉呈迟缓性瘫痪，肌张力及腱反射消失。

2. 感觉功能障碍　即受损伤神经支配区的深浅感觉减弱或消失（图 66-1）。

3. 自主神经功能障碍　即受损伤神经支配区的皮肤早期因血管扩张而汗腺停止分泌，表现为皮温升高、皮肤潮红、干燥无汗；后期因血管收缩而皮温降低、苍白、皮肤萎缩变薄、无汗、皮纹变浅触之光滑。

4. 神经干叩击试验（Tinel 征）阳性　Tinel 征既可帮助判断神经损伤的部位，亦可检查神经修复后，再生神经纤维的生长情况。即叩击神经干局部出现针刺性疼痛，并有麻木样放电感向该神经支配区放射即为阳性，表示为神经损伤部位。

5. 电生理检查　肌电检查和体感诱发电位有助于判断神经损伤的部位、程度及预后，可以观察损伤神经再生及恢复情况，能够协助鉴别周围神经损伤与脊髓前角疾病所致肌肉麻痹。神经受损时，神经传导速度减慢甚至为 0；神经损伤 3 周后，肌电图呈现失神经支配的纤颤、正相电位。体感诱发电位从头部记录诱发电位，观察感觉通路是否正常。

【治疗】　神经损伤的治疗原则是尽可能早期恢复神经的连续性。①闭合性损伤：对闭合性损伤大部分属于神经传导功能障碍和神经轴索断裂，多能自行恢复。因此，需观察一定时间，一般不超过 3 个月，每月需行 1 次电生理检查，如连续 2 次无进步或损伤肢体的肌力无恢复，以及关节活动角度无改善，则应考虑手术探查。②开放性损伤：对于断端整齐污染轻的切割伤，应一期作神经缝合。神经撕脱伤，如果断端不整齐和难以估计损伤范围，可考虑做二期修复。对于火器伤，受伤范围远比肉眼所见广泛，不宜作一期处理。一般在伤口愈合后 3～4 周进行二期手术，有感染者要延迟至伤后 2～3 个月才能进行。

神经损伤的修复方法常有以下几种：

1. 神经松解术（neurolysis）　主要是将神经从瘢痕中游离出来，并将增厚的神经外膜切开减压，剥去其增厚的外膜，显露出质地柔软的正常神经束，如神经束间有瘢痕，亦小心地将瘢痕去除，并将束膜切开及部分切除。

2. 神经缝合术（neurorrhaphy）　包括神经外膜缝合和神经束膜缝合。神经外膜缝合法主要适用于周围神经近端（混合神经束）损伤的缝合，如臂丛神经、臂部神经和下肢坐骨神经等。神经束膜缝合法（图 66-2）适用于周围神经远端损伤的缝合。

3. 神经移植术（nerve grafting）　神经缺损过长不能直接缝合时，常需行神经移植术，常切取自体腓肠神经进行移植；若要修复的神经干较粗，可采用多股移植行电缆式缝合（图 66-3）。

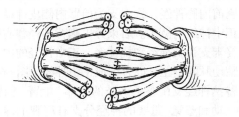

图 66-2　神经束膜缝合法

4. 神经移位术（transposition of nerve）　神经近

端毁损无法缝接者,可将不重要的神经或部分正常的神经断离,将其近端移位到较重要需恢复功能的损伤神经的远端上。如臂丛神经根性撕脱伤后可采用副神经、膈神经、颈丛神经运动支、肋间神经甚至健侧第7颈神经等,移位到患侧重要的神经远端上。

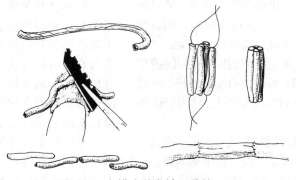

图 66-3　电缆式游离神经移植

5. 神经植入术(implantation of nerve)　神经远端在其进肌肉处撕脱毁损无法缝接时,可将近端分成若干束,分别植入肌组织内,通过再生新的运动终板或重新长入原运动终板来恢复部分肌肉功能;亦可将感觉神经近端植入皮下而恢复部分感觉功能。

第二节　上肢神经损伤

案例 66-1 分析 2

该患者因车祸受伤,肩关节不能主动外展,肘关节不能主动屈曲,提示腋神经、肌皮神经麻痹,应考虑上臂丛损伤。

一、臂　丛　损　伤

【应用解剖】　上肢神经来自臂丛,臂丛神经由C_5～C_8神经根和T_1神经根前支组成,神经根在前斜角肌外侧缘组成神经干。C_5组成上干,C_7延续为中干,C_8及T_1组成下干。三干向外下方延伸,于锁骨平面分别分为前后两股,上干与中干的前股组成外侧束,下干前股为内侧束,三干的后股组成后束。臂丛神经根发出肩胛背神经和胸长神经,上干发出肩胛上,神经在喙突平面,各束分出神经支,外侧束分出胸前外侧神经,终末支为肌皮神经和正中神经外侧头;内侧束分出胸前内侧神经,终末支为前臂内侧皮神经、尺神经和正中神经内侧头。后束分出胸背神经和肩胛下神经,终末支为腋神经和桡神经。正中神经的内、外侧头绕腋动脉两侧至其前方组成正中神经(图 66-4)。

臂丛神经支配整个上肢的肩部、上臂、前臂及手部的运动和感觉。重要的神经分支有肩胛上神经支配冈上肌、冈下肌;肌皮神经支配肱二头肌和肱肌;腋神经支配三角肌和小圆肌;正中神经、桡神经、尺神

经分别支配上臂伸肌、前臂屈伸肌和手内在肌。

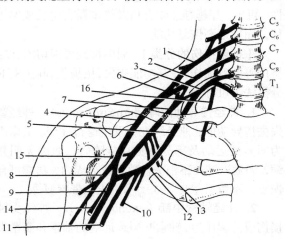

图 66-4　臂丛神经示意图

1. 上干;2. 中干;3. 下干;4. 外侧束;5. 内侧束;6. 后股;
7. 后侧束;8. 肌皮神经;9. 正中神经;10. 前臂内侧皮神经;
11. 尺神经;12. 胸背神经;13. 肩胛下神经;14. 桡神经;
15. 腋神经;16. 胸长神经

【概述】　当猛烈的外力使头部与肩部向相反方向分离,常可引起臂丛上干损伤,重者可累及中干;当上肢过度外展外旋或肢体向上被牵拉时,常可造成臂丛神经下干损伤;水平方向的猛烈牵拉可造成全臂丛神经损伤,甚至可致其神经根从脊髓发出处撕脱抽出。

上臂丛损伤时主要表现为腋神经支配的三角肌麻痹致肩外展障碍和肌皮神经支配的肱二头肌麻痹所致的屈肘功能障碍。

下臂丛损伤时,主要表现为尺神经及部分正中神经和桡神经麻痹,即手指不能伸屈,并有骨间肌和蚓状肌萎缩、麻痹,而肩、肘、腕关节活动基本正常。

全臂丛神经损伤表现为整个上肢肌弛缓性麻痹,全部关节主动活动功能丧失。

臂丛神经根性撕脱伤的特征性表现为肩胛提肌、菱形肌麻痹及前锯肌麻痹；出现 Horner 征，即患侧眼裂变窄，眼球轻度下陷，瞳孔缩小，面颈部不出汗。

【诊断】　臂丛神经损伤根据外伤史和典型的临床表现及电生理检查，一般均可做出诊断。

> **案例 66-1 分析 3**
> 　　该患者排除了骨折端对臂丛的局部压迫。经检查大、小菱形肌麻痹，结合肌电图，确认为 C_5、C_6 根性撕脱伤。实施了神经移位手术，将膈神经移位于肌皮神经，颈丛运动神经移位于腋神经。

【治疗】　臂丛神经损伤的临床治疗原则为：臂丛神经损伤的治疗应根据损伤性质、部位、程度而定。

（1）开放性损伤、手术伤和药物性损伤应早期手术检查。

（2）闭合性牵拉伤，应确定损伤部位、范围和程度，定期观察恢复情况，如 3 个月仍无明显恢复者，应手术探查，根据情况行神经松解、神经缝合或神经移植术。

> **案例 66-1 分析 4**
> 　　该患者除了详细检查各肌肉肌力、感觉障碍区域之外，还要进行必要的神经电生理检查。

（3）如确诊为根性撕脱伤，则应早期探查，采用神经移位术的方法，以恢复患肢的部分重要功能。

（4）臂丛神经部分损伤，神经修复后其功能无恢复者，可采用剩余有功能的肌肉行肌腱移位术或关节融合术来重建伤肢部分重要功能。

【功能恢复的影响因素】　神经损伤修复后，有的效果较好，有的却很差，当中既有客观因素，也有主观因素存在。

1. 损伤程度　神经损伤的性质和严重程度，直接关系到神经修复的结果。神经切割伤，断端整齐，无缺损，一期修复后再生的轴索生长顺利，疗效较为理想。严重的神经牵拉伤，压挫伤，损伤范围大，修复较为困难。有时因神经缺损需要分期手术和神经移植术，因此影响手术效果。

2. 损伤神经　不同的神经所含的感觉和运动纤维比例不同，神经修复后对位准确率不同，预后也就不一样。桡神经的运动纤维约占 70%，所支配的均为大块的肌肉，且肌支位置较高，神经修复后恢复所需时间较短，效果较好。相反，尺神经运动和感觉纤维分别占 40% 和 60%，纤维生长时易错位，影响疗效；而且尺神经所支配的主要为手内肌，位置最低，恢复所需时间也长，所以手术后效果多数不理想。

3. 年龄　神经修复后同等条件下儿童比成年人，尤其老年人功能恢复快，质量好。原因可能与儿童肢体短，神经生长距离短有关；另外小儿神经的再生能力可能较强。

4. 损伤部位　根性撕脱伤，治疗效果很不理想。上干的损伤比下干损伤疗效好，神经越靠近端，修复后功能恢复越差。

5. 受伤时间　能够一期修复效果比二期修复好；受伤到修复的时间越长恢复越差。

6. 手术技术　强调无创技术，手术创伤小，术后神经纤维容易生长。

> **案例 66-1 分析 5**
> 　临床诊断：
> 　1. 上臂丛神经根损伤（左）。
> 　2. 锁骨骨折内固定术后（左）。
> 　诊断要点：
> 　1. 外伤史。
> 　2. 左上肢麻木、无力。主动活动受限，被动活动好。
> 　3. 查体见大小菱形肌、三角肌、肱二头肌等麻痹。
> 　4. 肌电图异常。
> 　治疗原则：
> 　1. 神经移位术，重建肩关节外展及肘关节屈曲功能。
> 　2. 神经营养药物。
> 　3. 康复治疗。

> **案例 66-2**
> 　　患者，女，35 岁，右腕部刀伤 2 小时，查体：右腕部掌侧有一长约 3cm 伤口，右小指尺侧皮肤浅感觉消失，夹纸试验（＋）；右桡侧三个半手指皮肤浅感觉消失，拇长屈肌和第 2、3 指的指深屈肌肌力 0 级。
> 　**问题：**
> 　1. 患者刀伤时是否存在神经损伤？
> 　2. 损伤神经如何处理？

二、正中神经损伤

正中神经由来自臂丛内、外侧束的正中神经内、外侧头组成，正中神经位于腕部和肘部，其位置表浅，易受损伤，正中神经在肘上无分支，其损伤可分为高位损伤（肘上）和低位损伤（腕部）。特别是腕部切割伤较多见。腕部损伤时所支配的拇指对掌肌、拇短展肌、拇短屈肌外侧头和第 1、2 蚓状肌麻痹，桡侧三个半手指掌侧面和近节以远背侧手指皮肤感觉障碍。临床表现主要是拇指对掌功能障碍和手的桡侧三个半手指感觉丧失。肘部和肘上损伤时（常见于儿童髁上骨折），表现为正中神经所支配的旋前圆肌、指浅屈肌、桡侧屈腕肌、掌长肌、拇长屈肌和第 2、3 指的指深屈肌及旋前方肌麻痹，除上述临床表现外，另有拇指和示、中指屈曲功能障碍。

正中神经因挤压所致的闭合性损伤，一般多能自行恢复，如经短期观察无恢复迹象，则考虑手术探查修复。腕部及前臂切割伤应争取一期修复。神经修复后感觉功能多能大部分恢复。如拇指和示、中指屈曲及拇指对掌功能不能恢复者可行肌腱移位修复。

三、尺神经损伤

尺神经来自臂丛内侧束，尺神经易在腕部和肘部受损伤。腕部损伤主要表现为其支配的小鱼际肌群，全部骨间肌，第 3、4 蚓状肌，拇收肌及拇短屈肌内侧头麻痹。致环、小指掌指关节过伸，指间关节屈曲，呈爪形手畸形（图 66-5），手指内收、外展功能障碍，手掌部尺侧半及尺侧一个半手指感觉障碍，特别是小指感觉消失。肘上损伤时由于指深屈肌尺侧半麻痹，除以上表现外另有环、小指末节屈曲功能障碍。

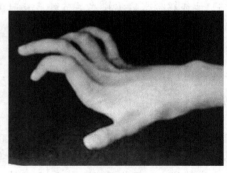

图 66-5　尺神经损伤后爪形手畸形

尺神经支配的大部分是手的内在肌，这些小的肌肉损伤后容易萎缩和变性。所以尺神经修复的效果比较差。尺神经损伤后应尽早修复，晚期功能重建主要是矫正爪形手畸形。

> **案例 66-2 分析**
> 　　1. 患者存在正中神经损伤和尺神经损伤；依据：①正中神经损伤：右腕部掌侧有一长约 3cm 伤口，右桡侧三个半手指皮肤浅感觉消失，拇长屈肌和第 2、3 指的指深屈肌肌力 0 级。②尺神经损伤：右腕部掌侧有一长约 3cm 伤口，右小指尺侧皮肤浅感觉消失，夹纸试验（＋）。

> 　　2. 开放性正中神经损伤和尺神经损伤应尽早手术修复。

四、桡神经损伤

> **案例 66-3**
> 　　患者，男，30 岁，因外伤致右上臂疼痛 1 天入院。查体：右上臂中段畸形，右腕背伸不能；X 线示：右桡骨中、下 1/3 骨折。
> **问题：**
> 　　1. 该患者是否存在神经损伤？
> 　　2. 患者神经损伤如何处理？

桡神经来自后束，桡神经在肱骨中、下 1/3 交界处紧贴肱骨，该处骨折所致的桡神经损伤最为常见。主要表现为伸腕、伸指、伸拇、前臂旋后障碍，手背桡侧及桡侧三个半手指背侧面皮肤感觉障碍，再有是手背虎口处皮肤感觉障碍。典型的临床表现是垂腕、垂指畸形。如为桡骨小头脱位或前臂背侧近端所致骨间背侧神经损伤，则桡侧腕长伸肌功能完好，表现为伸腕功能基本正常，仅有伸拇、伸指功能障碍，而无手感觉障碍。

肱骨干骨折或桡骨小头脱位所致桡神经损伤，多为挤压牵拉伤，大部分在骨折或脱位复位固定后 2～3 个月内自行恢复，若运动功能无恢复，应早期手术探查。如为开放性损伤，应在骨折复位的同时探查神经并行修复。晚期功能不恢复者，可行部分屈肌移位重建伸腕、伸拇和伸指功能。

> **案例 66-3 分析**
> 　　1. 该患者存在桡神经损伤；依据：右桡骨中、下 1/3 骨折后出现右腕背伸不能。
> 　　2. 桡神经损伤，多为挤压牵拉伤，大部分在骨折或脱位复位固定后 2～3 个月内自行恢复。故早期可营养神经，综合治疗；晚期如功能不恢复，可行部分屈肌移位重建伸腕、伸拇和伸指功能。

第三节　下肢神经损伤

下肢神经包括前方的股神经和后方的坐骨神经及坐骨神经在大腿中下 1/3 处的分支胫神经和腓总神经。下肢神经损伤远较上肢神经损伤为少，简述如下。

> **案例 66-4**
> 　　患者，男，19 岁，右腹股沟区被刀刺伤 1 小时，查体：右腹股沟区见一长约 3cm，深 4cm 伤口，大量渗血，股四头肌肌力 0 级，未及足背动脉。

问题：

1. 患者是否存在神经损伤？
2. 如有神经损伤，如何处理？

一、股神经损伤

股神经起自腰丛，由 L_2～L_4 脊神经纤维组成，沿髂肌表面下行，穿腹股沟韧带，并于其下 3～4cm 股动脉外侧分成前、后两股，支配缝匠肌、股四头肌，皮支至股前部及隐神经支配小腿内侧皮肤。股神经损伤后主要表现为股四头肌麻痹所致的膝关节伸直障碍及股前和小腿内侧感觉障碍。闭合牵拉性股神经损伤可观察，开放性锐器伤应尽早手术探查予以修复。

案例 66-4 分析

1. 该患者存在股神经损伤；依据：外伤史，股四头肌肌力 0 级。
2. 开放性股神经损伤应尽早手术修复。

二、坐骨神经损伤

坐骨神经起自骶丛，由 L_4、L_5 和 S_1～S_3 脊神经纤维组成。坐骨切迹处出盆腔进入臀部，穿梨状肌下孔至臀部，于臀大肌深面沿大转子与坐骨结节中点下行，股后部在股二头肌与半膜肌之间行走，至腘窝尖端分为胫神经和腓总神经，沿途分支支配股后部的股二头肌、半膜肌和半腱肌。髋关节后脱位、臀部刀伤、臀肌挛缩手术伤及臀部肌内注射药物均可致高位损伤，引起股后部肌肉及小腿和足部所有肌肉全部瘫痪，导致膝关节不能主动屈曲，踝关节与足趾运动功能完全丧失，呈足下垂。小腿后外侧和足部感觉迟钝。由于股四头肌健全，膝关节呈伸直位，行走时呈跨越步态。如在股后中、下部损伤，则腘绳肌正常、膝关节屈曲功能保存。高位损伤愈后较差，应尽早手术探查，根据情况行神经松解或修复手术。

三、胫神经损伤

胫神经于腘窝中间最浅，伴行腘动、静脉经比目鱼肌腱弓深面至小腿，小腿上 2/3 部行走于小腿三头肌和胫后肌之间，于内踝后方穿屈肌支持带进入足底，支配小腿后侧屈肌群和足底感觉。股骨髁上骨折及膝关节脱位易损伤胫神经，引起小腿后侧屈肌群及足底内在肌麻痹，出现足跖屈、内收、内翻，足趾跖屈、外展和内收障碍，小腿后侧、足背外侧、跟外侧和足底感觉障碍。闭合性损伤多为挫伤，观察 2～3 个月，如无恢复应行手术治疗。开放性损伤应急症手术探查修复。

案例 66-5

患者，男，25 岁，自行车撞伤右膝外侧，拍片证实为腓骨小头骨折，检查发现踝关节不能主动背伸。

问题：

1. 患者是否存在神经损伤？
2. 如有神经损伤，处理原则如何？

四、腓总神经损伤

腓总神经经腘窝沿股二头肌内缘斜向外下，经腓骨长肌两头之间绕腓骨颈，分为腓深及腓浅神经。腓浅神经于腓骨长、短肌之间下行，于小腿下 1/3 穿出深筋膜至足背内侧和中间。腓深神经于趾长伸肌和胫前肌间，贴骨间膜下降，与胫前动、静脉伴行，支配小腿前外侧伸肌群及小腿前外侧和足背皮肤。腓总神经易在腘部及腓骨小头处损伤，致小腿前外侧伸肌麻痹，出现足背伸和外翻功能障碍，呈足内翻下垂畸形。并出现伸拇、伸趾功能丧失，呈屈曲状态，小腿前外侧和足背前、内侧感觉障碍。该处神经损伤其位置表浅，应尽早手术恢复。功能恢复不佳者，可行肌腱移位或踝关节融合术矫正足下垂畸形。

案例 66-5 分析

1. 该患者存在腓总神损伤；依据：外伤史，踝关节不能主动背伸。
2. 处理：该处神经损伤其位置表浅，应尽早手术恢复。后期功能如恢复不佳，可行肌腱移位或踝关节融合术矫正足下垂畸形。

学 习 小 结

1. 结合复习周围神经各部位解剖及功能，深入了解周围神经损伤病理过程及临床表现。
2. 结合病理损伤的修复过程加深临床查体的学习。
3. 对上肢、下肢主要周围神经损伤的表现牢固掌握。

思 考 题

1. 简述周围神经损伤的分类。
2. 简述周围神经损伤的临床表现。
3. 简述周围神经损伤的修复方法。

（余　斌）

第六十七章 运动系统慢性损伤

学习目标
1. 掌握慢性软组织损伤的临床表现、诊断及治疗，掌握慢性软骨损伤的临床表现、诊断及治疗。
2. 掌握周围神经综合征的临床表现、诊断及治疗。
3. 熟悉运动系统慢性损伤的病因及病理特点。

第一节 概 论

运动系统慢性损伤临床多见，涉及骨、关节、肌肉、肌腱、韧带、筋膜、滑囊及其相关的血管、神经等。

【病因】 慢性损伤：①应力积累：长期、反复、持续的姿势或动作累积。②适应性差：当人体有退行性变、全身或局部的慢性疾病时，对应力的适应能力降低。③急性损伤未愈变成慢性损伤。④缺血性损伤。

【病理生理】 慢性损伤共同的病理基础是无菌性炎症。表现为血管增生、毛细血管动脉化及硬化、细胞浸润、胶原变性、纤维结缔组织增生等。

【临床特点】 运动系统慢性损伤在临床上有以下共性：①肢体或躯干局部长期疼痛，伴有部分功能障碍。②特定部位有局限压痛点，常伴有特殊体征，但局部炎症不明显。③无明显外伤史，但近期有与疼痛部位相关的过度活动史。④部分病例与职业相关。

【治疗原则】 ①理疗、按摩等方法可改善局部血循环。②局部注射肾上腺皮质激素有助于抑制炎症。③非甾体类消炎镇痛药：是常用药物，不良反应以胃肠道黏膜损害多见，其次为肾、肝、软骨损害。④手术治疗：某些非手术治疗无效的慢性损伤，如狭窄性腱鞘炎、神经卡压综合征及腱鞘囊肿等可行手术治疗。

【预防】 大多数运动系统慢性损伤可以预防，关键是限制致伤动作，如定时改变姿势有助于分散应力、改善血循环，减少局部累积劳损。

第二节 慢性软组织损伤

一、腰 肌 劳 损

腰肌劳损（strain of lumbar muscles）的本质是一种无菌性炎症，主要表现为患处疼痛、压痛和功能障碍，是腰部肌肉及其附着点筋膜、骨膜慢性的反复积累的微细损伤性炎症。常发生在肌肉活动过多或静态姿势下肌肉持久紧张的部位。

【病因及病理】 躯干长时间负重时，腰部肌肉持续处于紧张状态，肌肉内小血管受压，组织缺血缺氧、代谢产物累积，在局部形成慢性损伤性炎症。部分患者也可因腰部急性损伤治疗不当，迁延不愈而形成慢性腰肌劳损。

【临床表现】 临床主要表现为肌肉无力、劳累、酸痛、局部压痛、活动范围受限、劳动能力下降，而出现持续性疼痛、酸胀、肌肉硬结、功能障碍等。实质是一种无菌性炎症，主要表现为患处疼痛、压痛和功能障碍。主要症状是无明显外伤的慢性腰痛。多为酸痛或胀痛，劳累后加重，休息后减轻；但卧床过久又感不适，稍事活动后又减轻；活动过久疼痛再次加剧，不能长时间弯腰工作，常常叩击腰部以缓解腰痛。在肌肉起、止点附近常有压痛点。叩击病变部位有舒适感，这是与深部骨疾患的重要区别。患者常伴有久坐、弯腰工作史或脊柱畸形。

【影像学检查】 多无明显异常，少数病例有脊柱退行性变或脊柱畸形。

【治疗】 ①预防保健：去除发病因素是减轻症状、防止复发的根本方法。加强腰部肌肉锻炼是重要的预防措施。必要时在工作中可使用腰围，但休息时应解除，以免出现废用性肌萎缩。②理疗、推拿、按摩：可缓解肌肉痉挛，减轻疼痛，改善腰部血液循环。③肾上腺皮质类固醇痛点注射治疗。④口服及局部外用药物。

二、滑 膜 炎

滑膜是位于人体摩擦频繁或压力较大部位的一种缓冲结构，囊内有少量滑液。滑囊炎（bursitis）是滑囊受损的表现，最常见于膝关节。

【病因及病理】 骨结构突出的部位，长期、反复及力量稍大摩擦和压迫是产生滑囊炎的主要原因。如久坐硬板凳致坐骨结节滑囊炎；渔民海上作业致髌前滑囊炎；长期穿尖而窄的皮鞋致拇囊炎等。病理变化为滑囊水肿、充血、增厚呈绒毛状，滑液增多，囊壁纤维化等。在慢性损伤的基础上，也可因一次较大伤力而使炎症加剧，滑囊小血管破裂，出现血性滑液。

【临床表现】 缓慢起病，有局部摩擦病史。

主要表现为局部疼痛和包块。在关节或骨突出部位逐渐出现一缓慢长大的圆形或椭圆形包块，边缘清楚，有囊性感并伴轻压痛，皮肤无明显炎症表现。急性损伤后包块增大伴疼痛或剧痛，皮肤红、热，此时并非感染。偶尔因继发感染，有化脓性炎症的表现。包块做细胞学穿刺时，慢性期为清亮黏液，急性损伤为血性黏液。滑膜炎常并发关节活动受限和关节积水。

【治疗】　治疗的原则是首先应避免引起创伤或劳损的运动，减少膝部负重及屈伸活动。锻炼股四头肌是重要而有效的治疗措施，直腿抬高可促进血液循环，有利于关节积液吸收。①慢性滑囊炎：穿刺抽出滑液后注入醋酸泼尼松龙并加压包扎，多可治愈。囊肿较大或反复发作者可手术切除，如有骨的畸形突起，应同时予以切除。继发感染者，应行外科切开引流。②急性滑囊炎：患肢应适当制动 1～2 周，辅以冷敷，局部外用及口服非甾体类消炎镇痛药。

三、狭窄性腱鞘炎

案例 67-1

　　患者，女，28 岁，打字员。因"右腕关节疼痛、拇指活动受限 4 个月"入院。

　　患者于 4 个月前感觉右腕关节外侧疼痛，伴有拇指活动受限，逐渐加重，疼痛偶向前臂扩散。

　　体格检查：桡骨茎突表面有轻微隆起，局部皮温不高，局部压痛（＋），可触及痛性结节。握拳尺偏腕关节时，桡骨茎突处出现明显疼痛加剧。

　　辅助检查：右腕关节正侧位 X 线片示右腕关节骨与关节未见明显异常。

问题：

　　1. 该患者的诊断和病因是什么？

　　2. 治疗方法是什么？

　　肌腱长期、过度用力摩擦，可发生狭窄性腱鞘炎（narrow tenosynovitis）。

　　手与腕部狭窄性腱鞘炎最常见，好发于中老年妇女。在手指常发生屈肌腱鞘炎，当勉强伸直时可发出弹响声，故而又称弹响指；拇指为拇长屈肌腱鞘炎，又称弹响拇；在腕部为拇长展肌与拇短伸肌腱鞘炎，又称桡骨茎突狭窄性腱鞘炎。

　　【病因】　这是一种因反复摩擦致使鞘管肥厚狭窄引起的疾病，慢性损伤是主要致病因素：①手指长期快速活动，如织毛衣、书写、打字等。②手指长期用力活动，如洗衣等。少数病例为急性损伤所致。

　　【病因及病理】　狭窄性腱鞘炎并非单纯腱鞘的

损伤性炎症，而是肌腱和腱鞘均有水肿、增生、粘连和变性。在环状韧带区腱鞘腔特别狭窄而坚韧，将肌腱卡压成葫芦状，阻碍肌腱的滑动。如用力伸屈手指，肌腱的葫芦状膨大部在环状韧带处强行挤过，就产生弹拨动作和响声，并伴有疼痛（图 67-1）。

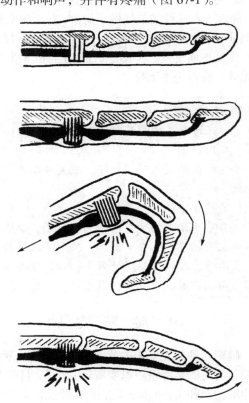

图 67-1　手指狭窄性腱鞘炎发生机制

【临床表现】

1. 屈指肌腱狭窄性腱鞘炎　病初晨起时患指疼痛、僵硬，活动后即缓解。随病程延长逐渐出现屈伸时有弹响和疼痛，严重者患指屈曲，不敢活动。患者自述疼痛在指间关节，查体可在远侧掌横纹处扪及黄豆大小的痛性结节，屈伸患指时该结节随屈肌腱上下移动，或出现弹响及疼痛。小儿屈拇长肌腱鞘炎为先天性疾患，常为双侧。

2. 桡骨茎突狭窄性腱鞘炎　腕关节桡侧疼痛，拇指活动受限，提物乏力，逐渐加重，甚可向前臂扩散。桡骨茎突表面有轻微隆起，局限压痛，有时可触及痛性结节。握拳尺偏腕关节时，桡骨茎突处出现明显疼痛。

【治疗】

1. 非手术治疗　局部制动是治疗及预防发病的重要措施。口服非甾体类消炎镇痛药能缓解疼痛。对桡骨茎突狭窄性腱鞘炎还可局部外用软膏，贴于患处的膏药刺激神经末梢，通过反射扩张血管，可促进局部血液循环，改善周围组织营养，可消炎镇痛。腱鞘内注射醋酸泼尼松龙疗效肯定,注射时从痛性结节近侧或远侧进针,准确刺入肌腱与腱鞘之间,每周 1次,3～4 次为一个疗程。另外,据文献报道,针灸和推拿对狭窄性腱鞘炎的治疗有较好的效果。

2. 手术治疗 非手术治疗无效者可行手术治疗。局麻下在痛性结节处做小切口,剪去狭窄腱鞘的两侧前壁,彻底解除狭窄。如仅行狭窄处切开,有时会发生粘连而复发。小儿先天性狭窄性腱鞘炎保守治疗无效,应行手术治疗。

案例 67-1 分析

临床诊断:桡骨茎突狭窄性腱鞘炎。

病因:

可能因长期长时间打字,腕关节及手指活动所致。

治疗方法:

非手术治疗为主。包括局部制动、口服非甾体类抗炎镇痛药及局部封闭。若为顽固性病例需手术治疗,在痛性结节处做小切口,剪去狭窄腱鞘的两侧前壁,彻底解除狭窄。

四、腱 鞘 囊 肿

腱鞘囊肿是发生于关节部腱鞘内的囊性肿物,一种关节囊周围结缔组织退变所致的病症。目前多数人认为腱鞘囊肿(ganglion)是关节附近的囊性疝。

【病因及病理】 可能的发病原因有:①慢性损伤使滑膜腔内滑液增多,形成囊性疝。②关节囊、韧带或腱鞘的致密结缔组织发生黏液变性。主要病理为起源于腱鞘、韧带或关节囊的囊腔,内有无色胶冻样黏液,可单囊或多囊。

【临床表现】 患者多为青壮年,女性多见。好发于腕背、足背等处。局部缓慢长大的无痛性包块,大小可变化,可有酸胀感。有时有波动,有时又硬如软骨。位置浅表的包块呈圆形或椭圆形,表面光滑,不与皮肤粘连。如因囊内液体充盈,张力较大,则扪之如硬橡皮样实质性感觉。部位较深的包块,早期不易发现,诊断较困难。粗针头穿刺可抽出透明胶冻状物。

【治疗】 腱鞘囊肿易复发,偶有自行消失或因挤压破裂而自愈者。

1. 非手术治疗 腱鞘囊肿的治疗通过挤压或捶击,使腱鞘囊肿破裂,逐渐自行吸收,但是治疗后可能复发。与关节腔相通的不容易破裂。用粗针头穿刺,尽可能将包块中的黏液抽出,再向囊内注入醋酸泼尼松龙 0.5ml,然后加压包扎,使囊腔粘连而治愈。

2. 手术治疗 其他方法治疗无效时,可手术切除腱鞘囊肿,术后应避免患病的关节剧烈活动。防止复发的关键在于能否将囊肿完整切除,故术中应在囊肿壁外将囊肿完整切除。深在的囊肿在切除过程中容易破裂,此时可改为在囊肿壁内切除,注意检查切除后的囊壁是否完整。发生于腱鞘者,应同时切除部分相连的腱鞘。关节囊滑液疝形成的囊肿,必须在其根部闭合囊肿蒂,否则极易复发。特别注意多囊者的彻底切除,避免复发。

五、肱骨外上髁炎

肱骨外上髁炎(lateral epicondylitis of humerus)是伸肌总腱起点处的慢性损伤性炎症,又称"网球肘"或桡侧伸腕肌肌腱损伤。

【病因及病理】 肱骨外上髁炎是指手肘外侧的肌腱发炎疼痛。疼痛的产生是由于负责手腕及手指背向伸展的肌肉重复用力而引起的。在前臂过度旋前或旋后位,握拳、屈腕、伸腕等牵拉伸肌时,肱骨外上髁处的伸肌总腱起点受到较大张力,如此长期反复积累而致病。腱止点继发钙化或骨化。病理表现为骨膜炎、肌筋膜炎、肱桡关节滑膜炎、神经血管束卡压等。

【临床表现】 有明显伸肌总腱反复牵拉的病史。逐渐出现肘关节外侧痛,可向前臂放散。用力握拳、伸腕时加重。严重时不能持物,有突然"失力"现象。甚至扭毛巾、扫地等生活动作均感困难。在肱骨外上髁、桡骨头之间的范围内有非常局限、极敏锐的压痛点。前臂伸肌腱牵拉试验(Mills 征)阳性。另外,肱骨外上髁炎可并发伸肌总腱下滑囊炎,肱骨外上髁骨膜炎,骨炎,环状韧带变性,肱桡关节滑膜皱襞增生、肥大,神经、血管嵌顿等。

【治疗】

1. 非手术治疗 是本病的主要治疗手段。限制致伤性动作是治疗和预防复发的基本原则。痛点注射醋酸泼尼松龙近期效果极佳,但再受致病外力仍可复发。故对无法做到避免损伤外力时应在肘部使用弹性保护装置,以减少肌腱起点处的牵张应力。局部外用贴膏、软膏和口服镇痛消炎药,也有利于症状的缓解。

2. 手术治疗 适用于症状顽固病例,主要术式:①伸肌总腱起点剥离松解术;②无名神经血管束切除术;③环状韧带部分切除术。

六、肩关节周围炎

肩关节周围炎简称肩周炎(scapulohumeral

periarthritis），是肩关节周围肌肉、肌腱、滑囊及关节囊的慢性损伤性炎症。

【病因】 中老年人肩关节周围的软组织退行性变是基本因素。上肢的急、慢性损伤，以及任何原因限制肩关节运动，时间过久均可发病。

【病理】 肩周炎的病变主要发生在盂肱关节周围的肌和肌腱、滑囊、关节囊。主要表现为增生、粗糙及关节内外粘连，是肩关节疼痛和功能受限的病理基础。后期粘连变得非常紧密，若与骨膜粘连，虽然疼痛消失，但导致功能障碍。

【临床表现】 主要症状是逐渐加重的肩部疼痛，夜间尤其。中老年妇女多见。常一侧发病，且左侧多于右侧，偶有两侧先后发病者。发病时上臂不能外展，内外旋活动受限。随病程延长，疼痛范围扩大，牵涉上臂中段。因三角肌萎缩，上肢抬举困难，严重时不能梳头、洗脸等。晚期疼痛减轻，但遗留功能障碍。查体可见三角肌轻度萎缩，斜方肌痉挛。冈上肌腱，肱二头肌长、短头肌腱，以及三角肌前、后缘均有明显压痛点。肩关节外展、外旋、后伸明显受限，少数人内收、内旋亦受限。

【影像学检查】 病变早期并无明显特异性改变。病程较长者 X 线片可见肩部骨质疏松，或冈上肌腱、肩峰下滑囊钙化。

【鉴别诊断】 肩周炎主要应与颈椎病进行鉴别，有时相当困难。两者主要鉴别点是，颈椎病往往有前臂及手的根性疼痛，且有浅感觉及肌力的改变，并伴有较多的头颈部体征，颈椎 X 线片有相应改变。

【治疗】 肩周炎的治疗原则是动静结合。

①病初疼痛明显有肌肉痉挛时，应限制肩关节活动。可用吊带或支具等进行固定。②非甾体类消炎镇痛药及肌松剂口服。局部外用贴膏或软膏。③痛点局限时局部注射醋酸泼尼松龙能明显缓解疼痛。④使局部温热的任何方法，理疗、针灸、适度的推拿按摩等有助于改善症状。⑤当急性期过后疼痛有所缓解时，加强肩关节的运动训练，并要注意尽量达到正常关节运动所需的足够角度方有效果。⑥肩周炎为自限性疾病，多在 1 年左右自愈。但若功能锻炼不足，则疼痛虽然消失，其遗留不同程度的功能障碍难治疗。

第三节 软骨的慢性损伤

一、胫骨结节骨软骨病

胫骨结节骨软骨病（osgood-schlatter disease），又称胫骨结节骨骺炎或骨软骨炎、无菌性坏死、牵引性骨骺炎，是一种少年的疾患，患儿的胫骨结节变大伴疼痛。

【临床表现】 本病好发于 12～14 岁男孩，多为单侧，有近期剧烈活动史，主要症状为胫骨结节处逐渐出现疼痛及肿块，有时疼痛剧烈，与活动有明显关系。查体可见胫骨结节明显隆起及压痛，局部皮肤无炎症表现，伸膝抗阻力时疼痛加剧。

【影像学检查】 X 线片在发病初期，可见局部软组织肿胀、髌腱增厚及髌下脂肪垫下角消失。以后在胫骨结节前方可见一个或数个游离的新生小骨片。在后期，显示胫骨结节骨骺增大、舌状隆起、致密或碎裂，周围软组织肿胀。

【治疗】 大部分患者仅需保守治疗或不需治疗。对早期疼痛较轻者，只需停止剧烈运动，症状即可消失。①非手术治疗：发病时减少膝关节剧烈活动。症状严重者，需将膝关节短期制动，并进行理疗。可酌情局部外用贴膏或软膏，一般无需服用止痛剂。多数学者不主张局部注射皮质类固醇激素，但若局部肿胀明显，向其腱下滑囊注射往往有效。本病属自限性疾病，胫骨结节与胫骨上端骨骺融合后，疼痛即自行消失，但局部隆起不会改变。②手术治疗：顽固性病例可行手术治疗，将胫骨结节从髌腱止点上切除，重建髌腱止点。

二、股骨头骨软骨病

股骨头骨软骨病（perthes disease）是股骨头骨骺的缺血性坏死。

【病因】 病因尚不清楚。多数学者认为慢性损伤是重要因素，外伤使骨骺血管闭塞，从而继发缺血坏死。另外部分学者认为可能与外伤或关节囊内和股骨上端内压力增高有关。

【病理】 本病的病理发展历经四个阶段：①缺血期；②血供重建期；③愈合期；④畸形残存期。

【临床表现】 早期多无症状，出现症状时许多已是血供重建期。多见于 3～10 岁的男童，单侧发病较多。主诉为髋部疼痛，逐渐加重，继而出现跛行。少数患者表现为膝关节内上方痛。查体可见患肢肌萎缩，髋关节间隙压痛，髋关节内旋受限，"4"字试验阳性，Thomas 征阳性。晚期出现患肢短缩、骨关节炎及髋关节半脱位表现。

【影像学检查】 ①X 线片检查：股骨头密度增高，骨骺碎裂、变扁，股骨颈增粗及髋关节部分性脱位等。特点是关节间隙不变窄，甚至增宽，髋臼正常。晚期股骨头密度增高，骨骺碎裂、变扁，股骨颈增粗及髋关节半脱位等。②MRI 可见关节积液，有助于早期诊断。

【治疗】 本病最终不治而愈，但病变造成的关节畸形将引起严重症状及关节功能障碍。

1. 非手术治疗 主要原理是在血供重建期和愈合期避免患肢负重：①外展行走支架：将患髋固定在外展 40°、轻度内旋位。白天带支架扶双拐活动，夜间去除支架后仍维持下肢外展、内旋位。支架使用时间为 1～2 年，定期摄 X 线片。②髋人字石膏固定：为适应患儿的生长发育变化，每 3 个月需要更换一次石膏，两次石膏固定之间休息 1 周，进行髋、膝关节功能锻炼。③卧床休息：适于髋关节疼痛并有屈曲畸形者。

2. 手术治疗 术式较多，目的是沟通股骨头和股骨颈之间的血液循环。常用术式包括滑膜切除术、开窗植骨术、骨骺钻孔术、股骨转子下截骨术、骨盆截骨术、血管植入术等。

第四节　周围神经卡压综合征

周围神经在其走形过程和路径中，经过骨-纤维隧道及跨越或穿过腱膜、筋膜处，其活动空间均受到限制。如果这些结构出现狭窄，可使途经该处的神经受到卡压，导致神经功能障碍，称为周围神经卡压综合征（peripheral entrapment syndrome）。

一、腕管综合征

腕管综合征（carpal tunnel syndrome）是最常见的周围神经卡压综合征。为正中神经在腕管内受卡压表现出的一组症状和体征。

【解剖概要】 腕管内有拇长屈肌腱，2～4 指的深、浅屈指肌腱和正中神经通过。正中神经最表浅，位于腕横韧带与其他肌腱之间。任何原因使腕管容积变小或腕管内容物增多，均可引起正中神经受压。

【病因】 病因是腕管内压力增高导致正中神经受卡压。其原因包括：①管腔容积变小：腕横韧带增厚，腕部骨折、脱位等。②管腔内容物增多：腕管内腱鞘囊肿、肿瘤、外伤后血肿机化及滑膜炎等。③腕管内压力变化：长期过度使用腕管，腕管内压力发生急剧变化，这些都会引起正中神经慢性损伤。这种因素在临床上甚为严重。④外源性压迫：腕横韧带部位的皮肤严重瘢痕或肿瘤压迫。

【临床表现】 典型症状是桡侧三个半手指（拇指、示指、中指和环指桡侧半）麻木、疼痛和感觉异常。以中指为甚，有时疼痛可牵涉前臂，持物无力。夜间症状严重，反复屈伸腕关节可使症状加重。查体

可见拇、示、中指感觉过敏或迟钝，大鱼际肌萎缩，拇指对掌无力。临床中以中年女性多见，原因尚不清楚，男性患者常有过度的腕部职业病史。

特殊检查包括：①Tinel 征：叩击腕横韧带正中神经走行处，疼痛或麻木向指尖放射为阳性。②Phalen 征：屈肘、前臂上举，双腕同时屈曲 90°，1 分钟内出现正中神经刺激症状为阳性（图 67-2）。③电生理检查：腕以下正中神经传导速度减慢。

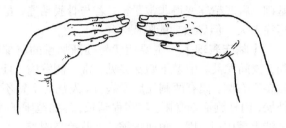

图 67-2　屈腕试验（Phalen 征）

【鉴别诊断】 主要与神经根型颈椎病进行鉴别。腕管综合征的体征在腕以远，上臂及前臂并无异常。Tinel 征阳性。

【治疗】

1. 非手术治疗 早期病例首选非手术治疗。一般方法有：①局部制动：用支具或石膏托将腕关节固定于功能位 1～2 周。②理疗：可减轻腕管内压力，减轻神经水肿。③局部外用药：非甾体类软膏局部外用有一定疗效。④局部封闭：腕管内注射醋酸泼尼松龙可使腕管内组织水肿减轻，常可快速解除症状，但应注意不得将药物注入正中神经内。

2. 手术治疗 非手术治疗无效时应行手术治疗。术中需要处理：①切断或切除腕横韧带：适用于腕管壁增厚、腕管狭窄者。②切除病灶：腕管内腱鞘囊肿、病程长的慢性滑膜炎、肿瘤及异位的肌腹予以手术切除。③处理正中神经：正中神经变硬或局限性膨大时，作神经外膜切开，神经束间瘢痕切除神经松解术。

二、梨状肌综合征

案例 67-2

患者，52 岁，工人。左臀部及左下肢麻木 1 天。

患者 1 天前室外冬泳后感觉臀部着凉并下肢抽筋。今日晨起左臀部疼痛，并沿大腿后侧、小腿外侧放射至足底，伴有下肢麻木，行走困难。

体格检查：腰部未见异常。左小腿外侧及足背浅感觉减退，足趾运动肌力减弱。左臀部局限压痛，直腿抬高试验阳性，加强试验阴性。

辅助检查：腰椎 X 线未见明显异常。

问题：
1. 患者最可能的诊断是什么？
2. 主要需要与哪些疾病进行鉴别？
3. 治疗原则是什么？

腰部影像学检查可资鉴别。

治疗原则：非手术治疗为主。包括限制下肢运动、理疗、口服非甾体类抗炎镇痛药及神经营养类药物、局部封闭。偶有顽固性病例需手术治疗。

梨状肌综合征（piriformis muscle syndrome）是由于梨状肌压迫坐骨神经引起的坐骨神经痛。梨状肌起自骶骨的髂骨面，止于股骨大转子上缘。在奔跑或坐位时，梨状肌可以挤压从其下经过的坐骨神经。后坐骨神经在臀部受卡压所产生的一系列症状和体征即称为梨状肌综合征。

【病因及病理】　在梨状肌处任何使坐骨神经受到卡压的因素均可致病，包括臀部外伤出血、粘连、瘢痕形成，药物注射使梨状肌变性，髋臼后缘骨折，坐骨神经出骨盆时解剖变异，以及不良坐姿使局部受压过久或局部着凉等因素，均可造成梨状肌痉挛、挛缩、肥厚甚至纤维化，压迫及刺激坐骨神经而引起症状。

【临床表现】　临床主要表现为坐骨神经痛的典型症状，从臀部经大腿后方向小腿外侧和足底放射，患肢无力，出现跛行。查体可见小腿肌萎缩，小腿外侧及足部感觉异常。臀部梨状肌部位有明确压痛点，直腿抬高试验可阳性。

【鉴别诊断】　与腰椎间盘突出症引起的坐骨神经痛较难鉴别。腰椎间盘突出症常为腰痛伴坐骨神经痛，腹压增加可加重或诱发坐骨神经痛，神经损害范围与椎间盘突出部位相对应，直腿抬高试验及加强试验阳性。梨状肌综合征无腰部症状，直腿抬高试验虽可阳性，但加强试验阴性。腰部影像学检查可以较好地进行鉴别。

【治疗】

1. 非手术治疗　①局部休息：限制下肢运动。②理疗：任何使局部温热的疗法均有助于缓解症状。③口服药物：非甾体类抗炎镇痛药及神经营养类药物，常于服用数天后明显缓解症状。④局部封闭：痛点注射醋酸泼尼松龙，可使局部组织水肿减轻，疗效迅速。

2. 手术治疗　适用于非手术治疗无效者。术中显露坐骨神经切除其周围瘢痕，去除致压物，解除压迫。

案例 67-2 分析
最可能的诊断：梨状肌综合征。
鉴别诊断：主要需要与腰椎间盘突出症引起的坐骨神经痛进行鉴别。梨状肌综合征无腰部症状，直腿抬高试验虽可阳性，但加强试验阴性。

第五节　跟　痛　症

跟痛症并非单独一种疾病，是由多种慢性疾患所致跟部跖面（即脚后跟）疼痛，其与劳损和退化有密切关系，是中老年人常见的临床症状。因此跟痛症泛指各种足跟部疾病所引起的足部症状。

【解剖概要】　足跟部皮肤和跟骨之间有弹性脂肪组织，形成跟垫。跟垫中有许多纤维间隔，各自封闭，这些间隔腔具有较好的减震作用。随年龄增长，跟垫退变，跟骨结节处形成骨赘，多见于肥胖体型者。

【病因】　足跟疼痛由跟骨本身及周围软组织疾病引起，常见疾病有跟骨骨刺形成、跟骨骨骺炎、跟腱滑囊炎及跟骨内压增高等。

【临床表现及诊断】　跟骨刺形成者多为中老年人，主诉足跟底部疼痛，在站立及行走时加重。跟骨结节及周围明显压痛，有时可触及坚硬的跟骨骨刺。跟骨侧位 X 线片可见跟骨结节处骨刺。跟骨内压增高者足下垂时疼痛明显，跟骨压痛点广泛。跟腱滑囊炎疼痛明显，穿鞋及行走困难。

【治疗】　以非手术治疗为主。应穿软垫厚底鞋，或在鞋跟内相当于跟骨结节处放置软垫，并使骨刺部位中空，行走时不至于踩在骨刺上，患者症状多可减轻。疼痛发作阶段应减少走路及站立，局部温热治疗。口服非甾体类药物可缓解症状。症状严重者，行跟骨结节封闭治疗效果明显。顽固病例也可行手术治疗，切除跟骨骨刺，但疗效并不十分肯定。跟内压增高者可行跟骨钻孔减压，疗效满意。跟腱滑囊炎可行非手术治疗，但不宜局部封闭。

思　考　题

1. 运动系统慢性损伤疾病的治疗原则是什么？
2. 狭窄性腱鞘炎的临床表现是什么？
3. 肩周炎的治疗原则什么？
4. Tinel 征和 Phalen 征是什么？
5. 腕管综合征的治疗方法是什么？

（邵增务）

第六十八章 腰腿痛和颈肩痛

学习目标

1. 了解腰腿痛的病理和常见原因。

2. 掌握腰椎间盘突出症的临床表现、诊断及治疗原则。

3. 掌握颈椎病的病因、分型,各型的临床特点和治疗原则。

腰腿痛和颈肩痛是一组临床上常见的症状群。在我们的一生中,都有可能会受不同程度的腰腿痛或颈肩痛所困扰。自人类有医学史记载以来,腰腿痛就是其中所涉及的内容。据流行病学调查,80%以上的人在其一生中曾患过腰背痛,20%~25%的成人在一生中至少有一次因腰背痛而影响工作。

腰腿痛是指下腰部、腰骶部、骶髂部和臀部等处的疼痛,可伴有一侧或双侧下肢疼痛,可伴有马尾神经受压的症状。颈肩痛是指颈部、肩部和肩胛区等处的疼痛,有时伴有一侧或两侧的上肢疼痛,或者颈脊髓受损害的症状。这些症状群可能是腰椎、颈椎本身的疾患引起,也可能是其他病变所表现出来的症状,甚至,病情的严重性并不在于腰腿痛和颈肩痛。这两组症状群临床表现多样化,病程长,常反复发作,鉴别诊断较为复杂,治疗手段也多样化。

第一节 腰 腿 痛

案例 68-1

患者,周某,男,34 岁,公司经理,因“腰痛 1 年,左下肢放射痛 6 个月”入院。

患者于 1 年前,无明显诱因逐渐出现腰痛,站立或坐位时症状明显,卧床休息可缓解;症状反复,有加重趋势。腰痛发作时通过服药、敷药或理疗可以缓解。约半年前,患者弯腰时突觉腰痛加剧,左下肢后方烧灼样疼痛,放射至小腿以远,卧床休息及止痛药不能缓解。经过理疗科牵引、按摩等措施,症状稍好转,但仍有持续性疼痛,小腿及足外侧麻木。腰腿痛症状在活动后更加明显,必须依赖消炎止痛药物。起病以来,一直无发热、盗汗等全身症状,无明显消瘦。

体格检查:T 36.8℃,P 78 次/分,R 20 次/分,BP 125/80mmHg。神志清,头颅五官端正。心肺检查无明显阳性体征。腰椎前屈及左侧屈活动受限。L_5、S_1 左旁 1cm 处深压痛和叩击痛,向左下肢后方放射。左小腿肌肉萎缩,后方压痛,直腿抬高试验 30° 阳性,加强试验阳性。小腿后外侧及足外侧皮肤痛觉、触觉减退,屈趾肌力Ⅳ级,踝反射减弱。右下肢未见异常。

辅助检查:腰椎 X 线平片,未见结构异常和骨质破坏。

问题:

1. 首先应考虑什么诊断?

2. 还有哪些必要的辅助检查?

3. 最可能性的病因有哪些?

4. 下一步治疗方案?

【解剖与病理基础】

(1)正常人体有 5 个腰椎,相邻腰椎的上、下关节突与关节囊组成关节突关节。关节突关节的软骨、滑膜、关节囊的退行性改变都可能会引起腰腿痛和腰椎不稳。随着病情进展,关节囊纤维化挛缩,软骨破坏,关节突增生肥大、内聚,使神经根管容积减小。

(2)椎间盘是椎体间的主要连接结构(图 68-1)。腰椎间盘共有 5 个,由 L_1~L_5 逐渐增厚,而 L_1 椎间盘最薄。椎间盘维持腰椎生理弯曲度和正常的椎间隙,使椎体后方的关节突关节保持一定的距离和高度,共同构成椎间关节,保证腰椎的运动,同时维持椎间孔的容积。椎间盘还缓冲和吸收腰椎所承受的应力。椎间盘由上下软骨板、纤维环和髓核组成。软骨板平均厚度为 1mm,没有神经和血管组织,但有较多微孔,为椎间盘内水分、营养和代谢产物的通道。纤维环结构有三层,外、中层由胶原纤维带组成,内层为纤维软骨带,横断面呈环形多层结构,前方及两侧厚度约为后侧 2 倍。纤维环后外侧最薄,共约 12 层。外层由细小血管供应及窦椎神经(图 68-2)支配。

纤维环各层由胶原纤维以 45° 附着于椎体边缘,且相互呈 60°~90°交织,能承受较强的纵向压力。在反复的压应力和剪应力作用下,各层之间的胶原纤维发生断裂,出现疼痛症状。髓核位于椎间盘中央偏后方,由疏松的纤维软骨和胶原构成胶冻状结构,含水量大,内含丰富的蛋白多糖和胶原,故具有弹性和膨胀性。髓核与软骨板均无神经和血管组织，本身没有痛觉，也不具备自行修复能力。

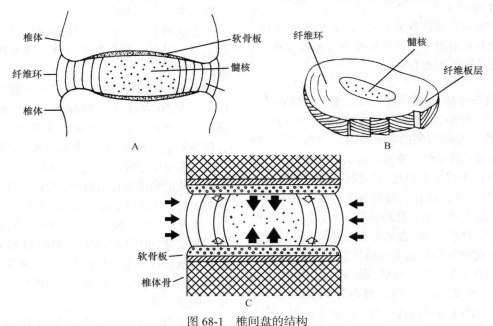

图 68-1 椎间盘的结构

A、B.椎间盘结构；C.黑箭头示压力，白箭头示张力

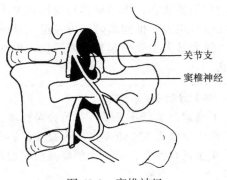

图 68-2 窦椎神经

（3）连接腰椎的韧带有前纵韧带、后纵韧带、棘间韧带、棘上韧带、黄韧带和横突间韧带等，起连接和稳定脊柱的作用。骶棘肌、腰背肌和腹肌等协助增强其稳定性。以上结构的病损，均会引致腰腿痛并有可能破坏腰椎的稳定和平衡。后纵韧带在退变过程中，可引起骨膜下出血及后纵韧带骨化。黄韧带增厚使椎管容积减小。

（4）关节突关节、纤维环退变，引致脊柱不稳，使纤维环外层在椎体边缘的附着点反复受牵扯，形成骨赘。前、后纵韧带在椎体附着处的骨膜剥脱可形成骨膜下新骨。退变椎板增厚、椎弓根增宽及关节突增生肥大，使椎管由正常的圆形或卵圆形逐渐演变成三角形或三叶草形，容积减小和侧隐窝狭窄。

（5）人体站立时，各种负荷应力集中在腰骶段，尤其是腰曲与骶曲的交界处，容易发生急慢性损伤和退行性改变。腰椎前屈位活动或负重是导致脊柱腰段退变与损伤的不良姿势。以 L_3 椎间盘为例，站立时承受压力接近体重，仰卧时则下降 50%，端坐时约为站立位的 1.5 倍，坐位前倾 40°时所受负荷为站立位的 4 倍。站立位持重 20kg，腰椎负荷为 210kg，弯腰持重 20kg，腰椎负荷增至 340kg。

【疼痛的性质】

1. 局部疼痛 由于病变本身或继发性肌肉痉挛所引起，部位局限而且相对固定，有明显的固定压痛点。如棘上韧带与棘间韧带损伤的压痛点在棘突表面或棘突间，第三腰椎横突综合征压痛点在横突尖端，腰肌劳损压痛点在骶棘肌中外侧缘。深部压痛或叩击痛提示病变位置比较深在，如关节突关节、椎间盘。

2. 牵涉痛 又称反射痛。腰骶椎或腹腔、盆腔脏器疾病，刺激传递到脊神经后根或脊髓丘脑束神经元后，使同一节段的神经元兴奋，在相应皮肤支配区出现疼痛或痛觉过敏。定位模糊，可伴有肌肉痉挛。对牵涉痛的解释，有会聚学说与易化学说两种观点。

3. 放射痛 疼痛沿神经走向向远端放射，有较典型的运动、感觉、反射损害的定位体征，病程长者可出现肌萎缩和皮肤神经营养不良性表现。

> **案例 68-1 分析 1**
>
> 本案例以腰腿痛为主要表现，左侧下肢有运动、感觉和反射损害，并有肌肉萎缩现象，按疼痛性质分类应属于放射痛。

【病因与分类】 腰腿痛的病因繁多，包括损伤、退变、炎症、肿瘤、先天畸形、内脏病变等方面。

1. 损伤 是腰腿痛的常见原因，包括骨折、脱位，以及肌肉、筋膜和韧带等软组织的急性损伤与慢性劳损。临床上慢性劳损比急性损伤更为多见。

2. 退变 骨、软骨、韧带和椎间盘等组织均会发生退变，是人体自然老化的结果，是引起腰腿痛的最常见原因。过度运动、强体力劳动和长期不良姿势等外在因素促使其提早退变和加快退变速度。常见疾病有腰椎间盘突出、椎管狭窄、腰椎不稳、腰椎小关节骨关节炎、骨质疏松等。椎间盘内破裂（intemal disc disruption，IDD）是导致腰痛的一种独立因素，称之为椎间盘源性腰痛，是指腰椎间盘退变、终板损伤及纤维环破裂后，椎间盘内的疼痛感受器受到异常应力，以及炎性介质等化学物质的刺激而导致的腰部疼痛，不伴有神经根受累及脊柱节段不稳的临床和影像学证据。

3. 炎症 如强直性脊柱炎、类风湿关节炎、纤维织炎（肌筋膜炎）等。感染性疾病有结核、化脓性感染。

4. 肿瘤 原发肿瘤有骨巨细胞瘤、脊索瘤、嗜酸性肉芽肿、神经纤维瘤、神经鞘膜瘤和血管瘤等原发性肿瘤或瘤样病变。转移性肿瘤主要来源于肺癌、乳腺癌、前列腺癌和肾癌等。血液病有多发性骨髓瘤、白血病等。

5. 先天畸形 腰椎先天性变异并不少见，如脊柱裂、移行椎、椎弓峡部不连和 L_5 横突与骶椎不对称融合。腰椎先天畸形不一定产生临床症状。

6. 内脏病变 胃、十二指肠、胰腺、肾脏的疾病，以及妇科炎症都可以表现有腰腿疼痛。

7. 其他 包括代谢性疾病、神经官能症、社会挫折感等。

腰椎间盘突出症

腰椎间盘突出症（hernia of intervertebral discs）是因椎间盘退行性变，纤维环部分或全部破裂，单独或连同髓核突出，刺激或压迫窦椎神经、神经根、马尾神经所表现的一种综合征。腰椎间盘突出症是腰腿痛重要和最常见的原因之一。以青壮年男性最多见。腰椎间盘突出的间隙，以 L_4、L_5 及 L_5、S_1 发病率最高，约占 95%，两个或多个间隙突出者，约占 15%；上腰段椎间盘突出症少见。

【病因】 一般认为腰椎间盘突出症是在椎间盘退变的基础上发生的，而外伤则为其发病的重要原因。

1. 椎间盘退行性变 是腰椎间盘突出的最基本因素。在 20 岁以后，椎间盘开始持续渐进性退变。新生儿的髓核含水量为 90%，下降到 30 岁时为 70% 并保持稳定至老年。由于含水量减少，髓核张力逐渐下降，椎间盘变薄，同时蛋白多糖含量下降，硫酸软骨素与硫酸角质素比值减小，胶原纤维沉积增加，髓核失去弹性，椎间盘结构松弛，纤维环出现裂隙、变薄，软骨板变性、破裂。在纤维环的后外侧，没有后纵韧带支持，退变更加明显。MRI 证实 15 岁青少年，腰椎间盘已可发生退行性变。有文献报道 11 岁的腰椎间盘突出症病例。发生退变的椎间盘，承受负荷的能力明显下降。

2. 外伤 长期反复的积累损伤，是椎间盘变性的主要原因和椎间盘突出的诱因。反复弯腰、扭转动作最易引起椎间盘损伤。职业司机等工种长期处于坐位和颠簸状态，椎间盘容易变性和突出。突然负重或弯腰用力，椎间盘髓核可在退变基础上急性脱出。强大暴力主要引起骨折或脱位，单纯髓核突出少见。

> **案例 68-1 分析 2**
>
> 本病例为青壮年男性，身为公司经理，日常工作生活中经常坐小汽车或坐办公室，腰椎间盘容易发生退行性变，是产生腰腿痛的病理基础和病因。

3. 妊娠 妊娠期间整个韧带系统处于松弛状态，容易发生椎间盘膨出。腰骶部较平常承受更大的重力，可加快椎间盘变性。

4. 先天性变异 移行椎、椎弓峡部不连和 L_5 横突与骶椎不对称融合等，使腰椎承受异常应力。

5. 遗传因素 印第安人、爱斯基摩人和非洲黑人发病率较其他民族低；发病年龄 <20 岁者约 1/3 有家族史。

【病理分型】 椎间盘突出症的分型方法较多，各有其根据及侧重面。从病理变化及 CT、MRI 发现，结合治疗方法可做如下分型。

1. 膨出型 纤维环部分破裂，而表层完整。由于局部薄弱，退变的髓核因压力而向椎管局限性隆起，表面光滑。临床症状间歇性发作。此型由于部分纤维环完整及后纵韧带，大部分病例能通过保守治疗获得缓解或治愈。

2. 突出型　纤维环完全破裂，髓核通过裂口突出，但有后纵韧带覆盖，表面光滑或高低不平。部分病例需手术治疗。

3. 脱出型　髓核穿破后纵韧带呈菜花状，其根部仍在椎间隙内。常需手术治疗。

4. 游离型　破裂突出的椎间盘组织穿破或绕过后纵韧带，进入椎管内或完全游离（图 68-3），有进可到达另一椎间隙水平。此型不但可引起神经根症状，还可造成马尾神经损害。非手术治疗往往无效。

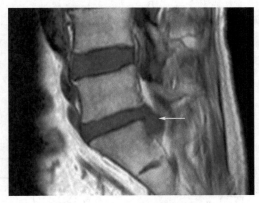

图 68-3　游离型椎间盘

5. Schmorl 结节及经骨突出型　髓核经上、下软骨板的发育性或后天性裂隙突入椎体松质骨内；少数髓核可沿椎体血管通道进一步向前纵韧带方向突出形成椎体前方的游离骨块。临床上仅有腰痛，而无神经根症状，无需手术治疗。

【临床表现】　椎间盘突出症常见于 20～50 岁患者，男女之比为（4～6）：1。20 岁以内者占 6% 左右，老人发病率最低。患者多有长期弯腰劳动或坐位工作史，首次发病常是半弯腰持重或突然做扭腰动作过程中。

1. 症状

（1）腰痛：绝大部分患者有腰痛症状。据统计报道，约 50% 的患者先有腰痛后出现腿痛，约 33% 的患者腰腿痛同时出现。腰痛多属慢性。腰椎间盘退变、纤维环的退化和破裂、窦椎神经受到异常应力及炎性介质等化学物质的刺激是腰痛的重要原因。劳累、寒冷等因素是腰痛发作的诱因。疼痛部位主要集中在腰骶部，位置较深，定位不准确。一般为钝痛，可忍受，不影响日常生活与工作。有时为刺痛或放射痛，放射到下背部或臀部。在慢性腰痛基础上，可有急性腰痛骤然发作，程度剧烈，伴随腰肌痉挛与腰部运动受限。这种急性腰痛多出现于剧烈咳嗽、喷嚏、搬运重物不慎，或不正确地推拿按摩之后。慢性腰痛经卧床休息后可缓解，重度急性腰痛则持续时间较长，或者不完全缓解。

（2）坐骨神经痛：95% 的患者是 L_4、L_5 及 L_5、S_1 发病，一般对应压迫 L_5 和 S_1 神经根，故多伴有坐骨神经痛。典型的坐骨神经痛是疼痛从下腰部向臀部、大腿后方、小腿外侧直到足部的放射痛，直至足背前外侧，或足跟部。疼痛部位清晰，程度轻重不等，性质为钝痛、刺痛或烧灼痛。早期皮肤痛觉过敏，病情进展出现感觉迟钝或麻木。咳嗽、喷嚏、用力排便等增加腹压的动作使椎管内压增加，坐骨神经痛随之加剧。久坐或站立时，症状加重，卧床休息后可有缓解。为缓解疼痛和减轻坐骨神经张力，患者可能被迫采取屈髋屈膝位。单侧坐骨神经痛居多，中央型腰椎间盘突出可出现双侧坐骨神经痛，或两侧交替出现。一般为慢性病程，反复发作，中间可有缓解期。也可有急性发作，其发作原因和发病因素与急性腰痛相同。引起坐骨神经痛的原因有三：①突出的椎间盘对神经根机械压迫，受压的神经根缺血；②破裂的椎间盘组织产生化学性物质的刺激及自身免疫反应使神经根产生炎症；③突出的髓核压迫或牵张已有炎症的神经根，使其静脉回流受阻，进一步增加水肿，从而对疼痛的敏感性增高。

（3）股神经痛：高位腰椎间盘（L_2、L_3 和 L_3、L_4）髓核突出分别压迫 L_3 和 L_4 神经根，表现为大腿前侧疼痛，或兼有麻木感，机制同坐骨神经痛。

（4）马尾综合征：多见于中央型椎间盘突出症。向正后方突出的髓核或脱垂、游离椎间盘组织压迫马尾神经，出现大、小便障碍，鞍区感觉异常，男性性功能障碍。有时还可出现双下肢肌肉不全瘫痪。

（5）下肢乏力：腰椎间盘突出或脱出，髓核组织长时间压迫神经根，造成神经根内的运动神经纤维麻痹，所支配的肌肉肌力减弱，患者自觉一侧下肢乏力，严重者足下垂。

2. 体征

（1）腰椎侧凸和生理弯曲改变：是为了减轻疼痛而出现的姿势性代偿畸形。腰段脊柱生理前凸减小，甚至平直，这样可使椎间隙后方增宽，后纵韧带紧张度增加，减轻椎间盘突出的程度，减轻压迫与刺激。腰椎侧凸，使神经根松弛，从而缓解神经根受压，如髓核突出在神经根外侧，上身弯向健侧，腰椎凸向患侧，可减轻神经根受压；当突出髓核在神经根内侧时，则上身向患侧弯曲，腰椎凸向健侧以缓解疼痛（图 68-4）。L_4、L_5 椎间盘突出症腰椎侧凸现象较 L_5、S_1 椎间盘突出症明显。如突出的髓核较大，或与神经根有粘连，则无论腰椎凸向何侧均不能缓解疼痛。

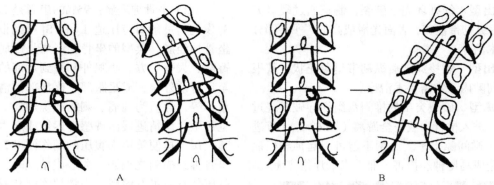

图 68-4 姿势性脊柱侧凸缓解神经根所受压迫

（2）腰部活动受限：因为疼痛而表现不同程度的腰部活动受限。纤维环未完全破裂时，腰椎后伸受限，而前屈可使后纵韧带紧张和后方椎间隙加宽，髓核前移减轻压迫。相反，当纤维环完全破裂时，前屈受限最为明显，是因为前屈时促使髓核向后移位并增加对受压神经根的牵拉和刺激。腰椎侧屈受限，一般是向腰椎侧凸的同侧侧屈受限明显，向腰椎侧凸的反侧侧屈受限不明显。突出物较大，或已脱垂于椎管内时，腰椎各方向活动均受限，固定于强迫体位。

（3）局部压痛及骶棘肌痉挛：约 90% 的患者在病变间隙的棘突间有压痛，其旁侧 1cm 处深压痛、叩痛，可沿坐骨神经或股神经分布区放射。棘突旁压痛的侧别与受累神经根的侧别相一致，这一体征具有诊断和判断定位的价值。中央型或严重的腰椎间盘突出症者病变部位的双侧椎旁都有压痛。约 1/3 的患者有骶棘肌痉挛，使腰部僵硬。

（4）直腿抬高试验及加强试验：患者仰卧，伸膝，被动抬高患肢。直腿抬高约 30° 时，腰骶神经根向椎间孔方向移动，正常人神经根有 3～4mm 滑动度，下肢抬高到 60°～70° 始感腘窝不适。椎间盘突出症患者由于神经根受压或粘连，滑动度受限制，以及炎症反应，抬高在 60° 以内可出现坐骨神经痛，称为直腿抬高试验（Lasegue 征）阳性，其阳性率约为 90%。在直腿抬高试验阳性时，缓慢降低患肢高度，待放射痛消失时再被动背屈踝关节以牵拉坐骨神经，如又出现放射痛则为加强试验（Bragard 征）阳性（图68-5）。有时因突出髓核较大，抬高健侧下肢也可因牵拉硬脊膜而累及患侧坐骨神经产生放射痛，为健侧直腿抬高试验阳性。

（5）股神经牵拉试验（跟臀试验）：俯卧位，手握踝部，屈膝，将足跟向臀部靠拢，被动牵拉股神经。正常人足跟可接近或贴近臀部而无痛，或仅有大腿前侧不适感；若出现大腿前侧放射痛为阳性，此时再上提小腿，使髋关节过伸，则放射痛加剧。阳性表现见于 L₂、L₃ 或 L₃、L₄ 椎间盘突出症。

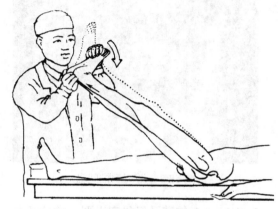

图 68-5 直腿抬高试验及加强试验

（6）神经系统表现：L₃、L₄ 椎间盘突出，压迫 L₄ 神经根；L₄、L₅ 椎间盘突出，压迫 L₅ 神经根；L₅、S₁ 椎间盘突出，压迫 S₁ 神经根。表现出相应的神经系统定位症状。

1）感觉异常：80% 的患者有感觉异常。早期痛觉过敏，稍后痛觉减退。L₅ 神经根受累者，小腿前外侧和足内侧的痛觉、触觉减退；S₁ 神经根受压时，小腿后外侧、外踝附近及足外侧痛觉、触觉减退。当髓核突出较大者，可压迫下一节段神经根，而出现双节段神经根损害征象。

2）肌力下降：70%～75% 的患者肌力下降，严重者肌肉萎缩。L₄ 神经根受压者伸膝无力；L₅ 神经根受压时，踝及趾背伸肌力下降；S₁ 神经根受压者，趾及足跖屈肌力减弱。

3）反射异常：约 70% 的患者出现反射异常。L₄ 神经根受压，膝反射减弱或消失；S₁ 神经根受压，踝反射减弱或消失；如马尾神经受压，表现为肛门括约肌张力下降及肛门反射减弱或消失。

案例 68-1 分析 3

本案例腰痛左下肢放射痛症状明显，腰椎活动受限，L₅、S₁ 左旁深压痛和叩击痛，左小腿肌肉萎缩，直腿抬高试验及加强试验阳性，小腿后外侧及足外侧皮肤感觉障碍，屈趾肌力Ⅳ级，踝反射减弱。应首先考虑诊断 L_5、S_1 椎间盘突出症。该病例还需补充一些必要的影像学检查（CT 或 MRI 等），可客观地反映椎间盘突出的程度、与神经根的关系，具有鉴别诊断和指导治疗意义。

3. 辅助检查

（1）X 线平片：正位片可见姿势性侧凸；侧位片可见病变椎间隙狭窄或前窄后宽现象，有时见椎体后缘增生或硬化。可见 Schmorl 结节。单纯 X 线平片不能直接反映有无椎间盘突出，但可以发现结构异常（移行椎、椎弓根崩裂、脊椎滑脱等），以及结核、肿瘤等疾病，有重要鉴别诊断意义。

（2）X 线造影：常用的有脊髓造影、椎间盘造影等方法。20 世纪 80 年代，脊髓造影应用比较广泛，可间接显示有无椎间盘突出及突出程度，在脊髓造影后做 CT 检查（CTM）更清晰显示硬膜囊和神经根受压的情况。脊髓造影已渐被无创性的检查方法（螺旋 CT 或 MRI 等）所替代。椎间盘造影可反映纤维环破裂的情况，是椎间盘源性腰痛的重要诊断方法。

（3）CT：可显示骨性椎管形态、黄韧带、后纵韧带是否骨化，以及椎间盘突出的大小、方向等。螺旋 CT 可在横断面、冠矢状面和矢状面清楚显示椎管、椎间盘、侧隐窝、小关节的解剖结构和病变。

（4）MRI：可早期、全面地观察各腰椎间盘是否退变、黄韧带是否增厚，也可了解髓核突出的程度、部位和类型，可清楚显示髓核与神经根的关系，可鉴别有无椎管内其他占位性病变，可区别椎间盘术后瘢痕或复发。

（5）电生理检查：肌电图、神经传导速度及体感诱发电位等，可协助判断神经损害的节段、范围和程度，以及对比观察治疗效果。

（6）B 超：应用不多，有待进一步总结经验。

案例 68-1 分析 4

本案例作腰椎 MRI 检查，清晰显示出 L_5、S_1 椎间盘突出，神经根受压迫（图 68-6）。

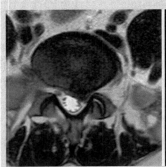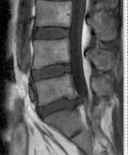

图 68-6　MRI 示腰椎间盘突出和神经根受压迫

【诊断】　根据病史、腰痛和下肢放射痛症状、典型的体征及 X 线平片上相应神经节段有椎间盘退行性表现者即可做出初步诊断。结合 X 线造影、CT、MRI 等辅助检查，能准确地做出病变椎间隙、突出物大小、突出方向和神经受压情况的诊断。诊断上还应注意以下几点：①非典型病例或病情较轻者可能只有部分典型症状和体征；②重视临床表现，如仅有影像学表现而无临床表现者，只能考虑为椎间盘退行性变而不能诊断为椎间盘突出症；③应包括突出节段、类型、神经根受压情况，以及是否伴有椎管狭窄、腰椎不稳；④影像学显示多节段椎间盘突出者要结合临床表现确定真正的病变节段。

【鉴别诊断】　腰椎、骨盆及其周围软组织的创伤、退变、劳损、炎症、肿瘤、畸形等病变均可引起腰腿痛，易与腰椎间盘突出症混淆，需注意鉴别。

1. 腰肌劳损和棘上、棘间韧带损伤　属运动系统慢性损伤，是最常见的腰痛原因。没有典型的放射痛表现。根据压痛点位置和特点、腰椎活动度、直腿抬高试验阴性等表现可鉴别。

2. 第三腰椎横突综合征　第三腰椎横突最长，又居于腰椎中部，成为腰部活动的力学杠杆支点，容易受到损伤。本症疼痛主要在腰部，少数可沿骶棘肌向下放射但很少至膝关节下方。检查可见骶棘肌痉挛，第三腰椎横突尖压痛，无坐骨神经损害征象。局部封闭能立即取得止痛效果。

3. 腰椎关节突综合征　又称腰椎小关节滑膜嵌顿、腰椎小关节紊乱、腰椎小关节半脱位等。病理基础是椎间盘和关节突关节退变、关节囊松弛所致关节突关节不稳。多为中年女性，正常活动时突然腰痛、活动受限，可反复发作。无坐骨神经放射痛表现和神经系统体征，直腿抬高试验阴性。

4. 腰椎管狭窄症　指多种原因所致椎管、神经根管的狭窄，并使相应部位的脊髓、马尾神经或脊神经根受压的病变。退行性腰椎管狭窄症是最常见的类型，病理基础主要为椎间盘膨出、椎体后缘增生、黄韧带肥厚、关节突增生肥大、椎板增厚和椎间隙狭窄等。临床上以下腰痛、马尾神经或神经根受压及神经性间歇性跛行为主要特点。腰部后伸受限及疼痛，弯腰可减轻症状。患者主诉的严重症状与客观体征不相符。脊髓造影、CT、MRI 等可明确诊断。

5. 椎弓峡部不连与腰椎滑脱　椎弓先天性薄弱而发生的峡部疲劳骨折或外伤骨折，有可能发生脊椎向前滑脱。这两者均可能出现下腰痛，脊椎滑脱程度较重时，还可发生神经根症状，且常诱发椎间盘退变、突出。腰骶部 X 线斜位片可见椎弓峡部不连；侧位片可了解椎体向前滑脱及程度（分为Ⅰ～Ⅳ度）。退行性滑脱，椎弓根峡部完整，滑脱程度一般小于Ⅱ度。

6. 腰椎结核 常伴有低热、盗汗、红细胞沉降率增快、贫血等结核中毒症状，有别于腰椎间盘突出症，X 线片、CT、MRI 片可确定诊断。

7. 腰椎肿瘤 腰痛，可伴有下肢放射痛，定位不清晰。对可疑的腰痛患者应进一步检查，以免延误诊断，确诊依赖 X 线片、CT、MRI、核素骨显像等。

8. 神经根及马尾肿瘤 神经肿瘤发病较缓慢，呈进行性损害，通常无明显的诱发病因。X 线平片不一定有椎间盘退行性表现，而椎弓根距离及椎间孔的孔径可能增大。脊髓造影、MRI 是主要鉴别手段。

9. 梨状肌综合征 坐骨神经从梨状肌下缘（84.2%）或穿过梨状肌下行。如梨状肌因外伤、先天异常或炎症而增生、肥大、粘连，可刺激或压迫坐骨神经而出现症状。患者以臀部和下肢痛为主要表现，症状出现或加重常与活动有关。体检时可见臀肌萎缩，臀部深压痛及直腿抬高试验阳性，但神经的定位体征多不太明确。髋关节外展、外旋位抗阻力时（梨状肌阻抗试验）可诱发症状。

10. 盆腔疾病 早期盆腔后壁的炎症、肿瘤等，可因刺激腰、骶神经根而出现骶部痛，或伴单侧或双侧下肢痛。对不典型的腰腿痛患者，应考虑盆腔疾病的可能，进行直肠、妇科检查及骨盆平片、B 型超声检查。

【治疗】 治疗手段主要分为非手术治疗和手术治疗两大类。绝大多数患者可通过非手术治疗缓解症状或治愈。手术方式和手术入路有多种，由手术者根据具体病情、手术设施和手术技能综合考虑和选择。

1. 非手术治疗 是腰椎间盘突出症的首选方法。约 80% 的患者可经非手术疗法获得缓解或治愈。主要适应于：①年轻、初次发作或病程较短者；②休息后症状可自行缓解者；③无椎管狭窄或腰椎滑脱；④有手术禁忌证。

（1）卧床休息：当症状初次发作时，立即卧床休息。强调严格卧床 3 周，戴腰围逐渐起床活动。

（2）牵引疗法：有手法牵引、骨盆牵引、机械牵引等。机制有如下几方面：①减轻椎间盘压力，促使其不同程度地回纳；②局部制动有利于炎症消退；③解除肌肉痉挛。

（3）理疗和推拿、按摩：可使痉挛的肌肉松弛，进一步减轻椎间盘压力，取得较好效果。具体手法繁多，疗效差异较大。暴力推拿按摩往往弊大于利。

（4）硬膜外皮质激素注射：皮质激素是一种长效抗炎剂，可减轻神经根周围的炎症反应、粘连，阻止疼痛刺激的传导，改善局部微循环。

2. 后路椎间盘髓核摘除术

（1）传统的腰椎间盘髓核摘除的手术方式主要有经后路椎板间开窗、半椎板切除、全椎板切除等。优点为术野清楚、操作方便、可直接切除椎间盘，对神经根减压充分，多数患者疗效确切。缺点为手术部位有瘢痕形成和粘连，有可能压迫硬膜囊及神经根，也可能造成腰椎不稳等，应严格掌握手术指征及提高手术技巧。也可以在手术当中借助显微镜，使视野更加清楚。

手术指征主要有以下几方面：①症状重，影响工作和生活，经非手术治疗 3～6 个月无效；②急性腰椎间盘突出，根性疼痛剧烈无法缓解且持续加重；③有广泛肌肉萎缩、感觉障碍及马尾神经损害表现，这类患者多属中央型突出，或纤维环破裂髓核脱入椎管；④腰椎间盘突出，同时存在椎管狭窄；⑤病史长，反复发作，影响工作和生活。

> **案例 68-1 分析 5**
>
> 本案例 L_5、S_1 椎间盘突出症诊断明确，症状重，经过非手术治疗效果不理想，采取手术治疗方法，由左侧椎板间隙入路，切除椎间盘。术后，腰腿痛症状完全缓解。

（2）后路显微内镜下椎间盘切除术（microendoseopy discectomy，MED）：借助工作通道直接导入内镜及手术器械，从椎板间隙入路摘除椎间盘髓核。与传统直视下手术相比，软组织损伤小，术后恢复快。

3. 微创手术治疗

（1）经皮椎间孔镜下腰椎间盘切除术（percutaneous endoscopic lumbar discectomy，PELD）：从腰椎侧后方经皮穿刺建立工作通道直达椎间孔，在内镜直视下可以清楚地看到突出的髓核、神经根、硬膜囊和增生的骨组织，使用抓钳摘除突出髓核组织。与 MED 对比，创伤更小，已逐渐在各大医院推广使用。

（2）经皮激光椎间盘减压术（percutaneous laser disc decompression，PLDD）：是利用经皮穿刺技术，通过激光对髓核的汽化切割、凝固，降低椎间盘内压力，使突出的椎间盘张力下降、回缩，达到治疗目的。

（3）射频消融髓核成形术（Nucleoplasty）：操作简单，能保留椎间盘结构，主要适合于轻度突出型患者。

4. 其他手术方式 如果腰椎间盘突出合并有明

显的节段不稳，可行腰椎融合手术。应注意的是，腰椎融合后将会加快相邻椎间盘的退变，需谨慎选择。而人工椎间盘置换术、人工髓核置换术、纤维环缝合术等，其适应证和疗效仍有很大争议。

案例 68-1 分析 6

临床诊断：L_5、S_1 椎间盘突出症。

诊断要点：

1. 男性，34 岁，腰痛病史。

2. 典型的腰痛坐骨神经痛症状。

3. L_5、S_1 左旁压痛点，腰椎活动度受限，直腿抬高试验与加强试验阳性，皮肤感觉、肌力与反射的表现。

4. MRI 检查见 L_5、S_1 椎间盘脱出、神经根受压。

治疗：非手术治疗无效，采取手术治疗，切除 L_5、S_1 椎间盘髓核。

第二节　颈　肩　痛

案例 68-2

患者，韩某，男，43 岁，四肢乏力，行走不稳半年，加重 2 周。

患者大约半年前开始，逐渐觉得双手不太灵活，未引起注意。后来逐渐感到四肢乏力、僵硬，行走时有踩棉花感，容易跌倒。近 2 周病情进行性加重。在神经内科诊治。颅脑 CT 未见异常。

体格检查：T 36.8℃，P 79 次/分，R 20 次/分，BP 140/85mmHg。神志清，头颅五官端正，言语清晰。心肺检查特殊。颈椎无畸形、无明显压痛，活动度可。双手握力减弱，四肢肌张力增高。腱反射亢进，双侧 Hoffmann 征、踝阵挛、Rossolimo 征与 Babinski 征阳性。

颈椎 X 线片：颈椎退行性变改变。

问题：

1. 首先应考虑什么诊断？

2. 还有哪些必要辅助检查？

3. 选择哪些治疗方案？

【解剖与病理基础】

1. 颈椎之间的连接特点　①椎体间有 5 个关节相连，即椎间盘、两侧钩椎关节和两侧关节突关节；②后纵韧带在颈段较宽，其中部厚而坚实，故颈椎间盘正后方突出者较腰椎少见，但颈部后纵韧带退变钙化较胸、腰段多见，是导致椎管前后径狭窄，脊髓受压的重要原因；③颈部之棘上韧带特别坚强，形成所谓项韧带，有对抗颈椎前屈作用，颈椎退行性变而出现节段性不稳定时，该节段的项韧带常见钙化，项韧带退变钙化也是颈痛的原因之一。

2. 椎动脉通过 C_6～C_1 横突孔进入颅底。当颈段脊柱不稳定，或椎体侧方骨质增生时，可压迫或刺激椎动脉使其痉挛（图 68-7）。钩椎关节是颈椎特有结构，能防止颈椎间盘向侧后方突出，但当其退行性变而增生时，反可刺激侧后方的椎动脉，或压迫后方的颈神经根（图 68-8）。

3. 神经结构较复杂　①脊髓颈膨大的左右径约为前后径的 1 倍，使椎管变得相对狭窄。②C_1～C_4 神经的前支组成颈丛，支配颈部肌肉、膈肌，以及颈、枕、面部感觉；后支形成颈后丛，以 C_2 后支发出的枕大神经与临床关系较大，受刺激时可出现枕下肌痛及同侧头皮感觉异常。③C_5～T_1 脊神经组成臂丛，其分支支配肩胛、肩、胸肌、上肢肌肉及皮肤。脊神经的皮肤主要分布区：上肢外侧为 C_5 支配区；拇指为 C_6 支配区；示、中指为 C_7 支配区；前臂内侧、环指、小指为 C_8 支配区；上臂内侧为 T_1 支配区（图 68-9）。④颈脊髓没有交感神经的节前纤维，而是从上胸段脊髓发出，并上升、换元后形成颈交感神经节和神经链；以后发出节后纤维，分别与颈脊神经吻合，有的还与颅神经连接。其支配范围极广，可随颈外动脉支配面部汗腺及血管；通过颈内动脉支配脑干、小脑、大脑颞叶、枕叶和内耳血管；颈部三个神经节共同发出节后纤维形成心脏支，以控制心律。故颈部交感神经受到刺激可表现出多器官、多系统症状和体征。

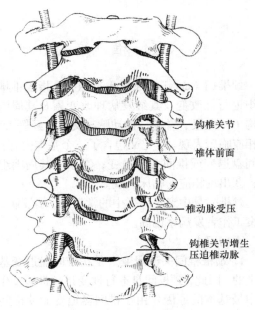

图 68-7　椎动脉受压

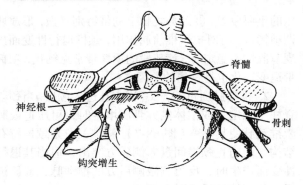

图 68-8　颈神经根受压

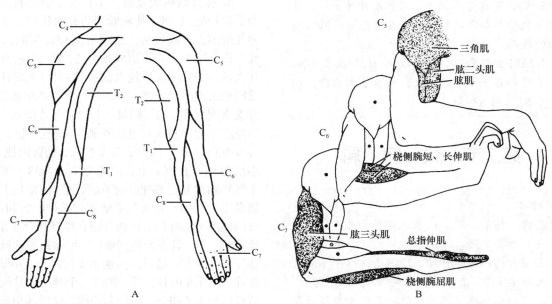

图 68-9　颈神经支配区

A.感觉；B.运动

【病因】　颈肩痛的病因大致与腰腿痛相似。椎动脉、交感神经受到刺激后出现的头、眼、耳、心、胸等表现与这些器官本身病变时的症状和体征相似。老年性退行性变是颈肩痛的重要原因，而老人又常患有头、眼、耳、心、肺等疾患，故这些因素既可相互影响，又可共同存在。这样就给颈肩痛的诊断和治疗带来较多困难。

颈 椎 病

颈椎病（cervical spondylosis）是指颈椎椎间盘组织退行性改变及其继发病理改变累及其周围组织结构（神经根、脊髓、椎动脉、交感神经等），并出现相应临床表现。本定义包含了三个基本内容：①颈椎间盘退变或椎间关节退变；②累及其周围组织结构；③出现相应的临床表现。

颈椎病是中老年人群中的常见病、多发病，从事伏案工作者发病率偏高。

【病因】

1. 颈椎椎间关节退变　是在椎间盘退变基础上发生的，因此，颈椎间盘退行性变是颈椎病发生和发展中最基本的原因。由于椎间盘退变而使椎间隙狭窄，关节囊、韧带松弛，脊柱活动时稳定性下降，进而引起椎体、关节突关节、钩椎关节、前后纵韧带、黄韧带及项韧带等变性、增生、钙化，最后发生脊髓、神经、椎动脉受到刺激或压迫的表现。退变一般最先发生于活动量最多的 C_5、C_6 椎间盘，60 岁左右的老人，常有多节段退变。

2. 损伤或劳损　急性损伤可使原已退变的颈椎和椎间盘损害加重而诱发颈椎病；慢性劳损对已退变颈椎起加速退变作用而提前出现症状。暴力伤致颈椎骨折、脱位所并发的脊髓或神经根损害不属于颈椎病范畴。

3. 发育性椎管狭窄　是指在胚胎或发育过程中椎弓根过短，使椎管矢状径小于正常。在此基础上，即使轻度退变也可出现压迫症状。约 2/3 的脊髓型颈椎病伴有发育性颈椎管狭窄。

【临床表现】　颈椎病的临床表现多样化，其分型方法也不尽相同。依据不同的神经、血管受累及不同的临床表现，可分为以下类型。

1. 神经根型颈椎病　发病率最高，占 50%～60%。是由于颈椎间盘侧后方突出、钩椎关节或关节突关节增生、肥大，刺激或压迫神经根所致。好发于C_5、C_6，C_6、C_7和C_4、C_5间隙。好发年龄为50岁左右，伏案工作劳累、"落枕"常为发病诱因。开始多为颈肩痛，短期内加重，并向上肢放射。皮肤可有痛觉过敏、麻木等感觉异常。同时可有上肢肌力下降、手指动作不灵活。当头部或上肢姿势不当，或突然牵扯患肢可发生闪电样锐痛。

检查可见患侧颈部肌肉痉挛、压痛，受累节段棘突旁压痛，患侧肩部上耸，颈椎活动受限。病程长者上肢肌肉可有萎缩。臂丛神经牵拉试验（Eaton征）阳性：一手扶患侧颈部，一手握患腕，向相反方向牵拉，刺激受压神经根而出现放射痛（图68-10）。压头试验（Spurling征）阳性：患者端坐，头后仰并偏向患侧，手掌在其头顶加压，出现颈痛并向患侧上肢放射（图68-11）。神经系统检查有较明确的定位体征：C_6神经根受累时，疼痛在颈肩部、上臂外侧和前臂桡侧，拇指感觉减退，肱二头肌腱反射减弱；C_7或C_8神经根受累则疼痛在上臂和前臂尺侧，中、小指痛觉减退，肱三头肌肌力弱，手内肌萎缩，肱三头肌腱反射减弱。

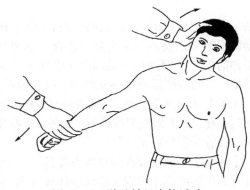

图68-10　臂丛神经牵拉试验

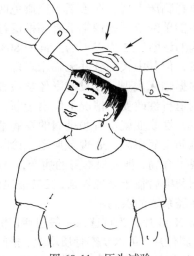

图68-11　压头试验

X线平片显示颈椎生理前凸消失，椎间隙变窄，椎

体前、后缘骨质增生，钩椎关节、关节突关节增生及椎间孔狭窄。CT较X线能更加清楚地反映骨性椎管病变。MRI可清楚显示颈椎间盘突出和脊神经受压情况。

2. 脊髓型颈椎病　占颈椎病的10%～15%，起病缓慢。常见原因是椎间盘突出、椎体后缘骨赘、黄韧带肥厚和后纵韧带骨化（OPLL）等对脊髓压迫。下颈段椎管相对较小（颈膨大处），且活动度大，退变亦发生较早、较重，故脊髓受压也易发生在下颈段。在早期，由于压迫物多来自脊髓前方，故临床上以侧束、锥体束损害表现突出。此时颈痛不明显，而以四肢乏力，行走、持物不稳为最先出现的症状。随病情加重发生自下而上的上运动神经元性瘫痪。有时压迫物也可来自侧方（关节突关节增生）或后方（黄韧带肥厚），而出现不同类型的脊髓损害。发育性椎管狭窄是脊髓型颈椎病发生和发展的主要因素之一。

检查可见肢体麻木，肌力减弱，肌张力增高，四肢腱反射亢进，大多数患者Hoffmann征及Rossolimo征阳性，有时可出现髌阵挛或踝阵挛，部分患者Babinski征阳性。深感觉往往正常。

脊髓造影、CT检查可显示椎管情况和判断脊髓是否受压（图68-12）。MRI是目前诊断脊髓型颈椎病的首选检查，能够清楚反映颈髓受压和损害的程度（图68-13）。

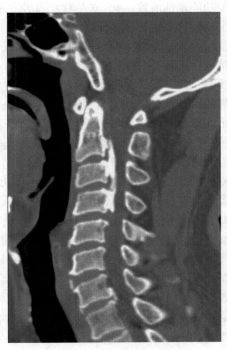

图68-12　CT显示后纵韧带骨化

案例68-2 分析1
本案例以肌张力增高为主，腱反射亢进，双侧Hoffmann征、踝阵挛、Rossolimo征与Babinski

征阳性，颅神经系统检查未见异常。考虑脊髓型颈椎病，进一步做 MRI 检查，见 C_5、C_6 椎间盘

向后突出，脊髓前方明显受压（图 68-13）。"脊髓型颈椎病"诊断明确。

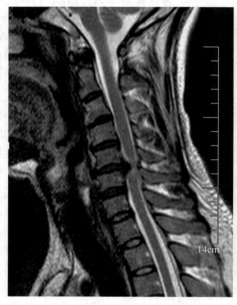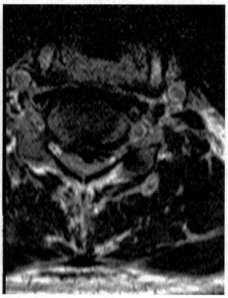

图 68-13　MRI 检查示颈椎间盘突出和颈髓受压

3. 交感神经型颈椎病　发病机制尚不太清楚，目前认为，系椎间关节退变累及交感神经，引发交感神经节功能紊乱所致。40 岁左右发病居多，女性多见。主观症状多于客观体征。

临床表现：①交感神经兴奋症状：头痛或偏头痛，头晕特别在头转动时加重，有时伴恶心，少有呕吐；视物模糊、视力下降，瞳孔扩大或缩小，眼底胀痛；心跳加速、心律不齐，心前区痛和血压升高；头颈及上肢出汗异常，以及耳鸣、听力下降，发音障碍等。②交感神经抑制症状，表现为头昏、眼花、流泪、鼻塞、心动过缓、血压下降及胃肠胀气等。

X 线、CT、MRI 等检查结果与神经型颈椎病相似或者不典型。颈椎动力性侧位片可见颈椎不稳。

4. 椎动脉型颈椎病　颈椎横突孔增生狭窄、上关节突增生肥大直接刺激或压迫椎动脉；颈椎退变引起节段性不稳，在颈部活动中牵拉椎动脉；或颈交感神经兴奋，反射性地引起椎动脉痉挛等均是本型病因。当患者原有动脉硬化等血管疾病时更易发生本病。

临床表现：①眩晕：为本型的主要症状，可表现为旋转性、浮动性或摇晃性眩晕。头部活动时可诱发或加重。②头痛：由椎-基底动脉供血不足而侧支循环血管代偿性扩张引起，主要表现为枕部、顶枕部痛，也可放射到颞部。多为发作性胀痛，常伴自主神经功能紊乱症状。③视觉障碍：为突发性弱视或失明、复视，短期内自动恢复。是大脑后动脉

及脑干内 3、4、6 脑神经核缺血所致。④猝倒：由椎动脉受到刺激突然痉挛引起。多在头部突然旋转或屈伸时发生，倒地后再站起即可继续正常活动。⑤其他：不同程度运动及感觉障碍，以及精神症状。

除了上述四种类型外，如有两种或多种类型的症状同时存在，称为混合型颈椎病。此外，还有颈型颈椎病、食管受压型颈椎病等。

【诊断】　确立颈椎病诊断需要具备三个条件：①具有颈椎病的临床表现（症状和体征）；②影像学显示颈椎间盘或椎间关节有退行性改变；③影像学征象能够解释临床表现。在诊断中应避免两个误区：第一，不能单纯依据影像学上有颈椎退行性变就做出颈椎病的诊断。55 岁以上的人群中 80% 有颈椎退行性改变，但其中大部分并无临床表现。第二，也不能只根据临床表现，在没有影像学检查证实颈椎有相应的退行性改变的情况下做出诊断，因为没有颈椎的退行性改变就没有颈椎病的发病基础。神经根型颈椎病发病率高，表现多典型，诊断容易，却往往忽视了脊髓、神经根本身的病变，而延误诊断；其他类型颈椎病临床表现复杂，又易被误诊为心脏、五官、神经系统的疾病。

颈椎 X 线片：为首选，一般包括正侧位、过伸过屈位、斜位片。可以观察骨质增生、椎间隙和椎间孔狭窄、椎间关节稳定性，可排除结核、肿瘤等骨质破坏性疾病。可作椎管测量。过伸、过屈位椎体滑移

距离＞3mm 考虑存在不稳。

CT 扫描：对骨结构、钙化的后纵韧带显示清晰，但对脊髓、神经根和椎间盘显示不清。

颈椎 MRI：比较精确显示脊髓受压部位及压迫物的性质，也可显示脊髓内部结构和神经根形态。在脊髓型颈椎病的诊断中有重要价值。

神经电生理检查：对神经根型颈椎病的诊断和颈椎病的鉴别诊断有一定参考价值。

【鉴别诊断】

1. 神经根型颈椎病的鉴别诊断

（1）粘连性肩关节囊炎：肩部疼痛伴肩关节主动和被动活动受限是肩周炎的特点，颈椎病颈部活动可能受限而肩关节活动不受限。

（2）腕管综合征：是正中神经在腕管内受压的表现。

（3）胸廓出口综合征：常见的有前斜角肌综合征、颈肋综合征。患侧上肢麻痛、发凉。以臂丛神经下干受压为主，骨间肌、小鱼际肌萎缩和爪形手畸形。锁骨下动脉受压，Adson 试验阳性。

2. 脊髓型颈椎病的鉴别诊断

（1）肌萎缩型侧索硬化症：属运动神经元疾病。表现为进行性肌萎缩，从手向近端发展，最后可侵及舌肌和咽部。本病无感觉障碍。MRI 显示没有脊髓受压征象。有时与颈椎病同时存在，鉴别诊断更加困难。如能发现颅神经损害的表现则有助于鉴别。如将肌萎缩侧索硬化症误诊为颈椎病而进行手术治疗，效果适得其反。

（2）脊髓空洞症：多见于青壮年，可表现感觉分离。MRI 检查可见脊髓内与脊液信号相同的异常区域。

3. 椎动脉型和交感神经型颈椎病的鉴别诊断

主要症状特点是可能发生眩晕，与颈椎不稳定和椎动脉旁骨质增生，在活动头颈部时牵拉、刺激椎动脉，使其痉挛、导致一过性脑缺血有关。故应注意与各类眩晕鉴别。需要做鉴别的疾病还有心律失常、脑动脉硬化、神经官能症等。

【治疗】

1. 非手术治疗　神经根型、交感型、椎动脉型颈椎病首选非手术治疗。

（1）卧床休息 2～4 周，减少颈椎负荷，椎间关节创伤炎症消退，症状可以明显减轻。

（2）颌枕带牵引：适用于脊髓型以外的各型颈椎病。可解除颈肌痉挛、增大椎间隙、减少椎间盘压力，从而减轻对神经根的压迫和对椎动脉的刺激，并使嵌顿于小关节内的滑膜皱襞复位。坐、卧位均可进行牵引（图 68-14），头前屈 15°左右，牵引重量为 3～4kg，一般每日 2 次，每次 1 小时。如无不适者，可

行持续牵引，每日 6～8 小时，2 周为一疗程。

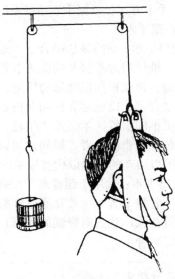

图 68-14　坐位颌枕带牵引

（3）围领和颈托：能限制颈椎过度活动，而患者行动不受影响。种类较多，其中充气型颈托，除固定颈椎外，还有一定撑开牵张作用。

（4）手法治疗：有减轻肌痉挛，改善局部血循环的作用。配合牵引、理疗效果较好。发育性椎管狭窄、明显节段性不稳、脊髓型颈椎病等是旋转复位的禁忌证。应注意手法需轻柔，不宜次数过多，否则反而会增加损伤。由非专业人员进行颈部拔伸、旋转而产生颈椎脱位并发四肢瘫痪的病例有时可见。

（5）封闭治疗：有局限压痛点时，可采取封闭治疗，止痛效果好。颈硬膜外醋酸泼尼松龙注射，有一定危险性，应请麻醉科医师执行。

（6）药物治疗：非甾体抗炎药、肌松弛剂及镇静剂，属于对症治疗。颈椎病系慢性疾病，如长期使用上述药物，可产生一定不良反应，故只在症状剧烈、严重影响生活及睡眠时才短期、交替使用。一般不主张使用强烈止痛药。

2. 手术治疗

（1）适应证：适于脊髓型颈椎病，伴有发育性颈椎管狭窄者更需手术治疗，脊髓急性进行性受压者，应尽早手术。神经根型颈椎病有下列情况可慎重考虑手术治疗：①规范而系统的非手术治疗 3～6 个月以上无效，或非手术治疗虽然有效但反复发作，症状较严重，影响正常生活与工作；②因神经根损害导致所支配的肌肉进行性萎缩者；③明显的急性神经根刺激症状，剧烈疼痛，痛苦严重，影响睡眠与正常生活、工作者。对于第三种情况，宜从严慎重考虑，这些患者经非手术治疗后，症状仍有缓解的可能。椎动脉型颈椎病眩晕严重伴猝倒症状，经

非手术治疗无效可慎重选择手术疗法。

（2）手术方式：根据手术途径不同，可分为前路手术及后路手术。

1）前路手术：前路减压融合手术通过切除突出之椎间盘、椎体后方骨赘及钩椎关节骨赘等，直接解除对脊髓、神经根和椎动脉的压迫，同时进行椎体间植骨融合术，以稳定脊柱和保持正常的椎间隙高度。人工椎间盘置换术适用于年轻、骨质条件好且无明显颈椎不稳的患者，椎间盘切除后在椎间隙植入一个可以活动的装置以代替原来的椎间盘。

2）后路手术：适用于颈椎多节段病变，或合并有发育性椎管狭窄者。主要是通过椎板切除术或椎板成形椎管扩大术达到对脊髓的减压目的。也可辅以后方固定融合术。

案例 68-2 分析 2

本病例确诊为脊髓型颈椎病，病因是 C_5、C_6 椎间盘突出造成脊髓压迫。实施前路手术，手术方式为"前路 C_5、C_6 椎间盘摘除及椎间融合术"（图 68-15）。

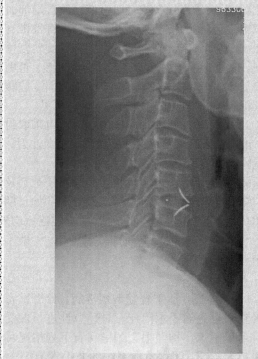

图 68-15　前路 C_5、C_6 椎间盘摘除及椎间融合术

学 习 小 结

1. 椎间盘由上、下软骨板、纤维环和髓核组成。

2. 腰椎间盘突出症好发于青壮年男性，常见于 $L_4 \sim L_5$ 和 $L_5 \sim S_1$ 间隙；椎间盘退行性变和慢性积累性损伤是最基本的发病因素。

3. 腰痛、下肢放射痛是腰椎间盘突出症的典型症状，查体可见腰椎生理弯曲变直和侧突、椎旁压痛、相应肌力和感觉减弱、直腿抬高试验和加强试验等阳性体征。结合 X 线造影、CT、MRI 等辅助检查确诊。

4. 腰椎间盘突出症首先考虑非手术治疗，如无效、症状重、反复发作、神经损害表现明显，可考虑手术。

5. 退行性腰椎管狭窄症的发病年龄一般＞50 岁，间歇性跛行是其特征。

6. 颈椎退行性变是颈椎病发病的基本因素，慢性劳损是促进因素。

7. 颈椎病主要分神经根型、脊髓型、椎动脉型和交感型。

8. 颈椎病的手术适应证主要是脊髓型颈椎病和一些严重的神经根型颈椎病。

思 考 题

1. 腰腿痛常见原因有哪些？
2. 腰椎间盘突出症的病因有哪几方面？
3. 如何诊断腰椎间盘突出症？
4. 腰椎间盘突出症的手术指征是什么？
5. 根据临床表现，颈椎病分为哪几种类型？
6. 诊断颈椎病的必备条件是什么？
7. 神经根型颈椎病手术治疗的指征是什么？

（吴景明）

第六十九章 骨与关节化脓性感染

学习目标

1. 了解急性血源性骨髓炎的病因和病理。

2. 掌握血源性骨髓炎的临床表现、诊断及治疗原则。

3. 了解慢性血源性骨髓炎的临床表现和治疗。

4. 掌握化脓性关节炎的病因、临床表现、诊断及治疗原则。

第一节 化脓性骨髓炎

化脓性骨髓炎（suppurative osteomyelitis）是骨膜、骨皮质、骨松质和骨髓的化脓性感染。感染途径有三：①血源性感染：身体其他部位的化脓性病灶中的细菌经血循环到达骨组织引起感染，称血源性骨髓炎。②创伤性感染：细菌经伤口直接进入骨组织引起感染，称为创伤后骨髓炎。③蔓延性感染：邻近软组织的感染蔓延至骨骼引起骨感染，称为外来性骨髓炎。

案例 69-1

患儿，男，12 岁。外伤后右小腿肿痛、活动受限 1 周，加重伴寒战、高热 4 天入院。1 周前，患儿行走时不慎碰伤右小腿，即感右小腿轻微疼痛，未引起患儿及家长重视，未予治疗。2 天后患儿右小腿疼痛加重，轻微肿胀，行走困难，入院前 3 天患儿开始发热、体温约 38℃。今日出现寒战、高热症状，体温高达 40℃ 伴右小腿上段剧痛，无头痛、呕吐，无咳嗽、胸痛，无腹痛腹泻等不适症状。由其母送往医院就诊。患儿既往体健，无肝炎、结核病史，无手术外伤史，无药物及食物过敏史。父母体健，无家族遗传病病史。

体格检查：T 39.8℃，P 120 次/分，R 24 次/分，BP 110/65mmHg。发育正常，营养较差，神志清楚，查体合作。全身皮肤及巩膜无黄染，浅表淋巴结无肿大，胸廓对称无畸形，胸廓挤压试验阴性，双肺呼吸音清晰，心率 120 次/分，律齐。腹部平软无压痛，肝肾区无叩痛。脊柱无畸形，活动范围正常。

专科查体：右小腿上段红肿、压痛，局部皮温较对侧增高，右膝活动受限，右足末梢血运、

感觉正常。

问题：

1. 还可以做哪些辅助检查帮助诊断？

2. 可能的诊断是什么？

一、急性血源性骨髓炎

【病因】 最常见的致病菌是溶血性金黄色葡萄球菌，其次为乙型链球菌。致病菌先在身体其他部位形成感染灶，如疖、痈、扁桃体炎等，身体抵抗力降低或对原发病灶处理不当，原发灶内的细菌进入血循环，发生菌血症或诱发脓毒症，全身播散。少年儿童处于骨生长旺盛期，干骺端血运十分丰富。儿童骨骺板附近的微小终末动脉与毛细血管往往更为弯曲，而成为血管襻，该处血流丰富，但流动缓慢，使细菌更易沉积。因此，儿童长骨干骺端是本病好发部位。发病前常有局部外伤史。外伤引起组织创伤、出血，使局部抗病力下降而易于发病。

【病理】 本病的病理变化特点是：骨的破坏、坏死与增生并存；早期以破坏为主，后期有新生骨，成为骨性包壳。大量菌栓停滞在长骨的干骺端，阻塞小血管后迅速发生骨坏死，并有充血、渗出和白细胞浸润。白细胞破坏后释放的蛋白酶溶解细菌及坏死骨组织形成脓肿并不断增大，使骨髓腔内压力不断增高，炎症向周围扩散。扩散途径（图 69-1）有两条：①经哈佛管扩散：髓腔内高压的脓汁经哈佛管扩散到骨膜下，将骨膜掀起形成骨膜下脓肿。骨膜下脓肿可经哈佛管逆向扩散进入骨髓腔。骨皮质外层 1/3 的血供来自骨膜，髓腔内滋养动脉已因脓肿不能向皮质骨供血，骨膜掀起后使皮质骨失去所有血供而成为死骨。髓腔内脓肿范围越大及掀起的骨膜越广，形成的死骨越大。脓肿穿破骨膜后形成深部脓肿，穿破皮肤后形成窦道。②在髓腔内蔓延扩散。成年人骺板已融合，脓肿可经髓腔扩散直接进入关节腔引起化脓性关节炎。儿童骺板有屏障作用，脓肿穿破骺板进入关节较少见。但是股骨颈的干骺端和股骨下端干骺端的前侧和后侧位于关节囊内，这些部位发生骨髓炎，感染可穿过骨膜进入关节腔，与原发性化脓性关节炎很难鉴别。

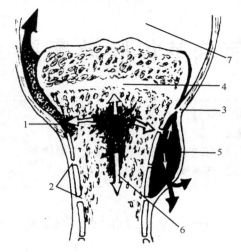

图 69-1　脓肿蔓延和扩散方向

1. 关节囊附着点；2. Volkmann 管；3. 关节囊；4. 骨骺板；5. 骨膜下；

6. 骨髓腔；7. 关节腔

骨组织失去血供后缺血坏死，在其坏死骨周围形成炎性肉芽，死骨从边缘逐渐被吸收，最后与主骨完全分离。骨膜在炎症刺激下形成新骨，包裹在骨干外层形成"骨包壳"。在大片死骨与主骨完全分离、形成的骨包壳不足以承重时，容易发生病理性骨折。小片的死骨可被吸收或经窦道排出。大块的死骨难以吸收或排除，长期滞留骨包壳内使窦道经久不愈，疾病进入慢性期。

【临床表现和诊断】

（1）儿童多见，80%发生在 10 岁以下儿童。男孩多于女孩，其比例约为 4∶1。以胫骨上端和股骨下端多见，其次为肱骨。发病前多有外伤史。

（2）起病急骤，寒战高热，体温在 39℃以上。毒血症症状严重，重者有感染性休克甚至昏迷。

（3）患肢持续剧痛，拒绝活动，患肢半屈，肌肉痉挛，处于强迫位置，不能主动和被动活动，有谓假瘫，由髓腔内高压、骨膜掀起撕裂、炎性物刺激引起剧痛所致。

（4）局部皮温增高。早期有局限性环状深压痛，肿胀不明显。骨膜下脓肿形成后压痛及肿胀明显。

（5）脓肿穿破骨膜形成深部脓肿后疼痛减轻，但局部红、肿、热、痛更加明显。

（6）分层穿刺可在骨膜下抽出脓液或炎性渗出物，涂片检查有脓细胞或细菌。

（7）邻近关节可有反应性积液；发病两周后，若坏死骨范围大，可发生病理性骨折。急性骨髓炎的自然病程为 3～4 周。脓肿穿破皮肤后自然引流，疼痛缓解，体温下降，窦道形成，病变转入慢性阶段。

（8）实验室检查可见白细胞增高，中性粒细胞比率在 90%以上。血或穿刺抽出物细菌培养非常重要，是病因诊断和抗生素选择的依据。血培养宜早，在应用抗生素前进行，必要时可多次培养。分层穿刺抽出物不论性状如何，均应送涂片检查和细菌培养。

（9）X 线摄片检查在起病两周内多无异常发现。较早的表现是干骺端骨质稀疏，骨膜层状反应和软组织肿胀。随病程发展，可见干骺端和骨干虫蚀样破坏，骨膜下见大量新生骨。死骨形成后可见大小不等的高密度影，位于脓腔内，与周围骨组织完全游离。大段的骨坏死表现为密度增高，无骨小梁结构。少数病例见病理性骨折。

（10）CT 检查可提前发现骨膜下脓肿，对病变范围及新生骨的显示较常规 X 线摄片精确。

（11）核素 99m 锝静脉注射后扫描，发病后 48 小时见放射性浓聚有诊断意义。

（12）磁共振成像（MRI），早期可发现骨髓水肿，对诊断有重要意义。

【早期诊断的依据】　①可有他处疖肿等病灶史。起病急骤，寒战高热，毒血症症状重。②长骨干骺端剧烈疼痛，不愿活动肢体。③干骺端环行深压痛。④白细胞记数及中性白细胞比率增高。⑤MRI 见骨髓水肿。⑥局部分层穿刺在骨膜下或骨松质内抽出脓液或炎性渗出物，涂片有脓细胞或细菌。局部分层穿刺是早期诊断的重要手段，必要时可穿入骨内。但切忌 1 次即穿入骨膜下及骨内，以免误将单纯软组织感染的细菌带入骨内导致骨感染。

【鉴别诊断】　急性骨髓炎应与下列疾病鉴别：

1. 急性蜂窝织炎和深部脓肿　①全身症状不如急性骨髓炎重；②部位不固定在干骺端；③疼痛不如急性骨髓炎剧烈，无假性肢瘫；④局部红、肿、热、压痛较急性骨髓炎重；⑤穿刺或小切口引流无骨膜下脓肿。

2. 化脓性关节炎　①病变在关节，关节迅速肿胀积液，活动几乎消失；②关节腔穿刺抽出脓性渗出物。必须注意：儿童股骨颈和股骨下端的骨髓炎，因部分干骺端在关节囊内，脓汁可经骨膜直接进入关节腔，早期很难鉴别诊断。

3. 尤文肉瘤　①病变在骨干；②起病不急骤，疼痛较轻，以夜间明显；③局部红、肿轻，可见血管怒张，可扪及肿块；④分层穿刺无脓汁抽出；⑤尤文肉瘤 X 线摄片可见骨干长段虫蚀样破坏和骨膜葱皮样反应，与不典型的骨髓炎不易鉴别，必要时需做活组织检查。

【治疗】　治疗目的是防止急性骨髓炎转变为慢性骨髓炎。治疗成功的关键是早期诊断，早期治疗。治疗原则可总结为：①加强全身支持治疗；②足量、联合应用抗生素；③患肢抬高制动；④及时手术减压引流。

（1）提高机体抵抗力是一切治疗的基础。急性骨髓炎全身症状重,要加强全身治疗,不能只重局部,忽视整体。降高温、补液,纠正酸碱及水电解质紊乱,必要时输少量新鲜血,并给高蛋白、高能量、高维生素饮食。

(2)在细菌培养及药物敏感实验结果未报告前,应联合应用大剂量抗生素静脉滴注。以一种对革兰氏阳性菌有效的抗生素和一种广谱抗生素联合应用较好。根据药敏结果调整用药。抗生素应用至体温正常后2周停药。

(3)患肢抬高用石膏或牵引固定于功能位,以利于消除炎症水肿、防止畸形和病理性骨折。

(4)一旦分层穿刺抽出脓液,应及时切开钻孔或开窗减压引流。钻孔引流不如开窗引流通畅(图69-2)。开窗范围2cm×(5~6)cm足够。开窗后不可探查及搔刮髓腔,以防感染扩散。手术可直接将脓汁排出体外,减轻中毒症状。再好的抗生素治疗也不能代替手术引流。脓汁多者应同时进行闭式引流,抗生素持续冲洗治疗(图69-3)。闭式引流管在体温恢复正常,引流液清澈透明,引流物3次细菌培养阴性,试验闭管3天无炎症复发即可拔出。

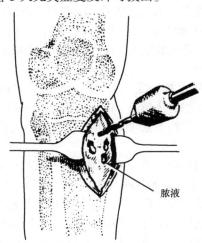

脓液

图69-2　钻孔引流

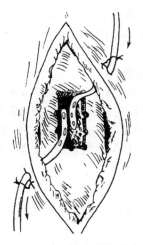

图69-3　开窗闭式灌洗引流术

案例69-1分析

　　辅助检查:①右胫腓骨X线检查未见异常。②磁共振成像(MRI):右胫骨上段骨髓水肿(图69-4)。③血常规:RBC $4.0×10^{12}/L$, WBC $11×10^9/L$, N 0.92。

　　脓肿分层穿刺:右小腿上端骨膜下穿刺出脓性液体。

　　诊断:右胫骨上段急性血源性骨髓炎。

问题:

1. 该疾病应与哪些疾病相鉴别?
2. 应该如何治疗?

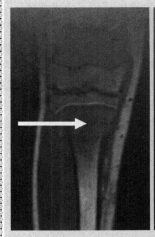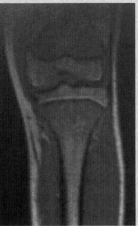

图69-4　右胫骨上段急性血源性骨髓炎MRI

箭头示:右胫骨上段骨髓水肿

二、慢性血源性骨髓炎

　　慢性骨髓炎大多由急性骨髓炎治疗不当或不及时转化而来:急性骨髓炎脓肿穿破皮肤形成窦道,形成明显死骨,即为慢性骨髓炎。部分则是感染的细菌毒性较低,或患者抵抗力较强,急性期无明显临床表现,再发时即表现为慢性骨髓炎。

案例69-2

　　患者,女,30岁,反复右膝肿痛8年余伴小腿上段窦道形成1年入院。

　　患者8年前无明显诱因出现右膝肿胀、疼痛,偶有发热,发热时右膝肿痛明显,曾在当地医院输注抗生素治疗后好转,未规范治疗。在病变静止期无任何症状。近1年来右小腿上段前内侧出现一窦道,窦道经久不愈或时闭时启,窦道口常有脓性分泌物流出。

　　专科查体:右膝关节肿胀、活动受限,右小

腿上段增粗，前内侧可见一大小约 1.0cm×1.0cm 窦道口，有脓性分泌物流出，窦道口周围皮肤呈暗红色，局部红肿、压痛。

　　X 线片检查可见右胫骨上段增粗，髓腔硬化；可见死骨、无效腔及骨包壳形成。

问题：

　　1. 可能的入院诊断是什么？

　　2. 下一步做何检查可以确定诊断？

【病理】　慢性骨髓炎的病理特点是病灶部位形成无效骨，无效骨周围是脓液和肉芽构成的无效腔，无效腔周边是硬化的骨松质壁或新生骨形成的骨包壳。骨包壳上有多个孔道与内部相通，有死骨或脓汁不断经孔道排出。包壳外有窦道与外界相通，窦道周围软组织毁损严重，瘢痕形成，皮肤色素沉着。窦道经久不愈，窦道口表皮内陷生长。炎性物的长期刺激可使窦道口皮肤癌变。死骨排净后，窦道口可闭合，小的无效腔可由新生骨或瘢痕充填而愈合。若骨包壳内死骨存留，脓汁自然引流不畅，则病情反复发作。

【临床表现和诊断】

　　（1）绝大部分患者有急性骨髓炎病史。在病变静止阶段可无任何症状。

　　（2）病骨增粗及变形，表面皮肤菲薄色泽变暗，夹杂瘢痕，易破损引起不易愈合的溃疡。

　　（3）窦道经久不愈或时闭时启，常有经窦道口排出死骨史。窦道口可见肉芽组织突出，流出臭味脓液。

　　（4）经窦道口探针探查可触及骨面。

　　（5）急性发作时局部疼痛，表面皮肤红、肿、热及压痛。体温可升高。原已封闭的窦道口重新开放，排出脓汁或死骨，之后炎症逐渐消退，窦道口再次闭合。

　　（6）反复发作使病骨畸形，增粗。肌肉挛缩可引起邻近关节畸形。窦道口皮肤可癌变，儿童可因骨骺破坏而出现肢体短缩畸形，亦可因炎症刺激骨骺使肢体长于对侧。

　　（7）急性发作期可有白细胞总数增高，中性粒细胞比例增高。

　　（8）X 线片检查（图 69-5）可见病骨增粗，髓腔硬化；可见死骨、无效腔及骨包壳形成。死骨在 X 线片上表现为与周围完全分离的孤立骨片，无骨小梁结构，浓白致密，边缘不规则。无效腔表现为低密度影，周边骨质硬化。腔内可见一片低密度影，也可见有死骨包含其中。

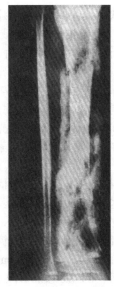

图 69-5　胫骨慢性骨髓炎 X 线改变

可见骨干形态增粗、不规则，密度不均匀，大段死骨，外有骨包壳形成，死骨周围有透光带

【治疗】　手术治疗为主。原则是清除死骨和炎性肉芽组织，消灭无效腔，改善局部血液循环。

1. 手术指征　①病灶内有大片死骨，不易吸收或排出。②无效腔大，难以自愈。③窦道流脓，经久不愈。

2. 手术禁忌证　①大块死骨形成但新生的骨包壳不能支撑身体重量，术后可能发生病理骨折或长段骨缺损。②处于急性发作期。③全身情况差，不能耐受手术。

　　术前需取窦道溢液做细菌培养及药物敏感试验。术前 2～3 日开始使用抗生素。手术要达到三个目的：清除病灶，消灭无效腔，闭合伤口。病灶清除要彻底，同时要适度，以免术后病理骨折。非重要部位的慢性骨髓炎如肋骨、腓骨等，可将病段骨切除。皮肤已癌变或骨质毁损广泛，肢体功能无法保留者，可施行截肢术。消灭无效腔的方法有碟形术、肌瓣填塞术、庆大霉素链珠填塞二期植骨术等。伤口应一期缝合。

案例 69-2 分析

　　入院诊断：右胫骨上段慢性骨髓炎。

　　入院后取窦道溢液作细菌培养及药物敏感试验。术前 2～3 日根据药敏结果开始使用抗生素。行右胫骨上段病灶清除庆大霉素链珠填塞术（图 69-6），闭合伤口。

问题：

　　1. 慢性骨髓炎是如何形成的？

2. 临床上消灭无效腔有哪些方法？
3. 哪些情况下不适合手术治疗？

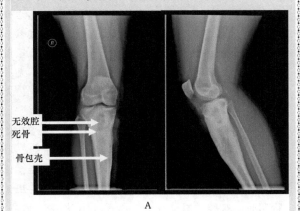

无效腔
死骨

骨包壳

A

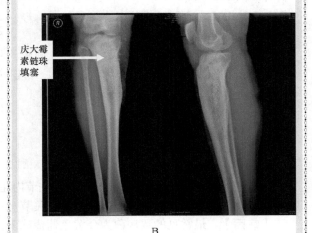

庆大霉素链珠填塞

B

图 69-6　右胫骨上段慢性骨
髓炎行病灶清除庆大霉素链珠填塞术

A. 右胫骨术前正侧位 X 线片，箭头示死骨、无效腔、骨包壳；
B. 右胫骨术后正侧位 X 线片，箭头示庆大霉素链珠填塞

三、局限性骨脓肿

局限性骨脓肿，又名 Brodie 脓肿（Brodie abscess）。好发于儿童和青年。发生在长骨干骺端，胫骨下端最常见，也可见于胫骨上端、股骨、肱骨。一般认为是低毒力细菌感染和患者抵抗力较高使病变早期局限所致。脓肿内初期为脓液或炎性液体，中期为炎性肉芽，后期则为感染性瘢痕组织。

患者多无急性血源性骨髓炎病史。劳累或轻微外伤后局部疼痛，皮温升高，病程可反复多年。

X 线片可见干骺端圆形或椭圆形低密度骨破坏区，边缘整齐，周围密度增高，骨质带状硬化，硬化带与正常骨无明确分界。X 线片表现应与骨囊肿和干骺端骨结核鉴别。骨囊肿可见骨嵴，硬化带不如骨脓肿明显。结核引起的破坏范围较广，周围多无硬化带，破坏腔内可见死骨。

治疗以手术刮除为主。局部空腔冲洗干净后，用明胶海绵包裹广谱抗生素充填空腔，一期缝合。术前、术后给予有效抗生素。疼痛发作期不能手术。

四、硬化性骨髓炎

硬化性骨髓炎，又名 Garre 骨髓炎（Garre osteomyelitis）。多侵犯长管骨骨干，胫骨多见。病因不全明了，一般认为是骨组织低毒性感染引起骨的强烈成骨反应导致骨硬化。

慢性病程，局部有酸胀痛及皮温增高，少有剧痛和红肿。使用抗生素后症状可缓解。多次反复发作后可见病骨粗大。压痛轻微，无急性发作及破溃流脓，关节功能正常。

X 线片见大片、多量、长节段骨增生硬化，骨干纺锤状增粗，皮质增厚，髓腔变窄或消失。硬化皮质骨内可见密度减低区。

治疗以非手术治疗为主。抗生素可缓解急性发作引起的疼痛。抗生素治疗效果不佳或皮质骨见脓肿者手术治疗。手术中开窗长度要足够，尽量消灭小脓腔和肉芽组织。凿开坚硬的骨质时要注意预防发生病理性骨折。

五、创伤后骨髓炎

创伤后骨髓炎常见于开放性骨折术后感染，其次为骨折切开复位及其他骨关节手术后感染（图 69-7）。可急性发作，亦可慢性起病，病变都在骨折端附近。急性期以髓腔内感染最严重，临床表现与急性血源性骨髓炎相似。另一种为软组织缺损骨外露，折端干燥坏死，常并发感染性骨不连。

治疗原则：①急性期立即敞开创口引流，以免脓液进入骨髓腔。②全身使用抗生素，并根据细菌培养及药物敏感试验结果及时调整用药。③反复清创，彻底清除创口内异物及坏死组织与游离骨片。④外固定支架固定，及时更换敷料。⑤尽量保护骨面有软组织覆盖，如骨外露坏死，可在其上钻孔以便深部肉芽长出覆盖骨片利于植皮。⑥保持肢体长度，以利于伤口愈合后植骨，修复骨缺损。

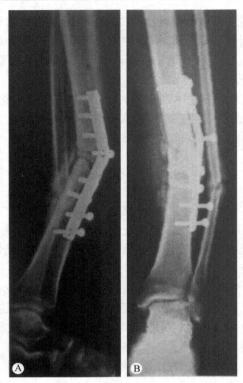

图 69-7　创伤后骨髓炎

六、化脓性脊椎炎

化脓性脊椎炎较少见。青壮年多发。多见于腰椎，胸椎次之，颈椎少见。感染途径与其他部位的骨髓炎相同，手术器械污染引起的医源性感染不能忽视。

血源性感染引起者起病急骤，寒战高热，毒血症症状明显，局部疼痛剧烈。手术污染引起者起病可急可缓，患者不敢活动，不能翻身转颈，甚至轻微的震动都可触发抽搐状疼痛而大叫。

X 线片检查早期无异常发现，至少病后 1 个月才见异常征象。典型表现是骨的破坏与增生、硬化同时存在，后期以增生硬化为主。此外，各种类型均可在骨质明显破坏之前出现椎旁软组织影，CT 扫描有助于诊断。

治疗以非手术治疗为主，选用足量抗生素与全身支持疗法。卧床时间不得少于 2～3 个月。手术指征：①脊髓受压引起截瘫者应尽早行椎板切除减压术。②有明显椎旁脓肿者要及早切开引流。③窦道经久不愈者行窦道切除，一期缝合术。

第二节　化脓性关节炎

案例 69-3

患儿，男，13 岁，右髋部疼痛、活动受限伴发热 2 个月，加重 3 天入院。患儿 2 个月前无明显诱因出现右髋部疼痛、活动受限，时伴有发热。曾在当地医院治疗效果不佳。3 天前患儿感右髋疼痛加重，行走困难，无头痛、呕吐，无咳嗽、胸痛，无腹痛腹泻等不适症状。由其母送往医院就诊。患儿既往体健，无肝炎、结核病史，无手术外伤史，无药物及食物过敏史。父母体健，无家族遗传病病史。

体格检查：T 38.6℃，P 116 次/分，R 22 次/分，BP 110/65mmHg。发育正常，营养中等，神志清楚，查体合作。全身皮肤及巩膜无黄染，浅表淋巴结无肿大，胸廓对称无畸形，胸廓挤压试验阴性，双肺呼吸音清晰，心率 116 次/分，律齐。腹部平软无压痛，肝肾区无叩痛。脊柱无畸形，活动范围正常。

专科查体：右下肢跛行，右髋部轻度肿胀、压痛，局部皮温较对侧增高，右下肢屈曲、外展、外旋，活动受限，右足末梢血运、感觉正常。

问题：

1. 该患者可能的诊断是什么？
2. 下一步需做哪些辅助检查帮助诊断？

化脓性关节炎（suppurative arthritis）为关节内化脓性感染。多见于儿童。好发于髋关节和膝关节。

【病因】　最常见的致病菌为金黄色葡萄球菌，其次为白色葡萄球菌、淋病双球菌等。

感染途径有四：①血源性感染。②直接蔓延感染。③开放性关节损伤感染。④医源性感染：关节手术或穿刺检查治疗后发生感染。

【病理】　化脓性关节炎的病变发展过程可分为三个阶段，三个阶段可交织进行。第一阶段是浆液性渗出期：滑膜明显充血、水肿，有白细胞浸润及浆液性渗出。关节软骨无破坏。若治疗及时，病变可完全逆转、愈后不留关节功能障碍。第二阶段是浆液纤维素性渗出期：滑膜炎症加重，通透性更大，渗出量增多。渗出液因细胞及纤维蛋白等成分增加而变浑浊。白细胞释放大量溶酶体破坏关节软骨基质，软骨崩解、断裂与塌陷。纤维蛋白沉积在软骨及周围滑膜影响了软骨代谢，细菌也可经断裂的软骨及软骨下血管进入骨端引起感染。本期出现不同程度的关节软骨损毁，部分病变已不可逆转，愈后遗留不同程度的功能障碍。第三阶段为脓性渗出期：炎症侵犯到软骨下骨质，滑膜和关节软骨已破坏，渗出物为脓性，整个关节已成为脓性病灶。病变不可逆转，愈后关节纤维性或骨性强直，关节功能严重障碍。

【临床表现和诊断】

（1）可有原发灶感染史或外伤史。起病急骤，突发高热。体温达 39℃以上。全身毒血症症状重，甚至出现谵妄与昏迷。

（2）发病关节剧烈疼痛，功能障碍。局部红、肿、热、痛明显。关节常取半屈曲位，以使关节腔容量保持最大，关节囊滑膜松弛而减轻疼痛。髋关节有厚实的肌肉覆盖而局部红、肿、热不明显，往往处于屈曲、外展、外旋位。

（3）任何方向的活动均使关节疼痛加重，患者常拒绝做检查。

（4）浅表关节积液明显，如膝关节、肘关节。因按压可致剧痛，不宜做浮髌试验等特殊检查。关节囊坚韧厚实，脓液不易穿透，一旦穿透至软组织，则蜂窝织炎严重，不及时治疗很快会穿破皮肤形成窦道。窦道形成后全身毒血症状会迅速缓解，病程转入慢性阶段。

（5）关节穿刺是早期诊断的重要手段。凡有关节积液者，应立即做关节穿刺检查。抽出的液体要仔细观察外观性状，必须送涂片做白细胞分类计数，革兰氏染色查找细菌、细菌培养和药物敏感试验。

（6）实验室检查可见周围血象中白细胞计数明显增高，中性粒细胞比率增高。红细胞沉降率增快。关节液外观可为清亮（浆液性）、混浊（纤维蛋白性）或黄白色（脓性），镜检可见大量脓细胞，成堆革兰染色阳性球菌。血培养可查出病原菌，以寒战期抽血培养阳性率高。

（7）X 线片对早期诊断意义不大，可见关节间隙增宽，周围软组织肿胀影。膝关节侧位片可见髌上囊肿胀。出现骨骼改变的第一个征象为骨质疏松。关节软骨破坏后可见关节间隙狭窄。软骨下骨质破坏后可表现为骨面粗糙，虫蚀状骨质破坏。一旦骨质破坏出现后，很快出现骨的增生硬化，病灶周围骨密度增高发白。晚期可见关节畸形、脱位，关节间隙狭窄甚至消失，骨性强直。

【鉴别诊断】 急性化脓性关节炎应与下列疾病鉴别：

1. 结核性关节炎 发病缓慢，低热、盗汗，无全身毒血症引起寒战高热等表现。关节红、肿、热、痛不明显。值得注意的是关节附近的单纯骨结核突然穿破关节形成全关节结核时，可表现为急性发作，症状严重者肿痛较剧。仔细阅读 X 线片，可见骨结核病灶。关节液涂片检查可见抗酸杆菌及巨噬细胞。

2. 风湿性关节炎 可有高热但少有寒战。常为多关节发病，关节液澄清，涂片无细菌，愈后无关节

功能障碍。

3. 儿童类风湿关节炎 约 1/5 的病例有高热伴关节肿痛，但常为多关节发病，且呈对称性，关节疼痛不如化脓性关节炎剧烈。可合并肝脾大、心包积液。关节液做类风湿因子测定阳性率高，X 线片无骨破坏。

4. 关节周围化脓性疾病 如急性蜂窝织炎和骨髓炎，肌肉受炎症影响而痉挛，影响关节活动，易误为关节内疾病。髂窝部和髂腰肌深部脓肿常使髋关节半屈不能伸直而误诊髋关节化脓性关节炎。急性骨髓炎引起邻近关节反应性积液时更要仔细检查，压痛部位多以骨端为重，分层穿刺可在骨膜下抽出脓汁。儿童股骨颈及股骨下端的骨髓炎很快经骨膜引起化脓性关节炎，不行分层穿刺甚至骨髓穿刺，很难鉴别。

5. 关节出血性疾病 外伤引起的关节内出血、血友病关节出血等可致关节肿痛发热，但多有外伤史，血友病者有反复出血史，关节穿刺可抽出血性液体。

6. 骨关节炎 可突然肿胀剧痛，关节功能明显障碍，但无全身高热等症状，中老年人多见。关节穿刺抽出液为淡血性，白细胞量少，有红细胞。X 线片见有骨质增生等退行性改变。

7. 痛风性关节炎 局部红、肿、热、痛可很明显，但多无全身症状。可有反复发作史，常在夜间起病，以跖趾关节最常见，少有大关节发病。发作时血尿酸增高，关节穿刺抽出液可见尿酸盐结晶。

【治疗】 早期诊断、早期治疗是愈后保留关节功能的关键。一旦关节软骨破坏，必然引起关节功能障碍。治疗原则与急性血源性骨髓炎相同。

（1）全身支持治疗：足量联合使用抗生素至体温正常后 2 周以上。在细菌培养药物敏感试验结果未报告以前，以一种广谱抗生素和一种主要作用于革兰氏阳性菌的抗生素配伍静脉滴注，根据药敏试验报告调整抗生素的应用。

（2）关节局部的处理：一定要积极，减压引流要充分有效。可根据病情及条件选用以下方法：①就诊早，诊断早，早期足量联合应用抗生素，关节肿胀不严重者，可行关节腔穿刺冲洗后注射抗生素。每天穿刺 1 次，抽出关节液后用生理盐水反复冲洗，抽出液变清后，注入抗生素。治疗后若局部症状体征减轻则说明有效，可继续使用至关节积液消失。若症状体征无减轻或减轻不明显，抽出液变得更混浊甚至脓性，则说明治疗无效，应改为置管灌洗或切开引流。②关节镜清理术后置管灌洗：优点是损伤较小，在镜下可对关节软骨及关节软骨周边滑膜上的纤维素附着物、破坏的软骨碎片等进行

较彻底的清除，反复冲洗直到关节腔内清洁。缺点是设备条件要求高，局麻下无法进行。③关节腔穿刺置管灌洗：适用于表浅大关节，最常用于膝关节，可在局麻下进行。在关节相对应的两侧进行穿刺后置入两条塑料管或硅胶管，缝合固定以防脱落。开始每日经灌注管内滴入抗生素溶液 2000～3000ml，开放引流管持续灌流。症状体征减轻后可改持续灌流为每日 2～4 次的间断灌洗。引流液转清、培养无细菌生长后可停止灌洗，但引流管仍应继续保留几天，直至引流管内无积液吸出，局部红、肿、热、痛消失方可拔管。此方法的优点是简单易行受条件制约少，亦经济适用；缺点是首次治疗无法如同关节镜进行病灶清除，置入管一般较细，易被引流物中的纤维素阻塞。因此在穿刺时尽可能选用口径较大的穿刺针如骨髓穿刺针，甚至膀胱穿刺造瘘的套管针，尽量留置口径较大的引流管。④关节切开引流置管灌洗（图 69-8、图 69-9）：适用于部位深在的关节如髋关节。对表浅关节，若就诊较晚者也以此法为宜。切开关节囊后吸净关节内液体，检查关节软骨病损情况。用生理盐水反复冲洗，尽量将沉积于关节内的纤维素清除。在关节囊内对应位置留置两根管子后缝合切口，灌洗方法与穿刺置管灌洗法相同。⑤对已引起关节组成骨破坏，愈后关节强直者，可切开后置凡士林纱布或碘仿纱条开放引流。

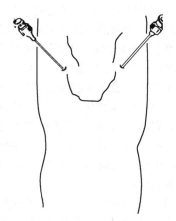

图 69-8　膝关节穿刺冲洗术

　　早期置管灌洗的意义在于：①减轻关节内压力，可以减缓临床症状；②尽早送关节液作细菌培养及药物敏感试验，有利于针对病因选择抗生素；③及时清除含有大量细菌的纤维素性沉积物和多种致炎因子的渗出液，可减轻关节软骨的破坏及营养代谢障碍，阻断炎症反应的恶性循环；④局部直接应用敏感抗生素，将关节腔内细菌置于抗生素的浸泡中，提高杀菌效果；⑤可连续对引流液进行细菌培养和药物敏感试验，及时调整抗生素。总之，对早期诊

断、早期治疗，防止关节强直和功能丧失均有重要意义。

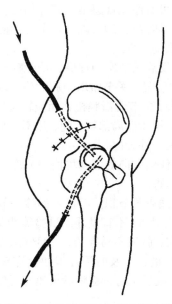

图 69-9　髋关节切开引流后闭合式连续冲洗吸引示意图

　　（3）为防止关节粘连，最大限度保留关节功能，尽可能早期作持续被动活动（continuous passive motion，CPM）。术后麻醉效果未消失前，即将患肢置于 CPM 仪上持续 24 小时被动活动。局麻下穿刺置管灌洗者，可经灌注管滴入 0.5%利多卡因后开始被动运动。CPM 可增加关节软骨的营养代谢，加速关节软骨和关节周围组织的修复，防止纤维素渗出物与关节粘连。此外，还能减缓疼痛：运动产生的刺激信号经关节囊神经末梢不断上传到神经中枢，抑制了痛觉信号的上传；运动加速了关节的血液回流、滑膜肿胀减轻而使疼痛缓解。无 CPM 仪时可行石膏或皮牵引固定，3 周后开始功能锻炼，关节功能恢复不如 CPM 满意。病变已累及骨质者，用石膏将关节固定于功能位，让其在功能位僵直。

　　（4）后期病例若有非功能位僵直或病理性脱位者，待炎症治愈后行矫形术。以关节融合术及截骨术常用。人工关节置换术感染率高，需慎重应用。

┌─────────────────────────────────────┐
案例 69-3 分析

　　辅助检查：

　　1. X 线片可见右髋关节间隙狭窄，股骨头骨面粗糙，虫蚀状骨质破坏。

　　2. CT 示：右髋臼后缘、股骨头骨质破坏，右髋关节后方软组织肿胀（图 69-10）。

　　3. 右髋关节穿刺：穿刺液较浑浊，含有大量
└─────────────────────────────────────┘

脓细胞及白细胞。

入院诊断：右髋化脓性关节炎。

问题：

1. 该患者的最佳治疗方法是什么？
2. 如何重建髋关节功能？

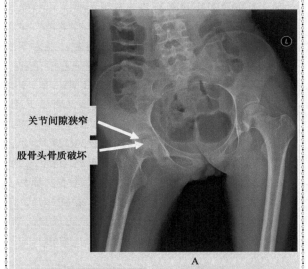

关节间隙狭窄
股骨头骨质破坏

A

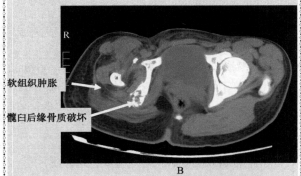

软组织肿胀
髋臼后缘骨质破坏

B

图 69-10　右髋化脓性关节炎

A.右髋关节正位 X 线片，箭头示关节间隙狭窄和股骨头骨质破坏；B.髋关节 CT 图像，箭头示软组织肿胀和髋臼后缘骨质破坏

学习小结

急性血源性骨髓炎好发于儿童四肢长骨干骺端。临床上出现急骤高热、毒血症症状严重，长骨干骺端剧烈疼痛、环行深压痛，结合实验室及影像学检查进行综合性诊断。根据细菌培养及药物敏感试验结果，早期、足量、联合应用敏感抗生素进行治疗。必要时行手术治疗引流脓液，阻止急性骨髓炎转变为慢性骨髓炎。

慢性骨髓炎主要采用病灶清除术进行治疗。

化脓性关节炎好发于儿童髋、膝关节。临床上出现急骤高热，局部病变关节红肿、疼痛与功能障碍可做出诊断。关节穿刺和关节液检查有助于早期诊断。依据细菌培养和药物敏感试验结果，早期足量全身性使用敏感抗生素进行治疗。必要时行关节持续灌洗、关节切开引流术治疗，尽量保留关节的功能。

思　考　题

1. 简述急性血源性骨髓炎的病因和临床表现。
2. 简述急性血源性骨髓炎的治疗原则。
3. 简述慢性血源性骨髓炎如何治疗？
4. 简述化脓性关节炎的病因有哪些？
5. 简述关节置管灌洗的意义。

（李军民）

第七十章　骨与关节结核

学习目标

1. 掌握脊柱结核的临床表现、诊断及治疗原则；髋关节结核的临床表现、诊断及治疗原则。

2. 了解骨与关节结核的病理和临床表现；膝关节结核的临床表现和治疗。

结核病是人类疾病中最古老的传染病之一，人类与之斗争了数千年，但至今结核病仍在全球流行，对人类健康与生命均构成严重威胁。随着科学技术的进步、生活水平的提高及抗结核药物的出现，结核病的发病率明显下降，但是随着人口的快速增长、流动人口的增加及耐药菌的出现，它的发病率有回升趋势。据 WHO 发表的公报，2022 年全球约有 1060 万结核患者，比上二年增加 3.9%，有 130 万人死于结核病，耐药结核病患者数量也有所增加，而我国 2011 年全国结核流行病学调查显示，有 5.5 亿多人感染过结核，其中活动性肺结核患者 500 万，这应当引起我们的重视。

结核病是由结核分枝杆菌（以人型结核菌为主，极少数为牛型结核菌）引起的慢性传染病，排菌患者为其重要的传染源，原发灶多为肺结核或者消化道结核，而骨与关节结核是最常见的肺外继发性结核，占结核患者总数的 5%～10%。骨与关节结核主要继发于原发性肺结核或胃肠道结核，以前者多见，当人体感染结核菌后，结核杆菌由原发灶经血循环到达骨与关节组织中，如干骺端、椎体或者关节滑膜，不一定会立刻发病，如果人体全身情况良好，绝大多数结核杆菌可被机体消灭，仅少部分可能遗留在体内，但呈静止状态，待机体的免疫力降低或疾病造成机体抵抗力下降时，才可能引起临床发病。

骨与关节结核（tuberculosis of bone and joint）好发于儿童与青少年。30 岁以下的患者占 80%。好发部位的特点是负重大，活动多，易于发生创伤的部位。骨与关节结核的好发部位是脊柱，约占 50%，其次是膝关节、髋关节与肘关节。

第一节　脊柱结核

一、单纯脊柱结核

案例 70-1

患者，女，27 岁。因腰腿痛 2 个月，伴右下肢麻木、乏力 2 周入院。

患者 2 个月前无明显诱因出现腰痛，初始为隐痛，可向右下肢放射，呈进行性加重，以咳嗽、打喷嚏时及活动后为甚，卧床休息时减轻，伴腰部活动受限，当时未予注意，2 周前出现右下肢麻木、乏力，遂到我院门诊，为进一步诊治收入院。起病以来，自述有午后潮热、夜间盗汗、全身乏力，精神、胃纳欠佳，2 个月来体重明显下降。既往有肺结核病史。

体格检查：T 38.2℃，P 92 次/分，R 21 次/分，BP 130/75mmHg。营养中等，发育正常，精神差，强迫体位。心肺和腹部检查未见明显异常。脊柱无明显畸形，右侧骶棘肌紧张，L_3、L_4 棘突压痛、叩击痛阳性，腰椎活动受限，右直腿抬高试验阳性，右小腿外侧、内踝皮肤浅感觉减弱，右拇长伸肌肌力减弱。

辅助检查：

1. 血常规：Hb 9.8g/L；肝功能：总蛋白 58g/L，白蛋白 30g/L；ESR 79mm/h。

2. 腰椎正侧位 X 线片：L_4 椎体前上缘、右侧，L_3 椎体右前下缘见骨质破坏，边缘模糊，椎体骨质稀疏，L_3、L_4 间隙变窄，右腰大肌影肿胀、边缘不清。

问题：

1. 根据以上资料，首先应考虑何诊断？

2. 诊断依据是什么？还有哪些辅助检查有助于诊断？

3. 如果明确诊断，应如何治疗？

在全身骨与关节结核中，脊柱结核的发病率位居首位，其中以椎体结核占绝大多数，约为 99%，附件结核十分罕见。椎体结核的高发病率与它的解剖生理相关，椎体以松质骨为主，负重大、肌肉附着少、易受劳损、滋养动脉多为终末动脉，结核杆菌容易停留在椎体部位。在整个脊柱中，又以腰椎负重和活动度最大，腰椎结核发生率也最高，最常受累的是 L_1，其后依次为胸椎、胸腰段、颈椎和腰骶段，骶尾椎结核最少。

本病曾多见于儿童，近年来青壮年居多，女性略多于男性。多数椎体病灶只有一处，可波及邻近椎体。有两处椎体病灶者占 3%～7%，若其间有健康的椎体隔开，称之为跳跃性脊椎结核。

【病理】　根据初起病变所在的部位，将脊椎结核分为四型。

1. 中心型　病变起于椎体中心松质骨，多见于 10 岁以下的儿童，好发于胸椎。病变进展快，椎体破坏压缩呈楔形，一般只侵犯一个椎体，也有穿透椎间盘而累及邻近椎体者（图 70-1）。成人病变进展较慢，可出现死骨，死骨吸收后遗留空洞。也可逐渐侵袭邻近椎间盘，并且通过椎间盘侵犯邻近椎体。

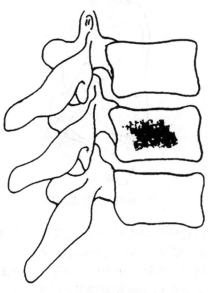

图 70-1　中心型

2. 边缘型　常见于成人，腰椎为好发部位。结核病变发生于椎体的上下缘，以溶骨性破坏为主，死骨少见，容易侵犯至椎间盘及相邻的椎体。椎间盘破坏是本病的特征，早期 X 线照片显示受累椎间盘狭窄（图 70-2）。

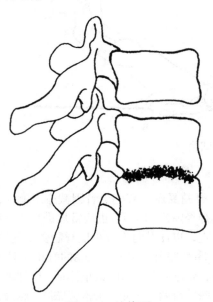

图 70-2　边缘型

> **案例 70-1 分析 1**
>
> 　本例患者 27 岁，X 线照片显示 L_4 椎体前上缘、右侧，L_3 椎体右前下缘见骨质破坏，边缘模糊，椎体骨质稀疏，L_3、L_4 间隙变窄。符合边缘型脊椎结核的表现。

3. 骨膜下型　多发生于胸椎椎体前缘，脓肿在前纵韧带和骨膜下，纵向广泛移行，椎体长期被浸泡在脓液中，椎体前缘多发生散在的、表浅的破坏病灶（图 70-3）。

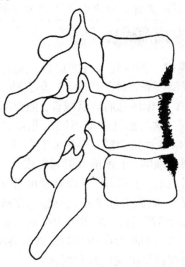

图 70-3　骨膜下型

4. 附件型　系指病变原发于棘突、横突、椎板或上下关节突的皮质骨。孤立的附件结核很少见，这是由于椎弓小动脉吻合丰富，附件不承担体重，松质骨少，周围肌肉附着丰富。附件结核均为溶骨性破坏（图 70-4）。

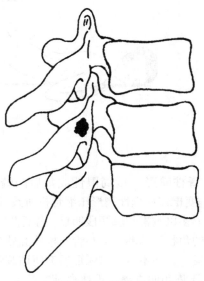

图 70-4　附件型

【临床表现】

（一）全身症状

起病隐蔽、缓慢，没有明确的发病日期。有午后潮热、倦怠无力、盗汗、消瘦、食欲减退及贫血等全身低毒症状；偶见少数起病急骤，有高热及毒血症症状，一般多见于儿童患者。

> **案例 70-1 分析 2**
> 　　该患者有午后潮热，夜间盗汗，全身乏力，精神、胃纳欠佳，体重明显下降全身低毒表现。

（二）局部症状

1. 疼痛　为最先出现的症状，初起不甚严重，通常为轻微疼痛，每于活动、坐车震动、咳嗽、打喷嚏时加重，卧床休息后症状减轻，但夜间患者多有较好的睡眠，这与恶性肿瘤不同。儿童患者常有"夜啼"，呆滞或性情急躁。疼痛可沿脊神经放射，上颈椎放射到后颈部、下颈椎放射到肩或臂，胸椎沿肋间神经放射至上、下腹部。下段胸椎可沿臀上神经放射到下腰或臀部；腰椎病变沿腰神经丛多放射到大腿的前方，偶牵涉腿后侧。患者诉说疼痛部位有时和病变部位不一致，如胸腰段病变的患者常诉腰骶部疼痛，不仔细检查容易出现误诊和漏诊。

2. 姿势异常和脊柱活动受限　疼痛使椎旁肌肉痉挛所致。颈椎结核患者常表现有斜颈、头前倾、颈短缩和双手托着下颌。胸腰椎、腰椎或腰骶椎结核患

者在站立与行走时，经常用双手托住腰部，尽量将头及躯干向后倾，使重心后移，坐位时往往用手扶椅，以减轻体重对病变椎体的压力。正常人可弯腰拾物，而患者因不能弯腰而屈髋屈膝，一手扶膝，另一手去拾地上的东西，起立时用手扶大腿前方，称为拾物试验阳性（图 70-5）。

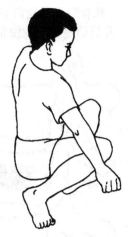

图 70-5　拾物试验阳性

受累脊柱活动受限，运动幅度较大的颈椎和腰椎容易查出，活动度较小的胸椎不宜查出，检查应包括屈伸、侧弯、旋转三个方向。不能配合的较小儿童，可被动活动观察活动受限情况，例如，检查儿童后伸活动，检查时可让幼儿俯卧，检查者用手提起其双足，正常者脊柱呈弧形自然后伸（图 70-6），而患儿由于病椎旁脊旁肌痉挛，腰部保持僵直，不能后伸。

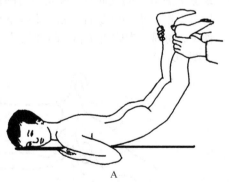 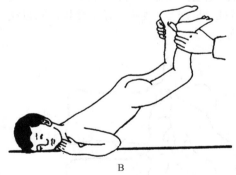

图 70-6　幼儿脊柱活动试验
A. 正常；B. 僵硬

3. 脊柱畸形　以局限性成角后凸畸形最为常见，是病变椎体病理性楔形压缩骨折所致，侧弯少见，后凸畸形多以胸椎和胸腰段明显。若后凸不明显，脊柱结核的角状后凸畸形需与青年椎体骺软骨病、强直性脊柱炎、姿势不良等呈弧形后突所谓圆背鉴别。

4. 压痛和叩击痛　椎体离棘突较远，因此局部压痛并不明显，但病变椎体往往有叩击痛。

5. 脊髓受压　有些患者因截瘫来就诊，但即使患者无神经障碍的主诉，也应常规进行双下肢的神经系统检查，以便及时发现早期脊髓受压现象。

6. 寒性脓肿　70%～80% 的脊椎结核并发有寒性脓肿，常为患者就诊的最早体征。椎体破坏后形成的寒性脓肿有两种表现：①椎旁脓肿：脓液汇集在椎体旁骨膜下，可在前方、后方或两侧。以积聚在两侧

和前方较为多见。脓液将骨膜掀起，可以沿着韧带间隙向上和向下蔓延，形成一个广泛的椎旁脓肿，使数个椎体的边缘都出现了骨腐蚀破坏。它还可以向后方进入椎管内，压迫脊髓和神经根。②流注脓肿：椎旁脓肿积聚至一定数量后，压力增高，会穿破骨膜，由于重力关系沿着肌筋膜间隙向下方流注，在远离病灶的部位出现脓肿（图 70-7）。

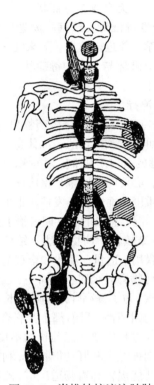

图 70-7　脊椎结核流注脓肿

位于深处的脊椎椎旁脓肿可通过 X 线片或 MRI 显示。脓肿可沿肌筋膜间隙或神经血管束流注至体表，溃破后形成流脓窦道；寰枢椎病变可有咽后壁脓肿或食管后脓肿，巨大的咽后壁脓肿使咽后壁和舌根靠拢，妨碍患者呼吸与吞咽，睡眠时有鼾声，破溃后脓液、干酪样物质可从口腔吐出或咽下，后期可在颈侧摸到冷脓肿所致的颈部肿块。中下颈椎脓肿出现颈前或颈后三角；胸椎结核椎体的椎旁脓肿可呈现张力性球形、梭形或柱形，需与心及主动脉阴影鉴别；脓肿可沿肋间神经血管束流向胸背部，偶可穿入肺、胸腔形成内瘘，也可穿破食管和胸主动脉，但这种情况罕见；胸腰椎、腰椎的脓肿可沿一侧或两侧髂腰肌筋膜或其实质间向下流注于腹膜后，向下直至髂窝、腹股沟、臀部或腿部，偶穿入结肠等固定的脏器；骶椎脓液常汇集在骶骨前方或沿梨状肌经坐骨大孔到股骨大转子附近。掌握寒性脓肿流注的途径和其出现的部位对诊断有帮助。

案例 70-1 分析 3

该患者腰痛，初始为隐痛，可向右下肢放射，呈进行性加重，以咳嗽、打喷嚏时及活动后为甚，卧床休息时减轻，伴腰部活动受限和右下肢麻木、乏力；强迫体位，右侧骶棘肌紧张，L_3、L_4 棘突压痛、叩击痛阳性，腰椎活动受限。右侧直腿抬高试验阳性，右小腿外侧、内踝皮肤浅感觉减弱，右拇长伸肌肌力减弱，提示神经受压。X 线片显示右腰大肌影肿胀、边缘不清，提示右腰大肌脓肿。

【影像学检查】

1. X 线摄片　在病变早期多为阴性，容易漏诊，当椎体骨质约 50% 受累时，常规 X 线片才能显示出来，表现为骨质破坏和椎间隙变窄，与化脓性脊柱炎类似。X 线片早期征象有椎间隙变窄、椎体骨质稀疏，随后有死骨和椎旁阴影扩大，椎体压缩成楔形等。有时两个相邻椎体的间盘消失，椎体压缩在一起，就像一个外伤压缩成楔形的椎体，但结核病变椎体与两个椎弓根相连，可与椎体外伤鉴别。

寒性脓肿表现：在颈椎侧位片上表现为椎前软组织影增宽，气管前移；胸椎正位片上可见椎旁增宽软组织影，可为球状、梭状或筒状，一般并不对称。在腰椎正位片上，腰大肌脓肿表现为一侧腰大肌阴影模糊，或腰大肌阴影增宽，饱满或局限性隆起。慢性病例可见多量钙化阴影。

案例 70-1 分析 4

该患者 X 线片显示 L_4 椎体前上缘、右侧，L_3 椎体右前下缘见骨质破坏，边缘模糊，椎体骨质稀疏，L_3、L_4 间隙变窄，提示边缘型腰椎结核；而右腰大肌影肿胀、边缘不清，提示右腰大肌脓肿。

2. CT 扫描　可了解软组织病灶的界限及骨质破坏的程度，通过 CT 扫描能早期发现并确定常规 X 线摄片不易获得满意影像病变部位和范围，特别是寰枢椎、颈胸椎和外形不规则的骶骨等处，有无空洞和死骨形成。即使是小型的椎旁脓肿，在 CT 检查时也可发现。如椎旁扩大阴影中，有钙化灶或小骨碎片时，有助于脊椎结核的诊断。

3. MRI 检查　具有软组织高分辨率的特点，MRI 在早期脊椎结核的诊断有重要意义，较其他任何影像学检查更为敏感，是影像学中首选检查方法。它不仅可以显示骨和软组织的病变，同时可行多个切面的检查，若受累椎体处于炎症期，而无软组织和椎间盘信号改变者，需要与椎体肿瘤相鉴别，必要时应行活检证实。

4. 其他检查　核素骨显像可以早期显示出病灶，不能作定性诊断；超声波检查可以探查深部冷脓肿的位置和大小；CT 定位下穿刺活检可协助定性诊断。

> **案例 70-1 分析 5**
> 　　该患者行 CT 检查能了解椎体破坏程度和软组织病灶边界，以及有无死骨；MRI 检查能显示腰大肌脓肿，以及脊髓和神经有无受压。超声波检查可以探查脓肿的位置和大小；CT 定位下穿刺活检可协助定性诊断。

【实验室检查】　有轻度贫血，白细胞计数一般正常，分类常伴有淋巴细胞增高，混合感染时白细胞计数增高。红细胞沉降率在活动期明显增快；病变趋向静止或治愈，则红细胞沉降率逐渐下降至正常，它是用来检测病变是否静止和有无复发的重要指标。白蛋白降低、球蛋白升高、A/G 倒置。结核菌素试验（tuberculin test）在感染早期或机体免疫力严重低下时可为阴性，而骨关节结核患者免疫力低下，因此结核菌素试验常为阴性。

> **案例 70-1 分析 6**
> 　　该患者有轻度贫血，白蛋白降低，红细胞沉降率加快，提示体内有消耗性、活动性病变。

【诊断与鉴别诊断】　根据病史，临床上有午后低热、盗汗、消瘦、食欲减退及贫血等全身中毒症状；颈腰背部的身体震动时疼痛，姿势异常，实验室检查有贫血、红细胞沉降率增快，影像学椎间隙变窄、椎旁阴影扩大等表现，诊断本病并不困难。必要时可在 CT 定位下穿刺活检协助诊断。脊柱结核必须与下列疾病作鉴别。

1. 强直性脊柱炎　多数有骶髂关节炎症，通常以腰骶部疼痛起病，常伴有腰骶部晨僵，脊柱呈圆弧状驼背畸形。X 线检查见骶髂关节模糊、狭窄、融合，椎间盘的纤维环、前后纵韧带骨化，形成"竹节"样脊柱，无骨质破坏与死骨。无全身中毒症状，血清 HLA-B27 多数为阳性。

2. 化脓性脊柱炎　起病急，有高热及明显疼痛，进展很快，疼痛及脊柱活动明显受限，早期血培养可检出致病菌。X 线表现进展快，其特征性 X 线表现可做鉴别。

3. 腰椎间盘突出症　青壮年多见，腰痛伴有下肢神经根受压症状，无全身中毒症状，红细胞沉降率正常。X 线片上无骨质破坏，CT 或 MRI 检查可发现突出的髓核。

4. 脊柱转移性肿瘤　多见于老人，有癌症病史，疼痛逐日加重，夜间痛明显，X 线片可见骨破坏累及椎弓根，椎间隙正常，一般没有椎旁软组织块影。

5. 嗜酸性肉芽肿　多见于胸椎，患者年龄通常不满 12 岁，整个椎体均匀性压扁成线条状，上下椎间隙完全正常。无全身中毒症状。

6. 退行性脊椎骨关节病　属老年性疾病，普遍性椎间隙变窄，邻近椎体上、下缘硬化发白，有骨桥形成，无骨质破坏与全身中毒症状。

【治疗】

1. 全身治疗

（1）支持疗法：在抗结核药物出现之前，约 1/3 的结核患者可通过支持疗法，如休息、营养、日光照射、摄入足够的蛋白质和维生素等来改善和控制病变。多卧床休息，必要时遵医嘱严格卧床休息。贫血者可给补血药，重度贫血或反复发热不退的可间断性输给少量新鲜血。混合感染的急性期可给予抗生素治疗。

（2）抗结核化学药物疗法：结核病化疗用药应按照早期、联用、适量、规律和全程的原则。目前常用的抗结核药物有异烟肼、利福平、乙胺丁醇、吡嗪酰胺和链霉素。为了提高疗效和防止长期单味抗结核药物所产生的耐药性，目前都主张联合用药。抗结核化学药物治疗过程中要注意药物的不良反应。如异烟肼可出现周围神经炎和肝功能损害；利福平和吡嗪酰胺主要是肝功能损害和胃肠道反应；乙胺丁醇偶见有视神经损害；链霉素的不良反应较多，主要是损害第 8 对脑神经和肾损害。详细治疗方案见《内科学》有关章节。

经过抗结核药物治疗后，全身症状与局部症状都会逐渐减轻。疗程结束后能否停药呢？治愈标准为：①全身情况良好，体温正常，食欲良好。②局部症状消失，无压痛，无肌痉挛、无脓肿、窦道闭合。③X 线片或 B 型超声检查脓肿消失或已经钙化；无死骨，骨质疏松好转，骨小梁恢复，病灶边缘轮廓清晰。④3 次红细胞沉降率都正常。⑤起床活动已 1 年，仍能保持上述四项指标。符合标准的可以停止抗结核药物治疗，但仍需定期复查。

2. 局部治疗

（1）局部制动：有石膏固定和牵引两种，目的是保证病变部位的休息，减轻疼痛，固定时间一般为 1～3 个月。儿童脊椎结核在 4 岁以前皮质骨未完全发育成熟，骨质易被破坏，为预防畸形更应卧床休息。颈椎不稳定的患者可用颌枕带牵引。胸椎及上腰椎结核局部固定可用石膏背心或支架，下腰椎结核可用石膏腰围固定，固定期为 3 个月，固定期间应多卧床休息。全身情况不好不能耐受固定的，可以睡特制的石膏床 3 个月。

（2）局部注射：抗结核药物的局部注射主要用于早期单纯性滑膜结核。对冷脓肿不主张穿刺抽脓及脓腔注射，因为可导致混合感染及产生窦道，但寰枢椎结核咽后壁脓肿较大可穿刺抽脓，因其局部血供好，绝大多数病例经合理化疗可以治愈。

（3）手术治疗：①切开排脓：寒性脓肿广泛流注出现了继发性感染，全身中毒症状明显，不能耐受病灶清除术时可做切开排脓挽救患者生命，待全身情况好转后再行病灶清除术。②病灶清除术：经全身抗结核药物治疗 3～4 周全身结核中毒症状减轻后，可择期施行病灶清除术。脊柱结核病灶清除术指征：病灶有较多死骨和较大的脓肿；有脊髓压迫症或截瘫；窦道经化疗长期不愈；预防脊椎结核后突畸形施行椎间植骨。禁忌证：患者有其他脏器结核性病变尚处于活动期；有混合性感染，体温高，中毒症状明显者；患者合并有其他重要疾病难以耐受手术者。手术采用的途径，应根据病情、客观条件和术者所熟悉的途径选取。脊椎多段（跳跃型）结核病灶清除的原则：优先处理可能引起截瘫的病灶；两段病灶严重性相近者，先处理上段，而后下段；先处理较重的病灶，轻者不手术可治愈；颈椎结核血供好，不手术可治愈。

脊椎结核并发窦道经非手术治疗 3～6 个月未愈者，可手术治疗。术前控制继发感染并行窦道造影，以决定手术途径，彻底清除之，消灭残腔，局部放置引流管，手术前后加用敏感抗生素 4～6 周。脊椎结核手术后一般卧床休息 6～8 周，脊柱疼痛减轻，原有脓肿消失，体温趋于正常，红细胞沉降率下降，脊柱结构稳定者，可锻炼起床。并坚持化疗满疗程。

矫形手术：纠正脊柱后凸畸形。

案例 70-1 分析 7

临床诊断：L_3、L_4 椎体结核（边缘型）

诊断要点：

1. 有肺结核病史。

2. 全身低毒表现。

3. 腰痛、咳嗽、打喷嚏和活动时加重，休息时减轻，进行性加重，疼痛向右下肢放射，伴右下肢麻木、乏力，腰部活动受限。

4. 强迫体位，右侧骶棘肌紧张，L_3、L_4 棘突压痛、叩击痛阳性，腰椎活动受限。

5. L_4 神经根受压表现：右直腿抬高试验阳性，右小腿、内踝皮肤触觉减弱，右拇长伸肌肌力减弱。

---

6. 辅助检查：轻度贫血，白蛋白降低，红细胞沉降率加快。

7. X 线片：L_3、L_4 椎体破坏，椎体骨质疏松，L_3、L_4 间隙变窄，右腰大肌影肿胀，边界不清。

治疗原则：

1. 支持疗法。

2. 抗结核化学药物疗法。

3. 卧硬板床休息。

4. 经全身治疗 3～4 周全身结核中毒症状减轻后，择期行病灶清除术。

二、脊柱结核并发截瘫

脊椎结核患者中 10%～30% 并发截瘫，其中病变在胸椎中、下段居多，占 80%，其后依次为颈椎、颈胸椎和胸腰椎结核，腰椎椎管管径宽大，内容物为马尾，故 L_1 以下极为罕见。脊椎附件结核少见，一旦发病，容易发生截瘫。

【病因和发病机制】

1. 早期瘫痪　发生于病灶活动期，脊髓直接受结核性物质压迫，如病灶中的脓液、干酪物质和肉芽组织、死骨或坏死椎间盘等，或局部血管栓塞导致脊髓水肿，极少病例由结核性肉芽组织穿过硬膜，引起结核性脊髓炎等综合性原因致使截瘫（图 70-8）。如果及时清除了压迫物质，截瘫可以完全恢复。有时脓液进入椎管前半部，使脊髓前动脉发生栓塞导致脊髓永久性损害。除血管栓塞和结核性脊髓炎病例外，治疗效果一般较好。

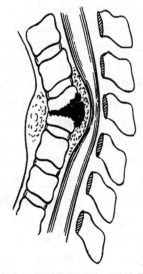

图 70-8　早期瘫痪：病灶中的脓液、干酪物质和肉芽组织、死骨压迫脊髓

2. 迟发性瘫痪 发生于病变已静止的后期,甚至已愈合后多年。在病晚期可由椎管内肉芽组织纤维化瘢痕包绕脊髓外,椎体病理性脱位,病变在颈胸段和胸腰段为甚(图70-9)。脊椎发生后突畸形,使椎管拉长,脊髓过度延伸、萎缩或变性,紧张跨于椎管前方的骨嵴上等多种原因引起瘫痪。迟发性瘫痪也可源于脊髓血管的栓塞。这种类型约占截瘫病例的11%,一般预后不佳。

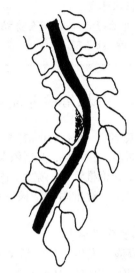

图70-9 迟发性瘫痪:脊椎发生后突畸形,使椎管拉长,脊髓过度延伸、萎缩或变性

【临床表现】 脊椎结核早期瘫痪,通常有倦怠无力、午后低热和盗汗等结核病全身中毒症状和局部症状,还有脊髓受压迫的临床表现。迟发性瘫痪,全身结核性症状多不明显,通常是先有脊椎结核后出现截瘫,少数病例以截瘫为首发症状来就诊,截瘫进展多较缓慢,开始出现束带感,这种束带感的部位和病变节段一致,是神经根受刺激的结果,然后出现瘫痪。

瘫痪发生的过程先是脊髓传导束障碍,最早出现运动障碍,截瘫进展的过程,多由痉挛性轻瘫,转变为痉挛性伸直型截瘫,随后发展为痉挛性屈曲型截瘫,这时提示锥体束和锥体外束传导完全受压;接着出现感觉障碍,大小便功能障碍最迟出现,一般来说,膀胱和肛管括约肌功能障碍,肢体远端位置觉和震动觉最后消失;最严重者,患者由痉挛性截瘫迅速转变为弛缓性截瘫,犹如脊髓休克;也有大量脓液涌入椎管内产生急性脊髓受压,表现为脊髓休克所致的下肢弛缓性瘫痪,待休克过去后,仍发展成痉挛性瘫痪。自主神经功能障碍:早期截瘫平面以下皮肤干燥无汗。截瘫恢复后,排汗功能也随之恢复。感觉平面的确定十分重要,可用以明确脊髓受压的平面。小便功能障碍最初表现为排尿困难,有尿意但不能及时将尿排出,以后发展为尿闭。膀胱反射功能恢复后出现小便失禁。大便功能障碍,初期表现为腹胀和便秘,有时可见腹泻现象。每个病例应按截瘫指数标准给予评分(参阅脊髓损伤章节)。

除X线常规摄片外,MRI检查为首选,MRI检查可以显示椎旁脓肿及其侵入椎管的范围,矢面结合轴面能准确显示脊髓受脓液或肉芽组织压迫的位置。在MRI片上还可观察脊髓有无液化所致的异常信号,以帮助估计预后。

【治疗】 脊柱结核出现神经症状而影像学检查确有脊髓受压者原则上都应该接受手术治疗。

早期不全截瘫,可行短期的非手术治疗,大多数病例可以恢复;若不见好转可做病灶清除椎管减压术。通常主张经前路手术,彻底去除所有压迫物质,为维持脊柱的稳定性,可取髂骨一期做脊柱植骨融合术;切除病变脊椎的椎板会加重脊柱的不稳定,使脊髓受压更明显,因此不主张做椎板切除减压。

迟发性瘫痪,特别是不全截瘫,先采用非手术治疗。如无好转,术前最好做MRI查清脊髓压迫的部位、程度和脊髓本身有无病变等。迟发性瘫痪除机械性压迫者外,手术效果一般不佳。手术最好在体感诱发电位(SEP)监护下进行,要求减压位置准确,手术操作轻巧,避免震动,器械勿触压脊髓,为保持脊柱的稳定性和避免损伤主要的动脉,椎体减压范围要适度,并解除脊髓环形的瘢痕组织。脊髓神经功能恢复的顺序:先是震动觉、关节位置觉,随之依次为温、触和痛觉,自主运动,括约肌功能和肌萎缩等。

第二节 髋关节结核

髋关节结核(coxotuberculosis),在全身骨关节结核中仅次于脊椎结核居第二位。多发生于儿童和青壮年,多为单侧发病。

【病理】 早期髋关节结核为单纯性滑膜结核或单纯性骨结核,以单纯性滑膜结核多见。单纯性骨结核骨病灶常见的部位依次为髋臼、股骨颈和股骨头,患者就诊时大多是全关节结核,股骨头或髋臼破坏后,常导致髋关节不稳定而脱位。晚期全关节结核手术时,常见结核性肉芽穿出关节囊,骨破坏处软骨面剥脱,有脓液或死骨,寒性脓肿可以通过前内方髋关节囊的薄弱点突出于腹股沟的内侧方,也可以流向后方成为臀部寒性脓肿,或穿破骨盆内壁形成盆腔内脓肿。

【临床表现与体征】 起病缓慢,患者多有食欲减退、发热、消瘦、盗汗、小儿夜哭和暴躁等全身中毒症状,有的全身症状轻或不明显多被忽视,典型的临床表现有跛行和患髋疼痛(常放射至膝)。早期症状为髋部轻痛，休息时可缓解，患儿常诉同侧膝关节内侧疼痛，因而误诊为膝关节疾病，因此患儿诉膝痛时必须检查同侧髋关节，以免漏诊。发展为全关节结核时全身症状明显，局部疼痛加重，日夜不能平卧，不敢移动患肢；随着疼痛的加剧，出现跛行，滑膜结核者较明显，全关节结核者跛行最重。病程较长的患者，可在腹股沟内侧与臀部出现寒性脓肿，破溃后成为慢性窦道。约 10% 的患者有髋关节半脱位或脱位。愈合后会遗留各种畸形，以髋关节屈曲内收内旋畸形、髋关节强直与下肢不等长最为常见。

早期病变髋关节后伸、内旋受限较多，内收肌紧张为常见体征。

下列各种检查试验有助于诊断：

1. "4"字试验　方法：患者仰卧于检查床上，将患肢屈髋、屈膝，将外踝置于健侧髌骨上方，并使患肢外侧贴向床边，若患髋出现疼痛而使患肢外侧不能靠近床边者为阳性。

2. 髋关节过伸试验　患者俯卧于检查床上，患肢屈膝 90°，检查者一手按住骨盆，另一手握住踝部将下肢提起，直到大腿前面离开检查床面为止。同样检查对侧髋关节，两侧对比，可以发现患侧髋关节在后伸时有抗拒感觉，因而后伸的范围不如正常侧大。本试验检查可发现儿童早期髋关节病变（图 70-10）。

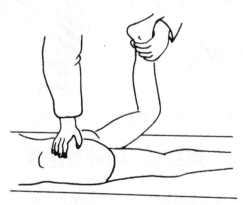

图 70-10　髋关节过伸试验

3. 托马斯（Thomas）征　检查髋关节有无屈曲畸形。方法：患者仰卧于检查床上，检查者将其健侧髋、膝关节完全屈曲，使膝部贴住或尽可能贴近前胸，此时腰椎前凸完全消失而腰背平贴于床面，若患髋存在屈曲畸形者为阳性，根据患髋与检查床所成之角度，判断屈曲畸形的程度（图 70-11）。

【实验室检查】　轻度贫血，白细胞分类常伴有淋巴细胞增高，混合感染时白细胞计数增高。红细胞沉降率在活动期明显增快；病变趋向静止或治愈，则红细胞沉降率逐渐下降至正常。白蛋白降低、球蛋白升高、A/G 倒置。

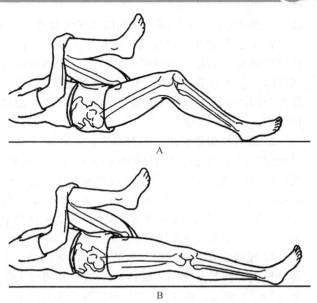

图 70-11　托马斯征
A. 阳性；B. 阴性

【影像学检查】　X 线片检查对诊断髋关节结核十分重要，必须两髋关节同时摄片以资比较。早期可无任何异常发现。单纯滑膜结核表现为：①患侧髋臼、股骨头脱钙稀疏，骨小梁变细，骨皮质变薄；②患侧关节囊肿胀；③患侧髋关节间隙增宽或变窄，有时表现患侧股骨头向侧方轻度移位。

局限性的骨质疏松通常是最早的 X 线表现，如有关节间隙轻度变窄应当引起注意。X 线征象以进行性关节间隙变窄与边缘性骨破坏病灶为主，早期与晚期全关节结核的区别主要依据软骨面破坏程度而定，而软骨面破坏程度和软骨下骨板的破坏范围一致，破坏程度和范围较局限的属于早期全关节结核；随着破坏的加剧，出现空洞和死骨；严重者股骨头部几乎消失。后期有病理性后脱位。经治疗后骨轮廓边缘转为清晰时提示病变趋于静止。

CT 与 MRI 检查可获得早期诊断。能清楚显示髋关节内积液多少，同时能揭示普通 X 线片不能显示的微小骨破坏病灶。

【诊断与鉴别诊断】　根据病史，临床上有午后低热、盗汗、消瘦、食欲减退、贫血、小儿夜哭等全身低毒症状；多为单侧髋关节疼痛、跛行，"4"字试验、髋关节过伸试验阳性，髋关节内旋受限。实验室检查有贫血、红细胞沉降率增快，影像学患侧关节囊肿胀，患侧髋关节间隙增宽或变窄，局限性骨质疏松，进行性关节间隙变窄与边缘性骨破坏病灶等表现可诊断本病，当诊断有疑问时，可做结核菌素试验、穿刺、滑膜切取活检，以明确诊断。但在早期病变轻微时，需反复检查、仔细观察、对比双侧髋关节 X

线片，以防漏诊。本病需与下列髋部疾病鉴别：

1. 一过性髋关节滑膜炎 多见于儿童，有过度活动的病史，表现为髋部疼痛和跛行，髋关节活动轻微受限，很少有全身症状。血尿常规检查和X线平片均为阴性，卧床休息及患肢皮肤牵引3～4周症状可消失，没有后遗症。

2. 股骨头骨软骨病 男孩多见，年龄5～8岁，早期关节疼痛、跛行，关节外展和内旋活动受限明显。具有典型的X线特征：股骨头骺致密扁平，关节间隙增宽，以后可见股骨头碎块、坏死及囊性变，股骨颈粗而短。临床检查髋关节活动很少受限，无全身中毒症状，红细胞沉降率正常。

3. 股骨头骨骺滑脱症 多见10～17岁男孩，常有外伤史，髋关节疼痛、跛行。X线平片股骨头骺密度和外形正常，侧位X线片可见股骨头向后下方滑脱，无全身中毒症状，红细胞沉降率正常。

4. 儿童型类风湿关节炎 可有发热、红细胞沉降率增高，尤其是初发时为单关节性时很难区别。但本病的特征为多发性和对称性，经过短期观察不难区别。

5. 化脓性关节炎 发病急骤，患者高热、寒战、白细胞增多，下肢呈外展、外旋畸形。急性期有脓毒症表现，血液和关节液中可检出化脓性致病菌。X线表现破坏迅速，并有增生性改变，后期会发生骨性强直。髋关节结核有时也可急性发作，伴有全身中毒症状，必要时应行穿刺涂片检查或细菌培养以做鉴别。

【治疗】 根据患者年龄，病变的程度、部位、类型，采用不同的治疗措施，但全身支持疗法及抗结核药物的应用，对改善患者的全身情况、作为术前准备和术后治疗都是非常重要的。髋关节结核病灶清除术的指征：①骨与关节结核有明显的死骨及大脓肿形成；②窦道流脓经久不愈者；③单纯性骨结核髓腔内积脓压力过高者；④单纯性滑膜结核经药物治疗效果不佳，即将发展为全关节结核者。

单纯滑膜结核的治疗：抗结核药物治疗，卧床休息，关节内注射抗结核药物，每周一次，患肢做皮肤牵引制动休息，牵引重量儿童为0.5～1kg，成人为2～3kg。若效果不佳者，应及时行滑膜切除术，术后用皮肤牵引和"丁字鞋"制动3周。

单纯骨结核病变在髋臼和股骨头时容易累及关节，应及时施行病灶清除。在转子间线或髋臼顶部处关节外病变，手术时尽可能不切开关节囊，股骨头也不脱出；骨缺损较大且无继发感染者，取同侧髂骨松质骨植入。术后卧床3～4周开始下地活动，对有植骨者卧床时间延长至6～8周，病变稳定时可拄双拐下地，摄片直到植骨愈合才能弃拐行走。手术前后加强抗结核药物治疗。

早期全关节结核若无手术禁忌证，手术前后加强抗结核药物治疗，及时施行手术治疗，使病变治愈的同时，恢复较好的关节功能。

晚期全关节结核病变时有两种情况需要治疗，一是局部仍有活动性病变，如脓肿、窦道等；二是病变虽已静止，但患者仍因关节疼痛、畸形或关节强直于非功能位者需要治疗。晚期全关节结核，年龄在15～60岁可行髋关节融合术。全髋置换术，适用于患者早年髋关节融合术之后，因患髋位置不好有腰腿痛，有同侧膝关节或健侧髋部疼痛者，可重新施行全髋置换术。至于病灶有活动性病变，多数学者认为应于病变控制5年以后才可以施行。但术后病变的复发率仍为10%左右。

有慢性窦道形成者，手术前后加用抗生素以治疗混合感染。有混合感染者一般主张同时做髋关节融合手术。

对髋关节有明显屈曲、内收或外展畸形者，可作转子下楔形截骨术（图70-12）。

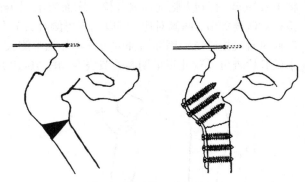

图70-12 转子下楔形截骨术，钢板螺丝钉固定

第三节 膝关节结核

因膝关节滑膜面积最大，松质骨丰富，下肢负重大、活动多且易扭伤等，膝关节结核（tuberculosis of knee joint）仅次于髋关节结核，居四肢关节结核第二位。患者多为儿童或青壮年。

【病理】 膝关节滑膜组织丰富，故滑膜结核的患病率较高。滑膜结核病变缓慢发展，以炎性浸润和渗出为主，随后滑膜结核性肉芽的血管翳侵入关节软骨及软骨下松质骨，骨质破坏沿着软骨下潜行生长，使大块关节软骨板剥落而形成全关节结核。骨结核多发生在股骨下端或胫骨上端，可分为中心型和边缘型两种，并具有骨松质结核的特征。中心型病变多有死骨，边缘型病变常见于干骺端，死骨少见。

滑膜结核和骨结核渗出性病变，关节积液可扩展进入髌上囊，关节腔的两侧或腘窝，后期则有脓液积聚，成为寒性脓肿，穿破后会成为慢性窦道。晚期全关节结核除软骨面和骨质病变外，半月板和十字韧带也被破坏，关节囊和侧副韧带松弛，关节周围腘绳肌、髂胫束和股二头肌等痉挛，引起膝关节屈曲，胫骨常向后移位，同时可有外展和外旋畸形。晚期膝关节可严重屈曲、外展、外旋、半脱位或畸形强直。

【临床表现】 起病缓慢，患者多有食欲减退、发热、消瘦、盗汗、贫血等全身中毒症状，儿童有夜啼表现，通常为单关节患病。

单纯早期滑膜结核的症状为关节弥漫性肿胀，局部疼痛多不明显，检查时发现膝眼饱满，髌上囊肿大，浮髌试验阳性（图 70-13），穿刺可抽出黄色浑浊液体。单纯骨结核局部症状更少，仅在骨病灶处有肿胀和压痛。

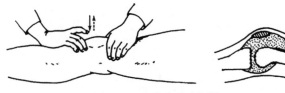

图 70-13　浮髌试验阳性

早期全关节结核肿胀、疼痛和关节功能受限明显。晚期全关节结核，滑膜可以显著肿胀和增厚，关节持续的积液和废用性肌萎缩，使膝部呈梭形肿胀，由于疼痛和肌痉挛而处于半屈曲位；后期因骨质、关节囊破坏和韧带毁损，胫骨多向后半脱位，并可发生膝外翻畸形；同时可伴有寒性脓肿形成，溃破后成慢性窦道，经久不愈；病变静止或愈合后形成纤维性强直；骨骺破坏后骨生长受到抑制，造成两下肢不等长。

【实验室检查】 可有贫血，白细胞计数一般正常，白细胞分类淋巴细胞增高，混合感染时白细胞计数增高。红细胞沉降率在活动期明显增快；病变静止或治愈时，红细胞沉降率正常。白蛋白降低、球蛋白升高、A/G 倒置。

【影像学检查】 X 线摄片行常规正侧位照片，必要时行对侧膝关节正侧位 X 线片以做对照。早期滑膜结核，X 线片上可见髌上囊和软组织肿胀、局限性骨质疏松、关节间隙增宽或变窄。单纯骨结核中，中心型表现为骨质模糊，呈磨砂玻璃状，后期可形成死骨及空洞；边缘型则表现为边缘骨质被侵蚀破坏。早期全关节结核，可见到进行性关节间隙变窄和边缘性骨腐蚀；晚期全关节结核，骨质破坏加重，关节间隙明显变窄或消失，骨端破坏有空洞或死骨，严重时出现胫骨向后半脱位。无混合感染时骨质疏松十分严重；有窦道形成合并混合感染经久不愈时可出现骨硬

化现象。

CT 与 MRI 可以看到普通 X 线片不能显示的微小病灶，MRI 可以在炎性浸润阶段时显示出异常信号，具有早期诊断的价值。

【关节镜检查】 对早期诊断膝关节滑膜结核很有价值，可做关节液培养、组织活检及镜下滑膜切除术。

【诊断与鉴别诊断】 根据病史，临床上有午后低热、盗汗、消瘦、食欲减退及贫血等全身中毒症状；多为单侧膝关节患病。实验室检查有贫血、红细胞沉降率增快，X 线片上见髌上囊肿胀与局限性骨质疏松，进行性关节间隙变窄和边缘性骨腐蚀等表现可诊断本病。本病需与下列膝部疾病鉴别：

1. 儿童型类风湿关节炎 可有发热、红细胞沉降率增高。但本病的特征为多发性和对称性，经过短期观察不难区别。

2. 化脓性关节炎 发病急骤，有高热等全身中毒症状，血液和关节液中可检出化脓性致病菌。X 线表现骨质破坏迅速，并有增生性改变，后期会发生骨性强直。膝关节结核也有急性发作，伴有全身中毒症状，必要时应行穿刺涂片检查或细菌培养、膝关节镜检查以作鉴别。

【治疗】

1. 全身治疗

（1）支持疗法：注意休息、营养，每日摄入足够的蛋白质和维生素。平时多卧床休息，必要时遵医嘱严格卧床休息。

（2）抗结核化学药物疗法：按照早期、联用、适量、规律和全程的原则。详细治疗方案见《内科学》有关章节。

2. 局部治疗

（1）局部制动：十分重要，固定时间不少于 3 个月。包括石膏、支架固定与牵引等。目的：保证病变部位的休息，减轻疼痛，解除肌痉挛，防止病理性骨折、脱位，并可纠正关节畸形。

（2）局部注射：局部注射抗结核药物具有药量小、局部药物浓度高和全身反应小的优点。最适用于早期单纯性滑膜结核病例。髌上囊肿胀穿刺抽液后，将抗结核药物注入。常用药物为异烟肼，成人剂量为 100～200mg，儿童减半。每周 1～2 次，3 个月为一疗程。

3. 手术治疗 膝关节结核病灶清除术的指征同髋关节结核。手术前抗结核药物治疗 3～4 周，手术后加强抗结核药物治疗。

单纯性滑膜结核经药物治疗效果不佳、滑膜增生肥厚者，可施行滑膜全切除术，但为术后早期开始功

能锻炼，保证关节功能的恢复，应做保留侧副韧带和交叉韧带的次全滑膜切除术。术后继续关节腔内给予抗结核药物，早期开始关节功能锻炼。

单纯性骨结核，当骨质破坏严重，有死骨脓肿可能累及关节腔者，或骨病灶虽远离关节，但非手术治疗效果不佳者，应及时行病灶清除术，可用松质骨填充骨缺损处，术后管形石膏固定至少 3 个月。

全关节结核患者，如果破坏进展明显，或有脓液积聚，需做病灶清除术。对于 15 岁以下的患者只作病灶清除术，或行病灶清除术后尚有部分关节软骨面残留的成人病例可以不做融合术；15 岁以上关节毁损严重并有畸形者，在病灶清除术后，同时行膝关节加压融合术（图 70-14）；有窦道或有屈曲挛缩者均宜做融合术。置膝外翻 5°～10°，屈曲 5°～15°，加压钢针一般 4～6 周后拔出，改用无衬垫管形石膏固定至少 2 个月。局部制动非常重要，无论是手术或非手术治疗，固定时间不少于 3 个月。某些情况下，若结核病灶已完全控制，也可考虑全膝关节置换术。

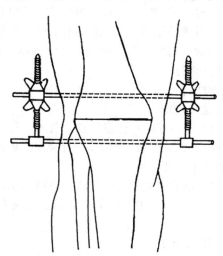

图 70-14　膝关节加压融合术

学 习 小 结

通过本章学习要掌握脊柱和髋关节结核的临床表现、诊断及治疗原则；同时熟悉了解骨与关节结核的病理和临床表现，膝关节结核的临床表现和治疗。

思 考 题

1. 简述骨与关节结核的病理类型。
2. 脊柱结核并截瘫的原因有哪些？
3. 脊柱结核的手术指征有哪些？
4. 髋关节结核的治疗原则是什么？
5. 膝关节结核的治疗原则是什么？

（白　波）

第七十一章　非化脓性关节炎

学习目标

1. 掌握：骨关节炎、类风湿关节炎、强直性脊柱炎的发病机制、临床表现、影像学特点、一般治疗原则。

2. 熟悉：骨关节炎、类风湿关节炎的病因、病理、诊断标准，强直性脊柱炎的影像学分级。

3. 了解：大骨节病、松毛虫性骨关节炎的临床表现及治疗原则。

　　非化脓性关节炎通常是相对于急慢性化脓性关节炎及骨与关节结核而言的骨与关节疾病。有原发性和继发性因素致病，本章节所讨论的都是原发性疾病，发病原因多不清楚，但多种原因导致的无菌性炎症反应在该类疾病的发生中扮演了重要角色。病理学表现为关节骨与软骨的代谢异常和破坏，继而滑膜增生，骨质代偿性增生、形变。临床上常表现为关节疼痛、活动受限、肢体畸形等。目前治疗方案以抗炎、止痛对症处理为主，一般无根治方案。非甾体类抗炎药常需较长时间服用，必要时需加用糖皮质激素控制症状，其他抗炎及抗代谢性药物也对某些疾病有较好的症状控制作用。近几年，对于中药在非化脓性关节炎的治疗中的作用研究较多，也取得较好的效果，是未来研究的重要方向。外科治疗多是在非化脓性关节炎后期，严重影响患者活动下所采用的综合治疗措施的一部分，用以改善患者生活质量。随着关节外科技术和关节置换器材的发展，关节成形技术在非化脓性关节炎患者的手术指征和适应证逐步放宽，效果也越来越令人满意，极大地改善了该类患者的生活质量。

第一节　骨关节炎

案例 71-1

　　患者，女，63 岁，退休教师，喜爱户外运动，尤其爱爬山。因"反复右膝关节疼痛 10[+]年，加重 1 个月"就诊。患者于 10[+]年前无明显诱因出现右膝疼痛，活动时加重，休息后缓解，伴活动轻微受限。此后患者右膝疼痛反复发作，并逐渐加重，疼痛时间加长。1 个月前患者右膝关节疼痛加重，逐渐出现活动受限、跛行、平地行走困难，行走距离＜500m 后症状明显。

　　查体：右膝关节稍肿，关节内侧有压痛点，右膝关节活动受限（伸 0°、屈 100°），右侧髌股关节挤压试验（＋），抽屉试验（－），Lachman 试验（－），半月板旋转挤压试验（＋），研磨试验（＋），肢体远端血循环良好，感觉存在，足背动脉可扪及。

　　辅助检查：X 线片检查如下（图 71-1）。

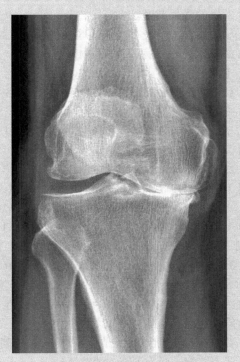

图 71-1　右膝关节正位 X 线片

问题：

　　1. 首先应考虑该患者诊断是什么？

　　2. 对于该患者，进一步的治疗方案如何？

　　骨关节炎（osteoarthritis，OA）又称骨关节病，是中老年人常见病、多发病。临床表现为缓慢发展的关节疼痛、僵硬、关节肿胀、活动受限和关节畸形等。多发于负重较大的膝关节、髋关节、脊柱等部位，手部的远侧指间关节也是本病的好发部位。其病变特点是关节软骨的退行性变和关节周围继发性骨质增生。

　　【流行病学资料】　据资料统计，我国 50～65 岁老年人中，30%～40%有关节疾病及 X 线有骨关节炎的表现；65 岁以上人群高达 70%～80%有骨性关节炎的表现（关节间隙变窄、骨刺形成等），其中 30%

较为严重。

【病因】 根据有无局部和全身致病因素，将骨关节炎分为原发性和继发性两大类。

1. 原发性骨关节炎 指发病原因不明，患者没有创伤、感染、先天性畸形病史，无遗传缺陷，无全身代谢及内分泌异常。多见于 50 岁以上的中老年人。

2. 继发性骨关节炎 指由于先天性畸形，如先天性髋关节脱位；创伤，如关节内骨折；关节面后天性不平整，如骨的缺血性坏死；关节不稳定，如关节囊或韧带松弛等；关节畸形引起的关节面对合不良，如膝内翻、膝外翻等原因，在关节局部原有病变的基础上发生的骨关节炎。

尽管两种关节炎存在上述区别，但发展到晚期，两者的临床表现、病理改变均相同。

【病理】

1. 关节软骨 为最初的病变部位。首先，软骨表面变粗糙，失去光泽和弹性，局部软化。继而，负重部位软骨在关节活动时碎裂、剥脱，软骨下骨质外露。

2. 软骨下骨 根据 Wolf 定律，负重较多的部位软骨下骨质密度增加，呈象牙质改变；负重较少的部位，软骨下骨发生萎缩，形成囊性改变。在软骨的边缘韧带或肌腱附着处，因血管增生，通过软骨内化骨形成骨赘。

3. 滑膜 滑膜早期的病理改变为增殖型滑膜炎，表现为滑膜大量增生、水肿，关节液分泌增多；后期为纤维型滑膜炎，表现为少量关节液，增生的滑膜被纤维组织所形成的条索状物代替。

4. 关节囊与肌肉 关节囊纤维变性，限制关节活动。肌肉萎缩，肌力下降，关节活动进一步限制。

【临床表现】

（一）症状

1. 疼痛 为最主要的临床症状。初为钝痛，活动多时加剧，休息好转。随病变加重，疼痛转为持续性，休息无明显缓解。有的患者在晨起或久坐后起立时感到疼痛，稍微活动后减轻，称之为"休息痛"。

2. 关节僵硬及关节活动受限 大多数患者随病程发展均出现关节晨僵，但一般不超过 15 分钟。严重时关节活动可闻及摩擦声，出现关节肿胀、积液。有关节内游离体时可出现关节交锁。骨关节炎发展到一定程度，主动或被动关节活动均受限。病情严重者可有肌肉萎缩及关节畸形。

（二）体征

髋关节骨关节炎早期表现为髋关节前方及内收肌止点压痛，关节活动受限，以内外旋受限为主；晚期则出现髋关节屈曲、外旋畸形，髋关节内旋诱发疼痛试验阳性，Thomas 征阳性。

膝关节骨关节炎早期表现为关节间隙压痛，髌骨下摩擦感阳性，关节活动受限以屈曲受限为主；晚期则各方向活动均明显受限，股四头肌萎缩，关节肿胀积液时，膝关节浮髌试验阳性，可伴发关节畸形，如膝屈曲内翻畸形或外翻畸形。主动或被动活动时，关节伴有响声，侧方活动检查时可见关节侧副韧带松弛体征。

手部骨关节炎以指间关节和拇指腕掌关节多见，常为多关节发病。早期体征较少，晚期可出现远侧指间关节侧方增粗，形成 Heberden 结节，并可出现关节积液、半脱位和手指偏斜畸形。

【辅助检查】

1. X 线 早期病变局限在软骨表面时，X 线片为阴性。随着病情进展，关节间隙非均匀性变窄，关节边缘有骨赘形成。晚期关节间隙基本消失，关节变形，力线偏移，可出现半脱位。软骨下骨硬化和囊腔形成并存，关节积液时可见关节囊肿胀，但无骨性强直（图 71-2）。

2. 实验室检查 没有特异性的实验室检查。血液分析、红细胞沉降率、C 反应蛋白、类风湿因子、血尿酸一般都在正常范围内。但选择性地行以上检查，对鉴别诊断具有重要意义。

【诊断】 根据患者的症状、体征、典型 X 线表现等，骨关节炎诊断并不难。诊断原发性骨关节炎，首先要排除可能引起继发性骨关节炎的原因。目前国际上使用的依然是 1995 年美国风湿病学会修订的有关膝、髋和手关节的骨关节炎分类标准，膝关节骨关节炎临床及放射学诊断标准如下：

（1）近 1 个月内大多数时间有膝关节疼痛。

（2）X 线示关节边缘骨赘。

（3）关节液实验室检查白细胞增多。

（4）年龄≥40 岁。

（5）晨僵＜30 分钟。

（6）膝关节活动时有摩擦声。

满足（1）＋（2）条或（1）＋（3）＋（5）＋（6）条，或（1）＋（4）＋（5）＋（6）条者，可诊断膝关节骨关节炎。

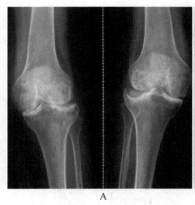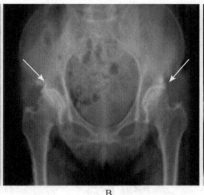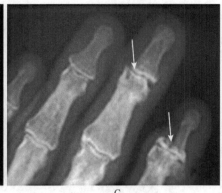

图 71-2　骨关节炎的 X 线表现

A.双侧膝关节骨关节炎；B.双侧髋关节骨关节炎；C.指间关节骨关节炎

髋关节及手关节骨关节炎又各有其诊断标准，本书从略。

案例 71-1 分析 1

该患者为老年女性，有长期膝关节劳累病史。临床症状体征及辅助检查结果提示右膝关节骨关节炎。

【预防与治疗】

1. 骨关节炎的预防　针对其病因及加重因素，建议患者应该做到：控制体重、减少负荷（减少蹲起及上下楼梯等动作）、局部保暖、轻缓运动等，对关节进行保护。

2. 骨关节炎的治疗　治疗目的主要是缓解或消除疼痛，增加关节活动范围，重建关节稳定性。

（1）药物治疗：以 NSAIDs 类药物为主，辅以硫酸软骨素和氨糖美辛等软骨基质成分。关节内注射透明质酸钠，能起到润滑关节，保护关节软骨的作用。激素类药物由于有损害软骨的作用，故一般情况下不用于关节内注射，全身应用更是禁忌。

（2）手术疗法：手术的目的在于进一步协助诊断；减轻或消除疼痛；防止或矫正畸形；防止关节破坏进一步加重；改善关节功能。对于保守治疗无效的早期患者，可在关节镜下行关节清理术，效果良好。晚期出现畸形或持续性疼痛时，年龄小的可选用关节周围截骨术，如髋关节的粗隆间截骨术、膝关节的胫骨高位截骨术；老年患者可选用人工关节置换术（图 71-3）。

案例 71-1 分析 2

该患者膝关节疼痛、活动受限，影响生活质量。但目前膝关节无明显的内外翻畸形，可先行膝关节镜探查清理术，改善生活质量。若后期病情进一步加重，可行关节置换术。

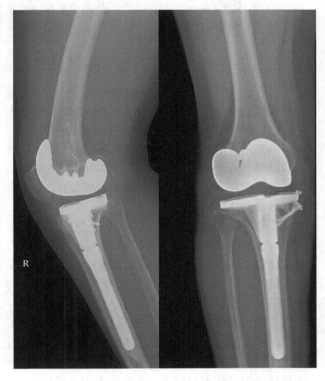

图 71-3　人工全膝关节置换术后正侧位 X 线片

第二节　强直性脊柱炎

案例 71-2

患者，男，34 岁。因"下腰背疼痛伴晨僵 8 年"就诊。

患者 8 年前开始出现下腰背疼痛，后半夜最明显，有僵硬感，晨僵明显，时间约 20 分钟，活动后减轻，偶有臀部放射痛不适。

查体：腰椎生理弧度消失，前屈 30°，后伸 0°。左右侧屈 10°。骶髂关节叩痛（＋），双侧"4"字试验（＋），其余检查未见特殊异常。

辅助检查：骨盆X线片及CT检查结果见图71-4。

问题：

1. 该患者诊断是什么？
2. 诊断依据是什么？
3. 对于该患者，进一步的诊断治疗方案如何？

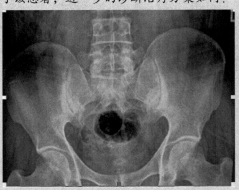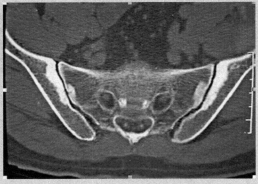

图71-4　骶髂关节X线片及CT

强直性脊柱炎（ankylosing spondylitis，AS）是一种缓慢进展性结缔组织疾病，以中轴骨骼受侵犯为主。常从骶髂关节开始，逐渐向上蔓延至脊柱的关节、关节突及附近的韧带，亦可侵犯邻近的大关节，最终造成纤维性或骨性强直和畸形。基本病理改变为原发性血管翳破坏性炎症，韧带骨化和关节强直，属继发性修复性病变。

【流行病学资料】　强直性脊柱炎发病率各国报道不一，我国患病率初步调查为 0.3%左右。本病男女之比约 2～3∶1，女性发病较缓慢且病情较轻。发病年龄通常在 13～31 岁，高峰年龄为 20～30 岁，40岁以后及 8 岁以前发病者少见。

【病因和发病机制】　强直性脊柱炎的病因未明。一般认为是在遗传因素的基础上受环境因素（包括感染）等多方面的影响而致病。HLA-B27 与强直性脊柱炎的发病密切相关，并有明显家族发病倾向。我国强直性脊柱炎患者 HLA-B27 的阳性率达 91%。在 HLA-B27 阳性的强直性脊柱炎患者中，其一级亲属中强直性脊柱炎患病率高达 11%～25%。这充分表明 HLA-B27 阳性者或有强直性脊柱炎家族史者患强直性脊柱炎的危险性增加。创伤、内分泌、代谢障碍和变态反应等亦被疑为强直性脊柱炎的发病因素。

【病理】　病变一般自骶髂关节开始，在病变部位出现慢性血管翳破坏性炎症、继而出现韧带骨化。病变向上可延伸至脊柱，累及椎间小关节的滑膜和关节囊，晚期可使整个脊柱周围的软组织钙化、骨化，导致明显的"竹节样"改变和严重的驼背。向下蔓延至髋关节，使髋关节出现强直，少数累及膝关节。

【临床表现】　本病通常发病于 40 岁以前，以男性多见，占 90%，有明显家族史。

（一）症状

早期，患者感双侧骶髂关节及下腰部疼痛，为间歇性，可有夜间痛，可向臀部和大腿放射，伴晨僵，适当活动后可缓解。后期，上述症状逐渐向上发展，出现胸背部疼痛，胸肋关节僵硬，呼吸扩张度减少，胸部束带感。有少数患者最终强直于驼背及关节屈曲位，严重者可强直于屈曲 90°，不能平视，视野局限于足下。

（二）体征

骶髂关节深压痛，同时由于胸肋关节受累，呼吸运动度减小。脊柱或髋关节活动度不同程度减少，甚至完全骨性强直。典型体态为胸椎后凸，头部前伸，侧视时须转动全身。若累及髋关节，可呈摇摆步态。

【辅助检查】

1. 影像学　X 线表现具有诊断意义。强直性脊柱炎最早的变化发生在骶髂关节。该处的 X 线片显示软骨下骨缘模糊，骨质糜烂，关节间隙模糊，骨密度增高及关节融合。X 线片上骶髂关节炎的病变分为 5 级：0 级为正常；Ⅰ级为可疑；Ⅱ级为轻度异常；Ⅲ级为明显异常；Ⅳ级为严重异常，关节完全强直。对于临床可疑病例，而 X 线片尚未显示明确的或Ⅱ级以下的双侧骶髂关节炎改变者，应采用 CT 检查。

随病变进展，强直性脊柱炎在 X 线片逐步表现为出现关节面模糊，关节间隙变窄，直至融合。脊柱晚期呈"竹节样"，以 T_{10}～L_2 常见。在胸椎因骨质

疏松出现磨砂玻璃样病变。耻骨联合、胸骨柄体联合

处的软骨及肌腱的骨盆附着处也常骨化（图 71-5）。

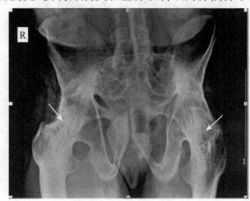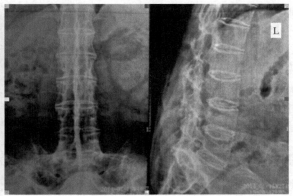

图 71-5 强直性脊柱炎 X 线表现

脊柱因各个椎间盘纤维环及韧带的骨化而强直呈"竹节样"，骶髂关节及髋关节发生融合

2. 实验室检查 活动期可见红细胞沉降率增快，C 反应蛋白增高及轻度贫血。类风湿因子阴性者的免疫球蛋白轻度升高。强直性脊柱炎患者 HLA-B27 阳性率达 90%左右，但无诊断特异性，阴性有助于排除强直性脊柱炎，而阳性者不能作为诊断强直性脊柱炎的依据。

【诊断】 强直性脊柱炎的诊断较多采用 1984 年修订的 AS 纽约标准：①下腰背痛持续至少 3 个月，疼痛随活动改善，但休息不减轻；②腰椎在前后和侧屈方向活动受限；③胸廓扩展范围小于同年龄和性别的正常值；④双侧骶髂关节炎 Ⅱ～Ⅳ级，或单侧骶髂关节炎 Ⅲ～Ⅳ级。如患者具备④并分别附加①～③条中的任何 1 条可确诊为 AS。

对不符合强直性脊柱炎诊断标准的早期患者，可选择欧洲脊柱关节病研究组制订的脊柱关节病初步诊断标准以免延误病情。该诊断标准为炎性脊柱痛或非对称性以下肢关节为主的滑膜炎，并附加以下项目中的任何一项，即①阳性家族史；②银屑病；③炎性肠病；④关节炎前 1 个月内的尿道炎、宫颈炎或急性腹泻；⑤双侧臀部交替疼痛；⑥肌腱末端病；⑦骶髂关节炎。

【鉴别诊断】 强直性脊柱炎应与类风湿关节炎（RA）相鉴别：

（1）强直性脊柱炎在男性多发，而 RA 女性居多。

（2）强直性脊柱炎无一例外有骶髂关节受累，RA 则很少有骶髂关节病变。

（3）强直性脊柱炎为全脊柱自下而上受累；RA 只侵犯颈椎。

（4）外周关节炎在强直性脊柱炎为少数关节、非对称性，且以下肢关节为主；在 RA 则为多关节、对称性，四肢大小关节均可发病。

（5）强直性脊柱炎无 RA 可见的类风湿结节。

> **案例 71-2 分析 1**
> 该患者为中年男性，下腰背痛的病程 8 年，疼痛及晨僵随活动改善；腰椎在前后和侧屈方向活动受限；双侧骶髂关节炎达到 Ⅲ 级病变。符合强直性脊柱炎的诊断标准。

【治疗】 由于本病病因不明，故目前治疗目的主要是解除疼痛、预防畸形及改善功能。应强调指出的是：本病可以急性脊椎炎的轻度或中度发作与近乎或完全静止期交替进行为特征，是一种慢性进展性疾病，应长期随诊。

（一）一般治疗

1. 教育患者正确对待疾病，禁止吸烟，预防创伤。

2. 鼓励功能锻炼，注意睡眠姿势，必要时可行牵引以预防腰背及髋部形成屈曲畸形。

（二）药物治疗

1. 非甾类抗炎药 用以改善患者腰背部疼痛和发僵，减轻关节肿胀和疼痛，以及增加活动范围，无论早期或晚期强直性脊柱炎患者症状治疗都是首选。

2. 生物制剂 对 NSAIDs 治疗后病情仍持续活动的 AS 患者应考虑使用生物制剂（DMARDs），目前可供选择的药物包括 TNF 抑制剂和白细胞介素（IL-17 和 IL-25）抑制剂。

3. 柳氮磺吡啶 改善强直性脊柱炎的关节疼痛、肿胀和发僵，并可降低血清 IgA 水平及其他实验室活动性指标，特别适用于改善强直性脊柱炎患者的外周关节炎。

4. 甲氨蝶呤 活动性强直性脊柱炎患者经柳氮磺吡啶和非甾类抗炎药治疗无效时，可采用甲氨蝶呤。但仅对外周关节炎、腰背痛、发僵及虹膜炎等表

现，以及红细胞沉降率和 C 反应蛋白水平有改善作用，而对中轴关节的影像学病变无改善证据。

5. 糖皮质激素　使用大剂量抗炎药也不能控制症状时，可选择短期使用糖皮质激素治疗（多不超过 3 天）。医师应注重长期使用该类药物治疗带来的不良反应。

6. 沙利度胺　一些男性难治性强直性脊柱炎患者应用沙利度胺后，临床症状、红细胞沉降率及 C 反应蛋白可明显改善。

（三）外科治疗

髋关节受累引起的关节间隙狭窄、强直和畸形，是本病致残的主要原因。为了改善患者的关节功能和生活质量，人工全髋关节置换术是最佳选择。置换术后绝大多数患者的关节痛得到控制，部分患者的功能恢复正常或接近正常，置入关节的寿命 90% 达 10 年以上（图 71-6）。

> **案例 71-2 分析 2**
> 该患者现治疗以解除疼痛、预防畸形为主。可予以消炎镇痛药物缓解症状。根据疼痛缓解情况选择性使用糖皮质激素或其他抗炎药物。

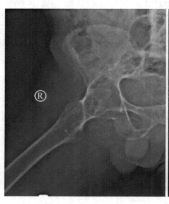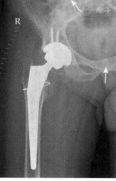

图 71-6　强直性脊柱炎患者手术前后 X 线片

第三节　类风湿关节炎

> **案例 71-3**
> 患者，女，33 岁。因"双手关节僵硬、疼痛畸形 7 年"就诊。
> 患者 7 年前开始出现双手对称性手指关节僵硬，有明显疼痛不适。2 年来开始出现明显晨僵，时间约 90 分钟，并出现双手畸形，影响日常生活。
> 查体：双手多个手指呈鹅颈畸形，双侧第 4、5 掌指关节向侧方半脱位，腕部手背可见红色皮下结节。
> 辅助检查：手部 X 线片结果见图 71-7。

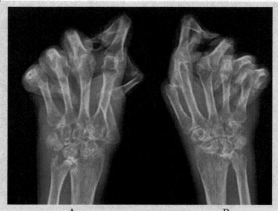

图 71-7　手部 X 线片

A. 左手斜位 X 线片；B. 右手斜位 X 线片

> 实验室检查：Hb95g/L，类风湿因子 943IU/ml，红细胞沉降率 28mm/h，C 反应蛋白 53.9mg/l。血清 IgG、IgA、IgM 增高。
> **问题：**
> 1. 该患者诊断是什么？
> 2. 诊断依据是什么？
> 3. 对于该患者，进一步的治疗方案如何？

类风湿关节炎（rheumatoid arthritis，RA）是一种由全身性结缔组织疾病引起的非特异性炎症，表现为多发性和对称性关节病变，其特点是病程慢、关节痛和肿胀反复发作，逐渐加重，最终导致关节强直畸形和功能丧失，是一种以关节病变为主的全身性疾病。

【流行病学资料】　类风湿关节炎分布于世界各地，在不同人群中的患病率为 0.18%～1.07%，其发病具有一定的种族差异。我国的发病率为 0.32%～0.36%，总患病数逾 500 万。类风湿关节炎发病年龄多在 15 岁以后，高峰年龄在 20～45 岁，一般女性发病多于男性。

【病因和发病机制】

1. 遗传因素　类风湿关节炎患者 1 级亲属中患病的风险较普通人群高 1.5 倍。与类风湿关节炎相关的各种因素中，遗传因素占 50%～60%。目前的研究显示，由遗传决定的一组 MHC-Ⅱ分子与类风湿关节炎的发生密切相关，易感基因最主要为 HLA-DR B1 亚型。但类风湿关节炎是多基因疾病，与其发病相关的基因尚未完全被发现，因此目前仍不能完全用基因阐明类风湿关节炎的发病机制及对疾病进行预测。

2. 免疫因素　近年来的大量研究提示类风湿关节炎的发病是一个受抗原驱动的"激发-连锁反应"式的病理过程。感染、分子模拟及自身免疫反应是类风湿关节炎发病及迁延的中心环节。而遗传、内分泌、环境因素等则增加了类风湿关节炎的易感性。自身抗原、病毒感染、细胞受体（TCR）及细胞凋亡等方面的研究为类风湿关节炎的发病机制提供了重要线索。免疫细胞如滑膜 B 细胞、滑膜巨噬细胞、成纤维样滑膜细胞也对类风湿关节炎的发病具有重要意义,而细胞因子网络、信号传导通路等在类风湿关节炎的发病中也都是必要的。因类风湿关节炎的病理过程是极其复杂的,以上多种因素可能在类风湿关节炎、疾病不同时期起作用。

3. 感染因素　某些病毒和细菌感染可能作为始动因子,启动携带易感基因的个体发生免疫反应,进而导致类风湿关节炎的发病。与类风湿关节炎发病相关的病原体包括 EB 病毒、细小病毒 B19、流感病毒及结核分枝杆菌等。

4. 性激素　类风湿关节炎发病率男女之比为1∶(2～4),提示性激素可能参与发病。另外,女性类风湿关节炎患者在怀孕期内病情可减轻,分娩后1～3 个月易复发,提示孕激素水平下降或雌-孕激素失调可能与类风湿关节炎的发病有关。

5. 其他因素　吸烟、寒冷、外伤及精神刺激等因素可能与类风湿关节炎的发生有关。

【病理】　类风湿关节炎的主要病理改变为滑膜炎,表现为滑膜增生和炎性细胞浸润。滑膜改变可分为炎症期、血管翳形成期和纤维化期。血管翳形成是类风湿关节炎滑膜的重要病理特征,在类风湿关节炎软骨和骨破坏过程中发挥重要作用。关节外表现的主要病理基础为血管炎。类风湿结节是其特征性表现,结节中心为类纤维素样坏死组织,周围有"栅状"排列的组织细胞、成纤维细胞及巨噬细胞等。

【临床表现】　类风湿关节炎的临床表现多样,多数为缓慢隐匿起病,少数急性起病,发作与缓解交替出现。

1. 关节表现

类风湿关节炎受累关节的症状表现为对称性、持续性关节肿胀和疼痛,常伴有晨僵。受累关节以近端指间关节、掌指关节、腕、肘和足趾关节最为多见。中、晚期的患者可出现手指的"天鹅颈"及"纽扣花"样畸形。

2. 关节外表现

(1)类风湿结节:多见于关节突起部及经常受压处,无明显压痛,不易活动。类风湿结节也可发生在内脏、心包表面、心内膜、中枢神经系统、肺组织及巩膜等。

(2)血管炎:可影响各类血管,以中、小动脉受累多见。可表现为指端坏疽、皮肤溃疡、外周神经病变、巩膜炎等。

(3)心脏:心包炎、非特异性心瓣膜炎、心肌炎。

(4)胸膜和肺:胸膜炎、肺间质纤维化、肺类风湿结节、肺动脉高压。

(5)肾:膜性及系膜增生性肾小球肾炎、间质性肾炎、局灶性肾小球硬化、增殖性肾炎、IgA 肾病及淀粉样变性等。

(6)神经系统:感觉型周围神经病、混合型周围神经病,多发性单神经炎及嵌压性周围神经病。

(7)造血系统:类风湿关节炎患者可出现正细胞正色素性贫血,疾病活动期血小板升高。

【辅助检查】

1. 影像学检查　早期 X 线片上,关节周围可见软组织肿胀影,骨质疏松,正常骨小梁排列消失,关节间隙因积液而出现变宽。后期,关节软骨下出现囊肿,临近骨组织呈磨玻璃样改变,关节间隙因软骨磨损而逐渐狭窄。晚期,关节间隙完全消失,最终出现骨性强直(图 71-8)。

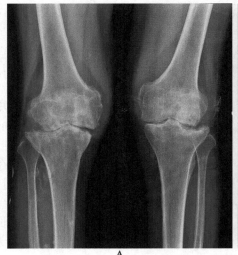
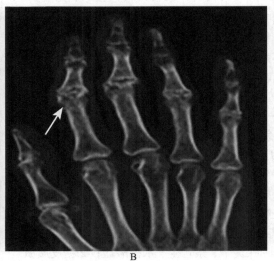

图 71-8　类风湿关节炎的 X 线表现

骨质疏松,正常骨小梁排列消失,关节间隙因软骨磨损而逐渐狭窄。
晚期,关节间隙完全消失,关节严重畸形。A.膝关节类风湿关节炎;B.手指间关节类风湿关节炎,手指鹅颈畸形

2. 实验室检查   血红蛋白减少，白细胞计数正常或降低，但淋巴细胞计数增加。大约 70% 的患者类风湿因子阳性，但类风湿因子阳性并不都是类风湿关节炎。抗环瓜氨酸多肽（CCP）、抗角蛋白抗体（AKA）等自身抗体对类风湿关节炎有较高的诊断特异性，但是敏感性仅 30%。活动期，红细胞沉降率加快，血清 IgG、IgA、IgM 增高。关节液较混浊，黏稠度降低，黏蛋白凝固力差，糖含量降低，细菌培养阴性。

3. 病理检查   当需排除其他疾病时，可取滑膜活组织检查，类风湿结节也可进行活组织检查证实。

【**诊断**】   目前国际上通用 1987 年美国风湿病协会修订的诊断标准：

（1）晨起关节僵硬持续至少 1 小时（≥6 周）。

（2）3 个或 3 个以上关节发病（≥6 周）。

（3）腕、掌指关节或近侧指间关节肿（≥6 周）。

（4）对称性关节肿（≥6 周）。

（5）皮下类风湿结节。

（6）手 X 线片示有骨质破坏或明确的骨质疏松。

（7）类风湿因子阳性（滴度＞1∶32）。

类风湿因子阳性只作为参考，确认本病需具备四条或四条以上标准。但应注意与风湿性关节炎、强直性脊柱炎、骨关节炎、结核等鉴别。

【**治疗**】   目前，类风湿关节炎的治疗包括药物治疗、外科治疗和心理康复治疗，治疗目的主要是：①缓解疼痛、抑制炎症、消除肿胀；②延缓疾病进展，保护关节功能和防止畸形；③矫正关节畸形，改善肢体功能。一般采用综合治疗。

1. 一般治疗   强调患者教育及整体和规范治疗的理念。急性期卧床休息，缓解期可给予患者适当的理疗、体疗、外用药、正确的关节活动和肌肉锻炼等，对于缓解症状、改善关节功能具有重要作用。避免受累关节长期处于畸形体位，可间断使用夹板，减轻疼痛，防止畸形。

2. 药物治疗   常用的有：①非甾体类抗炎药：布洛芬、吲哚美辛、萘普生、水杨酸盐；②糖皮质激素：全身应用皮质激素，只限于难处理的病例，受累关节内注射激素，可使病情迅速缓解，但不宜多用；

③免疫抑制药物：青霉胺、环磷酰胺；④其他药物：金盐制剂、中药制剂等。

3. 手术治疗   目的是防止或延缓疾病进展，矫正畸形，恢复关节功能。早期可对受累关节行滑膜切除术，以减少关节液渗出，防止血管翳形成，保护软骨和软骨下骨组织。后期，可行关节成形术或全关节置换术，如手的尺偏畸形可做掌指关节成形术或人工手指关节置换术。但需强调：手术并不能根治类风湿关节炎，术后仍需药物治疗。

第四节　大 骨 节 病

大骨节病（kashin-beck disease）是一种以软骨坏死为主要改变的地方性疾病，又称柳拐子病。本病常多发性、对称性侵犯软骨内成骨型骨骼；导致软骨内成骨障碍、管状骨变短和继发的变形性关节病。主要发生于儿童和少年，临床表现为关节疼痛、增粗变形、肌肉萎缩、运动障碍（图 71-9）。

【**流行病学资料**】   本病主要分布在我国东北、西北、河南、四川等地的山谷地区；国外主要分布于西伯利亚东部和朝鲜北部。男女发病率差异不大，青年及成人男性略高，与在疫区发育、生长密切相关，但与居住年限无关，不同民族、职业发病无显著差异，但以农业区人口高发。

【**病因**】   目前认为本病是摄入带有败病真菌（fusarium sporotrichiella）的麦子和面粉而引起，是一种慢性食物中毒。同时我国对大骨节病科学考察结果提示，水中腐殖酸总量与大骨节病患病率呈正相关，与硒含量呈负相关。因此，目前多数学者认为低硒、真菌和饮水被腐殖酸污染三者与大骨节病的发生有关。

【病理】　大骨节病的发病主要是由于软骨成骨作用障碍及骨骺板软骨、关节面软骨结构的破坏所致。基本病理改变主要表现为透明软骨营养不良性变性、坏死，继而增生、修复，从而导致软骨内成骨障碍、骨生长发育停滞。上述病理改变不断加重、最终患者出现关节增生畸形、身材矮小等体征。

【临床表现】　疫区土生土长者发病居多。8岁前离开疫区者及骨骺闭合后再进入疫区者极少发病。患者常无自觉症状，无特异性，表现为肌肉酸胀疼痛，继而肌萎缩和痉挛，晨起僵硬，关节运动受限，步态不稳。晚期发生严重畸形，体形呈侏儒状，伴膝内翻或膝外翻，骨端肥大，关节变形增粗，指短粗。关节症状大都从指、趾关节开始，常呈对称性。发病晚者可仅有关节炎而无任何畸形。

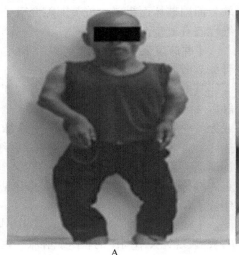
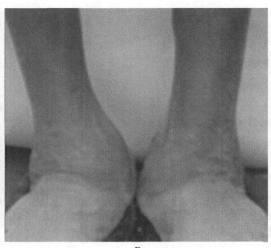

图 71-9　大骨节病患者的表现

A. 患者身高、肢体发育情况（身高 125cm）；B. 患者踝关节畸形

【辅助检查】　X 线表现：可分为三期。第一期：骺板和干骺端失去正常形态，凹凸不平，呈锯齿状，有时可见游离体。骨骺厚度不一，干骺端两侧的骨皮质呈锐角。第二期：骺板提前骨化与干骺端早期融合。骨骺中心软骨消失而骨化，向外周扩张。第三期：骺板完全消失，骨骺与骺板早期发生融合，骨的长轴发育停止。骨端增粗，关节面凹凸不平，关节边缘骨赘增生，骨干变短。X 线改变以指骨变化最早出现。足部关节的变化以距骨最显著，其次为跟骨和胫骨远端。早期胫距关节间隙狭窄，后期距骨呈密度不均匀的增生和囊样变，距骨颈缩短，距骨头上翘，距骨体低平，踝关节增粗，关节面硬化不平，关节内可有游离体（图 71-10）。

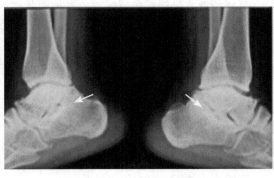
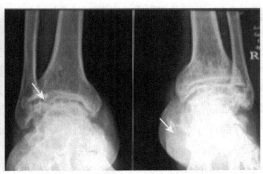

图 71-10　大骨节病 X 线表现

A. 距骨病变 X 线片表现；B. 踝关节及跟骨病变 X 线片表现

【诊断】　病情分三期：早期关节不灵活，疼痛，多个指/趾间关节增粗；中期关节粗大，疼痛、活动受限，短指/趾畸形；晚期短肢畸形、身材矮小。要特别注意早期患者的诊断，早期诊断的参考指标：①指末节弯曲；②弓状指；③疑似指节增粗；④踝、膝关节疼痛。在疫区居住 6 个月以上的儿童，有上述症状体征两项或以上且对称存在者，有诊断意义。如同时有 X 线改变，可确诊为早期。如干骺端 X 线改变与临床所见只有一项阳性者，应作为早期观察对象，观察时间为 6 个月。

> **案例 71-4 分析 1**
> 　　该患者从小生长于四川省阿坝州，该地区是我国大骨节病高发地区。患者青少年时即开始出现全身多处关节肿大、双下肢关节进行性跛行，身材矮小，关节骨性肿大变形，根据病史、查体结果应该首先考虑诊断大骨节病。
> 　　进一步检查以行病变部位的 X 线检查为主。

【治疗】　本病治疗重在预防，改变小麦的储存方法，防止真菌感染，勿食被真菌感染的麦制品。疫区 3～16 岁少年儿童服用亚硒酸钠药片，补充硒元素，可降低本病的发生率。早期病例服用维生素 A、维生素 E，对缓解症状效果显著；中期病例治疗的目的是止痛和保持关节活动功能，对有关节游离体者可行关节清理术；晚期关节有严重畸形的病例，可行关节矫形或成形术。对疼痛严重，生活不能自理者，可行人工关节置换术。

> **案例 71-4 分析 2**
> 　　该患者属于大骨节病晚期，关节有严重畸形，对疼痛严重，生活不能自理，可行关节矫形或成形术。

第五节　松毛虫性骨关节炎

　　松毛虫性骨关节炎（pine moth osteoarthritis）是指直接或间接接触松毛虫活体、尸体或虫毛引起的骨关节炎。我国南方较多见，季节性强，发病以 10 月份最多，常呈局部暴发流行，侵袭皮肤、骨和关节。

【流行病学】　在我国广东、福建、广西、湖南、湖北、安徽、浙江、江西、江苏等地均有发病报道。接触松毛虫人口的发病率为 52.9%～86.4%。发病时间以夏秋为流行高峰期，10 月份最多。患者以 20～50 岁的青壮年最为多见。男女发病无差异。

【病因】　本病具体发病机制不清，有些学者认为是因接触松毛虫或其毒素导致的毒血症，另外有人认为是松毛虫毒素诱发的机体变态反应，还有些认为是因毒素而引发的低毒性骨关节炎感染。以上观点都不能明确说明松毛虫病的具体发病机制，尚待进一步研究。

【病理】　本病主要病理表现为关节结缔组织和滑膜水肿、充血、增厚。滑膜表面粗糙，有少量黏稠血性渗出液。肌腱光泽减少，粗糙。血管壁增厚，内膜肿胀增生，伴轻度透明样变。后期以血管和纤维组织增生为主，有轻度炎性细胞浸润。关节软骨面因破坏而粗糙，关节间隙变窄，逐渐形成纤维性僵直或骨性强直。

【临床表现】　临床上可以将本病分为皮肤型、骨关节型、肿块型和混合型四种。

　　其中骨关节型占 30%～90%，病变多发生在接触后 2 天，也有长达 30 天才发病者。全身症状较轻或无。一般体温增高达 38℃ 左右，少数有畏寒、发热、头痛、全身乏力、食欲减退等，持续 2～3 天后逐渐消退。局部有淋巴结肿大、疼痛、渐至关节强直。部分患者可合并化脓性感染，出现经久不愈的瘘管或窦道。

【辅助检查】　X 线检查：发病早期（12 天左右），表现为关节周围的软组织肿胀、密度增高，关节囊肿大。发病 1 个月左右，X 线片可见骨质改变。早期为骨质疏松，继而骨质边缘模糊，虫蚀样破坏，常见于肌腱、韧带附着的骨突区。多数病例在骨破坏区有单层细条状骨膜反应，有的呈骨刺样或呈花边状。慢性期主要为骨破坏区周围增生硬化，形成边缘清楚硬化的小环形病灶。晚期表现与骨关节炎晚期相似，表现为关节间隙不对称性狭窄，软骨面不平、变形，有时可见半脱位及骨性关节强直。

　　实验室检查：60%以上的患者血象中嗜酸粒细胞增多，红细胞增高者占 40%～70%。软组织肿块或关节穿刺液常呈淡黄色或绿黄色黏稠胶状液性，偶尔带血性。细菌培养多呈阴性，少数有金黄色葡萄球菌或白色葡萄球菌或绿脓杆菌生长。

【诊断】　本病存在地区性暴发，有接触松毛虫或污染物病史，结合上述临床表现和 X 线检查可以确诊。本病主要与结核、化脓性感染和类风湿关节炎鉴别。

【治疗】
1. 预防为主，在接触松毛虫及其污染物后立即用肥皂水清洗，30%氨水外敷。
2. 急性期以抗过敏、止痛、消炎和制动为主。若有继发性感染，应加用抗生素。
3. 慢性期关节破坏重、窦道长期不愈、关节畸形、强直者可行手术治疗。手术方式可选用病源清除术、关节镜滑膜切除术、关节融合术或截骨矫形术等。

思 考 题

1. 骨关节炎的典型临床表现有哪些?

2. 骨关节炎的治疗原则是什么?

3. 强直性脊柱炎的典型影像学表现是什么?

4. 强直性脊柱炎与类风湿关节炎的鉴别要点有哪些?

（常　山　杨红胜）

第七十二章 运动系统畸形

第一节 先天性畸形

一、先天性肌性斜颈

案例 72-1

患儿，男，11 个月。因发现头倾右侧 11 月入院。

患儿 11 月前因难产行剖宫产产出，出生后母亲发现患儿头颅倾向右侧，颈部活动正常，颈部肌肉无畸形。2 周龄时于右侧颈部中部触及一肿块，肿块可移动。随后肿块逐渐缩小，于 4 月龄时完全消失。现母亲发现患儿头倾程度有所加重，伴右侧面颊削平。

体格检查：T 36.8℃，P 122 次/分，R 35 次/分，BP 99/40mm Hg。神志清，心肺检查无明显阳性体征。患儿头向右侧倾斜，下颌转向左侧肩部。左侧面颊饱满，右侧面颊削平。右侧眼外眦到同侧口角距离缩短，将头摆正，可见右侧胸锁乳突肌紧张而突出于皮下，形如硬索，头部运动受限。

辅助检查：暂缺。

斜颈是小儿常见的一种颈部畸形，可由多种疾病引起。先天性斜颈分为骨性斜颈和肌性斜颈，1 岁内患者最多见的原因是肌性斜颈。先天性肌性斜颈

（congential torticollis）是一侧胸锁乳突肌纤维性挛缩，颈部和头脸部向患侧偏斜畸形。

【病因】 一侧胸锁乳突肌挛缩、变性是本病的直接原因，但胸锁乳突肌变性的原因至今仍不完全清楚，最早认为是臀位产伤引起血肿纤维化，一直未能证明，且组织中从未发现血红蛋白的铁质沉淀。动物试验证明当胸锁乳突肌的血供受压而阻塞，尤其是静脉的阻塞，肌肉中央的动脉亦受影响而产生肌肉供血不足的纤维增生变化，出现肿块、纤维束带、纤维挛缩。有部分胎位正常、分娩正常的婴儿也发生肌性斜颈，因而有学者认为胸锁乳突肌纤维化在母体内已经形成，是先天性或遗传性因素所致。

【临床表现】 在婴儿出生时可见头颅向患侧倾斜，颈部活动正常，颈部肌肉无畸形。婴儿在 2～4 周时可见颈部肌肉中 1/3 或下 1/3 处有肿块，肿块可移动。临床上肌性斜颈的肿块出现率仅为 30%～50%。肿块出现后渐渐变大、变硬，在以后 3～4 个月渐渐缩小而消失，但胸锁乳突肌却渐渐缩短而挛缩。婴儿 6～8 个月后脸部渐渐出现病侧面颊削平，健侧面颊丰满，下颌转向对侧，尖头畸形明显。眼和耳的两侧不在同一水平，双侧眼外眦到同侧口角的距离不等，颈部向对侧弯曲的活动度减少，旋转亦渐渐出现限制。1 岁左右胸锁乳突肌缩短、增粗、增宽如束带状，将下颌转至对侧，颈伸直时向对侧弯曲尤其明显。随着儿童的成长，颈椎可出现继发性侧弯。

【诊断】 根据病史中第一胎的难产病史，生后出现胸锁乳突肌内肿块，肿块与锁骨不连，可移动；在较大儿童胸锁乳突肌开始缩短呈束带状，脸部畸形，颈部活动减少；颈椎 X 线摄片未发现任何先天性骨性异常，可做出诊断。

案例 72-1 分析 1

1. 首先考虑何诊断？

首先考虑先天性肌性倾斜。依据：①患儿有难产史；②2 周龄时于右侧颈部中部触及一肿块，肿块可移动；③患儿头向患侧倾斜，下颌转向健侧肩部。健侧面颊饱满，患侧面颊削平；④将患儿头摆正，可见右侧胸锁乳突肌紧张而突出于皮下，形如硬索，头部运动受限。

【鉴别诊断】

1. 颈椎先天性畸形所致斜颈 包括颈椎半椎

体、齿状突畸形等，均可表现不同程度的斜颈。颈椎 X 线片对确定骨性病变有重要价值。胸锁乳突肌无痉挛。

2. 感染引发的斜颈 如咽喉部炎症、扁桃体炎、颈淋巴结感染等，由于炎症刺激，局部软组织充血、水肿，颈椎韧带松弛，导致寰枢椎旋转移位而发生斜颈。颈椎结核也可致斜颈，X 线片显示骨质破坏，椎旁有软组织肿胀或冷脓肿影像，可做鉴别。

3. 视力性斜颈 因视力障碍，视物时出现斜颈姿态，但无胸锁乳突肌挛缩，也无颈部活动受限。作视力检查及视神经检查可以确定诊断。

4. 耳源性、神经源性、习惯性斜颈 前两者均可找到原发灶，后者诊断则是在排除其他各种器质性病变后，经矫正不良习惯后即可治愈。

5. 婴儿良性阵发性斜颈 病因不明，是发生于婴儿期的一种自限性疾病。表现为周期性斜颈，胸锁乳突肌无痉挛，无其他任何器质性病变。

> **案例 72-1 分析 2**
> 2. 还有哪些必要辅助检查有助于诊断？
>
> 可完善颈椎 X 线片检查，排除因先天性颈椎骨性异常及颈椎结核导致的斜颈；同时应对患儿行视力检查及视神经检查，排除因视力障碍导致的斜颈姿态。

【治疗】 早期诊断，早期治疗，方法简单，疗效优良，是预防继发的头、颜面、颈椎楔形畸形的关键，因此早期治疗已成为本病治疗的基本原则。治疗方法有两种，即非手术疗法和手术疗法。

1. 非手术疗法 适用于 1 岁以内婴儿。包括局部热敷、按摩、手法矫治和矫形帽外固定。手法主要牵引挛缩的胸锁乳突肌，若能坚持，多数患儿能获满意效果。

2. 手术疗法 适用于 1 岁以上的患儿，在纤维化演变完成后再行手术治疗。理想的手术年龄是 1～4 岁，年龄超过 12 岁者，虽然脸部和颈部畸形已难于矫正，但手术疗法仍可使畸形有所改善。手术治疗主要是切断胸锁乳突肌，松解挛缩。在锁骨近端上作一横切口，切断胸锁乳突肌的锁骨头和胸骨头。如颈阔肌和附近筋膜也有挛缩，则将其切断。当旋转头部，矫正不满意时，可在乳突下作一横切口，切断胸锁乳突肌止点。注意勿损伤面神经、副神经和锁骨下血管。2 岁以下儿童，术后不作石膏固定，以头部牵引 2 个月。2 岁以上儿童，术后将头置于过度矫正位，用头颈石膏或支具固定 4 周。年龄较大、畸形明显者，术后作石膏背心连头固定 2～3 个月。去除固定后，应

立即开始颈肌的手法牵伸训练，避免再度粘连挛缩。

> **案例 72-1 分析 3**
> 3. 如何处理？
>
> 因患儿年龄为 11 个月，小于 1 岁，可先予局部热敷、按摩、手法扳正和固定头部等处理，其目的是使肿块及早消散，防止肌肉发生挛缩。若超过 1 岁患儿斜颈仍不能纠正，则考虑手术治疗，超过 12 岁脸部畸形已难于矫正，但手术仍可使颈部畸形和活动有所改善。手术方法多用胸锁乳突肌切断术。术后将头置于过度矫正位，用头颈胸石膏固定 3～4 周。

二、先天性并指多指畸形

> **案例 72-2**
> 患儿，男，2 岁，发现右拇指桡侧多余一指 2 年。查体：右拇指桡侧有一细小手指，与拇指近节指骨相连。X 线片示：右拇指指骨未见异常；多余手指指骨未与正常指骨相连。拇指活动功能好。
> **问题：**
> 1. 诊断是什么？
> 2. 如何处理？

多 指 畸 形

多指畸形（polydactylism），又称重复指，是指正常手指以外的手指、手指的指骨、单纯软组织成分或掌骨等的赘生，是临床上最常见的手部先天性畸形（图 72-1）。男女比例为 3:2。右左手比例为 2:1，双手发病约占 10%，拇指多指发病率约占总数的 90% 以上。

【病因】 病因未明，部分病例为遗传因素。环境因素对胚胎发育亦有影响。肢芽胚基分化早期受损害，是导致多指畸形的重要原因。

【临床表现】 多指畸形多数可在分娩时发现而诊断。多指畸形中，多生的手指可以是单个或多个，或双侧多指；可发生在手指末节、近节指骨，与正常指骨或掌骨相连，也可发生在掌指关节、指间关节的一侧。多指的外形和结构差异很大，可以仅是皮蒂相连的皮赘直到一个完全的手指，甚至难以分辨正常指与多指。多指畸形可单独存在，或与并指等畸形同时存在。对多指应行 X 线检查，以明确骨关节形态与结构，为手术提供依据。

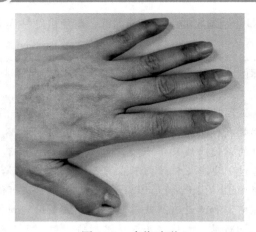

图 72-1　多指畸形

案例 72-2 分析 1

　　诊断为多指畸形，诊断依据：发现右拇指桡侧多余手指；多余手指细小。

　　【治疗】　多指畸形的手术治疗不仅要有明显的美容效果，更重要的是重建手部功能。需根据多生手指的外形、位置、结构及和正常手指的关系，结合 X 线检查确定多生手指切除的部位和方式。对有严重畸形、组织缺损的复杂多指，在 1 岁后行多指切除，行组织移植或移位等手术重建功能，并定期复查直至发育停止期。

先天性并指畸形

　　先天性并指畸形（congenital syndactylia）是两个以上手指部分或全部组织成分先天性病理相连，它是上肢先天性畸形中最多见的病种之一，常为遗传性。并指可以单独出现，也常常是手部许多先天性畸形的体征之一。

　　【病因】　有人认为并指畸形属于肢体部分分化障碍。多数为常染色体显性遗传。

　　【临床表现】　临床表现多种多样，在形式上有的表现为皮肤软组织并指，有的为骨骼融合在一起的骨性并指。单纯性并指的症状除了外形上的损害外，主要是妨碍手指的外展及内收。复合性并指的损害，则根据病变状况的差异，表现出不同的症状。

　　【治疗】　对功能影响不大，不明显妨碍发育的并指不宜过早手术。反之，对功能影响较大或明显阻碍发育的并指如末节并指，手术时机可适当提前。

　　不完全性并指的手术目的：加深指蹼、良好的皮肤覆盖，使新形成的指蹼与正常指蹼外观相似。完全性并指的手术目的：分开并指良好的皮肤覆盖、指蹼再造、指端修复、甲皱再造等对于指骨融合的并指，分开融合的指骨。

案例 72-2 分析 2

　　为改善外观，防止多指影响拇指发育及功能，手术切除多指。

三、先天性髋关节脱位

案例 72-3

　　患儿，女，5 岁。右下肢跛行 3 年。

　　患儿 2 岁方学会走路，当时被发现右下肢行走不稳，呈鸭行步态。随年龄增长跛行步态渐加重。经外院治疗无好转。无外伤史。第一胎，足月，臀位顺产。

　　体格检查：体温 36.5℃。右下肢无红肿、无压痛，下肢肌力正常，皮肤感觉正常。右髋关节屈伸正常，外展稍受限，其余关节活动正常。患儿 Allis 征（＋），Trendelenburg 试验（＋）。

　　X 线摄片示：右 Shenton 线不连，髋臼指数 50°，股骨头位于 Perkin 方格的外上象限，且发育差，变小，但密度正常，前倾角 80°，髋臼和股骨头无破坏，颈干角 140°。

问题：

　　1. 根据以上资料，拟诊断什么疾病？

　　2. 如何治疗？

　　先天性髋关节脱位（congenital dislocation of the hip joint）双侧多于单侧。随着研究而且是可以预防的不断深入，越来越多的人认为本病除了先天性因素之外，后天因素也起着重要作用，因此国际上有很多学者将其称为髋关节发育不良。

　　【病因】　关于本病的病因有许多学者持不同意见，目前认为有以下因素。

　　1. 遗传因素　许多学者认为先天性髋关节脱位与遗传有关。在有此病的家族中若有一胎发生脱位，第二胎的发病率比正常高 10 倍。

　　2. 内分泌变化　有学者检查髋关节脱位婴儿的尿中雌激素有升高现象，认为肝脏不能分解雌激素引起关节松弛，导致髋关节脱位。

　　3. 关节松弛　先天性髋关节脱位的关节松弛发病率为 28%～36%，而正常同年龄、同性别的小儿中关节松弛的发病率为 8%～10%，两者有明显的统计学差别。有人认为关节松弛与胶原纤维异常有关。

　　4. 机械性压力　是指子宫内压力情况，包括臀位产、羊水缺乏、胎儿下肢体位变化等。臀位产中双下肢往往呈伸直位，能使髋关节失去稳定性而造成脱位。临床上有20%~50%髋关节脱位是臀位产,支持这个说法。

5. 髋臼外唇发育畸形 是一种生长发育中的畸形。髋臼外缘软骨迟迟不能钙化,髋臼外侧斜度增大,盂唇增大、增厚、关节囊松弛,形成关节不稳定。

【分类】先天性髋关节脱位有三种不同的类型:单纯的髋关节脱位多见,在出生时发现,对这类治疗比较简单,多数有效。另一类是与神经或神经肌肉有关的继发脱位,可以复位,但日后仍易再脱出,因此治疗措施比较复杂。还有一种脱位在胎儿早期形成,髋臼完全畸形,股骨头明显移位,软组织严重挛缩,治疗十分困难。

【病理】 脱位主要发生在髋臼、股骨头、颈和关节囊四部分。其他部位如髋部的肌肉、韧带、神经、血管、骨盆和脊柱等,引起继发性病理改变。患儿在开始站立、负重以前为站立前期,病情较轻,及早治疗,疗效较好;负重后即可出现半脱位或脱位,病情逐渐加重,疗效亦逐年下降(表72-1)。预后的好坏,取决于能否早期诊断、早期治疗。

表 72-1 先天性髋关节脱位的病理变化

		站立前期	脱位期
原发性病变	髋臼	髋臼前、上、后缘发育不良及平坦、变浅	髋臼缘不发育,髋臼更浅面平坦。白窝内圆韧带充塞其中,并充满脂肪组织和纤维组织
	股骨头	较小、圆韧带肥厚,股骨头可在髋臼内脱位或半脱位,但易回纳入髋臼	向髋臼后上方脱出,股骨头骨骺出现迟缓,小而扁平或开关不规则,圆韧带肥厚妨碍复位
	股骨颈	前倾角略加大(正常25°~30°)	变短变粗,前倾角加大,达45°~60°
	关节囊	松弛,结构改变不大	随股骨头上移而拉长,增厚,因髂腰肌经过关节囊前方,可出现压迹,严重者关节囊呈葫芦状,妨碍股骨头复位
继发性病变	骨盆		倾斜、前倾
	脊柱		出现代偿性脊柱侧凸、腰生理前凸加大,臀部后凸
	肌肉与筋膜		内收肌、髂腰肌紧张,臀肌、阔筋膜胀肌挛缩

【临床表现与诊断】

1. 站立前期 先天性髋关节脱位的临床表现因患儿的年龄不同而存在着较大的差异。新生儿和婴幼儿站立前期临床症状不明显,主要特点是一部分为髋臼发育不良或不稳定髋。若出现下述症状提示有髋关节脱位的可能:①单侧脱位者,大腿、臀及腘窝的皮肤皱褶不对称,阴唇及臀裂斜向患侧,患侧下肢短缩且轻度外旋。②患儿会阴部增宽,双侧脱位者更为明显,患侧股内收肌挛缩。③股动脉搏动减弱。④牵动患侧下肢时,有弹响声或弹响感。⑤患侧髋关节活动受限,患髋常处于屈曲位,不愿伸直,无力,牵拉可伸直,松手后又呈屈曲状。少数髋关节呈僵硬状态,牵拉患髋时哭闹。

下列检查有助于诊断:

(1) Allis征:患儿平卧,屈膝90°,两足平放检查台上,两踝靠拢时,双膝高低不等时为阳性(图72-2)。

(2) Barlow试验(弹出试验):患者仰卧位,检查者面对婴儿臀部,双髋双膝各屈90°,拇指放在大腿内侧,小转子处加压,向外上方推压股骨头,

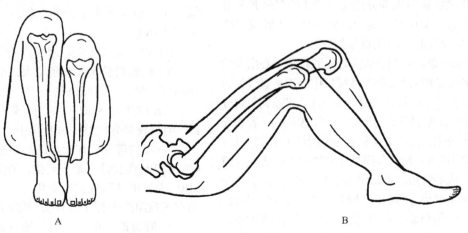

A   B

图 72-2 Allis 征

A.正位;B.侧位

感股骨头从髋臼内滑出髋臼外的弹响，当去掉拇指的压力则股骨头又自然弹回到髋臼内，此为阳性（图72-3A）。阳性结果表示有可能脱位，目前还未脱位，应诊断为不稳定髋。

（3）Ortolani征（弹进试验）：患者平卧，助手固定骨盆。检查者一手拇指置股骨内侧上段正对大转子处，其余指置于股骨大转子外侧。屈膝、屈髋各90°，逐步外展髋关节，同时置于大转子外侧的四指

将大转子向前、内侧推压，若听到或感到"弹跳"，就是脱位的股骨头通过杠杆作用滑入髋臼，即为阳性（图72-3B），可诊断先天性髋关节脱位。因新生儿哭闹、扭动或内收肌挛缩时，该体征可能表现为阴性，但并不能排除脱位的存在。Barlow试验和Ortolani征不适用于3个月以上的婴幼儿，因有可能造成损害（图72-3）。

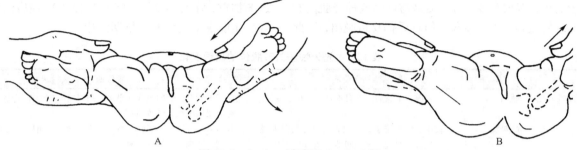

图72-3　Barlow试验和Ortolani征

A. Barlow试验（弹出试验）；B.Ortolani征（弹进试验）

（4）髋关节屈曲外展试验：双髋关节和膝关节各屈曲90°位时，正常新生儿及婴儿髋关节可外展80°左右。外展受限在70°以内时应疑有髋关节脱位，检查时若听到响声后可外展90°表示脱位已复位。检查必须双侧同时进行，以便于固定骨盆和与另一侧做比较。

以上试验都要求患儿在肌放松和安静状态下进行。有些患儿在出生时可能仅有髋臼发育不良而没有髋关节脱位，数周或数月后才可能发展为髋关节脱位。此时上述Barlow征、Ortolani征均呈阴性，Allis征及髋关节屈曲外展试验仍为阳性。

（5）患侧股内收肌紧张、挛缩。

（6）B超检查发现股骨头在髋臼外即可确诊先天性髋关节脱位，可用于普查。

（7）X线检查对可疑患儿，应在出生后3个月以上（在此之前髋臼大部分还是软骨）拍双侧髋关节正位片。X线片上可显示髋臼发育不良，半脱位或脱位。拍摄X线片时，应注意保护性腺。

1）Perkin象限：当股骨头骨骺的骨化中心出现后可利用Perkin象限观察，即两侧髋臼中心连一直线称为H线，再从髋臼外缘向H线做一垂线P，将髋关节划分为四个象限，正常股骨头骨骺位于内下象限内。若在外下象限为半脱位，在外上象限内为全脱位（图72-4）。

2）髋臼指数：指从髋臼外缘向髋臼中心连线与H线相交所形成的锐角，正常值为20°～25°，小儿步行后此角逐年减小，直到12岁时基本固定于15°左右。髋关节脱位此角明显增大，甚至在30°以上（图72-5）。

3）CE角：也称中心边缘角，即股骨头中心点连线的垂线与髋臼外缘-股骨中心点连线所形成的夹

角。其意义是检测髋臼与股骨头相对的位置，对髋臼发育不良，半脱位有价值。正常值为20°以上。

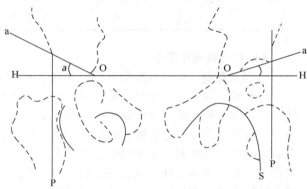

图72-4　一侧H-H与P线将髋关节划分为四个象限

4）Shenton线：即股骨颈内缘与闭孔上缘的连线。正常情况下为平滑的抛物线，脱位者此线中断（图72-5）。

5）股骨头骨化中心因发育受影响较健侧小。

6）患侧股骨颈前倾角增大，正位X线片上股骨颈越短、粗，则前倾角越大。

（8）CT与MRI：CT对了解髋臼的情况大有帮助，但仅仅是骨性结构或骨化中心，对于软骨、软组织、盂唇、韧带变化却无帮助；在造影剂残留关节时，CT可以明确股骨头是否复位，有无前、后半脱位。MRI主要可显示软组织变化，对人体损害少并能明确有无软组织嵌顿于股骨头与髋臼之间。

2. 脱位期　患儿一般开始行走的时间较正常儿晚。单侧脱位的患儿跛行、呈鸭行步态；双侧脱位者站立时骨盆前倾，臀部后耸，腰部前凸特别明显（图

72-5）。患儿仰卧、双侧屈髋屈膝 90° 时，双侧膝关节不在同一平面，患肢缩短。推拉患侧股骨时，股骨头可上下移动，似打气筒样。会阴部增宽，双侧脱位者更明显。患髋内收肌紧张，髋关节外展活动受限。

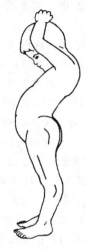

图 72-5　先天性髋关节脱位

臀部后耸，腰部前凸特别明显

单足站立试验（Trendelenburg 征）呈阳性。在正常情况下，用单足站立时，因臀中、小肌收缩，对侧骨盆抬起，才能保持身体平衡。如果站立侧有先天性髋关节脱位时，因臀中、小肌松弛，对侧骨盆不但不能抬起，反而下降（图 72-6）。行走时，为防止下沉，骨盆必须过度向患侧倾斜才能保持平衡，因此出现鸭步。

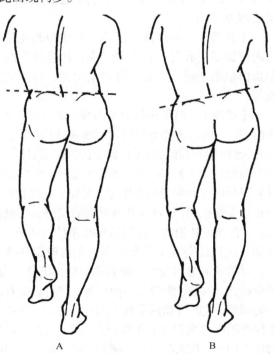

图 72-6　Trendelenburg 征

A. 阴性；B. 阳性

案例 72-3 分析 1

临床诊断：先天性髋关节脱位。

诊断要点：

1. 第一胎，足月，臀位顺产。

2. 5 岁女童，2 岁方会走路，学会走路时即有跛拐。

3. 体温正常，右下肢无红肿、无压痛，可排除炎症性病变；下肢肌力正常，皮肤感觉正常。

4. 右髋外展稍受限，Allis 征（＋），Trendelenburg 征（＋）。

5. X 线片示：右 Shenton 线不连，髋臼指数增大，股骨头位于 Perkin's 方格的外上象限，前倾角增大，髋臼和股骨头无破坏。

【治疗】　治疗方法因年龄而异，治疗越早，效果越好。年龄越大，病理改变越重，疗效越差。

1. 婴儿期（1 岁以内）　对 Ortolani 和 Barlow 试验阳性的患儿，治疗的目的是稳定髋关节。对于有轻、中度内收肌挛缩的患儿，主要是将脱位的髋关节复位。国外多采用 Pavlik 支具治疗本病（图 72-7）；国内采用特制的连衣袜套治疗。

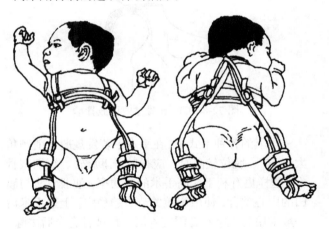

图 72-7　Pavlik 支具

2. 幼儿期（1～3 岁）　对于不能自然复位，而且在 1 岁以后才发现的髋关节脱位的患儿，一般采用手法复位，并用支具或石膏外固定治疗。复位前行充分的牵引，当闭合复位失败后应行切开复位。固定位置由过去的蛙式位改为现在的人字位（外展 45°，屈髋 95°），可大大降低股骨头缺血性坏死的发生率。

3. 3 岁以上儿童　一般采用手术切开复位，骨盆截骨术。因为随年龄的增长，骨的塑形能力逐渐减少，保守疗法的效果欠佳。手术目的主要是将异常的髋臼方向改为生理方向，增加髋臼对股骨头的包容，使股骨头中心与髋臼中心重合。常见的手术方式有以下几种：

（1）Salter 骨盆截骨术：适用于年龄在 1～6 岁的髋关节脱位，包括手术复位失败者。髋臼指数应在 45° 以下，股骨头大小与髋臼应基本适应。

（2）Pemberton 髋臼截骨术：适用于 7 岁以上，或 6 岁以下髋臼指数超过 46° 者；Y 形软骨骨骺尚未闭合的，髋臼指数大于 46° 的患儿。手术方法是在髋臼上缘上处 1～1.5cm 处，平行于髋臼顶作弧形截骨，将髋臼端撬起向下改变髋臼顶的倾斜度，使髋臼充分包容股骨头，恢复髋臼的正常形态，使股骨头中心与髋臼中心重合。

（3）Chiari 骨盆内移截骨术：适用于大年龄、髋臼指数大于 45° 的患儿。该手术于髋臼上缘紧贴关节囊上方行内高外低的骨盆截骨，然后将远端内移 1～1.5cm，相对增加包容。缺点就是可导致女性骨产道狭窄，且增加的包容部分无软骨覆盖（图 72-8）。

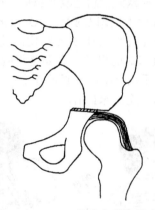

图 72-8　Chiari 骨盆内移截骨术

以上的各种术式中，在手术中若发现股骨前倾角大于 60°、脱位较高时，应行转子下旋转、短缩截骨术。这样更有利于提高手术的成功率，使股骨头与髋臼的中心重合，使患侧髋关节更趋稳定。上述手术后一般采用髋人字石膏固定 6 周，待截骨愈合后去除。负重时间一般在术后 3～6 个月。

治疗后并发症：不管保守疗法还是手术治疗均可并发股骨头坏死，而手术治疗还可能发生再脱位和关节僵硬，需在治疗中注意预防。

> **案例 72-3 分析 2**
>
> 治疗原则：
>
> 1. 尽早诊断，及时治疗，根据不同年龄有不同的治疗方法。
>
> 2. 解除软组织挛缩，将股骨头牵引至髋臼水平。
>
> 3. 切开复位，改善头臼相容和矫正过大的前倾角。

四、先天性马蹄内翻足

> **案例 72-4**
>
> 患儿，男，2 岁。因发现左足内翻畸形 2 年入院。
>
> 患儿 2 年前出生后即发现患儿左足内翻畸形，伴左足关节活动受限，以屈伸左踝关节为甚。行走时跛行，左下肢以足尖或足外缘着地。
>
> 体格检查：T36.5℃，P109 次/分，R26 次/分，BP84/51mmHg。神志清，心肺检查无明显阳性体征。跛行步态。左足内翻内收畸形，左足背外侧可出现增厚的滑囊和胼胝，无伴溃疡。左小腿后肌肉萎缩，小腿呈细长，足跟变窄小，足弓高，左踝关节向前、向后活动度减少，左胫骨内旋畸形。
>
> 辅助检查：足侧位 X 线片示左足距骨纵轴与跟骨纵轴之间夹角 17°；左足第 1 跖骨与距骨纵轴、第 5 跖骨与跟骨纵轴平行或交叉角 22°。
>
> **问题：**
>
> 1. 首先考虑何诊断？
>
> 2. 还有哪些必要辅助检查有助于诊断？
>
> 3. 如何处理？

先天性马蹄内翻足（congenital horseshoe varus）是一种常见的先天性畸形，婴儿出生时即可发现足有下垂、向内侧弯曲现象，单侧稍多于双侧，踝关节伸直与屈曲活动都减少。此病 发病率通常为 0.1%，男女比例为 2：1。

【病因】　病因尚不清楚，可能与胎儿足在子宫内位置不正有关。有许多学说，如遗传学说、胚胎蛋白缺陷学说、生长发育停止学说、神经肌肉学说等。

【病理】　畸形包括前足内收、踝关节马蹄、跟骨内翻，一般认为随着年龄增加病理日趋加重。新生儿先天性马蹄内翻足畸形由四个因素组成：①跗骨间关节内收；②踝关节跖屈；③足内翻；④年龄较大时可有胫骨内旋和胫骨后肌挛缩。足处于此位置时，对矫正有弹性抗力，还可合并有继发的跟腱和跖腱膜挛缩。足背和足外侧的软组织因持续牵扯而延伸。小儿开始行走后逐渐发生骨骼畸形。先出现跗骨排列异常，以后发展为跗骨发育障碍和变形，足舟骨内移，跟骨跖曲、内翻，距骨头半脱位等，严重者常有胫骨内旋畸形。这些骨骼畸形属于适应性改变，取决于软组织挛缩的严重程度和负重行走的影响。在未经治疗的成人中，某些关节可自发融合，或继发于挛缩而产生退变性改变。

【临床表现】

1. 症状和体征 新生儿时可以发现两足向内翻转，小腿后肌肉萎缩，小腿呈细长，踝关节向前、向后活动减少，足跟瘦小，跟腱细短并有足跟内翻现象，此外胫骨可合并内旋（图72-9）。患儿步行后，出现跛行，用足尖或足外缘着地，畸形逐渐加重，严重者足背着地，负重区产生胼胝及滑囊病，患儿小腿肌腱较健侧明显萎缩。

根据治疗效果可将本病分为松软型与僵硬型两类。松软型表现为畸形较轻，足小，皮肤及肌腱不紧，容易用手法矫正。僵硬型，即症状严重，跖面可见一条深的横行皮肤皱褶，跟骨小，跟腱细而紧，呈现严重马蹄内翻，内收畸形，手法矫正困难。

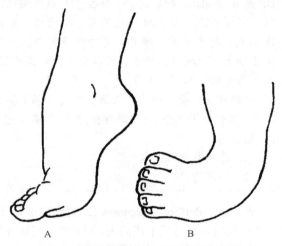

图72-9 马蹄足（A）与内翻足（B）

2. X线检查 正常足侧位X线片上跟、距骨轴心线交叉成角，为30°～50°。足正位片上跟骨轴心线经过骰骨至第4跖骨底；距骨轴心线经第1跖骨至大拇趾，两线交叉成角20°～40°。在马蹄内翻足时，跟距角极度减小，甚至两线平行。

3. CT和MRI 对马蹄足的检查很有价值，常用于年龄较大而需要手术治疗的患者，对距下关节面、踝关节面、内外踝与距骨、跟骨关系比正侧位片更清楚。而MRI对于马蹄足的韧带、肌腱、关节囊的增厚和纤维化、关节软骨面均有清晰的影响，可供手术方法的选择参考。

【诊断】 出生后即出现明显畸形者诊断不难，主要依据包括前足内收、跟骨内翻、踝关节马蹄形，同时合并胫骨内旋。对于年龄较大，且病史不明确者，要与先天性多发性关节挛缩症、大脑瘫痪和脊髓灰质炎后遗症等相鉴别。

1. 先天性多发性关节挛缩症 累及四肢很多关节，畸形较固定，不易纠正。早期已有骨性改变。

2. 大脑瘫痪 常为痉挛性瘫痪，肌张力增加，反射亢进，有病理反射，以及大脑受累的表现等。

3. 脊髓灰质炎后遗症 肌肉有麻痹和萎缩现象。

> **案例72-4 分析1**
> 临床诊断：首先考虑先天性马蹄内翻足。依据：①患儿出生后即出现左足内翻畸形；②左足内翻内收畸形，左小腿后肌肉萎缩，小腿呈细长，足跟变窄小，足弓高，左踝关节向前、向后活动度减少，左胫骨内旋畸形；③足侧位X线片：可见距骨与第1跖骨纵轴线交叉成角大于15°，跟骨跖面和距骨纵轴线夹角小于30°。
> 辅助检查：可完善CT及MRI检查，有助于了解距下关节面、踝关节面、内外踝与距骨、跟骨关系；MRI检查对患足的韧带、肌腱、关节囊的增厚和纤维化、关节软骨面均有清晰的显像。

【治疗】 治疗目的是纠正畸形，使足底能正常负重、行走无疼痛、可穿正常鞋而不需矫正鞋，且踝关节有一定活动度。早期治疗方法简单，远期效果好。

1. 非手术治疗

（1）非石膏矫正法：新生儿无法做石膏固定手法，治疗的原则是应轻巧、非暴力牵拉。婴儿韧带与挛缩关节囊比骨骺板坚强，必须避免暴力损伤骨骺。先纠正足内收，之后可用柔软的旧布自制绷带，将足松松地包在已纠正的位置上。数月后畸形显著改善，即可穿一矫形足托代替绷带包扎，将足维持于矫正后的位置。

（2）石膏矫正法：在1～3个月龄石膏纠正最合适。麻醉以使婴儿安静。按手法治疗步骤，先做足伸直位石膏固定，只纠正前足内收。石膏固定至大腿，屈膝90°，每1～2周更换一次石膏。经2～3次石膏更换，足内翻畸形有所纠正、足底已放平时，再开始将足背伸，拉长跟腱纠正马蹄。经过3～4次石膏纠正，当踝关节可以背伸超过0°（即胫骨与足成90°位）可做短腿石膏固定。石膏纠正完成可以穿塑料足托固定。轻型马蹄足经2～3次石膏固定就能纠正。目前大多数学者认为真性马蹄足需要手术治疗，仅有15%的马蹄足无须手术治疗。

2. 手术治疗 手法治疗失败表示软组织变化已超过手法牵拉的作用。手术治疗方法必须按小儿年龄、疾病严重程度及以前治疗情况决定。治疗原则是去除一切挛缩的纤维组织、纠正各关节的异常位置，平衡畸形与肌肉拉力，获得近乎正常的负重、活动功能及外观。

一般在10岁以前不应做骨部手术，以免损伤骨骺。大多数采用软组织手术，主要有跟腱延长术和足内侧挛缩组织松解术，后者主要切断足内侧三角韧带的胫跟部分，跖腱膜和距舟韧带等挛缩组织；必要时还要延长胫骨后肌腱。术后作石膏固定 2～3 个月。

10 岁左右仍有明显畸形者，可考虑做足三关节融合术（即跟距、距舟和跟骰关节）（图 72-10）。术后用管型石膏固定，直至融合牢固为止。对于马蹄内翻足畸形伴有的胫骨内旋，只有极少数需作旋转截骨术。如果考虑作胫骨截骨术，必须确定病理改变仅限于胫骨，而没有僵硬性足的畸形。

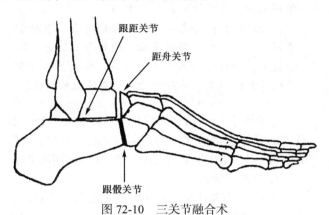

图 72-10　三关节融合术

案例 72-4 分析 2

因患儿年龄为 2 岁，大于 1 岁，不考虑 Ponseti 矫形方法等治疗方法，主要考虑手术方法为主，常用的方法有：①广泛软组织松解术：手术方法包括 Turco、Mckay、Carroll 等方法，是针对足踝挛缩的软组织进行松解，恢复跗骨间正常解剖结构。②跟腱延长术：对于错过跟腱松解手术年龄的患儿（一般为 2～3 岁）需要将跟腱松解，使跟骨下落，进行跟腱延长术，将跟腱行 Z 字切开。术后石膏固定 6 周。③胫前肌外移术：适用于马蹄足早期轻度复发，或治疗后残留前足内收畸形的儿童。④外固定支架：对于大龄僵硬性马蹄内翻足患儿（一般为 5 岁以上），足部骨骼已经骨化，单纯通过软组织无法矫正畸形，可使用外固定支架技术，术后需要定期调节支架，外观基本满意，但会残留足踝关节僵硬。⑤足部截骨矫形术：有很多手术方式，一般患儿年龄大于 5 岁，根据其畸形情况选择不同部位的截骨，可与外固定支架联合矫正马蹄内翻畸形。⑥三关节融合术：适应证为 10 岁以上儿童；合并跖骨内收、后足内翻、跖屈三种畸形，可以考虑行此手术。

第二节　姿态性畸形

一、平　足　症

案例 72-5

患儿，男，8 岁。因运动后足部劳累伴小腿疼痛 4 年入院。

患儿 4 年前运动后出现足部疲劳，小腿外侧踝部时感疼痛，伴足底中心和脚背可触及肿胀的结节，压痛明显，局部皮肤发红，足活动内翻轻度受限，休息后，症状、体征可消失。父亲有平足症病史。

体格检查：T 36.2℃，P 88 次/分，R 20 次/分，BP 96/61mmHg。神志清，心肺检查无明显阳性体征。正常步态。站立时双足足弓下陷消失，足内缘不直，前足外展，跟骨、舟骨结节突出，内踝突出加大，外踝突出变小；足跟变宽，跟底外翻。双侧舟骨结节压痛（＋）。

辅助检查：负重位足正侧位 X 线片示第 1 楔骨与第 1 距骨向中线分裂；距跟重叠，距骨跖屈角 32°。

问题：

1. 首先考虑何诊断？
2. 如何处理？

平足症（flatfoot symptoms），又称扁平足（图72-11），指内侧足弓低平或消失，同时伴发足跟外翻、距下关节轻度半脱位、跟腱短缩等畸形。患足失去弹性，在站立和行走时足弓塌陷，出现疲乏或疼痛的症状。平足症是最常见的足病之一，通常分为姿态性和僵硬性平足症两种。

【解剖概要】

足有横弓、纵弓两个足弓，纵弓又有外侧和内侧纵弓之分，足弓的形态依靠骨骼本身形态、坚强有力的韧带和肌肉来维持。

足部骨块除籽骨和趾骨外，均是背宽底窄，组合起来自然形成足的弓形结构。在横切面，跗骨和 5 个跖骨排成横弓形，跖骨基底部横弓明显，跖骨头部则变浅。内侧纵弓的后侧部分由跟骨、距骨组成，前侧部分为第 1、2、3 楔骨和跖骨，顶部为舟骨。内侧纵弓的弓高，前侧较后侧长、耐力较弱。外侧纵弓后部为跟骨，顶部为骰骨，前部为第 4、5 跖骨，纵弓虽低，但较坚强。因此，足弓的外侧缘较内侧缘坚固。

韧带是保持构成足弓各骨块间联系的重要组织，足背部突出，负重少，韧带薄弱；跖侧负重，对足弓维持也特别重要，韧带肥厚坚强。

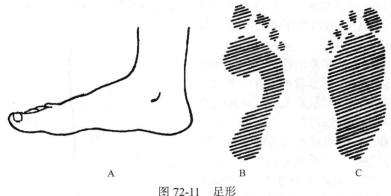

图 72-11　足形

A. 扁平足；B. 正常足印；C. 扁平足印

肌肉是维持足弓的另一重要因素。足部肌肉分为内在肌与外在肌，足弓的维持主要依靠外在肌的作用。胫前肌、胫后肌、腓骨长肌，分别经过踝关节的内外侧，止于足跖侧，相互拮抗，如两条坚强的悬带，将足弓向上提起。此外，腓肠肌可使跟骨跖屈纵弓下降，破坏足弓的结构，故腓肠肌挛缩者易患平足。

由此可见，只有防止足部韧带的过度负荷及劳损，加强足部外在肌的锻炼，才能保持足弓的正常形态和功能。

【病因】　本病可因先天性或继发性因素发病。

1. 先天性因素　指足、韧带或肌肉的发育异常。包括：①跟骨外翻畸形；②垂直距骨；③足舟骨结节过大；④儿童骨骺未融合或有副足舟骨、先天性足部韧带、肌松弛等均可致扁平足。

2. 继发性因素　包括：①长久站立或负重，使维持足弓的韧带疲劳而逐渐衰弱；②慢性疾病或身体过重，缺乏适当锻炼，小腿和足部肌萎缩，不能维持足弓张力；③穿鞋不适，足部过度前倾，纵弓遭到破坏；④足部骨病如类风湿关节炎、骨结核等；⑤足内在肌、外在肌肌力失衡（大脑瘫痪、脊髓灰质炎后遗症等）。

【病理】　根据软组织病理改变程度不同，平足症可分为易变性即姿态性平足症及僵硬性即痉挛性平足症，后者常合并腓骨肌痉挛。易变性平足症较常见，软组织虽然松弛，但仍能保持一定弹性，负重时足扁平，去除承重力，足立即恢复正常，长期疗效满意。僵硬性平足症多数由于骨联合（包括软骨性及纤维性联合）所致，难以用手法矫正。足跗关节间距面突出，足弓消失，跟骨外翻，双侧跟腱呈八字形，距骨头内移呈半脱位，距骨内侧突出，有时合并腓骨长、短及第 3 腓骨肌痉挛。严重的先天性平足，距骨极度下垂，纵轴几乎与胫骨纵轴平行，足舟骨位于距骨头上。足前部背屈，跟骰关节外侧皮肤松弛，形成皮肤皱褶。

【临床表现】　稍久站立或行走 2～3 千米即会引起足部酸痛，足抬起后疼痛减轻或消失，严重时步态蹒跚，行走迟缓，全足着地，不敢提起足跟，易疲劳、疼痛，可伴有八字步态。痉挛性平足症患者有腓骨肌疼痛，僵直。查体可见足腰部肿胀，足印肥大，全足宽阔、低平，跟舟韧带部压痛。站立位足跟外翻，足内缘饱满，足纵弓低平，前足外展，足舟骨结节向内侧突出。足内侧皮肤摩擦部位常有红肿，日久胼胝出现。X 线足侧位片示足纵弓塌陷，跟骨、足舟骨、骰骨和距骨关系失常，偶有副足舟骨。跟骨底纵轴线与第 5 跖骨轴心线交角超过 160° 是诊断参考之一。严重平足者有跗骨关节炎及骨质增生、疏松等。

案例 72-5 分析 1

临床诊断：首先考虑平足症。依据：①患儿父亲有平足症病史。②运动后出现足部疲劳，伴小腿外侧踝部时感疼痛。③站立时双足足弓下陷消失，足内缘不直，前足外展，跟骨、舟骨结节突出，内踝突出加大，外踝突出变小；足跟变宽，跟底外翻。双侧舟骨结节压痛（＋）。④负重位足正侧位 X 线片：第 1 楔骨与第 1 距骨向中线分裂；距跟重叠，距骨跖屈角 32°。

【治疗】

1. 柔韧性平足症　可采用非手术治疗方法。①功能锻炼，如用足趾行走、屈趾运动、提踵外旋运动；②穿矫形鞋或矫形鞋垫，目的是恢复内纵弓，托起距骨头。

2. 僵硬性平足症　应矫正足部的畸形。

（1）垂直距骨：早期先用手法矫正，若失败则及早手术矫正。一般 4～6 岁前的儿童，可先做石膏矫形，使软组织松弛，继而手术切开复位，以克氏针固定距骨、舟骨和楔骨等。对于 6 岁以上儿童，切开复位常失败，可等到 12 岁后行三关节融合术。

（2）跗骨桥：可通过局部理疗，使痉挛肌肉缓解至足外翻消失，再用纵弓垫或鞋跟内侧垫治疗。非手术治疗无效，可用手术治疗。

（3）副舟骨：一般以非手术治疗为主，以矫形鞋治疗，必要时局部封闭治疗。症状严重方可考虑手术治疗。手术切除副舟骨，并将胫后肌腱移至跖底的正常止点。使肌腱拉紧，疗效较好。

3. 姿态性平足症 应尽可能查明致病原因，早期给予休息、理疗等措施，结合锻炼足内外肌，穿矫形鞋或配平足鞋垫。对于症状严重的患者，可在麻醉下矫形、石膏固定。个别严重者，经用各种非手术治疗无效，可行手术治疗。方法有副舟骨切除术和胫后肌腱移位术、舟楔跖骨融合术、胫前肌腱移位术及三关节融合术。足弓塌陷，无弹性，疼痛不能行走，X线片示有骨性关节炎者，多数要用三关节融合术。

> **案例 72-5 分析 2**
>
> 　　因患儿为先天性青少年平足，伴有症状，故不考虑随访观察。患儿处于 3～9 岁阶段，予矫形器具保守治疗。若 10～14 岁保守治疗无效伴症状严重者考虑手术治疗，大于 14 岁且保守治疗无效者应考虑手术治疗。

二、拇 外 翻

> **案例 72-6**
>
> 　　患者，女，45 岁，因"左拇趾畸形 20 年余"入院。查体：左足拇趾呈外翻畸形，第 1 跖骨头向内侧突出明显，X 线片示：左足第 1 跖骨与近节趾骨轴线约成 40°角。
>
> **问题：**
>
> 　　1. 临床诊断是什么？
> 　　2. 如何处理？

拇外翻是（hallux valgus），俗称"大脚骨"，是一种常见的拇趾向足的外侧斜，第 1 跖骨内收的前足畸形（图 72-12）。

【病因】 拇外翻的病因有多种，约一半病例有遗传因素，女性多见，常见的导致拇外翻的解剖结构缺陷有：①原发性跖骨内翻畸形，此为主要原因。②第 1 跖骨及其连接的趾骨活动增加。③纵弓及横弓下陷。以上原因导致拇收肌挛缩，产生外翻畸形。此外，拇外翻发生与穿鞋有密切的关系，常为穿高跟、尖嘴鞋所致，拇趾被迫外翻并略外旋，小趾内翻略内旋，跖趾关节背伸；由于拇长伸肌无腱鞘，容易滑脱

至拇趾外侧，产生弓弦作用，加剧拇外翻畸形。

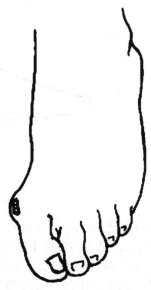

图 72-12　拇外翻

此外，各种炎症性或非炎症性关节疾病，如类风湿关节炎等，因关节破坏形成向外半脱位，出现外翻畸形。

【临床表现】 疼痛是拇外翻的主要症状。早期疼痛不严重，随着病情进展，出现拇囊炎时疼痛加重。X 线片见拇趾近节向外侧半脱位，并出现第 2 趾锤状畸形。畸形与疼痛并不成正比，疼痛常常由拇囊炎引起。严重者拇趾的跖趾关节肿痛，X 线片见跖趾关节出现骨关节炎表现。此外，第 2、3 趾可出现锤状趾。X 线正位摄片可发现第 1 跖趾关节半脱位，趾向中线移位，外翻角＞15°，第 1 跖骨内翻，第 1、2 跖骨夹角＞10°。

> **案例 72-6 分析 1**
>
> 　　临床诊断：左拇外翻。依据：①左拇趾畸形 20 年余；②左足拇趾呈外翻畸形；③X 线片示：左足第 1 跖骨与近节趾骨轴线约成 40°角。

【治疗】

1. 非手术治疗 对于早期病变，疼痛较轻的患者，穿合适的鞋，鞋跟不易太高。局部应用空心垫，可减缓拇囊炎症状。热敷、休息等均有一定疗效，有时也可行疼痛部位的局部封闭治疗。轻度外翻也可应用拇外翻矫形器。

2. 手术治疗 畸形和疼痛较重影响生活质量，且非手术治疗无效者，应采用手术治疗。手术方法有多种，包括软组织手术、骨性手术和软组织联合骨性手术。手术的基本目的是切除增生骨赘和滑囊，矫正拇趾畸形。除手术矫正外，术后正常足弓力线

的维持也是保证术后效果长久的重要措施，可防止拇外翻的复发。

> **案例 72-6 分析 2**
>
> 　　畸形较重影响生活质量，且非手术治疗无效时，应采用手术治疗。手术的基本目的是切除增生骨赘和滑囊，矫正拇趾畸形。

第三节　脊柱侧凸

> **案例 72-7**
>
> 　　患儿，男，6 岁。因发现身体倾斜 10 个月入院。
>
> 　　患儿 10 个月前无明显诱因发现身体向右侧倾斜，开始不明显，后出现左肩较右肩高，伴身高增长较同龄人缓慢，发病至今，症状有所加重，无呼吸异常，无四肢活动、感觉异常。
>
> 　　体格检查：T 36.8℃，P 92 次/分，R 21 次/分，BP 92/44mmHg。神志清，心肺检查无明显阳性体征。患儿皮肤无色素沉着或皮下肿物。左肩较右肩升高，左侧肩胛骨高于右侧，脊柱偏离中线，Adam 弯腰实验（＋）。脊柱活动稍受限，四肢活动、感觉、血运可，四肢肌力、肌张力正常，生理反射存在，病理反射未引出。
>
> 　　辅助检查：站立位全脊柱正侧位 X 线片示脊柱呈向左侧凸出，顶点为 T_{10} 椎体。Cobb 角 31°。T_{10} 椎体左侧椎弓根影接近中线，右侧椎弓根影已部分消失，Nash-Moe 法：Ⅱ度。
>
> **问题：**
>
> 　　1. 首先考虑何诊断？
>
> 　　2. 还有哪些必要的辅助检查有助于诊断？
>
> 　　3. 如何处理？

　　脊柱侧凸（scoliosis）是指脊柱向侧方弯曲（图 72-13），是危害青少年和儿童的常见病。若不及早发现，及时治疗，可发展为严重的畸形，可影响心肺功能。国际脊柱侧凸研究学会定义，应用 Cobb 法测量站立正位 X 线片的脊柱侧方弯曲，大于 10° 为脊柱侧凸。我国脊柱侧凸的发病率为 1.04%～1.2%。

　　【分类】　脊柱侧凸分为非结构性和结构性侧凸。

　　1. 非结构性侧凸　包括各类姿势不正、癔症性、神经根刺激、双下肢不等长、髋关节挛缩及某些炎症造成的侧凸畸形。针对病因治疗后，侧凸可以消除。X 线表现：脊柱无结构性破坏，脊柱仅呈 C 形畸形。

　　2. 结构性侧凸　由脊柱的骨骼、肌肉和神经病变所致。具体分类如下：

　　（1）特发性脊柱侧凸：最常见，占总数的 75%～80%。根据发病年龄又分为婴儿型（0～3 岁）、少儿型（3～10 岁）、青少年型（11～18 岁）及成人型（＞18 岁）。

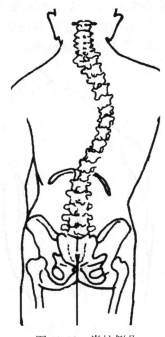

图 72-13　脊柱侧凸

　　（2）先天性脊柱侧凸：由于胎儿时期骨骼发育不良所致。据脊柱发育障碍将其分为三种类型：①形成障碍型，有半椎体和楔形椎；②分节不良型，有单侧未分节形成骨桥和双侧未分节两种；③混合型。

　　（3）神经肌肉型侧凸：神经病变，如脊髓损伤后，进行性神经紊乱症、脊髓空洞症、脊髓脊膜膨出及大脑性瘫痪等；肌病，如先天性多发性关节挛缩症、肌营养不良、神经纤维瘤病等。

　　（4）骨软骨营养不良：包括侏儒症、黏多糖病、脊柱骨骺发育不良等。

　　（5）其他：如退行性脊柱侧凸、创伤或脊柱外组织挛缩导致侧凸、脊柱滑脱、类风湿病、骨感染、肿瘤等、马方综合征、佝偻病、成骨不全、高胱氨酸尿症等。

　　【病理】　各种类型的脊柱侧凸病因虽不同，但其病理变化相似。

　　1. 椎体、棘突、椎板及小关节的改变　侧凸凹侧椎体楔形变，并出现旋转。主侧弯的椎体向凸侧旋转，棘突向凹侧旋转。凹侧椎弓根变短、变窄，椎板略小于凸侧。棘突向凹侧倾斜，使凹侧椎管变窄。在凹侧，小关节增厚并硬化形成骨赘。

2. 肋骨的改变　椎体旋转导致凸侧肋骨移向背侧，使后背部突出，形成隆凸，严重者形成"剃刀背"（图72-14）。凸侧肋骨互相分开，间隙增宽。凹侧肋骨互相挤在一起，并向前突出，导致胸部不对称。

3. 椎间盘、肌及韧带的改变　凹侧椎间隙变窄，凸侧增宽，凹侧的小肌肉可见轻度挛缩。

4. 内脏的改变　严重胸廓畸形使肺受压变形，由于肺泡萎缩，肺的膨胀受限，肺内张力过度，引起循环系统梗阻，严重者引起肺心病。

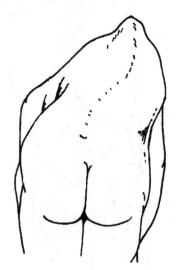

图 72-14　剃刀背畸形

【临床表现】　脊柱侧凸属特发性脊柱侧凸，故主要描述这一类型，多见于儿童和青少年，女性较多，早期畸形不明显，且无脊柱结构变化，易于矫正，但易被忽视。10 岁以后，椎体第 2 骨骺加快发育，畸形发展加快，1~2 年内可形成明显畸形。轻度的脊柱侧凸并不引起任何症状，严重的脊柱侧凸可导致继发性胸廓畸形，使胸、腹腔容积减少，可引起气促、心悸、消化不良、食欲不振等内脏功能障碍。病史较长的患者，脊髓神经在凸侧和凹侧可因牵拉或受压而产生症状。

明显的脊柱侧凸，体检就能明确诊断，并可通过 X 线检查测定侧凸的角度和排除脊椎肿瘤、结核、类风湿关节炎等疾病。

【辅助检查】

1. X 线检查　应拍摄 T_1 至 S_1 的立位和卧位正侧位片，并包括两侧髂嵴。了解侧凸的原因、类型、位置、大小和范围。正位片观察侧凸的原发和代偿弧度，以及椎体旋转情况，同时观察髂嵴骨骺是否已连接成帽形。通常 16 岁时，当 X 线片上髂骨翼的骨骺已完整显现时，也就是脊柱侧凸已达稳定期。此外，还可做其他特殊 X 线检查，如通过左右弯曲像、悬吊牵引像和支点弯曲像判断侧凸的柔韧性，为制订手术方案和评价疗效提供依据。脊髓造影不常用，仅适用于脊髓受压导致瘫痪，或硬膜囊内疑有病变者。CT 及 MRI 检查，对于部分脊髓病变或受压者很有帮助，如脊髓纵裂、脊髓空洞症等。

侧凸曲度及旋转度的测定：准确的测量对于了解脊柱侧凸的严重程度、手术治疗的设计和比较治疗前后效果均有重要意义。在 X 线正位片上，Cobb 法最为常用，头侧端椎上缘的垂线与尾侧端椎下缘的垂线的交角即为 Cobb 角（图72-15）。Ferguson 法较少用，用于测量轻度脊柱侧凸（小于 50°），为上、下端椎的中心与顶椎中心连线的交角。

2. 肺功能检查　肺活量的减少与侧凸的严重程度相关。脊柱侧凸患者常规使用静止肺活量、动态肺活量、肺泡通气量这三种肺功能实验。脊柱侧凸患者的肺总量和肺活量减少，而残气量多正常。

3. 电生理检查　对了解脊柱侧凸患者有无并存的神经、肌系统障碍有重要的意义。

【诊断】　根据病史、临床表现和 X 线检查可做出诊断。

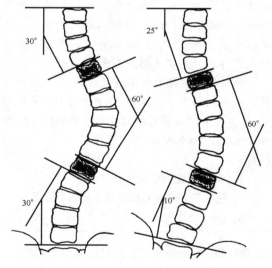

图 72-15　Cobb 法

案例 72-7 分析 1

临床诊断：首先考虑结构性脊柱侧凸。依据：①发现身体倾斜 10 个月；②左肩较右肩升高，左侧肩胛骨高于右侧，脊柱偏离中线，Adam 弯腰实验（＋）；③站立位全脊柱正侧位像：脊柱呈向左侧凸出，顶点为 T_{10} 椎体。Cobb 角 31°。T_{10} 椎体左侧椎弓根影接近中线，右侧椎弓根影已部分消失，Nash-Moe 法：Ⅱ度。

辅助检查：可完善全脊柱 CT 或脊髓造影 CT 扫描检查，以了解椎管内的真实情况，以及骨与脊髓、神经的关系；肺功能检查，以了解患儿的肺总量及肺活量是否有改变；电生理检查，以了解患儿是否合并神经、肌肉系统障碍；发育成熟度的鉴定。

【治疗】　对于脊柱侧凸最重要的是预防和早期发现。早期发现的好办法是：①普及教育，使家长能及早发现孩子的脊柱侧凸。②每年带着儿童作检查，以便早期发现。③加强学校的各种体育运动，增强孩子们的体质，尤其是腰背肌、腹肌、髂肌及肩部肌肉锻炼；保持正确姿势，防止产生畸形。

脊柱侧凸的治疗目的包括：矫正畸形、获得稳定、维持平衡。脊柱侧凸根据程度不同可以进行非手术治疗和手术治疗，一般是根据弯度的大小来判断，侧凸性质和年龄也应考虑。青少年型特发性脊柱侧凸的治疗方法包括随访、支具治疗、手术治疗三种。其治疗原则：①Cobb 角<25°，应严密观察，如每年进展>5°且 Cobb 角>25°，应行支具治疗。②Cobb 角为 25°～40°，应行支具治疗。③Cobb 角>40°且每年加重>5°，应手术治疗。④Cobb 角为 40°～50°，进展加重的概率较大，如果患者未发育成熟，应手术治疗；对于发育成熟的患者，如果随访发现侧凸有明显进展，也应手术治疗。⑤Cobb 角>50°应手术治疗。如果是先天性侧凸，应早期手术、早期固定、防止畸形加重。

1. 非手术治疗　包括支具疗法、电刺激法、体育运动法。其中支具治疗后应摄站立位脊柱全长正侧位像，观察侧弯矫率是否超过 50%，如超过 50%，说明支具治疗效果满意。每天至少佩戴支具 20～22 小时。每 4～6 周复查一次，以确保支具的有效性。如果支具治疗有效，女孩应佩戴至初潮后 2 年，Risser 征Ⅳ度；男孩佩戴至 Risser 征Ⅴ度，然后可逐渐停止支具治疗，继续随访数年。

2. 手术治疗　经非手术治疗后畸形继续发展，脊柱不稳定伴持续性疼痛者，可考虑手术治疗。脊柱侧凸的手术治疗方法很多，原则是最大限度地矫正畸形和恢复功能。手术内容包括三个方面：软组织松解，骨性手术（植骨和截骨），二维或三维特殊器械矫正。二维器械可以矫正脊柱侧凸，三维器械既可矫正脊柱侧凸，还可以矫正脊柱旋转。轻度脊柱侧凸可单行椎体间植骨融合，或凸侧楔型截骨。严重的脊柱侧凸常需先行软组织松解，再用器械矫正侧凸畸形，必要时辅以截骨或植骨。脊柱侧凸手术方式和器械的选择要根据患者身体状况、医疗技术、设备条件综合考虑。

案例 72-7 分析 2

患儿，男，6 岁，Cobb 角 31°，Nash-Moe 法：Ⅱ度，无合并呼吸、神经、肌肉系统障碍。可先予支具治疗，佩戴支具治疗后应复查站立位脊柱全长正侧位片，若矫正率>50%，说明支具治疗效果满意。每天应佩戴支具 20～22 小时。每 4～6 周应复查一次支具情况，避免因患者身长增高而出现支具无效。应佩戴支具至 Risser 征Ⅴ度，然后逐渐停止支具治疗，继续随访数年。若 Cobb 角>40°且每年加重 5°，再考虑手术治疗。

第四节　脊髓灰质炎后遗畸形及矫正

案例 72-8

患儿，男，7 岁，右下肢乏力 4 年，既往在 3 岁时感染脊髓灰质炎。

查体：跛行步态，右髋活动无受限，右膝活动度无受限，右踝活动度无受限，双下肢等长，右股四头肌肌力 3 级，右缝匹肌肌力 3 级，右小腿三头肌肌力 4 级，右股二头肌肌力 4 级；右下肢皮肤浅感觉无异常，右下肢 X 线片显示：骨骼未见异常。

问题：

1. 诊断是什么？
2. 如何处理？

脊髓灰质炎（polionyelitis）是一种由嗜神经病毒引起的急性传染病。该病毒对脊髓前角灰质运动神经特别有亲和力。传播途径主要是消化道。最多见于 3 岁以内的婴幼儿。其特点是感染发热后出现肢体的迟缓性瘫痪，俗称小儿麻痹症。

【病因】　脊髓灰质炎是由脊髓灰质炎病毒侵犯脊髓前角细胞引起。病毒侵入脊髓前角，一是仅表现为细胞周围血管充血及水肿，暂时影响细胞功能。二是侵犯神经细胞本身，引起细胞核肿大、尼氏小体碎裂，甚至引起细胞核的染色质发生分解。这类病理改变仍为可逆性，甚至可完全恢复功能，但较前者持续时间长。三是使神经细胞本身严重变性，甚至发生溶解、坏死或吸收。此类病变不可逆，神经细胞不能再生或恢复，使其支配的肌肉出现瘫痪，但由于常残留一部分功能完好的神经细胞，通过代偿可获得部分功能的改善。因此，瘫痪程度的轻重，在早期可直接反映神经细胞受累多少。晚期，因残存的神经细胞发挥代偿作用，瘫痪有不同程度的减轻。

从神经受侵犯的情况来看，以 L_1~L_4 最常见，颈胸段少见。主要累及股四头肌、小腿伸肌和臀肌；其次为上肢的三角肌和肱二头肌；有时也累及躯干肌。脊髓前角细胞被破坏后，不仅使横纹肌失去神经支配，而且其支配的血管平滑肌亦受影响，从而使细胞的新陈代谢受到影响，结果导致肌细胞发生退变或坏死。

【临床表现】　一般认为，发病后两年若瘫痪肌肉不再恢复即是后遗症期的开始。此期受累脊髓细胞已不再恢复，甚至会恶化；相应神经支配的肌肉麻痹，可因姿势、负重等不平衡，出现各种畸形及功能障碍。其原因是肌力的不平衡，患肢的使用不当和负重不均匀，以及骨骼在异常体位发育和生长迟缓等。早期的畸形尚能纠正，晚期由于发生相应关节挛缩，使畸形固定，难以纠正；甚至发展为骨关节变形。常见的畸形有足部的马蹄内翻、马蹄外翻、仰趾、高弓、爪形趾、连枷足；膝部屈曲、反曲、外旋、外翻、内翻；髋部屈曲、外展、外旋；骨盆倾斜；下肢缩短；上肢以肩部外展功能丧失为主，肘和手部畸形较少；脊柱以侧凸为主。

【诊断及鉴别诊断】　脊髓灰质炎后遗症的特点是，该病多发生于 6 个月至 3 岁的儿童，肌瘫痪多数不对称，呈节段性，股四头肌受累较多见，肌瘫痪程度总是先重后轻，不伴感觉和大小便功能异常。因此，脊髓灰质炎的后遗症特点较易与其他疾病相鉴别。

案例 72-8 分析 1

　　临床诊断：脊髓灰质炎后遗症。诊断依据：3 岁时感染脊髓灰质炎。此后出现右下肢乏力。

【治疗】　矫形外科对脊髓灰质炎后遗症的治疗应从肌瘫痪开始，而不是在已形成了肢体畸形后再去矫正。矫形外科的治疗贯穿于整个治疗过程，以防止肢体畸形的发生，促进肌瘫痪恢复，增强肌力，以及针对畸形施行手术矫正。

脊髓灰质炎后遗症期的手术方法主要分为软组织手术和骨性手术两大类。

1. 矫正畸形　脊髓灰质炎畸形可分为功能性畸形和固定性畸形，前者往往处于早期，可用手法予以被动矫正；后者通常处于晚期，不能用手法矫正，必须手术纠正。对于因肌肉瘫痪引起肌力不平衡所造成的动力性畸形，通过手术予以肌力再分配，可恢复肢体的平衡和功能。因肢体的不良使用与负重等原因所造成的静力性畸形，应做关节融合术。

2. 肌腱移位　肢体有部分肌肉瘫痪以致肌力失去平衡，造成功能障碍时，如果周围其他肌肉功能良好，可考虑做肌腱移位术，即选择附近肌力较强的肌肉，部分或全部游离，将其自起点和（或）止点切断，但仍保留血管与神经供应完好；将切断的起点和（或）止点重新附着于另一骨或肌腱，使其改变作用方向，从而替代瘫痪或缺损肌肉的功能。

3. 稳定关节　关节稳定性是肢体进行功能活动的前提，尤其是下肢关节，其稳定性可保证下肢负重，完成站立和行走功能。关节的稳定性主要靠肌的活动维持。当肌瘫痪后，关节失去控制而变得松弛且不稳定，称为连枷关节。这种关节的稳定性只能靠关节周围韧带的紧张牵拉和关节面的挤压来维持。

关节融合术需待患儿年龄达 12 岁以上、骨骼发育成熟后才能进行。对于单关节，为稳定关节而实行融合术时，应慎重。如膝关节融合后髋关节与膝关节为一直线，易引起骨折，影响患者下蹲和坐立等正常活动。此类患者可选用下肢矫形器。该装置的膝关节处有锁定装置，患者站立及步行时可保持膝关节伸直稳定；在膝关节屈曲时，矫形器锁定装置可自行打开，关节可自由弯曲，保证其既有稳定性，又有灵活性。

4. 下肢均衡手术　在后遗症期，患肢的骨骼由于肌力减弱，负重减少，缺少应力性刺激及营养等因素而致发育不良，造成肢体短缩。瘫痪越严重，其缩短越明显。肢体缩短后可致跛行、继发性骨盆倾斜和脊柱侧凸等。轻度肢体短缩，可用垫高鞋跟的方法治疗，但严重者需通过手术方法矫正。手术方法：①骨延长术：一般是通过外固定器在患肢的股骨或胫腓骨做牵拉延长，但骨延长的程度有限，一般为 4~5cm，太长容易引起神经血管损伤。②骨骺延长术：一般以胫骨上端骨骺为主，应在骨骺融合前（12~13 岁）施行，有时也可在股骨下端骨骺进行。③骨短缩术：一般在健肢股骨进行，短缩长度不宜超过 5cm，否则将影响股四头肌的肌力。④骨骺生长阻滞术：比较简单且很少产生并发症，有永久性和暂时性两种。永久性骨骺生长阻滞术是破坏健肢股骨下端和胫骨上端的骨骺软骨，使骨骺发生早期融合，抑制肢体的增长，以达到两下肢等长的目的。暂时性骨骺生长阻滞术是骨骺尚未完全闭合前，在健肢股骨下端和胫骨上端骨骺软骨的两侧插入金属 U 形钉，以阻止该骨骺的生长。待两下肢等长后，可以随时拔出 U 形钉，被阻滞的骨骺可继续生长。

案例 72-8 分析 2

右股四头肌等肌肉瘫痪，呈节段性；不伴感觉和大小便功能异常。处理：对脊髓灰质炎后遗症的治疗应从肌瘫痪开始，并且此患儿发病已 5 年，肌肉瘫痪以四头肌为主无继续康复可能，可采用肌腱移位重建肌力，如可行代股四头肌缝匠肌移位术。

思 考 题

1. 论述先天性髋关节脱位的诊断、治疗原则。
2. 论述脊柱侧凸的分类、治疗方法的选择。
3. 论述先天性肌性斜颈的鉴别诊断。

（董伟强）

第七十三章 骨 肿 瘤

骨肿瘤是一组起源于骨、骨髓及骨膜等附属结构的良性、恶性肿瘤或瘤样病变，或由其他脏器恶性肿瘤转移到骨骼的肿瘤。在我国原发性骨肿瘤占全身肿瘤的 2%～3%，其中 1/3 是恶性肿瘤。骨肉瘤约占原发性恶性骨肿瘤的 20%，居于首位。对于骨肿瘤的诊断应该将临床、病理和影像学结合起来；骨肿瘤的治疗是以手术为主的综合治疗方法，包括手术、化疗、放疗、免疫及其他辅助治疗；骨肿瘤的预后因肿瘤性质的不同而差异很大。

一、肌肉骨骼系统肿瘤的外科分期

肌肉骨骼系统肿瘤的外科分期有多种，目前最常采用的为 Enneking 外科分期系统。该系统以肿瘤的组织学、放射学和临床特征为依据，根据肿瘤所在的部位和有无远处转移确定肿瘤的分期。良、恶性肿瘤均分为三期，其中恶性肿瘤又进一步分为 A、B 两个亚期。

二、肿瘤外科手术界限

1. 囊内切除　指手术时进入肿瘤内，对肿瘤进行切除。包括诊断性活检、良性肿瘤刮除术或一些重要部位肿瘤的次全刮除术。

2. 边缘切除　沿着肿瘤包膜或假性包膜整个切除肿瘤。对良性肿瘤可以达到治愈的目的，而对于恶性肿瘤，则可能在假性包膜内留下卫星病灶或跳跃转移灶。

3. 广泛性切除　在间隙内解剖，将肿瘤连同其边界周围一层健康组织做整块切除。跳跃式转移灶可能遗留。对于 I$_A$ 期肿瘤，广泛性切除是较合适的手术。对于 I$_B$ 期肿瘤，如果包裹了神经血管应以截肢为妥。

4. 根治性切除术　手术在间隙外进行解剖，将肿瘤连同整个间隙做整块切除。在纵的方向上，手术解剖经过或超过受累骨的近端及远端关节，受累肌肉近侧及远侧的附着处；在横的方向上，解剖要超过毗连该间隙的筋膜和骨膜外。

三、活体组织病理检查

肿瘤的诊断以活组织检查最准确可靠，分为穿刺针吸活检、穿刺钻取活检及切开活检。但活组织检查是一种侵袭性的手术，本身有它的界限性和引起并发症的危险性，所以应该像对待正式手术一样慎重考虑，周密计划，尽量做到取材准、损伤小、切口不影响正式手术。

第一节　良性骨肿瘤

一、骨样骨瘤

案例 73-1

患儿，男，13岁，右小腿中段疼痛3个月。3个月前，患儿无明显诱因出现右小腿间断性疼痛，局部无肿胀，压痛不明显。1个月以来逐渐加重，变成持续性疼痛，夜间疼痛明显，应用布洛芬后缓解。

查体：脊柱无畸形，各方向活动正常。双上肢、左下肢无畸形、压痛、活动正常。右小腿无明显肿胀，有压痛，未及包块，关节活动正常。

辅助检查：CT 表现为右胫骨中段骨皮质内椭圆形骨质溶解区（瘤巢）（图 73-1），其内可见点状高密度影，并为一层规则的反应性骨形成的硬化带所包绕。实验室检查未见明显异常。

问题：

1. 对于该患者，你的诊断思路是什么？

2. 该病的治疗方法是什么？

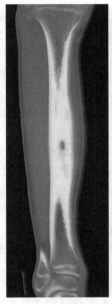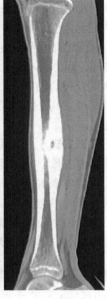

图 73-1 右胫骨中段骨样骨瘤

骨样骨瘤（osteoid osteoma）是一种较常见的良性成骨性肿瘤，约占原发骨肿瘤的 4%。主要生长在长骨骨干，好发年龄为 10～25 岁。该肿瘤的特征是一个圆形的类骨组织瘤巢，瘤巢直径很少超过 1cm，外周常被反应性骨所形成的硬化带所包绕。

【临床表现】 病变区恒定而持久的疼痛几乎是唯一的症状。夜间常加重，口服水杨酸制剂可迅速缓解，并可依此作为诊断依据之一。

【影像学表现】 影像学特征非常明显，病变通常位于长骨骨干（如胫骨、股骨）的骨皮质。表现为小的圆形或椭圆形骨质溶解区（瘤巢），并为一层规则的反应性骨形成的硬化带所包绕。

【治疗】 手术应彻底切除瘤巢及周围反应骨，定位准确是手术成功的关键。

案例 73-1 分析

临床诊断：右胫骨中段骨样骨瘤。

诊断要点：

1. 患儿 3 个月前，无明显诱因出现右小腿疼痛，为间断性，局部没有肿胀，压痛不明显。1个月以来逐渐加重，变成持续性疼痛，夜间疼痛明显，应用布洛芬后缓解。

2. CT 表现为右胫骨中段骨皮质内椭圆形骨质溶解区（瘤巢）（图 73-1），其内可见点状高密度影，并为一层规则的反应性骨形成的硬化带所包绕。实验室检查未见明显异常。

治疗原则：彻底切除瘤巢及周围反应骨或在CT 引导下行病灶射频消融术。

二、骨 软 骨 瘤

案例 73-2

患儿，男，12 岁，偶然发现右股骨远端肿物 1 个月。

患者于 1 个月前无明显诱因出现右股骨远端肿物，无明显症状，未予特殊处理，为求治疗故就诊。患者精神可，无发热及盗汗。体重正常，饮食睡眠可，大小便正常。

查体：脊柱无畸形，各方向活动正常。双上肢、左下肢无畸形、压痛、活动正常，右股骨远端可触及一凸起肿物，皮肤颜色正常，局部无明显叩压痛，质硬，不可活动；右下肢活动无受限，浮髌征（-）。

辅助检查：①X 线：股骨远端外侧不规则骨性凸起，钙化明显，边缘不规则（图 73-2）。②实验室检查：均未见明显异常。

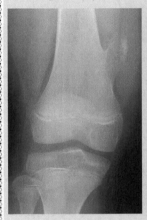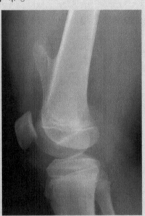

图 73-2 右侧股骨下段正侧位 X 线片

问题：

1. 对于该患者，你的诊断思路是什么？

2. 如何明确诊断及制订进一步治疗方案？

骨软骨瘤（osteochondroma）是一种被覆软骨帽的骨性突起物，来源于软骨，是最常见的良性骨肿瘤，约占原发骨肿瘤的 12%。多见于青少年，男性居多。肿瘤常孤立生长，少数为多发。好发于长骨的干骺端，尤其多见于膝关节周围。

【临床表现】 多数表现为偶然发现的无痛性骨性肿块，少数可出现神经、血管压迫症状或继发性滑囊炎、病理性骨折等症状。如果临床出现疼痛，肿瘤生长较快，或骨骼成熟后肿瘤再生长，应高度怀疑恶变为继发性软骨肉瘤的可能。

【影像学表现】 X 线表现为长管状骨干骺端表面的骨性隆起，与骨皮质相融合，且与骨髓腔相延续。

【治疗】 一般无需治疗，可长期随访。若肿瘤生长过快，出现恶变迹象者应手术切除。

案例 73-2 分析

临床诊断：右股骨远端骨软骨瘤。

诊断要点：

1. 患者于 1 个月前无明显诱因出现右股骨远端肿物，无明显症状，未予特殊处理，为求治疗就诊。患者精神可，无发热及盗汗。体重正常，饮食睡眠可，大小便正常。

2. X 线表现为股骨远端外侧不规则骨性凸起，钙化明显，边缘不规则。

治疗原则：无需治疗，长期随访。若出现功能障碍或恶变迹象则手术切除。

三、软　骨　瘤

案例 73-3

患者，女，39 岁，因轻微创伤后左手无名指近节肿胀、疼痛并屈伸功能障碍 1 周。

患者于 1 天前轻微创伤致左手无名指近节肿胀、疼痛不适，于当地医院行 X 线检查发现：左手无名指近节病变。患者精神可，无发热及盗汗。体重正常，饮食睡眠可，大小便正常。

查体：右上肢、双下肢无畸形、压痛、活动正常，左手无名指近节轻微肿胀，轻微按压痛；左手无名指活动受限。

辅助检查：①X 线：左手无名指近节膨胀性、溶骨性骨质破坏，边界清楚，局部皮质断裂，病变内可见斑点状钙化影（图 73-3）；②实验室检查：均未见明显异常。

问题：

1. 对于该患者，你的诊断思路是什么？

2. 如何明确诊断及制订进一步治疗方案？

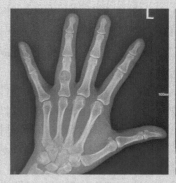
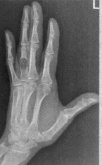

图 73-3　左手正侧位 X 线片

软骨瘤（chondroma）是一种以形成成熟透明软骨为特征的良性骨肿瘤，根据病变部位可分为内生软骨瘤、骨膜软骨瘤及多发性软骨瘤（也称内生软骨瘤病或 Ollier 病）。内生软骨瘤是其中最常见的类型，约占原发骨肿瘤的 8%，约占各种软骨瘤的 60%，各年龄段均可发病，性别无差异，手足的短管状骨是其好发部位。

【临床表现】 通常无特殊症状，多以无痛性肿胀或畸形而就诊。有时也以病理性骨折而就诊。

【影像学表现】 内生软骨瘤 X 线片表现显示髓腔内有椭圆形透亮区，骨皮质呈对称、梭形膨胀和变薄。病灶内可有间隔或斑点状钙化影。

【治疗】 明确诊断后，应行病灶刮除植骨术。

案例 73-3 分析

临床诊断：左手无名指近节内生软骨瘤。

诊断要点：

1. 本病案中患者于 1 天前轻微创伤致左手无名指近节肿胀、疼痛不适，于当地医院行 X 线检查发现：左手无名指近节病变。

2. 该患者 X 线检查示：左手无名指近节膨胀性、溶骨性骨质破坏，边界清楚，局部皮质断裂，病变内可见斑点状钙化影。

治疗原则：应行病灶刮除植骨术。

四、骨巨细胞瘤

骨巨细胞瘤（giant cell tumor）是一种以多核巨细胞散在分布于梭形或圆形基质细胞中为特征的原发性骨肿瘤。约占原发骨肿瘤的 11%。女性发病多于男性，发病年龄多见于 20～40 岁。好发于长骨骨端，以股骨远端及胫骨近端多见；其次为桡骨远端、肱骨近端、脊柱及骨盆等。

骨巨细胞瘤主要组织成分为类似破骨细胞的巨细胞和小的梭形或圆形的基质细胞。骨巨细胞瘤应该属于良性肿瘤范畴，但该肿瘤局部破坏性较大、生长活跃，具有恶性潜能和侵袭性。肿瘤经过搔刮治疗以后，有相当数量的病例可能复发，甚而恶变，并发生远隔转移。另有一小部分病例，其组织形态一开始就有倾向恶性的征象，或基本上是一种含有大量巨细胞的恶性巨细胞瘤。

【临床表现】 主要的症状是疼痛，常感关节疼痛和关节活动受限。病变扩展时，常出现明显的肿胀。由于病变骨骨皮质变薄，容易出现病理性骨折，从而使疼痛加剧和活动功能丧失。如果肿瘤穿破骨皮质进入软组织，则出现软组织肿胀、肿瘤周围水肿及显著的浅静脉充盈等体征。

【影像学表现】　典型的 X 线特征为骨端偏心位、溶骨性、囊性破坏而无骨膜反应，病灶膨胀生长、骨皮质变薄，呈肥皂泡样改变。骨质溶解均匀，病灶内无骨化及钙化现象。肿瘤与松质骨间缺乏锐利的边界。有时，骨溶解区扩展快，整个干骺端被累及，骨皮质被侵蚀，甚至肿瘤突入于软组织内，这种征象常预示肿瘤生长迅速，具有侵袭性（图 73-4）。

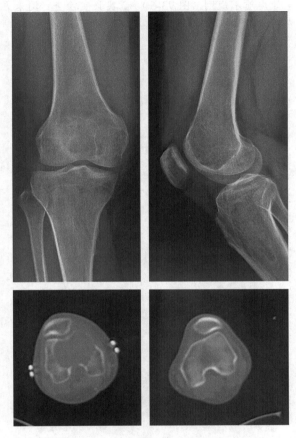

图 73-4　右膝正侧位 X 线片和 CT
示右股骨巨细胞瘤。右股骨下端有 4cm×6cm 大小溶骨性破坏区，骨皮质膨胀变薄，骨皮质完整，无骨膜反应，呈肥皂泡样改变

【诊断与鉴别诊断】　骨巨细胞瘤具有明显的特征，一般根据其临床与放射学特征即可明确诊断。患者的年龄和肿瘤所在的部位对诊断具有重要意义。在青春期后，累及骨骺及干骺端的溶骨性病变有多种，包括软骨母细胞瘤、慢性骨脓肿、甲状旁腺功能亢进症的棕色瘤、软骨肉瘤、纤维肉瘤、溶骨性骨肉瘤、上皮转移瘤和孤立的浆细胞瘤，在诊断时需要鉴别诊断。

【治疗】　外科手术是治疗骨巨细胞瘤最有效的手段，外科治疗边界的选择是影响复发的关键因素。外科手术分为以下三种：①病灶刮除术：早期病例、局部病灶小、肿瘤周围有完整的骨硬化带，一般应采用彻底刮除和小块植骨填充术或骨水泥填充。病灶刮除的技术要求包括骨皮质开窗大于病灶、各方向上将瘤腔扩大 1~2cm，并加用辅助方法，如液氮、苯酚、无水乙醇、骨水泥等进一步杀灭残留肿瘤细胞。②瘤段切除术：术后复发、瘤体较大，或伴病理性骨折，尤其是侵犯周围软组织者，需要大块切除关节功能重建。③截肢术：恶性骨巨细胞瘤，或明显恶变，侵及软组织广泛者应选择截肢术。

对于不能接受手术治疗者，也可以考虑放疗。放疗也可作为手术后的辅助方法，但可出现放疗后恶性变。化疗不敏感，临床少用。

第二节　原发性恶性骨肿瘤

一、骨　肉　瘤

骨肉瘤（osteosarcoma）是一种由肿瘤细胞直接形成骨或骨样组织的恶性肿瘤。骨肉瘤约占原发肿瘤的 20%，是最常见的恶性骨肿瘤。

骨肉瘤多见于 10~20 岁的青少年，男性略多。好发于长管状骨干骺端，尤其是股骨远端、胫骨近端。骨肉瘤分为原发性骨肉瘤和继发性骨肉瘤。原发性骨肉瘤根据肿瘤的生长部位不同分为中央型（髓内）骨肉瘤和周围型（骨表面）骨肉瘤两大类。继发性骨肉瘤是指发生于早已存在的骨病变基础上的骨肉瘤，常见于 Paget 病、放射线照射后或一些良性骨肿瘤及瘤样病变。因此，继发性骨肿瘤主要发生于 40 岁以上人群。

【临床表现】　疼痛和局部肿胀是骨肉瘤的主要表现。

1. 疼痛　初为间歇性疼痛，活动时加重，休息可缓解。随着病程的进展，疼痛表现为持续性，而且夜间疼痛明显。

2. 肿胀　随着疾病发展，可出现局部肿胀、触压痛或可触及肿块，少数可发生病理性骨折。骨旁骨肉瘤可表现为腘窝或小腿上段无痛性质硬包块。

【实验室检查】　碱性磷酸酶和乳酸脱氢酶升高。

【影像学检查】

1. 股骨 X 线片（图 73-5）　局部组织肿块呈半圆形或卵圆形，较周围软组织密度高，也有的呈边界不清的弥漫性肿胀。骨破坏：有溶骨性、成骨性和两者混合性破坏；常见于长骨干骺端，为局限性或广泛性破坏，边界不清，形态不一。骨膜反应：有层状、日光放射状，常见 Codman 三角。瘤骨形成：瘤骨是骨肉瘤的重要表现，新生瘤骨可呈针状骨刺，棉絮状或呈均匀的象牙质样。

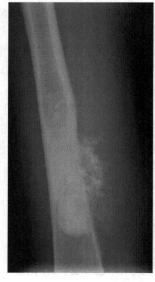
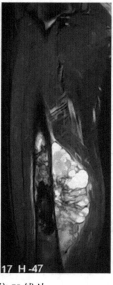

图 73-5　股骨正位 X 线片

示股骨中段骨肉瘤。可见溶骨性和成骨性的混合性破坏，边界不清，

有软组织肿块形成；骨膜反应的 Codman 三角及瘤骨形成。

2. CT　可以了解肿瘤在骨及软组织中扩展的情况，与其周围重要组织器官的关系，以及对关节的侵犯。

3. MRI　能检测肿瘤在松质骨和经骨髓腔扩展的情况，了解肿瘤与周围软组织的关系。血管弥散成像可显示肿瘤的生长情况及对化疗效果的评价。

4. 肺部 X 线片　常规胸部 X 线平片检查可发现早期肺改变。

【治疗】　骨肉瘤的治疗是以手术为主的综合治疗方法，具体包括手术治疗、化学治疗、放射治疗、免疫治疗及其他辅助治疗。手术治疗分为保肢术和截肢术，对于 Enneking 外科分期 Ⅱ_B 期及 Ⅲ 期不伴肺外转移的骨肉瘤原则上应选择截肢术，Ⅱ_A 期最适合保肢，Ⅱ_B 期患者如化疗反应良好也可适当保肢。近年来由于化学治疗的发展，保肢成功率有所提高，骨肉瘤的 5 年生存率已达 60%～70%，化学治疗药物常用的有顺铂、多柔比星、氨甲蝶呤、博来霉素、环磷酰胺和放线菌素 D。

二、软　骨　肉　瘤

案例 73-4

患者，男，75 岁，左股骨近端疼痛不适 3 月余。

患者于 3 个月前无明显诱因出现左股骨近端疼痛不适，开始时疼痛轻微，1 周前疼痛明显加重，故就诊。患者精神可，无发热及盗汗。体重减轻，饮食睡眠可，大小便正常。

查体：脊柱无畸形。双上肢、右下肢无畸形、压痛，活动正常，左股骨近端皮肤颜色正常，无明显红肿；局部叩压痛，未触及肿物；左髋关节活动明显受限；双下肢等长。

辅助检查：①X 线和 CT：表现为左股骨近端不规则的溶骨性骨质破坏，边界不清，可见钙化影，病灶内有散在的钙化斑点或絮状骨化影，骨皮质不规则（图 73-6）。②实验室检查：均未见明显异常。

问题：

1. 诊断方向是什么？

2. 应进一步做哪些检查？

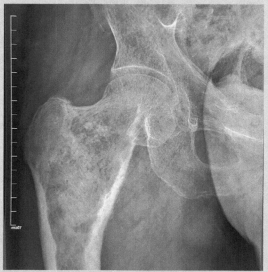
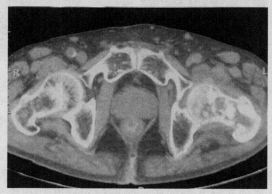

图 73-6　左股骨近端软骨肉瘤 X 线正位片

软骨肉瘤（chondrosarcoma）是一种以肿瘤细胞形成软骨基质为特征的恶性骨肿瘤。发病率约占全部骨肿瘤的 4%。好发于 30 岁以上的成年人，男性居多。多见于长骨的干骺端和扁骨。分为原发性和继发性两类，后者多继发于良性软骨来源的肿瘤，如软骨瘤。

【临床表现】　发病时间一般较长，表现为局部的疼痛、肿胀，有时可以触及肿块。巨大肿瘤可有压迫症状。

【影像学检查】 X线片上可显示密度减低的阴影，伴点状、斑片状或环状钙化；骨皮质常增厚，轻度膨胀；骨内膜呈扇形缺损，偶尔有骨膜反应。

【治疗】 手术切除是主要的治疗方法，以根治性切除、大块植骨及人工假体植入等保肢手术为主。对放疗、化疗不敏感。

案例 73-4 分析

临床诊断：左股骨近端软骨肉瘤。

诊断要点：

1. 本病案中患者于 3 个月前无明显诱因出现左股骨近端疼痛不适，开始时疼痛轻微，1 周前疼痛明显加重。

2. 该患者影像学表现为左股骨近端不规则的溶骨性骨质破坏，边界不清，可见钙化影，病灶内有散在的钙化斑点或絮状骨化影，骨皮质不规则。

治疗原则：手术切除，人工假体植入等保肢手术为主。

三、骨纤维肉瘤

骨纤维肉瘤（fibrosarcoma of bone）为较少见的恶性骨肿瘤。起源于非成骨的间叶组织，约占骨肿瘤的1.82%。多见于 30～40 岁青壮年。好发于下肢长管状骨。

【临床表现】 通常以患处疼痛和肿胀为主，也可因病理性骨折而就诊发现（图 73-7）。

【影像学检查】 X 线表现为骨髓腔内溶骨性破坏，呈虫蚀样，边界不清，很少有骨膜反应。

【治疗】 根据外科分期采用广泛性或者根治性局部切除或截肢术，化疗和放疗不敏感。

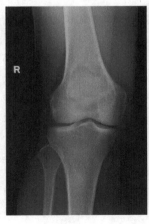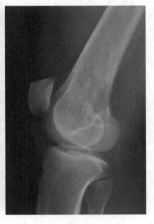

图 73-7 右股骨远端纤维肉瘤正侧位 X 线片

示右股骨远端溶骨性改变，无骨膜反应

四、尤 文 肉 瘤

案例 73-5

患儿，男，4 岁，主因左大腿肿胀伴疼痛 1 个月入院。

患者于 1 个月前无明显诱因出现左大腿肿胀伴疼痛，疼痛逐渐加重，服用止痛药物无明显好转。患者精神可，无发热及盗汗。体重无明显减轻，饮食睡眠可，大小便正常。

查体：脊柱无畸形。双上肢、右下肢无畸形、压痛，活动正常。左股骨中段明显肿胀，皮肤颜色正常，局部叩压痛，可触及软组织肿物，质软，活动度差；左髋关节及膝关节活动轻微受限；双下肢等长。

辅助检查：X 线和 CT 显示左股骨中段可见虫蚀样骨质破坏，皮质侵蚀、破坏，周围可见放射线样骨膜反应，髓腔内外反应性骨硬化致局部骨密度增加，周围明显的软组织肿块形成（图 73-8）。

问题：

1. 对于该患者，你的诊断思路是什么？

2. 应进一步做哪些检查？

3. 如何明确诊断及制订进一步治疗方案？

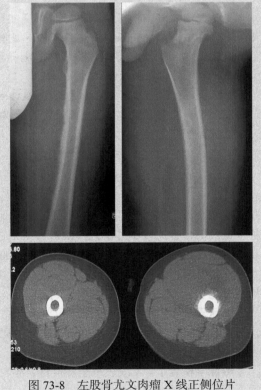

图 73-8 左股骨尤文肉瘤 X 线正侧位片

尤文肉瘤（Ewing's sarcoma）是以圆形细胞构

成的未分化的恶性肿瘤，组织发生学尚未肯定。发病率约占原发骨肿瘤的1.27%。此瘤多见于11～20岁，好发于长骨骨干或干骺端与骨干交界处，也可发生于扁骨。

【临床表现】 临床表现为局部疼痛性肿胀和全身症状。全身症状有发热、全身不适、体重减轻、白细胞增多、红细胞沉降率加快等，故临床常需与骨髓炎和非霍奇金淋巴瘤相鉴别。

【影像学检查】 X线片显示为边界不清的渗透性或虫蚀样骨破坏，骨皮质增厚，骨膜"葱皮样"改变。当肿瘤侵犯扁骨时，仅表现为骨破坏及软组织肿块。

【治疗】 对放疗极为敏感，经小剂量照射后，肿瘤可迅速缩小，局部疼痛明显减轻。但由于尤因肉瘤易早期转移，单纯放疗远期疗效差。化疗也很有效，但预后仍较差。现采用放疗加化疗和手术(保肢或截肢)的综合治疗，生存率已提高到50%以上。

案例 73-5 分析

临床诊断：左股骨中段尤文肉瘤。

诊断要点：

1. 患者于1个月前无明显诱因出现左大腿肿胀伴疼痛，疼痛逐渐加重，服用止痛药物无明显好转。

2. 该患者X线和CT显示左股骨中段可见虫蚀样骨质破坏，皮质侵蚀、破坏，周围可见放射线样骨膜反应，髓腔内外反应性骨硬化致局部骨密度增加，周围明显的软组织肿块形成。

治疗原则：初治的尤文肉瘤患者,一般接受的是多药化疗和局部控制措施(手术和或放疗)相结合的综合治疗。

五、非霍奇金淋巴瘤

非霍奇金淋巴瘤（non-Hodgkin's lymphoma）是一种少见的原发性恶性结外淋巴组织肿瘤。以往称为网状细胞肉瘤，为源自骨髓淋巴瘤的一种圆形细胞肉瘤（与尤文肉瘤相鉴别），约占原发骨肿瘤的1.26%。多见于中老年人。好发于下肢长骨及脊柱。

【临床表现】 局部疼痛肿胀，可触及软组织包块，皮肤温度增高，易发生病理性骨折。全身症状主要表现为发热、体重减轻等。

【影像学检查】 X线表现呈多样性，常表现为广泛不规则、界限不清、虫蚀样溶骨性破坏，同时伴有不同程度的反应性骨质增生。病变常位于骨干，骨

膜反应少见。病变位于脊柱时，部分患者表现为"象牙样"改变。有些病例X线表现正常，但MRI检查常有阳性发现（图73-9）。

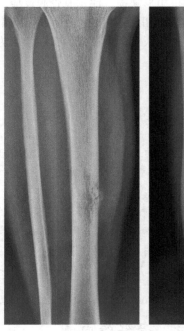
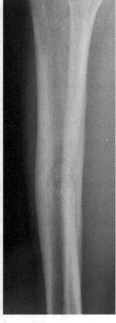

图73-9　胫骨非霍奇金淋巴瘤
示右侧骶髂关节部位可见骨质破坏，部分骨皮质缺失

【治疗】 本病治疗主要以放疗、化疗为主。有多种化疗方案，常依据病理表现的不同而有差异。手术治疗为辅助方法，解决发生的病理性骨折和神经压迫症状。

六、骨 髓 瘤

案例 73-6

患者，男，54岁，因胸背部疼痛不适3个月，加重2周入院。

患者于3个月前无明显诱因出现胸背部疼痛不适，行保守治疗无明显好转，2周前疼痛加重，疼痛部位广泛，为求进一步治疗就诊。患者精神可，无发热及盗汗。体重正常，饮食睡眠可，大小便正常。

查体：脊柱无畸形，局部无明显红肿；颈椎及胸椎局部可触及明显叩压痛，未触及明显肿物；腰部活动明显受限；双下肢活动、感觉无明显异常。

辅助检查：①MRI：胸5椎体、附件及颈7棘突溶骨性破坏（图73-10）。②实验室检查：血清固定电泳示：可见M蛋白。

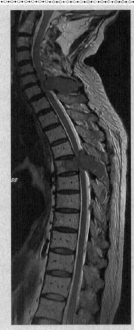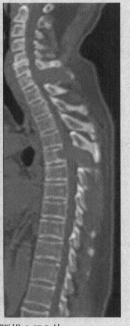

图 73-10 胸腰椎 MRI 片

胸 5 椎体、附件及颈 7 棘突溶骨性破坏

问题：

1. 对于该患者，你的诊断思路是什么？

2. 治疗原则是什么？

骨髓瘤（myeloma）是骨髓中浆细胞进行性增殖的恶性肿瘤，是骨原发肿瘤最常见的一种类型。其特点为血清中出现瘤细胞分泌的大量结构单一的单克隆免疫球蛋白或多肽亚单位（M 蛋白）。本病常见于中老年人。男性多于女性。好发于扁骨、椎体及长骨近端。

【临床表现】 有局部及全身两方面的表现。

1. 局部症状 主要表现为骨痛。开始较轻，呈"风湿样"，游走性、间歇性、活动时加剧，数周或数月内逐渐变为持续性。疼痛部位多见于胸背部并且向腿部放射，胸背部的突然剧痛可能是胸腰椎压缩性骨折的迹象。其次为神经压迫症状。开始为神经根痛，局限于某一区域，咳嗽、喷嚏、活动时症状加剧；而后逐渐出现肢体麻木、感觉减退、运动障碍，最后导致大小便失禁与截瘫。

2. 全身症状

（1）感染：由于患者体内正常抗体形成障碍，呈现体液免疫缺陷甚至伴有细胞免疫缺陷，因此极易发生细菌与病毒感染。

（2）贫血：是全身最常见的表现之一。一般为正细胞正色素性贫血。其原因主要为浆细胞浸润抑制造血，血容量扩张后的稀释性贫血，肾功能不全，红细胞寿命缩短。

（3）肾功能损害：主要表现为蛋白尿、血尿、管型尿。主要原因是大量轻链蛋白在肾小球滤过与肾小管再吸收，导致肾小管内蛋白质包涵体积累，引起细胞变性及功能受损。

【实验室检查】

1. 血象 正细胞正色素性贫血。

2. 骨髓象 骨髓涂片与活检是诊断本病的主要手段之一。主要表现为增生性骨髓象，浆细胞数达 10%～95%，并且伴有形态异常。

3. 血清及尿液蛋白检测 血清总蛋白可达 80～120g/L。白蛋白正常或减低，血清蛋白电泳可见单株峰的 M 蛋白。尿中可检出大量的本周蛋白。

4. 其他 β_2 微球蛋白的高低是判断预后和治疗效果的重要指标；高尿酸血症，高钙血症，氮质血症，高尿钙血症，血清黏滞度在少数患者中增高，主要见于 M 蛋白明显增高者。

【影像学检查】 影像学上表现为多发的穿凿样溶骨性改变，界限清晰，周围没有反应性硬化。

【治疗】 本病治疗以化疗为主。外科手术主要解决即将发生或已经发生的病理性骨折，包括脊柱、髋臼、股骨近端或肱骨近端。

案例 73-6 分析

临床诊断：脊柱多发骨髓瘤。

诊断要点：

1. 患者于 3 个月前无明显诱因出现胸背部疼痛不适，行保守治疗无明显好转，2 周前疼痛加重，疼痛部位广泛。

2. 该患者 MRI 表现胸 5 椎体、附件及颈 7 棘突溶骨性破坏。

治疗原则：以化疗为主。外科手术主要解决即将发生或已经发生的病理性骨折，包括脊柱、髋臼、股骨近端或肱骨近端。

七、脊 索 瘤

案例 73-7

患者，男，57 岁，因骶尾部疼痛不适半年入院。

患者于半年前无明显诱因出现骶尾部疼痛不适，行保守治疗后，无明显效果，1 个月前疼痛加重，出现大便困难，为求进一步治疗就诊。患者精神可，无发热及盗汗。体重减轻，饮食睡眠差，大便困难，小便正常。

查体：脊柱无畸形，生理弯曲正常存在；骶尾部可见明显肿胀，皮肤颜色正常；局部可触及巨大肿物，质软，叩压痛明显。双下肢等长。

辅助检查：MRI 示 S2～S5 骨质内及周围软组织不均匀的长 T1、长 T2 异常信号（图73-11）。

问题：

1. 对于该患者，你的诊断思路是什么？
2. 应进一步做哪些检查？
3. 如何明确诊断及制订进一步治疗方案？

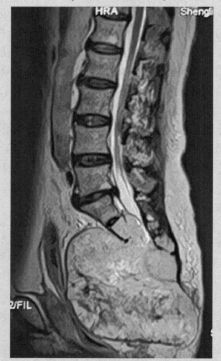

图 73-11　骶尾部 MRI 图像
示 S2～S5 骨质内及周围软组织不均匀的长 T1、
长 T2 异常信号

脊索瘤（chordoma）是一种通常由高空泡状细胞和黏液样细胞间质组成的局部侵袭性生长的恶性肿瘤，起源于发育过程中脊索的胚胎残余。该病最常见于 41～70 岁人群，男多于女。最常见的发生部位是骶尾区、蝶枕区（主要在斜坡）、C₂。脊索瘤起病隐匿，发展缓慢。

【临床表现】 本病具有局部侵袭性，症状与发生部位密切相关。主要有局部的疼痛。蝶枕区的脊索瘤常引起头痛、颅神经麻痹及垂体受压所致的内分泌功能障碍；颈椎的病灶常引起脊髓压迫；骶尾部病灶可引起下背部疼痛、肛门直肠和膀胱功能障碍、会阴区感觉异常。

【影像学检查】 影像学上 X 线检查表现为高度破坏性、膨胀性溶骨性病灶，伴有不规整的花边，肿瘤偶有钙化，常有软组织肿块。CT 可很好显示骨破坏的范围、软组织肿块的存在、椎管内生长情况、相邻结构的侵犯程度。MRI 可见 T1 加权相上呈低到中等信号强度，T2 加权相上呈高信号强度。

【治疗】 彻底切除病灶较困难。骶骨脊索瘤可行骶骨全切或部分切除，术后放疗可减少复发率。

> **案例 73-7 分析**
>
> 临床诊断：骶骨脊索瘤。
>
> 诊断要点：
>
> 1. 患者于半年前无明显诱因出现骶尾部疼痛不适，明显肿胀，于当地医院行保守治疗后，无明显效果，1 个月前疼痛加重，出现大便困难。
>
> 2. 该患者 MRI 示 S2～S5 骨质内及周围软组织不均匀的长 T1、长 T2 异常信号。
>
> 治疗原则：可行骶骨肿瘤切除和重建。

第三节　转移性骨肿瘤

转移性骨肿瘤（metastatic bone tumor）是指原发于骨骼以外的组织或器官的恶性肿瘤，经过血液系统或淋巴系统转移到骨骼继续生长形成的肿瘤，占恶性骨肿瘤的 70% 左右。最容易产生骨转移的恶性肿瘤有乳腺癌、肺癌、前列腺癌、肾癌、甲状腺癌、肝癌等，而皮肤癌、口腔癌、食管癌等则很少发生骨转移。在骨转移瘤中也有一些病例很难找到或找不到原发灶。转移性骨肿瘤多见于 40 岁以上的恶性肿瘤患者，常累及脊柱、骨盆和四肢骨的近端。

【临床表现】 疼痛是最常见的症状。疼痛常逐渐变为持续性加重、夜间痛明显，制动多无效，严重者无法入睡、服用止痛剂无效。脊柱转移瘤常很快出现脊髓或神经根压迫症状。其他可有局部肿胀、包块，关节功能障碍，病理性骨折，全身症状如贫血、发热、红细胞沉降率加快等。

【影像学检查】 X 线片上可表现为溶骨性、成骨性和混合性的骨破坏，前者多见于乳腺癌、肺癌等，而成骨性变化见于前列腺癌。骨破坏呈地图状、虫蚀状，边界清楚或不清，骨膜反应和软组织肿块可有可无，可以是单发或多发。脊柱转移瘤早期仅表现为骨质疏松，椎体发生压缩性骨折时，病椎的上下椎间隙常保持不变。X 线片显示椎弓根破坏，称为椎弓根征阳性，对于椎体转移具有诊断意义。

当患者可疑或确诊为骨转移时，应该做全身放射性核素骨扫描，能提示可疑病变部位、范围等。CT 和 MRI 检查常能明确骨内的破坏灶，MRI 常比骨扫描发现骨转移瘤更敏感。

【治疗】 治疗方法包括手术、放疗、化疗及免疫治疗等。手术多为姑息性手术,通过治疗病理性骨折、止痛、解除压迫而提高患者生活质量。对于某些生物学行为好、单一局限性病灶进行广泛性切除,可以达到根治性治疗目的。

第四节 骨的瘤样病损

一、骨 囊 肿

单纯性骨囊肿(simple bone cyst)是一种骨的局限性、囊肿样瘤样病损。常发生于5～15岁的儿童,男性发病多于女性,比率约为 2∶1。病变部位多在长骨的干骺端。最常见部位为肱骨近端,其次为股骨近端。骨囊肿靠近骨骺区,随着儿童年龄增大,病灶会逐渐远离骨骺。在年龄超过 17 岁的患者,病变会在非长管骨发生,如跟骨、骨盆等。

【临床表现】 本病无明显症状,可有局部隐痛或肿胀,大多病例因发生病理性骨折而就诊。

【影像学检查】 干骺端圆形或椭圆形透亮区,边界清楚,骨皮质膨胀变薄(图73-12),不破坏骨外壳。有时脱落的骨皮质成分落入囊腔中,X 线片显示被称为"落叶征"。

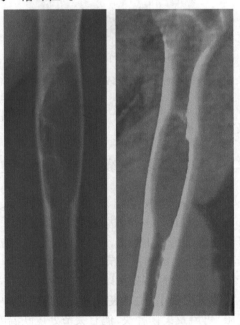

图 73-12 肱骨单纯性骨囊肿
可见肱骨中端溶骨性、膨胀性低密度区,骨皮质变薄

本病案 X 线表现左胫骨远端偏心性、溶骨性、膨胀性低密度区,外侧皮质变薄。

【治疗】 病理性骨折时,按骨折进行处理。有时病理骨折的自然愈合也能解决骨囊肿自身病灶。

经皮醋酸去甲基氢化可的松囊腔内注射 1 次/2 个月,1～3 次治疗后可获得满意效果。

保守治疗无效者,可行病灶刮除术,但复发率高达 40%～45%。另外手术治疗时,谨防损伤病灶附近的生长板,以免影响骨生长。

二、动脉瘤样骨囊肿

动脉瘤样骨囊肿(aneurismal bone cyst)是一种骨内膨胀性生长的溶骨性囊性病变,其内充满血液和骨样组织。本病好发于青少年,多在 10～20 岁,女性稍多。长骨的干骺端是好发部位。

【临床表现】 疼痛和局部肿胀是主要症状,常因发生病理性骨折而就诊。

【影像学检查】 X 线片上可见干骺端偏心性、吹气样膨胀性溶骨性破坏,骨皮质变薄,病灶呈局限透亮区,边界清,其内可有不规则分隔(图 73-13)。

【治疗】 本病治疗以病灶刮除及植骨手术为主。对于不宜手术或病变较大者,可以行放射治疗。

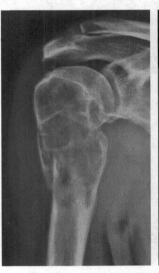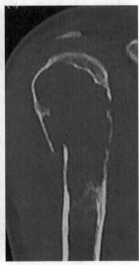

图 73-13 右肱骨动脉瘤样骨囊肿 X 线片
示右肱骨近端膨胀性、溶骨性病变,可见粗大的骨嵴,骨皮质变薄

三、骨嗜酸性肉芽肿

骨嗜酸性肉芽肿(eosinophilic granuloma of bone)是一种属于单核巨噬细胞系统增生症病群的肿瘤样病变。本病属组织细胞增生症,也称为 Langerhans 细胞组织增生症。本病可为单发病灶,也可为多发病灶。常见于儿童期,5～10 岁是高发年龄,男性稍多于女性。最常见发生部位是头颅、肋骨、骨盆、脊柱和长骨。

【临床表现】 主要表现为局部疼痛、压痛、肿胀，或近骨骼病灶处有软组织肿块。全身有发热，可有红细胞沉降率加快和白细胞增多。

【影像学检查】 X线检查是有效的诊断方法。在长骨，骨嗜酸性肉芽肿表现为透光性破坏病灶，常有层状骨膜反应。在脊柱可有扁平椎或侧面观的硬币样表现。在头颅为典型斜角状溶骨性病灶。病灶在下颌骨，可出现牙槽破坏后的透光病灶和漂浮牙特征性表现。

本病X线表现为右侧髋臼下缘不规则的溶骨性破坏区（图73-14）。

【治疗】 对于手术困难部位，可使用激素和化疗药物治疗。本病对放射治疗敏感。对于较局限的病灶，可手术刮除病灶同时进行植骨。

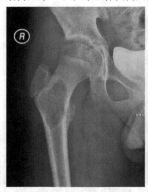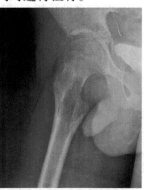

图73-14 右股骨近端骨嗜酸性肉芽肿X线片

右股骨近端溶骨性破坏区

四、骨纤维异样增殖症

骨纤维异样增殖症（osteofibrous dysplasia）也称为骨纤维结构不良，是一种缓慢进展的自限性良性骨纤维组织疾病。本病病因不明，可能与外伤、感染、内分泌功能紊乱、局部血液循环障碍有关。目前普遍认为本病不是真性肿瘤。本病约60%发生于20岁以前，偶见于婴儿和70岁以上老年人。男女发病比为1∶2。好发部位为股骨近段、胫骨、肱骨、肋骨和头面骨。分为单骨型和多骨型。

【临床表现】 本病常无症状，大多数病例是因为其他原因行X线检查而被发现。少见情况下有疼痛伴局部肿胀和畸形，可有病理性骨折。

【X线表现】 病骨变粗、有弯曲畸形，髓腔呈毛玻璃样改变、界限清楚。股骨近端病变使股骨颈弯曲，形似"牧羊人拐杖"。

【治疗】 单发病灶可行局部刮除或广泛切除、植骨。多骨型如无症状可暂不处理。病理性骨折按骨折进行处理。

第五节 关节与腱鞘的瘤样病损和肿瘤

一、滑膜软骨瘤病

滑膜软骨瘤病（synovial chondromatosis）又称滑膜软骨化生，是少见的良性病变，以关节、滑囊、腱鞘的滑膜内多发的软骨结节化生性增生为特征，大都发生在单关节。男性发病是女性的2倍，常见于21～50岁。膝关节为主要受侵部位，其余好发部位依次为髋关节、肩关节和肘关节。

【临床表现】 患者主要症状常为患侧关节疼痛和肿胀，局部压痛、关节活动受限，时有关节绞锁症状。

【影像学检查】 X线上为多发可见的不透光关节内游离体，通常体积小、大小不一（图73-15）。

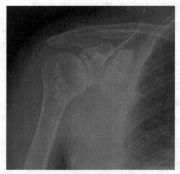

图73-15 滑膜软骨瘤病X线片

示关节囊部位多发环形、结节状钙化影，分布较均匀，关节囊肿胀

【治疗】 治疗上采用关节镜下行游离体摘除术及滑膜切除术。

二、色素沉着性绒毛结节性滑膜炎

色素沉着性绒毛结节性滑膜炎（pigmented nodular synovitis）是一种进展缓慢的局限性、破坏性的纤维组织细胞增生病变，以许多绒毛样、结节样滑膜隆起为特点，可累及关节、滑囊和腱鞘。本病主要见于中青年，女性多见。以膝关节为好发部位。

【临床表现】 主要表现为关节疼痛、肿胀、活动受限，可触及柔韧肿块，偶有关节处皮肤温度升高，同时可抽出血性或黄褐色关节腔积液。

【影像学检查】 X线可见关节周围软组织团块影，可有骨质的破坏。

【治疗】 可行关节镜下滑膜切除术。术后采用放射治疗，以降低复发率。

三、滑 膜 肉 瘤

滑膜肉瘤（synovial sarcoma）是一种起源于间充质细胞的恶性肿瘤，占软组织肉瘤的 8%～10%。常发生于 16～36 岁的患者。本病四肢多见，最常见部位是膝和足部附近，也可以发生于关节内。肿瘤生长缓慢，但转移可早也可晚，主要转移部位为肺和淋巴结。

【临床表现】　表现为局部无痛性肿块，边界不清，质地较韧，活动差，常有触痛。

【影像学检查】　X 线上表现为紧靠关节的软组织肿块，偶有骨骼受侵犯及骨膜反应（图 73-16）。

【治疗】　应手术扩大切除，必要时行截肢手术。

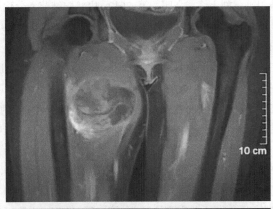
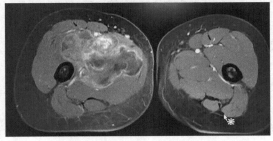

图 73-16　右大腿滑膜肉瘤 MRI
肘关节内侧可见密度较高的软组织肿物，边缘可见不规则的钙化，邻近骨质受压

思　考　题

1. 骨肿瘤的定义是什么？

2. 骨肿瘤外科分期中的 G、T、M 各代表什么含义？以及如何分期？

3. 骨肿瘤常见的临床表现有哪些？

4. 转移性骨肿瘤的诊断及治疗原则是什么？

5. 简述常见的骨原发性恶性肿瘤的临床表现和 X 线表现。

6. 良、恶性骨肿瘤如何鉴别？

（吕兆睿　李健民）

参 考 文 献

艾登斌. 2004. 简明麻醉学. 北京：人民卫生出版社

曹谊林，祁佐良，王炜. 2014. 整形外科高级教程. 北京：人民军医出版社

陈孝平. 2010. 外科学. 第 2 版. 北京：人民卫生出版社

陈孝平. 2013. 外科学. 第 8 版. 北京：人民卫生出版社

陈孝平，汪建平. 2013. 外科学. 第 8 版. 北京：人民卫生出版社

池振梅. 2011. 乳腺增生病的病因及临床干预. 中国实用医药，6（35）：132-133

傅长根. 2006. X 线读片指南. 第 2 版. 南京：江苏科学技术出版社

顾恺时. 2003. 顾恺时胸心外科手术学. 上海：上海科学技术出版社

郭兰敏. 2010. 实用胸心外科手术学. 第 3 版. 北京：科学出版社

郭应禄. 2004. 男科学. 北京：人民卫生出版社

何建行. 2005. 肺癌. 长沙：中南大学出版社

侯树勋. 2015. 骨科学. 北京：人民卫生出版社

胡翀. 2015. 多乳头、多乳房调查分析报告. 中国优生与遗传杂志，13（3）：92，97

胡嘉念. 2008. 烧伤创面处理图谱. 北京：科学技术文献出版社

胡盛寿. 2014. 心胸外科学高级教程. 北京：人民军医出版社

黄澄如. 1996. 小儿泌尿外科学. 济南：山东科学技术出版社

黄志强，邹声泉. 2010. 胆道病学. 北京：人民卫生出版社

姜敏娟. 2016. 彩色多普勒超声在乳腺增生症诊断中的应用价值. 世界临床医学，10（7）：221

李向农，陈明清. 2010.外科学（案例版）. 北京：科学出版社

李正. 2001. 实用小儿外科学. 北京：人民卫生出版社：12

梁寒. 2016. 胃癌远端胃切除术后消化道重建手术方式的选择及临床评价. 中华消化外科杂志，15（3）：216-220

林强. 2013. 临床胸部外科学. 北京：人民卫生出版社

刘宝池，蔡端. 2014. 特殊感染外科学. 上海：上海科技教育出版社

刘大为. 2010. 实用重症医学. 北京：人民卫生出版社

刘定益，邵冰峰，祝宇，等. 2001. 原发性醛固酮增多症（附 507 例报告）. 中华泌尿外科杂志，（7）：28-31

龙明，王立义. 2014. 外科学. 北京：人民卫生出版社

鲁玉来，范启中，王学春，等. 2012. 骨与关节化脓性感染

外科学. 北京：人民军医出版社

陆召麟. 2004. 吴阶平泌尿外科学. 济南：山东科学技术出版社

邱海波，于凯江. 2012. 重症医学. 北京：人民卫生出版社

邱梅婷. 2012. 癌胚抗原与糖类抗原 15-3 联合检测在乳腺癌诊断中的价值. 医学临床研究，29（4）：692-694

裘法祖. 1992. 黄家驷外科学. 第 5 版. 北京：人民卫生出版社

石应康. 2012. 外科学. 北京：人民卫生出版社

滕卫平，刘永锋，高明，等. 2012. 甲状腺结节和分化型甲状腺癌诊治指南. 中华内分泌代谢杂志，28（10）：779-797

田伟. 2008. 实用骨科学. 北京：人民卫生出版社

王冠军，赫捷. 2013. 肿瘤学概论. 北京：人民卫生出版社

王庆宝，梁勇. 2013. 外科学. 北京：人民教育出版社

王杉. 2014. 外科与普通外科. 北京：中国医药科技出版社

王亦璁. 2007. 骨与关节损伤. 第 4 版. 北京：人民卫生出版社

王治伦. 2007. 大骨节病研究进展. 中国地方病学杂志，26：15-26

吴阶平，1986. 黄家驷外科学. 第 4 版. 北京：人民卫生出版社

吴在德，吴肇汉. 2004. 外科学. 第 6 版. 北京：人民卫生出版社

吴在德，吴肇汉. 2008. 外科学. 第 7 版. 北京：人民卫生出版社

夏溟，李汉忠，刘广华，等. 2004. 嗜铬细胞瘤术前准备的临床体会（附 286 例报告）. 中华泌尿外科杂志，（12）：24-26

徐启明，李文硕. 2000. 临床麻醉学. 北京：人民卫生出版社

杨述华. 2014. 骨科学教程. 北京：人民卫生出版社

姚咏明. 2013. 急危重症病理生理学. 北京：科学出版社

曾因明. 2004. 麻醉学. 第 2 版. 北京：人民卫生出版社

张志庸. 2010. 协和胸外科学. 第 2 版. 北京：人民卫生出版社

赵凤瑞. 1999. 普通胸部外科学. 沈阳：辽宁教育出版社

赵玉沛，陈孝平. 2015. 外科学. 北京：人民卫生出版社

赵玉沛，张太平. 2014. 消化道重建基本原则与基本技术. 中国实用外科杂志，34（03）：197-204

郑树森. 2012. 外科学. 北京：高等教育出版社

中华医学会感染病学分会肝衰竭与人工肝组，中华医学会

肝病学分会重型肝病与人工肝学组. 2006. 肝衰竭诊疗指南. 中华肝脏病杂志, 14: 643

中华医学会外科学分会胃肠外科学组, 中国抗癌协会胃癌专业委员会. 2015. 胃癌手术消化道重建机械吻合专家共识. 中国实用外科杂志, 35 (06): 584-592

朱家恺. 2009. 显微外科学. 北京: 人民卫生出版社

朱盛修. 1999. 现代显微外科学. 长沙: 湖南科学技术出版社

庄心良, 曾因明. 1987. 现代麻醉学. 第 3 版. 北京: 人民卫生出版社

Agren PH, Wretenberg P, Sayed-Noor AS. 2013. Operative versus nonoperative treatment of displaced intra-articular calcaneal fractures: a prospective, randomized, controlled multicenter trial. J Bone Joint Surg Am, 95(15): 1351-1357

Alberts B, Johnson A, Lewis J, et al. 2008. Molecular Biology of the Cell.5th ed. NewYork: Garland sicence

Andersson RE, Hugander AP, Ghazi SH, et al. 2000. Why does the clinical diagnosis fail in suspected appendicitis. Eur J Surg, 166: 796-802

ARDS Definition Task Force, Ranieri VM, Rubenfeld GD, et al. 2012. Acute respiratory distress syndrome: the Berlin Definition. JAMA, 307 (23): 2526-2533

Augustine MM, Bravo PE, Zeiger MA. 2011. Surgical treatment of primary hyperparathyroidism. Endocr Pract, 17 (S1): 75-82

Bahn RS, Burch HB, Cooper DS, et al. 2011. Hyperthyroidism and other causes of thyrotoxicosis: management guidelines of the American Thyroid Association and American Association of Clinical Endocrinologists. Endocr Pract, 17 (3): 456-520

Barry A, Mizock. 2009. The multiple organ dysfunction syndrome. Dis Mon, 55 (8): 476-526

Bhaskar N, Jagana R, Johnson L G, et al. 2013. Nontuberculous empyema necessitatis. Am J Respir Crit Care Med, 188 (8): e65-66

Bhatoe HS. 2014. Missile injuries of the anterior skull base. Skull Base, 14 (1): 1-8; discussion 8

Boiarskaia VP, Lepekhina LP. 1970. Objective evaluation of the dynamics of child foot development in connection with prevention ofplatypodia. Pediatriia, 49 (11): 15-18

Brienza N, Giglio MT, Marucci M, et al. 2009. Does perioperative hemodynamiv optimization protect renal function in surgical patinets? A meta-analytic study. Crit Care Med, 37: 2079-2090.

Brunicardi F. 2010. Schwartz's Principles of Surgery. 9th ed. New York: McGraw-Hill

Calvo KR, Liotta LA, Petricoin EF. 2005. Clinical proteomics: from biomarker discovery and cell signaling profiles to individua lized personal therapy. Biosci Rep, 25 (1-2): 107-125

Chen W, Zheng R, Zhang S, et al. 2013. Report of incidence and mortality in China cancer registries. Chin J Cancer Res, 25 (1): 10-21

Cipriani NA, Nagar S, Kaplan SP, et al. 2015. Follicular thyroid carcinoma: how have histologic diagnoses changed in the last half-century and what are the prognostic implications.Thyroid, 25 (11): 1209-1216

Cockerham GC, Lemke S, Rice TA, et al.2014. Closed-globe injuries of the ocular surface associated with combat blast exposure. Ophthalmology, 121 (11): 2165-2172

Constantine C Karaliotas. 2007. Liver and biliary tract surgery: Embryological anatomy to 3D-imaging and transplant innovations. NewYork: SpringerWien

Coraci D, Pazzaglia C, Doneddu PE, et al. 2015. Post-traumatic neuroma due to closed nerve injury. Is recovery after peripheral nerve trauma related to ultrasonographic neuroma size. Clin Neurol Neurosurg, 139: 314-318

Cronenwell H. 2013. 卢瑟福血管外科学. 第 7 版(中译本). 郭伟, 符伟国, 陈忠译. 北京: 北京大学医学出版社

CSCO 胃肠间质瘤专家委员会. 2013. 中国胃肠间质瘤诊断治疗共识 (2013 年版). 临床肿瘤学杂志, 18 (11): 1025-1032

Dellinger RP, Levy MM, Carlet JM, et al. 2008. Surviving sepsis campaign: international guidelines for management of severe sepsis and septic shock: 2008. Crit Care Med, 36: 296-327

Deviatov AA, Rudenko IA, Tkachev VA. 1991. A method of surgical treatment of transverse platypodia syndrome. Vestn Khir Im I I Grek, 146 (2): 110-111

Dhir S, Tureanu L, Stewart SA. 2009. Axillary brachial plexus block complicated by cervical disc protrusion and radial nerve injury. Acta Anaesthesiol Scand, 53 (3): 411

Díaz Fernández R. 2015. Treatment of moderate and severe hallux valgus by performing percutaneous double osteotomy of the first metatarsal bone. Rev Esp Cir Ortop Traumatol, 59 (1): 52-58

Esquenazi Y, Park SH, Kline DG, et al. 2016. Surgical management and outcome of iatrogenic radial nerve injection injuries. Clin Neurol Neurosurg, 142: 98-103

Ettinger DS, Riely GJ, Akerley W, et al. 2013. Thymomas and Thymic Carcinomas. NCCN Clinical Practice Guidelines in Oncology (NCCN Guid) . Jourual of the Natioual Compreheusive Cancer Network Jnccn, 11 (5): 562

Farsetti P, Caterini R, Potenza V, et al. 2015. Reply to the letter to the editor: developmental dislocation of the hip successfully treated by preoperative traction and medial open reduction: a 22-year mean followup. Clin Orthop Relat Res, 473 (9): 3057-3058

Forlin E, Molani C. 2008. Sequelae of septic arthritis of the hip in children: a new classification and a review of 41 hips. J Pediatr Orthop, 28 (5): 524-528

Gholami M, Khayat ZK, Anbari K, et al. 2016. Quercetin ameliorates peripheral nerve ischemia-reperfusion injury through the NF-kappa B pathway. Anat Sci Int, 1-8

Groth SS, Virnig BA, AI-Refaie WB, et al. 2011. Appendiceal carcinoid tumors: Predictors of lymph node metastasis and the impact of hemicolectomy on survival. J Surg Oncol, 103 (1): 39-45

Holmgaard R, Duffy J, Warburg FE, et al. 2016. Danish experience with free flaps in war wounds. Dan Med J, 63 (1): 1

Hulleman JD, Nguyen A, Ramprasad VL, et al. 2016. A novel H395R mutation in MKKS/BBS6 causes retinitis pigmentosa and polydactyly without other findings of Bardet-Biedl or McKusick-Kaufman syndrome. Mol Vis, 22: 73-81

Hwang HJ, Jeong WK, Lee DH, et al. 2016. Acute primary hematogenous osteomyelitis in the epiphysis of the Distal Tibia: a case report with review of the literature. J Foot Ankle Surg, 55 (3): 600-604

Iscimen R, Carin-ceba R, Yimaz M, et al. 2008. Risk factors for the development of acute lung injury in patients with septic shock: an observational cohort study. Crit Care Med, 36: 1518

Kasturi S, Kutikov A, Guzzo TJ, et al. 2007. Modern management of pheochromocytoma. Nat Clin Pract Urol, 4 (11): 630-633

Kellum JA, Lameire N, Aspelin P, et al. 2012. KDIGO clinical practice guildeline for acute kidney injury. Kidney International, Supplements 2: 124-138

Kim HJ, Ahn HS, Yim SY. 2015. Effectiveness of surgical treatment for neglected congenital muscular torticollis: a systematic review and meta-analysis. Plast Reconstr Surg, 136 (1): 67e-77e

Kim WG, Kim TY, KimTH, et al. 2014. Follicular and Hurthle cell carcinoma of the thyroid in iodine-sufficient area: retrospective analysis of Korean multicenter data. Korean J Intern Med, 29 (3): 325-333

Kiyoyuki Y, Taniguchi W, Okubo M, et al. 2015. Leukotriene enhances NMDA-induced inward currents in dorsal horn neurons of the rat spinal cord after peripheral nerve injury. Mol Pain, 11: 53

Kolb A, Windhager R, Chiari C. 2016. Congenital hip dysplasia, screening and therapy. Mouatsschrift Kiuderheikunde, 164 (4): 323-333

Lamarre-Cliche M, de Champlain J, Lacourciere Y, et al. 2005. Effects of circadian rhythms, posture, and medication on renin-aldosterone interrelations in essential hypertensives. Am J Hypertens, 18 (1): 56-64

Leblebicioglu G, Ayhan C, Firat T, et al. 2016. Recovery of upper extremity function following endoscopically assisted contralateral C7 transfer for obstetrical? brachial plexus? injury. J Hand Surg Eur Vol, 17

Letournel E. 1980. Acetabulum fractures: Classification and management. Clin Orthop, 151: 81

LeveneA. 1976. Chronic mastitis and carcinoma of the breast. Lancet, 2 (7983): 475

Li B, Li L, Wang X, et al. 2012. Frozen section-guided wide localexcision in the treatment of recurrent scrotal extramammary Paget's disease. Dermatology, 224 (3): 231-235

Li B, Lu Y, Liu C, et al. 2013. Urethral reconstruction using allogenic frozen-thawed bladder mucosa: An experimental study. Urol Int, 90 (4): 422-429

Li BB, Yin YX, Yan QJ, et al. 2016. A novel bioactive? nerve? conduit for the repair of? peripheral nerve? injury. Neural Regen Res, 11 (1): 150-155

Li H, Zhang L, Xu M. 2016. Dexamethasone prevents vascular damage in early-stage non-freezing cold injury of the sciatic nerve. Neural Regen Res, 11 (1): 163-167

Li L, Shao J, Wang X. 2014. Percutaneous no-scalpel vasectomy via one puncture in China. Urol J, 11 (2):

1452-1456

Lu Y，Li B，Wang X，et al. 2012. The effect of programmed cryopreservation on immunogenicity of bladder mucosa in New Zealand rabbits. Cryobiology，64（1）：27-32

Ma J，Wang J，Cheng J，et al. 2016. Impacts of blast-induced traumatic brain injury on expressions of hepatic cytochrome P450 1A2，2B1，2D1，and 3A2 in Rats. Cell Mol Neurobiol

Mehta RL，Kellum JA，Shah SV，et al. 2007. Acute kidney injury network：report of an initiative to improve outcome in acute kidney injury. Crit Care，11：31

Mittendorf EA，Evans DB，Lee JE，et al. 2007. Pheochromocytoma：advances in genetics，diagnosis，localization，and treatment. Hematol Oncol Clin North Am，21（3）：509-525

Miyuki，Nagashima-Nishimaki，Kiyomi. 2015. The effect of a pathology clinic on the mental state and adjustment of patients with breast cancer. Palliative& Supportive Care，13（6）：1615-1621

Monson RR，Yen S，MacMahon B. 1976. Chronic mastitis and carcinoma of the breast. Lancet，2（7979）：224-226

Morgan JM，Douglas Jones AG，Gupta SK. 2010. Analysis of histological features in needle core biopsy of breast useful in preoperative distinction between fibroadenoma and phyllodestumour. Histopathology，56（4）：489-500

Muhammad Shariq，Shaikh，Naila，et al. 2015. Aleukemic myeloid sarcoma of the breast. Journal of the College of Physicians and Surgeons–Pakistan：JCPSP，25（10 Suppl）S122-3

Naithani R，Rai S，Choudhry VP. 2008. Septic arthritis of hip in a neutropenic child caused by Salmonella typhi. J Pediatr Hematol Oncol，30（2）：182-184

Needham DM，Colantuoni E，Mendez Tellez PA，et al. 2012. Lung protective mechanical ventilation and two year survival in patients with acute lung injury：prospective cohort study. BMJ，344：e2124

Nicholas J. 2012. Harmonizing lung cancer screening guidelines. J Natl Cancer Inst，104（20）：1531-1532

Öğrenci A，Ekşi MŞ，Gün B，et al. 2016. Traumatic basal ganglia hematoma following closed head injuries in children. Childs Nerv Syst，32（7）：1237-1243

Osuchowski MF，Welch K，Siddiqui J，et al. 2006. Circulating cytokine/inhibitor profiles reshape the understanding of the SIRS/CARS continuum in sepsis and predict mortality. J Immunol，177（3）：1967-1974

Pacak K. 2007. Preoperative management of the pheochromocytoma patient. J Clin Endocrinol Metab，92（11）：4069-4079

Paniello RC，Park AM，Bhatt NK，et al. 2016. Recurrent laryngeal nerve recovery patterns assessed by serial electromyography. Laryngoscope，126（3）：651-656

Papazian L，Forel JM，Gacouin A，et al. 2010. Neuromuscular blockers in early acute respiratory distress syndrome. N Engl J Med，363：1107

Rassweiler J，Rassweiler MC，Klein J. 2016. New technology in ureteroscopy and percutaneous nephrolithotomy. Curr Opin Urol，26（1）：95-106

Reintam A，Parm P，Kitus R，et al. 2009. Gastrointestinal symptoms in intensive care patients. Acta Anaesthesiol Scand，53：318-324

Riddez L. 2014. Wounds of war in the civilian sector：principles of treatment and pitfalls to avoid. Eur J Trauma Emerg Surg，40（4）：461-468

Ruiz-Tovar J，Teruel DG，Castiñeiras VM，et al. 2007. Mucocele of the appendix. World J Surg，31（3）：542-548

Sahli ZT，Bizri AR，Abu-Sittah GS. 2016. Microbiology and risk factors associated with war-related wound infections in the Middle East. Epidemiol Infect，144（13）：1-10

Schipper IB，Steyerberg EW，Castelein RM，et al. 2004. Treatment of unstable trochanteric fractures. Randomised comparison of the gamma nail and the proximal femoral nail. J Bone Joint Surg Br，86（1）：86

Schwarz MI，Albert RK. 2004. "lmitators"of the ARDS：implications for diagnosisi and treatment. Chest，125：1530

Seth JK，James PG，Stanley. 2011. 外科学. 赵世光译. 北京：人民卫生出版社

Simmermacher RK，Bosch AM，Van der Werken C. 1999. The AO/ASIF-proximal femoral nail（PFN）：A new device for the treatment of unstable proximal femoral fractures. Injury，30（5）：327

Sippel RS，Chen H. 2004. Subclinical Cushing's syndrome in adrenal incidentalomas. Surg Clin North Am，84（3）：875-885

Smallridge RC，Ain KB，Asa SL，et al. 2012. American Thyroid Association guidelines for management of patients with anaplastic thyroid cancer. Thyroid，22（11）：1104-1139

Srisubat A, Potisat S, Lojanapiwat B, et al. 2004. Extracorporeal shock wave lithotripsy（ESWL）versus percutaneous nephrolithotomy（PCNL）or retrograde intrarenal surgery（RIRS）for kidney stones. Cochrane Database Syst Rev, 11

Stutz C, Mills J, Wheeler L, et al. 2014. Long-term outcomes following radial Polydactyly reconstruction. J Hand Surg Am, 39（8）: 1549-1552

Sudre P, Mathieu F. 2001. Kashin-Beck disease: From etiology to prevention or from prevention to etiology. InterO rthop, 25（3）: 175-179

Talu B, Bayramlar K, Bek N, et al. 2016. Validity and reliability of the Turkish version of the Manchester-Oxford Foot Questionnaire for hallux valgus deformity evaluation. Acta Orthop Traumatol Turc, 50（2）: 207-213

Tchaou M, Pegbessou PE, Sonhaye L, et al. 2015. Fibromatosis colli or congenital torticollis: Diagnosis and management about two cases. Pan Afr Med J, 22: 74

The Acute Respiratory Distress Syndrome Network. 2000. Ventilation with lower tidal volumes as compare with traditional tidal volumes for acute lung injury and the acute respiratory distress syndrome. N Engl J Med, 342: 1301

The ARDS Definition Task Force. 2012. Acute respiratory distress syndrome: the berlin definition. JAMA, 307（23）: 2536

Tor Eugene C, Liu T H, Campbell A R. 2007. 外科学. 陈孝平译. 北京：人民卫生出版社

Turaga KK, Pappas S, Gamblin TC. 2013. Right hemicolectomy for mucinous adenocarcinoma of the appendix: just right or too much. Ann Surg Onco, 20（4）: 1063-1067

Wang EW, Zhang J, Huang JH. 2005. Repairing peripheral nerve injury using tissue engineering techniques. Neural Regen Res, 10（9）: 1393-1394

Wells SA Jr, Asa SL, Dralle H, et al. 2015. Revised American Thyroid Association guidelines for the management of medullary thyroid carcinoma. Thyroid, 25（6）: 567-610

Wilkie S, Picco G, Foster J, et al. 2008. Retargeting of human T cells to tumor associated MUC1: The evolution of a chimeric an tigen receptor. JImmunol, 180: 4901-4909

Willoughby R. 2005. Dynamic hip screw in the management of reverse obliquity intertrochanteric neck of femur fractures. Injury, 36（1）: 105

Zeng G, Zhong W, Li X, et al. 2007. Minimally invasive percutaneous nephrolithotomy for staghorn calculi: A novel single session approach via multiple 14-18Fr tracts. Surgical Laparoscopy, Endoscopy & Percutaneous Techniques, 17（2）: 124-128

Zhong W, Zhao Z, Wang L, et al. 2015. Percutaneous based management of staghorn calculi in solitary kidney: Combined mini percutaneous nephrolithotomy versus retrograde intrarenal surgery. Urol Int, 94（1）: 70-73

中英文对照

A

癌基因　oncogene

癌胚抗原　carcinoembryonic antigen，CEA

B

巴尔通体　Bartonella henselae

白细胞介素　interleukin，IL

败病真菌　fusarium sporotrichiella

贲门失弛症　achalasia

必需氨基酸　essential amino acids，EAA

闭合伤　closed injury

表皮生长因子　epidermalgrowthfactor，EGF

病毒癌基因　virusoncogene

C

擦伤　abrasion

肠梗阻　intestinal obstruction

肠间脓肿　interloop abscess

肠内营养　enteral nutrition EN

肠扭转　volvulus

肠套叠　intussusception

肠外营养　parenteral nutrition，PN

肠息肉　polyps

肠息肉病　polypsis

成分血　blood component

持续被动活动　continuous passive motion，CPM

冲击伤　blast injury

重复序列区　repeat

出口梗阻型便秘　outlet obstructed constipation，OOC

创伤　trauma

创伤性休克　traumatic shock

促甲状腺激素　thyroid stimulating hormone，TSH

错义突变　missensemutation

D

大骨节病　kashin-beck disease

大规模平行签名测序　massively parallel signature-sequencing，MPSS

大量输血　massive transfusion

代谢性碱中毒　metabolic alkalosis

代谢性酸中毒　metabolic acidosis

丹毒　erysipelas

单纯性骨囊肿　simple bone cyst

单纯性甲状腺肿　simple goiter

单链 DNA 噬菌体载体　ssDNAphage

单链构象多态性　single strand conformation polymorphism，SSCP

地方性甲状腺肿　endemic goiter

等渗性脱水　isosmotic dehydration

低钙血症　hypocalcemia

低钾血症　hypokalemia

低渗性脱水　hypotonic dehydration

低血容量性休克　hypovoliemic shock

点突变　a point mutation

电烧伤　electric burn

动脉瘤样骨囊肿　aneurismal bone cyst

冻疮　chilblain

冻结性冷伤　frost cold injury

毒性结节性甲状腺肿　toxic nodular goiter，TNG

短肠综合征　short bowel syndrome

多器官功能障碍综合征　multiple organ dysfunction syndrome，MODS

多器官衰竭　multiple organ failure，MOF

多指畸形　polydactylism

F

法林效应　Fahraeue-Lingqvist's effect

翻译　translation

反跳痛　Blumberg 征

放射治疗　radiotherapy

非必需氨基酸　non-essential amino acids，NEAA

非霍奇金淋巴瘤　non-Hodgkin's lymphoma

非特异性感染　nonspecific infection

肺癌　lung cancer

肺大疱　pulmonary bulla

肺结核　pulmonary tuberculosis

肺毛细血管楔压　PCWP

分化型甲状腺癌　differentiated thyroid carcinoma，DTC

分叶状肿瘤　phyllodes tumor

分子克隆　molecular cloning

腐蚀性食管灼伤　erosive burn of esophagus

复合伤　combined injury

腹部损伤　abdominal injury

腹股沟斜疝　indirect inguinal hernia

腹股沟直疝　direct inguinal hernia

腹膜后血肿　retroperitoneal hematoma

腹腔镜辅助胃癌根治术　laparoscopy-assisted gast-
rectomy，LAG

G

肝破裂　liver rupture

感染性休克　infective shock

肛管内括约肌切断术　internal anal sphincterotomy

肛裂　anal fissure

肛瘘　anal fistula

肛瘘切除术　fistulectomy

高钙血症　hypercalcemia

高功能腺瘤　toxic adenoma

高钾血症　hyperkalemia

高渗性脱水　hyperosmotic dehydration

高通量测序技术　high-throughput sequencing

膈下脓肿　subphrenic abscess

共聚焦显微镜　confocal microscope

谷氨酰胺　glutamine，Gln

股疝　femoral hernia

骨关节炎　osteoarthritis，OA

骨巨细胞瘤　giant cell tumor

骨肉瘤　osteosarcoma

骨软骨瘤　osteochondroma

骨嗜酸性肉芽肿　eosinophilic granuloma of bone

骨髓瘤　myeloma

骨纤维不典型增生　fibrous dysplasia

骨纤维肉瘤　fibrosarcoma of bone

骨纤维异样增殖症　osteofibrous dysplasia

骨样骨瘤　osteoid osteoma

骨与关节结核　tuberculosis of bone and joint

挂线疗法　seton division

管状腺癌　tubular adenocarcinoma

H

核酶　ribozyme

核糖体 RNA　ribonRNA，rRNA

红细胞沉降率　erythrocyte sedimentation rate，ESR

红细胞生成素　erythropoietin，EPO

呼吸　breathing

呼吸性碱中毒　respiratory alkalosis

呼吸性酸中毒　respiratory acidosis

滑膜肉瘤　synovial sarcoma

滑膜软骨瘤病　synovial chondromatosis

化脓性骨髓炎　suppurative osteosmyelitis

化脓性关节炎　suppurative arthritis

化学烧伤　chemical burn

化学药物治疗　chemotherapy

患者自控镇痛　patient controlled analgesia，PCA

混合型便秘　mixed constipation

混合痔　mixed hemorrhoid

活化部分凝血活酶时间　activated partial thromb-
oplastin time，APTT

火器伤　fire arm injury

J

基础能量消耗　basal energy expenditure，BEE

基因　gene

基因氨基酸编码　genetic code

基因表达　gene expression

基因打靶　gene target

基因工程　genetic engineering

基因克隆　gene cloning

基因扩增　amplification

基因治疗　gene therapy

基因组　genome

畸胎瘤　teratoma

激活蛋白-1　activator protein 1，AP-1

急性肺损伤　transfusion-related acute lung injury，
TRALI

急性蜂窝织炎　acute cellulites

急性呼吸窘迫综合征　ARDS

急性化脓性腹膜炎　acute suppurative peritonitis

急性阑尾炎　acute appendicitis

急性淋巴结炎　acute lympadenitis

急性脓胸　acute empyema

急性肾功能衰竭　ARF

集落刺激因子　colony stimulating factor，CSF

挤压伤　crush injury

挤压综合征　crush syndrome

脊髓灰质炎 poliomyelitis

脊索瘤 chordoma

脊柱侧凸 scoliosis

继发性化脓性腹膜炎 secondary peritonitis

继发性甲亢 secondary hyperthyroidism

甲状旁腺素 parathyroid hormone，PTH

甲状旁腺腺瘤 parathyroid adenoma

甲状旁腺增生 parathyroid hyperplasia

甲状腺癌 thyroid carcinoma

甲状腺功能亢进 hyperthyroidism

甲状腺滤泡状癌 follicular thyroid carcinoma，FTC

甲状腺乳头状癌 papillary thyroid carcinoma，PTC

甲状腺髓样癌 medullary thyroid carcinoma，MTC

甲状腺未分化癌 anaplastic thyroid carcinoma，ATC

间隔区 spacer

浆细胞瘤 plasmocytoma

降钙素 calcitonin

绞窄性肠梗阻 strangulated intestinal obstruction

绞窄性疝 strangulated hernia

疖 furuncle

结肠破裂 colon rupture

结核菌素试验 tuberculin test

结节性甲状腺肿 nodular goiter

金属蛋白酶组织抑制因子 tissue inhibitor of meta-lloproteinase，TIMP

浸渍足 immersion foot

静息能量消耗 resting energy expenditure REE

局部冻伤 frostbite

聚合酶克隆 polonysequencing

聚合酶链式反应 polymerase chain reaction，PCR

菌血症 bacteremia

K

开放性损伤 opened injury

抗癌基因 anti-oncogene

抗环瓜氨酸多肽 anticyclic citrullinated peptide，CCP

抗角蛋白抗体 anti keratin antibody，AKA

抗体依赖性细胞介导的细胞毒作用 antibody-dependent cell-mediated cytotoxicity，ADCC

柯斯质粒载体 cosimid

克罗恩病 Crohn's disease

溃疡性结肠炎 ulcerative colitis

L

阑尾残株炎 appendix stump inflammation

阑尾类癌 carcinoid of appendix

阑尾囊性肿瘤 cystic neoplasms of appendix

阑尾腺癌 adenocarcinoma of appendix

类癌 carcinoid tumor

类风湿关节炎 rheumatoid arthritis，RA

类风湿因子 rheumatoid factors，RF

冷伤 cold injury

离子半导体测序 ion semiconductor sequencing

鳞状细胞癌 squamous cell carcinoma

流式细胞术 flowcytometry，FCM

瘘管切开术 fistulotomy

漏斗胸 funnel chest

罗氏征 Roving 征

M

麦氏点 McBurney 点

慢传输型便秘 slow transit constipation，STC

慢性阑尾炎 chronic appendicitis

慢性脓胸 chronic empyema

弥漫性毒性甲状腺肿 diffuse toxic goiter

弥漫性非毒性甲状腺肿 diffuse nontoxic goiter

弥散性血管内凝血 diffuse intravascular coagulation，DIC

弥散性血管内凝血 DIC

钼靶 X 线摄片 radiography with molybdenum target tube

拇外翻 hallux valgus

N

男性乳房肥大症 gynecomastia

难复性疝 irreducible hernia

囊性腺样癌 adenoid cystic carcinoma

内分泌治疗 endocrinotherapy

内痔 internal hemorrhoid

内毒素性休克 endotoxic shock

逆转录 reverse transcription

黏液表皮样癌 mucoepidermoid carcinoma

黏液腺癌 mucinous adenocarcinoma

凝血酶原时间 prothrombin time，PT

扭伤 sprain

脓胸 empyema

脓毒性休克　septic shock

脓毒症　sepsis

P

皮样囊肿：dermoid cyst

脾破裂　splenic rupture

脾切除后凶险性感染　overwhelming postsplenec-tomy infection，OPSI

平足症　flatfoot symptoms

破伤风　Tetanus

Q

启动子插入　promoter insertion

气道　airway

气性坏疽　gas gangrene

前导区　leader

嵌顿性疝　incarcerated hernia

嵌合抗原受体 T 细胞免疫疗法　chimeric antigen receptor T-cell immunotherapy，CAR-T

强直性脊柱炎　ankylosing spondylitis，AS

桥本甲状腺炎　Hashimoto，s thyroiditis

切割伤　incised wound

切口疝　incisional hernia

清创术　debridement

清洁伤口　cleaning wound

全身炎症反应综合征　SIRS

R

染色体易位　chromosome translocation

溶血反应　hemolytic transfusion reaction，HTR

乳房肉瘤　breast sarcoma

乳管内乳头状瘤　intraductal papilloma

乳头状腺癌　papillary adenocarcinoma

乳腺癌　breast cancer

软骨瘤　chondroma

软骨肉瘤　chondrosarcoma

S

色素沉着性绒毛结节性滑膜炎　pigmented nodu lar synovitis

杀伤细胞抑制性受体　killer inhibitory receptors，KIR

神经源性肿瘤　neurogenic tumor

肾小球滤过率　glomerular filtration rate，GFR

失血性休克　hemorrhagic shock

十二指肠损伤　duodenal injury

食管癌　esophageal carcinoma 或 carcinoma of the esophagus

食管良性肿瘤　benign tumors of the esophagus

食管憩室　diverticulum of the esophagus

噬菌体载体　phage

噬粒载体　phagemid

手术麻醉分级　American Society of Anesthesiologists' Classification，ASA

手术切口分级　wound class，WC

手术时间　duration of operative procedure

瘦素　Leptin

瘦体组织群　lean body mass，LBM

输血　blood transfusion

衰变促进因子　decay accelerating factor，DAF

水中毒　over hydration

撕裂伤　laceration

松毛虫性骨关节炎　pine moth osteoarthritis

T

特异性沉默　silencing

特异性感染　specific infection

体感诱发电位　somatosensory evoked potential，SEP

体重指数　body mass index，BMI

突眼性甲状腺肿　exophthalmic goiter

W

外痔　external hemorrhoid

外科感染　surgical infection

微创手术　minimally invasive repair of pectus excavatum，MIRPE

围手术期处理　perioperative management

未分化癌　undifferentiated carcinoma

未分类癌　unclassified carcinoma

胃肠间质瘤　gastrointestinal stromal tumor，GIST

胃损伤　gastric injury

吻合器痔上黏膜环切术　procedure for prolapse and hemorrhoids，PPH

污染伤口　contaminated wound

无义突变　nonsensemutation

X

膝关节结核 tuberculosis of knee join

细针穿刺细胞学检查 fine needle aspiration biopsy, FNAB

先天性肌性斜颈 congential torticollis

先天性巨结肠 congenital megacolon

先天性髋关节脱位 congenital dislocation of the hip joint

先天性马蹄内翻足 congenital horseshoe varus

先天性直肠肛管畸形 congenital anorectal malformation

纤维腺瘤 fibroadenoma

限制性内切酶 restriction endonucleases

限制性片段长度多态性 restriction fragment length polymorphism, RFLP

腺癌 adenocarcinoma

腺鳞癌 adenoacathoma

小刺伤 pricking wound

小干扰 RNA small interfering RNA, siRNA

心脏危险指数系统 cardiac risk index system CRIS

信使 RNA messengerRNA, mRNA

胸壁结核 tuberculosis of the chest wall

胸壁肿瘤 tumor of the chest wall

胸骨翻转法 sternal turnover

胸骨抬举法 Ravitch 手术

胸腺瘤 thymoma

休克 shock

"下一代" 测序技术 "next-generation" sequencing technology

血红蛋白 hemoglobin, Hb

血液成分 blood components

循环 circulation

Y

亚急性甲状腺炎 Subacute thyroiditis

延迟性溶血反应 delayed hemolytic transfusion reactions, DHTR

炎性乳腺癌 inflammatory breast carcinoma

腰大肌试验 psoas test

胰腺损伤 pancreatic injury

移位突变 frame shift mutation

乙状结肠扭转 sigmoid volvulus

易复性疝 reducible hernia

隐性癌基因 recessive oncogenes

印戒细胞癌 signet-ring cell carcinoma

营养风险筛查 2002 nutrition risk screening 2002, NRS 2002

痈 carbuncle

尤文肉瘤 Ewing's sarcoma

原癌基因 protooncogene

原发性腹膜炎 primary peritonitis

原发性甲亢 primary hyperthyroidism

原发性甲状旁腺功能亢进 primary hyperparathyroidism, PHPT

原发性纵隔肿瘤 primary tumors of mediastinum

Z

战壕足 french foot

战伤 war wound

震荡伤 concussion

整合素 intergrin

支链氨基酸 branched-chain amino acids, BCAA

支气管扩张症 bronchiectasis

支气管腺瘤 bronchial adenoma

直肠癌 carcinoma of rectum

直肠损伤 rectal injury

质粒载体 plasmid

痔 hemorrhoid

中心法则 centraldogma

中心静脉压 central venous pressure, CVP

肿瘤坏死因子 tumor necrosis factor, TNF

肿瘤特异性抗原 tumor special antigen, TSA

肿瘤相关抗原 tumor associated antigen, TAA

重症监护室 intensive care unit, ICU

转导 transduction

转化 transformation

转基因动物 transgenic animals

转录 transcription

转染 transfection

转染神经营养因子-3 neurotrophic factor, NT-3

转运 RNA transferRNA, tRNA

纵隔囊肿 mediastinal cyst

纵隔肿瘤 mediastinal tumor

其　他

454 焦磷酸测序 454 pyrosequencing

Brodie 脓肿　Brodie abscess

DNA 测序技术　DNA sequence

DNA 复制和修复　DNA replication and repair

DNA 纳米球测序　DNA nanoball sequencing

Ewing 肉瘤　Ewing's sarcoma

Garre 骨髓炎　Garre osteomyelitis

Graves 病　Graves' disease

Plummer's 病　Plummer's disease

RNA 干扰　RNAinterference，RNAi

RNA 剪辑　RNAsplicing

Tietze 病　Tietze's disease